《名医类案》
阐发与临证要诀

（上册）

朱晓鸣　赵洛匀　朱　旌　编著

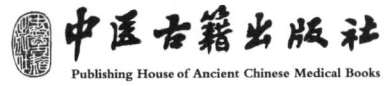

图书在版编目（CIP）数据

《名医类案》阐发与临证要诀：全2册/朱晓鸣，赵洛匀，朱旌编著. —北京：中医古籍出版社，2019.5
ISBN 978-7-5152-1157-2

Ⅰ. ①名… Ⅱ. ①朱… ②赵… ③朱… Ⅲ. ①医案-汇编-中国-古代 Ⅳ. ①R249.1

中国版本图书馆CIP数据核字（2016）第030175号

《名医类案》阐发与临证要诀：全2册

朱晓鸣　赵洛匀　朱　旌　编著

责任编辑	黄　鑫　贾萧荣　宋长恒
封面设计	韩博玥
封面插图	赵石涛
出版发行	中医古籍出版社
社　　址	北京市东城区东直门内南小街16号（100700）
电　　话	010-64089446（总编室）010-64002949（发行部）
网　　址	www.zhongyiguji.com.cn
印　　刷	北京博图彩色印刷有限公司
开　　本	880mm×1230mm　1/16
印　　张	71.5
字　　数	2060千字
版　　次	2019年5月第1版　2019年5月第1次印刷
书　　号	ISBN 978-7-5152-1157-2
定　　价	298.00元（全2册）

前 言

《〈名医类案〉阐发与临证要诀》（又名《〈名医类案〉注释按》），是我们对《名医类案》一书所做的注解与发挥。《名医类案》一书是明代安徽歙县名医江瓘有感于《诸氏遗书》中"博涉知病、多诊识脉"的见解，努力搜集历代医家医案，参考自《史记》至明代文献百余种，结合家藏秘方和个人医案，经二十年编成的名著。后由其子江应元、江应宿增补刻印，成书于明朝嘉靖年间（1549年），刊世于明朝万历年间（1591年），至今已420余年。此书为我国第一部内容较系统和完整的医案著作，包括内科、外科、妇科、儿科、五官科、创伤、中毒、传染病以及摄生等方面的病证216种，共计2365个（除去重复的31个）案例。鉴于原书文字古奥，句读不清，部分案文说明不透，其中文字有局限和失误，我们对原著进行了认真的校注和释疑，并尽量运用中西医学知识对每个案例加以阐述。每个案例由原文、注解、阐发与临证（即释按）三部分组成，原文部分主要是句读和订正错别字；注解部分主要是考证该案例的渊源出处，对涉及的书籍、作者加以注释，对重点病名予以解释，对涉及的方药，从重名方剂中挑出适用方；阐发与临证（即释按）部分对原案例进行解释并作按语，解释的内容以中医理法方药为主，对有些病案结合现代医学予以解释。按语引证公开出版物中的相关案例、古代文献中的有关阐述，以及个人经验和观点，内容广博。同时对原书中一些明显失误之处及神怪传奇之说，也给予了适当评说，对某些史实也提出了个人的考证意见。请读者去芜存真，学以致用。

本书可作为各级中医师临床参考专业用书，尤其可作为医者临床辨证论治的参考用书。由于作者写作水平所限，阐述的观点和临床经验可能有片面之处，真诚希望读者朋友提出宝贵意见。

凡 例

1. 本书依据的蓝本《名医类案》是人民卫生出版社1957年影印出版的，据"知不足斋丛书"刊本缩影。

2. 本书对原书中的异体字，大部分保留原字样，另加注解说明。少部分字库中没有的，直接改成通俗式字，其他繁体字均直接改成简体字。

3. 原书句读不适宜处，本书径直改正。

4. 原书魏之琇按语、沈𤆵按语，以小号字并加括号按原顺序列入。

5. 本书将原书卷数改成第几卷，将病症名改成第几篇何病症，直接于案首加阿拉伯数字，例如：第一卷，第一篇中风，1案，许胤宗治王太后……

6. 本书每案例都按：第几案、[注解][阐发与临证]格式书写。

7. 本书参考书目列于书后附录一。

8. 原书涉及的方剂，本书除在注解中列出有多少重名方剂外（以作者能查到的为限），另按笔顺将方剂名列于书后附录二，不常用的药物也按笔顺列于其中，便于读者查找。

9. 原书案例出处的书籍，本书除在注解中简要介绍外，另按笔顺将书名列于书后附录三，便于读者查找。

10. 原书案例中涉及的古代医家，本书除在注解中简要介绍外，另按姓氏笔顺将医家姓名列于书后附录四，便于读者查找。

11. 原书案例中涉及的经文（指《内经》《难经》《伤寒论》《金匮》《脉经》等），本书除在注解中说明外，另按笔顺列于书后附录五，便于读者查找。

12. 本书所列方剂，都不注明剂量，因为古代度量衡与现代不同，古代的药物用量与现代也有差异。有些药物的炮制方法、制剂方法、服用方法很烦琐，本书只用"如法制作并服"一句带过。

内容提要

《名医类案》由明代江瓘及其子应元、应宿编集。原书成于嘉靖三十一年（1552年），后经清代名医魏之琇（玉横）重订。全书十二卷，分二百零五门。

本书搜集明以前历代名医验案、家藏秘方和编者个人医案，同时旁采经、史、子、集有关资料，收辑内容较广，病类也较丰富，有传染病、内科杂病、外科病、五官科病、妇科病、儿科病等。书中所载病案，大都有姓名、年龄、体质、症状、诊断、治疗等项，个别重要病案还附有编者按语，提示本案要点，所以本书对于学习和吸取古代医家的治病经验，很有参考价值，特别是对临床医生更为有用。

本书既是明以前著名医学家临床经验的总结，也是中医基础理论和临床实践密切结合的典范，在运用中医理论探讨和处理具体病症时，发前人之未发，补前人之不足，进一步完善了中医理论，丰富了中医的治疗经验，促进了中医学术的发展，对后世影响很大。至于书中不尽符合现代要求的个别论点，读者应以正确的态度来对待。

今据"知不足斋丛书"刊本缩影发行。

后学者序

《名医类案》由明代江瓘及其子应元、应宿编集,清代名医魏之琇等重订而成。全书十二卷,分二百零五门,搜集了明代以前历代名医类案、家藏秘方及个人医案,内容广泛,病类丰富,是古代名家真实、独特、高水平的诊疗经验,对后世影响巨大。此后,清代、民国医案类著作数量众多,如叶天士《临证指南医案》《王旭高临证医案》等,乃至中华人民共和国成立后,国医级大师医案类著作亦不少,如《蒲辅周医案》《刘惠民医案》等。但医案类著作因形式及表达方式所限,文简义深,非精于中医之大师级者不能窥其貌、学其法、用其方,一般中医工作者及初学者只能仰山而止,学其皮毛,至多不过证药守成,不能明其理,活其法,进一步将其发扬光大,实为妨碍中医集成发扬的重大障碍之一。

著者20世纪60年代毕业于上海中医药大学,师承国医名师程门雪、黄文东、金寿山、裘沛然等,基础深厚,从医52年以来,慧思禅悟,医理通达,验之临床,药证榫卯,且身处科技飞速发展的今天,对西医亦予以深入的探究与实践,中西医汇通,对其优点了然于胸。因有感于近时中医发展之艰辛,中医后学成才之困惑,乃选择《名医类案》作为突破口,韦编三绝,四易其稿,历时19年,倾注无数心血,编著成本书。仅参考书籍即达一百五十七种之多,如《四库全书》《二十五史》《古今图书集成医部全录》等,以及难以计数的杂志、报纸等资料。书中更注入著者数十年的临床真实经验及理论,精研心得,对每个古代名医病案探幽发微,阐发其精深机理及诊治要诀,使古医案中明珠破土,精华显现,又加入现代医学之相关知识,进行解释及列举相关诊治经验,更易为现代医者所理解和掌握。因此,可以说,本书既是相关资料之收汇,又是历代名医和著者的理论精华及诊治经验之集成,此所谓"为往圣继绝学"者。学习、掌握、运用及发挥之,必将成为新一代名医。

读《名医类案》巨著,

学名医临证要诀,

步名医成才大道。

后学　曹忠贞　夏俊杰书

2015年5月

原书《自序》

予读《褚氏遗书》有曰："博涉知病，多诊识脉，屡用达药。"尝抚卷以为名言。山居僻处，博历何由？于是广辑古今名贤治法奇验之迹，类摘门分，世采入列，为书曰《名医类案》，是亦褚氏博历之意也。自夫三坟坠而九丘湮，方书繁而经论废，或指《素》《难》以语人，鲜不以为迂者，医之术日益滥觞，通经学古世不多见。昔郑公孙侨聘于晋，适晋侯有疾。卜云："实沈台骀为祟。"吏莫之知，乃问于侨，侨具述高辛玄冥之遗，参汾主封之故，四时节宣之道，通国惊异，以侨为博物君子。太史公作《史记》传淳于意，备书其治病死生，主名病状，诊候方脉，详悉弗遗，盖将以折同异，极变化求合神圣之道，以立权度于万世。轩岐俞扁之书，匪直为虚诞已也。今予斯编，虽未敢僭拟先哲，然宣明往范，昭示来学。既不诡于圣经，复易通乎时俗，指迷广见，或庶几焉耳。学者譬之由规矩以求班，因彀以求羿，引而伸之，溯流穷源，推常达变，将不可胜用矣。书凡十二卷，为门一百八十有奇，间附说于其下云。

嘉靖己酉莫秋既望撰
万历辛卯闰三月朔日丙寅男应宿百拜谨书

原书《凡例》

一、是集乃披阅诸子百家之文，中有案会心者，辄手录以备遗忘，积久成帙，乃分门析类耳。

二、前修时贤之案，则系之曰某人，示无掩也；有案无人者则曰出某书，示有据也。

三、某人案，惟先达著名者，则书其字号或官，如朱子注书例。凡先达称官称爵称字号之类案，可采。而声未著者，直书其名，欲人易晓也。

四、时贤案，唯变法稍出奇者，采之；诸庸常者，不录。

五、案下附说，或采前修之言，或附管见，与贤者共议耳，非敢自以为是也。

六、案中方，法用古方加减者，但载方名；其方稍隐者，注云出某书；间有品味简者，直载其方其药，分两、制度或有或无或详或略，皆仍诸书之旧也。

七、愚治验诸案，亦附诸条之末。一得之愚，弗敢隐秘，后来者或有可采择焉。

八、案以世次为先后，非有所颉颃也；间有后先失次者，无可考者也。

九、诸门后各自分版，不相连属，庶后可续编入，不乱其成书也（博按：原刻亦有不分版者，今刻悉连属之，以归画一）。

原书《述补》

一、先君子以文名世，而自验诸案，简直不文。非不欲文，通乎时俗耳。

二、不肖续编，间附己案，一遵凡例。苟意见庸劣及徒有空文而无方法脉案可示后者，不书，仿春秋常事不书之旨。

目 录

一 卷

第一篇 中风 ··· 2
第二篇 虚风 ··· 31
第三篇 伤风 ··· 33
第四篇 迴风 ··· 37
第五篇 沓风 附：漏风 ·· 39
第六篇 中寒 ··· 41
第七篇 中热 ··· 45
第八篇 伤寒 ··· 47
第九篇 瘟疫 ··· 103
第十篇 大头天行 ·· 108
第十一篇 沙 ··· 112

二 卷

第一篇 内伤 ··· 116
第二篇 命门火衰 ·· 151
第三篇 暑 ·· 154
第四篇 湿 ·· 161
第五篇 消渴 ··· 168
第六篇 火热 ··· 173
第七篇 郁 ·· 186
第八篇 颐养 ··· 191
第九篇 医戒 ··· 194

三 卷

第一篇 痰 ·· 196
第二篇 笑哭不常 ·· 210
第三篇 厥 ·· 213

第四篇 痓	220
第五篇 瞑目不食	222
第六篇 人渐缩小	223
第七篇 人暴长大	225
第八篇 人化为水	226
第九篇 卒死	227
第十篇 消瘅	229
第十一篇 痹	232
第十二篇 咳嗽	233
第十三篇 喘	252
第十四篇 疟	263

四 卷

第一篇 霍乱	288
第二篇 泻	290
第三篇 痢	306
第四篇 呕吐	323
第五篇 噎膈	332
第六篇 咳逆	341
第七篇 吞酸吐酸	345
第八篇 痞满	347
第九篇 肿胀	352

五 卷

第一篇 癥瘕	364
第二篇 积块	378
第三篇 虚损	386
第四篇 劳瘵	395
第五篇 汗	403
第六篇 不汗	406
第七篇 便浊 附：便数	408
第八篇 遗精	416
第九篇 麻木	425
第十篇 寒中	430
第十一篇 恶寒	432
第十二篇 恶热	438
第十三篇 热气病	439

六 卷

第一篇　首风　附：头晕头痛 …… 442
第二篇　心脾痛（即胃脘痛）…… 452
第三篇　腹痛 …… 462
第四篇　中气亏损心腹作痛 …… 472
第五篇　腹鸣 …… 474
第六篇　腰痛 …… 476
第七篇　胁痛 …… 480
第八篇　膝肿 …… 484
第九篇　鹤膝风 …… 485
第十篇　脚气　附：肿痛 …… 486
第十一篇　脚发 …… 498
第十二篇　脚弱 …… 501
第十三篇　诸气 …… 503
第十四篇　疝癫 …… 506
第十五篇　不寐 …… 513
第十六篇　多梦 …… 516
第十七篇　消中 …… 517

七 卷

第一篇　诸虫 …… 522
第二篇　哮 …… 531
第三篇　遍身痛 …… 533
第四篇　身痒 …… 534
第五篇　面病　附：痄腮 …… 537
第六篇　耳 …… 543
第七篇　鼻 …… 549
第八篇　眉 …… 553
第九篇　眉发自落 …… 554
第十篇　须发不白 …… 556
第十一篇　目 …… 558
第十二篇　咽喉 …… 575
第十三篇　口 …… 581
第十四篇　舌 …… 582
第十五篇　牙 …… 585
第十六篇　瘖 …… 591

第十七篇	皮肤皴裂	595
第十八篇	骨鲠	597
第十九篇	误吞金镆	599
第二十篇	误吞水蛭蜈蚣	601
第二十一篇	蛇虫兽咬	604

第一篇 中 风

（琇按：南方中风绝少，多属非风类风，皆风木内病，临症之工宜详审焉。凡风由内发，皆属气与火，若后之虚风、週风是也。）

1案 许胤宗[1]治王太后病风，不能言，口噤[2]而脉沉。事急矣，非大补不可也。若用有形之汤药，缓不及事，乃以防风、黄芪煎汤数斛，置于床下。汤气熏蒸，满室如雾，使口鼻俱受之，其夕便得语，此非智者通神之法不能回也。盖人之口通乎地，鼻通乎天；口以养阴，鼻以养阳。天主清，故鼻不受有形而受无形；地主浊，故口受有形而兼乎无形也。

【注解】

[1] 许胤宗：隋唐名医，江苏宜兴人。本案录自《旧唐史·列传一四一》。

[2] 口噤：证名，原指新生儿牙关紧闭、不能吮乳，在此指口闭不开。

【阐发与临证】中风病，见《灵枢·邪气藏府病形》篇，王履在《医经溯洄集》中将中风分为真中风和类中风二种，中于外风而病的为真中风；因火、气、湿、肝阳上亢等引起的为类中风，又名卒中，现代的脑血管病变多属这一类。本病按症状分为中经络、中脏腑、闭证、脱证，按病因病机分为风中经络、肝阳上亢、痰火内闭、痰湿内闭、气虚血瘀、肝肾亏虚、阳虚、阴虚、肝风内动、肝气郁结等十种。本案例脉症是口噤而不能说话、脉沉，口噤可分外感风寒、寒邪中脏腑、里热壅盛、肝阳挟风、气郁、痰盛、外伤风毒（破伤风）和气血虚八种。由于患者可能是老年人，而且贵为太后，骨弱肌肤盛、体胖可知，加之脉沉，可能为气血虚而中风邪，是风中经络证，故用黄芪、防风益气疏风。从现代医学观点来看，这可能是高血压及/或一过性脑血管痉挛，用药物的蒸气（包含挥发油）既能消减居室内的细菌（如防风对绿脓杆菌、金黄色葡萄球菌有一定抗菌作用，黄芪有较广泛的抗菌作用），又能改善室内空气的质量、增加湿度，滋润呼吸道，黄芪还能增强机体免疫功能、降压、调节血糖、保护心血管系统，防风也有解痉作用，能治疗破伤风症。本案例也可能是由于宫廷内部矛盾，导致患者情绪激动或忧思恼怒，气郁而发，也可能伴有一时性晕厥、抽搐或僵直，也可能喉中有痰声（兼痰盛），相当于现代的癔症。本案例还可用针刺治疗，取穴心俞、肝俞、脾俞、神门、地仓、合谷、风池、丰隆等，用平补平泻手法。

文中"地主浊"是指有形之物，"口通乎地"是指口能吃食物"受有形"，所以"养阴"，但口也能呼吸空气而"兼乎无形"。"天主清"是指无形之空气，空气是清阳之物，鼻能呼吸空气不能吃食物，所以说"鼻不受有形而受无形""鼻通乎天""养阳"。

2案 元罗谦甫[1]治太尉忠武史公，年近七十，于至元[2]戊辰十月初侍国师于圣安寺。丈室[3]中，煤炭火一炉，在左侧边，遂觉面热，左颊微有汗。师及左右诸人皆出，因左颊疏缓（伤热故也），被风寒客之，右颊急，口㖞于右。脉得浮紧，按之洪缓。罗举医学提举忽君吉甫[4]，专科针灸。先于左颊上灸地仓穴（胃穴）一七壮，次灸颊车穴（胃穴）二七壮，后于右颊上热手熨之，议以升麻汤[5]加防风、秦艽、白芷、桂枝发散风寒，数服而愈（琇按：非真中风，故但升散火邪自愈）。或曰：世医多治以续命等汤，今用升麻汤加四味，其理安在？曰：足阳明经（胃）起于鼻交頞中，循鼻外入上齿中，手阳明经（大肠）亦贯于下齿中，况两颊皆属阳明。升麻汤乃阳明经药，香白芷又行手阳明之经，秦艽治口噤，防风散风邪，桂枝实表而固荣卫，使邪不能伤，此其理也。夫病有标本经络之别，药有气味厚薄之殊。察病之源，用药之宜，其效如桴鼓之应。不明经络所过，不知药性所主，徒执一方，不惟无益而反害之者多矣。学者宜深思之。

【注解】

[1] 罗谦甫：名罗天益，元代名医，河北正定人。李杲的学生，代表作有《卫生宝鉴》等。本案录自《卫生宝鉴》。

[2] 至元：元世祖年号，1264—1295年，此处戊辰是1268年。

[3] 丈室：一丈见方的房间，或指该寺长老或住持所居之处，房室并不大。

[4] 忽君吉甫：姓忽名公泰，字吉甫，元代蒙古族针灸学家。

[5] 升麻汤：同名21方。（1）《千金要方》方之一，治心热脉实洪满，药用升麻、黄芩、山栀、泽泻、竹叶、芒硝、生地；（2）《千金要方》方之二，治阳毒，身重腰背痛，烦闷狂言，吐脓血，咽喉痛，面赤斑斑如锦纹，药用升麻、甘草、当归、川椒、雄黄、桂心；（3）《千金要方》方之三，治小儿热毒病，身热面赤，口燥，心腹坚急，大小便不利，或口疮，或壮热惊挛厥惊转痫疾，时发时醒，醒后身热如火，药用升麻、柴胡、白薇、玉竹、麻黄、甘草、黄芩、大黄、朴硝、钩藤；（4）《千金要方》方之四，治小儿咽喉痛，及大人咽喉不利，药用升麻、射干、生姜、橘皮；（5）《千金翼方》方之一，治产后恶物不尽，药用升麻，酒煮；（6）《千金要方》方之二，治痈疽发背，药用升麻；（7）《千金要方》方之三，治石药毒发，热结生肿坚硬，药用升麻、大黄、枳实、芍药、当归、黄芩；（8）《千金要方》方之四，治壮热，热毒流四肢，骨节痛，腹满便秘，药用上方去芍药、当归加山栀、豆豉、杏仁、生地、生姜、炙甘草；（9）《外台秘要》方之一，治风毒，咽水不下及痈肿，药用升麻、芍药、杏仁、射干、葛根、枫香、麻黄、甘草；（10）《外台秘要》方之二，治肿毒，药用升麻、黄芩、山栀、漏芦、芒硝、蒴翟，外用；（11）《外台秘要》方之三，治咽喉生疮，药用升麻、石膏、丹皮、炙甘草；（12）《外台秘要》方之四，治天行热病口疮，药用升麻、射干、芍药、羚羊角、通草、芦根；（13）《普济本事方》方，治肺痈吐脓血，药用升麻、桔梗、薏苡仁、丹皮、地榆、芍药、黄芩、炙甘草；（14）《圣济总录》方之一，治热痹，药用升麻、茯神、人参、防风、犀角、羚羊角、羌活、桂枝、生姜、竹沥；（15）《圣济总录》方之二，治石痈，皮色紫赤，未成脓，药用升麻、连翘、大青、大黄、玄参、生地、败酱草、络石藤、白蔹、芒硝；（16）《圣济总录》方之三，治痈肿，药用升麻、大黄、黄芩、当归、枳壳、炙甘草、芍药；（17）《素问病机气宜保命集》方，治雷头风，药用升麻、苍术、荷叶；（18）《证治准绳》方之一，治小儿瘰疬溃脓，药用升麻、射干、连翘、犀角、大黄、朴硝；（19）《证治准绳》方之二，治风热身如虫行，药用升麻、茯苓、人参、防风、犀角、羌活、官桂，加服泻青丸；（20）《证治准绳》方之三，治时邪头痛发热及痘疮初起，药用升麻、白芍、甘草、葛根、生姜、葱白；（21）《卫生宝鉴》方，治经络中风热上行，头目昏闷，面赤热多，药用升麻、葛根、白芍、炙甘草、白芷、黄连、黄芩、川芎、犀角、荆芥、薄荷。

【阐发与临证】本案例是口㖞，又名口眼㖞斜，面瘫。"口㖞"源出于《灵枢·经脉》篇。案文中说六七十岁的老人左侧面部被炉火烘烤而出汗，农历十月室外寒冷，骤然出门受风寒，左侧面部瘫，向右侧㖞斜。口眼㖞斜症有风寒外袭、风痰阻络、肝气郁结、肝风内动、气血两虚等不同病因病机。《医林改错·口眼歪斜辨》云："因受病之半脸无气，无气则半脸缩小。一眼无气力，不能圆睁，小眼角下抽，口半边无气力不能开。"又云："前论指兼半身不遂而言。若壮盛人，无半身不遂，忽然口眼歪斜，乃受风邪阻滞经络之症。"本案例是无半身不遂而忽然口㖞，当属于风寒外袭，但考虑患者年高，又是武官，体质壮实，很可能因肝阴暗耗、肝阳偏亢而患中风之轻证中经络，现代医学可能是面神经炎导致的面神经麻痹或大脑半球肿瘤、脑血管意外所致的中枢性面瘫（未伴有肢体瘫痪）。本案例先由针灸名医灸患侧地仓、颊车穴（还可针双侧风池、太冲，对侧合谷，患侧阳白、攒竹、四白、翳风等，用针刺地仓透颊车。还可以于翳风、牵正等穴位注射维生素 B_1、B_{12} 注射液。治疗期间可作面部按摩和热敷），本案是"于右颊上热手熨之"。本案例后用升麻汤加防风、秦艽、白芷、桂枝入阳明经而发散风寒，数服而愈。马明珍介绍外敷法有很好的疗效，一法用马钱子 3~6 克，温热水浸泡 12 小时以上，用刀切成 18~24 片的薄片，排列于胶布上，贴于患侧面部，七至十天换药一次。二法用木鳖子十枚去壳捣烂，加蜂蜜或陈醋适量调成糊状，敷于患侧面部，日二次。病情较重者，可把蜈蚣一条去头足，研末加入上药合用。

现代医学认为面神经麻痹大多是病毒感染所致，因此这类疾病和感冒流行常有并存的关联性，但有一种疱疹病毒引起的颜面神经麻痹，常同时波及邻近的听神经而出现耳痛、皮疹等。

3 案 张安抚年六十余，己未[1]仲冬，患风症。半身不遂，语言謇涩。心神昏愦，烦躁自汗。表虚恶风，如洒冰雪（如洒冰雪阴中也）。口不知味，鼻不闻香臭，闻木音[2]则惊怖。小便频多，大便结燥。若用大黄之类下之，平日饮食减少，不敢用。不然，则满闷昼夜不得寐（此症难治）。约三月余，凡三易医，病全不减。至庚申三月（下后），又因风邪，加之痰嗽，嗌[3]干燥，疼痛不利。唾多，中脘气痞似噎。予思《内经》有云：风寒伤形，忧恐忿怒伤气。[4]气伤脏乃病，脏病形乃应。又云：人之气，以天地之疾风名之。[5]此风气下陷入阴中，不能生发上行（气不能升）则为病矣。又云：形乐志苦，病生于脉，神先病也。[6]邪风加之，邪入于经，动无常处（动有常则知邪不入经），前证互相出见。治病必求其本，邪气乃服[7]。论时月，[8]则宜升阳，补脾胃，泻风木（仲冬至季春）；论病，[9]则宜实表里，养卫气，泻肝木。润燥，益元气，慎喜怒，是治其本也。以柴胡、黄芪各五分，升麻、当归、甘草炙各三分，半夏、黄檗、酒洗黄芩、人参、陈皮、芍药各二分，名曰加减冲和汤[10]。煎服。自汗，加黄芪五分。嗽，加五味子二十粒。夜不得寐，乃心事烦扰，心火内动，上乘阳分，卫气不得交入阴分使然也。以朱砂安神丸[11]服之，由是昼亦得睡。此风中腑兼中脏也。

【注解】

[1] 己未：1319 年，后面的庚申是 1320 年。本案录自《卫生宝鉴》。

[2] 木音：木块互相击打发出的声音。

[3] 嗌：《甲乙经》谓"嗌作咽"；《素问·血气形志》篇谓"病生于咽嗌"，意指喉。

[4] 风寒伤形，忧恐忿怒伤气：《素问·阴阳应象大论》篇原文为"寒伤形，热伤气"，又说"喜怒伤气，寒暑伤形"。

[5] 人之气，以天地之疾风名之：《素问·阴阳应象大论》篇为"阳之气，以天地之疾风名之"。

[6] 形乐志苦，病生于脉，神先病也：《灵枢·九针论》篇和《素问·血气形志》篇原文为"形乐志苦，病生于脉，治之以灸刺"。

[7] 服：同"伏"。

[8] 论时月：指发病的季节。

[9] 论病：指辨证。

[10] 加减冲和汤：同名 2 方。(1)《医学启源》方，治中府之病，宣外阳，补脾胃，泻风木，实表里，养营卫，又感风邪，痰嗽咽干痛，药用柴胡、黄芪、升麻、当归、炙甘草、黄芩、黄柏、陈皮、半夏、人参、芍药；(2)《杂病源流犀烛》方，即防风冲和汤，治风寒感冒，药用防风、羌活、白术、川芎、白芷、生地、黄芩、细辛、甘草、生姜、葱白。

[11] 朱砂安神丸：同名 2 方。(1)《内外伤辨惑论》方，治心火亢盛，阴血不足，心神不安，怔忡失眠，胸中烦热，多梦，舌红脉细数，药用朱砂、甘草、黄连、当归、生地；(2)《兰室秘藏》方，

治同上，上方去当归、生地。

【阐发与临证】本案例是类中风病，现代医学称为脑血管意外及其后遗症，又外感风热，其病因证型参见第一例。冬季发病时按症状为风中腑（虽心神昏愦而闻木音则惊怖，可见未昏迷，为神志不清），辨证当为肝阳化风，病前可能是素体肝肾阴虚、肝阳偏亢，水不涵木则风阳内动，可用天麻钩藤饮加减治之，大便燥结可用缓泻、润下法。当然，此病不会很快痊愈的。三月后时已至春季，又成中风后遗症，再感受风热而咳嗽咯痰，咽喉干痛，胃脘痞闷。《素问·至真要大论》篇曰："风气大来，木之胜也，土湿受邪，脾病生焉。"原患肝阳偏亢，又外风相加，木克土，所以治则是泻肝潜阳，祛风健脾润燥。文中的益元气、养卫气、补脾胃、实表里是相同意义，方用补中益气汤去白术加半夏、黄芩、黄柏、白芍，益气健脾泻肝。至于文中说"气伤脏乃病，脏病形乃应"是指脏腑气化相通，某脏腑之"气"受伤则该脏腑患病，而脏腑有病，久则形体会发生变化。"人之气，以天地之疾风名之。"是指风气、寒气、暑气、燥气、湿气、火气，原是人之气，因与外邪相感而形成了不同的病理机制（《素问》原文是"阳之气"，撰者罗天益故意改为"人之气"，以此说明六淫之气可致病），如《素问·天元纪大论》篇中所说的各种主气即是五运六气的六气之一，但这种主气也可过淫而成为病因。该患者原为肝肾阴虚、肝阳上亢，又感受风邪，这就是"风气下陷于阴中"，春季肝风当令，原有生发的作用，此时成病变，当然不能生发了。邪风感于患者而入"经""脉"，脉象搏动无规律即"动无常处"。此人冬季发病，我国医疗气象专家通过对上海市每日死亡人数与气象关系的研究发现，深秋以后死亡人数剧增，最冷的2月份（农历12月份）死亡人数比5、6月份高2倍，因为寒冷能刺激人体机能反应，使血管收缩，血压升高，心肌缺氧，血液黏稠度增高（1998年12月22日《齐鲁晚报》）。当然对中风病来说，易于发病，不利于恢复。2012年5月18日《北京晨报》报道：据统计，目前我国现有高血压患者2亿多人，且每年增加1000万人，每年有300万人死于心血管疾病。

4 案 真定府[1]临济寺赵僧判，于至元庚辰八月间，患中风。半身不遂，精神昏愦。面红颊赤（面红颊赤阳中也），耳聋鼻塞，语言不出。诊其两手，六脉弦数（中风此脉甚多）。洁古有云：中脏者多滞九窍，中腑者多著四肢[2]。今语言不出，耳聋鼻塞，精神昏愦，是中脏也。半身不遂，是中腑也。此脏腑俱受病邪。先以三化汤[3]一两，内疏[4]三两行，散其壅滞（先下），使清气上升，充实四肢。次与至宝丹[5]加龙骨、南星，安心定志养神治之（后补），使各脏之气上升，通利九窍。五日，声音出，言语稍利。后随四时脉证，加减用药。不旬，[6]即稍能行步。日以绳络其病脚，如履阈，[7]或高处，得人扶之方可逾也。又刺十二经之井穴（脏井：肺少商穴，心少冲穴，肝大敦穴，脾隐白穴，肾涌泉穴，包络中冲穴。腑井：胆窍阴穴，胃厉兑穴，三焦关冲穴，小肠少泽穴，大肠商阳穴，膀胱至阴穴）以接经络。翌日，舍绳络能步几百步。大势皆去，[8]戒之慎言语，节饮食。一年方愈。

【注解】[1]真定府：今河北省正定县。本案录自《卫生宝鉴》。

[2]中脏者多滞九窍，中腑者多著四肢：可能录自《珍珠囊》。

[3]三化汤：《素问病机气宜保命集》方，治中风在外六经形证已解，内有便溺阻格，药用厚朴、大黄、枳实、羌活。

[4]内疏：通大便。

[5]至宝丹：同名4方。(1)《和剂局方》方，治卒中不语，中恶气绝，中诸毒，疫毒，产后血晕，恶血攻心，伏热，神魂恍惚，伤寒狂语，小儿诸痫急惊心热，烦躁搐搦，药用犀角、朱砂、雄黄、玳瑁、琥珀、麝香、冰片、金箔、银箔、牛黄、安息香，人参汤或童便生姜汁化下；(2)《证治准绳》方，治痘疮脾胃虚寒，肢冷不食，伏陷不起，药用戍腹粮、麝香；(3)《疡医大全》方之一，治痈疽肿毒，发背乳痈，药用酒煮白砒豆腐、皂角、乳香、熊胆、铜绿、荆芥、僵蚕、山甲、血竭、胆矾、川乌、草乌、没药、全蝎、蝉蜕、雄黄、麝香、朱砂、蜈蚣、黄蜡、葱头、生姜、黄酒；(4)《疡医大全》方之二，固齿，药用雄鼠骨、细辛、沉香、补骨脂、青盐、石膏、骨碎补、当归、旱莲草、白

芷、生地、升麻、没石子。

[6] 不旬：不到十日。

[7] 如履阈：阈即门槛，意为如跨过门槛。寺院的门槛较高，患足抬不起来，跨不过，因而用绳索缆住其患足，由健手拉住绳，帮助患足提起来，跨过去。

[8] 大势皆去：这里是指大部分病情已减除。

【阐发与临证】本案例也是类中风，但比上例病情重，上例言謇，烦躁，故应为中腑。本案例语言不出，对声刺激无反应（耳聋，实质不是耳聋），嗅觉不灵（鼻塞，实质不是鼻塞），神志不清、面红目赤、脉弦数，拟辨证肝阳化风，诊为中脏的闭证。案文中说是中脏兼中腑（并引张洁古语），实际上中脏必兼中腑，因为中腑病情较轻，中脏则病情重，"脏腑俱受病邪"也是病情重。三化汤是张洁古方，主治类中风，外无六经形证，内有便溺阻隔，即类中风而无风邪外袭的症状，二便又闭阻，是中脏的闭证证候。中风闭证是实证，可用微下通利的办法，所以三化汤药用大黄、厚朴、枳实、羌活各七钱半，水煎服，以微利为度，这"微利"即"内疏"（大便稀）一日二三次。但中风病也不纯是实证，《灵枢·刺节真邪》篇载："虚邪偏客于身半，其入深，内居营卫，营卫稍衰则真气去，邪气独留，发为偏枯。"况且本案例肝阳化风也可能是肝阴不足所致，所以得微利后不宜再用泻下药，宜改用羚角钩藤汤加减，以平肝清肝熄风、清心豁痰开窍为法。除服中药外，还可另服至宝丹或安宫牛黄丸。本案例还用针刺法治疗，除案文中所说穴位外，还可采用水沟、太冲、丰隆、劳宫，用泻法，以平肝熄风、清心豁痰开窍，言謇者可加颊车、合谷、哑门、廉泉、通里、关冲等。

本案例的调护是慎言语、节饮食。关于言语与中风的关系，1997年9期《文化娱乐》曾报道"说话太快有害健康"，认为说话快血压就会升高，可能引发心脏病。科学家曾对1120人进行试验，让他们快速和慢速朗读，结果当快速朗读时血压越来越高，血压高当然也对中风患者不利。另外，脾气急躁者易患中风，因为他们脑血管常处于紧张状态。1997年12月6日《粤港信息日报》报道，美国一科研小组对2000名男子进行长达7年的跟踪研究，易怒型的人患中风的可能性是平和型的2倍。另外，心情压抑易患中风。美国杜克大学心理学家约翰·贝尔富特等自1965年开始对6676名成年人进行了29年的追踪调查，有4%的抑郁症患者得了中风，而在非抑郁症人群中2.5%的人患中风，他们认为心情压抑的成年人因中风而死亡的危险性比一般人要高50%。关于节食，各地的经验都认为饮食只吃七分饱。顿顿饱食可使心脑等器官相对缺血，很易诱发冠心病、糖尿病，对中风的恢复不利。另外，此人肝肾阴虚，不宜油炸香燥类饮食，以免耗损阴津，可常食海参、黑豆、枸杞、百合等。

5案 丹溪[1]治一人患滞下[2]（下多亡阴）。一夕昏仆，手撒，目上视，溲注，[3] 汗大泄，喉如曳锯，脉大无伦次，此阴虚阳暴绝也（此症死者居多）。盖得之病后酒色。急灸气海穴（气海脐下一寸半），以续阳气。渐苏，服人参膏[4]数斤而愈（作大虚治）。

【注解】[1] 丹溪：朱丹溪，名震亨，字彦修，元代名医，金元四大家之一，浙江义乌人，著作有《丹溪心法》《格致余论》等十部。本案录自《丹溪心法治要》。

[2] 滞下：痢疾之便下黏滞，里急后重难下。

[3] 溲注：尿失禁。

[4] 人参膏：用人参细粉水煮呈糊状，蜂蜜收膏。

【阐发与临证】本案例是痢疾后继发晕厥。晕厥与中风不同，突然昏倒，不省人事，目睛上吊，也可手撒汗出，也可牙关紧闭、双手握固，也可面红目赤，也可面色㿠白，也可喉中痰鸣，但无口眼㖞斜、半身不遂。可分为气虚、血虚、阴虚、气郁、血气上逆、痰浊上蒙、暑邪中人等七种，本案例为病后阴虚、痰湿内盛，又色欲过度，气随精去而气大虚及阳，因而气阳暴绝，气阳不能上承，清阳失用，气机逆乱，升降失常，阴阳之气不相顺接，发为晕厥，手撒、尿失禁、汗出不止，喉中痰声漉漉如曳锯。此为气阳二虚，痰湿上蒙，且为暴发，故甚危重，魏按认为"死者居多"。《景岳全书·厥逆》曰："色厥之证有二，一曰暴脱，一曰动血也。凡色厥之暴脱者，必以其人本虚，偶因奇遇而悉力勉为者有之，或因相慕日久而纵竭情欲者亦有之，故于事后则气随精去而暴脱不返，宜急掐人中……随速用独参汤灌之，或灸气海数十壮，以复阳气，庶可挽回。"这一段话与本案例相吻合。虽然晕厥不同于中风，但晕厥中的血厥即血气上逆，按现代医学，多见于高血压脑病、脑血管痉挛等病，很可能发展成中风。

6案[1] 一肥人中风。口喎，手足麻木，左右俱废。作痰治。以贝母、瓜蒌、南星、半夏、陈皮、白术、黄芩、黄连、黄柏、羌活、防风、荆芥、威灵仙、薄桂[2]、甘草、天花粉、好吃面[3]加白附子[4]入竹沥、姜汁，更加少酒行经。[5]

【注解】[1] 本案及以下二个案例都录自《丹溪心法·中风》。

[2] 薄桂：又名菌桂，《神农本草经》谓辛温无毒，主百病，养精神，和颜色。《中国医学大辞典》谓桂之叶无锯齿，尖狭光净有三纵纹，皮肉薄而卷者。《中国医学百科全书——中医学》认为肉桂即菌桂，也有认为是因剥取部位及品质的不同而加工成的多种规格，现代都不作分别。

[3] 好吃面：即面粉。《本草衍义》谓："治人中暑。马病肺卒热，亦以水调灌愈。"

[4] 白附子：按文中用药有贝母、瓜蒌、半夏，与白附子相反，但根据病情可以同用，如《金匮要略》赤丸即是。以前白附子与附子分为二种药，如关白附、禹白附，有时又并为一种。即便如此，白附子虽辛甘大热有毒，但功用主要除风痰，并治中风、诸风、头面游风等，与附子温阳壮火还有区别。

[5] 加少酒行经：加少量酒以通经络。

【阐发与临证】本案例指明是肥人中风，且两侧肢体均瘫痪，一侧面神经麻痹，根据症状体征可知原患高血压、动脉硬化的可能性很大，因此极有可能患脑出血，尤其是脑桥出血，另外也不能完全排除急性脊髓炎（颈段）、脊髓蛛网膜炎（颈段）、脑干肿瘤、脑干型脑炎、脑干梗塞，或一过性脑缺血（基底动脉受累）、基底动脉血栓等。按：本案例应属瘫痪范围，分为肝气郁结、痰火滞络、瘀血阻脉、寒湿浸淫、湿热内蕴、中气不足、血脉空虚、肝肾阴虚、肺胃津虚九种证型，但临床所见常合并二三种证型，而且常常初起为实证，迁延则成虚证。按：本案例为肥人，手足麻木且四肢俱废（瘫痪）、口喎，初起辨为痰火挟风，用清化痰热加祛风通络药是正确的。

以往常认为胖人、高血压患者易得中风，这是对的，但不可忽视血压不高、很瘦的人也会脑出血。首提"瘦人中风"的是金代名医张元素，其《医学启源》曰："瘦人反中风者，由暴然阳热太盛，而郁结不通故也。"从"反"字可看出古代也是胖子多中风。据统计，高血压性脑出血在脑出血中占的比例，已从过去的98%降到46%。还有，瘦人患高血压病与胖人患高血压病相比，各种原因的总死亡率增高，经测试，2万多名高血压病人，最轻体重组的各种病因总死亡率显著高于其他组，死亡原因除高血压病及其并发症外，还包括冠心病和癌症，而且瘦型高血压病人进一步消瘦时应做全面检查。

7案 一肥人中风。用苍术、南星、酒芩、酒柏、茯苓、木通、升麻、厚朴、甘草、牛膝、红花。水煎。先吐后药。

【阐发与临证】本案例的辨治与上例类似，也着眼于"肥人中风"，但祛风药用得少，加重了活血祛瘀药，可能是中风已迁延时日，成了后遗症，突出血瘀。在古代，肥胖是一个较模糊的概念，现在有较规范的诊断标准了。北京医科大学第三附属医院仰庆惠在1998年7月5日《健康报》刊文说，根据他们的临床资料和国际卫生组织推荐的标准，制定了"肥胖临床诊断标准"，具体计算是：体重指数（BMI）＝人体体重（公斤）除以人体身高的平方数。另外需通过腰臀比（W／H）＝腰围除以臀围，来判断患者是否有并发症因子，男（W／H）>0.95或女（W／H）>0.8为"有"。

但多数的专家都重视腰围，美国格拉斯格罗大学的研究人员认为女性腰围大于87.63厘米，男性大于101.6厘米即属于不健康的超重者。2001年6月14日《中国食品报》报道，中国人群肥胖与疾病危险研讨会认为，中国人的体重指数（BMI）大于24为超重，大于28为肥胖。中国男性正常腰围在85厘米以内，女性腰围在80厘米以内，否则也是肥胖。瑞典专家公布的普检结果表明，如在50岁的男子中，体瘦而肚皮大者，70岁以前29%的人有死亡的危险，体胖而腰瘦者，危险性可降到5%，女性健康体形应是胸部、臀部、肩部和大腿较大，腰部较细，即"大体形"，在38岁到60岁之间发生健康问题的可能性很小，反之，则死亡的可能性要大7倍。肥胖引起的疾病日益增多，西方称之为"五病综合征"的"肥胖症、高血脂、高血压、冠心病及糖尿病"，在近十年内增加了2倍，笔者认为痛风和脑血管病与肥胖也有密切的相关性。肥胖还增加了患几种癌症、胆道疾病、肌肉骨关节疾病及呼吸道疾病的危险性。芬兰人认为肥胖使人折寿5年。我国上海市儿童保健所一份最新统计结果显示：上海每百个0至6岁儿童中，有3个患肥胖症，比1978年增加5.24倍。主要原因是家长缺乏科学喂养知识，过早地为孩子添加固体食物，让孩子多摄入高热能、高碳水化合物，热量的摄入远多于消耗而转化为脂肪，积累而引起肥胖（1998年5月3日《临沂日报》）。1999年第1期《上海预防医学》报道：20世纪90年代以来，上海大中小学生的肥胖发生率平均每年以一个百分点的速度递增，1995年达到6.94%。2012年3月18日手机新闻早报说："据国民体质监测结果显示，2010年我国60～69岁人群超重率39.8%，肥胖率13%，成年人超重率32.1%，肥胖率9.9%。在大多数西欧国家，成人肥胖发生率为10%～25%，在美洲一些国家为20%～25%，尤其在西太平洋群岛的瑙鲁，妇女一级肥胖率达70%，男人达65%。"肥胖的发生大致有以下几种原因：（一）与遗传基因有关。1998年6月25日闭幕的芬兰库奥皮欧肥胖问题国际研讨会上，专家指出，肥胖是遗传基因和自然选择的结果。2011年5月17日手机新闻早报报道："人体内一种klf14基因与皮下脂肪内多种基因水平有关，这些基因与新陈代谢的特点即身高体重指数，肥胖，胆固醇，胰岛素和葡萄糖水平有关。而klf14基因是控制这些基因的总开关。"（二）与饥饿激素有关。1998年3月3日《健康报》报道：美国得克萨斯大学西南医学中心发现了两种饥饿激素，把该激素喂给实验鼠，结果实验鼠饥饿极了，在1至2小时内比通常多吃8至10倍食物，因此会出现肥胖。（三）病毒感染可导致肥胖。1997年4月25日《健康报》转载报道：美国威斯康星大学一个科研小组发现名为AD-36的一种腺病毒，在105名肥胖症患者中，有20%的人体内存在该病毒，而23名体形正常的人都未发现。他们从鸡体内分离出相应的病毒，然后注入正常鸡体内，这些鸡逐渐变得肥胖。（四）缺乏某些营养素。现在已知，某些单纯性肥胖是体内缺乏促使脂肪转化为热量的一些营养素，如维生素B_1、B_6、B_{12}、C、B_3、锌、铁、镁，因而导致脂肪分解的生化过程受阻。当微量元素锌、镁缺乏时，甘油三酯含量增加，脂肪生长因子活性增强。（五）情绪影响。1999年2月23日《人民政协报》转载美国《科学》杂志刊登的研究结果认为，不少人虽吃得很多却很消瘦的原因在于烦躁不安而消耗掉体内热量，因此可通过调节行为方式来防止肥胖。此外，脂肪细胞功能、胰岛素分泌、肌纤维类型、某些心理因素、运动状态等也能影响肥胖。德国《世界报》1999年6月30日报道认为，儿童肥胖的根本原因是营养过剩和缺乏运动，只有30%的肥胖由基因造成。

8案[1]　一妇年六十余，手足左瘫，不言[2]而健有痰[3]。以防风、荆芥、羌活、南星、没药、乳香、木通、茯苓、厚朴、桔梗、甘草、麻黄、全蝎、红花为末，酒下，未效。时春，脉伏而微。又以淡盐汤、韭汁每早一碗吐之。至五日，仍以白术、甘草、陈皮、茯苓、厚朴、菖蒲，日进二服（吐后必用清补二剂，亦是一法）。又以川芎、山栀、豆豉、瓜蒂、绿豆粉、韭汁、盐汤，吐甚快。后以四君子汤[4]服之。又以川归、酒芩、红花、木通、厚朴、鼠粘子、苍术、南星、牛膝、茯苓为末，酒糊丸服。十日后，微汗（仍以汗解），手足微动而言（作实痰治）。

【注解】［1］本案可能录自《丹溪纂要》。

［2］不言：即言语謇。

［3］健有痰：经常有痰。

［4］四君子汤：同名2方。（1）《和剂局方》方，治营卫气虚，脏腑怯弱，不思饮食，泻泄呕吐，药用人参、白术、炙甘草、茯苓；（2）《素问病机气宜保命集》方，治肺损皮毛落，药用白术、人参、

黄芪、茯苓。

【阐发与临证】本案例是六十多岁的老妇中风，从言语謇涩来看，估计有面瘫口喎，一共用过6次处方。第一方是祛风活血、化痰通络，虽无效，但可能是病重药轻，应该坚持。第二方又以吐法，针对膈以上有痰而设，严格地讲，单纯吐法并不很正确。第三方以健脾化痰法，缺少活血祛风药是缺点。第四方以活血清热加吐法，虽"甚快"，而与第二方一样并不很正确。第五方与第三方一样纯健脾是不对的。第六方的立法与第一方类似，缺少祛风药，增加健脾养血药是因病情迁延，"风"的病机减弱，血脉空虚显现。因此，本案例宜用第一方坚持服用一段时间，再加当归、苍白术续进就可以了。

从症状看，本案例可能是缺血性脑血管病，有报道，当归注射液能改善急性脑缺血症状，改善脑组织水肿，减轻脑组织病理变化，使其梗死面积明显缩小，使偏瘫、失语等减轻，这与本案例最后用当归而症状明显好转是一致的。用法是25%当归注射液80毫升每日一次静滴，10~30次为一疗程，也有用10毫升当归注射液（或再加复方丹参注射液10毫升），加入10%葡萄糖250~500毫升中静滴。有人通过研究发现：淫羊藿甙能直接扩张脑血管、增加脑血流量，是由于其抑制了血管平滑肌细胞的钙离子内流。他们认为淫羊藿总黄酮对脑血管早期硬化、脑贫血和脑循环障碍有治疗作用。四君子汤中甘草含异甘草素，可通过改善脑缺血—再灌注小鼠异常血流变化和提高脑组织能量代谢水平对脑损伤起保护作用。

据1998年2月18日《世界科技译报》报道，日本脑外科医生志村弘志等人收集了近500名患者的资料，并对12名女性做了磁共振检查，推断出不少患者在洗头或洗头后数日内出现头晕、手足麻痹、半身不遂等中风症状，是因洗头发时，头部后仰上下左右剧烈晃动，使椎动脉血管内膜受损伤，血流量减少而引起。本院有一位老年女职工在洗头后突发脑血管病，迅即昏迷、半身瘫痪，抢救一月，无效而终。老年人在秋季尤其要防脑血栓。因秋季气候干燥，血液黏度高，老年人大便干结，如果解大便时间过长，极易此时发生脑血栓。因此清晨要喝一杯白开水，平时多吃水果蔬菜，还可晚饭前冲一匙蜂蜜水润肠通便。

9 案[9] 一人中风，口眼歪斜，语言不正，口角流涎，或半身不遂，或全体如是。[2]此因元气虚弱而受外邪，又兼酒色之过也。以人参、防风、麻黄、羌活、升麻、桔梗、石膏、黄芩、荆芥、天麻、南星、薄荷、葛根、赤芍药、杏仁、川归、川芎、白术、细辛、皂角等分，加葱姜水煎，入竹沥半盏。随灸风市（奇俞穴）、百会（督脉）、曲池（大肠穴）、合绝骨（胆穴，绝骨即悬钟穴）、环跳（胆穴）、肩髃（大肠穴）、三里（胃穴）等穴，以凿窍[3]疏风，得微汗而愈（亦以汗解）。

【注解】[1] 本案系《丹溪心法·中风》中的有关言论综合而成。

[2] 或半身不遂，或全体如是：有时仅半身不遂，有时对侧上下肢活动也不利。

[3] 凿窍：凿即通，窍指毛窍，凿窍指通毛窍，即发汗，与疏风并用，即是发汗祛风。

【阐发与临证】本案例的中风表现为半身不遂或双侧肢体不遂，按中医辨证，即是病情轻重而已，所以案文中说是"元气虚弱而受外邪"。从处方看，人参放在方首，又有白术、升麻、当归，补中益气汤已有半个方了。灸法治疗用灸百会、足三里，也是补中益气健脾胃。从现代医学角度看，双侧肢体瘫痪或失用的也有基底动脉主干病变，大脑前、中动脉病变，脊髓内双侧锥体束受累（颈段）或脊髓半切征等。

病案作者对此例的病因归结为元气虚、外邪侵袭兼酒色过度，这是有道理的。现在看来脾气急躁、吸烟多、酗酒、多吃咸物，高血压患者、心脏病患者、糖尿病患者、胆固醇过高或过低的人，如果又有中风家族史的，就容易发生中风，此类人平时要注意预防。还有中老年人如果频繁出现打哈欠，说明大脑缺氧严重，要注意可能近期发生出血性中风。1998年6月11日《老年报》介绍，每日早晚用热水擦洗按摩颈部四周，能使血管软化、恢复弹性，防止因痰涎聚积、阻滞经络而发生中风。1998年8月24日《厦门日报》介绍，中老年人睡醒后应慢慢从床上坐起来，做5~10分钟的耸肩运动，可使肩部的神经、血管和肌肉放松，活血通络，可促进颈椎动脉血液流入大脑，预防脑缺血性中风。还有许多介绍饮食预防中风的资料，如1999年1月15日《中国中医药报》报道美国哈佛大学进行的一项调查结果表明，多吃含钾的水果、蔬菜有助于预防中风（降低38%的发病率），对高血压患者尤其重要。这类食物包括西红柿、香蕉、菠菜、橘子、土豆等，据说每天只要吃两个西红柿和一份烹饪过的菠菜就能提供1克钾，可满足人体需要。长期少吃食盐可预防高血压、心脏病、中风和骨质疏松症。也有人认为脑血管病人忌吃狗肉和柿子、苹果、莲子等含鞣酸的果品。

10 案[1]　李真三患中风，半身不遂。羌活愈风汤加天麻、荆芥、僵蚕各一钱而愈。

【注解】[1]从本案至第13案可能录自《丹溪纂要》。

【阐发与临证】羌活愈风汤，《仁斋直指方论》和《普济方》都说引自《济生拔萃》，治肝肾虚筋骨弱，语言难，昏愦，风湿内弱，风热体重，偏枯，《济生拔萃》收录《珍珠囊》。金代刘完素《素问病机气宜保命集》方及《丹溪心法》方都名愈风汤。方中药物有羌活、炙甘草、防风、麻黄、蔓荆子、川芎、细辛、黄芪、枳壳、人参、地骨皮、知母、菊花、薄荷、枸杞子、当归、独活、白芷、杜仲、秦艽、柴胡、半夏、厚朴、熟地、防己各二两，芍药、黄芩、茯苓各三两，石膏、生地、苍术各四两，桂枝一两，前胡二两，上药挫成粗末，每服一两，水煎服。《仁斋直指方论》方无生地、苍术、桂枝。《医部全录》引《丹溪心法》方治同上，且病时用本方治疗，病去可用本方巩固疗效，比本方少防己、半夏、厚朴、前胡、熟地、茯苓，但在丹溪书中找不到。这是祛风通络、养肝益气方剂，主治半身不遂、言謇、肝肾不足、筋骨痿软的中风症，也可治风湿痹症。本案例用原方再加天麻、荆芥、僵蚕三味药以祛风通络。虽然本案例仅言半身不遂，但气虚、肝肾虚的症状不言而喻。

11 案　吴能三患中风，卒中昏不知人。口眼㖞斜，半身不遂，痰厥气厥。二陈汤[1]加姜汁炒黄连、天麻、羌活、麦冬、僵蚕、南星、荆芥、独活、姜汁、竹沥（方甚佳，作痰治）。

【注解】[1]二陈汤：同名4方。（1）《和剂局方》方之一，治胃中寒湿痰浊，药用陈皮、半夏、茯苓、甘草、生姜、乌梅；（2）《和剂局方》方之二，治疮疡痰浊凝结，药用半夏、陈皮、茯苓、甘草；（3）经验方，治一切红肿痈毒，药用橘红、半夏、白芥子、茯苓、甘草；（4）《增补万病回春》方治痰泻，药用半夏、陈皮、茯苓、甘草、苍术、白术、砂仁、山药、厚朴、车前子、木通、乌梅、生姜。

【阐发与临证】厥证泛指突然昏倒、不省人事，但大多数病人能逐渐苏醒的一类病证，历代分有尸厥、煎厥、食厥、薄厥、气厥、痰厥、血厥、寒厥、热厥、阳厥、阴厥、气虚厥、血虚厥、风厥、酒厥、痹厥、暴厥、骨厥、痛厥、水厥、蛔厥、太阳之厥、阳明之厥、少阳之厥、太阴之厥、少阴之厥、厥阴之厥等20多种，原因主要是阴阳不相顺接。《伤寒论》中的厥主要指四肢寒冷，本案例不是厥证，因有半身不遂，口眼㖞斜，文中所谓的痰厥气厥，既指有痰阻、气郁的症状，又指由痰阻、气郁而引发的病因，从药物组成看，主要是痰阻。

12 案　姜晟，年五十三岁，好饮酒（湿热），患中风，口㖞斜。搜风汤[1]内加姜汁、炒黄连、地龙、全蝎各八分，羌活、荆芥各一钱（作湿热治）。

【注解】[1]搜风汤：同名2方。（1）《普济方》方出《眼科龙木论》，治旋螺尖起外障，药用防风、五味子、天冬、大黄、桔梗、细辛、芍药、茺蔚子；（2）《医学衷中参西录》方，治中风，药用防风、人参、半夏、生石膏、僵蚕、柿霜、麝香。

【阐发与临证】本案上述二方都不可用。《太平圣惠方》的搜风顺气丸治36种风，也治言语謇涩及瘫痪。药味有车前子、郁李仁、槟榔、火麻仁、菟丝子、牛膝、山药、山萸肉、枳壳、防风、独活、酒大黄、加姜汁、黄连、地龙、全虫、羌活、荆芥，能润肠通便、祛风通络、补肝肾、强腰膝、清肠胃积热，对魏之琇按语的"湿热"也适用。有报道，用生大黄50克加沸水200毫升浸泡20分钟，得25%生大黄浸渍液，每次用100毫升鼻饲或灌肠，共12次，待排便后改用5%的生大黄浸渍液50毫升，12小时一次，治中风昏迷直至神志清醒，与本案例用酒大黄、郁李仁、火麻仁、槟榔等清肠胃积热是同一方法。

适量饮酒对人体是有好处的，其中以红葡萄酒为优，因其所含的槲皮酮植物色素有抗氧化剂与血小板抑制两种作用而保护血管的弹性，促使血流畅通，使心脏不致缺血。由上海肿瘤研究所和美国南卡罗来纳大学的科学家共同在1986年1月至1989年9月间对上海18244名年龄在45～64岁之间的志愿者进行了研究，截至1995年2月底，志愿者中死于癌症的498人，死于中风的269人，死于心脏病的104人。在排除年龄、吸烟等因素后，发现每周饮酒1～14小杯的人死亡率比从不饮酒的人低19%。但研究显示酗酒会明显损害健康，每周饮酒43小杯以上的人死亡率比从不饮酒的人高30%。所以无论什么人都不能饮酒过量，尤其是患高血压、心脑血管病者，以夜间饮酒最损害健康。

喜欢喝酒的人患中风，怎么做到既治病又能解些酒馋？1997年9月26日《中国中医药报》报道，大蒜在酒精的化学作用下，产生一种大蒜素N，有抗血小板凝集的作用，可以预防心脑血管意外疾病，治疗因血栓引起的瘫痪病也有一定的疗效。方法是1000克大蒜瓣浸泡于2000克粮食白酒中，2周后服用，每日2次，每次50克，酒蒜均食。

13案 邱信，年四十三岁，患中风，肚甚疼，口眼㖞斜，苏合香丸[1]服之就愈。后加姜汁、竹沥全愈（作气治）。

【注解】[1]苏合香丸：沈存中《良方》方，治传尸，骨蒸，痰厥，心腹猝痛，昏迷僵仆，寒霍乱吐利，小儿惊搐，血瘀经闭，药用苏合香、白术、丁香、安息香、青木香、沉香、白檀香、荜茇、香附、诃子、犀角、熏陆香、麝香、冰片、朱砂、蜜丸。此方《外台秘要》名吃力伽丸。

【阐发与临证】本案例的中风较轻，但有腹痛。《灵枢·杂病》篇载："腹痛，刺脐左右动脉，已刺按之，立已；不已，刺气街，已刺按之，立已。"中风而伴腹甚痛，可能是劳作过甚、饮食失节、中气不足、寒邪侵袭、阳气不通而致，患者43岁，在四五百年前乃标准的中老年人了，劳作过甚，饮食失节是常有的事。从现代医学角度看，这可能是中老年人的因细菌性心内膜炎或动脉粥样硬化引起的脑血栓形成或脑栓塞，合并肠系膜动脉或静脉或门静脉血栓形成或栓塞，也可能是心脑血管同病即脑血栓形成或栓塞并冠心病心绞痛，因此既有中风症状又有腹痛。用中医理论辨证为寒气入侵，阳气不通，故用苏合香丸有效。苏合香丸是行气温中、芳香开窍的药物，原适应症是突然昏倒、不省人事，心腹猝痛甚则昏厥，也可治中风病，但都属寒闭证，现代治冠心病、心绞痛的冠心苏合丸即本方中的主要药物组成。

14案[1] 徐浦三好色，妾四人有色。患中风，四肢麻木无力、半身不遂。四物汤[2]（治风先治血、血生风自灭）加天麻、苦参、黄柏、知母、麦冬、人参、白术、黄芪、僵蚕、全蝎、地龙而愈。

【注解】[1]本案录自《丹溪心法治要·附医案拾遗》。

[2]四物汤：同名6方。(1)《和剂局方》方，功能补血调经，药用熟地、当归、炒白芍、川芎；(2)《外台秘要·小品方》方，治小儿五十日内暴咳吐乳等，药用桔梗、紫菀、炙甘草、麦冬；(3)《医垒元戎》方，功能养血润肠，药用川芎、当归、白芍、生地、制大黄、桃仁；(4)《奇效方》方，治妇人有热血崩，药用全当归、白芍、川芎、熟地、艾叶、阿胶、黄芩、生姜；(5)《圣济总录纂要》方之一，治骨髓实，苦痛烦热，药用葛根汁、生地汁、麦冬汁、白蜜；(6)《圣济总录纂要》方之二，治咽喉中如有物，咽吐不利，药用半夏、厚朴、陈皮、赤苓、生姜。

【阐发与临证】此患者妻妾五人都美丽，肯定房事频繁，肾精亏是不言而喻的。精满则气壮、则神旺、则身健，内则五脏敷华，外则肌肤润泽，耳聪目明。若色欲不节则真精耗、肾液空、肝肾两伤，甚至可引起胃口或少腹蓄血，对中老年人的体质尤有很大影响，孙思邈云："贪心未止，兼饵补药，倍力行房，不过半年，精髓枯竭，惟向死道。"古时之走阳症亦即男子纵欲太过，以致交合之际精液流泄不止，元气即脱之危证。四肢麻木无力而半身不遂的，可见于大脑中动脉、前动脉或基底动脉受累而引起，一过性脑缺血、脑血栓形成都是可能的。笔者曾见一中年男人，平时无高血压史，丧偶半年多后续娶，其新妻乃离婚已十余年的壮年妇女，干柴烈火自不待言。该男子渐四肢麻，后则半身不遂，由轻转重，继则神志不清。中医诊为中风，西医诊为脑血栓形成，旁人议此与房事频有极大关系。但性生活对夫妻双方的好处是多方面的，具有体育效应。美国宾夕法尼亚大学医学院迈克尔·西里戈廉诺说："性生活是一种体育锻炼。"他认为每周3次性生活，在一年内可消耗7500卡热量，相当于慢跑120千米。他认为性生活质量越高，增强体力的效果越好。美国西北大学医学院临床心理学家卡伦认为性生活有助于促进骨骼和肌肉的发育，可提高雌激素水平，保护女性心脏和阴道组织，减轻或消除月经前综合征，还能缓解夫妻双方的心理压力，减轻神经紧张，有助于减少疾病，但他们认为性活动过多会造成损伤（1998年11月4日《健康报》）。

15案[1] 顾京一，年三十二岁，患中风，半身不遂，臂如角弓反张[2]。二陈加麦冬、川芎、当归各一钱，天麻、羌活、黄连（姜汁炒）、黄芩各七分，荆芥、乌药各五分（疏肝气养肝血清肝火），数十贴而愈。

【注解】[1]本案至第18案都可能录自《丹溪纂要》。

[2]角弓反张：指腰背反折、挛急如弓状。臂如角弓反张，指手臂挛急僵硬，反折如弓状。

【阐发与临证】中风病是偏瘫，或口眼㖞斜，属痿证、类中风，不可能像痉病那样角弓反张。中风而角弓反张，乃由风气乘虚入诸阳之经，致腰背反折，挛急如角弓之状，一般宜小续命汤加减，是痉病，而且与类中风有寒热之别。《灵枢·经筋》篇载："经筋之病，寒则反折筋急，热则筋弛纵不收，阴痿不用。"针对病因之寒热，针刺之治法则反之，故又说"燔刺者，刺寒急也"，是针对"寒则反折筋急"的痉病；"热则筋纵不收，无用燔针"，则是针对痿证而言。综观《金匮要略·痉湿暍病脉证》篇所言，此痉证多由太阳病发汗太多或风病误下、疮病误汗所致，阴血受伤则血燥，筋失所滋，则为拘为挛。但如果年老阴虚或产妇失血过多、小儿阴液虚为风热所耗等，即使非太阳病、风病、疮病等误治，也会发生痉证。本案例虽未明确说明病因，述证也不多，但年仅32岁，而且用药及魏按中均可看出患者"血虚"。

16案 邱敏六，年三十六岁，患中风，四肢如瘫，此人好色，从幼做买卖，有外事[1]（此风非自外来，由内燥火而卒中也），二陈与四物汤加人参、黄芪、白术、麦冬、姜汁、竹沥，百十贴而愈。

【注解】[1]有外事：指有外遇。

【阐发与临证】四肢如瘫，并不是全瘫，可能是轻瘫。参见第6、9案。此患者也年轻，因好色，从小做买卖，外面结交异性伴侣是很可能的，因而肝肾阴精亏虚，所以原按者说此风非外来之真中风，是肝肾阴虚、内有燥火而形成的卒中。基于此，用八珍汤加黄芪、麦冬补气血，半夏、陈皮、竹沥、姜汁化痰通络。

另外，此患者不是中风，也可能是痿证。因为只是四肢如瘫，无半身不遂。《素问·痿论》篇云："入房太盛，宗筋弛纵，发为筋痿。"又说："今水不胜火，则骨枯而髓虚，故足不任身，发为骨痿。"肝主筋，肾主骨，为藏血藏精之脏，肝肾精血虚则筋骨失养，四肢痿废。当然，此证还可见头晕耳鸣，腰脊酸软等。

17案 周忠信患中风，头疼如破（清气不上升），言语謇涩，小续命汤[1]加防己、肉桂、黄芩、杏仁（去皮尖）、芍药、甘草、芎䓖、麻黄（去根节）、人参、防风一两半、羌活、大附子（炮去皮脐）半两。水三盏，枣二枚，食前煎服。

【注解】[1]小续命汤：同名4方。（1）《千金要方》方之一，治中风卒起，半身不遂，药用麻黄、防己、桂心、人参、黄芩、甘草、芍药、川芎、杏仁、附子、防风、生姜、大枣；（2）《千金要方》方之二，治风历年岁，或歌或哭或笑，《千金要方》方之一去杏仁、附子、防风、生姜，加白术、当归；（3）《千金要方》方之三，治中风不知痛处，拘急不得转侧，《千金要方》方之一去杏仁加白术；（4）《千金要方》方之四，治八风、五痹、痿厥，《千金要方》方之一去防己、大枣，但春夏加石膏、知母、黄芩，秋冬加肉桂、附子、芍药。

【阐发与临证】本案例仅是头痛和言謇，言謇主要由舌强和舌歪引起，病因有外风中经络、风痰中经络和阴虚动风之轻者。头痛甚则如破，可见于血瘀、风热或迁延时日而变为头风，两者兼有则常见于风热挟痰瘀阻滞经络。另外，有真头痛一症，《灵枢·厥病》篇云："真头痛，头痛甚，脑尽痛，手足寒至节，死不治。"《难经·六十难》云："入连在脑者，名真头痛。"因为脑为髓海，真气所聚，受邪则不可治也。古时有用黑锡丹、灸百会穴、大进参附汤治疗的。本案例用人参和大附子，有类似处。从现代医学角度看，剧烈头痛而伴有言语不利（失语、失读）的可能有偏头痛（典型基底动脉型）、小脑脑桥角蛛网膜炎、高血压脑病、某些部位的脑肿瘤等。本案的方药显然有笔误，因为小续命汤包含的药物与其后所加的十三味药是相同的。

18案 方延一，年39岁，患中风，一身俱麻（麻由虚而气不行），乌药顺气散[1]加人参、白术、麦冬、川芎、当归而愈（一则头痛如破，一则一身俱麻，看他用药俱有分寸）。

【注解】[1] 乌药顺气散：同名5方。(1)《和剂局方》方之一，治风气攻注四肢，骨节疼，遍身顽麻，头晕，瘫痪，拘挛等，药用麻黄、陈皮、乌药、僵蚕、川芎、枳壳、甘草、白芷、桔梗、干姜、生姜、大枣；(2)《和剂局方》方之二，治同上方，药用《和剂局方》方之一去白芷加半夏、茯苓、羌活；(3)《杂病源流犀烛》方，治气滞腰痛，药用白术、白芷、青皮、茯苓、乌药、陈皮、人参、甘草；(4)《医宗金鉴》方，治冷痹，药用乌药、橘红、枳壳、白芷、桔梗、防风、僵蚕、独活、川芎、生甘草、生姜；(5)《中国医学大辞典》方，治痛经，药用乌药、僵蚕、白芷、陈皮、枳壳、干姜、甘草、麻黄、生姜、葱白。

【阐发与临证】麻木在《素问·逆调论》篇、《灵枢·刺节真邪》篇和《金匮要略》中称为"不仁"，麻木之名，出于《素问病机气宜保命集》。本案例是一身俱麻，没有中风的起码症状，如口眼歪斜、半身不遂等，因此不是中风病，可能是中风病的先兆。《医林改错》记述的中风先兆症状中就有肢体麻木。因此，肢体麻木，尤其是风痰阻络型和肝风内动型的肢体麻木更容易伴随中风。《杂病源流犀烛·麻木源流》中记载："麻木，风虚病亦兼寒湿痰血病也。"又说："气虚是本，风痰是标，当先以生姜为向导，枳壳开气，半夏逐痰，防风、羌活散风，木通、牙皂通经络，僵蚕为治虫行之圣药……待病减，用补中益气汤多加参芪。若经年累月无一日不木，乃死血凝滞于内，而外挟风寒，阳气虚败，不能运动，先用桂附为向导，乌药木香行气……待病减，用八珍汤大补气血，无不验。此治麻木之大法也。"

19案[1] 陶文三，年五十六岁，患中风，身如刺痛，四物汤加防风、荆芥、蝉蜕、麦冬、蔓荆子（血虚挟湿）。

【注解】[1] 本案录自《丹溪心法治要·附医案拾遗》。

【阐发与临证】此为身痛症，非中风。周身疼痛的病因主要有风邪束表、寒阻经络、湿着肌表、瘀阻脉络、气血亏虚、肝肾不足等六种证型。气血亏虚则无以濡养经脉，身痛而常伴面色苍白、肌肉消瘦、神倦等症；气血虚而血运不畅，血瘀阻经络，因而常可见身痛如锥刺，舌有瘀斑，形体羸瘦，肌肤甲错等症状。本案例用四物汤加祛风的荆芥、防风、蔓荆子、蝉蜕，可见是血虚而有瘀。按现代医学的说法，引起身体（包括四肢）疼痛的可能有多发性神经炎、红斑性肢痛、皮肤血管神经瘤、多发性肌炎和皮肌炎、血栓闭塞性脉管炎、四肢动脉栓塞、静脉栓塞、硬皮病等，这些疾病往往都可见到瘀血的征象。

20案[1] 王从一，年四十二岁，十指尽麻木并面麻，乃气虚症，补中益气汤[2]加木香附子各五分，愈。又加麦冬、羌活、防风、乌药，服之全愈（一则一身如刺疼，一则十指尽麻、面麻，又如此用药）。

【注解】[1] 本案录自《丹溪心法治要·附医案拾遗》。

[2] 补中益气汤：同名3方。(1)《脾胃论》方，治气虚、中气下陷引起的一切病症，药用炙黄芪、白术、陈皮、人参、柴胡、升麻、炙甘草、当归身、生姜、大枣；(2)《傅氏女科全集》方，治

产后中气不足，腹微满，药用人参、白术、当归、川芎、白芍、莱菔子、木香、茯苓；（3）《万氏妇人科》方，治气血不足，闭经，食少乏力，药用人参、白术、黄芪、柴胡、炙甘草、当归身、白芍、川芎、陈皮、神曲、麦芽、生姜、大枣。

【阐发与临证】前第18案已说到肢体麻木可能是中风病的先兆，《医学六要》曰："中年人但觉大拇指时作麻木或不仁，或手足少力，或肌肉微掣，三年内必有中风暴病。"《杂病源流犀烛》把它扩大为大指、次指。《丹溪心法》认为："手足麻者属气虚，手足木者有湿痰死血。"十指麻木，是胃中有湿痰死血。肢体麻木常见有风寒入络、气滞血瘀、风痰阻络、湿热郁阻、肝风内动、胃中湿痰瘀血、气虚血少等七种类型，面部麻是风邪侵入阳明经络。因此，本案例十指麻木并面部麻应是气血虚为本、风邪为标，所以用补中益气汤加木香、附子、羌活、防风等有效。

从现代医学角度看，本病可能是双侧上肢多发性神经根神经炎，尤其是麻风性多发性神经炎、脚气病伴发面神经麻痹。面神经麻痹通常由病毒侵犯面神经引起者称面神经炎，也可能是由脑血管意外、颅脑外伤、大脑半球肿瘤、桥小脑角肿瘤、乳突瘤等损害面神经引起（本案可以排除颅脑外伤和脑血管意外），因此面瘫大致可分中枢性面瘫和周围性面瘫。根据面神经的损伤平面不同，可分为核性面瘫、桥小脑角性面瘫、hunt瘫、bell氏面瘫、单纯性面神经炎五种，而后三种较多见。由病毒引起的，在发病七日后采用针灸为主的红外线照射、神经营养药等综合治疗效果较好。病程越长的或神经损害平面越高的越难治，面神经损伤平面越低，临床疗效越好。

21案[1] 汪文富，年四十六岁，患中风，偏枯，四肢不随，[2]手足挛拳，[3]二陈汤加防风、虎胫骨、当归、杜仲、牛膝、续断、金毛狗脊、巴戟、石斛各一钱（养血暖筋治法一小变）。

【注解】[1] 本案及第22、25、26、27、28、31案都可能录自《丹溪纂要》。

[2] 四肢不随：同四肢不遂。

[3] 手足挛拳：同手足挛蜷、手足拘挛，手指如握拳状、伸展不能自如。

【阐发与临证】本案既说是偏枯，又说是四肢不遂、手足挛拳，肯定是一侧手足不遂，另一侧手足轻度痿废。这种四肢不遂的病情，前面第9、14、16案都曾提到，而且归结为色欲太过、肾精亏虚，后面的第29、30案也是四肢麻木、不知，也是以补益气血为主治疗的。拘挛与拘急类同，指肢体筋肉痉挛抽急收缩，不能伸展自如，多见于四肢，属筋病。病因有外邪伤及筋脉、血虚不能涵养筋脉、瘀血滞留筋脉、痰湿阻留、肝肾不足等五种。按处方用药看，本案属痰湿阻留、肝肾不足证型的复合型病。

关于补肾药的作用，沈自尹先生说："病人只要符合肾阳虚证，其反映肾上腺皮质功能的尿17-羟皮质类固醇值明显低下，经补肾药治疗可以恢复正常。肾阳虚证属于下丘脑-垂体及其靶腺轴的隐潜性变化。只有补肾药才能提高下丘脑的双氢睾酮受体亲和力，说明补肾药可直接作用于下丘脑（而温肾主药附子的有效成分乌头碱可直接兴奋下丘脑CRF神经细胞），能明显提高已受抑制的皮质酮大鼠下丘脑CRFmRNA的表达量。"（1997年10月17日《健康报》）

22案 言清一，年三十七岁，乃匠者。勤于动作，能饮酒。患中风，头目眩晕。二陈汤加防风、羌活、当归、芍药、人参、白术、黄连、熟地（姜汁制）、川芎、甘蔗汁。

【阐发与临证】本患者是体力劳动者，一般都喜欢在晚上喝点酒，以"舒筋活血"睡个好觉。本案虽冠以"患中风"，但述证仅"头目眩晕"。头目眩晕包括头旋和眼花，常见有风邪、风热、风寒、燥火、暑湿、中暑（以上属外感眩晕）、气虚、血虚、阳虚、肝肾虚（以上属内伤虚证）、气郁、肝阳、肝火、湿痰、痰火、水饮（以上属内伤实证）等十六种病因和证型。多见的有风热（风火）、湿痰和正虚（包括气、血、阳、肝肾虚）。还有一种真眩晕，症状类似于内耳迷路水肿。本案乃工匠，劳作太过易致气血虚，故用八珍汤，能饮酒有湿热，故用二陈汤加黄连，"诸风掉眩"说明眩晕与风有关，故用防风、羌活。

本案按现代说法可能患高血压，患者常见头晕头痛，尤其饮酒多的人和精神紧张的人易患。这二种情况都会促使肾上腺素、去甲肾上腺素和血压水平上升，心跳加快，如果在一定时期内持续偏高，就会对人体造成损害。高血压病患者中有一半无症状，或仅在午后有头痛，易被忽视，而且由于一服降压药血压即易恢复正常而致治疗不规范或不彻底（据统计，高血压患者服药治疗达到满意水平者仅12.5%），因此，高血压病与包括中风在内的脑血管病的发生率相关性很大。

相关治疗很多。转载一种：1999年5月17日《中国中医药报》报道，北京中医药大学的一项研究表明，莱菔子有明显的降压作用。该药中有两种降压成分，能互相促进。由莱菔子提取的制剂降压总有效率86.94%，能降低总胆固醇和低密度脂蛋白，防止血栓形成。

23案[1]　胡清，年三十六岁，平日好饮酒。大醉，一时晕倒，手足俱麻痹。用黄芪一两，天麻五钱，甘蔗汁半盏。

【注解】[1]　本案录自《丹溪心法治要·附医案拾遗》。

【阐发与临证】本案是酗酒大醉后突然晕倒（一时晕倒可解释为一过性晕倒），并见手足麻。按现代医学诊断，大概是一过性脑缺血发作（椎—基底动脉）、主动脉弓综合征等，也可能是因为经常大量饮酒，淀粉类摄入少，血糖偏低，这次又醉酒，一过性低血糖而引发晕厥。按中医诊断，此为厥证，因酒醉引起血气上逆而致阴阳失调。从用药来看，以补气的黄芪为君，平肝熄风的天麻为臣，泻火除痰解酒毒的甘蔗汁为佐使，则本案应为气虚为本、肝风痰火为标之证。《素问·厥论》篇中关于酒与厥发病的关系，说得很清楚："酒入于胃，则络脉满而经脉虚……阴气虚则阳气入……则胃不和……则精气竭……则不营其四支……酒气与谷气相薄，热盛于中……阳气独胜，故手足为之热也。"这表明，本案的手足麻痹是酒热引起的阳气独胜、精气竭不营其四肢而然，与方药也符合。如果是低血糖引发的，饮甘蔗汁补充糖也能速愈。适量饮酒有益健康，但不能多饮。人体肝脏每天能代谢的酒精约为每公斤体重1克。酒量因人而异的原因是人体内醛脱氧酶的活性强弱不同。此酶能使酒精在肝内变成乙醛，再变成醋酸排到血中，然后分解成CO_2和水排出体外。防止酒醉除控制饮酒量外，还要选择适当的下酒菜，如糖醋类菜、高蛋白食物、豆制品、玉米、蜂蜜水、白糖水加醋、蔬菜水果等碱性食品。

24案[1]　时付三患中风，双眼合闭，晕倒不知人，子也不识。四君子汤加竹沥、姜汁二合，愈。

【注解】[1]　本案录自《丹溪心法治要·附医案拾遗》。

【阐发与临证】本案例也是厥证，非中风。和上案相比，无酗酒史、无手足麻痹，非醉酒后诱发。《素问·厥论》篇云："厥或令人晕不知人……阳气盛于上则下气重上而邪气逆，逆则阳气乱，阳气乱则不知人也。"此阳气乱，也就是气机逆乱。前第5案已述本证概分为气虚、痰浊等七类，本案从方药看属气虚兼痰阻型。

25案　邓士付患中风，卒暴，涎流气闭，牙关紧急，眼目俱被损伤。二陈汤加白芷、天南星、甜葶苈、姜汁、竹沥二合，愈（又治痰泻肺法）。

【阐发与临证】本案"患中风，卒暴"是指卒中风。气闭可有二种解释，一指闭证，符合卒中、牙关紧急；二指气机闭塞、结而难宣。《素问·举痛论》篇云："恐则精却，却则上焦闭，闭则气还，还则下焦胀，故气不行矣。"又说："思则心有所存，神有所归，正气留而不行，故气结矣。"虽然指出由"恐"和"思"引起"闭"和"结"，但任何病因只要引起了"精却""正气留"，都发展成气闭、气结。本案是卒中后痰涎盛，上焦气闭，所以用葶苈泻肺，配伍余药豁痰开窍。

26案　金付七患中风，攻注，四肢骨节痛（湿痰流注关节故痛），遍身麻木，语言謇涩。二陈汤加川芎、羌活、僵蚕、枳壳、麻黄（去节）、桔梗、乌药，服之愈（又治气法）。

【阐发与临证】本案言謇、遍身麻木而有四肢骨节疼痛，可能是中风和痹症都有。按现代医学看极有可能是动脉硬化引起四肢动脉血栓，或四肢关节增生性骨关节炎，或风湿性多肌痛，或纤维肌痛综合征。原案文说是"攻注"，大抵是痛无固定处，如原患风湿痹也可能。如果疼痛处有红斑，也可能是痛风。四肢动脉血栓形成和痛风都与中风有密切的相关性，其他病症与年龄、性别有关。中风病都有痰的因素，本案例四肢骨节攻注作痛，故按语为湿痰流注关节。由于湿痰流注，除化痰外，尚需用气药疏利关节。

27 案 徐太一，年二十三岁，患中风。一时晕倒，不知人，母也不识。二陈汤加当归、南星、芍药、黄芪、熟地（姜汁制，虚而挟痰）。

【阐发与临证】本案突然（或一过性）晕倒，当时神志不清，与第 24 案相似，为厥证，非中风。在前第 5 案中已述厥证有七种类型，按方药看，本案应辨证为气血虚兼痰阻。本患者为青年，除时令因素暑邪中人致厥外，形体肥壮者血气上逆厥、痰浊上蒙厥都有可能。从现代医学角度看，也有可能是排尿性晕厥、直立性低血压、心源性晕厥。

28 案 孙文正，年六十一岁，患中风，手足瘫痪，痰壅盛，头眩。二陈加南星、姜汁、竹沥服之愈（痰火）。

【阐发与临证】本案老年患者手足瘫痪，确为中风，但自知头眩，说明神智清，乃中经络，或中脏腑闭证之轻者。按现代医学诊断可能是高脂血症、动脉硬化、高血压、脑血栓形成或脑动脉痉挛。此外，小脑梗死也有可能。

在我国 60 岁以上的老年人中，高血压病的发病率为 20%，除了继发性高血压以外，称老年性高血压病，这类患者有 3/4 曾经或将并发脑卒中，另外，尚可有高血压脑病、冠心病、充血性心衰、主动脉夹层分离等并发症出现。由于老年患者反应迟钝，对持续性高血压已有所适应，所以症状隐匿而容易忽略。本患者有头眩，不可忽视老年性高血压病；痰涎壅盛，很可能是痰浊中阻型，从方药看，也是如此。由于头眩、手足瘫痪，要防止跌仆而加重病情。

29 案[1] 宗京舍，年二十九岁，患中风，四肢麻木，双足难行。二陈汤加当归、人参、麦冬、黄柏、杜仲、牛膝、白术（虚）。

【注解】[1] 本案及下案录自《丹溪心法治要·附医案拾遗》。

【阐发与临证】青年四肢麻木、足软弱不任步履，非中风，而是气血肝肾不足引起的痿病。痿病，名出《素问·痿论》篇等，指肢体筋脉弛缓、软弱无力，严重者手不能握持，足不能任地，关节活动不随意且无力，逐渐致肌肉萎缩而不能随意运动。究其因，一般有肺热伤津、湿热浸淫、气血不足、肝肾亏虚、瘀血阻滞等五种证型。如从"四肢麻木、双足难行"来看，本案以气血不足、肝肾亏虚为主，但痿病由肺热叶焦和湿热浸淫所致者不少，所以用药时这四方面都有顾及，人参、白术、茯苓、炙甘草、当归补益气血，人参、当归、杜仲、牛膝滋补肝肾，黄柏、牛膝、白术、茯苓类似四妙散清利湿热，二陈汤燥湿健脾，麦冬养肺阴、清肺热。

30 案 何澄患中风，四肢不知，痛痒麻木，乃气虚。大剂四君子汤加天麻、麦冬八分、黄芪、当归身（虚）。

【阐发与临证】本案比上案少了"双足难行"，所以是气虚，与第 18 案类似。《杂病源流犀烛·麻木源流》关于麻、木的自我感觉这样描述："麻，非痒非痛，肌肉之内如千万小虫乱行，或遍身淫淫如虫行有声之状，按之不止，搔之愈甚，有如麻之状。木，不痒不痛，自己肌肉如人肌肉，按之不知，掐之不觉，有如木之厚。"《素问·逆调论》篇载"荣气虚则不仁，卫气虚则不用"。本案例用四君子汤加黄芪、当归、麦冬以补气血即益荣卫，另用天麻祛风补肝，主诸风痹、四肢拘挛，利腰膝、强筋力，久服益气通血脉。

31 案[1] 穆林，年五十四岁，患中风并小肠疝气，二陈汤加吴萸、葫芦巴、小茴香、熟地各一钱（加药妙）。

【注解】[1] 本案录自《丹溪纂要》。

【阐发与临证】本案文中说"患中风并小肠疝气"，所加的药物除熟地外，都是治疝气的常用药。

由于疝气病位在下焦肝肾，如属虚证，加熟地也是合适的。但"患中风"在文中无症状体征，估计不是类中风。

32案 祝橘泉[1]治英国公病，左瘫不语，气上壅。医以为中风，用顺气祛风之剂，弗效。祝曰：此痰火湿热所致，与之清燥化痰，前后饮竹沥数升，愈。

【注解】[1] 祝橘泉：名祝仲宁，明永乐时名医，号橘泉，四明（今宁波）人，永乐初即为名医，被朝廷召治小儿哮喘。本案可能录自《李濂医史》等（包括篁墩程尚书为祝所作之传——《古今医统大全》）。

【阐发与临证】本案症有左侧偏瘫，不语，气上壅。左侧偏瘫诊为中风是可以的。胸膈阻塞，气道不利，气不得下行而上壅，气道不通、窍闭，语言焉出？因而辨证为痰热阻格。再说王公贵族平时膏粱厚味、酒酪辛热，极易湿热内蕴。竹沥甘苦寒润滑，化痰定惊，能治中风痰多、语言謇涩、痰在经络等。从现代医学角度看，基底动脉分支阻塞、颈内动脉系统的短暂脑缺血发作导致的脑功能短暂丧失、腔隙性脑梗死或小动脉闭塞性脑梗死会引起构音障碍——笨拙手、内囊膝和前肢梗死，累及邻近放射冠的白质而引起伴表达失语的偏侧轻瘫等。

33案 王节斋[1]治一壮年人（年壮可吐），忽得暴疾，如中风，口不能言，目不识人，四肢不举。急投苏合香丸，不效。王偶过，闻之，因询其由。曰：适方陪客，饮食后忽得此症（食闭）。遂教以煎生姜淡盐汤，多饮，探吐之，吐出饮食数碗而愈。

【注解】[1] 王节斋：名纶，字汝言，号节斋，浙江慈溪人，明代官吏兼医家，曾任右副都御史、布政史。常在空余时间为人治病，有良效。著作有《本草集要》《明医杂著》。

【阐发与临证】中风病的主要临床表现为半身不遂或偏身麻木或四肢不遂，舌强言謇或不语，口眼㖞斜；痫证则突然昏仆、四肢抽搐、角弓反张、口吐涎沫；痉证为四肢抽搐、项背强急或角弓反张；厥证轻则四肢冷，重则暴不知人。《素问·厥论》篇云"少阳之厥，则暴聋……胻不可以运"，即突然昏倒或晕倒，四肢不动，似瘫非瘫，轻者不语、淡漠，重者不省人事，四肢冷。本案宜诊为厥证。厥证病机即阴阳气不相续接，但原因很多，本案应为食厥（参见第11案），食尚在胃中故可吐之。文中说"口不能言"，包括神志淡漠而不语，或不能言语。"目不识人"也可以是神志淡漠，似见非见，视而不见，也可以是一过性记忆缺失。"四肢不举"可以是瘫痪，也可以是僵直，也可以似瘫非瘫。当然综合看来，本案的三症非失语，非记忆丧失，非瘫痪僵直。

34案 虞恒德[1]治一妇，年五十七，身肥白。春初得中风，暴仆不知人事。身僵直（实），口噤不语，喉如曳锯，水饮不能入，六脉浮大弦滑，右甚于左（弦滑为实）。以藜芦末一钱加麝香少许灌入鼻窍，吐痰一升许（先吐，因水饮不能入，如无此症，小续命为稳），始知人事，身体略能举动。急煎小续命汤倍麻黄，连进二服，覆以衣被。得汗渐苏醒，能转侧，但右手足不遂，语言謇涩，后以二陈汤加芎、归、芍药、防风、羌活等药合竹沥、姜汁，日进二三服。若三四日大便不去，则不能言语（脾之脉散舌下），即以东垣导滞丸[2]或润肠丸[3]微利之，则言语复正。如此调理，至六十余，得他病而卒。

【注解】[1] 虞恒德：即虞抟，明代医家，浙江义乌人，自号花溪恒德老人。著有《医学正传》《苍生司命》等。本案录自《医学正传·卷一·中风》。

[2] 东垣导滞丸：即枳实导滞丸，《内外伤辨惑论》方，见二卷第一篇内伤第19案。

[3] 润肠丸：同名6方。（1）《脾胃论》方，治饮食劳倦，大便秘涩或大便干燥，闭塞不通，食不下，药用大黄、桃仁、麻仁、当归、羌活、蜂蜜为丸；（2）《卫生宝鉴》方，治胸膈痞满、大便涩滞，药用前方去羌活加枳实、白芍、升麻、人参、木香、槟榔、陈皮、甘草；（3）《丹溪心法》方，治血燥挟热，大便不通，药用当归、生地、枳壳、桃仁、麻仁、蜂蜜为丸；（4）《沈氏尊生书》方，治肺和大肠不润，药用杏仁、麻仁、枳壳、陈皮、阿胶珠、防风、蜂蜜为丸；（5）《济生方》方，治津虚或老人大便秘结，药用沉香、肉苁蓉为末，麻仁打糊为丸；（6）《正体类要》方，治脾胃伏火，

大肠干燥，风热血结便秘，药用《脾胃论》方加皂角刺、秦艽。

【阐发与临证】患者为肥胖之老年妇女，春季肝风当令，卒中痰多，因口噤而用鼻饲法催吐，继以小续命汤取汗，风痰二邪均缓解而好转。但风痰入侵经络，且有瘀血阻滞，右半身不遂，语言謇涩，大便秘结，以活血和血、祛风化痰、疏通经络、润肠通便等法治疗而渐好转。本案例是类中风的中脏腑、闭证，从治疗过程看，符合其一般治疗常规和辨证施治原则。六脉浮大弦滑，既符合风痰瘀血的病因病机，又说明疾病仍有发展加重的可能，暗合"如此调理，至六十余，得他病而卒"的后果。事实上，类中风病变化丛生，如果要彻底根治的话，难度很大。

从现代医学角度看，本病可能是脑动脉硬化脑栓塞，治疗过程中栓子一度破碎缓解，或又栓塞了远端血管而引起相应的症状。但脑动脉硬化的根本原因和病理现象未根除，病理变化或许继续加重，因而还可以出现冠心病、心肌梗死等心血管疾病及/或糖尿病、痛风等。本患者"得他病而卒"，难保不是此类疾病。

要预防脑动脉硬化，首先要早期防治高脂血症。治疗高脂血症首先从饮食开始，目标是将低密度脂蛋白胆固醇降至分界线以下。如饮食调节无效，必须用药物治疗，本患者显然未能做到这一点。关于降胆固醇的饮食，1999年5月18日《人民政协报》报道，植物甾醇（常见的有β-谷甾醇、菜油甾醇、豆甾醇，植物油、豆类和某些种子是其丰富来源，还有面食和谷类植物）具有降低胆固醇的作用。1999年5月14日《中国中医药报》报道，柠檬苦素类似物质有助于降低胆固醇和癌症发病率，这种物质是在成熟的柑橘类果实中形成的。1990年诺贝尔奖获得者科里发现苦内酯是清除血栓活化因子PAF1的最强有效成分，它在银杏叶中含量最多。1998年10月23日《健康报》报道，限量进食有助于健康和延年益寿。

35案[1] 江陵府节度使进豨莶丸[2]方，臣有弟訢，年三十，中风，床枕五年，百药不瘥，有道人钟针者因睹此患，可饵豨莶丸必愈。其药多生沃壤，五月间收，洗去土，摘其叶及枝头，九蒸九曝，不必太燥，但取蒸黑为度，杵为末，炼蜜丸梧桐子大，空心温酒米饮下二三十丸，所患忽加，不得忧，[3]至四十服必复如故，五十服当丁壮。奉宣付医院详录。又知益州张咏进表云：臣因换龙兴观，掘得一碑，内说修养气术，并药二件，依方差人采觅，其草颇有异，金棱银线，素根紫荄，对节而生，蜀号火杴，[4]茎叶颇同苍耳。谁知至贱之中，乃有殊常之效。臣自吃至百服，眼目精明，即至千服，须发乌黑，筋力轻健，效验多端。臣本州有都押衙罗守一，曾因中风坠马，失音不语，臣与十服，其病立瘥。又僧智严年七十，患偏风，口眼㖞斜，时时吐涎，臣与十服，亦便瘥。今合一百剂，差职员史元奏进。（《本草》）

【注解】[1] 本文也录在《医说》《普济方》及《本草纲目》等书中，都转录自唐慎微《证类本草》。

[2] 豨莶丸：药用豨莶草，蜜丸，治腰膝筋骨四肢痛麻酸软。

[2] 所患忽加，不得忧：服药过程中如果病症暂时加重，不必惊慌。

[3] 蜀号火杴：杴同锨，音同xiān。意为豨莶在四川土名火杴。

【阐发与临证】豨莶丸即单味豨莶草酒蒸制后蜜丸，治筋骨疼痛、四肢麻痹、腰膝酸软。豨莶又名火锨草、粘糊草，《本草纲目》说其能治中风，风寒下泻，痈疽中毒、疔疮发背，反胃吐食。本人在临床发现它能降血沉（见《临证秘验录》）。本品生用辛苦寒，酒蒸制后转为甘温，且有补益肝肾之效，还能降血压、治痛风。本品需长期应用方可取效，且用量可增至30克至40克。豨莶草含生物碱、酚性成分、豨莶甙、豨莶甙元、氨基酸、有机酸、糖类、苦味质等。豨莶草水、乙醇浸出液有降低麻醉动物血压和扩血管的作用，与臭梧桐合用有明显抗炎作用。

用单味药治疗中风病的报道不少。1999年6月1日《人民政协报》报道，用黄连素防治高血压、高脂血症等有良效。治疗高脂血症一个疗程（每日三次，每次0.3克，连服20天）后，血总胆固醇和甘油三酯显著下降，多数老年患者血压可降至正常。2000年3月3日《中国中医药报》报道了美国一份研究报告，每天吃一定量的菠菜和胡萝卜可明显降低中风危险，这主要是β-胡萝卜素的作用，它可转化成维生素A，防止胆固醇在血管壁上沉积，预防中风。

36案 薛己[1]治王进士，因劳疫失于调养，忽然昏愦。此元气虚，火妄动，挟痰而作。急令灌童便[2]（童便妙），神思渐爽。更用参、芪各五钱，芎、归各三钱，元参、柴胡、山栀、炙甘草各一钱，服之稍定。察其形，倦甚，又以十全大补[3]加五味、麦门冬治之而安（先生得手处在认症确，未到处在不言脉）。凡人元气素弱，或因起居失宜，或因饮食劳倦，或因用心太过，致遗精白浊，自汗盗汗；或内热晡热，潮热发热；或口干作渴，喉痛舌裂；或胸乳膨胀，胁肋作痛；或头颈时痛，眩晕目花；或心神不宁，寤而不寐；或小便赤涩，茎中作痛；或便溺余滴，脐腹阴冷；或形容不充，肢体畏寒；或鼻气急促；或更有一切热症，皆是无根虚火。但服前汤，固其根本，（琇按：无外感者可遵其法）诸证自息。若攻其风热，则误矣。

【注解】[1] 薛己：字新甫，号立斋，明代医家，江苏苏州人。与其父合著有《薛氏医案》等。本案录自《内科摘要·卷上·饮食劳倦亏损元气等症》。

[2] 童便：见五卷第四篇劳瘵3案阐发与临证。

[3] 十全大补汤：同名2方。(1)《和剂局方》方，治诸虚百损，五劳七伤，药用八珍汤加沉香、木香；(2)《医学发明》方，治同，八珍汤加黄芪、肉桂。傅青主用以治产后气血两虚。

【阐发与临证】本案也是厥证，与第11、24、27、33案类似，见证仅忽然昏愦，因病因病机已然知晓，所以先益气清火，继以阴阳气血兼补法而收功。童便咸寒（李时珍、朱丹溪等主张性温不寒），降火清瘀。《本草纲目》附方40个，其中用于降火者6方，散瘀血者14方，养肺阴者4方，解毒者10方，用于其他方面的6方。在本案例中，滋肺阴、散瘀血、清热降火三方面功效都符合。

"诸风掉眩，皆属于肝"一般都认为忽然昏愦总是肝经风热所致，而忽略了元气大虚、饮食劳倦、喜怒忧思所生之阴火内热也会导致此症，李杲《脾胃论·饮食劳倦所伤始为热中论》载"心火者，阴火也，起于下焦……脾胃气虚，则……阴火乘其上位"，所以本案的后半"凡人元气素弱……"着重说明因元气虚、心脾虚及/或气虚阴虚而生的内热均可用此法，如心阴虚及虚热引起的心神不宁、失眠、自汗盗汗、小便赤涩、茎中作痛，肺阴虚及虚热引起的口干作渴、喉痛舌裂，肺胃阴虚及虚热引起的内热、潮热、日晡潮热，肝肾阴虚及虚热引起的眩晕目花、头颈时痛、遗精白浊、便溺余滴、脐腹阴冷，以及肢体畏寒、鼻气急促等。

现代药品尿激酶是从健康人尿中提取的一种蛋白水解酶，可直接使纤维蛋白溶酶原转变为纤维蛋白溶酶，因而可溶解血栓，尤其对新鲜血栓效果较好。临床用于治疗急性心肌梗死、肺栓塞、脑血管栓塞、周围动脉或静脉栓塞、视网膜动脉或静脉栓塞，以及眼部炎症、外伤性组织水肿、血肿等。这些现代名称的疾病所出现的症状体征，很多都与上述列举的症状相符，尤其是与《本草纲目》"童便"条目中列举的40个附方的主治病症相符。

37案[1] 艾郭武，牙关紧，左体瘫，不能言，口眼牵动，神昏欲绝。六脉沉细而涩，乃中寒湿所致，非中风也。即以姜汁调白末子（白末子即胆星、白附子、乌头三味药），灌入半盏，吐痰四五口。又磨至宝丹灌之，又吐痰数口，气得通。张眼四顾，惊号大哭。片时，复昏不语。继以五积散[2]加木香、南星、附子、白术、茯苓。自当日午至来早，服药四盏，患人方苏。三日后大便洞利三行，皆是痰积。又与虎骨酒[3]服之，全愈。

【注解】[1] 按说本案前后都是薛己所治案，本案也应录自《薛己医案》，况且《古今医案按·卷一·中风》亦将本案排在薛氏医案中，但在该书中找不到。

[2] 五积散：《和剂局方》方，治外感寒邪、内伤生冷，恶寒，头痛身痛，项背拘急，腹痛呕吐，腰膝酸痛等，一般来说即寒积、食积、气积、血积、痰积。药用苍术、桔梗、麻黄、枳壳、陈皮、厚

朴、干姜、半夏、茯苓、白芷、甘草、当归、白芍、川芎、肉桂为末，生姜葱白水煎送服。还有生料五积散，即五积散中药品都是生用。如果除肉桂、枳壳、陈皮三味药生用以外，其余都微炒，名熟料五积散，能增强温散的功效。

［3］虎骨酒：同名11方。（1）《千金要方》方之一，治筋骨酸痛，药用虎骨如常法酿酒；（2）《千金要方》方之二，治肝劳虚寒，关节疼痛，筋挛，药用虎骨、丹参、川芎、干姜、地骨皮、生地、猪椒根、五加皮、枳实、白术泡酒；（3）《外台秘要》方，治骨体疼痛，风毒灌注脏腑及骨内，药用虎骨泡酒；（4）《三因极一病证方论》方，治及药同《千金要方》方之二，去生地加熟地；（5）《普济本事方》方之一，治足膝腰腿麻木疼痛，药用虎胫骨、萆薢、牛膝、淫羊藿、薏苡仁、熟地浸酒；（6）《普济本事方》方之二，治腰脚疼痛，挛急不得屈伸，腿膝冷痹，药用虎骨及虎胫骨浸酒；（7）《世医得效方》方，治诸般风痹，手足疼，步履难，腿膝弱，药用虎胫骨、当归、附子、川乌、羌独活、川芎、赤芍、白术、杜仲、萆薢、防风、肉桂、苁蓉、川牛膝、黄芪、狗脊、茯苓、白蒺藜、人参、天麻、续断泡酒；（8）《兵部手集》方，治臂胫痛，药用虎胫骨、羚羊角、芍药泡酒；（9）《崔玄亮海上集验方》方，治腰脚不遂，挛急冷痛，药用虎骨浸酒；（10）《太平圣惠方》方，治历节走痛，药用虎头骨浸酒；（11）《心镜别录》方，治风、偏枯，四肢不遂，诸风挛急，药用石斛、石南叶、防风、虎胫骨、当归、茵芋叶、杜仲、牛膝、续断、川芎、狗脊、巴戟天泡酒。

【阐发与临证】从症状和发病过程看，本案例可能是中风中经络或中脏腑闭证之较轻者，因为具备左体瘫、牙关紧、不能言、口眼牵动（口眼㖞斜之初起或轻者）等中风的特征性症状；也可能是瘫痪病的轻症，瘫痪病一般是四肢俱瘫或双下肢瘫，但单侧半身瘫也是有可能的。原著作者定为"非中风"，是从"真中风"的角度来讲，"中寒湿所致"是病机而言。瘫痪，《圣济总录》言："瘫则懈惰而不能收摄，缓则弛纵而不能制物，故其证四肢不举，筋脉关节无力……或以左为瘫，右为缓。"本案因六脉沉细且涩而辨为中寒涩，亦即寒痰内阻。白附子、乌头、胆星为末，温化寒痰、祛风痰、通经络，治中风口噤。五积散加附子、胆南星、木香、白术，加重茯苓，是为祛经络之寒邪。又间用至宝丹开窍豁痰（凉开方剂，应治痰热内闭为妥，在此着眼于开窍苏醒）。"大便洞利三行，皆是痰积"，可能是肠黏液。至于后期用虎骨酒，可能针对"左侧瘫"而设。本案用祛风痰、温化寒痰法是对的，再用开窍法也对，但用凉开法及虎骨酒似与"中寒湿"不符。从现代角度看，本病拟诊为癔病性瘫痪、脑血栓形成、脑栓塞之轻症，也可考虑脑血管痉挛。

38案[1] 一男子卒中，口眼㖞斜，不能言语。遇风寒，四肢拘急。脉浮而紧。此手足阳明经虚，风寒所乘。用秦艽升麻汤[2]治之（随脉用药）。稍愈，乃以补中益气加山栀而痊。若口喑[3]不能言，足痿不能行，属肾气虚弱，名曰痱症[4]，宜用地黄饮子[5]治之。然此症皆由将息失宜，肾水不足，而心火暴盛，痰滞于胸也。轻者自苏，重者必死。

【注解】［1］本案及以下9个案例都录自《内科摘要·卷上·元气亏损、内伤外感等症》。

［2］秦艽升麻汤：《卫生宝鉴》方，治手足阳明经中风，口眼㖞斜，恶风寒、四肢拘急。药用升麻、葛根、炙甘草、芍药、人参、秦艽、白芷、防风、桂枝、葱白。

［3］口喑：失音。喑同瘖。

［4］痱症：痱者废也。《金匮要略》谓"中风痱"，通称风痱。临床表现为肢体瘫痪，手足痿废不收引，或有意识障碍，类似偏枯，也可以是中风的后遗症、大脑炎后遗症，也可以由脑萎缩等引起。

［5］地黄饮子：同名4方。（1）《外台秘要》方，治虚热，呕逆不下食，食则烦闷，药用生地汁、生麦冬、人参、生姜、陈皮、芦根、白蜜；（2）《宣明论方》方，治瘖痱，肾虚弱厥逆，语声不出，足废不用，药用熟地、巴戟天、山茱萸、石斛、肉苁蓉、附子、五味子、官桂、茯苓、麦冬、菖蒲、远志；（3）《丹溪心法》方，治消渴烦躁，咽干面赤，药用人参、炙黄芪、炙甘草、生地、熟地、天冬、麦冬、炙枇杷叶、石斛、泽泻；（4）《证治准绳》方，治初生儿身面黄如金色或面赤身热、眼闭

便秘、溺如栀汁、满身生疮，药用生地、赤芍、羌活、当归、甘草，食前灯心煎汤调下。

【阐发与临证】口眼㖞斜、不能言语是中风中经络证，类中风病之轻者，现代诊断可能是面神经麻痹，也可能是脑血栓形成。遇风寒而四肢拘急、屈伸不利，确是风寒之邪侵入太阳、阳明经脉，经气失宣，寒性收引，故发为手足拘挛。案文中仅说"手足阳明经虚、风寒所乘"，是就口眼㖞斜、四肢拘急一同探讨而言，因为面部系手足阳明经脉所止、起处。因经脉虚为本，故后又用补中益气汤。至于山栀，生用入气分而清热，炒黑走血分而止血，现代药理研究证实，其能解热、镇痛、镇静、降压、止血。因为本症除风寒之邪乘阳明经以外，病机中尚有"心火暴盛"，所以从药性说尚有合拍之处；从药理言，镇静、降压的作用也可取。

"若口喑不能言……宜用地黄饮子治之"一段，主要与瘖痱做鉴别。口瘖而痱，即舌瘖不能言、足废不为用（《奇效良方》语），是肾精虚、肾气厥逆而成，所以用地黄饮子滋肾阴、补肾阳。本案例虽不是瘖痱，但也是肾水不足为本，所以与瘖痱作一鉴别诊断。风痱症是肢体痿废，按现代说法可能是肌肉营养不良。意大利科学家发现，肌肉营养不良症的主要病因是一种名为CAVE0LiNA3的基因发生变异。它可同那些调节向肌肉供应能量机制的蛋白质相互作用，形成一种叫作CAVEOLE的物质，构成细胞膜。当这种基因发生变异时，这一机制被打乱，并出现肌肉营养不良（1998年4月21日《健康报》）。

"将息失宜"容易引发中风等疾病，看来古已有之。1998年12月11日《联合日报》报道，西班牙科学家发现，中风发生后24小时内如果体温异常升高，患者死亡率会增加。德国科学家发现，如果用适当方法降低患者体温，可以降低死亡率。患脑梗死的病人仰卧比较妥当，因侧卧易加重血流障碍，在动脉内膜损伤处易形成血栓。

39案 一男子体肥善饮，舌本强硬，语言不清，口眼㖞斜，痰气涌盛，肢体不遂。薛以为脾虚湿热，用六君[1]加煨葛根、山栀、神曲而痊。

【注解】[1]六君：六君子汤。同名5方。（1）《和剂局方》方，治脾虚痰湿偏盛，咳嗽痰多，痰白清稀，痞满短气或恶心呕吐，食少便溏等，药用人参、白术、茯苓、炙甘草、半夏、陈皮、生姜、大枣；（2）《世医得效方》方，治脏腑虚怯，心腹胀满，呕恶不食，肠鸣泄泻，药用人参、白术、茯苓、甘草、煨肉豆蔻、煨诃子肉、生姜、大枣；（3）《济生方》方，治脾虚生痰，药物比《和剂局方》方少大枣；（4）《医学纲目》方，治气虚脉弱不得卧，药物比《和剂局方》方少生姜、大枣；（5）《千金要方》方，治伤寒经治将平复，以此调理，药用四君子汤加黄芪、山药、生姜、大枣。

【阐发与临证】本患者口眼㖞斜、舌强言謇、肢体不遂且痰盛，可诊为中风中经络或中脏腑的闭证。中风病而定为气虚脾虚的，前第20、23、24、29、30等案例均是。

体肥、善饮是中风的重要发病原因之一，古今中外概无异论。肥胖而高脂血症，家族遗传很重要，由于基因缺陷、变异，细胞合成出变异的脂蛋白受体，最典型的是低密度脂蛋白（LDL）受体变异引起家族性高胆固醇血症，杂合子家族只有一个基因变异，只能合成正常人一半的LDL受体，所以其LDL浓度为正常人的2倍，这类病人一般40岁以前即易患冠心病。纯合子家族基因要变异两个都变异，完全不能合成正常的LDL受体，故其LDL为正常人的6倍，这类病人多在20岁以前即可发生动脉硬化。

肥胖者应少吃辣椒，以免增加食欲，但辣椒素还能促进脂肪代谢，以免体内脂肪存积。可以多吃土豆，因为土豆含脂肪0.1%。1998年9月16日《扬子晚报》报道，每日早晚各吃20克芹菜，一周可减肥2公斤。黄瓜含丙醇二酸，能抑制糖类转变为脂肪。山药含大量黏液蛋白，可减少皮下脂肪存积。竹笋低脂低糖多纤维，促进肠道排泄。白萝卜除含大量的纤维素，还含促进脂肪代谢的酶。1997年11月27日《大众日报》报道，豆腐与海带配食，大豆中的皂角甙能阻止引起动脉硬化的过氧性脂质的产生，并能抑制脂肪吸收，促进脂肪分解。1997年7月23日《健康报》介绍肥胖者饮用乌龙茶为好，因为它有分解脂肪的药理作用。1997年9月11日《大众日报》介绍要预防冠心病，每天吃一个苹果，则冠心病的死亡率比不吃苹果者减少一半，因苹果中含大量类黄酮，能预防动脉硬化。

亢则害，承乃制，什么事都要讲个度。德国医学研究人员进行测验表明，超过正常体重15%的人，其智商至少比正常体重或偏瘦者高28个百分点，因为大脑细胞中60%~65%是脂肪，脂肪是大脑工作的重要物质。湖南省的医学专家经论证后发现老年人存活率按照肥胖型、中等型、消瘦型依次递减。2012年3期《老干部之家》刊文说，美国某老年学家发现，美国加州70岁老人中超过标准体重10%~20%者死亡率最低。

40案 一人年六十余，素善饮。两臂作痛，恪服祛风治痿之药，更加麻木。发热，体软，痰涌，腿膝拘痛，口噤语涩，头目晕重，口角流涎，身如虫行，搔起白屑。薛曰：臂麻体软，脾无用也；痰涎自出，脾不能摄也；口斜语涩，脾气伤也；头目晕重，脾气不能升也；痒起白屑，脾气不能营也；遂用补中益气加神曲、半夏、茯苓三十余剂，诸症悉退。又用参术煎膏，治之而愈。

【阐发与临证】本案据头晕、肢体麻木、口斜言謇、口角流涎等症而诊为中风病中经络。另外，高血压、动脉硬化的老年患者如果经常口角流涎，要提防发生中风。

饮酒也有讲究。如《金瓶梅》第21回在冬天饮茉莉花酒、第30回在夏天饮五香酒、第34回春夏之交饮木樨荷花酒，用花和粮食一同酿酒或泡酒，取其芳香泌脾开胃；夏天用芳香药兑酒以燥湿辟浊健胃。据有关文章介绍，最佳饮酒时间是每日下午2点以后，因为上午饮酒更易吸收，使血中酒精浓度更高，对肝、脑造成较大损害。此患者年龄60余岁而素善饮，头目晕重，可能酗酒损害了记忆。当每天摄入的酒精能量占所摄入食物能量的5%时，血中的B_{12}含量降低，损害记忆。1999年4月2日《中国中医药报》报道，日本京都医药大学吉川的研究认为，中药当归的茎皮和根皮、无患子的果核、山茶花子、七叶树坚果、荨麻叶、泽兰根都有防酒醉的作用，当归最强。方法是在喝酒前先将这类药15克水煎服。结果是，血液中的酒精浓度不会增加。

41案 顾宪幕饮食起居失宜，左半身并手不遂。汗出神昏，痰涎上涌。用参芪大补之剂，汗止而神思渐清，颇能步履。后不守禁，左腿自膝至足，肿胀甚大，重坠如石，痛不能忍，其痰甚多。肝脾肾脉，洪大而数，重按则软涩。朝用补中益气加黄柏、知母、麦门、五味子，煎送地黄丸[1]，晚用地黄丸料加黄柏、知母。数剂，诸症悉退。但自弛禁，不能全愈耳。

【注解】[1]地黄丸：同名14方。（1）《千金要方》方之一，治面黄，手足黄，咽干短气，药用生地汁、生天花粉汁、牛羊脂、白蜜、黄连末；（2）《千金要方》方之二，治小儿胃气不调，不欲食，药用生地、大黄、茯苓、当归、柴胡、杏仁，蜜丸；（3）《太平圣惠方》方，治血风痹及诸风痹，药用生地、山药、山茱萸、泽泻、萆薢、牛膝、天雄、白术、蛴螬、干漆、茵芋、狗脊、车前子，蜜丸；（4）《普济本事方》方之一，治肝虚风热攻目，赤肿羞明翳膜，肝肾风毒眼目涩痛，药用熟地、黄连、决明子、没药、菊花、防风、羌活、桂心、朱砂，蜜丸；（5）《普济本事方》方之二，治肝肾虚腰膝脚弱，药用熟地、石斛、牛膝、苁蓉、川芎、五味子、茵芋、防风、桂心、附子、薏仁，蜜丸；（6）《普济本事方》方之三，治肾虚时或脚肿，药用熟地、苁蓉、茯苓、泽泻、五味子、桂枝、附子、炙黄芪，蜜丸；（7）《普济本事方》方之四，治心热，药用黄连、生地，蜜丸，麦冬汤下；（8）《普济本事方》方之五，治妇人行经数日不止，兼下白带，瘦弱，食少，累年不孕，药用熟地、山茱萸、白芍、代赭石、芜荑、厚朴、炮姜、僵蚕，蜜丸；（9）《普济本事方》方之六，治女尼乍寒乍热，面赤心烦，自汗，恶风体倦，药用生地、柴胡、秦艽、黄芩、赤芍，蜜丸，乌梅汤下；（10）《仁斋直指方论》方，治劳损耳聋，药用熟地、当归、川芎、肉桂、菟丝子、川椒、补骨脂、白蒺藜、葫芦巴、杜仲、白芷、石菖蒲、磁石，蜜丸，葱白温酒下；（11）《小儿药证直诀》方，治小儿肾虚，囟门不合，即六味地黄丸；（12）《类编朱氏集验方》方，治白浊，药用熟地、菟丝子、鹿角霜、茯苓、柏子仁、附子、鹿角煮酒丸；（13）《脉因证治》方，治近视眼，药用生地、天冬、枳壳、菊花，蜜丸，清茶下；

(14)《疡医大全》方,治眼眶痛,羞明,药用生地、石斛、熟地、玄参,蜜丸茶水下。

【阐发与临证】左半身并手不遂、汗出神昏、痰盛,未说卒中,不是突然发病,可能是中风病中脏腑的闭证,现代医学可能诊为脑栓塞或脑血栓形成。经治疗好转后出现的左腿自膝至足肿胀、疼痛,很可能是湿热、瘀血为患,现代医学可能诊为下肢动脉粥样硬化血栓形成或栓塞,静脉炎或静脉栓塞。然而肝脾肾脉软,因而还有脾虚、肝肾虚,故治以知柏八味、八仙长寿、补中益气三方,本案着重治本。

饮食起居与脑血管疾病关系很密切,如本患者痰盛,宜少吃猪肉、猪肝;盛夏喝茶可掺入茉莉花、玫瑰花等,既能生津解渴,又能降低血脂;不吸烟、不酗酒,加强锻炼(肥胖的人不宜练长跑,可做一些较轻的锻炼),劳逸适度,营养合理,控制发胖,控制情绪波动。但也不能过度的饮浓茶,因为茶叶中含咖啡因,多摄入咖啡因易使血压升高。

42 案 一男子,时疮[1]愈后,遍身作痛。服愈风丹[2],半身不遂,痰涎上涌,夜间痛甚。薛作风客淫气[3],治以地黄丸而愈(风客淫气精乃亡,邪伤肝也,补肾即补肝)。

【注解】[1] 时疮:杨梅疮,即梅毒。

[2] 愈风丹:同名3方。(1)《儒门事亲》方,治诸痹寒热交作,筋骨疼痛,手足拘挛,麻木不仁及诸风瘫痪,口眼㖞斜,半身不遂,风湿等症。药用川芎、芍药、桔梗、僵蚕、细辛、羌活、姜南星、麻黄、白芷、防风、天麻、全虫、甘草,蜜丸,朱砂衣;(2)《内科摘要》方,治诸风肢体麻木、手足不遂,药用天麻、牛膝、萆薢、玄参、杜仲、羌活、当归、生熟地、独活、肉桂,蜜丸;(3) 王海藏方,治疠风,药用苦参、皂角汁、土花蛇、乌梢蛇、白花蛇。

[3] 风客淫气:源出《素问·生气通天论》篇,该篇载:"风客淫气,精乃亡,邪伤肝也。"全元起云:"淫气者阴阳之乱气,因其相乱而风客之,则伤精,伤精则邪入于肝也。"

【阐发与临证】治梅毒用的药,一般都是毒药,药性燥烈,极易引起阴血虚少。本患者用药后遍身作痛,很可能营血虚、血不养肌筋,外风袭之,客于经络。《儒门事亲》方愈风丹虽治诸痹筋骨疼痛,但和营药仅有芍药、川芎,而用大量祛散外风药物,辛燥伤阴血(因有遍身作痛,很可能用此方)。因而本患者之半身不遂由肝阴不足引致,所以薛医用地黄丸而愈。夜间痛甚是因阴血虚,人身阴虚,不适应大自然之阴盛故耳。

本案不是中风病,其半身不遂也非中风之半身瘫痪,而是遍身疼痛后某一侧手足懈怠。以现代医学观点来看,患梅毒后关节肌肉痛,可能是由于梅毒病变侵犯血管,形成动静脉周围炎、血管壁增厚增生,乃至阻塞性动静脉内膜炎,引起四肢疼痛。后来又出现半身不遂,也基于此。

43 案 一老妇,两臂不遂,语言謇涩。服祛风之药,筋挛骨痛。此风药亏损肝血,益增其病也。薛用八珍汤[1]补其气血,用地黄丸补其肾水,佐以愈风丹而愈。

【注解】[1] 八珍汤:同名2方。(1)《丹溪心法》方,治少气懒言,食欲不振,药用当归、赤芍、川芎、熟地、人参、茯苓、甘草、砂仁、生姜、大枣;(2)《正体类要》方,即《瑞竹堂经验方》八珍散方,治月经不调,脐腹疼痛,脏腑怯弱,纳呆,泄泻,小腹坚痛,时作寒热,药用当归、川芎、熟地、白芍、人参、白术、茯苓、炙甘草、生姜、大枣。

【阐发与临证】本案原患之两臂不遂、语言謇涩,可诊为中风病中经络,与上案相似的是用辛燥祛风药后筋骨挛痛,所以除仍用祛风药外,加用地黄丸益肝补肾、八珍汤补气血。按现代角度看可能先是脑血栓形成,但后来的四肢身体疼痛很可能是四肢动脉血栓形成、动脉栓塞、血栓性静脉炎等,尤其是前一种与脑血栓形成关系极大,且病因病理相同。后用的愈风丹是薛氏自创的,肯定有效。

44 案 一妇人因怒,吐痰,胸满作痛。四物、二陈、芩、连、枳壳之类,不应,更加祛风之剂,半身不遂,筋渐挛缩,四肢痿软,日晡益甚,内热口干,形体倦怠。薛以为郁怒伤肝脾,气血复损而然。遂用逍遥散[1]、补中益气汤、六味地黄丸[2]调治,喜其谨疾,年余愈。

【注解】[1] 逍遥散：同名5方。(1)《和剂局方》方，治肝郁血虚、胁痛、头痛目眩、口燥咽干、神疲食少，或见寒热往来、乳房作胀等，药用柴胡、当归、白芍、白术、茯苓、炙甘草、煨姜、薄荷；(2)《中国医学大辞典》引《和剂局方》方，治同《和剂局方》方，药多陈皮；(3)《神巧万全方》方，治血虚劳解，五心烦热，怔忡恍惚，药用人参、白术、茯苓、柴胡、黄芪、甘草；(4)《集成方》方，治妇人血虚劳倦，五心烦热、肢体疼痛、口干咽燥、寒热如疟、痰嗽潮热等，药用《和剂局方》方加麦冬，还有19种随症加减；(5)《医宗金鉴》方，功能开郁行滞、消结清毒，药用《和剂局方》方去煨姜，加陈皮、香附、黄芩。

[2] 六味地黄丸：《小儿药证直诀》方，治肝肾阴虚，腰膝酸软，头晕眼花，耳鸣耳聋，盗汗遗精，或骨蒸潮热，或足心热，或消渴，或虚火牙痛，舌燥喉痛，舌红少苔，脉细数，药用熟地、山萸肉、山药、泽泻、丹皮、茯苓，蜜丸。

【阐发与临证】本患者因郁怒而伤肝脾，胸满痛，痰多，用四物汤加枳壳是可以的，如再加薤白、瓜蒌等疏通胸中阳气更好。半夏、陈皮、黄芩、黄连及祛风剂过于燥而复损气血，以致变症丛生。薛医用养肝益气法调治是符合辨证原则的。半身不遂、筋挛、四肢痿软是营血亏损，血不养筋所致。内热口干、倦怠、日晡益甚是阴津不足、肝脾两虚。用现代医学观点审视，此妇人可能原患动脉硬化，甚或有冠状动脉供血不足，大怒加重病情而胸（或心前区）满痛，用二陈汤、黄芩、黄连及祛风药当然延误病症。后来又出现半身不遂，那是脑血栓形成，因此治疗要"年余愈"，而且要"谨疾"，即注意饮食起居。

45案 一妇人脾胃虚弱，饮食素少，忽痰涌气喘，头摇目剳，手扬足掷，难以候脉，观其面色，黄中见青，此肝木乘脾土。用六君加升麻、柴胡治之而苏，更以补中益气加半夏调理而痊。

【阐发与临证】本案因饮食素少等而断为脾胃虚弱。忽然喘息有痰、摇头瞬目、手足躁动，这是躁动兴奋，从下文"治之而苏"来看，应该有意识不清。很可能原患慢性支气管炎肺气肿、肺心病而急性发作，即临床称为肺脑综合征或肺气肿脑病。这是因缺氧及呼吸性高碳酸血症，损害了大脑的正常功能，表现为一定的意识障碍和精神紊乱，以及震颤和运动障碍，出现了摇头剳目、手足躁动等症状，因为缺氧，面色现黄中泛青。按中医辨证当为肝脾失和、木来乘土，这不是中风病。六君子汤加升麻、柴胡与补中益气汤加半夏基本药味相同，前方少黄芪、当归，后方少茯苓，二方宜参合应用。但方中都缺少治肺金的药物，显然，木乘土是有的，木侮金也是有的。

46案 一妇人怀抱郁结[1]，筋挛骨痛，喉间似有一核（此症甚多），服乌药顺气散等药，口眼㖞斜，臂难伸举，痰涎愈甚，内热晡热，食少体倦。薛以为郁火伤脾，血燥生风所致，用加味归脾汤[2]二十余剂，形体渐健，饮食渐加。又服加味逍遥散[3]十余剂，痰热少退，喉核少利。更用升阳益胃汤[4]数剂，诸症渐愈，但臂不能伸。此肝经血少，用地黄丸而愈（药剂多寡其法妙）。

【注解】[1] 怀抱郁结：即情怀郁结、肝气郁结。

[2] 加味归脾汤：同名2方。(1)《内科摘要》方，治思虑、肝郁伤脾、胸腹不适，食少寐艰、脾不摄血、怔忡健忘等，药用归脾汤加柴胡、山栀；(2)《济生方》方，治心肝郁火，外阴痒，入晚尤甚，药用归脾汤加丹皮、山栀。

[3] 加味逍遥散：同名9方。(1)《校注妇人良方》方，治肝脾血虚，发热或潮热，或自汗盗汗，或怔忡不宁，或月经不调、腹痛，药用逍遥散(1)方去煨姜、薄荷，加丹皮炒栀子，即丹栀逍遥散；(2)《证治准绳》方之一，药治同逍遥散(1)方，药物加煨姜、薄荷；(3)《校注妇人良方》方之二，治产后虚寒发热、口渴，药用当归、白芍、生地、川芎、葛根、黄芩、人参、麦冬、柴胡、甘草、乌梅、干姜；(4)《傅青主女科》方，又名加减逍遥散，治青带，药用白芍、茯苓、甘草、柴胡、陈皮、茵陈、栀子；(5)《沈氏尊生书》方之一，治痰涎，药用当归、赤芍、桃仁、丹皮、贝母、白术、栀子、黄芩、桔梗、青皮、甘草；(6)《沈氏尊生书》方之二，治湿胜血瘀、月经不调，阴虚潮热，

药用逍遥散（1）方去姜薄荷加地骨皮、知母、生地、麦冬、栀子、黄柏、桔梗；（7）《仙人冰鉴》方，治乳痞，药用逍遥散（1）方去姜薄荷加陈皮、瓜蒌、半夏、人参、川芎；（8）《疡医大全》方，治鬓疽、色紫焮痛、根盘深硬者，药用逍遥散（1）方加花粉、贝母、红花、羚羊角、陈皮、竹叶；（9）《症因脉治》方，治肝经咳嗽，症见咳则两胁下疼并引小腹，面青，筋急，或寒热往来，肝脉弦细，药用逍遥散（1）方加陈皮。

[4] 升阳益胃汤：《脾胃论》方，治脾胃虚弱、湿热滞留而口苦舌干、饮食无味、大便不调、小便频数，药用黄芪、半夏、人参、炙甘草、白芍、防风、羌活、独活、陈皮、茯苓、泽泻、柴胡、白术、黄连。

【阐发与临证】本案情怀郁结、喉间梅核，用乌药顺气散理气疏肝，祛痰利咽。如果筋骨挛痛属外风侵袭，当然对证；但如果筋骨挛痛属肝血不足，筋经失荣，当然缺少养荣柔筋之品。看来本案例属后者，因而用辛燥之祛风化痰药犯虚虚实实之虞，加上肝郁化热，导致口眼㖞斜，臂难伸举，痰多食少，内热体倦，这可以诊为中风病中经络。后用益气健脾、滋养心脾、养肝和血等药而好转。现代医学诊断，可能原患动脉硬化（四肢动脉也硬化），渐又脑血栓形成。动脉硬化者由情绪郁结而诱发中风的并不少见，中医说肝郁化火生风。这些人多为性格内向，心理调节能力较差，容易导致抑郁、失眠、烦躁及心脑血管病。而凡事顺其自然、遇事不惊不慌、处之泰然的人心情多为愉快，而人在心情愉快时，机体可分泌有益的激素和酶及乙酰胆碱等，能增强免疫系统功能。

47案 车驾[1]王用之，卒中昏愦，口眼㖞斜，痰气上涌，咽喉有声，六脉沉伏（中阴），此真气虚而风邪所乘，以三生饮[2]一两，加人参一两，煎服即苏，若遗尿手撒，口开鼾睡为不治，用前药亦有得生者。夫前饮乃行经络治寒痰之药，有斩关夺旗之功，每服必用人参两许，驾驭其邪[3]而补助真气，否则不惟无益，适足以取败矣。观先哲用芪附、参附等汤，其义可见。

【注解】[1] 车驾：皇帝的代称，这里指驾驭马车之车夫。

[2] 三生饮：《和剂局方》方，治卒中昏不知人，六脉沉伏，口眼㖞斜，半身不遂及痰厥气厥，药用生南星、生川乌、生附子、木香为散。临用加生姜十片，痰涎壅盛者每服加全蝎。

[3] 驾驭其邪：能驾驭邪气而驱邪外出，意即顺利地祛邪，与下文"而补助真气"连起来看，意为扶正而驱邪。

【阐发与临证】本案例是中风病中脏腑之闭证。六脉沉伏，真气虚是可能的，但"风邪所乘"之"风"非外风，乃内风。风邪所乘意为元气大虚而内风所乘，因为中风病是内风，古时之真中风已少见（见第1案）。三生饮重剂散寒温里祛风痰，加大剂人参补气，这里实际上用了生南星四钱五，生川乌与生附子各二钱三，木香一钱，人参一两。下文说如症见遗尿、手撒、口开为脱证，更要用人参补气，否则单用三生饮是无益的。这里用三生饮加人参，好比是芪附汤、参附汤中加人参、黄芪。

48案[1] 曾公谈录荆芥穗[2]为末，以酒调下二三钱，凡中风者，服之立愈，前后甚验。是时顺儿疾已革[2]，以酒滴水中调服之，立定，真再生也。

【注解】[1] 荆芥穗：性味辛微温，功能祛风解表，治风寒表证、表寒风疹，与清热解毒药配伍，治风热表证及表热风疹，能祛风解痉治产后及风胜之口眼㖞斜，炒黑能止血，治吐衄出血、肠风下血。

[2] 革：通亟，音jí，指病情危急。

【阐发与临证】[1] 本案是从《曾公谈录》一书中摘录的。曾公可能指宋代名医曾若虚（道士）或曾孚光、曾亨（1195年参与校勘《证类本草》）。《本草纲目》荆芥项内附方中亦摘录此案，并指出此方名荆芥散，治疗中风口噤，并以"贾似道云"此方出《曾公谈录》，注明"顺儿"是曾公之子（贾似道是南宋末年之奸臣，此处所引乃其所著之《悦生随钞》，书中再生丹即荆芥穗单味）。

[2] 荆芥穗：荆芥，《本经》说其"主寒热，鼠瘘，瘰疬生疮，下瘀血，除湿痹"。《本草纲目》谓"散风热，清头目，利咽喉，消疮肿，治项强、目中黑花及生疮阴㿗，吐血、衄血、下血、血痢、

崩中、痔漏"。说其能治中风偏喎的有甄权《药性本草》："单用治恶风贼风，口面喎斜"；孟诜《食疗本草》："产后中风身强直"；《本草纲目》之"百病主治"记载"主贼风、顽痹、喎斜""产后中风口噤，四肢强直，角弓反张，或搐搦欲死"。但《图经本草》治风偏用荆芥穗以童便送；《普济本事方》愈风散治产后中风、口噤、手足瘛疭，用酒送；华佗治产后惊风用酒送。现代药理研究表明，荆芥可增强皮肤血液循环，增加汗腺分泌，有微弱解热作用，有一定的镇痛和抗炎作用，对金黄色葡萄球菌、白喉杆菌有较强的抑菌作用。从病案、荆芥的主治功能及现代药理研究看，都不是治疗中风的，病案中也没有描述中风的症状。如果真是类中风，单味荆芥"立愈"，恐怕不可能。但明代以前的中风症还包括真中风，像产后中风，以及破伤风，其中颇多外风侵袭而引发的疾病，这种真中风，单用荆芥或许可愈。

49案 江篁南[1]治休宁临塘范本济邑尹之内，年五十余，夜间卒然晕倒在灶前，口眼喎斜，口角流涎，初不知人，少间略省，[2]面前要火熏灼。[3]乃以南星、半夏、陈皮、川芎、枳壳、僵蚕、天麻、参、芪、甘草等药，至夜半汗出不止，复昏晕甚，手足抽掣。乃以人参八钱，黄芪五钱，防风一钱，附子七分，与之作二三次服，逾时吐出药少许，并渣饮之，[4]不吐、汗收敛。次早，颇能言，右手能动举，苦头痛及遍身痛。以人参四钱，白术、陈皮、归、芎、南星各一钱，半夏一钱半，白芷七分，荆穗、秦艽、蔓荆子各五分，甘草三分，加竹沥、姜汁。夜半因恼怒，复晕移时，至次早，头痛未解，要人以手按痛处，稍安，时时欲人执持两手。以人参二钱，半夏一钱五分，白术、归、芎、南星、陈皮、白芷、荆芥穗、甘草各一钱，细辛二分。是日头痛稍减，晚间复服一剂，续加天麻、蔓荆子之类，出入调治，一月而愈。

【注解】[1] 江篁南：即江瓘。他家居安徽歙县新都篁南，人尊称之为江篁南。明代医家，撰《名医类案》。

[2] 初不知人，少间略省：初发病时昏迷不醒，隔一会儿后，有些苏醒，但不完全苏醒，似现在的半昏迷或浅昏迷。

[3] 面前要火熏灼：病人面部有冷感，因而需用火或火炉在面前熏烤。

[4] 并渣饮之：即用药渣再加水煎煮，取汁再喝。

【阐发与临证】此患者为老年富婆，猝然昏倒，初时昏迷、后为半昏迷，口眼喎斜、口角流涎、面部恶冷。此为阳虚寒痰脱证，用是方对证，但恐药力不足，尤少温阳药，所以夜半汗多，昏迷又加重，再用参芪附子而好转。辨证，应抓住一些具体的特殊的症状体征，病初时的面部恶寒，中间的服人参、黄芪、附子后汗敛。先吐药少许，很可能是寒病热药格拒，再续服即不吐了。

1999年5月22日《老年周报》介绍摇头耸肩、脖颈运动可以减少发生中风的危险。这是轻柔的颈部运动增强了头部血管的抗压力，颈部的肌肉、韧带、血管、关节也增强耐力，并减少了胆固醇沉积于颈动脉的机率。

50案 江应宿[1]治淮商朱枫野，年五十二岁，患中风月余，逆予诊视，六脉滑数弦长，重按无力，口角涎流，言语謇涩，饮食作呕。此七情内伤，热胜风动之症。调以六君、秦艽、天麻、芩、连、瓜蒌、姜汁、竹沥，补以六味丸[2]，风热渐退，手能作字。家眷远来，以为饮食少，欲求速效。请京口[3]一医，投十六味流气饮[4]，继进滚痰[5]三钱。予曰：必死是药矣。预煎人参一两，候至夜分，果大泻神脱，厥去不知人。予自持参汤灌之，复苏，予遂辞归白下。越旬日而讣音至，惜哉！此商而儒行者，[6]本虚病，误投下药，是犯虚虚之戒。

【注解】[1] 江应宿：明代医家，江瓘之次子，字南仲，号少微。增补《名医类案》并刊印公世。

[2] 六味丸：即六味地黄丸。《内科摘要》注中又名地黄丸、肾气丸。

[3] 京口：故址在今江苏镇江。

[4] 十六味流气饮：同名2方。(1)《医学入门》方，治一切恶肿痈疽及瘰疬、人面疮。药用人

参、黄芪、当归、川芎、白芍、防风、木香、肉桂、桔梗、白芷、槟榔、厚朴、乌药、甘草、紫苏、枳壳；（2）《疮疡全书》方，治肩疽发背，一切恶证，未成速消，已成速溃，药同《药学入门》方，槟榔换成大腹皮。

[5] 滚痰：指滚痰丸即礞石滚痰丸。《泰定养生主论》方，治实热老痰、结核，药用青礞石（焰硝赤石脂煅）、沉香、百药煎、大黄、黄芩。

[6] 此商而儒行者：本是商人，但行为做事像读书人、知识分子，意为体质弱。

【阐发与临证】本案例已患中风月余，口角流涎，意为当有口㖞，言謇，饮食作呕，脉象滑数弦长，但重按无力，这是中风的虚证，很可能是脱证，至少也是中脏腑闭证的虚证，是脾胃虚弱、中气不足。但脉数，所以说热胜风动。这里的七情内伤，主要指忧思伤脾胃。因商人思谋颇足，如遇商场不顺利则忧虑烦心，都能伤脾胃、耗肝血。处方以六君健脾补中，六味滋养肝阴，秦艽、天麻祛风邪，瓜蒌、姜汁、竹沥化热痰，黄芩、黄连清热。十六味流气饮虽有参芪归芎芍等补益气血，但有木香、肉桂、乌药等温燥药，又有槟榔、枳壳、厚朴导下，更服礞石滚痰丸，中有大黄泻下，中虚而服泻药，所以"大泻神脱，厥去不知人"。

本案与上例都是老年人中风，症状都有口㖞流涎、言謇，如果老年人睡眠时不知不觉流涎、面部筋惕肉瞤、说话不灵利，这是脑供血不足，需治疗，且注意中风的可能。

51案 休宁程少溪贾秣陵城[1]，年四十八岁，三月初旬，往茅山进香，衣着单薄，中途遇雨，衣服尽濡，止宿旅舍，带湿睡卧，回入城患中风。左手足不遂，口眼歪斜，言语謇涩，面肿流涎，口开，眼合，手撒，喉如曳锯，汗出如油，呃逆不定，昏愦，头痛如破，烦躁不宁。诸医环视，议作风痰，投以二陈加枳实、瓜蒌、芩、连、胆星，三四日，殊无退症。逆予诊视，六脉浮大弦滑，重按豁然，右大于左一倍。此平日酒色过度，兼之外感风邪，脏腑俱受病，而阳明经居多。投白虎[2]加小续命汤（《明医杂著》白虎配附子理中，此以白虎合小续命，二法俱妙），一匕而呃逆止，口闭涎收。再二剂，眼开、呼吸和，而诸症递减，脉始敛，两手停匀，已逾险处。予有事暂回。一二辈流言，病症虽减，人参附子乃劫药，若多服，恐留热毒在中，遂易医，仍服二陈加寒凉二十余剂，顿然如旧，反加鼻疮，目眦赤烂，胸乳胀痛，烦躁益甚。复召予诊视，皆虚热无根之火。乃用六味丸料加参、附、麦门、五味、元参、知母，二服安然，头痛除而虚热减。谤又至云：参、芪必不可服。病家疑，固不肯用。予固辞，既不用参，吾无奇术矣。然二陈、芩、连虽不去病，亦无伤也。但不可轻用下痰峻利丸散，不补正气，必成瘫痪，可延岁月耳。遂归不复往。

宿按：中风有真中、类中之不同，世人因名而迷其实。昔人主乎风，河间主火，东垣主气，丹溪主湿，未尝外风而言，但云致病之因，岂可偏废！昔人主风者，乃外感之风邪，为真中风，以立名。三子[3]曰火，曰气，曰湿，乃挟内伤，为类中，本气所自病也。名同而实异。《经》曰：苍天之气，清静则志意治，顺则阳气固，虽有大风苛毒，弗能害也。[4]是故邪之所凑，其气必虚。夫人年逾四旬，阳明脉衰于上，面焦发白；阴气衰于下，将息失宜，肾水虚衰，心火暴盛无制，而成天地不交之否，[5]加之七情悒郁，忧思忿怒，伤其气者，多有此症。气虚卒倒曰气厥、卒厥、尸厥、寒厥、风痹、风懿、中湿，即中气之阴证。虚病脉必沉伏缓弱，身凉，少痰涎，手足不偏废。治宜豁痰开郁，先以苏合丸，次以二陈四君，调以补中益气加桂附。扶虚行气，则风从气运而散。有风热痰火曰痰厥、食厥、暑风、漏风，即中气之阳证。内实脉必弦数，或洪大弦滑有力，可从子和三法，所谓热胜风动之症。调以通圣辛凉补血滋阴润肝缓气，风热自退。若年高虚热者，脉虽弦数而虚弱无力，又忌汗吐，调从丹溪二陈加芩、连、羌、防、瓜蒌、姜汁、竹沥。若真中风邪，东垣中经、中血脉、中腑、中脏，外有六经形症，偏枯痿易，瘫痪不随，脉必浮弦紧盛。中腑者，多着四肢；中脏者，多滞九窍。中腑者，以小续命汤，随六经加减，通经发散；入脏则内有便溺之阻。轻则导滞丸[6]、麻仁丸[7]，重则三化汤，通其壅塞。或外无六经之证，内无便溺之阻，肢不能举，口不能言，此中经也，宜大秦艽汤[8]补血以养筋。以上三中，诸般种种，轻重不同，岂可不审寒热虚实，内外有无伤感，所挟真中、类中，混同施治。概以二陈芩连，损真之剂，专治痰火，鲜不败事，表而出之，以俟知者。

【注解】[1] 休宁程少溪贾秣陵城：休宁人程少溪在秣陵（今南京）城经商。

[2] 白虎汤：《伤寒论》方，治阳明证汗出、烦渴饮水及中暍烦热而渴，药用生石膏、知母、粳米、甘草。

[3] 三子：指上述刘河间、李东垣、朱丹溪。

[4] 经曰……弗能害也：此句录自《素问·生气通天论》篇，原文为"苍天之气，清净则志意治，顺之则阳气固，虽有贼邪，弗能害也……故风者，百病之始也，清静则肉腠闭拒，虽有大风苛毒，弗之能害"。

[5] 肾水虚衰，心火暴盛无制，而成天地不交之否：肾水衰于下，心火盛于上，则心肾不交。天地不交也即心肾不交之意。否，六十四卦之一，为坤下乾上。《易·否》载："象曰：天地不交，否。"天地交谓之泰，则亨通；天地不交谓之否，则失利。

[6] 导滞丸：指枳实导滞丸（见二卷第一篇内伤第19案）和木香导滞丸。后者同名2方。（1）《幼科发挥》方，治痢疾初起，药用枳实、木香、大黄、厚朴、槟榔、黄芩、黄连、黄柏、黑丑；（2）《松崖医径》方，治因过食湿热之物而致消化差、胸脘痞满烦闷，上方去厚朴、黄柏、黑丑，加白术、茯苓、泽泻、神曲。

[7] 麻仁丸：同名5方。（1）《和剂局方》方，治冷热结蕴，大便秘结，年高气虚及有风之人大便秘，药用枳壳、槟榔、菟丝子、山药、防风、山萸肉、车前子、肉桂、木香、羌活、郁李仁、大黄、麻仁，蜜丸；（2）《伤寒论》方，又名脾约麻仁丸，治脾约，小便数、大便硬，药用麻仁、大黄、枳实、厚朴、芍药、杏仁，蜜丸；（3）《丹溪心法》方，治脾约，风秘、大便秘，药用麻仁、郁李仁、大黄、山药、防风、枳壳、槟榔、羌活、木香，蜜丸；（4）《证治准绳》方，治产后便秘，药用麻仁、枳壳、人参、大黄，蜜丸；（5）《洁古家珍》方，治风秘大便不通，药用麻仁、枳壳、川芎，蜜丸。

[8] 大秦艽汤：同名2方。（1）《医学发明》承张洁古方，治血弱不能养筋致舌强、四肢不遂，药用秦艽、石膏、川芎、当归、芍药、生地、熟地、甘草、白术、茯苓、羌活、独活、防风、白芷、细辛、黄芩；（2）《症因脉治》方，治中风，络脉空虚，肌肤不仁，手足麻木，半身不遂，药用秦艽、羌活、独活、防风、升麻、威灵仙、当归、苍术、茯苓、泽泻。

【阐发与临证】本患者为商人，平时很可能酒色过度，此为内虚，肝肾不足，复受风寒引发，症见类中风、中脏腑的脱证。以手足不遂、口眼㖞斜、言謇、面肿、流涎、烦躁而辨为阳明经居多，小续命汤对证但偏热（有麻黄、桂心、附子），故配伍以白虎汤。此患者口开、眼合、手撒，汗出如油，痰多，此为脱证无疑。中风病人脱证已很严重，再呃逆不止，极为凶险。九剂药而呃逆止，其余症状都有好转，应该说疗效很显著，宜续服，改用二陈汤化痰尚可，加用黄芩、黄连、胆星是不可以的。此人本虚，烦躁是虚热之象，不可用芩连等苦寒之辈折其中气，即使少用，也要配伍以补气温中之品，所以原著者言"既不用参，吾无奇术矣"。

气厥乃厥之因于气者，都为暴怒而发。卒厥即暴厥，多见气闭绝、四肢冷，宜备急丸或姜汁调苏合香丸，若口张、目合、手撒、遗尿为虚，宜补气。尸厥乃卒中天地不正之气，与脏气相逆，卒然闷乱，身脉皆动而形无知，其状若尸，若见目合、口开等为虚证，宜参附汤。寒厥为阳气衰于下，四肢逆冷，可选用参芪益气汤、附子理中汤、四逆汤等。风痱即肢体瘫痪，身无痛，或有意识障碍，也是中风后遗症，有虚实寒热之不同。风懿是猝然昏不知人，言语謇涩，属卒中脏腑，也有虚实寒热之不同。中湿为外湿中于人体，如挟风，可见眩晕呕哕，但不是中风。上述七种病症，原著者按语中说是"气虚"，而且是"中气之阴证"，中湿非中风症，且与"气"无关，一般无气虚；气厥由"气"而发，可以是"中气"，一般也无气虚，当然，从"邪之所凑，其气必虚"来说，也可以是"气虚"的。

至于"虚病……手足不偏废",其说不然。痰厥有寒热之分。食厥多由醉饱过度,或气恼,或感风寒,以致胸中填塞,胃气不行,忽然厥逆昏迷,口不能言,肢不能举等,此非中风症。暑风为暑天热极生风,可兼湿邪、风邪。漏风是饮酒中风邪,汗多、身热不恶寒。此四症都与风热痰火之一二有关,除食厥与胃气不行有关系外,余症与"气"关系不大,阳证而非中"气"。

人参补气,在确是虚证时有效。但社会上流行用人参为主的补品,尤其冬季大量用膏滋药,这是不对的。人参服用过量,可引起头昏、皮肤热感等,尤其老年人,不能作常规补品服用。

52 案 孙斗华赴试南都,六月初旬,梦遗,畏寒,惊惧,重裘厚被,取汗过多,身热,六脉滑数无力。与清暑益气汤[1](误),次日,舌强,语言不清,如颠,目瞪不识人(琇按:汗过多,身热阳盛也,又以风药、气药鼓火上行,故见症如是)。与人参白虎汤[2]加胆星、僵蚕、秦艽、天麻、姜汁、竹沥,渐愈。数日后,舌心黑如墨,与黄连解毒汤[3]、凉膈散[4]、泻心汤[5],不退;与犀角地黄汤[6]而愈。此暑风类中(若舌心黑而投参附或大黄俱不救,当思解毒)。

【注解】[1]清暑益气汤:同名2方。(1)《脾胃论》方,治暑热挟湿、胸闷身重、纳呆便溏、小便短赤等,药用黄芪、苍术、升麻、人参、神曲、陈皮、白术、麦冬、当归、炙甘草、青皮、黄柏;(2)《温热经纬》方,功能清暑益气、养阴生津,药用西洋参、石斛、麦冬、黄连、竹叶、荷梗、知母、甘草、粳米、西瓜翠衣。

[2]人参白虎汤:同名4方。(1)《杂病源流犀烛》方之一,治麻疹服表散药后发热时渴,药用人参、知母、石膏、天花粉、葛根、麦冬、竹叶、粳米;(2)《杂病源流犀烛》方之二,治上消,烦渴能食,药用人参、石膏、知母、甘草;(3)《验方新编》方,治小儿痘疹毒盛,元气又亏而出不快,药用党参、石膏、知母、升麻、防风、牛蒡子、炒黄芩;(4)《伤寒论》方,即白虎加人参汤。

[3]黄连解毒汤:同名10方。(1)《外台秘要》方,治三焦热盛、大热烦狂、痈肿疔毒、吐衄发斑等,药用黄连、黄芩、黄柏、栀子;(2)《外科正宗》方,治疔毒攻心,上方加连翘、牛蒡子、甘草、灯心草;(3)《中国医学大辞典》方之一,治同《外台秘要》方,药同《外台秘要》方加柴胡、连翘、赤芍;(4)上书方之二,治同《证治准绳》方,药同《证治准绳》方去荆芥、僵蚕、连翘,加紫草、灯心草;(5)《证治准绳》方,治痘出二三日,身中热烙,焦紫无红活色,或眼红睑赤,药用黄连、生地、白芍、甘草、木通、车前草、僵蚕、桔梗、连翘壳、牛蒡子、荆芥;(6)《古今医鉴》方,治背脊对心发,药用《外台秘要》方去黄柏加四物汤、甘草、升麻、桔梗、茯苓、枳壳、玄参、银花、连翘、花粉、柴胡、灯心草、犀角汁,四剂后加人参;(7)《幼科全书》方之一,治小儿胎热,药用黄连、甘草、人参、木通、连翘、生地、川芎、陈皮、灯心草、薄荷;(8)《幼科全书》方之二,治痘后下痢脓血,药用黄连、枳壳、当归、酒大黄、甘草;(9)上书方之三,治斑疹初发,药同《外台秘要》方加荆芥、防风、石膏、知母、甘草、大青叶、玄参、桔梗、木通;(10)《幼幼大全》方,治痘口舌生疮,药同《外台秘要》方去黄柏加桔梗、甘草、连翘、石膏、荆芥、牛蒡子、薄荷、竹沥。

[4]凉膈散:同名3方。(1)《和剂局方》方,治温病表里实热,心火上盛、中焦燥实等,药用大黄、芒硝、连翘、黄芩、甘草、栀子、薄荷、竹叶;(2)《医宗金鉴》方,治睑硬睛痛,药用大黄、芒硝、车前子、黄芩、知母、栀子、茺蔚子、玄参;(3)《沈氏尊生书》方,治实火热痛,药用荆芥、防风、桔梗、黄芩、山楂、天花粉、赤芍、枳壳、甘草。

[5]泻心汤:同名6方。(1)《金匮要略》方,治热盛迫血妄行,吐衄血,三焦实热,高热烦躁,面红目赤,口疮痈肿,湿热黄疸,痢疾,霍乱,药用大黄、黄连、黄芩;(2)《千金要方》方,治大下痢,唇干口燥,呕逆引饮,药用人参、甘草、黄芩、陈皮、天花粉、干姜、黄连、半夏;(3)《外台秘要》方,治心实热,吐闷,喘急头痛,药用小麦、香豉、竹叶、石膏、地骨皮、茯苓、山栀;(4)《太平圣惠方》方,治毒气攻心、心胸闷、烦热面赤大渴,壮热体痛,药用半夏、人参、木通、炙甘草、大黄、黄芩、生姜、大枣;(5)《小儿药证直诀》方,治小儿心热卧不安,药用黄连;(6)

《症因脉治》方，治外感呃逆，胃热便利，药用黄连、半夏、生姜、甘草。

[6] 犀角地黄汤：同名8方。(1)《千金要方》方，治热入营血所致高热、神志不清、吐衄便血、发斑疹、舌质红绛，药用犀角、生地、芍药、丹皮；(2)《三因极一病证方论》方，治筋实极，咳而两胁下痛，脚下满，脚心痛，手足爪甲青黑，四肢筋急，药用犀角、生地、葛根、玄参、栀子、升麻、大黄、芍药；(3)《证治准绳》方，治上焦热甚，吐血咯血，药用犀角、大黄、黄芩、黄连、生地；(4)《杂病源流犀烛》方，治喉痛，药用《千金要方》方加栀子、黄芩、甘草、灯心草；(5)《济生方》方，治胃火、血热妄行、吐衄便血，药同《千金要方》方加升麻、黄芩；(6)《万病回春》方，治热入血室、心松不语，眩冒迷忘，失音，药同《千金要方》方加桃仁；(7)《正体类要》方，治火盛血热妄行，药同《千金要方》方加黄芩、黄连；(8)《中国医学大辞典》方，治倒经，药同《千金要方》加枳实、黄芩、橘红、百草霜、桔梗、甘草。

【阐发与临证】本案所用的清暑益气汤是《脾胃论》方，名为清暑益气，实则燥湿健脾益气为主，适用于暑热挟湿、胸闷身重、纳呆便溏等，自然是"又以风药、气药鼓火上行"了。此患者夏季受寒，轻剂辛凉解表即可。因古人迷信精液十分宝贵之说，梦遗一次即不得了，所以惊惧，加上受寒后畏寒，厚被取汗。汗出多伤津，身热脉滑无力，此时如给类似于王孟英的清暑益气汤即可。但用燥湿健脾法，是为实其实而虚其虚，津更虚、内热益甚，见症舌强、目瞪如癫。原著者给予人参白虎汤是对症，加胆星、僵蚕、秦艽、天麻、竹沥等清心熄风也可，太缺养阴生津之品，以致后来舌心黑如墨，所以后予的黄连解毒汤、凉膈散、泻心汤等苦寒燥湿方药也无效。因为犀角地黄汤虽然有犀角清心经热是对证，但生地、芍药养阴是关键，所以有效。魏之琇按语说"若舌心黑而投参附或大黄俱不救，当思解毒"，这"解毒"二字，对于犀角地黄汤能凉血解毒来说是衔接的，实则是养心阴清心火。至于"投参附或大黄"，因为舌黑非寒即热。

本案非中风症。虽一般人认为寒冬是中风的高发期，但盛夏出汗多，人的生理机能减退，适应性差、耐受力弱，血液黏稠度增加，容易诱发中风。

第二篇 虚 风

1案 江应宿治大司成许颍阳公，头振动摇，诊得六脉沉缓，左关尺散软无力，即告之曰：此虚风候也。公乃曰侍经筵[1]，矜持[2]太过，伤损肝肾二经之血分耳。经曰：诸风掉眩，皆属于肝。[3] 又曰：恐伤肾。[4] 恐惧不已，则火起于肾，而销铄精血。肾水一亏，则心火暴盛无制。故曰诸逆冲上，皆属于火，风火相煽而掉摇。治疗之法，惟宜养血顺气，气行而痰自消，血荣而风自灭矣。为制养血膏[5]一料，枸杞为君，参、芪、归、术为臣，天麦二冬为使。更制定振丸[6]，酒煮黄连、姜制半夏为君，四物养血为臣，参、芪、白术为佐，天麻、秦艽、灵仙、荆、防、全、辛为使，蜜丸。昼用养血膏，夕服定振丸。月余获效，三越月[7]渐愈。

【注解】[1]经筵：宋朝以下特设为皇帝讲解经传史鉴的讲席。

[2]矜持：拘谨，极力保持严肃的形态。

[3]诸风掉眩，皆属于肝：录自《素问·至真要大论》篇，下句的"诸逆冲上，皆属于火"都出自此篇。

[4]恐伤肾：录自《素问·阴阳应象大论》篇。

[5]养血膏：江应宿方，治气血虚眩晕，药用枸杞子、人参、黄芪、当归、白术、天冬、麦冬。

[6]定振丸：同名2方。(1) 江应宿方，治肝肾血虚眩晕，头动振摇，药用酒黄连、姜半夏、当归、炒白芍、生地、川芎、人参、黄芪、白术、天麻、秦艽、威灵仙、荆芥、防风、全蝎、细辛，蜜丸；(2)《中国医学大辞典》方，治老人血虚动风、身体战振，药同上方去黄连、半夏、人参，加熟地，蜜丸。

[7]三越月：超过三个月。

【阐发与临证】此公侍候皇帝听课，必须整天保持严肃认真的形态，恭敬，诚惶诚恐，颔首端立站直，头部不可动，不可表现出半点轻松，且很恐惧。天长日久，心肝肾三脏阴血暗耗，故会引起掉眩，头振动摇。《灵枢·本神》篇载："恐惧而不解则伤精，精伤则骨酸、痿厥。"虽然头振动摇也有实证，但本患者六脉沉缓、左关尺散软无力，加上患者的特殊身份和工作，应当诊为虚证。

本患者的头振动摇，很可能是痉挛性斜颈，或帕金森氏综合征。

2案 浙商朱鹤子年九岁，忽患手足抽掣动摇，弄舌吐沫，面白唇青（不发热作阳虚治）。诸医或作风治、惊治、火治、痰治，杂进珠犀、金石[1]、牛黄、琥珀、蜈蚣、全蝎等药，几殆。予诊视，右手三部沉弱无力，左手滑大（论脉则虚痰），此脾虚生风之症，理宜大补。用归脾汤[2]加桂附一匕；搐定，减去桂附，大剂参、芪，六服全愈。

虚风有阴阳之异。前案为精血之虚，曰阴虚；后案为元气之虚，曰阳虚。阴虚者，凉肝补肾；阳虚者，温肺健脾。若作风治，是犯虚虚之戒。

【注解】[1]珠犀、金石：指珍珠犀角金石类重镇药，能平肝熄风、镇惊安神、清热化痰。

[2]归脾汤：同名2方。(1)《济生方》方，治思虑过度，劳伤心脾，怔忡健忘，药用白术、茯苓、黄芪、人参、元肉、酸枣仁、木香、炙甘草、生姜、大枣；(2)《校注妇人良方》方，治脾血不

足少寐、发热、盗汗，思虑伤脾、惊悸、怔忡、健忘、血虚发热等，药同上方加当归、远志。

【阐发与临证】患儿虽为急性发作，但因右脉沉弱无力，属慢惊风。慢惊风有脾虚、气虚、阳虚、中寒、肝血虚、肝肾阴虚等不同证型。此例诊为脾虚，既是脾虚，当然用珍珠、犀角、金石类重镇药及牛黄、琥珀、全蝎、蜈蚣等熄风镇惊药无效。从用桂、附看，当是脾阳虚。以现代医学角度看，本案可诊为小舞蹈病或儿童抽动秽语综合征，但颞叶癫痫（尤其是其中的运动性症状自动症）、习惯性抽搐、手足徐动症以及肝豆状核变性等病亦有可能。

原著者在案后说明这二案的病机及治则，作为具体用药，祛风药是可以适当加入一些的，就举前例，天麻、秦艽、荆芥、防风、细辛、全蝎等也都是祛风药。

第三篇 伤　风

1案[1]　丹溪治金得，年三十八岁，面色青白，患伤风，身热，大便不通。小柴胡汤[2]加羌活、枳壳、桃仁、麻子仁各七分（此等案俱见症治病）。

【注解】[1] 本案及以下5个案例都可能录自《丹溪纂要》。

[2] 小柴胡汤：同名3方。(1)《伤寒论》方，治伤寒寒热往来等少阳病，药用柴胡、黄芩、半夏、人参、炙甘草、生姜、大枣；(2)《太平圣惠方》方，治三阴三阳俱受病，五脏六腑荣卫皆不通，药用《伤寒论》方去大枣加赤芍、枳实；(3)《温疫论》方，治里证下后续得盗汗，药用柴胡、黄芩、陈皮、甘草、生姜、大枣。

【阐发与临证】伤风是感冒的轻症，有的身热、有的鼻塞、有的咳嗽、有的头痛、有的身体酸痛，但一般无恶寒。在苏南、上海等地，感冒较轻的，民间都称为伤风，医生诊病后也对病人说"你是伤风"。在第十案后的"宿曰"中也说"伤风""外感""感冒"，可见这三个名词在明朝时也可通用。余治感冒重症喜欢用小柴胡汤加减，但党参必用，轻症即使不用小柴胡汤，黄芪也常用，因为余极信"邪之所凑，其气必虚"（可参阅《临证秘验录》）。这一点，与"宿曰"中的见解一致。

本案患伤风，身热，无恶寒，可能有鼻塞身痛等证，面色青白可能是受寒。大便不通是临时兼证，所以用小柴胡汤加羌活治伤风，加枳壳、桃仁、麻子仁治大便不通。

伤风感冒的内因是过度疲劳、抵抗力减退，外因是气候突变、身体受凉。当流感流行时，又是口鼻感染疫气病毒。但抵抗力的减退，可有很多诱因，例如经常不活动，据观察，活动少的人患感冒的机会比经常活动的要高2~3倍；例如情绪变化，因为情绪变化可影响免疫功能，精神紧张、经常愁容满面，能降低免疫系统的功能，减少鼻咽部的干扰素、核酸酶等抗病毒物质（据1997年7月9日《联合日报》：欢乐情绪下，免疫球蛋白-A的水平可升高20倍），机体杀伤、吞噬微生物和炎性细胞的能力减弱，呼吸道病毒的活力和毒性就可增强。

2案　一人黑色[1]能饮酒，患伤风，头疼，身疼，如火热，骨痛无比，不吃饭。人参败毒散[2]加干葛。

【注解】[1] 黑色：指面色，可能是因能饮酒，加上发热，而引起面色变紫红、紫黑，不是指肾的颜色。

[2] 人参败毒散：同名3方。(1)《和剂局方》方，治时疫、风湿外感，药用人参、茯苓、甘草、枳壳、桔梗、柴胡、前胡、羌活、独活、川芎、薄荷、生姜；(2)《症因脉治》方，治寒湿疫痢而脉微弱者，药同《和剂局方》方少薄荷、生姜；(3)《医便》方，治同《和剂局方》方，药同《和剂局方》方加陈皮。

【阐发与临证】本案头痛、身痛、骨节疼痛，身发热如火，可能有恶寒，但热重寒轻。因能饮酒，伴随进食大量动物蛋白质，湿内阻而不能吃饭。骨痛无比既与重伤风有关，又与湿滞经络有关。人参败毒散主治感冒挟湿，气虚外感。此患者症状与流感极相似。当流感流行时，可采取预防措施。日本稻村忠胜的研究表明，茶叶中的儿茶素能抑制流感病毒的活性，乌龙茶、红茶和日本茶中都含有儿茶素，但绿茶预防流感的效果最好。经常用茶水漱口，儿茶素能防止流感病毒和口腔黏膜结合，并杀死病毒。《本草纲目》说茶"最能降火。火为百病，火降则上清矣"，又说"惟饮食后浓茶漱口……且苦能坚齿消蠹"，说明茶叶能对口腔消毒，又能清热消炎。1998年1月4日《中国环境报》介绍，每晚用湿的热毛巾上下轻搓摩双耳各40次，能防治感冒。1999年1月1日《联合日报》介绍，多吃肉食类、蛋、糖类可使人疲倦，降低对疾病的抵抗力。过多进食咸物，唾液分泌减少，口腔内溶菌酶含量减少，病毒在黏膜上生存的机会就增加。过多进食高脂肪食物，也会降低免疫细胞抗病毒能力。海鲜类食品含较多的组织胺，能诱发或加重感冒，而蔬菜、水果、奶类、豆类等对防治感冒有益。1999年4月24日《侨报》介绍，药理实验和临床研究表明，滥服药物易导致感冒，特别是抗生素、磺胺药、抗结核药、驱虫药、抗癌药、解热镇痛药对机体免疫系统有不同程度的抑制作用，从而易诱发感冒。

3案 卢正一年四十五岁，患伤风，腰疼，身热，饮水。小柴胡汤加杜仲、牛膝、天花粉、连翘、干葛。

【阐发与临证】 本案患伤风感冒，按惯例用小柴胡汤扶正达邪。因另兼腰痛加杜仲、牛膝，身热饮水多，加连翘、花粉、葛根清热解肌，生津止渴。与第1案不同处是彼身热而面色青白有寒，所以加羌活；此为身热饮水有热，所以加花粉、连翘、葛根。

现在有人提出患感冒不必服药，其理由之一是：感冒时的发热、头痛、流涕、咳嗽等症状实际上是人体对病毒做出的反射性自我保护反应，可刺激白细胞的吞噬功能和抗体形成，发热还可抑止病毒的繁殖；理由之二是：感冒是急性自限性疾病，病程短，多休息、多饮水，一周内即可康复。说得也有道理，但看法也太偏颇，用中药是能达到治疗目的的，至少能减轻症状。

4案 王成三患伤风，腹泻百二十来度。五苓散[1]加白术三钱，前胡八分，羌活一钱（风能胜湿），苍术二钱，神曲（炒）一钱。

【注解】 [1]五苓散：《伤寒论》方，治水分有热，或名水结，烦渴引饮，小便不利，药用茯苓、猪苓、泽泻、白术、桂枝。

【阐发与临证】 伤风感冒而有腹泻，一般说是胃肠型感冒，表现为伤风感冒的症状，腹中作胀、大便稀薄、呕吐恶心纳呆等。但本案腹泻次数达"百二十度"，可见不是胃肠型感冒。此人实际是泄泻病，因为泄泻病初起可见轻微的外感表证症状，所以疑为"伤风"也是有可能的。

泄泻常分十种证型，湿热为泻下如注的黄色水样便，或黏液，肠鸣作痛；寒湿为大便清稀、完谷不化，腹隐痛喜温；食积为泻后痛减，痛、泻交替，粪便稠黏秽臭，腹胀嗳腐；肝气为泻后痛不减甚或加重，胃胁胀痛；霍乱为暴泻烦渴，腹中绞痛，或呕吐稀水；气食交并为腹中绞痛、下无休时且如蟹沫状泡沫；热结旁流为绕脐腹痛拒按，泻下黄臭稀水；脾虚为大便稀溏，或如鸭粪，饮食不慎则加重，腹隐痛，喜热喜按；肾虚为五更泻，肠鸣即泻、泻后即减，大便稀薄，小便清长；漏食泻为每食后即肠鸣腹胀作泻。本案从用药看可能是寒湿。

5案 方恺三患伤风，心疼，败毒散[1]加山栀（炒）九分，白芍一钱五分，草豆蔻一钱五分，木香（煨）一钱。

【注解】 [1]败毒散：同名7方。（1）《博济方》方，治脏毒下血，腹痛后重，药用炒槐花、枯矾、乌梅；（2）《症因脉治》方，治风寒湿痢，药用人参、羌活、独活、川芎、柴胡、陈皮、前胡、桔梗；（3）《类证活人书》方，治伤寒温疫，风湿风眩风痰，头痛目眩，恶寒咳嗽鼻塞或憎寒壮热，肢痛项强，药同人参败毒散方去薄荷；（4）《婴童百问》方，治小儿伤寒、瘟疫风湿、头目昏眩，四肢痛，憎寒壮热，项强，咳嗽鼻塞声重等，药同《博济方》方加地骨皮、天麻或蝉蜕、防风；（5）《中国医学大辞典》方，治初热壮盛等证，药同《类证活人书》方加升麻、荆芥、牛蒡子、蝉蜕、山楂、地骨皮、薄荷、紫苏、紫草、葱白汁，去柴胡、茯苓、人参、独活；（6）《沈氏尊生书》方，治痛疽初起、憎寒壮热、头痛拘急，药用人参败毒散去人参加连翘、荆芥、防风、银花；（7）《疡医大全》方，治疹后口臭口疮，唇烂咽喉痛，药用生地、桔梗、连翘、牛蒡子、天花粉、玄参、银花、丹皮、柴胡、生甘草、黄柏、薄荷、赤芍、熟石膏、竹叶、灯心草、犀角汁。

【阐发与临证】本案是伤风感冒兼有心痛，心痛即胃脘痛，非真心痛，用败毒散治伤风感冒，同第2案，加用木香、草蔻、白芍、炒山栀治胃脘痛。从四味药看，此胃脘痛是肝郁气滞犯胃，所以用木香、草蔻疏理气机，行气止痛，加用白芍和肝敛肝、缓急止痛，用炒栀子清火有二种用意，一是肝郁能化火，二是配伍木香用以治肝失疏泄所致湿热郁蒸、气机阻滞之脘腹胀痛。

6 案 祝显一患伤风，小便白浊无度。小柴胡汤加黄柏、知母、白术、芍药、当归各一钱，莲肉（去心皮）一钱，秋石八分。

【阐发与临证】本案小便白浊非伤风感冒引起，乃原有病症，即原患小便白浊，现又伤风。小便白浊又名尿浊，《素问·至真要大论》篇称"溺白"。此病虚实均有。实证因湿热，病在膀胱；虚证因脾虚及/或肾虚。显然，本案小便白浊是湿热下注、脾虚气陷、肾阴不足三者都有。方用小柴胡汤治伤风感冒，知母、黄柏清其湿热兼养肾阴，秋石补肾水、润三焦，柴胡、党参、炙甘草、白术、莲子健脾益气、举陷升阳。

秋石乃童子溺加石膏后的沉淀物，用其上之轻清者。《本草纲目》谓其能治虚劳冷疾、小便遗数、漏精白浊。

7 案[1] 薛立斋治鸿胪[2]苏龙溪，患伤风，咳嗽气喘，鼻塞流涕。用参苏饮[3]一剂，以散寒邪，更用补中益气汤，以实腠理而愈。后因劳怒仍作，自用前饮，益甚，加黄连、枳实，腹胀不食，小便短少，服二陈、四苓，前症愈剧，小便不通。薛曰：腹胀不食，脾胃虚也；小便短少，肺肾虚也；悉因攻伐所致。投以六君加黄芪、炮姜、五味二剂，诸症顿退，再用补中益气加炮姜、五味，数剂全愈。

【注解】[1] 本案及下案都录自《内科摘要·卷上·脾肺亏损咳嗽痰喘等症》。

[2] 鸿胪：指鸿胪寺卿，为执掌朝廷祭祀礼仪之赞导。

[3] 参苏饮：同名4方。（1）《和剂局方》方，功能益气解表，宣肺化痰，主治虚人外感，内有痰浊，药有人参、苏叶梗、葛根、前胡、半夏、茯苓、枳壳、陈皮、桔梗、甘草、木香、生姜、大枣；（2）《易简方》方，功治药同上，无木香；（3）《丹溪心法》方，治疟疾热多者，药同《和剂局方》方加草果；（4）《伤寒保命集》方，治产后恶露入肺，面黑发喘，药用人参、苏木、童便。

【阐发与临证】本案的伤风感冒是虚人感受寒邪，因此用参苏饮益气散表寒，可能是表寒已解、气虚未复而更用补中益气汤而愈。现在对疾病的发生有一种新理论，即人的疾病没有任何一种是真正的单纯的生理疾病，不是由"心"到"身"（由于情绪、心理的变化而致病，如心血管病），就是由"身"到"心"（身体的、生理的疾病，影响心理的、情绪的变化，如感冒后引起疲惫、情绪低落等），所以原本体质虚弱（气虚），极易由劳累、怒气而引发疾病，本案的"劳怒仍作"即此意。《伤寒论》劳复篇中与劳复（女劳复除外）有关的有第392、393、395三条。392条是劳复使余热不清而小烦及/或脘腹胀闷，用枳实栀子豉汤治疗；第393条是劳复发热，用小柴胡汤扶正祛邪；第395条是脾胃虚寒用理中丸。本案很可能是劳复后心烦、腹胀，自己觉得与《伤寒论》第392条相仿，加枳实、黄连，忘却是脾胃虚寒，所以"益甚""前症愈剧"，后薛用六君加炮姜、补中益气汤加炮姜，实质还是理中汤类，针对脾胃虚寒而设，与第395条相仿。

8 案 金宪[1]阮君聘患伤风咳嗽，面白，鼻流清涕，此脾肺虚而兼外邪，用补中益气加茯苓、半夏、五味治之而愈，又用六君、芎、归之类而安。

【注解】[1] 金宪：对金院官员的尊称，一般指金都御史。

【阐发与临证】本案突出面白，可能还有其他能提示脾虚、肺虚的症状，如纳食不振、大便溏薄、疲乏身倦、咳嗽无力、痰少清稀等。本患者很可能平时就脾肺两虚，易于感冒。对于这类病人，平时应当注意预防。春天季节交换气候多变,呼吸道黏膜及全身抗病能力都下降,感冒及其他呼吸道传染病容易感染,因此要注意适时增减衣服、防风寒,合理调摄饮食,居室内要空气流通,阳光充足。据报道,冬春季开窗一小时,可使室内空气中的各种细菌病毒减少90%。夏季纳凉不可过贪,特别在睡眠时,机体抵抗力更是下降,最易遭受风邪侵袭。1999年6月23日德国《妇女》杂志报道亨切尔教授对预防感冒的建议,头两条就是避免吹穿堂风、睡觉时套上一件T恤衫。无论冬、夏季节长时间密闭的空调房,空气中由人体排出的有毒物质很多,经呼吸道排出的有149种,通过表皮排出的有271种,主要有二氧化碳、一氧化碳、丙酮、苯、甲烷、硫化氢、胺等,更容易增加感冒机会。

9案[1] 吴江史安卿子,伤风。用表散化痰之药,反痰盛咳嗽,肚腹膨胀,面色㿠白,此脾肺俱虚。用六君子加桔梗一剂,顿愈。至三日,前症又作,鼻流清涕,此复伤风也,仍用前药,加桑皮、杏仁,而愈。

【注解】[1] 本案录自《保婴撮要·六卷·咳嗽》。

【阐发与临证】本案与上例同样是脾肺两虚,面白。因虚,用解表化痰药后更咳嗽痰多、腹胀,用六君子汤治愈。三天后又反复,有可能是重感,也可能是流感引起的后遗症。1999年1月5日《人民政协报》报道:在罹患流感后一段时间内,患者可能仍会觉得"余波荡漾","就连一般感冒,也有后遗症。"1999年8月27日《联合日报》报道,柠檬、柑橘、大蒜、蜂蜜有解毒作用,能提高抵抗力。又报道说,欧美某些国家人们在感冒后煨鸡汤喝,效果很好,原因是鸡汤中的多种氨基酸能增强对感冒病毒的抵抗力,汤内所含的某些特殊物质具有极好的增强鼻咽部血循环和鼻腔黏液分泌的作用。

10案[1] 史元年子喘嗽,胸腹膨胀,泄泻不食,此饮食伤脾土,而不能生肺金也。用六君子汤一剂,诸症顿愈。

宿曰:余每治伤风外感而无内伤者,但用九味羌活汤[2]、参苏饮,无不立愈。予自感冒,必补中气,而外邪始解。可见人之禀赋,万有不齐,岂可一例表散!今观薛案,与予元气弱者吻合,于此虚实可见。

【注解】[1] 本案在《保婴撮要》中无完全相同的案例。

[2] 九味羌活汤:同名3方。(1)《此事难知》方,治受暴寒后发热无汗头痛,或挟湿,药用羌活、防风、细辛、苍术、白芷、川芎、黄芩、生地、甘草;(2)《伤寒六书》方,治表寒实恶寒无汗,上方加葱白;(3)《活法机要》方,治同《此事难知》方,药同《此事难知》方去苍术,加藁本、生姜、葱白。

【阐发与临证】本案的泄泻不食,虽有"喘嗽",但与第4案"腹泻百二十来度"不同,彼虽用五苓散加白术等治疗,但显然是泄泻病,以风邪和湿邪为主,本案是伤食引起脾胃虚。从案文看,宜加些消导药为好。

第四篇 迥 风

（琇按：迥与洞同，谓洞彻[1]也。）

1案 淳于意[1]治齐淳于司马病，切其脉，告曰：当病迥风，迥风之状，饮食下嗌，辄后之[2]，病得之饱食而疾走。淳于司马曰：我之王家，食马肝，食饱甚，见酒来，即走去，驱疾[3]，至舍，即泄数十出。臣意告曰：为火齐米汁[4]饮之，七八日而当愈（琇按：其人必内火素盛，又食过饱而疾驰，食乃奔迫而下，食去肠虚，气复流聚，故食入则气迫，辄后若洞彻然，以黄连泻火，米汁补脾而愈。凡治火迫下泄，用之甚验）。时医秦信在旁，臣意去，谓左右阁都尉曰：意以淳于司马病为何？曰：以为迥风，可治，信即笑曰：是不知也。淳于司马病，法当后九日死（琇按：信误以病同赵章，断以为死亦高手也）。即后九日不死，其家复召臣意。意往，问之，尽如意诊。臣即为一火齐米汁使服之，七八日病已。所以知之者，诊其脉时，切之尽如法，[5]其病顺，故不死（《史记》）。

【注解】[1] 淳于意：即仓公，本案录自《史记·扁鹊仓公列传》。

[2] 辄后之：立即全部泄泻出。

[3] 驱疾：走得很快。

[4] 为火齐米汁：齐，繁体字为齊，通齋，炊铺疾也。烧火煮米汤，即熬米油。另：火齐汤也为黄连黄芩黄柏三黄汤，如是则火齐米汁为用米汁熬三黄汤。

[5] 切之尽如法：切其脉，其脉平顺，无特殊，与病情相符合。

【阐发与临证】本案是饮食下咽后很快排泄出来，完谷不化。"洞"是下咽还出，应该是呕吐出来，洞风是进食后很快完谷排泄出来，除本书名为"洞风"外，又名漏食泻、飧泄。《素问·风论》篇云："久风入中，则为肠风飧泄。"王冰注云："风在肠中，上薰于胃，故食不化而下出焉。飧泄者，食不化而出也。"风邪挟寒湿、湿热侵犯肠胃，或食积瘀血阻肠胃，病在肠则完谷泄出，病在胃则完谷吐出。洞风或飧泄是病在肠，洞是病在胃，严格讲不是同一种病症。病在肠的飧泄，大概有风寒入肠、症见泄泻而兼腹痛；风湿犯肠，不饮水而完谷飧泄；湿热蕴肠、泄泻后重黏腻不爽；食积阻肠、腹痛泄泻或兼见腹中包块；脾虚不能运化精微、肠鸣腹满等，分别用苍术防风汤、升阳除湿汤或升阳益胃汤、防风芍药汤、保和丸、补中益气汤、八仙糕等治疗。本案用黄连等三黄清火，米汤滋阴补五脏、利小便，以此愈病。

2案 阳虚侯相赵章病，召臣意。众医以为寒中，臣意诊其脉，曰：迥风。迥风者，饮食下嗌而辄出不留，法曰五日死。而后十日乃死，病得之酒（琇按：酒伤阳明太阴，湿热久从火化，三阴生气竭绝故洞泄而死也）。所以知赵章之病者，臣意切其脉，脉来滑，是内风气也。饮食下嗌而辄出不留者，法五日

【注解】[1] 洞彻：洞是"食不化，下咽还出"（《灵枢·邪气病形》篇），即进食后原物吐出来。洞风是风邪之洞彻五脏而引起食不化、全部泄出。洞彻即洞风。

死，皆为前分界法。后十日乃死，所以过期者，其人嗜粥，故中藏实[1]，中藏实，故过期。师言曰：安谷[2]者过期，不安谷者不及期（《史记》）。

【注解】[1] 中藏实：中藏指脾胃。这里指脾胃健，中气充实。

[2] 安谷：能安纳水谷，食后不呕吐、不泄泻，即食欲及运化正常。《素问·玉机真脏论》篇曰"浆粥入胃，泄注止则虚者活"，即本案所符合者。"师言"应指《内经》，因《内经》成书时间早。

【阐发与临证】本案也是洞风症，但"辄出不留"可吐出，也可泄出，但都完谷不化。上案注明"辄后之"，本案是"死"症，可能是吐出来。食入即全吐出来，是危症，这是病在胃。如果胃气尚存，还能拖延时日。因为患者经常吃粥，粥能和胃气、养胃气，所以又延长了五天生命。笔者曾诊治数十例十二指肠球部溃疡疤痕挛缩引起幽门部分梗阻而反胃呕吐的患者，每天早晨吃下去的食物，到下午四点钟呕吐出来，仍有很多不消化的食物，即完谷不化、辄出不留。病人面黄肌瘦，用和胃降逆、通腑消导法，以调胃承气汤合旋覆代赭汤加减治疗颇有疗效（见余著《临证秘验录》），当然与本案所说的可能还有不同。

米汁，《本草纲目》说其"益气、止烦止渴止泄""温中，和胃气""补中、壮筋骨、益肠胃""温中益气，养胃和脾，除湿止泄"。据1998年1月28日《江南晚报》报道，美国营养学家发现米饭所含的蛋白质是由独特的氨基酸组成，有明显降低血液中胆固醇浓度之效，尤其是糙米饭，营养丰富、热量低。

第五篇 沓 风 附：漏风

（琇按：《素问·风论》篇：饮酒中风则为漏风。又，外在腠理则为泄风。）

1案 安阳武都里成开方，自言以为不病。臣意诊之，谓病苦沓[1]风，三岁四肢不能自用，使人喑（失音也），喑即死。今闻其四肢不能用，喑而未死也。病得之数饮酒，以见大风气（琇按：经云肺热叶焦则生痿躄。[2]兹谓饮酒见大风气是肺为风邪所伤，故痿而失音也。又云：脾病而四肢不用，[3]则脾土亦为酒湿所伤矣）。所以知成开方病者，诊之，其脉法奇咳言曰，藏气相反者死，切之，得肾反肺（琇按：涩而短也），法曰三岁死也（《史记》）。

【注解】[1] 沓：繁杂之意。

[2] 肺热叶焦则生痿躄：录自《素问·痿论》篇，原文是："故肺热叶焦，则皮毛虚弱急薄者，则生痿躄也。"

[3] 脾病而四肢不用：录自《素问·太阴阳明论》篇。原文是："脾病而四肢不用何也？……四肢皆禀气于胃……必因于脾，乃得禀也。今脾病不能为胃行其津液，四肢不得禀水谷气……故不用焉。"

【阐发与临证】沓风之病名首见于此，后世用得不多。从症状看，四肢不能用是痿病，故琇按中引《素问·痿论》篇曰："五脏因肺热叶焦，发为痿躄。"痿是痿弱无力以运动，躄是挛躄，足不得伸以行也。因此，除肺热以外，肾、脾、肝与此关系也密切。肾气主足，主骨，肾气热则胫筋纵缓而不能任用于地；脾主肌肉，脾气热则胃液渗泄，干而渴，肌肉不仁；肝主筋膜，肝气热则筋膜干而挛急。此外，心气热则生脉痿，与痿病也有一定关系。而痿躄与经络有关，《灵枢·经脉》篇载："足少阳之别，名曰光明……实则厥，虚则痿躄，坐不能起。"还有精神因素也能致痿躄，《素问·疏五过论》篇曰："始富后贫，虽不伤邪，皮焦筋屈，痿躄为挛。"说的就是精神忧郁不振而引起痿躄，与现代的心身疾病、自身免疫性疾病多发性肌炎及格林巴利征等受情绪影响而发病极有相似之处。还有喑，《素问·脉解》篇曰："阳盛已衰，故为瘖也。"又说："内夺而厥，则为瘖俳，此肾虚也。"这里的瘖俳与本案沓风的二大症状相符合。"阳盛"于上，指风热痰湿等入中而搏于肾脏，"已衰"指肺津虚，肾气内夺肾精亏虚则既瘖又俳——足痿不用。《灵枢·经脉》篇载："足阳明之别，名曰丰隆……其病气逆则喉痹瘁瘖……虚则足不收胫枯。"从经络方面说，胃经与瘖、胫枯也有关，但本案的"得之数饮酒，以见大风气"，又因酒为湿热之物，困脾土而脾气热，肺为风邪所郁、肺气热、肺津虚，所以本案的沓风与肺、肾、脾胃都有关。

2案 江少微[1]治黄三辅，年逾四旬，醉饮青楼，夜卧当风，患头疼发热，自汗盗汗，饮食不进，医治十余日，罔效。诊得六脉浮洪，重按豁然。饮酒当风，名曰漏风。投以白术、泽泻，酒煎，而热退，汗仍不止，心口如水，此思虑所致。与归脾汤加麻黄根、桂枝，十数服而愈。头痛不已，用白萝卜汁吹入鼻中，立止。

【注解】[1] 江少微：(1) 江贽，北宋时崇安人，字叔圭，隐居不仕，政和中，赐号少微先生；(2) 另有《少微通鉴外纪》4卷，为刘恕（北宋史学家，官至秘书丞）撰（此书在《辞海》称《通鉴外纪》）。明代武宗将此二书合为一书，敕经厂刻，经办太监误将江少微冠名于《外纪》之上。现藏书于浙江宁波天一阁（录自《万卷精华楼藏书记》卷69和卷29）。(3) 江应宿之号，本案指此。

【阐发与临证】漏风症源出于《素问·风论》篇："饮酒中风，则为漏风。"尤在泾引朱肱《南阳活人书》谓："汗出太多，复感外邪而恶风者，名漏风。"此在《伤寒论》第21条用桂枝加附子汤主治。饮酒多，尤饮热酒则极易汗出，又易复感外邪、中风邪，汗出多，所以《素问·风论》篇所谓的漏风，实与朱肱所说的漏风为同一病症，前者重在说明诱因病因，后者重在说明症状病因。本案的病因是醉饮、夜卧当风，症状有头痛发热且自汗、盗汗——汗多，白天自汗出，夜间也极易汗出，不一定是阴虚盗汗，所以本案诊为漏风无疑。漏风，按《伤寒论》用桂枝加附子汤治疗，调和营卫，实卫阳，另可加人参、黄芪，倍芍药益气和营。本案用归脾汤益气、桂枝调和营卫，麻黄根止汗，也是同一方法。

本案文中说"醉饮青楼"，可见"醉饱入房"且"行房汗出"是免不了的，再夜卧当风，则为入房汗出中风，按《素问·风论》篇谓"内风"，可用加味大补汤（《沈氏尊生书》方，治内风瘫痪，药品有蜜黄芪、人参、白术、当归、茯苓、白芍、熟地、牛膝、乌药、杜仲、防风、木瓜、羌活、独活、苡米、附子、肉桂、木香、沉香、甘草、生姜、大枣），与前面的桂枝加附子汤、归脾汤加味立法相同，用药大同小异。《素问·风论》篇对漏风还有一些症状描述，"常不可单衣（恶风）、食则汗出，甚则身汗（汗多）、喘息恶风、衣常濡（汗多）、口干善渴（汗多伤胃津）、不能劳事（虚）。"

元代艾元英《如宜方》治头痛即用生萝卜汁滴鼻中治疗，效果好。

第六篇 中 寒

(琇按：中寒以直中三阴为是，诸案惟富翁、吴仆二症近之，余皆感寒，非中寒也。)

1案[1] 罗谦甫治参政商公，年六旬余，原有胃虚之证，至元己巳夏上都住，时值六月，霖雨大作，连日不止，因公务劳役过度，致饮食失节，每旦则脐腹作痛，肠鸣自利，须去一二行，乃少定，不喜饮食，懒于言语，身体困倦。罗诊其脉，沉缓而弦。参政以年高气弱，脾胃素有虚寒之证，加之霖雨，及劳役，饮食失节，重虚中气。《难经》云：饮食劳倦则伤脾。[2]不足而往，有余随之。[3]若岁火不及，寒乃大行，民病骛溏。[4]今脾胃正气不足，肾水必挟木势，反来侮土，乃薄所不胜，乘所胜也。[5]此疾非甘辛大热之剂，则不能泻水补土（舍时从症），虽夏暑之时，有用热远热之戒。[6]又云：有假者反之，[7]是从权而治其急也。《内经》云：寒淫于内，治以辛热，[8]干姜、附子辛甘大热，以泻寒水，用以为君；脾不足者，以甘补之，人参、白术、甘草、陈皮苦甘温，以补脾土；胃寒则不欲食，以生姜、草豆蔻辛温，治客寒犯胃；厚朴辛温，厚肠胃；白茯苓甘平，助姜附以导寒湿；白芍药酸微寒，补金泻木，以防热伤肺气为佐也。不数服，良愈（琇按：此症是中寒，谓中气虚，寒非中寒也）。

【注解】［1］本案录自《卫生宝鉴·卷二十三·中寒治验》。

［2］饮食劳倦则伤脾：录自《难经·四十九难》。《素问·本病论》篇云："人饮食劳倦即伤脾。"

［3］不足而往，有余随之：原意"不足"为阳气不足，寒盛之病，阴气盛、阳气虚为不足；"有余"则阳气盛为有余。《素问·气穴论》篇曰："积寒留舍，荣卫不居，卷肉缩筋，肋肘不得伸，内为骨痹，外为不仁，命曰不足，大寒留于溪谷也。"意为寒邪积留于中，阳气不胜，因此筋缩肉卷，肢体不能伸展，是阳气虚之故。"不足而往"意即阳气虚、寒邪盛，病邪更乘患者饮食劳倦之虚而侮脾土，就是"薄所不胜"。但这里"有余随之"的"有余"不是指阳气盛，是指"乘所胜"。

［4］若岁火不及，寒乃大行，民病骛溏：源出于《素问·气交变大论》篇，引文有删节。

［5］薄所不胜，乘所胜：薄通搏，即侮、克之意。此句即"反侮克己者，乘己所克者"。肝木克脾土，脾土克肾水。今水反侮土，为薄所不胜，即反侮克己者；木克土，今木更克土，为乘所胜，即乘己所克者。

［6］虽夏暑之时，有用热远热之戒：夏暑之时，一般情况下少用辛温大热之剂，这是常规方法。

［7］有假者反之：引自《素问·六元正纪大论》篇，原文载："有假者反之，此其道也。"指反治法。当出现假象时用反治法，如用寒凉药以治真热假寒证，叫假反，亦即下面的"是从权而治其急也"。权即变化，从治即反治，《素问·至真要大论》篇曰："从者反治。"总结起来：当出现假象时用反治法，是用从治法治其急象。还有，若六气致病，应当用热不远热，用寒不远寒……才能治病。如太阳司天寒为病者，假（即借）热以疗，则用热不远夏等，这也是有假反常、有假反之。

［8］寒淫于内，治以辛热：源出于《素问·至真要大论》篇，原文为："寒淫于内，治以甘热，佐以苦辛，以咸泻之，以辛润之，以苦坚之。"又说："寒淫所胜，平以辛热，佐以甘苦，以咸泻之。"

【阐发与临证】本案是中阳不足、湿阻脾胃，兼以劳倦伤中气、饮食失节，运化无权。《脾胃论》中说得较细："形体劳倦则脾病，脾病则怠惰嗜卧，四肢不收，大便泄泻。"脾既病则胃不能独行津液。症状和病情分析相符，所引经文也对。所用药物即附子理中汤加味，符合病机。案文中有"每旦则脐腹作痛，肠鸣自利，须去一二行，乃少定"一句，可以考虑有五更泻的可能。五更泻也用温补脾肾药，本案所用药物缺乏煖肾之品。如果加之，可能疗效更好。从现代医学看，慢性结肠炎或阿米巴痢是有可能的。此君虽得药暂愈，但根治极难，很易反复发作。

2案 吴球[1]治一人暑月远行，渴饮泉水，至晚，以单席阴地上睡，顷间寒热，吐泻不得，身如刀刮而痛（寒症可知）。医曰：此中暑也。进黄连香薷饮[2]一服，次以六和汤[3]，随服随厥。吴诊其脉，细紧而伏，曰：此中寒也。从众皆笑曰：六月中寒，有是事乎？吴曰：人肥白，素畏热，好服凉剂，况远行，途中饮水必多，今单席卧地，夏月伏阴，深中寒气，当以附子理中汤[4]，大服乃济（舍时从症）。病者曰：吾在家，夏常服金花黄连丸[5]。今途中多服益元散[6]及瓜水，因得此患。吴曰：此果然也。用之甚效。按张仲景云：夏月阳气在表，胃中虚冷，故欲著腹衣。[7]今人酷热，日取风凉，夜多失盖，饮水食瓜果，多服凉剂，或以井泉浴体，久而不成患者鲜矣。

【注解】[1]吴球：字茭山，浙江丽水（古称括苍）人，明朝著名医家。著作有《活人心统》《诸证辨疑》等。吴之医案除见于其著作外，还收录于《慎斋遗书》《中国医籍考》《医学大成提要》等。

[2]黄连香薷饮：《类证活人书》方，又名香薷散，治伏暑暑风、大热烦渴、水泻脉数等，药用黄连、香薷、厚朴、扁豆、甘草。

[3]六和汤：同名2方。（1）《澹寮集验方》方，治暑热内蕴、寒热交作、霍乱吐泻，药用香薷、砂仁、半夏、杏仁、人参、甘草、赤苓、藿香、扁豆、厚朴、木瓜、生姜、大枣；（2）《和剂局方》方，治霍乱转筋、呕吐泄泻、寒热交作、痰喘咳嗽、胸膈痞满等，药物比《澹寮采验方》方少木瓜。

[4]附子理中汤：同名2方。（1）《三因极一病证方论》方，治五脏中寒、口噤、四肢强直、不语，药用附子、人参、炮姜、炙甘草、白术；（2）《万病回春》方，治中寒厥倒，药用附子、干姜、炮吴萸、官桂、人参、当归、陈皮、厚朴、白术、炙甘草、生姜、大枣。

[5]金花黄连丸：同名4方。（1）《博济方》方，治急热烦躁，面目萎黄，头痛目涩，药用黄连、黄芩、大黄，蜜丸；（2）《证治准绳》方，治疹痨积热不解，药用黄连解毒汤（1）方，蜜丸；（3）《宣明论方》方，又名大金花丸，治火热壅盛，药用黄连、黄柏、黄芩、大黄；（4）《素问病机气宜保命集》方，治同上，药同上方去大黄加栀子。

[6]益元散：同名3方。（1）《宣明论方》方之一，治暑湿身热、心烦口渴、小便不利、三焦湿热、小便淋痛，药用滑石、炙甘草；（2）《宣明论方》方之二，治暑病惊烦不安，药用滑石、甘草、辰砂；（3）《宣明论方》方之三，治同上，药同《宣明论方》方之一加砂仁。

[7]夏月阳气在表……欲著腹衣：这一段话源出《伤寒论·辨脉法第一》，原文为："夏月盛热，欲著复衣……五月之时，阳气在表，胃中虚冷，以阳气内微，不能胜冷，故欲著复衣。"案文中的"腹"应为"复"。

【阐发与临证】从病史可知其人夏季酷热贪凉，既外受寒，又内纳凉，以致寒热身痛欲吐泻。用现代话说是夏季风寒外感并肠胃炎，因为路途中有不洁饮食史，又夜晚受风寒。且其人平时常服银花、黄连、青黛等物，中焦虚寒可知。诸医用香薷饮尚可，但不能用黄连。用六和汤也尚可，但此二方都缺乏温中祛寒类药品，况且因用黄连等寒凉药，更损中焦阳气，故随服随厥。

中暑是感受暑热后所得，此为中暑之阳证。中暑之阴证，多由先感暑热，后又贪凉，以致外寒而里热或寒热交杂，气机阻塞，发为是症。张洁古所说"静而得之为中暑"、李东垣所说"避暑乘凉得之者，名曰中暑"都是指这种中暑。还有先贪凉受风寒，身已违和或甚已感冒风寒，又在太阳下过度劳作，这种情况也极易里寒外热、寒热交杂、气机阻塞，发为中暑。从一些治疗方剂也可看出这一点，如苏合香丸是温的，香薷饮是温的，十味香薷饮是温的，而且都是疏理气机的。中暑汤治暑邪直中，用黄连、知母等清热药，也还用吴萸、干姜水拌用，说明治这种中暑不能过于寒凉。

3案[1] 一富翁患中寒阴症，名医盈座，最后延御医吴至。诊之曰：非附子莫救。但忘携来，令人之市，拣极重者三枚，生切为一剂，计重三两，投之。众医吐舌，潜裁其半，以两半为剂进之。病遂已。吴复诊，曰：何减吾药也？问之，知减其半。曰：嘻嘻！吾投三枚，将活三年也，今止活年半耳。后年余复病而卒。脉药之神如此。

【注解】[1] 本案也收录于《上池杂说》，冯元成撰于1644年，一卷。冯元成，名时可，字元成，明代内科医家。案情发生时，治疗者吴御医忘其名，但善用附子，人呼为吴附子。

【阐发与临证】中寒是卒中寒邪，尤其是中下焦，是阴证、寒证、实证。一般症状有突然眩晕、口噤或昏不知人，身体强直，或战栗或身倦，恶寒无汗，或发热，或手足厥冷，也有遍身疼痛，吐清冷稀涎，腹痛、下利完谷不化，口不渴、脉沉等。《症因脉治·卷一》载："其人真阳素虚，阴寒内盛……一得外寒，则直中三阴，而为中寒之症矣。"一般选用附子汤、麻黄附子细辛汤、麻黄附子甘草汤等。上述二例从症状和病史看，属中焦虚寒，是阴证、寒证、虚证，与真正的中寒还有不同。本案未说症状，只从用生附子三两来看，确是阴寒沉痼。

附子辛甘大热，有毒，归心、肾、脾经。功能回阳、散寒止痛，主治阴盛，阳虚或亡阳，四肢厥冷，恶寒蹺卧，下利清谷等。《本草正义》曰："为通行十二经纯阳之要药……里则达下元而温痼冷，彻内彻外，凡三焦经络，诸脏诸腑，果有真寒，无不可治。"这就说明本案确是中寒。实验研究表明，附子含消旋去甲基乌头碱、乌头碱等。前者的作用与异丙基肾上腺素相似，可加强心肌收缩力，加快心率，促进窦房和房室传导，增加冠状动脉血流和心肌耗氧。附子的水溶部分有明显的强心作用，升高血压。附子注射液有增强免疫作用。实验研究所揭示的附子作用是否就是消除中寒所表现的阴盛的病机和症状，有待进一步研究。

4案 江应宿见一木商，自云曾经五月放树[1]，久立风雨湿地，衣服尽濡，患寒热交作，遍身胀痛，欲人击打，莫知为何病，服药罔效，忽思烧酒[2]，热饮数杯，觉腹中宽快，数饮至醉，良愈。此中寒湿，医莫能察识耳。

【注解】[1] 放树：放木排。本案还收录在《奇症汇·身部》。

[2] 烧酒：即高度粮食白酒。江浙沪等地称50度以上粮食白酒为烧酒，即能着火，现在对39度左右的白酒也这样称呼。《本草纲目》载酒"辛甘大热……消冷积寒气，燥湿痰……杀虫辟瘴"。

【阐发与临证】本案患者放木排，常处江河边，有时尚需夜卧于水边，因而经常受寒湿，不可避免的寒湿内侵，与体内阳气交争而寒热交作。寒湿为阴邪，阻滞经络，经络血脉不通而遍身胀痛。适度击打犹如推拿，有舒筋活血之效而能暂缓病状。少量饮酒能活血舒筋、发散风寒。《本草纲目》谓"酒……少饮则和血行气，壮神御寒"，又说："阴毒腹痛，烧酒温饮，汗出即止……寒湿泄泻，小便清者，以头烧酒饮之，即止。"本案患者其实就是患风寒湿痹，或者相当于现代的风湿性多肌痛、纤维肌痛综合征等，现代也常配药酒予服。本病可用针灸疗法，取穴以局部为主，如肩髃、肩髎、曲池、合谷、手三里、阳溪、阳池、环跳、秩边、风市、阳陵泉、足三里、犊鼻、悬钟等，因是寒湿，疼痛为主，可用艾灸、温针，强刺激、久留针，还可加关元、肾俞、血海。

脚受凉特别易感冒。在人的鼻咽部经常潜伏着能引起患感冒的各种病毒、细菌、支原体等，平时人体有抵抗力，足以抗拒它们的侵入。但当人受凉，尤其是脚部受凉，上呼吸道黏膜分布的微血管先收缩、后扩张，鼻黏膜肿胀充血，其抵抗力下降，微生物大量繁殖，就可引起感冒。冬季如果脚受凉，极易流涕、打喷嚏，就是明证。所以有人主张平时不要穿过多的衣服，常用冷水洗脚，通过锻炼，提高机体对足部温度变化的适应能力，增强对感冒的抵抗力。

5案 饶州[1]吴上舍仆[2]，年逾二十，患小腹卒痛，四肢厥冷。江诊得六脉沉伏，此中寒阴症，投附子理中汤，一匕而愈。

【注解】[1] 饶州：江西古时的一个州府名，范围相当于今时鄱阳湖东一大片地域，治所在波阳。

[2] 吴上舍仆：上舍，古时的上等馆舍，源出于《史记·张仪列传》。宋时为太学的等级之一，即高年级的大学生。吴上舍仆即姓吴的大学生的仆人，相当于书童。

【阐发与临证】前例已述中寒是阴寒实证。本案小腹卒痛、四肢厥冷，且又六脉沉伏，当为中寒阴症，此例辨证要点在四肢厥冷和六脉沉伏。

第七篇 中 热

（琇按：中字宜作平声为是，盖内热病即经云热中是也。[1]中热多在盛夏，名目中暍，其病甚暴。今以中为中，误列中热门。）

1案 淳于意治齐王侍医遂病，自炼五石[1]服之。臣意往过之，遂谓意曰：不肖有病，幸诊遂也。臣意诊之，告曰：公病中热。论曰：中热不溲[2]者，不可服五石，石之为药精悍，[3]公服之，不得数溲，亟勿服，色将发痈。[4]遂曰：扁鹊曰：阴石以治阴病，阳石以治阳病。夫药石者，有阴阳水火之齐，故中热，即为阴石柔齐治之；中寒，即为阳石刚齐治之。[5]臣意曰：公所论远矣。扁鹊虽言若是，然必审诊，起度量，立规矩，称权衡，合色脉，表里有余不足，顺逆之法，参其人动静与息相应（医法之妙尽矣），乃可以论。论曰：阳疾处内，阴形应外者，不加悍药及镵石。夫悍药入中，则邪气辟矣，而宛气愈深[6]（琇按：观此则为热中无疑，与阴虚火炽人服桂附，初少愈，后乃不治同）。诊法曰：二阴应外，一阳接内者，不可以刚药。[7]刚药入则动阳，阴病益衰，阳病益著，邪气流行，为重困于俞，忿发为疽。[8]意告之后百余日，果为疽，发乳上（琇按：肝胃热燥故疽发乳上），入缺盆死。此谓论之大体也，必有经纪，拙工有一不习，文理阴阳失矣[9]（琇按：重见痈疽门）。

【注解】[1] 五石：即五石散。药物组成有四说。一说内含丹砂、雄黄、白矾、磁石、曾青。此说有误，因丹砂恶磁石；二说，《本草纲目》引苏颂曰："郑康成注周礼，以丹砂、石胆、雄黄、矾石、磁石为五毒。"此与以上相同；三说为含阳起石、钟乳石、磁石、空青石、金刚石。再说是古代道家用紫石英、白石英、赤石脂、钟乳石、硫黄五种原料炼成丹剂，谓服之能延年益寿，唐宋时盛行。实则令人阳气暴亢、阴精暗耗，变证百出。

[2] 中热不溲：指内脏或中焦有热，小便减少，甚或尿闭。

[3] 石之为药精悍：五石散中的石质类药，药性刚烈，性大热有毒。

[4] 色将发痈：侍医遂病中热，已经小便不畅、量少，服了五石散这样的热药，小便更少，因此从面色、肤色来观察，将要发痈肿。

[5] 扁鹊曰……齐治之："扁鹊曰"以下这段话是说，阴性的石质类药物可用以治阴虚的病，阳性的石质类药物可用以治阳虚的病。凡作为药物治病的石类物质，都有阴性或阳性、能补水或补火的区别，所以内脏或中焦有热的，当用阴柔性的石质类药物来治疗；内脏或中焦有寒的，当用阳刚性的石质类药物治疗。

[6] 论曰……宛气愈深："论曰"以下这段话是说，内脏有阳热性的病，而外表则表现为阴寒性的症状，这样的病人不能用猛悍的药，也不能用砭石来针刺。因为猛悍的药物进入体内就可使邪气（指在内脏的热邪）更嚣张，而疾病更沉重。

【注解】[1] 经云热中是也：《素问·脉要精微论》篇载"粗大者，阴不足阳有余，为热中也"。指脉洪大为内脏有热。

［7］诊法曰……不可以刚药："诊法曰"以下这句话是说，少阴（按太阴、少阴、厥阴排列，则少阴为二阴，是阴较少。此非《伤寒论》少阴病的概念）在外，即阴虚于外，一阳（按太阳、少阳、阳明排列，则太阳为一阳，是阳为甚，此也非《伤寒论》太阳病的概念）在内，即阳盛于内，不可用刚热药。

［8］刚药入……怂发为疽：这段话是说：刚热药入内则两阳相劫而阳益甚，阳胜则阴病而阴更虚，阴虚则阳热更剧，热邪在体内流行，最后聚于经俞部位而发为痈肿。

［9］文理阴阳失矣：文字道理搞错则把阴和阳弄颠倒了。

【阐发与临证】本案录自《史记·扁鹊仓公列传》。这里的"中热"是指内脏或中焦有热，并非"中于热邪"之意。"中于热邪"的"中热"，多发生在夏季，又名中暍，即中暑。

本案的患者自己是医生，按说御医的水平不低，但自己误诊。本是内热、脏腑有热，反服热性甚猛的石质类药，是实其实（热盛）而虚其虚（阴虚），所以小便更少——阴津更虚少，而且发痈肿——阳热更重。案中"臣意曰"一段话是本文的中心思想，即对疾病诊治要结合症状、体征、舌苔、脉象，参合节气、环境、病因、病机来具体分析，不能死守教条。

第八篇 伤　　寒

（琇按：伤寒皆祖仲景，仲景原本《素问·热论》篇。又按：冬月为正伤寒，春为温病，夏为热病，症虽略同，治应稍异。）

1案　《南史》[1]记范云，初为陈武帝属官，武帝有九锡之命。云忽感伤寒，恐不得预庆事，[2]召徐文伯[3]诊视。问曰：可便得愈乎？文伯曰：便瘥甚易，正恐二年后不复起耳。云曰：朝闻道，夕死可矣，况二年乎。文伯于是先以火煅地，布桃柏叶，设席，置云其上。顷刻汗出，以温粉[4]裛[5]之，翌日遂愈。云甚喜。文伯曰：不足喜。后二年果卒。夫取汗先期，尚促寿限，况不顾表里，不待时日，便欲速愈者耶？今病家不耐病，病未三四日，昼夜督汗，医者随情顺意，鲜不致害，故书此为戒（《本事方》）[6]。

【注解】[1]《南史》：唐代李延寿撰，80卷，记南朝宋、齐、梁、陈四代历史，纪传体。本案转录自许叔微《普济本事方·卷八》黄芪建中加当归汤条目下，个别文字有出入。本案及治发瘕案、宋后废帝要剖孕妇腹取胎案都是徐文伯所治且记录在此书中。

[2]恐不得预庆事：因感伤寒患病，怕不能参加庆祝会。

[3]徐文伯：南北朝的南齐医家，与徐嗣伯是堂兄弟，按《中国历代医家传录》谓江苏盐城人。

[4]温粉：即扑粉，把药物研成细粉，撒扑在皮肤上。此处指发汗后汗出太过不止，把煅龙骨、煅牡蛎、生黄芪、粳米等研成细粉和匀，扑于皮肤上以助止汗。

[5]裛，音yì。《说文解字》释为书囊，《班固传》意为缠，这里应该是扑、敷。

[6]即《普济本事方》，见本案注[1]，及下案注[1]。

【阐发与临证】本案是急于求成，大量发汗以致促寿。伤寒表证用温法发汗解表是对的，但要水到渠成，不能硬性用熨法大量取汗，以致津液虚，造成后遗症，《伤寒论》第12条方后服药法中就讲到"遍身漐漐微似有汗者益佳，不可令如水流漓，病必不除"。关于用温粉扑身止汗的办法，《伤寒论》38条大青龙汤方后服法中也有，"汗出多者，温粉粉之。"汗多伤津亡阳是很有可能的，至于是否会造成二年后猝死，极可能是巧合。

2案　许学士叔微云[1]：一乡人伤寒身热，大便不通，烦渴郁冒。医者以巴豆药[2]下之，顷得溏利，宛然如旧。予视之，阳明结热在里，非大柴胡[3]、承气等不可，巴豆止[4]去积，不能荡涤邪热蕴毒。亟[5]进大柴胡等，三服，得汗而解（以下作汗亦是一法）。

【注解】[1]许叔微：字知可，宋代医家，江苏仪征人。曾任集贤院学士，人称许学士。本案录自《普济本事方·卷八》大柴胡汤条目下。

[2]巴豆药：以巴豆霜为主要成分配制的成药，作为泻药，在古时药肆中零售。

[3]大柴胡：指大柴胡汤。《伤寒论》方，治伤寒少阳邪热未解而阳明里热炽盛，心下痞硬或满痛，大便秘结，药用柴胡、黄芩、半夏、芍药、枳实、大黄、生姜、大枣。

[4] 止：通仅、只。

[5] 亟：急需。

【阐发与临证】伤寒而身热、烦渴、郁冒、大便不通，是表里同病。里证是里实热证，以身热、烦渴、大便不通可知；表证不是表寒证，因表寒证有恶寒无汗，本患者无，因此可能是表热证，也可能是少阳证，也可能表证已解。所以后面说非大柴胡（指少阳证兼里热）、承气（只有里实热，无表证）下之不可。《伤寒论》第 106 条说："太阳病，过经十余日……呕不止，心下急，郁郁微烦者，为未解也，与大柴胡汤下之则愈。"这里的大柴胡汤是下少阳半表半里之郁热，而非下阳明之燥屎。第 107 条说："伤寒十三日，不解，胸胁满而呕，日晡所发潮热……今反利者，知医以丸药下之，此非其治也。潮热者，实也。……后以柴胡加芒硝汤主之。"这里的小柴胡汤加芒硝也是既解少阳又下里热结，与本案完全相同。巴豆霜是温下剂，虽能去积，导致大便"溏利"，但不能去里热，因此病"宛然如旧"。

3 案[1]　一乡人邱生者，病伤寒。许为诊视，发热，头痛烦渴，脉虽浮数而无力，尺以下迟而弱。许曰：虽麻黄证，而迟弱。仲景云：尺中迟者，荣气不足，血气微少，未可发汗。[2] 用建中汤[3]加当归、黄芪令饮。翌日脉尚尔，其家煎迫，日夜督发汗药，言几不逊矣。许忍之，但只用建中调荣而已。至五日，尺部方应，遂投麻黄汤，啜二服，发狂，须臾稍定，略睡，已得汗矣，信知此事为难。仲景虽云不避晨夜，即宜便治，医者须察其表里虚实，待其时日。若不循次第，暂时得安，亏损五脏，以促寿限，何足贵也。

【注解】[1] 本案录自《普济本事方·卷八》黄芪建中加当归条目下。

[2] 仲景云……未可发汗：此句引自《伤寒论》第 50 条，有删节。

[3] 建中汤：同名 10 方。(1)《千金要方》方之一，治五劳七伤、小腹急痛、四肢逆冷、食后吐酸痰、后泄少气、目眩耳聋，药用饴糖、黄芪、干姜、当归、大枣、附子、人参、半夏、陈皮、白芍、甘草；(2)《千金要方》方之二，治虚损少气，腹胀纳呆，寒热头痛，手足逆冷，二便不利，口干，梦遗，面枯萎，恍惚，药同上方去干姜、半夏、陈皮，加肉桂、茯苓、龙骨、麦冬、生地、厚朴、生姜；(3)《千金要方》方之三，治虚劳面目黑，久立腰痛，四肢疼，起则目眩，药用生地、芍药、川芎、甘草、生姜、大枣；(4)《千金要方》方之四，又名大建中汤，治虚劳寒澼，胁下有饮，药用蜀椒、半夏、生姜、甘草、人参、饴糖；(5)《千金要方》方之五，又名前胡建中汤，治大虚劳，寒热呕逆，下焦虚热，小便赤痛，骨肉酸痛，药同《千金要方》方之一去干姜、饴糖、大枣、附子、陈皮，加前胡、茯苓、肉桂、生姜、白糖；(6)上书方之六，又名黄芪建中汤，治诸虚不足，即《外台秘要》方减半夏；(7)《外台秘要》方，治肺虚，药用黄芪、芍药、肉桂、炙甘草、半夏、生姜、大枣、饴糖；(8)《太平圣惠方》方，治伤寒心中悸烦，药用肉桂、炙甘草、白芍、人参、白术、陈皮、厚朴、桔梗、生姜、大枣；(9)《和剂局方》方，治荣卫失调，气血不足，短气嗜卧乏力，药用十全大补汤加麦冬、半夏、肉苁蓉、附子、生姜、大枣；(10)《济生方》方，又名大建中汤，治诸虚，短气喘逆，腰背强痛，小腹急痛，惊悸，药用四物汤去地黄加黄芪、附子、鹿茸、续断、地骨皮、石斛、人参、远志、炙甘草、生姜。

【阐发与临证】本案突出伤寒表证而尺脉迟弱，不宜马上发汗解表，应当先调补其营血。《伤寒论》第 50 条说："脉浮紧者，法当身疼痛，宜以汗解之。假令尺中迟者，不可发汗，何以知？然，以荣气不足，血少故也。"条文上半条"脉浮紧者"意指有伤寒表寒实证，表寒实当辛温发汗，麻黄汤是首选方。下半条说尺脉迟，为营血虚，不能用发汗药。本案是脉浮数，有发热头痛烦渴，如按《伤寒论》辨证，应当用桂枝汤。桂枝汤虽无麻黄汤之更辛温，但也能发散风寒，也属辛温解表之类。脉无力，且尺脉沉弱，提示营血虚少，所以用小建中汤加当归补血汤调补营血，达到"表里实、津液自和"（第 49 条）、"荣卫和"（第 53 条）、"阴阳自和"（第 58 条），就能采取下一步治疗措施，或者竟然能自愈。至于五日后尺脉迟弱改观、投麻黄汤后"发狂"，则是汗出不透引起的，与《伤寒论》第

48条的"当汗不汗,其人躁烦"、第57条的"半日许复烦"、第95条的"致冒,冒家汗出自愈"、第104条的"必蒸蒸而振,却发热汗出而解"一样。

4 案[1] 一人病发热、恶寒、自汗,脉浮而微弱,三服桂枝汤[2]而愈。此方在仲景方中独冠其首,今人全不用,惜哉!仲景云:太阳中风,阳浮而阴弱。阳浮者,热自发;阴弱者,汗自出。涩涩恶风,淅淅恶寒,翕翕发热,宜桂枝汤。[3]此脉与证,仲景说得甚分晓,止是人看不透,所以不敢用。仲景云:假令寸口脉微,名曰阳不足,阴气上入阳中,则洒淅恶寒也;尺脉弱,名曰阴不足,阳气下陷入阴中,则发热也。[4]此谓元受病而然也。又曰:阳微则恶寒,阴弱则发热,[5]医妄汗之,使阳气微,大下之,令阴气弱,此所谓医所病而然也。[6]大抵阴不足,阳往从之,故内陷而发热;阳不足,阴往乘之,故阴上入阳中则恶寒。[7]举此二端明白,何惮而不行桂枝哉。

【注解】[1]本案录自《普济本事方·卷八》桂枝汤条目下。

[2]桂枝汤:同名6方。(1)《伤寒论》方,治太阳中风,药用桂枝、芍药、生姜、炙甘草、大枣;(2)《千金要方》方,治少小卒得磬咳,吐乳呕逆,暴嗽昼夜不得息,药用桂枝、甘草、紫菀、麦冬;(3)《外台秘要》方,治天行蛊虫,药用桂枝、小蓝、猪肝;(4)《太平圣惠方》方,治伤寒太阳病,药用桂枝、附子、炮姜、炙甘草、麻黄、葱白;(5)《卫生宝鉴》方,治太阳传太阴下痢为鹜溏,大肠不能禁锢,下成小油光色,药用桂枝、白芍、白术、炙甘草;(6)《症因脉治》方,治伤寒有汗恶风,药用桂枝、白芍、麻黄、甘草。

[3]仲景云……宜桂枝汤:这段文字即《伤寒论》第12条条文,个别文字有改动。

[4]仲景云……则发热也:这段文字录自桂林古本《伤寒杂病论·卷一·平脉法第一》。

[5]又曰……则发热:这段文字录自桂林古本《伤寒杂病论·卷二·平脉法第二》。

[6]医妄汗之……而然也:即桂林古本《伤寒杂病论》中"平脉法第二"中师曰的一段话,原文为:"师曰:病人脉微而涩者,此为医所病也。大发其汗,又数下之,其人亡血,病当恶寒,后乃发热,无休止时……此医发其汗,使阳气微;又大下之,令阴气弱。"

[7]大抵阴不足……故阴上入阳中则恶寒:录自桂林古本《伤寒杂病论·平脉法第一》。

【阐发与临证】本案恶寒发热自汗,脉浮而微弱,就是《伤寒论》第12条的"太阳中风、阳浮而阴弱"。"浮"和"阳浮"指轻取则浮,"微弱"和"阴弱"指重取则弱。按方有执《伤寒论条辨》所说"关前为阳,关后为阴"即关前脉浮、关后脉微弱,也是同理。浮脉表示卫气外越故发热,微弱脉表示卫气虚而不固,腠理疏松,营阴不内守而自汗出。寸口脉微即阳脉不足,是卫气虚,按文中引张仲景说是阳不足,"阴往乘之"即"阴气上入阳中",也就是卫阳、卫气虚,风寒之邪外束。尺脉弱即阴脉不足,是营血虚,按文中引张仲景说是阴不足,"阳往从之"即"阳气下陷入阴中",也就是营血虚,风性上行,以阳引阳,两阳相搏,卫气外越故发热。如果表证而发汗过度,则卫阳更虚,阴津也虚,《伤寒论》第21条载"漏不止,其人恶风,小便难,四肢微急,难以屈伸",虽是桂枝加附子汤主之,临床也可以加芍药、人参以养津。《伤寒论》第158条"太阳病,医发汗,遂发热恶寒,因复下之,心下痞,表里俱虚,阴阳气并竭",这里的阴阳气并竭就是阴阳俱虚。

至于文中说"阳气下陷入阴中,则发热也""阳往从之,故内陷而发热",下陷、内陷不是说阳气入里、阳邪入里。如果是说下陷入里、内陷入里,那就不是桂枝汤证了。

5 案[1] 一人病伤寒身热,头痛无汗,大便不通,已四五日,医者将治大黄朴硝等下之。许曰:子姑少待,予为视之。[2]脉浮缓,卧密室中,自称甚恶风。许曰:表证如此,虽大便不通数日,腹不胀,别无所苦,何遽便下之?大抵仲景法,须表证罢方可下,不尔,则邪乘虚入,不为结胸,必为热痢也。作桂枝麻黄各半汤[3],继之以小柴胡,絷絷汗出,大便亦通而解。仲景云:凡伤寒之病多从风寒得之,始表中风寒,入里则不消矣。拟欲攻之,当先解表,乃可下之。若表已解而内不消,大满大坚实有燥屎,自可徐下之,虽四五日,不能为祸也(下不嫌迟)。若不宜下而便攻之,内虚热入,协热遂利，烦躁之变，不可胜数，轻者困笃，重得必死矣。[4]

【注解】[1] 本案录自《普济本事方·卷九》桂枝麻黄各半汤条目下。

[2] 子姑少待，予为视之：因为原文是许叔微记录的一亲戚的病例，他去看望患病的亲戚，所以能对其他医生说，请你稍等等，不要马上给服泻药，我再去看看。

[3] 桂枝麻黄各半汤：《伤寒论》方，太阳篇第23条载："太阳病，得之八九日，如疟状，发热恶寒，热多寒少，其人不呕，清便欲自可，一日二三度发……面色反有热色者……宜桂枝麻黄各半汤。"药用桂枝、芍药、生姜、炙甘草、麻黄、大枣、杏仁。

[4] 仲景云：凡伤寒之病多从……重得必死矣，录自桂林古本《伤寒杂病论·卷三·伤寒例第四》中。

【阐发与临证】本案主要说明邪在表则宜发散风寒法，表邪已解，如果里热已盛，形成了肠胃有燥屎，大满、大实、大坚，才能攻下。即使有大便不通数日，只要表证未解，不能用攻下法。患者头痛、身热、无汗、恶风寒、脉浮缓，表证无疑。大便不通四五日，但无腹胀腹满腹痛，因此里无热实结，不能予大黄、厚朴、芒硝等苦寒泻下。下之不当则成变证。"下不嫌迟"这句话是针对伤寒说的，就是说要等到表邪入里成为里实热结之阳明腑证才可用下法。

感冒可用食物疗法，介绍几种：（1）蜂蜜能提高抵抗力，坚持每日服50~100克，对感冒的抵抗力可提高3~4倍；（2）白菜心250克和萝卜60克，水煮吃菜喝汤，每日2次；（3）多吃含锌的食品；（4）2000年3月22日《人民政协报》转载：巧克力能有助于男性免疫系统产生免疫球蛋白。

6案[1] 一丈夫因入水发热，倦怠。以白术、陈皮、干葛、苍术各二钱，人参、川芎各一钱五分，生芪一钱，甘草些少，分作三贴，服愈（琇按：此丹溪案，宜入湿门）。

【注解】[1] 本案录自《丹溪医按·痛风》篇。

【阐发与临证】入水而发热还是受寒湿而引起，所以身体倦怠，意为困乏沉重，表明湿阻经络、肌肤。脾胃中土运化水谷失司，湿邪就易于留着，所以用人参、白术健运脾胃，苍术、陈皮化湿畅中。这不是伤寒。

7案[1] 一人年近五十，大便下血，脉来沉迟涩，面黄神倦者，二年矣。九月间，因劳倦发热，已自服参苏饮两贴，热退；续早起过劳，遇寒，两手背与面紫黑（有一人新昏[2]，手背与面紫黑，而大小便不通用温补药不救），昏仆，少顷复醒，大发热，妄语口渴，身痛至不可眠。脉之，三部不调，微带数，重取虚豁，左大于右。朱以人参二钱五分，带节麻黄、黄芪各一钱，白术二钱，当归身五分，与五贴得睡，醒来大汗如雨，遂安。两日后，再发热，胁痛，咳嗽，若睡时，嗽不作而妄语，且微恶寒。诊其脉似前，而左略带紧。许曰[3]：此体虚再感寒也。再与前药加半夏、茯苓十余贴，再得大汗而安。身倦至不可久坐，不思食，用补中益气汤，去凉药，加神曲、半夏、宿砂，五七十贴而安（烺按：此丹溪案，原刻误许学士）。

【注解】[1] 本案录自《丹溪医按·风寒》篇。

[2] 新昏：新近出现昏仆。

[3] 许曰：是刻误，应为朱曰。

【阐发与临证】本案例二年来经常发热、疲乏、面色萎黄，近来胁痛，稍受寒即发高热、出汗多（大汗如雨），身倦至不可久坐，类似现代的不规则发热、进行性贫血、消瘦、大便下血，说明有出血倾向，加上胁痛，提示可能有肝脾肿大。尤其是面部与手背部紫黑，可诊断为黑热病。因为黑热病以急性或亚急性起病，可有类似于伤寒和疟疾那样的热型，既有不规则发热，也有高热伴出汗。案文说昏仆、少顷复苏之类症状，可能系高热、长期发热、慢性消耗、瘦弱等综合因素引起，并非真正昏迷。魏之琇注"有一人新昏，手背与面紫黑，而大小便不通，用温补药不救"，说明当地这种病并非偶见，可能为流行病（白蛉叮咬，感染杜氏利什曼原虫），也有死亡病例。西药现在有葡萄糖酸锑钠、戊烷脉、两性霉素B等，经治疗后大多数病人有效，但易复发。这与病案中说病程已二年，并且又几次三番复发，最后又是连续用五七十剂而安相吻合。中药当然由辨证论治而设，如前所述症状，当是虚证，所以案文中用补中益气汤或加半夏、茯苓、砂仁、神曲、化湿畅中、和胃消导。

8案[1] 一士人家病者二人，皆旬日矣。一则身热发汗，大便未通，小便如经，[2]神昏如睡，[3]诊其脉长大而虚，用承气[4]下之而愈；一则阳明自汗，大便不通，小便利，津少口干燥，其脉亦大而虚，予作蜜兑[5]三易之[6]，下燥屎，得溏利而解。

【注解】[1] 本案录自《普济本事方·卷八》蜜兑法条目下，《伤寒九十论》第7证也载。

[2] 小便如经：小便如正常。经，也可解释为正常、寻常。

[3] 神昏如睡：《普济本事方》原文为神昏多睡，意思有些不同。

[4] 承气：此可能为小承气汤，《伤寒论》方，阳明篇213条："阳明病……若腹大满不通者，可与小承气汤微和胃气，勿令致大泄下。"药用大黄、厚朴、枳实。

[5] 作蜜兑：按《伤寒论》第235条，应该是蜜煎导。但《普济本事方》的条目名为蜜兑法，所以此处用蜜兑。

[6] 三易之：换了三次。

【阐发与临证】本案二例患者，都是发热、大便不通，分别用苦寒攻下和润肠法治愈，目的是说明辨证。第一例是身热用发汗法后转成肠胃热结，因此大便不通而小便正常，由于肠胃热结而神志欠清、多寐，《伤寒论》第190条："本太阳病，初得病时，发其汗，汗先出不彻，因转属阳明也。"第208条："阳明病，本自汗出，医更重发汗，病已瘥，尚微烦不了了者，此必大便硬故也。"第218条："阳明病，其人多汗，以津液外出，胃中燥，大便必硬，硬则谵语，小承气汤主之。"这三条都说明第一例的病机，所以用承气汤下之则愈。第二例也是阳明病，但自汗出，大便不通，小便利，津少口干燥，是肠中津液虚。虽然《伤寒论》第235条"阳明病，自汗出，若发汗，小便自利者，此为津液内竭，虽硬不可攻之……宜蜜煎导而通之"，其中有"若发汗"，是更虚其津液，再加小便自利，因而大便干燥，但本例口干燥也是津少，而且也有自汗出和小便利，所以也用蜜煎导而通之。

9案[1] 一人患伤寒，目痛鼻干，不得卧，大便不利，尺寸脉俱大，已数日，一夕汗出。许谓速以大柴胡下之。医骇曰：阳明自汗出，津液已漏，法当用蜜兑（果然稳当），何须用大黄药？许谓曰：子只知把稳，若用大柴胡，此仲景不传之妙，子殆未知也。乃竟用大柴胡，二贴而愈。仲景论阳明之病，多汗者，急下之，[2]人多谓已是自汗，若下，岂不表里俱虚？又如论少阴云：少阴病一二日，口干燥者，急下之，[3]人多谓病发于阴，得之日浅，但见干燥，若更下之，岂不阴气愈盛？举斯二者，则其疑惑者不可胜数，此仲景之书，世人罕读也。予谓不然，仲景称急下之者，亦犹急当救表，急当救里耳。凡称急者有三处，谓才觉汗，[4]未至津液干燥，便速下之，则为捷径，免致用蜜兑也。若胸中识得了了，自无可疑；若未能了了，误用之，反不若蜜兑为稳也。

【注解】[1] 本案录自《普济本事方·卷八》大柴胡汤条目下，《伤寒九十论》第14证也载。

[2] 仲景论阳明之病，多汗者，急下之，参见《伤寒论》第255条。

[3] 又如论少阴云：少阴病一二日，口干燥者，急下之：参见《伤寒论》第320条。

[4] 谓才觉汗：《普济本事方》原文为"谓才觉汗多"。

【阐发与临证】本案患伤寒表证后，鼻干、大便不利，脉洪大（尺寸俱大），目痛可能为目赤痛，提示内热重，已成热结，已数日又汗出。主治医许叔微拟用大柴胡汤，可能不是既清少阳半表半里之郁热，又解之表，而是用大黄清下在里之热结，用柴胡、半夏加黄芩疏利气机。从症状看已无表证可言，也是活用大柴胡汤的一个范例。现代有用大柴胡汤治疗急性胆囊炎、胆道感染的，也是既非解少阳之表（无表证），又非清少阳之里热，也是活用大柴胡汤。本案如果用蜜煎导，仅能通利大便，达不到清里热的作用。

阳明经证发热，汗出多，津液外泄，可以引起大便干硬秘结，转成阳明腑证。如再汗出多，大便秘结燥实更加重，反致津虚更重，所以要急下存阴，这是《伤寒论》第255条的内容。"人多谓已是自汗，若下之，岂不表里俱虚"是误解。第320条是少阴热化、热邪亢盛，大便秘结于里，是少阴病转阳明证，伤阴，因此急下存阴。"人多谓病发于阴，得之日浅，但见干燥，若更下之，岂不阴气愈盛"也是误解。案文中说"凡称急者有三处，谓才觉汗多，未至津液干燥，便速下之，则为捷径"，就是讲存津护阴液的重要性及其治法。

10案[1] 一士人得太阳症，因发汗，汗不止，恶风，小便涩（肾与膀胱为表里，故恶风而小便涩也，所以用桂枝加附子），足挛屈而不伸。诊其脉，浮而大，浮为风，大为虚，许曰：在仲景方中有两证，大同而小异，一则小便难，一则小便数，用药少差，有千里之失。仲景第七证[2]云：太阳病，发汗，遂漏不止。其人恶风，小便难，四肢微急，难以屈伸者，桂枝加附子汤[3]。第十六证云[4]：伤寒脉浮，自汗出，小便数（脉浮自汗，表也，小便数，邪已入里，故不可攻表），心烦，微恶寒，脚挛急，反以桂枝汤攻表，此误也。得之便数[5]，咽中干，烦躁吐逆（十六证仲景本文便厥咽干云云，处以甘草干姜汤，须与本文参看，恶风用桂枝汤，恶寒则不可用桂枝，所以小便数在仲景治以甘草干姜汤）。一则漏风（漏不止恶风），小便难，一则自汗，小便数，或恶风，或恶寒，病各不同也。予用第七证桂枝加附子汤，三啜而汗止，佐以甘草芍药汤[6]，足便得伸。

【注解】[1]本案录自《普济本事方·卷八》桂枝加附子汤条目下，《伤寒九十论》第二证也载。
[2]第七证：指《伤寒论》第21条。
[3]桂枝加附子汤：《伤寒论》方，治太阳病发汗后汗出不止者，药用桂枝汤加附子。
[4]第十六证：指《伤寒论》第29条的上半条。
[5]数：原文是厥，此处系刻误。
[6]甘草芍药汤：同名2方。（1）《伤寒论》方，该书名芍药甘草汤，治伤寒出汗多后脚挛急，或腹中痛，药用炒白芍、炙甘草；（2）《千金翼方》方，治产后崩中，逆气荡心胸，药用炙甘草、芍药、当归、人参、白术、陈皮、大黄。

【阐发与临证】本案的症状与《伤寒论》第21条完全相同，这是太阳病发汗太多，造成阳虚和津血虚的证治。太阳病发汗宜微汗，大汗则伤阳，甚则亡阳，首先卫阳虚，不能固表，因此汗出不止如漏。《灵枢·决气》篇云："津脱者，腠理开，汗大泄。"《素问·灵兰秘典论》篇云："膀胱者，州都之官，津液藏焉，气化则能出矣。"汗出多津虚，无以作小便，再加上膀胱气化因阳虚而不利，所以小便涩。四肢为诸阳之本，又《灵枢·决气》篇载："液脱者，骨属屈伸不利。"所以阳虚则四肢络脉不利，津血虚无以濡润筋脉经络，足挛屈不伸，与第21条的四肢微急、难以屈伸同义。恶风，既是因卫阳虚引起，表邪未解又会恶风，汗出太多复感外邪也会恶风。

本案文中又列举《伤寒论》第29条上半条："伤寒，脉浮，自汗出，小便数，心烦，微恶寒，脚挛急。"这同样是表证兼有卫阳虚和津血虚，与第21条不同之处是多了"心烦"，小便难换成小便数。心烦是阳虚加重。小便数其实是小便频涩、既涩又频，因涩而频，也是小便难之意，此为桂枝汤的禁忌证，是太阳病的变证。本案文中琇按"邪已入里"，又说"仲景治以甘草干姜汤"，这是误解。如邪已入里，或变阳明病，或变少阴病，现在只是太阳病的变证。从第29条原文来看，甘草干姜汤只是用在"反与桂枝欲攻其表"之后。

至于漏风，是朱肱《南阳活人书》中首名之，尤在泾引来说明汗出太多复感外邪而引起的恶风。恶风与第29条的微恶寒，从字义上讲是有严格区别的，但在临床实践差异不大。

11案[1] 侯辅之病，脉极沉细，内寒外热，肩背胸胁癍出十数点，语言狂乱。或曰：发斑谵语，非热乎？许曰：非也。阳为阴逼，上入于肺，传之皮毛，故癍出；神不守舍，故错语如狂，非谵语也。肌表虽热，以手按之，须臾冷透如冰（认症精确）。与姜附等药数日，约二十余两后，得大汗而愈。后因再发，脉又沉迟，三四日不大便，与理中丸[2]（用理中丸作下法妙），三日内，约半斤，其疾全瘥。候生之狂，非阳狂之狂，乃失神之狂，即阴虚[3]也。

【注解】[1]《普济本事方》与《伤寒九十论》中找不到本案，本案录自王好古《阴证略例·海藏治验录阴狂》。

[2] 理中丸：同名4方。(1)《伤寒论》方，治太阴病自利不渴，寒多腹痛呕吐，中寒霍乱寒饮，喜吐涎沫，药用人参、白术、干姜、炙甘草；(2)《外台秘要》方之一，治冷热不调，霍乱吐利，宿食不消，药用人参、白术、炙甘草、高良姜、干姜、桂心；(3)《外台秘要》方之二，治同上，药同《伤寒论》方加麦芽；(4)《博济方》方，治一切中寒心腹胀满，胃冷吐逆，脐腹撮疼，药用白术、干姜、肉桂、炙甘草、青皮、陈皮、木瓜、三棱、莪术、阿魏、朱砂，生姜木瓜盐汤下。本案所用为《伤寒论》方。

[3] 阴虚：应为阳虚。此处刻误。

【阐发与临证】斑有阳斑、阴斑，《丹溪心法》分为实热和虚寒引起，但热郁阳明、胃热炽盛、里热内迫营血引起的阳斑居多。狂和谵语也有阴阳之分，但以阳狂为多。《素问·病能论》篇曰："有病怒狂者……生于阳也……阳气者，因暴折而难决，故善怒也，病名曰阳厥。"谵语也是实证、热证居多，虚证、寒证较少。但像本案那样脉极沉细、内寒外热，这是阳虚而且是阴盛格阳引起的，这种斑色浅淡，四肢逆冷或下利清谷，畏寒蜷卧，语言虽狂乱而声息低微。所以本案文中着重说明"脉极沉细""脉又沉迟""肌表虽热，以手按之，须臾冷透如冰"等，病机是"阳为阴逼"，这就是阳虚甚或阴盛格阳。

12案[1] 一人病伤寒，大便不利，日晡发潮热，手循衣缝，两手撮空，直视喘急。更数医矣，见之皆走。此诚恶候，得此者十中九死。仲景虽有证而无治法，但云脉弦者生，涩者死。已经吐下，难于用药，漫且救之，若大便得通而脉弦者，庶可治也。与小承气汤一服，而大便利，诸疾渐退，脉且微弦，半月愈。或问曰：下之而脉弦者生，此何谓也？许曰：《金匮玉函》[2]云：循衣妄撮，怵惕不安，微喘直视，脉弦者生，涩者死。微者但发热谵语，承气汤[3]主之。予尝观钱仲阳《小儿直诀》[4]云：手循衣领及捻物者，肝热也。此证在《玉函》列于阳明部，盖阳明者胃也，肝有热邪，淫于胃经，故以承气泻之，且得弦脉，则肝平而胃不受克，所以有生之理。读仲景论，不能博通诸医书，以发明其隐奥，专守一书，吾未见其能也。

【注解】[1] 本案录自《普济本事方·卷九》小承气汤条目下，《伤寒九十论》第86证也载。

[2]《金匮玉函》：即《金匮玉函要略方》，系王叔和整理的《伤寒杂病论》中的一部分，北宋重校后名《金匮要略方论》，简称《金匮》，所引这段文字在《伤寒论》阳明篇第217条中。

[3] 承气汤：《伤寒论》原文是"大承气汤主之"。

[4]《小儿直诀》：全名是《小儿药证直诀》，所引文乃《十八药证直决·卷上·脉证治法·肝热》篇。原文为"手循衣领及乱捻物，泻青丸主之。壮热饮水，喘闷，泻白散主之"。

【阐发与临证】伤寒属太阳病，而出现排便艰难、日晡潮热、手循衣撮空、直视喘急，此为病已传入阳明腑实证。《伤寒论》第217条说："伤寒……不大便五六日，上至十余日，日晡所发潮热……循衣摸床，惕而不安，微喘直视，脉弦者生，涩者死。微者，但发热谵语者，大承气汤主之。"也就是本案文中所说"《金匮玉函》云"那一段。由于里热盛而日晡潮热，热扰心神则昏不识人、循衣摸床、津液枯竭、无以润目而目睛直视，肺津虚而且里热盛，故喘急。

"脉弦者生、涩者死"，有三种含义，一为阳证见阳脉为顺，阳证见阴脉为逆。阳明腑实证为阳证，应当见弦脉为顺，见涩脉为死。二为弦脉实乃洪大之脉，按"辨脉法"，弦脉为浮而紧，但又与紧脉有区别，意为气血津液充盈，但邪又盛实，只要祛除肠中燥结，即病除。涩脉又为气血津液俱虚之候，而阳明病最虑津液虚。三为"生"和"死"仅只代表病情"轻"和"严重"的意思，并不一定是死亡与否。

至于案文中说"肝有热邪，淫于胃经"以及"得弦脉，则肝平而胃不受克"，用此来解释"脉弦者生"似乎牵强。肝热乘土，木横克土应该是弦脉——肝木之本脉，也有这种病症，例如胃痛泛酸、怒则胃痛加重等，但与阳明腑实证不相干。得弦脉则肝平而胃不受克，却与本病症更不相干了。

13 案[1] 尝治循衣撮空得愈者数人，皆用大补气血之剂也。惟一人兼瞤振[2]，脉代，遂于补剂中加桂二分，亦振止脉和而愈。

【注解】[1] 本案是上案作者或江应宿所总结的伤寒病的治疗经验。

[2] 瞤振：即筋惕肉瞤，严重者为身振振摇。

【阐发与临证】循衣摸床和撮空是同一症状的不同表现形式，都是指病人在昏迷时两手不由自主地经常抚摸床沿或被服衣物，或手指无靶物地对空乱摸。此证非大虚即大实。在《伤寒论》第217条的症状中，如果去掉"不大便（十余日）、潮热以及发热谵语"，单纯"循衣摸床、惕而不安、微喘直视"，就是这样的危险证候。加上不大便、潮热、发热、谵语，那就是大实热的阳明腑证了。如果辨证为虚证，大便滑泄，中气败，宜独参汤救急，如果更有四肢厥逆，那就要用人参附子汤气阳二补了。如果有血虚，再加当归、熟地。本案说皆用大补气血之剂而治愈，显然都是气血两虚的病证。关于一人兼筋惕肉瞤，身振摇且脉代，类似于《伤寒论》第67条，是心脾阳虚，加桂枝或肉桂温通心阳、振奋脾阳。

《伤寒论》第114条"手足躁扰，捻衣摸床"是表证误用火攻法强发汗引起的津液虚竭、神明受害，与第6条"剧则如惊痫、时瘛疭"一样，与第217条的循衣摸床也是同样的里热盛、津液虚。

14 案[1] 一人病伤寒，初呕吐，俄[2]为医者下之，已七八日，而内外发热（仲景本文有背微恶寒句，须看吴氏注）。许诊之曰：当用白虎加人参汤。或曰：既吐复下，宜重虚矣，白虎汤可用乎？许曰：仲景云：若吐下后七八日不解，热结在里，表里俱热者（仲景本文有时时恶风之句，时时二字须看成注），白虎加人参汤，[3]正相当也。[4]盖始吐者，热在胃脘，而脉至今虚大，三投汤而愈。仲景既称[5]伤寒若吐下后七八日不解，热结在里，表里俱热者，白虎加人参汤主之，又云[6]伤寒脉浮，发热无汗，其表不解，不可与白虎汤，[6]又云脉浮滑（表邪已化为热邪，未入里，故脉浮滑，俱系阳明在经症，亦须看成注），此以表有热，里有寒（琇按：喻嘉言谓寒字当作痰字解），白虎汤主之。[7]国朝林亿校正，谓仲景于此，表里自差矣。[8]予谓不然。大抵白虎能除伤寒中暍，表里发热，故前后二证，或曰表里俱热，或云表热里寒，皆可服之。一种脉浮无汗，其表不解，全是麻黄与葛根证，安可行白虎也。[9]林亿见所称表里不同，便谓之差，是亦不思之过也。

【注解】[1] 本案录自《普济本事方·卷八》白虎加人参汤条目下，《伤寒九十论》第36证也载。

[2] 俄：不久、旋即。

[3] 白虎加人参汤：《伤寒论》方，治太阳病大汗出、大烦渴、脉洪大；伤寒热结在里、表里俱热；阳明病口渴饮水、口舌干燥，药用生石膏、知母、炙甘草、粳米、人参。

[4] 仲景云……正相当也：节引自《伤寒论》第173条，但与原文相比，缺少"时时恶风，大渴，舌上干燥而烦，欲饮水数升者"等。

[5] 仲景既称：从此一直到案文结束，在《伤寒九十论》中是许叔微的发挥，非病案内容，文字也与案文稍有出入。

[6] 又云……不可与白虎汤：引自《伤寒论》第175条。

[7] 又云……白虎汤主之：引自《伤寒论》第181条。

[8] 国朝……差矣：指明代赵开美复刻的宋本《伤寒论》第176条后注"臣亿等……"一段文字，他认为此条中的"表有热、里有寒"应该是"表有寒、里有热"。

[9] 一种脉浮无汗……安可行白虎也：指注［6］的那段文字，亦即《伤寒论》第175条上半条。

【阐发与临证】患伤寒而呕吐，可能是伤寒兼胃病，也可能转成少阳证。伤寒化热，邪传少阳，胆腑受热，影响胃，胃气上逆而喜呕。因为《伤寒论》第103条云："伤寒中风，有柴胡证，但见一证便是，不必悉具。"所以伤寒病而见呕吐，很可能是少阳病。医者误下，病邪乘势入里而成阳明经热证，内外发热，当然可用白虎汤。因为既呕吐又误下，谓之重虚，所以加人参，谓之正相当也，与"脉至今虚大，三投汤而愈"相呼应。至于"始吐者，热在胃脘"，不是指阳明经腑证的热在胃，而是前述或为伤寒兼胃病，或为少阳胆热移胃之意。

注［6］"伤寒脉浮，发热无汗，其表不解，不可与白虎汤"是《伤寒论》第175条上半条，在注［9］处又重复引用一次，并且说明这是麻黄汤证，或可用葛根汤，不能用白虎汤，这是对的。林亿认为注［7］那处的《伤寒论》第181条"表有热、里有寒"应为"表有寒、里有热"，表与里二字有差错，是对的。因为白虎汤是清里热的，里有寒的确不可用。许叔微认为白虎汤能治伤寒中暍（中暑），因而表热里寒也可应用是不对的。中暑之中有一种阴暑，是暑月受寒引起，有表热症状，也有里寒呕吐、泻利、腹痛等的症状，还可见无汗、恶寒、体痛等症状，因而宜用温散或温中法，还是不可用白虎汤。

15案 海藏[1]治秦二母病太阴病，三日不解，[2]后呕恶心，而脉不浮。医与半硫丸[3]，二三服不止；复与黄芪建中汤[4]，脉中极紧（诸紧为寒），无表里病，[5]胸中大热，发渴引饮。皆曰阳证，欲饮之水，王反与姜附等药，紧脉反沉细，阳犹未生，[6]以桂、附、姜、乌之类，酒丸，与百丸接之[7]。二日中十余服，病人身热，烦躁不宁，欲作汗也。又以前丸接之，覆以厚衣，阳脉方出，[8]而作大汗。翌日，大小便始通，下瘀血一盆，如豚肝然。用胃风汤[9]加桂附，三服血止。其寒甚如此，亦世之稀见也（煨按：原刻误作许按）。

【注解】［1］海藏：王海藏，字进之，号海藏，元代医家，河北赵县人。著作有《医垒元戎》《阴证略例》《伤寒辨惑论》等，本案录自《阴证略例·海藏治验录阴血》。

［2］三日不解：指大便三日不解，甚或小便也少。与后文对照看，不是病三日不解。

［3］半硫丸：《和剂局方》方，治心腹疼癖冷气及虚冷便秘、寒湿久泄，药用半夏、硫黄等分为末，与生姜汁同熬，蒸饼为丸，生姜汤送。

［4］黄芪建中汤：同名3方。(1)《金匮要略》方，治虚劳里急，诸不足，药用黄芪、桂枝、炒白芍、炙甘草、大枣、生姜、胶饴；(2)《肘后备急方》方，治积劳虚损、大病后不复常、骨肉酸痛、虚悸、阴阳废弱、多卧少起、少华瘦削、五脏气竭，药用甘草、芍药、桂枝、生姜或干姜、大枣、黄芪、人参、饴；(3)《千金要方》方，治肺与大肠俱不足、虚寒乏气、少腹拘急、腰痛、羸瘠，药用(1)方加人参。

［5］无表里病：从症状方面说，不可理喻，只能体会是无浮、沉脉。

［6］阳犹未生：阳气未恢复，阳气未充盛。

［7］接之：继续服用。

［8］阳脉方出：刚出现阳性脉象，如浮、洪、大、弦等。

［9］胃风汤：同名3方。(1)《和剂局方》方，治风冷客肠胃，水谷不化，泄泻如豆汁或瘀血，肠鸣腹痛，药用人参、茯苓、川芎、肉桂、当归、白芍、白术、粟米；(2)《苏沈良方》方，治同上，药比《和剂局方》方多炙甘草；(3)《脾胃论》方，治虚风麻木，牙关紧搐，面肿，目瞤瞤，药用白芷、升麻、葛根、苍术、蔓荆子、当归、甘草、柴胡、藁本、羌活、黄柏、草蔻、麻黄、干姜、大枣。本案用《和剂局方》方。

【阐发与临证】太阴病自利、呕吐，反而大便秘，容易误以为是寒秘而予半硫丸。虽然半硫丸是温下药，但里寒重而药轻，因而呕恶仍不止，大便也未通。后医复予黄芪建中汤，药性更趋平淡，因此更显紧脉。此时出现真寒假热——胸中大热、渴欲引饮，由是误诊为阳证。王海藏舍症从脉，予干姜、附子，可能还是药轻症重，脉象又变沉细紧，此为阳气仍未充盛，再以肉桂、附子、干姜、乌头等辛温大热之剂，二日内连续服用十余次，方出现烦躁、欲作汗，再覆以厚衣而脉象一改沉细紧为阳性脉，类似于《伤寒论》第287条所说的"手足反温，脉紧反去者，为欲解也，虽烦，下利必自愈"。因药对证，虽未用通下药而大便也通。

案文载"而脉不浮"，是要排除太阴病又中风邪的意思。《伤寒论》第276条："太阴病，脉浮者，可发汗，宜桂枝汤。"本案实际上已由太阴病传变为少阴病。《伤寒论》第282条："少阴病，欲吐不吐，心烦，但欲寐，五六日自利而渴者，属少阴也，虚故引水自救。"里寒可以自利，也可以寒秘。认证必须去伪存真，不为假象所惑。本案下瘀血用胃风汤加附子、肉桂，温补不涩。《伤寒论》第306条、第307条少阴病便脓血，因另有下利，所以用桃花汤温涩。

从现代医学角度看，本案的病症，如果大便下血，那么，（1）有可能肠伤寒。初起恶寒、乏力、嗜睡、恶心呕吐，脉不数，有太阴病、少阴病的脉症，10天后稽留性高热、不恶寒、一身手足热（身热，胸中大热，烦渴引饮，烦躁不宁），此时肠壁穿孔而便血；（2）有可能坏死性小肠炎。腹痛，肠壁出血而恶寒、四肢冷、面色苍白等，因大便初头硬而未下血，此时可诊为太阴病、少阴病。数天后机体反应能力增强而发热、便血。如果是小便尿血，也有可能肾结核、肾脏肿瘤。初起时虽低热，但恶寒或较重，也可诊为太阴病。经过一段时间后病情加重，发展为身热、手足热，血尿。

16 案[1] 一人病伤寒，心烦喜呕，往来寒热。医以小柴胡与之，不除。许曰：脉洪大（脉洪大非小柴胡可知）而实，热结在里，小柴胡安能去之？仲景云：伤寒十余日，热结在里，复往来寒热者，与大柴胡汤，[2]三服而病除。大黄荡涤蕴热，伤寒中要药。王叔和云：若不用大黄，恐不名大柴胡，[3]须是酒洗生用为有力。

【注解】［1］本案录自《普济本事方·卷八》大柴胡汤条目下，《伤寒九十论》第13证也载。

［2］仲景云……与大柴胡汤：引自《伤寒论》第140条上半条。

［3］王叔和云……恐不名大柴胡：是《伤寒论》第106、140条大柴胡汤的方后注中的说明，原文是"一方，加大黄二两。若不加，恐不为大柴胡汤"。因该二条条文的大柴胡汤组成药物中没有大黄。

【阐发与临证】《伤寒论》第103条："伤寒中风，有柴胡证，但见一证便是，不必悉具。"其意义，应该是伤寒中风在具备往来寒热的基础上，只要再见"胸胁苦满、心烦喜呕、不欲饮食"或"口苦、咽干、目眩"六个证中的任何一个，即可诊为少阳证。因为六个证不可能同时都见到，临床所见不是如此全面的。从方药方面讲，小柴胡汤为枢机之剂，风寒之邪不全在表，又未全入里，皆可用之，故见证不必悉具。但从第266条可知，伤寒而脉弦细是属少阳，所以少阳脉应弦。此患者是病伤寒且具往来寒热、心烦喜呕，诊为少阳证用小柴胡汤是不错的。但脉洪大实，不是弦脉，应该考虑还有里实热的可能，或者说有少阳、阳明并病的可能，所以应该用小柴胡汤与小承气汤的合方即大柴胡汤治疗，第140条的上半条就是说的这种情况。

大柴胡汤在临床常用来治疗小柴胡汤证而有大便秘结者，诸如寒热往来、胸胁苦满、呕吐、口苦、舌苔白燥或黄、大便秘或痢、脉稍实者，均可用之，对于急慢性肝炎、胆囊炎、胆道结石、胆道蛔虫等尤其多用。

17 案[1] 一舟子病伤寒，发黄，鼻内酸痛，身与目如金色，小便赤而数，[2]大便如经（璇按：《医学纲目》作如常）。或欲用茵陈五苓[3]。许曰：非其治也。小便利，大便如常，则知病不在脏腑（《纲目》无腑字）。今眼睛疼，鼻酸痛（《纲目》作眼睛鼻䪼痛），是病在清道中。清道者，华盖肺之经也。[4]若下大黄，则必腹胀为逆，用瓜蒂散[5]，先含（原刻食）水，次搐之，[6]鼻中黄水尽，乃愈。

【注解】［1］本案录自《普济本事方·卷八》瓜蒂散条目下，《伤寒九十论》第48证也载。

［2］小便赤而数：此数是频，涩而频也，与第10案的数相似。

［3］茵陈五苓：甲，指茵陈五苓散。同名3方：（1）《金匮要方》方，治诸黄疸，药用茵陈、泽泻、茯苓、白术、猪苓、桂枝；（2）《卫生宝鉴》方，治黄疸（阳黄），药用茵陈、栀子、大黄，加五苓散；（3）《证治准绳》方，治伤寒湿热黄疸，烦渴发热、小便黑赤，药用《金匮要略》方加车前子、木通、柴胡、灯心草。乙，分别指茵陈蒿汤和五苓散，前者同名2方：（1）《伤寒论》方，治湿热黄疸、大便秘、小便短赤，药用茵陈、大黄、栀子；（2）《证治准绳》方，治小儿发黄，药用（1）方加芒硝、木通、寒水石。

［4］清道者，华盖肺之经也：肺为华盖。《素问·痿论》篇云："肺者，脏之长也，为心之华盖。"《灵枢·九针论》篇云："肺者，五脏六腑之盖也。"意思是因肺位居体腔中最高位置，有覆盖脏腑的作用，叫华盖。清道指肺，一来胃之清气上注于肺；（《灵枢·动输》篇曰："胃为五脏六腑之海，其清气上注于肺。"）二来肺司呼吸，吸入自然界之清气。

［5］瓜蒂散：同名5方。（1）《伤寒杂病论》方，功能涌吐痰涎，药用瓜蒂、赤小豆、豆豉；（2）《证治准绳》方之一，治缠喉风，药用瓜蒂、槟榔叶裹吹干；（3）《证治准绳》方之二，治同上，药用瓜蒂、藜芦；（4）《普济本事方》方，治头中寒湿发黄，药用瓜蒂、赤小豆、秫米；（5）《温病条辨》方，功能催吐，药用瓜蒂、赤小豆、栀子。

［6］先含水，次搐之：先在口中含少许水，再往鼻中吹入少许瓜蒂散粉，促使打喷嚏，口中的水可有少量经鼻腔喷出，是为黄水。

【阐发与临证】伤寒而身黄，从《伤寒论》条文来看，第100、192、200、260、278条共5条是阴黄，条文中都说明是小便不利或小便难；第114、129、138、204、205、211、234、238、261、262、263条共11条是阳黄，只有第262条栀子柏皮汤证未说到小便不利或小便难。因此可知，只要小便通（即使小便赤涩）就不会发黄。《伤寒论》中，凡阳黄，小便通利则湿热有去路，不会蕴郁。发阴黄也是寒湿因小便不通利而无去路，郁而发黄，这就是案文中"许曰：小便利、大便如常，则知病不在脏腑"的理由。这里的"脏腑"是指脾胃，这里的"病"是指水湿蕴郁，也就是黄疸。当然，现在讲即使小便通利，该发黄的仍要发黄；又即使黄疸而小便通利，该用茵陈、五苓散通利小便的，还是要用。

由于肺开窍于鼻，说鼻酸痛是因病在肺，易理解。为何说眼睛痛是病在肺？注［4］中提到《灵枢·动输》篇："胃为五脏六腑之海，其清气上注于肺。"《灵枢·大惑论》篇载："五脏六腑之精气，皆上注于目而为之精。"从这一点看，眼睛与肺有共同的物质基础，因此把眼睛的疼痛也说成是病在肺。

从现代医学角度看，黄疸而很快就能"愈"的，一可能是胡萝卜素血症。该患者是舟子，即长年生活在船上的船工，生活困苦，胡萝卜、南瓜、菠菜较易贮存，也便宜。橘子是南方土产，家家户户种植，这些食物有可能进食过多，而且胡萝卜素含量很高，尤其是甲状腺功能减退或肝功能不全或肠功能障碍时，转化为维生素A的过程障碍而易于潴留，引起胡萝卜素血症。黄色素沉着在皮肤内和皮下组织内，尤多见于鼻尖、鼻唇皱襞、前额、手掌、足底等处。此症在停止进食相关食物后2～6周内可渐消退，符合原案文说的"黄水尽，乃愈"。如果此患者正巧还患有球结膜下脂肪沉着，那么"身与目"就俱黄了。二可能是蚕豆病（胡豆黄）。这是一种食新鲜蚕豆引起的急性溶血性黄疸，与蚕豆中某种成分引起的过敏反应有关，与家族因素也有关，成人发病少，南方产蚕豆的地区常见。三可能是成人先天性非溶血性黄疸，如Gilbert综合征（非结合胆红素增高型）、Dubin-Johnson综合征和Rotor综合征（均系结合胆红素增高型），此三种综合征都可由于饥饿、劳累、发热、酗酒等诱发或使黄疸加重，这与患者的职业相符，而且也不需特殊治疗且预后良好的。后两种可能的病，不会出现眼睛痛和鼻酸痛。如合并鼻窦炎则更像了。

因为本病不是真正的由肝胆湿热而引起的黄疸，所以用茵陈蒿汤（中有大黄）为误治，虚虚实实,极有可能引起腹胀。

18案[1] 一人病伤寒,脉浮而长,喘而胸满,身热头痛,腰脊强,鼻干不得卧。许曰:太阳阳明合病,仲景法中有三证[2]:下利者,葛根[3];不下利呕逆者,加半夏;喘而胸满者,麻黄汤[4]也。治以麻黄汤得解。

【注解】[1] 本案录自《普济本事方·卷九》治太阳阳明合病、麻黄汤条目下,《伤寒九十论》第84证也载。

[2] 三证:此三证为《伤寒论》第32条、33条、36条。

[3] 葛根:指葛根汤,同名14方。(1)《伤寒论》方,治太阳病项背强几几、无汗恶风或太阳病无汗小便少,气上冲胸,口噤,欲作刚痉,药用葛根、麻黄、生姜、桂枝、白芍、炙甘草、大枣;(2)《千金要方》方之一,治产后中风口噤,痉痹,气息迫急,眩冒,药用葛根、生姜、独活、当归、桂心、甘草、人参、白术、茯苓、石膏、防风、川芎;(3)《千金要方》方之二,治四肢缓弱、身体疼痛不遂,产后中风,药用葛根、桂心、芍药、羌活、生地、麻黄、甘草、生姜;(4)《外台秘要》方之一,治伤寒服葱豉汤不得汗,药用葱豉汤加葛根;(5)《外台秘要》方之二,治热病劳复体痛,药用《外台秘要》方之一加苡米;(6)《外台秘要》方之三,治子痫,药用葛根、贝母、丹皮、木防己、防风、当归、川芎、茯苓、桂心、泽泻、甘草、独活、石膏、人参;(7)《太平圣惠方》方,治伤寒头痛恶寒壮热,药用葛根、生姜、葱白、柴胡、黄芩;(8)《济生方》方,治酒疸,药用葛根、枳实、豆豉、炙甘草;(9)《普济本事方》方之一,治胸胁痛,不食,药用葛根、防风、桔梗、芍药、炙甘草、川芎、枳壳、诃子、白术、生姜、大枣;(10)《普济本事方》方之二,治伤寒无汗恶风,项背强,药同《伤寒论》方去生姜、大枣;(11)《奇效良方》方,治酒痢,药用葛根、枳壳、半夏、生地、杏仁、茯苓、黄芩、炙甘草、黑豆、生姜、白梅;(12)《医学心悟》方,治阳明经病,头痛目痛鼻干,发热唇焦,药用葛根、升麻、秦艽、荆芥、赤芍、苏叶、白芷、甘草、生姜;(13)《疡医大全》方,治齿痛,药用葛根、赤芍、赤苓、甘草;(14)《疫痧草》方,治身热神清,痧隐稀疏,喉不甚烂,药用葛根、牛蒡子、荆芥、蝉蜕、连翘、郁金、桔梗、甘草。

[4] 麻黄汤:同名21方。(1)《伤寒论》方,治太阳病风寒表实证,药用麻黄、桂枝、杏仁、炙甘草;(2)《千金要方》方之一,治恶风,脚弱,顽痹,四肢不仁,毒气攻心,药用麻黄、大枣、茯苓、杏仁、防风、白术、当归、升麻、川芎、芍药、黄芩、桂心、麦冬、甘草;(3)《千金要方》方之二,治小儿恶毒丹及风疹,药用麻黄、升麻、葛根、射干、鸡舌香、甘草、石膏;(4)《千金要方》方之三,治肺胀,咳而上气,咽燥而喘,心下有水,药用麻黄、桂心、芍药、生姜、半夏、五味子、石膏;(5)《千金要方》方之四,治上气咳逆,喉中有水鸣声,药用麻黄、甘草、大枣、射干;(6)《千金要方》方之五,治疟疾须发汗,药用麻黄、大黄、栝萎根、甘草;(7)《千金要方》方之六,治小儿伤寒,发热咳嗽,药用麻黄、黄芩、生姜、桂心、芍药、甘草、石膏、杏仁;(8)《千金要方》方之七,治小儿肩息上气,药用麻黄、甘草、桂心、五味子、半夏、生姜;(9)《千金要方》方之八,治小儿丹肿、风毒、风疹,药用麻黄、桂心、甘草、黄芩、石膏、射干、独活、青木香;(10)《千金翼方》方,治风湿身体面目肿,药用麻黄、甘草;(11)《外台秘要》方之一,治中风气逆满闷短气,药用麻黄、桂心、人参、石膏、防风、茯苓、干姜、半夏、杏仁、炙甘草;(12)《外台秘要》方之二,治伤寒服葛根汤不得汗,甚恶寒而拘急,药用麻黄、葛根、葱白、豆豉;(13)《外台秘要》方之三,治伤热多汗,咳吐上气喘急,药用麻黄、杏仁、炙甘草、桂心、生姜、半夏、石膏、紫菀;(14)《外台秘要》方之四,治咳逆上气,昼夜不止,药用麻黄、细辛、炙甘草、桃仁;(15)《外台秘要》方之五,治年久寒冷,咳逆上气,药用麻黄、杏仁、川椒、细辛、藁本;(16)《外台秘要》方之六,治上气咳嗽,水鸡声,唾脓血,药用麻黄、桂心、杏仁、炙甘草、生姜;(17)《外台秘要》方之七,治风水身体面目尽浮肿,药用麻黄、桂心、炙甘草、附子、生姜;(18)《外台秘要》方之八,治妇女

阴肿或疮烂，药用麻黄、黄连、蛇床子、艾叶、乌梅，外洗；（19）《和剂局方》方，治伤寒表实证，药用麻黄、肉桂、杏仁、炙甘草；（20）《证治准绳》方之一，治小儿发热，麻疹伏而未出，药用麻黄、升麻、牛蒡子、蝉蜕、甘草、腊茶叶；（21）《证治准绳》方之二，治热邪壅肺咳嗽，药用麻黄、杏仁、甘草、石膏、腊茶叶。

【阐发与临证】本案伤寒而喘、胸满、头痛、腰脊强、脉浮，是为表病，身热、鼻干、脉长是为里热病，也符合太阳与阳明合病。突出喘而胸满，是突出寒邪束表、肺气失肃上逆，因此是表邪重、里邪轻，当然宜先解表，用麻黄汤。如果表邪重而下之，会出现变证，如《伤寒论》第194条所载："若下之，则腹满、小便难也。"本案如果是里证重，应当见到心下满、腹满等，彼则可下、可清，如第213条有腹满而喘用大承气汤，第226条腹满而喘用白虎汤等。

《伤寒论》中说麻黄汤的适应证有4种：（1）是典型的太阳伤寒表证，无汗身痛、恶寒重；（2）是伤寒表证日久未解；（3）是表邪重而用药轻，即使出现烦、瞑、衄等反应而表证仍在者；（4）是表里合病而表邪重者，如本案。

本案的症、脉有些像现代的流感。流感有风寒型、风热型、肠胃型、湿热型、呼吸道型等。有伤寒症状、脉浮为风寒型，与本案相似。现代常用柴胡饮、小柴胡汤，古时则用麻黄汤、桂枝汤。如果大便稀溏或呕恶，可为胃肠型，与本案中列举的下利、呕逆用葛根汤或加半夏相似。流感可以预防，有感冒症状时可用葱白豆豉煎汤或银花菊花煎汤代茶饮。

19 案[1]　一武官为寇执，置舟中艎板[2]数日，得脱，乘饥恣食，良久，解衣扪虱。次日遂伤寒，自汗而膈不利，一医作伤食而下之，一医作解衣中邪而汗之。杂治数日，渐觉昏困，上喘息高。许诊之曰：太阳下之，表未解微喘者，桂枝加厚朴杏仁汤[4]，[3]此仲景法也。指令医者急治药，一啜喘定，再啜漐漐汗出，[5]至晚身凉而脉已和矣。医曰：某平生未尝用仲景方，不知其神捷如此。

【注解】[1]本案录自《普济本事方·卷八》桂枝加厚朴杏子汤条目下，《伤寒九十论》第3证也载。

[2]舟中艎板：即船中架于横梁上的木板，位于甲板之下。

[3]"许诊之曰……桂枝加厚朴杏仁汤"：即《伤寒论》第43条。

[4]桂枝加厚朴杏仁汤：即桂枝汤加厚朴杏仁，《伤寒论》方，治伤寒病下之后，表未解而微喘。

[5]漐漐汗出：微汗出。

【阐发与临证】武官体壮实，困于水面上舟中，饥寒交迫，又再次受寒而作中风表证（自汗为中风），恣食而膈不利，本应解表（微汗）加助消导药即可，下之则不对了。另一医作中寒邪而汗之，是可以的，但不宜过汗。

表证误下伤正气，部分外邪乘隙内迫犯肺，引起肺气不宣，上逆而为喘。因为表寒并未因误下而解，所以仍用桂枝汤解表，加厚朴、杏仁降气宣肺平喘。如果表邪犯肺而引起咳嗽或微喘，既非误下引起，又非如《伤寒论》第19条（喘家，作桂枝汤加厚朴、杏子）那样是宿疾痰饮由新感引动，当然也可用本方治疗。即使第19条那样新感引动伏邪而喘，较轻的也可用本方治疗。《伤寒论》中，伤寒或中风表证误下后引起喘者共3条，有表里寒热之别。该书第34条葛根黄芩黄连汤证是表未解，里热迫大肠袭肺，肺气上逆；第167条麻黄杏仁石膏甘草汤证是表邪化热传里，肺热肺气上逆，表寒里热；还有像本案一样的第43条，桂枝加厚朴杏子汤证是表未解，肺气上逆，表里俱寒。

20 案[1]　一人年三十，初得病，微汗，脉弱恶风。医以麻黄药[2]与之，汗遂不止，发热，心多惊悸，夜不得眠，谵语不识人，筋惕肉𰚾，振振动摇，医又进镇心药[3]，许曰：强汗之过也。仲景云：脉微弱，汗出恶风，不可服青龙汤。服之，则筋惕肉𰚾，此为逆也。[4]唯真武汤[5]可救，遂进三服，继以清心丸[6]、竹叶汤[7]，数日遂愈。

【注解】[1]本案录自《普济本事方·卷八》真武汤条目下，《伤寒九十论》第17证也载。

[2] 麻黄药：即麻黄汤。

[3] 镇心药：《普济本事方》原文为"惊风药"。

[4] 仲景云……此为逆也：引自《伤寒论》第38条下半条，但"服之，则筋惕肉𥆧"一句，原文是"服之则厥逆，筋惕肉𥆧"。

[5] 真武汤：又名玄武汤、元武汤。《伤寒论》方，治太阳病汗出不解，心下悸、头眩身𥆧动、振振欲擗地，或少阴病有水气，腹痛自利，小便不利，四肢沉重疼痛，药用附子、芍药、白术、茯苓、生姜。

[6] 清心丸：同名7方。（1）《普济本事方》方之一，治经络热、膈热、遗精、心忪恍惚，药用黄柏、冰片、麦冬汤下；（2）《普济本事方》方之二，治余热不退、津亏烦渴，药用地骨皮、黄芩、麦冬、青黛、车前子、乌梅肉、炒蒲黄、香附；（3）《丹溪心法》方，治诸痛痒疮，药用黄连、茯神、赤苓；（4）《医学心悟》方，治遗精，药用生地、丹参、黄柏、牡蛎、山药、炒枣仁、茯苓、茯神、麦冬、五味子、远志、车前子、金樱子；（5）《癫论萃英》方，治心经热，药用黄连、黄柏、麦冬、冰片、用麦冬汤或薄荷汤下；（6）《证治准绳》方，治惊热烦躁，药用人参、茯神、防风、朱砂、柴胡、金箔、竹沥送；（7）《张氏医通》方，治心热神昏、惊悸不宁，药用黄连、黄芩、牛黄、郁金、猪心血为丸，朱砂衣，灯芯汤下。

[7] 竹叶汤：同名23方。（1）《金匮要略》方，治产后中风、发热面赤、喘而头痛，药用竹叶、葛根、防风、桔梗、桂枝、人参、甘草、附子、生姜、大枣；（2）《千金要方》方之一，治产后心烦闷，药用竹叶、麦冬、甘草、茯苓、小麦、生姜、大枣；（3）《千金要方》方之二，治五心烦热、胸中热，口干，药用竹叶、小麦、知母、石膏、茯苓、黄芩、麦冬、人参、生姜、天花粉、半夏、甘草；（4）《千金要方》方之三，治产后虚少气力，药用人参、茯苓、甘草、麦冬、半夏、小麦、生姜、大枣；（5）《千金要方》方之四，治伤热气短气喘，口干纳呆，甚则吐血，药用竹叶、小麦、麦冬、生地、生姜、石膏、麻黄、甘草、大枣；（6）《千金要方》方之五，治霍乱吐利已，服理中、四逆热不解，药用竹叶、生姜、白术、小麦、桂心、当归、陈皮、人参、附子、芍药、甘草；（7）《千金要方》方之六，治小儿夏月腹中热，黄白痢，药用柴胡、人参、麦冬、甘草、黄芩、茯苓、竹叶、小麦；（8）《千金要方》方之七，治小儿腹中急满、气息不利、羸瘦不食，药用竹叶、小麦、大黄、黄芩、知母、花粉、白术、茯苓、甘草、泽泻、桂心、生姜、人参、麦冬、半夏、当归；（9）《千金要方》方之八，治汗后表里虚烦，药用竹叶、人参、甘草、半夏、石膏、麦冬、生姜、粳米；（10）《千金翼方》方之一，治胃虚津少口渴，气喘呃逆，涎沫多，药用竹叶、小麦、麦冬、知母、茯苓、石膏、人参、瓜蒌、芍药、甘草、泽泻；（11）《千金翼方》方之二，治胸中烦热，气逆，药用竹叶、麦冬、半夏、粳米、人参、当归、生姜；（12）《外台秘要》方之一，治烦躁口渴，热盛，胸中有痰热，药用人参、炙甘草、知母、芍药、半夏、前胡、黄芩、瓜蒌、麦冬、小麦、生姜、竹叶；（13）《外台秘要》方之二，治虚热劳食复，羸弱，前方去芍药、瓜蒌、麦冬，加石膏、茯苓；（14）《外台秘要》方之三，治心忪多闷，药用竹叶、麦冬、石膏、茯苓、生姜、小麦；（15）《外台秘要》方之四，治目赤，药用竹叶、黄连、青钱、大枣、山栀、车前草；（16）《太平圣惠方》方之一，治伤寒，方即竹叶石膏汤；（17）《太平圣惠方》方之二，治时气表里未解，烦躁，药用竹叶、石膏、麦冬、半夏、人参、生姜、陈皮、炙甘草；（18）《太平圣惠方》方之三，治时气目赤痛，药用竹叶、秦皮、防风、菊花、玉竹、生甘草、蕤仁；（19）《圣济总录》方，治眼黄面赤，狂言，起卧不安，药用竹叶、小麦、生姜、白马通；（20）《三因极一病证方论》方，治眼视不明，齿焦发落，通身虚热，烦闷，药用生地、芍药、黄芪、茯苓、泽泻、炙甘草、麦冬、生姜、竹叶；（21）《证治准绳》方之一，治肝实热、目赤肿痛，药用竹叶、黄芩、犀角、木通、车前子、黄连、玄参、芒硝、栀子、大黄；（22）《证治准绳》方之二，治子烦，药用茯苓、防风、麦冬、黄芩、竹叶；（23）上书方之三，治产后短气欲绝、心中烦

闷，药用竹叶、麦冬、小麦、甘草、生姜、大枣。

【阐发与临证】本患者初得病时为微汗出、恶风，脉弱，提示卫阳虚、表不固。微汗说明不是表实，脉弱否定表寒。表不固可自汗出，自汗出可引起恶风，同时，恶风也可能是太阳中风。不管哪一种病都不可用发汗法，更不能用大剂辛温的麻黄汤（当然也不可用大青龙汤），否则过汗伤阳耗营血，引起四肢厥逆和筋惕肉瞤。本患者误汗后汗出不止，惊悸，夜不眠，谵语不识人，与筋惕肉瞤、振振摇同样是伤阳和心血虚，甚则是肾阳虚，发热则可能表证仍未解。按《伤寒论》第84条说："太阳病发汗，汗出不解，其人仍发热，心下悸，头眩，身瞤动，振振欲擗地者，真武汤主之。"这是表证仍在（发热）而又转入少阴证，肾阳虚，水饮上逆，影响心及胃脘而心下悸、心血虚而惊悸、夜不眠，阳虚则谵语，不能温养经脉、水饮又侵袭而筋惕肉瞤、振振动摇，所以用真武汤温阳利水、兼散表邪。

至于"继以清心丸、竹叶汤"，可能是阳虚已回，医者怕阳复太过，又毕竟是服麻黄汤、真武汤等刚燥辛温药后，又可能是心悸不寐尚未痊愈，所以用清心丸、竹叶汤送服调理。

21 案[1] 一人病伤寒，八九日，身热无汗，时时谵语，时因下后，大便不通三日矣，非躁非烦，非寒非痛，昼夜不得卧，但心中无晓会处，或时发一声，如叹息之状，医者不省是何证。许诊之，曰：此懊憹怫郁二证俱作也。胃中有燥屎者。承气汤下燥屎二十余枚，得利而解（琇按：身热无汗似大柴胡较胜）。仲景云：阳明病，下之。心下懊憹，微烦，胃中有燥屎者，可攻。[2] 又云：病者小便不利，大便乍难乍易，时有微热，怫郁不得卧者，有燥屎也，承气汤主之。[3]《素问》云：胃不和则卧不安，[4] 此夜所以不得眠也；仲景云：胃中燥，大便坚者，必谵语，[5] 此所以有时发谵语也；非躁非烦，非寒非痛，所以心中懊憹也；声如叹息而时发一声，所谓外气怫郁也。燥屎得除，大便通利，胃中安和，故其病悉去也。

【注解】[1] 本案录自《普济本事方·卷九》小承气汤条目下，《伤寒九十论》第85证也载。

[2] 仲景云……可攻：引自《伤寒论》第240条。

[3] 又云……承气汤主之：引自《伤寒论》第244条。原文中是"喘冒不能卧者"，不是"怫郁不得卧者"。

[4] 胃不和则卧不安：出自《下经》，《素问·逆调论》篇引述。

[5] 仲景云……必谵语：引自《伤寒论》第218条，原文是："阳明病，其人多汗，以津液外出，胃中燥，大便必硬，硬则谵语，小承气汤主之。"

【阐发与临证】伤寒八九日，可能已转阳明病，下后仍身热、谵语、便秘，并有心中懊憹，这是下后燥屎未净而引起，仍可攻下。无汗是津液虚，谵语是里热重、热扰神明，因此应急下存阴。由于肠胃燥实热盛，因而小便不利、大便难。热盛肠胃，外证不一定高热，因而有时微热，邪热干于清窍故怫郁。腑气不能通降为上逆，干于心则不得寐卧。《素问·逆调论》篇所载"阳明逆不得从其道，故不得卧也"，也是此意。

22 案[1] 一人得疾，六脉沉伏不见，深按至骨，则弱[2] 紧有力，头疼（脉沉为阴，然阴证无头痛，亦可升阳行经），身温，烦躁，指末背[3] 冷，胸中满，恶心。更两医矣，医者不识，止[4] 投调气药。许因诊视，曰：此阴中伏阳也。仲景法中无此证，世人患此者多，若用热药以助之，则为阴所隔绝，不能导引真阳，反生客热；用冷药，则所伏真火愈见销铄。须用破散阴气，导达真火之药，使火升水降，然后得汗而解，乃授以破阴丹[5]（方见《医学纲目》阴毒类），二百粒作一服，冷盐汤下。不半时，烦躁狂热，手足躁扰，其家大惊。许曰：俗所谓换阳也。须臾稍定，略睡，身少汗，自昏达旦[6] 方止，身凉而病除。

【注解】[1] 本案录自《普济本事方·卷八》破阴丹条目下，《伤寒九十论》第10证也载。

[2] 弱：原文为"沉"，应是。

[3] 背：原文为"皆"，应是。

[4] 止：通只。

[5] 破阴丹：同名2方。(1)《沈氏尊生书》方，治阴毒脉伏，阳脱无脉，厥冷不醒，药用硫黄、硝石、玄精石、干姜、附子、肉桂；(2)《普济本事方》方，治阴中伏阳，药用硫黄、水银、青皮、陈皮。本案所用即此方。

【阐发与临证】本案脉象沉紧而弱，说明阴寒内盛、心肾阳虚，指末冷，烦躁，也是阴寒内盛，胸中满，恶心，可能是中上焦阳虚，尤其中焦阳虚不能运化水液，因而水液停留于胃，引起呕吐。阴盛格阳、虚阳外越而致手足逆冷，反见身温。

头痛因部位不同而可以区别其属于何经何脏，三阳头痛以前额属阳明胃经，后头颈痛属太阳膀胱经，两颞属少阳胆经。三阴经中，太阴脾经、少阴肾经均不至头，只有厥阴肝经"与督脉会于巅"，故巅顶痛是寒气随厥阴经脉上行至巅顶而引起。琇按"然阴证无头痛"，这是不对的。在《伤寒论》中，厥阴篇第377条"干呕、吐涎沫、头痛"是中焦及厥阴肝经寒而呕吐头痛。少阴篇第309条"少阴病、吐利，手足逆冷，烦躁欲死"；阳明篇第245条"食谷欲呕，属阳明也"是中焦寒而呕，三条都用吴茱萸汤，是既有少阴肾阳虚又有中焦寒。三条的症状总体来说是手足逆冷、干呕或呕吐、烦躁、头痛，或有下利，与本案基本相同。如上述，本案还有阴盛格阳、虚阳外越而见身温，所以用温阳散寒法，但需加寒凉药反佐，以免服药时格拒不受。本案文中"若用热药以助之……所伏真火愈见销铄"一段文字，即描述格拒现象及原作者的机理解释。本案服药后出现"烦躁狂热、手足躁扰"，原作者称之"换阳"，实际上还是格拒的表现。《伤寒论》第315条说："少阴病，下利脉微者，与白通汤。利不止，厥逆无脉，干呕烦者，白通加猪胆汁汤主之。"其中的"干呕""烦"即是格拒的表现。白通汤附子、干姜、葱白是温阳药，加的猪胆汁、人尿既为格拒而设，也为养阴清热药，因是下利多伤阴。如果本案也用白通加猪胆汁汤，可能疗效更好，格拒现象可能会减轻些，不至于"其家大惊"，虽然破阴丹中硫黄是酸温（《别录》谓大热），治肾阳不足、下元虚冷，也有水银辛寒反佐，毕竟不如白通加猪胆汁汤制方更符合病机，药物更有力度。而且水银、硫黄均是有毒之品，不宜内服。本方还不如《沈氏尊生书》方的破阴丹（见注5），沈方中有硫黄、附子、肉桂、干姜等温阳散寒药，佐以玄精石之甘咸寒、硝石之苦寒，似乎比本案方略胜。

23案[1] 一妇人狐惑，声嗄[2]，多眠，目不闭（目不闭声哑为狐惑，手足不冷宜先豁痰），恶闻食臭，不省人事者半月（非痰不能待至半月），后又手足拘强，脉数而微细。先与竹沥、姜汁一盏服之，忽胸有汗，腹鸣，即目闭、省人事。遂用参、术、归、陈入竹沥、姜汁，饮之五六贴全愈（作痰而挟虚）。

【注解】[1] 本案宜入三卷痰篇，本案在《证治准绳·卷六·狐惑》中有记录。

[2] 嗄：声音嘶哑。

【阐发与临证】狐惑病，见于《金匮要略·百合狐惑阴阳毒病证治》："状如伤寒，默默欲眠，目不得闭，卧起不安，蚀于喉为惑，蚀于阴为狐，不欲饮食，恶闻食臭，蚀于上部则声嗄……蚀于下部则咽干……脉数，无热微烦……目赤……四眦黑"，这些描述与本案同。《金匮要略》用甘草泻心汤、猪苓汤等内服，外用苦参汤洗阴部，或烧雄黄熏肛。甘草泻心汤是辛苦并用，疏通三焦气机、恢复升降功能，进而能调和阴阳。又因中气不足而用人参、甘草、大枣扶中达邪。但本案先有不省人事、后又手足拘强，说明痰阻心窍、经络，故宜先与竹沥、姜汁祛痰疏通气机（竹沥祛痰，姜汁既能化痰，又能理气，现代配祛风合剂的姜酊，即其理气的作用），待人事已省，再用健脾益气、和血理气、化痰通络之剂而痊愈。

目不闭即目不瞑，可有中气不足、心血亏虚、心脾两虚、痰饮扰心、水气射心、心火上亢、肝火旺盛、阴阳不调等病因病机。狐惑一症，按《金匮要略》所述之症状分析，中气不足、心血亏虚、心脾两虚、痰饮扰心、阴阳不调都与之有关，所以本案见症既多眠且又目不闭，反倒在病情转愈时目闭，就说明了这一点。胸有汗是阴阳调和，腹鸣是气机得疏。

24案 李东垣[1]治一人，二月病伤寒发热。医以白虎汤投之，病者面黑如墨（阴气上溢于阳中故色黑，与罗谦甫案系同一治法），本证[2]不复见，脉沉细，小便不禁。奈初不知用何药，及诊之，曰：此立夏前误用白虎之过。白虎汤大寒，非行经之药。止能寒脏腑。不善用之，则伤寒本病，曲隐于经络之间。[3]或更以大热之药救之，[4]以苦阴邪，[5]则他证必起，非所以救白虎也。[6]有温药之升阳行经者，吾用之（升阳行经药：干葛、升麻、防风、白芷、参、芪、苍术、白芍、甘草）。有难者曰：白虎大寒，非大热，何以救，君之治奈何？李曰：病隐于经络间，阳不升则经不行。经行而本证见矣，又何难焉。果如其言而愈。

【注解】[1] 李东垣：名杲，字明之，自号东垣老人，金代名医，金元四大家之一，河北正定人。著有《脾胃论》《兰室秘藏》《医学发明》等。本案录自《内外伤辨惑论》，也收录于《古今医案按》。

[2] 本证：指该患者原来的病证，即伤寒发热。

[3] 曲隐于经络之间：病邪隐匿，侵袭于经络。

[4] 或更以大热之药救之：如果再用很温热的药物治疗隐于经络之间的伤寒阴邪。

[5] 以苦阴邪：以驱散、治疗、温散阴寒之邪。

[6] 非所以救白虎也：并非是治疗因误服白虎汤而导致的阴寒之邪。

【阐发与临证】早春患伤寒，虽发热，不应误诊为阳明经热而用白虎汤。表寒证用寒凉药清阳明经热，适足以使寒邪隐袭于阳明经，此即案文所谓："不善用之，则伤寒本病，曲隐于经络之间。"手足阳明经或止于或始于面部，聚其阴寒之气而面黑如墨。同时表寒暂退，案文谓之"本证不复见"。脉沉细、小便不禁为中气不足、气阳二虚之候。白虎汤清阳明经热，实乃清阳明肠胃、气分之热，并非走经络，更不入表分，所以说"非行经之药，只能寒脏腑"，此之"脏腑"当指肠胃。按一般常规，误用白虎汤使肠胃受寒者，可用附子、干姜之属温之，驱其阴寒即可，即案文说"白虎大寒，非大热何以救"。但李东垣恐"或更以大热救之，以苦阴邪，则他证必起"，而用甘温之益气升阳、辛温之祛风散寒，以逐经络之寒邪，即案文所说"阳不升则经不行"。升阳行经药如案文中所列者外，窃以为可用桂枝，既能散表寒邪，又能通经络，还可温中。

面黑症，该患者面黑前有伤寒恶寒发热的症状，可能是黑热病，也可能是黄褐斑，这两种疾病的黑常见于面部。黑热病有发热的症状，黄褐斑也常与某些全身性慢性疾病有关，如慢性肝炎、重症结核病、慢性疟疾、亚急性细菌性心内膜炎等。另外，也不能排除瑞尔氏黑变病，因为该病的色素斑主要位于颜面，呈黑褐色，尽管诱发病因不一，但可能与缺乏维生素B族、营养状态及接触某些化学因素有关，而该患者面部黑变之前患伤寒病，有诱发的因素。除此之外，也有可能是多发性斑状色素沉着症、家族性进行性色素过度沉着症。而由于局部皮肤受到反复强力摩擦压迫等刺激、受到强烈的尿气刺激，也有可能面部变黑，但与本案似乎无关。面黑，除辨证治疗以外，适当地益气补血、调整阴阳还是有好处的。不用刺激性食物，现代主张服用大剂量的维生素C以抑制黑色素细胞活性，也有人主张服大剂量维生素B和A。有报道，常吃草莓能防治皮肤黑色素沉着（也是富含维生素C）。还有报道用冬瓜加适量酒和水煮烂后，加蜂蜜熬膏涂面，可除面部黑斑。

25案[1] 冯氏子年十六，病伤寒，目赤而烦渴（似热），脉七八至。医欲以承气汤下之，已煮药而李适从外来。冯告之故，李切脉，大骇曰：几杀此儿。《内经》有言，在脉诸数为热，诸迟为寒。[2]今脉八九至，是热极也。殊不知《至真要大论》曰：病有脉从而病反者，何也？岐伯曰：脉至而从，按之不鼓，诸阳皆然。王注云：言病热而脉数，按之不动，[3]乃寒盛格阳[4]而致之，非热也，此传而为阴症矣[5]（此等案，熟玩精思。博按：《医学纲目》无此句）。令持姜附来，吾当以热因寒用之法治之。药未就而病者爪甲已青，顿服八两，汗渐出而愈（博按：此案原刻微误）。

按：此与王海藏治狂言发癍、身热、脉沉细、阴证例同。[6]东垣又有治脚膝痿弱，下尻臀皆冷，[7]阴汗臊臭，精滑不固，脉沉数有力，为火郁于内，逼阴向外，为阳盛拒阴，用苦寒药下之者（妙！妙）。

此水火征兆之微，脉证治例之妙，王太仆曰：纪于水火，余气可知。[8]

【注解】[1] 本案录自《内外伤辨惑论》，也收录于《古今医案按》。

[2] 在脉诸数为热，诸迟为寒：《素问》《灵枢》均无此原文。《素问·阴阳别论》篇有"迟者为阴，数者为阳"，王叔和《脉经》有很多处"迟为寒""迟则为寒""脉数有热""病患脉数，数为热"等。

[3] "病有脉从而病反者……按之不动"：皆出于《素问·至真要大论》篇，前为帝曰，岐伯曰为回答，王注为王冰注。其中的"鼓""动"指有力。

[4] 寒盛格阳：即阴盛格阳。

[5] 此传而为阴症矣：本是六经病中的三阳证，由于阴寒内盛等原因，可传变为三阴证。

[6] 此处指本卷本篇伤寒病中的第11案"候辅之病"。

[7] 下尻臀皆冷：骶骨、臀部的下半部位都冷。

[8] 王太仆曰……余气可知：摘自《素问·至真要大论》篇王冰对"病机十九条"的注解。此句可理解为：综观水火（实指阴阳、寒热）的变化，就可知它们怎样影响对方。也就是对上文"火郁于内，逼阴向外"，亦即"阳盛拒阴"的总结，也是对上文"王注云"中的寒盛格阳的总结。

【阐发与临证】本案是一典型的舍症从脉，而且是特殊脉象。冯氏子病伤寒，后出现目赤烦渴，而且脉数一息七八至、八九至，应该辨证为病由太阳而传阳明，因为"脉数为热、脉迟为寒"，所以"医欲以承气汤下之"。虽然病热脉数，然而"按之不鼓""按之不动"，即脉象沉细弱、无力，这就要考虑真寒假热、假热被真寒格拒于外的病机，也是病已由阳明而传入少阴了，当然不能再用承气汤而要用四逆汤之类。《伤寒论》第258条"脉滑而数，宜大承气汤"，第242条"脉实者宜下之，与承气汤"，第219条"脉滑而疾，用小承气汤"，第108条"脉调和者，此为内实，调胃承气汤主之"，表明承气汤证的脉象是滑数、实，与症状"调和"。相反的，第228条脉浮而迟用四逆汤；第219条脉反微涩者里虚也，不可更与承气汤；第108条脉当微、厥为自下利；第94条脉反沉宜四逆汤；第61条脉沉微干姜附子汤主之。这又表明，如果虽有阳盛、热盛的症状而脉象是浮迟、微、微涩、沉，即案文中的"按之不鼓""按之不动"之意，那就是寒盛格阳的阴证了。原著者按语中所举的狂言、身热、发斑而脉沉细（见注2）是阴盛格阳，东垣所治的脚膝痿弱、尻臀皆冷、阴汗、滑精但脉沉数有力是阳盛格阴，很能说明问题。

26案[1]　罗谦甫治静江府提刑李君长子，年十九岁，至元壬午四月间，病伤寒九日，医作阴症治之，与附子理中丸数服，其症增剧。更一医作阳症，议论差互，不敢服药，决疑于罗。罗至，宾客满坐，罗不敢直言证，细为分解。凡阳症者，身须大热，而手足不厥，卧则坦然，起则有力，不恶寒反恶热，不呕不泻，渴而饮水，烦躁不得眠，能食而多语，其脉浮大而数者，阳证也；凡阴证者，身不热，而手足厥冷，恶寒蜷卧，面向壁卧，恶闻人声，或自引衣盖覆，不烦渴，不欲食，小便自利，大便反快，其脉沉细而微迟者，皆阴症也。某伤寒，诊其脉沉数，得六七至，夜叫呼不绝（夜字妙辨在此），全不得睡（阳明在府），又喜饮冰水，阳证悉具，且三日不见大便（阴症自利多）。宜急下之，乃以酒煨大黄六钱，炙甘草二钱，芒硝五钱，煎服，至夕下数行，去燥粪二十余块，是夜汗大出，次日身凉脉静矣。予思《素问·热论》云：治之各通其脏腑，[2] 仲景述《伤寒论》，六经各异，传变不同，《活人书》[3] 亦云：凡治伤寒，先须明经络，不识经络，触途冥行，鲜不误矣。[4]

【注解】[1] 本案录自《卫生宝鉴·卷二十四·阴证阳证辨》。

[2] 治之各通其脏腑：此句在《素问·热论》篇中的原文是："治之各通其藏脉，病日衰已矣。"

[3] 《活人书》：宋朝朱肱著，全名《南阳活人书》，又名《类证活人书》。

[4] 凡治伤寒……鲜不误矣：此句文字引自《活人书·卷一》。

【阐发与临证】本案文中列出了阳证和阴证所常见的症状、体征和脉象，以此为凭来分析该患者属于阳证热证的里实结证，而用调胃承气汤攻下而愈。

《素问·热论》篇载："治之各通其藏脉，病日衰已矣。"指治疗伤寒症要疏通藏府之气和经脉，如太阳病要疏通太阳经脉（络）及膀胱，阳明病要疏通阳明经脉（络）和胃肠等，这样，病邪就会逐日衰减而趋愈。

27案[1] 一人患伤寒，无汗，恶风，项既屈而且强。罗曰：项强几几，葛根汤证。[2] 或问何谓几几？罗曰：几几者如几，人疾屈而强也。谢复古[3]谓病羸弱，须凭几而起，误也。盖仲景论中极有难晓处，振振欲擗地，心中懊憹，外气怫郁，郁冒不仁，膈内拒痛，如此之类甚多。成无己注：几音殊，几几为短羽鸟引颈之貌。甚得仲景旨（烺按：此许叔微案）。

【注解】[1] 本案录自《普济本事方·卷九》葛根汤条目下，《伤寒九十论》第20证也收载。下文的"罗曰"应为"许曰"。

[2] 项强几几，葛根汤证：引自《伤寒论》第31条。

[3] 谢复古：宋代医家，为翰林学士，精于伤寒，著有《医学源流》《难经注》，已佚。

【阐发与临证】此患者项背强几几，无汗恶风，符合《伤寒论》第31条。该条与第14条有相同的二个证即项背强几几、恶风，因此都用桂枝汤解表，葛根治项背强。但第14条有汗，第31条无汗，所以第31条的葛根汤中有麻黄，而第14条用桂枝汤加葛根。葛根解肌祛风、疏太阳经气、泄太阳经邪气，对风邪侵入太阳经引起的项背强痛有特殊作用。

案文中列举《伤寒论》中较难说清楚的几个证：项背强几几，振振欲擗地，心中懊憹，外气怫郁，郁冒，膈内拒痛，分别见第14条和第31条，第84条，第78条，第379条，第365条，第138条。

28案[1] 南省参议常德甫，至元甲戌三月赴大都[2]，路感伤寒证，勉强至真定，馆于常参谋家，迁延数日，病不瘥。总府李经历并马录事来求治。罗诊得两手脉沉数，外证却身凉，四肢厥逆，发癍微紫，见于皮肤，唇及齿龈，破裂无色（毒），咽干声嗄，默默欲眠，目不能闭（目不闭声哑为狐惑），精神郁冒，反侧不安。此证乃热深厥亦深，变成狐惑，其证最急。询之从者，乃曰：自内邱县感冒头痛，身体拘急，发热恶寒（初起原从太阳经来），医以百解散[3]发之，汗出浃背，殊不解。每经郡邑，治法一同，发汗极多，遂至于此。罗详其说，谓平昔膏粱积热于内，已燥津液，又兼发汗过多，津液重竭，因转属阳明，故大便难也。急以大承气[4]下之（手足冷，大便闭，宜先下），得更衣，再用黄连解毒汤，病减大半，复与黄连犀角汤[5]，数日而安。

【注解】[1] 本案录自《卫生宝鉴·卷六·阳证治验》。

[2] 大都：元朝至元以后的都城，故址在今北京故宫一带。

[3] 百解散：同名2方。(1)《医宗金鉴》方，治胎惊丹毒之火毒攻里，痰惊抽搐，用以防变惊风，药用葛根、升麻、赤芍、生甘草、黄芩、麻黄、肉桂、生姜、葱白；(2)《鸡峰普济方》方，治风温壮热，肢节烦痛，药用柴胡、前胡、羌活、桔梗、人参、白术、茯苓、川芎、陈皮、甘草、生姜。另有消风百解散，又名百解发汗散，为《和剂局方》方，治四时伤寒，壮热恶寒，头痛项强，咳嗽，肢节烦痛，药用麻黄、荆芥、白芷、苍术、陈皮、炙甘草、乌梅、生姜，本案可能用此方。

[4] 大承气汤：《伤寒论》方，治阳明实热证，药用大黄、芒硝、枳实、厚朴。

[5] 黄连犀角汤：同名2方。(1)《张氏医通》方，治狐惑、咽干、声嗄、肛门生虫，药用黄连、犀角、木香、乌梅；(2)《外台秘要》方，治病后内有疮出，下部烦，药用同(1)方，但前三味剂量大1~3倍。

【阐发与临证】此患者春季路途感寒，沿途治疗均用辛温发汗药，因此发汗太多，高官平时膏粱厚味，内热又重，由此而伤津液，太阳病转属阳明病。《伤寒论》第184条："太阳阳明者，脾约是也。"就是讲的这种病变。但此患者身凉、四肢厥逆，显现寒证，脉沉数为里热，大便闭结是里实结，皮肤见斑且紫色是里热已盛成瘀血，阻滞血脉，唇及齿龈破裂是热毒伤阴。咽干声嗄欲眠、精神郁冒虽说是狐惑症，但也是阴津虚竭而引起的变证（有些类似于温病之热入营血）。因此而辨证为阳明里实热、热深厥深。大承气汤急下存阴是对的，黄连解毒汤清热解毒也可行，黄连犀角汤清热清心开窍也可，方中乌梅酸以养阴也未尝不可，但全过程缺乏养阴生津药是一大失误。

本案从春季风寒外感开始，发汗治疗而变证为阳明里实热、热盛伤津，又有热入营血引起血瘀的皮肤斑疹，是风温典型过程，又极像现代医学中的流脑，最后引起败血症，甚至微循环衰竭。

29案[1]　至元己巳六月，罗住夏于上都[2]，佥事董彦诚，年逾四旬，因劳役过甚，烦渴不止，极饮潼乳[3]，又伤冷物，遂自利，肠鸣腹痛，四肢逆冷，汗自出，口鼻气亦冷，六脉如蛛丝，时发昏愦（温救何疑）。众医议之，以葱熨脐下，又以四逆汤[4]五两，生姜二十片，连须葱白九茎，水三升，煮至一升，去渣凉服，至夜半，气温身热，思粥饮，至天明而愈。《玉机真藏论》云：脉细、皮寒、气少、泄利、饮食不入，此谓五虚，死。浆粥入胃，则虚者活。[5]信哉！

【注解】[1] 本案录自《卫生宝鉴·卷六·阴证治验》。

[2] 上都：元朝于1264年后称开平府为上都，故址在内蒙古正蓝旗东闪电河北岸。

[3] 潼乳：羊乳。

[4] 四逆汤：同名6方。（1）《伤寒论》方，治少阴病、阳虚里寒、四肢厥逆等，药用附子、干姜、甘草；（2）《千金要方》方，治伤寒手足厥冷，脉绝，药用吴茱萸、生姜、当归、芍药、桂心、细辛、通草、炙甘草、大枣，水酒合煎；（3）《外台秘要》引方，治卒然中风不能言、厥逆无脉、手足拘急，药用萸肉、细辛、干姜、炙甘草、麦冬；（4）《太平圣惠方》方之一，治阴毒伤寒，脉沉细，四肢逆冷，烦躁头痛，药用附子、炮姜、桂心、炙甘草、当归、白术；（5）《太平圣惠方》方之二，治伤寒霍乱吐利，发热恶寒，四肢拘急，手足厥冷，药用附子、炮姜、桂心、炙甘草、大枣；（6）《太平圣惠方》方之三，治两感伤寒，阴阳二毒交并，全身厥逆，心内闷热，谵语，脉微细，药用上方去大枣。

[5] 脉细……虚者活：这一段话录自《素问·玉机真藏论》篇，原文是"黄帝曰：余闻虚实以决死生，愿闻其情。岐伯曰：五实死，五虚死。……脉细，皮寒，气少，泄利前后，饮食不入，此谓五虚。……浆粥入胃，泄注止，则虚者活"。

【阐发与临证】此患者为过食难消化的食物及多进冷物而形成太阴病，或者说是中焦寒，因此肠鸣腹痛自下利。《伤寒论》第273条："太阴之为病，腹满而吐，食不下，自利益甚，时腹自痛。"但本案还有汗自出（应为冷汗）、口鼻出冷气、四肢逆冷、脉细如丝、神昏时作，说明病情已转入少阴，或者说是太阴少阴并病。《伤寒论》第281条："少阴之为病，脉微细，但欲寐也。"这是符合的。《伤寒论》第277条："自利不渴者，属太阴，以其藏有寒故也，当温之，宜服四逆辈。"《伤寒论》第315条："少阴病，下利，脉微者，与白通汤。"《伤寒论》第317条："少阴病，下利清谷，里寒外热，手足厥逆，脉微欲绝，身反不恶寒，其人面色赤，或腹痛，或干呕，或咽痛，或利止、脉不出者，通脉四逆汤主之。"这些条文与本案是吻合的，尤其第317条。本案用四逆汤加葱白、生姜，类似白通汤。脾胃为后天之本，五虚证中直接关乎胃气的就有泄利、饮食不入二证，余三证实际也关乎胃气，也从另一侧面说明胃气的重要。所以《素问·玉机真藏论》篇在论述五虚证后就提出"浆粥入胃，泄利止，则虚者活"，就是说胃气尚存就能活。

关于饮食与人体健康的关系，有很多说法：（1）世界卫生组织提出的人体健康新标准中，关于躯体健康的"五快"，其中有二快是与饮食有关的：甲，吃得快，进食时有良好的胃口，不挑剔食物，说明内脏功能正常；乙，便得快，能很快排泄完大小便，且感觉良好，说明胃肠肾的功能良好（1998年5月27日《临沂广播电视报》）。（2）饮食要有度。经常饱餐可使人患脑动脉硬化。合理限制饮食可使机体保持年轻化，延迟器官衰老。《寿世保元》曰："食过多则结积，饮过多则痰癖。"（3）饮食要合理搭配。动物性蛋白质中缺少蛋氨酸和胱氨酸，植物性蛋白质中缺少赖氨酸和苏氨酸，因此要荤素搭配吃。(4) 精粗粮都要吃。长期吃精细粮食过多可缺乏多种维生素、纤维素，可使人患痔疮、头痛、烦躁及高血脂、血管硬化、心脑血管疾病、糖尿病等。(5) 不能暴饮暴食。定量进食可防止急性胃肠炎、溃疡病等，但也不能长期吃不饱。寿命长短同生活贫富有关，1997年12月22日《参考消息》转载英国的研究，显示富裕地区80岁以上的长寿人口比贫穷地区几乎多3倍。1999年8月31日《人民政协报》报道，英国专家调查发现，20～30岁的女性胆结石患者空腹时间都比同龄正常女性长，其中90%的患者不吃早餐或只喝少量牛奶。研究证实，空腹时间过长与胆结石形成有关。《寿亲养老新书》云："若生冷无节，饥饱失宜，调停无度，易成疾患。"

古代有一种饥饿疗法，有防病健身作用。1998年9月4日《中国中医药报》载文认为，饥饿疗法是一种自我调节的方法，有如下作用：(1) 激发免疫功能；(2) 产生内源性治疗因子；(3) 清除体内自由基；(4) 促进细胞更新。1998年7月28日《大众日报》载文认为，断食疗法的主要作用是排毒，一方面能中止毒素入口，另一方面能使宿便排出。宿便乃肠内腐败的有毒物质，能诱发多种疾病，与大肠癌关系密切。该文引美国毕勒的话说："一切疾病的根本原因不是细菌，而是食物中毒形成的毒素造成细胞组织被破坏，才引起细菌侵袭。"

30 案[1]　一人年五十余，中气本弱，至元庚辰六月中病伤寒，八九日，医者见其热甚，以凉剂下之，又食梨三四枚，痛伤脾胃，[2]四肢冷，时昏愦。罗诊之，其脉动而中止，有时自还，乃结脉（旧刻误热）也；心亦悸动，吃噫[3]不绝，色变青黄，精神减少，目不欲开（石山以目闭而哑不言为脾伤），蜷卧，恶人语（少阴症）。以炙甘草汤[4]治之（大便泻而目闭蜷卧，手足冷，炙甘草汤）。成无己云：补可去弱，人参大枣之甘，以补不足之气；桂枝、生姜之辛，以益正气；五脏痿弱，荣卫涸流，[5]湿剂所以润之，故用麻仁、阿胶、麦门冬、地黄之甘，润经益血复脉通心是也。加桂枝、人参，急扶正气，生地黄减半，恐伤阳气，剉[6]一两剂服之，不效。罗再思脉病对，莫非药陈腐而不效乎？再于市铺选尝气味厚者，再煎服之，其病减半，再服而愈（琇按：辨药亦要著）。凡药，昆虫草木，生之有地；根叶花实，采之有时。失其地，性味少异；失其时，气味不全。又况新陈不同，精粗不等，倘不择用，用之不效，医之过也。《内经》云：司岁备物，气味之专精也。[7]修合之际，宜加意焉（烺按：《医学纲目》是东垣案）。

【注解】[1] 本案录自《卫生宝鉴·卷二十一·药味专精》。

[2] 痛伤脾胃：痛字有二义，一为狠、极，即狠伤脾胃、极伤脾胃；二为可惜，即可惜伤了脾胃。

[3] 吃噫：呃逆、噫气。

[4] 炙甘草汤：同名2方。(1)《伤寒论》方，治气血虚而脉结代，心动悸，气短胸闷，药用炙甘草、生姜、桂枝、生地、人参、阿胶、麦冬、麻仁、大枣，清酒煮；(2)《卫生宝鉴》方，治中气虚而噫逆，药同(1)方去清酒，改用水煮，生地减量。

[5] 荣卫涸流：荣血少，卫气虚，荣行脉中和卫行脉外都虚少。涸即干枯。

[6] 剉：古时为便于提取药物有效成分，把药材剉成粗末或小块碎屑，相当于现代的切成饮片。

[7]《内经》云……气味之专精也：节录自《素问·至真要大论》篇，原文为"岐伯曰：谨候气宜，无失病机……司岁备物，则无遗主矣。……帝曰：先岁物何也？岐伯曰：天地之专精也"。王冰注曰："专精之气，药物肥浓……当其正气味也。"这是针对案文中说到先用的药材质量不好致使无效而说的。

【阐发与临证】夏季病伤寒，八九日后如果转成阳明府病，当然可以用苦寒攻下。但因其人中气本虚，不宜过用寒凉。《伤寒论》第209条阳明证而呕多（可能是并少阳病、有胃寒或邪在胸膈），第210条似阳明病而实为结胸或痞，第211条有阳明证但是经病，第214条大便初硬后溏、中焦虚寒，第219条脉微涩里虚，第235条津虚肠燥便秘等都说明虽有阳明热证但不可用承气汤攻下，而且攻下后会引起变证，如第210条攻之利遂不止者死，第224条下之额上出汗、手足逆冷，都说明变成中焦虚寒，甚或下元虚冷，实质是太阴病或太少阴并病。本案过用凉药（梨也是凉药、甘寒之品），因而伤脾胃、四肢冷、目不欲开、恶人语、蜷卧、脉结代、心动悸，是心脾二虚（这又是另一种变证）。医者用炙甘草汤治之，借桂枝、生姜之辛，人参、甘草、大枣之甘而补益中气，也是一个好法。

31案[1]　真定府赵吉夫，年三旬余，至元夏间，因劳役，饮食失节，伤损脾胃，时发烦躁而渴，又食冷物过度，遂病身体困倦，头痛，四肢逆冷（断不在臂膝），呕吐而心下痞（此厥冷乃热深厥亦深，何也以有头痛？可辨若厥阴头痛，当吐痰沫，不当呕吐，盖呕吐属半表半里者居多，或太阴少阴亦有，断无头痛之症）。医者不审，见其四肢冷，呕吐，心下痞，乃用桂末三钱匕，热酒调服，仍以绵衣覆之，作阴毒伤寒[2]治之。汗大出，汗后即添口干舌涩，眼白睛红，项强硬，肢体不柔和，小便淋赤，大便秘涩，循衣摸床，如发狂状。问之，则言语错乱，视其舌，则赤而欲裂，朝轻暮剧，凡七八日，家人辈自谓危殆。罗诊脉七八至，知其热证也。遂用大承气汤，苦辛大寒之剂，一两作一服，服之，利下三行，折其胜势；翌日，以黄连解毒汤，大苦寒之剂二两，使徐徐服之，以去其热；三日后，病十减五六，更与白虎加人参汤，约半斤服之，泻热补气，前证皆退；戒以慎起居，节饮食，月余渐平复。《内经》曰：用药无失天时，无逆气宜，无翼其胜，无赞其复，是谓至治。[3]又云：必先岁气，无伐天和。[4]当暑气方盛之时，圣人以寒凉药，急救肾水之原，补肺金之不足，虽有客寒伤人，仲景用麻黄汤内加黄芩、知母、石膏之类，恐发黄发斑，又有桂枝汤之戒。今医用桂末，热酒调服，此逆仲景之治法，其误甚矣！

【注解】[1]本案录自《卫生宝鉴·卷二十三·阳证治验》。

[2]阴毒伤寒：《金匮要略·百合狐惑阴阳毒病证治第三》内有原文"阴毒之为病，面目青，身痛如被杖，咽喉痛，五日可治，七日不可治，升麻鳖甲汤去雄黄蜀椒主之"。

[3]《内经》曰……是谓至治：引自《素问·六元正纪大论》篇。原文是"无失天信"，以下同。

[4]必先岁气，无伐天和：引自《素问·五常政大论》篇。

【阐发与临证】夏季过度劳累及饮食失节后出现头痛困倦、烦躁口渴呕吐、心下痞闷、四肢冷，诊为湿热中阻、寒湿中阻或暑湿是可以的，原著者在按语中说是热深厥深，似乎还缺少证据，如发热、大便秘结、舌苔黄燥或黑燥、舌质红、脉滑数等。治以桂末、热酒调服，再以棉衣覆盖取汗，显然是失治。此医者误治的出发点，可能是过食冷物又四肢逆冷。至于汗大出后出现的里实热结证，用大承气汤急下存阴，又用黄连解毒汤清解热毒，再用白虎加人参汤清气分郁热、益气生津都是对的。然而细究其舌赤欲裂、言语错乱如狂，则应多加生津养阴、清心清营之类为宜。

阴毒伤寒是《伤寒杂病论》或《金匮要略》中的疾病，从其脉症及治法来看，乃是阳热亢极、深伏于内、身表似阴寒一类的疾病。在本案中"作阴毒伤寒治之"应是歪打歪着、似是而非。但既然阴毒伤寒是内热外寒、真热假寒，医者不可能用热酒调服肉桂末内服，肯定该医者认为是中寒。中寒的阴毒伤寒是内伤杂病，一般来说有脾肾虚冷、又进食冷物后房事频繁，或性交后汗出感寒，里真寒，甚或阴盛格阳，除注[2]所列症状外，初起时可有头痛、腰痛、腹痛及身体困倦、冷汗不止、恍惚烦躁、四肢逆冷、六脉沉细等脉症，与本案所述之各症状有些相似，而引起医者误治用热酒调服肉桂末。后世称房劳再受寒或里寒再房劳而起病的为夹阴伤寒。

《素问·六元正纪大论》篇所载"用药无先天时……是谓至治"，是说明治病一定要辨证准确。《灵枢·百病始生》篇说得更明白，如："当补则补，当泻则泻，毋逆天时，是谓至治。"这两段原文都强调"天时""天信"，就是说到春夏秋冬什么季节，气候就一定出现温热凉寒，至时必定谓之天信。在一年四季当令气候的时月，如春季温、夏季热、秋季凉、冬季寒冷时，用药和饮食、穿衣盖被都要与之相应，否则，如夏季用热药、多吃温热性质的食物，冬季用寒药、多吃寒冷性质食物，病必生也，这就是"无失天信，无逆气宜"。但六气之中，经常有反常现象出现，如冬季应寒而反热、夏季应热而反冷，此非其时而有气，谓时行之气，这就是邪，是六气之过，也叫作气动有胜是谓邪，或叫作四时之邪胜，人体易患病，病则为时行疫气之病。如暖冬患温病者多，春寒患风寒感冒、流感者多，等等。所以，平时要注意气候之反常变化防御之。治疗则邪胜而反其气以平之，但平其气要平即止，不可过头，如平而过头也要患病。本案如果一开头真是中焦寒，考虑到是夏季，如果用芳香化浊、温而不过头的药物，而不是用热酒加肉桂，可能也不会造成阳明腑实证。这就是平而太过，《素问·五常政大论》篇的"必先岁气，无伐天和"也是此意。

32案[1]　省掾曹德裕男妇，二月初，病伤寒八九日，请罗治之。脉得沉细而微（虚），四肢逆冷，自利腹痛（太阴），目不欲开（石山以目闭而哑为脾伤），两手常抱腋下，[2] 昏嗜卧，口舌干燥（亦手足冷，目不欲开，口干燥但自利，腹痛，从温补），乃曰：前医留白虎加人参汤一贴，可服否？罗曰：白虎虽云治口燥舌干，[3] 若执此一句，亦未然，今此证不可用白虎者有三：《伤寒论》云：立夏以前，处暑以后，不可妄用，[4] 一也；太阳证，无汗而渴者，不可用，[5] 二也；况病人阴症悉具，其时春气尚寒，不可用，三也。仲景云：下利清谷，急当救里，[6] 宜四逆汤五两，加人参一两，生姜十余片，连须葱白九茎，水五大盏，同煎至三盏，去渣分三服，一日服之，至夜利止，手足温，翌日大汗而解，继以理中汤[7] 数服而愈。孙真人《习业》篇云：凡欲为大医，必须谙《甲乙》《素问》《黄帝针经》、明堂流注、十二经、三部九候，本草药性，仲景、叔和，并须精熟，如此方为大医。不尔，犹无目夜游，动致颠陨。[8] 执方用药者，可鉴哉。

【注解】[1] 本案录自《卫生宝鉴·卷二十四·执方用药辨》。

[2] 两手常抱腋下：这是一种直观症状，因患者四肢逆冷，手置于腋下可取暖。

[3] 白虎虽云治口燥舌干：《伤寒论》第173条"大渴，舌上干燥"、第174条"口燥渴"、第175条"渴欲饮水"、第226条"渴欲饮水，口干舌燥"都是用白虎加人参汤的主证。

[4]《伤寒论》云……不可妄用：《伤寒论》第173条用白虎加人参汤，方后注中有"此方立夏后、立秋前，乃可服；立秋后不可服；正月、二月、三月尚凛冷，亦不可与服之，与之则呕利而腹痛"。本患者于二月初发病，所以下文说："其时春气尚寒，不可用。"

[5] 太阳证，无汗而渴者，不可用：这句可能与《伤寒论》第175条有关，该条上半条说："伤寒，脉浮，发热无汗，其表不解，不可与白虎汤。"

[6] 仲景云"下利清谷，急当救里"：《伤寒论》第93条"下利清谷不止，身体疼痛者，急当救里"、第371条"下利腹胀满，身体疼痛者，先温其里……宜四逆汤"。

[7] 理中汤：同名6方。(1)《伤寒论》方，治太阴病，药同理中丸；(2)《太平圣惠方》方，治霍乱吐泻、心烦悸，药用人参、白术、炮姜、炙甘草、茯苓、麦冬；(3)《增补万病回春》方之一，治寒喘，药用砂仁、炒干姜、苏子、厚朴、官桂、陈皮、炙甘草、沉香、木香、生姜；(4)《增补万病回春》方之二，治胃寒，呕吐清水冷涎，药用人参、白术、茯苓、炒干姜、陈皮、姜半夏、藿香、丁香、砂仁、官桂、生姜、乌梅；(5)《症因脉治》方，治气虚喘逆有寒，药用人参、白术、炮姜、炙甘草、陈皮；(6)《妇人大全良方》方，治肠胃虚弱，泄泻，药同(1)方加茯苓、厚朴、生姜、大枣。

[8] 此处录自孙思邈《备急千金要方·卷一·论大医习业第一》，文字有删节。

【阐发与临证】伤寒八九日，很可能传变为太阴或少阴病，脉沉微细，但欲寐，自利，腹痛，四肢逆冷，此为太阴少阴并病，治从少阴。虽有口舌干燥，但前提是阳虚阴盛，所以罗用四逆汤加葱白，加人参益气养阴。少阴病情缓解后，再用理中汤善后。前医用白虎汤，显系误治。

此处不可用白虎汤的三条理由中第一条和第三条后半条理由是针对该患者而言，不是一般规律。"立夏以前、处暑以后""其时春气尚寒"，其本意是"必先岁气，无伐天和""用药无失天时，无逆气宜"，但也必须根据病情，如果该患者不是传变为阴证，而是正处在阳明经证阶段，里热盛，或是春温已达气分，当然仍要用白虎汤类。

33案 吕沧洲[1]治一人，病伤寒十余日，身热而人静，两手脉尽伏（似阴症），俚[2]医以为死也，弗与药。吕诊之，三部举按皆无，其舌胎滑，而两颧赤如火（似戴阳），语言不乱（辨此症全在十余日，若是阴症，过七日焉能语言不乱耶？况身热乎）。因告之曰：此子必大发赤瘢，周身如锦文。夫脉，血之波澜也，今血为邪热所搏，淖[3]而为瘢，外见于皮肤，呼吸之气，无形可依，犹沟隧之无水，虽有风不能成波澜，瘢消则脉出矣。及揭其衾而赤瘢烂然，即用白虎加人参汤，化其瘢，脉乃复常，继投承气下之愈。

【注解】[1]吕沧洲：元末明初医家，名吕复，字元膺，浙江宁波人。晚年自号沧洲翁，后人尊称为吕沧洲。本书所引录医案，大都出自《吕复医案》，此书为元末明初浦江戴良采吕之治效最著者编集，也见于戴所著《九灵山房集》，亦见于《明外史本传》。本案及第37案都录自《医学入门》。

[2]俚医：对庸医的俗称。

[3]淖：水流汇于一处。

【阐发与临证】本案是外感伤寒病十余日后突发周身斑疹，与前第28案类似。余以为这也是病从太阳而传入阳明，或是温病邪入营血，热甚动血而出现瘀斑。热深厥也深，反而出现人静、脉伏，甚或脉三部举按皆无。但从身热、两颧赤如火可知该患者热盛。正因为语言不乱而误诊，如谵语，甚或狂躁，即使俚医，恐怕也不易误诊。此斑为热盛而瘀，所以血脉因瘀阻而脉伏。本案用白虎加人参汤清阳明经热，后又用承气汤攻其里热实积。按温病之治疗规律，可在白虎汤中加犀角、玄参，为化斑汤，对热盛引起的血瘀斑疹有较好的疗效。

此症也可能像前第28案那样是流脑引起败血症，出现微循环衰竭、华弗氏综合征。

34案[1] 一人伤寒旬日（辨证全在旬日二字及肌热灼指），邪入于阳明，俚医以津液外出，为脉虚自汗，进玄武汤[2]以实之，遂致神昏如熟睡。吕切其脉，皆伏不见而肌热灼指（肌热灼指有少阴反发热之辨，况又脉伏耶，然此症何以断为实热？曰：全在旬日二字，若是直中阴经，虚寒证何能至十日也。即曰阴，亦属传邪阴证，非实热而何）。告其家曰：此必荣血致瘢而脉伏，非阳病见阴脉比也（脉不见，若是阴寒，手足断无不厥冷之理，不见厥逆是实热可知）。见瘢则应候，否则畜血耳。乃去其衾裯[3]，视其隐处及小腹，果见赤瘢，脐下石坚，且拒痛。为作化瘢汤[4]半剂，继进韩氏生地黄汤[5]，逐其血，是夕下黑矢若干枚，即瘢消脉出。后三日，又腹痛，遂用桃核承气[6]以攻之，所下如前，乃愈。

【注解】[1]本案可能录自《吕复医案》或《明外史·本传》。

[2]玄武汤：即真武汤、元武汤。

[3]衾裯：衾音qīn，被子和贴身穿的短衣。裯，也作帐子解。

[4]化瘢汤：同名5方。(1)《证治准绳》方，治痘疮夹斑，药用金线薄荷、水杨柳、荆芥、苍耳子，水煎取汁浴之；(2)《丹溪心法》方，治伤寒发斑、脉虚，药用白虎汤加人参；(3)《张氏医通》方，治同(1)方，药用玄参、大力子、柴胡、荆芥、防风、连翘、木通、枳壳、蝉衣、生甘草、灯心草、竹叶；(4)《沈氏尊生书》方，治毒留肺胃，药用人参、甘草、知母、石膏、桔梗、连翘、升麻、竹叶、大力子、地骨皮；(5)《温病条辨》方，治温病发斑，药用石膏、知母、甘草、玄参、犀角、粳米。本案约用(2)(3)(5)方。

[5]韩氏生地黄汤：出处不详。是否为《韩氏医通》卷下第七所载"血热以生地黄、姜黄、条芩……血积配以大黄"之配方？《沈氏尊生书》有生地黄汤，治蓄血证，脉沉细微、肤冷、脐下满、或狂或躁，大便色黑，小便自利，药用生地黄汁、干漆、生藕汁、生蓝叶汁、虻虫、水蛭、大黄、桃仁。此方与抵挡丸类似，与桃仁承气汤功效相近，也符合本案文意，供参考。

[6]桃核承气：又名桃仁承气汤。同名5方。(1)《伤寒论》方，治太阳病不解，热结膀胱，其人如狂，小腹急结及妇人瘀血留经，药用桃仁、大黄、甘草、桂枝、芒硝；(2)《证治准绳》方，治

产后谵语，药用桃仁、大黄、官桂、红花、甘草；（3）《沈氏尊生书》方，治血黄，药用大承气汤加桃仁；（4）《温病条辨》方，治温病少腹坚满，小便自利，夜热昼凉，大便闭，药用桃仁、当归、赤芍、丹皮、大黄、芒硝；（5）《医部全录》引《河间六书》方，治月事沉滞，药用桃仁、官桂、甘草、芒硝。

【阐发与临证】此证为邪入阳明，汗多津虚，应用白虎汤加人参。今以温热之真武汤，使其虚虚实实，里热更甚而神志昏迷。因血脉瘀阻而脉伏。阳热盛迫血妄行可见皮肤瘀斑。《伤寒论》第109、128、129、130条都是说邪热由经传腑，蓄血结于膀胱，但这些是太阳病。第221条是阳明病热伤阴络便血，第239、259条是阳明病蓄血，便血、尿血都是蓄血，与皮肤瘀斑是同一机理。所以案文载："见斑则应候，否则蓄血耳。""逐其血，其夕下黑矢若干枚"，太阳病的蓄血在膀胱（太阳腑），阳明病的蓄血在胃（阳明腑），所以蓄血证既可见尿血，也可见便血，还有妇女胞宫瘀血，而这一句已明确指便血。古人（至少是明朝时的医家）也知道下黑屎是胃出血。这也是斑和蓄血的关系。瘀斑虽消，但胃出血未止，所以三日后又腹痛，再用治蓄血的桃仁承气汤而"所下如前"乃愈。

此病也可能是流脑引起的败血症。

35案[1]　一妇伤寒，乃阴间阳[2]，面赤，足蜷而下痢，躁扰不得眠。论者有主寒主温之不一，不能决。吕以紫雪匱理中丸[3]进，徐以冰渍甘草干姜汤[4]饮之，愈且告之曰：下痢足蜷，四逆证也。苟用常法，则上焦之热弥甚。今以紫雪折之，徐引甘辛以温里，此热因寒用也。众皆叹服。

【注解】[1] 本案录自《吕复医案》或《明外史·本传》。在《医学入门》中，还另写张锐所言的用紫雪包理中丸。

[2] 阴间阳：阴阳相杂，上热下寒。

[3] 吕以紫雪匱理中丸：吕沧洲将较软的紫雪丹挤成薄片，包住理中丸服。

[4] 甘草干姜汤：《伤寒论》方，治伤寒误治后四肢厥逆，咽干烦躁吐逆，药用甘草、干姜。"徐以冰渍甘草干姜汤饮之"之中，徐指慢慢地（下同），此句意思是，甘草干姜汤煮成药汤后，用冰把该药汤渍成冷的再慢慢地饮用，就是热性药冷服，热因寒用。

【阐发与临证】足蜷指蜷卧、身蜷。《伤寒论》第288、289、295、296、298条都说身蜷、下利、躁烦、恶寒、手足逆冷是少阴重证，但面色赤是少阴证阴盛格阳、真寒假热，又名戴阳，该书第317、365条都讲戴阳，后条是戴阳轻证，前条是戴阳重证，用大剂量四逆汤救逆回阳，以防虚阳外脱、阴阳离决，加葱白散寒、通上下之阳气。有时在外之假热表现不明显，也可仅有干呕、咽痛（但痛而不肿）。

此患者可能是慢性痢疾，由于外感伤寒而引发，机体抵抗力减退而出现四逆证。

36案[1]　浙东宪使曲出，道过鄞，病卧涵虚驿，召吕往视。吕察色切脉，则面戴阳[2]，气口皆长而弦，盖伤寒三阳合病也。以方涉海为风涛所惊，遂血菀[3]而神慑，为热所搏，遂吐血一升许，且胁痛，烦渴，谵语（少阳阳明证），适是年岁运，左尺当不应。[4]其辅行京医[5]，以为肾已绝，泣告其左右曰：监司脉病皆逆，不禄在旦夕。家人皆惶惑无措。吕曰：此天和脉，无忧也。为投小柴胡汤，减参加生地黄，半剂后，俟其胃实，以承气下之，得利愈。

【注解】[1] 本案可能录自《吕复医案》或《明外史·本传》。

[2] 面戴阳：面部有红色。此处并不表示阴盛格阳。

[3] 血菀：血充积。

[4] 年岁运，左尺当不应：五行之气轮流与各年岁相会合，如丁年、壬年均属木运，但岁支则当卯、申，因此丁卯年、壬申年是木运的岁会。再如丙年、辛年均属水运，但岁支则当子、巳，因此丙子年、辛巳年是水运的岁会。该患者如为丙子年或辛巳年出生，再遇丙子年或辛巳年则为年岁运，就是隔了60年。水相应于肾，左尺为肾脉，此时患病，左尺脉弱为正常脉象，此意为天和脉。

[5] 辅行京医：从京城来的随行保健医生。

【阐发与临证】船行海上，乘客既受风寒，又受惊骇，因而血充积于上而为面部红赤、为面戴阳，此戴阳非阴盛格阳。《伤寒论》第48条太阳阳明并病，面色缘缘正赤，用发汗而解。即使第365条已有下利脉沉迟，身有微热而面少赤，所谓戴阳轻证，也可郁冒汗出而解。

本案寸脉长而弦，无恶寒无汗，邪已不在表，仅余邪而已；胁痛、脉弦为邪居少阳半表半里；烦渴、谵语、面赤为邪已入阳明。邪既然主要在少阳阳明，当先解少阳，待里实结成再攻下之。《伤寒论》第224条三阳合病，阳明经热偏重，既不用汗法，汗则津虚热盛谵语，又不用下法，下则正虚，额上出汗且手足逆冷，看来还是和法为宜。但既已邪入阳明，不能用人参，加生地黄养其阴。一待胃家实形成，承气汤下之愈。

此患者恶寒发热等外感症状在先，后吐血量大，有胁痛（胸痛也有可能）等，又在浙江沿海逗留，因此，患肺吸虫病、肺出血型钩端螺旋体病、结节性多动脉炎、结核性或非结核性支气管扩张等病都是有可能的，其他如食管与胃底静脉曲张破裂、溃疡病、胃动脉硬化等也是有可能的。

37案 副枢张息轩病伤寒逾月，既下而内热不已（所谓过经不解），胁及小腹偏左满，肌肉色不变。医以为风矢[1]所中，膏其手摩之浃四旬所，[2]其毒循宗筋流入于睾丸，赤肿若匏子[3]，疡医刺溃之，而左胁肿痛如故（有形可象），来召吕诊。吕以关及尺中皆数滑而且芤，因告之曰：脉数不时则生恶疮，关内逢芤则内痈作，季胁之痛，痈作脓也，经曰：痈疽治之不得法，顷时回死，[4]下之慎勿晚。乃用保生膏作丸，[5]衣之以乳香，而用硝黄作汤以下之。下脓如糜，可五升许，明日再围，下余脓，立瘥。

【注解】[1] 风矢：俗云避风如避箭，把风邪与矢箭连在一起，形容风邪伤人，如箭一样厉害。

[2] 膏其手摩之浃四旬所：浃，通彻也。手上涂油脂（润滑），在肿满处按摩，使力量感应到腹部内里，达四十次左右。

[3] 匏子：葫芦。

[4] 痈疽……顷时回死：《素问·通评虚实论》篇载有"痈疽不得顷时回""顷时回死"，可能从《素问》原文推出。

[5] 保生膏作丸：《医学入门》为"云母膏作丸"，未找到保生膏方剂名。《卫生宝鉴》有保生锭子，是做成膏用的，录于后供参考。治疗疮瘰病、背疽恶疮，药用雄黄、硇砂、轻粉、砒石、麝香、炒巴豆，为细末，黄蜡化开后和成膏，做成饼子如钱眼大，放在疮口内，外贴膏药，本案是内服的。

【阐发与临证】本案左胁及左下腹肿痛，腹胁部皮肤未变色，发热不甚，这首先要考虑是气滞、血瘀，而不应该认为是风邪所中。如果作痈疽诊断，而且用活血理气祛风及大黄、芒硝清泻里实热，是可以的。例如肠痈，大黄牡丹皮汤内也有硝黄泻下。泻下"脓如糜"，可能是肠黏液及肠内容物。此病从现代诊断看，可能是结肠脾曲综合征、脾梗死、慢性脾周围炎、脾曲部结肠癌、慢性胰腺炎、胰腺结核、慢性结肠炎、急性出血性坏死性肠炎、缺血性结肠炎等，临床如见，当需细细辨析。

因腹部按摩后引起阴囊肿大（包括睾丸），这与左腹部肿痛可能是二种不同的疾病。既然"疡医刺溃之"而无其他流脓等症，很可能是该患者原本腹股沟管未闭，腹部按摩至"浃四旬所"，由于机械作用，促使肠、网膜通过腹股沟管进入阴囊，也可能促使腹腔内的液体进入阴囊，或鞘膜积水、阴囊水肿等。以上二部位的疾病，尤其是腹部的疾病，由于用硝黄下之，促进肠蠕动（下脓如糜、明日再围、下余脓），所以症状很快减轻，尤其是结肠脾曲综合征、慢性结肠炎、痉挛性结肠炎等，促进肠蠕动肯定是能很快（至少是暂时）缓解的。

38案[1] 丹溪治一人，旧有下疳疮，忽头痛发热，自汗，众作伤寒治，反剧，脉弦甚，七至，重则涩。丹溪曰：此病在厥阴（肝），而与证不对。以小柴胡加草龙胆[2]胡黄连，热服四贴而安。

【注解】[1] 本案录自《丹溪医按》疮疡14案。

[2] 草龙胆：龙胆草之俗称。

【阐发与临证】本患者原患下疳，所以辨证在厥阴。但症状是头痛发热自汗，所以朱丹溪说"与证不对"。

下疳有软下疳（软下疳杆菌引起疼痛的软溃疡）和硬下疳（梅毒螺旋体引起的无痛性浅表溃疡，边缘硬）。前者可继发腹股沟淋巴结炎（鼠蹊部瘰核）而有发热、头痛、恶寒、汗出等。后者也可继发感染，特别是在数周至数月后二期梅毒期间或临床静止期（隐性梅毒）出现急性发热、骨和关节炎、气管炎等，此时恶寒发热、头痛等伤寒表证的症状如果当作伤寒来治疗，显然是会"反剧"的。龙胆草、胡黄连都是清热解毒药，龙胆草善治男女阴肿阴痒，泻肝胆实火，也就是"病在厥阴（肝）"，对绿脓杆菌、变形杆菌、金黄色葡萄球菌、钩端螺旋体等均有抑制作用；胡黄连功似黄连，也有抗菌作用；而小柴胡汤针对发热头痛汗出是有良效的。

39案[1] 施宗一患伤寒，连饮水大碗十数碗。小柴胡加花粉、干葛。

【注解】[1] 本案以下至71案，除第40、42、43、47、64、68、69共7个案例外，都可能录自《丹溪纂要》。

【阐发与临证】《伤寒论》第98条在少阳病的或有证中有"或渴"，并在方后注中注明"若渴者去半夏加人参、天花粉"。第101条"手足温而渴"是少阳证邪渐化热，仍用小柴胡汤。本案患伤寒而口渴引饮，说明邪已可能化热伤津液，所以用小柴胡汤加花粉生津养阴、清胃热，加葛根解肌退热、生津止渴。

40案[1] 吴支七患伤寒，发热如火，口干要饮水。小柴胡去半夏，加干葛、花粉、黄芩。

【注解】[1] 本案及第42、43、47、64、68、69案都录自《丹溪治法心要·附医案拾遗》。

【阐发与临证】本案与上案相同，都是外寒已有化热趋势，甚或是病已由少阳传变为少阳阳明并病，所以除口干饮水外，尚有发热如火。虽仍用小柴胡汤和解表里，冀邪由表而出，加天花粉、葛根生津养阴、清胃热，又因发热如火，去半夏之辛温燥，加重黄芩清热。

41案 梁本一患伤寒，胸胁疼。小柴胡加木通、枳壳、薏苡（苡仁本草除筋骨邪入作疼）、香附、芍药。

【阐发与临证】小柴胡汤适应症的胸胁苦满是由于邪在半表半里，不上不下，枢机之间，影响气机，且胆经分布于胸胁，故胸胁苦满。这种苦满也可能疼痛。本案患伤寒而胸胁疼，机理同前，当然用小柴胡汤，加枳壳、香附疏泄肝气，加芍药和肝血，芍药与甘草还能缓急止痛。薏苡仁能治拘挛筋急，有镇痛作用。现代药理研究证实，薏苡仁中主要含有的薏苡仁油能阻止或降低横纹肌挛缩作用。

42案 黄进，年五十六岁，好饮酒，患伤寒，发热口干，似火烧。补中益气汤内加鸡柜子[1]八分，甘蔗汁二合，芍药、地黄汁、当归、川芎各一钱，服之愈。

【注解】[1] 鸡柜子：即枳椇子，状如鸡爪，故谐音为鸡距子。

【阐发与临证】酒性热，久饮伤神损寿、软筋骨。朱震亨云："本草止言酒热而有毒，不言其湿中发热，近于相火……又性喜升，气必随之，痰郁于上，溺涩于下，恣饮寒凉，其热内郁，肺气大伤。"可见酒虽有湿热之弊，也有伤肺气、伤神、伤筋骨之毒。本患者平时嗜酒，患伤寒后发热口干似火烧，因此，既有肺气伤，用补中益气汤，又有里热，用甘蔗汁、芍药、鲜生地汁养其胃阴，用枳椇子解酒，用归芎配芍、地黄合四物汤益其营血。

43案 李谨三，年三十四岁，患伤寒，发热，身如蒙刺痛（诸痛皆属肝木，以血药主之）。四物加生地、红花各八分、人参、白术、黄芪。

【阐发与临证】身体疼痛有风、寒、湿（包括痰）、瘀、虚（包括气、血、阳）五大病因。患伤寒发热而后身体刺痛、如蒙，以气血虚、血瘀为多见。本患者用四物汤加人参、黄芪、白术、红花益气补血、活血祛瘀。如果此患者由于受寒、太阳病而身痛，兼湿可能"如蒙"，如兼瘀而刺痛，则可能是"旧"（原）瘀。

44案 马敬一患伤寒，发热身痒（痒如虫行皮中，以久虚无汗故也）。小柴胡内加紫背浮萍、川芎、当归、牡丹皮、白芍、熟地黄。

【阐发与临证】 患伤寒而发热身痒，可能不是伤寒，而是某种过敏，如果是老年人于冬季发病，也可能是皮肤瘙痒症。发热用小柴胡汤和解退热，身痒是血虚生风，以四物汤补血和血，以浮萍发散在腠理间之游风而止痒，加丹皮凉血祛瘀。皮肤过敏症包括皮肤瘙痒症，表现为热证多，以血热者为甚，本患者可能为血热而用丹皮。

45 案 吴亮，年六十三岁，患伤寒，发热头痛，泄泻一日一夜二三十度。五苓散加白术、神曲、芍药、砂仁各一钱，服之愈（作湿症而兼治虚）。

【阐发与临证】 发热头痛是伤寒病的主要症状，可以兼有泄泻。《伤寒论》中阴证如太阴病、少阴病有自下利，且是主证。太阳病、阳明病亦可兼有下利。第32条太阳与阳明合病自下利，是因阳明邪热下迫大肠而致，但表证重于里证，因此用葛根汤中的麻黄和桂枝汤主要解表邪，用葛根既治外感发热，又治肠胃邪热引起的泄泻；第177条太阳与少阳并病，邪热循经入胆腑，影响大肠则下利，用黄芩汤泄热止利；还有第170条表证兼里实（湿）热，用大柴胡汤双解。还有第107、143、155、162等条文都是太阳病误治后变成的变证或坏病，各用相应法治疗。此外，第93、132条是表邪兼里虚寒下利，用四逆汤治疗；第168条是表证误治而变成里虚寒下利，也是变证坏病。阳明病是里实热证，第34条热迫大肠用葛根黄芩黄连汤，第108条热结旁流用承气汤随证攻下。但中焦虚寒如第196条、228条，也当用理中汤或四逆汤治疗。因此伤寒病而兼泄泻，也有阴阳寒热虚实的不同。从病因病机分，包括脓血便在内，共有21种82条条文（详见拙著《临证秘验录》）。从治疗分，因里寒致利用温里药，因里热致利用清热药，因里积用消导药，寒热错杂则清温药并用，滑泄不禁用收涩药，大小肠失职、清浊不分者当用利小便法（如第381~383条）。尤其第385条有头痛发热、热多欲饮水者，霍乱而兼表证的用五苓散既解表，又利小便而实大便。

本案述症不详，同于第385条的前半条，所以用五苓散，加神曲助消导，加砂仁和中理气、芳香化浊，加芍药和营缓急止痛。

46 案 朱宽，年四十二岁，患伤寒，肚腹疼痛，发热如火。人参养胃汤[1]内加柴胡、煨姜，服之愈。

【注解】［1］人参养胃汤：同名3方。(1)《和剂局方》方，治外感风寒，内伤生冷，憎寒壮热，头痛身痛，痰食痞满等，药用六君子汤去白术，加苍术、草豆蔻、藿香、厚朴、乌梅、生姜、大枣；(2)《证治准绳》方，功能补脾进食，药用六君子汤去半夏，加神曲、山栀、黄芩；(3)《沈氏尊生书》方，治类疟，药用六君子汤加藿香、丁香、木香、砂仁、神曲、麦芽、厚朴、莲子、生姜。本案可能用《和剂局方》方，《沈氏尊生书》方也可用，加柴胡解表且疏肝，加煨姜煖中散寒止痛。

【阐发与临证】 伤寒病而传变为肚腹疼痛且发热，可知非三阳证，非少阴证，亦非厥阴证，因而只能是太阴证。"太阴之为病，腹满而吐，食不下，自利益甚，时腹自痛"好像并不吻合，但太阴病之轻症，仅有腹自痛，还是可以的。《伤寒论》第279条："本太阳病，医反下之，因而腹满时痛者，属太阴也，桂枝加芍药汤主之。"这是太阳病误下而转为太阴病用温通法治疗，主证仅腹满时痛一证。本案还有发热，可能是表证未解，也可能是阴火——饮食劳倦所伤而脾胃气虚，这与太阴病中焦虚寒相吻合。

47 案 姜连一患伤寒，腰疼，左脚似冰。小柴胡汤加五味子十二粒、黄柏、杜仲、牛膝。

【阐发与临证】 本案之伤寒和腰疼、左脚冷似冰是两个不同的病证，很可能前者是新病、后者是原病。现代医学的腰椎间盘脱出症，有的病人除腰痛外，可有一侧下肢的凉麻感。原患此症而又新患伤寒，也是很有可能的。小柴胡汤治伤寒，扶正祛邪。腰痛又脚冷，辨为肾虚，治以杜仲、牛膝。刘完素说黄柏能补肾水不足、坚肾壮骨髓，疗下焦虚。《神农本草经》说五味子能强阴、补男子精。《大明日华本草》认为五味子能壮筋骨。这二味药，一般医生不会应用于此症的。

48案 唐敬三患伤寒，发热心疼。人参养胃汤加知母、砂仁、草豆蔻各一钱（人参养胃汤温补中配消运之药）。

【阐发与临证】此患者的发热可由伤寒引起；心痛非真心痛，是胃脘痛，或许是原患的病，或许是伤寒服药后引起。人参养胃汤《和剂局方》方原有草豆蔻，《沈氏尊生书》方原有砂仁，两方都有健脾理气之功效。本案用知母，显然为发热而设，《名医别录》称知母"主治伤寒久疟烦热"，应指疟久引起的烦热，是否本案患者的发热也有类疟的情况，有待研究。

49案 邵璠一患伤寒，发热胸疼痛如刀刺（半表半里），小肠经也。小柴胡加木通、前胡、灯心草（小肠为手太阳，用小柴胡，亦因半表半里耶？疑刊误。小肠当改少阳）。

【阐发与临证】有伤寒样症状，发热，伴胸疼痛如刀刺，胸膜炎是有可能的，也可能是肋间神经痛或真心痛。胸膜炎可能由伤寒并发，后二症乃原先所患。

小柴胡汤治少阳病是正法，但也可用来治疗伤寒发热，即太阳病，不必都是半表半里。余用小柴胡汤治感冒恶寒发热，取效甚速（见拙著《临证秘验录》）。况且小柴胡汤中的柴胡及半夏加黄芩辛苦开降都能理气，对胸痛也有治疗作用。《伤寒论》第103条载："伤寒中风，有柴胡证，但见一证便是，不必悉具。"本案的胸疼也可理解为胸胁苦满，如第41案那样。前胡，《名医别录》谓"治伤寒寒热"，主治"胸胁中痞"。木通，李时珍认为是"手厥阴心包络、手足太阳小肠、膀胱之药……治遍身拘痛"。《仁斋直指方》云："人遍身胸腹隐热，疼痛拘急，足冷，皆是伏热伤血……宜木通以通心窍，则经络流行也。"灯心草乃小肠经引经药。

50案 刘光泽，年七十一岁，患伤寒，头疼发热，四肢冷如冰。局方不换金正气散[1]加五味子、黄芪、人参、白术、当归身。

【注解】[1] 不换金正气散：《和剂局方》方，治四时伤寒时气瘴疫，寒热往来，头痛壮热，咳嗽咯痰，吐泻，下痢及脾气虚弱、寒湿相搏，药用苍术、厚朴、半夏、陈皮、藿香、甘草、生姜、大枣。

【阐发与临证】患伤寒，有头痛发热是有表证，一般常见的是太阳病。四肢冷如冰是有气血虚，甚或阳虚。这个病患是虚证，也可能是实证而气郁不达四末，总之是阴阳气不相顺接，这种情况在伤寒证中常见。本患者朱丹溪给予《太平惠民和剂局方》不换金正气散，以化湿燥湿理气见长，所加药是补益气血、收敛正气的，可能该患者有气血虚加湿滞而致经络不通、气郁不达。

51案 顾曾八，年五十二岁，患伤寒，偏枯，四肢不遂，手足挛蜷。济生方加虎骨酒、石斛、石榴叶、防风、虎胫骨、当归、茵芋叶、杜仲、牛膝、芎藭、苦参、金毛狗脊、苍术、木通。

【阐发与临证】本患者在四肢不遂、手足挛蜷之前患伤寒，可能有感冒症状、发热等，手足挛蜷，挛为挛急，蜷为蜷缩，说明肌张力增高，这种瘫痪一般是中枢性瘫痪，如急性脊髓炎、脊髓蛛网膜炎、视神经脊髓炎等均有可能，因为这几种疾病发病前都有发热、头痛、上呼吸道感染等伤寒的症状。另外，脑炎、脑膜炎也可有不同程度的肢体瘫痪，这些疾病在瘫痪之前也都有发热等症状。

这类疾病大致可分为肝肾阴亏、肺胃津虚、湿热浸淫、痰火内闭、寒湿或痰湿内闭、气虚、阳虚、瘀血阻络等不同类型。在常用的方剂中，导痰汤、苏合香丸、至宝丹、济生肾气丸等为《济生方》方，可分别应用于痰湿内闭、寒湿内闭、痰火内闭、肾阳虚等类型。本案用济生方加虎骨酒等治疗，且未说病人神昏等心窍内闭的症状，可能是用导痰汤；虎胫骨、杜仲、牛膝、狗脊、虎骨酒，壮腰膝强筋骨、祛风湿；当归、川芎、防风活血祛风。发热伤津血，津血虚则筋经失养而挛蜷，故用石斛生津养阴、当归补血。挛蹐可能还与湿热有关，苍术、苦参、木通泄热燥湿通络（但《名医别录》认为苦参能安五脏，平胃气，定志益精，利九窍）。木通还能治疼痛拘急。茵芋叶苦温有毒，《本草纲目》认为能治风湿痹痛、脚弱、拘急挛痛、筋骨怯弱羸颤。石榴皮酸温涩，《药性本草》谓能治筋骨风，腰脚不遂，行步挛急疼痛，还能治赤白痢，崩中带下，漏精脱肛。但石榴叶主治跌打损伤，洗治痘风疮及风癞，所以本案用的石榴叶可能是石榴皮之误。

52案 罗光远，年六十三岁，患伤寒，发热，四肢不随。补中益气汤而愈。

【阐发与临证】本案也是患伤寒发热而后四肢不遂，无挛蜷，纯属气血虚，故用补中益气汤而愈。

53案 周本道，年三十七岁，患伤寒，头痛，略恶寒。小柴胡汤加人参、白术、川芎、当归、白芷。

【阐发与临证】本案从"略恶寒"三字看，可能症状较轻，而且还可能有显示虚证的其他脉症，所以除用小柴胡汤扶正祛邪外，重用人参，加白术、当归、川芎（八珍汤的几味主要是益气补血药），川芎还能散血中之风，与白芷共治头痛。

54案 浦海二患伤寒，头痛。人参养胃汤而愈。

【阐发与临证】人参养胃汤的组方，可见第46案，其本义是治外感风寒、寒热、头痛身疼，以扶中气为主，所以本案患伤寒头痛，也能应用，但最好加柴胡、白芷等，效更显。上一例患伤寒头痛，虽用小柴胡汤加白芷，也加人参、白术、当归、川芎扶正。可见这些案例都主张扶正为主，或者竟是虚人外感。

55案 张民一患伤寒，发热头疼，四肢骨痛。人参养胃汤加枳壳、桔梗。

【阐发与临证】本案患伤寒，主要症状有发热头痛、四肢骨痛。如果还有恶寒无汗，那是典型的伤寒，应用麻黄汤、桂枝汤，现代方用九味羌活汤也可，用小柴胡汤也可。即使没有恶寒无汗，也应该用九味羌活汤等发表散风、解肌和营。而本案仍用人参养胃汤，还是以扶中为主，仅用藿香、枳壳、桔梗、生姜、大枣等发表散风，药力似轻了一些。

本案与第50案比较，都是患伤寒，发热头痛，但第50案另有四肢冷如冰，可能是气血虚、阳气不达四末，所以用不换金正气散的藿香、厚朴、陈皮、生姜、大枣发表散风，加人参、白术、黄芪、当归补益气血，鼓舞阳气，通达四末。本案另有四肢骨痛，伤寒表证可见身痛、骨节疼痛，是营气郁滞而经气流行不畅引起，人参养胃汤中也有六君子汤以鼓舞阳气、疏通经气，二例的治法基本相似。实际上人参养胃汤加枳壳和不换金正气散加黄芪、人参、白术，药味基本相同。

56案 邱本三患伤寒，发热，四肢倦怠。补中益气汤加柴胡、黄芩。

【阐发与临证】本案患伤寒，发热且四肢倦怠，与第52案相似。四肢倦怠总比四肢不遂要轻，所以突出了伤寒发热，同样用补中益气汤补益气血，还加重柴胡解表，并加黄芩退热。

57案 林信一患伤寒，发热。补中益气汤而愈。

【阐发与临证】此案比上一案和第52案更简单，仅发热，也可能另有显示其气血虚的脉证。

58案 曹九三患伤寒，腰肚疼痛，人参养胃汤加杜仲、姜汁，服之愈。

【阐发与临证】本案同第46案，既患伤寒又有肚腹疼痛和腰痛。人参养胃汤既能发散风寒治伤寒，又能温中理气治肚腹寒气交滞引起的腹痛，加姜汁更能和胃散寒，加杜仲是随证加味。

59案 吴中六患伤寒，双脚挛拳[1]，寸步难行。补中益气汤加黄柏、知母，服之而愈。

【注解】[1]挛拳：同挛蜷。本案录自《丹溪治法心要·附医案拾遗》。与原文略有出入。

【阐发与临证】本案同第51案相似，双足挛蜷与四肢挛蜷相同，都是气血不足、筋弱骨痿，也可能有下焦湿热、肝肾阴虚。本案知母、黄柏苦寒燥湿清热，又坚肝肾阴。但双足挛蜷又应考虑肾精肾阳，所以，像第51案那样的杜仲、牛膝，甚至虎胫骨也可用。

60案 胡文亮，年三十五岁，好男色[1]，患伤寒，发热，四肢无力，两膀酸疼。小柴胡加四物汤，加人参、白术，服之愈。

【注解】[1]好男色：古时之读书人，家有钱财的都雇有聪敏伶俐的书童。好男色类似现代的男性之间的同性恋，但不一定搞鸡奸。

【阐发与临证】此患者本是壮年人，好男色也伤心肾。四肢无力与第56案四肢倦怠同意，两膀酸痛即臂膀酸楚无力，反映气血虚、血不养筋。第56案用补中益气汤加柴胡、黄芩，与本案小柴胡汤加人参、白术、当归基本相同，都是扶正祛邪，因本案两膀酸痛而加四物汤养血柔筋。

61案 言秉安，年五十岁，患伤寒，发热，四肢厥冷。补中益气汤加五味子、木香、麦冬、丁香（七枚）。

【阐发与临证】本案与第47案，尤其是第50案类似。伤寒发热是风寒表邪郁束肌腠，正与邪相争，阳气已达肌表。四肢厥冷是阴阳气不相顺接，阳气不达四末，其中也包括热深厥深。伤于风寒之邪恶寒严重时，甚至还有寒战，尽管测体温很高，但几乎都有四肢冷，这也是正气与寒邪相争，阳气未达四末之故。这种病人往往正气偏虚。本案与第50案很可能属此类。此二例所用方剂名称虽不同，但主要药物基本相同，都以补益中气为主。本案添加解表散风之类药物后，效果似乎更佳。

62案 孔士能患伤寒，发热，四肢无力，腰疼。小柴胡加白术、黄芪、五味子、天花粉、干葛。

【阐发与临证】本案从症状看，与第47、52、56案相似，小柴胡汤加白术、黄芪，与补中益气汤加柴胡、黄芩（第56案）基本相同。本患者的腰痛可能是外邪引起，《伤寒论》第35条论述太阳伤寒证治时说"身痛腰痛，骨节疼痛"，因足太阳膀胱经上至巅顶、下至腰足，风寒束表，太阳经气郁滞不流通，故一身尽痛。本患者的腰痛、四肢无力，也属此类机制。四肢无力实乃酸痛之轻症，用葛根疏泄太阳经气，五味子益气壮筋骨，补元气不足，天花粉补虚安中。

63案 曹江患伤寒，发热，气喘咳嗽，有痰。参苏饮减去紫苏，加麦冬、天冬、贝母、款冬花、白术各等分。

【阐发与临证】患伤寒，发热、咳嗽、气喘有痰，相当于现代上呼吸道感染、气管炎，用参苏饮益气解表、理气化痰是对证的，但因表邪已减弱，咳嗽咯痰为主，所以减去苏叶，加贝母、款冬花化痰止咳，白术健脾，消除痰所产生的源头。如久嗽，宜用天冬、麦冬养肺阴。如咽痒即咳，可加赤芍、车前草，蒸百部。

64案 江亮，年三十六岁，患伤寒，咳嗽，夜发昼可。作阴虚治之，补中益气汤加天冬、麦冬、当归身、五味子十五粒、贝母。

【阐发与临证】本案患伤寒咳嗽，与上案类似，可能痰少，故以虚证治疗。夜发昼可，作阴虚治之是对的，但也要看痰涎多少、黏稠与否。一般咳嗽都在早晚起床和上床时加重，因为起床时离热被窝穿冷衣服、上床时脱热衣服盖冷被子，都会有寒冷因素刺激皮肤，毛窍闭，肺气就受束缚而不宣畅，就会咳嗽。如果排除此因素，夜间发作且干咳不已，当然以阴虚论治了。实际上补中益气汤重用当归身，加天冬、麦冬、五味子，是补气滋阴并用的。

65案 许纪，年三十九岁，患伤寒，发热，狂言谵语。小柴胡汤加黄连、人参、白术、生甘草（作虚热治）。

【阐发与临证】患者伤寒而发热是可能的，六经病都可能发热。但如伴狂言谵语，《伤寒论》中叙述了七类（见拙著《临证秘验录》及《伤寒论条解》），其中热证有四类；实证有五类；虚实错杂证有一类，用柴胡加龙骨牡蛎汤、第110条；另一类是误治后变成虚证，如第113、114条变成阴虚，第267条是少阳病误治变虚证而随证治疗。本案实际上是小柴胡汤加黄连、白术，而柴胡加龙骨牡蛎汤是小柴胡汤加大黄、龙骨、牡蛎、铅丹、桂枝、茯苓，两个方除龙牡铅桂四味（针对烦惊）以外，有些类似。所以本案有可能是虚实错杂证，因脉证欠详，只是"有可能"。魏按为"作虚热治"，也有其道理，因原方是加重人参、生甘草，类似补中益气汤、甘温除热。

66案 高远，年六十一岁，患伤寒，发热，腹痛（腹痛因邪气与正气相持则腹痛，阳邪痛其痛不常，以辛温之剂和之；阴寒痛，其痛无休止时，宜热剂救之）。人参养胃汤加木香、白芍药，服之愈。

【阐发与临证】本案与第46案、48案相似，都是患伤寒、发热，又腹痛。第46案是肚腹痛，肋骨下为腹，胸下腹上为肚，系指上腹痛；第48案是心痛，古时之心痛除真心痛外，大都是胃脘痛，与肚痛差别不大。三例的治法方药也基本相同，都用健脾温中理气的人参养胃汤，第46案因肚腹痛，还宜疏泄肝气而加柴胡；第 48 案就因单纯胃气不通降而重用砂仁、草蔻；本案除重用木香外，再加白芍敛肝气，缓急止痛。

璚按曰："阳邪痛……以辛温之剂和之；阴寒痛……宜热剂救之。"阳邪引起的腹痛为何仍用辛温之剂？《素问·举痛论》篇中列举 15 种病因病机引起胸胁腹背疼痛，其中 14 种是寒气为患，只有肠中"痛而闭不通"者为"热气留于小肠"而致病。14 种寒气为患，其中 11 种是血脉及/或经络不通，2 种是肠胃气机紊乱，1 种是阴阳气不相顺接。本案中所说的"阳邪痛"显然不是指《素问·举痛论》篇所说的"热气留于小肠，肠中痛，瘅热焦渴则坚干不得出"而引起的"痛而闭不通"之里热实证（类似阳明腑实的大承气汤证），而是指肠胃气机紊乱（《素问·举痛论》篇云："寒气客于肠胃，厥逆上出，故痛而呕也。""寒气客于小肠，小肠不得成聚，故后泄腹痛矣"）及脏腑阴阳气不相顺接（上书所载"寒气客于五脏，厥逆上泄，阴气竭，阳气未入，故卒然痛死不知人，气复反则生矣"）而引起的痛而呕，痛而泄，卒然痛死不知人、气复反则生三种病症，当然要"以辛温之剂和之"。实际上，人参养胃汤就是辛温之剂，算不得热剂，也只能称之为"和之"，而不能称之为"救之"。

67 案 方述，年四十九岁，患伤寒，胸热口干，大便泄泻数十次。五苓散加白术、神曲（炒）、白芍、麦冬、干葛、五味子，服之愈（与吴亮案同方）。

【阐发与临证】本案与第 45 案都是患伤寒而大便泄泻数十次，不同的是前案有发热头痛，是表证之征，本案胸热口干，是泄泻伤阴，浊不降清不升，用现代医学术语说是脱水与电解质紊乱。治疗方药相同的五苓散加神曲、白芍，已如前案，再加麦冬、五味子养阴，是针对胸热口干而设，葛根甘辛平，入阳明经，能治外感发热，又能治热入肠胃及清气下陷所引起的泄泻。

68 案 毛能三患伤寒，足冷到膝。补中益气汤加五味子、人参一钱五分而愈。

【阐发与临证】本案与第 47、50、61 案相似，尤其与第 61 案更相似，治法方药也相同。四案例都用五味子，是壮筋骨、敛正气。后三案都是用补中益气汤，显见是气虚及阳，阳气不能接续而四末厥冷。

69 案 项太一，年二十九岁，患伤寒，头痛发热，胁痛，四肢疼痛，胸痛不止。小柴胡汤加羌活、桔梗、香附、枳壳，愈。

【阐发与临证】本案胸胁痛，与第 41 案、49 案类似，发热、头痛、四肢痛与第 55 案类似。如前所述，头痛、发热、四肢痛是伤寒证的主要症状之一，胸胁痛可以是胸胁苦满的另一种意义，用小柴胡汤正合适。第 41 案另加枳壳、香附、木通等，第 49 案另加木通等，本案又加枳壳、香附治胸胁痛，又加羌活治发热、头痛、四肢痛。第 55 案用人参养胃汤治疗，显然是重于扶正，与本案相比，偏虚。

70 案 许祖一，年十一岁。患伤寒，头疼发热，自汗，连腰痛。小柴胡汤加枳壳、白术、香附、木通。

【阐发与临证】本案少年患伤寒，头痛发热、腰痛也是常见症状。伤寒之自汗出，出汗量不多，多见于风邪袭表、营卫不和及正气恢复、津血充足而促使自愈的一种临床表现（如《伤寒论》第 49 条）。本案例的自汗是风邪袭表，与"患伤寒"是同义。羌活发汗较猛，所以本案虽有头痛、但已有自汗而不用。因自汗加白术健脾益气也是可以的。

71 案 高阳三，年四十五岁，患伤寒，胁痛膀疼。香苏饮[1]加人参、柴胡、桔梗、香附、黄芩。

按：上三十余证，皆是内伤挟外感者。可见东南温暖之方，正伤寒百无一二，所以伤寒属内伤者十居九，于此可见。

【注解】[1] 香苏饮：同名 3 方。（1）《证治准绳》方，治小儿痘疹泄泻，药用香附、紫苏、陈皮、川芎、白芷、甘草、生姜、葱白；（2）《女科指掌》方，治妊娠伤寒，药用香附、苏叶、陈皮、甘草、砂仁、生姜；（3）《医宗金鉴》方，治婴儿生育时触冒寒邪，入里犯胃，吐沫不止，药用藿香、苏叶、厚朴、陈皮、枳壳、茯苓、木香、炙甘草、生姜。

【阐发与临证】膀痛即上臂痛，与第60案两膀酸痛一样，也是四肢疼痛的意思。从第41案至第71案共31个病案，其中胸胁疼痛而用枳壳、香附、桔梗、柴胡的，共有第41、55、69、70、71案等五个病案，都是疏泄肝气、理气止痛的。本案用《证治准绳》方（引自《婴童百问》）香苏饮是借用以治风寒外感、四肢疼痛的。

在按语中所说的"以上三十余证皆是内伤挟外感者"，这里的内伤，是泛指一切除伤寒以外的病证，有的是原患病证，如第38案"旧有下疳疮"；有的是外感病传经变化，如第39、40案"口干、饮水"；也有的是伤寒证本身的或有症状，如第41、49案等的胸胁痛，第43、71案等的发热、头痛、四肢疼痛，以及第63案等的咳嗽，特别是后二部分，与伤寒证有极为密切的关系，甚或就是伤寒证本身的症状，不能归入"内伤"的范围。所以，按语中所说"东南温暖之方……伤寒属内伤者十居九"是不正确的。

72案 滑伯仁[1]治一妇，暑月身冷（身不发热），自汗，口干，烦躁，欲卧泥水中。伯仁诊其脉，浮而数，沉之豁然虚散（身冷脉当沉微，今浮而数，沉取散，当温救，所谓舍时从症）。曰：《素问》云脉至而从，按之不鼓，诸阳皆然。此为阴盛隔阳，[2]得之饮食生冷，坐卧风露。煎真武汤冷饮之，一进汗止，再进烦躁去，三进平复如初。

【注解】[1]滑伯仁：名滑寿，字伯仁，又号撄宁生，襄城（今河南许昌）人，后迁至仪真，又迁至浙江余姚。元代医学家。著有《十四经发挥》《难经本义》《读书问钞》《诊家枢要》《撄宁生要方》等。本案录在《医学入门》，该书转录自《明外史·本传》。

[2]"《素问》云……诸阳皆然"：《素问·至真要大论》篇中王冰注曰："言病热而脉数，按之不动，乃寒盛格阳而致之，非热也。"本案文中说"此为阴盛隔阳"，是同一意思。见本篇第25案注。

【阐发与临证】本案暑季而身冷不发热，脉沉取虚散，此为阴盛阳虚自汗出、口干、烦躁、脉浮数，是为阳热在外，因此判为阴盛格阳。阴盛格阳是阴证中之重症，参见第25案。第25案用干姜附子汤，本案用真武汤，都属于温阳救逆类方剂。

73案 一人病伤寒[1]，他医皆以为痓证，当进附子，持论未决。伯仁切其脉，两手沉实而滑，四末觉微清。以灯烛之，[2]遍体皆赤癍，舌上胎黑而燥，如芒刺，身大热（胎黑不可凭为实，燥如芒刺则可凭矣，身大热为关键），神恍惚，多谵妄语。滑曰：此始以表不得解，邪气入里，里热极甚，若投附必死。乃以小柴胡剂，益以知母、石膏饮之，终夕三进，次日以大承气汤下之，调理兼旬乃安。

【注解】[1]本案及以下7个案例可能录自《明外史·本传》或《仪真县志》《浙江通志》。滑氏著作中均无医案。本书中此后所有滑氏医案除注明录在《医学入门》之外，基本都录自《明外史·本传》。

[2]以灯烛之：即以灯照明之。

【阐发与临证】痓症，虽然《杂病源流犀烛·痉痓》篇将口噤而角弓反张名为痓，但应该痓与痉大致相通，以项背强急、四肢抽搐、角弓反张、口噤等为主症。本案病伤寒而致痉痓，《伤寒论》第31条"项背强几几"、第29条"脚挛急"、第217条"循衣摸床，惕而不安"、第389条"四肢拘急"等都可认为是痉痓症的较轻者。痉痓病实证多因风、寒、湿、痰、热（火）阻滞经络，虚证则因失血或汗出过多而致气血虚少、津液不足或素体气血虚、肝肾精虚等造成筋失濡养、虚风内动。从这些病因病机来看，第31条是风寒外因实证，第29条是津血虚、卫阳虚，第217条是阳明里实热证，第389条是阳虚阴寒证，第391条是肝肾精亏、筋失濡、养虚风内动。本案舌苔黑燥如芒刺，脉沉实滑，身大热，神志恍惚、谵语、遍体赤癍，这是实热证。虽有四肢微清，可能是热深厥也深之故。按温病卫气营血辨证，可辨为气营两燔，应当用清瘟败毒饮、犀角地黄汤、承气汤。此处用小柴胡汤是不对的，虽然加了石膏、知母。本篇第8、12、21、26、28、31、33等案例都是里实热证，或是阳明腑实结，或是气血两燔。

74案 一人病恶寒发热，头体微痛，苦呕，下泄，五日矣。其亲亦知医，以小柴胡汤治之，不解。招滑诊视，脉弦而迟，曰：是在阴，当温之。为制真武汤。其亲争之，强以人参竹叶汤[1]进，进则泄甚，脉且陷弱，始亟以前剂服之，连进四五剂乃效。

【注解】[1] 人参竹叶汤：同名3方。（1）《三因极一病证方论》方，治汗下后表里虚烦而不可用攻下药者，药用人参、竹叶、炙甘草、半夏、麦冬、石膏、生姜、粳米；（2）《证治准绳》方之一，治虚烦不得眠，或有自汗，药同（1）方去石膏加小麦；（3）上书方之二，治夏季吐逆、烦躁口渴、胸闷不安，或疹后余热不退、赤斑，药同（1）方去炙甘草、石膏、粳米，加当归。

【阐发与临证】本案恶寒发热、头痛身痛、呕吐，单是这些症状应是小柴胡汤证。如果下泄不是下利清谷，而是食积泄、热泄，那么用小柴胡汤加味，例如加葛根、焦三仙、白头翁汤等。如果是下利清谷，如第168条桂枝人参汤证、第93条和第315条少阴里虚寒证，那么用四逆汤类即可，用小柴胡汤和人参竹叶汤都不对。

75案 一人病恶寒战栗，持捉不定，两手背冷，汗浸淫，虽厚衣炽火不能解，樱宁滑[1]即与真武汤，凡用附六枚。一日病者忽出，人怪之。病者曰：吾不恶寒即无事矣。或以问滑，滑曰：其脉两手皆沉微，余无表里证，此盖体虚受寒，亡阳之极也。初皮表气隧，为寒邪壅遏，阳不得伸而然也，是故血隧热壅，须用硝黄；气隧寒壅，须用桂附，阴阳之用不同者，有形无形之异也。

【注解】[1] 樱宁滑：即滑伯仁。

【阐发与临证】本案与第72案类似且较严重。"恶寒战栗、两手背冷、虽厚衣炽火不能解"比"暑月身冷"、"汗浸淫"比"自汗"、其脉"两手皆沉微"比"浮而数，沉之豁然虚散"都要严重，所以第72案用真武汤原方（附子一枚），而本案用真武汤附子用6枚。但是第72案有烦躁，说明有虚阳外越，因而真武汤煎后冷服。

滑伯仁对症状的解释是经络被寒邪壅遏而阳气不通，所以恶寒战栗、手背冷，类似四肢厥逆，所以要用桂附。而像第73案那样舌苔黑燥芒刺，遍体赤斑的，是热壅血脉，需用硝、黄、石膏。气是无形，血是有形，寒邪是阴邪，热邪是阳邪。

76案 潘子庸得感冒证，已汗而愈，数日复大发热，恶寒头痛，眩晕呕吐，却食[1]烦懑[2]，咳而多汗，樱宁滑诊之，脉两手三部皆浮而紧。曰：在仲景法，劳复证，浮以汗解，沉以下解[3]。今脉浮紧，且证在表，当汗。众以虚怠难之，且图温补。滑曰：法当如是。为作麻黄葛根汤[4]，三进更汗，旋调数日乃愈。

【注解】[1] 却食：却是拒绝、推却之意，却食即纳呆。

[2] 烦懑：懑同闷，即烦闷。

[3] 浮以汗解，沉以下解：《伤寒论》第393条说"伤寒差以后，更发热，小柴胡汤主之。脉浮者，以汗解之。脉沉实者，以下解之"，此二句即本条文的意思。

[4] 麻黄葛根汤：即麻黄汤加葛根。

【阐发与临证】这是劳复证，《伤寒论·辨阴阳易差后劳复病脉证并治》篇第393条恰是说本案的情况。伤寒病后正气未复，极易复感外邪，极易引起食积劳复。不管复感外邪还是食积劳复，总会引起轻重不等的发热。如复感外邪发热而脉浮，当以汗解；如果外感症状脉象平和，无特别的表证出现，一般可用解表发汗法加一些扶正药，例如《伤寒论》第393条用小柴胡汤就是这种情况。如果系食积而复即食复，积滞发热而脉沉实，当以下法。本案因复大发热，恶寒，头痛，眩晕，呕吐，纳呆，烦闷，咳嗽，多汗，脉浮紧，所以辨为表证未解，而以麻黄、葛根、桂枝、杏仁等药治疗。

近来国际上有医生给感冒患者服用葡萄糖酸锌，据称可使感冒症状持续时间缩短、病情减轻，而且病人出现感冒症状后越早服锌剂，效果越好。锌离子除对病毒有直接作用外，还有收敛剂的作用，它可通过抑制病毒增殖来抗病毒，收敛作用则减轻鼻塞流涕等症状。

77案 一人冒雪进凉食，病内外伤，恶寒头疼，腹心痛而呕（两感）。诊之，脉沉且紧，时伏而不见（死脉）。曰：在法，下利清谷，当急救里；[1] 清便自调，当急救表。今所患，内伤冷饮食，外受寒沴[2]，清便自调，急救表里。以桂枝汤力微，遂为变法，与四逆汤服之，晬时[3]服附子一两，明日则脉在肌肉，唯紧自若，外证已去，内伤独存。乃以丸药下去宿食（诸紧为寒，紧自若寒未去也，乌得用丸药下法，以理中丸下方妥），后调中气，数日即安。

【注解】［1］"下利清谷……当急救表"：见《伤寒论》第93条。

［2］寒沴：沴音 lì，为四时不和之气而生的灾害。寒沴即寒邪。

［3］晬时：周时，24 小时。

【阐发与临证】此患者寒冬纳凉食，既有外感寒邪之恶寒、头痛、脉紧，又有内伤寒邪之腹心痛而呕，脉沉伏而时不见，里用温中祛寒，外用发表散寒，如桂枝汤加理中丸即可。因为无下利清谷，不必用四逆汤。

正如注者所说，用丸药下之是不对的。虽脉紧是寒，但沉脉已改善，再说无里积之征，古时之丸药是巴豆制剂，功效温下，可以不用。此处已用丸药下之，所以后来再"调中气"。

78案 一人七月内病发热，或令其服小柴胡汤，必二十六剂乃安。如其言服之，未尽二剂，则升发太过，多汗亡阳，恶寒甚，肉瞤筋惕。乃请滑诊视，脉细欲无。即以真武汤，进七八服，稍有绪，更服附子七八枚，乃愈。

瑾曰：汗多亡阳，则内益虚，恶寒甚而肉瞤筋惕者，里虚甚而阳未复也。故宜真武汤，多服附子而效。

【阐发与临证】夏季患热病，不可发汗过多。小柴胡汤虽是和解之剂，但是发汗功力不弱，夏季除非是少阳证不可用，更不可服至 26 剂。但小柴胡汤不是升发之剂而引起多汗亡阳，而是一味柴胡（虽有升阳作用）的疏散退热作用使之汗出过多。柴胡的主要成分是柴胡皂甙，动物实验及临床效用均证明其能使毛细血管扩张、发汗，而有很好的解热作用，大量应用可使毛细血管破裂出血，大量出汗而虚脱。寇宗奭《本草衍义》论述柴胡说"热去即须急止"，《本草纲目》载"然东垣李氏言诸有热者宜加之，无热则不加"。

多汗亡阳，恶寒、脉细欲绝，按说应当用四逆汤，这里用真武汤可能是滑寿氏的习惯经验用方。本案有筋惕肉瞤，类似《伤寒论》第84条"身瞤动，振振欲擗地"，按习惯当然更要用真武汤了。

79案 一人病伤寒，经汗下，病去而人虚，背独恶寒，脉细如线，汤熨不应。滑乃以理中汤剂加姜、桂、藿、附，大作服，外以荜茇、良姜、吴樧[1]桂椒诸品大辛热为末，和姜糊为膏，厚敷满背，以纸覆之，稍干即易。如是半月，竟平复不寒矣。此治法之变者也。

【注解】［1］吴樧：樧音 shā，是茱萸的一种，《本草纲目》谓食茱萸，这里的吴樧即指吴茱萸。

【阐发与临证】伤寒表证应当发汗而不可过多，如再误下，更伤中气。《伤寒论》第21条因漏汗不止而恶风、小便难、四肢难以屈伸，用桂枝加附子汤；第61条下汗后脉沉微，用干姜附子汤；第68条发汗多而恶寒，用芍药甘草附子汤，这些条文都说明伤寒表证过汗误下极易造成阳虚，大都用四逆汤加减方治疗。本案也是汗下后，人虚背独恶寒，背部属阳，足太阳膀胱经及督脉循行经过背部，所以背部恶寒主要是阳虚，又脉细如线，应当扶阳。滑伯仁以理中汤加附子、肉桂、藿香，再加重干姜，而且加大剂量，实际上也是四逆汤加味。此外，再用辛热的芳香剂为膏，涂于背部，直接作用于膀胱经和督脉。临证应用时需注意，大量辛香燥热之剂有刺激性，厚糊满背达半月，很容易引起皮肤充血红肿，甚至起水泡，但掌握分寸、运用得当，不失为一个好办法。

过汗误下后也有出现阴虚的，《伤寒论》第26条大汗出后大烦渴、脉洪大用白虎加人参汤；第59条下汗后亡津液等条文是说阴虚、津液虚、里热重，用养津液清里热法。之所以同样是大汗出、误下而出现截然不同的阴虚或阳虚，主要是患者原来是不同体质，如阴虚体质或阳虚体质或里热重体质等，阳虚体质汗下后易出现阳虚，如此等等。

80案 一人病伤寒后劳复，发热，自汗，经七日。或以为病后虚劳，将复补之。滑曰：不然。劳复为病，脉浮，以汗解，奚[1]补为。以小柴胡汤（小柴胡稳），三进，再汗而安（琇按：与前潘子庸症同是复感，第有微甚之分。前曰大热脉浮紧，此曰发热脉浮，故前用麻黄、葛根，此用小柴胡，皆三进而愈）。

【注解】[1] 奚："何"之意，即为什么。《论语·述而》有"女奚不曰"。本案"奚补为"是反问："为什么要补？"

【阐发与临证】本篇第76案已引《伤寒论》第393条说"伤寒差以后，更发热，小柴胡汤主之。脉浮者，以汗解之……"本案病伤寒后劳复，发热，自汗，即小柴胡汤的适应证。"脉浮者以汗解之"并不排除用小柴胡汤，因为小柴胡汤也是能发汗的，所以案文中说"以小柴胡汤，三进，再汗而安"。至于琇按中将本案与第76案相比，从脉证来说，第76案恶寒头痛、大发热、脉浮紧，本案发热脉浮，自是有表实表虚的差别，所以第76案以麻黄汤发汗解表，而本案用小柴胡汤和解。

81案[1] 王海藏治赵宗颜，因下之太过，生黄，脉沉细迟无力，次第用药，至茵陈附子汤[2]大效。按海藏次第用药者，谓先投韩氏[3]茵陈茯苓汤[4]，次投茵陈橘皮汤[5]，次投茵陈附子汤也。

【注解】[1] 本案在王好古《医垒元戎》等四部著作中均找不到。看案文病之由、脉证、"因下之太过……"及次第用药与九卷第三篇第4案黄疸刘宗厚治赵显宗案大同小异，是韩祗和所治赵显宗案的翻版，但楼英《医学纲目》中有本案，可能是楼英搞错了，是韩冠王戴了，刘治黄疸案也是韩冠刘戴了。

[2] 茵陈附子汤：同名2方。（1）韩祗和《伤寒微旨论》方之一，治阴黄、用四逆汤又冷汗不止者，药用生附子二个，炮干姜二两半，茵陈一两半；（2）上书方之二，治阴黄遍身冷，药用茵陈、附子、炙甘草。此二方韩祗和都名为茵陈附子汤，后人称为韩氏茵陈附子汤。

[3] 韩氏：指韩祗和，北宋医家，精研伤寒学术，于1086年著《伤寒微旨论》，对仲景学术颇有发挥。本案即韩祗和所治。

[4] 韩氏茵陈茯苓汤：茵陈茯苓汤同名2方。（1）《活人书》方，治阴黄小便不利，烦躁而渴，药用茵陈、茯苓、猪苓、滑石、当归、官桂（因此方为《活人书》转载自《伤寒微旨论》），故后人名谓韩氏茵陈茯苓汤；（2）《医方考》方，治发黄、小便涩、烦躁而渴，药用茵陈、茯苓、猪苓、桂枝、滑石。

[5] 茵陈橘皮汤：同名2方。（1）《中国医学大辞典》方，治湿重黄疸，药用茵陈、陈皮；（2）《伤寒微旨论》方，治阴黄烦躁、喘呕不渴，药用茵陈、半夏、陈皮、白术、茯苓、生姜，后人名为韩氏茵陈橘皮汤。

【阐发与临证】本案是过下之后出现黄疸，又脉沉细迟无力，应该考虑是虚证，也要考虑是否里寒。所以王海藏未用单纯的茵陈蒿汤（寒下方）是对的。但要一下子将黄疸判为阴黄，在临床也并非十拿九稳。有貌似阴黄而实为阳黄者，也有貌似阳黄而实为阴黄者，脉象也有指下难明的，所以王海藏经"次第用药"而"至茵陈附子汤大效"，也是在情理之中。

82案[1] 赵秀才因下之早，黄病，脉寸微尺弱，身冷，次第用药，用茵陈四逆汤[2]大效。

【注解】[1] 本案录自《医学纲目·卷三十一》。

[2] 茵陈四逆汤：《伤寒微旨论》方，治阴黄四肢厥冷，身冷，自汗出，脉沉细，药用茵陈、附子、干姜、炙甘草。

【阐发与临证】下之太早也是误下，因之而寸尺脉微弱，又出现黄疸且身冷，这自然是阳虚了。着重在身冷，与上案的过下脉沉细迟，与本案的早下脉寸尺微弱还有些不同，有实实在在的身冷。

83案[1] 一人患伤寒，得汗数日，忽身热自汗，脉弦数，心不得宁，真劳复也（琇按：此亦复症，以脉弦数及心不宁，故用补脾汤佐小柴胡，与后症犯房劳及前二症俱不同）。许诊之，曰：劳心之所致。神之所舍，未复其初，而又劳伤其神，荣卫失度。当补其子，益其脾，解其劳，庶几得愈。授以补脾汤[2]，佐以小柴胡汤解之。或者难曰：虚则补其母，今补其子，何也？许曰：子不知虚劳之异乎？《难经》曰：虚则补其母，实则泻其子。[3]此虚当补母，众所共知也。《千金》曰：心劳甚者，补脾气以益之，脾旺则感之于心矣（归脾汤之学）。[4]此劳则当补其子，人所未闻也。盖母，生我者也；子，继我而助我者也。方治其虚，则补其生我者，与锦囊所谓本骸[5]得气，遗体受荫同义；方治其劳，则补其助我者，与荀子所谓未有子富而父贫同义。此治虚与劳所以异也。（《本事方》烺案：此案原本误王）

【注解】[1] 本案录自《普济本事方·卷九》。《伤寒九十论》第73证也载，但无出方。

[2] 补脾汤：同名2方。（1）《普济本事方》方，又名治中汤，治伤寒发汗后，脾胃伤冷，胸膈不畅快，药用理中汤加青陈皮；（2）《揣摩有得集》方，治小儿脾虚或久病后引起面黄肌瘦、头发稀少、乏力、流涎咬牙等，药用四君子汤加炙黄芪、扁豆、陈皮、当归身、炒白芍、川芎、豆蔻、生姜、大枣。

[3] "虚则补其母，实则泻其子"：录自《难经·六十九难》，原文在此后还有"当先补之，然后泻之"。

[4] "《千金》曰"这一句，录自《备急千金要方·十三卷·心劳第三》，原文是"心劳病者，补脾气以益之，脾王则感于心矣"。但从以下的文字及附方看，《备急千金要方·十三卷·心劳第三》主要是论述心劳热、小肠热、口疮、大便秘结的。

[5] 本骸：原文是本体。

【阐发与临证】《伤寒论》第393条说："伤寒差以后，更发热，小柴胡汤主之。脉浮者，以汗解之。脉沉实者，以下解之。"本案是伤寒得汗数日后又发热，既非浮脉，又非沉实脉，所以既不能汗解又不能下解。患者心不得宁，再有自汗，结合《伤寒论》第97条"太阳病，发热汗出者，此为荣弱卫强"，因而辨证为劳心伤神、荣卫失度是可以的。既然劳心伤神、荣卫失度，应该以补心脾、益气血为法，但因劳复身热，所以用补脾汤加小柴胡汤两顾之。

案文中论述"虚则补其母、实则泻其子"与"补脾则益心"之间的关系。《难经》的虚补母、实泻子治法是对的，但因土为万物之母，脾为后天之本，尤其当心脾两虚时，补脾而益心也是对的，尤其是因为本案是病后劳心而引起的劳复，说明病人原本心气血虚，因此，补脾而益心也是对的。

案文说"此治虚与劳所以异也"，如果虚是劳的病机，劳是虚的病因，那么治虚与治劳是相同的。《伤寒论》最后一条是说因病后脾胃气弱，不能消谷，如果硬要多进食则日暮微烦，劳是食劳即病因，脾胃气弱既是病因也是病机，二者符合，因而损谷则愈。

84案 一男子病太阳证，尺寸脉俱浮数，按之无力。王[1]见其内阴虚，与神术加干姜汤[2]愈。后再病，王视之，见神不舒，垂头不欲语，疑其有房过，问之，犯房过乎，必头重目眩。曰：然。与大建中[3]三四服，外阳内收，脉反沉小，始见阴候。又与已寒[4]，加芍药茴香等丸[5]，五六服，三日内，约服六七百丸，脉复生；又用大建中接之，大汗作而解（仍以汗解）。

【注解】[1] 王：指王海藏，因《阴证略例·海藏治验录鼓击脉》有"子秦二又病案"，与本案类似，其方药与本案方已寒丸大同小异。

[2] 神术加干姜汤：即神术汤加干姜。神术汤同名2方。（1）《阴证略例》方，治内伤饮冷、外或无汗，药用苍术、防风、炙甘草、生姜、葱白；（2）《重订通俗伤寒论》方，治素体湿盛又多食生冷油腻，引起胸膈痞满、吐泻腹痛，药用苍术、厚朴、陈皮、炙甘草、藿香、砂仁、焦神曲、炒山楂。

[3] 大建中汤：同名4方。（1）《金匮要略》方，治心胸中大寒痛，呕不能饮食，药用人参、干姜、川椒、饴糖；（2）《和剂局方》方，治营卫俱虚、上热下寒，药用当归、白芍、白术、麦冬、黄芪、甘草、苁蓉、人参、川芎、肉桂、附子、半夏、熟地、茯苓、生姜、大枣；（3）《证治准绳》方之一，治虚热盗汗、骨节酸痛乏力、心悸气短，药用黄芪、远志、当归、泽泻、白芍、龙骨、人参、

甘草、生姜或加附子、官桂；（4）《证治准绳》方之二，治内虚里急、少气、腿酸不能久立、滑精、阴缩、乍寒乍热，药用黄芪、当归、芍药、桂心、人参、甘草、半夏、附子、生姜、大枣。

[4] 已寒：已寒丸，《卫生宝鉴》方，治沉寒痼冷、脐腹冷痛，药用附子、炮姜、茴香、高良姜、茯苓、肉桂。

[5] 加芍药茴香等丸：用已寒丸的药物加芍药、茴香等做成丸剂。

【阐发与临证】太阳病而脉浮数，按之无力，在《伤寒论》中类似第 49 条 "脉浮数者……不可发汗，当自汗出乃解。所以然者，尺中脉微，此里虚，须表里实，津液自和，便自汗出愈"。本案文说 "其内阴虚"，也可能是《伤寒论》所载的 "里虚"，即 "津液虚"。该患者太阳病初愈又房劳，因而头重目眩，《伤寒论》第 391 条阴阳易即有头重不欲举、眼中生花之症状，与此类似。大建中汤以气血阴阳并补为法，复其气血。

85 案 陶尚文[1]治一人伤寒，四五日，吐血不止，医以犀角地黄汤等治而反剧。陶切其脉，浮紧而数。若不汗出，邪何由解？遂用麻黄汤，一服汗出而愈（养葵先生用之而效，以见血即汗、汗即血之理）。

或问曰：仲景言衄家不可汗，亡血家不可发汗，而此用麻黄汤，[2]何也？瑾曰：久衄之家，亡血已多，故不可汗。今缘当汗不汗，热毒蕴结而成吐血，当分其津液[3]乃愈。故仲景又曰：伤寒脉浮紧，不发汗，因致衄血者，麻黄汤主之。[4]盖发其汗，则热越而出，血自止也。

【注解】[1] 陶尚文：名华、字尚文、号节庵，明代医家，浙江余杭人。本书所载其医案可能录自《伤寒治例直指》。

[2] "仲景言……不可发汗"：源自《伤寒论》第 88 条和第 89 条。

[3] 分其津液：指使一部分津液从表变成汗液而出。

[4] "伤寒脉浮紧……麻黄汤主之"：即《伤寒论》第 55 条。

【阐发与临证】患伤寒四五日吐血不止，如有热入营血的症状，当然可用犀角地黄汤。如果剧咳而致咯血，也不可用麻黄汤。此患者必然无汗恶寒、身痛骨节痛，外邪郁表。《伤寒论》第 47 条说 "太阳病，脉浮紧，发热，身无汗，自衄者愈"。第 55 条说 "伤寒，脉浮紧，不发汗，因致衄者，麻黄汤主之"。这二条是说表邪郁而不解，化热致衄，表邪可随衄而解，如果致衄后表邪未解者仍可用发汗解表药。本案即后一种情况，虽吐血不止而表邪仍未解，仍可用发汗解表药，发其汗则热越而出，血自止，所以用麻黄汤一服汗出而愈。

86 案 孙兆[1]治东华门窦大郎患伤寒，经十余日，口燥舌干而渴，心中疼，自利清水，众医皆相守，但调理耳，汗下皆所不敢。窦氏亲故相谓曰：伤寒邪气，害人性命甚速，安可以不次之疾，投不明之医乎？召孙至，曰：明日即已不可下，今日正当下。遂投小承气汤，遂大便通，得睡，明日平复。众人皆曰：此证因何下之而愈？孙曰：读书不精，徒有书耳。口燥舌干而渴，岂非少阴症耶？[2]少阴症固不可下，岂不闻少阴一症，自利清水心下痛，下之而愈（少阴急下有三条）。[3]仲景之书明有是说也。众皆钦服。

【注解】[1] 孙兆：北宋医家，河阳（今河南孟州）人，进士出身，官至殿中丞。著有《重广补注黄帝内经素问》及《伤寒方》等。本案及以下孙兆治案都录自《青箱集》（即《青箱杂记》）、《医学入门》《明史·艺文志》《历代名医传略》等。

[2] "口燥舌干而渴，岂非少阴症耶？"：此句指《伤寒论》第 320 条。

[3] "自利清水心下痛，下之而愈"：指《伤寒论》第 321 条。

【阐发与临证】此患者患伤寒已十余日而口燥舌干口渴，心中痛，自利清水，可以认为是阳明病之热结旁流，应用承气汤攻下。《伤寒论》第 108 条、258 条都讲到热结旁流，是因里有实热结滞，再见下利清水或粪水，此病仍需用承气汤攻下，第 108 条还告诫不能用温下药。

单纯说口燥舌干渴是少阴病，那是错的，因为少阴病是纯阴证，只有当少阴病热化时才会口燥、口渴、舌干。《伤寒论》第320条说"少阴病，得之二三日，口燥咽干者，急下之，宜大承气汤"，是指少阴热化、热邪亢盛伤阴津，如果大便秘结，更能伤津。第321条说"少阴病，自利清水，色纯清，心下必痛，口干燥者，急下之，宜大承气汤"，更是指少阴热化、热结旁流。这二条实际上也是少阴病热化而转成阳明病了。

87案[1] 一人患伤寒，五六日，头汗出（阳虚），自颈以下无汗（不在黄例又非瘀血），手足冷，心下痞闷，大便秘结，或者见四肢冷，又汗出（似阴症），满闷，以为阴症。许诊其脉，沉而紧，曰：此证诚可疑，然大便结，非虚结也。安得多阴脉，虽沉紧为少阴证，[2] 多是自利，未有秘结者（此辨妙）。此证半在里，半在表，投小柴胡得愈（脉沉紧阴脉也，四肢冷汗出，阴症也。只一大便秘断之为半表半里，非细心明眼，不足以语此），仲景称伤寒五六日，头汗出，微恶寒，手足冷，心下满，口不欲食，大便硬，脉细小者，此谓阴微结，[3]必有表（恶寒），复有里，脉沉，亦在里也。汗出为阳微，假令纯阴结，不得复有外证（无恶寒症）。悉入在里，此谓半在里，半在外也，脉虽沉紧，不得为少阴病。所以然者，阴不得有汗，今头汗出，故知非少阴也（头汗出为阳微结尚在半表半里，非少阴症是阴不得有头汗也，阳微二字作虚字解，妙）。可与小柴胡汤，设不了了者，得屎而解。[4]此疾证后同，[5]故得屎而解也。或难曰：仲景云：脉阴阳俱紧，反汗出者，亡阳也，此属少阴，[6]不得有汗，何也？（此难妙！妙）。今头汗出者，故知非少阴，何以头汗出便知非少阴证（若见汗出亡阳亦为阴症，何必头汗知非少阴）？孙[7]曰：此一段正是仲景议论处，意谓四肢冷，脉沉紧，腹满全似少阴，然大便硬，头汗出，不得为少阴（切记切记）。盖头者，三阳同聚，若三阴至胸而还。有头汗出，自是阳虚，故曰：汗出为阳微，是阴不得有汗也。若少阴，头有汗则死矣（厥逆自利、头汗、蜷卧为少阴死症）。故仲景平脉法云：心者火也。明少阴则无头汗者，可治；有汗者，死。[8]心为手少阴，肾为足少阴，相与为上下，惟以意逆者得之（此案当熟玩）。[9]

【注解】[1] 本案录自《普济本事方·卷九》小柴胡汤条目下，系许叔微所治，非孙兆所治。《伤寒九十论》第79证也载，但较简单。

[2] "安得多阴脉，虽沉紧为少阴证"：《普济本事方》为"安得为阴，脉虽沉紧为少阴症"，当以《普济本事方》文为是。

[3] "仲景称伤寒五六日……得屎而解"：录自《伤寒论》第153条原文。

[4] "阴微结"是"阳微结"之误。《普济本事方》原文也是"阳微结"。

[5] "此疾证后同"之"后"应为"候"，是对上文《伤寒论》第153条而言的"证候同"。

[6] "脉阴阳俱紧……此属少阴"：录自《伤寒论》第283条。

[7] "孙曰"之"孙"，是原文有误，《普济本事方》是"予曰"，指许叔微自己说。

[8] "故仲景平脉法云……有汗者，死"：这一段节录自《伤寒论·平脉法第二》，原文是"师曰：心者，火也，名少阴，其脉洪大而长，是心脉也……下微本大，则为关格不通，不得尿，头无汗者可治，有汗者死"。

[9] "惟以意逆者得之"：在《普济本事方》原文为"惟以意逆者，斯可得之"。

【阐发与临证】本案主要说明《伤寒论》第153条条文，病机病理及治法也相同。伤寒五六日，传经至少阴之时，恶寒、手足冷、脉沉紧，似乎少阴证。少阴篇第283条、300条、325条都说明了少阴病而汗出是阳更虚，甚或是亡阳或死证，而第284、285、286条更说明少阴病不可发汗，所以说少阴病应该无汗。本案头汗出又汗出，而且四肢冷应该考虑是有表邪。心下痞闷、大便秘结虽然可以是里实结，但里实结不可能沉紧脉，应该是阳气不能通达于四肢所引起的阳气郁结。表邪应该是全身有汗，也由于头为诸阳之会，阳气不能外达于四肢，则必然上蒸于头部，而见头汗出，所以本案应该是外有表邪、里有实邪的阳气郁结的阳微结证。所谓阳微结，乃指外有表邪、里有阳气郁结而引起的实结，也就是第153条条文中所说的"必有表，复有里""此谓半在里，半在外也"。如果纯是少阴的纯阴结,那就只有里寒而无表证了。本案与案文中所引的第 153 条都用小柴胡汤,如果不解,可以用大柴胡汤或小柴胡加芒硝汤,即"得屎而解"。

《伤寒论·平脉法第二》载:"心者,火也,名少阴,其脉洪大而长,是心脉也。"主要说明手少阴心经,因心五行属火,所以其脉洪大长。下文的"下微本大,则为关格不通,不得尿,头无汗者可治,有汗者死",这是因为心与小肠为表里,尺脉虽微而长,表示邪在下焦,正气不通,小肠分清泌浊不利,因而小便不通为关格。阳气上行于头则头汗出,头无汗者为阳气未上脱,故可治,反之则死不治。这一句与前一句之间讲的是两个问题,无关联,因此本案引这一段文字并且将其中间去掉,两头凑接在一起,用以再次说明头无汗者可治,是无意义的。本案引文特多,反复说明,反而愈说明愈糊涂。其实,简要一句话就是:虽有手足冷、头汗出、脉沉紧等阴证的脉症,但有大便秘结及其引起的心下痞闷,这是阳微结,病仍在半表半里,可用小柴胡汤或加芒硝等攻下药双解。

88 案 一道士患伤寒,发热,汗出多,惊悸,目眩,身战掉,欲倒地。众医有欲发汗者,有作风治,有用冷药解者,病皆不除。召孙至,曰:太阳经病,得汗早,欲解不解者。因太阳经欲解,复作汗,肾气不足,汗不来,所以心悸目眩身战。遂作真武汤服之,三服,微汗自出,遂解。盖真武汤,附子、白术和其肾气,肾气得行,故汗得来也。若但责太阳者,唯能干涸血液。仲景云:尺脉不足,荣气不足,不可以汗。[1] 以此知肾气怯则难得汗也明矣。

【注解】[1] "尺脉不足,荣气不足,不可以汗":节录自《伤寒论》第 50 条及第 49 条后半条。

【阐发与临证】本案汗出不解,发热,心下悸,头目眩,身瞤动,振振欲僻地,是真武汤证。这是伤寒过汗阳虚,表证仍在而又转入少阴证,太阳少阴并病,肾阳虚水饮上逆,影响心及胃脘而心下悸,水饮中阻、清阳不升而头目眩。经脉维持一身行气血,阳虚不能温养经脉,水饮又侵袭则振振瞤动欲僻地。《伤寒论》第 84 条真武汤证和第 67 条苓桂术甘汤证都有身振振,都是因水饮之邪侵袭经脉而引起。真武汤温阳利水,兼散表邪,案文中说其和肾气,也是温阳之意。

"仲景云尺脉不足,荣气不足,不可以汗",源自第 49 条、50 条。尺脉不足也即荣气不足,血不足即津不足,因此不能强发汗,这与肾阳虚是不相关的。荣气不足可用新加汤,即《伤寒论》第 62 条所述。

89 案 工部郎中郑君患伤寒,胸腹满,面色黄如金。诸翰林医官商议略不定,皆曰胸满可下,然脉浮虚。召孙至,曰:诸公虽疑,不用下药,郑之福也,下之必死。某有一二服药,服之必瘥。遂下小陷胸汤[1],寻利,其病良愈。明日,面色改白,语曰:孙尚药[2],乃孙真人后身耶?

或问曰:伤寒至于发黄,病亦甚矣,小陷胸汤何效速也?瑾曰:湿热甚者则发黄;内热已甚,复被火者,亦发黄也;邪风被火热,两阳相熏灼,其身必发黄。此太阳标与少阳经所传者,正在心下,故胸满;结之浅也,是为小结胸;且脉浮,阳脉也。虚阳在上不可下,宜小陷胸汤和之。黄连、栝楼苦寒而泻热散结,半夏辛温又以之结(瑢按:结字上当有散字),而燥湿理逆,病虽甚而结之浅,故以缓轻之剂除之。

【注解】[1] 小陷胸汤:《伤寒论》方,治小结胸病,在心下,按之痛,证属痰热内阻者。药用黄连、半夏、全瓜蒌。

[2] 孙尚药:指孙兆之父孙用和,他任尚药奉御。孙尚药,名尚,字用和。

【阐发与临证】伤寒后黄疸,诚如"瑾曰"所言有湿热发黄,如《伤寒论》第 261~263 条;内热已甚复被火发黄,如第 6 条;邪风被火热、两阳相熏灼发黄,如第 114 条;还有风热表证误下后出现黄疸,如第 138 条。这四种发黄都可能有胸腹满,尤其是第 1、3、4 三种黄疸。由于脉浮而虚,不宜攻下,但微利是可以的。如果少用些大黄,也有助于退黄。实际上,小陷胸汤用半夏、栝楼化痰消结,黄连清邪热,其中栝楼也有缓泻作用。按照现代医学观点,上述四种黄疸都有可能是传肝、胆囊炎、胆石症;第 2、3 两种黄疸还有可能是败血症引起的溶血性黄疸、钩端螺旋体引起的黄疸及肝炎后肝昏迷等。这些病种的黄疸，当然有的可攻下、有的也不可攻下，需看其胸腹满的程度和体质情况。

90 案[1]　张致和[2]治一人病阴证伤寒，先因感寒湿，既而发热不食，数日后不省人事，语多错乱，神思昏迷，而青齿露，人谓其必死。张诊之，两手脉沉细。先以小柴胡汤与之，继以四君子汤加炮附子数片，煎成药，置盆中，以水制其热性，少时令温，与服，其脉渐回，神思亦爽，更用药调理而愈。

【注解】[1] 本案录于《续医说》。该书系明代俞弁著，刊于1522年。本书仿《医说》体例，辑录部分医书、医理、药性、病情治验、古今名医，引录历代文献中的医学典故等，另有明代郑谊撰《续医说》，明代周恭撰《医说续编》。

[2] 张致和：明代名医，曾任御医。生卒年在1355—1500年之间。

【阐发与临证】阴证伤寒应是三阴证。先感寒湿，后神志昏迷，面青，脉沉细，无下利清谷，但有发热，应是少阴病（脉微细，但欲寐）兼太阳表邪。按《伤寒论》第301、302条谓"少阴病，始得之，反发热，脉沉者，麻黄细辛附子汤主之""麻黄甘草附子汤主之"。少阴病或阴证伤寒应无热恶寒，脉微细或沉细，但欲寐或神昏，如感太阳表邪，则发热轻、恶寒重（因少阴本证为主要矛盾），本案另应有无汗、四肢厥冷。

本案先用小柴胡汤解其表，继用四君子汤加附子温阳、益气、祛寒湿，类似于麻黄附子甘草汤。

91 案[1]　一人伤寒，坏证垂死，手足俱冷，气息将绝，口张不能言。致和以人参一两，去芦加附子一钱，于石铫[2]内煎至一碗，以新汲水浸之，若冰冷，一服而尽。少顷，病人汗从鼻梁尖上涓涓如水，此其验也。盖鼻梁上应脾，若鼻端有汗者可救，以土在身中周遍故也。[3]近陆同妇产后，[4]患疫证，二十余日，气虚脉弱，即同坏证，亦以此汤治之，遂愈。世谓伤寒汗吐下三法差谬，名曰坏证。孙真人云：人参汤须得长流水煎服，若用井水，则不验。盖长流水，取其性之通达耳。[5]

【注解】[1] 本案录自《续医说·卷六·伤寒坏症》。

[2] 石铫：铫音diào，煎药或烧水用的锅。石铫即沙土制成，俗名砂锅。

[3] 以土在身中周遍故也：因鼻准属脾土，鼻准部有汗是脾之气即中气流遍全身，说明全身气充沛之故，因而说可救。

[4] 近陆同妇产后：意是近日陆同之妇产后。

[5] "孙真人云"这一段原文未找到，但《千金翼方·卷十五·五脏气虚第五》载"人参……以东流水……煮取"。《本草纲目·第十二卷·人参》条目中介绍人参膏之煮法，用"活水"。

【阐发与临证】伤寒坏证，即伤寒误用汗吐下法后出现的变异证，病情危重。本案是坏证中的气阳两虚，以致四肢厥冷、气息将绝、口张不能言。《伤寒论》第16条、60条、61条、68条、69条都是说误下误汗后变成阳虚坏病，而且都用附子或人参、附子，与本案同法。案文中另举陆同之妇产后患疫症变成坏证，气虚脉弱，亦用人参附子汤治愈。现在，临床上如遇到危急病人而中医辨证认为是气阳虚者，也经常用人参附子汤抢救。

本案与上案都用热药附子，但都用冷水冷却后冷饮，因怕寒病喝热性药时格拒。《本草纲目·人参》条目下治"伤寒坏证"，用人参一两煎汁，以井水浸冷服之，少顷鼻梁有汗出，脉复立瘥，与此案同。

92 案　蒋仲宾[1]治一人病伤寒期月，体兢兢而振，齿相击不能成语（大虚症），医环视束手。仲宾后至，诊之，曰：急取羊肉[2]来。众医哈[3]曰：伤寒大忌羊肉。仲宾曰：诸君毋哓哓[4]。以羊肉斤许熟之，取中大脔，别用水煮，良久取汁一升，与病人服，须臾战止，汗大出而愈（《王止仲文集》[5]）。

【注解】[1] 蒋仲宾：江苏江阴人，在当地以医著名。

[2] 羊肉：性味甘温（《本草纲目》说微苦），功能益气、补虚、温脾肾，治虚劳瘦弱、腰膝酸软、产后虚冷、胃腹寒痛反胃等，能止惊安神，治小儿惊痫。

[3] 哈：音 hāi，讥笑样。

[4] 哓：音 xiāo，惊恐样。

[5]《王止仲文集》：疑为王褘，明代文学家、史学家，字子充，义乌人。

【阐发与临证】本案病伤寒逾一月，说明正气不充沛，但邪也不很盛，因而并未传变，邪正相持而已。体兢兢而振，上下齿相击，恰似《伤寒论》第96条、104条那样欲作战汗而解。战汗者，因正气不足，邪气欲出不出，必待正气充足，此时可用扶正祛邪的小柴胡汤之类，服后正气胜，阳气生，邪气还表，蒸蒸而热，甚则振战鼓栗，汗出而解。《伤寒论·辨脉法第一》云："病有战而汗出，因得解者……此为本虚。"

本案用羊肉汤扶正气。有医家谓人参养气、羊肉养形，是说羊肉益气助阳作用颇大。羊肉性温，非虚寒者不宜骤用，所以众医哈曰"伤寒大忌羊肉"。《金匮要略》所载当归生姜羊肉汤中用羊肉也是温补的。

93案 平江[1]张省乾病伤寒，眼赤舌缩，唇口破裂，气喘失音，大便自利（协热），势甚危笃。诸医皆欲先止其泻，适秀州医僧宝鉴[2]过苏，张延视诊脉，乃投以茵陈五苓散、白虎汤而愈。诸医问故，僧曰：仲景云：五脏实者死。[3]今大肠通，更止之，死可立待。五苓以导其小便，白虎以导其邪气。此医家之通晓也，何难之有？（《云麓漫钞》[4]）

【注解】[1] 平江：宋朝时将苏州置为平江府，所辖范围大致相当于今之苏州市，所以后文说"适秀州医僧宝鉴过苏"。

[2] 医僧宝鉴：宋代内科医僧。秀州为五代时吴越置州，治嘉兴，辖今杭州湾以北、桐乡以东、吴淞江以南诸县市地区。

[3] 五脏实者死：仲景书中无原文。《素问·玉机真藏论》篇载"五实死……脉盛、皮热、腹胀、前后不通、闷瞀，此为五实"，又载"身汗得后利，则实者活"而心受邪时出现的脉洪盛；肺受邪出现的皮肤灼热；脾受邪出现的腹满胀；肾受邪出现的二便不通；肝受邪出现的昏闷而目不明，就是五脏俱受实热闭阻的综合症候。所以说五脏实者死。但治疗后身得汗、大小便通利则可活。

[4]《云麓漫钞》：又名《云麓漫抄》，笔记体，南宋赵彦卫撰，十五卷，内记考证名物及史料，少有医案医论。

【阐发与临证】本案如按伤寒病的传变，已入阳明，眼赤、舌缩、唇口破裂、失音都是热盛伤津，大便自利可以是大肠寒，也可以是大肠热，可以是虚证，也可以是实证。此处应是实热证。《伤寒论》第194条是阳明病又中风邪，两阳相劫，表邪化热，内陷更速，因而出现口干、微喘等症状；第213条阳明病短气，腹满而喘是热伤气，肠胃实热。这二条条文都说到因里热而引起喘，这与本案同义。案中用白虎汤清里热而愈，说明其大便自利虽是挟热，但非里实结。案中用茵陈五苓散只是清利小便而实大便，按说，用葛根黄芩黄连汤也可。案文说用白虎汤导其邪气，因白虎汤无通利大便的作用，"导"字并不确切。

94案 成州团练使张子刚（名锐）[1]，以医知名，居于郑州。刑部尚书慕容彦逢为起居舍人[2]，母夫人病，召锐于郑，至则死矣。时方六月暑，将就木。[3]张欲入视，彦逢不忍，意其欲求钱，乃曰：道路之费，当悉奉偿，实不烦入。张曰：伤寒法有死一昼夜复生者，何惜一视之？彦逢不得已，自延入，悲哭不止。张揭面帛[4]注视，呼作匠语之曰：若尝见夏月死者面色赤乎？曰：无。然则汗不出而蹶尔，非死也。幸无急敛。趋出取药，命以水二升，煮其半，灌病者，戒曰：善守之，至夜半大泻，则活矣。锐舍于外馆。至夜半时，守病者觉有声勃勃然[5]，遗屎已满席，出秽恶物斗余。一家大喜，遽敲门呼张。张曰：吾今体倦，莫能起，然亦不必起，明日方可进药。天且明出门，若将便，旋然径命驾归郑。彦逢诣其室，但留平胃散一贴而已，其母服之，数日良愈。盖张以彦逢有求钱之疑，故不告而去。绍兴[6]中，流落入蜀，王柾叔问之曰：公之术，古所谓十全者，几是欤？曰：未也，仅能七八耳。吾长子病，诊脉察色，皆为热极。命煮承气汤，欲饮之，将饮复疑，至于再三，将遂饮，如有掣吾肘者，姑持杯以待。儿忽发颤悸，覆绵衾至四五始稍定，汗出如洗，明日而脱然。使吾药入口，则死矣，安得为造妙。世之庸医，学方书未知万一，自以为足呼，可悲哉！（《夷坚志》[7]）

【注解】[1] 张子刚：名锐，约12世纪时宋代医家，蜀人，武官，但精于医。著有《鸡峰普济方》，撰于1133年。

[2] 起居舍人：皇帝身边掌修记言之使的小官。

[3] 将就木：将要装入棺材，俗称入殓。

[4] 面帛：人死后盖脸的手帕。

[5] 勃勃然：呼噜噜的响声。

[6] 绍兴：南宋高宗的第二个年号，1131—1163年，那时金人已侵占了中国北方。

[7]《夷坚志》：宋代洪迈撰，笔记体，记录奇闻。洪迈，南宋文学家和学者，主持修纂《四朝国史》，著有《夷坚志》《容斋随笔》等，本案还收录于《奇症汇·卷四·心神部》。

【阐发与临证】本案表现为昏迷、面赤、汗不出、四肢厥冷，为热厥，又称阳厥。四肢厥冷是因阳气被邪热阻遏，不能向四肢透达；面赤是阳气被格上拥，阳气不通而汗不出，所以昏厥，实为真热假寒。《药证忌宜》曰："阳厥即热厥，其证四肢厥逆，身热面赤……不省人事。"《伤寒论》第335条说"厥深者热亦深"，又说"厥应下之，而反发汗者，必口伤烂赤"。这里的"热"，如果是实结热，那么"下"指用承气汤类，《丹溪心法》云："盖阳极则发厥也，不可作阴证而用热药治之，精魂绝而死。急用大、小承气汤，随其轻重治之。"如果"热"仅仅指里热嚣张，没有实结，那么"下"指用白虎汤类清之，也即《伤寒论》第350条所言。但不能用发汗法，发汗伤阴而里热更盛，口伤烂赤，当然厥也更深。本案张子刚所用药，必然是承气汤类，攻下燥屎秽恶，里热得泻出，神志转清。至于后来用平胃散，似嫌过燥。

案文中的第二案张子刚之子患风寒之邪稽留气分所致之病，开始正不胜邪，未能作汗，既然诊为热极，当为真寒假热。后来正气来复，正胜邪而致战汗出，热退身安。当然，如果开始误以承气汤清下之，不一定"入口则死"，起码要变成太阴病、少阴病。

95 案[1] 给事毛宏病伤寒，汗已不解。医与之补剂，补旬日，病大作，盗汗唇裂。召祝诊视，祝曰：伤寒无补法，此余热不解。与芩、连、山栀、石膏之剂，一服即愈。

【注解】[1] 本案可能录自《李濂医史》或篁墩程尚书为祝仲宁所作之传中。

【阐发与临证】伤寒病发汗后仍不解的大致有几种类型，如表证未解仍可用桂枝汤、麻黄汤发汗治疗的，《伤寒论》第45条、57条；如表证未解又转属阳明成太阳、阳明并病，可用桂枝二越婢一汤治疗的，第48条；如全部转变成阳明病按阳明病治疗的，第184条、190条、256条；也有变成坏病、随证治之的，第16条。所以"病伤寒，汗已不解"要详加分析，不能概用补剂。补剂也有益气、补血、滋阴、温阳及调补五脏的不同方法，从条文"盗汗唇裂"来看，很可能是用益气温阳法。一般来说，对伤寒病这是忌用或慎用的。至于"祝曰：伤寒无补法"，此言言之太过了，《伤寒论》用补法的不少。本案既然是"余热不解"，可仿《伤寒论》枳实栀子豉汤、竹叶石膏汤（去人参）等。从所用药来看，不是余热不解，而是因温补药太过而变成阳明经病了，已伤津。

96 案[1] 虞恒德治一人三月间得伤寒证，恶寒发热，小便淋涩，大便不行。初病时，茎中出小精血片，如枣核大。由是众医皆谓房事所致，遂作虚证治而用补中益气等药。七八日后热愈甚（用补而热愈甚当思转矣），大渴引饮，胃中满闷，语言错乱。召虞诊视，六脉俱数甚，右三部长而沉滑，左手略平，亦沉实而长。虞曰：此大实大满证，属阳明经，宜大承气汤。众皆惊愕。虞强作大剂，连进二服，大泻后热退气和而愈。十日后，因食鸭肉[2]太多，致复热，来问，虞教用鸭肉烧灰存性，生韭汁[3]调下六七钱，下黑粪一碗许而安。

【注解】［1］本案及下案都录自《医学正传·卷一·伤寒》。

［2］鸭肉：甘咸微冷，功能滋阴养肺、利水消肿、补虚除热和脏腑，治骨蒸劳热、咳嗽、浮肿、小儿惊痫。

［3］韭：辛温涩、微酸，熟则甘酸，能补虚益阳、温中下气、调和五脏，治胸痹骨痛、胸膈噎气，服食韭菜汁后吐出恶血而愈。《食疗本草》云："灌初生小儿，吐去恶水恶血，永无诸病。"

【阐发与临证】伤寒虽恶寒发热，似表证，但小便淋涩、大便不行，应属大肠、小肠及膀胱有实热或湿热。阴茎中出小精血片，是瘀血，不考虑脉象，也应首先诊为里热或里实热，结合脉象沉长数而滑实，当以里实热结为是。虞抟诊为阳明腑之大实大满，用大承气汤，实属确诊。如果再考虑服补中益气汤七八日后热愈甚、渴饮、胃脘满闷、语言错乱，那么更应确诊为肠胃实热结了。

鸭肉除注解中所述功效外，《日华本草》谓："解丹毒、止热痢。"本案因多食鸭肉而致食复，可用消导药。今用鸭肉烧炭存性研末调服，不知何意。民间有因多食馒头消化不良而用馒头烧炭存性研末调服治疗的，是否同意义？多吃肉食可以使大便变黑，估计案文中"下黑粪"不是消化道出血，所以韭汁虽能消散胃脘瘀血，能治衄血、尿血，但生韭汁性温，是针对鸭肉的。此患者初病时小便淋涩、茎中出血块，很可能是膀胱炎、尿道炎、精囊炎、前列腺炎及泌尿系结石之类。案文中有"属阳明经"，非指阳明经证，是六经的阳明经。

97案 一人四月间得伤寒证，恶寒（太阳经）发大热而渴（阳明），舌上白胎。三日前，身脊（太阳）百节俱痛。至第四日，惟胁痛而呕（少阳），自利（三阳合病皆自下利），六日来请虞治，诊其脉左右手皆弦长而沉实（弦长沉实之脉），且数甚。虞曰：此本三阳合病，今太阳已罢，而少阳与阳明仍在。与小柴胡合黄连解毒，服三服，胁痛、呕逆皆除，惟热犹甚。九日后，渐加气筑痰响，声如曳锯，出大汗退后而身复热愈甚（热复愈甚脉不变大，故为实症。此际，宜法节庵治法），法当死。视其面上有红色（红色而足不冷，面色赤亦属阳明气拂郁在表），洁净而无贼邪之气，言语清亮，间有谵语而不甚含糊。虞故不辞去而复与治，用凉膈散倍大黄，服二服，视其所下仍如前，自利清水，其痰气亦不息。与大承气汤合黄连解毒汤，二服，其所下亦如前。虞曰：此盖热结不开而燥屎不来耳（此纯清水方可断燥屎，然前云舌白胎亦须细审。白胎为痰，想九日痰喘身热愈甚，此时舌胎亦黄）。后以二方相间，日三四服，每药又各服至五贴，始得结屎如肥皂子大者十数枚，痰气渐平，热渐减，至十五日热退气和而愈。

或问曰：《伤寒论》谓下后不可再下，连日用此峻剂而获安者，何安？曰：燥屎未下而脉尚实，胡为不可再下。是故为医者，不可胶柱而调瑟也。

【阐发与临证】本案在初诊前的四日内确是三阳合病，如果虞诊治时仍有恶寒则太阳未罢，用小柴胡汤加黄连解毒汤也可，或柴胡适当加大剂量，或加羌活也可。虽恶寒去，胁痛、呕逆皆除，太阳、少阳症状已解，但阳明症状未解，因此虽大汗、热退而仍复热愈甚，又面赤、间有谵语。按说，用大承气汤也好，凉膈散倍大黄也好，都是清下里实热的，也都有效。本案从现代医学角度看可能是胰腺炎、胆囊炎，用小柴胡汤能解表退热，但毕竟黄连解毒汤才三剂，虽胁痛、呕逆减退而炎症未能完全控制，"身复热愈甚"，因此又用凉膈散和黄连解毒汤十余剂后，炎症才得以控制。

伤寒病下后不可再下是因为不该下而误下，或引起坏证。本案是燥屎未下再以数次攻下，恰如《伤寒论》第217条、243条那样，伤寒下后邪内陷且津伤以致肠胃燥实，或阳明里实结经过攻下后燥结虽减而里热未除，烦躁、腹满不去，有的甚则日晡潮热、循衣摸床，因此又用大承气汤攻下之，才病去而安。原注中说"宜法节庵治法"是指仿本篇第85案陶尚文治疗的方法，陶法是虽衄后表未解，仍再用解表法治疗。本案是虽下后里实结未除，法节庵治法就是再用攻下法治疗。

98案 衍义[1]一僧因伤寒发汗不彻，有留热，[2]身面皆黄，多热，期年不愈。医作食黄治之，治不对，病不去。问之，食不减，寻[3]与此药。服五日，病减三分之一；十日，减三分之二；二十日，病悉去。方用山茵陈、山栀子各三分，秦艽、升麻各四钱，末之，每用三钱，水四合，煎及二合，食后温服，以知为度。

【注解】[1] 衍义：指《本草衍义》，宋代寇宗奭撰。本案录自该书卷八茵陈蒿条目中。

[2] 有留热：表示邪热未清。

[3] 寻：寻思，考虑。

【阐发与临证】此僧人发汗不彻而邪热未清，郁而发热且身面皆黄疸，达年余，有可能湿热黄疸，有可能阴黄，有可能瘀血黄疸。"问之食不减"则排除湿热，排除阴黄。从所用的有效方药看，乃是里热未清兼卫表邪热。茵陈、栀子虽清利肝胆湿热，但剂量很小，仅占总药量的7%，加上秦艽清湿热退黄，剂量刚过半，大量的药是清热解毒、透发表邪。

《伤寒论》第234条阳明病又中风邪成表里同病，由于挟湿而出现黄疸，与本案类似。彼"病过十日，脉续浮者与小柴胡汤，脉但浮无余证者，与麻黄汤"，也是黄疸很长时间、表邪未解再用解表法而愈的。表邪经年余未解的较少见。但有报道先用麻黄汤、后用桂枝汤治愈1例已3年之间歇低热而辨证为太阳伤寒证者，方中炙甘草用至18克（见拙著《临证秘验录》65页）。

本案可能是迁延型黄疸型肝炎，也可能是肝硬化轻症。

99案 朱肱[1]，吴兴人，尤深于伤寒。在南阳，太守盛次仲疾作，召肱视之，曰：小柴胡汤证也。请并进三服，至晚，觉胸满。肱又视之，问所服药安在，取视，乃小柴胡散也。肱曰：古人制㕮咀，到如麻豆大，煮清汁饮之，名曰汤，所以入经络，攻病取快。今乃为散，滞在膈上，所以胸满而病自如也。因旋制自煮以进，两服遂安（《夷坚志》）。

【注解】[1] 朱肱：宋代医学家，浙江吴兴（即今湖州）人。著有《南阳活人书》等。

【阐发与临证】小柴胡汤证原有胸胁苦满。现服小柴胡后胸满仍在，也可能药力轻。案文说："汤，所以入经络，攻病取快"，是对的，但也要适病对证。"散，滞在膈上，所以胸满而病自如也"，这有对的一面，因为中药干粉一大把吞下去，有时的确会影响消化而使胃脘部满闷感。从这一点来说，吞服散剂的确不如汤水。如果病重药轻，胸满也可不除，这是另一面。也可以再加些理气药，如枳壳等。

100案 临安[1]民有因患伤寒而舌出过寸，无能治者，但以笔管通粥饮入口。每日坐于门，一道人见之，咨嗟曰：吾能疗此，顷刻间耳，奈药不可得何？家人闻而请曰：苟有钱可得，当竭力访之。不肯告而去。明日又言之，至于旬时，会中贵人罢直归，下马观病者，道人适至，其言如初。中贵问所须，乃梅花冰片[2]也。笑曰：此不难置。即遣仆驰取以付之。道人屑为末，糁舌上，随手而缩，凡用五钱病立愈（《丁志》[3]）。

【注解】[1] 临安：宋代置临安府，治所在今杭州；元代置临安路，治所在今建水县；晋时建临安县。从年代来看，此处是指临安县，也可能是临安府。

[2] 冰片：又称梅花冰片、龙脑，性味辛、苦，微寒，功能通诸窍、散郁火，有发汗、兴奋、镇痉作用，适用于中风、痰厥、高热等引起的神志昏迷等。外用有消炎、收敛作用，治疮肿、咽喉肿痛、口疮、内外障翳。也有局部刺激作用。另见六卷第十二篇第1案。

[3]《丁志》：《隋书》有30卷志，分为"礼仪""音乐"等十志，分别以天干甲、乙等名之。《清史》122卷有乙志4卷、丙志4卷、丁志4卷。宋代洪迈撰《夷坚志》原有420卷，分为初志、支志、三志、四志，每志又分十集，以天干为序。此处《丁志》及以后的《壬志》《庚志》等，从内容看应是指《夷坚志》中的天干为序的相应部分。

【阐发与临证】本症名舌纵。患伤寒后出现舌纵，很可能是巧合。冰片有局部刺激作用，本案用冰片外敷于舌上，即使舌缩入，肯定是局部刺激的功效。笔者曾用治一例少年舌伸出口外不缩入，反复发作二年多，外用冰片效果一般。后加服中药清心火，养心阴剂，才治愈。

101案 袁州[1]天庆观主首王自正，病伤寒旬余，四肢乍冷乍热（旬余而四肢乍冷乍热，热深厥深。若属阴，不能乍热），头重气塞（热症，头重亦有属阴，但目下视），唇寒面青（似寒），累日不能食，势甚危，袁唯一医徐生能治此疾,诊之曰:脉极虚,是为阴症,必服桂枝汤乃可。徐留药而归。未及煮,若有语之曰:当服竹叶石膏汤[2]。王回顾不见,寮[3]中但有一老道士,适入市,只小童在。呼问之曰:恰何人至此?曰:无人。自正惑之,急遣邀徐医还视,曰:或教我服此,如何?徐曰:寒燠如冰炭,[4]君之疾状已危,果饵前药,立见委顿,他日杀人之谤,非吾所能任也。自为煮桂枝汤一碗,曰:姑饮之,正使不对病,犹未至伤生,万一发躁狂眩,旋用师所言未为晚。方语次,复闻耳傍人云:何故不肯服竹叶石膏汤。自正益悚,俟徐去,即买见成药[5]两贴,付童使煎。又闻所告如初,于是断然曰:神明三告我,殆是赐以更生,安得不敬听?即尽其半,先时头不得举,若戴物千斤,倏尔轻清,唇亦渐暖,咽膈通畅,无所碍;悉服之,少顷,汗出如洗,径就睡。及平旦,脱然如常。自正为人谨饬,[6]常茹素[7],为人祈祷尽诚,故为神所佑如此。(《庚志》[8])

【注解】[1] 袁州:隋时置州,唐时辖境相当于今之江西萍乡市和新余以西的袁水流域。

[2] 竹叶石膏汤:同名3方。(1)《伤寒论》方,治伤寒病后余热未清而致虚羸少气、气逆欲吐,药用竹叶、石膏、半夏、麦冬、人参、甘草、粳米;(2)《证治准绳》方之一,治痈疽胃火盛,肿痛作渴,药用竹叶、石膏、桔梗、木通、薄荷、炙甘草、生姜;(3) 上书方之二,治痘疮表里俱虚,胸中烦闷,小便赤涩,或有赤斑,药用石膏、知母、麦冬、甘草、竹叶。

[3] 寮:小屋。这里专指给道士、和尚居住的小屋。

[4] 寒燠如冰炭:"燠"音 yù,是温暖、热的意思。寒燠如冰炭意思是患者四肢乍冷时如冰、乍热时如火炭,说明病情危重。

[5] 买见成药:古时药店有按名家方剂配成的药,预先调配包好,病家可指名要药,买回去煎服,犹如现代医院药房内的协定处方。

[6] 为人谨饬:饬为整肃。这里是为人正派、作风严谨。

[7] 茹素:吃素。

[8]《庚志》:参见上案注3《丁志》。

【阐发与临证】本案的主要症状是病伤寒已半月,头重,胸脘闷,面唇青且寒,纳呆,四肢(实际是全身)寒热往来,脉虚。此为气虚邪实、半表半里证,可用小柴胡汤治之。徐医诊为"阴症",予服桂枝汤("阴症"用桂枝汤也不对)是错的。竹叶石膏汤益气养阴、清气分余热,与桂枝汤和"阴症"是大相径庭。如果该患者病伤寒的半月中,已经屡经治疗,并且是瘥后又复发的,或者是病大势已去而余热未清的,可用竹叶石膏汤,那么四肢乍冷乍热就可能如原注者所分析的那样是热深、厥深。但瘥后复发及余热未清,其邪热也总不至于"热深"到"厥深"的程度,因此热深、厥深的结论未免牵强,不如用气阴两虚、余热未清为妥。

案文借神示的口吻否定徐医的诊断、改服药方乃是借口,很可能该道观主本身懂点医药知识,或是另有名人指点,只因该道观主向来与徐医相熟(从"唯……徐生能治此疾""他日杀人之谤非吾所能任也"等话中就可见他们的关系较熟),碍于情面,不便直接反驳而已。

102 案 程元章,婺源游汀人。与妻皆嗜食鳖,婢梅香主炮饪[1],每滋味不适口,必挞之。尝得一大者,长尺许,方操刀欲屠,睹其伸缩颤悸,为之不忍,指而曰:我寻常烹制少失,必遭答杖责罚。今放汝不杀,亦不过痛打一顿。遂解缚,置于舍后污池中。池广二丈,水常不竭。程夫妇以鳖肥大,满意餍饫[2]。既失之,怒甚,杖婢数十。经二年,婢患热疾,发狂奔躁,不纳粥饮,体热昏愦,盖阳证也。家人谓不可疗,舁[3]入池上茅亭,以待绝命。明日,天未晓,闻有叩宅后扉者,谓为鬼物,叱之。婢曰:我是梅香,病已无事,乞令归家。启门信然。惊问其故,对曰:半夜后,仿佛见一黑物,将湿泥草遍掩我身上,环绕三四十匝,便觉心下开豁,四肢清凉,全无所苦,始知独在亭子内。程氏未以为然,迨暮[4],复使往,效昨夕偃卧而密伺察之。见巨鳖自池出,衔水藻浮萍,遮覆其体。程不省所以,婢详道本末云,乃涸池取得之,鳖比昔,其大加倍,尾后穿窍尚存。于是送诸深溪。程追悔前过，不复食此。乡人相传以为戒。邑医虞仲和[5]亲见其事，为予引霖梦弼[5]言，热证之极，猝未可解者，汲新井水浸衣裳，互熨之为妙。不可谓水族细微，亦能知此，盖阴骘[6]所招云（《类编》[7]）。

【注解】[1] 主炮饪：掌勺，即为主的烹饪厨师。

[2] 餍饫：饱食。

[3] 昪：抬。

[4] 迨暮：迨，等到。即趁着黑夜。

[5] 虞仲和、霖梦弼：宋朝婺源二位医生。虞为本案女婢梅香患病未得治疗而用湿泥草掩遍身而退热之事，引霖梦弼之言"热证之极，猝未可解者，汲新井水浸衣裳"，贴身穿亦可退热。

[6] 阴骘：骘音zhì，阴骘即阴德。

[7]《类编》：可能指：（1）《类编朱氏集验医方》，宋朝朱佐撰；（2）《类编经验医方大成》，元朝孙允贤辑；（3）《类编杂说》，彭好古撰，见《明史·志七十四》；（4）《类编》，曹溶编，见《宋史·志一百五十九》；（5）《本草纲目万方类编》，又名《万方类编》，清朝曹绳彦辑；（6）《内经类编》，元朝罗天益编；（7）《叶案存真类编》，清朝周学海编；（8）《医钞类编》，清朝翁藻编；（9）《良方类编》，明朝杨瑞集；（10）《类编伤寒活人书括指掌图论》，又名《伤寒图歌活人指掌》，元朝吴恕撰；（11）《痘科类释意》，明朝翟良撰；（12）《温疫论类编》，清朝刘奎评释。本案实录自《括异志》（收录在《类说》中）。

【阐发与临证】本患者发热、不纳食、时狂、时躁、时昏愦，证属阳热，类似于《伤寒论》中第148～150条的热入血室证、第109条的蓄血证或第115和第117条那样火劫迫汗伤心阴。热入血室可以发热、时狂、时躁、时昏愦，但轻者可以"无犯胃气及上二焦，必自愈"，也有用小柴胡汤解其外而愈的。本患者身为奴婢，行经羞与人说，适逢热病，很有可能热入血室，经行则热随血去，血下则邪热除而愈。恰巧他物为之用，凉物遮身而热退。蓄血轻证是热与瘀血结于下焦，"血并于阴，气并于阳，故为惊狂。血并于下，气并于上，乱而喜忘。"奴婢常遭主人殴打，身有瘀血或下焦有瘀血是很有可能的，又逢热疾，相结为蓄血轻证，"血自下、下者愈。"还有梅香患热疾时不可能病休，还要为主人掌勺，遭受炉火烘烤，汗出多而伤心阴心阳，发为惊狂，经用池水（实为泉水）和浮萍遍掩全身，热退而安。《本草纲目》谓井泉水"甘平……治人大惊……镇心定神……下热气……治热闷昏瞀烦渴"。李时珍引《后汉书》一病例说，有一妇人患寒热病经年，11月华佗于早晨用冷水浇灌她至70次，患者冷颤欲死，浇灌至80次热气蒸出，浇灌至百次，再令她睡温床盖厚被，良久冷汗出而愈。李时珍认为是伏火证，并引《素问》："诸禁鼓栗，皆属于火。"

对本案以近乎神话的方式叙述，要灵活来看。但对封建社会有钱人虐待奴婢恶行的揭露，却是很深刻的。从另一面也赞扬了下层劳动人民保护野生动物的善良行为，并且表达了劳动人民善有善报的良好愿望。

103案[1] 一人秋间得伤寒证，已经汗下，不愈。延至月余，耳聋，食入即吐，药下亦吐。此误药已多，脾胃受伤，故食药不纳也。又类百合病，乃以陈皮、白术各三钱，百合二钱，干姜一钱五分，煎饮之，一服即能食不吐。既而因顿食过度，复伤夜不能寐，以消导诸药投之愈。

【注解】[1] 本案及下案都找不到原出处。

【阐发与临证】秋季患伤寒，应当顾护阴津，误经吐下，既伤津液，进而肾阴亦亏，因而耳聋；又损中气、食药不纳，故以白术健脾、陈皮护胃（胃气宜通降），百合养肺肾之阴，干姜止呕。顿食过度，食积于胃，"病热少愈，食肉则复"，胃不和则卧不安，因而夜不能寐，以消导而愈之。案文中说："又类百合病"，是借以解释用百合的道理。实际百合"甘平……补中益气……养五脏"；《千金方》每日服四钱干百合治耳聋、耳痛；《便民图纂》载：在拔去白头发之处用百合泥掺之，即能生黑发，说明百合还有滋肾的作用。

104 案 一妇人病伤寒，十五日不更衣，腹胀，脉沉弱，乃以当归九钱，枳壳、桃仁加酒大黄五六分（妇人以血为主，加枳壳宽大肠，桃仁以通幽门），一服，胀稍减，一日夜连续进四贴，再以蜜枣[1]导之，下黑粪块三四十枚而愈。

【注解】[1] 蜜枣：将蜂蜜熬炼得更稠厚，加适量赋形剂如面粉，捏成枣形，纳入肛中，融化后可润肠通便，即《伤寒论》的蜜煎导。

【阐发与临证】此患者其实是伤寒病后肠液枯燥而便秘腹胀，脉沉弱意为血虚而肠燥，所以重用当归补血，加枳壳理气宽大肠，桃仁、酒大黄治标，肛门口干燥，用蜜枣润之。下黑粪块并不是里有瘀血，而是大便秘结半月之久、结成黑块。"妇人以血为主"并不等于妇人病伤寒必定血虚，如果不是脉沉弱，也不一定用当归。还有当归中有一种油当归润肠通便的效果很好。《圣济总录》用当归、白芷等份为末，每次米汤送服二钱，治大便不通有效。

105 案 葛可久[1]治一士人得伤寒疾，不得汗。比[2]葛往视，则发狂，循河而走（如遇此症，当思阴竭发躁）。葛就捽置[3]水中，使禁不得出，良久出之，裹以重茧[4]，得汗解。

【注解】[1] 葛可久：名葛乾孙，字可久，长洲（今江苏苏州）人，元代医家，年轻时喜好用武术方法治病。对痨瘵有丰富的治疗经验，著有《十药神书》等。本案录自《明外史·本传》。

[2] 比：及之意，即等到。

[3] 捽置：揪住、置入。

[4] 重茧：多重蚕茧做成的丝绵袍或被（向来苏州地区养蚕）。

【阐发与临证】伤寒不得汗出可传经转成其他经病或腑病。该患者发狂不恶寒（《伤寒论》第11条说："病人身大热，反欲得衣者，热在皮肤、寒在骨髓也；身大寒，反不欲近衣者，寒在皮肤、热在骨髓也。"此患者在野外奔跑，且循河而行，说明不欲衣被，身虽寒或不寒，也是真热），是真热，原注者论为阴竭发躁，是对的。但将患者泡在水中良久，离水后再裹以厚被取汗，此法欠妥。再说，既是阴竭就该养阴，此法并未养阴。

106 案 壶仙翁[1]治歙人吴铣，六月病伤寒，七日不解。他医投以补剂，热益甚，不出一夜，死矣。铣之亲戚交游，乃以问翁。曰：晚矣，将奈何？试入探其舌，虽黑不硬（黑舌有毒者居多，用猪屎治之已见奇验），两颊虽肿而咽尚通，则可疗也。乃入探视，如翁言。亟往见翁，拜谒于前曰：铣今日之命，危于累卵，有先生则活，无先生则弃捐异路，长终而不得反。言未卒，相与嘘唏流涕，悲不能自止。翁曰：人之伤于寒也，四日太阴受之，太阴脉布胃中，络于嗌，故腹满而嗌乾；五日少阴受之，少阴脉贯肾，络于肺，系舌本，故口燥舌干而渴。[2] 舌黑不硬，颊肿而嗌尚通，则是经未绝而可治也。于是诊其脉且应，则为之火剂逐热，一饮汗尽，再饮热去，三饮病已，众皆以为神。

【注解】[1] 壶仙翁：古时医生悬壶（干葫芦空壳作壶）于门口，以示其职业。年老者，尊谓之壶翁，壶仙翁即对疗效好、医德高的老医生之美称。明代万历年间仪真名医殷榘，字度卿、号方山，蓄美髯，貌老犹若童子，精于诊视，投剂无不奇中，俗呼殷神仙。本案壶仙翁即指他。本案录自《仪真县志》（《医部全录》卷513云："见《仪真县志》"）。

[2] "翁曰：人之伤于寒也……故口燥舌干而渴"：节录自《素问·热论》篇，原文为"人之伤于寒也，则为病热，热虽甚不死……四日太阴受之……故口燥舌干而渴。"

[3] 火剂：十八剂之一，也指火齐（齐、剂通用）汤，即清火之剂，黄连解毒汤。

【阐发与临证】本患者因伤寒表邪未解而用补剂（是温补剂），里热加重，舌黑尚未硬是病未至热极，阴津未竭。胃之脉，自交承浆，循颐后下廉出大迎，循颊车，故腹满泄而两颔痛。该患者两颊肿是胃脉受邪，脾脉布胃中，脾脉受邪则胃脉同受邪，但邪郁未极而咽尚通，故谓之"可疗也"。《素问·热论》篇所言"四日太阴受之"及"五日少阴受之"的症状，都是里热的症状，舌黑及硬更是津虚，所以是真热、里实热，要用黄连解毒汤清热解毒、热去津存。

107案[1] 黄十六病伤寒，发狂谵语，歌笑不伦，手足厥逆（热深厥亦深），身冷，而掌有汗，诊其脉，两手沉滑而有力，翁曰：阳胜拒阴，火极而复，反兼胜己之化，亢则害，承乃制也。热胜血菀，故发狂而谵语；火性炎上，故歌笑不伦。阳极则反，故身冷厥逆。泄其血，则火除，抑其阳，则神宁。乃用桃仁承气汤，下血数升，益以黄连、竹沥、石膏之剂大汗而解。

【注解】[1] 本案亦壶仙翁所治，录自《仪真县志》。

【阐发与临证】伤寒后发狂谵语是热入阳明、里实燥结，热盛可热深厥深而致四肢厥冷。发狂谵语与歌笑不伦实质都是热扰神明、神明乱、心窍闭的结果，按温病辨证可以是气营两燔。但既然有里实热结，当用承气汤类清下，既然热扰神明或入营，可治以清心凉血，仿清营汤加减亦可。本案例用桃仁承气汤既清下又祛瘀，也是可以的，缺点是没有清心开窍药。

案文中"翁曰"所言，《内经》等书中无原文，乃其节录。"阳胜拒阴"意即阳盛则阴衰、阴虚。《素问·六微旨大论》篇载"相火之下，水气承之""君火之下，阴精承之"，此即"亢则害，承乃制，制则生化……害则败乱"，因水克火，所以火位之下有水（阴精）承之，"承之"即"制之"之意、"监管"之意。怕其"极"，"极"即"亢"，亢则害也，所以物恶其极；"热胜血菀、故发狂而谵语"，胜则阴病，阳胜则热，《素问·六元正纪大论》篇载"热至则身热，吐下霍乱、痈疽疮疡、瞀郁注下、瞤瘛肿胀、呕鼽衄头痛……血溢血泄""火性炎上，故歌笑不伦"，《灵枢集注·癫狂》篇曰"火炎上则天气不清……治以泻君火之实……心气实则……狂言……好歌乐"，又云"阴不足则阳盛而狂""阳盛者病狂""阳极则反，故身冷厥逆"，《素问·六元正纪大论》篇云"阳极反阴，动复则静"，阳、动是真，阴、静是假。这与阴证似阳（真寒假热）、阳证似阴（真热假寒）是同一意思。

桃仁承气汤原为蓄血轻证而设。蓄血证是邪热与瘀血结于下焦膀胱部位所致。《素问·调经论》篇曰："血并于阴，气并于阳，故为惊狂。血并于下，气并于上，乱而喜忘。"这种病症的病机也是血与神志的关系。《伤寒论》第109条曰："热结膀胱，其人如狂，血自下，下者愈。"如果瘀血能自下，不必攻下，也能自愈。这里是借用桃仁承气汤祛瘀及清下的功效来泄其血、抑其阳。但毕竟清热作用不强，而再以石膏、黄连等治之。然而服石膏、黄连是不会出大汗的。

108案 郭雍[1]治一人盛年恃健，不善养，因极饮冷酒，食肉，外有所感，初得疾，即便身凉自利，手足厥，额上冷汗不止，遍身痛，呻吟不绝，偃卧不能转侧，心神俱无昏愦，不恍惚。请医视之，治不力。言曰：此证甚重，而病人甚静（静字细玩），殊不昏愦，身重（寒湿）不能起，自汗自利，四肢厥，此阴证无疑也。又遍身痛，不知处所，出则身如被杖，阴毒证[2]也。当急治之，医言缪悠，不可听。郭令服四逆汤，灸关元及三阴交，未知；加服九炼金液丹[3]（一味硫黄），利厥汗证皆少止，稍缓药艾，则诸证复出，再急灸治，如此进退者三，凡三日两夜，灸千余壮，服金液丹亦千余粒，四逆汤一二斗，方能住灸汤药，阳气虽复，而汗不出，证复如太阳病（证复如太阳，当以附子理中汤加石膏，仿《名医杂著》[4]治法），未敢服药（未敢服药稳），以待汗；二三日，复大烦躁，饮水次则谵语，癍出热甚（三日后始烦渴见癍热甚，当细审癍之为阳为阴而用药），无可奈何；复与调胃承气汤[5]，得利，大汗而解，阴阳反覆，有如此者。前言烦躁不可投凉药，此则可下证具，非止小烦躁而已，故不同也。

【注解】[1] 郭雍：字子和，宋代医家，著《伤寒补亡论》。本案录自该书卷十三。

[2] 阴毒证：《金匮要略·百合狐惑阴阳毒病证治第三》载："阴毒之为病，面目青，身痛如被杖，咽喉痛。五日可治，七日不可治，升麻鳖甲汤去雄黄蜀椒主之。"

[3] 金液丹：《和剂局方》方，治阴极而躁，爪甲唇青，四肢厥冷，脉伏，自汗吐利等。药用硫黄，沙罐封固火煅。

[4] 《名医杂著》：应为《明医杂著》，明代王纶撰，6卷，刊于1549年。

[5] 调胃承气汤：《伤寒论》方，治阳明病热结肠胃，心烦口渴，甚或谵语，腹满，大便秘结，药用大黄、芒硝、炙甘草。

【阐发与临证】本案冷食酒肉伤脾阳在里，又复感寒邪，直中少阴，身凉自利、手足厥冷、遍身疼痛不能转侧，额上冷汗不止，用四逆汤、艾灸关元、三阴交都是符合病情的。也可仿《伤寒论》第305条用附子汤治疗（身体痛、手足寒、骨节疼、脉沉者）。但病重药轻，沉疴不能一下治愈，宜坚持治疗。又加服硫黄制剂，热毒之剂太多，因而阳复太过，复大烦躁，谵语，斑出热甚，可能还大便干结，因而用承气汤清下。这病人也相当于《伤寒论》第320条，少阴热化、热邪亢盛伤阴，口燥咽干。如果大便秘结于里，更能伤津，故用承气汤清下，这种情况也是少阴病转阳明证。

关于阴毒证，《金匮要略》原文见注2，这是阴证，阳虚于下，格阳于上，所以用四逆汤等也对，用附子汤也对。

109案[1] 一人年逾五十，五月间，因房后入水，[2]得伤寒证，误过服热药，汗出如油，喘声如雷，昼夜不寐，凡数日，或时惊悸发狂（汗出喘而不寐，果是元虚欲脱之象，不能数日之后反见惊悸发狂之症也），口中气自外出，诸医莫措手。郭诊之，曰：六脉虽沉无力，然昼夜不得安卧，人倦则脉无力耳。细察之，尚有胃气不涩（《直格》[3]云：脉浮洪而见汗如油，气喘者死。今脉沉而不涩，所以可救），可治也。夫阳动阴静，观其不得安卧，气自外出，乃阳证也；又误服热药，宜用黄连解毒汤。众皆危之。一服尚未效，或以为宜用大青龙汤[4]。郭曰：此积热之久，病邪未退，药力未至也。再服，病减半，喘定汗止而愈。

【注解】[1] 本案及下案在《伤寒补亡论》中未找到，可能录自《宋史》，但《宋史·列传二百一十八》有郭雍姓名而无内容。

[2] 房后入水：同房后即到河中洗澡。阴历五月，天气虽热但河中水温尚不高，因而易伤寒。

[3]《直格》：指《伤寒直格》，金代刘完素撰。这段原文为"脉浮而洪，身汗如油，喘而不休，水浆不入，形体不仁，乍静乍动，命绝也"。见于该书卷上"论脉"中的"死生脉候"节。

[4] 大青龙汤：《伤寒论》方，治表寒实而里有热，药用麻黄汤加石膏、生姜、大枣、麻黄、炙甘草加倍量。

【阐发与临证】房事后感寒患伤寒症，也有称夹阴伤寒。多见发热头痛、胸膈痞满等。如阴火上乘则面赤而足胫逆冷，若有虚阳外越则烦躁。从病机来说，一般是太阳病寒邪束表较严重而已，可仍用辛温解表法。如果病情再严重些，或是太阳与少阴同病，见到足冷烦躁等，麻黄附子甘草汤、麻黄附子细辛汤也可，但不能过用热药、温补药。本案即过用温热药后出现阳盛之证。喘声如雷、昼夜不寐、惊悸发狂都是阳证，口中气自外出也是喘粗气，乃是邪热或/及盛阳迫肺，但表寒之邪很可能未解，而形成肺气上逆作喘，也就是寒邪包肺火，也可能并有咳嗽。这种外寒内热肺气失宣作喘，也可用麻黄杏仁甘草石膏汤。案中用黄连解毒汤清其里热也可。至于他医主张用大青龙汤，以其太温，当然不可用。

110案 一人年二十三，禀气素弱，二月间，因食豚肉数片，兼感冒不安，是夜自利腹痛，烦躁不眠（太阴症）。次日，呕恶不食，连自利二次。午间，请郭往视之，左三部沉而带数，三五不调，右寸关举按皆无，尺沉微，两手头面皆冷，舌有白胎，呕恶不止，身体重颊赤（颊赤是戴阳），齿露，不食，仍作泻。以附子理中汤，人参用四钱，白术二钱，干姜、甘草各一钱，陈皮八分，生姜汁二匙，灌下，少顷脉之，右寸关隐隐而出，诸症稍定；次日，脉近和，颊尚赤，乃以四君加陈皮、黄芩，二剂而愈。

【阐发与临证】本案因禀赋素弱，加之饮食不周，外感寒邪直中太阴。《伤寒论》第273条谓："太阴之为病，腹满而吐，食不下，自利益甚，时腹自痛。"症状是符合的，两手脉沉，也主里寒；身体重可以是里湿，也可以是腹泻后乏力。

左脉沉带数，右尺沉微，似乎也应带数。右寸关之举按皆无，只能说明或是该患者原本就沉微脉，或是太沉微，比尺部更沉微。沉微脉能说明阴寒虚证。从现代医学角度讲，因下利次数多，又呕吐又不进食，脱水，血容量不足，但总是符合附子理中汤的适应症。虽原注者说颊赤是戴阳，笔者却认为与烦躁不眠同样是下利频、呕恶不止、腹痛，夜间未休息好，又不能进食，是身体虚、饮食劳倦所生之阴火。元代李杲《脾胃论·饮食劳倦所伤始为热中论》云："若饮食失节，寒温不适，则脾胃乃伤……既脾胃气衰，元气不足，而心火独盛。心火者，阴火也……脾胃气虚……阴火得以乘其土位。"从本案所用的药物来看，也支持这种说法。始用附子理中汤，其余药物均标出剂量，独主药附子连提都未提到，次日"颊尚赤"，更方是不用附子、干姜，反用黄芩。阴火源自于相火（亦名少火，藏于肾以生元气），因元气不足、脾胃阳衰，相火离位上行至胸而成为包络之火。此人下利，清气下陷，阴火更上冲而颊赤、烦躁，用黄芩是抑上冲之阴火的。

此患者是食物中毒引起的急性胃肠炎，进而引起血容量不足、微循环障碍。

111案 江篁南治一从叔，房后感寒，脉沉而迟，小腹[1]大痛。予以高良姜二钱，姜制厚朴、官桂半之[2]，作一服煎，投之即愈。

【注解】[1] 小腹：一般指下腹部，也有指男性外生殖器。

[2] 半之：指高良姜剂量的一半，即一钱。

【阐发与临证】本案与第109案相同，也是同房后感寒，但病症不同的是下腹部或外生殖器疼痛。此非伤寒表证，而是中寒，即寒邪中于肝肾任脉，经脉为寒邪所阻，经气不通则疼痛。因系寒邪，故用高良姜、官桂温下焦经脉、散寒止痛，厚朴理气散结，助疏通经脉。之所以寒邪中于肝肾任脉，是因房事之际，精气外泄而肝肾任脉经气虚，寒邪乘虚入络。

112案 一妊妇夏月得伤寒症，头痛恶寒，身热，心腹胀，气上壅，渴甚，食少，背项拘急，唇口干燥。乃以柴胡石膏汤[1]、枳实散[2]。二方合与服之，一服而愈。

【注解】[1] 柴胡石膏汤：《和剂局方》方，治时行瘟疫，壮热恶风，头痛身痛，心胸烦满，寒热往来，鼻塞、咳嗽等，药用柴胡、石膏、桑白皮、黄芩、升麻、前胡、赤芍、葛根、荆芥、生姜、豆豉。

[2] 枳实散：同名18方。(1)《证治准绳》方之一，治心痹，药用枳实、桂心、细辛、桔梗、青皮、生姜；(2) 上书方之二，治胸痹，药用枳实、赤苓、前胡、陈皮、木香、生姜；(3) 上书方之三，治息贲、腹胁胀、咳嗽见血，药用枳实、赤苓、木香、槟榔、五味子、葶苈子、诃子、炙甘草、杏仁、生姜；(4) 上书方之四，治腹背痛，药用枳实、官桂、陈皮；(5)《普济本事方》方，治胁痛，药用枳实、白芍、人参、川芎、生姜、大枣；(6)《千金要方》方，治小儿久痢、水谷不调，药用枳实；(7)《外台秘要》方之一，治脚气、胃脘风冷虚胀，药用枳实、桂心、白术、茯苓；(8) 上书方之二，治胸痛，药用枳实、白术、神曲；(9)《圣惠方》方之一，治肺风毒壅热、鼻塞干燥、便秘，药用枳实、大黄、朴硝、郁李仁、川芎、牛蒡子；(10) 上书方之二，治伤寒劳复，药用枳实、栀子、麻黄、柴胡、桂心、豆豉；(11) 上书方之三，治头风眩晕欲仆，药用枳实、独活、石膏、蒴藋；(12) 上书方之四，治上气胸中满塞，不得喘息，药用枳实、炮姜、炙甘草、麻黄、杏仁、半夏、陈皮、人参、赤苓、桂心、款冬花、生姜、大枣；(13) 上书方之五，治心腹胀满、胸膈不利、难下饮食，药用枳实、桂心、诃子肉、生姜；(14) 上书方之六，治膈气、心胸中气逆、时腹痛，药用枳实、桂心、温酒；(15) 上书方之七，治癖结、心下痞满如水、不能饮食，药用枳实、白术、半夏、生姜；(16) 上书方之八，治妊娠伤寒、心腹胀、上气、渴不止、腰痛体重，药用枳实、陈皮、麦冬、生姜、葱白；(17) 上书方之九，治产后两胁胀痛、气壅烦闷，药用枳实、木香、当归、丹皮、槟榔、桂心、白术、益母草、生姜；(18)《症因脉治》方，治食积腹胀、按之实痛，药用枳实、莱菔子、麦芽、山楂。本案可能用第（16）方。

【阐发与临证】夏月受寒，往往外寒内热且挟湿，头痛恶寒、背项拘急是外寒表邪所致；身热、口渴甚、唇口干燥是里热所致；心腹胀、气上壅、食少，是胃为湿阻，所以用柴胡、前胡、荆芥、葛根、豆豉、生姜、葱白解其表邪，用石膏、黄芩、升麻、赤芍清其里热，麦冬生津止渴，用枳实、陈皮燥湿、畅中下气，桑白皮、前胡泻肺、平上壅之气。

夏秋天的外寒内热感冒，还必须与花粉症相区别。花粉症发病每年有两个高峰期，一为春季树木花草开花的花粉引起，第二为秋天杂草花粉引起。因为花粉症主要是引起过敏体质患者过敏，症状相似外寒内热感冒，有的有皮疹、皮肤发红、面部发红、目赤等。遇有季节性发病规律的感冒患者，宜慎之。

113案 一壮年七月间伤寒，人迎脉紧盛，恶寒，肢节痛，指甲青。乃以九味羌活汤去生地、黄芩，加姜、枣、葱白（此方可商，症见指甲青，理宜温散），一服未解，兼腹疼饱闷，再与全方；一服，外症悉解，然腹痛膈痞未除；盖五日矣，乃以小柴胡去参、芩、半、枣，加芍药、牡蛎、瓜蒌，亦不应。其人曰：予乃夏间食牛肉颇多，想是食积宿而然。江曰：乃表邪传至胸中，未入于腑，证虽满闷，尚为在表。乃以小柴胡对小陷胸，加枳实、桔梗、大黄一钱，同煎服之，更衣一度即愈。

【阐发与临证】农历七月是暑末秋初，患伤寒还是余暑未清，复感寒邪而以表寒邪为主，还可兼湿。人迎脉紧盛、恶寒都是表寒症状，肢节疼痛，表寒与湿邪都有可能，指甲青可能是里有郁热、表有寒邪，阴阳气不相顺接，可用辛温发表兼清湿热。九味羌活汤系《此事难知》方，除羌活、防风、细辛、白芷、川芎等驱散在表寒邪，治头痛肢节疼痛外，尚有苍术除湿和胃、黄芩清肺热、生地清心热，应该正符合病机。一服未解，且兼腹痛饱闷，是湿邪黏滞不易解，宜再服，今去黄芩、生地不符合病机，故无效，再服全方好转。三诊时外症悉解，腹痛膈痞可能是湿阻气机不畅，故用柴胡、生姜、炙甘草、白芍、牡蛎、瓜蒌就不应了，此为误。病人说得对，而且表既悉解，再用小柴胡汤于理不通。但小陷胸汤是对的，所加枳实等更可。即使小柴胡汤中的柴胡、半夏加黄芩，生姜也是可以的，所以腹痛膈痞确与食积有关，况且服后"更衣一度即愈"也说明这一点。可见"江曰……未入腑……尚为在表"之说差矣。魏按"症见指甲青，理宜温散"，实际用九味羌活汤去生地、黄芩、加姜、枣、葱，也是温散了。

114案 一人年四十余，春初，因房后伤寒，身热恶寒，头痛（太阳），腹胁痛（太阴少阳），自饮胡椒[1]汤取汗，汗出热不退（热不退宜细审）。三日后，江诊其脉，浮而洪大（虞案亦自利清水，但脉弦长沉实），且下利清水（虚），咳嗽。乃以葛根汤麻黄、桂减半，加白术、五味子，得微汗；次早，脉稍平，身凉痛减，但泻不甚止，头疼、嗽未减，乃以白术、陈皮、五味、川芎、茯苓、干姜、甘草、姜枣，一服而愈。既而劳复，感寒兼怒，热复作，胁复痛甚，目不欲开，兼之咯痰如桃花脓（琇按：此实胡椒、姜、桂之误）。仲景论曰：呕家有痈脓者，不可治呕，脓尽自愈。[2]惟治其劳复，小柴胡去参、枣，加五味，胁痛减半，但嗽出尚有脓，大、小溲如猪血水，口渴甚，夜睡谵语。小柴胡去参半枣，加胡黄连（胡连治伤寒咳嗽）、天花粉、茯苓、五味子，出入加减而安（罗治两案俱目不欲开，一投炙甘草汤，一投四逆汤，俱用轻重温补之剂。而此案目不欲开，又用小柴胡，信哉？伤寒要见症也。东垣治大头天行症，亦目不开，当治毒而愈。琇按：此乃目胞肿不能开，非不欲开也）。

【注解】[1]胡椒：辛大温，功能温中快膈、消痰下气，暖肠胃、壮肾气，治脏腑风冷、寒湿冷气上冲，冷积大便不通，杀一切鱼肉鳖蕈毒，外用疗蜈蚣咬伤。但善损肺阴、助火、动血、走气，不可多食。如阴虚血分有热、发热咳血吐血者均忌。

[2]"仲景论曰……脓尽自愈"：录自《金匮要略·呕吐哕下利病脉证治》。

【阐发与临证】房后伤寒不一定非是夹阴伤寒不可。本案早春伤寒，恶寒身热头痛，是太阳表寒证，胁痛是少阳证，但腹痛不一定是太阴证。自饮辛温之胡椒汤（是胡椒煮汤）取汗有失偏颇，宜按太阳、少阳同病辨证论治。如果有自利，则可再加治太阴的温中健脾之品方为正确。三日后又添咳嗽、下利清水，脉浮洪大，医以该脉象及咳嗽和原有之恶寒身热等症，辨为葛根汤证（《伤寒论》第32条太阳与阳明合病自下利）。虽麻、桂减半，加白术、五味子，并且表邪欲解，仍为失误。三诊予干姜、白术、茯苓、陈皮之类，是温中理气健脾，为太阴而设，故一服而愈。如果一开始就用桂枝人参汤（《伤寒论》第168条）可能早愈了。

劳复加感寒加怒气而引起恶寒、发热、咳嗽、胁痛、咯痰如脓带血，当然是外寒内热（肺热）。内热之来，可能是寒邪郁而化热，与用胡椒、姜、桂关系不大，因为病开始就有咳嗽了。大便有红色水样便、小便赤、口渴、谵语都是身热肺热引起的，所以用柴胡、黄芩、胡黄连、天花粉等有效。

此人从开始就是胃肠型感冒引起气管炎，也可能是肺痈，劳复之前根本未愈。仲景所说的"呕家有痈脓者，不可治呕，脓尽自愈"句，原文所说是水停心下的支饮，是胃中虚冷，与本案不同。案文"琇按"认为目不欲开是目胞肿之故，也无根据。笔者认为是病情反复日久，咳嗽咯脓痰、胁痛甚，患者体力不支之故。

115案 一妇人患发热，胸中闭塞，骨节烦疼。一医作停食，投小沉香煎[1]一服，大便利下三十余行，随致困笃[2]，热烦愈甚，不省人事。又更医诊，见脉烦热（此句有误），投四苓饮[3]，亦不效。病势危急，又来招诊视，得两寸口脉沉微而伏（大便利下三十余行而烦热愈甚。温补何疑？况脉沉微而伏耶），外证唇口㖞斜，足趾微冷，面色赤（似热）而烦热，神昏不食。即与夺命散[4]（按：夺命散没药、血竭、生地、丹皮、干荷叶乃行瘀之方，恐非是。又夺命散乃礞石一味），至夜半，胸间得少汗，药虽见效，人犹未苏。复诊，其脉如故。江谓此证始初感寒，合和解，而反用丸药下之太过，遂成阴证似阳。投以通脉四逆汤[5]加人参，四服，热渐退，脉稍起，再作四逆加葱白汤，八服，人始平复，调理半月而愈。

【注解】[1]小沉香煎：用小沉香丸水煎服。小沉香丸同名2方。（1）《普济方》方，功用和中顺气、进食消痰，药用沉香、莪术、砂仁、香附、丁香皮、甘松、益智仁、炙甘草，用生姜水煎服；（2）《圣济总录》方，治脾虚中脘痞闷、心腹刺痛、胁胀、纳呆，药用沉香、丁香、木香、枳壳、人参、云蓝根、赤苓、玄参、诃子、白豆蔻、肉豆蔻、丁香皮、桂心、白术、麝香。

[2]困笃：疲乏欲睡。

[3]四苓饮：即四苓散的药品水煎服。四苓散同名3方。（1）《瘟疫论》方，治湿热霍乱，胸闷胀痛，药用茯苓、泽泻、猪苓、陈皮；（2）《中国医学大辞典》方，治伏暑吐泻，药用赤苓、猪苓、泽泻、白术、木通、车前子；（3）《丹溪心法》方，治小便赤少、大便溏泄，药用茯苓、猪苓、泽泻、白术。

[4]夺命散：同名10方。（1）《济生方》方，治跌打损伤、创伤、瘀血引起心腹疼痛，药用水蛭、黑丑；（2）《素问病机气宜保命集》方，治疔疮，药用乌头尖、附子、蝎尾、雄黄、雌黄、蜈蚣、硇砂、轻粉、粉霜、砒、麝香、樟脑；（3）《伤寒保命集》方，治产后血晕、语无伦次、健忘，药用没药、血竭；（4）《世医得效方》方，治小儿急慢惊风，药用天南星、白附子、天麻、朱砂、黑附子、防风、半夏、全蝎、蜈蚣、僵蚕、麝香；（5）《婴孩宝鉴》方，治急慢惊风、痰涎壅塞，药用青礞石、焰硝；（6）《证治准绳》方，治疮疹已发、未发，药用升麻、紫草、甘草、木通、糯米；（7）《沈氏尊生书》方，治血汗，药用朱砂、寒水石、麝香；（8）《卫生宝鉴》方，治肺胀喘满、胸高气急、闷乱、痰多，药用大黄、黑丑、白丑、槟榔；（9）《理伤续断方》方，又名至真散，治破损伤、破伤风，药用制南星、防风；（10）《小儿方及论》方，治小儿天吊、脐风、撮口、喉痹等，药用铜青、朱砂、腻粉、麝香、蝎尾。

[5]通脉四逆汤：《伤寒论》方，治少阴病阴盛格阳、下利清谷、手足厥逆、脉微欲绝、面色戴阳，药用大生附子、干姜、炙甘草。

【阐发与临证】本案初起发热、骨节烦疼、胸中闭塞，似太阳少阳并病，用小柴胡汤或柴胡桂枝汤即可，医误诊为食积而用和中顺气的小沉香丸，如果不是大便利下三十余行、热随攻下而入里，不会热烦愈甚、不省人事。困笃是疲惫欲寐，不省人事是昏迷，再加下利频繁，很可能是（脉象不清）少阴病，因此用四苓饮也是不对的。果然两脉沉微而伏，趾冷、神昏，这是阴寒内盛；面色赤、烦热是阴盛格阳。其外证唇口㖞斜,是颊筋有寒,《灵枢·经筋》篇云:"颊筋有寒则急,引颊移口。"这里用的夺命散,可能是《世医得效方》方,原方虽用于小儿急慢惊风,但所用药物都是温散寒邪、疏通经络、祛风痰、正㖞僻,针对本案的外证而言。此方又偏了,外证未反映本质。最后辨为阴证似阳,而用通脉四逆汤和白通汤(四逆加葱白汤与白通汤相比,仅多一味炙甘草)取效。

116案 江应宿治休宁潘桂,年六十余,客淳安[1],患伤寒,亟买舟归。已十日不更衣,身热如火,目不识人,谵语烦躁,揭衣露体,知恶热也,小便秘涩,腹胀,脉沉滑疾。与大柴胡汤,腹中转矢气,小便通;再与桃仁承气汤,大下黑粪,热退身凉而愈。

【注解】[1]客淳安:客居在淳安县。淳安县属浙江省,在歙县和休宁东南方。

【阐发与临证】本患者客居外地,饮食起居不周。患伤寒后大便秘结10天,发热恶热、二便不通、腹胀、谵语烦躁,一派里热实结症状。应该用承气汤清热攻下为是。案中用大柴胡汤,已是不足,所以仅转矢气。再用桃仁承气汤还是欠妥。至于大下黑粪,不一定是有瘀血,燥屎结在肠中旬余,肯定变黑色。

117案 都事靳相庄,患伤寒十余日,身热无汗,怫郁不得卧,非躁非烦,非寒非痛,时发一声,如叹息之状,医者不知何证,迎予诊视,曰:懊憹怫郁证也。投以栀子豉汤[2]一剂,十减二三,再以大柴胡汤,下燥屎,怫郁除而安卧,调理数日而愈。

【注解】[1]都事:明朝各主要官署设都事,主管日常事务,类似于现在各级部门的办公室主任。

[2]栀子豉汤:《伤寒论》方,治伤寒汗吐下后余热留扰胸膈,心中懊憹,虚烦不得眠,药用栀子、豆豉。

【阐发与临证】栀子豉汤证是表证汗吐下后余邪化热,留扰胸膈,形成虚烦不得眠。如果余邪较重,病剧,则影响神明之程度也较重,因此,出现心神不安、胸闷烦乱。本案某些症状相似,如不得卧、非躁非烦、时发叹息,此可称之懊憹。《伤寒论》第46条"太阳病……服药已微除,其人发烦,目瞑……阳气重故也。麻黄汤主之"。第48条"二阳并病……若发汗不彻,不足言,阳气怫郁不得越,当汗不汗,其人躁烦,不知痛处,乍在腹中,乍在四肢,按之不可得……更发汗则愈"。本案还有某些症状与此相似,如身热无汗、怫郁、非寒非痛,此即阳气怫郁不得越,应该更发汗则愈。实际上,本患者先服栀子豉汤、后再服大柴胡汤有些烦复,单用栀子豉汤只是一半对证,单用大柴胡汤也不对(当然原已有大便秘结多日,可用大柴胡汤),应该发汗解表与栀子豉汤同用(有大便秘结)。案文中说投以栀子豉汤一剂"十减二三",不过是循词。因为燥屎未下,汗还未发彻。

118案 友人王晓同寓云中,一仆十九岁,患伤寒,发热,饮食下咽,少顷尽吐,喜饮凉水,入咽亦吐,号叫不定,脉洪大浮滑,此水逆证,投五苓散而愈(知此治法)。

【阐发与临证】《伤寒论》第74条"发热六七日不解而烦,有表里证,渴欲饮水,水入则吐者,名曰水逆"。本案患伤寒,发热,喜饮凉水,入咽亦吐,符合水逆证。因为此证是水饮内停下焦过多,而渴喜饮之凉水,皆藏于胃,又因脾运失职,所以胃腑格拒上逆,不但拒水,也拒饮食。因此本案"饮食下咽,少顷尽吐",这对《伤寒论》的水逆证也是一种补充。

119案 率口[1]何姓者,在济[1]患伤寒,后食肉复,医与利药下之。下后身热,耳聋口干,不渴,喜漱水,不欲咽,是热在经(热在经妙断)。[2]予视之,曰:此误下亡阴,犹有表证。与小柴胡去半夏加天花粉、山栀、麦冬、五味、归、芍、生地(稳极),一服减半,四剂良愈。

宿按:医之学,伤寒为难,以其邪气自表入里,六经传变。六日,三阴三阳之气皆和,邪气自衰;七日当已。七日不已,谓之过经再传,在表者,可汗而已,在里者,可泄而已。此大法也。若夫阳盛阴虚[3],汗之则死,下之则愈;阳虚阴盛[4],汗之则愈,下之则死。生死在于反掌之间。若医者体认不真,阴阳差互,以寒为热,以实为虚,毫厘有差,千里之谬,轻者困笃,重者必死矣。昔张长沙氏著论[5],实为百代医方之祖,举世宗之,诚是也。但其方法,惟宜用于冬月即时发病正伤寒[6]。其余至春变瘟，[7]至夏变热，[8]又当依温热病例，清凉和解，从乎中治。况江以南[9]，温暖之方，正伤寒病[10]，百无一二，所以伤寒属内伤者十居八九。丹溪主乎温散，有卒中天地之寒气，有口伤生冷之物，皆以补养兼发散之法，实本《内经》，成败倚伏生于动，动而不已则变作，[11]及风雨寒暑，不得虚邪，不能独伤人[12]之旨也。盖凡外感寒者，皆先因动作烦劳不已，而内伤体虚，然后外邪得入，故一家之中，有病有不病者，由体虚则邪入，而体不虚则邪无路入而不病也。是故伤寒为病，属内伤者十居八九（即百十三方中，用人参者居多）。世人皆谓伤寒无补法，但见发热，不分虚实，一例汗下，而致夭横者滔滔皆是也。夫邪之所凑，其气必虚[13]，其法补养兼发散，宜用补中益气汤为主，随所见证加减。气虚热甚者，少加附子，以行参、芪之功，东垣内外伤辨甚详。世之病此者为多，但有挟痰挟外邪者，郁热于内而发者，皆以补元气为主，看所挟而兼用药。寒多者，补散，加姜、附；热多者，加芩、柏；痰积者，加消导；杂合病，当杂合治，不必先治感冒。譬如恶寒发热，得之感冒，明是外合之邪，已得浮数之脉，而气口又紧盛，明为食所伤；病者又倦怠，脉重按俱有豁意，而胸膈痞满，牵引两胁，其脉轻取似乎弦，此又平时多怒，肝邪之所为也；细取左尺大而沉弱之脉，此又平时房劳之过也。治法宜感冒一节可缓，须视其形色，强弱厚薄，且与补中化食行滞中气一回，伤滞稍行，津液自和，通体得汗，外感之邪自解。医者若不审求，只顾表散外邪，又不究兼见之邪脉，亦不穷问所得之病因与性情，执着巧施杂合治法，将见正气日虚，邪滞不出，皆拙工之过也。

【注解】[1]率口、济：疑为涿口即洛口和济南，因为江应宿到山东收集过病例。

[2]是热在经：指热在少阳经。

[3]阳盛阴虚：指里热邪盛、阴津虚。

[4]阳虚阴盛：指里阳虚、表寒邪盛。"夫阳盛阴虚……下之则死"这一段原文，录自《伤寒杂病论·伤寒例》篇。

[5]张长沙氏著论：指张仲景著《伤寒杂病论》，张仲景曾在长沙当太守。

[6]正伤寒：典型的伤寒病，冬季易受寒冷而患伤寒表寒证。

[7]至春变瘟：非瘟疫之"瘟"，而是温热之"温"，此处刻误。春季气候转温，易患温病。

[8]至夏变热：夏季气候转炎热，易患暑温、暑热等热病。

[9]江以南：指长江以南。

[10]正伤寒病：典型的伤寒病。

[11]成败倚伏生于动，动而不已则变作：录自《素问·六微旨大论》篇，原文是"成败倚伏生乎动，动而不已，则变作矣"。

[12]风雨寒暑，不得虚邪，不能独伤人：录自《灵枢·百病始生》篇，原文是"风雨寒热，不得虚，邪不能独伤人"。

[13]邪之所凑，其气必虚：录自《素问·评热病论》篇。

【阐发与临证】伤寒病后食复，按《伤寒论》第397条要损谷则愈，用助消化药。如果发热，是正气未复，可能又感外邪，也可能引起食积劳复，此几种病因总会引起轻重不等的发热。如复感外邪发热而脉浮，当以汗解，但又必须兼顾正气，用小柴胡汤扶正祛邪。如有积滞发热，脉沉实，当用下法，即《伤寒论》第393条所述。当然下法也必须兼顾正气，不能用三承气汤，"医与利药下之"是错的，徒伤阴津，所以下后身热，耳聋口干，喜漱水。"热在经"指在表余邪因下而陷少阳，尚未至胆腑，是在半表半里。"予"认为是"误下亡阴"是对的，"犹有表证"不全面，从给服小柴胡汤也可看出非在表。

病伤寒不管多少时日，邪仍在表，仍可发汗而解；邪已在里，当下法而解，这是规律。如果里热邪盛而阴津不足，即邪热在里已成里实结，发汗药辛温且伤津，二阳相劫，必使里热更盛、里实结更实结，阴津虚至亡阴，因而"汗之则死"，必须用清热攻下之承气汤急下存阴。反之，里阳虚、表寒邪盛，不能用清热攻下之承气汤，否则里阳更虚，误下成太阴、少阴病，应当用辛温发汗法。所以《伤寒杂病论·伤寒例篇》说："桂枝下咽，阳盛即毙，承气入胃，阴盛以亡。"

"宿按"认为，张仲景《伤寒论》的治法只能用于冬季受寒而发病的典型伤寒病，不能用于温病，像春温、暑温之类应当用温病的治法。温病学说是明代医家在伤寒学说的基础上发展起来的，当然更贴近温病、更符合温病的证治规津，但其基本方法，《伤寒论》中也已有了。

长江以南气候温暖，按说不易受寒邪，但正因为温暖，甚至很炎热，汗出贪凉当风，易于受寒；从其冲后来的虚风，也易伤人。这些都可能致病伤寒表证，不一定是内伤性质的伤寒。"百无一二"之说、"伤寒属内伤者十居八九"之说，也可商榷。此处"宿按"与卷一开始时的"琇按"（南方中风绝少）是遥相呼应的。

邪之所凑，其气必虚，所以，虽有风雨寒暑之邪，人体正气不虚，邪不伤人，人不患病。朱丹溪是江南人，主张以发散兼补养法治伤寒，也不是一例用补中益气汤加减。笔者在北方，用小柴胡汤治感冒，发现疗效较好，就是体会到"邪之所凑，其气必虚"之故。随着社会生活节奏的加快，人类对自身要求的放松，虚人外感的可能性越来越多，因此平时要注意预防。而《伤寒论》113方中，用人参的有23方，占20.4%。

《素问·六微旨大论》篇所说的"成败倚伏生乎动，动而不已，则变作矣"一句，原意是说世间六气如果不能正常，胜复变化而变成邪气、危害人体。成和败、福和祸都是互相倚伏的，物盛则衰、乐极则哀、否极泰来，就是说明这种矛盾双方面的变化，这种变化就叫动，动而不停，就变成了矛盾着的对立面。用现在的话说，就是矛盾着的对立面通过运动可以向对方转化。《素问·六元正纪大论》篇所说的"阳极反阴、动复则静"也是这个意思。

第九篇 瘟 疫

1案 靖康[1]二年春,京师[2]大疫,有异人书一方于斋舍,凡因疫发肿者,服之无不效。其方黑豆[3]二合,炒令香熟,甘草二寸,炙黄,以水二盏煎其半[4],时时呷之(《解毒方·庚志》[5])。

【注解】[1] 靖康:宋钦宗年号,1126—1127年。本案还收录于《医说·卷三·神方》救疫神方。

[2] 京师:当时的首都开封。

[3] 黑豆:甘平,能利水下气、祛风解毒、补肾润燥,主治水肿、腹胀、风痹、风毒脚气、痈疽疮毒、产后发痉、肾虚遗尿、阴虚盗汗,能解多种毒如金石毒、牛马瘟毒、百草虫毒。

[4] 煎其半:水二盏煎剩一盏。

[5]《解毒方·庚志》:指《庚志》(《夷坚志》)中的解毒方。此方、此案也记录在《本草纲目》24卷大豆条目中,注明"夷坚志云"。

【阐发与临证】大疫而肿,热毒流行。黑大豆,陈藏器《本草拾遗》谓"煮食甚寒……下热气肿",孟诜《食疗本草》载"同甘草煮汤饮,去一切热毒气",《唐本草》曰:"煮食,治温毒水肿。"按说,如果是热毒瘟疫流行,单用黑豆和甘草煎水饮,本不可能有如此大的功效。靖康二年是1127年,金兵已南侵并已攻破京城开封,民众饥寒交迫,可能此时因营养不良而出现水肿。因为都是水肿,挨门发生,像疫一样,称为"因疫发肿",所以用黑豆"服之无不效"。

战争、灾荒可以引起瘟疫流行,气候反常也可以引起一些疾病流行。1998年3月11日《山东工人报》报道世界范围内出现的厄尔尼诺现象引起暖冬气候,促使某些病菌、病毒滋生繁衍,以往临床一些夏秋季流行的疾病如腹泻、伤寒、红眼病等,一些春季易发的疾病如流行性脑脊髓膜炎、急性喉炎等,在冬季也有流行。

2案 成化[1]二十一年,新野[2]疫疠大作,死者无虚日。[3]邻人樊滋夫妇,卧床数日矣。余自学[4]来,闻其家人如杀羊声,不暇去衣巾,[5]急往视之。见数人用绵被覆其妇,床下致火一盆,令出汗,其妇面赤声哑,几绝。余叱曰:急放手,不然死矣。众犹不从,乃强拽去被。其妇跃起,倚壁坐,口不能言。问曰:饮凉水否?颔之。与水一碗,一饮而尽,始能言。又索水,仍与之。饮毕,汗出如洗,明日愈。或问其故,曰:彼发热数日,且不饮食,肠中枯涸矣。[6]以火蒸之,速死而已,何得有汗?今因其热极,投之以水,所谓水火既济也,得无汗乎?观以火燃枯鼎,虽赤而气不升,注之以水,则气自来矣。[7]遇此等症者,不可不知(《梦醒录》[8])。

【注解】[1] 成化:明宪宗年号,1465—1487年。本案出于《梦醒录》,未找到该本。

[2] 新野:河南省南阳市下辖的县。

[3] 死者无虚日:没有一天不死人。

[4] 学:这里指乡学。

[5] 不暇去衣巾:来不及脱去衣服头巾。

[6] 肠中枯涸矣：肠胃中津液枯竭。

[7] 气自来矣：向烧红的铁锅中加入水，即刻冒出气来。

[8]《梦醒录》：明朝深之雷著，系章回小说。

【阐发与临证】疫疠即瘟疫，热性传染病，已数日，耗津灼液可知。本应养阴清热、解毒凉血，反用火攻法逼其汗出则必死无疑，杀羊声形容患者声音嗄哑。连饮二碗水后汗出热退，热久不退之原因很多，如营卫不和、湿温、气虚、阴虚、杂病中的一些疑难险恶症以及某些外科病。但津液虚、无以作汗而热不退，是表证中的表热证。《伤寒论》表证而不可发汗的有第85～91条，其中指阴津血虚而不可发汗的有6条，可用养阴解表法或养血解表法。《外台秘要》的葱白七味饮、《通俗伤寒论》的加减葳蕤汤及《伤寒论》第49条所说的"须表里实，津液自和，便自汗出而愈"都是这种方法，本案就是采用"津液自和"的方法。此患者发热数日，已耗津伤液，不进饮食，津液和阴津更虚，所以说肠中枯涸。《儒门事亲·卷二》载一妇腹泻数年，百治不效，食桃花数十枚，泻下如倾，六七日行至数百行，昏困，惟饮凉水而平。《慎斋遗书》记一案"一妇六月卒死，三日不醒，又三日未死，身冷脉伏，诊为热极似寒，用水湿青布放身上一时许，身热，内吃冷水五六碗，反言渴，又一碗而大汗出。后用补中益气汤加黄柏十贴愈"。肠中枯涸饮水而解如是。至于说"以火燃枯鼎，虽赤而气不升，注之以水，则气自来矣"虽很形象，但譬之以本案，并不很恰当。

发烧是一种症状，病因很多。如系风寒表证，伤风感冒，上呼吸道感染，用发汗法降低些体温有好处。如果是瘟疫温病引起的高烧，不能用闷汗法退烧，这种做法很危险。中医是这样，西医也是这样认为，本案很明确地说明了这一点。此后吴又可《瘟疫论》提出"夺液无汗"理论，实质源于此。

3 案[1]　虞恒德治一妇，年二十九，三月间患瘟疫证，病三日经水适来，发热愈甚，至七八日病剧，胸中气筑作痛，[2] 莫能卧。众医技穷，入夜迎翁治。病者以棉花袋盛托背而坐于床，令婢磨胸不息，六脉俱微，数极而无伦次，又若虾游状。翁问曰：恐下早成结胸耳？主人曰：未也。翁曰三日而经水行，致中气虚，与下同。乃用黄龙汤[3]（人参、大黄、枳实、厚朴、甘草），四物汤（芎归芍地）、小陷胸汤（川连、枳实、蒌仁）共为一剂，加姜、枣煎服。主人曰：此药何名？虞曰：三合汤也。一服而诸症悉减，遂能卧。再服，热退而病全安愈。又因食粥太多而病复热，又作内伤处治，而用补中益气汤出入加减调理而愈。

【注解】[1] 本案录自《医学正传·卷二·瘟疫》。

[2] 胸中气筑作痛：胸中气攻筑而痛，即胸中痛无定处。

[3] 黄龙汤：同名8方。(1)《千金要方》方，治伤寒瘥后更头痛、壮热、烦闷，药用柴胡、黄芩、赤芍、人参、半夏、枳实、炙甘草、生姜；(2)《太平圣惠方》方，治热病鼻衄，药用伏龙肝、当归、赤芍、黄芩、炙甘草、升麻、朴硝、生地、竹茹；(3)《校注妇人良方》方，治妊娠伤寒、寒热头痛、胁痛呕痰，产后伤风，热入胞宫、寒热如疟或经水适来、劳复热不解散，药用柴胡、黄芩、人参、甘草；(4)《伤寒六书》方，治热邪传里、胃中燥屎结实、心硬痛、下利纯清水、谵语身热，药用大黄、芒硝、枳实、厚朴、人参、当归、桔梗、生姜、大枣；(5)《证治准绳》方之一，治小儿发热不退或寒热往来，药用柴胡、黄芩、炙甘草、赤芍、生姜、大枣；(6) 上书方之二，治食中毒或食六畜肉中毒，药用灶心赤土研末冷水调服；(7)《瘟疫论》方，治温疫应下失下、邪火壅闭、循衣摸床、筋惕肉瞤，药用大承气汤加人参、当归、地黄；(8)《沈氏尊生书》方，治同(3)方，药同(3)方加生姜、大枣。

【阐发与临证】结胸证是表证误下、邪气入里与痰饮互结心下，是阳热实证，临床主要表现为便秘、腹痛拒按，与本案不同。按本案热证三日行经，发热愈甚，胸中气滞作痛，应该是血结证或热入血室或痞证。血结证虽然是表邪化热由经传腑，热与瘀血结于下焦膀胱部位，虽其人如狂，但烦躁不安、疼痛辗转反侧也是如狂，本案"令婢磨胸不息"也似烦躁不安。本案病史、病程、症状都与热入血室相似，痞证但满不痛与本案也有相似之处。但最相似的要数热入血室，所以虞恒德予四物汤加黄龙汤等取效，该二合方类似桃仁承气汤。翁在已否定"下早"而成结胸之际，再说"三日而经水行，致中气虚，与下同"，把行经与服攻下药等同看，似嫌勉强。或问用小陷胸汤有效，为何不是结胸证？说实在的，既用大黄，发热甚且脉数极，又胸中气筑作痛，少加川黄连、蒌仁也无妨。

4案 汪石山[1]治一人，年弱冠，房劳后，忽洒洒恶寒，自汗发热，头背胃脘皆痛，唇赤舌强，呕吐，眼胞青色（风虚）。医投补中益气（不远于病），午后谵语恶热（表），小便长（表未除）。初日脉皆细弱而数，次日脉则浮弦而数，医以手按脐下痛，议欲下之（岂有下理），遣书来问。汪曰：此疫也（断之曰疫，妙）。疫兼两感[2]，内伤重，外感轻耳。脐下痛者，肾水亏也（妙。按痛为实而断为肾虚，明其理耳）。若用利药，是杀之也。古人云：疫有补，有降，有散。兹宜合补、降二法以治。用清暑益气汤除苍术（嫌燥）、泽泻（嫌利）、五味（嫌敛）加生地（补肾）、黄芩、石膏（除恶热谵语），服十余贴而安。

【注解】[1] 汪石山：名汪机，字省之，号石山，明代医家，安徽祁门人。著有《石山医案》《医学原理》《读素问钞》《外科理例》等十种。本案录自《石山医案·卷上·疫》。

[2] 疫兼两感：此处两感指房劳（内伤）和外感表邪。

【阐发与临证】该患者已患瘟疫，可能处于潜伏期，因房劳感寒而发作。恶寒发热汗出，头痛背疼，此像风热外感，唇赤舌强呕吐，支持风热诊断，所以，用补中益气汤是犯虚虚实实之戒。因此，药后恶热谵语、脉数，病已转入阳明气分、阴津耗损，此时确是内伤（津耗、房劳）重，而外感轻（外邪已传变入里）。脐下痛（可能是隐痛）而断为肾水亏，着眼于房劳。如此，当然用清热养阴益气法，不能用下法。疫也是辨证论治的，所以有补、有降、有散。对此患者而言，补法是益气养阴，降法是清热。

清暑益气汤，这里用的是李东垣方，用于长夏暑湿蒸蕴，表气泄，中气不固，头痛身热，自汗口渴，神疲困倦（见一卷中风篇52案）。今去苍术、泽泻、五味子，加生地、黄芩、石膏，是加重清热养阴。

从发热汗出、头背痛（可理解为头项、枕颈部痛）、呕吐、舌强、眼胞青色（肝风）及恶热谵语等症状来看，有可能是流脑。流感流行后很可能引起流脑的流行，这几乎已成规律，况且冬春季节本来是流脑的好发季节。

5案 陈斗岩[1]，句曲[2]人也。父病疫，药罔效，精诚祷天。一夕梦老叟书授蜿蟺[3]水，愈汝父。既觉，莫辨为何物，广咨博访，知为蚯蚓也。捣水饮，疾愈。人咸以为孝感所致。

【注解】[1] 陈斗岩：名陈景魁，字叔旦，别号斗岩，岩与嵒通。明代医家，用奇方治奇病有名，长于针灸。本案录自《句容县志》或《医学入门》。

[2] 句曲：应为句容较妥，陈斗岩为江苏句容人，但句容县内的茅山，又名句（音勾）曲山。

【阐发与临证】本案未说脉症。按疫，发热是肯定的。陈斗岩是医家，虽长于针灸，但辨证论治方法还是一致的。药罔效，说明病情严重。蚯蚓咸寒无毒，功能清热解毒、平肝熄风、舒筋活络、平喘、利尿，治风热头痛、高热、烦躁、胁胀痛、目赤、黄疸、肝风抽搐、拘急、历节疼痹、偏瘫等。陈藏器《本草拾遗》谓治温病，大热狂言，盐化为水则主天行诸热，小儿热病癫痫。李时珍谓主伤寒疟疾，大热狂烦……风热赤眼。归纳为清热止痉、清肺平喘、除风湿热痹。本案当以清热止痉为是。据报道，地龙可配伍全蝎、蜈蚣、蜂房、白花蛇舌草、蛇蜕等作丸服，有治癌症的作用；活地龙浸橄榄油，外用可缓解痛风、烫伤等，对高血压血管硬化也有显著的作用。药理分析认为蚯蚓提出物有对抗组织毒的作用，有解热作用。

6案 江应宿治陈氏子，年十七岁，患疫，大渴大热，头痛如破，泄泻频数，六脉洪大。与三黄石膏汤[1]，日进三服，石膏加至一两，三日而愈。

【注解】[1] 三黄石膏汤：同名2方。（1）《伤寒六书》方，治伤寒六脉洪数，面赤口干、烦躁不眠、谵语斑疹等，药用黄芩、黄连、黄柏、栀子、生石膏、麻黄、豆豉；（2）《证治准绳》方，治三焦热，药用前方去麻黄、豆豉，加知母、玄参、甘草。

【阐发与临证】头痛、发热而口渴，泄泻，这是风热在表、肠胃湿热，按现代诊断是急性肠炎。三黄石膏汤中的黄连解毒汤有清热燥湿解毒的作用，对疫和泄泻作用颇大。近代从黄连和黄柏中提取的黄连素，治肠炎、痢疾，疗效确切。麻黄加石膏对表有风热或表证未解、里热已炽、壮热烦躁口渴、脉洪大有效。

7案 何氏仆患天行时疫[1]，目不识人，狂言妄语，投以地浆[2]、童子小便，浸白头颈蚯蚓，捣细，新汲井花水[3]，滤下清汁，任服一二碗，即知人，三日愈。

【注解】［1］天行时疫：流行性的传染病。

［2］地浆：地浆水。掘地深三尺成黄土穴，灌以新汲水，搅浊，沉淀后取上清水即是地浆水，亦名土浆。《名医别录》谓性味甘寒，主解中毒烦闷。李时珍扩展为"解一切鱼肉果菜药物诸菌毒，疗霍乱及中暍卒死者"。其实土浆、大豆浓煮汁（及人粪汁）饮一二升治食诸菌中毒、闷乱欲死及食枫柱（即枫树）菌而哭（可能刻误，应为笑）不止（见十二卷第三十二篇第16案），早在《金匮》中即有记载。

［3］新汲井花水：又称井华水。有泉眼相通的井泉水，在清晨新汲的干净水。

【阐发与临证】患者为仆人，不能得到早期治疗，拖延日久病情严重时才就诊是无疑的，所以初诊时即狂言妄语、目不识人。按狂言妄语与神昏同见的，可能有热入心包、腑热熏蒸、瘀血攻心、热毒攻心等类型，因为天行时疫，所以很可能是温病热入营血、邪传心包。高热烦躁、神昏谵语、唇焦目赤、大便干结、小溲红赤、身有疹斑、舌质红绛等，按现代医学看，很可能是流行性脑脊髓膜炎、大脑炎及其继发的微循环衰竭、华佛氏征，甚至中毒性菌痢、脑型疟疾等。所用药品有三，一是地浆水，甘寒无毒，能解中毒烦闷，疗霍乱中暍猝死；二是人尿，咸寒无毒，《大明本草》谓"疗血闷热狂"，李时珍说"疗疟中暍"，朱丹溪说"滋阴降火甚速"。现代用的尿激酶就是从人尿中提取的，能溶解血栓，对流脑等引发的微循环衰竭、周围动脉或静脉栓塞是有效的；三是蚯蚓，入药多用白颈，因成熟体大，咸寒无毒，《本草经》谓"去鬼疰蛊毒"，《名医别录》谓"化为水，疗伤寒、伏热狂谬"，《本草拾遗》说"治温病，大热狂言……主天行诸热"。现代用的蚓激酶是由人工养殖的赤子爱胜蚓中提取的酶复合物，有溶解血栓的作用，用于治疗缺血性脑血管病中纤维蛋白原增高及血小板聚集率增高。后两种药品可作用于流脑引起的败血症，特别是暴发型败血症所致弥散性血管内凝血。

8案 万历[1]十六年，南都[2]大疫，死者甚众。余寓鸡鸣僧舍，主僧患疫十余日，更数医，皆云：禁饮食，虽米饮不容下咽。病者饥甚，哀苦索食。余曰：夺食则愈，虽有是说，此指内伤饮食者言耳。谚云：饿不死伤寒，乃邪热不杀谷[3]，虽不能食，亦不致死。《经》云：安谷则生。[4] 况病挟内伤不足之证，禁食不与，是虚其虚，安得不死？强与稀粥，但不使充量，进补中益气汤而愈。若此类者甚众，余未尝禁饮食，而活者不少。每见都城诸公，但说风寒二字，不辨有无内伤虚实，一例禁绝饮食，有二十余日，邪气已尽，米饮尚不容入口，而饿死者何限。表而出之，以为习俗之戒。

宿按：经云：冬不藏精，春必病瘟，[5]是以多感于房劳辛苦之人，安乐者，未之有也。一皆触冒四时不正之气，而为病焉。大则流行天下，次则一乡，次则一家，悉由气运郁发，有胜有伏，迁正退位之所致也。视斯疾者，其可不推运气而治之乎？仲景无治法，后人用败毒散，治甚得理，切不可以伤寒正治，而大汗大下。但当从乎中，而用少阳、阳明二药，加减和治，殊为切当。

【注解】［1］万历：明代神宗皇帝的年号，万历十六年是1588年。

［2］南都：明代人称南京为南都。

［3］邪热不杀谷：源自《伤寒杂病论·辨脉法第一》。

［4］安谷则生：《素问·平人气象论》篇云："人以水谷为本，故人绝水谷则死。"《难经补注》

曰："安谷者生，绝谷者死。"《脾胃论·卷上》云："安谷则昌，绝谷则亡。"

[5] 冬不藏精，春必病瘟：《素问·阴阳应象大论》篇载"冬伤于寒，春必温病"，《素问·金匮真言论》篇载"藏于精者，春不病温"，案文所引从此二句蜕化而出。

【阐发与临证】本案主要说明患时疫后不能绝对禁食。方丈老僧患时疫已半月，说明病情已稳定，只要正气恢复，便能趋愈。患者饥甚欲饮食，是好事，说明其脾胃受纳、熟腐、运化功能都好，应该少食多餐，从流汁、半流汁开始，给以进食易消化的食物，促使正气进一步恢复。如果饥甚而不欲饮食，势必枯瘦、消耗而死。"与稀粥，但不使充量"是对的。

饿不死伤寒，指伤寒病邪入阳明，肠胃邪热实结，应攻下清热为是。况且邪热太过，反而不能消化食物。即使如此，养津的药品还是可用的，天然白虎汤西瓜汁既清热，又养津液，还可润肠通便，一举多得。不吃食物，光喝水，人也可以活20天。但那是针对正常的健康人而言，对患病已半月，尤其是发烧、消耗很大的病人就不适宜了。

故藏于精者，春不病温，主要指正气存内，邪不可干，是强调内因。但如冬季过于遭受风寒侵表，也可患温病，尤其是暖冬气候反常，不一定"精不藏"，也可患温病。这是强调外因。所以"冬伤于寒，春必病温"和"藏于精者，春不病温"二者应该结合起来看。宿按中将这二种病因致病的对象分为"多感于房劳辛苦之人"和"触冒四时不正之气"二种，是对的。

第十篇 大头天行

1案 泰和[1]二年四月，民多疫疠，初觉憎寒壮热，体重，次传头面肿盛，目不能开，上喘，咽喉不利（症凶极），舌干口燥，俗云大头伤寒[2]。诸药杂治，莫能愈，渐至危笃。东垣曰：身半以上，天之气也。[3]邪热客于心肺之间，上攻头面而为肿耳。乃以芩、连各半两，酒炒，人参、陈皮、甘草、玄参各二钱，连翘、板蓝根（败毒行瘀）、马勃、鼠粘子各一钱，白僵蚕、炒升麻各七分，柴胡五分，桔梗三分（配方之妙，非后贤所能拟议），为细末，半用汤调，时时服之（心肺为近小制则服），半用蜜丸噙化（服法妙），服尽良愈，活者甚众。时人皆曰天方，谓天仙所制也。或加防风、川芎、薄荷、归身，细切，五钱，水煎，时时稍热服之；如大便燥结，加酒蒸大黄一二钱，以利之；肿势甚者，砭针刺之。

【注解】[1] 泰和：金朝章宗第三个年号，自1201—1208年。

[2] 大头伤寒：又名大头瘟，是温热时毒引起的头面红肿。

[3] 身半以上，天之气也：源自《素问·至真要大论》篇，原文是"身半以上，其气三矣，天之分也，天气主之"。

【阐发与临证】温热时毒引起的大头瘟，初起憎寒发热，继则壮热高热，头面焮红肿大，咽肿痛，甚则神昏谵语、耳聋、口干舌燥欲冷饮，舌苔黄或黄燥，脉洪数。病由感受温毒，毒邪上攻头面。《疫病篇》载："头为诸阳之首，头面肿大，此毒火上攻。"此病易发于冬春季节。一般说，本病可分为四种证型：（1）面额赤肿，壮热气喘，口舌干燥，咽喉痛，脉洪数，即如本案。此热在阳明，宜用普济消毒饮，如大便秘结加大黄。本案即用此法治疗；（2）以耳周围及头角部红肿，口舌干燥，目不能睁开，甚至有胁下胀满，热在少阳为主，宜上方加小柴胡汤；（3）以后头及项部肿痛为主，热在太阳经为主，宜上方加荆防败毒散；（4）上述三个部位俱有肿痛蔓延，宜内外合治，内服以普济消毒饮为主，适当加柴胡、荆芥、防风、野菊花等，外敷金黄如意散。

本案除由温热时毒引起以外，风热上攻头面（局部瘙痒）和误食中毒头面红肿，也可参考。但此两种病一年四季均可发生，非疫。从现代医学观点来看，本案说明头面肿盛，未说发红，且是疫，所以患流行性腮腺炎是可能的。并发于某些急性传染病的急性化脓性腮腺炎也有可能，但此症一般腮腺部位发红，还有腮腺淋巴结炎也相似，但症状较轻，红肿不严重。

2案 罗谦甫治中书右丞姚公茂，六旬有七，宿有时毒[1]。至元戊辰春，因酒再发，头面耳肿而疼，耳前后肿尤甚，胸中烦闷，咽嗌不利，身半以下皆寒，足胫尤甚（热壅于上），由是以床相接作炕，身半以上卧于床，身半以下卧于炕，饮食减少，精神困倦而体痛，命罗治之。诊得脉浮数，按之弦细，上热下寒明矣（若以虚治则误）。《内经》云：热胜则肿。[2]又曰：春气者，病在头。[3]《难经》云：畜则肿热，砭射之也。[4]盖取其易散故也（急则治标）。遂于肿上约五十余刺，其血紫黑如露珠之状，顷时肿痛消散（治上热）；又于气海中，大艾炷灸百壮（灸法佳），乃助下焦阳虚，退其阴寒；次于三里二穴，各灸三七壮，治足胻冷，亦引导热气下行故也（治下寒）。遂处一方，名曰既济解毒汤[5]，以热者寒之。然病有高下，治有远近，无越其制度。以黄芩、黄连苦寒，酒制炒，亦为引，用以泻其上热，以为君；

桔梗、甘草辛甘温上升，佐诸苦药，以治其热；柴胡、升麻苦平味之薄者，阴中之阳，散发上热以为臣；连翘苦辛平，以散结消肿，当归辛温，和血止痛，酒煨大黄，苦寒引苦性上行至巅，驱热而下，以为使。投剂之后，肿消痛减，大便利，再服减大黄，慎言语，节饮食，不旬日，良愈。

【注解】［1］时毒：也可能指流行的瘟疫，但此处指梅毒。

［2］热胜则肿：录自《素问·阴阳应象大论》篇和《素问·六元正纪大论》篇。

［3］春气者，病在头：录自《素问·金匮真言论》篇，前面说"故春气者病在头"，后面说"是以春气在头也"。

［4］畜则肿热，砭射之也：录自《难经·第十二难》。

［5］既济解毒汤：《卫生宝鉴》方，治上热头目赤肿疼痛，胸膈烦闷，身半以下皆寒，足胻尤甚，药用大黄、黄芩、黄连、连翘、炙甘草、桔梗、升麻、柴胡、当归。

【阐发与临证】患者原患梅毒，因酒再发者，可能不是梅毒发作，而是指头面耳肿痛。耳前后肿盛、胸中烦闷、咽不利，是少阳经热；身半以下皆寒、足胻尤甚，是下寒，上热下寒明矣。罗谦甫采用三种方法即内服、外治、调护三管齐下。上半身卧于床，下半身卧于炕，是上以之凉、下以之热，寒者热之、热者寒之，也是正治法之一。热胜则阳气内郁，营气逆于肉理，赤肿甚或痛脓。病发于春季，万物发荣于上，故春气者病在头面。由于八脉受邪，邪气不能归复于十二经，故蓄积而变成肿热，治疗上以砭石或针刺使之出血、泄其邪热，此也是治上热的方法；艾灸气海和足三里是治下寒的方法，这也是正治法之二。内服以清解上热、和血散瘀消肿。此亦是正治法之三。

3 案 橘泉翁[1]治一人，病头面项喉俱肿，大恶寒，医疑有异疮[2]。翁曰：非也。此所谓时毒似伤寒者。丹溪曰：五日不治，杀人。急和败毒散加连翘、牛蒡子、大黄下之，三日愈。

【注解】［1］橘泉翁：明朝及以前号或字橘泉者有五人。《天台县志》《台州府志》载：叶伯清，天台人，号橘泉，永乐进士颖孙，时有半仙之谣。《嘉定县志》谓：郁士魁，字橘泉，明嘉定外岗（今属上海市）人，精于疮疡之术。王治，字敬值，号橘泉或菊泉，明朝长洲县唯亭人，精于医理（《元和唯亭志》）。刘叔渊，号橘泉，元朝咸宁人，朱丹溪门人。祝橘泉，见一卷第一篇第32案，最可能的是此人。二卷第六篇第16案治患者指甲青黑色即其所治（见该案注），本案可能录在李濂《医史》祝仲宁。其次是刘叔渊，其子刘纯在著作《杂病治例》中就尊称其父为橘泉翁，后人可沿袭称呼。再说刘叔渊为朱丹溪门人，故本案文中就用丹溪之话及治法也有可能。

［2］异疮：指梅毒。

【阐发与临证】本患者头面项喉俱肿，是时疫疔毒。初起恶寒重、发热轻，因恶寒发热类似伤寒，故疑为伤寒症。又头面项喉俱肿而疑有异疮。大恶寒说明体温甚高，因而危急。败毒散可能是荆防败毒散，加连翘解毒、牛蒡散头面风邪，大黄清下，导邪热下行。

4 案[1] 薛己治少宰李蒲汀，误服发散之药，耗损元气，患处不消，体倦恶寒，食少口干，薛用补中益气加桔梗，用托里消毒散[2]而全愈。

【注解】［1］本案及以下三个案例都录自《外科枢要》。

［2］托里消毒散：有同名3方。（1）《外科精要》方，治疮疡气血俱虚，肿不能溃，溃不能敛。药用人参、生黄芪、白术、茯苓、白芍、当归、川芎、银花、连翘、白芷、甘草；（2）《沈氏尊生书》方，治大头瘟，药用银花、陈皮、黄芪、花粉、防风、当归、川芎、白芷、桔梗、厚朴、皂角针、穿山甲；（3）《外科正宗》方，治痈疽已成，内溃迟滞者。药用同（1）方去连翘加皂角刺、桔梗。

【阐发与临证】从案文中"患处不消"来看，是有某处肿痛。肿痛疽等初起时要用发散的药物，如仙方活命饮中就有，上述托里消毒散中的防风、白芷等即是。但必须配有清热解毒活血，甚或益气扶正养血之品才较完整。此患者初起时肯定单纯用发散药，此为辨证不确、用药欠妥，以致体虚气血不足而肿处不消。

5案 秋官陈同野，元气素弱，脉细微而伏，[1]用参、术、芪、归、陈皮、柴胡、升麻、炙草，以升举阳气；用牛蒡、元参、连翘、桔梗以解热毒，二剂肿顿消，而脉亦复矣。设或脉微细而属纯阴，或肿[2]而属纯阳，药之鲜有不误者。

【注解】[1] 原文此处有"此形病俱虚也"。

[2] 原文"肿"为"肿赤"，更符合"阳"症。

【阐发与临证】本案因脉细微而沉伏，加以素体元气虚弱，所以用药时必须既扶正又清热解毒，案文列举用补中益气汤扶正，用牛蒡、玄参、连翘、桔梗清热解毒。从"二剂肿顿消"看，患者原来肿得不轻。如果单纯凭脉断为阴证、虚证而用补法甚或温法，或单纯从"肿"着眼而断为阳证、实证而用清热解毒法甚或清下法，这是辨证不确、用药不妥了。

6案 一妇人溃后，肿赤不消，食少体倦，脓清色白，乃脾肺虚也。先用六君加桔梗、芎、归，后用补中益气加桔梗而敛。

【阐发与临证】溃后仍肿赤不消，显系正气不足、无力托毒外出，加之食少体倦、脓清淡稀白，气血虚无疑。

7案 一妇人，表散过度，肿硬不食，脉浮大，按之微短，[1]薛辞不治，后果殁。

【注解】[1] 原文此处有"此真气绝也。"

【阐发与临证】本案是肿块硬，比上案肿赤不消似乎严重些；过用发散后，耗伤正气，所以一点没有食欲，比上例、前例食少要严重些；加之脉浮大，重按微且短，脉大为病进，浮、微、短为正气颇虚，预后不良。其实，给以大剂托里消毒也许有希望治愈。

8案 江篁南治给事中游让溪，嘉靖壬子正月，忽感大头风症[1]。始自颈肿，时师以为外感，而误表之；继以为内伤，而误补之。面发赤，三阳俱肿，[2]头顶如裂，身多汗，寐则谵语，绵延三日，喘咳势急。其亲汪子际，以竹茹橘皮汤[3]，继以川芎茶调散[4]合白虎汤去人参，服一剂而减；次日用前方，去寒峻药，至晚渐定，耳轮发水泡数个，余肿渐消，独耳后及左颊久不散；又次日，以当归六黄汤[5]为主，加散毒之药；延及二旬，顶巅有块，如鸡子大，突起未平，及面颊余肿未消，时时头疼，大便稀溏。时二月中旬，江至，诊得左脉浮小而驶，[6]右浮大近快，有勃勃之势。江按脉症，当从火治，以生黄芪八分，白术、薏苡各一钱半，茯苓、片芩各八分，生甘草三分，煎加童便服；次日，脉稍平，然两颊尚赤，早间或觉头痛，盖余火未全杀也；黄芪加作一钱二分，薏苡加作二钱，顶块渐消；以后加生芪二钱，更饮绿豆汤[7]、童溲，五剂而愈。

宿按：阳明邪热兼少阳相火为病，视其病势在何部，随经处治，当缓，勿令重剂过其病所。阳明为邪，首大肿；少阳为邪，出于耳前后。予每治此症，初用凉膈散，继以消毒饮[8]，无不立愈。

【注解】[1] 大头风症：即大头瘟。"风"字义为上肿属风。

[2] 三阳俱肿：见本篇第1案释按，即面、额、颊、耳前后上下，后头及项部俱肿。

[3] 竹茹橘皮汤：即橘皮竹茹汤，同名4方。(1)《金匮要略》方，治胃虚有热呃逆呕哕，药用橘皮、竹茹、人参、生姜、大枣、甘草；(2)《济生方》方，治胃热口渴呕哕，药用橘皮、竹茹、赤苓、麦冬、枇杷叶、半夏、人参、炙甘草、生姜；(3)《寿世保元》方，治胃膈虚热，呃逆，药用橘皮、竹茹、人参、炙甘草、丁香、柿蒂、生姜、大枣；(4)《医宗金鉴》方，治热呃，药用橘红、竹茹、黄连、柿蒂、人参、生姜。

[4] 川芎茶调散：参见四卷第二篇第4案"茶调散"注解。

[5] 当归六黄汤：《兰室秘藏》方，治阴虚火旺盗汗，药用当归、生地、熟地、黄芩、黄连、黄柏、黄芪。

[6] 左脉浮小而驶：驶的本义是马跑得快，在此是左脉浮小数。

[7] 绿豆汤：指绿豆煮汤。类似《景岳全书·卷五十一·寒阵》载之绿豆饮。

[8] 消毒饮：同名6方。（1）《丹溪心法》方，治便毒初发，药用金银花、皂角刺、大黄、当归、防风、瓜蒌仁、甘草节，水酒各半煎；（2）《张氏医通》方，治痘疹咽痛，痘起迟缓，药用牛蒡子、荆芥、甘草；（3）《证治准绳》方之一，治麻疹发斑，药用牛蒡子、连翘、升麻、甘草、山豆根、紫草；（4）上书方之二，治燕窝疔，药用茯苓、生地、连翘、牛蒡子、红花、生甘草、犀角、木通、芍药、灯心草；（5）上书方之三，治睑生风粒，药用大黄、荆芥穗、牛蒡子、甘草；（6）《沈氏尊生书》方，治鼻衄，药用茅花、归尾、生地、栀子、玄参、黄芩、百草霜。

【阐发与临证】本案是从颈部肿开始，按三阳经循行部位应属少阳、太阳。既有肿痛，又在太阳、少阳经，当用表散法加清热解毒和血法。初治以纯表散，继治以纯补益，都是错的，因此而发展成全头部的三阳俱肿，面赤，多汗，头顶痛如裂，壮热谵语，气喘，这是毒邪欲内陷之势，当用清热解毒、凉血活血、散瘀消肿，少佐散风。案中用竹茹橘皮汤、川芎茶调散合白虎汤，都不太对证。后耳轮发水泡、耳后及左颊肿为少阳经热盛，顶巅肿块、面颊肿不消还是太阳经、阳明经热胜。江以"从火治"是对的，但已虑及病已一月，故还用黄芪、白术等扶正气托毒。

宿按说初用凉膈散，以连翘、黄芩、栀子、甘草清热解毒，以调胃承气汤缓泻清里，使邪毒从下而泄，以薄荷辛凉发散祛风消肿，是对的。

第十一篇 沙

（琇按：原本误解《内经》解㑊为沙证，标题云解㑊，今订正之。）

沙病[1]（琇按：张杲《医说》采叶氏录验方，本文只沙病二字，江氏误标沙症为解㑊，遂妄改叶方原文，云俗名发沙之症以附会之，今据《医说》订正），江南旧无，今东西皆有之。原其证，医家不载，大凡才觉寒栗似伤寒，而状似疟，但觉头痛，浑身壮热，手足厥冷。[2]乡落[3]多用艾灸，以得沙为良，有因灸，脓血迸流，移时而死者，诚可怜也。有雍承节印行此方云：初得病，以饮艾汤试，吐，即是其证。急以五月蚕退纸[4]一片，碎剪按碗中，以碟盖密，以汤泡半碗许，仍以纸封碟缝，勿令透气，良久，乘热饮之，就卧，以厚衣被盖之，令汗透便愈。如此，岂不胜如火艾柱残害人命，敬之信之（《叶氏录验方》）[5]。琇按：此条原刻俱改削叶氏原文，今依《医说》订正）。

与魏玉璜论解㑊书　　杭世骏

解㑊二字不见他书，解即懈，㑊音 yì，倦而支节不能振，耸怠而精气不能检摄，筋不束骨，脉不从理，解解㑊㑊，不可指名，非百病中有此一症也。《素问·平人气象论》篇云："尺脉缓涩谓之解㑊"。王氏注：佇不可名，佇，困弱也。《素问·玉机真藏论》篇云："冬脉太过则令人解㑊，此从脉起见也。"《素问·刺疟》篇云："足少阳之疟令人身体解㑊。寒不甚，热不甚，恶见人，见人心惕惕然。热多汗出甚，此从疟起见也。"《素问·刺要论》篇云："刺骨无伤髓，髓伤则销铄胻酸，体解㑊然不去矣。"《素问·四时刺逆从论》篇云：夏刺经脉，血气乃竭，令人解㑊。"此从刺而究其极也。要皆从四末以起见如经所言，堕怠小变其辞，而意较微渺，尔后世传注，有与经发明者。又有《素问·风论》篇云：使人怢栗而不能食，名曰寒热。怢栗，全元起本作失味，皇甫谧《甲乙经》作解㑊，则怢栗即解㑊之解也。《素问·至真要大论》篇云：发不远热，无犯温凉（原文还有"少阴同法"——笔者注）。王氏注不发汗以夺盛阳，则热内淫于四支，而为解㑊不可名也。粗工呼为鬼气要病，久久不已则骨热、髓涸、齿干，乃为骨热病。此又究极解㑊之流弊，所谓救病于已形也。篁南江氏辑《名医类案》引《叶氏录验方》，以为俗名发痧之证于瘟疫大头天行之后，另列一门，武断极矣。发痧余尝有此病，发必神思躁扰，少腹痛，灵素未尝言及，特小小患苦耳，与解㑊之义毫不干涉。篁南父子负盛名而《内经》不读，庸医祖述其说，转以欺世，事无害而理则大缪矣。足下续案已成删去此门，庶为稳惬，毋令人有误解《内经》之诮，尧言或可采也。

【注解】[1] 沙病：正规名痧证。系感受时毒秽浊之疫气，有发病急、病情危、传变速、变化杂的特点，症见发热、胸腹闷胀痛，或上吐下泻，或神昏闷乱，或皮下青紫瘀斑。临床上常分急性和慢性两类。急症常突然昏厥，如不及时抢救可在数小时内死亡，慢症可迁延十天半月而死亡。临症可见痧胀（以全身肌肉剧烈胀痛或脘腹疼痛为特点）、痧筋（全身皮下、胸部、臂内侧、腘窝部青紫色筋条——血管怒张）、痧斑（全身皮下红紫色斑点）、绞肠痧（吐泻或干呕，脘腹绞痛）、紧痧（腹痛、突然昏厥、四肢厥冷）、闷痧（发病急、突然昏倒）、寒痧（外寒内热）、热痧（高热不退、热盛狂躁)、暑痧(夏季饮食起居失宜,头晕痛,全身酸痛,胸闷恶心)、瘟痧(头面肿胀、胸腹满闷、咳嗽气喘、下痢血水、寒热往来)、疫喉痧(咽喉红肿痛烂、皮肤红色痧疹)、番痧(突然全身疼痛、头面发黑、猝然昏倒、皮肤黑色痧点)等类型,详见《痧胀玉衡》《痧症全书》。

[2]"原其证……手足厥冷":录自《世医得效方》。

[3]乡落:偏僻的乡村。

[4]蚕退纸:蚕蛾生卵于纸上,卵孵化后剩余的纸,上有密集的空卵壳。蚕作药用,出于《本草经》。案文中关于蚕蜕纸的用法,源自《南阳活人书》。但原文是服后"暖卧取汗",无"以厚衣被盖之,令汗透",但意思相类似。

[5]《叶氏录验方》:宋朝叶大廉辑。原刊于1186年,现有日本抄本。

【阐发与临证】本段未说病案,是介绍痧证的一般情况,并明确指出此症不能用灸,不能用"厚衣被盖之、令汗透"等温法,当然也不能用辛温发汗、温补等法。因本病是疫毒所致,当用清法。

1 案 一嫠[1]妇身肥,常患发痧之证,每用苎麻刮之即愈,辄与辄发,不出二三日。医用四物等治,反加鼻衄。江以香附、抚芎、黄芩、栀子等开郁降火清热之剂,与之数服而愈,不复举。

【注解】[1]嫠:音lí,嫠妇即寡妇。

【阐发与临证】痧证除感受疫疠时毒之气外,正气不足、肝气郁结、生活饮食失调都易于诱发。嫠人生活失调、情绪闷郁、肝气不畅,是痧证的诱发因素。这是慢痧证,而且是轻症。痧证轻者除用药外,可用瓷匙或瓷碗边沾油在背上刮,刮出皮下痧点,满身舒适,一般一次即愈。本案用苎麻根(甘寒无毒)刮出痧之处,与瓷匙瓷碗之边(圆滑,不易刮破皮肤)同义。此症为热毒证,用四物汤温热药当然虚虚实实,热上添热而出鼻衄。此处用黄芩、栀子清热解毒,用川芎活血祛瘀,散血中之风邪,并佐香附解肝郁。

第一篇 内 伤

1 案[1] 淳于意治齐丞相舍人奴,从朝入宫,臣意见之食闺门外,望其色,有病气,臣意即告宦者平。平好为脉,学臣意所,臣意即示之舍人奴病,告之曰:此伤脾气也。当至春,膈塞不通,不能食饮,法至夏泄血死(琇按:脾不统血肝不藏血)。宦者平即往告相曰:君之舍人奴有病,病重。死期有日。相君曰:卿何以知之?曰:君朝时入宫,君之舍人奴尽食闺门外,平与仓公立,即示平曰:病如是者死。相即召舍人奴而谓之曰:公奴有病否?舍人曰:奴无病,身无痛者。至春果病,至四月泄血死。所以知奴病者,脾气周乘五藏,伤部而交,故伤脾之色也。[2]望之杀然黄(土败);察之,如死青之兹(木贼),众医不知,以为大虫,不知伤脾。所以至春死,病者,胃气黄,黄者土气也,土不胜木,故至春死。所以至夏死者,《脉法》曰:病重而脉顺清者曰内关。内关之病人不知其所痛,心急然无苦,若加以一病,死中春,一愈顺,及一时。其所以四月死者,诊其人时愈顺,愈顺者,人尚肥也。奴之病得之流汗数出,灸于火而以出见大风也。

【注解】[1]本案录自《史记·扁鹊仓公列传》。

[2]"脾气周乘五藏……故伤脾之色也":这18个字符,《史记》原文中没有。

【阐发与临证】本案是色诊和脉诊。仓公望舍人奴面色黄且带败土色,黄中又带青白色,如死草之色,这是木克土,所以到春季肝木当令时脾胃病状会显露,按理说会出血而死。肝木过旺、肝不藏血、脾土衰败,脾不统血,然后凭脉诊决预后。

内关除穴位以外,有两种说法,一是本案的病,病重而脉顺清,病人无所痛苦、无所症状;一是阳闭于外,阴闭于内,不通。《脉经·辨尺寸阴阳荣卫度数第四》中说:"关之后者,阴之动也,脉当见一寸而沉,过者法曰太过,减者法曰不及,遂入尺为复,为内关外格,此阳乘之脉,故曰复溢,是真藏之脉也,人不病自死。"《灵枢·终始》篇载:"脉口(指寸关尺)四盛,且大且数者,名曰溢阴。溢阴为内关,内关不通死不治。"《灵枢·禁服》篇又说:"寸口四倍(指寸口脉大于人迎脉四倍)者,名曰内关,内关者,且大且数,死不治。"内关病而且脉和顺,人还比较胖,能经得起消耗,所以能拖延至四月份才死亡。

本患者是因汗出后受大风而得病。按《素问·风论》篇之说,汗出腠理开又受风邪,又汗泄不止,为泄风,其人不能劳、身痛、恶风寒,汗多亡卫阳,应以玉屏风散固表为治,不至于数月后死。看来,《素问·风论》篇的泄风病与本案的内关病,外邪致病相同,脏腑病理不同,因而预后也不同。

2 案[1] 齐中郎破石病,臣意诊其脉,告曰:肺伤,不治,当后十日丁亥溲血死。即后十一日,溲血而死。破石之病,得之堕马僵石上(琇按:跌扑伤肺,肺娇藏也,而主气。凡受刑甚者,肺叶亦损)。[2]所以知破石之病者,切其脉,得肺阴气,其来散,数道至而不一也,色又乘之(夭白)。[3]所以知其堕马者,切之得番阴脉[4],番阴脉入虚里,乘肺脉。肺脉散者,固色变也乘之。所以不中期死者,师言曰:[5]病者安谷即过期,不安谷则不及期。其人嗜黍,黍主肺,故过期。所以溲血者,《诊脉法》[6]曰:病养喜阴处者顺死,喜养阳处者逆死。其人喜自静,不躁,又久安坐伏几而寐,故血下泄。(王石韦之死后所以见血者，以喜居阴处。）

【注解】[1] 本案录自《史记·扁鹊仓公列传》。

[2] 堕马僵石上：从马上掉下来摔在坚硬的石头上。

[3] 色又乘之：肺合白色，今病人面色反而红赤，心、火合红色，火乘肺金。

[4] 番阴脉：反阴脉。

[5] 师言曰："病者安谷即过期，不安谷则不及期。"见一卷瘟疫篇第8案注4。

[6]《诊脉法》：后汉时涪翁撰，已佚。

【阐发与临证】本案是脉诊和色诊。仓公先诊脉，知破石之病是肺受外伤后而患病，又决其预后是十日后溲血死亡。再以面色诊而探讨其机理，肺为娇藏，质脆，摔于坚石上是有可能伤肺的，但也可能肋骨骨折而刺穿肺脏引起慢性出血，10日后血出多而死。如此则有血气胸的症状，而此又与案文不相符。从溲血推测，应为摔伤肾或膀胱等。因为进食尚可，体质较好，又安静不躁，所以出血量既不大、耐受性又好而拖至10日后大出血死亡。此患者也可能是血友病，掉下马仅是诱因。

关于面色，失血病人应表现为面色苍白，体征符合病情。如果不符合，虚的病而出现实的体征，病情更危重。虚的病出现洪大数的脉，病情也危重，也是这个道理。

3案 姚僧坦[1]治梁元帝患心腹病，诸医皆请用平药，僧坦曰：脉洪而实，此有宿食，非用大黄必无瘥理。元帝从之，果下宿食愈。

【注解】[1] 姚僧坦：名姚僧垣，南北朝时北周医家。

【阐发与临证】心俗呼心口，即胃脘部。这里的心腹病即是脘腹部的病，据案文看是脘腹部胀闷不适。本案如再加用理气破气除胀满的药物，如小承气汤，效果可能更好。

4案 沈绎字诚庄[1]，吴郡人，好学笃行。洪武中，其外舅陈翁谪戍兰州，无子，遂被逮，补军伍。时肃王疾剧，或称诚庄善医，王召令诊视。问平日所嗜，知为乳酪，用浓茶[2]饮数杯而愈。谓人曰：茶能荡涤膈中之腻也。王神其术，奏授本府良医。

【注解】[1] 沈绎，字诚庄，明朝吴郡人，洪武年间为名医。著有《医方集要》《平治活法》等，载于《医学入门》《长洲县志》《吴县志》等。本案录自《医学入门》。

[2] 绿茶，苦甘辛寒，功能清利头目，治外感风热头痛；清心火，治烦躁或多寐；清肺胃之热，治口渴；清热利尿，治膀胱湿热尿黄；清热解毒，治湿热痢。

【阐发与临证】本案也是食积，是乳制品进食太多、不消化。乳类含较多蛋白质、脂肪，其发酵而制成的乳酪，更难消化，多食可使舌苔变厚，状似痰湿内阻。《素问·异法方宜论》篇载："西方者……沙石之处，天地之所收引也，其民陵居而多风，水土刚强……其民华食而脂肥……其病生于内，其治宜毒药。"毒药者，只要能攻其病就可。茶能解乳类食品之积，因此草原牧民如过食牛羊肉及乳制品类食品，多饮浓茶能助消化。

5案[1] 罗谦甫治一人，年六十有五，至元戊寅夏日，因劳役，饮食不节，又伤冷饮，得疾，医者皆以为四时证[2]，治之不愈。逮十日，罗往治之，诊视曰：右手三部脉沉细而微，太阴证也；左手三部脉微浮而弦，虚阳在表也，大抵阴多而阳少。今所苦身体沉重（湿），四肢逆冷（寒），自利清谷，引衣盖覆，气难布息，懒言语，此脾受寒湿，中气不足故也。仲景言：下利清谷，急当救里，宜四逆汤温之。[3]《内经》复有用热远热之戒。[4] 口干，但欲嗽水不欲咽，早辰[5]身凉而肌生粟，午后烦躁，不欲去衣，昏昏睡而面赤隐隐，红癍见于皮肤，此表实里虚故也（亦有见癍为阴盛于内，逼阳于外者，若许学士之治候辅病是也），内虚则外证随时而变（罗治中风案，以为病邪入于经则动无常处，症互相出见。此案见癍则曰内虚。外症随时而变）。详内外之证，乃饮食劳倦，寒伤于脾胃，非四时之证明矣。治病必察其下（博按：《内经》云：治病必察其下，谓察其时，下之宜也。旧刻以下文有标本字，遂改下为本谬矣），今适当大暑之时，而得内寒之证，以标本论之，时，标也，病，本也，用寒药则顺时而违本，用热药则从本而逆时，此乃寒热俱伤，必当从乎中治。中治者，温之是也（寒湿之证又见红瘢，看他从乎中治，温以散之，妙！亦见看病以日为准，标本为凭，此案从乎中治以温。罗治一人泄，脉沉缓而弦，舍时从症，而用姜附，当因病之轻重缓急，而缓急之不得执成见于我也）。遂以钱氏白术散[6]加升麻，就本方加干葛、甘草解其瘢，少加白术、茯苓以除湿而利小便，人参、藿香、木香和脾胃，进饮食。㕮咀，每服一两，煎服。再服，瘢退而利止，身温而神出。次服异功散[7]、治中汤[8]，辛温之剂一二服，五日得平，止药。主人曰：病虽少愈，勿药可乎？罗曰：药，攻邪也。《内经》曰：治病以平为期。[9]邪气既去，强之以药，变证随起，不若以饮食调养，待其真气来复。此不药而药，不治而治之理存焉。从之，旬日良愈。

【注解】[1]本案录自《卫生宝鉴·卷二十四·用热远热从乎中治》。

[2]四时证：一年四季易患的常见病及多发病，如感冒、腹泻、咳嗽等，这里指夏季的感冒。

[3]"仲景言：下利清谷……宜四逆汤温之"：引自《伤寒论》第91条。

[4]《内经》复有用热远热之戒：源自《素问·六元正纪大论》篇，有六处都是一样的，原文是"用热远热，用温远温，用寒远寒、用凉远凉，食宜同法。"意思是四季当令之气候，如夏季热当令，应当避免用热药；冬季寒当令，应当避用寒性药。如果犯，则以水济水，以火济火，易生病，而且食物和衣服也照此同理。

[5]早辰：即早晨。

[6]钱氏白术散：白术散有同名18方（见三卷第一篇19案注），为区别，钱乙《小儿药证直诀》方名钱氏白术散。

[7]异功散：同名6方。（1）《小儿药证直诀》方，治久咳不已、面肿气逆，药用人参、白术、白茯苓、甘草、陈皮、生姜、大枣；（2）《证治准绳》方之一，治妇人血气虚冷、头目昏闷、四肢无力，药用乌药、川芎、桔梗、延胡索、当归、陈皮、官桂、丹皮、芍药、白芷、干姜、生姜；（3）上书方之二，疗脐中疮，药用煅龙骨、薄荷、蛇床子、轻粉，研粉干掺；（4）《疫痧草》方，治单双喉蛾，药用斑蝥、血竭、没药、乳香、全蝎、玄参、麝香，为末，置膏药上贴患部对侧项间；（5）《医学正传》方，治厥阴病舌卷囊缩、时厥逆，药用附子、木香、当归、桂心、白术、茯苓、人参、半夏、陈皮、厚朴、丁香、肉豆蔻、生姜、大枣；（6）《小儿痘疹方论》方，治溃疡阴盛阳虚、手足冷、大便自利、痘疮灰白伏陷，药同（5）方桂心改桂皮。

[8]治中汤：同名5方。（1）《和剂局方》方，治脾胃伤冷、腹痛气不和，药用理中汤加青皮、陈皮；（2）《证治准绳》方，治霍乱吐泻、食滞泄泻，药用理中汤加橘红、青皮；（3）《症因脉治》方，治同前，药用理中汤加木香、青皮；（4）《类证治裁》方，治脾胃虚寒、腹痛呕利，药用人参、白术、干姜、炙甘草、青皮、陈皮、半夏、生姜；（5）《千金要方》方，治太阴病自利不渴、寒多腹痛而呕，药用人参、白术、干姜、炙甘草。

[9]治病以平为期：源自《素问·六元正纪大论》篇，原文是"天气反时，则可依时，及胜其主则可犯，以平为期，而不可过。"

【阐发与临证】老年劳疫伤气，夏季恣饮冷食，脾胃虚寒可知。《素问·太阴阳明论》篇曰："太阴阳明为表里……食饮不节起居不时者，阴受之……阴受之则入五藏……入五藏则䐜满闭塞，下为飧泄，久为肠澼。"从身体沉重、懒语言、四肢逆冷、欲得衣被、自利清谷、呼吸气不顺、右脉沉细微来说，确是脾胃虚寒，因此当用四逆汤、理中汤治疗。但该患者口干而不欲饮是中焦有湿；早晨气温低时身凉即皮肤起粟，是卫气虚、中气不足；午后虽烦躁但不欲去衣，非里热非阴虚，昏昏睡而面赤隐隐于皮肤见红斑，都是表有郁热、宣发不畅，案文中说的表实就指此。但此表有郁热确与夏季之暑热有关，也是劳役引起。前医以为四时证，只认证一半，只重于表，忘却里虚了。但单纯用四逆汤，似乎过于温热。钱氏七味白术散补中气和脾胃为主，清暑热升清气（加升麻尤其）鼓胃气上行，藿香、木香芳香宽中理气，促使脾胃运化恢复，又能解暑湿。暑湿外证既解，斑退利止，仅用调理中焦的四君子汤加青皮、陈皮，少加干姜即可。案文所言"用热远热"，针对暑季时令而言。但《素问》说得很明白，如果暑季过受阴寒之邪，或是暑季突然降温，所谓天气反时，则用热不必远热。《素问·六元正纪大论》篇："天气反时，则可依时，及胜其主则可犯。"王冰注曰："气动有胜是谓邪，客胜于主，不可不御也……应寒反热，应热反寒，应温反凉，应凉反温，是谓六步之邪胜也。若冬反温，若夏反冷，若秋反热，若春反凉，是谓四时之邪胜也。"上述"天气反时"即"若冬反温"等四个反，都指天气反常。"胜其主"与"应寒反热"等四个反，原意也是指"天气反常"，但笔者认为也可用于生活中违反常规的事情，本来饮食应该吃温的，不管春夏秋冬，但本患者恃夏季炎热而恣食冷饮，这也可领会成"胜其主""应热反寒""应温反凉"。此时，也就不必考虑夏季的"时"，而要顾病的"本"了。况且《素问·六元正纪大论》篇说是"食宜同法""药食宜同"。当然，如果因故而有暑热夹湿引起的表证，治疗就"内寒"与"外热"都要兼治（前医就仅治"外热"、四时证），以平为期。案文说"此乃寒热俱伤，必当从乎中治。中治者，温之是也"是不用四逆汤的托词。案文中的"以平为期"主要指"以饮食调养，待其真气来复"，也可指"中治者，温之是也。"

6 案[1] 博儿赤马刺，年三十余，因猎得兔，以火炙食颇多，抵暮至营，极困倦，渴饮潼乳斗余。是夜，腹胀如鼓，疼痛闷乱，卧起不安，欲吐不吐，欲泻不泻（此症不发热无外感），手足无所措，举家惊惶。罗诊其脉，气口大二倍于人迎，乃应食伤太阴经之候也，右手关脉，又且有力，盖烧肉干燥，因而多食，则致渴饮，干肉得潼乳之湿，是以滂满[2]于肠胃，乃非峻急之剂则不能去。遂以备急丸[3]五粒，觉腹中转矢气，欲利不利，复投备急丸五粒，又与无忧散[4]五钱，须臾大吐，又利十余行，皆物与清水相合而下，约二斗余，腹中空快气渐调，至平旦，以薄粥饮少少与之，三日后再以参、术等药调其中气，七日而愈。此所谓饮食自倍，肠胃乃伤者也。[5]

【注解】[1]本案录自《卫生宝鉴·卷四·饮食自倍肠胃乃伤治验》。

[2] 滂满：充满。

[3] 备急丸：同名3方。(1)《金匮要略》方，治中恶客忤，面青口噤，胸腹刺痛，胀满气急，寒气稽留胃中，阴结便秘，药用巴豆去油、干姜、大黄；(2)《证治准绳》方，治腹痛，药用木香、大黄、二丑；(3)《脾胃论》方，见备急大黄丸。

[4] 无忧散：同名10方。(1)《儒门事亲》方之一，治里寒冷结便秘，药用黄芪、木通、桑白皮、陈皮、胡椒、白术、木香、二丑、生姜汁；(2)上书方之二，治肚腹蛊胀、大便不利，上方去胡椒加官桂；(3)《证治准绳》方，治痘证寒战，药用人牙、雄黄、珍珠、牛黄，荔枝汤送；(4)《济生方》方，治妊娠胞胎肥厚难产，药用当归、川芎、白芍、枳壳、乳香、木香、血余炭、甘草；(5)《女科撮要》方，又名保生无忧散，使易产，又治小产瘀血腹痛，药同(4)方去甘草；(6)《普济方》方之一，治鱼骨在腹中刺痛及刺入肉，药用食茱萸或吴茱萸煎汁服，刺在肉中则捣封之；(7)上书方之二，治诸热谵语、昏迷、里有蓄热，药用胆星、冰片，人参汤下；(8)上书方之三，治虫积或成癥瘕者，膀胱阴囊肾肿，妇人血瘀如怀子，药用二丑、白芫荑、槟榔、葱白汤送；(9)《世医得效方》方，治伤寒毒气内结，胸腹胀满，狂言不安，药用胆南星、人参汤调服；(10)《华佗中藏经》方，治产后发热，药用琥珀、生地。

[5] 饮食自倍，肠胃乃伤：录自《素问·痹论》篇。

【阐发与临证】本案与上述第4案相似，也是动物性食物顿食过多，因此脘腹闷痛、欲吐泻而不得。此人腹胀如鼓，是因乳类发酵产酸产气引起胃扩张。现时应当用胃管抽收减压，不能骤然用导泻，尤其不能用促进胃肠平滑肌蠕动的理气药，因为此类方法极易引起胃破裂。但在古代没有胃管，只能引吐，"邪在膈上，因而越之"。

《素问·痹论》篇的原文是"阴气者，静则神藏，躁则消亡，饮食自倍，肠胃乃伤"。这是说当人安静时，精气藏于五脏，当人躁动烦乱时，精气就会耗散，五脏也受伤。肠胃的受伤，主要由乱进饮食、饥饱失度而引起。以此类推，六腑都是使用过度而受伤。《素问·异法方宜论》篇载："北方者……其地高陵居，风寒冰冽，其民乐野处而乳食，藏寒生满病"，与此案甚为相符。

案文中的"气口大二倍于人迎，乃应食伤太阴经之候也，右手关脉，又且有力"一句，出自《素问·六节脏象论》篇、《灵枢·禁服》篇和《灵枢·五色》篇。前者说"寸口……三盛病在太阴"，次者说"寸口三倍，病在足太阴"，后者说"气口坚盛者，伤于食。"寸口即气口。"大二倍于"即"三倍""三盛"，"右手关脉又且有力"在此也指气口坚盛。气口坚盛也会影响关脉。

7案[1]　一妇人，三十余岁，忧思不已，饮食失节，脾胃有伤，面色黎黑不泽，环唇尤甚，心悬如饥状（肾虚），又不欲食，气短而促。大抵心肺在上，行荣卫而光泽于外，宜显而不藏；肾、肝在下，养筋骨而强于内，当隐而不见；脾胃在中，主传化精微，以灌四傍，冲和而不息。其气一伤，则四脏失所，忧思不已，气结而不行，饮食失节，气耗而不足，使阴气上溢于阳中，故黑色见于面（色黑非瘀血）。又经云：脾气通于口，其华在唇。[2]今水反侮土，故黑色见于唇，此阴阳相反，病之逆也。《上古天真论》云：阳明脉衰于上，面始焦，[3]故知阳[4]之气不足，非助阳明生发之剂，则无以复其色（博按：原刻脱十四字）。[5]故用冲和顺气汤[6]（作湿热郁火治，用升阳之剂，妙），以葛根一钱五分，升麻、防风各一钱，白芷一钱，黄芪八分，人参七分，甘草四分，芍药、苍术各三分，以姜、枣煎（配方之妙，可师可法），巳午前服，取天气上升之时，使人之阳气易达也，数服而愈，此阴出乘阳治法也（《卫生宝鉴》）。

【注解】　[1]本案录自《卫生宝鉴·卷九·阴出乘阳治法》方，还收录于《医部全录·卷一三三·面门》《奇症汇·面部》。该书在"冲和顺气汤"下还有方解。

[2]脾气通于口：源于《灵枢·脉度》篇。"其华在唇"出于《素问·六节藏象论》篇，原文是"其华在唇，四白"。

[3]阳明脉衰于上，面始焦：源于《素问·上古天真论》篇，原文是"女子……五七，阳明脉衰，面始焦，发始堕。六七，三阳脉衰于上，面皆焦，发始白"。

[4]应为"故知阳明之气不足"。

[5]此处脱字为"非助阳明生发之气，则无以复其色"。

[6]冲和顺气汤：《卫生宝鉴》方，治忧思伤脾，饮食失节，面色黧黑，环唇尤甚，药用葛根、升麻、防风、白芷、黄芪、人参、甘草、芍药、苍术、生姜、大枣。

【阐发与临证】　面色黧黑源出于《金匮要略·痰饮咳嗽病脉证并治》，原文为"膈间支饮，其人喘满，心下痞坚，面色黧黑，其脉沉紧，得之数十日，医吐下之不愈，木防己汤主之"。此为支饮于膈间引起面色黧黑，但"面黑"始见于《素问·脉解》篇，原文为"面黑如地色者，秋气内夺，故变于色也"。临床上常见肾阳不足、肾精虚亏、肝气郁结、脾胃失运、瘀血内阻及水气内停等不同证型。但只要面色黧黑者，大都与肾有关。所谓秋气内夺，也指肾气之母金气不足。本案是肝气郁结、脾胃有伤、中气不足，使阴气（水气）上溢于面部、口唇，故显现面唇部黑色，文中所述之医理，也基于此。朱丹溪在《格致余论》中说因多酒之人，酒气熏蒸……血为极热，热血得冷，为阴气所抟，污浊凝结，滞而不行……先为紫，而后为黑色也……用酒制四物汤加茯苓、陈皮、生甘草、酒红花、生姜，调五灵脂末，气虚者加酒黄芪。好像这是现代的酒渣鼻及其发展到严重阶段。现在临床常见年轻妇女在怀孕及产后出现面部蝶形黑色斑，环口尤甚，此与内分泌激素在孕育时紊乱有关。此外，肾上腺皮质功能减退症、黑酸尿症、糖尿病、慢性肝病、慢性砷中毒、黑色棘皮症等患者可能出现面部黑斑，因忧思不已、饮食失节、脾胃有伤而加重，也是有可能的。还有孙兆治一男子，因登厕被臭气熏触，隐忍良久，明日满面皆黑色，月余不散，经用沉香、檀香熏而治愈（其解说可参见拙作《奇症汇释疑》）。

饮食可改变人的肤色。只要降低酪氨酸酶的活性，减少酪氨酸的摄入量，可使皮肤相对变白，反之则可使皮肤相对变黑。能起此作用的食物有橘子、山楂、苹果、橙子、梨、西红柿、白菜、芹菜、苦瓜、花菜等，其原因是此类果蔬中含丰富的维生素C，它能降低酪氨酸酶的活性，阻止黑色素的生成。起相反作用的食物有动物的内脏、贝壳类、大豆、扁豆、花生、核桃及黑色食品，其原因是这些食品内含丰富的铁、锌、铜等元素，它们能增强酪氨酸酶的活性，增加黑色素的生成。1999年11月13日《中国中医药报》报道，用益肾活血汤治疗皮肤色素沉着。该作者认为，皮肤色素沉着是肝肾不足、阴虚至肾气外露所致。所治病例是青年女性，面部出现成片灰黑色斑三年，加重一年，似尘垢烟煤，不泽，用西药治疗无效，用熟地、桑葚、山药、丹参、茯苓、首乌、萸肉、菟丝子、女贞子、补骨脂、丹皮、泽泻、当归、白芍、桃仁、红花、白芥子、菝葜、黄芪、黄精、砂仁等，共服48剂，历二月余而皮色如常。

8案[1] 太常少卿刘叔谦之内李氏，中统三年春，欲归宁[2]不得，又因劳役，四肢困倦，躁热恶寒，时作疼痛，不欲食，食即呕吐，气弱短促，怠惰嗜卧。医作伤寒治之，解表发汗。次日传变，又以大小柴胡之类治之，至十余日后，病愈剧。主家云：前药无效，莫非他病否？医曰：此伤寒六经传变，至再经传尽，当自得汗而愈。翌日，见爪甲微青黑色，足胫至腰如冰冷，目上视而睛不转睛，咽嗌不利，小腹冷气上冲心而痛，呕吐不止，气息欲绝（温救何疑）。罗诊其脉，沉细而微，不见伤寒之证（无六经证），此乃中气不足，妄将伤寒治之，发表攻里，中气愈损，坏证明矣。乃以辛热之药，附子炮去皮脐，干姜炮各五钱，草豆蔻、炙甘草各三钱，益智仁、白芍药、丁香、藿香、白术各二钱，人参、陈皮、吴茱萸各一钱半，当归一钱，名曰温中益气汤，㕮咀一两，作一服，至夜，药熟而不能进，续续灌下一口，饮至半夜，稍有呻吟之声，身体渐温，忽索粥饮。至旦，食粥两次，又煎一服投之，至日高，众医齐至，诊之曰：脉生证回矣。越三日，不更衣，或欲以脾约丸[3]润之。罗曰：前证用大辛热之剂，阳生证回，今若以大黄之剂下之，恐寒不协，转生他证。众以为不然，遂用脾约丸二十丸，至夜，下利两行。翌日，面色微青，精神困倦，呕吐复作。罗再以辛热前药温之而愈。《内经》曰：寒淫于内，治以辛热，佐以苦甘温，附子、干姜大辛热，助阳退阴，故以为君；丁香、藿香、豆蔻、益智、茱萸辛热，温中止吐，用以为臣；人参、当归、白术、陈皮、白芍、炙甘草苦甘温，补中益气，和血脉协力，用以为佐使也。

【注解】[1] 本案录自《卫生宝鉴·卷十八·中气不足治验》。
[2] 归宁：已嫁女子回娘家看视父母，也有指男子回家看视父母的。
[3] 脾约丸：《伤寒论》方，即脾约麻子仁丸，又名麻子仁丸，治大便硬而小便数，谓之脾约。药用麻子仁、芍药、枳实、大黄、厚朴、杏仁，蜂蜜为丸。

【阐发与临证】本案是心情郁闷加上劳倦伤气引起的内伤病。这里的躁热是自觉烦躁不宁，因而有烦热感，并非发热身热，即使有身热，发烧也不高。按症状是中气不足、肝木横逆乘脾土。作伤寒治以发汗解表甚至苦寒泻下（大柴胡汤），当然会导致中焦虚寒（曾有人做试验，给动物较长时间服用大黄煎剂，结果做成脾阳虚的动物模型），因此患者更出现指甲青黑、足胫至腰冷、胸腹冷气上冲、呕吐、脉细沉微等。后来又用过脾约麻仁丸，虽为润肠，实乃清里热缓下。

此患者实因肝木乘脾土引起，情绪不宁、肝失条达是病之因，所以一开始便需调理肝脾，促进人体的调节能力，使之恢复，达到平衡。世界卫生组织调查表明，女性异常心理的发生率较男性为高，是因为女性通常的温柔、随和、细腻的性格易受到情绪的影响。本是功能性疾病，过用发汗、苦寒攻下之后，造成了器质性疾病。此患者还可能患春季疲乏症，后经误治而转成阳虚。该症开始时有低热、烦躁、头痛、身痛、失眠或多寐，多由精神因素、过度疲劳或病毒感染引起，也有人认为与免疫力减退有关。辨证属阴虚、气血虚、肝郁气滞、心脾二虚等证型。本患者按开始时的症状，可辨证为中气不足、肝木乘土，可用四君子合逍遥散加减。

至于案文中说的"治以辛热，佐以苦甘温"，和《素问》原文略有出入，但总的意义相同。

9案[1] 真定路总管刘仲美，年逾六旬，宿有脾胃虚寒之证。至元辛巳闰八月初，天气阴寒，因官事劳役，渴而饮冷，夜半自利两行。平旦，罗往诊视，其脉弦细而微，四肢冷，手足心寒，唇舌皆有褐色（青），腹中微痛，气短，不思饮食。罗曰：《内经》云：色青者，肝也，肝属木；唇者，脾也，脾属土。木来克土，故青色见于唇也。舌者，心之官，[2]水挟木势，制火凌脾，故色青见于舌也。《难经》云：见肝之病，则知肝当传之脾，故先实脾土。[3]今脾已受肝之邪矣。洁古先师云：假令五脏胜，各刑已胜，补不胜而泻其胜。重实其不胜，微泻其胜，而以黄芪建中汤加芍药、附子主之，且芍药味酸，泻其肝木，微泻其胜；黄芪、甘草甘温，补其脾土，是重实其不胜。桂、附辛热，泻其寒水，又助阳退阴，饴糖甘温，补脾之不足。肝苦急，急食甘以缓之，生姜、大枣辛甘大温，生发脾胃升胜之气，行其荣卫，又能缓其急，每服一两，依法水煎服，再服而愈。

【注解】[1] 本案录自《卫生宝鉴·卷二十二·肝胜乘脾》。

[2]"色青者，肝也……舌者，心之官"：《素问·阴阳应象大论》篇云"东方生风，风生木，木生酸，酸生肝"，《灵枢·五色》篇曰"以五色命藏，青为肝"，《灵枢·顺气一日分为四时》篇曰"肝为牡藏，其色青"，《灵枢·五阅五使》篇云"口唇者，脾之官也；舌者，心之官也"。

[3]"见肝之病……故先实脾土"：录自《难经·七十七难》，原文为"见肝之病，则知肝当传之于脾，故先实其脾气"。

【阐发与临证】素有脾胃虚寒，又劳伤、饮冷、手足冷、自利、腹隐痛、纳呆，显系脾胃虚寒，如果是外感寒邪引起则为太阴病。木克土，因此口唇现青色。土克水，但木乘脾土后土势弱，水势就强，因而水乘火，所以舌也现青色。本案也是肝木乘脾土。案文说："补不胜而泻其胜"与"重实其不胜，微泻其胜"意义同，在此则要泻肝木用芍药、补脾土用黄芪、甘草、饴糖。

本患者年逾六旬，身体冷、腹痛、口唇青，又是官员，平时生活条件优越，按现在话说，患冠心病也是可能的。老年人如果感到怕冷、疼痛、食欲不振、大便不正常、眩晕、胸闷气短心悸、疲乏、情绪紧张或忧郁、口唇青紫等，都是有病的先兆，应该好好诊治。

10 案[1] 史丞相年近七旬，至元丁卯秋间，因内伤自利数行，觉肢体沉重，不思饮食，嗜卧懒言语，舌不知味，腹痛头亦痛而恶心。医以通圣散[2]大剂服之，覆以厚衣，遂大汗出，前证不除，反增剧，易数医，四月余不愈（病已久）。罗诊视，得六脉沉细而微弦，不欲食，食即呕吐，中气不调，滞于升降，口舌干燥，头目昏眩，肢体倦怠，足胻冷，卧不欲起，素不饮酒，肢体本瘦，又因内伤自利，复汗，是重竭津液，脾胃愈虚，不能滋荣周身百脉，故使然也。非甘辛大温之剂则不能温养其气。经云：脾欲缓，急食甘以缓之。又脾不足者，以甘补之。[3]黄芪、人参之甘补脾缓中，故以为君，形不足者，温之以气，当归辛温，和血润燥，木香辛温，升降滞气，生姜、益智仁、草豆蔻，辛甘大热，以荡中寒，理其正气，白术、炙甘草、陈皮甘苦温，又厚肠胃，麦蘖曲[4]宽肠胃而和中，神曲辛热导滞消食，为佐使也，名曰参术调中汤[5]。㕮咀一两，姜三片，煎服之，呕吐止，饮食进，越三日，前证悉去。左右曰：前证虽去，九日不更衣，如何？罗曰：丞相年高气弱，既利且汗，脾胃不足，阳气亏损，津液不润也，岂敢以寒凉有毒之剂下之？仲景云：大发汗后，小便数，大便坚，不可用承气汤。[6]如此，虽内结，宜以蜜煎导之。须臾，去燥屎二十余块，遂觉腹中空快，上下气调。又以前药服之，喜饮食，但有所伤，则橘皮枳术丸[7]消导之，月余乃平复，丞相曰：病去矣，当服何药？防其复来？罗曰：但慎言语，节饮食，不可再药。

【注解】[1] 本案录自《卫生宝鉴·卷五·温中益气治验》。

[2] 通圣散：同名7方。(1)《圣济总录》方之一，治肺损吐血嗽血，药用金星石、银星石、玄精石、云丹、阳起石、不灰木，如法制作；(2) 上书方之二，治血痢，腹中刺痛，药用大枣、乌梅、干姜、甘草；(3) 上书方之三，治诸般恶疮，药用谷精草、制天南星、炒贯众、黄柏、麝香、干掺疮上；(4)《小儿卫生总微论方》方，治小儿中风痉病，口噤、体强，药用蝎尾、蚕蛾、天浆子、白附子、朱砂、麝香；(5)《杨氏家藏方》方，治妇人血风眼，药用乌贼骨、铜青，热汤泡洗；(6)《普济

方》方，治小肠气，药用桃仁、硇砂；（7）《丹溪心法》方，治斑疹风热挟瘀者，药用川芎、当归、麻黄、薄荷、连翘、白芍、黄芩、石膏、桔梗、荆芥、栀子、白术、甘草、滑石、生姜。但这些方剂除（7）方外，都无发汗作用，（7）方又治不同。所以很可能用《宣明论》方防风通圣散。该方功能疏风解表、清热通便，药用防风、川芎、当归、芍药、大黄、麻黄、薄荷、连翘、芒硝、滑石、甘草、石膏、黄芩、桔梗、荆芥、白术、栀子、生姜。

[3] "脾欲缓，急食甘以缓之""脾不足者，以甘补之"：引自《素问·藏气法时论》篇，原文是"脾欲缓，急食甘以缓之，用苦泻之，甘补之"。

[4] 麦糵曲：麦芽曲。

[5] 参术调中汤：同名2方。（1）《证治准绳》方，功能补气、健脾、清虚热，药用人参、白术、黄芪、茯苓、甘草、青皮、陈皮、五味子、桑白皮、地骨皮、麦冬；（2）《卫生宝鉴》方，治内伤自利、脐腹疼痛、肢体困倦、纳食不振、食即呕吐、懒言嗜卧、足胻冷、头晕目昏，药用人参、黄芪、当归、白术、木香、益智仁、草豆蔻、甘草、神曲、麦芽、陈皮、厚朴、生姜。

[6] 大发汗后，小便数，大便坚，不可用承气汤：源自《伤寒论》第246条中一句"其人发热汗出，复恶寒，不呕……小便数者，大便必硬，不更衣十日，无所苦也"和第249条"趺阳脉浮而涩，浮则胃气强，涩则小便数，浮涩相搏，大便则硬，其脾为约，麻子仁丸主之"。

[7] 橘皮枳术丸：《内外伤辨惑论》方，功能补脾和胃消痞，药用陈皮、枳实、白术、荷叶。

【阐发与临证】高年患者脾胃中气不足，因劳累可经常出现自利、倦怠、嗜卧、纳减、舌不知味，甚或高血压冠心病而出现头痛、腹痛（心绞痛）、恶心等。上述症状是脾虚证，《难经·四十九难》说"饮食劳倦则伤脾"，以健脾丸、橘半枳术丸、橘皮枳术丸等都可有效。旁医以防风通圣散解表清热通便，并且发大汗，益虚其中气，以致出现足胻冷等脾阳虚的症状。

大发汗后，津液虚，完全可能患肠燥便秘。小便数是说津液经小肠分清别浊后从膀胱而出多，因此不必用承气汤清热攻下，改用润肠通便更好。《伤寒论》第249条的脾约，用麻子仁丸，本案用蜜导，虽都是润肠通便法，但前者还含清下的大黄。汗后小便数、大便硬的，也有因转成阳明腑实证而需用小承气汤清下的，当然还有其他能反映阳明腑实这一病机的症状，如第252条的"微烦"。

秋季气候转凉，昼夜温差大，老年人支气管炎、过敏性疾病如哮喘等复发率高，还有肠胃道疾病也增多。到深秋后，由于受冷空气刺激而内分泌失调，如肾上腺皮质激素、甲状腺素等分泌增多，也会引起一些疾病的复发，所以，秋季老年人要注意锻炼身体，保暖防寒，少吃冷食，多喝水。像这个病人及上一案就是防寒保暖不够，饮食不注意而引起的。

11案[1] 许学士治一男子，素嗜酒，因暴风寒衣薄，遂觉倦怠，不思饮食，半月，至睡后添发热，遍身痛如被杖，微恶寒，天明脉之，六脉浮大，按之豁豁然，左为甚。许作极虚受风寒治之，人参为君，黄芪、白术、当归身为臣，苍术、甘草、陈皮、通草、干葛为佐使，大剂与之，至五贴后，遍身汗如雨，凡三易被，得睡，觉来，诸证悉平。

【注解】[1] 本案录自《医学纲目·卷三十·太阳病发热续法》，非许学士所治。

【阐发与临证】本案因受风寒而致纳呆倦怠，原本是伤风，又因素嗜酒，内湿重，挟湿。病拖延至半月后，发热微恶寒，身痛骨节疼痛，风邪挟湿的症状遂明显。但因脉浮大，按之空，所以说是极虚。如果自身正气存内，一般伤风，不出一周也能自愈。现代流行一种自身抵抗力疗法，即一般伤风感冒，不主张服药治疗，多喝开水多休息，让自身产生抵抗力而恢复。轻度的局限性炎症，只要不扩散，就采用局部外敷药治疗。还有的学者主张老年人不要多用抗生素，如果病情不是来得很猛重，应该靠自身的能力维持一定的时间，或可能自愈。

12案 滑伯仁治一人，病怔忡善忘，口澹[1]舌燥，多汗，四肢疲软，发热，小便白而浊，众医以内伤不足，拟进茸附。伯仁诊其脉虚大而数，曰：是由思虑过度，厥阳[2]之火为患耳。夫君火以名，相火以位，相火代君火行事者也。相火一扰，能为百病，况厥阳乎，百端之起，皆自心生。越人云，忧愁思虑则伤心。[3]其人平生志大心高，所谋不遂，抑郁积久，致内伤也。然抱薪救火，望安奚能遂命[4]，服补中益气汤，朱砂安神丸，空心则进小坎离丸[5]，月余而安。

【注解】[1] 澹：在此同"淡"。

[2] 厥阳：亢盛之阳气。源自《金匮要略·脏腑经络先后病脉证并治》，原文谓："有阳无阴，故称厥阳。"

[3] 忧愁思虑则伤心：录自《难经·四十九难》。相当一部分中医史学家认为《难经》是扁鹊，即秦越人所著，所以这里说"越人云"。

[4] 抱薪救火，望安奚能遂命：抱着柴草去救火，虽然希望平安，但哪能达到目的？这里指该患者是阳气亢盛，有阳无阴，但予服鹿茸、附子等大温大热之品，只能加重病情，达不到治病的目的。

[5] 小坎离丸：坎离丸有同名3方。(1)《验方新编》方，治一切虚劳，药用炒熟黑豆、熟红枣；(2)《摄生众妙方》方（《串雅内编》引），治虚劳咳嗽、五心烦热，药用熟地、砂仁、茯苓、白芍、当归、川芎、黄柏、知母、人乳、蜂蜜，如法制作；(3)《异授眼科》方，治心肾两虚、目眵、眼赤肿，药用白术、细辛、川芎、草决明、羌活、当归、五味子、防风、官桂、菊花、玄参、茯苓、地骨皮、青葙子、车前子、人参、甘草、苦参、黄芩，蜜丸。本案用的小坎离丸，找不到该方原出处，可能指(2)方。

【阐发与临证】志大心高者，稍受挫折则易心理失衡，平素忧虑愁绪，久而伤心血。病怔忡善忘、口舌淡燥、多汗、小便白浊，盖与此有关。四肢疲软乏力、发热，则与中气不足有关，亦即心脾两虚。《素问·阴阳别论》篇云："二阳之病发心脾，有不得隐曲。"脉虽虚大（脾虚），然而数，则是营血不足、心阳偏亢，滑寿氏说相火代君火行事者，即是心肝火上亢。补中益气汤能益气健脾，朱砂安神丸能养心镇静，小坎离丸养血清肝平相火。本案的病机分析说来比较严重，厥阳之火为患，相火代君火行事，但治疗方药还是一般。

13 案[1] 丹溪治一人，腊月，因斋素，中饥而胃寒，作劳，遂发热头痛，与小柴胡汤，自汗，神昏，视听不能，脉大如指（脉大为虚），似有力，热不退（冬月而发热、头痛、自汗，乃太阳中风，宜桂枝汤，不可用小柴胡。脉大如指，视听不能，内伤重而外感轻。求其脉大如指，不能视听之故，恐为小柴胡凉剂激之而然）。与参、术、黄芪、熟附、炙甘草作大剂服之，一日汗少，二日热减，能视听，初用药至四日，前药中加苍术，与二贴，再得汗，热除，乃去苍术、附子，作小剂，服三日而安。

【注解】[1] 本案录自《丹溪医按·风寒》。

【阐发与临证】此患者于冬季过度劳累，又吃素，中气不足、脾阳不振可知。中气不足又感寒邪而致头痛、发热、汗出，辨为太阳中风是可以的，宜用桂枝汤解表邪、用理中汤振脾阳。单纯的小柴胡汤虽为扶正祛邪，但有黄芩更伤脾阳。《伤寒论》第333条："伤寒脉迟……脉迟为寒，今与黄芩汤（黄芩、芍药、甘草、大枣）复除其热……此名除中，必死。"这是说黄芩能伤脾阳。如果一定要用小柴胡汤，宜去黄芩就无妨，因有汗出而减少柴胡的剂量。笔者常用小柴胡汤治感冒，即使风寒外感，调整方内各药物的剂量，尤其是黄芩与半夏的剂量，疗效也不错。用小柴胡汤后出现的自汗、神志昏迷、视物不清、耳聋或重听、脉虚大，且热不退，更显现脾阳不足、中气虚之证。此时甘温除热是必需的。

此患者是因冬季吃素、饥饿胃寒而引起的疾病，用现代话说是长期营养不良引起。冬季适当多吃一些高蛋白、含铁量多的食品，能减轻寒冷感，增强抵抗力。冬天也应适当多晒太阳，每日不少于0.5~1小时，对增强人体皮肤和器官的血液循环、提高造血功能、防治佝偻病、骨质疏松症都有好处。1999年11月15日《工人日报》报道，一天中，上午6~10时阳光以红外线占上峰，可起活血化瘀的作用，下午4~5时，紫外线中的阿尔法光束占上峰，可以促进肠道钙、磷吸收，可促进骨骼正常钙化（晒太阳时忌穿黑色服装）。

14案[1]　一少年九月间发热头疼，妄语大渴，医与小柴胡十余贴，热愈甚（九月发热头痛，在太阳症如何就渴，又非传邪合病，焉有妄语如是？内伤。若用小柴胡，是杀之也）。朱视其形肥，面带白，稍露筋骨，脉弦大而数，左为甚，遂作虚证治之。以苍术为君（妙法），茯苓、芍药为臣，黄芪为佐，附子一片为使，与二贴而证不减。或谓不当用附子。曰：虚甚，误投寒药，人肥而脉左大于右，事急矣，非附子则参、芪焉能有速效。再与一贴，乃去附子而作大剂，与之五十贴（琇按：谁能耐此），大汗而愈。又自调养两月平复。

【注解】[1] 本案录自《丹溪医按·风寒》。

【阐发与临证】阴历九月已是深秋，发热头痛、大渴谵语、脉弦大数，脉症合参，此为太阳与阳明合病。如果结合形体肥胖而面色白，那么应考虑挟湿加气虚。原医用小柴胡汤是不对的。现医用苍术、茯苓是对的，用黄芪也可，用附子欠妥，好在附子每日仅用一片，否则贻误无穷。如果是药证相符、完全是虚证，岂有用至五十余剂才愈，况且还是大汗而愈。由此可见，本案不是完全的虚证，至多是邪盛正虚、虚实夹杂证。为什么最后还是大汗出而愈？说明还是有表邪。

至于原按语说"在太阳症如何就渴""非传邪合病焉有妄语"，因编排在"内伤"中，定为内伤。问题提得好，结论太草率。太阳症合秋燥可以口渴，湿热蕴蒸可以妄语。湿性黏滞难以速愈，因此治疗两个月才见成效，又经调理两个月才平复。

15案[1]　一少年因劳倦大热而渴，恣饮泉水，次日热退，言视谬妄，自言腹胀，不能转侧，不食战掉，脉涩而大，右为甚。灸气海三十壮，用白术、黄芪各二钱，熟附子五分，与十贴，不效，又增发热而渴，但少进稀粥。丹溪曰：此气欲利而血未应也。于前药去附加酒当归以和血，有热加参一钱半。与三十贴而安。

【注解】[1] 本案录自《丹溪医按·寒热》。

【阐发与临证】因劳倦而引起大热口渴，这是气阴二虚证，应该仿竹叶石膏汤。恣饮泉水，虽然滋了阴、清了热，但食生冷易伤中气。中气虚，脾胃弱，运化失职，水谷精微吸纳少，气营两亏。故腹胀纳呆，言妄视谬，战掉，脉虽大而涩。灸气海、用黄芪、白术都是可以的，但附子不能长期用，以免更伤营气。而方中无白芍、当归之类和血，是失着，故而病情稍好转于脾胃（能少进稀粥），又增发热而渴，还是营血未得充盈之故。至于发热加人参，冀以速复营血也。

轻度缺水也是造成疲劳的一个常见因素。人体缺水时流入各器官的血液减少，人就会感到萎靡不振。所以每天饮用足够的水（一般成年人每天饮用1～1.5升水）有助于消除疲劳。但人体如缺钠，即使大量饮水，水分也会很快从汗和尿液中大量排出，不能真正起到补充水分的作用，尤其是在暑天及剧烈劳动出汗较多时。喝的水中适量加些盐（0.2%～0.3%）是有好处的。否则盐分少了有可能发生头晕、恶心、疲倦等症状。本案纳食不佳是否与喝水过多、盐分减少有关？氯是胃酸的重要成分，缺氯、胃酸减少，也影响消化功能。饮水太多也会中毒的，1999年3月19日《中国中医药报》报道，国外一妇因误会而连续饮水十几升，2小时后因呼吸衰竭心跳骤停而死亡，原因是过量饮水。原理是当饮水量超过身体的调节能力时，水就渗入细胞内，使细胞发生肿胀、破裂。脑细胞如发生肿胀时，因脑组织固定在颅骨内，调节能力差而易发生颅内压升高，产生头痛、呕吐、视力模糊、呼吸与心率减慢、昏迷死亡。本案恣饮泉水后言妄、视谬、腹胀、纳呆、战掉，是否与一次饮水量过多有关？还不能完全否定。

16案[1]　一肥白人年壮，因劳倦成病，秋间大发热，已服柴胡等药七八贴矣，两手脉洪数而实，观之形色，知其脉本不实，以服凉药所致。因与温补药黄芪附子汤[2]，冷饮二贴，困睡微汗而解，脉亦稍软；继以黄芪术汤[3]，脉渐敛小而愈。是肥白人虚劳，多气虚也。

【注解】[1] 本案录自《格致余论》"治病先观形色，然后察脉问证论"中，且与八卷邪祟篇4

案重复。但本案强调内伤治病，而邪祟篇强调先望诊、闻诊，再次则问诊、切诊。

[2] 黄芪附子汤：同名2方。(1)《济生方》方，又名芪附汤，治气虚阳虚、虚汗不止、肢体倦怠，药用黄芪、附子、生姜；(2)《证治准绳》方，又名芪附汤，治阳气虚脱、恶寒自汗、四肢逆冷、口噤痰涌，比上方加大枣，而且加重黄芪一两、附子五钱。

[3] 黄芪白术汤：同名3方。(1)《卫生宝鉴》方，治妇人自汗、四肢沉重，药用黄芪、人参、白术、羌活、黄柏、炙甘草、柴胡、当归、升麻、川芎、细辛、吴茱萸、五味子、生姜；(2)《河间六书》方之一，又名白术黄芪汤，治痢疾服药已除，再用此方和之，药用白术、黄芪、甘草；(3)上书方之二，治五心烦热、自汗、四肢痿弱、纳少、肌瘦、昏昧，药用白术、黄芪、甘草、当归、白芍、川芎、人参、官桂、茯苓、黄芩、石膏、寒水石。

【阐发与临证】肥白人多气虚阳虚，又因劳倦后患病发热，排除外感即为内伤。如果确系外感发热，小柴胡汤也能解。因脉证不符，舍脉从症，而辨为气阳两虚。黄芪附子汤、黄芪术汤即上案的黄芪、白术和附子。本来大发热、脉洪数而实应该是实证，甚或是阳明经证、白虎汤证。这里舍脉从症的"症"，不但是"大发热"，很可能还有恶寒或畏寒、疲乏无力、体倦言懒、舌质淡等，所谓"服凉药所致"而出现的一些气阳虚的症状。单凭"大发热""肥白人"而辨为气阳两虚，显然不妥。脉本不实，因服凉药而致脉洪数实，这可能是脉大病进的意思。

秋季气候干燥，常可于外感时并有口鼻咽燥、咳嗽少痰、便秘等阴虚肺燥的症状，特别是秋季发热病。因此秋季要润肺，平时多吃些木耳、黑芝麻、梨、百合、甘蔗、白萝卜等，生熟均可。

此案在《格致余论》中原是与另一案相比较，看患者形体而决定是否可用黄芪。本案秋季发热、口渴、妄言妄见、脉洪数实，却因形肥面白而诊为劳倦成病，可用黄芪。另一案是头痛、脉弦大数，却因体稍长（意即偏瘦）诊为体虚而劳，不可用黄芪（但仍用人参、白术）。后病家自加用黄芪而出现腹满胀不觉饥，经另用半夏、陈皮、枳壳、厚朴、黄连等理气清湿热后好转。朱氏自言那另一案是"气实"，但气实之人为何还用人参呢？而且还诊为"体虚"？

17案[1] 一老人饥寒作劳，患头疼，恶寒发热（表邪），骨节疼，无汗，妄语，时作时止（前证俱属表邪，但时作时止，虚症可知。况一起妄语又非阳明在腑，内伤可知）。自服参苏饮取汗，汗大出而热不退，至第四日，诊其脉洪数而左甚，此因饥而胃虚，加以作劳，阳明虽受寒气，不可攻击，当大补其虚，俟胃气充实，必自汗而解。以参、芪、归、术、陈皮、炙甘草，每贴加附子一片，一昼夜尽五贴，至第五日，口稍干，言有次，诸症虽解，热尚未退，乃去附加芍药，又两日，渐思食，精爽，间与肉羹，又三日，汗自出热退（仍以汗解），脉虽不散，洪数尚存。朱谓此脉洪当作大论（大则为虚），年高而误汗，此后必有虚证见。又与前药，至次日，自言病以来不更衣，凡十三日矣，今谷道虚坐迸痛，努责如痢状，不堪，自欲用大黄、巴豆等剂。朱曰：大便非实闭，乃气因误汗，虚不得充腹，无力可努（认症精确）。仍用前补药，间以肉汁粥及琐阳粥与之，一日半，浓煎椒葱汤浸下体（外治法亦佳），方下大软便块（不结硬）五六枚。诊其脉仍未敛，此气血仍未复（论脉妙）。又与前药，两日，小便不通，小腹满闷，颇苦，但仰卧则点滴而出。朱曰：补药未至（目光如电），于前药倍加参、芪，两日，小便方利，又服补药，半月而安。

治卢兄汗后再发热妄语，治吕仲汗后热不退妄语，治陶明节热退后目不识人，言语谬误，皆用参、芪、归、术等补剂而愈。信哉！谵语多属虚也。

【注解】[1] 本案录自《丹溪医按·风寒》，又重见于九卷秘结篇第1案。

【阐发与临证】老人过度疲劳，又饥寒交迫，虽有头痛骨节疼、恶寒发热无汗等表证的症状，也要考虑是否为表实里虚，何况此患者的症状时作时止，又有妄语（非高热谵语，应为郑声）。但他本人也知是虚人外感，因而自服参苏饮解表而非服麻黄汤发汗。本方发汗力不强，可能是服药后又用他法取汗之故，所以大汗出。按《伤寒论》规矩，服解表药不宜大汗出，否则表证不解。后医之所以改用补中益气汤去升麻、柴胡加附子的温补气阳法，也是吸取前面的教训。

气虚而大便不通，应用温补润肠法，适当加些理气药也是可以的。本案用前方续服，又用锁阳（应为肉苁蓉）温补润肠，肉汁粥是血肉有情之品，也是食补的办法。花椒、大葱煎汤浸肛门，采用辛温刺激、促进肠蠕动的办法助其排便（笔者以前遇老人、儿童及体虚者、浅昏迷者排便不出时，常采用向肛门内塞一根5~6厘米长咸菜条的做法，只要大便不是干结的，一般都能解下来，这是一种刺激肛管排便的方法）。小便不利也是中气不足所致。

饮食不周可以引起体质虚弱和疲倦，主要是从食物中摄取的热量和营养成分不足，如缺乏维生素和微量元素硒、锌、锰、钾等，还有摄入色氨酸过多，以及劳动后产生的大量乳酸沉积在肌肉组织中。

另外，本案是误发汗且汗出多之后所致肠燥便秘，也可能该老人原来有肠燥症，多汗后更便秘。丹溪辨证是对的，但用药太繁杂。其实内服药中加些润肠通便药即可，平时吃些蜂蜜、芝麻油也可。

18案 项彦章[1]治一人病发热，恶风而自汗，气奄奄弗属。诸医作伤寒治，发表退热而益增。项诊阴阳[2]俱沉细（阴脉），且微数（论症宜桂枝汤，然脉当浮缓，今沉细，又无头痛，内伤何疑），处以补中益气之剂。医止之曰：表有邪而以参、芪补之，邪得补而愈盛，必死此药矣。项曰：脉沉，里病也；微数者，五性之火[3]内扇也；气不属者，中气虚也，是名内伤。《经》曰：损者温之。[4]饮以前药而验。

【注解】[1] 项彦章：项昕，元代医家，浙江余姚人，《医学入门》谓其撰《脾胃后论》。医迹见《九灵山房集》《永嘉县志》《余姚县志》，本案及以下案例都录自此等书。

[2] 阴阳：这里指脉象沉取、浮取，寸部和尺部。

[3] 五性之火：即五火，指心火、脾火、肝火、肺火、肾火（相火）。源出于《素问·解精微论》篇："夫一水不胜五火。"王冰注："五火，谓五脏之厥阳。"

[4] 损者温之：录自《素问·至真要大论》篇。

【阐发与临证】本案发热、恶风、自汗、神气不足，呈疲倦状，按中风治疗情有可原。但脉沉取浮取、寸尺均显沉细，又疲倦状神气不足，无头痛身疼，虽用桂枝汤也宜仿参苏饮之类益气解表，重于益气，轻于解表。项昕因脉沉细而以中气不足给予补中益气汤，也是吸取了"诸医作伤寒治""益增"的教训。

诸医说"表有邪而以参芪补之，邪得补而愈盛，必死此药矣"的说法，也不一定。因为即使表邪用些参、芪益气，也不一定病情加重，用参、芪增强抵抗力，也有利于外感病的治愈。脉微数，归之于"五性之火内扇"也不见得，方中也无清五火之药。既是发热，脉"微数"也是可见的。

19案[1] 虞恒德治一人年三十，因劳倦伤食，致腹痛膜胀面黄，十日后求诊。得右手气口脉洪盛而滑，右关浮诊[2]虚大而滑，重按则沉实，左寸关亦弦滑而无力，两尺皆虚而伏。虞曰：此中气不足，脾气弱而不磨，当补泻兼施而治。初与补中益气汤二服，次日与枳实导滞丸[3]八十丸，大便去二次，次日又与补中益气汤。如此补一日，泻一日，二十日服补药十贴，导滞丸千数，腹胀退而安。

【注解】[1] 本案及以下二案都录自《医学正传·卷二·内伤》。

[2] 浮诊：即浮取、轻取。

[3] 枳实导滞丸：《内外伤辨惑论》方，治积滞内阻生湿热，脘腹痞闷，纳呆，大便秘结或泻痢后重，药用枳实、大黄、黄芩、黄连、神曲、白术、茯苓、泽泻。

【阐发与临证】劳倦又伤食，既有气虚又有食积，腹痛膜胀为实，面黄为虚，右寸脉洪盛而滑，左寸脉弦滑，按《难经·第三难》所说是"太过"（该书谓"脉当见九分而浮，过者，法曰太过"），应治以伤食积滞。右关浮取虚大、左寸无力、两尺皆虚而伏，应为中气不足。这样就定为补泻兼施。"不磨"即不消化。补中益气汤与枳实导滞丸二药交替服用，也是补泻兼施的方法之一，枳实导滞丸还可治湿热困脾胃、不得运化。如果用香砂六君丸加保和丸，功效也差不多。

有的专家说吃得越多，对人体是个负担，反而消耗更多的能量。因此他们提议每周至少有一天要少吃，并且吃蔬菜等易消化的食物，有助于肠胃的排泄。认为健康人的中、晚餐最好吃七八分饱，能预防疾病、延长寿命，不易疲劳。有些人在食用了过量的动物蛋白质后，0.5～1小时左右会出现头昏脑胀、眼花、上肢麻木、下颌发抖、心慌气喘、疲倦乏力等症状，这叫美味综合征，因动物蛋白质中较多的谷氨酸钠在体内代谢后的一种物质进入大脑，干扰了大脑的正常活动。

20案 一人年四十五，正月间，路途跋涉，劳倦发热。身体略痛而头不痛，自以为外感而用九味羌活汤，三贴汗出，热不退，前后又服小柴胡汤五六贴，热愈甚，经八日召虞诊视。至卧榻前，见煎成汤饮一盏在案，问之，乃大承气汤，将欲饮。切其脉，右三部浮洪略弦而无力，左三部略小，而亦浮软不足。虞曰：汝几自杀，此内伤虚症，服此药大下必死。伊曰：我平生元气颇实，素无虚损证，明是外感无疑也。虞曰：将欲作阳明内实治而下之欤？脉既不沉实，又无目疼鼻干潮热谵语等证。将欲作太阳表实治而汗之欤？脉虽浮洪而且虚，又无头痛脊强等证。今经八日，不应仍在表，汝欲作何经而治之乎（精切详明）？伊则唯唯不语。以补中益气汤加附子，大剂与之，是夜连进二服，天明往诊，脉略平和。伊言尚未服，仍谓前效，欲易外感退热之药。虞曰：前药再饮二服，不效当罪我。又如前二服，脉证俱减半，伊始曰：我几误矣。去附子，再煎二服与之，热退气和而愈。但体犹困倦，如前服前药二十余贴，始得强健复元而安。

【阐发与临证】 正月间当寒冷，路途劳累，很可能受风寒，出现发热、身体疼痛，不详细辨而诊为风寒外感也是有可能的。但此人无头痛，已可疑。本处九味羌活汤可能用《此事难知》方，通治六经感冒风邪，能使通体汗出。小柴胡汤和解表证、扶正达邪。但服此二方后热愈甚，说明不是表证。况且病人既无头痛、项背强几几，又无口苦咽干目眩、寒热往来、心烦喜呕，也无潮热便秘、腹满痛或壮热烦渴等三阳证候，脉象也是无力、浮软不足，所以诊为中气虚。这里用附子也是"少火生气"，协助参、芪补中益气而已。但附子毕竟大辛大热，阳不虚、阴不盛者不可久用，所以用四剂后又去附子。至于大承气汤当然更不可用的，一用清热攻下，与补中益气加附子便是完全的背道而驰。

21案 一人三十余，九月间因劳倦发热。医作外感治，用小柴胡、黄连解毒、白虎等汤，反加痰气上壅，狂言不识人，目赤上视，身热如火，众医技穷。八日后虞诊，六脉数疾七八至，右三部豁大无力，左略弦而芤（虚症无疑）。虞曰：此病先因中气不足，又内伤寒凉之物，致内虚发热，因与苦寒药太多，为阴盛隔[1]阳之证，幸元气少充，未死耳。以补中益气，加熟附二钱，干姜一钱，又加大枣、生姜煎服。众医笑曰：此促其死也。黄昏时服一剂，痰气遂平而熟寐。伊父曰：自病不寐，今安卧，鼾声如平时。至夜半方醒，始识人，而诸病皆减。又如前再与一剂，至天明，得微汗气和而愈。

【注解】 [1] 隔：应是"格"。

【阐发与临证】 医作外感治，而用黄连解毒汤、白虎汤，显然是大错特错。小柴胡汤虽能治外感，还是扶正祛邪，但对虚寒证也还是方不对证。此人痰气上壅、狂言不识人、目赤上视、身热如火，单凭症状，可说是白虎汤的阳明经热证。但是用了白虎汤后变成此证，又脉大而无力、芤，这就是阴盛格阳的指征了。按《伤寒论》的治法，应该用通脉四逆汤或白通加猪胆汁汤，今用补中益气汤加附子，也是同一道理。但也有不同之处，即白通加猪胆汁汤中猪胆汁苦寒，人尿咸寒，都有引诸味阳热药下行的功效，且人尿有止呕除烦的作用。人尿和猪胆汁都含有大量的电解质，胆汁中的胆盐、胆酸能杀灭肠道细菌，胆盐能止泻，能促进水、钠的重吸收。这个汤方是因患者阴寒内盛、虚阳在上，再加下利多引起虚烦，产生虚热，因而服温热药物后引起格拒而致干呕、烦，加人尿、胆汁这些寒凉药反佐之，并且此二味药也是养阴清热药。本案身热如火、目赤上视是外热的表现，是假热。《伤寒论》第317条设通脉四逆汤用大附子、干姜比四逆汤加一倍，目的是迅速救逆回阳，以防止虚阳外脱、阴阳离决。当然，这两首方剂比本案所用的补中益气汤加附子二钱在剂量上要大许多。

22案 刘宗序[1]治一妇，六月间劳倦中暑。其兄仰同知喜看方书，为用六和汤、香薷饮[2]之类，反加虚火上升，面赤身热。后邀刘诊视，六脉疾数，三部豁大而无力。刘曰：此病先因中气不足，内伤瓜果生物，致内虚发热，非六和、香薷所能治。况夏月伏阴在内，重寒相合（所以夏月多此等症），此为阴盛隔[3]阳之症。急用补中益气汤加附子三钱，干姜一钱，同煎，置冰中浸冷服之，其夜得熟睡，至天明微汗而愈。仰谢曰：伏阴之说既闻命矣，但不识以药冰之何也？刘曰：此即《内经》热因寒用，寒因热用之义。[4] 仰叹服。

【注解】[1] 刘宗序：名刘伦，字宗序，明代医家，成化中为御医，姑苏人。著有《济世内科经验全方》《济世外科经验全方》等四种，本案录自《续医说》。

[2] 香薷饮：《和剂局方》方，治夏秋季暑热被阴寒所遏引起的头痛、发热、吐泻、腹痛等，药用香薷、厚朴、白扁豆、甘草。

[3] 隔：应是"格"。

[4] 热因寒用，寒因热用：《素问·至真要大论》篇载："帝曰：反治何谓？岐伯曰：热因寒用，寒因热用，塞因塞用，通因通用……。"

【阐发与临证】本为过劳伤元气，又多食生冷，脾胃失调，受寒邪于外，可以中暑。凡中暑，必受表寒于前，或疲劳过度，再于闷热时感受暑气，阴阳气失调而后发作。因此，治中暑单纯用清暑法效不著，要散寒、清暑、理气、祛湿并用，如香薷饮用香薷、扁豆、厚朴、黄连；六和汤用砂仁、厚朴、半夏、藿香、香薷、杏仁、白扁豆、木瓜、赤苓、人参、甘草、生姜、大枣（见一卷中寒篇第2案），都是用药比较全面的。本案之所以用此二方不效，反而虚火上升、面赤戴阳，原因是六月间劳倦伤中气，贪凉外受风寒，贪食生冷瓜果内伤中阳，既有外寒，又有内寒，所谓重寒相合。如果患者之兄将香薷饮中之寒药去了，考虑到该妇有中气虚而加用益气健脾温中之剂，则不一定会出现阴盛格阳、面赤身热。

"况夏月伏阴在内"是指除内伤瓜果生物以外，还有受寒邪。夏季人易贪凉，往往不知不觉中就受了外寒之邪，而初受寒邪时不一定发病，其实阴寒之邪已潜伏于内，待再受寒邪时或三受寒邪时就可能发病了，伏阴之说盖指此。

"热因寒用"，在《素问·至真要大论》篇中是指阴寒之病本应用热药，但服药格拒不受，或呕哕而出，此时将热性的汤药用冰或冷水浸冷然后服。本案的补中益气汤加四逆汤就是如此用法。符合《素问·至真要大论》篇中"帝曰：反治何谓"的原意，反之则为"寒因热用"。

在夏季要注意饮食清淡。绿叶蔬菜既能减轻人的紧张程度，又能促进睡眠。水果，如柑橘橙、香蕉含有丰富的维生素、黄酮类物质、硒，对身体有益。鱼的蛋白质对人体大有益处。西红柿汤是很好的饮料，西瓜能生津、止渴、利尿。夏季适当晚睡早起。在精神方面应保持心平气和乐观的心态。老年人宜多静坐。医学研究证明，每当气温在0度以下和32度以上时，中老年人发生中风的危险升高，所以老年人要经常饮水。

23案 张养正[1]治苏州闻教谕遘羸疾。吴医治之，率用三白汤[2]，无奇效。张至诊治，亦用三白汤。家人曰：前药用之多矣。张正色曰：子勿哓哓。吾用汤使[3]不同。遂投熟附二三片，煎，俾服之即瘥。

【注解】[1] 张养正：名颐，字养正，明代医家，吴县人（按《苏州府志》载：其先祖系汴人）。能预刻年月，决人生死。其兄张缙，亦以医著名。其子张世华、字君美，正德年间吴大疫，治活人众。

[2] 三白汤：同名4方。(1)《证治准绳》方，治膀胱蕴热、风湿相乘而致四肢浮肿，药用桑白皮、白丑、白术、木通、陈皮、甘草；(2)《妇科玉尺》方，治妊娠泄泻，药用白术、白茯苓、白芍；(3)《医学入门》方，治伤寒虚烦，或泄或渴，药同上方加甘草；(4)《古今医鉴》方，治赤白痢，药用白砂糖、鸡子清、白酒。

[3] 汤使：汤方中的使药，这里指原方以外再加的药物。

【阐发与临证】本案未说明患者的脉症，因此不能明确所用的三白汤是哪一个方，但从本案前后的案情看，以（3）方可能性大。案文说患"羸疾"，所以前医仅用白术、茯苓健脾作用不大，加附子二三片"少火生气"，作用就大了。

24案[1]　薛己治一儒者，素勤苦，恶风寒（表），鼻流清涕（表），寒噤（虚）喷嚏（表）。薛曰：此脾肺气虚不能实腠理。彼不信，服祛风之药，肢体麻倦（虚），痰涎自出（寒），殊类中风。薛曰：此因风剂耗散元气，阴火乘其土位。遂以补中益气加麦冬、五味治之而愈。

【注解】［1］从本案至第44案都录自薛氏《内科摘要》。

【阐发与临证】本案恶风寒、鼻流清涕、时喷嚏，这是外感风寒表证。因其人时寒噤，且素来生活清苦、勤劳，儒者身体又不壮实，因此薛己判其内因为脾肺气虚而不能实腠理，风寒外感为外因。此时用参苏饮或补中益气汤加桂枝汤，或四君子汤加桂枝汤均可。

肢体麻倦是气虚加重的表现，痰涎自出是鼻流清涕、喷嚏的发展，用现在话说，是上呼吸道感染向气管炎发展。

25案　秀才刘允功形体魁伟，不慎酒色，因劳怒头晕仆地，痰涎上涌（寒），手足麻痹（麻属气血虚），口干引饮，六脉洪数而虚。乃肾经亏损，不能纳气归源而头晕；不能摄水归源而为痰；阳气虚热[1]而麻痹；虚火上炎而作渴（辨症精确）。用补中益气合六味丸料治之而愈。其后或劳役或入房，其病即作，用前药随愈。

【注解】［1］热：此"热"字于理欠顺，《内科摘要》原文是"弱"字。

【阐发与临证】形体魁伟者易痰盛、易肝阳上亢，饮酒过度也易痰湿内盛，色欲过度易肝肾阴虚，劳倦易气虚，恼怒则也易肝阳上亢。因而，头晕仆地、口干引饮、六脉虚乃肝肾阴虚；头晕仆地、脉洪数还是肝阳上亢，痰涎上涌系痰湿内盛，手足麻是气虚，所以用补中益气汤治气虚，六味地黄丸既益肝肾又平肝阳。此法宜再加祛痰药更妙，但总以气虚和肝肾不足为本，所以劳累后、房劳后易于发作。

此人有可能是晕厥或脑血管痉挛，因情绪变化而发作，也可能是情绪骤变引起癫痫发作。

26案　秀才陈时用素勤劳，因[1]怒口斜痰盛，脉滑数而虚，此劳伤中气，怒动肝火，用补中益气加山栀、茯苓、半夏、桔梗，数剂而愈。

【注解】［1］《内科摘要》此处有"劳"字。

【阐发与临证】过劳则劳伤中气，脾虚痰湿盛，脉虚滑；怒则肝阳肝火上亢，动风口歪斜，脉数。此劳伤中气之说，源自患者平素勤劳。补中益气汤治劳伤中气，加半夏、茯苓、桔梗治痰盛，桔梗兼能上引诸药，且能除风痹，栀子清肝火。

秀才勤于读书，此易伤元气。秀才体质较弱，活动量有限，因此要避免过度劳累，不可过度用脑、过度紧张。凡活动量小的，容易患心脑血管病。遇怒口角歪斜，一定要注意预防中风发生。此人也可能是脑血管痉挛、面神经麻痹。

27案　锦衣杨永兴形体肥厚，筋骨软痛，痰盛作渴，喜饮冷水，或用愈风汤[1]、天麻丸[2]等药，痰热益甚，服牛黄清心丸[3]，更加肢体麻痹。薛以为脾肾俱虚，用补中益气汤、加减八味丸[4]，三月余而痊。已后连生七子，寿逾七旬。《外科精要》云：凡人久服加减八味丸，必肥健而多子，[5]信哉！（琇按：此说不可为训。）

【注解】［1］愈风汤：同名2方。（1）《疡医大全》方，治风疾，药用苍术、陈皮、防风、苦参、甘草、皮硝、瓦松、胡麻仁、浮萍、煎汤洗浴；（2）《中国医学大辞典》验方，治产后中风，药用羌活、防风、当归、川芎、白芍、肉桂、黄芪、天麻、秦艽、生姜、大枣。

［2］天麻丸：同名14方。（1）《仁斋直指方论》方之一，治肾脏虚热生风，筋脉牵掣，遍身疼痛，手足麻木，口眼㖞斜，半身不遂，药用天麻、牛膝、萆薢、玄参、杜仲、附子、当归、羌活、独活、生地；（2）上书方之二，治小儿食痫有痰、撮口等，药用天麻、白附子、牙硝、五灵脂、全蝎、

南星、轻粉、巴豆霜；（3）《证治准绳》方之一，治肝疳、风疳，药用天麻、青黛、黄连、五灵脂、夜明砂、川芎、芦荟、龙胆草、防风、蝉蜕、全蝎、麝香、干蟾头、薄荷、猪胆汁（薛己《疠疡机要》用此方去干蟾头、薄荷治肝疳眼目生翳、昏花湿烂）；（4）上书方之二，治产后中风、神志恍惚、语涩、四肢不遂，药用天麻、朱砂、防风、羌活、僵蚕、全蝎、白附子、五灵脂、牛黄、雄雀粪、薄荷；（5）上书方之三，治乳嗽，药用天麻、蝉蜕、僵蚕、人参、川芎、甘草、硼砂、朱砂、天竺黄、胆星、白附子、雄黄、秤、金箔、薄荷；（6）《幼幼集成》方，治风痰惊痫，药用天麻、半夏、羌活、防风、胆星、僵蚕、全蝎；（7）《生化编》方，治同（4）方，药用天麻、防风、川芎、羌活、人参、远志、柏子仁、山药、麦冬、枣仁、细辛、天南星、石菖蒲、朱砂；（8）《丹溪心法》方之一，治破伤风，药用天麻、雄黄、川乌、草乌、酒；（9）上书方之二，26种易产，药用益母草，蜜丸，临产服；（10）《太平圣惠方》方之一，治中风口眼歪斜、言语不正，药用天麻、川芎、僵蚕、白附子、天南星、防风、麻黄、麝香、全蝎、牛黄、羚羊角、腻粉、蜜丸；（11）上书方之二，治中风角弓反张、肾脏风毒攻注、手足顽麻、一切急风，药用天麻、白附子、炮附子、牛膝、僵蚕、羌活、槐胶、羚羊角、防风、天南星、全蝎、朱砂、蝉蜕、白花蛇舌草、麝香、腻粉、生姜、薄荷、热酒研下；（12）上书方之三，治脾脏中风、四肢缓弱、恶风头痛、舌本强直，药用天麻、独活、炮附子、麻黄、肉桂、乌蛇肉、人参、防风、细辛、当归、白术、羚羊角、薏苡仁、全蝎、牛膝、川芎、茯神、天南星、僵蚕、牛黄、冰片、麝香、朱砂，蜜丸，温酒下；（13）《圣济总录》方，治筋痹，药用天麻、细辛、菖蒲、牛膝、赤箭、地榆、人参、当归、赤芍、枣仁、威灵仙、藁本、防风、独活、苦参、炮附子、木香、川芎、桂枝、陈皮，蜜丸，温酒下；（14）《普济方》方，治偏正头痛、项急、肩背拘挛、肢节烦痛、神昏多睡，药用天麻、川芎。本案可能用（1）方。

[3] 牛黄清心丸：同名3方。（1）《和剂局方》方，治诸风缓纵不遂、言謇、心悸怔忡恍惚、眩冒、虚烦不眠，或癫狂，或昏乱，药用牛黄、麦冬、白芍、当归、黄芩、防风、白术、柴胡、川芎、桔梗、茯苓、杏仁、神曲、蒲黄、人参、羚羊角、麝香、冰片、肉桂、大豆黄卷、蛤粉炒阿胶、白蔹、干姜、犀角、雄黄、山药、甘草、金箔、大枣为丸；（2）《痘疹世医心法》方，治邪入心包、神昏言謇、中风痰火秘结、瘰疬眩晕、小儿惊风痰涎、痧痘烦躁，药用牛黄、黄连、黄芩、生栀子、郁金、朱砂、神曲；（3）《证治准绳》方，去风痰散惊热，药用天南星、半夏、白附子、川乌、郁金、牛胆汁、牙硝、朱砂、雄黄、硼砂、冰片、麝香、金银花、薄荷。

[4] 加减八味丸：又名八物肾气丸，《丹溪心法》方，治肾虚消渴引饮，药用六味地黄丸，生地改熟地，加肉桂、五味子。《审视瑶函》用治肾水不足、虚火上炎、目光散漫、口舌生疮、牙龈咽喉肿烂痛。

[5] 《外科精要》"凡人久服加减八味丸，必肥健而多子"：该书无此句。《外科发挥·卷五》"疮疡作渴"案中也引用，文字写作"久服轻身，聪明耳目，令人光泽多子"；《外科精要·卷上·治痈疽用药大纲第十八》中有"且大滋气血，生长肌肉"；该书卷下"治痈疽将安发热作渴第四十八"有"如能久服……且气血皆壮""久服气血益壮，饮食加倍"。

【阐发与临证】形体肥厚者多痰盛多中气虚，此由其体质所决定，因此在辨证时要考虑。筋骨软痛是肾虚，痰盛、口渴、喜冷饮可以是痰火，也可以是真水不足。先用愈风汤和天麻丸，散耗药太多，更伤阴血，所以痰热愈盛。牛黄清心丸清心火、散风邪、祛痰镇惊，能益虚其元气，所以更加肢体麻痹。这都是虚虚实实的缘故。薛氏以痰盛作渴、喜饮冷水为真水不足而诊为脾肾虚，确为精当。

28案[1] 一妇年七十五，遍身作痛（不发热而痛久虚，无汗属火），筋骨尤甚，不能屈伸，口干目赤（火），头晕痰壅，胸膈不利，小便短赤，夜间殊甚，遍身作痒如虫行（身痒阴虚有四症），用六味丸料加山栀、柴胡治之，诸症悉愈。

【注解】[1] 本案患者在薛氏原文中为其母。

【阐发与临证】本案老年妇女，遍身筋骨疼痛、不能屈伸，皮肤瘙痒如虫行，此为气血不足、肝肾两亏；目赤口干，头晕痰壅，胸膈不利，小便短赤为痰火。荣血不足、肝肾两亏与痰火互为因果。以六味地黄丸平补肝肾，治肝肾不足，以山栀清心肝经之痰火，柴胡引经。本案与上案都未用发散风湿、疏通经络之类药物而治遍身筋骨疼痛，说明辨证正确。

老年妇女遍身筋骨疼痛，有可能是脂肪痛（肥胖者）、纤维肌痛综合征、复发性风湿病、风湿性多肌痛、原发性全身性骨关节炎等。此患者有关节痛（筋骨尤痛可理解成负重关节痛）、口干目赤、小便短赤（可理解为结膜炎、尿道炎），因此也可能是瑞特氏综合征。另外，口干、身痒、小便赤短（是否为糖尿病，尚未致三消），遍身筋骨痛是糖尿病继发关节炎。

29 案　一产妇筋挛臂软，肌肉瞤动（亡阳），此气血俱虚而有热（当参别症合断），用十全大补汤而痊。其后因怒而复作，用加味逍遥散而愈。

【阐发与临证】筋脉拘挛疼痛、肌肉瞤动，有实有虚。风邪阻滞经络、湿热生风、热极生风、风阳挟痰及瘀血阻滞经络、水气阻滞经络为实证；脾肾阳虚、血虚不养经络为虚证，阴虚阳亢风动为本虚标实。本案既有筋脉拘挛疼痛、肌肉瞤动（筋惕肉瞤），又有臂软，再加上产后得病，这是血虚不养经络的缘故，因而用八珍汤益气养血，肉桂温阳养气。原医者谓其"有热"是失误，因为一来缺乏有热的脉症，二来十全大补汤是温热的方剂。如果是实热，不可应用。

筋惕肉瞤总与"风"有关，不是外风、实风，便是内风、虚风。所以此患者血虚为本，也有风动为标，因此以后经常因怒而复发。

30 案　一产妇两手麻木，服愈风丹、天麻丸，遍身皆麻，神思倦怠，晡热作渴，自汗盗汗，此气血俱虚，用十全大补加炮姜数剂，诸症悉退，却去炮姜，又数服而愈。但有内热，用加味逍遥散数剂而痊。

【阐发与临证】《丹溪心法》载："手足麻者属气虚，手足木者有湿痰死血。"按病因病机分，麻木有风寒入络、气滞血瘀、风痰阻络、湿热阻滞、肝风内动及气血两虚等不同。本案先是两手麻木，服祛风通经络的愈风丹、天麻丸等药后症状加重，倦怠，日晡潮热，口渴，自汗盗汗，这是营血虚、气虚引起的，薛己诊为气血俱虚，用十全大补汤有效。八珍汤加黄芪是补气血的，加肉桂补火助阳、温通经脉、散寒止痛，适用于本案。加炮姜也能温通经脉、散寒止痛，但阴血虚者不宜多用久用，所以用数剂后即去之。本患者如不用炮姜，可能也不会出现内热，不至于后来用清凉的丹栀逍遥散了。

31 案　高光禄脾胃素虚，因饮食劳倦，腹痛胸痞，误用大黄等药下之，谵语烦躁，头痛喘汗，吐泻频频，时或昏愦，脉大无伦次，用六君加炮姜四剂而安。但倦怠少食，口干发热，六脉浮数（脉浮数又非表邪元气虚也），欲用泻火之药。薛曰：不时发热是无火也；脉浮大是血虚也；脉虚浮是气虚也；此因胃虚，五藏亏损，虚症发见（内虚则外症随时而变）。服补胃之剂，诸症悉退。

【阐发与临证】腹痛因部位不同而有胃脘痛、脐腹痛、少腹痛、小腹痛等不同，按案文叙述，在此可能指胃脘痛。由于病因病机不同，胃脘痛分为寒邪犯胃、瘀血阻胃、食积、肝郁、气滞、脾胃虚寒、胃阴不足、肝火犯胃、湿热阻滞等不同。本案脾胃素虚，又因饮食劳倦而发作，再有胸痞，看来是脾胃虚寒加气滞食积而引起的。当然，用大黄苦寒攻下是虚其虚、寒其寒。

脾胃虚寒证用苦寒攻下后出现的谵语、烦躁、时或昏愦、头痛喘汗又吐泻频频，这是脾胃虚寒证的加重，因此用六君子汤加炮姜可安（不用炮姜，改干姜、木香是否更适合）。口干发热、六脉浮数可以是风热外感、温病初起，但如兼见倦怠少食，且又无表证症状，则应诊为虚证，结合病史，显见是脾胃虚。

《难经·四十九难》认为，饮食劳倦若是从脏内自发病则伤脾，若是伤于饮食劳倦这不内外因之邪则其病身热、体重、嗜卧、四肢不收、不欲食、脉浮大而缓，也是脾胃受伤的病症。所以薛己认为是"胃虚五藏亏损"。关于治法，《难经·十四难》载："损其脾者，调其饮食，适其寒温。"薛己用六君加炮姜也是符合的。

32案 徐大尹因饮食失宜，日晡发热，口干体倦，小便赤涩，两腿酸痛，薛用补中益气汤治之。彼知医自用四物、黄柏、知母之剂，反头眩目赤、耳鸣唇燥，寒热痰涌，大便热痛，小便赤涩；又用四物、芩、连、枳实之类，胸胁痞满，饮食少思，汗出如水；再用二陈、芩、连、黄柏、知母、麦冬、五味，言语谵妄，两手举拂，屡治反甚；复求，用参、芪各五钱，归、术各三钱，远志、茯神、酸枣仁、炙甘草各一钱，服之熟睡良久，四剂稍安；又用八珍汤调服而愈。夫阴虚乃脾虚也，脾为至阴，因脾虚而致前证，盖脾禀于胃，故用甘温之剂以生发胃中元气，而除大热。胡乃反用苦寒，复伤脾血耶。若前证果属肾经阴虚，亦因肾经阳虚不能生阴耳。经曰：无阳则阴无以生，无阴则阳无以化（无阴则阳无以化，不宜六味、滋肾丸。妙。何也，肾欲坚，急食苦以坚之）。[1] 又云：虚则补其母。[2] 当用补中益气、六味地黄丸（不稳）以补其母，尤不宜用苦寒之药。世以脾虚（脾虚则不可用知柏），误为肾虚，辄用黄柏、知母之类，反伤胃中生气，害人多矣（知柏并不伤胃，本草可考）。大凡足三阴虚，多因饮食劳役，以致肾不能生肝，肝不能生火，而害脾土，不能滋化。但补脾土，则金旺水生，木得平而自相生矣。

【注解】[1] 无阳则阴无以生，无阴则阳无以化：此句非《素问》之原文，乃王冰注《素问·四气调神大论》篇中"所以圣人春夏养阳，秋冬养阴，以从其根"这一句的注释语。注文是"阳气根于阴，阴气根于阳，无阴则阳无以生，无阳则阴无以化，全阴则阳气不极，全阳则阴气不穷"。

[2] 虚则补其母：见《难经·六十九难》，原文是"虚者补其母"，原是用于针法的一种治疗原则。

【阐发与临证】如上例所述，饮食劳倦伤脾，本案日晡发热（非潮热）、口干体倦、两腿酸痛，是符合脾虚的，薛用补中益气汤治疗也是对证的。彼因日晡发热又小便赤涩而辨为阴血虚肾火旺，自用四物汤养阴血，用知母、黄柏清相火，用黄芩、黄连、枳实清心火，有李东垣"火与元气不两立"之意，这是辨虚为实了，所以变证迭出，热益甚。这是气虚、脾虚引起的发热，后用归脾汤甘温除热、八珍汤大补气血而愈。

薛己认为阴血虚即脾虚引起的，脾虚不能生血；肾阴虚是肾阳虚引起的，阳虚不能生阴，这就引出"无阳则阴无以生"，此与王冰所说的"阳气根于阴、阴气根于阳"是相同的。但与"无阴则阳无以生，无阳则阴无以化"有些区别。一般认为，阴是指物质类、阳是指功能类，功能由物质产生，但功能也可化生出物质来，无阴则阳无以生即总结前者，无阳则阴无以化即总结后者。

虚则补其母，对脾虚来说应当补心火。归脾丸补心脾，一举两得；补中益气汤补中气，尚可论之。六味地黄丸平补肝肾之阴，对脾虚及心火似无大作用，因此，案文中说用六味地黄丸以补其母，有些欠妥。苦寒之药碍脾伤胃气是肯定的，《伤寒论》第333条论述用黄芩汤治疗中焦虚寒证而出现除中死证即是明证。案文最后一段"大凡足三阴虚……木得平而自相生矣"，从道理和实践来说，都是对的。饮食劳倦伤脾，补脾土则肺金旺，金生水则肾气足，水生木、木生火则相继肝、心均旺健。然而原始症状是脾虚而非肺虚，按虚则补其母应当补心而非健脾。这里的论述也有些欠妥了。愚见"虚则补其母"一句还不如改引《素问·玉机真脏论》篇"中央土以灌四傍"及《金匮要略》"脾旺不受邪"为好。

33案 一男子每遇劳役，食少胸痞，发热头痛，吐痰作渴，脉浮大，薛曰：此脾胃血虚病也，脾属土，为至阴而生血，故曰阴虚。彼不信，服二陈、黄连、枳实、厚朴之类，诸症益甚；又服四物、黄柏、知母、麦冬，更腹痛作呕，脉洪数而无伦次。薛先用六君加炮姜，痛呕渐愈；又用补中益气全痊。

【阐发与临证】食少、胸痞、发热头痛、吐痰作渴，按说是实证，但每于劳役（伤气、损脾）后发作，而且每发作脉浮大，应该是本虚标实，即患者脾胃中气不足是疾病发作的根本，所以用补中益气汤治疗有效。六君加炮姜主要是针对黄柏、知母、麦冬而引起的腹痛、呕吐而设。脾虚与阴虚、血虚是有区别的，脾为至阴并不指其为阴性最重，脾虚也不是指其至阴的虚即阴虚，脾虚主要还是指中气虚、脾阳虚。当然因脾有生血的功能，脾虚后也会出现血虚。

四十岁以上的男人常会感到疲乏、全身酸痛、头昏脑胀、记忆力下降、心悸、胸闷气短、睡眠不佳等，有人称之为"男性四十综合征"，严重的会导致心脑血管病。因此男人到中年更要注意营养。2000年2月23日《人民政协报》刊文建议每日摄入50微克铬，有助于促进胆固醇的代谢，可服食复合维生素、矿物质、啤酒；食用含镁的食物以调节心脏活动、降低血压、提高生育能力，含镁的食物有大豆、马铃薯、核桃仁、香蕉、燕麦、叶菜、海产品等；食用含有维生素A、B_6、C的食物有助于提高免疫力，预防癌症、白内障、中风，保护视力，延缓衰老，含上述相应的食物有肝、鱼、乳制品、西红柿、胡萝卜、鸡肉、马铃薯、香蕉、葵花子、花菜、青椒、木瓜、草莓、橙子等；食用含维生素E的食物，可降低胆固醇，这类食物有花生、核桃仁等，但吸收较难，可用药物补充；还要多吃含锌食物如海产品、大豆、火鸡肉等，可提高免疫力，防治阳痿（但每天服锌制剂，以10微克为宜）。

34案 刘秀才劳役失宜，饮食失节，肢体倦怠，发热作渴（初起何以即渴），头痛恶寒（明是表症？须辨内伤外感之头痛恶寒，不明此理，徒用温补死。先生言下矣），误用人参败毒散，痰喘昏愦，扬手掷足，胸间发癍，如蚊所呐（罗谦甫案亦见红癍从乎中治，许学士案亦见红癍为阴盛于内逼阳于外），薛用补中益气加姜、桂、麦冬、五味，补之而愈。

【阐发与临证】该秀才饮食失节、劳役失宜而致肢体倦怠，前医也已认清。但对头痛、口渴、恶寒发热，可能误诊为外感风邪，即虚人外感风邪，所以用人参败毒散，若不认为虚，不会用人参。人参败毒散中除人参益气扶虚外，羌活、独活、柴胡、前胡、桔梗都是祛除风邪的，川芎驱头风治头痛，枳壳疏通气机，赤苓、茯苓利湿，共治时疫初起、风邪袭表、烦热痞闷。但此人恶寒发热、头痛非风邪外感，而是由中气不足引起，口渴是气阴两虚所致，所以发散过多徒耗正气、气阴更虚。

癍也有虚实寒热。热入营血、风湿热郁发癍为实热证，气滞血瘀发癍为实证，阴虚火旺发癍为本虚标实证，脾不统血发癍为虚证，阳虚发癍乃虚寒证。本案是气虚、阴虚误用表散药后出现胸间发癍，癍不大，色浅红，这是气血虚、脾不统血发癍，而且所用补中益气汤加姜、桂，是符合病机的。但伴痰喘昏愦、扬手掷足，似乎是热实证，不能"补之而愈"，所以，痰喘有可能是平素即有的宿疾，昏愦有言过其实之嫌，扬手掷足则是烦躁、懊恼之意。

35案 一儒者素勤苦，因饮食失节，大便下血，或赤或黯，半载之后，非便血则盗汗，非恶寒则发热，血汗二药用之无效，六脉浮大，心脾则涩，[1]此思伤心脾，不能摄血归源。然血即汗，汗即血。其色赤黯，便血盗汗，皆火之升降微甚耳；恶寒发热，气血俱虚也。乃午前用补中益气以补脾肺之源，举下陷之气，午后用归脾加麦冬、五味以补心脾之血，收耗散之液，不两月而诸症悉愈。

【注解】[1] 心脾则涩：指候心、候脾之脉。《难经·十八难》论述脉法三部九候配合脏腑的意义，简要地说，就是左寸、关、尺分别配候心、肝、肾，右寸、关、尺分别配候肺、脾、命门，其他六腑则分别归属于五脏，膀胱归左、三焦归右。心脾则涩应指左寸脉、右关脉涩。

【阐发与临证】便血有肝肾阴虚、脾胃阳虚、脾肾阳虚、肠胃实热、肠道湿热、大肠风寒六种证型。本案下血或赤或黯、赤黯相兼杂是大肠有寒，而且由饮食失节引起已历半年，再加六脉浮大、盗汗，可见脾胃阳虚、心脾血虚无疑。本案的用药方法是上午补气、下午补血。一般说上午气为主，下午血为主。《灵枢·顺气一日分为四时》篇云"朝则人气始生……日中人气长"，《灵枢·营卫生会》篇云："夜半为阴隆……平旦阴尽而阳受气矣……日中为阳隆……日入阳尽而阴受气矣。"所以上午服用补气药易于起作用，下午服用补血药更有效。

本篇从31案开始，大都与饮食失节有关。1999年9月24日《联合日报》刊文认为，经常性的饮食调养，对延年益寿有明显效果。老年人由于造血功能和免疫功能下降，易患疾病，尤其易患心脑血管病和肿瘤，因此需要经常摄取降血脂、抗血栓形成、抗过氧化脂质食物和抗癌食物，力求保证食物平衡进而提高血液质量，是人类长寿的根本性措施之一。文章列举了能降血脂的食物，有鱼、茶、海带、芝麻、核桃、黑木耳、生姜、大蒜、洋葱、山楂、茄子、红枣、西红柿、马齿苋等；能增强免疫功能、有抗癌防癌作用的食物，有山药、香菇、薏苡仁、茯苓、银耳、无花果、猴头菌、芦笋、菜花、胡萝卜、乳酸奶、鹅血、绿茶、绞股蓝等。

36案 一男子发热烦渴，时或头痛（此头痛为内伤），服发散药，反加喘急腹痛，其汗如水，昼夜谵语。此劳伤元气，误汗所致，其腹必喜手按。询之果然。遂与十全大补加附子一钱，服之熟睡，唤而不醒，举家惊惶。及觉，诸症顿退。属内真寒而外假热，故肚腹喜暖，口畏冷物，此乃形气病气俱不足，法当纯补元气为善。

【阐发与临证】发热、头痛、并见烦躁、口渴的，首先应想到是外感表邪，而且有化热现象。《伤寒论》中涉及烦躁的有表寒郁热、里热嚣张、里热实结、余热扰胸、阴虚火旺、蛔虫扰动、热复转安、水饮停蓄、症重传变、表解不彻、误治成变（伤阴、伤阳、里虚、成痞、成结胸）、表寒里虚、中焦虚寒、亡阳、邪传少阳、痰饮在胸、病后纳少等十七类，有八类是伴有发热的，有七类可见口渴，这些就是表寒郁热、表解不彻、里热嚣张、里热实结、余热扰胸、水饮停畜、邪传少阳等，都属于外感表邪且有化热现象。但本案很可能发热烦渴、头痛绵绵已久，或脉象浮大，按之又微细，又渴喜热饮，可知他完全是气虚证或虽有表邪而气阳已虚，即使用发散药也要少用，多加人参、白术、麦冬、五味子之属方可保无虞。原医予服发散药可能还是用的辛凉解表，因为误认为风热外感或表邪化热，况且服发散药而其汗如水，可知发散太过、耗散正气太多，反伤阳气，因而误治成变。此时的谵语实为郑声，喘急是肾不纳气，腹痛绵绵喜按。

37案 一男子饮食劳倦，而发寒热，右手麻木（虚），或误以为疔毒，敷服皆寒凉败毒，肿胀重坠，面色痿黄，肢体倦怠，六脉浮大，按之如无，此脾胃气虚也。询之果是销银匠[1]，因热手入水梅[2]银，寒凝隧道，前药益伤元气故耳。遂用补中益气及温和之药煎汤，渍手而愈。

【注解】[1] 销银匠：将金银旧饰物或器具或块状物熔化后再制成新物具的匠人，销，熔化。

[2] 梅：六朝后，在今安徽省贵池市东北梅根河畔置冶炼场，名梅根冶。这里的"梅"字，用以代替"冶炼"之意。因金银熔化后需浇入模具内凝固成形，若将模具置入冷水中则凝得快。在熔化过程中，双手因操作而很热，谓之热手。手持模具迅速放入冷水中，谓之热手入水。

【阐发与临证】旧时销银匠肩担走窜村坊，饮食不节、劳倦伤气可知。因右手常热时入冷水，久之麻木，很可能还有疼痛，应是寒凝经络，当用温药散寒通络逐瘀。前医不明就里，用寒凉药寒其寒、虚其虚，局部肿胀重坠、全身症状（气虚阳虚）加重。薛己用温补药煎汤湿温敷，对局部症状可以起到事半功倍之效。名医不但要明了医理，还要博学。

该销银匠的发病原因除热手入冷水外，还有过劳和饮食不足，过度劳累则"力所不胜而极举之，则伤形也"，容易引起宿疾的发作。以现代的条件而言，要注意进食要有规律，要注意平衡膳食、合理营养。食物要多样化、不变质并以谷类为主，多吃蔬菜、水果、薯类、豆类、奶类，饮食要清淡少盐，进食量与体力活动要平衡，不可营养过剩，不可暴饮暴食。

38案 一儒者修左足伤其大指[1]甲少许，不见血，不作痛，形体如故。后因饮食劳倦，足重坠微肿痛，或昼睡或夜寐，其足如故，误服败毒[2]之剂，寒热肿痛。盖脾起于足大指，此是脾气虚弱下陷，用十全大补汤而愈。

【注解】[1] 指：与下文的"指"都应为"趾"。

[2] 败毒：即清热解毒之剂。

【阐发与临证】该患者大趾甲偶伤少许，既不痛，又未出血。其后因劳累、饮食失节而足微痛且肿、重坠，但伤处无变化，应该用温水渍足，促使血脉和，然后抬高患足，使静脉回流通畅就可以了。这可能是下肢静脉炎或下肢静脉轻度曲张所致。用案文薛己的话说，是脾气虚弱，也是因为饮食劳倦伤脾胃之气的关系。但无故用清热解毒之剂则能伤脾胃中气。现在有许多医生依西药的观点而用中药，认为清热解毒类中药能消炎，一遇炎症辄用清热解毒方药，也是极易误事的。

39 案　谭侍御[1]但头痛即吐清水，不拘冬夏，吃姜便止，已三年矣，薛作中气虚寒，用六君加归、芪、木香、炮姜而瘥。

【注解】[1] 侍御：即侍御史，明清时即监察御史。

【阐发与临证】《伤寒论》头痛吐涎沫者是第 377 条吴茱萸汤证。该书用吴茱萸汤的有第 245、309、377 条，共 3 条，都是胃寒产生的呕吐。头痛而呕吐清水，与呕吐涎沫同样是痰饮停于中焦，清阳不能升。如果巅顶痛，还是寒气随厥阴经脉上行至巅顶而引起的。吴茱萸温中散寒，还能温散肝经寒气，生姜散寒和胃止呕，人参、大枣温补中焦、升清阳于头部。

本案在发作头痛、呕吐清水时，吃姜便能止，说明主要是中焦寒所致，但病因病机与《伤寒论》第 377 条相同，清水也是痰饮，所以，本案如用吴茱萸汤也是能取效的。唐向荣氏在 2000 年 4 月 26 日《人民政协报》上载文介绍他自己因数度伤于寒而患"多发性关节炎并发重度心力衰竭"，虽经治疗好转，但手脚发凉、全身怕冷，一吃凉的食物即胃痛，就每周吃 50 克鲜嫩生姜，坚持三十余年后，病症已愈。唐先生吃生姜治疗的症状，也是中焦有寒。姜含有人体必需的氨基酸、烟酸、硫胺素、钙、磷，从中药的观点来说，具有温中健胃、发汗解表、祛寒除湿的作用。现代研究成果表明，生姜具有防细胞氧化而抗衰老的作用，其功能优于维生素 E。生姜中的辣素被吸收后对血管运动中枢、呼吸中枢和心脏有兴奋作用，并可产生一种抗衰老物质，抑制体内脂褐质色素的产生，防止氧自由基对人体的侵害。英国人实验显示，生姜能大幅度降低胆固醇。生姜能减轻风湿类疾病引起的肢体疼痛，丹麦科学家发现生姜中含有一种具有抗炎镇痛作用的物质，其化学结构式与水杨酸相似，他们给七个类风湿关节炎患者每天吃 5 克生姜，三个月后症状明显好转。德国科学家发现生姜汁有抑制癌细胞生长的作用。生姜所含的姜辣素和姜酚能抑制前列腺素的合成，降低胆汁中黏蛋白的含量，有很强的利胆作用，所以，食用生姜有防治胆石症的作用。当然，传统上，生姜能防治风寒感冒、呕吐，缓解肠痉挛引起的腹痛等。生姜还能杀死 25% 的细菌。但腐烂的生姜会产生黄樟素，有致癌作用，吃了可诱发肝癌、食道癌。

40 案　一儒者四时喜极热饮食，或吞酸嗳腐，或大便不实，足指缝湿痒，此脾气虚寒下陷，用六君加姜、桂治之而愈。稍失调，旧患复作，前药加附子钱许，数剂，不再举。

【阐发与临证】一般人吃饮食都喜欢温的，很冷的和很热的食物吃进口中、咽下肚腹中都很不舒服。但四时都喜欢吃极热的饮食，与上案喜吃生姜同样是中焦虚寒的表现，也与《伤寒论》第 11 条"病人身大热，反欲得近衣者，热在皮肤，寒在骨髓也；身大寒，反不欲近衣者，寒在皮肤，热在骨髓也"是同样道理。这患者另有嗳腐吞酸及大便不实，与喜吃极热饮食联系，进行整体考虑，不难得出中焦虚寒的结论。足趾缝湿痒是足癣无疑，不能作为脾气虚寒下陷的依据。反复发作气虚及阳，所以加附子根治。

日常生活中有的人爱吃很热的食物，是不好的习惯。烫的食物能损伤口腔和食道黏膜，对牙龈、牙齿、舌头也有害，造成黏膜和牙龈充血肿胀、发炎溃疡及疤痕、过敏性牙病，还可以破坏味蕾。长期的烫食易诱发食道癌。也有人认为偏爱冷食益寿，认为吃冷食和游泳、冷水浴一样，在一定程度上起降低体温的作用，能延长细胞的寿命。

41 案　一男子形体倦怠，饮食适可，足指缝湿痒，行坐久则重坠，此中气虚而下陷，用补中益气加茯苓、半夏而愈。

【阐发与临证】足趾缝湿痒，虽有脾主四肢之说，但到底不能作为脾气虚下陷之症状。此患者饮食适可，所以要辨为中气虚而下陷，还需依据于形体倦怠和两足行坐久则重坠两种症状。

饮食适可，只是维持身体平衡的一个方面。不正常的进餐心理是影响进食量和进食范围的重要因素，也能损害健康。有资料表明：约有三分之一的人具有不正常的进食心理，因而导致全世界人口中体重不足和超重者约各达12亿。胖的人进餐心理强烈，味觉丰富，食欲旺盛；而瘦人进餐心理紊乱，挑食、偏食、忌口多，又抑制了食欲，营养吸收更少。所以，要使人们在进餐前、中、后都有一种舒适、愉快的情绪，这就是进餐的平衡心理，有助于避免养成过胖或过瘦的体质。

42案 一男子食少胸满，手足逆冷，饮食畏寒，发热吐痰，时或作呕，自用清气化痰[1]及二陈、枳实之类，胸腹膨胀，呕吐痰食，小便淋漓，又用四苓、连、柏、知母、车前，小溲不利，诸病益甚。薛曰：此脾气虚寒无火之症，故食入不消而反出。遂用八味丸补火以生土，用补中益气加姜、桂培养中宫，生发阳气，寻愈。

【注解】[1] 清气化痰：甲，丸：同名4方，（1）《丹溪心法附余》方，治热痰，药用半夏、陈皮、赤苓、黄芩、连翘、栀子、桔梗、甘草、薄荷、荆芥、生姜汁；（2）《医方考》方，治痰热咳嗽，药用陈皮、杏仁、枳实、黄芩、瓜蒌仁、茯苓、胆星、半夏、生姜汁；（3）《杂病源流犀烛》方，治郁气凝成痰块，药用半夏、南星、白矾、皂角、干姜、莱菔子、橘红、青皮、杏仁、葛根、香附、山楂、神曲、麦芽；（4）《证治准绳》方，治胸满痰盛、积热郁结，药用（3）方加苏子。乙，清气化痰饮，《痧胀玉衡》方，治痰气壅实、头痛头晕沉重，药用贝母、姜黄、细辛、橘红、青皮、荆芥、厚朴、乌药、砂仁。

【阐发与临证】手足逆冷、饮食喜热畏寒，这是里寒证。胸满作呕食少，寒热皆可，该患者很可能自觉发热吐痰而用清气化痰丸、四苓散、黄连、黄柏、知母、车前子等，忽略了里寒证，因此，腹满加重变成胸腹膨胀，吐痰，作呕加重变成呕吐痰食，小便淋漓加重变成小溲不利，诸病益甚。有了这个病程变化，当然辨证较易。起先时，如能抓住重点，里寒证还是可以辨清的。

此患者饮食畏寒，除怕吃冷的食物外，还应考虑食物的寒性。例如肉食与素食相比，前者为阳性、后者为阴性；而同为肉食，水产品即是阴性。因此荤素食要搭配好。淀粉类食品要成熟热时再吃，其消化率可达90%，若生吃或冷时吃消化率低。

43案 一男子每劳，肢体时痛（诸痛皆属肝木。痛亦有属邪火者，但此为虚火，宜甘温足矣，不得重用辛热），或用清痰理气之剂，不劳常痛，加以导湿，臂痛漫肿，形体倦息，内热盗汗，脉浮大按之微细，此阳气虚寒，用补中益气加附子一钱、人参五钱，肿痛全愈，又以十全大补百余剂而安。共服人参十三斤，姜、附各斤余（琇按：尝见病非姜附所宜，医以重剂人参入之，多不为患，参能驱驾姜附，信哉）。

【阐发与临证】肢体疼痛，以寒邪侵袭为主要病因。《素问·痹论》篇云："痛者，寒气多也，有寒故痛也。"虽然说的是痹证的疼痛，但也可引申为指肢体的疼痛。除外伤瘀血阻塞经络引起的疼痛外，风寒暑湿燥火六淫中，还是以风寒为主。其实，风邪引起的疼痛，说到底还是以寒邪的致病作用为主。但寒胜之痛有重着、拘挛样感，不会像本患者开始时每劳则肢体时痛。时痛且每于劳累后出现，以气血虚为主。原按者说"诸痛皆属肝木"，可能系肝藏血之意。"痛亦有属邪火者，但此为虚火，宜甘温足矣"中之虚火，可能指阴火而言，即李杲《脾胃论》所载"既脾胃气衰，元气不足，而心火独盛，心火者，阴火也"；也可能指虚热而言，即《素问·生气通天论》篇所载"阳气者，烦劳则张"的阳、气、血虚引起的发热，与下文的形体倦息、内热相应。由于气虚、阳虚、血虚而用清热剂、利湿剂，以致每劳肢体时痛而发展为不劳常痛、臂痛漫肿。

本案共用人参13斤，可谓大量。人参除补气外，用现代的说法还含有丰富的维生素B_1、C及某些激素样作用的物质，能兴奋中枢神经系统、垂体—肾上腺皮质系统，促进性腺机能、降低血糖、调节胆固醇代谢等。但使用不当也会出现神经、循环、消化、呼吸等系统的不良反应，因此不能乱进补药。药补不如食补，药物总是有毒的。据1999年5月22日《中国市场经济报》报道，我国每年约19.2万人死于药品不良反应。

44案 一妇年四十余，七月间，患脾虚中满，痰嗽发热，又因湿面冷茶，吞酸吐呕绝食，误服芩、连、青皮等药，益加寒热，口干，流涎不收，且作渴，闻食则呕（胃虚）数日矣。薛视之曰：脾主涎，[1]此脾虚不能约制，故涎自出也，欲用人参安胃散[2]。惑于众论，以为胃经实火宿食治之，病日增剧，忽思冬瓜，食少许，顿发呕，吐酸水不止，仍服前药病益甚，复邀薛视之，则神脱脉绝濒死矣。惟目精尚动（此际断要温补），薛曰：寒淫于内，治以辛热，然药莫能进矣，急用盐艾附子炒热熨脐腹，以散寒回阳；又以口气接其口气，[3]以附子作饼，热贴脐间，一时许神气少苏，以参、术、附子为末，更以陈皮煎膏为丸如粟米大，入五七粒，随津液咽下，即不呕，二日后加至十余粒，诸病少退，甘涎不止，五日后渐服煎剂一二匙，胃气少回，乃思粥饮，继投参、术等药（去附子妙），温补中气，五十余剂而愈。以上五条乃脾胃虚寒、阳气脱陷也。[4]

【注解】[1]脾主涎：出于《素问·宣明五气》篇，原文为"脾为涎"，是五藏所化之液中的一种。

[2]人参安胃散：同名2方。（1）《东垣试效方》方，治脾胃虚热，或劳役不足、呕吐泄泻，药用人参、黄芪、生甘草、炙甘草、白芍、茯苓、陈皮、黄连；（2）《口齿类要》方，治胃经虚热，口舌生疮，喜热饮食，药同上方去黄芪、生甘草，加黄芩。

[3]以口气接口气：口对口做人工呼吸。

[4]"以上五条……脱陷也"：此句非案文，乃指第40~44案的病机是脾胃虚寒、阳气脱陷。

【阐发与临证】七月夏季炎热，因过食冷物、贪凉受风，表里均受寒，痰嗽发热为风寒在表，脾虚中满、呕吐、吞酸、纳呆为寒邪在中焦，再用青皮破气，芩、连苦寒直折中阳，发热加重为寒热，呕吐、纳呆加重为闻食即呕，中满吞酸加重为口干渴、流涎不收。薛把住口流涎不收辨为脾虚而用人参安胃散是对证的。人参安胃散中虽有黄连，但原方中黄连用量仅占全方剂量的3%，所以不会继续损伤中阳。至于他医作胃经实火予宿食治疗，当然还是用黄连、石膏之类，甚至用大黄、枳实，脾阳焉有不更虚之理。神脱脉绝、吐酸水不止，都是中焦阳虚、寒淫于内。由于真阳虚、呕吐、绝食，估计有服药格拒之可能，所以，先用艾、附炒盐熨脐腹、口气接口气、附子饼热贴脐间等办法使神气少苏，待胃气稍回再用汤药。这种回阳救急的方法，现代用得很少了。

另外，本患者七月间贪冷食、暑伤气、兼湿邪，又寒袭中焦。从这方面考虑，也是寒湿困脾胃、脾胃阳虚之病机。

45案[1] 汪石山治一人，年逾五十，过劳怠倦，烦闷恶食，不爽。汪诊之，脉浮小濡缓。曰：此劳倦伤脾也。冬、春宜仿补中益气汤例，夏秋宜仿清暑益气汤例，依法受方，服之良愈。

【注解】[1]从本案至第49案都录自《石山医案·附录》。

【阐发与临证】年老过劳伤中气。倦怠烦闷、纳食不馨、脉浮小濡缓，是中气不足的表现。冬春季天气寒冷，脾胃容易受伤，因此用补中益气汤；夏季暑热碍胃，暑又耗气，秋季暑气未消，所以用清暑益气汤，依季节不同用药。这与《素问·四气调神大论》篇所载"圣人春夏养阳、秋冬养阴，以从其根"有些不同。王冰对这句话的注解是"春食凉，夏食寒，以养于阳；秋食温，冬食热，以养于阴"。从整体上说，春季气候温、秋季气候凉，前者宜食凉、后者宜食温。但春季是冬季的延续，人体适应冬季之保暖，因而一下子食凉是不适应的，所以，春季与冬季同样用温补法。秋季是夏季的延续，人体适应夏季之纳凉，一下子不适应食温，所以秋季与夏季同样用清补法。当然，春与冬用温、秋与夏用清，程度不同。

节气还对人体有不同的影响，如立春前后易发皮炎、鼻炎；立夏前后易发湿疹、体癣、头晕等；夏至到处暑期间肠胃道疾病增多，乙脑多发；秋分至立冬易受凉患感冒、哮喘；冬至到立春期间天气寒冷，老年人易患高血压、心脏病、中风等。

46案 一人年三十余，尝因冒寒发热，医用发表不愈，继用小柴胡，热炽汗多，遂昏昏愦愦，不知身之所在，卧则如云之停空，行则如风之飘毛（虚极），又兼消谷善饥、梦遗诸症。汪观其形色类肥者，曰：此内火燔灼而然，虚极矣。切其脉皆浮洪如指。曰：《脉经》云：脉不为汗衰者死。[1]在法不治，所幸者，脉虽大，按之不鼓；[2]形虽长，而色尚苍，[3]可救也。医以外感治之，所谓虚其虚，误矣！经云：邪气乘虚而入，宜以内伤为重。[4]遂以参、芪、归、术大剂，少加桂、附，服十余贴，病减十之二三；再除桂、附加芍药、黄芩，服十余贴，病者始知身卧于床，足履于地，自喜曰：可不死矣。服久果起。

【注解】[1] 脉不为汗衰者死：出于《素问》《灵枢》《脉经》，原文如下，意思相同、文字稍不同。《灵枢·热病》篇曰："热病已得汗而脉尚躁盛，此阴脉之极也，死；其得汗而脉静者，生。"《素问·评热病论》篇曰："有病温者，汗出辄复热，而脉躁疾不为汗衰……病名阴阳交，交者死也。"同篇又曰："《热论》曰：汗出而脉尚躁盛者死。"《脉经·卷七·热病阴阳交并少阴厥逆阴阳竭尽生死证第十八》条目下原文为"问曰，温病汗出，辄复热而脉躁疾，不为汗衰，狂言不能食，病名为何，对曰，名曰阴阳交，交者死"。《脉经·卷四·诊百病死生诀第七》条目下有原文为"伤寒已得汗，脉沉小者生，浮大者死"。"热病已得汗，脉静安者生，脉躁者难治"。

[2] 脉虽大，按之不鼓：脉浮大躁者，按之鼓指，即有力。脉虽大而不鼓指，说明不浮、不躁。

[3] 形虽长，而色尚苍：形虽长指脉形长，即脉大。色尚苍指病人的面色有些青色。

[4] 经云："邪气乘虚而入，宜以内伤为重"：原文未找到。是脱胎于《素问·评热病论》篇"邪之所凑，其气必虚"而来。《黄帝内经灵枢集注》在"邪气脏腑病形第四"中有注云："若脏气内伤，则邪乘虚而入矣。"（然何人为此注作此言，则不得而知！）

【阐发与临证】青壮年感寒而发热，单从这一点看，很可能是外寒内热证，因此，单纯用辛温解表药或用小柴胡汤扶正祛邪，汗出多而内热尤重，以致炽热汗多、昏愦不安。梦遗与热炽昏愦有关，消谷善饥、脉浮洪则是内热。伤寒、热病应以汗解，得汗后脉浮变小为之顺，如脉仍浮大或躁数则为病进，所谓脉不为汗衰。温病是里外都热，发汗本已不对，如取汗后脉躁疾而且狂言、烦躁，为里热乖张，极易逆传心包、热入营血。本患者脉虽浮洪数，但无躁疾之感，指下仍较和缓，而且面色与脉象也相符，因而尚可治。虽然是邪之所凑、其气必虚，但确为感寒而起，虚人外感应当补虚与解外同进。本案可能是外寒内热，又是虚人外感，所以，单纯辛温解表是虚其虚了。如果一开始用小柴胡汤，适当加清里热解外寒药，汗出不要太多，可能不会产生变证。案文既说是内火燔灼，又说是虚极，当然应该用养阴益气，而处方中则是大剂量温补的人参、黄芪、白术，并有肉桂、附子，是失误。后来去肉桂、附子而加黄芩、芍药，病者好转较快，从这一点看，用肉桂、附子是欠妥的。

"形虽长而色尚苍"是指色脉相应。《灵枢·邪气脏腑病形》篇云："夫色脉与尺之相应也，如桴鼓影响之相应也，不得相失也……色脉形肉不得相失也。""色脉相应"主要在《难经·十三难》中叙述，原文说："五脏有五色，皆见于面，亦当与寸口尺内相应。假令色青，其脉当弦而急""假令色青，其脉浮涩而短，若大而缓为相胜；浮大而散，若小而滑为相生也。"就是说表证浮脉发汗后邪退，脉象应浮涩短或小滑。如果脉浮大缓，说明表邪未去，如有散（躁疾），应为"脉不为汗衰"，脉大病进。但如面色尚苍（青），虽弦而急还是色脉相应，病不为逆。

47 案 一人年逾五十，患眩晕，溲涩体倦，梦遗心跳，通夜不寐，易感风寒，诸药俱不中病。汪诊之，脉皆浮大或小弱无常。曰：虚之故也。丹溪云：肥人气虚，宜用参、芪。又云：黑人气实，不宜用之。果从形欤，抑从色欤？汪熟思之，色虽黑而气虚，当从形治。遂以参、芪为君，白术、茯苓、木通为臣，栀子、酸枣仁、麦冬为佐，陈皮、神曲为使，煎服，晨吞六味地黄丸，夜服安神丸[1]，逾年病安。

【注解】[1] 安神丸：同名8方。(1)《兰室秘藏》方，又名朱砂安神丸，功能镇心安神、清心火、养血，药用朱砂、黄连、当归、生地、炙甘草；(2)《小儿药证直诀》方之一，治心疳，药用麦冬、马牙硝、茯苓、山药、寒水石、甘草、朱砂、冰片，蜜丸；(3)上书方之二，治心经虚热，睡中惊悸夜啼，药用人参、枣仁、茯神、半夏、当归、橘红、赤芍、五味子、甘草、杏仁，姜汁和丸；(4)《证治准绳》方之一，功能宁心安神、清热养血，药同(1)方去生地加麦冬、茯神、冰片，猪心血和丸；(5)上书方之二，治心胃积热、解毒，药用犀角、人参、茯苓、雄黄、车前子、芍药，另用桃符（旧时代大门旁挂的二块桃木板，上画神像，传说可镇邪，治中恶邪气、小儿积热等）、桃白皮（桃树或桃树根之白皮，去胃中热、解中蛊毒）煎汤成膏和丸；(6)上书方之三，又名黄连安神丸，治疹痨，药用黄连、当归、朱砂、龙胆草、石菖蒲、茯神、全蝎，猪心血和丸；(7)《沈氏尊生书》方，治子烦，药同(1)方去生地加生姜；(8)《中国医学大辞典》方，治痘后谵语，药用牛黄、黄连、当归、山栀，猪心血为丸，朱砂为衣，灯心草煎汤送。

【阐发与临证】患者年老肥胖眩晕心悸，易感风寒，是气虚证，"中气不足，溲便为之变"，溲涩如与气虚症状同见，又可排除湿热注于下焦，当然还是气虚，更何况脉或浮大或小弱。方中木通、栀子、枣仁、麦冬均为随症加减，与气虚无关。

"黑人气实"之语，如为黑瘦结实身材，气实可信；如为黑胖虚肿，气实不确。《灵枢·逆顺肥瘦》篇载"年质壮大，血气充盈，肤革坚固……刺此者，深而留之，此肥人也。广肩腋项，肉薄厚皮而黑色……刺此者，深而留之"，虽然针对针刺法而言，但文意中可看出这种肥人与黑人都是气实者。

本患者五十多岁，眩晕、心悸、失眠、体倦、体形肥胖，很可能是高血压病；溲涩，又可能是前列腺肥大、前列腺炎，由此可引起梦遗。木通、栀子治后者；枣仁、麦冬、茯苓、人参、白术治前者。就现在来说，这些药物也是有效的。

48案 程篁墩先生形色清癯，肌肤细白，年四十余，患眩晕，四肢倦怠，夜寐心悸言乱。或用加减四物汤[1]，甘寒以理血；或用神圣复气汤[2]，辛热以理气；又或作痰火治；或作湿热治，俱不效。汪诊之，脉皆沉细不利，心部散涩。曰：此阴脉也。脾与心必忧思所伤，宜仿归脾汤例，加以散郁行湿之药（此症若不散郁行湿，即投归脾亦不效）。服数贴，病果向安。一夕，因懊恼忽变。急请诊视，脉三五不调，或数或止，先生以为怪脉。汪曰：此促脉也（促脉或痰或气滞），无足虑。曰：何为而脉变若此？曰：此必怒激其火然也。以淡酒调木香调气散[3]一匕服之，其脉即如常。

【注解】[1]加减四物汤：同名8方。(1)《素问病机气宜保命集》方，治产后血虚、寒厥头痛，药用苍术、羌活、川芎、防风、香附、白芷、石膏、细辛、当归、熟地、甘草；(2)《东垣试效方》方，治瘀血停经、腹痛，药用当归、川芎、赤芍、熟地、莪术、肉桂、三棱、干漆（《兰室秘藏》名增味四物汤）；(3)《证治准绳》方，治月经不调、崩漏，药用熟地、当归、白芍、川芎、香附、生姜；(4)《济生方》方，治肠风便血，药用当归、生地、川芎、侧柏叶、炒槐花、荆芥、甘草、枳壳、乌梅、生姜；(5)《审视瑶函》方，治目中热疮、睑边赤烂，药用当归、生地、赤芍、川芎、苦参、牛蒡、薄荷、防风、花粉、连翘、荆芥；(6)《傅青主女科》方之一，治妊娠大便干结、小产，药用当归、熟地、生白芍、川芎、栀子、山萸肉、山药、丹皮；(7)《傅青主女科》方之二，治经水过多、面黄体倦，药用熟地、当归、白芍、白术、山萸肉、荆芥穗、川芎、续断、甘草；(8)《沈氏尊生书》方，功能养肺气，药用当归、生地、白芍、麦冬、玄参、花粉、甘草、黄柏、五味子。

[2]神圣复气汤：《兰室秘藏》方，寒水当令、克土克火所有证，药用柴胡、羌活、藁本、升麻、半夏、甘草、防风、桃仁、人参、郁李仁、干姜、附子、黄芪、草豆蔻、陈皮、黄柏、黄连、枳壳、生地、细辛、蔓荆子、川芎、白葵花（咸寒，和血润气燥，治白带）。

[3]木香调气散：同名2方。(1)《和剂局方》方，治气滞胸膈虚痞、恶心呕逆、腹痛，药用木香、白豆蔻、丁香、檀香、藿香、砂仁、甘草、盐少许；(2)《杂病源流犀烛》方，治七情郁结、胸胁腹满痛，药用木香、乌药、香附、枳壳、青皮、陈皮、厚朴、川芎、苍术、砂仁、桂枝、甘草、生姜。

【阐发与临证】患者清瘦白嫩，形似书生善虑之辈，人至壮年，气血渐衰，眩晕倦怠，心悸夜寐不安，脉沉细，左寸涩，此为气血心脾两虚证。案文所说的或用加减四物汤，可能是第（3）方，也可能是四物汤的随症加减。因缺少补气药，所以不效。神圣复气汤方中包含补中益气汤是可以的，但药物复杂，既有附子、干姜、细辛，又有黄连、黄柏、生地，还有理气耗气药，所以也不效。思虑伤脾，怒郁伤肝，因此，健脾如兼以散郁，必事半功倍。另外，四肢倦怠也可能是湿困引起的，健脾如兼以利湿燥湿，也事半功倍。

49案[1]　一人形长而瘦，色白而脆，年三十余得奇疾，遍身淫淫，循行如虫，或从左脚腿起，渐次而上至头，复下于右脚，自觉虫行有声之状（是阳虚），召医诊视，多不识其为何病。汪往诊，其脉浮小而濡，按之不足，兼察形视色，知其为虚证矣。《伤寒论》云：身如虫行，汗多亡阳也。[2] 遂仿此例，而用补中益气汤多加参、芪，以酒炒黄柏五分佐之，服至二三十贴遂愈。

【注解】[1] 本案还收录在《奇症汇·身部》。

[2] 身如虫行，汗多亡阳也：原文未找到。《伤寒论》第196条："阳明病，法多汗，反无汗，其身如虫行皮中状者，此以久虚故也。"《伤寒杂病论·辨脉法第一》说："迟为无阳，不能作汗，其身必痒也。"这两段原文与本案文意思相似。

【阐发与临证】本案为麻木证。麻，一般如蚁走感或触电感；木，皮肉不仁如木厚样感觉，多由于气血俱虚、经脉失于濡养；或气血凝滞、经络失畅；或寒湿痰瘀留阻脉络所致。《杂病源流犀烛·麻木源流》载："麻木，风虚病亦兼寒湿痰血病也。麻，非痒非痛，肌肉之内如千万子虫乱行，或遍身淫淫如虫行有声之状，按之不止，搔之愈甚，有如麻之状。木，不痒不痛，自己肌肉如人肌肉，按之不知，掐之不觉，有如木之厚。……气虚是本，风痰是标。"本案属气虚所致，故用补中益气汤重用参、芪。本案汪石山主要从患者脉浮小而濡、按之不足来诊断的。至于所引《伤寒论》的"身如虫行、汗多亡阳"，本与本案案情无关，彼为伤寒，此为内伤杂病。加酒炒黄柏，可能是"遍身淫淫，循行如虫"，且症状自足起又回复至足。虫由湿热而生，湿热又易流注于下肢，所以用黄柏清利湿热。

寄生虫在人体皮肤内游走，首推颚口线虫病，是由于有棘颚口虫的幼虫侵入皮肤所致。主要是由于人吃了生食或未煮熟的，含有此幼虫的肉类、海鲜、蛙、蛇类动物及饮用了被此虫污染的水而引起。主要症状是先出现发热、胃痛、呕吐、肋间神经痛，约半个月后在四肢、躯干部皮下出现游走性的水肿性炎性红色硬结，痒、肿胀和针刺样痛。肿块持续10天左右，有的可消退而遗留硬结，表面可有少许鳞屑或色素沉着斑。若幼虫侵入肺、脑、肾、眼等器官，可出现相应的症状，甚至可引发脏器出血。吃青蛙还可患曼氏迭宫绦虫，它的幼虫进入人体后，可在皮下组织内游走。还有麦地那龙线虫感染后也可在人体内游走，引起疼痛和溃疡。

50案[1]　一人形长苍紫，素善食，喜啖肉。年近六十，时六月伤饥，又被雨湿，既而过食冷物，腹中疼胀，呕吐。次年至期，[2] 前病复作，医作伤食，或作冷气，率用香燥消导之药，时作时止。第三年十月，病又作，食则胃脘刺痛，近来忽吐瘀血如指者三四条，大便溏泻，亦皆秽污，又常屡被盗惊，今犹卧则惊寤。汪诊左脉沉弱，右脉浮虚，但觉颇弦。次早复诊，左脉濡小无力，右脉虚豁（脉之不常，虚之过也），令用人参二钱，白术钱半，茯神、当归、生地、黄芪、酸枣仁各一钱，石菖蒲五分，山栀子七分，五贴，觉力健而食进；尚嗳气失气未除，饮食少味，令人参加作三钱，白术加作二钱，服愈。

【注解】[1] 本案至第53案都录自《石山医案·卷中》。

[2] 次年至期：第二年的六月。至期，又到六月。

【阐发与临证】平时此患者食量大又喜吃肉食，在遭受饥寒之后又过食冷物，因而腹中胀痛呕吐，这在当时肯定是伤食又中寒，脾胃失于和降，宜温中散寒、消导理气和胃为法。一年后如期又发作，肯定是因饮食不慎而诱发。此时再用消导法已不对证，用香燥药也有失偏颇，应用健脾和胃为主，温中理气为辅，所以，医者率用香燥消导之药而症状时作时止。病根不除，轻症变重症，食积挟寒邪，久而成瘀，因此上吐瘀血、下泻污秽，食则胃脘疼痛颇甚。但脉濡小虚浮，肺脾脉又弦，木气旺、乘土侮金，脾虚为本、血瘀为标，用归脾汤加减。显然，加石菖蒲是配伍酸枣仁、茯神治其惊悸，栀子既能凉血止血、祛瘀血，又能清肝泄肝。

本患者以进食后胃脘疼痛及吐血而诊为胃溃疡，大概不成问题。用现代医学观点来看，引起胃溃疡的外因主要是幽门螺旋杆菌，栀子确有广谱的抗菌作用。现在有人用口服黄连素、庆大霉素等治疗胃溃疡，与用栀子是同理。

51案 一人年十九，形瘦，面色黄白。三月间微觉身热，五月间因劳伤于酒肉，遂大热膈闷，梦遗盗汗，午后热甚。或作食积，或作阴虚，或作痰火，治皆不应。汪诊之，午间脉皆洪滑。汪曰：食饱之余，脉不定也。来早再诊，脉皆收敛而弱，右脉尤弱。遂以人参三钱、黄芪钱半、白术、麦冬各一钱、黄柏、知母、山查子[1]各七分、枳实、甘草各五分，煎服，热减汗除，五服，惟梦遗，一月或二次三次。令服固精丸[2]五六两，仍令节食守淡味，病愈。后又觉热，前方减甘草，加石膏一钱半，牡丹皮八分。

【注解】[1] 山查子：山楂核也。现代用山楂，是果实，连皮带肉、中间还带核。《本草纲目》谓："核，吞之，化食磨积，治㿗疝。"

[2] 固精丸：同名5方。（1）《济生方》方之一，治下虚胞寒、小便白浊、妇人白淫带下，药用煅牡蛎、白茯苓、桑螵蛸、白石脂、韭子、五味子、菟丝子、龙骨；（2）上书方之二，治房事过度，精元不固，遗精白浊，药用肉苁蓉、煅阳起石、鹿茸、鹿角霜、赤石脂、巴戟天、韭子、茯苓、生龙骨、附子；（3）《丹溪心法》方，治心神不安、肾虚自泄精，药用知母、黄柏、煅牡蛎、龙骨、芡实、莲心、远志、茯苓、山药煮糊为丸，朱砂为衣；（4）《沈氏尊生书》方，治色欲劳伤，药用（3）方去莲心加莲须、山茱萸；（5）《名医类案》方，治梦遗，药用狗头骨煅存性，籼米饭丸，朱砂金箔为丸。

【阐发与临证】此患者素来体瘦、面色不华，中气不足可知。春日阳气升而微觉身热，是气阴两虚发热。后又劳累，又伤食酒肉，这时应该以气阴两虚为本、肉食积滞为标，大热、梦遗、盗汗、午后热甚符合气阴不足，膈闷当是积滞之故。汪于早晨诊脉，六脉俱弱、右脉尤弱，明显的肺脾气阴俱虚，所以，以参、芪、白术补中气，以麦冬、人参养阴，以山楂消肉食积滞，以知母、黄柏清虚热，枳实助山楂消积滞又除胀。

食积可以发热，谓之积滞化热，宜消而兼清。《丹溪心法》的保和丸、大安丸，《古今医鉴》的保和丸、越鞠保和丸及《医学心悟》的保和汤都用连翘，甚至黄连（保和丸有一方用黄连），《儒门事亲》的木香槟榔丸用黄连、黄柏，《证治准绳》的木香大安丸用黄连、连翘，木香丸用黄连，都是因积滞化热而设。本案先用知母、黄柏，后又觉热而加用石膏、丹皮，也是此意。

梦遗对于十九岁的青年人来说，一月二三次不为过，不必服固精丸，但若因伤于肉食积滞而病，节食守淡味是必要的。

52案 一妇苍白，不肥不瘦。年逾五十，病舌尖痛（虚火），三年，才劳，喉中热痛（虚火），或额前一掌痛，早起头晕，饮食无味，胸膈痞闷。医用消导清热之药，不效。汪诊右脉濡散无力而缓，左脉比右颇胜，亦近无力，患者十五年前哭子过甚，遂作忧思伤脾，哭泣伤气。从东垣劳倦伤脾之例，用参、芪各钱半、白术、芍药、天麻各一钱、川芎、元参各七分、甘草、枳实各五分，黄柏、陈皮各六分，煎服愈。

【阐发与临证】舌尖如果红刺灼痛、心烦不寐、脉数，应考虑心火上炎；喉中热痛如果咽部红肿，多为风热、湿热、郁火；如口干欲饮、午后潮热、脉细数则考虑阴虚。本案老年女性，病舌尖痛三年，才劳累即又病喉中热痛，伴前额头痛、头晕、饮食无味、脉无力而缓，则为气阴两虚。气阴两虚之咽喉痛，多为干痛、热痛、隐痛，劳累加重，头晕乏力纳呆，脉细无力。推理可得其三年之舌尖痛是心脾虚，符合《灵枢·经脉》篇所说的"是主脾所生病者，舌本痛"，舌尖痛也是舌本痛。汪以东垣劳倦伤脾之例，用参、芪、术、陈、芍、草治疗，应有效。至于天麻、川芎、元参、枳实、黄柏，乃随症加味，针对头晕、前额头痛、胸膈痞闷、喉中热痛等症状而设。

患者十五年前哭子过甚而致忧思伤脾、哭泣伤气，也可能是该疾病的基础，引起体质虚弱。一般来说，经过十二年的调理，又随时间的过迁而逐渐淡忘，如果不是早就形成的器质性病变，一般不会在十二年后又引起舌尖痛，又过三年因劳累引起喉中热痛等一系列症状，舌尖痛也可能是心绞痛。

53案 一儿年十余，色白神怯。七月间发热连日，父令就学，内外俱劳，循至热炽头痛，正合补中益气汤症，失此不治，以致吐泻食少。其父知医，乃进理中汤，吐泻少止，渐次眼合，咽哑不言，昏昧不省人事，粥饮有碍，手常揾住阴囊（虚寒），为灸百会、尾骶[1]不应，其父来问。汪曰：儿本气怯，又兼暑月过劳，经曰：劳则气耗。[2]又曰：劳倦伤脾，即此观之，伤脾之病也。身热者，经曰：阳气者，烦劳则张。[3]盖谓气本阳和，或烦劳则阳和之气变为邪热矣；头痛者，经曰：诸阳皆会于头。[4]今阳气亢极，则邪热熏蒸于头而作痛也；吐泻者，脾胃之清气不升，浊气不降也；目闭者，盖诸脉皆属于目，而眼眶又脾所主，脾伤不能营养诸脉，故眼闭而不开也；咽哑者，盖脾之络连舌本，散舌下，脾伤则络失养不能言也（目闭而哑，俱为脾伤，妙），经曰：脾胃者，水谷之海，五藏皆禀气于脾。[5]脾虚则五藏皆失所养，故肺之咽嗌为之不利，而食难咽，故心之神明为之昏瞆而不知人；常欲手揾阴囊者，盖无病之人阴升阳降，一有所伤，则升者降，降者升，经曰：阴阳反作是也。[6]是以阴升者降从其类而入厥阴之囊，因阴多阳少，故手欲揾之也。此皆脾胃之病（妙断）。经谓：土极似木，亢则害，承乃制也。[7]症似风木，乃变象耳。不治脾胃之土，而治肝木之风，欲求活，难矣。且用参、芪、术各三钱，熟附一钱，煎至熟，用匙灌半酒杯，候看何如。服后病无进退，连服二三日，神稍清，目稍开，始有生意，食仍难咽。汪诊之，脉皆浮缓，不及四至。汪曰：药病相宜，再可减去附子（病一转即去附子，妙！因时令在七月也）。服之，渐渐稍苏。初医或作风热施治，而用荆、防、芩、连、蚕、蝎之类，或作惊痰，而用牛黄、朱砂、轻粉等药，此皆损胃之剂，岂可投之？儿今得生，幸耳！实赖其父之知医也。或曰：经云无伐天和。[8]其症又无四肢厥冷，时当酷暑，而用附子，何也？（此一辨不可少）汪曰：参、芪无附子无速效，而《经》亦曰假者反之。[9]正如冬月而用承气之类，此亦舍时从症之意也。

【注解】[1] 尾骶：尾、骶骨。此处有八髎穴，有治神志病的功能。

[2] 劳则气耗：引自《素问·举痛论》篇，原文有"劳则气耗""劳则喘息汗出，外内皆越，故气耗也"。

[3] 阳气者，烦劳则张：引自《素问·生气通天论》篇。

[4] 诸阳皆会于头：《难经·四十七难》说："人头者，诸阳之会也。"《灵枢·邪气藏府病形》篇载："诸阳之会，皆在于面。""头为诸阳之会"之说源于手三阳经与足三阳经在头面部交会。

[5] 脾胃者，水谷之海，五藏皆禀气于脾：《灵枢·玉版》篇云："胃者，水谷气血之海也。"《灵枢·五味》篇曰："胃者，五藏六府之海也，水谷皆入于胃，五藏六府皆禀气于胃。"《素问·玉机真藏论》篇云："五藏者皆禀气于胃。"

[6] 阴阳反作：语出《素问·阴阳应象大论》篇，原文是"积阳为天，积阴为地……清气在下，则生飧泄；浊气在上，则生䐜胀。此阴阳反作，病之逆从也"。阴阳反作，按王冰注为"阴阳反复作务，则病如是"。

[7] 土极似木，亢则害，承乃制："亢则害，承乃制"录自《素问·六微旨大论》篇。土极似木，找不到原文。《素问·气交变大论》篇曰："岁土太过，雨湿流行……"王冰注云："土胜木复，故风雨大至，水泉涌。"按五行生克关系说，土太过则反侮木，木病，出现肝木的症状。

[8] 无伐天和：语出《素问·五常政大论》篇，原文是"必先岁气，无伐天和，无盛盛，无虚虚，而遗人天殃"。因岁有六气之分主，人脉至尺寸应之。如太阴所在其脉沉，太阳所在其脉大而长等，此六脉谓之天和。另一种表示岁气是天和，某年冬季是寒水当令，气温偏低，即使病时需用清热

[9] 假者反之：语出《素问·六元正纪大论》篇，原文是："用凉远凉，用热远热……食宜同法。假者反之，此其道也，反是者病也。"

【阐发与临证】七月虽暑热，但因内外俱劳而罹患补中益气汤证的发热连日，又失治，后用理中汤。汪用治脾胃的附子理中汤法而取效。按《素问·六元正纪大论》篇："用凉远凉，用热远热……"是暑月天气热，不能用热药，但又说"有假者反之，此其道也。反是者病也"。若六气过亢而致病，谓之六淫，要用寒凉或温热的药物治疗，则不必"用凉远凉，用热远热"。如虽是夏季而太阳司天，寒邪（暑季，人多贪凉）中人为病，应以热药治疗，则用热不远夏（热），此即"有假反常""有假者反之"的意思。"无伐天和"，从表面上看，是"用凉远凉、用热远热"，但实质上是"有假者反之"。如夏季太阳司天，寒邪中人为病，这就是"天不和"（本案即如此），用参、芪、附子等热药治病就是"无伐天和"。本案是因内外俱劳而得发热连日，汪的解释是因"阳气者，烦劳则张"，原文下面还有"精绝辟积，于夏使人煎厥"。阳气，在正常时是阳和之气，饮食起居不慎，烦扰阳和之气，筋骨疲劳，神动气伤，天真耗竭，筋脉膜胀，精气竭绝，既伤肾气，又损膀胱，此时阳和之气已变成邪热，所以气逆而厥。本案之发热连日，就是这种情况。

《素问·阴阳应象大论》篇所说的"阴阳反作"，原文的意思是清阳之气在上，如在下则生飧泄；浊阴之气应在下，如在上则生䐜胀。这就是阴阳反作，而疾病丛生。在下之浊阴，应该自下而生地升发，而不应该在上不动；在上之清阳，应该自上而下地降下，而不应该在下不动。所以，本案文说盖无病之人阴升阳降。阴升阳降是一个过程，而一有所伤则应该升的在下之浊阴反而降（案文说"升者降"），应该降的在上之清阳反而升（案文说"降者升"），浊阴下降因物以类聚而入厥阴之囊，又因阴（寒）多，故欲手揾之。

五运之气有平气、不及之气及太过之气之分。从原文可看出，五运太过之气中的土气曰敦阜之纪，这就是案文中所说的"土极"，而从其表现的征象（其果枣李，其谷稷麻，其畜牛犬，其色黄苍，其病腹满、四肢不举）看，有些类似于平气中的木气（敷和之纪）所表现的征象（其果李，其谷麻，其畜犬，其色苍，其病里急支满），所以说土极似木。虽有风木的症状，如头痛、呕吐、昏昧不省人事等，但因是土气太过而出现的类似风木（木气平和）的症状，所以案文说"症似风木，乃变象耳"。

至于案文说"参芪无附子无速效"，是说方中少用一些附子（汪用参、芪、术各三钱，附子用一钱，附子仅占10%），符合少火生气之意，能促进参、芪、术的补气作用。

54案 程明佑[1]治闵德病头痛，身热烦憹，他医汗之，热益甚，脉不为汗衰，乃曰：此阴阳交而魂魄离也。程曰：非也。病得之内伤，饮食宿滞，泄之可愈。已泄之而安。

【注解】[1] 程明佑：字良吉，号宕泉，安徽省歙县人。本书中也有"佑"写作"祐"的。《医学入门》谓其善医，提倡泻法，认为"泻之为补""补之为泻"。其医案可能录自《歙县志》（下同）。

【阐发与临证】身热、头痛、烦闷，如无恶寒、汗出、脉浮等表证的脉症，可以是阳明府热，或肠胃积滞，肠胃积滞也可化热，详见本篇51案。本案肯定还有纳食不振、口中乏味、口酸、嗳腐酸臭、脘腹胀饱等食积的症状。

泄之，对肠胃积滞来说也是好办法，尤其对积滞化热的病人。如加消导下气药可能更取效。

55案 吴荧山治一人患内伤，郁痰气虚，诸医皆作有余之气，遂用四七[1]分气消导之剂，服之气升似火；又以栀子芩柏寒凉之剂服之，其患增剧，四体瘦削，早晨气潮，若火焚状（用凉药而愈甚，阴覆乎阳也。宜升阳散郁补胃）。吴诊其脉，浮大无力，知气虚而清气下陷故也，法宜甘温退热。遂以补中益气倍加参、芪服之，其热渐平，饮食倍进；次以蠲饮枳术丸[2]，服十日，倏然利出郁痰升许（先补胃后治痰，因脉浮大无力之故）；然后用六味丸入紫河车一具，调理月余而瘥。

【注解】[1] 四七汤：同名3方。(1)《和剂局方》方，又名七气汤，治梅核气、中脘痞闷等，药用半夏、茯苓、紫苏叶、厚朴、生姜、大枣；（2）《千金要方》方，治七情气郁、痰涎结聚或心腹冷痛等，药用半夏、人参、甘草、桂心；（3）《沈氏尊生书》方，治梅核气、气郁、痰阻等，药用半夏、苏叶、厚朴、茯苓、陈皮、枳实、天南星、砂仁、神曲、青皮、草豆蔻、槟榔、益智仁、生姜。

[2] 蠲饮枳术丸：为《脾胃论》蠲饮枳实丸之误，方能逐饮消痰，导滞清膈，药用枳实、半夏、陈皮、黑丑，食后生姜汤下。

【阐发与临证】本患者消瘦、早晨发热如火焚，脉浮大无力，这是气不足，又兼用过理气消导及苦寒清热燥湿之剂而病反加剧，因此气虚无疑，所以用补中益气汤倍加人参、黄芪而取效。原医"作有余之气"，气有余便是火，气郁也能化热。原医用四七汤治疗，说明他们认定是气郁，而不是气有余，因为四七汤中没有清气分热的药品，诸如半夏、厚朴、陈皮、天南星等是化痰湿的，厚朴、紫苏、青陈皮、草豆蔻、砂仁等都是理气解郁的。注1中的三个四七汤，按年代推测可能是用（1）方，如果用（2）方，因有人参、甘草、桂心，说不定还可以起到治疗作用，而不至于"服之气升似火"。

先补胃后治痰，虽然是针对脉浮大无力而设，但肺为贮痰之器，脾为生痰之源，先健脾益气，更有利于祛痰。

56案 一男子患内伤，微热咳嗽，其人素欠保养，不忌荤酒，日久则卧床矣。吴诊之，两手脉弦，以参苏饮二贴，头目稍清，余热未退；次以滋阴降火汤[1]，未获全效，病家易医治之。医曰：此伤寒误于药也，当得大汗而愈。遂以葱白散[2]大发其汗，其脉愈浮，其热愈炽，日晡阳虚头痛（此后再汗为误），医尚以风邪未解，仍以清肌解散之药，虚益甚矣。复请吴诊，脉之，弦大虚芤改革，男子则亡汗失精矣。[3]与补中益气汤，数服而安；次以人参养荣汤[4]，五十贴，其患遂愈。

【注解】[1] 滋阴降火汤：同名6方。（1）《明医杂著》方，治阴血虚、相火旺，药用生地、熟地、当归、白芍、川芎、甘草、干姜、白术、陈皮、知母、黄柏、天冬；（2）《寿世保元》方，治虚火上升，喉内生疮，药用熟地、当归、白芍、川芎、知母、黄柏、花粉、元参、甘草、桔梗、竹沥；（3）《审视瑶函》方，治两目萤星乱散，药用生地、熟地、当归、川芎、白芍、知母、黄柏、麦冬、黄芩、柴胡、甘草；（4）《沈氏尊生书》方之一，治吐血，药用生地、熟地、当归、白芍、麦冬、白术、陈皮、知母、黄柏、生姜、大枣；（5）上书方之二，治血热吐血、阴虚骨热、火动阳强，药用上方加天冬、甘草；（6）上书方之三，治右耳聋，药用生地、川芎、当归、赤芍、薄荷、石菖蒲、知母、黄柏、生姜。本案用（1）方。

[2] 葱白散：同名4方。（1）《三因极一病证方论》方，治胸腹冷气不和刺痛，妇人胎前产后腹痛，血刺痛，胎动，药用连须葱白、川芎、当归、枳壳、厚朴、芍药、桂心、干姜、大茴香、青皮、川楝子、木香、熟地、麦芽、三棱、莪术、茯苓、神曲、人参；（2）《博济方》方，治同（1）方，药品比（1）方多大黄、诃子肉、熟地改生地；（3）《和剂局方》方，治四时伤寒、头痛壮热，恶风寒、骨节烦痛、鼻塞咳嗽，时疫等，药用川芎、苍术、白术、干葛、石膏、炙甘草、麻黄、生姜、葱白；（4）《世医得效方》方，治老人便秘，药用葱白、阿胶。

[3] 脉之，弦大虚芤改革，男子则亡汗失精矣：《伤寒论·辨脉法第一》说："脉弦而大，弦则为减，大则为芤，减则为寒，芤则为虚，寒虚相搏，此名为革，妇人则半产漏下，男子则亡血失精。"

[4] 人参养荣汤：《和剂局方》方，治积劳虚损，精神衰倦，健忘，肢体乏力，动作迟缓沉重，肌肉瘦弱，药用熟地、当归、白芍、人参、白术、茯苓、炙甘草、炙黄芪、肉桂、陈皮、五味子、远志、生姜、大枣。

【阐发与临证】按案文，患者内伤而微热咳嗽，且素欠保养，当是气虚外感，或是肺气不足，虽脉弦（可理解为木火刑金），参苏饮即使不是全部对证，药味也不是全部不可用。滋阴降火汤是以大补阴丸合四物汤为主的治疗阴血虚、相火旺的方剂，缺龟板，加天冬，虽另有干姜、白术、甘草，对本案并不恰当。后医以葱白散大发其汗，显然更是不对了。葱白散，按《和剂局方》方是发汗方剂，用后总是汗多阳虚而已。所谓亡汗失精，仍是指汗多阳虚、汗多血虚，阳虚者亦有气虚，当然不单指男子而言。补中益气汤只是治其汗多气阳俱虚，救其急，人参养荣汤才能治其本。

57案 江篁南治程钜患肌热多汗，时昏晕不醒，目时上窜。气短气逆（虚），舌上白胎，腹中常鸣，粒米不入。诊其脉，两手脉皆浮大（大则为虚）而驶带弦。告之曰：虚损内伤症也。病虽剧，不死。盖得之惊恐过劳，又兼使内[1]过食，伤中之过耳。其家曰：信然。钜自楚归，江中遇盗，跃入中流几死，浮水至岸，衣尽濡，赤身奔驰，风露侵袭，抵家兼有房劳，饮食过度，医用消导剂过多，故至此。江曰：经云：汗出而脉尚躁疾者死，目直视者死。[2]在法不治。然察脉尚有神，可救也。按此本内伤外感之症，今外邪已去，内伤饮食亦消导无余，惟惊惕房劳失调补，故气虚而汗，又湿热生痰，中气虚，挟痰，故时时晕厥也。法宜补中清痰，因其苦于晕厥，以参、芪、归、术、麦冬、陈皮、五味、柴胡、甘草，一剂投之，晕厥止，但觉气愈逆，咽膈不利（何不用理中汤配二陈、竹沥、厚朴、杏子、归芍），乃以甘桔汤[3]加贝母煎饮之，咽膈即舒；次日，前方除五味、归，加贝母、元参，晕厥复作，乃以人参二钱，陈皮少许煎汤，调人乳，饮之觉安，连进数剂，是夜加竹沥、姜汁，即能食粥三次，但觉上焦作疼；又次日，苦多汗，以人参、黄芪为君，酸枣仁、浮麦、陈皮、贝母为臣，牡蛎、麻黄根为佐，桂枝、木香少许为使，是夜稍安，脉亦收敛而小；继以补中豁痰安神之剂，出入加减，两月而愈。

【注解】[1] 使内：房事、房劳。

[2] 汗出而脉尚躁疾者死，目直视者死：前半句可参见本篇第46案注解[1]。《脉经·卷七·热病阴阳交并少阴厥逆阴阳竭尽生死证第十八》中有一句"夫汗出而脉尚躁盛者死"，后半句可见于《伤寒论》第215条，说"夫实则谵语，虚则郑声。郑声者，重语也。直视谵语，喘满者死"。《脉经·卷五·扁鹊华佗察声色要诀第四》载"病人面黑目直视恶风者死""病人目直视肩息者一日死"。

[3] 甘桔汤：同名5方。(1)《小儿药证直诀》方，治小儿感冒风热、咽喉肿痛，药用甘草、桔梗，方药同《伤寒论》桔梗汤；(2)《证治准绳》方，治小儿感冒风热，痘疮蕴毒上攻，咽喉肿痛，药用甘草、桔梗、人参；(3)《张氏医通》方，治麻疹咽痛，口舌生疮，药用甘草、桔梗、山豆根、玄参、牛蒡子、荆芥、麦冬；(4)《疡医大全》方，治胃痛痰壅，药用甘草、桔梗、麦冬；(5)《中国医学大辞典》方，治咽喉疼痛、喉痹、肺痈吐脓，药用甘草、桔梗、银花、牛蒡子。本案用(1)方。

【阐发与临证】本案从病史看，确是劳累气虚、风寒外感、又兼食积，从脉症看也是如此。汗出多，又气短气逆、头昏晕（昏晕不醒，有夸大之嫌），本是气虚，脉浮大是可以的，脉证相符，但数而弦之脉，相对虚证而言是表示脉大病进。《脉经》所说"汗出而脉尚躁疾者死"就是指脉大病进，不一定是死证。"目直视者死"是指热病汗出，伤阴血、伤津液、伤阳气，阴阳气血津液俱虚，目失精之所养（五脏六腑之精俱上注于目而能视）而直视，亦指病情危重，不一定是死证。况且本患者的目上窜与头昏头晕有关，还不是阴阳气血津液之极度亏虚。

由惊恐而诱发晕厥，盖与痰有关。气虚、痰、晕可以用半夏白术天麻汤加味治之。江篁南以补中益气汤加生脉散气阴两补，但未用化痰药，因此虽晕厥止即气愈逆、咽膈不利，乃致要用桔梗、贝母化痰利咽才舒。后方去五味子、当归，加贝母、玄参而晕厥复作，肯定不是因为去五味子和当归的关系（当归固然不去为好），也并非加贝母不对（加贝母化痰是对的，前药已证明），而是加玄参欠妥。该患者气虚、有痰，原方中用麦冬已是有碍痰之偏，再加玄参苦寒清热滋阴，与益气化痰之原意有距。后方再用陈皮、竹沥、姜汁化痰而晕厥未再复发。

此患者旅途遇惊、溺水，极易诱发一些宿疾。或者即使以往并未发作过，但的确存有这些疾病的因素，经这样的惊吓劳累，也可能发作，如癫痫、脑血管痉挛等。"时昏晕不醒、目时上窜"可以表示癫痫小发作，也可以是脑血管痉挛的表现。

58案 陈球七月间行舟，遇风涛惊恐，又因事恼怒（内伤），病胸膈痞满，食少，又澡浴冒风（外感），发热，小溲红，八月初间，医用柴苓汤[1]，痞满益甚，又加自汗，一医用清暑益气汤除人参、黄芪服之，稍宽（此方用得当），然汗益多（汗多则热退），小便黄（小便红变黄亦佳）。江诊视，左脉浮之[2]不应，沉取豁然虚，右寸来促，关损小而弛，两尺沉而无力。先以香附汤[3]吞大安丸[4]，继以参、术补脾为君，酸枣仁敛汗为臣，枳实以泄肝，芍药引金泄木，当归和血润燥，陈皮、厚朴以理气宽胀，川芎、山栀、香附以散郁，茯苓以利水，一剂汗减四之三，胸膈宽，食倍进，夜卧安。次早，略觉腹胀，呕吐清痰，遂宽，再与二服，前方加半夏、生姜，出入加减，数日而愈。

【注解】[1] 柴苓汤：同名3方。(1)《世医得效方》方，治伤风伤暑证，药用小柴胡汤加五苓散加生姜、麦冬、地骨皮；(2)《沈氏尊生书》方，治阳明疟，药用小柴胡汤去大枣加赤苓、猪苓、白术、泽泻、桂心；(3)《景岳全书》方，治烦渴泄泻，身热发黄，药用柴胡、猪苓、茯苓、泽泻、白术、黄芩。本案可能用(1)方。

[2] 浮之：浮取。

[3] 香附汤：同名2方。(1)《沈氏尊生书》方，治怒伤，药用香附、川芎、当归、青皮、柴胡；(2)《普济方》方，治卒暴中风，涎潮目瞑，口面㖞斜，偏瘫，便利不禁，药用大附子、木香、炙甘草、生姜。本案可能用(1)方。

[4] 大安丸：同名4方。(1)《圣济总录》方之一，治伤寒狂躁闷乱，药用凝水石、菠薐汁、朴硝、甘草、生地黄汁；(2) 上书方之二，治小儿脾胃冷气、洞泄注下、大便青白、腹痛胀满肠鸣，药用木香、诃子皮、人参、茯苓、陈皮、厚朴、白术、乌药；(3)《普济方》方，治小儿吐泻不止，药用木香、白芍、人参、白术、茯苓、诃子、橘红、厚朴；(4)《丹溪心法》方，治脾胃积滞，药用山楂、神曲、萝卜子、半夏、茯苓、陈皮、白术、连翘。本案可能用(4)方。

【阐发与临证】农历七月在水中行舟，易感触湿热，又惊恐恼怒则内伤，澡浴冒风则外感，实为暑湿外感。小溲红赤是因汗出多，尿少，又加发热津少；发热汗出、胸膈痞满、食少也都是湿热或暑湿的症状之一。迁延时日则气虚益甚，用清暑益气汤是对的，但不能去参、芪。柴苓汤是小柴胡汤加五苓散或其化裁，对暑湿并不适用。由于一再治疗不妥，益虚，所以脉沉虚，肺脉促，脾脉损小数，肾脉沉无力。至于以后用香附汤送服大安丸也好，用人参、白术、酸枣仁、枳实、白芍等水煎服也好，都是疏肝理气、健脾和胃的治法。

59案 吴氏子年三十余，病发热，医用药汗之，不效。又投五积散，其热益甚，兼汗多足冷（似湿温症，但脉不同，身热不壮不同。湿温脉关前濡关后急，身微热）。江诊其脉，告曰：此内伤外感也。用参、芪、归、术以补里，防风、羌活以解其表，加山查以消导之，一服病减半。所以知吴子病者，六脉皆洪大搏指（洪大搏指作虚而受风寒），气口大于人迎一倍也。[1]既而更医，热复作，且头疼口干、鼻衄、谵语、昏睡。江曰：此汗多亡阳也。投柴胡桂枝汤[2]（热复作症见头痛、口干、鼻衄、谵语，乃阳明在经，投柴胡桂枝汤，妙！不得认鼻衄为热，以血为红汗也。后以生脉饮合柴葛解肌加入生地、黄芩、白芍可法），和其荣卫，诸症减半，惟口干不除，乃以麦冬、生地、陈皮、生甘草、茯神、人参、柴胡、白芍、干葛、五味、黄芩，一服食进，诸症皆除。所以知之者，诊其脉，两手皆洪盛，按之勃勃然也。

【注解】[1] 气口大于人迎一倍也：《灵枢·禁服》篇云："寸口主中，人迎主外，两者相应……若引绳大小齐等者，春夏人迎微大，秋冬寸口微大，如是者名曰平人。""人迎大一倍于寸口，病在足少阳，一倍而躁，在手少阳""寸口大于人迎一倍，病在足厥阴，一倍而躁，在手心主。"《脉经·卷六》关于五脏六腑经病证中论述寸口脉大于人迎脉一倍的有肝经盛、心经盛；人迎脉大一倍于寸口脉的有胆经盛、三焦经盛。

[2] 柴胡桂枝汤：同名4方。(1)《伤寒论》方，治伤寒发热微恶寒，肢节烦疼，微呕，心下支结，外证未去，药用小柴胡汤加桂枝汤；(2)《太平圣惠方》方之一，治症同上，药用小柴胡汤加桂

枝、赤芍、赤苓、厚朴；（3）上书方之二，治症同上，药用小柴胡汤加桂枝、赤芍、川芎、枳壳；（4）《证治准绳》方，治疟身热多汗，药用（1）方去人参。

【阐发与临证】青壮年病发热，有寒热虚实的不同。医叠用发汗药，肯定有表寒症状，但也肯定有内伤的脉症，否则不会"热益甚"，且"兼汗多足冷"。汗多足冷，已是阳气虚，所以用人参、黄芪、白术等补气，用玉屏风散固其表。六脉洪大搏指，搏指宜体会为浮弦紧，尤其浮脉且大者，有搏指感，在外感风寒时常能感受到此脉。《伤寒论·辨脉法》云："寸口、关上、尺中三处，大小、浮沉、迟数同等，虽有寒热不解者，此脉阴阳为和平，虽剧当愈。"王肯堂注云："阴阳偏而为病，平而为和，故杂病之脉，内伤外感之不同，则气口人迎不等。"寸口脉与人迎脉不等，则脉阴阳不和平，所以病不能速愈。但既用益气解表法好转，就应该再接再厉。

更医后很可能又用发汗解表药而"热复作"，从前面可知，单纯用发汗解表药是不行的。口干、鼻衄、谵语、昏睡，如果是热盛，当然是阳明经热或阳明腑实；如果是虚，应当是气阴二虚。江辨为汗多亡阳，似有偏颇，且汗多亡阳还投以柴胡桂枝汤也可商榷。原著案文说是"和其荣卫"，这是对的，后续以生脉饮加生地、白芍益其气阴，柴葛解肌汤解其表热，当然更是对证了。

60案 程氏子年二十余，禀弱，又使内劳役过度，兼有忧恐之事，忽患手足战摇不定，甚至反张，汗出如雨，常昏晕不知人，一日二十余度（二十余度虚极），又吃忒[1]，饮食难进，面色鳌黑。一医作中风治，证益剧。半更时，江至，两手战摇，不能诊候，捉执犹不定。略诊之，弦大搏击[2]（似肝藏脉），似真藏之脉[3]，乃以大剂参、芪加白术、陈皮、大附子、天麻、麻黄根之类，一日夜服人参二两，汗少止，昏晕稍疏，诸症稍减，连服补剂三日，四体战始定，脉可按。病虽少回，而虚未复。江乃言归，戒以确守前方，多服，庶几可愈。数日来迎，书曰旧症将复举之状。询之，乃减参、芪大半。江至，则复作如旧。乃仍前倍加参芪大剂补之，乃定，服人参三四斤而愈。

【注解】[1] 吃忒：呃逆。

[2] 弦大搏击：表示脉象太过，即上案的洪大搏指。

[3] 真藏之脉：五脏之真气见于脉象。《素问·玉机真藏论》篇载："真肝脉至，中外急，如循刀刃责责然，如按琴瑟弦，色青白不泽，毛折乃死"等五脏之脉象。并说："诸真藏脉见者，皆死不治也。"《难经·三难》载："遂上鱼为溢，为外关内格，此阴乘之脉也……遂入尺为覆，为内关外格，此阳乘之脉也。故曰覆溢，是其真藏之脉，人不病而死也。"

【阐发与临证】素体禀弱，又劳役过度，房事频繁，脾肺肝肾虚可知。本已亏，一遇干扰即可烽烟叠起，所谓邪之所凑，其气必虚。忧恐之情，极易影响心肝脾肾。本患者忽患手足战摇、反张、频繁发作昏晕、汗出如雨，此为心肝脾血虚、血不养肝、肝木生风之故。呃逆，胃气虚寒而上逆，机理同手足战摇，所以说饮食难进。面色鳌黑实为肝肾泛色。此为虚证，当然作中风实证治则证益剧。虚证而脉弦大搏指，所谓脉大病进。真藏脉是寸部无脉而下移尺部（所谓覆），或尺部无脉而寸部太盛、上冲鱼际（所谓溢）。所谓人不病而死是指病理，乃人体阴阳相隔，有阴阳离决之意，是无胃气的表现。如果是与生俱来，当另作别论。本案之脉象是弦大鼓指，是肝阳上亢之象，似肝的真藏脉而实非，所以用大补元气、回阳止汗法兼以平肝熄风而渐愈。

此患者可能是震颤麻痹、大脑发育不全、脑动脉痉挛、舞蹈病、肝豆状核变性、扭转痉挛、手足徐动症、手足搐搦症、症状性癫痫、强直性癫痫等。

61案 孙秀才患症，耳聋（少阳），烦躁（合病），身热谵语（阳明）。医曰：此伤寒少阳症也。服小柴胡，不效。更医，投白虎汤，亦不减，又兼唇干、齿燥、舌干、倦甚、神思愦愦，且治后事矣。江曰：此内伤症也。以生脉汤[1]加陈皮、甘草一服，舌稍津润，耳稍闻，神思略回；继加白术、柴胡等药，出入而愈。所以知之者，切其脉带结而无力也（此症身无汗非风温，但见症如此，而以生脉散治之，为脉结而无力。结为疝瘕积郁，加减药似可商）。

【注解】[1] 生脉汤：《内外伤辨惑论》方，治气阴两虚，气短口干，肢体倦乏，汗多，阴虚咳喘等，药用人参、麦冬、五味子。

【阐发与临证】本患者从身热（轻于壮热）、烦躁、谵语来看，应辨证为热耗津液的阳明证，由此不难理解耳聋是津虚所致。伤寒少阳证的辨证显然有误，小柴胡汤更不可用。白虎汤虽然治阳明病，但没有养阴药品，也不合适（竹叶石膏汤倒是可以一试）。所以服小柴胡汤、白虎汤后阴津虚损不但未恢复，反而又出现唇干、齿燥、舌干、神思愦愦，津耗及气虚而倦怠乏力。生脉汤益气养阴生津，宜再加清营汤，加陈皮、白术、柴胡也欠妥。

脉结病机包括血虚、血瘀、痰积、气滞、气虚、津液不足等，结而无力当然不会是痰、瘀、积、滞等实证，由此可知，本患者的脉结无力应是气虚、血虚、津液不足。

62案 族弟因过饮梦遗，失盖[1]感寒，病头痛发热，医用十神汤[2]发汗，不出，继投生料五积散，杂治不效。予视其面赤身热，头疼肢节痛。阳缩气喘促，危急嘱后事。江曰：此内伤外感症也。以参、术补中，羌、防、葛、姜、葱解表，大附子少许（因阳缩）以回阳，薄暮一服，半更时，大汗热退（制附术和肾气故得汗而解），即熟睡，二鼓寤而索粥，晓更衣二度，自觉清爽，仍有头眩，口干燥，以四君加归、芎、五味、陈皮、干葛、藿香等出入增减，数服而愈。所以知之者，切其脉，两手皆沉微而右浮滑（琇按：两字皆字糊涂），内伤重而外感轻也。

【注解】[1] 失盖：睡眠时未盖衣被。

[2] 十神汤：《和剂局方》方，治时行感冒，药品用葛根、升麻、陈皮、甘草、紫苏、川芎、白芷、麻黄、赤芍、香附、生姜、葱白。

【阐发与临证】酒为熟谷之液，其性悍，其气利，过饮之可使人出现燥热，燥热则失盖而感寒。如为梦遗后感寒，可能为夹阴伤寒，宜仿麻黄附子甘草汤益气助阳解表为法。十神汤单纯辛温解表，生料五积散虽更加和血之剂，对夹阴伤寒也无效，徒耗伤其阳气而已。阳缩以示肾阳不足，气喘促和面赤以示虚阳上越。后以人参、白术加附子加羌活、防风、葛根、生姜、葱白三部分的药（类似于麻黄附子甘草汤）治疗而见效，就是此辨证、此治法的明证。

脉"两手皆沉微而右浮滑"一语，琇按说其糊涂是有理的，因为皆沉微就不可能又是浮滑，从症状、辨证及最后的"内伤重而外感轻"一句看，可能是"右寸浮滑"之意。

63案 江南仲[1]治徐丹成发热，四肢热如火，左胁一点疼痛（伤肝）难当，五日不更衣，小溲赤涩，医作伤寒治，服发散药，不效（无六经见症，妄行散剂）。易医，作疝治，投青皮、枳壳、茴香等药，病增剧。江诊左脉弦数，重按无力，右脉弦滑，气口紧实，倍于人迎，此非伤寒症，乃内伤，必醉饱强力，气竭肝伤病也。经云：损其肝者，缓其中。[2] 问其由，乃中途覆舟，尽力救货，时冬寒，忍饥行五十里，遇族人纵饮青楼，遂得此症，正合经云：必数醉若饱以入房，气聚于脾中，不得散（脾主四肢故热如火），酒气与谷气相薄，热盛于中，故热遍于身，内热而溺赤也；酒气盛而剽悍，肾气日衰，阳气独胜，故手足为之热也[3]。用参、术、枸杞（左胁一点痛，乃伤肝也。用枸杞以补肝，妙）、炙草甘温缓中，神曲、枳壳、术蜜[4]、白芥化食行滞（佐枳壳、白芥尤佳，可法，可法），一服病减，再服热退，用六味丸以补肝肾之亏损，兼旬而愈。

【注解】[1] 江南仲：即江应宿，他字南仲。

[2] "损其肝者，缓其中"：语出《难经·十四难》，原文为"治损之法奈何？损其肺者……损其肝者，缓其中"。缓其中，指甘药以缓之。与《素问·藏气法时论》篇所载"肝苦急，急食甘以缓之"同义。

[3] "必数醉若饱以入房……故手足为之热也"：录自《素问·厥论》篇，案文中"肾气日衰"，原文为"肾气有衰"。

[4] 术蜜：应为白蜜，此处为刻误。

【阐发与临证】病发热，四肢热如火，左胁一点痛剧，小便赤涩，便秘五日，如为阳明腑实，当壮热、潮热、腹满胀痛拒按。既不符合，可见是内伤病，发热、左胁痛、小便赤应为阴虚血虚内热，便秘因津虚肠燥。所以，发散药及香燥理气药不仅更耗伤其津液，且加重病情。至于江诊之左脉重按无力，候心肝肾虚；弦数为肝用有余，右脉弦滑仍示肝用有余；寸口紧实倍于人迎，以示症状似实而非。

酒喝多又吃饱饭，的确是热盛于中，又热遍于全身，当然手足发热，发热则小便赤涩。如蔬菜吃得少再加发热津虚则可能便秘。但小便赤涩若干天，恐怕还是酒多引起其他病，结合其左胁局限性疼痛难当，可能是胰腺炎（酒后引起颇多）、结肠脾曲综合征（便秘）、脾梗死、左肋间神经痛（纵欲、情绪亢奋易诱发）等。至于用药，既然肝体不足、内热有余，六味地黄丸、枸杞等治本是很有必要的，佐以枳壳行气、白芥子化痰通络也是必要的。

64案 黄氏子年十六岁，九月间患疟五六发，即以常山饮[1]截之，遂止。数日后夜半，因惊恐出汗，遂发热不止（无恶寒症），医仍作疟治。不效。或者认作伤寒，投以消导之剂，增剧，日稍轻，夜热尤重，已经八日矣。召仲视之，诊得六脉浮大无力，按之豁然，外症谵语，不食，耳聋，大叫。问之有何苦，则曰遍身痛，腹中胀，为热所苦（似阳明少阳合病，在经亦当头痛，胸满。今遍身痛而头不痛，腹胀胸不满，断非伤寒何也？以日轻夜重之热，经八日在何经而认作伤寒耶）。投以补中益气汤，八贴不效。复请他医，作内伤饮食，外感风寒，用解表消导二剂，益加大热，如炙如火，昏愦，目不识人，言语谬妄，耳聋无闻。复召仲，仲曰：此内伤不足之症无疑。前药虽未获效，精神渐觉清爽，早间热亦稍轻（长热不退方是伤寒），原因疟后脾气大虚，加之寒凉消导之剂，复伤元气，药力未至，仍用前方，人参加作三钱，黄芪四钱，炮姜、肉桂各三分，熟附五分（投桂附大见神力），与二贴，热减半，耳微闻，言有次，减去桂附，大剂参、芪，十余剂，小便频，再加益智仁五分而愈。

【注解】[1] 常山饮：同名3方。（1）《和剂局方》方，治疟疾，药用常山、草果、知母、炙甘草、高良姜、乌梅、生姜、大枣；（2）《类证治裁》方，治疟疾发作无时，药用常山、草果、槟榔、知母、贝母、山甲、乌梅；（3）《张氏医通》方，治疟发晡时，至夜热不止，脉实邪盛，药用常山、槟榔、青皮、甘草、当归、山甲、黑豆、生姜，水酒各半煎。

【阐发与临证】发热、遍身疼痛如为表寒证当有恶寒。发热夜重、不食、腹中胀、谵语如为阳明腑实证，应为壮热、汗出、脉洪大，无遍身痛。结合六脉浮大无力、按之豁然，此为虚证，血虚中气不足，阳气亦衰。所以作疟治、作伤寒治、投以消导剂等均无效。初投补中益气汤为何效果差？原文的解释是疟后脾气大虚，又受寒凉之剂，实际身热夜重、六脉浮大无力，已提示阳气亦衰，所以加附子、肉桂、炮姜、人参加量，用大温大补法而取效。

本案的发热日轻夜重，按热型来说属潮热。潮热约有阳明腑实，阴血亏虚，中气不足，气盛有余，痰饮留胸，食积宿滞，瘀血内郁，暑热伤气等八种证型，分别具有腹满硬痛、大便秘结；五心烦热、心悸舌红；神疲少气、纳呆自汗；喜饮畏热、睡梦不安；胸膈痞塞、胸背疼痛；嗳腐频作、脘腹满闷；腹中癥块、痛有定处；口渴引饮、烦躁苔腻等特点。本案属气血不足，但因误治多起而产生一些变证，所以症情变得复杂一些。

第二篇 命门火衰

1案[1]　薛立斋治廷评张汝言胸膈作痞，饮食难化，服枳术丸[2]，久而形体消瘦，发热口干，脉浮大而微，用补中益气加姜、桂，诸症悉退。惟见脾胃虚寒，遂用八味丸[3]补命门火，不月而饮食进，三月而形充。此症若不用前丸，多变腹胀喘促，腿足浮肿，小便淋沥等症，急用济生加减肾气丸[4]，亦有得生者。

【注解】[1] 本案至第6案都录自《内科摘要·命门火衰不能生土等症》。

[2] 枳术丸：《内外伤辨惑论》方，治脾胃虚弱、饮食停滞，药味同《金匮要略》枳术汤，即枳实、白术。

[3] 八味丸：同名4方。（1）《金匮要略》方，又名金匮肾气丸，功能温补肾阳，药用干地黄、山萸肉、山药、茯苓、泽泻、丹皮、附子、桂枝；（2）《千金方》方，功治同上，改桂枝为桂心；（3）崔氏八味地黄丸，（1）方桂枝改肉桂，干地黄改熟地；（4）《疡医大全》方，又名八物肾气丸，治肾虚，药同（3）方去附子加五味子。

[4] 济生加减肾气丸：出于《济生方》的加减肾气丸，治肾水不足，虚火上炎，腰膝酸痛乏力，肢体羸瘦，药用熟地、山萸肉、茯苓、山药、丹皮、泽泻、五味子、肉桂、鹿角、沉香。

【阐发与临证】本案胸膈作痞、饮食难化，如为脾虚积滞，用枳术丸是对证。但久服后反消瘦、发热口干，可能为阴虚，应有细数脉，今脉浮大、沉取而微，这是阴火，中气不足，况且还脾阳不振。所以用补中益气汤加干姜、肉桂而诸症悉退，再用附桂八味丸以善其后。案文言如不用八味丸根治，将变成腹胀喘促、腿足浮肿、小便淋沥，此是肾虚命火不足，类似脚气迫肺、脚气冲心等证候，宜八味丸加利尿药如济生肾气丸之类。按症状，也类似于现代医学的肺心病、心衰、尿毒症等。

2案[1]　一儒者虽盛暑喜燃火，四肢常欲沸汤渍之，面赤吐痰，一似实火，吐甚，宿食亦出，惟食椒、姜等方快。薛曰：食入反出，乃脾胃虚寒，用八味丸十全大补加炮姜渐愈，不月平复（此症无汗，后滑案为暑邪，宜参看）。

【注解】[1] 本案还收录在《奇症汇·卷七·手足部》。

【阐发与临证】本案为反胃病。《医贯》载："反胃者，饮食倍常，尽入于胃矣，但朝食暮吐，暮食朝吐，或一两时而吐，或积至一日一夜，腹中胀闷不可忍而复吐，原物酸臭不化，此已入胃而反出，故曰反胃。"多因脾胃虚冷，命门火衰，不能运化水谷所致。脾胃虚冷者，治宜温中健脾，降气和胃，用丁沉透膈汤。命门火衰者，治宜温补命火，可用八味丸、六味回阳饮。也有吐久气阴两伤，症见唇干口燥，大便秘结，舌红少津，脉细数，治宜益气养阴、降逆止呕，可用大半夏汤加减。本案为脾肾阳虚证，四肢失其所主，脾胃升降失常，故见肢冷及食入即吐，面赤为虚阳外越之象，治宜温肾健脾、和胃降逆。用八味丸补肾壮阳以温脾，十全大补汤中桂、芪及四君子汤加炮姜健脾益气，脾胃阳气康复，四肢得其所主则肢冷复温，脾胃运化正常，升降有序，则呕吐止。佐以四物汤之养血和血，使气血平复病愈。本案可见于现代医学的消化道溃疡、幽门梗阻、慢性肾炎肾衰等。因反复呕吐，营养吸收少，出现恶液质而身体虚弱等。

本案列于此，还因其"四肢常欲沸汤渍之""虽盛暑喜燃火"及"面赤吐痰，一似实火"。前者明显是阳虚证，其本是真寒，而后者是标、是假热。虽似实火，面赤吐痰，其宿食亦出，但"惟食椒姜等方快"可知是脾肾虚寒。

3案 一妇饮食少，非大便不实，必吞酸嗳腐，或用二陈、黄连，更加内热作呕。薛曰：东垣有云，邪热不杀谷，此脾胃虚弱，末传寒中。[1]以六君加炮姜、木香数剂，胃气渐复，饮食渐进。又以补中益气加炮姜、木香、茯苓，数剂全愈。后怒，饮食顿少，元气顿怯，更加发热，脉洪大而虚，两尺如无，益气汤八味丸两月余，诸症悉退愈（以上三症乃久病，故如此治而愈）。

【注解】[1] 末传寒中：末传，指疾病最后的传变。寒中，出于二：（1）《灵枢·五邪》篇："邪在肝……寒中……补三里以温胃中""阳气不足，阴气有余，则寒中肠鸣腹痛。"《灵枢·禁服》篇："盛则胀满寒中，食不化"。此指脾胃虚寒，邪从寒化，症见肠鸣腹痛、完谷不化等。（2）《素问·调经论》篇："阴盛生内寒……寒独留则血凝泣……则脉不通，其脉盛大以涩，故曰寒中。"

【阐发与临证】病纳呆、稀便与吞酸嗳腐交替，如果舌脉正常，用健脾疏肝消导是可以的。用黄连而内热加重，说明此为虚热，吞酸也是虚，非肝热引起。六君子汤加炮姜、木香，补中益气汤加炮姜、木香，都是治中焦虚寒后因肝气郁滞而复发。脉洪大而虚，两尺如无，中焦虚寒，甚而肾阳不足（尺脉如无），所以加八味丸治疗。

寒中，实为里寒证，有外寒直中，有阳虚而邪从寒化、寒独留；有脾胃阳虚寒盛，有肝寒，有肾阳虚命门火衰，还有血脉寒而凝泣，脾胃阳虚寒盛还包括大肠、小肠虚寒。

4案[1] 一人因失足，划然有声，坐立久则左足麻木，虽夏月足寒如冰。嘉靖己亥夏月，因醉睡觉而饮水复睡，遂觉右腹痞结，以手摩之，沥漓有声，热摩则气泄[2]而止，每每加剧，饮食稍多则作痛泄，医令服枳术丸，不效。甲辰岁，薛诊之曰：此非脾胃病，乃命门火衰不能生土，虚寒使之然也，若专主脾胃，误矣。服八味丸而安（此案可法）。

【注解】[1] 本案的原案文后面还有一段患者的自述，说附子有"回生起死之效"等。

[2] 气泄：矢气。

【阐发与临证】失足而划然有声，说明摔伤、扭挫伤得不轻，以致后遗症有足麻木、寒冷如冰，是已损伤了经脉、经筋。四肢属脾，下肢属肾，这后遗症是脾肾两虚。但足疾与腹部的痞应无关。醉卧饮水后右腹痞结，沥沥有声，饮食稍多而作痛泄，得热暂缓、矢气暂止，此为大肠传导失职，究其源，还是脾肾二虚，脾虚及肾，而后又"命门火衰不能生土"。枳术丸健脾理气，但不壮火、不温脾肾，因而不效。

怕冷、四肢冰冷，尤其是中老年人，主要是由于肾阳虚衰或气血不足。2000年1月19日《人民政协报》介绍，美国科学家经调查研究后发现，在寒冷环境中，调节体温或保持体温的能力与老年人每日从饮食中摄取铁的多少有关，需适量多吃些含铁较丰富的食品，如黑木耳、海带、豆制品、猪肝、黑芝麻、菠菜等，但摄铁过多反而对心血管健康不利。

该患者的足疾，可能为外伤后急性骨萎缩的后期，如有局部皮肤色泽的变化，则可能是手足发绀症或网状青斑，无脉症也有可能。

5案 罗工部仲夏腹恶寒而外恶热，鼻吸气而腹觉冷，体畏风而恶寒，脉大而虚微，每次进热粥瓯余，必兼食生姜汤瓯许，若粥离火食之，腹内即冷。薛曰：热之不热，是无火也。当用八味丸，壮火之源，以消阴翳。彼不信，乃服四物、元参之类而殁。

【阐发与临证】本案的症状是较典型的阳虚证，而且肺脾阳虚的症状尤为明显，至少应该用附子理中汤。用元参、四物汤是差得较远。生姜辛温，入肺、脾、胃三经，煎水喝汤能散寒、治腹泻、治呕吐、解食物毒，捣烂外敷治关节痛、四肢麻木、哮喘等。本案是食用治胃寒的。

6案 陈工部发热有痰，服二陈、黄连、枳壳之类，病益甚。冬月，薛诊之，左尺微细，右关浮大，重按微弱。曰：此命门火衰，不能生土而脾病，当补火以生土，或可愈也。不悟，仍服前药，脾土愈弱。次年春病笃，复邀薛治，右寸脉平脱，此脾土不能生金，生气绝于内矣，薛不治。曰：经云：虚则补母，实则泻其子。凡病在子当补其母，况病在母而属不足，反泻其子，不死何俟？

【阐发与临证】发热有痰服二陈、黄连、枳壳是可以的，但左尺微弱（候肾）、右关浮大而重按微弱（候脾），当应辨为脾肾两虚，用黄连、枳壳是不可的，尤其黄连清心火，火生土，清泻心火必更伤脾土，土弱金不生，因此右寸脉平脱（候肺金），黄连还能清泻肺热。有痰是肺金的疾病，肺金有病且虚当补脾土。现脾土既虚而反清泻肺金，这就是案文所说的"况病在母而属不足，反泻其子"。即使必须要泻肺金，也必须"当先补之（补脾土母），然后泻之（泻肺金子）"。

7案[1] 蒋州判形体魁伟，中满吐痰，劳则头晕，所服皆清痰理气。薛曰：中满者，脾气亏损也；痰盛者，脾气不能运也；头晕者，脾气不能升也；指麻者，脾气不能周也。遂以补中益气加茯苓、半夏以补脾土，用八味丸以补土母而愈。后用《乾坤生意》[2]方云：凡人手指麻软，三年后有中风之疾，可预服搜风[3]、天麻二丸以防之。乃朝夕服，以致大便不禁，饮食不进而殁。愚谓预防之理，当养气血，节饮食，戒七情，远房帏可也。若服前丸，适所以招风取中也。

【注解】［1］本案录自《内科摘要·元气亏损内伤外感等症》。

［2］《乾坤生意》：明朝朱权撰，约刊于14世纪末，有各科病证治法。

［3］搜风丸：同名3方。（1）《宣明论方》方，治上实下虚、风热上攻，头晕目眩，二便结滞，药用人参、薄荷、茯神、藿香、蛤粉、天南星、大黄、黄芩、滑石、牵牛、干姜、生白矾、半夏、寒水石、生姜水送服；（2）《沈氏尊生书》方，效用攻积，药用黑丑、大黄、槟榔、枳实；（3）《理伤续断方》方，治风损腰痛、头痛，药用何首乌、天南星、川乌、骨碎补、土牛膝、芍药、细辛、当归、白鲜皮，醋和丸。

【阐发与临证】形体魁伟、中满吐痰，可为肥人痰多。但肥人也气虚，所以劳则头晕。如此，则中满、痰多也可能是脾虚，脾虚中焦气滞，脾虚生痰。薛己所言就是此理。加茯苓、半夏以补脾土之说是因为补中益气汤中原有人参、白术、炙甘草、陈皮，合之即成六君子汤。

搜风丸、天麻丸都是祛风平肝、清热化痰、益气补血的，对脾虚中气不足的病人并不适宜。尤其搜风丸中有二丑、寒水石；天麻丸中有玄参等，都有滑肠清泄的作用，所以常服以后大便不禁、饮食不进，薛己所言预防中风"当养气血，节饮食，戒七情，远房帏"是对的。

"手指麻软，三年后有中风之疾"之说，有一定的道理，但不一定是三年，而且也要有高血压史。

8案 江应宿治朱秀才母，年四十三岁，寡居，患恶寒头疼（内伤），恶心呕吐（寒痰），多汗，易感风寒（表虚）。诊其脉，两尺沉细无力，乃命门火衰，人肥而多郁，脾肺虚寒。治以人参、白术、柴胡、半夏、陈皮、香附、青皮、枳实、干姜、紫苏（四君加疏肝散郁温中之品亦可法），二剂痰清，恶寒少止，继以八味丸，全愈。

【阐发与临证】中年肥胖、寡居多郁，已是中气不足、肝木乘土；多汗、恶寒、易感风寒，表卫已虚；恶心呕吐可以是中焦虚寒，也可以是寒湿内阻；头痛可以是感冒风寒，也可以是内伤引起。但结合两尺脉沉细无力，可见是脾肾阳虚为本，肝郁气滞为标。此方以治标为主、标本同治，所以症状好转即改用八味丸温补肾阳活本，如再同时合用六君子丸则可能效果更好。

第三篇 暑

1 案[1] 罗谦甫治蒙古百户，因食酒肉，饮潼乳，得霍乱吐泻症，从朝至午，精神昏愦，已困急，来告罗，视之，脉皆浮数，按之无力，所伤之物[2]已出[3]矣。即以新汲水半碗调桂苓白术散[4]，徐徐服之，稍得安静。又于墙阴掘地约二尺许，贮以新水，在内搅动，待一时澄定，用清者一杯再调服之，渐渐气调，吐泻遂止，至夜安卧。翌日，微烦渴，遂煎钱氏白术散，时时服，良愈。或曰：用地浆者何也？坤属地，地属阴，土平曰静顺，感至阴之气，又于墙阴贮新汲水，以取重阴之气也，阴中之阴能泻阳中之阳，霍乱因暑热内伤所得，故用地浆之意也。

【注解】[1] 本案录自《卫生宝鉴·卷十六·内伤霍乱治验》。

[2] 所伤之物：即指前文所吃的酒肉潼乳。

[3] 已出：已吐出。

[4] 桂苓白术散：同名2方。(1)《卫生宝鉴》方，治冒暑饮食所伤，湿热内盛，霍乱吐泻，转筋急痛，满腹痛闷，小儿吐泻惊风，药用桂枝、茯苓、白术、人参、泽泻、甘草、石膏、寒水石、滑石；(2)《宣明论方》方，又名桂苓甘露散，治中暑受湿、霍乱吐泻等，药用茯苓、甘草、白术、泽泻、官桂、石膏、寒水石、滑石、猪苓。

【阐发与临证】酒肉羊乳都是湿热之物，夹有不洁之物，极易吐泻。此霍乱乃《伤寒论》所谓"呕吐而利，名曰霍乱"。《素问·六元正纪大论》篇载："土郁之发，民病呕吐霍乱。"其机理正如《灵枢·五乱》篇所说的"清气在阴，浊气在阳，营气顺脉，卫气逆行，清浊相干，乱于肠胃，则为霍乱。"本案治疗者罗天益在《卫生宝鉴》中说："中暑霍乱，乃暑热内伤，七情迷乱所致。阴气静则神藏，躁则消亡，非至阴之气不愈。"所以案文说的霍乱，即吐泻症（也可能真的是现代医学所说的霍乱）。上吐下泻从早至午半天，的确能使人精神昏愦、困急，因为吐泻伤阴津。地浆水甘寒无毒，《本草纲目》谓："解中毒烦闷""疗霍乱及中暍卒死者。"现代医学谓吐泻不但使人脱水，还能使人电解质紊乱，而地浆水中肯定溶解了泥土中相当多的矿物质、无机盐，能纠正电解质的紊乱。

本案中三次提到新汲水。鲜活的水有利于人体新陈代谢，维持电解质平衡。鲜活水的水分子呈链状结构，如果不流动或不经常受到强烈的撞击，链状结构就会解体，水变衰老。案文介绍以新汲水而且"搅动"，实在是有利于健康的。另外，新汲水一般指新汲的井水。据报道，新汲的井水亚硝酸盐含量最低。

2 案[1] 提举父年近八十，六月中暑毒，霍乱吐泻，昏瞀终日，不省人事，时夜参半，请罗视之。脉七八至，洪大有力（暑脉虚大当作虚论），头热如火，足冷如冰，半身不遂，牙关紧急，盖年高气弱，当暑气极盛，阳明得令之际，况因动而得之，中暑明矣，非甘辛大寒之剂，不能泻其暑热，坠浮溜之火，安神明也。遂以甘露散[2]，甘辛大寒，泻热补气，加茯苓以分阴阳，约一两水调灌之，渐渐省事，诸证悉去。慎言语，节饮食，三日，以参术调中汤，以意增减旋服，理正气，逾十日平复。

【注解】[1] 本案录自《卫生宝鉴·卷十六·中暑霍乱吐利治验》。

[2] 甘露散：可能是桂苓甘露散，有同名 2 方。(1)《儒门事亲》方，又名桂苓甘露饮，治伏暑烦渴、吐泻不止，药用官桂、茯苓、白术、甘草、葛根、泽泻、石膏、寒水石、人参、藿香、滑石、木香；(2) 即上案注 4（2）方。从案文"甘辛大寒，泻热补气"看，本案可能用（1）方，因有人参补气。

【阐发与临证】患者八十高龄而六月中暑吐泻，所以易于昏瞀不省人事。脉虽洪大有力、头热，但足冷如冰，此为上盛下虚，既用甘辛大寒泻暑热，即案文所说"坠浮溜之火，安神明"，又要益气补下焦之虚。夏季养生要注意饮食清淡、易于消化，少吃厚味辛辣高脂肪食物。清淡饮食有清暑热的作用，如多吃新鲜蔬菜瓜果就有防中暑的作用。平时可以适当饮用清凉饮料，如绿豆汤、酸梅汤、竹叶菊花茶等。夏季还宜神清气静，要心静，少激动，案文说"慎言语、节饮食"就是这个道理。

3 案[1]　一仓官季夏时病胸项多汗（胸项多汗先伤暑），两足逆[2]，谵语，医者不晓，杂治经旬。罗诊之，关前濡，关后急，当作湿温治。盖先受暑，后受湿，暑湿相搏，是名湿温。先以白虎加人参汤[3]，次以白虎加苍术汤，头痛渐退（足冷头痛并见，当知此是湿温症），足渐温，汗渐止，三日愈。此名贼邪[4]，误用药，有死之理。心病中暑为正邪，中湿得之，从所不胜者为贼邪[4]。今心受暑而湿邪胜之，水克火，从所不胜是也，五邪之中最逆也。经曰：湿温之脉，阳濡而弱，阴小而急。[5] 濡弱见阳部，湿气搏暑也；小急见于阴部，暑气蒸湿也（细心别别）。暑湿相搏，名曰湿温，是谓贼邪也（总宜白虎合五苓为佳）。罗亦素有停饮之疾，每至暑月，两足挚挚未常干，服此药二三服即愈。

【注解】[1] 本案在《卫生宝鉴》中找不到。

[2] 两足逆：两足逆冷。

[3] 白虎加苍术汤：《类证活人书》方，治湿温多汗，烦热口渴，身重足冷，舌苔腻，药用白虎汤加苍术。《普济本事方》治素有停饮，夏月两足挚挚汗出。

[4] 贼邪：《难经·五十难》："从所不胜来者为贼邪""假令心病，伤暑得之为正邪……中湿得之为贼邪。"

[5] "湿温之脉，阳濡而弱，阴小而急"：录于《难经·五十八难》，原文是："湿温之脉，阳濡而弱，阴小而急。"叶霖《难经正义》释为："先受暑后受湿，热为湿遏者，则其脉阳濡而弱，阴小而急。濡弱见于阳部，湿气搏暑也，小急见于阴部，暑气蒸湿也。"

【阐发与临证】季夏即长夏，湿当令。头痛、胸项多汗、两足逆冷、谵语，暑湿为患。湿性黏滞，其热也缠绵难清。湿蒙清窍，言语重浊不清，与谵语相似（实非谵语。谵语则神志昏迷，热入营血、心包，非白虎汤适应证）。暑热伤气，又经杂治经旬，所以两足逆冷。至于脉关前濡、关后急即是湿温，那是理论分析，本案从症状分析，结合舌象自可分辨。但本患者肯定有发热，甚至壮热不退。用白虎汤即清其暑热，加人参益气，加苍术燥湿邪。此例极像现代医学所谓的乙型脑炎。笔者年轻时曾数年经治乙脑，用白虎汤加减取效不少（见拙著《临证秘验录》）。

因谵语、多汗谓之心病，心属火，暑伤心，中暑热即心之自感之邪为正邪。湿属水，水克火，火不胜水，所以中暑热后再感受湿邪即贼邪，表示暑湿病不易治疗。至于脉"濡弱见阳部（寸），湿气搏暑也；小急见于阴部（尺），暑气蒸湿也"之论断，虽录自于《难经》，也仅适用于本案的分析。

罗天益自身的"每至暑月，两足挚挚未常干"，按"暑"和"足未常干"来说，当辨为湿热下注，似与停饮无关。

4 案[1]　滑伯仁治一人病自汗如雨，至赤身热，口燥心烦，盛暑中，宜帷幕周密，自以至虚亡阳，服术附数剂，脉虚而洪数，舌上胎黄（脉虚、身热、胎黄、自汗、口燥、心烦亦难别阴阳，但汗如雨而不畏寒，暑可知。若阴有汗则死）。伯仁曰：前药误矣。轻病重治，医者死之。《素问》云：必先岁气，毋伐天和。术附其可轻用以犯时令。[2] 又云：脉虚身热，得之伤暑。[3] 暑家本多汗，加之刚剂，脉洪数而汗甚。乃令撤幔开窗，少顷，渐觉清爽。以黄连、人参、白虎三进而汗止大半，诸症亦减，兼以既济汤[4]，渴用冰水调天水散[5]，七日而愈。

【注解】[1] 本案录自《明外史·本传》《余姚县志》《浙江通志》。

[2] 术附其可轻用以犯时令：此句的"其"字，犹"岂"，表示反诘。

[3] "脉虚身热，得之伤暑"：录自《素问·刺志》篇，原文是："气虚身热，得之伤暑。"

[4] 既济汤：同名5方。（1）《张氏医通》方，治上热下寒，药品为竹叶石膏汤加附子；（2）《沈氏尊生书》方，治霍乱虚烦，药用麦冬、竹叶、人参、甘草、半夏、附子、生姜、粳米；（3）《医醇賸义》方，治小便癃闭、膀胱胀满，药用当归、牛膝、瞿麦、车前子、肉桂、沉香、陈皮、泽泻、薏苡仁、葵花子；（4）《医学衷中参西录》方，治大病后阳上脱、阴下脱，症见喘逆自汗，目睛上窜、心悸、失精、小便失禁、大便滑泄等，药用熟地、山萸肉、山药、附子、生龙骨、生牡蛎、茯苓、白芍；（5）《丹台玉案》方，治霍乱、虚烦不眠，药用人参、甘草、麦冬、竹茹、半夏、粳米、生姜。本案可能用（5）方。

[5] 天水散：即六一散。

【阐发与临证】本案患者盛夏暑季而自汗如雨，甚至赤身不衣而身热，口燥，可谓热甚。误以为亡阳而窗户密闭，围以帷幔并服术附汤，所以脉洪数、舌苔黄，脉虚是因汗出过多津液耗伤。此非轻病重治，而是犯虚虚实实、寒寒热热。至于"必先岁气，毋伐天和"及"术附岂可轻用以犯时令"，倒也不可墨守。笔者曾治几位因产后受凉而致全身骨节冒凉气、全身酸痛的病例，虽在盛暑，不敢稍受凉风，否则疼痛不休。来诊时恰逢伏天，舌淡苔白，两尺脉沉微，用附桂八味汤加黄芪、党参而缓。有一例病患腰腿发冷如坐冷水中，农历七月份尚穿二条厚裤，余用肾着汤去泽泻、肉桂加附子、桂枝、人参数剂缓解。本是暑热症，又用热药，所以用白虎加人参汤加黄连，清热益气养阴。既济汤前四方中三方用附子、一方用肉桂，量小，用以反佐。冰水调六一散也是清暑的。但虽是暑季，冰水也不可多喝，以免伤胃气。

5案 孙兆治一人自汗（阳微厥故自汗，阴微厥不得复有外症），两足逆冷至膝下（似阴症），腹满（腹满故先伤湿），不省人事。孙诊六脉小弱而急。问其所服药，取视皆阴病药[1]也。孙曰：此非受病重，药能重病耳。[2]遂用五苓散、白虎汤十余贴，病少苏，再服，全愈。或问治法，孙曰：病人伤暑也。始则阳微厥而脉小无力，医谓阴病，遂误药，其病愈厥，用五苓散大利小便则腹减，白虎解利邪热则病愈。凡阴病胫冷则臂亦冷，渠今胫冷臂不冷，则非下厥上行[3]。所以知是阳微厥也（妙辨）。

此症乃先伤湿，后伤暑，为湿温之症也。

【注解】[1] 阴病药：治阴证的药，即温热药。

[2] 此非受病重，药能重病耳：这不是患重病，而是服药后病情加重了。意即热病用热药，加重了病情。

[3] 下厥上行：厥始于足（下部）而向上发展至臂（上部），即胫冷而致臂亦冷谓下厥上行。今胫冷而臂不冷谓非下厥上行。

【阐发与临证】这里的阳微厥即指热厥之轻证。热厥，是邪热过盛（这里是暑热过盛），阳郁于里不能外达的厥证，所以自汗出而两足逆冷。如果是阴厥寒厥，应该是四肢厥冷，即下文所述下厥上行。

本案与第3案都治湿温，都用白虎汤清邪热（暑热），前案用苍术燥湿，本案用五苓散利湿。按案文说，前案是先受暑后受湿，本案是先受湿后伤暑。后受湿，湿为标，用燥；先受湿、湿为本，用利。这不是理由，关键还是本案有腹满症状，可能有停饮，所以阳郁于里不能外达，所以用五苓散大利小便。

6案[1] 丹溪治一人夏大发热，谵语，肢体莫举，[2]喜冷饮，脉洪大（虚）而数。以黄芪、茯苓浓煎如膏，用凉水调服，三四次后，昏卧如死，气息如常，次日方醒而愈。

【注解】[1] 本案录自《丹溪医按·寒热》。

[2] 肢体莫举：肢体困乏、懈怠之意。

【阐发与临证】暑热耗气夹湿。喜冷饮、脉洪大而数、谵语都是大发热派生的，肢体莫举是夹湿、湿性重着的见症。此患者肯定还有显示为气虚的脉症，才会用黄芪、茯苓治疗。

7 案[1] 一人夏发大热，大汗、恶寒、战栗不自禁持，且烦渴，此暑病也。脉虚微，细弱而数。其人好赌，致劳而虚，以人参、竹叶作汤，调辰砂四苓散[2]，八贴而安（恶寒战栗亦有属暑者，但此脉不沉，与少阴反发热不同，烦渴与少阴引水自救不同，少阴战栗恶寒无汗者多，少阴引水自救自利人静而不烦者多，然阴脉俱沉）。

【注解】[1] 本案录自《丹溪医按·寒热》。

[2] 辰砂四苓散：四苓散加朱砂。

【阐发与临证】中暑，在《金匮要略》有描写症状：太阳中热者，暍是也，汗出恶寒，身热而渴，白虎加人参汤主之。本案除恶寒严重（战栗不自禁持）及心烦以外，其余症状都相符。但本案因虚而脉虚微，细弱而数。所以，治疗以补气为主，清暑仅竹叶一味，以四苓散利其兼湿，以朱砂治其标。

8 案 项彦章治一人病甚，诸医皆以为瘵[1]，尽愕，束手。项诊之，脉细数而且实。细数者，暑也，暑伤气宜虚，今不虚而反实，乃热伤血，药为之也。家问死期，曰：何得死？为作白虎汤饮之，即瘥。

【注解】[1] 瘵：劳瘵的简称。

【阐发与临证】本案未述症状，仅以"皆以为瘵"一语概括之。有恶寒、潮热、咳嗽、咯血、纳呆、消瘦无力，甚或盗汗，脉细数。本案的脉象为细数且实。案文分析曰：暑热病脉象应细数且虚，细数且实，是血热。"药为之也"意指前医用热药而伤了血分。但劳瘵的治法，因是阴虚，不可能用温热药，最多用益气健脾法，一般都是百合固金汤、百部清金汤、润神散等，所以不可能因用药而致血热。

9 案 吴䓫山治一妇，冬月，偶感患洒洒恶寒，翕翕发热，恶食干呕，大便欲去不去。诸医皆以虚弱痰饮治之，以二陈补心等药，服不效，延及半月。吴诊其脉，虚而无力，类乎伤暑，众不然之。究问其病因，其妇曰：因天寒换著绵衣，取绵套一床盖之，须臾烦渴，寒热呕吐，绵延至今耳。吴曰：诚哉！伤暑也。盖绵套晒之盛暑，夹热收入笥[1]中，必有暑气尚未开泄。今人体虚，得之易入，故病如是。其妇曰：然。遂制黄连香薷饮，连进二服而愈。

【注解】[1] 笥：竹器，如匣箱样，可放衣物。

【阐发与临证】本案较特殊，冬天患伤暑，而且缘由夏天晒棉被、棉衣后未凉透，带着暑气入箱笥收藏，至冬天盖棉被、穿棉衣而感受暑气，病致伤暑。患者的恶寒、发热、干呕纳减、大便滞下等症状及虚而无力的脉象，诊为虚人中风还是可以的。何以吴球医家力排众议诊为伤暑？可见还有原因。《灵枢·九宫八风》篇载："风从其所居之乡来为实风，主生，长养万物。从其冲后来为虚风，伤人者也，主杀、主害者。"夏天刮南风，南风为夏季"所居之乡"来，为实风，所以夏季人多受一些南风不易长病，万物长势极好。如夏季刮北风，是夏季"冲后"来，为虚风，夏季人体多受北风，很易患夏季的感冒或泄泻，这种感冒的症状犹如轻度的伤寒，洒洒恶寒，翕翕发热，汗出不彻。反之，冬季如刮西北风，虽凛冽寒风，不是过度受寒不易患病，因是冬季的"所居之乡"来，为实风。如冬季刮西南风，为暖冬，极易患风热外感，此为"冲后"来的虚风。近几年来的冬季常遇此等情况，咽痛目赤的外感病人不少见。本患者病发那年的冬季，很可能是暖冬，连刮几天南风，感受风热外邪，天气刚转寒冷即换着棉袄棉被，因而寒邪包火、外寒内热患病。黄连清里之热，香薷辛温发散在表之寒邪，厚朴、扁豆和中。

10 案 逢年岁热甚，凡道路城市，昏仆而死者，此皆虚人劳人，或饥饱失节，或素有疾，一为暑气所中，不得泄，即关窍皆窒，非暑气使然，气闭塞而死也。古方治暑无他，但用辛甘发散，疏导心气，与水流行，则无害矣（宜姜葱汤调益元散）。崇宁乙酉[1]，吴为书局时，一马夫驰马出局下，忽仆地绝（璜按：此由动而得之是为中喝）。急以五苓大顺散[2]灌之，皆不验。已逾时，同舍王相，使取大蒜（辛温），一握道上热土（补胃），杂研烂，以新水（甘寒）和之，滤去渣，决其齿灌之，少顷即苏。至暮，此仆为吴御马而归。乃知药病相对，有如此者。此方本徐州沛县市门[3]，忽有板书钉其上，或传神仙救人者，沈存中[4]、王圣美皆著其说，而吴亲验之。出石林老人[5]《避暑录》[6]。

【注解】[1] 崇宁乙酉：1105年。崇宁，北宋徽宗赵佶的年号。

[2] 五苓大顺散：五苓散和大顺散的合方。大顺散，《和剂局方》方，治暑季内伤冷饮过多、脾胃湿困、霍乱呕吐等，药用甘草、干姜、杏仁、肉桂。

[3] 市门：在市场上出售。

[4] 沈存中：沈括，字存中。钱塘（今浙江杭州）人，曾任翰林学士，北宋杰出的科学家，著有《沈氏良方》《梦溪笔谈》等。

[5] 石林老人：南宋叶梦得，号石林居士。著有《石林诗话》《石林燕语》《避暑录话》等。

[6]《避暑录》：名《避暑录话》，叶梦得撰，笔记体，多记宋代掌故及评论作品、作家。

【阐发与临证】年岁不同，气候雨水也不同。《素问·天元纪大论》篇："甲己之岁，以土运统之；乙庚之岁，金运统之；丙辛之岁，水运统之；丁壬之岁，木运统之；戊癸之岁，火运统之。"如戊癸之年岁，火运统之，当然气温较高。所谓逢年岁热甚，就是此意。凡中暑、伤暑，一般都是有诱因的，如案文分析那样体质虚弱、年老失调（虚人），因饥饱失节，肠胃紊乱，素体有病、尚未复原以及劳累太过（劳人）或太阳光下猛晒、汗出太多，一为暑气所中即关窍皆窒，实为气机不畅，阴阳气不相顺接。中暑者多见身热烦躁但四肢冷逆，口噤或昏迷，即气闭塞之谓。

马夫在驰马途中忽昏仆，是劳人。五苓大顺散虽是辛甘药，但是温热药，非寒性药，不能祛暑。大蒜辛温、黄土甘平，新水甘寒，合杂研烂却是辛甘而寒，与姜葱汤调益元散类似。

大蒜辛温，《本草纲目》说其有小毒，主治霍乱、腹中不安，消谷，理胃温中，除邪痹毒气，主溪毒，下气，治蛊毒，敷蛇、虫、沙虱疮，涂疗肿。大蒜中的特殊成分可使体内铅浓度下降，大蒜能降低胆固醇，减少高血压、心脏病的发病率。《本草纲目》谓道中热土主治夏月喝死，方法是以土积心口，稍冷即易，气通即苏；或以热土围脐旁，令人尿脐中；也可用热土、大蒜等分，捣冰去滓灌之。本案用后法，以新汲水代冰化水和之。出此方者为王相，字圣美，沛县当地名医。

11案 陈斗岩治伦司成，舟中遇昏晕不知人，自汗瘛疭，医以为中风。陈曰：人迎脉过盛，病因饮后便凉[1]，痰火妄动，非中风也。以清暑益气汤，一剂而愈。

【注解】[1] 饮后便凉：喝较多量酒后即受凉。

【阐发与临证】人在旅途中突发昏晕、自汗、瘛疭，癫痫是间歇性发作，作后如常人；中风可伴半身不遂。案文中未说明此类症状，可见不是癫痫、不是中风。人迎脉过盛，见本卷第一篇第59案注二。《灵枢·禁服》篇："人迎主外……春夏人迎微大……名曰平人。人迎大一倍于寸口，病在足少阳……在手少阳。人迎二倍，病在足太阳……在手太阳。人迎三倍，病在足阳明……在手阳明。盛则为热……盛则泻之。"人迎脉大于寸口，轻则病在胆经、三焦经，中则病在膀胱经、小肠经，重则病在胃行、大肠经。都是阳经受病，六腑受病，而且是热证，要清。饮后便凉，既考虑人迎脉过盛，又考虑发病环境是在旅途中的船上，再有饮食的因素。痰火妄动是因为病发昏晕不知人。从用清暑益气汤来看，苍术、白术、陈皮、青皮除湿利气，并非豁痰之剂。本方名清暑益气，实则益气健脾燥湿为主，为补中益气汤去柴胡加苍术、青皮、神曲、黄柏、麦冬，所谓清暑仅用黄柏、麦冬。

12案 汪希说[1]治一壮男子，形色苍黑，暑月客游舟回，患呕哕，颠倒不得眠，粒米不入六日矣。脉沉细虚豁。诸医杂投藿香、柴、苓等药，不效，危殆。汪曰：此中暑也。进人参白虎汤。人参五钱，服下，呕哕即止，鼾睡，五鼓方醒，索粥。连进二三服，乃减参，稍轻，调理数剂而愈。

【注解】[1] 汪希说：明代医生。

【阐发与临证】患者暑月旅游，日晒皮肤变黑是正常的，因乘船颠簸而患呕哕、颠倒不得眠、纳食不振也是可以理解的，因此体质虚弱，脉沉细虚豁。综合分析，暑热之邪及劳累应该是第一位病因。暑伤气、劳伤脾，因此重用人参即有效，但此人参不可能是红参，太温了不合适。

案文说"此中暑也"，从广义说是中了暑热之邪，但不是中暑病。

13 案[1]　汪石山治一人，年三十余，形瘦弱，忽病上吐下泻，水浆不入口者七日（若是中寒该发热厥冷，不见厥冷故从暑治），自分死矣。汪诊脉八至而数，曰：当夏而得是脉，暑邪深入也；吐泻不纳水谷，邪气自甚也，宜以暑治。遂以人参白虎汤进半杯，良久复进一杯，觉稍安。三服后，减去石膏、知母，以人参渐次加作四五钱，黄柏、陈皮、麦冬等，随所兼病而佐使，一月后平复。

【注解】[1] 本案及下案都录自《石山医案·附录》。

【阐发与临证】上吐下泻、水浆不入已七日，自是病邪深重，但吐泻次数也不可能太多。《素问·阴阳应象大论》篇："春伤于风，夏生飧泄"，《素问·生气通天论》篇进一步说："春伤于风，邪气留连，乃为洞泄。"都是说风邪中于表，内应于肝，而春季肝木旺，肝木乘脾土而为泄。这与夏季受暑邪本无关。但这里的吐泻，显然不是因春季伤于风而引起，而是暑邪挟湿、湿热阻滞于肠胃。《素问·金匮真言论》篇"长夏善病洞泄寒中"，文中洞泄即指此。所以案文说是"吐泻不纳水谷，邪气自甚也，宜以暑治"。至于人参白虎汤治暑，上案已说是因暑伤气之故。知母本有滑泄的副作用，药性对病症，副作用也就没有了。黄柏、陈皮祛除肠胃湿热，应是良药。有关统计资料表明，9月份为食物中毒高发期。因为9月份的气温适宜较多细菌繁殖，而人们经过暑季的谨慎、纳呆后，既放松了警惕，又胃口大开，极易发生食物中毒。

14 案　一人瘦长而脆[1]，暑月过劳，饥饮烧酒，遂病热汗，昏愦语乱。汪视之，脉皆浮小而缓，按之虚豁。曰：此暑伤心，劳伤脾也，盖心藏神，脾藏意，二藏被伤，宜有此症，法宜清暑，以安心益脾，以宁志意。遂用八物[2]加麦冬、山栀子、陈皮，煎服十余贴而愈。

江篁南曰：夏月热倒人，昏迷闷乱，急扶在阴凉，切不可与冷饮，当以布巾衣物等，蘸热汤覆脐下及气海间，续续以汤淋布巾上，令撤脐腹，但暖则渐醒也。如仓卒无汤处，掬道上热土于脐端，以多为佳，冷则频换也。后与解暑毒。若才热倒，便与冷饮或冷水淋之，即死。又一法：道途无汤处，即掬热土于脐上，仍拨开作窝子，令众人溺于中以代热汤，亦可取效。解暑用白虎汤，竹叶石膏汤之类。凡觉中暑，即嚼生姜一大块，冷水送下。如不能嚼，即用水研灌之，立醒。路途仓卒无水，渴甚，急嚼生葱二寸许，和津同咽，可抵饮水二升。

【注解】[1] 脆：在此意思是体质单薄。

[2] 八物：指八物汤。同名4方。（1）《医垒元戎》方之一，治痛经、血淋，药用四物汤加木香、槟榔、玄胡、川楝子；（2）上书方之二，治妇人伤寒下后，饮食减少，血虚，《证治准绳》用治营卫俱虚、畏寒发热，药用四物汤加黄芪、白术、茯苓、甘草；（3）《三因极一病证方论》方，治厥阴伤风，恶风而倦、自汗、寒热如疟、小腹急痛，药用当归、川芎、白芍、桂心、前胡、防风、茯苓、甘草、生姜、大枣；（4）《素问病机气宜保命集》方，治心肺虚损、皮聚毛落、血脉虚损、妇人月愆期，药用四物汤加人参、黄芪、白术、茯苓。

【阐发与临证】病人体质单薄，暑季又过度劳累，脾胃弱。饥饿时饮高度酒，更易伤脾胃，且湿热内蕴。暑热伤气主要指脾胃，但热盛也伤心，所以发热汗出、昏愦语乱。上案脉数是热盛，所以用白虎汤、黄柏、麦冬（热去虚显，所以加量用人参，但仍用黄柏、麦冬）；前案脉细虚，有热，但虚显，既用白虎清热，又用人参益气。本案是虚为主，所以用人参、白术、茯苓、麦冬，暑和暑湿为次。所以仅用山栀、陈皮、麦冬。

江瓘所言中暑病人宜置阴凉处，但不可予冷饮或冷水淋之。热倒（昏倒）者四肢厥冷，是暑热之邪不得外泄。如外用冷水淋之或予冷饮，其邪热更被郁遏。江氏所介绍热敷（热汤湿热敷、热土加热尿湿热敷）脐部及气海，嚼生姜或生葱咽下，都是促使邪热外泄的方法。若是野外路遇此类病人，此法不失为救治方法。现代医学名为热射病（中暑病人中多数是这一类型）的，也是认为体内热量不能通过正常的生理性散热以达到平衡，因此体温升高。如果伴有虚脱，一般称热衰竭，出汗多、失水失盐。本篇中第3、4、5、6、10、14及15案，基本都属这一类，有的还是轻症中暑，甚至先兆中暑。第7、11两案有战栗不自禁持或瘛疭，可能属于热痉挛。现代医学也认为，应将病人移至阴凉处，为降低体温而主张用凉水（不低于4度）浸浴，但也不主张使体温降低过快，在肛温降至38.5℃（《实用内科学》）、39℃（美国Krupp MA 和 Chatton MJ 著《现代诊断治疗学》）时即停止降温，这与中医的主张有其共同之处。至于易患人群，本篇所述案例都是老年人、体弱者、妇女、劳累过度、旅行者以及饮酒者、饥饿者等，现代医学观点与上述一致。第1、2、12、13案例是急性胃肠炎或者是霍乱，第9案是冬季热感冒，第8案是杂病。

15案 江应宿治岳母，年六十余，六月中旬，劳倦中暑，身热如火，口渴饮冷，头痛如破，脉虚豁，二三至一止。投人参白虎汤，日进三服，渴止热退；头痛，用白萝葡汁[1]吹入鼻中，良愈。

【注解】[1] 白萝葡汁：萝卜性味辛甘，熟食消谷下气祛痰，生食止消渴，捣汁服治吐衄血、咽喉肿痛、失音、解酒毒。生捣汁涂，治打扑烫火伤。生汁滴鼻能治偏正头痛。《普济方》治年久头风，用莱菔子和生姜等分捣取汁，加麝香少许搐鼻中，效可立止。萝卜北方产者为上青下白色或红色或青紫色不等；南方产者为白色，粗大，肉嫩汁多，除皮外都甘味。功效大致相同。

【阐发与临证】此老年妇女，夏季劳倦中暑，但脉象二三至一止，是为结代脉中频发者。《灵枢·根结》篇："五十动而不一代者，五藏皆受气……不满十动一代者，五藏无气。"在此，代脉也包含结脉的意思。二三至即一次结代脉，说明经气结、脏气衰弱，还可能有阴寒内盛、癥瘕、痰滞等较为严重的病症。结合本案老年妇女，是气阴两虚，所以用人参白虎汤速效。

新鲜萝卜含有丰富的维生素A、B、C及钙、磷、铁等，还有芥子油。临床证明，萝卜有清热解毒、健胃消食、化痰止咳、顺气通便、生津止渴等功效，能治扁桃腺炎、咳嗽多痰、哮喘、高血压头晕、咯血，捣烂外敷治冻疮。中国预防医科院病毒学研究所经十余年研究证实，萝卜中含有抗肿瘤的活性物质名干扰素诱生剂，能刺激细胞产生干扰素，对食道癌、胃癌、鼻咽癌、宫颈癌等有显著的抑制作用。此物质对乙脑病毒也有抑制作用，但萝卜煮熟则该物质被破坏（2000年1月4日《临沂广播电视报》）。

第四篇 湿

(寒湿之邪，身黄而不热，体重而不渴。)

1 案[1] 许学士治一人，病身体痛而黄，[2]喘满头痛，自能饮食（里无病），大小便如常[3]，脉大而虚，鼻塞且烦。许曰：非湿热宿谷相搏，此乃头中寒湿也，不可行茵陈五苓散。[4]仲景云：湿家病，身疼痛，发热，面黄而喘，头痛鼻塞而烦，其脉大，自能饮食，腹中和无病，病在头中寒湿，故鼻塞，纳药鼻中则愈。[5]仲景无方，见外台删繁[6]证云：治天行热病，盖通贯脏腑，沉鼓骨髓之间，或为黄疸，宜瓜蒂散（瓜蒂一味为末，些少搐鼻内出黄水即愈）。

【注解】[1] 本案录自《普济本事方·卷八·瓜蒂散并发黄三证》。

[2] 病身体痛而黄：《普济本事方》原文为"病身体痛，面黄"。

[3] 大小便如常：原文为"大小便如经"。"经"也可表示"正常"之意。

[4] 原文为"茵陈五苓散不可行也"。

[5] "湿家病……纳药鼻中则愈"：录自《金匮要略·痉湿暍病脉证并治》，原文下无处方。

[6] 外台：指唐朝王焘著《外台秘要》。删繁：指唐朝以前的《删繁方》。《外台秘要》汇集了唐朝以前的很多医学著作，如《近效方》《古今录验方》《肘后方》《删繁方》等，因《删繁方》单行本已佚，只能见于《外台秘要》，故此处称之为《外台删繁》。

【阐发与临证】《金匮要略·痉湿暍病脉证并治》中关于湿病的记载，有湿痹（关节疼而烦，小便不利，脉沉细而缓）；湿家（一身尽痛、发热、身黄、胸满、小便不利、背恶寒，口渴欲饮而不能饮）；风湿（一身尽痛）；头中寒湿等四种病症，治疗分别以利小便、麻黄加术汤发汗（湿家不能下）、发汗（微似欲出汗）、纳药鼻中（无方）。从文字看，这是风寒湿三气感于太阳，表卫受困，肺气不宣，所以身痛发热、鼻塞、喘。病不在肠胃，所以自能饮食、腹中和而无病。

湿热或寒湿，舌苔的区别很重要。作为黄疸，阴阳黄，寒、热湿的治法截然不同。《金匮要略》这一段原文因为已定为"头中寒湿"，所以不再讲究舌苔、脉象。本案所述脉大而虚、大小便如常，所以许学士辨为"非湿热宿谷相搏""不可行茵陈五苓散"。这里的"湿热与宿谷相搏"，意为湿热与积滞结于肠胃。如为湿热积滞，应当用茵陈蒿汤。

用瓜蒂散纳鼻中，使肺气通调，肌腠开而风寒湿解。是否可用麻黄加术汤，微汗而使湿随风寒从表解，白术既能除表湿，又能使发汗不至过多。现在临床见此类病症，用瓜蒂散塞鼻治疗的可能性不大。本案所用瓜蒂一味研末搐鼻中，出黄水即愈，与《证治准绳》方类似。病例虽录自《普济本事方》，但治法不同于原案例。

2 案[1] 罗谦甫治征南元帅忒木儿，年近七十，秋间征南，过扬州，时仲冬，病自利，完谷不化，脐腹冷痛，足胫寒，以手搔之，不知痛痒。常烧石以温之，亦不得暖。诊之，脉沉细而微。盖高年气弱，深入敌境，军事烦冗，朝暮形寒，饮食失节，多饮乳酪，履卑湿，阳不外固，由是清湿袭虚，病起于下，故胻寒而逆。《内经》曰：感于寒则受病，微则为咳，盛则为泄，为痛。[2]此寒湿相合而为病也，法当急退寒湿之邪，峻补其阳，非灸，病不已。先以大艾壮，于气海灸百壮，补下焦阳虚；次灸三里各三七壮，治脐寒而逆，且接引阳气；下又灸三阴交，散足受寒湿之邪。遂处方云：寒淫所胜，治以辛热，湿淫于外，平以苦热，以苦发之。以附子大辛热，助阳退阴，温经散寒，故以为君；干姜、官桂大热辛甘，亦除寒湿，白术、半夏苦辛温，燥脾湿，故以为臣；人参、草豆蔻、甘草大温中，益气，生（原本误干）姜大辛温，能散清湿之邪，葱白辛温，能通上焦阳气，故以为佐。又云：补下治下制以急，急则气味厚，故作大剂服之。不数服，泻止痛减，足胻渐温，调其饮食，十日平复。明年秋，过襄阳，值霖雨旬余，前症复作。再依前灸，添阳辅各灸三七壮，再以前药投之，数服愈。

【注解】[1] 本案录自《卫生宝鉴·卷二十二·寒治验》。还收录在《奇症汇·手足部》。

[2] "感于寒则受病，微则为咳，盛则为泄，为痛"：录自《素问·咳论》篇，原文为"人与天地相参，故五藏各以治时感于寒则受病，微则为咳，甚则为泄为痛"。

【阐发与临证】本案为泄泻病。泄泻病有寒、热、虚、实的不同。有因感受外邪、饮食所伤、情志失调、脾胃虚弱、肾阳虚衰等不同，而导致胃肠功能失调发生泄泻，其治法也分别有淡渗、升提、清热、燥湿、疏利、健胃、消导、甘缓、酸收、温肾、固涩等。本案很明显是因年老体衰、饮食失节、水土不服、感受寒湿，脾胃运化失常，脾肾阳虚所致，其症状自利完谷不化，脐腹冷痛，足胻寒，甚至足胻麻木不知痛痒。温灸气海能温补下焦阳气，温灸足三里既能散足胻寒，又能温胃健脾，温灸三阴交能散足部三阴经感受的寒湿之邪。方药以附子理中汤加肉桂、半夏、草豆蔻、生姜、葱白，温补脾肾，散寒通阳。

本案中附子与半夏同用，原应属于十八反之例，但此二味药同用的处方，古今都不少。如《金匮》的赤圆是半夏与乌头同用，附子粳米汤是附子与半夏同用。余治胃脘寒痛，常以柴胡桂枝汤加木香、砂仁、附子，效果很好，从未见不良反应。

《素问·咳论》篇的原文"人与天地相参，故五脏各以治时感于寒则受病"一句，与上文"五藏各以其时受病"一句相通的。时，是指王月，即五脏各脏的当令月、当令季，如下文说"乘秋则肺先受邪，乘春则肝先受之，乘夏则心先受之，乘至阴则脾先受之，乘冬则肾先受之"。秋肺当令，所以秋季肺先受邪，余同。秋季肺先受寒邪则受病，微则为咳，甚则为泄为痛，咳当然是肺之病，泄与痛是"传以与之"的。冬季肾先受寒邪则受病，微则为咳，甚则为泄为痛，咳是"传以与之"，泄和痛是肾之病。所以说"五脏六腑皆令人咳，非独肺也"（《素问·咳论》篇）。本案文中仅引"感于寒则受病"与"时感于寒则受病"有些区别。

3 案[1]　一人年三十余，形色瘦黑，饮食倍进，食后吐酸，食饭干恶难吞，尝有结痰注于胸中，不上不下，才劳则头晕眼花，或时鼻衄，粪后去红或黑，午后至晚，胸膈烦热，眉心时痛，好睡，醒来口舌干苦，盗汗梦遗，脚冷，手及臀尖生脓泡疮（此症有属肝脾郁结者，以加味归脾治之，同四七汤）。医以四物汤、凉血剂投之，不效。罗诊之，左脉小弱而数，右脉散弱而数，俱近六至（虚热之病）。曰：症脉皆属阴虚，作阴虚治之不效，何也？此必脾虚湿郁为热而然也。今用滋阴降火，反滋湿而生热，病何由安？宜用参芪甘温之剂，补脾去湿可焉。问曰：丹溪论瘦黑者、鼻衄者、脉数者，参、芪当禁。罗曰：医贵知变，不可执泥。《脉经》云：数脉所主，其邪为热，其症为虚（能食能睡非虚而兼郁耶，郁则致火，用药之妙亦神矣哉）。[2] 遂以人参二钱，黄芪一钱半，白术、麻黄根、生地、茯苓、麦冬各一钱，归身、川芎各八分，黄芩七分，麦芽、厚朴、黄柏、五味加泽泻、柴胡、青皮、山栀子各七分，甘草五分，服十余贴，胸腹腰脐，生小疥而愈。

【注解】[1] 本案录自《石山医案·卷中·消渴》。案文中说"罗诊之"，实为"予诊之"。

[2] "数脉所主，其邪为热，其症为虚"：《脉经·卷四·平杂病脉第二》载"数为虚为热"；卷十载"尺寸俱数有热""关上数，胃中有热"。

【阐发与临证】从上述症状看，形色瘦黑、食饭难吞、才劳则头晕眼花，或时鼻衄、午后至晚胸膈烦热、口舌干苦、盗汗梦遗，脉濡小数，这些确是阴虚内热的脉症，但食后吐酸、干恶、胸中如有结痰样不上不下，粪后去红或黑，手及臀部生脓疱疮，这些症状与阴虚内热不相干，却是湿热困脾胃为患。湿郁化热而不是阴虚内热。当然，脾虚然后才湿困，用参芪甘温之剂补脾祛湿应该是虚重湿轻。从处方看，虽有二钱人参、一钱半黄芪，但白术、厚朴、青皮、茯苓、泽泻都能燥湿利湿，黄芩、黄柏、山栀还能苦寒燥湿，所以，这方名为补脾祛湿，实是燥湿、利湿和健脾并重。同时，还有当归、川芎、生地及生脉散治阴血虚。从这一点看，罗谦甫用药也是面面俱到的。并且，他的辨证虽说是"脾虚湿郁为热"，也不排除阴虚，因为这两方面的药分不出彼此轻重。虽然《脉经》说"数为虚为热"，也要分清数实、数滑、数细、数濡。像本案数而濡弱小，当然"为虚"，但如数而滑、数而实则不同了。即便如此，本处方中破气理气消导药也还用了不少，所以即使是犯了丹溪的告诫也无碍。

形色瘦黑，饮食倍进，干恶，胸中如有痰结、不上不下，才劳则头晕眼花，胸膈烦热，口舌干苦，嗜睡脉数，这些症状也极像现代医学的甲亢。本方疏肝健脾、清热燥湿、养阴清热和甘温除热同用，也是合适的。

4案 春夏之交，人病如伤寒，其人汗自出，肢体重痛，转侧难，小便不利，此名风湿，非伤寒也（小便不利非表症伤寒可知。仲景伤寒第七症用桂枝加附子汤，治冬月正伤寒。此春夏之交，宜五苓散）。阴雨之后，卑湿，或引饮过多，多有此症，但多服五苓散，小便通利，湿去则愈。切忌转泻发汗，小误，必不可救。初虞世[1]云：医者不识，作伤风治之，发汗死，下之死。己未，京师大疫，正为此。罗得其说，救人甚多。大抵五苓散能分水去湿耳，胸中有停饮及小儿吐哯[2]欲作痫，五苓散最妙（节庵[3]云：肢体肿不能转侧，额上微汗恶寒，不欲去衣，大便难，小便利，热至日晡而剧，宜羌活冲和[4]、微解肌；咽渴小便不利，五苓散）。

【注解】[1] 初虞世：北宋医家，字和甫，著有《古今录验养生必用方》。本案录自《医说·卷三·风湿不可汗下》（该书转录自《信效方》）。

[2] 小儿吐哯：哯音xiàn，原意是不呕而吐。此处指小儿吐乳。

[3] 节庵：指陶节庵。

[4] 羌活冲和：即羌活冲和汤，《洁古家珍·伤寒论》及《此事难知》方，药品同九味羌活汤。

【阐发与临证】春夏之交，在南方正是梅雨季节，雨多湿重，又且气候忽暖忽凉，极易感受风寒挟湿，症状确如伤寒。《金匮要略·痉湿暍病脉证并治》关于风湿的描述"太阳病，关节疼痛而烦……此名湿痹""风湿相搏，一身尽疼痛""一身尽疼，发热，日晡所剧者，名风湿""风湿脉浮，身重汗出恶风""风湿相搏，身体疼烦，不能自转侧""骨节疼烦，掣痛不得屈伸，近之则疼剧"等。治法以"微微似欲出汗"。本病是可以发汗的，应该发轻汗。本案所描述的汗出，肢体重痛，转侧难，小便不利，症状似风湿，但治法却是"小便通利，湿去则愈。切忌转泻发汗""发汗死，下之死"，与《金匮》治"湿家"的禁忌相同。实在说，本案非风湿病，而是湿家又感受风寒，湿重风寒轻，所以"多服五苓散，小便通利，湿去则愈"。

本案又好像痛风，此病确要利小便以排泄并降低血尿酸。

5案[1] 中山王知府次子，年十三岁，六月中旬，暴雨方过，地水泛溢，因而戏水，衣服尽湿，母责之，至晚觉精神昏愦，怠惰嗜卧，次日病头痛身热，腿脚沉重（非湿而何）。一女医用和解散[2]发之，闭户塞牖，覆以重衾，以致苦热不胜，遂发狂言，欲去其衾而不得去，是夜汗至四更（汗），湿透其衾，明日循衣撮空。又以承气汤下之（下），下后语言渐不出，四肢不能收持，有时项强，手足瘛疭搐急而挛，目左视而白睛多，口唇肌肉蠕动，饮食减少，形体羸瘦。罗视之，具说前由。详之，盖伤湿而失于过汗也。且人之元气，起于脐下肾间动气，周于身，通行百脉。今盛暑之时，大发其汗，汗多则亡阳，百脉行涩，故三焦之气不能上荣心肺（上气不足），心火旺而肺气焦。况因惊恐内畜，经曰：恐则气下。[3]阳主声，阳既亡而声不出也。阳气者，精则养神，柔则养筋。又曰：夺血无汗，夺汗无血。[4]今发汗过多，气血俱衰，筋无所养，其病为痓，则项强，手足瘛疭搐急而挛。目通于肝，肝者，筋之合也，筋既燥而无润，故目左视而白睛多。肌肉者，脾也，脾热则肌肉蠕动，故口唇蠕动，有时而作（有误为筋惕肉眴而用温者，毫厘千里之别）。经云：肉痿者，得之湿地也。[5]脾热者，肌肉不仁，发为肉痿。痿者，痿弱无力，久为不仁。阳主于动，今气欲竭，热留于脾，故四肢不用。此伤湿过汗而成坏证也。当治时热，益水源救其逆，补上升生发之气。《针经》曰：上气不足，推而扬之，此之谓也。以人参益气汤[6]治之（补中益气汤加白芍、黄柏）。经曰：热淫所胜，治以甘寒，以酸收之。[7]人参、黄芪之甘温，补其不足之气而缓其急搐，故以为君；肾恶燥，急食辛以润之，生甘草甘微寒，黄柏苦辛寒，以救肾水而生津液，故以为臣；当归辛温和血脉，陈皮苦辛，白术苦甘，炙甘草甘温，益脾胃，进饮食，肺欲收，急食酸以收之，白芍之酸微寒，以收耗散之气而补肺金，故以为佐；升麻、柴胡苦平上升，生发不足之气，故以为使。[8]乃从阴引阳之谓也。名曰人参益气汤，水二盏半，先浸两时辰，煎至一盏，热服，早食后、午食前各一服。投之三日，语声渐出，少能行步，四肢柔和，饮食渐进，至秋而愈。

【注解】[1] 本案录自《卫生宝鉴·卷二十四·过汗亡阳变证治验》。

[2] 和解散：同名3方。(1)《和剂局方》方，治伤寒头痛，烦躁自汗，咳嗽吐利，药用厚朴、陈皮、藁本、桔梗、甘草、苍术、生姜、大枣；(2)《沈氏尊生书》方，治疹已出，遍身皮疹，皮肉僵硬，药用麻黄、绿豆为末，蒲公英、黄芩、生地煎水调服；(3)《传信适用方》方，治感寒引起头痛恶心、发热烦痛、纳呆，药用苍术、厚朴、桔梗、炙甘草、神曲、炒麦芽、赤苓、川芎、陈皮、藿香、前胡、半夏、柴胡、当归、赤芍、生姜、大枣。本案可能用第(1)方。

[3] "恐则气下"：出于《素问·举痛论》篇，原文是"余知百病生于气也……恐则气下……恐则精却，却则上焦闭，闭则气还，还则下焦胀，故气下行矣"。

[4] "夺血无汗，夺汗无血"：出于《灵枢·营卫生会》篇。原文是"营卫者精气也，血者神气也，故血之与气，异名同类焉。故夺血者无汗，夺汗者无血"。

[5] "肉痿者，得之湿地也"：出于《素问·痿论》篇，原文是"有渐于湿，以水为事，若有所留，居处相湿，肌肉濡渍，痹而不仁，发为肉痿"。故《下经》曰：肉痿者，得之湿地也。"

[6] 人参益气汤：同名3方。(1)本案瑸注补中益气汤加白芍、黄柏；(2)《沈氏尊生书》方，治气弱，药用人参、防风、升麻、黄芪、生地、熟地、白芍、甘草、肉桂、五味子；(3)《东垣试效方》方，治暑热伤气，肢倦嗜卧，第一次用：人参、生甘草、炙甘草、黄芪、升麻、五味子、柴胡、芍药；第二次用：黄芪、红花、陈皮、泽泻；第三次用：黄芪、黄柏、陈皮、泽泻、升麻、白芍、五味子、黄芩、炙甘草（应是随症加减）。

[7] "热淫所胜，治以甘寒，以酸收之"：出于《素问·至真要大论》篇，原文是"热淫所胜，平以咸寒，佐以苦甘，以酸收之"。又说"热淫于内，治以咸寒，佐以苦甘，以酸收之，以苦发之"。

[8] 原文在此以下无文字。

【阐发与临证】本患儿从发病诱因及昏愦、怠惰、嗜卧、腿脚沉重等症状看，确是湿胜，但湿胜不能大发其汗，上例初虞世云"作伤风治之，发汗死"就是这道理。和解散本身以燥湿为主，发汗功能极弱，但闭户塞窗、覆以重衾且湿透其衾，是方法不对。重虚其津液，湿化热，必然里热更重，因此循衣撮空。又以承气汤下之，更虚津液。夺汗者无血，血既虚，气也虚（血之与气，异名同类），故此语言不出，四肢不能收持，项强，手足瘛疭，搐急而挛，口唇肌肉蠕动，目斜，这些就因气血俱衰，筋无所养。案文说"当治时热，益水原救其逆，补上升生发之气"，病情至此，用这三种治则是对的，与"热淫于内，治以咸寒，佐以苦甘，以酸收之"的具体药味性味相符。但从人参益气汤的组成看，似过于温，也可能人参是用原皮参，黄芪、白术、陈皮等温性药物用量较少。本案辨证、分析及方解都很详尽。即使如此，也三日才见效，凡两个月后才愈。

如从现代医学观点看，农历六月中旬雨水多，蚊子多，还有湿衣受寒的诱因，发病急，第一天晚上发病即精神昏愦，第二天发烧头痛，当夜汗出太多，第三天早晨昏迷或半昏迷，下午抽搐，很可能是乙型脑炎。以后又变成后遗症，筋惕肉瞤、痿，而用清补法收其功。

6 案[1]　丹溪治一人患湿气，背如负二百斤重。以茯苓、白术、干姜、桂心、泽泻、猪苓、酒芩、木通、苍术服愈。

【注解】[1] 本案及第8、9、10案都可能录自《丹溪纂要》，其余丹溪著作中都找不到。

【阐发与临证】背如负二百斤重意为身体困重、四肢懈怠，与"患湿气"的辨证诊断相符。方中苍术、白术温燥健脾祛湿，黄芩苦寒燥湿，茯苓、猪苓、泽泻、白术、桂心（代桂枝）是五苓散，与木通都有利湿功效，干姜辛温，振奋脾阳。本案症状很简单，但用药丝丝入扣。

7 案[1]　一少年素湿热，又新婚而劳倦，胸膈不快，觉有冷饮，[2]脉涩大，因多服辛温大散药，血气俱衰。以苍术、白术、半夏、陈皮各五钱，白芍六钱，龟板七钱半，柏皮、甘草各一钱半，黄芩三钱，宿砂一钱，炊饼丸，服愈。

[注解] [1] 本案录自《丹溪治法心要·卷二·痰》。

[2] 觉有冷饮：自觉胸膈胃脘有冷的液体积聚。

【阐发与临证】新婚迎来送往，心神劳累；酒酪膏粱肥腻等饮食过多，脾胃劳累；诸事繁杂、思虑过多，肝胆劳累；新婚房事频繁，肾腰劳累。素有湿热，胸膈不快，极有贪凉的可能，因此自觉胸膈胃脘有冷的液体积聚，甚至胁下沥沥有声。因为自觉有冷饮，所以未考虑脉象涩大而过服辛温理气耗散药遂致血气俱衰。本方以苍白术、半夏、陈皮健脾和胃，加白芍酸微寒以收耗散之气，柏皮坚阴，龟板养肝肾之阴，砂仁畅中。毕竟素有湿热，以黄芩清热燥湿。

8 案　一人因湿气，两胁疼痛，腰脚亦痛，白浊。渗湿汤[1]加参、术、木通、泽泻、防己、甘草、苍术、苍耳、黄柏、知母、牡蛎、龟板、川归、白芍、地黄等分，煎服愈。

【注解】[1] 渗湿汤：同名4方。（1）《和剂局方》方，治寒湿流滞经络，身重，腰冷痛如坐水中，小便赤涩，大便溏，药用苍术、白术、炙甘草、茯苓、炮姜、橘红、丁香、生姜、大枣；（2）《万病回春》方，治一切湿证，药用苍术、白术、茯苓、泽泻、猪苓、陈皮、川芎、香附、厚朴、砂仁、甘草、生姜、灯心草；（3）《沈氏尊生书》方，治肾着腰重，药用苍术、白术、茯苓、泽泻、猪苓、陈皮、黄连、栀子、秦艽、防己、葛根；（4）《济生方》方，治雨露袭身或坐卧湿地，身重脚弱，关节重痛，发热恶寒，多汗，腿膝浮肿，药用白术、人参、炮姜、白芍、附子、茯苓、桂枝、炙甘草、生姜、大枣。

【阐发与临证】湿浊下注可以引起白浊、腰脚疼，引起两胁疼痛的可能是湿热阻滞于肝胆经。从所用方药来说，应该是湿热为患。所论渗湿汤用的是《济生方》或《和剂局方》方，此二方都有温里燥湿之效，前者还有人参补气，但所加的木通、黄柏、知母、牡蛎、龟板、白芍、地黄等，药性是寒凉的，可能已有病状化热。

9 案　一人湿气，腰似折，胯似冰。以除湿汤[1]加附子（平胃散配附子妙）、半夏、厚朴、苍术、木香、陈皮、茯苓、牛膝、杜仲、酒芩、猪苓、泽泻、黄柏、知母等分，煎服愈。

【注解】[1] 除湿汤：同名4方。（1）《肘后百一方》方，治寒湿所伤，身体重着，腰脚酸痛，大便溏，药用半夏、厚朴、苍术、藿香、陈皮、白术、茯苓、炙甘草、生姜、大枣；（2）《内外伤辨惑论》方，治风湿相搏，一身尽痛，日晡发热，药用羌活、柴胡、防风、藁本、苍术、升麻、生姜；（3）《眼科纂要》方，治睑弦赤烂、发痒，药用连翘、黄芩、黄连、木通、滑石、车前子、枳壳、陈皮、茯苓、荆芥、防风、生甘草；（4）《幼幼类集》方，治小儿寒湿所伤，手足软弱不能抬举、疼痛、吐泻，药用六君子汤加苍术、厚朴、藿香、大腹皮。

【阐发与临证】本案腰似折、胯似冰，疑为寒湿。腰为肾府，胯属下焦，因此此为寒湿入络，肾、督、带、膀胱经都受寒湿所困。从辨证来说，本案所用应当是《肘后百一方》的除湿汤，但所加的半夏、厚朴等药有部分是重复的。加附子壮阳、祛寒湿。加黄柏可能是配伍苍术、牛膝成三妙散，治下焦湿。如果黄柏用量少，仅起配伍作用，不在于清热燥热，也是可以的。黄芩配伍半夏，也是燥湿。以知母之润，可防止辛苦温药过于燥。

朱丹溪主张阳常有余、阴常不足。从第6案到第9案都是治湿胜而患病，但都用黄芩、黄柏、知母、龟板等，是否与益阴有关？

10案 一人湿气，二胯痛，小便不利。当归拈痛汤[1]加滑石、木通、灯心、猪苓、泽泻。

【注解】[1] 当归拈痛汤：《医学启源》方，治湿热走注，遍身骨节烦痛，肩背沉重，足胫赤肿重痛，以及风湿热毒、浸淫疮疡，药用当归、羌活、甘草、黄芩、苦参、茵陈、升麻、葛根、苍术、白术、泽泻、猪苓、防风、知母，下肢肿加防己去防风。

【阐发与临证】该患者二胯疼痛且小便不利，确系湿热下注。清热祛湿、活血止痛方法是对证。但因小便不利，故重用利湿药。

11案[1] 一女子十七八岁，发尽脱，饮食起居如常，脉微弦而涩，轻重[2]皆同。此厚味成热，湿痰在膈间，复因多食梅酸味，以致湿热之痰，随上升之气至于头，薰蒸发根之血，渐成枯槁，遂一时脱落，宜补血升散之药，用防风通圣散[3]，去硝，惟大黄三度酒制炒，兼以四物汤酒制，合作小剂，煎以灰汤[4]入水频与之，两月余，诊其脉，湿热渐解，乃停药，淡味调养，二年发长如初（琇按：此案重见眉发自落门[5]）。

【注解】[1] 本案录自《丹溪医按·杂病》，还收录在《奇症汇·头部》，案文末少"煎以灰汤入水频与之"。

[2] 轻重：轻按、重按。

[3] 防风通圣散：《宣明论方》方，疏风解表、清热通便，药用防风、荆芥、麻黄、薄荷、川芎、当归、芍药、连翘、桔梗、大黄、芒硝、黄芩、石膏、栀子、白术、滑石、甘草、生姜。

[4] 灰汤：不知为何物。在本书卷七眉发自落篇2案有"皂角刺一二斤为灰……食上浓煎大黄汤"等语。据本案文意即为用防风通圣散（去硝）加四物汤（酒制）煎水，再用皂角刺灰和大黄煎汤，加入药水内频服。

[5] 七卷第九篇眉发自落中并无此案。

【阐发与临证】病者为青年女子，嗜食膏粱厚味而致湿热成痰，停留在膈间。酸入肝，肝主升发，故说："复因多食梅酸味，以致湿热之痰，随上升之气至于头。"湿热熏蒸，阴血虚少而发不得滋养故脱尽。用防风通圣散加四物汤以宣散风热、养血，后以养肝涵木（所谓淡味）善后。淡味，与前面的厚味相对应，也包括忌食辛辣油腻。

脱发有虚实二种，实者分血热生风、瘀血阻滞和湿热生风三种证型，虚者分阴血虚和气血虚两种证型。实者突呈斑秃或全部脱落，甚或须眉俱落，常伴有心烦口渴等血热症状或面暗唇紫等瘀血症状。湿热生风型脱发则头皮屑多且油腻而黏，头发也光亮油腻，常伴口中黏腻、饥不欲食、渴不多饮、舌苔白腻、黄腻等症。阴血虚者常见头发油亮，头屑多，头顶或两额角处脱落多见。气血虚则头发细软并干燥少华，全头部均匀脱落、稀疏。本案与典型的湿热不同，是湿热为标，阴血虚为本，虚实相兼。

12案 江篁南自治一少年，夏月因以冷水浸两足跟，又坐湿地，患足跟肿痛，不能移步，困卧数月。教以干土坯一块，挖一凹如足跟大，炭火烧红去火，用醋一碗沃之，任其渗干，乃以足跟临土坯，初略悬高薰之，渐渐近之，其下体骨节皆酸快不可言，且有微汗，连换土砖，熏三四日而愈。

【阐发与临证】夏季贪凉常用冷水浸足跟，极易诱发足跟疼痛。本患者是一少年，又没有其他症状，因而考虑是局部性风湿痛综合征，患跟腱炎、跖筋膜炎的可能性较大，其发病原因多由于局部扭伤、劳损，或鞋子不合适、肥胖、扁平足等，局部常受冷刺激当然很可能引起。还有钙化性肌腱炎、脊柱关节病（如强直性脊椎炎、瑞特氏综合征）等也可能引起足跟痛。从中医学角度说，这种情况一般不会是肾虚，而是风寒湿痹。案文介绍的也是一种热敷方法，与其他热敷方法同样是有效的。

13 案 江应宿治嘉兴钱举人，每逢阴雨则腰膝沉重，如带千钱，不能步履，人肥而脉沉缓，此湿病也。投茯苓渗湿丸[1]，二陈加苍术、羌活、黄芩而愈。

【注解】［1］茯苓渗湿丸：功能渗湿燥湿，药物即茯苓、半夏、陈皮、甘草、苍术、羌活、黄芩。

【阐发与临证】此举人因腰膝沉重、人肥胖、脉沉缓而辨为湿病。实际上患者每逢阴雨天则发作，脉又沉，辨为寒湿兼肾虚似乎更全面。方中以茯苓为君，加苍术同为健脾燥湿。就现代用药，腰以下用独活为多。黄芩的使用，与第6、7、9三案是同样之意。按本案的症状，患纤维肌痛综合征、脊椎关节病、脊椎骨质增生、腰肌劳损都是很有可能的。

第五篇 消 渴

1案 莫君锡[1]，不知何许人，大业[2]中为太医丞。炀帝晚年，沉迷酒色，方士进大丹[3]，帝服之，荡思不可制，[4]日夕[5]御女数十人。入夏，帝烦躁，日引饮[6]数百杯而渴不止。君锡奏曰：心脉烦盛，真元大虚，多饮则大疾生焉。因进剂治之，仍乞进冰盘于前，俾上[7]日夕朝望之，亦解烦躁之一术也。

【注解】[1] 莫君锡：隋代炀帝时的太医，本案录自《古今医统大全·卷一》。

[2] 大业：隋炀帝的年号，605—616年。

[3] 大丹：方士所炼之丹药，性热而燥。

[4] 荡思不可制：性欲强烈，按捺不住。

[5] 日夕：白天加晚上。

[6] 引饮：这里指饮水。

[7] 上：指皇帝。

【阐发与临证】老头儿沉迷酒色，肯定阳事不兴（例外者极少），因此炼丹的方士进丹药以兴其阳事。但丹药常以硫黄、阳起石、钟乳石、紫石英、白石英、丹砂等冶炼而成，性燥热，大温有毒，壮阳道，多服食、常服食可使阳强不痿，所以隋炀帝服后性欲亢进不可制，一日一夜可以与数十个女人性交而不痿。这"数十人"肯定是夸张的。到夏季天气热，体内外俱热而更烦躁，内热盛故日饮水数百杯仍口渴不止，这是肺胃之津、肝肾之阴虚竭，光喝水又岂能解渴？内服滋肾水的方剂，壮水之主以制阳光。外用冰块人工降室温。至于常看着冰块可解阳亢烦热，是心理治疗法，起辅助治疗作用。

2案 方勺[1]（博按：元本误张杲）治提点铸钱朝奉郎黄沔久病渴，极疲瘁。方每见必劝服八味丸，初不甚信，后累治不瘥，漫服数两，遂安。或问：渴而以八味丸治之，何也？对曰：汉武帝渴，张仲景为处此方（璹按：仲景乃建安时人，方谓其治汉武，不知何本？赵养葵亦仍其误）。盖渴，多是肾之真水不足致然。若其势未至于消，但进此剂殊佳，具药性温平，无害也（《泊宅编》[2]）。

【注解】[1] 方勺：南宋浙江金华人，字仁声，自号泊宅翁。

[2]《泊宅编》：南宋方勺撰，笔记体，记载北宋中后期至南宋初年朝野遗事。

【阐发与临证】本患者久病渴、极疲瘁，据此还不能确诊为消渴。口渴，有肺胃津虚、脾阴不足、肝肾阴虚、肾精不足，还有外感热病或阳明胃热或如上案那样过服温燥药石。像本案那样用八味丸（很可能本案用的是《金匮要略》方或《千金方》方或《和剂局方》方）温补肾阳治口渴的较少，所以案文自设疑问曰："渴而以八味丸治之，何也？"笔者于1970年治一消渴病患，孙某，男，38岁，因冬天修水库，破冰站在水中而得，病已一年，口渴喝水多，一昼夜喝10热水瓶的水，且喜热饮，尿清长且频，每日夜排尿20余次，畏寒，腰膝酸冷，在外作消渴治疗无效。查尿糖阴性，血糖正常。按中医学当诊为消渴病，按西医学当诊为尿崩症。舌苔薄白润、舌质淡、边齿印，脉沉细，辨证为肾阳虚，服附桂八味丸改汤，附子用至18克，再嘱生活规律、寒暖有节、减少房事。三剂后明显好转，逐日减轻，连服10剂，每日喝2热水瓶水、排尿五六次。再服半月而恢复正常。

3 案[1]　李东垣治顺德安抚张耘夫，年四十余，病消渴，舌上赤裂，饮水无度，小便数多。李曰：消之为病，燥热之气胜也。《内经》云：热淫所胜，佐以甘苦，以甘泻之[2]。热则伤气，气伤则无润，折热补气，非甘寒之剂不能。故以人参、石膏各二钱半，甘草生炙各一钱，甘寒为君；启元子云：滋水之源，以镇阳光[3]。故以黄连三分，酒黄柏、知母、山栀各二钱，苦寒泻热，补水为臣；以当归、麦冬、白葵[4]、兰香[5]各五分，连翘、杏仁、白芷各一钱、全蝎一个，甘辛寒和血润燥为佐；以升麻二钱，柴胡三分，藿香二分，反佐以取之；桔梗三钱为舟楫，使浮而不下也。名之曰生津甘露饮子[6]，为末，汤浸蒸饼和成剂，捻作饼子，晒半干，杵筛如米大，食后每服二钱，抄在掌内，以舌舐之，随津咽下，或白汤少许送下，亦可。此治制之缓也，[7]治之旬日良愈。古人消渴，多传疮疡，以成不救之疾，[8]此既效，亦不传疮疡，以寿考终。后以此方治消渴诸症皆验（《卫生宝鉴》）。

【注解】[1] 本案录自《卫生宝鉴·卷十二·消渴治法并方》。

[2]"热淫所胜，佐以甘苦，以甘泻之"：源出于《素问·至真要大论》篇，原文是"热淫所胜，平以咸寒，佐以苦甘，以酸收之"。在另一段中，"以甘泻之"的有"少阴之客""少阳之客"，另一段中有"少阴之复"，又一段中有"少阴之胜""少阳之胜"。

[3]"启元子云：滋水之源，以镇阳光"：启元子又谓启玄子，为王冰之自号。《素问·至真要大论》篇有"诸寒之而热者取之阴，热之而寒者取之阳，所谓求其属也"一句，王冰注："言益火之源，以消阴翳，壮水之主，以制阳光，故曰求其属也。"下文又说："取心者不必齐以热，取肾者不必齐以寒，但益心之阳，寒亦通行，强肾之阴，热之犹可。"

[4] 白葵：《本草纲目》"葵"名下"（时珍曰）葵菜……有紫茎、白茎二种，以白茎为胜"，即冬葵子之苗。苗甘寒滑，无毒，利胃气，滑大肠，润燥利窍；根疗淋，治消渴。"蜀葵"名下有花"惟红白二色入药"，苗甘微寒滑，无毒，除客热、利肠胃。根茎治客热，利小便，散脓血恶汁。白葵花咸寒，和血润燥，利大小肠，通窍，理心气不足，能治白带、气燥、瘈疟邪热。

[5] 兰香：《本草纲目》"兰草"名下引（弘景曰）"今东门有煎泽草，名兰香，或是此也"。（恭曰）"兰即兰泽香草也……俗名兰香"。查罗勒又名兰香，辛温微毒，功能调中消食，去恶气，消水气。李时珍曰："按罗天益云：兰香辛温，能和血润燥"。按《本草从新》意为佩兰，又名兰草，走气分，利水道，除痰癖，辟恶，为消渴良药。

[6] 生津甘露饮：同名2方。（1）《证治准绳》方，治消渴，齿麻舌强肿痛，善怒，药用石膏、人参、炙甘草、生甘草、黄连、黄柏、知母、山栀、当归身、麦冬、白葵花、兰香、连翘、杏仁、白芷、全蝎、升麻、柴胡、藿香、桔梗、白蔻、木香、姜黄、荜澄茄，即本案文中药品加白蔻、木香、姜黄、荜澄茄；（2）《医学统旨》方，治胃热消渴，龈肿齿衄，咽喉肿痛，二便秘涩，药用人参、茯神、麦冬、五味子、知母、生地、甘草、葛根、天花粉。

[7] 此治制之缓也：即丸以缓图之意。

[8]"古人消渴，多传疮疡，以成不救之疾"：由于糖尿病患者蛋白质代谢紊乱，呈负平衡，使患者消瘦乏力，抵抗力差，易感染，患皮肤痈疮。还可引起血管病变，尤其周围血管足背动脉硬化引起脱疽，称为糖尿病足。一千多年前的古人早就发现此规律，实属不易。

【阐发与临证】消渴饮水无度、小便数且多，由于舌上赤裂，确是燥热之气胜也。热伤气，治以甘寒清热益气是对的，但因燥热，苦寒清热燥湿也不可少。事实上，方中黄连、黄柏、知母、连翘、山栀也不少。

古人消渴，多传疮疡，以成不治之疾，这与现代医学糖尿病易并发痈脓疮疖是一致的，而且不易治愈。现在中医治糖尿病也往往运用益气和血、养阴清热祛湿等法，其中以气阴两虚、阴阳二虚、热盛阴虚三种证型较多见。据报道，益气养阴药能改善胰岛结构、调节胰岛素分泌、降低血糖高血糖素而降低血糖；活血化瘀药有改善血液循环的作用，有治疗糖尿病血管合并症的功效。2000年2月4日《中国中医药报》报道，近年来发现的能降低血糖的中药有丹参、生熟地、知母、枸杞子、玉米须、人参。

4案 蜀医张肱[1]治眉山有揭颖臣者，长七尺，健饮啖，倜傥人也。忽得消渴疾，日饮水数斗，食常倍而数溺。消渴药服之逾年，病日甚，自度必死。张诊脉，笑曰：君几误死矣。取麝香当门子，以酒濡之，作十余丸，取枳椇子[2]为汤[3]，饮之遂愈。问其故。张曰：消渴、消中，皆脾衰而肾败，土不胜水，肾液不上溯，乃成此疾。今诊颖臣脾脉热极而肾不衰，当由酒与果实过度，虚热在脾，故饮食兼人而多饮，饮水既多，不得不多溺也，非消渴也。麝能败酒，瓜果近辄不结，而枳椇即木蜜，亦能消酒毒。屋外有此木、屋中酿酒不熟。以其木为屋，其下酿无味。故以二物为药，以去酒、果之毒也。

【注解】[1] 张肱为良医张立德之子，元代当地名医。本案录自《东坡杂记》或《医说》。

[2] 枳椇子：枳椇子。味甘，与蜂蜜同功，故曰木蜜。能解酒止渴。

[3]《证治准绳》有枳椇子丸，能解酒止渴、清利湿热，药用枳椇子、麝香。本案用麝香作丸、枳椇子作汤，也相当于枳椇子丸。

【阐发与临证】此患者身体魁伟，平时多饮酒、多吃食物，这样的人易患消渴，而且实证居多，所以医认为脾热、肾不衰。麝香辛温，开窍散结、活血通络、祛瘀止痛，能抑制毛细血管通透性。《济生方》载其"解酒毒，消瓜果食积""诸果成积伤脾作胀，气急，用麝香一钱，生桂末一两，饭和丸绿豆大，大人十五丸，小儿七丸，白汤下"。平时食量大、患糖尿病者食量更大，可改为一日吃五餐，每餐限量。平时多吃荞麦面。多吃杂粮、豆渣、黑麦面包等代主食。2000年1月7日《上海科技报》介绍生吃山药；1999年12月15日《健康导报》介绍多食胡萝卜、甘蓝等富含胡萝卜素的蔬菜；1997年8月29日《健康报》报道苦瓜中含有类胰岛素物质"多肽-p"有显著降血糖作用，因而主张患者经常食用。糖尿病人也要适当吃些优质蛋白质。1999年2月26日《重庆晚报》介绍用乌骨鸡加半斤陈醋、2斤开水炖煮，分数次食肉喝汤。2000年3月11日《老年周报》介绍用30克枸杞加半斤兔肉炖熟食用，治下消；玉米须25克、瘦猪肉半斤，汤肉皆食。1999年第6期《华夏长寿》介绍用拳头大小的洋葱分成八份，浸入1斤～1斤半的红葡萄酒中，每餐前空腹吃一份，能降血糖。

5案[1] 滑伯仁治一人患消渴，众医以为肾虚水渴[2]，津不能上升，合附子大丸[3]服之。既服，渴甚，旧有目疾兼作。其人素丰肥，因是顿瘦损，仓惶请滑视之。曰：阴阳之道，相为损益，水不足则济之以水，未闻水不足而以火济之，不焦则枯。乃令屏去前药，更寒剂下之，荡去火毒，继以苦寒清润之剂，竟月平复。

【注解】[1] 本案可能录自《明外史·本传》。

[2] 渴：应为竭，此处是刻误。

[3] 附子大丸：即附子丸，同名12方。(1)《素问病机气宜保命集》方，治大便不通，朝食暮吐、暮食朝吐，药用附子、巴豆霜、砒、黄蜡丸；(2)《张氏医通》方，治湿痹，药用附子、川乌、官桂、川椒、石菖蒲、甘草、骨碎补、天麻、生白术，蜜丸；(3)《证治准绳》方，治耳聋，或出脓或耵聍，药用附子、石菖蒲、枯矾、蓖麻子仁、松脂、干胭脂、杏仁，黄蜡丸塞耳中；(4)《外台秘要》方，治寒疝牵少腹痛，药用附子、桃仁、蒺藜子，蜜丸；(5)《太平圣惠方》方之一，治小肠虚冷，小腹疼痛，药用附子、川乌、荜澄茄、赤石脂、木香、桂心、茴香、当归、川椒，蜜丸；(6) 上书方之二，治脾胃虚弱、羸瘦、食不消化，药用附子、厚朴、桂心、当归、麦曲、川椒、炙甘草，蜜丸，姜枣汤下；(7) 上书方之三，治肾虚绝阳，手足冷，药用附子、蛇床子、钟乳石、菟丝子、肉苁蓉、鹿茸，蜜丸；(8) 上书方之四，治虚劳膝冷，药用附子、石斛、肉苁蓉、补骨脂，蜜丸；(9) 上书方之五，治腰膝冷、发白齿摇，药用附子、生地、肉苁蓉、五味子、天麻、炮姜、鹿角胶、牛膝、

桂心、白蒺藜，蜜丸；（10）上书方之六，补下元，药用生附子、硫黄、羊肾、好酒；（11）上书方之七，治肾脏风冷，腰脚疼痛，头目昏闷，耳鸣腹胀，四肢无力，药用附子、鹿角霜、石斛、牛膝、五加皮、丹参、蛇床子、桂心、巴戟天、海桐皮、木香、石菖蒲、蜀椒、磁石，蜜丸；（12）《圣济总录》方，治洞泄寒中，水谷不化，或下痢赤白、食入即出，药用附子、乌梅、炮姜、黄连，蜜丸。本案可能用（7）（8）（9）方。

【阐发与临证】素体丰肥很容易患糖尿病，患消渴病后可以瘦损。是脾肾阳虚、津不上润而口渴还是阴阳两虚而口渴，抑或气阴两虚或燥热阴虚引起的口渴，自有症状为辨证依据。本案先用附子等温补肾阳未果，改用苦寒清热燥湿、甘寒滋阴润燥法获愈，说明本案应是阴虚燥热型。

使用中药讲究辨证，使用西药也讲究配伍。例如激素类与降糖药合用可产生对抗，噻嗪类利尿药能抑制胰岛素分泌，异烟肼、利福平可加速甲苯磺丁脲代谢等。在用降糖药时，有人主张忌服甘草、人参、鹿茸、脑灵素片等，因为这些中药可使葡萄糖分解降低而使血糖升高。

此人"旧有目疾兼作"很可能是糖尿病并发白内障、视网膜病变、眼底出血、睑缘炎、睑腺炎、结膜下出血、眼外肌麻痹、复视、视神经炎、青光眼等。据统计，就发病率而言，第一种约占50%～60%，第二、第三种约占45%～50%，前两种都可引起失明。也有人认为糖尿病并发视网膜病变的，以气阴两虚和痰瘀互结型多见。而且服用相应的中药，大多数有较好的疗效。

此人是肥胖引起糖尿病，但过瘦也会引起糖尿病。1999年4月20日《人民政协报》介绍美国两项动物实验，通过改变转录因子来阻断小鼠脂肪细胞的生长，这种小鼠能活到成年的都发生了比肥胖小鼠更严重的糖尿病，而且其症状类似成年人的2型糖尿病。这种小鼠血中脂肪酸和甘油三酯都过量。

成年糖尿病患者多数是肥胖者，而儿童患者多数是消瘦的，一般在10岁左右发病。儿童患者所吃的高糖食物转变为葡萄糖后不能分解，只能使血糖升高（胰岛素分泌不足），所以儿童患者要低糖低脂高蛋白质饮食，并配合胰岛素疗法。

6案 一士人患消渴，服银柴胡一味，愈渴，热甚。加黄连同煎，服后，服大补阴丸[1]，不渴体健。

【注解】[1] 大补阴丸：同名4方。（1）《丹溪心法》方之一，又名大补丸，治阴虚火旺、骨蒸潮热、咳嗽咯血盗汗，药用黄柏、知母、熟地、龟板、猪脊髓蜜丸，盐白汤下；（2）上书方之二，去肾经火，燥下焦湿，气虚以补气药下，血虚以补血药下，药用炒黄柏水丸；（3）《医贯》方，补气血、壮筋骨、进饮食、悦颜色，药用熟地、山萸肉、山药、丹皮、人参、锁阳、杜仲、茯神、牛膝、当归、枸杞、五味子、菟丝子、黄柏、芍药、虎胫骨，蜜丸，淡盐汤下；（4）《明医杂著》方，功能补虚种子，药用知母、黄柏、龟板、熟地、干姜、枸杞子、五味子、天冬、白芍、锁阳、蜜和猪脊髓为丸，淡盐汤下。

【阐发与临证】此人患消渴，可能还有午后热甚，因而下工辨以虚热证予银柴胡。但因确系热盛引起，所以服银柴胡后愈渴、热甚。银柴胡配伍黄连可治小儿疳热，消瘦发热、烦渴，其症状与热盛型消渴相似，还有阴虚，以大补阴丸收功。四个大补阴丸都用大量黄柏，若从单味中药而论，黄柏的主要成分是小檗碱即黄连素。1998年3月15日《健康报》报道用黄连素治疗2型糖尿病，方法是开始每次1克，一日三次，服一月后血糖正常，在维持血糖正常的情况下，渐次改为每次0.7克、0.5克、0.3克，一日三次（治疗过程中配合饮食控制）。以0.3克为维持量连续服一年余。本案的治疗作用是否与此有关？

7案[1] 一仕人患消渴，医者断其逾月死。弃官而归，中途一医者令急遣人致北梨二担，食尽则瘥。仕者如其言，才渴即啖梨，未及五六十枚而病愈。

【注解】[1] 本案录自《医说·卷五·消渴》。

【阐发与临证】如果患消渴而不是糖尿病，肺胃津少，食甜梨肯定有效。此患者能弃官而归，说明不是一般的消渴，可能是糖尿病而且较重。通常医生对糖尿病人总是嘱咐忌食甜食，经统计，经常吃高淀粉和高糖食物的人，在40岁后患2型糖尿病的概率比吃低淀粉低糖食品的人高0.5～2.5倍。本案以吃梨为治疗方法，而且治愈（症状消除），虽然是果糖，也比较特殊。1999年3月27日《天津老年时报》报道冯权朝老先生本人在1971年患糖尿病时，用吃甜梨（鸭梨、雪花梨、白梨等）的方法，两个月治愈。他是当感到口渴时吃一二个甜梨，等口干时再吃（在无梨季节可吃白萝卜），此法与本案完全一样。

糖尿病属于生活方式疾病，即可由不健康的生活方式所诱发，除了暴饮暴食、膏粱肥甘、烟酒无度之外，久坐不动也是诱因之一。本患者是官僚，这些诱因都具备。现在美国医学界提出糖尿病与懒惰有关，认为体力活动减少，如久坐看电视，使男子患糖尿病的危险加倍，而运动可预防2型糖尿病。

8案[1] 汪石山治一妇，年逾三十，常患消渴，善饥脚弱，冬亦不寒（阴虚），小便白浊，浮于上者如油。脉皆细弱而缓，右脉尤弱。曰：此脾瘅[2]也，宜用甘温助脾，甘寒润燥。方用参、芪各钱半，麦冬、白术各一钱，白芍、天花粉各八分，黄柏、知母各七分，煎服，病除。

【注解】[1] 本案录自《石山医案·卷中·消渴》。

[2] 脾瘅：见《素问·奇病论》篇，原文说："有病口甘者，病名为何？何以得之？岐伯曰：此五气之溢也，名曰脾瘅。夫五味入口，藏于胃，脾为之行其精气，津液在脾，故令人口甘也，此肥美之所发也，此人必数食甘美而多肥也，肥者令人内热，甘者令人中满，故其气上溢，转为消渴。治之以兰，除陈气也。""五气之溢"是因脾热，则四脏同禀。

【阐发与临证】此妇的症状是下消，而且脾气虚，肾阴不足，下焦虚热。案文中用参、芪、术补益中气，麦冬、花粉、白芍养阴敛阴，知母、黄柏清下焦虚热。因为脉细弱，虽是脾瘅而不用兰香辛燥除陈气。人参对血糖是双向调节。2000年5月17日《人民政协报》报道，加拿大某医院发现成年糖尿病患者餐前或就餐时服美国花旗参可降低血糖含量20%。

年逾三十的妇女，在古代已是半老徐娘，阳明脉衰，面始焦，发始堕，极可能与现代的老年妇女一样，消耗脂肪的能力比小青年要减少约30%，而且她们的高血糖素水平较高，促使葡萄糖进入血液而患糖尿病。此患者之脚弱，从描述看不像是现代的糖尿病足即糖尿病并发下肢肢端坏疽，像中医学之脱疽样。该病主要是因微血管基底膜增厚所致。但既有脚弱，宜在治疗消渴病的同时，保护足部，改善微循环障碍，用活血化瘀止痛法。

9案[1] 治商山一人消渴，用丹溪法缫丝汤[2]饮之而愈。此物属火，有阴之用，能泻膀胱中相火，引气上潮于口。[3]

【注解】[1] 本案录自《本草衍义补遗》缫丝汤，又见于《医学纲目·卷二十一》渴而多饮为上消。

[2] 缫丝汤：缫通繰，煮茧抽丝之汤。治消渴、皮肤作痒。

[3] "此物属火……引气上潮于口"：《本草衍义补遗》缫丝汤条下有此句；《本草纲目》蚕条下有"蚕茧……煮汤治消渴，古方甚称之。丹溪朱氏言此物属火，有阴之用，能泻膀胱中相火，引清气上朝于口，故能止渴也"。《医学纲目》说："能引肾气上潮于口。"

【阐发与临证】蚕茧性味甘温无毒，可治痈肿无头，煮汁（即缫丝汤，丝棉煮汁也同）饮，止消渴反胃。很多偏方都用。因它又能疗诸痔疮及下血、血淋、血崩，所以近代也有用作治肾结核的。糖尿病口渴欲饮，正好可以此汤频饮解渴，缫丝汤中还含蚕所含有的20种游离氨基酸。

第六篇 火　　热

(琇按：是案所列亦庞杂。)

1 案　子和[1]曰：一人素饮酒成病，一医用酒癥丸[2]，热服后，目睹天地，但见红色，遂成龙火，卒不能救。

【注解】[1] 子和：名张从正，字子和，自号戴人。金元四大家之一，善用汗吐下三法，尤其吐法。曾任太医。著《儒门事亲》，本案未见于该书。

[2] 酒癥丸：《和剂局方》方，治饮酒过度，头晕恶心、呕吐，后则遇酒即吐、久而成癖。药用油煎雄黄、巴豆、蝎尾。《儒门事亲·卷四》载酒食不消散中有治冷食宿酒的酒癥进食丸。卷十二中有进食丸，药用牵牛子、巴豆霜，无酒癥丸。

【阐发与临证】酒癥丸治酒癖。雄黄辛苦温、有毒，遇热能变成剧毒的三氧化二砷，所以本方二次将雄黄加热，不知何故。巴豆辛热、有毒，虽能治癥癖，但无寒积者忌之。近代有用其治水肿、臌胀、肝硬化腹水。该方主要是雄黄和巴豆的作用，全蝎可明显而持久地降血压。但这三种药物都是辛温或辛热的，雄黄经油煎，成丸后又经炆炒，再经热服，与伤酒（酒伤易成湿热）并不适宜，两阳相劫，故服药后目睹天地成红色。龙火是相火，寄于肝肾，潜藏则温养百骸，发动则煎熬阴液、伤元气，阴虚则病，阴绝则死。本病人因素饮酒成病，又用热药，故阴绝则死。

一般来说，非依赖性饮酒者少喝点酒有好处。长期过量饮酒能使心脏变肥大，增加患动脉硬化及冠心病、脑血管病的机会，会引起小脑前叶萎缩致重心动摇、凝血障碍，酒依赖者还可出现四肢震颤、步态不稳、眼球震颤，还可发展成痴呆。

2 案[1]　一僧三阳蓄热，常居静室，不敢见明，明则头痛如锥。每置冰于顶上，不能解其热。诸医莫辨。用汗吐下三法治之，又以凉药清镇之而愈。

【注解】[1] 本案录自《儒门事亲·卷六》头热痛，原文较详细。本案又收录于《奇症汇·卷一·头部》，本案又见在六卷首风篇第17案。

【阐发与临证】本案文为节录。三阳蓄热即三阳经蓄热，头痛按部位经络有后项部、前额部、两颞部、巅顶部之分，分别属于太阳经、阳明经、少阳经、厥阴经；按病因病机有风寒、风热、风湿、瘀血、痰浊、气虚、血虚、阴虚、阳虚、肾虚、肝阳、肝气、肝火、肝寒及三阳经蓄热等不同。当然临床所见常复杂，几型合并。病程长者多为虚证，病程短者实证为多。《灵枢·厥病》篇载有"真头痛，头痛甚，脑尽痛，手足寒至节，死不治"，这种头痛就很严重。笔者曾见一例患者头痛为右前额和右颞部剧痛，间歇性加重，伴四肢冷甚有冷汗，后来发展为持续剧痛，最后诊断为脑星形胶质细胞瘤。"手足寒至节"是因为疼痛剧烈引起的。本案三阳经蓄热头痛，汗吐下三法是泄太阳、少阳、阳明三经之蓄热，因为是热证，又用凉药清镇。从"不敢见明、明则头痛如锥"来看，应以肝经火热旺于上，此"凉药清镇"可能是清肝降火法。另外，头痛如锥可能有瘀血入络，不通则痛，《灵枢·厥病》

篇有"头痛不可取于腧者……恶血在于内"。所以要加活血化瘀通络法，方为全面。

冰块除用来降温退热（古代除本案那样置于头顶以外，还置于患者身体周围，在一卷伤寒篇第102案中用"湿泥草"遍掩全身也是类似方法），还可外敷于损伤后出血或皮下出血肿胀处，如鼻出血可敷于鼻翼旁、胃出血可敷于胃脘部，以协助止血。还有，轻度烫伤红肿疼痛时，外敷冰块可减轻疼痛。如果烦躁动怒时也可用冰块敷于面颊部，能减慢心率、降血压、稳定情绪。

3案[1] 东垣治参政年近七十，春间病面颜郁赤，若饮酒状，痰稠黏，时眩晕如在风云中，又加目视不明。李诊两寸洪大尺弦细无力，此上热下寒明矣。欲药之寒凉，为高年气弱不任，记先师所论，凡治上焦，譬犹鸟集高巅，射而取之，[2]即以三棱针于巅前眉际疾刺二十余，出紫黑血约二合许，时觉头目清利，诸苦皆去，自后不复作。[3]

【注解】[1] 本案录自《卫生宝鉴·卷二十二·风痰治验》，此案为罗天益所治。

[2] 鸟集高巅，射而取之：飞鸟聚集于高高的树顶或山岭高处，只能用箭射击。这里指病在上焦，直接用针刺放血泄邪。

[3] 诸苦皆去，自后不复作：原文是"诸症悉减"。后还有用药，药方是：天麻、柴胡、黄芩、黄连、橘皮、炙甘草、生姜、半夏、茯苓。

【阐发与临证】本患者眩晕目花，颜面郁赤，痰又黏稠，确为肝风挟痰上亢。老年高官，思虑伤脾，脾弱则津血不足，肝木来乘，脾又为生痰之源，弱则痰自生，因而肝风挟痰浊上亢，所谓上热指肝风化热；所谓下寒，指脾虚气虚生内寒。案文说"欲药之寒凉"，是针对上热而言。"高年气弱不任"，指中气不足。"时眩晕如在风云中"指头晕目眩且有旋转感。《素问玄机原病式·五运主病》载："风火皆属阳，多为兼化，阳主乎动，两动相搏，则为之旋转"。针刺出黑紫血能疏散肝风，使"头目清利"，轻症能"自后不复作"，重症则加服药调治。

本案很像高血压病。老年人、生活优渥、缺乏运动、脑力疲劳（高官）、忧心、精神紧张（伴君如伴虎）都是高血压病的诱发因素。而且高血压患者如果精神抑郁，心脏病的患病概率会高一倍。疲劳，尤其是脑力疲劳也会促发高血压。所以，现在有人主张高血压病人要学会"松静"，经过松静的锻炼可使血压降低。湖南湘雅医院用音乐松静疗法，即将气功（放松、安静是气功的要点）、音乐、语言暗示三种治疗方法结合起来治疗高血压病，疗效显著。杭州市第一人民医院用心理护理、静坐默念松静，加安慰剂治疗原发性高血压病，有效率83%。这实在与气功疗法差不多，连美国人查尔斯·亚历山大也主张"静思"有明显的降压作用。

4案[1] 丹溪治一妇，患心中如火，一烧便入小肠，急去小便，大便随时亦出，如此三年，求治，脉滑数，此相火[2]送入小肠经。以四物加炒连、柏、小茴香、木通（佐使妙），四贴而安。

【注解】[1] 本案可能录自《丹溪纂要》，本案也收录在《奇症汇·卷四·心神部》。彼文是"四物汤加炒黄柏、小茴香、木香"，余同。

[2] 相火：与君火相对而言。一般认为肝、胆、肾、三焦均内寄相火，以肝为主，是以该脏腑阴血虚少而致，其根源则在命门。

【阐发与临证】此患者的主要症状是小便频数和大便失禁，属淋证。大便失禁因小便频数、下焦约束无权而引起，但初起时确系相火下移小肠。小便频数，临床常见有膀胱湿热、肝血亏虚、肺脾气虚、肾阳不足及心火下移小肠等证型。本案的相火是指心肝阴血虚、阴虚阳亢而出现的火热之邪。心火为君火，不可为邪作祟，因而其致病只能称之为相火。同一火，正常时在心者称君火，致病时称相火。相火下移三焦，小肠受则小便急，大肠迫则大便随时亦出。本案用四物汤补阴血、敛相火，使相火有所依附而不张狂；用黄连、黄柏清心、肝之相火；木通苦寒，入心、小肠、膀胱三经，能清心泻火、利尿通淋。小便急迫，总与下焦气滞有关，用小茴香疏利下焦气滞而解其窘迫之状。

一般来说，从现代医学观点看，尿频可由尿量增加、膀胱容量减少、膀胱内炎症刺激引起，或由精神紧张和排尿反射的神经病变引起，如尿崩症、糖尿病、泌尿系疾病、精神性和习惯性尿频、精神性烦渴等都能引起尿频。从病史和症状看，本案很可能是神经病源性膀胱病变。由于排尿反射神经功能紊乱，产生异常尿意，伴有会阴感觉减退、肛门括约肌松弛。

5 案[1] 一人因酒肉发热。用青黛、瓜蒌仁、姜汁日饮数匙，三日愈。

【注解】[1] 本案录自《丹溪治法心要》之卷三、卷四。

【阐发与临证】少量饮酒确有益处，如黄酒含21种氨基酸，而且含有只能从食物中摄取的人体必需氨基酸8种，还有多种蛋白质、有机酸、维生素等。但饮酒过量又确能引起心、肝、胃、肠、肺等多脏器的多种疾病及某些胶原性疾病。福勒说"溺死在酒杯中的人比溺死在大海中的人多"，就很说明这一点。2000年4月14日《联合日报》报道："国外统计，每人每天摄入的纯酒精超过90克，10年内25%的人会发生肝硬化，20年后50%的人会患肝硬化。"肉类食品的性质因动物不同而不同，又因部位不同而相异，适当食肉有益健康。据报道，我国成人膳食中动物蛋白质占蛋白质总量的20%为宜，再配以低脂肪高纤维食物，还有明显的防癌作用。有人主张早餐宜食瘦肉加水果，因为淀粉类食物能增加大脑中血清素，使人上午的思维受影响。但大量脂肪也不易消化（1999年第一期《知音》）。肉食过多对健康有害，因为正常消化过程中总有一小部分蛋白质不能被消化吸收，而被肠道细菌腐败，产生胺、酚、氨、吲哚等，对人体都有毒害。肉食虽大部分被肠道排出，小部分被肝脏解毒，如果肉食过多，不吸收、不消化的蛋白质积累太多，相应的有毒物质也增多，机体就会中毒。况且一次肉食太多也可以撑死，据报道，阿根廷一名叫阿尔弗雷多·罗萨莱斯的胖子一顿吃了一头12公斤的乳猪而休克致死。酒精中毒和肉食过多中毒的症状，往往属于"热"性的症状，如面赤、口渴、唇干、咽干哑、怕热、脘腹胀饱、嗳气腐臭、矢气频而臭、大便溏臭或干结便秘、小便黄赤等。本患者用青黛（清里热）、瓜蒌仁（通便消导）、姜汁（和胃止呕）而治愈，看来其发热确系酒肉过量引起。

6 案[1] 一人虚损，身如麻木，脚底如火，以柴胡、牛蒡子、川归、白芍、参、术、黄芪、升麻、防风、羌活、荆芥、牛膝，四十贴而愈。

【注解】[1] 本案录自《丹溪治法心要·附医案拾遗》。

【阐发与临证】麻木有风寒、湿热、风邪挟痰、气滞血瘀、肝风内动、气血两虚等证型，都有其相应的症状。风寒入络型伴四肢疼痛、恶风寒；湿热下注型伴下肢灼热、甚则足底喜凉。本案除身如麻木外，脚底还如火样发热，还有虚损的症状，因此应辨证为气血两虚兼湿热下注。本案用补中益气汤去陈皮、炙甘草，加白芍和血、牛膝引诸药下行归于足，还加荆芥、防风、羌活、牛蒡子祛风，因此还应兼风邪入络。当然治疗"身如麻木"，加祛风药也是锦上添花的。

脚底如火，除湿热下注宜服四妙散加肾着汤佐使外，尚可有肾虚湿注命门、火不归经，宜用八味丸加肾着汤。还可有足心红赤如火不可着地，为虚火下聚足心所致，宜用八仙长寿丸加牛膝、车前子、玄参、沙参、石斛等（此很可能是痛风症）。《灵枢·邪客》篇载："卫气者，出其悍气之慓疾，而先行于四末分肉皮肤之间而不休者也。"本案之脚底发热如火，也可能与卫气之过、缘于营气不足而不能收敛卫气而引起，所以加白芍和营血以敛卫气。

7 案 一人每晨饮烧酒数杯后，终日饮常酒，[1]至五六月大发热。医用冰摊心腹，消复增之，[2]内饮以药，三日乃愈。

【注解】[1] 烧酒、常酒：苏南、浙北等地将50度以上的白酒称为烧酒，是"蒸馏出来的酒"之意，也是"能燃烧的酒"之意。常酒即普通酒，也指黄酒、家酿的米酒等度数较低的酒。本案可能录自《丹溪纂要》。

[2] 消复增之：冰块敷在胸腹部，受热后融化，谓之"消"。"消"了再增加一些。

【阐发与临证】此患者每日早晨先喝高度白酒数杯，然后一整天再继续喝低度的酒，可谓是酒精成瘾了。酒精中毒会出现相应的内热性症状，急性酒精中毒更如此，尤其是时至夏季，天气热，加内热变成了"大发热"。酒精靠肝脏氧化分解，因此酒精对肝脏有直接的毒害作用，过量饮酒可导致脂肪肝。继续酗酒可发展成酒精性肝炎。约15%的酗酒者可发展成酒精性肝硬化，可并发上消化道出血。如果出血量少，可以表现为胃脘嘈杂等里热证，有主张用大黄清热攻积治疗而愈的。这时在脘腹部皮肤置冰，促使出血之局部血管收缩而达止血目的，在古代也不失为一种好的治疗方法。

8 案[1] 一人年二十，四月间病发热，脉浮沉皆有不足意，其间得洪数一种，随热进退不时，知非伤寒。因问：必是饮酒过量，酒毒在内，今为房劳，气血虚乏而病作耶？曰：正月间，每晨饮烧酒，吃犬肉，近一月矣，遂得病情，用补气血药加干葛以解酒毒，服一贴，微汗，懈怠，热如故。因思是病气与血皆虚，不禁葛根之散，必得枸椇子[2]方可解也。偶有一小枝在书册中，加前药内，煎服而愈。

【注解】[1] 本案可能录自《丹溪纂要》。

[2] 枸椇子：应是枳椇子。

【阐发与临证】肉类中犬肉性温，有人喜在冬季多食之以作滋补之品。《本草纲目》谓之"安五脏，轻身益气，补胃气，益气力，补血脉，填精髓"。但热性食物也不宜多食，亢则害也。尤其热性的狗肉能促进性欲，《本草纲目》谓之"益阳事"，房事频又加重气血、肝肾虚，所以持续发热。此是气血虚发热，宜甘温除热。葛根解酒力弱而解肌透表力强，本非所宜，所以热如故而汗出懈怠。现在常服豆腐、豆汁解酒。当觉得饮酒过量时，喝大豆汁或吃豆腐即可减轻醉意。还有一些解酒法，如葛花，每次10克水煎服；香醋1～2匙加些白糖，冲入50毫升温开水频饮。

9 案[1] 一妇年四十，外则觉冷，内则觉热，身疼头痛，倦怠，脉虚微涩。以川芎、芍药、柴胡各五分，羌活、炒柏、炙草各三分，南星一钱，姜二片服。

【注解】[1] 本案及以下三个案例都录自《丹溪医按·痛风》篇。

【阐发与临证】本患者恶寒而又觉内热，头疼身痛倦怠，脉虚而微涩，可为虚人外感、外寒内热，此时的外恶寒、内恶热感觉颇明显，是实证。40岁的妇女也可能患绝经期综合征，气血虚，此时的外恶寒内恶热只是轻微的感觉，是虚证。柴胡、羌活、生姜解表寒，川芎、芍药和血，黄柏清内热，川芎和羌活又能治头痛。经绝期极易肝气郁结，头痛也可由此而起，芍药、柴胡俱入肝经，一敛一散可调节之。如果此妇肥胖，脉之微涩是痰湿所阻，其头痛也可能是风痰或头风，均可用天南星配伍荆芥、防风、羌活、生姜等。

10 案 一妇年五十余，满身骨节痛，半日以后[1]发热，至半夜时却退。乃以白术一钱半，苍术、陈皮各一钱，炒柏五分，羌活、木通、通草各三分。

【注解】[1] 半日以后：指下午。

【阐发与临证】身痛有风湿相搏、湿热相搏、身中寒邪、气血瘀滞、风寒束表、内伤劳倦、血虚肝郁化火等七种类型。下午至上半夜发热为日晡潮热，有阳明腑实、血虚阴亏、中气不足、瘀血内郁、小儿暑热伤气、痰饮痞塞、宿食内积等七种类型。本案50余岁之老妇，中气不足又伤于劳倦、再受风寒之邪挟湿，阻于经络关节为之疼痛是完全可能的。因而治者以炒白术为君，扶其中气、健其脾胃，再以苍术、陈皮化湿畅中，以通草利湿，以羌活发散风寒之邪，以木通疏利关节、经络、血脉而止痛。黄柏坚阴，能退骨蒸日晡潮热，配伍苍术、通草、木通，又能清利湿热。

11 案 一人因寒月涉水，又劳苦于久疟乍安之余，腿腰痛，渐渐浑身痛，胁痛，发热，脉涩，此劳倦乏力也。以黄芪五钱，白术、苍术、陈皮各一钱，人参、炒柏各五分，木通三分，炙甘草二分，煎下龙荟丸[1]。

【注解】[1] 龙荟丸：同名2方。（1）《沈氏尊生书》方，治肝火，药用龙胆草、芦荟、当归、栀子、木香、黄连、黄芩、麝香；（2）《脉因证治》方，治食积发热、木盛胁痛，药用柴胡、甘草、青皮、黄连、大黄、当归、木香、川芎、龙胆草、芦荟。

【阐发与临证】本案久患疟疾，乍安后劳苦疲惫，已伤气血；冬月涉水，寒入筋肉骨髓，此均可引发腰腿痛，全身痛及脉涩。发热有寒热虚实之分，本患者之发热概由气血不足引致。胁痛一症有少阳病证、肝气郁结、瘀血阻络、肝胆湿热、肝经实火、痰饮内停、肝阴血虚、肾精不足等证型。因无其他症状，所以，此患者的胁痛还应是虚证，但也可能兼有肝胆湿热、肝经实火。丹溪翁用黄芪、人参、白术益气，用苍术、陈皮燥其湿，黄柏清热燥湿，木通清利湿热。如加龙胆草、山栀等清肝胆湿热、肝胆实火，似嫌太过，所以加用龙荟丸。实际上，这是一种变通的办法，当然，这也反映出丹溪翁辨证之仔细、用药之谨慎。

12案 一妇午后发热，遍身痛，血少，月经黑色（热），大便闭。以芍药五钱，黄芪、苍术各三钱，炒柏、木通各二钱（琇按：此案宜入经水门）。

以上四方，补兼发散，随所见脉证加减，皆正法治也。

【阐发与临证】本案午后发热、遍身痛与第10案同，还是由气血虚、中气不足引起的。月经色黑、量少如兼行经小腹少腹疼痛，小腹少腹作胀甚而乳房胀痛，月经前期，月经后期，则可能分别为瘀血阻滞胞宫、肝气郁滞、血热、胞宫下焦寒。本案虽无此类兼有症状，但月经色黑、结合便秘，还是有气郁化热的可能。因此，本案实为气血两虚，兼有肝经郁热。丹溪翁重用芍药和血养肝，黄芪益气，黄柏、木通清肝经郁热。

从第4案至第14案，11个案例中5案用黄柏，都有下焦或肝胆经的郁热。黄柏苦寒，能清热燥湿，能坚阴，能退骨蒸潮热，清下焦实热。这5案中1例用黄柏清相火，4例发热身痛（午后潮热、身痛2例，发热、身痛、脉涩2例），说明黄柏对阴血虚发热和相火实热确有疗效。

13案[1] 一妇年近二十，发热，闭目则热甚，渴思水解，脉涩而浊溷[2]，此食痰也。以干葛、白术、陈皮、片芩、木通、桔梗、黄连、甘草下保和丸[3]二十粒（琇按：宜入痰门）。

【注解】[1]本案录自《丹溪医按·寒热》篇。

[2]溷：音 hún，混浊之意。脉涩而溷是指脉既涩又脉来不清、混乱。类似《难经·十五难》中的解索脉和《世医得效方》中的解索脉、麻促脉。按案例文意看，可能还有伏脉的意思。

[3]保和丸：同名3方。(1)《丹溪心法》方之一，治食积痰饮，胸脘痞闷，药用山楂、半夏、橘红、神曲、麦芽、茯苓、连翘壳、萝卜子、黄连；(2)上书方之二，主治同前，药用比上方少黄连，橘红改陈皮；(3)《古今医鉴》方，主治同前，药用(1)方加厚朴、香附、黄芩、白术、枳实、姜汁和丸。

【阐发与临证】发热症有风热外感、瘟疫时毒、邪热蕴肺、热盛阳明、肠胃实热、暑热伤气、湿热蒸郁、热入营血、中气不足、宿食积滞、肝郁化热、痰饮郁热、瘀血郁热、酒毒化热、肾精匮乏（色欲太过）、肺胃津虚等证型，另外还有日晡潮热、骨蒸劳热等。本案例发热不恶寒，闭目则热甚，渴思饮水，脉涩，应该是胃津虚，或者是内伤，如中气不足、色欲太过、肝郁化热、宿食痰饮酒毒等引起的发热。脉涩而浊混，指下难明，应该有脉气流利不畅、沉伏而感觉不清的状况，此候气血阻滞、中焦物阻，所以丹溪辨为食积痰饮。从用药情况看，是以食积为主。琇按说是宜入痰门，也不符合。

14案[1] 一男子因恐发热，心下不安。以南星、茯苓各五钱，朱砂二钱，分作六贴，再用人参、当归、柴胡各三钱，黄芩、川芎、木通各二钱，甘草五分，红花少许，分四贴，水煎，取金银器同煎，热调服。

以上二法，补兼发散，随所见脉证加食积痰药也。

【注解】[1]本案录自《丹溪医按·寒热》篇。

【阐发与临证】恐即心中畏惧不安。其病因，按《灵枢·本神》篇："肝气虚则恐"，《灵枢·经脉》篇说"肾足少阴之脉……气不足则善恐"，《素问·调经论》篇"血……不足则恐"，《素问·宣明五气》篇说"精气……并于肾则恐""胃为气逆为哕为恐"，《素问·四时刺逆从论》篇"血气内却，令人善恐"（血气内闭则阳气不通），归结为肝血虚、肾精不足、胃气上逆、血气内闭、阳气不通等原因。恐引起的后果，按《素问·举痛论》篇云"恐则气下""恐则精却……故气下行矣"，《素问·阴阳应象大论》篇云"恐伤肾"，《素问·玉机真藏论》篇曰"恐则脾气乘矣"（恐伤肾，肾气不守而移于心，故脾气乘之），《灵枢·本神》篇说"恐惧者，神荡惮而不收""恐惧而不解则伤精，精伤则骨酸痿厥，精时自下"，归结为心神不安、怔忡不宁、肾虚、四肢腰脊酸软痿厥、滑精，或有二便自遗等。如伤肾精可用六味地黄丸，伤肾阳可用八味地黄丸，肝血虚可用六味地黄丸加枣仁、四物汤，脾胃气虚可用四君子汤加木香，心神不安可用远志丸或定志丸加琥珀、龙齿、金银箔等，属胆虚可用六君子汤加柴胡、当归、朱砂等。本案因恐惧而发热、心神不安，以朱砂、茯苓、金银箔镇静宁神；以人参、甘草、茯苓养心气，当归、川芎养血；因血气内却易成瘀，以川芎、红花活血，柴胡疏肝气；恐则气下而以柴胡使之升，黄芩、木通清上、下焦热，南星除上焦痰，可治痰迷心窍、心胆被惊、神不守舍、妄言妄见。金银器具水煮取汁入药，能镇精神、定心神、定魂魄、去惊痫。所以本案似属于气虚胆虚、心神不安。因恐而发热，笔者有一体会。笔者6岁时，见一被其同伙火并打死之抢劫犯死尸，面目狰狞，恐怖极而夜间不能入睡，次日早晨即发热，延续二天。

15案[1]　子和治一人，常病目，每服补肝散[2]，以致睛胀[3]，但见窗栏横排，几至丧明。令涌泄五七次，继服凉药方愈（璿按：宜入目门）。

【注解】[1] 本案在《儒门事亲》中找不到。

[2] 补肝散：同名14方。（1）《千金方》方之一，治雀目失明，药用青羊肝、决明子、蓼香；（2）上书方之二，治左胁痛，久宿食不消，目迎风流泪，药用萸肉、肉桂、山药、茯苓、天雄、人参、川芎、白术、独活、五加皮、大黄、陈皮、防风、干姜、丹参、厚朴、细辛、桔梗、甘草、菊花、贯众、神曲、麦芽；（3）上书方之三，治三十年失明，药用细辛、远志、茯苓、五味子、云母石、钟乳粉，温酒调服；（4）上书方之四，治男子五劳七伤，药用地肤子、生地；（5）《外台秘要》方，治青盲内障、恶风赤肿，药用黄芪、丹参、干姜、生地、防风、肉桂、附子、白术、茯苓、炙甘草、当归、猪苓、干漆、黄连、贝齿、甘遂；（6）《证治准绳》引滑伯仁方，治肝肾气血虚，头眩寒热，月经不调，胁胀，药用熟地、山药、萸肉、当归、五味子、黄芪、川芎、木瓜、白术、独活、枣仁、大枣；（7）《证治准绳》方之一，治失明年久，药用白蒺藜子；（8）上书方之二，治外障及眼痛如刺，药用人参、茯苓、川芎、五味子、藁本、细辛、茺蔚子；（9）上书方之三，治肝风内障，眼中生花或见五色或视物为二，药用羚羊角、防风、人参、茯苓、细辛、玄参、车前子、黄芩、羌活；（10）《简易方论》方，治肝虚目痛、冷泪不止，药用夏枯草、香附；（11）《世医得效方》方，治圆翳内障，药用熟地、茯苓、白菊花、细辛、甘草、白芍、柏子仁、防风、柴胡；（12）《生化编》方，治产后血虚、气滞胁痛，药同（6）方去山药；（13）《沈氏尊生书》方，治酒色过度、肝虚胁痛，药用当归、生地、白芍、川芎、防风、羌活；（14）《银海精微》方，治肝虚血少、迎风流泪，药用当归、熟地、白芍、川芎、木贼、防风。本案可能用（2）、（3）、（5）方。

[3] 睛胀：眼睛发胀、目珠发胀。

【阐发与临证】睛胀，又名目珠作胀，概有外感风热、肝郁气滞、肝火上炎、气血亏损等证型。本案所用补肝散，当是温热的《千金方》二方、三方和《外台秘要》方，治证属虚寒者。而本病人服补肝散后病目加重，以致睛胀、视物昏花且颠倒，几至失明，因此可知本病人之常病目是热证实证，服温热的补肝散是虚虚实实之误。所以张子和用上吐、下泻及服凉药之法治愈。本案的睛胀，大概是肝火上炎。

16案[1]　橘泉翁治武靖候夫人病周身百节痛，又胸腹胀，目闭逆冷，手指甲青黑色（此症总不见身热）。医以伤寒主之，七日而昏沉，皆以为弗救。翁曰：此得之大怒，火起于肝，肝主筋，气盛则为火矣。又有痰相搏，故指甲青黑色（不得以指甲青黑断为寒，须合症脉而治）。与柴胡、枳壳、芍药、芩、连、泻三焦火，明日而省，久之愈。

【注解】[1] 本案录自《医学入门》，为祝仲宁所治。

【阐发与临证】本案脉症叙述太简。周身百节疼痛有风寒束表、湿着肌表、瘀阻脉络、血虚不养筋脉、内伤劳倦、阳虚筋脉寒凝、肝郁化热等证型。本案患者虽有四肢逆冷、指甲青黑等寒象，容易引起误诊，但无可据以辨证为寒象的其他证据，又无风寒外束的脉症。胸腹作胀、指甲青黑还可作肝气郁滞、血瘀四末解。《张氏医通》载："发寒热而周身作痛，胸胁痞闷不舒，肝血虚而郁火用事也，逍遥散加羌活、桂枝，小便不利加山栀、丹皮。"橘泉翁在前医误治的基础上用疏肝解郁法治疗，又因以伤寒误治过用辛温而加黄芩、黄连。

本患者的发绀仅局限于指甲（青黑），又有骨节疼痛、四肢末梢冷，没有呼吸道的症状，所以可排除心、肺、纵隔等疾病引起的发绀，而以肢端动脉痉挛症（原发、继发）的可能性大。这种病人以年轻女性多见，且易在受凉或情绪激动时发作。本案前医按伤寒治，说明可能有受凉史。案文说"得之大怒"，说明有情绪激动的诱因。

17 案[1]　一人年十八，病眩晕狂乱（此非伤寒狂），医以为中风。已而四肢厥冷，欲自投水中（欲投水中，若不细审，竟以为阴竭发躁矣）。医曰：是当用乌附，庶足以回阳。翁曰：此心脾火盛，阳明内实，用热药则不治。强以泻火解毒之剂，三服愈。

【注解】[1] 按案文意，本案应是祝仲宁所治，但介绍祝仲宁的《医学入门》中找不到，可能录自李濂《医史》。

【阐发与临证】眩晕有痰饮中阻、风热上亢、火热上攻、胸膈血瘀、阴虚阳亢、肝风挟痰、风寒在脑络、中气不足、心脾血虚、肝肾阴虚、下元虚脱等证型；狂有痰火上扰、阳明热盛、肝胆郁火、阴虚阳亢、瘀血内阻等不同证型，这些都与中风不同。四肢厥冷也有10种证型：阳虚寒盛、热郁于里、气郁于里、真元虚极、亡血厥逆、胃寒厥逆、痰饮阻胸膈、水饮内积、寒热错杂、蛔虫作痛厥逆等。本案之四肢厥冷而喜入冷水，可见是真热假寒、热深厥深。反转推理眩晕为火热上攻、狂乱乃阳明热盛也。

18 案[1]　虞恒德治一妇年四十余，夜间发热，早晨退，五心烦热，无休止时。半年后，虞诊，六脉皆数，伏而且牢，浮取全不应。与东垣升阳散火汤[2]（妙！切记此法，今人则竟滋阴降火矣），四服热减大半，胸中觉清快胜前。再与二贴，热悉退。后以四物加知母、黄柏，少佐以炒干姜，服二十余贴愈。

【注解】[1] 本案录自《医学正传·卷二·火热》。

[2] 升阳散火汤：同名3方。(1)《脾胃论》方，治阳经火郁、四肢倦怠、发热、肌肤烘热、骨蒸潮热，药用升麻、葛根、羌活、独活、生白芍、人参、柴胡、生甘草、炙甘草、防风；(2)《医宗金鉴》方，治颊疡失治后成坚块，难消难溃，药用同上加蔓荆子、僵蚕、香附、川芎、生姜、大枣；(3)《伤寒六书》方，治热乘肺经、谵语昏沉，药用人参、生白术、茯神、炙甘草、当归、白芍、陈皮、麦冬、柴胡、黄芩、生姜、大枣。

【阐发与临证】此妇夜间发热、早晨消退、五心烦热、脉数，持续半年之久，一般可诊为阴虚发热。但脉沉伏而非细数，也可能是阳气郁结，或表邪郁久化热，也可能是脾胃虚、阴火烦扰，还有血虚、邪伏阴分、暑热伤气、瘀血内郁等引起的潮热及五心烦热。此妇四十多岁，属更年期，易怒易郁易激动，脏血又不足，阳气郁结化火是很可能的，但应该注意阴血不足是其病因，所以仅用升阳散火汤是治标，四物汤补血是治本。加知母、黄柏清其相火、虚热、郁热，干姜反佐。

19 案　傅爱川[1]治一人，脉弦细而沉，天明时发寒热，至晚二腿汗出，手心热甚则胸满拘急，大便实而能食，似劳怯。询之，因怒而得。用大柴胡汤，但胸背拘急不能除，后用二陈（治痰）加羌活、防风、红花、黄芩，煎服愈。

【注解】[1] 傅爱川：明代医生。

【阐发与临证】天明时发寒热，至晚二腿汗出，意为寒热持续一白昼，此为阳盛。胸满拘急、脉弦细沉、大便实、能进饮食意为实邪在里在胸膈，不在肠胃。实邪是气滞？痰饮？积滞？瘀血？因怒而得，当为肝郁气滞，脉弦相符。大柴胡汤是小柴胡汤与小承气汤复合加减方，用小柴胡汤是外解少阳证，用小承气汤是治里之实热，芍药配伍枳实也可治胸胁烦满，但与本案案情并不完全相符合。后方用半夏加黄芩辛开苦降、疏利三焦气机，陈皮宽胸理气。气滞者可稍佐用红花活血，有助于理气药发挥作用。这里用羌活、防风，是仿李东垣升阳散火汤、升阳益胃汤中的用法。

20 案[1]　韩飞霞[2]治一都司，头重眼昏，耳聋牙痛，便脚如不著地，医不识为何疾。一日梳洗毕，腹痛，少间手足俱不能举。韩曰：此火证也，盖素劳心劳形所致，因检《玉机微义》[3]示之，期[4]辛散之剂十贴。恐有消渴痿痹疮疡之患，乃屏喧哗，静卧。果[5]十剂，耳如人呼，体虮虱发痒成疙瘩，然后头脚始知著落。亟入山静养之。偶以事触怒，火一发，遂渴如欲狂者，一日瓜梨泉水无计。韩曰：此非草木之药可扶矣。遍求人乳，日进十盏，旬余渴减。又偶以事怒，手足不举，如一软物，卧四日，乃服乳无算[6]而瘥。脉之，心经涩。曰：疮作矣，幸不生大毒。患马眼脓疥[7]，八越月[8]乃止，能行步登山。再以驻颜[9]小丹[10]助之，遂复如初。

【注解】[1] 韩飞霞：名韩懋，字天爵，号飞霞，又曾易名白自虚，世称白飞霞，明代医家。著《韩氏医通》。

[2] 本案录自《韩氏医通·卷上·家庭医案章第五》。原书是韩飞霞自己患此病及其治疗经过，本案又收录在《奇症汇·手足部》，但录文稍有出入。

[3]《玉机微义》：综合性医书，明代徐彦纯撰，刘宗厚续增，成书于1396年。

[4] 期：用，寄希望于。

[5] 果：果然，使用……之后。

[6] 无算：不计其数。

[7] 马眼脓疥：脓疥即化脓性的疥，如毛囊炎之类。马眼即如马的眼睛那样大，意为不是很小的痈疥，如脓窝疮。

[8] 八越月：超过8个月。

[9] 驻颜小丹：驻颜，养颜，有保养面部皮肤、美容的作用。驻颜小丹：原书案文中是驻颜小丹，但原书案文后附有驻阳小丹，治心血不足，怔忡健忘等，药用茯神、赤石脂、辰砂、乳香、川椒、人乳、枣肉，如法制作和服用。

【阐发与临证】"脚如不着地"是脚下轻飘、如踩棉花，结合头重眼昏，即是头重脚轻、步履不稳，此为下虚；眼昏、耳聋、牙痛是上盛。韩所说的火证，主要指上盛而言。但"素劳心劳形所致"是对的，因过劳而肝肾阴虚。患者此时的眼昏耳聋、耳如人呼、两足如不着地可能是高血压的症状，也可能是糖尿病的眼耳部并发症，如糖尿病性视神经萎缩、白内障与耳聋等，韩飞霞也说"恐有消渴……之患"。糖尿病在未出现三多症状之前，有可能先出现皮肤瘙痒，案文说"体虮虱发痒"可能指此。此病发怒，火郁加剧，必致病情加重，此患者原来无口渴多饮的症状，因怒而发。后又以怒而作手足不举（肌张力减低），可知是肝脾血虚之甚，是为火郁而致。再后之马眼脓疥，也是因火郁而发。糖尿病并发痈疥虽有其内因，但外来的感染需用清热解毒药治疗，也可佐证是火郁。

脓疥可能是脓窝疮，痈疥类，一般说由肺热脾湿交感而成。马眼脓疥是较大的痈疥，治宜清热散风、凉血祛湿，本案未述治法，可用连翘解毒汤、五味消毒饮或黄芪六一汤加犀黄丸等。外敷可用金黄膏。有介绍用生大黄与生石膏，按2∶1研细粉掺和，香油调敷。消渴而患脓疥，糖尿病并发痈疥，并发神经病变、肌张力减退，都是难治性疾病，很需较长时间才能恢复，因此需"八越月乃止"。

驻颜小丹，附方是驻阳小丹，可能是刻误。但原患病属"火证""遂渴如欲狂"，又患脓疥，即使病瘥后，也要用养阴血、清余热等法。而"再以""助之"的驻颜小丹虽有甘淡平的茯神、甘寒的辰砂，而有温热的花椒、乳香、赤石脂，也太温热了吧？

21案 王仲阳[1]治一妇，壮年，每患头痛，腹痛，十指酸痛，心志纷纭，鼻息粗甚，其脉甚大，盖欲近男子不可得也，俗谓之花风[2]。王以凉膈散、青木香圆[3]互换疏导三五次，更服三黄丸[4]，泻三焦之火，数日而愈。曾有火旺遗精者，亦用前丸散而愈。

【注解】［1］王仲阳：王中阳，名王珪，字均章，或逸人，号中阳老人，时人尊称为王中阳，因隐居于吴之虞山，又呼为王隐君、洞虚子。元代江苏常熟人。著有《泰定养生主论》，对痰、饮、火为病因的诸症，研究较深。制有礞石滚痰丸。本案录自《泰定养生主论·卷十一》。

［2］花风：又名花癫，见《续广达生篇》，指妇女欲火过炽、性欲亢进、相火过旺、肝风易动，追求男子等病症。

［3］青木香圆：同名2方。(1)《和剂局方》方，治胸膈气滞食积，腹胁胀痛及痰水耳聋，药用青木香、黑丑、补骨脂、荜澄茄、槟榔；(2)《外台秘要》方，治一切气，腹胀满，心痛气冷，药用青木香、槟榔、枳实、芍药、诃子、桂心、大黄。

［4］三黄丸：同名5方。(1)《金匮要略》方，治热盛迫血妄行吐衄，三焦实热，高热烦躁，湿热黄疸痢疾，药用黄连、黄芩、生大黄；(2)《证治准绳》方，治热痢腹痛、口舌生疮，药用黄芩、黄连、黄柏；(3)《沈氏尊生书》方，治热中，药用黄连、黄柏、生大黄；(4)《脉因证治》方，治衄血不止、大便燥结，药同(1)方加栀子、芒硝、生地；(5)《验方新编》方，治悬痈红肿、热毒大痈、杨梅结毒，药用牛黄、麝香、雄黄、乳香、没药、熟大黄酒磨汁。

【阐发与临证】壮年妇女由于积累了若干性生活的经验，加之产后阴道相对宽松一些，性激素分泌较丰，因此这一年龄段性欲偏旺盛，这是正常的。如果特别亢奋，有可能是内分泌紊乱，甚或脑垂体、肾上腺、性腺发生肿瘤。案中该患者患了一种精神病，中医学属于癫症。也有比癫症更严重的，属狂症，到处追逐男人。笔者约50年前曾见一壮年妇女，刚结婚其丈夫因故死亡，苦思不得，渐成花痴，开始喃喃细语，而后越发越重，抱着花被子到处找年轻男子，见后即纠缠不休，非要和男子共被睡觉不可。后以清下食滞痰积之法好转。本患者以凉膈散（后易三黄丸）与青木香丸联用治愈，也是此法。像这种癫或狂症，除实火以外，痰蒙心窍也是致病原因之一，可适当加用礞石滚痰丸。此案与卷五遗精篇第21案类似。

22案 倪仲贤[1]治陈上林实[2]，以劳役得热疾，日出气暄[3]则热，夜及凉雨则否，暄盛则增剧，稍晦[4]则苏[5]，如是者二年，倪曰：此七情内伤脾胃，阴炽而阳郁耳。以东垣饮食劳倦法治之，其热旋已。

【注解】［1］倪仲贤：名倪维德，字仲贤，自号敕山老人，明初医家。原籍河南开封，后迁居江苏。著有《原机启微》，校订《医说》《东垣试效方》。

［2］陈上林实：原文乃林仲实。本案录自《明外史·本传》，《苏州府志》《吴县志》也有记载。

［3］气暄：气候温暖。

［4］晦：夜晚及阴天。

［5］苏：苏醒。此应为恢复平时的状况，减轻，好转，热退之意。

【阐发与临证】过度劳累而患热疾，除外感风热、湿热、温病等外，主要是内伤发热，有阴虚潮热、气虚发热、食积发热等。本患者白天日出或气温较高则发作，气温越高越发热重，夜晚及下雨或天气凉则不发热，天色稍晚及阴天又热退好转。反复发作已二年。按症状变化规律，应辨证为阴血虚、脾胃气虚或阳气郁结于脾胃。李东垣《脾胃论》中有"饮食劳倦所伤始为热中""脾胃气衰，心火独盛，心火者，阴火也""阴火上冲，则气高而喘，为烦热，为头痛，为渴，而脉洪"。在辨证，他还说"然而与外感风寒所得之证颇同而实异。内伤脾胃，乃伤其气"，"当以辛甘温之剂，补其中而升其阳，甘寒以泻其火则愈矣"，这就是补中益气汤甘温除热。如是阳气郁结于脾胃，则当以升阳散火汤，"治男子妇人四肢发热、肌热、筋痹热、骨髓中热、发困，热如燎，扪之烙手。此病多因血虚而得之，或胃虚过食冷物，抑遏阳气于脾土，火郁则发之。"本案之治疗，虽曰以东垣饮食劳倦法治之，但实际上是补中气健脾胃加升阳散风。

23案　壶仙翁治文学张徵伯[1]病风热不解。时瘟疫大行，他医诊其脉，两手俱伏。曰：此阳证见阴，不治。欲用阳毒升麻汤[2]升提之。翁曰：此风热之极，火盛则伏，非时疫也，升之则死矣。卒投连翘凉膈之剂，一服而解。

【注解】[1] 治文学张徵伯：该病案概况见于《医部全录·医术名流列传》明代殷榘项。

[2] 阳毒升麻汤：《活人书》方，治伤寒汗吐下后变阳毒，面赤狂言发斑，烦躁咽痛等，药用升麻、犀角、射干、黄芩、人参、甘草。

【阐发与临证】辨证论治必须以症状、体征为主，结合当时当地的气候、水土及流行病情才能正确分析，对症下药。此患者症状是风热不解，虽因当时当地有瘟疫流行，其脉又是伏象，也不能骤下阳证见阴脉而不治的结论。阳毒升麻汤之升麻是清热散风解毒，不是升提的作用。人参确起扶正以助祛邪的作用，但在此不需扶正，只需清热解毒，曰升之则死是为言之有理但言之过头。凉膈散是清热散风以清热为主的方剂，尤其是《沈氏尊生书》方凉膈散中有荆芥、防风、桔梗，更有清散风热的作用。说用"连翘凉膈之剂"，一是凉膈散中有连翘，二是《和剂局方》之凉膈散又名连翘饮子。

24案[1]　薛己治大尹沈用之不时发热，日饮冰水数碗，寒药二剂，热渴益甚，形体日瘦，尺脉洪大而数，时或无力。王太仆曰：热之不热，责其无火；寒之不寒，责其无水。[2]又云：倏热往来，是无火也；时作时止，是无水也。[3]法当补肾，用加减八味丸，不月而愈。

【注解】[1] 自本案至28案都录自薛己《内科摘要·肾虚火不归经发热等症》。

[2] 热之不热……责其无水：录自王冰注《素问·至真要大论》篇病机十九条以下的"故大要曰……此之谓也"。原文为"夫如大寒而甚，热之不热，是无火也……又如大热而甚，寒之不寒，是无水也……夫寒之不寒，责其无水。热之不热，责其无火"。

[3] 倏热往来……是无水也：录自王冰以上所注的后面，原文是"热来复去，昼见夜伏，夜发昼止，时节而动，是无火也，当助其心……热动复止，倏忽往来，时动时止，是无水也，当助其肾"。

【阐发与临证】王冰所注的意思是患寒性的病，如果用热药后不出现热的现象是阳虚（无火）；经常反复发热，按时间而间歇发作也是阳虚（无火），应当补心火。患热性的病如果用寒药后不出现寒的现象是阴虚（无水）；经常反复发热，忽发忽止，也是阴虚（无水），应当补肾水。本案不时发热，而且渴饮冰水日数碗，用寒药后热更甚，尺脉虽洪大而数，是热象，但时无力，这是寒之不寒，是无水也，当补肾水，用加减八味丸即六味地黄丸加肉桂、五味子，是补肾水的方剂，其中用肉桂是反佐。本案是阴虚发热，用清热苦寒药当然无效。

25案　一人年七十九，仲冬将出，少妾入房，致头痛发热（似伤寒太阳，然以后见症当细别），眩晕喘急，痰涎壅盛，小便频数，口干引饮，遍舌生刺，缩敛如荔枝然，下唇黑裂，面目俱赤，烦躁不寐，或时喉间如烟火上冲，急饮凉茶少解，已滨于死。脉洪大无伦，且有力（见症俱似实火，脉且有力，亦似实，但洪大无伦四字虚症可知，临症焉可不细心耶），扪其身烙手，此肾经虚火游行于外，投以十全大补加山茱萸、泽泻、丹皮、山药、麦门冬、五味、附子一钟，熟寝良久，脉症各减三四，再以八味丸服之，诸症悉退，后畏冷物而愈（此案当求其故，所谓同脉异经也）。

【阐发与临证】古时七十九岁是很老的人了，再娶年轻的小老婆，肾精必虚。有单纯肝肾虚的，有阴虚及阳的，有阴虚孤阳外越的，种种不一。头痛发热可以是外感，再加眩晕、喘急、面目俱赤、烦躁不寐，必是虚阳上盛。虚阳上盛外越当然可以出现热象，如口干引饮、舌上生刺、唇舌干裂、咽喉如有烟火。如果不考虑努力入房、肾精虚脱的话，辨其肝胃热盛是很贴切的。十全大补汤虽大补气血，但不用也可，仅用八仙长寿丸加附子（反佐，也温肾阳，因肾阴损及肾阳）也就可以，所以后来以八味丸服之。

洪大有力之脉象较容易辨别，"无伦"是不易辨别的。再说洪大有力之脉象多为阳明胃热之征，这患者面目俱赤、烦躁、唇干裂、舌芒刺，也是阳明胃热的症状。但因小便频数（不伴排尿急痛）应是肾虚，喘急是肾不纳气，眩晕是肝阳上亢，以肝肾阴虚为本。魏注的同脉异经即指此而言。

此患者很可能原患高血压、糖尿病，因房事频、肝肾阴虚而诱发严重的症状。

26案 一人年六十一，痢后入房，精滑自遗，二日方止。又房劳感寒怒气遂发寒热，右胁痛连心胸，腹痞，自汗盗汗如雨，四肢厥冷，睡中惊悸，或觉上升如浮，或觉下陷如坠，遂致废寝。或用补药二剂，益甚，脉浮大洪数，按之微细，此属无火虚热，急与十全大补加山药、山萸、丹皮、附子一剂，诸症顿愈（用补剂益甚者，必得温肾而愈。临证者不可不细心）。

【阐发与临证】此患者痢疾已致体虚，痢后入房精关不固，所以精滑自遗。本该善待自身，又房劳、又感寒、又怒气，就出现气虚发热，自汗、盗汗如雨等气血虚的症状，胁痛、腹痞、惊悸，或身如上浮或身如下坠等肝气郁结、肝血不足的症状，又有四肢厥冷、肾阳虚衰的症状。十全大补汤再加附子、山茱萸、山药又组成附桂八味丸，共起大补气血、温肾补阳。

27案 韩州同年四十六，仲夏色欲过度，烦热作渴，饮水不绝，小便淋沥，大便秘结（旧刻误通行），唾痰如涌，面目俱赤。满舌生刺，两唇燥裂（假热症），遍身发热，或时身如芒刺而无定处，两足心如火烙，以冰折之作痛（真寒），脉洪而无伦，此肾阴虚阳无所附，而发于外，非火也（果真火症焉能作痛？况脉洪无伦耶）。盖大热而甚，寒之不寒，是无水也。当峻补其阴，遂以加减八味丸料一斤内肉桂一两，以水顿煎六碗，冰水浸冷与饮，半晌已用大半，睡觉而食温粥一碗，复睡至晚，乃以前药温饮一碗，乃睡至晓，食热粥二碗，诸症悉退。翌日畏寒，足冷至膝，诸症仍至，或以为伤寒。薛曰：非也，大寒而甚，热之不热，是无火也。阳气亦虚矣，急以八味一剂服之稍缓，四剂诸症复退。大便至十三日不通，以猪胆导之，诸症复作，急用十全大补方应。

【阐发与临证】本案与第25案相同，都是肾阴虚孤阳外越，症脉也相同。药汁用冰水浸冷是虑其格拒不受。但本案服滋肾水之剂后的次日又出现阳虚症状，这也是阴损及阳。元阴元阳必须相配相衡才能平安。加减八味丸中虽有肉桂，但量少，八味丸还有附子，作为温补肾阳，当然八味丸强于加减八味丸。本案之大便不通用肉苁蓉、何首乌似比猪胆汁要好，或用蜜煎导之。前者二味补肾补肝，而后者猪胆汁性寒，故用后诸症复作。

28案 举人陈履贤色欲过度，孟冬发热无时，饮水不绝，遗精不止，小便淋沥。或用四物、芩、连之类，前症益甚，更加痰涎上涌，口舌生疮。服二陈、黄柏、知母之类，胸膈不利，饮食少思。更加枳壳、香附，肚腹作胀，大便不实，脉浮大按之微细。令朝用四君子，佐以熟地、当归，夕用加减八味丸，更以附子唾津调搽涌泉穴，渐愈。后用十全大补汤，其大便不通，小腹作胀，此直肠干涩，令猪胆通之，形体殊倦，痰热顿增，急用独参汤[1]而安，再用前药而愈。但劳发热无时，其脉浮洪，薛谓其当慎起居，否则难治。彼以为迂，至次年夏复作，乃服四物、黄柏、知母而殁。

【注解】[1]独参汤：同名4方。（1）《景岳全书》方，单味人参，浓煎汤频饮，适于一切元气虚弱的病症；（2）《妇人良方》方，治元气虚弱、恶寒发热等症，药用人参、炮姜；（3）《内科摘要》方，治一切失血，药用人参、大枣；（4）《外科枢要》方，治失血多、脓水多、血气俱虚，药用人参、生姜、大枣。

【阐发与临证】本案与第25、26、27三案类似，尤同于第27案，不同的是冬季发病。前医所用都是对症加减，并未辨证，因此按倒葫芦起来瓢。但本案因用知、柏、芩、连、枳壳、香附等后又加中气虚弱，脉浮大而沉细微，所以在原药加减八味丸的基础上再"早服四君子汤"，原药再加熟地当归早服（按薛己的惯用药应该是十全大补汤），晚服加减八味丸，并用附子敷涌泉以反佐之。

大便不通不一定是十全大补汤等温热药所致，与前几案一样，都是因肝肾阴虚而肠燥。猪胆汁苦寒，所以反引起痰热顿增。

这四案都以房劳过度、肾精亏虚为内因本源，薛嘱慎起居实际上是戒其房劳过度。

29案[1]　汪石山治一人，年三十余，忽病渴热昏闷，面赤倦怠。汪诊之，脉皆浮缓而弱，两尺尤甚。曰：此得之色欲，药宜温热。其人曰：先生之言诚然也。但病热如此，复加热药惑矣？汪曰：寒极生热，此证是也。肾虚寒者，本病也；热甚者，虚象也。譬如雷火，雨骤而火愈炽，日出火斯减矣。遂以附子理中汤，煎熟冷服，三贴热渴减半，再服清暑益气汤，十贴而安。

【注解】［1］本案录自《石山医案·附录》。

【阐发与临证】本案病症与上数案不同点在于本案以肾虚寒为本，相同的是都有虚热症状——面赤、渴热、昏闷、倦怠。但从脉浮缓而弱、两尺尤甚来看，这是肾阳不足，所以药宜温热。如按薛己之所治，又当用十全大补汤或八味丸。汪石山用附子理中汤，与其本议肾虚寒有违，冷服也是反佐之意。

治肾阳虚寒而有虚阳外越引起的假热证或面赤戴阳（第25、27案都是）证，在温热药中是否需佐以寒性药？《伤寒论》白通加猪胆汁汤中的猪胆汁和人尿、通脉四逆加猪胆汁汤中的猪胆汁，都是寒凉药，也都是为面赤戴阳等假热而设。前面第25、27案都用附子肉桂等温热药，也用丹皮、麦冬等凉药，就是此理。本案在用附子理中汤后又用清暑益气汤（含黄柏、麦冬、升麻等苦寒、甘寒、辛凉药），恐也是此理。

30案[1]　一人年逾三十，神色怯弱，七月患热淋，诸药不效，至十一月行房方愈，正月复作，亦行房而愈。三月，伤寒咳嗽，有痰，兼事烦恼，延至十月，少愈。后复作，服芦吸散[2]而愈，但身热不解，因服小便，腹内膨胀，小腹作痛。后又因晚卧，左胁有气触上，痛不能睡，饮食减半，四肢无力，食则腹胀痛，或泻，兼胸膈饱闷（脾胃虚），口舌干燥，夜卧盗汗。从腰已下常冷，久坐腰痛，脚软，手心常热。诊左手心脉浮数而滑，肾肝二脉沉弱颇缓；右手肺脉虚浮而驶，脾脉偏弦而驶，命门散弱而驶。次日再诊，心肝二脉细软，稍不见驶矣；肾脉过于弱，肺脉浮软，亦不见驶；脾脉颇软，命门过浮略坚（淋症脉）。汪曰：膀胱者，津液之府，气化出焉。淋者，由气馁不能运化，故津液郁结为热而然也。房后而愈者，郁结流利而热自解矣。三月天日和煦，何得伤寒，多由肺气不足，莫能护卫皮毛，故为风邪所袭，郁热而动其肺，以致痰嗽也（始受热中）。得芦吸散而愈者，以辛温豁散痰与热也。嗽止身热不退者，由嗽久肺虚，虚则脾弱（子盗母气而母亦虚），脾肺之气不能荣养皮毛，故热作也（讲得分明）。经曰：形寒饮冷则伤肺。[3]又曰：脾胃喜温而恶寒。[4]今服小便之寒凉，宁不愈伤其脾肺邪？是以腹胀作痛，胁气触上，或泻或汗，种种诸病，皆由损其脾肺也（末传寒中）。时或变易不常者，亦由气血两虚，虚而为盈，难乎有常矣。遂用参、芪各二钱，茯苓、白术一钱，归身、牛膝七分，厚朴、陈皮、木香、甘草各五分，薄桂三分，煎服二十余贴，诸证悉退。后因解头[5]劳倦，诸证复作。汪诊脉与前颇同，但不数不驶耳（脉不见驶所以补而兼温）。仍用参、芪各三钱，麦冬、归身、厚朴、枳实、甘草、黄芪[6]等剂愈（博按：此案原刻略有脱误）。

【注解】［1］本案录自《石山医案·卷下》。

［2］芦吸散：同名2方。（1）《张氏医通》方，治冷哮、寒喘、咳嗽，药用款冬花、川贝母、肉桂、甘草、鹅管石；（2）《宣明论方》方，又名芦筒散，治男妇一切咳喘，药用款冬花、井泉石、鹅管石、钟乳石、官桂、甘草、白矾、佛耳草。两方都是为散，用芦管吸食的。

［3］形寒饮冷则伤肺：录自《灵枢·邪气藏府病形》篇，原文是"邪之中人藏奈何？……形寒寒饮则伤肺"。

［4］脾胃喜温而恶寒：原文在《内经》中未找到。《难经·十四难》有"损其脾者，调其饮食，适其寒温"。《脾胃论·脾胃虚实传变论》说"故夫饮食失节，寒温不适，脾胃乃伤"。

［5］解头：即解巾，解去头巾，改戴官帽，出任官职。

［6］黄芪：《石山医案》原文无。

【阐发与临证】热淋以实证居多。汪石山的解释认为"郁结流利而热自解",也是实证之意,也可能是本虚标实。例如夏秋季节汗多缺水伤津后引起的一过性排尿不畅,症状也是热淋,实为膀胱津虚。至于热淋在四个月后于性交后愈,正月复作亦行房而愈,这是巧合,也与精神因素有关,其淋证也可能是神经性的,或癔症。从下面的肠胃症状看,此人具有神经功能失调综合征。神色怯弱、经常烦恼的人,极易发生植物神经失调。但稍后的咳嗽有痰且延续半年多,反复发作,这应该是虚证,是肺虚脾虚。肺为贮痰之器,脾为生痰之源,应培土生金,佐以化痰肃肺为是。小便咸寒且能助湿,脾虚肺虚的人服后脾更不运化,胃气不降,肺津也虚,因而出现腹胀、左胁气胀痛、纳减、四肢乏力(久坐腰痛、脚软同义),或虽腹泻而兼胸膈饱闷(与腹胁胀、纳减同义),口干、盗汗、手心热与肺脾虚都有关。至于脉象,左寸浮数滑,左关尺沉弱,右寸虚浮、右关弦、右尺散弱,六脉均数(仅左关尺缓是不可能的)。

形寒的人皮毛不实,极易肺气失宣而咳嗽,再加饮冷则伤肺脾胃。脾胃喜温的食物是常理,即使夏季,多吃冷饮也会伤脾胃,但在治病用药时就不一定恶寒性药物了。

"左胁有气触上,痛不能睡……或泻兼胸膈饱闷",好像是结肠脾曲综合征,而其他症状像肠胃功能紊乱,这种病症服用小便当然适得其反。后来所用的人参、黄芪、茯苓、白术、木香、陈皮、厚朴、牛膝、甘草、枳实、当归等健脾理气破气药对肠胃功能紊乱、结肠脾曲综合征也是很有效的。

31案 江篁南治一妇,年五十余,因经行遇事恼怒,又哭泣失饥因而作战[1],行步乏力,自汗。医用六君子加归、芪、芍、香附六、七贴,觉饱闷;加枳壳,汗止,复作身热;乃以参、芪、归、术、茯苓、陈皮、香附、白芍、柴胡、麦冬、姜、枣二贴,不效;改用归、芍、参、柴、芩、陈、香附、知母、地骨、干葛、石膏、薄荷,一服牙痛止,身微汗,热稍退,既而夜深,身热复作。次早,诊得右脉浮数,近大,散乱无次,浑浑如涌泉;左沉小而驶,亦散乱无伦。症见头汗,作疼,肌热,腹中觉饥,然恶心,食不下。以小柴胡、加川芎、藿香、扁豆、桔梗、陈皮、香附,一剂,遍身微汗,二三次,肌热内热减半,呕恶喉痛皆愈,食增。盖邪搏诸阳,津液上凑,则汗见于头,乃邪气在半表半里也。药合症,故效速耳。但云上腭肿辣,食饮不便。盖上腭属督脉,阳脉之海也。以参、术、归、芍、茯苓、陈皮、香附、黄芩、麦冬、莲实,二剂而安(琇按:此案未善)。

【注解】[1] 战:同颤。

【阐发与临证】五十多岁的妇女因恼怒、哭泣、饥饿而乏力、颤抖、自汗、身热,是更年期综合征或癔症或神经官能症合并风热感冒,用香附、枳壳、陈皮、柴胡、当归、茯苓,当然可以,多用补气药就失之过偏,因而饱闷、身热。牙痛不除是气有余便是火,风火上攻令牙痛。改用柴葛解肌汤加白虎汤,可汗出热退,也可除风火牙痛。药轻病重,还兼湿阻中焦,所以夜半热复增,且身痛、恶心、食不下,小柴胡加藿香、陈皮、香附,或柴葛解肌加藿香、陈皮、香附都可。小柴胡汤为治少阳病的正方,但对感冒也有效,尤其是适当加味后。

发热喉痛,进而出现上腭肿辣样感觉而致进食喝水不便,可能是急性单纯性咽炎,但也可能原患慢性咽炎、干燥性咽喉炎、萎缩性咽喉炎或慢性喉炎,而遇感冒症状加重。急性咽炎因风热上壅而用清散风热,常用桑菊饮、银翘散之类,慢性咽炎因肺、脾、肾虚而有虚火上炎,用养阴清肺、培补脾土及生津滋肾法,其中脾虚用参苓白术散加沙参麦冬汤,与本案例的方药基本相同。慢性喉炎、干燥性咽喉炎及萎缩性咽喉炎的治法大致与慢性咽炎类似,另加活血化瘀药。这类疾病咽喉部的干燥性麻辣样疼痛,可能与舌咽神经、迷走神经部分纤维受病灶刺激有关。

第七篇 郁

1案[1] 丹溪治一室女，因事忤意，郁结在脾，半年不食，但日食熟菱米[2]枣数枚，遇喜，食馒头弹子大，深恶粥饭，朱意脾气实、非枳实不能散，以温胆汤[3]去竹茹，与数十贴而安。

【注解】[1] 本案录自《丹溪医按·脾胃》篇。

[2] 熟菱米：煮熟的菱剥去壳即菱仁，碎成小块即菱米，大块即菱米枣。

[3] 温胆汤：同名9方。(1)《千金要方》方，治病后胆寒，虚烦不眠，惊悸不安，药用半夏、橘皮、生姜、甘草、竹茹、枳实；(2)《三因极一病证方论》方之一，治大病后胆寒，虚烦不眠，药用半夏、茯苓、陈皮、甘草、竹茹、枳实、生姜、大枣；(3) 上书方之二，治胆虚寒而眩厥、足痿、指不能摇、蹩不能起，僵仆，目黄，失精，虚劳虚扰，喘满，药用半夏、茯苓、炙甘草、麦冬、炒枣仁、桂心、远志、黄芩、萆薢、人参、糯米；(4) 上书方之三，治心胆虚怯，触事易惊或梦寐不详等遂致心惊胆慑、气郁生涎，变生诸证，药同(2)方，陈皮改橘红；(5)《丹溪心法》方，治药均同(2)方，枳实改枳壳；(6)《世医得效方》方，治病后虚烦不眠、惊悸自汗，药同(2)方加人参；(7)《婴童百问》方，治心悸烦躁不眠，药同(4)方加枣仁；(8)《沈氏尊生书》方，治心包络动，药用人参、茯神、远志、朱砂、石斛、生地、麦冬、枣仁、五味子、柏子仁、甘草；(9)《古今医鉴》方，治痰火惊惕不眠，药用人参、白术、茯神、甘草、当归、生地、枳实、竹茹、半夏、黄连、栀子、麦冬、枣仁、乌梅、竹沥、朱砂、生姜、大枣。本案可能用(1)、(2)、(4)方。

【阐发与临证】古时室女易肝气郁结，郁则三焦脾胃气机不畅，胃气不通降，碍于进饮食。朱丹溪所说脾气实，原意应为胃气实，因脾气宜升宜补，胃气宜降宜通。枳实确能通降胃气。这种肝气郁结而引起的不思饮食，长此以往能使人极度消瘦，最终导致死亡。笔者遇一女青年，从小娇生惯养，因找对象问题与父母别扭，以致不能吃饭，吃则呕吐，逐渐消瘦，百般治疗无效，最后极度衰竭死亡。1987年10期《奥秘》杂志刊登美国纽约州44岁推销员卡斯罗患了一种罕见的肠病，不能正常地消化食物，只能每天输一次肠外营养液以维持生命。

2案[1] 一少妇，年十九，因大不如意事，遂致膈满不食，累月愈甚，不能起坐，巳（脾）午（心）间发热面赤，酉（肾）戌（心包）退，夜小便数而点滴，脉沉涩而短小（沉为气滞，涩为血瘀，短小为虚），重取皆有，经水不足，此气不遂而郁于胃口，有瘀血而虚，中宫却因食郁而生痰。遂补泻兼施，以参、术各二钱，茯苓一钱，红花一豆大，带白陈皮一钱，浓煎，食前热饮之，少顷药行，与粥半匙；少顷，与神佑丸[2]，减轻粉、牵牛（减轻粉、牵牛即小胃丹[3]），细丸如芝麻大，津液咽下十五丸，昼夜二药，各进四服，至次日食稍进，第三日热退面不赤，七日而愈。

【注解】[1] 本案录自《丹溪医按·寒热》篇。

[2] 神佑丸：同名2方。(1)《宣明论方》方，又名三花神佑丸，治湿病、中满腹胀、留饮癖积、气血壅滞，药用甘遂、芫花、大戟、大黄、黑丑、轻粉、枣肉和丸；(2)《儒门事亲》方，治停饮肿满，湿痹，胃脘痛，药同上方去轻粉，水丸。本案用(1)方。

[3] 小胃丹：又名小胃丸，同名3方。（1）《丹溪心法》方，治膈上热痰、风痰、湿痰，肩臂痛，药用大戟、芫花、甘遂、大黄、黄柏，煮糊丸；（2）《证治准绳》方，治顽痰壅塞胸膈，大便秘结，药同上方，白术煎膏和丸；（3）《中国医学大辞典》引张洁古方，治结痰白带，药用白术、苍术、红白葵花、白芍，蒸饼为丸。

【阐发与临证】此妇很生气而致胸膈满闷、纳食不振已数月，乏力衰竭甚至不能起坐，上午发热面赤，至傍晚减退，夜间小便量少而频，这些都是因纳呆食少数月，气血虚，又因肝气郁结而致血瘀，本虚标实，虚实相兼，所以用四君子汤（去甘草，因甘令人中满）扶中健脾，甘遂、芫花、大戟、大黄泻下积滞。经水不足既可为气血虚，又可为血瘀，用红花活血。

一般对潮热都以为阴虚，尤其是发热面赤，但此人"日中阳气隆"时发热面赤，说明人体气虚，不能与天地之"气盛"相适应。

此案所用之减味三花神佑丸为峻下逐积滞之方，丹溪翁也说是有瘀血和痰，此很有可能类似于现代所说的占位性病变。1982年余曾治一例59岁男患者，因家事与亲戚不和，生闷气，渐胸膈满闷、纳食不振，大便干结如羊粪，来诊时已病三月。余触诊其上腹部剑突下有饱满感，舌紫暗，脉沉弦。当时钡餐透视仅为胃炎，用香砂养胃丸加木香槟榔丸改汤剂服十剂后症状俱去。时隔数月，又因胸脘满闷再来诊，体征同前，再次钡透为胃内新生物，后手术切除。可见气郁致瘀血痰结是比较容易的。

3案[1] 一女许嫁后，夫经商二年不归，因不食，困卧如痴，无他病，多向里床睡。朱诊之，肝脉弦出寸口，曰此思想气结也，药难独治，得喜可解。不然，令其怒。脾主思，过思则脾气结而不食，怒属肝木，木能克土，怒则气升发，而冲开脾气矣。令激之，大怒而哭，至三时许，令慰解之，与药一服，即索粥食矣。朱曰：思气虽解，必得喜，则庶不再结。乃诈以夫有书，且夕且归，后三月夫果归。而愈。

【注解】[1] 本案录自《丹溪心法》《丹溪医按》脾胃篇，亦收录于戴良《九灵山房集》《奇症汇》。

【阐发与临证】本症名欲寐，又名嗜睡、嗜卧、多睡等，临床常见湿困中焦、肝郁气结、心脾两虚、肾阳不足、髓海空虚等五种证型。本案也是抑郁症，是因过度思念而致脾郁气不顺畅，三焦气机郁结、肝木侮土、运化失常，出现纳呆不食、困卧如痴，肝脉弦长，脉症符合肝郁气结。《素问·举痛论》篇载"思则气结"，《素问·阴阳应象大论》篇载"怒胜思"。本来怒气可伤肝，但忧、思虑使气静、结，而怒则气上，使三焦气机不得郁结，情绪发生剧变，借以疏通结于脾之气机。为防愈后再致气结而用"喜胜忧"之法以达到"喜则气散""喜则气和志达"的目的，"诈书"之举必要时也得用。现代医学术语这是行为疗法，也即中医学的反情绪疗法、情志疗法。《南史·刘瑱列传》记载南北朝时鄱阳王被南齐明帝所杀，其王妃悲伤成疾，一病不起，久治不效。王妃之兄刘瑱请名画师画一幅鄱阳王生前与宠妾做爱欢笑之态样。王妃见了这画非常恼怒，一下坐起来怒骂鄱阳王，不久病渐愈，这案例与本案简直是相同的。

抑郁症与饮食中缺乏色氨酸有关。1997年12月19日《中国中医药报》报道英国牛津大学精神病学家凯蒂·史密斯给15位已康复的抑郁症女患者饮用不含色氨酸的饮料后，血液中色氨酸含量减少75%，而且其中的10人在几小时内出现明显的抑郁症状，而同一天饮用含色氨酸的饮料后，血中色氨酸含量无变化且举止行为表现都正常。这是因为色氨酸在体内转化成羟色胺，它是在脑细胞之间传输信号的"神经传输器"。但人在忧郁悲哀时，消化系统和腺体的分泌功能很减弱，此时吃得太多不易消化，所以人在忧郁悲哀时不宜多吃。

4案 孙景祥[1]治李长沙学士年三十九，时患脾病，其症能食而不能化，因节不多食，渐节渐寡，几至废食，气渐薾[2]，形日就惫。医咸谓瘵也，以药补之，病弥剧。时岁暮，医曰：吾技穷矣。若春木旺，则脾必伤重。会孙来视，曰：及春而解。因怪问之，孙曰：病在心火（必左寸洪数之脉），故得木而解。彼谓脾病者，不揣其本故也。公得非有忧郁之事乎？曰：噫！是也。盖是时丧妻亡弟，悲怆过伤，积久成病，非惟医莫之识，而自亦忘之矣。于是尽弃旧药，悉听孙言，三日而一药，不过四五剂，及春果愈。李因叹曰：医不识病而欲拯人之危，难矣哉！世之徇名遗实[3]，以躯命托之庸人之手，往往而是。向不遇孙，不当补而补，至于诊羸恧而莫悟也。(《麓堂文集》[4])

【注解】[1] 孙景祥：明代医生。本案是其于明成化二十一年（1485年）所治之医案。患者即《麓堂文集》作者。本案是该作者自述。

[2] 薾：音ěr，原意是花盛。

[3] 徇名遗实：只追求名气，无实在的本领。

[4]《麓堂文集》：指《怀麓堂集》（前后集），90卷，明代李东阳撰，《续稿》20卷。《明史》志75载。

【阐发与临证】本患者壮年，能食而不能化，因食不化而主动减食，至不进食，虽形体消瘦而气色盛。诸医均以为瘵，可见患者面色红，所以不能用补气药（诊为脾病，必用益气健脾药）。面红而气色盛，诊为火旺是可以的，当然，补气，火更盛而病弥剧。悲伤肺金，但悲还能引起肝气郁结，所以"木郁达之"，在春季肝木当令时易解。

本案是食后不消化（也可能不消化引起脘腹闷胀）而致不进食。1999年6月15日《临沂日报》报道，浙江一徐小姐从小就吃饭脸肿、浑身肿，当时不明原因。后来发现如果哪一天少吃饭或不吃饭，脸上浮肿就减轻，而且精神也很好。如果多吃饭或吃些肉，浑身就肿胀，而且乏力欲睡，有时体重会相差30多斤。因此慢慢就减食以致不吃主食、只吃水果，到就诊时已不吃饭十年，生活未受影响。

5 案[1] 州监军病悲思，郝允[2] 告其子曰：法当得悸而愈。时通守李宋卿御史严甚，监军向所惮也。允与子请于宋卿，一造问，责其过失，监军惶怖汗出，疾乃已。(《邵氏闻见录》[3])

【注解】[1][3] 本案录自宋朝邵伯温《河南邵氏闻见录》，简称《邵氏闻见录》，主要记载北宋政事，《永乐大典》《医方考》《奇症汇》都收录此案。

[2] 郝允：宋代医家，博陵（今河北省定县、蠡县一带）人，著《素问笺》。

【阐发与临证】监军悲思而气结发病，郝允根据惊恐则气浮、浮则不结的道理，利用监军的顶头上司通守的严厉管理来恐吓他，使其惊怖汗出而愈，此也是中医的以情胜情疗法。按五行五气五脏相属的顺序，"恐惊"是子，悲是母，因悲是实证，故实则泻其子，用"喜"的方法也能胜"悲"的。

这案例也是抑郁症，其表现为情绪低落、悲观失望，失眠，纳呆等，本案及以前数案都有这些症状。2000年8月25日《联合日报》报道，美国研究表明，每天跑步的人可以产生一种特殊的欣快感，可以治疗抑郁症，因为跑步时人体内脑啡肽含量增高。经跑步一个月后，80%~85%的病人迅速好转，效果优于药物。针灸治疗的效果是绝对好的，笔者于1963年冬季诊治一例因婚姻问题而患忧郁症的女青年，经用针灸治疗五天即愈，现在美国亚利桑那大学的研究人员用中国的针灸疗法治疗抑郁症也取得很好的疗效。

6 案[1] 虞恒德治一人，年三十岁，三月间，房事后乘马渡河，过深渊沉没，幸马健无事，连湿衣行十五里抵家。次日憎寒壮热，肢节烦疼，似疟非疟之状。医作虚症治，用补气血药，服月余不效。更医作瘵治，用四物加知母、黄柏、地骨皮之类，及大补阴丸倍加紫河车服至九月，反加满闷不食。雇乳妪，日止饮乳汁四五杯，粒米不入。虞诊视，六脉皆洪缓，重按若牢，右手为甚。虞作湿郁治，用平胃散[2]，倍苍术，加半夏、茯苓、白术、川芎、香附、木通、砂仁、防风、羌活，加姜煎服。黄昏服一贴，一更时又服一贴，至半夜，遍身发红丹如瘾疹（湿郁而为热病邪才透），[3]片时遂没而大汗。索粥，与稀粥二碗。由是诸病皆减，能食。仍与前方，服三贴。后以茯苓渗湿汤倍加白术，服二十贴而安（琇按：此案宜入湿门）。

【注解】[1] 本案录自《医学正传·卷二·郁证》。

[2] 平胃散：同名3方。(1)《和剂局方》方，治湿阻滞脾胃，腹胀纳呆等，药用苍术、厚朴、陈皮、甘草、生姜、大枣；(2)《三因极一病证方论》方，治肠胃实热、二便秘涩，药用大黄、厚朴、枳壳、射干、升麻、芍药、炙甘草、茯苓；(3)《博济方》方，治中焦气虚、气机不畅，药用(1)方

加人参、茯苓。

[3] 遍身发红丹如瘾疹：瘾疹，由热邪客于肌肤，复感风邪或湿邪，相搏而发。如热邪与风邪相搏为赤疹，如热邪与湿邪相搏则为白疹。初起烦痒异常，搔之随手而起。本案为遍身发，红的丹，丹即略高于皮面，如丹毒。据此，本案患者所发可能为红色的荨麻疹。

【阐发与临证】此患者农历三月间沉入水中，又穿湿衣行15里路，是又惊又受凉又受寒湿。次日即恶寒发热，肢节烦痛，似疟非疟说明热型不规律。按说用小柴胡汤加桂枝汤，服药后稍出些汗即可。如舌苔白腻厚，可加苍白术、陈皮、苡仁。单用补气血显系失误，用四物汤加地骨皮、知母、黄柏等也是错的，以致延误约半年。后医用燥湿利湿、健脾理气、祛风散表之法，药后发红丹如瘾疹是为风、湿、热之邪外出，故大汗而解。但病程如此之长，湿为何不能解？恐系脾虚之故，故又倍加白术。前医作虚治，很可能考虑该患者系房事后沉入河中受寒湿即发病之故，以致竟然用紫河车血肉有情之品大补气血。这是辨证不确。1997年12月29日《中国中医药报》报道，被压在土堆下的薄姓青年，虽经救活而不能咀嚼、不能吞咽，后用针灸辨证治疗四天后即能吃饭喝水，说明中医治病辨证论治的重要。

本患者涉水过河后发寒热，发作不规律，像间歇热，又像弛张热，延续半年，后又遍身出红疹，是否有感染血吸虫的可能？

7案 括苍[1]吴球治一宦者，年七十，少年患虚损，素好服补剂，一日事不遂意，头目眩晕，精神短少。请医调治，遂以前症告之，谓常服人参养荣、补中益气等汤，每贴用人参三五钱，其效甚速，若小可服之，茶汤耳。[2]医者不察，遂以前方倍人参、熟地，弗效。都以为年高，气血两虚，当合固本丸[3]，与汤丸并进，可以速效，服之数服，筋脉反加[4]以气急。吴诊其脉大力薄，问有病情，因得之，曰：先生归休意切，当道欲留，岂无抑郁而致者乎？况公有年，气之所郁，医者不审同病异名、同脉异经（二句妙）之说，概行补药，所以病日加也。病者叹曰：斯言深中予病。遂以四七汤，数服稍宽，气血和平，浃旬而愈。

【注解】[1] 括苍：隋朝时分松阳置县，治今浙江丽水市东南，唐朝时改丽水，是说吴球乃浙江丽水人。

[2] 若小可服之，茶汤耳：若用小剂量煎服，好像喝茶水一样，无效。

[3] 固本丸：又名人参固本丸，同名2方。(1)《增补内经拾遗方论》（宋代骆龙吉撰，明代朱练续补）方，治上下消，老人津血虚，药用人参、生地、熟地、天冬、麦冬，水煎浓缩成膏，加入薯蓣粉为丸；(2)《千金方》方，补心肾，益精血，延年益寿，药同(1)方去山药，改蜜丸。

[4] 筋脉反加：病情加重。

【阐发与临证】宦者已女性化，年届七十，内分泌已失调。因为自小去势，谓之虚损而常服补药，这已是误。很可能血压高，所以事不遂意即头目眩晕、疲惫。医者不察病证，误入岐途，又乱用大补气血药，病情岂有不加重之理？

随着人口老龄化，老年人精神障碍尤其是老年抑郁症发病率增加。国外统计，65岁以上的老年抑郁症发病率约10%，我国约7%。老年人神经系统代谢障碍和神经递质的变化使之易患抑郁症，但大多数老年抑郁症继发于高血压、脑血管意外、糖尿病，甚至癌症，这样病情就更严重了。病情严重时，抑郁症的死亡率可高达30%。抑郁症常见症状有情绪压抑、悲观、生闷气、失眠多梦、头昏目眩、厌食、咽喉部阻塞感、呕吐、腹泻等。而且老年人中原来性格内向、平时少言寡语者易患此症，该病以预防疏导为主。此病患者易得中风，其危险性比正常人高25%～70%，中药治疗以疏肝解郁清心除烦为主。《金匮》名方甘麦大枣汤疗效不错（甘草用量宜小），有人主张加龙骨牡蛎效更佳。1998年12月9日《上海老年报》介绍常食莲子银耳，可预防抑郁症。

8案 程仁甫[1]治一妇，年二十余，秋生一子，次年春夏经行二次，既而不月。自以为妊，至六、七月，渐渐内热口渴，八月，大热大渴。程未诊视，为用补血安胎之剂，不效。自秋徂[2]冬，连经数医，症渐重。次年二月复诊，六脉沉数，浮取不应，形瘦憔悴，烦热不休，日夜手握铁器，或浸冷水中，一日用茶二十余碗，体倦食少，恶心，吐出如豆沫状，胸滞不快，经闭不行。程思前症，皆火郁于内不能发泄，故热渴也。经曰：火郁发之，[3] 是其治也。用升阳散火汤四剂，热去其半，心胸舒畅，继用参、芪、甘、归、芍、地、知、膏、味、麦门、葛、陈，生津止渴；气滞加青皮，干呕少加藿香，出入服至五十余剂，更以人参固本丸[4]，对坎离丸[5]，每料加鹿角胶三两，五味、桃仁各一两，红花七钱，以为生血之引用也，服二月余，热退口渴十去七八，口沫清，丸药数料，三年后经行有孕。

【注解】[1] 程仁甫：疑为程深甫，元代医官，休宁人。《休宁县志》有载，其医案可能录自《休宁县志》（下同）。

[2] 徂：往、去。

[3] 火郁发之：录自《素问·六元正纪大论》篇，"发"，王冰注为"发汗"。

[4] 人参固本丸：见上案注 [2]。

[5] 坎离丸：同名8方。(1)《景岳全书·古方八阵》方，又名加味坎离丸，主治阴血两亏，虚劳咳嗽咯血，五心烦热，药用四物汤加知母、黄柏；(2)《验方新编》方，治一切虚劳，药用黑豆炒熟研末，红枣泥为丸；(3)《奇效良方》方，济水火，补心肾，药用枣仁、乳香、附子、朱砂，灯心草汤送；(4)《医学入门》方，又名四物坎离丸，功能乌须发，药用生熟地、白芍、当归、知母、黄柏、侧柏叶、连翘、槐实，蜜丸；(5)《积善堂》方（见《医部全录·颐养补益门》），功能滋阴降火、开胃进食、强筋骨、去湿热，药用茅术、川椒、补骨脂、五味子、川芎、黄柏、人乳、童尿、酥、米泔，依法制作服用；(6)《异授眼科》方，治心肾虚，目有眵、泪如脓、赤肿而昏，药用白术、细辛、川芎、草决明、羌活、当归、五味子、防风、官桂、菊花、玄参、茯苓、地骨皮、青葙子、车前子、人参、甘草、苦参、黄芩，蜜丸；(7)《串雅内编》方，治虚损，药用当归、川芎、白芍、熟地、盐黄柏、盐知母、砂仁、茯苓、酒，依法制作；(8) 滋肾丸别名。

【阐发与临证】少妇产后半年，曾行经二次而又闭经一年。内热口渴发展至大热大渴，又服补血安胎之剂，固然不效。以致一年后形瘦憔悴，烦热，手心喜冷，口干，喝水多，胸闷，体倦，食少，脉沉数，此为热郁在里、气血两虚。前医只识其虚而未识其热，故不效。升阳散火汤用升麻、柴胡、羌活、防风、葛根、独活升阳散火，辛平发汗，火散则热退；用白芍、甘草酸甘化阴收敛，再用人参、炙甘草温补中气。此方发散有余而清里不足，更无生津，继用方除参、芪、甘、归、芍、地补气血外，还有麦冬、五味子生津养阴，知母、石膏清里热。固本丸和坎离丸中用知母、黄柏清里热，四物汤加人参养气血，生地、天麦冬生津养阴，与上方基本相同。

本案实际上不是抑郁症，从发病经过看，可能属现代医学的甲亢、糖尿病等。

9案 钱渐川幼攻文勤苦，久之抱郁成疾，上焦苦咽闭，中焦苦膈噎烦闷，下焦苦遗浊，极而呕血，几殆。医罔效，顾爱杏[1]分治之。上焦用药清火解毒，食饱服；中焦用药开郁除烦，食后服；下焦用药升降水火，空心服。品不过三四，剂不过五六，病若失。

【注解】[1] 顾爱杏：明代常熟人，名顾旸，号爱杏。据《常昭合志》记载，他能诊脉决死生于数年之后。

【阐发与临证】本患者从小读书勤苦，烦扰心脾，咽部不适、吞咽不利、胸膈闷噎、心烦、气不顺、小便不畅、淋浊，这主要是三焦气机不畅，郁结化热，热盛则呕血。上焦用清火解毒，一般是黄芩、黄连、升麻；中焦用开郁除烦，一般用栀子豆豉汤、郁金；下焦用升水降火，一般用天麦冬、木通、玄参等。

1998年11月9日《大众日报》报道德国《慕尼黑医学周刊》介绍在抑郁症患者中约有1/3属于"茜茜综合征"，其主要表现是好动、狂热地工作，但精神上是恐惧、多疑。这些表现如用八纲辨证，也属于"热"的范围。与本案从小勤苦读书而致的气机郁结化热类似。

第八篇 颐 养

1 案 张本斯《五湖漫闻》[1]载云：余尝于都太仆坐上见张翁一百十三岁，普福寺见王瀛洲一百三十岁，毛间翁一百三岁，杨南峰八十九岁，沈石田八十四岁，吴白楼八十五岁，毛砺庵八十二岁，诸公至老，精敏不衰，升降如仪。问之，皆不饮酒。若文衡翁、施东冈、叶如岩，耄耋动静与壮年不异，亦不饮酒，此见酒之不可以沉湎也。

【注解】[1] 张本斯《五湖漫闻》：张本斯乃张斯植之误。张斯植，明朝东山（指太湖中的洞庭东山）人，生卒年代不详。先习举子业，屡试不中，乃学古文辞于王鏊。后与文徵明、陆粲、彭年等共相推崇，从此名重吴中。著有《五湖漫稿》《五湖漫闻》等书（据百度网）。此书刊于明代正德年间。五湖，当指太湖及其周边地区。《吴录》云："五湖者，太湖之别名，以其周行五百里，故名之。"

【阐发与临证】本案列举 3 例百岁以上老人及 4 例八十多岁老人身体很好、肢体动作与壮年人无异来说明不喝酒的好处。饮酒过量确伤身体，也易引发许多疾病，这在一卷中风篇中已有详述。我国古代仅有米酒，酒度低，尚且多饮会致病，现代酒名目种类繁多，也有酒度很高的，如 65 度二锅头、68 度江泉酒等，饮多中毒患病的就更多了。老年人要少喝酒，即使药酒也要少喝，因为酒精能抑制甲状腺素的分泌，使肠道对钙、维生素 D 等吸收率减少，可出现烦躁、记忆力减退、心肌收缩无力等。

2 案 人生类以眠卧为晏息，饮食为颐养，不知睡卧最不可嗜，禅家[1]以为六欲之首，嗜卧则损神气；饮食不可过多，多能抑塞阳气，不能上升，将以养生，实以残生也。君子夙兴夜寐[2]，常使清明在躬[3]淡餐少食，常使肠胃清虚，则神气周流，阴阳得位，此最养生之大要（《推篷寤语》[4]）。

【注解】[1] 禅家：信佛教的人。

[2] 夙兴夜寐：早起晚睡，形容勤奋不懈。

[3] 清明在躬：清明指天气晴朗，在此指清晨、天明。躬指自身，意指清晨天明就亲自劳作。

[4]《推篷寤语》：明代李元荐撰。李为松江人。本书主要讲述养生，本案录自该书第一节。

【阐发与临证】本案主张人不可多睡、不可多饮食，多睡则损阳气，多进饮食则抑塞阳气。饮食必须定时定量，因为只有大致固定的进食时间，消化腺分泌消化液、消化器官的节律性蠕动才有相应的规律，这样进食，食欲好、消化好、吸收也好。还有，人不能暴饮暴食，要有定量，不可过于饱，进食八分饱最合适。饮食过于甜、过于油、过于荤食、多酒多辣，易患脉管炎、动脉栓塞。有研究报道：如果每餐少吃 10%，可以延长寿命 30%。科学的进食，全天吃谷类主食 300～400 克，蔬菜 400～500 克，肉类 100 克，鱼类 50～100 克，豆及豆制品 50 克，奶类 100 克，油脂 25 克，鸡蛋 1 个，水果 150 克，分三餐吃。早餐占全天进食量的 25～30%，午餐全天进食量的 40～45%，晚餐全天进食量的 30%。因为晚餐过饱易患病。如晚餐吃含钙食品过多，易患泌尿道结石，吃高蛋白质、高脂肪食物过多易使类脂质沉积在血管壁上，诱发心脑血管疾病。又因晚上胰岛素含量增多，可使剩余热量转为脂肪和肝糖原，晚餐多吃则易患糖尿病。为了防止体内自由基积累太多，1998 年 9 月 25 日《周末》杂志介绍英国简斯克里夫纳倡导的自我解毒疗法，疗程是1个月，限制糖、盐、咖啡因的摄入，多吃水果蔬菜、鲜鱼，每天喝足3斤水，吃1串紫葡萄、1个大蒜头、一杯纯胡萝卜汁或甜菜汁、一匙蜂蜜兑水、一杯鲜橘汁，常吃海产品，每天从头到脚按摩一遍。

对于进餐的过程，以前欧洲国家主张快餐，近年来又主张慢餐，并推荐传统的烹调方法。认为吃饭太快容易饮食过量、损害健康，特别是肥胖的人，更要细嚼慢咽。1997年12月18日《大众日报》和2000年6月23日《联合日报》介绍吃饭时站着吃、边吃边聊天以及饭前先喝点汤、吃点水果、饭前先睡一会儿或饭前快步走一会儿，对人体有好处。其理由是站着吃，胃部舒畅；边吃边聊天可以有一个和谐舒畅的内外环境，唾液和食物可以充分混合，促进消化吸收；饭前先喝点汤可润滑上消化道，减轻食物对胃的刺激；饭前吃水果便于果糖吸收；饭前先睡半小时能更有效的消除疲劳；饭前短时间的快步走，能迅速消除体内的有害血脂。上述这些说法，与本案文"淡餐少食，常使肠胃清虚，则神气周流，阴阳得位"是相符的。

3案 孔子曰：人有三死而非其命也，[1]己自取也。夫寝处不时，[2]饮食不节，逸劳过度者，疾苦杀之（《家语》[3]）。

【注解】[1]人有三死而非其命也：人有三死，指因寝处不时、饮食不节、逸劳过度而引起的短寿。这种短寿是非其命的夭折，不是寿终。"己自取也"指自己找的。

[2]寝处不时：睡眠休息劳作不规律、不协调。

[3]《家语》：(1)《孔子家语》的简称。原书27卷。《汉书》卷31曾著录，久佚。今本10卷，系三国·魏·王肃收集并伪造。(2)《孔子家语》一函三册，魏·王弼注，10卷（据《万卷精华楼藏书记》第1834页）。

【阐发与临证】孔夫子的话是对的，两千多年前的嘱咐，今天也适用。现代生活的快节奏、处心积虑的拼搏，大腹便便、无所用心，即属劳逸过度；花天酒地、脑满肠肥，也属于饮食不节；更有昼夜玩乐、精力透支、废寝忘食、寝处不时。这些生活方式的不节律不协调，可以引起肥胖、高血压、高脂血、心脑血管病、糖尿病、痛风、胰腺炎等生活方式疾病，那是促寿的，是"己自取"而"非其命"。本来，人到中年以后，松果体分泌的美乐素减少，引起体内其他激素分泌的紊乱，就可促使睡眠不足，免疫机能下降，容易衰老（1998年2月4日《健康报》）。

有报道说睡眠障碍使人衰老的速度加快3倍，不睡觉，人只能活五天。充足的睡眠有助于儿童生长发育，睡眠不足8小时的儿童比睡眠10小时以上者的学习成绩差的多五倍。长期睡眠不足易使人：(1)中年发福。据报道美国的调查显示35岁以上男子深度睡眠时间的缩短，会导致其生长激素分泌减少75%，这导致了大多数中年男子的发福。(2)青年秃顶。睡眠越少，大脑越兴奋，从颈动脉输送来的血液越向脑部集中，而送到侧支供应头皮的血液就不断减少，因此头发得不到营养而渐秃顶。(3)反应迟钝。据报道每天少睡1个小时，1周累计可使智商降至100，濒临弱智，使人反应迟钝。(4)易衰老。1997年12月5日《南方周末》报道，澳大利亚社会调查结果表明许多女子由于睡眠不足，出现提前衰老的症状，面部失去光泽、肌肉松弛、眼睛变小、出现眼袋、乳房及小腹下垂等；而美国的实验结果表明，当睡眠时间缩短至4小时后，血液中的糖分最高，即使青年人，其葡萄糖耐量达到60岁的水平。激素平衡紊乱，身体内部变化呈典型的衰老症状。(5)亚健康状态。长期少睡眠的年轻人易得脂肪肝、高血压、神经衰弱、慢性胃病、轻度心脏病等亚健康状态。(6)免疫力下降。有报道说一天的睡眠不足，76%的人第二天的免疫力大幅度下降。浅睡眠对人体的危害与失眠相当。老鼠实验表明，一星期不睡眠的老鼠，表现紧张、烦躁、体温和体重都下降，17天后死亡。但睡眠过多也不好。

4案 庄子曰：夫畏途者十杀一人，[1]则父子兄弟相戒，必盛卒徒而后敢出焉，[2]不亦智乎！故人之所畏者，衽席[3]之上，饮食之间，而不知戒者，过也。

【注解】[1] 畏途者十杀一人：难走的、艰险的道路，充满危险，可能路上有1/10的人要牺牲。

[2] 必盛卒徒而后敢出焉：必须要有众多体格强壮的人一起，才敢行路（指前述之畏途）。

[3] 衽席：衽指床席。衽席之上，意喻性生活。

【阐发与临证】庄子以人多势众才敢于行走在艰险的道路上做比喻，人要注意饮食之宜忌和性生活的适度。因为饮食和性生活不加节制，可以造成人体的损害，纵欲有害健康。但是，青年人尤其新婚后性交次数多一些是可以的，也要以自身的感觉为度，尤其男人在性交后不感到头晕头重，第二天无疲劳感，精神愉快，就是适度。如果嗜卧、倦怠、头晕头重、全身酸软、腰膝酸痛，甚至纳呆、气短、怔忡心慌，那就是性交过频了。性交过频还能影响生育。男子睾丸每天虽可产生精子数亿，但需在附睾里成熟。一次射精后，需经4~5天才能恢复足够数量的成熟健康精子。如性交过频则成熟精子少，可致不育。

5 案 柳公度年八十九，或问之，曰：吾不以脾胃暖冷物，熟生物，[1]不以元气佐喜怒，[2]气海常温[3]耳（《唐书》[4]）。

【注解】[1] 不以脾胃暖冷物、熟生物：不吃生、冷之食物。

[2] 不以元气佐喜怒：喜则气散，怒则气结，都会伤及元气。不轻易动怒、大喜，以免伤元气。

[3] 气海常温：常使腹部尤其是气海穴部位保持温暖。

[4]《唐书》：即《旧唐书》。原名《唐书》，因与欧阳修等所撰之《新唐书》区别，故名。《旧唐书》，后晋刘昫监修，作者为张昭远、贾纬等。

【阐发与临证】脾胃喜温而恶寒，凡进食冷物烫物，对胃总是有刺激的，所谓寒无沧沧、热无灼灼。在治疗脾胃病时，《难经·十四难》也说到"损其脾者，调其饮食，适其寒温"。但生的食品如水果之类，必然是生食，也有一些凉意，这就不是暖冷物、熟生物的问题了。例如橘子中含有诺米林，有抑制和消灭癌细胞的作用，对胃癌尤佳。但煮熟吃就效差了。红葡萄酒中含藜芦醇，能降胆固醇，一般没有煮热了再喝的。生萝卜中含较多抗肿瘤活性物质，能刺激细胞产生干扰素诱导剂，每日生吃细嚼生萝卜二三两即可，能预防食道癌、胃癌、鼻咽癌、宫颈癌等，煮熟萝卜无此作用。另外，燕麦粥可降胆固醇；马铃薯富含钾，可减少胆固醇的吸收；豆类蛋白质可降低低密度脂蛋白，都可预防心脑血管病，但都要熟吃才有效。胡萝卜中的β-胡萝卜素可清除自由基、能防衰老、明目，但必须与脂肪同煮熟吃才吸收，所以领会古人之说，要有分析。

本案文说柳公度89岁身体很强壮，得之于饮食调节。2000年8月16日《南京日报》介绍老年人要常吃大豆、蜂蜜等富含卵磷脂、脑磷脂和谷氨酸的食品以补脑益智；常食核桃、黑芝麻、小麦、小米、莲子等食品对神经衰弱、失眠多梦、健忘有好处；常吃富含不饱和脂肪酸的葵花子对听力有益；常吃富含维生素B_{12}的牛肝、猪心、青鱼、臭豆腐等能防治老年性痴呆。总的说，老年人的饮食不宜多肉、过甜、过咸、过饱、过于精细，不宜吃过热、过硬的食物，少喝酒、吃得慢。

第九篇　医　　戒

　　进士王日休劝医云：医者当自念云，人身疾苦与我无异。凡来请召，急去无迟。或止求药，宜即发付。勿问贵贱，勿择贫富。专以救人为心，以结人缘，以积己福，冥冥中自有佑之者；若乘人之急，切意求财，用心不仁，冥冥中自有祸之者。吾乡张彦明善医，僧道贫士军兵官员及凡贫者求医，皆不受钱，或反以钱米与之。人若来召，虽至贫亦去。富者以钱求药，不问钱多寡，必多与药，期于必效，未尝萌再携钱来求药之心。病若危笃，知不可救，亦多与好药，以慰其心，终不肯受钱。予与处甚久，详知其人为医而口终不言钱，可谓医人中第一等人矣。一日，城中火灾，周围爇尽，烟焰中独存其居；一岁，牛灾尤甚，而其庄上独全，此神明佑助之明效也。其子读书，后乃预魁荐，孙有二三，庞厚俊爽，亦天道福善之信然也。使其孜孜以钱物为心，失此数者，所得不足以偿所失矣，同门之人，可不鉴哉！苦常如是存心，回向净土，必上品生；若因人疾苦而告以净土，则易生信心，使复发大愿以广其传，以赎宿谴，以期痊瘳，必遂所愿；若天年或尽，亦可乘此愿力，往生净土。常如是以化人，非徒身后上品化生，现世则人必尊敬而福报亦无穷矣。

三 卷

第一篇 痰

1案[1] 罗谦甫治杨大参，七旬余，宿有风痰，春间忽病头旋眼黑，目不见物，心神烦乱，兀兀欲吐不吐，心中如懊憹状，头偏痛，微肿而赤色，腮颊亦赤色，足胻冷（此足冷因痰火上升）。罗曰：此少壮时好饮酒，久积湿热于内，风痰内作，上热下寒，阴阳不得交通，否之象也。经云：治热以寒，虽良工不能废其绳墨而更其道也。[2]然而病有远近，治有重轻，参政年高气弱，上热虽盛，岂敢用寒凉之剂损其脾胃？经曰：热则砭之。[3]以三棱针，约二十余处，刺出紫血如露珠之状，少顷头目清利，诸症悉减。遂处一方，天麻为君，柴胡、黄芩、黄连俱酒制为臣，以治上热；陈皮辛温，炙甘草甘温，补中益气为佐；生姜、半夏辛温，治风痰，茯苓甘平，利水，导湿热引而下行，故以为使（立方可法）。服数服，邪气平而愈。此案与东垣治火条中案相同。

【注解】[1] 本案也录自《卫生宝鉴·卷二十二·风痰治验》，本案与二卷火热篇第3案实为同一案例，但前案重点是用针刺法清热，本案是重点用中药祛痰湿。

[2] 治热以寒，虽良工不能废其绳墨而更其道也：语出《素问·至真要大论》篇，原文是"论言治寒以热，治热以寒，而方士不能废绳墨而更其道也"。

[3] 热则砭之：《灵枢·经脉》篇有"热则疾之"，《难经·二十八难》有"其受邪气，畜则肿热，砭射之也"。

【阐发与临证】本案是肝风挟痰证。老年高官，春季病头晕目眩，头面腮颊肿赤，这是肝阳上亢，偏头痛是有瘀血，心中懊憹欲吐是痰浊内阻，足胻冷是下焦虚寒。火热篇第3案突出两寸脉洪大，所以以热为主，列于火热病篇，本案突出宿有风痰、欲吐不吐、心中懊憹、头微肿等痰湿的症状及足胻冷（下寒证）为痰浊阻隔络道，所以列于痰病篇，而且彼案仅用砭针疾刺出血，本案除此之外再用天麻祛风平肝、二陈汤燥湿化痰，加芩连清上热。

从现代医学观点看，本案除高血压病、脑动脉硬化或脑萎缩之外，也有可能是颈椎病椎管狭窄引起脑供血不足。

2案[1] 沧州翁治一人，病寓湖心僧舍以求治。翁至，其人方饭，坐甫定，即抟[2]炉中灰杂饭猛噬，且喃喃詈[3]人，命左右掖[4]之。切其脉，三部皆弦直上下行，而左寸口尤浮滑，盖风留心胞症也。法当涌其痰而凝其神，既涌出痰沫四五升，即熟睡竟日乃寤，寤则病尽去，徐以治神之剂调之，神完如初。

【注解】[1] 本案录自吕沧州《明外史·本传》或《吕复医案》。

[2] 抟：把零散或破碎的东西聚集成一团。

[3] 詈：音lì，骂人。

[4] 掖：扶助。

【阐发与临证】该患者自己坐不稳，口中骂人，还不嫌脏，在炉灰中拾东西吃，可见是痴呆症，或癫狂症。癫症较"文"相，有痰气郁结和心脾两虚两种类型，而以前者为新病为实证者多见。狂症

"武"相，妄作妄动，骂詈歌笑，有痰火上扰心窍、阳明热盛发狂、肝胆郁火内盛、瘀血内阻于心包等不同。本案偏于狂症，脉弦滑而辨为痰浊加气郁。案文说风留心胞症，似应为心风。《素问·风论》篇说"以夏丙丁伤于风者为心风"的心风是为一种；另一种是心气不足而癫，其症状为精神恍惚、喜怒不常、语无伦次。如有痰结气郁，宜星香散（南星与木香，剂量6：1，加生姜10片）加石菖蒲等化痰开窍，即如本案。

3案[1] 丹溪治一室女，素强健，六月发烦闷，困倦不食，时欲入井，脉沉细数弱，口渐渴。医作暑病治，不效。又加呕而瘦，手心热，喜在暗处，脉渐伏而妄语（凭脉作暑，治亦不谬，但喜在暗处云云，明属风痰）。朱制局方妙香丸[2]（妙香丸方：巴豆、冰片、麝、牛黄、辰砂、腻粉、金箔、黄蜡、蜜丸），如芡实大，井水下一丸，半日大便，药已出矣，病不减。遂以麝香水洗药[3]以针穿三孔，凉水吞，半日下稠痰数升，得睡渐愈。因记《金匮》云：昔肥而今瘦者，痰也。[4]

【注解】[1] 本案录自《丹溪医按·寒热》篇。

[2] 妙香丸：同名3方。(1)《苏沈良方》方，通窍豁痰，荡涤肠胃，治小儿正虚挟积，寒热，脘腹胀痛，吐逆惊痫，药同案中方加粉霜。方后注曰：凡欲药力速行，以针刺数孔，冷水浸少时服之。(2)《拔萃良方》方，安神通关辟恶气，药同(1)方去粉霜、巴豆、黄蜡；(3)《和剂局方》方，治时疫伤寒、热积、小儿惊痫百病，药即本案方。

[3] 以麝香水洗药：(1)方方后注说"冷水浸少时"，此言麝香水洗药，加重开窍功能。

[4] 昔肥而今瘦者，痰也：源自《金匮要略·痰饮咳嗽病脉证并治》篇，原文是"师曰：其人素盛今瘦，水走肠间，沥沥有声，谓之痰饮"。

【阐发与临证】女青年，逐渐消瘦，心情烦躁、喜静独处、闷郁，疲倦、口渴、怕热（时欲入井）、皮肤热（手心热），这像甲状腺功能亢进症。因平时体质强壮，又喜欢独处暗静处，故辨为痰证。实际所用药都是镇静安神、清心开窍及攻积祛秽。用井水下丸取清肠胃热积之意，又怕巴豆泻下太过而用冷水送药以纠偏。

4案[1] 一人患痰血滞不行，胸中有饮，服韭汁三四盏，胸中烦躁不宁。无效，以瓜蒌仁一钱，半夏二钱，贝母三钱，为末，炊饼丸麻子大，姜汤送下即抑痰丸[2]。

【注解】[1] 本案原文未找到出处。《丹溪心法·痰十三》篇有"韭汁治血滞不行，中焦有饮，自然汁冷吃两三银盏，必胸中烦躁不宁，后愈"。该篇也有抑痰丸方药，可能本案为江应宿依此汇合而成。

[2] 抑痰丸：《丹溪心法》方，化痰消饮，药用瓜蒌仁、半夏、贝母。

【阐发与临证】本患者血瘀和痰饮结在胸中，故胸中烦躁不宁。韭汁治胸痹骨痛、解药毒，治肥白人中风失音，和童尿饮之能消散胃脘瘀血。外敷治诸蛇虫蝎伤，还能治上气喘息欲绝，解肉脯毒。孟诜《食疗本草》说韭汁"治胸痹刺痛如锥，即吐出胸中恶血甚验"。本案说患者"痰、血滞不行"，可见有胸痛、有瘀血。服韭汁主要是祛瘀血，不祛痰，而本案主要是痰饮做祟，所以无效。而后用半贝丸加瓜蒌仁，三味药都是化痰药，所以很有效。

5案[1] 一人遍身俱是块，块即痰也。二陈[2]加白芥、姜炒黄连煎服。

【注解】[1] 本案录自《丹溪治法心要·附医案拾遗》，还收录在《奇症汇·身部》。

[2] 二陈：即二陈汤。

【阐发与临证】痰是人体水液代谢障碍所形成的病理产物，多由外感六淫或饮食及七情内伤等，使肺、脾、肾及三焦等脏腑气化功能失常，水液代谢障碍，以致水津停滞而形成。痰可随气升降流行，内而脏腑，外至筋骨皮肉，形成多种病症。一般指咳吐出来的有形可见的痰为有形之痰，而停滞在脏腑、经络等组织中未被排出的痰液称为无形之痰，如痰迷心窍，则见神昏、痴呆，痰在经络肌肤则见瘰疬、痰核等，故本案谓"块即痰也"。药用二陈汤燥湿化痰、理气，加白芥子豁痰利气、散结消肿，前人曾谓"痰在胁下皮里膜外者，非此不能除"，稍佐姜炒黄连以除痰郁化热更佳。

本案可见于现代医学之囊虫病，因幼虫钻进肠壁循血流到达皮下组织、肌肉等处，发育为囊尾蚴，出现皮下结节和肌肉结节，还可见于纤维瘤、神经纤维瘤、皮脂腺囊肿、脂肪瘤、结节病、脂膜炎等症。

6 案[1] 一人年五十，形肥味厚，且多忧怒，脉常沉涩，自春来得痰气病，医认为虚寒，率与燥热香窜之剂，至四月间，两足弱，气上冲，饮食减。朱视之，曰：此热[2]而脾虚，痿厥之症作矣。形肥而脉沉，未是死症。但药邪[3]太盛，当此火旺，实难求生。且与竹沥下白术膏，尽二斤，气降食进，一月后，仍大汗而死（此案又见第八卷痿症门）。

【注解】[1] 本案录自《格致余论·涩脉论》。

[2] 此处原文中为"热郁"，热郁更符合案情。

[3] 药邪：误用药物或过用药物而引发的"邪"气，即药物引起的毒，现代医学所谓药物中毒、药源性疾病。

【阐发与临证】本患者形体肥胖、体质厚实，常忧虑愤怒，痰湿和气郁可化热，涩脉也表示气滞。本是实证、热证，误认为是虚寒而用温补法，正是实其实，焉得不更燥热。即使虚证，也宜用健脾法，宜润，不可用香燥之品。过用香燥药，耗伤脾阴，发为痿躄。脾主为胃行其津液，阴气虚则阳气盛而胃不和，气上冲、饮食减。

此患者形肥、痰多、气上逆、饮食减、两足弱，脉又沉涩，所以用健脾化痰。所谓燥热香窜之剂，往往是辛热理气之品，如遇脾阴虚之体质，也可化热。即使内热盛，也不会大汗而死。此大汗而死很可能是气脱亡阳。从现代医学观点看，有可能是代谢综合征伴发心脏病，或2型糖尿病并发心血管病、末梢神经病变、糖尿病足（两足弱）。白术膏即白术捣成粗粉，煎取汁，浓缩成膏。

7 案[1] 一妇年五十余，素多怒，因食烧酒，[2] 次早面浮，绝不思食（痰），身倦怠，脉沉涩独左豁大。朱作体虚有痰，气为痰所隔不得降，当补虚利痰药为主（煎六君吞滚痰丸），每早以二陈加参术大剂与一贴，后探，令吐出药，辰时与索矩三和汤[3]三倍加白术，至睡后以神佑丸七粒，挠其痰（神佑丸不如滚痰丸佳），如此一月而安。

【注解】[1] 本案录自《丹溪治法心要·卷二·痰（第十九）》篇，《丹溪医按·肿胀》。

[2] 二本书的原文都是"因食烧肉"。

[3] 索矩三和汤：《卫生宝鉴》方，治病瘥后面肿或腰以下肿，药用橘皮、厚朴、槟榔、白术、炙甘草、紫苏、木通、海金沙、生姜。

【阐发与临证】老年妇女素多怒，为平时气机郁结。烧酒也好、烧肉也好，都是助火又助湿，因此面浮、纳呆、身倦，气郁湿滞，脉涩。丹溪谓之痰，实为湿邪，此案即脾虚湿浊困胃。用药法也较特殊，每早以二陈汤燥湿化痰，加人参、白术补气健脾，然后探吐出药，再服索矩三和汤辛温燥湿利湿，加三倍量白术健脾化湿，晚上再服治积饮除胀之神佑丸。这样的用法，实际上是以健脾为治本，燥湿而化痰为治标。

诚如原注中所言，除痰剂用神佑丸不如滚痰丸佳。但本案以湿阻为主，还有气滞，用除痰豁痰的滚痰丸没有必要，除湿化湿燥湿、理气和中也是以索矩三和汤为佳，健脾燥湿理气也是以二陈汤加参术为好（此一加，实则就成了六君子汤了）。

8 案 虞恒德治一妇[1]，四月间因多食青梅，得痰饮病，日间胸膈中大痛如刀锥，至晚胸中痛止而膝䯒[2]大痛，盖痰饮随气升降故也。一医作胃寒治（胃寒之脉宜见沉迟或紧，今见洪数而滑，非寒可知），用干姜、良姜、官桂、乌、附、丁、沉辈，及煮胡椒粥间与。病日剧，加之口渴，小水淋沥。虞诊其六脉洪数而滑，作清痰处治，令其亟烹[3]竹沥，服三日口不渴，小水亦不淋沥，但胸中与膝互痛如旧。用芦菔子[4]研汁，与半碗，吐痰半升，至夜痛尤甚而厥，正所谓引动其猖狂之势耳（粗工至此，束手无策矣）。次日用参芦一两，逆流水[5]煎服，不吐。又次日苦参煎汤服，亦不吐；又与附子尖、桔梗芦，皆不吐。一日清晨，藜芦末一钱，麝香少许，酸浆水[6]调与，始得大吐，至次日天明，吐方定，前后得痰及稠饮一小桶，其痛如脱，调理而安。

【注解】[1] 本案录自《医学正传·痰饮》篇，还收录于《奇症汇·心神部》。

[2] 膝骱：膝骨、膝关节。

[3] 亟烹：亟，原文为急。烹，意为自己制作。古时无现成竹沥出售，须自己现用现制作。竹一节，去两头节，架空，中间用火熏烤，两头即滴出竹沥，收集即可得鲜竹沥。

[4] 芦菔子：即萝卜子、莱菔子。

[5] 逆流水：水之倒流者，即回澜之水，性逆而倒上。功能宣散、吐痰饮，治中风、卒厥、疟疾、头风、咽喉诸病。

[6] 酸浆水：浆水之别名。用秫米和曲酿成，如醋而淡。李时珍说：煮粟米熟，投冷水中浸三五日，味酢，生白花即可。性味甘酸微温，功能调中引气、宣和强力，通关开胃止渴，治霍乱泄利，消宿食，解烦，利小便。

【阐发与临证】本案为二种病，一为多吃青梅后引发胃脘痛（白天），另一是夜间发作膝关节疼痛。人之胃中因有胃酸而呈酸性，但也是酸碱平衡的，过酸也会引发疾病。青梅味酸极，多吃则破坏酸碱平衡，例如胃炎、胃溃疡等极易发作，李时珍说：“多食……蚀脾胃，令人发膈上痰热。”因是食积，当然白天尤其进食后疼。积滞之邪在胸膈，因而越之，所以用单纯祛痰或干姜、乌、附等温热药俱无效，用麝香之辛热香窜、理气散瘀加藜芦之催吐而减缓。夜间发作之膝关节疼痛，因痛处固定，当为寒凝与瘀血（脘痛也有瘀血），可能是痛风、鹅趾囊炎。中年后肥胖妇女更易罹患鹅趾囊炎。痛风是血中尿酸浓度增高、析出所致，尿酸在血中的溶解度较低，特别是一次吃了多量的青梅后，因青梅中含有大量的枸橼酸、苹果酸、琥珀酸等有机酸，一次摄入过多，相当于有机酸中毒，使尿酸析出增加，这就能引起继发性高尿酸血症而引发痛风急性发作，而痛风的急性发作常在夜间。余用麝香加祛痰活血药等治疗痛风、痛性肿胀等效果比较好。

9案[1] 一东南朝贵，素畏热药，病痰辄云火痰，茹[2]芩、连。一日冬雪寒冽，眩呕以死。韩飞霞以黑附子一片，砒一分，舂入姜汁，劫之[3]，大吐，又服暖药而愈。此盖地气束人[4]，岂可拘执自误？况痰生于湿，湿生于寒乎（吐寒痰之法）。

【注解】[1] 本案录自《韩氏医通·卷下·悬壶医案》。

[2] 茹：服、吃。

[3] 劫之：服药后。劫，指克伐药，针对实证用的药，如发汗、催吐、攻下、祛瘀等。

[4] 地气束人：因脾胃虚寒困束此患者。

【阐发与临证】朝中的达官贵人，常食膏粱厚味，所以平时易上火，肝木旺、肝阳上亢，因此"畏热药"是可以理解的，其"病痰"也可能是痰热而用黄芩、黄连。但病情千变万化。冬雪寒冽受风寒，中焦受寒，肺胃二寒。胃寒生痰，肺寒储痰，痰饮中阻而眩晕、呕吐。此时岂可拘执于以往之"热"而诊为热？附子温里寒，砒性辛酸大热，功能逐寒劫痰，在紫金丹中就以砒配伍豆豉治寒痰哮喘，咳嗽晨夕不得眠。但砒有大毒，用量宜慎。

10案 会稽徐彦纯[1]治一人，病痰数年不愈。诊其脉，左手微细，右手滑大，微细为寒，滑大为燥。以瓜蒂散涌其寒痰数升，汗出如沃[2]。次以导水丸[3]、禹功散[4]去肠中燥垢，亦数升，人半愈。后以淡剂流湿，降火，开胃口，不逾月而瘥（吐下兼行）。

【注解】[1] 徐彦纯：字用诚，明初医家，浙江绍兴人。著有《本草发挥》《医学折衷》等。

[2] 沃：浇水。

[3] 导水丸：《儒门事亲》方，治湿热、水湿肿满、大便不通，药用大黄、黄芩、滑石、黑白丑头末，滴水丸。

[4] 禹功散：《儒门事亲》方，治阳水便秘、脉实，而元气未伤者，药用黑白丑头末、茴香（或加木香）、生姜汁。

【阐发与临证】本案文未述症状，但确定是痰。从左脉微细认定寒痰，而以瓜蒂散催吐。瓜蒂散确为涌吐峻剂，但绝非温剂，所以治寒痰并不很宜，中病即易方。服药后汗出如水浇、水淋是催吐所致。呕吐是违背人体生理常规之事，呕吐时人体很难受，因致汗出。导水丸和禹功散都能泻下、去肠燥，然有寒和温的区别。本案例既为寒痰加肠中燥结，当以禹功散为妥。后以善后的淡剂流湿，是五苓散、四苓散之类。

11案 盛文纪[1]以医名吴中，有训导病头疼，发热，恶寒。初作外感治，或以风治，见热则退热，痛则止痛。或又以气虚治，由是病剧，人事不省，饮食已绝（危哉）。盛诊视，曰：君几误死，法当先去其滞。遂用二陈汤加大黄六七钱，令守者曰：急煎俾服，至夜分左眼若动，肝气乃舒，大泄则有可生之机矣。至夜半时，腹中有声，左眼果开，遗秽物斗许，中有坚硬如卵之状，竹刀剖视，即痰裹面食也（此症断之痰裹食，非明眼不能）。既而气舒结散，津液流通，即索食矣。众医问故，盛曰：训导公，北人也，久居于吴，饮酒食面，皆能助湿，湿能伤脾，脾土一亏，百病交作。有是病，服是药，更何疑焉。众医咸服。

【注解】[1] 盛文纪：为明初吴江名医盛寅之后人。

【阐发与临证】头痛、发热、恶寒，初作外感治，或散风邪，都是对的。可能询症不详，忘了问纳食可否。如病人有食积，肯定纳呆腹胀、嗳气腐臭，如积滞成实结则大便秘结。初时于散风祛表剂中加消导或攻下剂即可，如防风通圣散之类。以气虚治是错的，至于用二陈汤燥湿理气和胃，可能积滞引起舌苔腻，也确有可能是北人居多河多雨潮湿之地，水土不服。

案文中说"……左眼若动，肝气乃舒"之语，源出于《素问·刺禁论》篇，原文为"藏有要害，不可不察，肝生于左，肺藏于右"，王冰注曰"肝象木，王于春，春阳发生，故生于左也""肺象金，王于秋，秋阴收杀，故藏于右也"。杨上善注云："肝为少阳，阳长之始，故曰生。肺为少阴，阴藏之初，故曰藏。"而且肝气升发、肺气肃降，所以有左升右降、左生右藏之理论。肝开窍于目，左眼动则表示肝气升、舒达，所以有生机。

12案[1] 黄师文[2]治一妇人，卧病垂三年，状若劳瘵，诸医以虚损治，不瘥。黄视之，曰：此食阴物时或遭惊也。问之，妇方自省悟，曰：曩[3]者食水团[4]时，忽人报其夫坠水，由此一惊，病延至今不能愈。黄以青木香丸兼以利药一贴与之，须臾下一块，抉之，乃痰裹一水团耳，当时被惊怏怏在下而不自觉也。自后安康无恙。

【注解】[1] 本案录自《续医说》，本案还收录在《奇症汇·心神部》。

[2] 黄师文：明代（也有说宋代）医生。

[3] 曩：音 nǎng，以往、过去。

[4] 水团：糯米粉制成的团，入沸水中煮熟。原文是繁体字糰字，即可理解了。

【阐发与临证】本病实为食积。临床除因过食或食黏腻、油腻之食品所致外，还可由中焦气机紊乱而引起，《素问·举痛论》篇载"惊则气乱"。患妇正当进食时，突受其惊，而致气机紊乱，升降失调，致食物停留不下，日久痰湿内生，故患妇卧病状若痨瘵，治当调理气机，消食导滞。而青木香丸宽中利膈，行滞气，消饮食，再加下利药（可能是大黄及/或芒硝之类）攻下肠中积滞顽痰，使肠道中积滞去、气机调，升降复常。至于案文中说泻出"痰裹一水团"（乃三年前所食入的），可能性不大。但也有可能是误食异物，不能消化，或是一顿食较多量的柿子、软枣之类，形成小柿胃石，这种东西停留在消化道中三年倒是有可能的。用青木香丸（中含黑丑）加利下药而排出，也有可能。1992年2月《奥秘》杂志报道了美国纽约市圣迈克尔医院华纳医生经治一位病人，发烧、左腹部剧痛、腹泻脓血便，排除阿米巴痢和菌痢，诊为溃疡性结肠炎，对症治疗3周，病情进行性恶化。最后，手术中在患部肠壁中取出一根鱼骨刺。鱼骨刺能刺入肠壁，泻下药是泻不下来的，而且随着肠蠕动的加剧，鱼骨刺可能愈刺愈深，终致肠穿孔、腹膜炎、死亡。本案例的异物，是圆形的块状物，只要不是太大而引起嵌顿，是可以泻下来的。

13案 小儿医陈日新[1]，形体尪羸，尝日病热，至暮尤甚。医以阴虚治，或以劳瘵治，荏苒半载，病势转危。日新谓其父曰：欲得大黄通利大肠，为之一快，虽死无憾。其父从之，遂以导痰汤[2]入硝黄煎服，自辰至申，下结粪一块，如核桃许。抉开视之，乃上元看灯时所食粉饵[3]，因痰裹在外，不能化，由是致热，日渐销铄耳。向使日新不自知医，则终为泉下人矣，谁谓刘张之法[4]无补于世哉。

【注解】[1] 陈日新：明代幼科医生，本案录自《续医说》。

[2] 导痰汤：同名2方。(1)《妇人大全良方》方，治痰饮、咳嗽、中风痰盛等，药用半夏、橘红、赤茯苓、甘草、制南星、枳实、生姜；(2)《脉因证治》方，治痰注，药用川芎、香附、陈皮、苏叶、干姜。

[3] 粉饵：用米粉或面粉做成有馅的食品，如饺子、汤圆等。这里当作汤圆，即元宵。

[4] 刘张之法：刘张指刘完素、张从正。刘善用清法，张善用吐下法。刘张之法即指清法和吐法、下法。

【阐发与临证】本案述症不全。虽然日晡潮热、形体瘦弱可以是阳明实热腑证，肠中燥结，但应该有腹满痛拒按、大便秘结。从案文看，本案很可能有很明显的阴虚症状，但"欲得大黄通利大肠，为之一快"一句，也说明病人有肠胃不通、腹胀满痛等症状。

14案 钱中立[1]治周训导，年五十时患痰火之症，外貌虽癯[2]，禀气则厚，性不喜饮。医视脉孟浪[3]，指为虚火，用补中益气汤加参、术各五钱，病者服药逾时，反致气喘上升，喘息几殆。钱视曰：此实火也，宜泻不宜补，痰气得补，火邪愈炽，岂不危殆？先用二陈汤探吐出痰碗许，其夜安寝。平明仍用二陈去半夏，加朴硝大黄，下结粪无数，其热始退。更用调理药，旬日始安。吁！不识病机，妄施补泻，鲜有不败事者。

【注解】[1] 钱中立：又名钱维邦，明代杭州人，善用攻法。

[2] 癯：清瘦。

[3] 孟浪：原指言语轻率、做事鲁莽、随便，行为放浪。在此作不规律。

【阐发与临证】虽瘦而体质壮实，脉象不规律，痰饮、实结都有可能，因体质壮实，不可能是气血虚，所以前医用补中益气汤再重用人参、白术，是虚实不分。气有余便是火，因此反致气喘上升。因痰饮在胸膈以上，而先用吐法祛痰，以平喘息，先治标；但因既误补气而致火旺，当然宜釜底抽薪，清下之而彻底。

15案 丰城[1]尹莫强中，凡食已，辄胸满不下，多方治之不效。偶家人辈合橘红汤[2]，取尝之，似有味，因连日饮之。一日坐厅事，方操笔，觉胸中有物坠下，大惊，目瞪汗如雨，急扶归，须臾腹疼，下数块如铁弹子，不可闻，自此胸次廓然，盖脾之冷积也。其方橘皮去穰，取红一斤，甘草、盐各四两，水五碗，慢火煮干，焙捣为末，点服。夫当病经年，药饵多矣，不知功乃在一橘皮，世之所忽，岂可不察哉！又古方以橘皮四两，水五碗，慢火煮干，焙捣为末，点服，名曰二贤散[3]，以治痰，特验。(《泊宅编》)

【注解】[1] 丰城：江西省中部的城市名。

[2] 橘红汤：同名2方。(1)《沈氏尊生书》方，治干呕，药用橘红，不拘量水煎服；(2)《鸡峰普济方》方，理气消食，药用黄橘、盐、生姜、甘草、草豆蔻、神曲、麦芽，制作和服法同本案。本案所用即盐陈皮，为广东风味小吃。做法与本案文基本相同，但非焙捣为末，而是切成2mm见方的小粒，其色黑褐，其味酸甜略咸，清香可口，能除口中黏腻异味，增进食欲。今上海人谓之盐金枣。现广东潮州所产的白陈，不用甘草，而用蔗糖及甜味剂、柠檬酸等。其味也可，但不如盐金枣可口。

[3] 二贤散：《证治准绳》方，功能消积进食，药用橘红、甘草、盐，淡姜汤调服。制作法见本案文。

【阐发与临证】食已辄胸满不下，可能是胃炎、食道炎、胃或食道肿瘤等。现在饮酒过多、嗜食辛辣、烫的食物的人患此症者不少见。按症状，中医辨证当属气滞、痰阻、血瘀三类，以气滞为多见，并为较轻者；痰阻次之，血瘀亦不少见，且最为严重。本患者为中等官员，酒饮不会少，厚味不可缺，况且多方治之不效，显见疏肝理气和胃消导之类已无效，应考虑痰阻及血瘀。此方主要是橘红，甘草和盐主要是调味品。甘草也有止咳作用，盐对咳嗽起反作用。橘红燥湿化痰、疏通三焦气机。连日饮用，中焦脾胃之积块通下即愈。《金匮要略·痰饮咳嗽病脉证并治》："治心胸中有停痰宿水，自吐出水后，心胸间虚，气满不能食，消痰气，令能食。"所用的茯苓饮中，因心胸中虚而用四君子汤健脾益气而利水，以枳实疏利气机以助利水，而治气满不能食的还是橘红消痰气，然后令能食，这与本案相似。

"下数块如铁弹子，不可闻"是什么？粪块如弹子般大小且硬、极臭，好像还是沉积在结肠袋中之粪块，因肠中干燥，不得下，粪块沉积在结肠袋中，水分吸收后渐干缩小，《伤寒论》阳明篇谓之燥屎。如用缓泻法、润下法，可能也会通下。

16案 吴茭山治一男子瘦弱，因卧卑湿之地，遂得溢饮[1]之症，头目眩晕，羞日光，寒热时作（痰能作寒热信然），四肢历节疼痛（四肢历节疼痛，乃湿饮流注关节。合罗案四肢病看之，方妙！处以大羌活汤[2]。大羌活汤：羌活、独活、升麻、灵仙、防风、苍术、当归、甘草、泽泻、茯苓）。医作风治，或作虚治，将及半年，俱不效。吴诊脉曰：寸口脉沉而滑，两尺弦，此溢饮，湿痰也，但汗吐之。诸医以病者虚羸，当用补法，谓吐汗必死。吴曰：此溢饮当发其汗。遂以控涎丸[3]一服（控涎丸方：川乌、制半夏、僵蚕、全蝎、甘遂、铁粉、生姜汁打糊为丸，朱砂为衣，姜汤下）。却用爆干绵子一斗燃之，以被围之，勿令气泄，令患人坐薰，良久倏然吐出黑痰升许，大汗如雨，痛止身轻，其病遂愈。

【注解】[1] 溢饮：有二个出处、二个解释。（1）《素问·脉要精微论》篇："溢饮者渴暴多饮，而易入肌皮肠胃之外也。"其人面色浮肿有泽，中焦湿困，又有血虚，因此水液不消，满溢而渗溢在肌皮肠胃之外；（2）《金匮要略·痰饮咳嗽病脉证并治》："饮水流行，归于四肢，当汗出而不汗出，身体疼重，谓之溢饮。"这是四肢肿、身体疼重，不出汗。并说"病溢饮者，当发其汗，大青龙汤主之，小青龙汤亦主之"。

[2] 大羌活汤：同名3方。（1）《卫生宝鉴》方，治风湿，手指节膝髌肿痛、屈伸不利，身体沉重，心下痞闷，药同本案文所列，另方用白术去甘草；（2）《此事难知》方，治风寒湿邪表证兼里热，药用羌活、独活、防风、川芎、防己、黄芩、苍术、白术、知母、生地、细辛、黄连、甘草；（3）《中国医学大辞典》引张洁古方，治两感伤寒，药用（2）方去防己、苍术、白术、知母、黄连，加柴胡、白芷、生石膏、黑豆、生姜、大枣。

[3] 控涎丸：同名2方。（1）《济生方》方，治诸痫久不愈，顽痰聚散无时，变生诸证，药用川乌、半夏、全蝎、铁粉、甘遂、生姜汁、朱砂；（2）《证治准绳》方，治药同上方加僵蚕。即本案方。

【阐发与临证】此患者虽卧湿地而得，但从症状看，与溢饮还有不同，无论与《素问》之溢饮还是《金匮》之溢饮，都有不同，倒是《卫生宝鉴》之大羌活汤最合适，发汗、利水、祛风湿。吴茭山所用控涎丸乃豁痰、镇肝、熄风止痉，发汗不效，利水无药，也不能祛风湿，只是以溢饮论治，方药也不对。舍大羌活汤而用燃绵子之法熏病人取汗，此法不可取。

17案 一妇素有心脾气痛，好烧酒，患举[1]，则四肢厥冷，每用诸香附子、姜、桂之属，随服随止。一日前患复作，遂以前药服之，不安[2]，仍饮烧酒二盏，酒下，腹胁胀满，坐卧不得，下木香槟榔丸[3]一百丸，大便通后，痛稍可，顷间，下坠，愈痛。向夜[4]延吴诊视，脉数而有力，知前香燥太过，酒毒因利而发。即以黄连解毒汤入木香少许，二服而安（琇按：此条不当入痰案）。

【注解】[1] 患举：症状发作，即该妇心脾气痛发作时。

[2] 不安：症状不减轻。

[3] 木香槟榔丸：同名6方。(1)《和剂局方》方，治痰食停滞，三焦气滞，药用木香、槟榔、杏仁、枳壳、青皮、半夏曲、皂角、郁李仁；(2)《儒门事亲》方，治食积气滞，赤白痢疾，药用木香、槟榔、青皮、陈皮、莪术、黄连、黄柏、大黄、香附、二丑；(3)《卫生宝鉴》方，治药同(2)方加枳壳；(4)《医方集解》方，治药同(2)方加三棱、枳壳、芒硝；(5)《类证治裁》方，治食滞，药用木香、槟榔、白术、枳实、陈皮、香附、神曲；(6)《沈氏尊生书》方，治药同(5)方去神曲。

[4] 向夜：连夜。

【阐发与临证】此妇平时喜饮烧酒，但于胸脘疼痛发作时伴四肢厥冷，前医误认为里寒，因此用辛香大热之附子、干姜、肉桂等，恰能随服随缓，这就形成了误识。但因非规律，又不符合病机，所以这次不安。且因又饮烧酒而腹胁胀满，又误辨为里实气滞而予木香槟榔丸。该丸剂中含大黄、黄连、黄柏等清热解毒药，且有槟榔、黑白丑等攻下积滞，所以能稍安。但药轻病重，所以仅缓解顷间而又下坠愈痛。香燥辛热药能助火，烧酒也是湿热之物，如此重复使用，岂有不内热深重耶？前医为何能用附姜等而暂取效？此因胸脘疼痛系气滞，四肢厥逆系气厥，辛热香燥药能疏利气机，因此能暂缓。

18案[1]　王中阳治江东富商，自奉颇厚，[2]忽患疾，心惊如畏人捕之，闻脂粉气即便遗泄，昼夜坐卧，常欲人拥护方安，甫交睫，即阳气不固，[3]遍身红晕紫斑，两腿连足淫湿损烂，脓下不绝，饮食倍常，酬应不倦（非虚可知），累医不效。王诊得六脉俱长，三部九候，往来有力，两手寸尺特盛，至数迟数不愆，[4]卒难断证。因问之，商曰：某但觉虚弱无力，多惊悸，及苦于下元不固[5]，两腿风疮，侍奉皆赖妇人，而又多欲，不能自禁，奈何治之？王曰：时医必作三种病治，一者治惊悸，二者治虚脱，三者治风疮。以余观之，只服滚痰丸，然后调理。满座愕然。王曰：此系太过之脉，心肾不交（断症妙）。商曰：然则腿脚为风癫乎？王曰：非也。水火亢行，心不摄血，运于下不能上升，凝于肌肤，日久湿烂，与火炎水滥，神情不宁，精元频泄者，本同标异也。予欲逐去痰毒，然后调理。遂与滚痰丸二次。三日后，脉候稍平，再令服之。商曰：某浙产也，[6]家人虑吾体虚，每求补剂。王曰：君连年医药不效，反增剧者，不识虚实，认似为真[7]故也。再令服三次，越五日，其脉和，已不言及惊悸之苦，但求遗泄之药。王用豁痰汤[8]本方加茯苓，煎服月余，诸症悉减，精爽能步。止求治腿疮，更令服豁痰药数剂，用婴幼门泥金膏[9]，以新汲水浓调，厚敷两腿，干则易之，经一时洗去，则热气已衰，皮肉宽皱，然后，用杖毒活血之剂[10]治之。（方出《卫生宝鉴·痰症门》。泥金膏亦出此书）

【注解】[1] 本案录自《泰定养生主论·卷十五豁痰汤治法》篇。

[2] 自奉颇厚：患者自己很讲究营养和养生，即吃穿都很好。

[3] 甫交睫，即阳气不固：意指刚合眼即遗精，实则滑精。

[4] 至数迟数不愆：前一"数"是数字、计数，"至数"即脉搏数。后一"数"是快速。全句是：脉率迟数都不超过适当的范围，即一息4~5至之间。

[5] 下元不固：即滑精，与"阳气不固""闻脂粉气即便遗泄""精元频泄"同样。

[6] 某浙产也：我是浙江人。

[7] 认似为真：把相似的认为是真实的，亦即似是而非。

[8] 豁痰汤：同名2方。(1)《泰定养生主论》方，治一切痰疾，药用柴胡、半夏、黄芩、人参、甘草、紫苏、陈皮、厚朴、制南星、羌活、薄荷、枳壳；(2)《校注妇人良方》方，导痰汤之别名。

[9] 泥金膏：同名2方。(1)《卫生宝鉴》方，又名泥金刮毒膏，治天疱疮，药用韭地蚯蚓粪、元明粉、滑石，新汲水调敷二三日，用茶洗净，再用槟榔、天花粉、黄连、黄柏末各一钱和面粉四钱和匀，干掺；(2)《泰定养生主论》方，治一切无名肿硬焮赤、丹瘤热瘰湿烂，药用阴地上蚯蚓粪和

熟皮朴硝，剂量3：2，新汲水调敷。二三日后洗净，再用槟榔、韶粉、龙骨、轻粉各少许，掺敷。

［10］杖毒活血之剂：《泰定养生主论》方，古时一种刑罚叫杖刑，即用木棍打屁股，可以打得皮开肉绽，叫杖疮。本方治杖疮，药用蛇床子、光草乌、火煅炉甘石、枯矾、凌霄花、大蓟根叶、赤石脂、白石脂、小蓟根叶、天花粉、槟榔、真绿豆粉，煎大黄汁冷调如泥，敷。

【阐发与临证】本案为善惊、善恐，惊与恐实为一证，善惊恐症有心胆气虚、阴血不足、气血两虚、肾精亏损、肝气郁结、心火旺盛、痰火扰心等七种类型。从此患者如闻脂粉气即便遗泄、精元频泄以及但觉虚弱无力等症状看，可辨为心胆气虚、肾精亏损。但他饮食倍常、酬应不倦、遗泄而又多欲，六脉俱长，遍身红晕紫斑，两腿连足淫湿损烂，又是实证，是湿热为患，因而中阳老人辨为痰火，坚持先用礞石滚痰丸，再用豁痰汤加茯苓治遗泄，连治两腿足淫湿都用清热燥湿、活血祛瘀解毒之剂。

遗精、滑精往往易辨为肾虚是一大误，其实生活条件好、体质壮实年轻的病人往往是相火旺和湿热下注的多见。下肢皮肤淫湿流脓即皮肤糜烂流脓水，除长期反复发作的以外，也以实证湿热下注或虚实相杂脾虚湿淫为多见。本患者饮食倍常、酬应不倦，说明脾胃不虚，因此也是辨为湿热的依据之一。

既然是湿热为患，为何一再用礞石滚痰丸之类？此案例主要说明"痰症"，而且有惊恐。当然用黄连温胆汤、除湿解毒汤、苍白二陈汤等也可。心惊、如畏人捕之，是早期的心理障碍表现之一。文中说"闻脂粉气即便遗泄""侍奉皆赖妇人，而又多欲"，现代研究结果表明，男子性欲的激发首先且主要的是靠视觉，中等身材、标准三围的女性更讨人爱，更易激发男人性欲；其次，闻到妇女身上散发出来的雌激素和催产素；再次是接触到妇女的身体肌肤、嘴唇；再次是吸收妇女唾液中的性激素，完成了一系列的化学神经反射。另外，家庭中熟悉的妇女气息和食物的香气会令人产生快感，触发男子使更多的血液流向阴茎，因此就"又多欲"了。

19案[1] 一贵妇忽心腹冷痛，遂吐出宿汁[2]不已，又吐清涎如鸡蛋清之状，一呕一二升许，少顷复呕，诸药不纳，咽唾[3]亦不能顺下（虞恒德治产后吐案合看，吐同症不同），已经三日，但聪明不昧[4]（三日之后聪明不昧，非虚可知），嘱后事，将就木[5]。王诊六脉弦细而长（虚症无长脉），令服滚痰丸三十丸，并不转逆，须臾，坐寐移时，[6]索粥食之。次日再进三十丸，更服局方茯苓半夏汤[7]，次日服小儿方白术散[8]，四五日饮食如常而愈。

【注解】［1］本案录自《泰定养生主论·卷十五·豁痰汤治法》篇。

［2］宿汁：胃内潴留液及食物残渣。

［3］咽唾：吞咽唾液。

［4］聪明不昧：神志不昏迷，神志清醒。

［5］将就木：就木，就是躺进棺材，形容病情严重，将死。

［6］坐寐移时：坐着打一盹的时间。

［7］茯苓半夏汤：同名4方。（1）《集验良方拔萃》方，治胃气虚弱，身重有痰，恶心呕吐，药用茯苓、白术、半夏、神曲、麦芽、陈皮、天麻、生姜；（2）《婴童百问》方，治诸呕哕、心下痞坚、膈间有水痰眩悸，药用茯苓、半夏、生姜；（3）《沈氏尊生书》方之一，治痰饮，药用茯苓、半夏、陈皮、苍术、厚朴；（4）上书方之二，治热痰壅盛，药用茯苓、半夏、陈皮、甘草、黄芩、生姜。

［8］小儿方白术散：即《小儿药证直诀》方白术散，又名钱氏白术散。治吐泻已久，虚热而渴，药用人参、白术、茯苓、甘草、藿香、木香、葛根。

【阐发与临证】本案病人心腹（胃脘）冷痛，呕吐胃内容物之后又呕吐清涎，饮食及水、药均不能咽下，因营养丧失、电解质紊乱而病危。如果放在现在，可用静脉输液补充纠正之，古时必然是病情危笃，"嘱后事，将就木"。但聪明不昧，可知既非虚（如原注所言）又不危，况且六脉虽细而弦长。据脉证必是痰涎（如为瘀血，吐出物中当夹有血），所以先用化痰方，后用健脾固本。

20案[1] 一人素清癯骨立，苦满腹冷痛，呻吟之声撼屋振床，呕吐清汁如鸡蛋清，诸医不效。令服滚痰丸三十粒即宁睡，更不呕逆。复诊其脉，虽熟寐中亦甚弦数，睡醒仍更呻吟。再投五十丸，其痛休作数四，[2]但不甚大呕，节续如厕，[3]略有大便，如水浸猪肉，亦如赤白滞下，小溲少许，皆如丹粉和胶腻，不多，余皆是药汁。迫暮[4]大呕，如鸡蛋清水二升，药丸皆如茶脚褐色，仍如前粒粒分晓，痛乃定，熟睡。次日，留豁痰汤数贴，令其服罢，仍服白术散[5]而愈。

【注解】[1] 本案录自《泰定养生主论·卷十五·豁痰汤治法》篇。

[2] 其痛休作数四：疼痛间歇性发作多次。数四即再三再四。

[3] 节续如厕：频繁地上厕所解大便。

[4] 迫暮：将近黄昏。

[5] 白术散：同名18方。（1）《小儿药证直诀》方，见上案注；（2）《金匮要略》方，治妊娠胎寒带下，药用白术、川芎、花椒、牡蛎；（3）《全生指迷方》方，治妊娠面目虚浮如水肿状，药用白术、大腹皮、茯苓皮、生姜皮、陈皮；（4）《普济本事方》方，治小儿感寒呕吐，药用白术、人参、半夏曲、茯苓、干姜、甘草、生姜、大枣；（5）《宣明论方》方，治虚风多汗，食则汗出如洗，药用白术、煅牡蛎、防风；（6）《证治准绳》方之一，治脾劳、呕吐不食，腹痛泄泻，胸满喜噫，药用白术、人参、草果、厚朴、肉果、陈皮、木香、麦芽、甘草、生姜、大枣；（7）上书方之二，治妇女脾胃气虚，心腹胀满不欲食，四肢无力，药用白术、草豆蔻、诃子、赤苓、槟榔、桂心、陈皮、厚朴、人参、甘草、生姜、大枣；（8）上书方之三，治妊娠气不调和，易伤饮食，药用白术、紫苏、人参、白芷、川芎、诃子、青皮、甘草、生姜；（9）上书方之四，治妊娠霍乱，腹痛吐利，药用白术、益智、枳壳、橘红、草豆蔻、高良姜、生姜；（10）上书方之五，治妊娠伤寒热病，药用白术、黄芩、生姜、大枣；（11）上书方之六，治妊娠恶阻吐清水，药用白术、人参、丁香、甘草、生姜；（12）上书方之七，治产后霍乱吐利，腹痛烦渴，手足逆冷，药用白术、橘红、麦冬、干姜、人参、甘草、生姜；（13）上书方之八，治小儿自汗盗汗，药用白术、小麦、黄芪；（14）上书方之九，治小儿痔痢、腹胀疼痛，日夜三二十行，药用白术、当归、地榆、木香、赤芍、甘草；（15）上书方之十，治脾虚泄泻，药用白术、芍药、干姜、甘草，或去干姜加附子；（16）《济生方》方，治体虚多汗，药用白术、浮小麦；（17）《医宗金鉴》方，能定痛安胎，药用川芎、苏叶、香附、甘草、当归身、白芍、前胡、乌药、白术、陈皮、竹茹、木香，或加砂仁、泽泻；（18）《千金方》方，治风入脏腑，闷绝，常自躁痛、惊悸、腹胀、气满等，药用白术、附子、秦艽、人参、牡蛎、川椒、细辛、黄芩、川芎、牛膝、干姜、桂心、防风、茯苓、桔梗、当归、独活、柴胡、乌头、甘草、麻黄、石南、莽草、天花粉、天雄、杜仲，酒送服。

【阐发与临证】本案与上案类似，都是腹部（部位稍有差异）冷痛，呕吐物如鸡蛋清样黏液。本案另有服滚痰丸后大便黏腻有血红色，小便也有黏腻物如红色，之后又呕吐如鸡蛋清样黏液，表示服药后又从上下二道排出痰涎。

大便中杂有红色黏液，可能是肠黏液，服用大黄后可以常见到。一般情况下服用大黄后，小便可成红或深黄色，如果大便频、多、稀，小便就少，那么小便更稠浓而可能显现絮状物。如果原已患泌尿道结石，小便更可能红色。

21案 燕人[1]杨姓者久患冷气，满腹上攻下注，大痛不堪任，通阵[2]壅上即吐冷涎半升而止（已见痰症）。每日一作，饮食不进，遂成骨立[3]，医用温补不效。视其脉，六脉弦长劲急，两畔别有细脉，沸然而作，状如烂绵。不问患者所苦何症，但以脉言之（弦长劲急），则有一胸膈臭痰在内，患者曰然。众医皆作冷气，因补治下元，日久并无少效。某自觉胸中痞闷，但不会北方医，今闻此说令我大快。遂投滚痰丸五十丸，临睡服之（临睡服药方得力）。半夜后吐黑绿冷涎败水无数，次早大便略通，已见败痰。更求今晚之药，再付七十丸，其病如脱，再进一次，令服局方橘皮半夏汤[4]、四君子汤而愈。

【注解】[1] 燕人：燕是古国名，公元前11世纪周朝分封的诸侯国，在今河北北部和辽宁西部一带。本案录自《泰定养生主论·卷十五·豁痰汤治法》篇。

[2] 通阵：一阵，从头到末。

[3] 骨立：消瘦，骨瘦如柴。

[4] 橘皮半夏汤：《和剂局方》方，治肺胃虚弱，寒痰停积，呕逆恶心，涎唾稠黏，中寒停饮，干呕不止，药用橘红、半夏、生姜。

【阐发与临证】本患者腹中感冷气，满腹上下攻注，阵发剧痛且上壅，呕吐冷涎后暂缓。这是痰饮病，而且是寒饮。严格地按《金匮》的分类，膈间之水饮为支饮，"支饮胸满者，厚朴大黄汤主之""呕家……心下有支饮故也，小半夏汤主之""卒呕吐，心下痞，膈间有水……半夏加茯苓汤主之""脉弦数，有寒饮""治心胸中有停痰宿水，自吐出水后，心胸间虚，气满不能食，消痰气，令能食"，用的是茯苓饮。支饮是胸膈间有痰，用滚痰丸取其速效，方中有大黄、黄芩，适用于热痰，所以当大便略通、已见败痰后，令服橘皮半夏汤及四君子汤，与半夏加茯苓汤及茯苓饮是一致的。

至于案文中说吐出"黑绿冷涎"，可能是呕吐过剧，连胆汁也吐出来了。"六脉弦长劲急，两畔别有细脉，沸然而作，状如烂绵"一句中的弦长劲急之脉两旁还有细脉，意为脉象有三脉并列，不知何所指其形。《伤寒论·平脉法第二》中有"支饮急弦"，《脉经·卷八·平腹满寒疝宿食脉证第十一》中有"紧在中央，知寒尚在，此本寒气……"此"紧在中央"是否还表示两旁还有其他脉？

22 案[1] 李媪年八十余，卧病日久，心烦，喜怒改常，胸闭[2]不能进食，迷辗展转不安，并无寒热别证（病无寒热而胸迷闷，痰也）。令亲人求治，王曰：彼疾久治不瘥，吾除滚痰丸之外，无法可施，况其年高不食，岂其宜乎？吾固知其可服，但不可多，试以十丸投之。一服，逐败痰三五片，如水浸阿胶，[3]顿觉安好；再与三十丸，作三服，即安；更制龙脑膏[4]一料，令其每夜噙睡，无恙五载而终。

【注解】[1] 本案录自《泰定养生主论·卷十五·豁痰汤治法》篇。

[2] 胸闭：胸闷。

[3] 如水浸阿胶：形容吐出的痰涎等物之性状如水浸阿胶那样红褐色之黏稠物。

[4] 龙脑膏：同名8方。（1）《和剂局方》方之一，治翳膜遮睛、攀睛瘀血，连眶赤烂，视物昏暗，迎风流泪，药用龙胆草、炉甘石、黄连、桑白皮、黄丹、白蜜；（2）上书方之二，治上焦风痰热壅引起的喉痹肿痛，药用砂仁、薄荷、甘草、防风、川芎、桔梗、白豆蔻、火硝、冰片、蜜丸；（3）《证治准绳》方，治聤耳，药用龙脑、椒目、杏仁；（4）《圣惠方》方之一，治小儿胎风赤烂，药用龙脑、蕤仁、杏仁、人乳，研膏外用；（5）上书方之二，治眼生衣翳、涩痛，药用龙脑、麝香、腻粉、黄连、玉竹、井盐、野驼脂合研成膏，点眼；（6）上书方之三，治风毒攻眼、昏暗、赤热肿痛，药用龙脑、马牙硝、羊胆汁，研膏点眼；（7）《博济方》方，治小儿风热、咽喉肿痛等，药用龙脑、枯矾、蝉衣、蛇蜕、牛黄、元明粉、砂糖、合研作丸；（8）《活人书》方，治豌豆疮，赤疮未透，心烦狂躁等，药用龙脑粉，滴猪心血和丸，紫草汤送。本案用（2）方。

【阐发与临证】老年妇女卧病日久而心烦，脾性改变、喜怒无常，胸闷不纳，心窍如蒙，此为痰迷心窍、三焦气机不畅，用滚痰丸豁痰、疏通肠胃是可以的，但正如案文所说，年龄大、体质弱，又不进食，所以大黄等攻下药不宜，因此用少量试治。

23 案[1] 一富翁素强健，忽病喘满，不咳不吐痰，病日久，腿脚阴囊尽水肿（合治江东商案看之，知腿脚阴囊水肿乃痰使之），倚卧肩息困极。王曰：非水症也，但胸膈有败痰，宜服滚痰丸。患者曰：非四、五人扶持，莫能登溷[2]。遂已之。[3]至于[4]针刺放水，备尝诸苦，年余渐瘥，忽吐臭痰，患人抚床大声曰：果中前言，吾不智，以致久患，今则痰败，必成肺痈。急请王来，遂制龙脑膏一剂，服未尽而愈。（方出《养生主论》[5]）

【注解】[1] 本案录自《泰定养生主论·卷十五·龙脑膏治法》篇。

[2] 溷：音 hún，厕所。

[3] 遂已之：谢绝。意为不同意王中阳之诊断而谢绝王之用药。

[4] 至于：以至于。

[5]《养生主论》：《泰定养生主论》之简称。

【阐发与临证】腿脚阴囊尽水肿，应该是水肿病。但又因病喘满后日久而引起，还有倚卧肩息，这是痰饮病，病在膈以上。初起用滚痰丸豁痰、清肺（黄芩）、清下大肠之积滞（大黄。肺与大肠相表里，泻大肠即泻肺气）。用现代话来说，大黄、黄芩能清热解毒、消炎，治肠痈用大黄，治肺痈也可用大黄。此患者怕攻泻药虚其身体，因而延误治疗。

此患者之肺痈可能不是肺脓肿，因为症状还不很相符，并且拖延一年多才"吐臭痰"。此人忽病喘（气急）、满（胸闷）、呼吸急迫困难（肩息）、疲乏（困极）、不能平卧、端坐呼吸（倚卧），加上下垂部位水肿（腿脚阴囊尽水肿），这可能是心脏病有全心衰竭，因右心衰竭下肢水肿、左心衰竭端坐呼吸。以后转为急性肺水肿而咯出粉红色泡沫样痰，谓之败痰。如果是这样，开始用滚痰丸也是无效的。

24 案[1]　一妇娇弱丰颐，不显言何证，求王诊视，六脉疾数劲急，上大下小，三焦部分[2]搏指之甚。王曰：那得许多热来。其夫笑曰：此言与老医之言，何其相背太甚。老医曰：那得许多冷来。故服药衣食，并是辛热过暖之事，疑其症益加，今当从先生之言，请为治之。问其见证，曰：上壅痰盛，胸闭胁痛，头不能举，口苦舌干，精神烦乱，梦寐恍惚，两颔结核，饮食不美。于是令服滚痰丸八十丸，随时清利，相继三次，服之五七日，一次服九十丸至百丸，每夜嚼龙脑膏，然病势日久，兼闻禀赋夙异，遂令服黄连解毒丸[3]，一年方愈（方出《养生主论》）。

【注解】[1] 本案录自《泰定养生主论·卷十五·黄连解毒丸治法》篇。

[2] 三焦部分：指右尺之脉象。该部位候三焦，主要是《难经》和张景岳的主张。王叔和、李时珍等主张右尺候命门。

[3] 黄连解毒丸：即《外台秘要》黄连解毒汤方做成水丸，亦即刘河间《宣明论方》首创作丸名大金花丸，又名栀子金花丸，药用黄连、黄芩、黄柏、栀子。

【阐发与临证】此案全以脉象辨证，因六脉数急有力而辨为里热。从精神烦乱、梦寐恍惚、头不能举、口苦舌干、痰多纳呆、胸闷胁痛、两颔下结核（颔下淋巴结肿）等来看，是上中二焦火热、心肺肝胃热盛，宜清热解毒为主，最后用的黄连解毒丸对证。前面用的滚痰丸，因含大黄、黄芩清上中二焦，也可以，至于龙脑膏嚼化则效果就差了。

25 案　汪沈[1]治淮阴杨姓者患脾虚而痰盛，因服硝黄过多，致脾胃益惫，疲倦不能下榻，数月危甚。汪诊之，以导痰汤加人参、白术，服之渐愈。

【注解】[1] 汪沈：明代医生。

【阐发与临证】以上七例都因实热而用滚痰丸豁痰、清下肠胃、清肺热。但服用硝黄过多，确能致脾胃虚寒，滚痰丸虽无芒硝，大黄用多了也是先损脾阳，继耗肾阳。所以清热攻下药中病即止，不可多用。本案原是脾虚生痰，用六君子汤加南星、枳实健脾化痰正可。

26 案[1]　薛己治一儒者背肿一块，按之则软（软则非毒），肉色如故，饮食如常，劳则吐痰体倦，此脾虚而痰滞。用补中益气加茯苓、半夏，少加羌活（加羌活散郁，妙），外用阴阳散[2]，以姜汁调搽而消。后因劳，头晕作呕，仍以前药去羌活加蔓荆子[3]而愈。

【注解】[1] 本案录自薛己《外科枢要·卷一·论疮疡未溃用败毒之药十一》。

[2] 阴阳散：《外科枢要》方，治疮属半阴半阳，药用紫荆皮、独活、赤芍、白芷、石菖蒲，葱酒调搽。

[3] 薛己原文为"加生姜、蔓荆子"。

【阐发与临证】背上肿如红肿热痛则为发背,今软而肉色如故,可以排除肿疡。如果没有"劳则吐痰体倦"之症状,也可辨证为痰阻皮里膜外,有了此症状,更可以如此辨治,还可在益气健脾化痰之基础上适当加些温阳化痰之品,仿阳和汤的方法。外用药中独活、白芷散风消肿,赤芍凉血活血,石菖蒲能化痰消肿。紫荆皮性味苦平,功能行气活血,治痹病、肌皮麻木,经闭,跌打损伤及瘀血腹痛等;功能解毒消肿,治喉痹咽喉肿痛及毒蛇咬伤。

27 案[1] 阁老梁厚斋气短有痰,小便赤涩(肾虚可知),足跟作痛,尺脉浮大,按之则涩,此肾虚而痰饮也。用四物送六味丸,不月而康。仲景云:气虚有饮,用肾气丸[2]补而逐之。[3]诚开后学之矇瞶[4],济无穷之夭枉[5]。肾气丸即六味丸。

【注解】[1] 本案及以下3案均录自《内科摘要·卷下·脾肾亏损头眩痰气等症》篇。

[2] 肾气丸:同名4方。(1)《金匮要略》方,又名金匮肾气丸,治虚劳腰痛,消渴,小便多等,药用熟地、山药、山萸肉、茯苓、丹皮、泽泻、附子、桂枝;(2)《千金方》方,又名千金肾气丸,治虚劳不足诸症,药同上方桂枝改桂心;(3)崔氏肾气丸,治同,药同(1)方改桂枝为肉桂;(4)《济生方》方,又名济生肾气丸,治肾气不化,小便涩数,即崔氏肾气丸加车前子、牛膝。本案用(1)方。

[3] 气虚有饮,用肾气丸补而逐之:《金匮要略》《伤寒论》中都找不到原文。

[4] 矇瞶:原意是看不清、头昏,这里指糊涂、学识浅薄。

[5] 夭枉:冤枉夭折。这里指由于医疗技术不高而枉死。

【阐发与临证】气短、足跟痛、尺脉浮大、小便赤涩而不疼痛,为肾虚、肾不纳气,有痰、脉涩辨为痰饮也是可以的。肾不纳气应当用益肾法,肾气丸也对证,但缺少化痰逐饮药,如用济生肾气丸,尚有车前子、牛膝可以利水。本案中单用四物汤送六味丸,可见痰不多、肾虚不重,主要是着眼于小便赤涩、足跟痛,以平补肝肾为主,而不是单纯的肾虚,更不是治痰饮的。还有,肾气丸并不"即六味丸",当然有区别。

这老头的气短有痰(可能是慢支或肺气肿)、小便赤涩(可能是前列腺肥大)、足跟痛(可能是跟腱炎或跟骨刺),都是老年人常见病。

28 案 孟都宪患气短痰晕,服辛香之剂,痰盛遗尿(肾虚),两尺浮大,按之如无(前案尺按之涩,此按之如无,皆主补肾),乃肾虚不能纳气归源,香燥致甚耳,用八味丸料三剂而愈。

【阐发与临证】本案与上案脉症相同,也是肾虚肾不纳气,但本案的尺脉按之如无,说明肾气虚惫更加严重,况且又用了辛香燥药。所谓辛香燥药实乃宣肺理气、化痰解表等类,更耗伤肾气,所以本案用八味丸改汤剂而愈。

29 案 孙都宪形体丰厚,劳神善怒,面带阳色,[1]口渴吐痰,或头目眩晕,或热从腹起(俱似火症,乌知为虚耶),左三部洪而有力,右三部洪而无力,乃足三阴亏损,用补中益气加麦门、五味及加减八味丸而愈。

【注解】[1] 面带阳色:面带赤色、面色微赤。

【阐发与临证】形体丰厚者易痰盛、易肝阳上亢、易脾虚,其人善怒、面色赤、口渴、头目眩晕,又有腹中发热,说明肝阳上亢,但也可能是肝肾阴虚而致肝阳偏亢,所以原注者评注为"俱似火症"。

按《难经》脉象的脉法三部配合脏腑理论,脏腑经脉配合寸关尺三部,大致左寸、关、尺分别候心、肝、肾,右寸、关、尺分别候肺、脾、心包,六腑则分别依从互为表里的五脏。后世医家认为右尺也候肾和命门。所以本案文"右三部洪而无力,乃足三阴亏损"之说,还有一些欠缺,但与后世医家所说吻合。而左三部洪而有力,尤其是左关洪盛,应该看作体现了肝阳上亢、"俱似火症"的机理。面色赤实为虚阳上浮。

30案 立斋兄体貌丰伟，吐痰甚多，脉洪有力，殊不耐劳，遇风头晕欲仆（脉症似实火但不耐劳为虚症，又遇风则晕仆，若果实热，断无此症），口舌破裂，或至赤烂，误食姜蒜少许，口疮益甚，服八味丸及补中益气汤加附子钱许即愈。停药月余，诸症复作，以补中益气加麦门冬、五味子兼服而愈。

【阐发与临证】此案与上案相似。上案以右脉三部洪而无力为依据辨证，本案以不耐劳、遇风头晕欲仆作辨证依据辨为足三阴亏损。上案以善怒、面带阳色、口渴为依据辨为俱似火症的"假实"，本案以口舌破裂或至赤烂、误食姜蒜少许则口疮益甚为依据辨为似实火，这也是虚阳上浮。这二案都可能是阴虚阳盛型的高血压病。

第二篇 笑哭不常

（㻞按：《素问》神有余则笑不休，神不足则悲。其有痰者，亦因乎火也。）

1 案[1] 张子和路逢一妇人，喜笑不休，半年矣。诸医治之术穷。张曰：此易治耳。以食盐二两[2]成块，烧令通红，放冷研细，以河水一大碗，煎三五沸，温分三服，须臾探吐出痰[3]半斗，[4]次服火剂[5]黄连解毒汤，不数日而笑止。

【注解】[1] 本案录自《儒门事亲·卷六》，与原案文字有出入，但大意相同，也收录在《奇症汇·心神部》。

[2] 食盐二两：在《奇症汇》作三两。

[3] 痰：该书原文为"热痰"。

[4] 吐出痰半斗：在《奇症汇》作半升，《儒门事亲》书原文为五升。

[5] 火剂：《儒门事亲》书及《奇症汇》均为大剂，表示用药剂量重。但黄连解毒汤也有称火剂的，意为清火之剂。

【阐发与临证】本症称"善喜"，《灵枢·经脉》篇称为"喜笑不休"，《灵枢·本神》篇载"心主脉……实则笑不休"。常见有痰火扰心、心火炽盛、水火不济、肝郁火旺等证型。本案从症状及所用方药看，系痰火扰心，神气失常所致。《素问·调经论》篇曰："神有余则笑不休。"神、指心火，故治宜清心火、祛顽痰。食盐具有涌吐痰涎的功效。《神农本草经》中有"大盐令人吐"，《金匮要略》中有盐汤吐法治宿食病。本案用盐汤加探吐法，再用黄连解毒汤清心泻火，作用就大了。

虽然无故喜怒、哭笑无常皆是早期心理障碍的信号之一，但喜笑对人体确有好处，如能抒发健康的感情、消除神经紧张现象、驱散愁闷、减轻周围的束缚感、乐观地对待现实，能增强肺的呼吸功能、清洁呼吸道，能发散多余的精力、放松肌肉。笑是一种良好的运动，它可加强心脏的节律搏动，使血压下降、扩张支气管、增加肺活量、增加血中含氧量。笑还能镇痛，使内啡呔增加。观看喜剧的人，其血中压力荷尔蒙有下降趋势，而静坐者无变化。张子和三笑治愈项关今夫人黄氏的哀伤病，就是三次逗笑使病人忧愁散、气郁开，病不药而愈。

2000年12月28日《健康时报》报道，前不久对高校学生的一项调查表明有28.75%的学生存在不同程度的心理问题、心理障碍或心理疾病，存在的问题从重到轻依次为强迫症、人际关系敏感、偏执、抑郁、敌意、焦虑，可见患此类疾病的人还真不少，这与现代不良的生活方式有关。

2 案 倪维德[1]治一妇病气厥，笑哭不常，人以为鬼祟所凭。倪诊脉俱沉，胃脘必有积，有所积必作疼。遂以二陈汤导之，吐痰升许而愈。此盖积痰类祟也。

【注解】[1] 倪维德：即倪仲贤。本案录自《续医说·卷六·积痰类祟》篇。

【阐发与临证】本案笑哭不常，也是癔症，肯定有痰与气二种病因。脉沉主里，如果沉而滑，更符合病证。胃脘有积，为痰积。

哭也有利于健康，如人在悲哀流泪时，眼泪中含有一种有毒物质。所以悲伤时大哭一场可使悲痛、愤激的心情得以宣泄，强忍眼泪不符合心理卫生的要求，久而久之会使人出现心理障碍。性格内向的人容易出现心理障碍和精神病就与此有关。笔者年轻行医时常遇农村婆媳纷争，性格内向者不说不道、生闷气，患癔症者多，而一屁股坐地上手拍大腿放声大哭者，待哭过后心情就轻松，也就好了。

3 案[1]　一妓患心疾，狂歌痛哭，裸裎妄詈。问之，则瞪视默默。脉沉坚而结，曰：得之忧愤沉郁，食与痰交积胸中。涌之，皆积痰裹血。后与大剂清上膈，数日如故。

【注解】[1] 本案系倪维德所治，还收录在《证治准绳·杂病·第五册·神志门》。

【阐发与临证】本案是狂症，属精神病之一种。狂歌呼叫或大声痛哭、叫骂、弃衣奔走、不知羞耻，心智糊涂而不知所以。"问之则瞪视默默"可能是自知力缺失。气郁则血瘀、气郁则痰生。大剂清上膈，也是用黄连解毒汤、黄连上清丸、朱砂安神丸、万氏牛黄清心丸之类化裁。

这类疾病多由气郁忧愤久积而成，现代医学称之为抑郁症，属情感障碍之一种表现（多数），中医学称之为忧思病。如本患者身为妓女，社会地位之低下、生活之无保障，方方面面都会引起忧思抑郁。《素问》云"肺在志为忧""二阳之病发心脾，有不得隐曲""愁忧者，气闭塞而不行"，所以忧愁思虑过度最易伤及心肺脾三脏和三焦气机，致肝气郁结。临床如伴心悸不寐为心气结滞、如伴食少便溏为脾胃气滞、如伴胸闷短气乏力为肺气滞结，这三种类型都挟虚，如伴胁胀腹胀、肠鸣嗳气、心烦善怒等则为肝气郁滞和三焦气滞。抑郁症有晨重晚轻的节律变化，还有"星期一上午抑郁症"（主要是度过了轻松愉快的星期六、日，星期一一早晨就要紧张地去上班工作或上课学习，身体和精神都感不适）。也有受气温影响的"低温抑郁症"，这是因松果体分泌的褪黑色素由于日照时间减少而分泌较多，使人的甲状腺素和肾上腺素分泌受抑制，人体细胞活力减低、精神抑郁萎靡。2000年12月13日《人民政协报》报道，冰岛研究表明，在冬季发生的低温抑郁症患者体内的褪黑色素是正常人的2.4倍，冰岛有11%的人患有该病。这种患者要加强体育锻炼，多吃牛奶、鸡蛋、肉类、豆类等高蛋白食物，多吃些有兴奋作用的果品、饮料，适当增加灯光照射时间。

抑郁症的发生与性别及其他疾病也有关。2000年2月23日《人民政协报》报道，加拿大科学家研究发现，在心脏病发作后，女性患者发生心情抑郁的概率比男性高一倍。心情抑郁会造成心力衰竭或其他心脏病。心情抑郁的女性因心脏病而死亡的比率为8.3%，不抑郁的为2.7%，男性相应为7%和2.4%。

除用药物外，治疗抑郁症最好用自我调节法。2000年1月14日《联合日报》报道，美国的科研人员经试验和临床验证发现，苹果香味具有明显消除压抑感、忧郁感的作用。他们建议有忧郁感和压抑感的人，随时和经常闻闻苹果香味，可得到缓解。2000年12月20日《中国中医药报》报道美国卡托尔认为用以下办法可使抑郁症状很快消失：遵守稳定而规律的生活秩序、并从中领会乐趣，时刻注意自己的言行，保持自己整洁的外观；坚持学习和工作，主动吸取新知识，拓宽自己生活情趣范围，使生活充实；生活中要随遇而安，可记录下生活中美好的事情并经常翻看；不要强压怒气，要宽以待人；要与充满希望的人多交往。中国有"老来俏者寿命长"的谚语，据调查，注意衣着打扮的老年人与不善于打扮的人相比，与精神因素有关的疾病患病率要少30%。心理学家认为老来俏者能带来青春活力，且自己还拥有"我还年轻"的愉快心情，这种心理可使机体分泌有益的激素和酶、乙酰胆碱，这些物质可促进新陈代谢、增强免疫力（1998年1月8日《大众日报》）。而且愉快的心情、良好的心理状态还可增强药物的疗效。中国还有"笑一笑，十年少"的谚语，是说保持幽默的心境，也是一种防御机制。幽默使人发笑能调节内分泌功能和新陈代谢，有益于抗病和抗衰老，中国人喜欢看相声和小品（上海的滑稽戏也是如此）就是此道理。

4 案[1]　临淄人自谓无病，忽觉神思有异，晚歌笑不节。沈宗常[2]曰：此，阴火乘肝晚动（阴火乘脾见于书，阴火乘肝见此案），宜以柔剂少加利之。良愈（四物加大黄泻青丸[3]）。

【注解】[1] 本案还收录在《奇症汇·心神部》。

[2] 沈宗常：明代医生，可能是山东人，查考不详。

[3] 大黄泻青丸：即泻青丸，又名凉肝丸、泻肝丸。同名6方。(1)《小儿药证直诀》方，治肝经郁火、小儿急惊，热盛抽搐，药用大黄、川芎、当归、栀子、龙脑、羌活、防风，蜜丸，竹叶汤下；(2)《丹溪心法》方之一，治中风自汗、昏冒、发热、不能安卧，药同 (1) 方去冰片，加龙胆草，《卫生宝鉴》用治肝热生风，斑疹后目生翳膜；(3) 上书方之二，治血不荣腠理而身上虚痒，药用四物汤加黄芩，煎汤调浮萍末；(4)《医部全录》筋门方，治肝火转筋，药用黄连；(5)《婴童百问》方，治小儿赤眼多泪、睛痛、急惊、发搐，药同 (1) 方去冰片，加龙胆草、甘草、赤芍；(6)《证治准绳》方，治面赤饮水，痰多涎盛，涕唾黏稠，咽喉不利，药同 (1) 方去冰片、防风，加龙胆草。

【阐发与临证】本案也是善喜，但发作在晚上，因而与1案稍有不同。夜晚应是阴盛之时，此时疾病加剧，是患者阴血不足，不能与天地间的盛阴相匹配。阴血不足则阳盛，心火亢于上而肾阴虚于下，水火不济，所以当治以补肝肾、滋营血，用六味地黄汤合四物汤，沈宗常说"此阴火乘肝晚动，宜以柔剂"就是此意。"少加利之"是指既然歌笑不节，当然还有心火有余和痰火壅盛的方面，因而少加清心火、祛痰火之药。四物汤加大黄泻青丸也是"柔剂少加利之"的药物，实际上也是大黄泻青丸加白芍、地黄，是治以柔肝清肝加清热泻肝药。阴火是脏虚而出现的虚火，李东垣认为中焦脾胃气虚出现阴火，用补中益气汤、升阳益胃汤等健脾益气、升阳散邪火。脾虚宜补气，脾气宜升，脾邪宜散，所以用益气升阳散邪火。魏注说"阴火乘脾见于书"是指李东垣的《脾胃论》中有中焦阴火的论述和治法。"阴火乘肝见此案"是说"阴火乘肝"一词为沈宗常所倡，其余书籍概未见到。按阴火乘脾的治法推论，阴火乘肝应当用柔肝养血、清肝泻火法，亦即肝虚宜养血、肝气宜柔敛、肝火宜清。

5 案[1]　一妇无故悲泣不止，或谓之有祟，祈禳请祷备至，不应。《金匮》有一症云：妇人藏燥，喜悲哀伤欲哭，象如神灵所作，数欠伸者，甘麦大枣汤主之[2]。其方甘草三两，小麦一升，大枣十枚，水六升，煮取三升，分温三服，亦补脾气。十四贴而愈。

悲属肺，经云：在藏为肺，在志为悲。[3] 又云：精气并于肺则悲是也。[4] 此方补脾，盖虚则补母之义也。[5]

【注解】[1] 本案录自《普济本事方·卷十》，也可能录自《医学纲目》，《古今医统大全》《奇症汇》亦有收载。

[2] 见于《金匮要略·妇人杂病脉证并治第二十二》。

[3] 在藏为肺，在志为悲：录自《素问·阴阳应象大论》篇，原文说"西方生燥……在脏为肺……在志为忧"。

[4] 精气并于肺则悲：录自《素问·宣明五气论》篇。

[5] 从"悲属肺"至末这一段文字，许叔微原文没有，《奇症汇》为"源注"即沈源所加；《医学纲目》在"属性"中。

【阐发与临证】本案为脏躁，专指妇女天癸将绝前后时，情志烦乱，欲哭欲悲或哭笑无常而言。本症首见于《金匮要略》。临床常见有肝气不舒、痰热郁结、阴虚阳亢三种证型，但五脏阴虚尤其是肺脏之躁是其共同点。《女科经纶·胎前证下》："无故悲伤属肺病，脏躁者，肺之脏躁也。"与此类似的是《灵枢·五邪》篇所载的"喜悲"，又称为"善悲"。《灵枢·本神》篇"心气虚则悲"，《素问·宣明五气论》篇"精气并于肺则悲"，这是属于心肺气阴两虚。其发生多因情志抑郁，心脾受损，诸脏失荣所致。心肺同居上焦，心主血、藏神，肝藏血。荣血是神志活动的物质基础，悲忧属肺志，又为神志范围，心脾受损，气血不足，神失所养，则神乱。《灵枢·本神》篇有"心藏脉，脉舍神，心气虚则悲"，又曰"肝悲哀动中则伤魂"；《金匮发微》曰："凡饮食入胃，由脾气散津，上输于肺，脾精不能运输，则肺脏躁，肺阴虚则主气之脏窒塞，故悲伤欲哭。"这都说明气血不足是导致悲伤欲哭的主要病机。

第三篇 厥

(琇按：《素问》阳气衰于下则为寒厥，阴气衰于下则为热厥。又三阳三阴皆有厥症。)

1案 淳于意治故济北王阿母，自言足热而懑[1]。臣意告曰：热蹶[2]也（琇按：《素问》热厥为酒与谷气相薄）。即刺其足心各三所。按之无出血，病旋已。病得之饮酒大醉（《史记》）。

【注解】[1] 懑：音 mèn，义同闷，应指胸闷。

[2] 蹶：音 jué，在此是颠仆之意。《淮南子·精神训》："形劳而不休则蹶。"

【阐发与临证】本案是足站不稳，心胸闷，而且是饮酒大醉后发作此症，显然，此处淳于意所说的热蹶不是热厥，如《伤寒论》少阴篇、厥阴篇所论述的热厥那样，由于邪热在内，阴阳气不相顺接而四肢发凉，甚至是邪热越重四肢厥冷也越重。所以，琇按引《素问·厥论》篇："酒与谷气相薄。"其实，该篇下文还有"厥或令人腹满，或令人暴不知人""巨阳之厥……足不能行，发为眴仆。阳明之厥……腹满……太阴之厥，则腹满……少阴之厥……腹满……"这些都符合淳于意之诊断，这好像醉酒后引发血压升高、冠心病发作。

如果此蹶同厥，即厥逆，那么热蹶即热厥，即是《素问·厥论》篇所说的"阳气胜则足下热也"，而且"夫酒气盛而慓悍，肾气有衰，阳气独胜，故手足为之热也"。此热厥与《伤寒论》的热厥也不同，这好像一般喝酒多，全身发热，还有些胸闷。

如果此热蹶同《伤寒论》之热厥，四肢不是发热而是厥逆，这好像是醉酒后不但血压升高，而且有末梢循环衰竭的可能。

案文说刺其足心各三所，指足太阴脾、足少阴肾及足少阳胆经的井穴，即隐白、涌泉、足窍阴三穴，根据是《灵枢·终始》篇"刺热厥者，二阴一阳"，《灵枢·寒热病》篇"热厥取足太阴、少阳"以及《素问·厥论》篇"气聚于脾中不得散……肾气有衰"等语。

2案[1] 子和治西华季政之病寒厥，其妻病热厥，前后十余年，其妻服逍遥散十余剂，不效，二人脉皆浮大而无力。政之曰：吾手足之寒，时时渍以热汤，寒不能止；吾妇手足之热，终日沃以冷水而不能已。何也？子和曰：寒热之厥也，此皆得之贪饮食，纵嗜欲。遂出《内经·厥论》证之。政之喜曰：《内经》真圣书也。十余年之疑，今而释然，纵不服药，愈过半矣。子和曰：热厥者，寒在上也；寒厥者，热在上也。寒在上者，以温剂补肺金；热在上者，以凉剂清心火。分处二药，令服之。不旬日，二人皆愈矣（热用温剂，寒用凉剂，[2]治法之变无逾此）。

【注解】[1] 本案在《儒门事亲·卷四·厥十一》中有文字提及，但无病案可查，本案还收录在《奇症汇·手足部》。

[2] 热用温剂，寒用凉剂：案文中说："热厥者，寒在上也……寒在上者，以温剂补肺金""寒厥者，热在上也……热在上者，以凉剂清心火。"这就出现了热厥用温剂、寒厥用凉剂。

【阐发与临证】一般而言，热厥指热盛所致手足厥冷、甚至昏迷的病证。《素问·厥论》篇曰：

"阴气衰于下，则为热厥。"《杂病源流犀烛·诸厥源流》："手足独热者，为热厥，宜火郁汤"。寒厥指阳衰阴盛所致四肢厥冷的病证。《素问·厥论》篇曰"阳气衰于下，则为寒厥"，《杂病源流犀烛·诸厥源流》："大约手足寒者为寒厥，宜附子理中汤。"本案中谓："热厥者，寒在上也，寒在上者，以温剂补其肺；寒厥者，热在上也，热在上者，以凉剂清其心。"与一般情况不同，故以为奇症，但这里的"上"是指上焦而言，上焦有寒或热，促使气机不畅，即阴阳气不顺接，故发为四肢热厥或寒厥。这种热厥或寒厥是表象，其本质还是上焦的寒或热。治病求其本，所以用反治法，也是《素问·至真要大论》篇所说的"热因热用，寒因寒用"。"热厥者，寒在上也"一句，从《素问·厥论》篇"阴气衰于下，则为热厥"推论而出。阴气衰于下，相应的是阳气盛于下，阳气盛于下则寒在上。故用温剂补肺金。同理，"寒厥者，热在上也"也是从该篇"阳气衰于下，则为寒厥"推论而出。相应的是热在上，故用凉剂清心火。

3 案[1] 一少妇气实多怒，事不如意，忽大叫而欲厥。盖痰闭于上，火起于下而上冲。滑伯仁[2]乃用香附五钱，生甘草三钱，川芎七钱，童便、姜汁炒[3]煎服。又用青黛、人中白、香附丸[4]，服稍愈，后用吐法，乃安。再用导痰汤加姜汁黄连[5]、香附、生姜[6]下龙荟丸安。

【注解】[1] 本案录自《丹溪心法·卷一·火第十》和《格致余论》，也收录在《奇症汇·心神部》。

[2] 滑伯仁：本案是朱丹溪所治，江应宿编辑时搞错了。

[3] 炒：《丹溪心法》原文无"炒"字。

[4] 香附丸：同名5方。（1）《圣济总录》方，治葫芦虫，药用木香、附子、硫黄、密陀僧；（2）《普济方》方之一，治白带，药用香附、吴茱萸、白薇；（3）上书方之二，又名如智丸，治虫痛，药用悬钩根皮；（4）《医学正传》方，治痰嗽气急，药用苍术、香附、萝卜子、杏仁、瓜蒌仁、半夏、黄芩、茯苓、川芎；（5）《沈氏尊生书》方，治脱力劳伤、黄胖病等，药用香附、针砂、炙甘草、厚朴、白芍、苍术、炒山楂、陈皮、茯苓、苦参、青皮、白术，醋糊丸。

[5] 《丹溪心法》原文是姜汁炒黄连。

[6] 《丹溪心法》原文在"生姜"下有"煎汤"二字。

【阐发与临证】本案为怒厥，由多怒而气机郁结，主要为郁火触动痰气，痰随火升，阻闭心窍，心神失守而大叫欲厥，故用涤痰降火、理气解郁之剂治愈。针刺治疗也是一种有效的方法，如人中、素髎、内关、涌泉、阳陵泉、太冲、十宣等，可迅速开闭通阳醒神。加灸神阙、百会、关元等穴也能增强疗效。如《幼幼集成·回生艾火》云："凡男妇一切中风中痰气厥阴证，虚寒竭脱，凶危之候，咸宜用之，有起死回生之功，幸毋轻视。"

人在生气时会分泌毒素。据报道，美国科学家试验的结果是人在生气时呼出的气冷凝成水后有紫色沉淀，如把这种生气时呼出的"生气水"注射到大白鼠身上，几分钟后大白鼠就死了，生气十分钟所消耗的精力不亚于一次三千米赛跑。他的结论是，爱生气的人很难健康长寿。人在生气时会反射地抑制唾液、胃液的分泌，影响食欲和消化，易得消化道疾病。还有一种生闷气，憋在心中，危害更大，据统计，它对呼吸、消化、神经、内分泌、泌尿等系统及心、肝、肾和皮肤都有害。不管是生闷气也好，明着发怒也好，对人体都是一种心理压力，对免疫系统具有抑制作用，妨碍很多疾病的治疗。人要有良好的心理状态，制怒豁达是好的养生方法。要以清淡平和、随遇而安的心情对待生活和不如意的人和事，这样就能把血流量、神经细胞的兴奋调节到最佳状态，缓解紧张和焦虑，消除疲劳，增强抗病能力，促进健康。白居易、孙思邈都长寿，与他们保持乐观的情绪大有关联。

4 案[1] 吕元膺治一僧病厥，已三日不知人。切其脉，右寸口[2]之阳，弦而迟，少阴之脉（左尺），紧而劲，不满四十动而止，此寒邪乘于肾肝所致，法当以辛甘复其阳。为作汤三升顿服，遂起对客，如不病，然一藏已绝，去此若干日，当复病即死。果验。

【注解】[1] 本案录自《吕复医案》或吕复《明外史·本传》。

[2] 右寸口：寸口即气口，指关部前，为脉之大会。《难经·一难》云："独取寸口，以决五脏六腑死生吉凶之法……寸口者，五脏六腑之所终始。"但《素问·六节藏象论》篇载："寸口一盛，病在厥阴。"厥阴指肝（另一说但指右手寸部而言），本案文中说"乘于肾肝"，肾指少阴之脉，肝即指此寸口。

【阐发与临证】本案为寒厥，是由于寒邪深入肝肾下焦所致。下焦阳虚，所以脉不满四十动，寒邪深伏，寸尺弦紧迟而有力。用药辛甘且有复阳之功，很可能是麻黄附子甘草汤之类。由于药证相符而遂起对客，如不病。文中说"一藏已绝"，是指肾气已衰惫，未能复原。

僧人的饮食绝对不会周到，按现代说法是营养缺乏。某些营养素的缺乏会引起人的情绪变化。游牧民族粗犷、骁勇、暴烈，因其长期多食肉类、乳类，多饮酒而导致血中儿茶酚胺含量高有关。僧人由于长年吃素，多吃蔬菜豆类，血中5-羟色胺含量多，促使性情比较温和、不急躁。僧人室内活动多、户外活动少，也可以引起脉迟和相应于阳虚的症状。很多人尤其是老年人在冬季阳光照射不足时可以表现出情绪低落、精神萎靡、疲乏、大脑反应迟钝、欲睡，这些症状如按中医学辨证可认为是气虚阳虚。僧人的环境比较偏僻，少与尘世来往，易患孤独，但因僧人内心比较平衡，自己也容易做到平衡，他们知足常乐，对人让步、和善，助人为乐，不与人争斗，对别人与自己都不苛求，劳逸结合，动静平衡，所以他们比较健康长寿。

5 案[1]　丹溪治一妇，病不知人，稍苏即号叫数四而复昏。朱诊之，肝脉弦数而且滑，曰：此怒心所为，盖得之怒而强酒也。诘之，以不得夫，每夜必引满自酌解其怀。朱治以流痰[2]降火之剂，而加香附以散肝分[3]之郁，立愈。

【注解】[1] 本案录自《丹溪心法》，还收录在《奇症汇·心神部》。

[2] 流痰：《丹溪心法》原文为清痰，比较贴合文意。

[3] 肝分：《丹溪心法》原文为肝经。

【阐发与临证】此症为晕厥。病不知人即晕倒、不省人事，苏醒后又发。临床常见有气虚、血虚、血气上逆、阴虚肝旺、痰浊上蒙等证型。本案既有郁怒，又有嗜酒，故为血气上逆及痰浊上蒙之类。《素问·举痛论》篇曰"百病皆生于气"，而此患者郁怒伤肝，气郁化火，火热炼津成痰，加之思夫而不得，每夜大量饮酒助其湿热，痰火相结，上蒙心神，故病不知人，治以清痰降火以醒其神，再加香附行气散郁，标本同治。然愈后必须调情志，戒躁怒，勿饮酒，才能疗效巩固，不再复发。此外，针灸治疗，比内服药发挥作用快，如人中、素髎、内关、涌泉、十宣、阳陵泉、太冲、丰隆等。灸法常用穴位如：百会、关元、神阙、气海、足三里等，还可加入一些药物做热敷，以增强疗效。

此妇在思夫不得、性欲不能满足时如果不是以饮酒来解愁，可能不会发如此的疾病。食物能调节情绪，很多食品能改善人的心情，例如香蕉中的镁能使人消除疲劳，促进睡眠。全麦面包中的色氨酸能提高5-羟色胺水平，能促使心情愉快。鸡肉中富含的酪氨酸能提高大脑中多巴胺和去甲肾上腺素的含量，能提高人体的活动能力和反应能力。鱼肉中的特殊脂肪酸与人大脑中的开心激素有关，鱼中含丰富的磷脂，能健脑。性情不稳定者、易怒者可能缺钙。有焦虑、恐惧和抑郁的人可多吃水果、蔬菜和甲壳类动物。精神紧张者可多吃生菜、柠檬，每天喝足水（约三斤）。另外，此妇性欲得不到满足、相火旺是主要原因，恐怕单纯用药也不能解决问题。

6 案[1]　一人平生脚自踝以下常觉热，冬不加绵于上，常自言我资禀壮，不怕冷。朱曰：此足三阴虚，宜断欲事，以补养阴血，庶几可免。彼笑而不答。年方十七，痿半年而死。

【注解】[1] 本案录自《格致余论》："恶寒非寒病、恶热非热病论。"

【阐发与临证】头为诸阳之会，脚聚三阴经，因此头宜凉而足宜温，但都不可太过。本患者足常觉热，冬不加绵，虽资质壮、禀赋足，但三阴经之经气虚也是实事。房事频能伤肾精，肾精虚能虚及肾阳，因此，像阳痿、精冷之类病症宜平补肾精肾阳，单补肾阳，欲火旺，房事更频，施泄无度，肾精更虚。此患者就是进入了这个怪圈不能自拔，以致精血虚竭而痿。

痿症，《内经》谓"痿躄"，《金匮要略》谓"枯"。临床常见有湿热、血瘀、肺热伤津、脾胃气虚、肝血虚、肾精亏、肾阳衰七种，以津血精虚为多见。《素问·痿论》篇："思想无穷，所愿不得，意淫于外，入房太甚，宗筋弛纵，发为筋痿……热舍于肾，水不胜火，则骨枯髓虚，故足不任身，发为骨痿。"简言之，即肝血虚和肾精虚。除治以补肝益肾法之外，亟宜戒绝房欲。

7案 刘锡镇襄阳日，宠妾病伤寒暴亡。众医云：脉绝不可治。或言市上卖药许道人有奇术，可用。召之，曰：是寒厥尔，不死也。乃请健卒三十人作速掘坑，炽炭百斤，杂薪烧之，俟极热，施荐覆坑，舁病人卧其上，盖以毡褥，少顷，气腾上如蒸炊，遍体流汗，衣被透湿，已而顿苏如，取药数种调治，即日愈（《夷坚志》）。

【阐发与临证】本案用熏烤的办法使寒厥病人遍身汗出而苏醒，是一种外治法，也是奇法。此病人因阳虚里寒盛而致厥，外形如死人，喝汤药似乎已不可能下咽，因此，烧热地坑再熏烤病人，以温通其遍身经络，令其出汗，驱寒邪外出。如用烧热炕的办法也可起同样的作用。也可用艾灸肾俞、神阙、气海、关元、百会等穴来回阳驱寒。

8案[1] 陈斗岩治一妇人病厥逆，脉伏，一日夜不苏，药不能进。陈视之，曰：可活也。针取手足阳明（手阳明大肠合谷穴，足阳明胃厉兑穴），气少回；灸百会穴，乃醒。初大泣，既而曰：我被数人各执凶器逐，潜入柜中，闻小儿啼，百计不能出。又闻击柜者，隙见微明，俄觉火燃其盖，遂跃出。其击柜者，针也；燃柜盖者，灸也。

【注解】[1] 本案可能录自《陈景魁医案》（据《句容县志》，陈景魁著有医案），本案还收录在《奇症汇·心神部》。

【阐发与临证】本案同十卷尸厥篇第1案、本卷猝死篇第1案、一卷伤寒篇第94案相类，都属厥证，其不同处是本案以针灸法治愈。陈斗岩针手阳明经，取具有治头面诸疾、调理气血的原穴合谷；足阳明经取具有通调气血、开窍作用的厉兑穴，《针灸大成》谓此穴治"尸厥如死，及不知人"，上病下取，两穴均为肢体末端穴位，再配合灸百会穴开窍醒神。中医学用针灸治病，具有许多优势，亦为急救方法之一，许多药物难以治愈的疾病可以针灸治疗。

案文中说"我被数人各执凶器逐……遂跃出"一段，是病人处在晕厥或昏迷状态下，甚或是濒死状态下某些意识的反应。生物学家罗兰·西格认为，每个人在死亡时，大脑会分泌出过量的化学物质，它有时能引起奇特的幻觉。美国心理社会学家肯尼斯·赖因格在大规模民意测验的基础上将临床死亡后经过抢救又死而复生的幸存者的濒死体验，归纳为四个阶段：第一阶段觉得自己随风飘扬，感到极度平静、安详、轻松；第二阶段觉得自己被一股旋风样的力量吸到一个巨大的黑洞口，并向洞中向前冲去；第三阶段是黑洞尽头有光亮，有绚丽多彩的亲朋好友们在迎接自己；第四阶段是自己与光亮、又好像是与宇宙融合在一起。还有的科学家认为这四个阶段实际上是短时间内人的主观体验，分别是濒死者个体保存和防卫的本能、濒死者不愿过早死亡、濒死者记忆的复苏以及濒死者幻觉性的满足（1995年12期《奥秘画报》）。2000年6月7日《中国青年报》报道，德国进行一次42名志愿者参加的死亡试验，在22秒的短暂时间内分别有看见彩光、亲友、发光的隧道、有看见自己发着蓝光的灵魂从自己的肉体中逸出等。美国心脏病专家迈克尔·萨博组织过一次地狱考察，被试者的经历与上述结果相似。日本开展的阿尔发3号研究，在垂危病人头骨中植入电极接受脑电波并显示在计算机荧光屏上，在病人死亡第2天和第3天各接收到一位病人的信息，一人是"我很快乐，没有痛苦"，另一人是"这是一个美丽的地方，我很高兴来到这里，此间经常阳光充足。很多人与我在一起，我很爱他们"。美国一位65岁死而复生的人叙述自己死后的情景，与上述情景相似。肯尼斯·赖因格将人类的濒死体验分为学术界已经认可的五个阶段：感到安详和轻松的占57%，感到意识逸出体外的占

35％，感到通过黑洞的占23％，与形象高大、绚丽多彩、光环萦绕、宛如天使的亲朋好友欢聚的是第四阶段，与宇宙合而为一的是第五阶段。我国天津安定医院进行了我国首次81例濒死体验的研究，他们认为是一种全人类的现象，与国外患者的濒死体验基本相同。中国濒死体验者的主要体验是：看到自己，意识与躯体分离，思维特别清晰，思维过程很快，有很平静宽慰及梦幻般感觉。从 http：//www.sina.com.cn2001/02/19.13：04 时下载一则消息，据称：英国南安普敦大学的科学家在研究中发现身体和大脑死亡之后，人的意识和神智还会在短时间内继续存在，他们通过对63位经历过心脑病发作、又从死亡边缘被抢救回来的患者进行采访，其中7人能记起当时的事，4人描述他们临近死亡的体验是：感觉平和、欢乐、安详，感到时间过得特别快，躯体不存在，看到明亮的一束光线，进入另一个世界，遇到已去世的亲友。但也有很多科学家认为这些感觉是因窒息而导致的死亡幻觉，这与回光返照不同。这个病人"被人追逐""潜入柜中""闻小儿啼""欲出不能""隙见微明、俄觉火燃……"等的感觉，与上述"四个阶段""五个阶段"也有相似之处（参见十二卷中毒篇第28案）。

9案[1]　郝允治二里[2]妇，一夜中口噤如死状，允曰：血脉滞也，不用药，闻鸡声自愈；一行躈踔辄踣[3]，允曰：脉厥也，当活筋，以药熨之自快。皆验。

【注解】[1] 本案录自《邵氏闻见录》，还收录在《医说·卷九·郝翁医妇人验》。

[2] 里：通悝，忧伤。

[3] 躈踔：音 chěnlù，跳跃。踣：音 bó，跌倒。

【阐发与临证】本案是两个同中有异、异中有同的病例。相同的都是平时有忧伤情绪的人，这是病因。前例夜间突发口噤，牙关紧闭如死状。阴盛于夜，阴寒使脉中血气凝滞、经脉不通之故。待阳气回复自然而愈，闻鸡声即夜半以后阴消阳长。后例则于跳跃时跌倒，也是经脉不通，但是因血瘀引起，所以舒筋活血才能治愈，用舒筋活血的药物熨洗后即可缓解，这一法为现在临床所常用。前一法熬时辰以待自愈，现在不常采用，可以用熨法散寒、灸法回阳，如第8案那样。

生活是错综复杂的，谁都可能遇到不痛快的事，如果经常处于忧伤的心境中，像这两个病人，难免患这样或那样的疾病。可以用美的音乐、美的风景、美的图画、美的语言来调节忧伤的情绪，管子说"去忧莫若乐"就是这道理。1999年9月17日《联合日报》刊文介绍，瑞士有一漫画展使人在笑声中享受生活的乐趣。我国的《二泉映月》有催眠作用，《春江花月夜》有镇静作用，《江南好》《喜洋洋》有解忧除闷的作用。该文概括"美"的医疗保健作用有四个方面：促进脑电波和谐，协调植物神经系统使之平衡，使神经—体液系统处于相对平衡状态，使内分泌系统平衡，进而增强免疫系统的功能。实际上现在流行的森田疗法，其原理和作用（如心随万境变，外有自然内心健康等）与上述疗法也是相通的。

10案[1]　游以春[2]治一嫠妇，年三十余，忽午后吐酸水一二碗许，至未时心前作痛，至申痛甚，晕去不省人事，至戌方苏如故，每日如此。医治期年不愈。游至，用二陈下气之剂，不效。熟思其故，忽忆《针经》有云：未申时气行膀胱，[3]想有瘀血滞于此经致然。遂用归尾、红花各三钱，干漆五钱，煎服，痛止吐定，晕亦不举；次日，复进一贴，前症俱愈；第三日，前方加大黄桃仁饮之，小便去凝血三四碗而痊。

【注解】[1] 本案还收录在《古今医案按·卷七·心脾痛》及《奇症汇·心神部》。

[2] 游以春：明代医生。是否为游延受之误？游延受，字汝承，明代当地名医。按《婺源县志》为济溪人，精岐黄术，能疗异证。

[3]《针经》有云"未申时气行膀胱"：《针经》一书，有指《灵枢》，有指《针灸甲乙经》，有指包括《灵枢》《素问·八正神明论》篇《针灸甲乙经》及《脉经》的有关篇章在内。但"未申时气行膀胱"一句查不到。其中"未申"指时辰，约下午2点至4点；"气行膀胱"指三焦和经络、即膀胱经。《灵枢·荣卫生会》篇讲述荣气、卫气在三焦中的流行，"下焦者，别回肠注于膀胱而渗入焉。故

水谷者……而俱下于大肠，而成下焦，渗而俱下，济泌别汁，循下焦而渗入膀胱焉。"王冰注曰：渗入膀胱后"气化则出矣"。卫荣二气"俱行于阳二十五度、行于阴亦二十五度，一周也。故五十度而复大会于手太阴矣"。十二（四）经脉流注循环是由子时一阳初生，由手太阴肺经开始、自丑时至寅时；进入大肠经、寅至卯时；再入胃经、卯至辰时；脾经辰至巳时；心经巳至午时；小肠经午至未时；膀胱经未至申时；肾经申至酉时；心包经酉至戌时；三焦经戌至亥时；胆经亥至子时；肝经子至丑时。卫气并荣气然后再经由督脉、任脉而复会于胸膛手太阴肺经，所以荣卫之气于"未申时气行膀胱"。

【阐发与临证】《素问·至真要大论》篇曰："诸呕吐酸，暴注下迫，皆属于热。"患者午前吐酸，午前为饭前，胃中空虚，故是胃中有虚热。根据"天人相应"之说，人体正气得天时之助，每日未时为阳旺之时，申时阳气始降，但阳气仍旺，因而申时之前气血运行应为最旺，但由于患者有瘀血内阻，欲行则不通，不通则痛，故于此时痛极晕厥。还有，如有瘀血内阻，往往也是下午为重。热盛邪实之证，常于阳气衰减之时，病邪可能解除，而至戌时，阳始衰而阴始盛，故痛轻则晕厥而醒，治当活血行瘀，凝血去而愈。

国外有人观察200位高血压患者的病情与头痛的关系，结果发现，知道病情的病人诉头痛的多，不知道病情者诉头痛的少。这是因为，知道病情者有了精神压力，加重了原有症状。所以兴奋、愉快可增加人的耐痛阈值，忧伤焦虑可使耐痛阈值下降。国外有研究结果表明已婚者平均寿命较长，离婚后未再婚者死亡率升高。2000年3月31日《联合日报》介绍韩国一学者经过多年调查研究发现，韩国离婚男女的平均寿命比有配偶者缩短8～10年，独身的也短寿，而且离婚的或独身的进入50岁后，健康状况会迅速恶化。这位病人既有不幸的婚姻所带来的悲伤，又有忧伤的精神压力，再加上病情，所以症状尤为加重。

11案 江篁南治一妇，忽如人将冷水泼之，则手足厥冷，不知人，少顷发热，则渐省，一日二三次（虚何疑），江诊六脉俱微，若有若无，欲绝非绝，此气虚极之症也。用人参三钱，陈皮一钱，枳壳二分，人参渐加，服参六两而愈。

【阐发与临证】厥证有寒厥、热厥、阴厥、阳厥、气虚厥、血虚厥、酒厥、食厥、气厥、痰厥、风厥、蛔厥、煎厥、薄厥、水厥、藏厥、寒热错杂厥等，按病机分寒、热、气血虚、水、痰、气郁、寒热错杂、虫八类。总的来说，就是阳气之虚与阳气之郁二种。人身气血在经脉中流行，若外感或内伤，使气机阻遏，以致阴阳二气不相接续，因而厥作。本案手足厥冷与发热交替，一日二三度发，厥冷时伴昏不知人，平时六脉微细，当然应辨证为气虚，甚至是气虚及阳的阳虚寒厥。方用人参益气治本；用陈皮尤其是枳壳疏通气机，使阴阳二气互相接续治标，本案如果再加附子可能更有效。据报道，英国有一对兄妹俩得了一种罕见的病，他们每天必须晒14小时以上的阳光，才不会死，阴天就必须"晒"在日光灯下，这种病是否与中医学的阳虚寒厥有关？

12案[1] 一人卧奄然死去，腹中走气如雷，名曰尸厥[2]。用硫黄一两，焰硝五钱，研细分三服，好酒煎，觉烟起即止，温灌之，片晌再服，遂醒。

【注解】[1]本案录自夏子益《奇疾方》，还收录在《奇症汇·腹部》。

[2]尸厥：指厥而其状如尸的病症。

【阐发与临证】《素问·缪刺论》篇："邪客于手足少阴、太阴、足阳明之络，此五络皆会于耳中，上络左角，五络俱竭，令人身脉皆动，而形无知也，其状若尸，或曰尸厥。"尸厥也是晕厥。总分有虚实两类，虚证有气虚、血虚两证，实证有血气上逆、痰浊上蒙、暑邪中人三证，另有阴虚肝旺证型是虚实相兼。《伤寒论·辨厥阴病脉证并治》篇337条曰："凡厥者，阴阳气不相顺接，便为厥。"阴阳气不相顺接主要指四肢厥逆的病机而言，前六种证型都可引起局部（在本案是头部）的阴阳气不相顺接而发病。根据文中描述分析，本证因腹中气机壅滞致阴阳气不相顺接，厥后气欲顺，故腹中气走如雷。在治法上，"六腑以通为用"，而方中所用硫黄、焰硝均为通腑之品。焰硝走而不守，涤肠胃，通腑气；硫黄纯阳之精，大热之性，善补真火以祛寒，阴得阳化而气自调，能开滞气、运肠腑，二药合用，使气顺而阴阳平。本方不但能治尸厥，还可治暑厥，如《三因极一病证方论》方大黄龙丸，即以本方加雄黄、滑石、白矾、寒食面，治中暑眩晕、昏不知人，有良效。

13 案 江应宿治弟妇，年二十五，寡居，因事忤意，忿怒，腹胀如鼓，呕哕大叫而厥，少顷复苏，昼夜扶立，不能坐卧。医莫能疗，将就木。宿适从外归，闻喊声，问其状，知痰涎闭塞火气冲逆而发厥耳。急煎姜汤，磨紫金锭[1]一匕而愈。后旬日，遇事忤意，激怒复举。制平胃加姜炒黄连、半夏、香附米为丸，服半料，不复举矣（合滑伯仁案同看）。

【注解】[1] 紫金锭：又名太乙紫金丹、太乙紫金锭、玉枢丹等，同名3方。（1）《外科正宗》方，治暑季发痧，误食毒物呕吐恶心，疮疖肿胀等，药用山慈菇、五倍子、大戟、千金子霜、麝香、朱砂、雄黄；（2）《证治准绳》方，又名神仙解毒万病丹，治一切蛊毒、药毒、食毒、瘴气、蛇虫伤、诸疮未破，药同（1）方去朱砂、雄黄，一方加山豆根、全蝎、朱砂、雄黄；（3）《随息居重订霍乱论》方，治霍乱、痧胀、暑湿、瘟疫、岚瘴中恶、水土不服等，药同（1）方去朱砂加白檀香、安息香、苏合香油、琥珀、冰片。

【阐发与临证】此人青年守寡，心不宁、气不顺、易烦易躁可知，触事极易忤意愤怒。肝气郁滞则三焦气机不畅，胃气不降而腹胀如鼓，胃气上逆而呕吐、干哕。由此而引起的厥逆谓之气厥。气厥如果严重，苏醒不快。像此患者那样"大叫而厥，少顷复苏"的，看来问题不大，病情不重，所以其"昼夜扶立，不能坐卧"是情志紧张之故，不可能"将就木"的。按症状，此为痰气相杂、气郁化火、风火相煽之故，本案所用的紫金锭以（1）方为妥。后来所用的平胃散加生姜汁炒黄连、半夏、香附等，也是清火化痰、理气解郁之法。

由于生活、工作的节奏加快，患心理疾病的中年女性大多因为夫妻感情失和，还有孩子不争气、生活困苦等，导致抑郁焦虑、失眠烦躁、发怒多疑以及胃肠功能紊乱等。天津中医学院李慧吉等在1999年完成的"情志病"研究课题表明，情志刺激可以引起实验鼠表现出气机紊乱证，胃内可见广泛浅表性溃疡。此病症的形成机制与某些相关基因的异常表达有关，而服用理气降逆散结类药物可以调节气机，干预C-fos、CRF基因的表达。1996年10月17日《新民晚报》报道美国华盛顿大学的雪莲娜，用高分辨率的核磁共振扫描发现有多重消沉史的女性的海马体体积平均小12%，在老鼠身上所做的研究也证明了持续暴露在因压力而引起激素升高的环境下，会产生海马体的永久性损伤。1998年3月1日《健康报》报道，北医大范少光的研究发现，不良精神刺激能使淋巴细胞产生抑制人体免疫反应的应激免疫蛋白。家庭成员之间要防止坏情绪的传染，尤其是早餐前和晚上就寝前，要保持良好的心境，如有不良情绪出现，就要学会忍耐和情绪转移。这个年轻寡妇做不到这一点，所以只能发"厥"，至于其昼夜扶立、不能坐卧，是癔症。

第四篇 痉

（琇按：痓乃痉之讹，有汗为柔痉，无汗为刚痉。痓瘛去声，恶也，痉瘈上声，风强病。）

1案[1] 丹溪治一少年，痘疮[2]靥谢[3]后，忽口噤不开，四肢强直，不能屈，时绕脐腹痛，一阵则冷汗如雨，痛定汗止，时作时止。脉极弦紧而急，如真弦状（绕脐痛似实，时作时止为虚，诸紧为寒）。知其极勤苦，因劳倦伤血，疮后血愈虚，风寒乘虚而入，当用辛温养血，辛凉散风。芍药、当归为君，川芎、青皮、钓钩藤为臣，白术、甘草、陈皮为佐，桂枝、木香、黄连为使，更加红花少许，煎服，十二贴而安（妙方，使尤佳）。

【注解】[1] 本案录自《丹溪治法心要·卷八·痘疹》篇，可参见十二卷痘疮篇第23案。

[2] 痘疮：即天花。

[3] 靥谢：靥，慢慢隐灭之意。靥谢，意为像花朵一样慢慢萎谢。

【阐发与临证】本案为痘后拘挛和痘后腹痛。痘后拘挛为痘疮靥后手足拘挛、屈伸不利，甚至起居艰难，是气血不能荣养筋骨所致，当用益气养血，如还有风寒侵袭致筋骨疼痛，可加桂枝、羌活、防风等。本案还有口噤不开，虽为四肢强直不能屈，仍是气血虚之故。痘后腹痛有肠胃气滞、胃肠虚寒、肠燥便秘及食积肠胃四种证型，本案之腹痛显然是肠胃虚寒。本方当归、炒白芍、川芎养血，炒白术、甘草健脾胃，青皮、陈皮、木香疏肝理气和胃，川芎、钩藤祛风平肝、抑木扶土，桂枝、木香温中散寒兼祛风寒，炒白芍、甘草缓急止挛痛，痘疮刚靥、恐有余热，以黄连少许清其余热，少量红花配伍养血药，可以增加养血药功效，而且热性病后用温补养血药，恐碍滞血脉，用少量红花活血通经脉。

2案[1] 子和治一妇，年三十，病风搐目眩，角弓反张，数日不食。诸医作惊风、暗风、风痫治之，以南星、雄黄、天麻、乌附，不效。子和曰：诸风掉眩皆属肝木，曲直摇动，风之用也，阳主动，阴主静，由火盛制金，金衰不能平木，肝木茂而自病故也（琇按：此论深得痉病肯綮）。先涌风涎二三升，次以寒剂下十余行（治以流痰降火），又以铍针[2]刺百会穴，出血二杯，立愈（博按：此案旧刻脱误）。

【注解】[1] 本案录自《儒门事亲·卷六·风搐反张》。

[2] 铍针：铍音fēi，又音pí。铍针即砭针。古时称砭刀或砭石，《华佗别传》："华佗令弟子数人以砭刀决脉。"《灵枢·刺节真邪》篇："血道不通……砭石所取。"铍针即大针，《灵枢·九针十二原》篇："……铍针，长四寸，广二分半……末如剑锋。"本案用铍针就是取出血的。

【阐发与临证】此病为四肢抽搐（瘛疭）和角弓反张，两病症实乃一症。按四肢抽搐分风邪闭阻、风痰夹瘀、阴虚阳亢生风、湿热生风、热极生风、血虚生风、肝郁血虚、脾肾阳虚、误中毒物等不同证型。《素问·至真要大论》篇："少阳司天，客胜则……内为瘛疭。"《素问·六元正纪大论》篇："火郁之发……故民病……瘛疭。"不管实证或虚证，都有风才能引起瘛疭。角弓反张分风邪滞经、寒湿阻络、肠胃热炽、热扰营血、血虚风动、金创风毒等不同证型。《素问·骨空论》篇："督脉为病，脊强反折。"《素问·至真要大论》篇："诸痉项强，皆属于湿。"角弓反张以风和热为多见。综合上述二病症，首先应辨证为风热挟痰为患，再结合前医用温化寒痰、熄风平肝之法而不效，辨证就更清楚了。子和之辨证主要说明了肝木自旺，从五行相生相克说是一个怪圈，试论之：木旺是金衰不能克木之故，金衰是火旺乘金之故，火旺是木生火太过之故，但治疗则清肝泻肝、熄风化痰都要。

3 案[1]　虞恒德治一妇，年三十余，身材小琐，形瘦弱，月经后，忽一日发痉，口噤，手足挛缩，角弓反张。虞知其去血过多，风邪乘虚而入，用四物汤加防风、羌活、荆芥、少加附子行经，二贴病减半，六贴全安。

【注解】[1]　本案录自《医学正传·卷五》。

【阐发与临证】痉症与行经有关的有行经时感受风寒、行经时感受邪毒、行经量多血虚三种证型，四肢抽搐与行经有关的有肝气郁结、风痰、血虚三种证型。本案中的病人身材瘦小，又病发于月经流血量多以后，故此发痉、四肢拘挛、角弓反张为血虚风盛，标实本虚。现代医学有一种亨廷顿氏症，是一种脑部退化疾病，通常发生于中年，其症面部和四肢无意识抽动，心情摇摆不定，健忘，逐渐恶化，智力衰退，甚至成痴呆，20年内死亡。其病因是细胞线粒体的慢性损伤引起线粒体能量匮乏而瘫痪，同时又使细胞中钙离子积累到有毒的程度，最终杀死了细胞，本患者的症状、年龄也像。

第五篇 瞑目不食

（琇按：土败木贼之病。）

1 案 四明[1]僧奉真[2]，良医也。天章阁[3]待制[4]许元，为江淮发运使[5]，奏课[6]于京师[7]。方欲入对[8]，而其子病亟，瞑而不食，惙惙[9]欲逾宿矣。使奉真视之，曰：脾已绝，不可治，死在明日。元曰：观其疾势，固知其不可救，今方有事须陛对[10]，能延数日之期否？奉真曰：如此自可。诸藏皆已衰，唯肝脏独过，脾为肝所胜，其气先绝，一脏绝则死。若急泻肝气，令肝气衰，则脾少缓，可延三日。过此无术也。乃投药，至晚能张目，精神稍复，啜粥。明日，渐苏而能食。元甚喜。奉真笑曰：此不足喜，肝气暂舒耳，无能为也。后三日果卒（《笔谈》[11]）。

【注解】[1] 四明：四明山所在地区的简称，泛指浙江省宁波一带。

[2] 奉真：奉真为宋熙宁时名医。按《鄞县志》：奉真传元觉，元觉传法琮及了初。本案还收录在《医部全录·卷五〇七·医术名流列传》内。

[3] 天章阁：宋朝时专收集皇帝的书翰之地。

[4] 待制：宋朝时于正式官职之外，另设诸阁学士、直学士、待制等称号加给文臣，作为衔号。元朝以后只在翰林院中设此官职，已形同虚设了。

[5] 江淮发运使：宋朝时管理水陆发运货物的官，称发运使，主管淮南、江浙一带的发运使谓之江淮发运使。南宋时已废。

[6] 奏课：臣子向皇帝建言、汇报称奏，奏课是臣子向皇帝汇报赋税情况。

[7] 京师：北宋时为开封。

[8] 入对：等待皇帝的询问。

[9] 惙惙：音绰，忧愁之意。

[10] 陛对：直接向皇帝汇报。

[11]《笔谈》：即《梦溪笔谈》，本案录自《梦溪笔谈》。

【阐发与临证】本案为消化机能衰败而不能进食，脾胃后天之本已衰败，故病危。本案文中泻肝气的药是什么？估计是健脾理气、芳香开胃之属，能振奋人体机能，也可能是回光返照。濒临死亡的病人突然病情好转，但不久即死亡，主要发生于严重器质性疾病的晚期，本案就是这样。这类病人的某器官功能已衰竭，新陈代谢活动处于很低的水平。此时如果用某些振奋人体机能的药物或病人机体自身促使激素分泌剧增，下丘脑、垂体促使肾上腺素和去甲肾上腺素分泌量增加，交感神经兴奋，因而病人血压回升、血输出量增加，原先缺乏血供的心、肺、脑、肾等供血增加，供氧、供营养增加，功能可以短暂恢复，病人转为清醒，精神好转，能少量进食（俗称回光返照），一般维持几小时，长则一二天，最多二三天即死亡。

第六篇 人渐缩小

1 案[1] 吕缙叔以制诰知[2]颍州,忽得疾,身躯日渐缩小,临终仅如婴儿。古无此疾,终无人识。

【注解】[1] 制诰:制写皇帝诏令。本案录自《梦溪笔谈》,或《墨客挥犀》。也收录在《永乐大典》卷之20310。

[2] 知:宋朝由皇帝诏令朝臣出充地方长官,称知某州、某府事,府为知府、州为知州,本案吕缙叔即由皇帝诏令当颍州的地方长官。

【阐发与临证】人渐缩小是很少见的。现举几宗案例:2000年4月4日《临沂广播电视报》介绍武汉同济医院收治宋姓病人,原身高1.74米,后缩成1.60米。1993—1995年,宋某全身多次骨折,之后背变弯、胸肋骨像水桶,不到50岁,像80岁的小老头,该院确诊为甲状腺腺瘤。主要是不能吸收钙,而且骨钙大量丢失,骨皮质如薄纸,易骨折,该患者已接受手术治疗。2001年2期《奥秘画报》介绍四川省仁寿县满井镇金溏村有42%的居民患先跛脚后肌肉萎缩且人逐渐变矮,有一家王建明弟兄三人都患此病,王建明身高逐渐变得比孩子还矮,但相隔几百米外的居民却得病很少,当时病因未明。《奥秘画报》1990年7期介绍瑞士一名叫奥斯卡·柏杜尔的人,出生时正常,但生长缓慢,4岁才学会走路,32岁时外形、相貌、思维、行为都像8岁孩子。这是否为骨骼发育障碍症?该病症是遗传性侏儒病,是基因变异。除矮小外,还有囟门迟闭、小手小脚、易骨折。该画报1996年8期和2000年3期都报道了四川省资中县阳鸣乡阳鸣寺村有29%的居民在5、6岁间突然停止生长,一家同胞手足有几人患病,有几人正常生长发育。患者平均年龄60岁,但平均身高不足1.20米,最矮的83厘米,个别身高接近正常的人却不同程度地患痴呆、腿脚麻痛等症状。2002年11月2日《良友周报》报道,四川省中江县双江镇的唐金秀因患严重的风湿性关节炎,在27岁至65岁间逐渐萎缩了1米,现身高仅有60厘米且畸形。乌克兰有一名叫伊萨基的中年男子,在30岁时趾、膝、手关节依次肿痛,检查后认为各病变关节均有骨赘,虽经手术切除,仍双手痉挛、双腿弯曲、脊柱变形,身体佝偻得像10岁的孩子般大小(可疑为弥散型特发性骨肥厚症——笔者注)。

2 案 正德[1]初,楚人姓潘行三者,身甚肥壮,卒之日缩如婴儿,[2]人皆莫知其由。后询之,平生服硫以致如此,始信吕缙叔之事不妄。

【注解】[1] 正德:明武宗年号,1506—1521年。

[2] 本案及第1、3二案还收录在《古今医案按·卷六·人渐缩小、人暴长大》篇。

【阐发与临证】本案述一肥壮之成年人,因为平日嗜食硫黄而忽然间每日缩小,最后如婴儿般大小。硫黄酸温有毒,壮阳道,补筋骨劳损,治腰肾久冷,除冷风顽痹,长肌肤,益力气,治老人风秘。但热性之人不能服食,服则易中毒而死。本案也可能是服食硫黄而引起身体的变异,骨钙大量丢失而致。放射性元素镭、钍存在于矿物中,误服后可以引起骨头破碎、消失,掉牙,20世纪30年代美国将其作为强壮药广泛销售。此人常服食的石硫黄,是否混有此种矿物?

人生来就矮小的,据统计有1%的人身高不足正常人的2/3,其中有200种属病态。作为族群来说，最矮的是南美哥伦比亚与委内瑞拉交界处山谷中的尤卡斯人，身高都在 1 米以下，有的只有八九十厘米，现在已找到矮人基因。身高过矮大致有以下几种病症：一为脑垂体机能减退引起的脑垂体性侏儒症，其特点是四肢不成比例的过长；二为软骨发育不全性侏儒症，其四肢相应较短且呈弓形；三为甲状腺机能减退引起的克汀病，身体各部的比例似婴儿，头大唇厚，手脚呈锄形，皮肤干燥增厚；四为缺乏维生素 D 引起的佝偻病性侏儒症，多在 5～12 岁之间发病，四肢显著弯曲，腰椎明显前凸；五为骨自溶症，中医学名骨痿，又名鬼怪骨，现代医学又称"戈勒姆症"。是人体的骨骼在不明原因的情况下发生溶解消失。2003 年 8 月 15 日《山东工人报》报道过一例，其时患儿右肩胛骨已完全溶化消失，右肋骨和胸骨也几乎溶化消失，本案显然不属于此范围。

3 案 大历[1]中，元察为邛州[2]刺史，而州城将有魏淑者，肤体洪壮，年方四十，亲老妻少[3]，而忽中异疾，无所酸苦，但饮食日损，身体日销耳。医生术士，拱手无措，寒暑未周，即如婴孩焉。不复能行坐语言，其母与妻更相提抱。遇淑之生日，家人召僧致斋，其妻乃以钗股[4]挟之以哺，须臾能尽一小瓯。自是日加所食，身亦渐长，不半岁，乃复其初。察则授与故职。驰驱气力且无少异。后十余年，捍蛮战死于陈（《集异记》[5]）。

【注解】[1] 大历：唐朝代宗年号，766—779 年。

[2] 邛州：南朝梁置州，唐时辖今日之四川邛崃、大邑、蒲江等市县。

[3] 亲老妻少：说明他的双亲虽已老，妻子也还年轻，儿女虽尚少，但也都正常。

[4] 钗股：钗是妇女头饰，由两股合成，故名。

[5]《集异记》：有二种，一为南朝宋之郭季产所作之志怪小说集，鲁迅《古小说钩沉》中有辑录；二为唐朝薛用弱所作之传奇小说集，多记隋唐两代之奇闻趣事，本案所录为后者。

【阐发与临证】本案比上二案更少见，本是洪壮之武将，饮食日减，一年内即缩小如婴儿，不能行走、不能坐、不能说话，只能由家人抱着喂饮食。后又逐渐饭量增加，身体又渐长大，半年之内复初。从病程看，有可能是骨软化症，该病肌肉无力、骨酸痛和骨弯曲，是成年型佝偻病，由于肠道吸收不良而钙或维生素 D 缺乏引起。此病预后较好，如果吸收好转或使用大剂量钙加维生素 D 可较快恢复。该病人因逐渐增加饮食量而恢复，说明他营养增加吸收好转，前述二例则是不能恢复的。俄罗斯《环球》杂志 1991 年 8 期报道阿根廷人胡戈·萨马洛捷能把自己的身体按比例缩小 2/3 以上，像黄鼠狼似逐次缩小变细，全身钻入约 20 公升大的细口瓶中供人观赏，然后钻出来又复原。这个萨马洛捷是成年人，缩成 1～2 岁大小的孩子般大，夸张一点，也就"如婴儿"了。

第七篇 人暴长大

1 案[1] 皇甫及者，其父为太原少尹，甚钟爱之。及生如常儿，至咸通壬辰岁[2]，年十四矣，忽感异疾，非有切肌彻骨之苦，但暴长耳。逾时而身越七尺[3]，带兼数围，长啜大嚼，[4] 复三倍于昔矣。明年秋无疾而逝（《三水小牍》[5]）。

【注解】[1] 本案还收录在《古今医案按·卷六·人渐缩小、人暴长大》篇。

[2] 咸通壬辰岁：咸通为唐懿宗之年号，860—874年，壬辰岁为872年。

[3] 身越七尺：唐朝时的一尺约合现在 0.933 市尺、31.1 厘米，越七尺相当于 2.2 米。

[4] 长啜大嚼：不停地喝、经常吃。

[5] 《三水小牍》：唐朝皇甫枚所作之传奇集，记述晚唐的奇闻趣事。

【阐发与临证】人身体生长过高，大致有二种病症，一是由脑垂体前叶机能亢进，使生长激素分泌过多而引起的巨人症，这种机能亢进往往见于垂体前叶嗜酸性细胞瘤，身高达 2.40 米以上，肌肉也发达，据说美国罗伯特·沃得洛身高有 2.72 米。现在荷兰男子平均身高 1.77 米，居世界第一。但按种族而言，非洲乍得湖的黑人，男子平均身高 1.83 米，是最高的族群；二为类无睾性巨人症，由发育前促性腺激素缺乏、雄激素少，使骨骺延迟愈合，长骨继续生长，但第二性征缺乏。除此之外，人的身高在通常情况下主要取决于小时候的营养情况和生长环境，怀孕期间母体的营养情况和生长环境也尤为重要，用中医学的术语来说就是先天和后天的气血充足能促进生长。本案能吃、长得快，且是 14 岁以后暴长，而且又暴卒，可能属于前者的垂体瘤之类。2001 年 5 期《奥秘》报道加勒比海东部的马提尼克岛上居民身材长得很高，外来游客只要在岛上住一段时期也会长高几厘米，原因是岛上岩层中含有一种能使人体内部机能发生特殊变化的放射性物质，该物质放射量不强，不会损伤人体。

第八篇 人化为水

1案 歙客经潜山[1]，见蛇腹胀甚，啮一草以腹磨，顷之胀消蛇去。客念此草必消胀毒，取置箧中。夜宿旅邸，邻房有过客为腹胀所苦，客取药就釜煎一杯饮之。顷间，其人血肉俱化为水，独遗骸骨，急挈装而逃。至明，主人不测何为，及洁釜炊饭，则釜遍体成金，乃密瘗[2]其骸。既久，客至语其事（《春渚纪闻》[3]）。

【注解】[1] 潜山：潜山县，在安徽省安庆市西北。

[2] 瘗：音 yì，埋葬。

[3]《春渚纪闻》：宋朝何薳撰，笔纪体，主要记叙艺文琐事，也有仙鬼报应等故事，内容包括《杂记》《东坡事实》《诗词事略》《杂书琴事》《记砚》《记丹药》等。何薳，自号韩青老农，浦城（今福建省南浦溪上游，邻接江西浙江两省）人。

【阐发与临证】这种草，蛇吃能消胀而人吃即化成水，不知为何物。用铁锅煎这种草以后，铁锅能变成铜（不是金，因为金最惰性），那么这种煎出的水中可能含有较浓的硫酸铜？铁能把硫酸铜溶液中的铜置换出来。

$Fe + CuSO_4 \longrightarrow FeSO_4 + Cu$

硫酸铜为毒物，但也不至于把人都化成水。能与铜起作用的植物也是有的，《奥秘》1993年10期介绍福建省邵武市和平镇坎下村的关心峰与坪上村的留山峰两座寺庙周围生长一种碎铜茶，把少量鲜茶叶或制成的毛茶与铜钱一起放在嘴里咀嚼，不到5分钟，铜钱均成碎片。《类说》中引《国史补》"蛇酒治风"案："李丹之弟患风，或云蛇酒治风，乃求黑蛇生置瓮中，醋以曲糵数日，蛇声不绝。及熟，香气酷烈，引满而饮，斯须化为水，惟毛发存焉。"此案中患者是以活蛇泡在酒中数日，成蛇酒，饮蛇酒而人化水了，与草、铜无关，二案似乎与蛇的分泌液有关，什么蛇？也有可能是人体奇异现象。据报道，在印度马哈拉施特市有一妇女名叫帕桃，整个人像一支点燃着蜡烛那样慢慢熔化，这与本案及《国史补》蛇酒治风案真相似。

第九篇 卒 死

1案[1] 刘太丞,毗陵人。有邻家朱三者,只有一子,年三十余,忽然卒死,脉全无,请太丞治之,取齐州半夏细末一大豆许,纳鼻中,良久,身微暖,气更苏,迤逦无事(此必痰厥一时)。人问:卒死,太丞单方半夏,如何活得死人?答曰:此南岳魏夫人方(《外台秘要》[2])。

神方救五绝病:一曰自缢死气绝,二曰墙壁屋崩压死气绝,三曰溺水死气绝,四曰鬼魇[4]死气绝,五曰产乳死气绝,并能救之。问:葛生何授得此神术,能活人命?生曰:我因入山采药,遇白衣人。问曰:汝非葛医生乎?我乃半夏之精,汝遇人有五绝之病,用我救治即活。但用我作细末令干,吹入鼻中,即复生矣。[3]

【注解】[1] 本案还收录在《奇症汇·心神部》。文字略有出入,如案文"五曰产乳死",该书为"五曰产妇死"。

[2]《外台秘要》:唐代王焘撰于752年。本书汇集唐以前医学著作,分门别类编成40卷。该书卷三十四有治产乳晕厥,用半夏细末丸如大豆,纳鼻中即愈。下注(崔氏同),并无本案。

[3] 神方救五绝病:此句及以下至"即复生矣"一段,在《奇症汇》中作为作者沈源的按语。此段文字中"五绝……五曰产乳死"及"半夏细末……纳鼻中"二段,见《千金要方·卷二十五·备急方·卒死第一》,也见在《外台秘要》,并注转录自隋朝《删繁方》。

[4] 鬼魇:又名梦魇,其症噩梦离奇,或如有重物压身,常突然惊觉。《杂病源流犀烛·不寐多寐源流》曰:"有精神衰弱,当其睡卧,魂魄外游,竟为鬼邪侵迫而魇者,此名鬼魇。"

【阐发与临证】本案所说忽然猝死,脉全无,是厥证,即突然昏倒,不省人事,或伴有四肢厥冷为主症的一种痰厥疾病。其发生多为痰湿内盛,在致病因素作用下,气机突然逆乱,升降失常,阴阳之气不相顺接导致本证。本病症又像现代医学的"过度嗜眠症",包括发作性睡病(常突然在非睡眠环境和时间发作,如散步时,可很快入睡,熟睡时间从数分钟到1小时,以下午多发。25岁发病多见,可持续发作多年甚或一生。其脑脊液中多巴胺含量增加)、Kleine-Levin综合征(多见于青年男子,呈周期性嗜睡,持续数日至数周,醒后极度贪食。脑炎或脑外伤后可见);2007年13期《临沂广播电视报》转载:英国26岁霍伊兰小姐患"周期性嗜睡综合征,俗称睡美人症",睡眠期沉睡几天后才彻底清醒,但沉睡期间她会因进食及去洗手间而不时醒来,办完事后又匆匆入睡,据说是因她脑部管理睡眠和食欲的区域出现化学异常。

本案用半夏之辛以散逆气,《肘后方》治产后晕厥用半夏末,冷水和丸,大豆大,纳鼻孔中,与本案是相同方法。此外还可用皂荚末,取少许搐鼻取嚏,或以菖蒲末吹鼻中,肉桂末纳舌下,并以菖蒲根汁灌服之,均可收到通窍醒神之效。另外,《卫生家宝方》用省风汤治痰厥,药用半夏八两,防风四两,甘草二两,同为细末分作四十服,每服用水一大盏半,姜二十片,煎至七分,去滓温服,不计时间,也说明半夏辛温,具有醒神通窍之功。另外,针刺治疗可有起死回生之效,如刺人中、内关、百会、素髎、十宣、十井等,耳针可取心、皮质下、神门、缘中、交感,每次2~3穴,留针30分钟,强刺激,可促其迅速苏醒,待苏醒后,必须针对病机辨证施治,才能杜绝再发。

举两个猝死后又活过来的案例:1987年1期《奥秘》报道,1837年印度教徒哈里达斯在假死状态下被埋入地下40天,挖出来后又活过来了。1987年12期《奥秘》介绍,第一次世界大战期间的法国士兵普里斯于1917年被埋在1米深的冰河底下,1986年被发现并挖出来后仍有微弱的心跳。

2案 凤纲[1],汉阳人。常采百草花,水渍之,瓮盛泥封,自正月始,迄九月末,又取瓮埋之百日,煎丸之。卒死者,以药丸纳口中,水下之,立活。时人称为神仙云(《外传》[2])。

【注解】[1] 凤纲:《神仙传》记述与本案文大致相同。不同点有:(1)"凤纲汉阳人"。凤纲者,战国时渔阳(燕及秦置为现今北京市密云西南,隋、唐、明置为现今天津蓟县一带)人;(2)"煎丸之"及以下为"煎九火,卒死者,以药纳口中,皆立活。纲常服此药,至数百岁不老。后入地肺山中仙去"。

[2]《外传》:所指有二种。(1)传记文之一种,正史不载的人物或正史已载而别作外传、记其遗闻逸事者,如《高力士外传》等;(2)对"内传"而言,如《韩诗外传》《春秋外传》等,在此指《神仙传》。因《神仙传》所列之人物不载于正史,故列入《外传》。

【阐发与临证】百草之花含有很多种花粉,营养丰富,有很多人体必需的氨基酸,也有很多具有药理活性的物质,能防治疾病。花的香气能治很多身心疾病,对机体益处颇大。对因精神紧张而引发的某些病如严重疲劳、心悸、高血压、溃疡病等,可以闻鲜花香味来缓解。细辛、荜拨、青木香等都是芳香性草本,能缓解心绞痛,对于心绞痛猝死者,可有缓解并苏醒的作用。本案如果是冠心病猝死而且较轻,服药及时,当可"立活"。我国唐代圆寂的无际禅师,临终前喝了一个月的由很多种鲜花异草及中草药煎的汤,死后肉身不腐,已达1200余年(抗日战争时期被日本特务偷运到日本,现供奉在日本横滨鹤见区总持寺。见1988年1期《奥秘》)。

第十篇 消 瘅

（琇按：经曰：心移寒于肺[1]，肺消[2]饮一溲二，死，不治；又曰：心移热于肺，传为鬲消，[3]又曰：瘅成为消中，[4]又有脾瘅、胆瘅[5]。）

1 案[1]　齐章武里曹山跗病，淳于意诊其脉，曰：肺消瘅[2]也，加以寒热。即告其人曰：死不治，适其共养，此不当医治。法曰：后三日而当狂，妄起行欲走，后五日死。即如期死。山跗病，得之盛怒而以接内。所以知山跗之病者，意切其脉，肺气热也。《脉法》曰：不平不鼓，形弊。此五藏高之远数以经病也[3]（琇按：肺为华盖，藏位最高）。故切之时，不平而代。不平者，血不居其处（琇按：盛怒接内则肝伤而不能藏血）。代者，时参击并至，乍躁乍大也，此两络脉绝（琇按：肝肾无气故脉代），故死不治。所以加寒热者，言其人尸夺，尸夺者形弊，[4]形弊者不当关灸砭石，及饮毒药也。意未往诊时，齐太医先诊山跗病，灸其足少阳脉口，而饮之半夏丸[5]（琇按：误以寒热属少阳）。病者即泄注，腹中虚。又灸其少阴脉（琇按：损肝之腑，损肝之母），是坏肝刚绝深，如是重损病者气，以故加寒热。所以后三日而当狂者，肝一络连属，结绝乳下阳明，故络绝开阳明脉，阳明脉伤，即当狂走（琇按：热入阳明则发狂，状如伤寒。又血并于阴，阴气并于阳，故为惊狂）。后五日死者，肝与心相去五分，故五日尽，尽则死矣。

【注解】[1] 本案录自《史记·扁鹊仓公列传》。齐是齐国。章武是古县名，西汉置，治今河北黄骅一带。里为县以下的基层行政组织，设里正一人主管。曹，此指里正。本案的砭石，原文是镵石，意义相同。

[2] 肺消瘅：（1）即上消；（2）指肺热病。

[3]《脉法》曰"不平不鼓，形弊"，在脉学诸书中均未找到原文，可能存在于原始的《脉经》中。此句之意是说脉象不平稳，无力（不鼓），形体又消瘦，是因五脏中之高的脏（指肺金）常病而克肝木，肝木为刚脏，肝木受损，肝不藏血之故。

[4] 尸夺者形弊：尸指形体、肉体。夺，脱也。此句谓神脱者虽形存但形消瘦。

[5] 半夏丸：同名15方。（1）《千金要方》方，治小儿腹满欲死，药用半夏，酒和丸；（2）《和剂局方》方，治肺气不调、喘咳痰涎、短气烦闷、心下坚满及风痰昏眩、呕恶等，药用枯矾、姜半夏、

【注解】[1] "经曰"以下至"不治"：录自《素问·气厥论》篇，与原文略有出入，但意同。

[2] 肺消：即肺上消，为肺藏消铄，气无所持。

[3] "心移热于肺，传为鬲消"：也录自《素问·气厥论》篇。心肺之间有斜膈膜，此膜下连横膈膜，故心热入肺，传化为膈热，膈热则消渴而多饮，此谓之膈消。

[4] "瘅成为消中"：录自《素问·脉要精微论》篇。瘅即湿热。湿热积于内，变为消中。消中之证，善食而瘦而溲数。消瘅即消渴。

[5] 胆瘅：见于《素问·奇病论》篇："有病口苦……病名曰胆瘅。"

生姜汁和丸；（3）《太平圣惠方》方之一，治脾胃冷，风痰吐逆，药用半夏、枯矾、炮姜、生姜汤；（4）上书方之二，治急风吐涎，四肢拘急，腰背强硬，药用半夏、天南星、全蝎、乌头、黑豆、生姜酒；（5）上书方之三，治积痰冲心发为风痫，药用半夏、枯矾、朱砂、黄丹、人参汤下；（6）上书方之四，治妊娠恶阻，胸中冷，辄吐青黄汁，药用半夏、人参、炮姜、地黄汁；（7）《圣济总录》方，治上焦冷气，吞酸，呕逆吐沫，药用半夏、丁香、炮姜、生姜汁、木瓜；（8）《济生方》方，治肺热痰嗽，胸膈满，药用半夏、瓜蒌子、生姜汁；（9）《素问病机气宜保命集》方，治伤风咳嗽，喘逆恶心，药用半夏、雄黄、生姜汁；（10）《丹溪心法》方，治白浊，药用半夏、猪苓，肝脉弦加青黛；（11）《仁斋直指方》方，治下血吐血、痰喘，药用半夏、姜汁，如法制作服用；（12）《证治准绳》方之一，治伤风欲吐痰，药用半夏、槟榔、雄黄、生姜汁；（13）上书方之二，治喘咳痰壅，药用姜半夏、白矾、姜汁；（14）上书方之三，治惊搐后风涎，药用生半夏、赤苓、枳壳、朴硝、生姜汁、糯米粉；（15）上书方之四，治小儿脾热、胸膈多涎，乳食不下，药用半夏、皂角仁、生姜汁。

【阐发与临证】此患者有膏粱常进的条件，发号施令常盛怒，奸淫常接内。《素问·奇病论》篇云："此人必数食甘美而多肥也，肥者令人内热，甘者令人中满，故其气上溢，转为消渴。"至于肺消，是心移寒于肺，心为阳脏，受寒不消除，乃移寒于肺。因心肺间有斜膈膜，其下又内连于横膈膜，故心寒移肺，寒随心火，内铄金精，金受心火而为上消。其人气无所持而饮一溲二。金火相贼故死不治，此人是心肺两热而为上消，用半夏丸乃燥药，更伤其津；艾火灸足少阳胆经，热其热，亦更伤其津。肠津虚而为热泄。又灸少阴肾脉，更耗肾水，《素问·腹中论》篇曰："阳气重上，有余于上，灸之则阳气入阴……石之则阳气虚（出），虚则狂。"（琇按：损肝之腑胆、损肝之母肾）。所以坏肝刚绝深，重损患者之气（津、精），因而更加寒热（琇按：是齐太医误以寒热属少阳而用半夏丸，则寒热在前。此处看是寒热在误治以后出现。琇按为误解）。"肝一络连属结绝乳下阳明"，是指肝经之章门穴，既为脾之募穴，肝经又从此处挟胃络胆。如果肝热由此处侵入胃经，则阳明经热而可为狂，类似于现代医学所说的糖尿病性昏迷之前的狂躁。

2 案[1] 陈斗岩治一人，当心一块如盘，不肿不疼，但昼夜若火燎，近二年，形瘦色黄。医以为劳瘵、为郁火、为湿痰，治皆弗效。陈诊之，曰：左关脉如转豆[2]（琇按：左关脉动仍是肝火），经曰：阳动则病消瘅热中。[3] 以清灵丹[4]十余服，心间团圞，汗溅然。又进近百服，一夕心如醉，大汗而愈。

《脉经》曰：五藏脉小，皆为消瘅者，[5] 消谷善饥也，与此不同。

【注解】[1] 本案可能录自《陈景魁医案》或《句容县志》。

[2] 脉转如豆：言脉动，如豆粒转动之状。

[3] 经曰"阳动则病消瘅热中"：消瘅即消渴，热中在此处即消瘅，原文找不到出处。《素问·脉要精微论》篇曰："粗大者，阴不足阳有余，为热中也。"《灵枢·五邪》篇云："阳气有余，阴气不足，则热中善饥"。《千金要方·肉极第四》云："若阳动则伤热，热则实……身体津液脱……"虽讲的是恶风病，但也说明阳动则伤阴。

[4] 清灵丹：陈斗岩著《五诊集》，原书已佚，此方找不到。

[5] 《脉经》曰："五藏脉小，皆为消瘅者"。《脉经·卷三·肝胆部》有"肝脉……微小为消瘅"、心小肠部有"心脉……微小为消瘅"，脾胃部有"脾脉……微小为消瘅"、肺大肠部有"肺脉……微小为消瘅"、肾膀胱部有"肾脉……微小为消瘅"。"五藏脉小"是统指五藏的脉小。

【阐发与临证】当心一块如盘，不肿不疼，昼夜若火燎，形瘦色黄，这是肝病，且是肝火加湿。因在里，故外形不肿。这与左关脉动是一致的，左关候肝。"阳动"应指寸关脉动，在此即指左关脉动。这里的消瘅、热中都指消渴。《灵枢·五变》篇云："五藏皆柔弱者，善病消瘅。"《灵枢·本藏》篇曰："心脆则善病消瘅热中……肺脆则苦病消瘅易伤……肝脆则善病消瘅易伤……脾脆则善病消瘅易伤……肾脆则善病消瘅易伤。"《素问·通评虚实论》篇载:"消瘅虚实何如?……脉实大,病久可治;脉悬小坚,病久不可治。"这些都说明消瘅、热中、消渴病,是由五脏虚、脆弱而引起的,其本质是虚,故而病久而见脉小悬坚(不是真正的坚),治疗较困难。如若虽病久而脉仍实大,说明其元气仍充足,故治疗较易。

第十一篇 痹

（琇按：经文论痹甚详，后人昧于病情，故略而不举。）

1案[1]　齐王黄姬兄黄长卿家有酒召客，召淳于意。诸客坐，未上食，意望见王后弟宋建，告曰：君有病，往四五日，君腰胁痛，不可俯仰，又不得小溲，不亟治，病即入濡肾[2]。及其未舍五脏，急治之。方今客肾濡，此所谓肾痹也。宋建曰：然。建故有腰脊痛，往四五日天雨，黄氏诸倩见建家京下方石，即弄之。建亦欲效之，效之不能起，即复置之。暮腰脊痛，不得溺，至今不愈（琇按：肾为作强之官，强力伤之，藏病及府，膀胱失气化之权，故不得溲）。建病得之好持重。所以知建病者，意见其色，太阳（膀胱）色干，肾部上及界腰以下者，枯四分所，故以往四五日，知其发也。意即为柔汤[3]使服之，十八日所而病愈（《史记》）。

【注解】[1] 本案录自《史记·扁鹊仓公列传》。

[2] 入濡肾：侵犯肾脏。

[3] 柔汤：补药熬的汤。

【阐发与临证】此案是腰肌劳损，挫伤后加重。不得溺可能是喝水少引起小便少的感觉，或者是腰痛致解小便时动作不便，也可能是原患泌尿系结石，腰腹部骤然活动剧烈引起结石移位，影响小便，使腰痛加重，不可能是真正的尿少尿闭。用壮腰健肾、活血通络法慢慢治愈。至于仓公的色诊，一是面部的表现明显，二是仓公确有经验。

2案　古者患胸痹者，心中急痛，锥刺不得。蜀医为胸府有恶血故也，遂生韭数斤捣汁令服之，即果吐出胸中恶血，遂瘥。又萧炳[1]谓小儿初生，与韭汁灌之，吐出恶血，长则无病。验。韭能归心气而去包中恶气，治胸中也（《名医录》）。[2]

【注解】[1] 萧炳：山东省临沂市兰陵人，五代初时（齐梁间）名医，著有《四声本草》。原书已佚，部分佚文见《证类本草》等书。

[2]《名医录》：唐代甘伯宗有撰《名医传》，又名《历代名医录》。因本案还收录在《医说·卷十·胸痹》，故其所引自的《名医录》不可能是明代杨廉、杨文恪所撰《名医录》。而唐代甘伯宗不可能记录五代萧炳之事，因而，此《名医录》应为宋朝人所著。本案也可能录自《医说》。参见卷七第五篇面病第5案注。

【阐发与临证】胸痹，有痛在胸壁，有痛在胸中，有病在心（真心痛）、食道、胃、胆等不同，还有肋间神经痛。本案心中急痛，如锥刺样，按症状应为真心痛，类似于现代的心绞痛，治疗以活血化瘀、通络祛痰、舒畅胸阳为主。韭能温中下气，补虚益阳，能治吐血、衄血、尿血。《食疗本草》谓："捣汁服治胸痹刺痛如锥，即吐出胸中恶血而甚验。又灌初生小儿，吐去恶水恶血，永无诸病。"与本案文所记同。《名医别录》云："韭味辛酸温无毒，归心，安五脏，除胃中热，利病人，可久食。子，主治梦泄精，溺白。根，主养发。"

第十二篇 咳 嗽

（琇按：五藏六府皆有咳症，[1]症各不同。大抵藏病不已，乃移于府。[2]《素问》：五气所病以肺为咳者。[3]肺为金，邪中之则有声。又曰：秋伤于湿，冬生咳嗽。[4]）

1案[1] 衍义云：有人患气嗽[2]将期年，或教以橘红、生姜、焙干神曲等分为末，糊丸如梧桐子大，食后临卧以米饮送下，三十丸，兼旧患膀胱气[3]，缘服此皆愈。

【注解】[1] 本案录自《本草衍义·卷十八·橘柚》中，原文是"橘皮、生姜焙干"，无橘红。

[2] 气嗽：由于气不顺而引起的咳嗽，常见症状有上气喘急，痰涎壅逆，痰凝结如絮状或成块，甚至吐脓血，脉多见浮洪滑数。多由劳伤肺脾、七情郁结等引起。常以苏子降气汤加减治之。

[3] 膀胱气：即少腹肿痛、小便秘涩之症。《素问·至真要大论》篇云："岁太阴在泉……少腹痛肿，不得小便。"该病为几种类型：（1）膀胱及肾虚，影响膀胱气化，表现为小便频数，淋漓不禁或遗尿等；（2）气滞，少腹痛肿连胁下痛；（3）血瘀，痛不可忍；（4）湿热蕴结，症见小便短赤、浑浊不清、排尿频数而艰难，茎中热痛；（5）结石，溲中夹脓血砂石，甚则尿闭不通。

【阐发与临证】气不顺即肺气不能肃降，挟以痰涎壅盛，所以咳嗽经年。橘红化痰理气，生姜顺气和胃。膀胱气病也为气滞引起，与气嗽病机相同，仅症状不同，所以服此方也有效。

咳嗽按性质常分为刺激性咳嗽（干咳）和痰咳，前者常见于慢性咽炎，喉炎，喉癌，气管炎，支气管内外源阻塞，如受压、异物、肿瘤；后者常见于支气管炎、扩张，肺脓肿，肺结核等。按咳声分，轻促咳多见于干性胸膜炎、大叶性肺炎，嘶哑性咳多见于纵隔肿瘤、声带发炎等，犬吠样咳多见于气管异物、喉部疾病等，单声轻咳多见于气管炎、肺结核早期，连续性咳多见于支气管炎、肺炎，阵发性痉挛性咳多见于百日咳、支气管肿瘤、气管异物等。夜间咳多见于肺结核、心力衰竭，早晨咳多见于慢性气管炎、支气管扩张。这患者咳嗽期年，好像还是慢性支气管炎。1997年2月23日《健康报》报道一例支气管异物11年，自6岁至17岁，一年四季整日咳嗽不停，伴大量脓痰，五年来加重并不断咯血，曾有三次大咯血，危及生命。曾诊为支气管扩张症，到处治疗无效。后在某院经细致检查发现左下基底支气管异物，经纤支镜取出而愈。由此可见，前述据咳嗽性质和咳声等分类诊断，也不是绝对的。

2案 孙兆治一人病吐痰，顷刻升余，喘咳不定，面色郁黯，精神不快。兆告曰：肺中有痰，胸膈不利，当服仲景葶苈大枣汤[1]（泻中有补）。一服讫，已觉胸中快利，略无痰唾矣。

【注解】[1] 五藏六府皆有咳症：引自《素问·咳论》篇。原文为"五藏六府皆令人咳，非独肺也"。

[2] 大抵藏病不已，乃移于府：引自《素问·咳论》篇。原文为"五藏之久咳，乃移于六府"。

[3] 五气所病以肺为咳者：引自《素问·宣明五气论》篇。原文为"五气所病……肺为咳"。

[4] 秋伤于湿，冬生咳嗽：引自《素问·阴阳应象大论》篇。另《素问·生气通天论》篇有原文为"秋伤于湿，上逆而咳"，言湿气内攻于藏府则咳逆。

【注解】[1] 葶苈大枣汤：《金匮要略》方，原名葶苈大枣泻肺汤，药用葶苈子、大枣。

【阐发与临证】本案顷刻间咯痰升余，喘咳，面色又郁暗、精神不快，确实为胸中有痰，而且为痰饮，按现代说法是慢性支气管炎、肺气肿。葶苈大枣泻肺汤原为治肺痈而设，痰饮病也用之有效。

依据痰的性状、数量和气味，也是可以初步诊断的。一般无色或浅白色透明痰，多见于急性支气管炎、支气管肺炎早期；白色泡沫样黏痰多见于慢性支气管炎；病毒性肺炎、过敏性肺炎、支原体肺炎痰量较少；一般泡沫样稀痰、量多，可能是支气管扩张早期未合并感染，鲜血痰常见于肺结核、支气管扩张，铁锈色痰多见于大叶性肺炎；黑红色痰多见于肺梗死，少量脓性痰可见于急性支气管炎较严重的感染或病毒性肺炎混合感染时，大量脓性痰则常见于肺脓肿、支气管扩张、肺结核空洞合并混合感染时，如果痰液静置后分成泡沫和脓块、稀薄的浆液、混浊的脓渣和坏死物质三层，常见于支气管扩张或肺脓肿。当然，要经临床医生详细检查才能确诊。

3 案 钱仲阳[1]治一人病咳，面色青而光，气哽哽。乙曰：肝乘肺，此逆候也。若秋得之可治，今春不可治。其人祈哀，强与药。明日，吾药再泻肝而少却，三补肺而益虚，又加唇白，法当三日死，今尚能粥，当过期，至五日而绝。

【注解】[1] 钱仲阳：名乙，北宋著名小儿科医家，山东东平人，著有《小儿药证直诀》。本案录自该书卷中"东都药铺杜氏之子"，与原文字稍有不同，而文意同。

【阐发与临证】本患者咳嗽，气不顺降而噎塞，这是肺失肃降、肺气上逆的表现。面色青为肝泛色，肝木横逆，反侮肺金，谓之肝侮肺，俗语木火刑金。《伤寒论》第112条是说表证而木火刑金，用刺期门法泄肝而愈，该条文说肝乘肺，是顺沿第111条肝乘脾而来，实在应该是肝侮肺。因为木克土、金克木为顺次相克，所以木旺加重克土为乘，而木旺反克金为反侮，所以本案文之肝乘肺应为肝侮肺更妥。因为反侮，所以"此逆候也"。秋季肺金当令，秋季得该症则肺金王不受邪（或少受邪），意指抵抗力强，所以"可治"，而春季肝木当令，春季得该症则肝木王，致病因素更强，克伐力量更大，因而"春不可治"。肝旺、木火刑金，治当泄肝泻肝，所以泻肝而少却，但肺气太虚，抵抗力太差，唇白是说气虚已累及中焦，虽三补肺而益虚，所以不治。

本案面色青光、呼吸噎塞、口唇白，看来是缺氧，很可能是慢性支气管炎、尘肺甚或肺间质纤维性变等引起的慢性阻塞性肺疾病，引起缺氧综合征，造成死亡。所以，首先要预防多种呼吸系统疾病转成慢阻肺，而吸烟及被动吸烟是慢阻肺的主要发病原因之一。1997年10月9日《健康报》报道，湖北医大二附院用当归注射液防止肺间质纤维化的形成、能改善并阻止其发展，此患者也可能是肺心病。有报道用丹参注射液或当归注射液静滴，能增加心排血量，增强右心室心肌收缩力，降低右心后负荷，改善血液流变学，临床症状明显改善。

4 案[1] 滑伯仁治一妇妊五月，病嗽，痰气逆，恶寒，咽膈不利，不嗜食者浃旬。伯仁诊其脉浮弦，形体清癯。曰：此上受风寒也。越人云：形寒饮冷则伤肺。[2]投以温剂与之，致津液，开腠理，散风寒，而嗽自安矣。

【注解】[1] 本案录自《医学入门》（该书转录自《明外史·本传》）。

[2] 此句引自《难经·四十九难》，所以案文说："越人云"。

【阐发与临证】本案是风寒外感，病名是妊娠咳嗽。妊娠咳嗽有风寒、风热、温燥、凉燥、阴虚、痰湿、肺肾两虚、脾胃气虚、脾肺气虚、血虚等证型，治疗对应的依次可用杏苏散合止嗽散加减、桑菊饮加减、清燥救肺汤合桑杏汤加减、桑杏汤合止嗽散加减、百合固金汤加减、六君子汤加减、七味都气丸合四君子汤加减、脾胃肺气虚用补中益气汤加减、血虚用补肺阿胶汤合当归补血汤加减。本案用温剂亦即散风寒、开腠理法。所谓致津液，主要是顾护胎元。

案文中引《难经·四十九难》说"形寒饮冷则伤肺"，形寒指外寒引致恶寒；饮冷，未述症状，可能指饮冷后咽膈不利、不思饮食，那么文中"投以温剂"还包含温中健脾。《难经》中此句是正经自病，是外感风寒引起的肺脏本身的病。

妊娠咳嗽应忌食肥甘、油腻、辛辣及海腥等食物，即使非妊娠之咳嗽，亦应少吃此类食物，因为此类食物会助湿生痰、上火内热，用现代话说就是刺激呼吸道黏膜，增强致敏因素，导致支气管平滑肌充血、水肿、痉挛，使咳嗽加重。可以适当吃瘦肉、牛奶、豆制品、柑橘、西红柿、白菜、胡萝卜、鸡蛋、大枣、山药、蜂蜜等，对咳嗽有缓解作用。有报道可适量服用白糖拌熟海带、冰糖炖向日葵花、蜂蜜泡丝瓜花。还有可用香醋泡冰糖，每次服10毫升，一日二次，能止咳化痰。

5 案[1] 张子和治常仲明病寒热往来，时咳一二声，面黄无力，懒思饮食，夜寝多汗，日渐瘦削。诸医作虚损治之，用二十四味烧肝散[2]、鹿茸、牛膝补养二年，口中痰出，下部转虚。戴人断之曰：上实也。先以涌剂吐痰二三升，次以柴胡饮子[3]（柴胡饮子：人参、大黄、黄芩、炙草、归身、白芍、生姜、柴胡）降火益水，一月余复旧。此二阳病也，《内经》云：二阳之病，发心脾，不得隐曲。[4] 心受之则血不流，故女子不月；脾受之则味不化，故男子少精。此二证名异而实同，仲明之病，乃脾受之，味不化也。

【注解】[1] 本案录自《儒门事亲·卷六·二阳病三十八》。

[2] 二十四味烧肝散：《博济方》方，治风冷劳伤、脾胃久虚、不思饮食，四肢无力，小便赤涩及累年口疮、痢疾等，药用茵陈、犀角、石斛、柴胡、白术、芍药、人参、干姜、防风、紫参、白芜荑、桔梗、胡椒、吴萸、官桂、葱白，为散，与羊肝（或猪肝）一具共捣为丸，生姜汤下。

[3] 柴胡饮子：同名4方。(1)《宣明论方》方，治一切肌骨蒸热，寒热往来，发汗不解或肺痿咳喘等，药物与本案文所列相同；(2)《证治准绳》方，治骨蒸疳气，五心烦热，渴多身瘦，食减胸满有痰，药用(1)方去白芍加赤芍、桔梗、五味子、半夏、乌梅；(3)《张氏医通》方，治痘疮初起，表里俱实，药用柴胡、荆芥、防风、玄参、大黄、黄芩、滑石、甘草；(4)《颅囟经》方，治小儿行迟，脚纤细无力，或骨蒸疳劳，肌肉消瘦，药用柴胡、炙鳖甲、知母、桔梗、枳壳、玄参、升麻。

[4] 二阳之病发心脾，不得隐曲：引自《素问·阴阳别论》篇，原文是："二阳之病发心脾，有不得隐曲，女子不月；其传为风消，其传为息贲者，死不治。"无"男子少精"。

【阐发与临证】本案患者寒热往来，时咳一二声，面色萎黄，疲软乏力，纳食不馨，日渐消瘦，夜寐多汗（自汗或盗汗），应该说诊为中气不足、肺脾两虚是可以的，但先医用鹿茸、牛膝之类补益剂并不对证。用烧肝散虽有补气药，但温药太多，也不合适。脾失健运而口中痰出。下部转虚与后文男子少精是同义语，可能指肾虚。张子和先以涌吐祛痰是可以的，以柴胡饮子扶正（补气血）祛邪（清热）治标也对，还缺少健脾益气药物。其所引的"二阳之病发心脾"实际上是指手足阳明肠与胃的发病，亦即饮食失调，脾失健运，精血衰少，因而心脾受之。心主血，今受病而血不流；脾主运化，将水谷之精输运于脏腑而成脏腑之精，今受病而精少，精血少则男子少精、女子不月。《素问》原文仅说"女子不月"，未说"男子少精"，意义包括。所以开始时应用疏肝解郁、健脾和胃法，后用健脾益肾和血法治之。

此患者有缺氧综合征的表现。有介绍自我诊断缺氧综合征的方法，在下述所列的31个项目中有三项即符合：起床精神不好，失眠，健忘，头晕脑胀，晕眩，乏力，胸闷心慌烦躁，反应迟钝，精力不持久，情绪不稳定，浑身酸痛，食纳不振，牙宣，易过敏，常便秘，伤口易化脓，易患皮肤病，易感冒发烧，有肠道寄生虫，有胃病，有高血压，有哮喘，有肺肾病，有糖尿病，有痛风，喜吃肉类，喜甜食，喜喝汽水，嗜酒，肥胖，头皮屑多。

6 案[1] 一男子年二十余，病劳嗽数年，其声欲出不出。戴人曰：曾服药否？其人曰：家贫，未常服药。戴人曰：年壮不妄服药者，易治。先以苦剂涌之，次以舟车浚川丸[2]大下之，更服重剂瘥。

【注解】[1] 本案录自《儒门事亲·卷六·劳嗽四十一》。

[2] 舟车浚川丸：《儒门事亲》原文无"丸"字，原文此乃舟车丸和浚川散、丸二方。

甲，舟车丸：同名2方。(1) 即舟车神佑丸，《古方八阵》方，治瘀血、水肿、水胀、饮癖，药用黑丑、大黄、甘遂、大戟、芫花、青皮、橘红、木香、槟榔、轻粉；(2)《丹溪心法》方，治药同(1) 方而少槟榔、轻粉。

乙，浚川散：《证治准绳》方，治水肿胀急，大便不通，大实大满，药用大黄、二丑、郁李仁、芒硝、甘遂、木香、生姜汁和丸；浚川丸：《证治准绳》方，治水肿、单腹胀，药用大戟、芫花、沉香、檀香、木香、槟榔、莪术、大腹皮、桑白皮、二丑、巴豆。《儒门事亲》原文未注明用丸或散，但从另外病例中可知张子和用散。

【阐发与临证】病咳嗽数年，劳累时加重，注明为劳嗽。其声欲出不出是指咳声低、不响亮、似有似无，此为劳嗽的特点。按说咳声低、咳数年、劳累后加重乃虚证，不宜用涌吐和攻下药，但张子和喜用吐下法，又兼青年身壮，先祛痰涎再用调理也是可以的，文末说更服重剂瘥，重剂可能指健脾补益剂。

痰饮病的治疗，《金匮要略》说是以温药和之，即指祛湿、化痰类药物，但此外的用"开鬼门、洁净府"的方法即发汗或通大便、利小便的方法也是《素问·汤液醪醴论》篇所提倡的。如果患者水湿壅盛、喘咳、二便不利，当然用之甚恰当。本案患者年壮体实，可能还有其他症状以示实证，又张子和善用攻下，所以用之取效。

7 案[1]　一田夫病劳嗽，一涌一泄，已减大半，次服人参补肺汤[2]，临卧更服槟榔丸[3]以进食。

【注解】[1] 本案录自《儒门事亲·卷六·劳嗽四十一》。

[2] 人参补肺汤：又名补肺汤，同名10方。(1)《千金要方》方之一，治肺气不足，逆满上气，咽中闷塞，短气，寒从背起，言语失声，甚至吐血，方用五味子、干姜、肉桂、款冬花、麦冬、桑白皮、大枣、粳米；(2) 上书方之二，治药同上，去款冬花、粳米，加黄芪、甘草、人参、钟乳石、生地、茯苓、白石英、厚朴、紫菀、陈皮、当归、远志；(3) 上书方之三，治肺气不足，咳逆上气，吐沫唾血，不能食饮，(1) 方去麦冬、大枣、粳米，加麻黄、苏子、半夏、甘草、人参、杏仁、射干、紫菀、细辛；(4) 上书方之四，治同(1) 方另有口渴、舌干，药同(1) 方去干姜加苏子、竹叶、钟乳石、茯苓、白石英、紫菀、陈皮、杏仁、生姜；(5) 上书方之五，治肺气不足，喘咳上气，心腹支满，胸背痛，唾脓血，手足烦热，耳鸣干呕，心烦，药同(1) 方去干姜加钟乳石、生姜；(6)《和剂局方》方，治肺虚咳嗽，皮毛焦枯，唾血腥臭，药同(5) 方加人参、白石英、紫菀；(7)《云岐子保命集论类要》方，治肺肾两虚，劳嗽，日晡潮热，自汗盗汗，痰多喘咳，易感冒等，药用五味子、桑白皮、黄芪、人参、熟地、紫菀；(8)《小儿药证直诀》方，药用马兜铃、牛蒡子、甘草、阿胶、杏仁、糯米、生黄芪；(9)《证治准绳》方，治肺气虚、咳嗽痰多，胸满喘急，纳减，药用五味子、紫苏、贝母、款冬花、百合、桑白皮、大枣、白术、乌梅、甘草、半夏、人参、杏仁、茯苓、阿胶、陈皮、米壳、杏仁、生姜；(10)《外科枢要》方，治咳喘短气，肾水不足、虚火上炎，痰涎壅盛，或吐脓血，发热作渴，小便短涩，药用人参、黄芪、白术、茯苓、陈皮、当归、萸肉、山药、五味子、麦冬、炙甘草、熟地、丹皮、生姜、大枣。

[3] 槟榔丸：同名19方。(1)《千金翼方》方，治水肿，药用槟榔、桂心、瓜蒌、茯苓、麻黄、杏仁、椒目、白术、附子、吴茱萸、厚朴、干姜、黄芪、海藻、木防己、葶苈子、炙甘草，蜜丸；(2)《外台秘要》方，治一切气滞，胸脘闷不能食，药用槟榔、枳实、大黄、人参、芍药、青木香、桂心，蜜丸；(3)《太平圣惠方》方之一，治肠胃冷热不和，脘腹满闷，便秘，纳呆，药用槟榔、桂心、郁李仁、炒大黄、诃子、草豆蔻、柴胡、木香、吴萸，蜜丸，生姜汤下；(4) 上书方之二，治大肠实热便秘，心烦，药用槟榔、羌活、木香、大黄、青皮、郁李仁、麻仁、二丑，蜜丸，生姜汤下；(5) 上书方之三，治伤寒病后虚冷，腰足气滞疼痛，药用槟榔、陈皮、附子、桂心、赤芍、干姜、二丑，蜜丸，生姜汤下，再服生姜粥；(6) 上书方之四，治时气结胸、烦闷喘急，药用槟榔、葶苈子、猪牙

皂、马蔺花，蜜丸，竹叶汤下；（7）上书方之五，治上气，胸中满闷，大便不利，药用槟榔、枳壳、大黄、葶苈子、郁李仁、杏仁、木通，蜜丸，生姜汤下；（8）上书方之六，治诸虫心（脘）痛，冷气上攻，心腹满闷，多吐，药用槟榔、鹤虱、桂心、吴茱萸、陈皮，蜜丸，温酒下；（9）上书方之七，治心悬急，懊痛气逆不顺，药用槟榔、大黄、木香、桂心、人参、枳壳、赤芍，蜜丸，温酒下；（10）上书方之八，治各种水气、腹胀喘嗽、二便秘涩，药用槟榔、葶苈、朴硝、当归、大黄、木通、陈皮、商陆、二丑、甘遂、汉防己、泽泻、猪牙皂、滑石，蜜丸，粥下，以利为度；（11）上书方之九，治脏腑壅滞，胸膈烦满，大便不利，药用槟榔、木香、木通、大黄、郁李仁、青皮、二丑，蜜丸；（12）《普济本事方》方，治心下停痰冷饮，头目眩晕，睡卧口中多涎，药用槟榔、丁香、半夏、人参、炮姜、细辛，姜汁煮糊为丸，生姜汤下；（13）《济生方》方，治大肠实热，气壅不通，心腹胀满，大便秘实，药用槟榔、大黄、麻仁、枳实、羌活、二丑、杏仁、白芷、黄芩、人参，蜜丸；（14）《素问病机气宜保命集》方，治内伤食滞，药用槟榔、木香、陈皮、二丑，醋糊丸，生姜汤下；（15）《医学正传》方，治小儿疳病成块，腹大有虫，药用槟榔、三棱、莪术、青皮、陈皮、炒麦芽、炒神曲、山楂、炒干漆、雷丸、芜荑、鹤虱、胡黄连、炙甘草、木香、砂仁、高良姜，醋糊为丸，空腹淡姜汤下；（16）《证治准绳》方之一，治宿食、滞气，药用槟榔、木香、陈皮、人参、甘草，蒸饼为丸；（17）上书方之二，治脚气发作，二便秘涩，腹中满闷，膀胱里急，药用槟榔、赤苓、紫苏叶、火麻仁、郁李仁、大黄、木香、桂心、泽泻、枳壳、木通、羚羊角，蜜丸；（18）《医宗金鉴》方，治肾气游风，腿胫红肿如云片、游走不定、痛如火烘，药用槟榔、枳壳、木香、木瓜、大黄，蜜丸，空腹黄酒下；（19）《中国医学大辞典》引演山史君方，治小儿食肉太早，脾胃受伤，积滞不化，水谷不分，疳痢，药用槟榔、肉豆蔻、黄连、胡黄连、青皮、陈皮、川楝子、炒芜荑、神曲、炒麦芽、木香、夜明砂、芦荟、川芎、麝香、獖猪胆汁及薄荷为丸，温饭饮下。

【阐发与临证】本案与上案相同，也是贫穷者患劳嗽，身体较为壮实，本案的涌泄也可能是上案所谓的"苦剂涌之""舟车浚川大下之"，本案所用的人参补肺汤也是邪祛后的补益调理，即上案文所说的"更服重剂瘥"。肺为贮痰之器，脾为生痰之源，痰祛除后当健脾补肺以固本。白天服补剂，夜间服消导剂，也是一种攻补兼施法，补而不腻滞，攻而不伤正。

这位农民患的可能是农民肺，上几例也有可能。农民肺是指农民反复吸入含有高温放线菌、霉菌的谷草粉尘而引起的一种过敏性肺泡炎，初期发热咳嗽、胸闷气短，晚期心慌、浮肿、发绀，其症状与慢支极相似，病情恶化则肺心病、心衰、呼吸衰竭。这种病用抗生素无效，我国发病人数不少。现在农民副业多，还有蘑菇肺（种菇室内吸进大量真菌孢子而发作，症状类似于感冒、咳嗽、气喘）、养鸡过敏（寄生在鸡毛的北禽螨致人过敏、咳喘）、养兔过敏（兔毛过敏可于接触部位皮肤出现红色疱疹，有人出现咳嗽胸闷）等，这些疾病主要靠预防，如戴口罩、手套，经常到室外呼吸新鲜空气，及时用抗过敏药物，中药有好的疗效。

8 案[1] 一男子五十余，病伤寒咳嗽，喉中声如鼾，与独参汤一服而轻，再服而鼾声除，至三四服，咳嗽亦渐退，凡服参三斤而愈。

【注解】[1] 本案可能录自《丹溪纂要》。

【阐发与临证】老年人病咳嗽、喉中痰声。虽叙述不详，但从久服人参后逐渐减轻至愈可知，这案例是虚证。咳嗽而喉中痰声不绝往往是久嗽遇寒发作，相当于现代之老年慢性气管炎急性发作，虚证多，常用人参胡桃汤治疗有效。《古今医统大全·卷三十七》记载："丹溪治一人因劳役发嗽而得疟……变为发热……痰吼有声……先用独参汤加竹沥二蛤壳，一服后吐胶痰，后用黄芪人参汤服半月愈。"《丹溪治法心要·卷一·咳嗽》篇："里虚或冒风寒，又兼内事过度，咳嗽恶风因劳，人参四钱、麻黄连根钱半，二三贴止，此丹溪先生之神方也。"此二案与本案可互证。2000年3月26日《新民晚报》报道一老年作者咽喉干痒，咳嗽不止，尤以晚上咳甚，作者临睡前舌下或齿边含一小片玄参，早晨吐掉，这样咳嗽也少、睡眠也好、口也不干。该作者认为什么参都可以。作者含玄参，养阴清热，本案服人参是气虚，看来还是有区别的。

9案 梅师[1]治久患嗄呷[2]咳嗽，喉中作声不得眠，取白前捣为末，温酒调服二钱（《衍义》云：白前保定肺气）。

【注解】[1] 梅师：即梅深师，号文梅，隋代医家、僧人，江苏扬州人。善用单方治病。撰有《梅师方》（又名《梅师集验方》）。本案录自《证类本草·卷九·白前》篇。本案还收录于《本草纲目·白前》篇，且注明出于"深师方"。

[2] 嗄呷：形容咳嗽、呼吸时的声音"嗄—呷—"。

【阐发与临证】气管中有黏稠痰，呼吸时气流震动而发出"嗄—呷—"之声，咳嗽时也作声，因之不得眠。梅师善用单方治病，这里用白前粉剂吞服。白前辛甘微温，能降气化痰止咳，主治痰涎壅肺、肺失肃降引致咳嗽咯痰、喉中痰鸣等，但本品阴虚火旺或肺虚之咳喘者慎用。

呼吸或咳嗽时伴嗄呷之声的，也可能是慢性气管炎、肺气肿，甚或肺心病。这类病人除前几案例释按中已说过的治疗外，还需注意睡眠时宜仰半卧位且双手向上微伸，以保持呼吸道通畅。这类患者也不宜使用安眠药，以免加重缺氧，导致呼吸麻痹。

10案[1] 一妇人患肺热久嗽，身如炙，肌瘦，将成肺劳。以枇杷叶、木通、款花、紫菀、杏仁、桑白皮等分，大黄减半，各如常制，治讫，同为末，蜜丸如樱桃大，食后，临卧含化一丸，未终剂而愈。

【注解】[1] 本案录自《本草衍义·枇杷叶》条目。

【阐发与临证】本案肺热久嗽，身热如炙，肌肤瘦弱，这应该是肺阴虚燥热，况且有"将成肺劳"的征象，所以，一般说要用清肺润燥、化痰止咳、肃降肺气的办法。本案用大黄清泻大肠腑气，肺与大肠相表里，也是泻肺气的作用。桑白皮也是泻肺气的（泻白散），杏仁、紫菀、款冬花、枇杷叶化痰止咳，尤其桑白皮、枇杷叶都适宜于肺热咳喘。虽然杏仁、款冬花性温，但有大黄配伍，也可用于肺热咳嗽。只是本案化痰止嗽力足、养阴太少。本案用大黄清泻肺气的用法是有特色的，2000年第12期《退休生活》报道，用鲜芦荟150克泡入1000毫升60度白酒中三天后服用，每次25～30毫升，一日三次，至无苦味后换药，该报道说长期服用治咳喘病有效。芦荟也有清泻大肠的作用，药化分析证实它与大黄都含有芦荟大黄素和大黄素，作用基本一致，而且这二种成分对葡萄球菌、链球菌、肺炎球菌及某些真菌有抑制作用，芦荟醇浸液对人型结核杆菌有抑制作用。大黄还对某些病毒如出血热病毒、疱疹病毒、柯萨奇病毒有明显抵抗作用，可见用大黄等泻药治气管炎也可能起消炎抑菌作用。

11案[1] 丹溪治一人，年五十余，患咳嗽，恶风寒，胸痞满，口稍干，心微痛，脉浮紧而数，左大于右，盖表盛里虚，问其素嗜酒肉，有积，后因接内涉寒，冒雨忍饥，继以饱食酒肉而病。先以人参四钱，麻黄连根节一钱半，与二三贴，嗽止寒除，改用厚朴、枳实、青陈皮、瓜蒌、半夏为丸，与二十贴，参汤送下，痞除（看他用药先后轻重之法）。

【注解】[1] 本案录自《丹溪医按·咳嗽》篇，在《石山医案·附录》中也有。

【阐发与临证】老年人房事后受风寒、淋雨，饥寒交迫，肺脾两虚，寒湿外感，后又饱食酒肉，痰湿内积，平时嗜酒肉已有肠胃积滞，所以辨证为虚人外感、肠胃积滞，人参、麻黄两味而且人参剂量较重，麻黄又是带节连根，补气扶正力宏，发汗力弱。但胸痞满而用人参四钱，可见还有一些虚证症状及舌象未述。后用厚朴、枳实加瓜蒌，取疏通腑气、除积滞，加青陈皮祛痞满，半夏化痰止嗽，此时仍用参汤送丸，可见虚证确然。接内后受寒外感，很有可能患夹阴伤寒。如果阴寒不但袭表卫，还直中少阴，可选用《伤寒论》麻黄附子甘草汤。

咳嗽口干由外感风寒引起的，可用蒸气吸入来缓解，土办法是水壶烧水，壶口中冒出水蒸气对口吸入（壶口与人口间隔相应距离，要不烫嘴）。正规办法是超声波雾化吸入，每次半小时，一日二三次，二者都有效果。

本患者是接内后外感风寒而发病,现在有人在三伏天时紧闭门窗、空调将室温调得过低,也会引起风寒感冒,尤其对老年人、体弱者,容易引起空调机肺炎,表现为恶风寒、咳嗽、胸痞满、咯痰。如果依仗年轻体壮,在空调室内接内过于频繁,患夹阴伤寒的可能性也很大。

12案[1]　一人患干咳嗽,声哑,用人参、橘红各一钱半,白术二钱,半夏曲一钱,茯苓、桑白皮、天冬各七分,甘草、青皮各三分;五贴后,去青皮,加五味二十粒,知母、地骨皮、瓜蒌仁、桔梗各五分,作一贴,入姜煎,再加黄芩五分,仍与四物,入童便、竹沥、姜汁并炒黄柏,二药昼夜间服,两月,声出而愈(先以六君子加天冬、桑皮、青皮,后配入养阴清火润肺之品。妙)。

【注解】[1] 本案录自《石山医案·附录·辨〈明医杂著〉忌用参芪论》,汪曰"丹溪尝治验者"。

案中所用药与《丹溪手镜·卷中·痨瘵》中治虚劳痰用四物汤加竹沥、姜汁、童便,或加参术;《丹溪治法心要·卷四·劳瘵》"治法以大补为主,四物汤加竹沥、童便、姜汁,一加炒柏,阳虚者四君子加麦冬、五味、陈皮、炒柏、竹沥、童便、姜汁"及《丹溪心法》人参清肺散都类似。

【阐发与临证】本患者干咳、声哑,符合肺燥。此为燥邪伤肺,消灼津液,肺失滋润,气道干燥,症应无痰。但从用半夏曲、橘红来分析,似乎本患者肺燥为本而兼有黏稠痰,而又痰出不爽、上气,故再用桑白皮、青皮泻肺气,以四君子加天冬益气健脾养阴治其本。估计五剂后上气减,所以去青皮,再加知母、地骨皮、瓜蒌仁润肺,四物汤、童便养阴,加五味子配伍人参、天冬仿生脉散益气养阴,黄芩、黄柏清肺火而善后。本案的治疗,健脾益气养阴化痰贯串始终。2000年3月31日《中国中医药报》介绍一组食疗方治肺热肺燥、肺肾阴虚之咳喘,可以参考。笔者将其分四类:一类为清肺润肺止咳,适用于风热咳嗽,香蕉2个,适量冰糖隔水炖半小时,每天1~2次,连续食1周;川贝10克、蜂蜜15克隔水炖1小时服;川贝10克、雪梨1个、猪肺半斤隔水炖1小时服;罗汉果半个,猪肺半斤煲汤吃。二类为养阴润肺止咳,适用于肺阴虚咳嗽,沙参15克、百合15克、适量冰糖水煎服;沙参10克、天冬10克、川贝10克、白及10克、西洋参5克,水煎代茶饮;百合20克、蜂蜜20克,隔水炖服;百合15克、太子参15克、白木耳10克,水煎服;三类为益气补肾止咳,适用于肺肾两虚咳嗽,核桃仁15克、补骨脂12克、砂仁1克,水煎服;人参5克、蛤蚧1只、桃核肉10克,炖服;冬虫草4个、鸭半只,隔水炖食。四类为壮阳益精止咳,适用于阳虚咳嗽如老年慢性支气管炎、哮喘等,麻雀2只,冰糖15克,隔水炖食,连服5天。

13案[1]　一壮年,因劳倦不得睡,患嗽痰,如黄白脓,声不出,时春寒,医与小青龙[2]四贴,喉中有血丝,腥气逆上,两日后觉血腥渐多,有血一线,自口右边出,一茶顷遂止。昼夜十余次。脉弦大散弱,左大为甚,此劳倦感寒。强以辛甘燥热之剂,动其血,不治恐成肺痿,以参、芪、归、术、芍、陈、草、带节麻黄,煎熟入藕汁服之。二日而嗽止,乃去麻黄,又与四贴而血除。但脉散未收,食少倦甚,前药除藕汁,加黄芩、砂仁、半夏,半月而愈。

【注解】[1] 本案录自《丹溪医按》。

[2] 小青龙:即小青龙汤,《伤寒论》方,治伤寒表寒不解,心下有水气,咳喘胸满、痰饮停积,药用麻黄、桂枝、干姜、五味子、细辛、白芍、甘草、半夏。

【阐发与临证】本患者是因过劳后感寒、邪化热袭肺,外寒内热,所以痰如黄白脓而声不出,散寒不忘清肺、祛邪不忘益气才是正确的治疗。只用小青龙汤温散表寒显系不足,且能使肺热更重、动血。后医用补中益气汤去柴胡、升麻之升散(升则更易动血),加白芍(敛阴)、带节麻黄(减弱其发汗)、藕汁(养阴止血)。因嗽止而去麻黄,恐其辛燥过度反为不美,因血除而去藕汁,加黄芩继清其肺热。本案开始时如用小青龙去辛、姜,加黄芩、地骨皮则不会出血,后用补中益气汤如果少佐黄芩,可能更佳。

本案可能是支气管扩张,有主张用酒炒大黄每日18克水煎服,治之有效。也有服丝瓜藤汁每日

2～3次，每次20毫升治疗，对慢性支气管炎、肺脓肿等也有效。也介绍用满山红叶、满山白叶之干粉，每次5克，一日二次，开水送服，治慢支咳嗽痰多有效。

14案[1]　一人痰嗽，胁下痛。先以白芥子、姜汁、竹沥、瓜蒌、桔梗、连翘、风化硝、姜蜜丸，嚼化茶清下。

【注解】[1]《金匮钩玄》痰嗽方与本案方类似，本案可能录自《丹溪纂要》。

【阐发与临证】本案胁下痛可能是咳嗽震动引起，也可能是痰饮引起，所以，除用瓜蒌等药清热化痰外，再加白芥子祛痰通络，去皮里膜外之痰，既治胁下痛、又治痰饮。

15案　仇山村[1]少时尝苦嗽，百药不瘥。有越州学录[2]者，教其取桑条向南嫩者，不拘多少，每条约寸许，用二十一枝，纳于沙石锅中，用水五碗，煎至一碗，遇渴饮之，服一月而愈（《仇远稗史》[3]）。

【注解】[1]仇山村：名仇远，字仁近，号山村民，人呼为仇山村，元朝文学家，浙江钱塘人，元成宗大德年间为溧阳教授。

[2]越州学录：越州，春秋时为越国，被楚灭后改置越州，隋时改吴州，辖境为浙江浦阳江流域、曹娥江流域及余姚市等地。学录，宋元明清朝代时为国子监所属学官，掌执行学规、协助博士教授作教育。

[3]《仇远稗史》：仇远所著之杂记体野史。本案还收录在《本草纲目·卷三十六·桑部》。

【阐发与临证】本案是自述病案。作者从小即患咳嗽，历经治疗无效，同僚教以偏方治疗一个月才缓解，是否彻底治愈，不可知，估计只是缓解，还有复发的可能。桑枝苦平，能治肺气咳嗽。桑根白皮是采自东行桑根之嫩者，可治肺气喘满、消炎，罗天益言其能泻肺中伏火而补正气。《经验方》介绍用其与糯米焙干为末，米饮送服治咳嗽吐血。本案单用桑条（桑枝条抑或土中的桑根条，未详述），兼桑枝和桑根白皮两者之作用。

16案[1]　一人嗽，但用香橼去核，薄切片，以酒煮熟，用蜜拌匀，睡起服。[2]

【注解】[1]本案录自宋代赵溍撰《养疴漫笔》（见《四库全书》之"提要"部分及《殆知阁藏书·子藏·笔记》）

[2]睡起服：起床时服。

【阐发与临证】香橼去核剩皮、瓤，厚白而松虚，芳香。性味辛、酸、温，能下气，治心头痰水。《本草纲目》言其煮酒饮治痰气咳嗽。本案所用即为酒煮香橼。蜂蜜还能润肺。用水果治咳嗽，常用川贝和冰糖嵌在梨中，隔水蒸熟吃；冰糖和去皮香蕉1～2只炖食，冰糖和去皮鲜桃炖食，红皮萝卜拌和麦芽糖后食糖水萝卜等，都可治急性气管炎咳嗽。1998年2月6日《联合日报》介绍用1撮连目花椒嵌在梨中蒸20分钟，去花椒食梨，每日2个，治咳嗽。治老年慢性气管炎，有用栗子炖羊肉（各半斤），连吃半月有效。2000年第1期《中国老年》介绍用葡萄干7斤拌3斤蜂蜜治老年气管炎，每日3次，每次3～4匙，吃完即见效。老年慢性气管炎是颇难治的，半月也好，一个月也好，能缓解就不错。2000年3月14日《中国食品报》报道英国在《胸腔》杂志发表研究报告说，苹果中含大量槲皮苷，是抗氧化物，能保护肺部免受污染和烟的危害，所以每天吃1个苹果对肺有好处，而且不易生病。还说洋葱、茶、红葡萄酒中也含此物。

17案　一人事佛甚谨，适苦嗽逾月，夜梦老僧呼，谓之曰：汝嗽只是感寒，吾有方授汝，但用生姜一物，切作薄片，焙干为末，糯米糊丸芥子大，空心米饮下三十丸。觉如其言，数服而愈（《癸志》[1]）。

【注解】[1]《癸志》：参见一卷伤寒篇第100案注2。

【阐发与临证】本案以神灵提示的方式处方用药，是"志"记事的方式之一。感寒咳嗽用生姜治疗，发散寒邪、宣肺止咳是对的，但感寒已月余，可能还有肺寒、脾寒，用干姜温散肺胃上中二焦之寒也是对的，例如小青龙汤用干姜。本案所用是生姜切薄片后焙干，也相当于干姜。加上糯米，养肺润肺，泻白散中也用粳米（比糯米润肺作用差一些）。2000年8月20日《中国医药报》介绍用100克鲜葡萄取汁，5克绿茶泡的1杯茶，15克蜂蜜加50克鲜姜捣取之汁，搅匀温服，可治肺虚咳嗽。此方除葡萄、蜂蜜的作用外，生姜发散寒邪、止咳也是有作用的。《本草纲目》谓生姜治咳逆上气，去痰下气，谓干生姜治咳嗽温中。王好古《汤液本草》谓干生姜为肺经气分之药，能益肺。这些都说明本案用干生姜治咳嗽是对症的。

18案[1]　张致和治沈方伯良臣，患痰嗽，昼夜不能安寝，屡易医，或曰风、曰火、曰热、曰气、曰湿，汤药杂投，形羸食减，几至危殆，其子求治。张诊脉沉而濡，湿痰生寒，复用寒凉，脾家所苦，宜用理中汤加附子（谁谓痰症无用附子之法，此土生金之法也）。其夜遂得贴枕，徐进调理之剂，果安。或曰：痰症用附子，何也？殊不知痰多者，戴元礼[2]常用附子疗治之，（出《证治要诀》[3]）。

【注解】[1] 本案录自《续医说·卷六·附子治嗽》篇。

[2] 戴元礼：即戴原礼，名思恭，明代医家，朱震亨之弟子，浙江浦江人，著有《证治要诀》等书。《医学入门·卷首·历代医学姓氏》篇说"戴元礼号复庵"，是错的，号复庵的姓戴者是戴煟。

[3] 出《证治要诀》：指"痰多症用附子"出于《证治要诀》，见该书卷六停痰伏饮篇。

【阐发与临证】本案患咳嗽、咯痰，竟至昼夜不得安卧，可能是老年慢性支气管炎，肺气肿，属痰饮病之类，因此治疗不易见效，易反复发作，刚一平伏，稍受寒、受风，饮食起居稍一不慎即又起。所以屡易医。该病发作时确有因风、因气、因湿乃至因火、因热而诱发，也可先寒（咯稀清痰涎）后热（咯黄稠痰），但其本虚、本寒却是不可忽视的。汤药杂投、形羸食减，说明光治标未顾本，只重肺不健脾，焉能有效？附子理中汤温中健脾肾，脾健痰不生。

如果寒（内、外）性咳嗽，可用热毛巾揉摩肺俞穴，能减轻症状，用热水袋熨、太阳灯照也有同效。1999年12月1日《中国老年报》介绍用50克艾叶煎汤泡脚，每晚1次，很快止咳。2000年3月10日《上海大众卫生报》介绍用大蒜泥夜间贴敷涌泉穴，对因炎症而引起的风寒邪所致咳嗽及夜间剧咳有效。这二法其实也有温肾、引火归原之意。

19案[1]　汪石山治一妇，年三十，因夫买妾，过于忧郁，患咳嗽，甚则吐食呕血，兼发热、恶寒，自汗。医用葛氏保和汤[2]，不效。汪诊其脉，皆浮濡而弱，按之无力，晨则近数，午后则缓（午后则缓故可治）。曰：此忧思伤脾病也。脾伤则气结而肺失所养，故嗽。遂用麦门冬、片芩以清肺，陈皮、香附以散郁，人参、黄芪、芍药、甘草以安脾，归身、阿胶以和血，数服，病少宽。后每贴渐加参至五六钱，月余而愈。

【注解】[1] 本案及下案都录自《石山医案·附录》。

[2] 葛氏保和汤：保和汤同名5方。（1）葛可久《十药神书》方，原名丁氏保和汤，功能养阴清肺、止咳化痰，治久嗽肺痿，药用知母、贝母、天冬、款冬花、天花粉、杏仁、薏仁、五味子、甘草、马兜铃、紫菀、百合、桔梗、阿胶、当归、地黄、紫苏、薄荷、百部、生姜、饴糖；（2）《丹溪心法》方，药治同（1）方，去百部加麦冬；（3）《证治准绳》方，药治同（1）方，去地黄加麦冬；（4）《杂病源流犀烛》方，药治同（1）方，去地黄、天花粉加麦冬；（5）《医学心悟》方，治食积胸脘胀闷痛、嗳腐吞酸，药用麦芽、山楂、莱菔子、厚朴、香附、陈皮、甘草、连翘。

【阐发与临证】此妇过于抑郁而患咳嗽，呕吐食物和血，伴有发热恶寒自汗出，关键是自汗出。《三因方》认为自汗是"无问昏醒，浸浸自出者"，可因气虚、阳虚、血虚、痰阻、伤湿、外感风邪、中暑等因素所致，而以气虚、阳虚为多见。此妇因抑郁而木乘土，脾胃虚弱，土不生金，脉皆浮濡而弱，按之无力，午后则缓亦即此意。所以用葛氏保和汤单纯养阴清肺、止咳化痰是无效的，必须兼以疏肝解郁、健脾益气方才对症。汪以香附、陈皮散郁，参芪草健脾益气，未用化痰止咳之药品而嗽止。

1999年5月7日《中国体育报》介绍唱歌对感冒引发的咳嗽有疗效，虽然因为人在唱歌时有较长时间不能换气、喘气，只能用腹式呼吸，而腹式呼吸能增大肺活量，又能减轻肺部压力，但唱歌也是疏肝解郁的一种好方法，对忧郁引发的咳嗽也应有效。

20 案 一人年二十余，病咳嗽，呕血盗汗，或肠鸣作泄，午后发热（此弱症也）。汪切脉细数，无复伦次。因语之曰：《难经》云：七传者逆经传也。[1]初因肾水涸竭，是肾病矣。肾邪传之于心，故发热而夜重；心邪传之于肺，故咳嗽而汗泄；肺邪传之于肝，故胁痛而气壅；肝邪传之于脾，故肠鸣而作泄；脾邪复传之于肾，而肾不能再受邪矣。[2]今病兼此数者，死不出旬日之外矣。果如期而逝。

【注解】[1] 七传者逆经传也：此句原文在《难经》中找不到。《难经·五十三难》云："七（次）传者，传其所胜也。"五行相克是木克土、火克金、土克水、金克木、水克火，七传者即木传土、火传金、土传水、金传木、水传火，即下文或（2）注所言，实际这就是"乘"。

[2] 这一段话在《难经·五十三难》中有意义相同的原文，记述于下："假令心病传肺，肺传肝，肝传脾，脾传肾，肾传心，一脏不再伤。"

【阐发与临证】此患者的病情，按汪之分析是相克次序的传变，即"次传""逆经传"。相克次序的传变，肾水传心火，心火传肺金，肺金传肝木，肝木传脾土，脾土传肾水。再传到肾水，肾就不能再受邪了，所以病危。七传，按吕广所注当为次传，亦即相乘，病情当然严重。按患者的症状：咳嗽、盗汗、呕（咯）血，肠鸣泄泻，日晡潮热，脉细数又散乱，加上后面又补充的一些症状如肾水干涸、胁痛气壅等，确是病情严重，是肺痨，而且五脏都有病变矣。

按现代医学观点看，此患者为肺结核空洞咯血。1997年11月12日《中国中医药报》报道哈尔滨马理奇用滋阴清热、补虚培元、解毒杀菌的疗法，药用鳖甲、知母、黄芩、蛤蚧、黄芪、百部、夏枯草、鱼腥草、珍珠、三七、全蝎、乌梢蛇、白及制成散剂治疗2520个肺结核空洞，闭合1640个，缩小660个，总有效率91.2%（未说明是否同时合用抗结核药）。有介绍用鲜大蒜泥10克加硫黄末10克，肉桂末3克，混匀敷于涌泉穴，隔日换药，治咯血。余以前对肺结核顽固者予食用半生半熟的大蒜头（去皮大蒜头，开水浸泡，外熟内生），结合抗结核药，疗效颇佳。

21 案[1] 一人形长色苍瘦，年逾四十，每遇秋凉，病咳嗽，气喘不能卧，春暖即安，病此十余年矣。医用紫苏、薄荷、荆芥、麻黄等以发表，用桑白皮、石膏、滑石、半夏以疏内，暂虽轻快，不久复作。汪诊之，脉颇洪滑，此内有郁热也。秋凉则皮肤致密，内热不能发泄，故病作矣。内热者，病本也。今不治其本，乃用发表，徒虚其外，愈不能当风寒，疏内徒耗其津，愈增郁热之势。遂以三补丸[2]，加大黄酒炒三次、贝母、瓜蒌丸[3]服，仍令每年立秋以前，服滚痰丸三五十粒，病渐向安。

【注解】[1] 本案至第25案都录自《石山医案·卷上·咳嗽》篇。

[2] 三补丸：同名6方。（1）《丹溪心法》方之一，治上焦热积，泻五脏火，药用黄芩、黄连、黄柏等分为末，蒸饼为丸；（2）上书方之二，治药同上加龟板；（3）上书方之三，治酒色过伤少阴，药用龟板、黄柏、黄连、黄芩，冬加干姜、夏加砂仁五味子，蒸饼丸；（4）上书方之四，治阴虚，药用人参、白术、陈皮、麦冬，水煎吞服补阴丸；（5）上书方之五，治体弱、肌肥壮、血虚脉大，药用生地、龟板、白芍、侧柏、乌药叶，生地熬膏，余药作末，共作丸，白术、香附煎汤送下；（6）上书方之六，益少阴经血，解五脏结气，药用炒栀子为末，姜汁煎汤送。

[3] 瓜蒌丸：《沈氏尊生书》方，治食嗽，药用山楂、瓜蒌仁、半夏曲、神曲等分，瓜蒌瓤加竹沥和丸。

从案文语气看，可能是方用黄芩、黄连、黄柏、酒炒大黄、贝母、瓜蒌，制成丸服。

【阐发与临证】此患者每于秋季天气转凉时病咳嗽、喘，甚至不能平卧，天气转暖则缓解，已十余年。按照一般辨证，都认为是外寒束表、肺失清肃。然而按这思路用麻黄、荆芥、紫苏等辛温解表无效。因为脉洪滑，认为内有郁热，而用黄芩、黄连、黄柏、大黄等清热药和贝母、瓜蒌等清化痰热药而收效，说明即使辨证有误也要在碰壁时转弯，还有脉象与症状要密切结合。当然，患者已病十余年之"内有郁热"肯定有生活、居住、工作等方方面面的致热因素，如嗜酒、嗜烟、嗜食辛辣咸食品、吞服丹石药等不良行为。

22 案 一妇年逾五十，其形色脆弱，每遇秋冬，痰嗽气喘，自汗体倦，卧不安席，或呕恶心。汪诊之，脉皆浮缓而濡。曰：此表虚不御风寒，激内之郁热而然（表虚人皆知之，内有郁热知之者鲜矣）。遂用参、芪各三钱，麦冬、白术各一钱，黄芩、归身、陈皮各七分，甘草、五味各五分，煎服十余帖而安。每年冬寒，病发即进此药，次年秋间，滞下腹痛后重，脉皆濡细，稍滑。汪曰：此内之郁热欲下也。体虽素弱，经云：有故无损。[1]遂以小承气汤，利两三行，腹痛稍除，后重未退。再以补中益气汤加枳壳、黄芩、芍药煎服（先攻后补而兼清），仍用醋浇热砖，布裹坐之而愈。是年遇寒，嗽喘亦不作矣。

【注解】[1] 有故无损：此句出自《素问·六元正纪大论》篇，原文是"有故无殒，亦无殒也"。（见四卷第三篇第31案注）。因为有病、有邪，即使用猛药也不会妨碍身体，不会伤正气，本案文是刻误。

【阐发与临证】 本案患者也是每遇秋冬发咳喘，但发作时兼"体倦自汗，脉象浮缓而濡"，汪辨为表虚不御风寒是对的。在汪的潜意识里，秋冬发咳喘有痰，都与内热有关，即上案中说"秋凉则皮肤致密，内热不能发泄""内热者，病本也"。所以上案因脉洪滑而辨为内有郁热，使用大量苦寒清热药，本案即使脉浮缓而濡，在表虚的前提下还是辨为"激内之郁热而然"，这是经验之谈。现在也有一些名家指出，辨证与辨病相结合，要使用截药。本案例确是符合这二条的。

滞下腹痛后重是因肠胃积滞、气滞，无积不成痢也。有积滞必须攻积消滞。本案中用小承气汤，虽然体弱，脉又濡细，但必须用，否则病必不除。但本案后来出现的滞下腹痛后重，汪曰此内之郁热欲下，把现在的滞下痢与一年前的咳嗽郁热连在一起，现在看来，此结论很难为人所接受。

23 案 一妇产后，咳嗽痰多，昼轻夜重，不能安寝，饮食无味，或时自汗。医用人参清肺汤[1]，嗽愈甚。汪诊之，脉浮濡近驶，曰：此肺热也。令服保和汤[2]，五贴而愈。

【注解】[1] 人参清肺汤：《和剂局方》方，治肺胃虚热、咳嗽喘急、久年劳嗽、吐血腥臭等，药用人参、阿胶、地骨皮、知母、乌梅、罂粟壳、杏仁、甘草、桑白皮、大枣。

[2] 保和汤：参见本篇第19案注2。

【阐发与临证】 产后咳嗽且夜重，时自汗，极易辨为气虚及/或阳虚，医用人参清肺汤，从辨证来看是可以理解的。但该方实际方性偏凉，只是补肺止嗽而已，宣肺肃肺化痰等俱不足。脉虽浮濡（产后）但数，故汪辨为肺热，葛可久保和汤用大量清肺养阴化痰止嗽药，为肺热而设。

产后要保养，要保暖，但不可过热、过食荤腥，否则反致内热加重，此妇有可能如此。肺热咳嗽平时可用饮食调理，生食萝卜能清热生津、化痰止咳，如萝卜与生梨同取汁饮更好，萝卜也可与蜂蜜同煮汤饮用。百合银耳炖汤，加适量冰糖，可润肺养阴、止咳化痰，花生煮食能养阴润肺止咳化痰，这许多食疗均可适用于产后病人。

应用胆汁镇咳化痰治顽固咳嗽、慢性气管炎是有特效的，鸡胆汁治百日咳即一例。1999年1月2日《解放日报》介绍羊胆汁250克，蜂蜜500克，调匀隔水蒸熟，晨起空腹和晚上临睡前各趁热服一匙，易发气管炎的于入冬起开始服用，一般无副作用。

24 案 一妇怀妊七月，嗽喘不能伏枕，两臀坐久，皮皆溃烂。医用苏子降气汤[1]、三拗汤[2]、参苏饮，俱罔效。汪诊之，右脉浮濡近驶，按之无力，左脉稍和。曰：此肺虚也，宜用补法。遂以人参钱半，白术、麦冬各一钱，茯苓八分，归身、阿胶、黄芩各七分，陈皮、五味、甘草各五分，煎服，六七贴而愈。

【注解】[1] 苏子降气汤：同名2方。（1）《和剂局方》方，治痰饮咳喘，气不升降，上盛下虚之证，药用苏子、半夏、当归、前胡、厚朴、肉桂、甘草、生姜、苏叶、大枣，另方有沉香，再另方有陈皮；（2）《杂病源流犀烛》方，治气嗽、上气喘急、痰涎成块或滞塞咽喉，或吐脓血，药用苏子、橘红、半夏、厚朴、前胡、当归、沉香、炙甘草、生姜。

[2] 三拗汤：《和剂局方》方，治感冒风寒、肺气失宣喘咳，药用麻黄（不去根节）、杏仁、甘草、生姜。

【阐发与临证】孕妇咳喘谓子嗽，常见有风寒、风热、燥热、暑热、痰湿、阴虚、肺肾两虚、脾肺两虚等八种证型。本案咳喘不能平卧，只能半卧位，以致臀部出现褥疮。脉浮濡而数，是肺脾两虚，以异功散改汤、生脉散加补血的当归身、阿胶以及既能清肺热又能保胎的黄芩而愈。

妊娠的人本身易缺氧，久患咳嗽气喘的病人也容易缺氧，所以此患者很易早产，上述四君子汤、生脉散、归身、阿胶、黄芩等都有保胎的作用。此患者在咳喘初起时可以经常炖食猪肺来补肺养肺，对妊娠、对慢性气管炎都有益。

25 案 一童子八岁，伤寒咳嗽，痰少面赤，日夜不休。医以参苏饮。数日嗽甚。汪诊之，脉洪近驶。曰：热伤肺也。令煎葛氏保和汤，病如失（保和汤方：知母、贝母、天冬、麦冬、款冬、花粉、米仁、杏仁、五味、甘草、兜铃、紫菀、百合、桔梗、阿胶、归身、生地、紫苏、薄荷）。

【注解】[1] 此处之保和汤方，符合本篇第19案注1中《丹溪心法》方。

【阐发与临证】八岁童子患伤寒，咳嗽、面赤，为外寒内热，咳嗽日夜不休且痰少，此为黏痰难咯出，肺热重，炼津液为黏痰。葛氏保和汤使用大量养阴清肺、止咳化痰之品，还兼有宣肺肃肺补肺的药物，确为治肺热咳嗽的良方。

丹参具有活血化瘀的作用，能改善肺部微循环，解除支气管平滑肌痉挛，镇静、祛痰，因此滤极净并稀释后可作为超声雾化吸入，治疗小儿支气管炎。小儿咳嗽难于较长期应用内服药，1999年4月2日《中国中医药报》介绍用生麻黄100克，白胡椒80克，麝香0.2克，研成细粉，每用0.3克，撒入普通黑膏药上，贴于大椎、肺俞、膻中、丹田、涌泉等穴上，两天一换，对缓解支气管平滑肌痉挛状态有效。对小儿秋冬肺燥咳嗽，也可用白菜干100克，豆腐皮50克，红枣10枚煮汤，适量食用。前几案中介绍的几种煮食水果、猪肺和热敷肺俞、涌泉穴等办法都可适用小儿。

26 案[1] 一妇年三十，质脆弱，产后咳嗽，痰臭。或作肺痈治，愈剧，延及两脚，渐肿至膝，大便溏，小腹胀痛，午后发热，面红气促，不能向右卧（此弱症，脉一数便不治）。汪诊脉虚小而数，曰：凡咳嗽左右向不得眠者、上气促下泄泻者、发热不为泻减者，皆病之反也。按此皆原于脾。经曰：脾主诸臭，入肺腥臭，入心焦臭，入肝腐臭，自入为秽臭。[2] 盖脾不能运行其湿，湿郁为热，酿成痰而臭矣。经曰：左右者，阴阳之道路也。[3] 脾虚则肺金失养，气劣行迟，壅遏道路，故咳嗽气促，不能右卧也。脾虚必夺母气以自养，故心虚发热而见于午也。脾主湿，湿胜则内渗于肠胃为溏泄，外渗于皮肤为浮肿（辨症精确）。令用参、芪、甘草补脾为君，白术、茯苓渗湿为臣，麦冬保肺气，酸枣仁以安心神为佐，陈皮、前胡以消痰下气为使，用东壁土[4]，以受阳光最多，用之以为引用。盖土能解诸臭，用以补土亦易为力矣，此取钱氏黄土汤[5]之义也。服一贴，前症略减，病者喜甚。汪曰：未也。数服后无反复，方是佳兆。否则，所谓过时失治，后发寒热，真阳脱矣；泄而脚肿，脾气绝矣，何能收救。

【注解】[1] 本案及以下两个案例都录自《石山医案·卷下》。

[2] "脾主诸臭……自入为秽臭"：引自《难经·四十九难》。原文是"何以知伤暑得之？然：当恶臭……心主臭，自入为焦臭，入脾为香臭，入肝为臊臭，入肾为腐臭，入肺为腥臭"。《素问·金匮真言论》篇在"五藏应四时"段中有"肝……其臭臊""心……其臭焦""脾……其臭香""肺……其臭腥""肾……其臭腐"，与本案文意同。

[3] "左右者，阴阳之道路也"：引自《素问·阴阳应象大论》篇。

[4] 东壁土：甘温无毒，治下部疮、脱肛及止泄痢、霍乱、烦闷，摩干湿二癣。相当于内服收敛、外用收涩敛湿作用。

[5] 钱氏黄土汤：黄土汤有同名5方。(1)《金匮要略》方，治脾阳虚衰、大便下血及吐衄崩漏等，药用甘草、生地、白术、附子、阿胶、黄芩、灶中黄土；(2)《千金要方》方之一，治猝然吐衄血，药用灶中黄土、甘草、白术、阿胶、干姜、黄芩；(3)上书方之二，治吐血，药用灶中黄土、当归、芍药、川芎、桂心、干姜、白芷、甘草、阿胶、细辛、生地、吴茱萸，水酒各半煎；(4)《鸡峰普济方》方，治吐衄下血，药同(4)方生地换成熟地；(5)《外台秘要》方，治五脏热引起的鼻衄、吐血，药用灶心黄土、当归、川芎、白芍、生地、黄芩、炙甘草、桂心、竹茹。《小儿药证直诀》中无黄土汤。

【阐发与临证】咳嗽而咯腥臭痰，很可能是肺痈，但肺痈应有发热恶寒、胸痛、咯血，加之按肺痈治疗后脚肿至膝、大便溏、小腹胀痛，可见苦寒清热药用之不合证，反增脾虚中气滞，汪辨为"此皆原于脾"，为脾虚生痰，所以用四君子汤加东壁土健脾温中治本，陈皮、前胡化痰止咳为辅。

脾主运化水湿，脾为湿困，湿郁而为湿热，湿热成痰为黄稠秽臭痰，不可能是又香又臭的痰。至于咳嗽而左右向不得眠，乃胸中气机不畅，气滞而痰涎壅遏气道，化痰理气法可取效。黄土汤以健脾为主，佐以化痰理湿理气。在此为仿其意，主要说明用东壁土的意义在于仿灶心黄土健脾温中。本案好像是支气管扩张症，因其痰涎类似于肺痈而非肺痿。

27案 一妇人患症同前，医作肺痈治，而用百合煎汤煮粥食，反剧。汪诊其脉细弱而缓（缓则可治），治以参、芪甘温等剂，不数服而愈，此由治之早也。

【阐发与临证】本案与上案相同，也是症状，尤其是咳嗽咯痰类似于肺痈而作肺痈治疗，症状反而加剧。上案未说明按肺痈治疗用何药，本案说明用百合。百合甘平无毒，能补中益气、利大小便、润肺止嗽治热咳，适用于肺虚咳嗽。如百合固金汤，对脾虚湿困痰盛咳嗽无效，所以汪治以参、芪甘温健脾之剂而愈。

本案文说"此由治之早也"，是针对本案与上案比较，病情只是脾虚湿困痰盛咳嗽，尚未成痈，而提前用健脾化痰药，谓之"治之早"也。

28案 一人年十九，面白质弱，因劳思梦遗，遂吐血碗许。自是微咳倦弱，后身忽大热，出疹。疹愈（郁热发疹故愈），阴囊痒甚，搓擦水流，敷以壁土，囊肿如盏大。遂去土，以五倍涂少蜜，炙为末，敷之，遂愈。因感风寒，其嗽尤甚，继以左右胁痛。汪诊脉虚而数，见其畏风寒，呕恶倦动，粪溏气促。曰：此金极似火也。夫心属火而藏神，肾属水而藏志，二经俱属少阴而上下相通。今劳思则神不宁而梦，志不宁而遗，遗则水不升而心火独亢也。肝属木而藏血。其象震，震为雷，心火既亢，则同类相应，引动龙雷之火，载血而越出于上窍矣，肝脉环绕阴器，亦因火扰而痛痒肿胀也。火胜金，故肺经虚而干咳。皮毛为之合，亦为火郁而发疹。大肠为之府，故亦传导失宜而粪溏。然金虚不能平木，故木火愈旺而凌脾，脾虚则呕恶而食减。经曰：壮火食气，[1]脾肺之气为壮火所食，故倦于动作而易感风寒也。经言：两胁者，阴阳往来之道路也，[2]为火阻碍则气不利而痛矣。然火有虚有实，有似火而实非火，故经言：有者求之，无者求之，虚者责之，实者责之，[3]此治火之大法也。前症之火皆虚，非水湿之可折伏，惟甘温之剂可以祛除，譬之龙雷之火，日出则自潜伏矣，若用苦寒降火，正如雨骤雷烈而火愈炽矣。世医治火，不惟不求之有无虚实，专泥咳嗽吐血皆属阴虚，误服参、芪不救之语，概用滋阴等剂，况此服滋阴已百余贴，而病反增剧，岂可仍以阴虚治之耶？且经言：形寒饮冷则伤肺，又谓：脾胃喜温而恶寒，今用甘温健其脾，则肺金不虚，而咳嗽气促自愈。肝木有制，而胁痛吐血自除，虚妄之火亦自熄矣。遂以参、芪各四钱，神曲、山楂各七分，白术、麦冬、贝母各一钱，甘草五分，炒干姜四分（配黑姜妙），煎服十余贴，脉数减，嗽少除，精神稍健。但后又适新婚，不免耗损真阴，将何以制其虚妄之火耶？盖咳属肺金，数脉属火，咳而脉数，火克金也。冬月水旺而见数脉，亦违时也。大凡病见数脉，多难治疗，病久脉数，尤非所宜，故为之深虑耳（论弱症之案，未有如此篇精切详明者，当熟读。而纲领之临症自有得心应手之快）。

【注解】[1]"壮火食气"：引自《素问·阴阳应象大论》篇。

[2]"两胁者，阴阳往来之道路也"：《内经》《难经》《伤寒论》《金匮要略》均未找到原文，但本篇第26案所引之"左右者，阴阳之道路也"，王冰注曰：阴阳间气，左右循环，故左右为阴阳之道路，即阴气右行，阳气左行。这里左、右也包括两胁。

[3]"有者求之，无者求之，虚者责之，实者责之"：引自《素问·至真要大论》篇，原文是"有者求之，无者求之，虚者责之，盛者责之"。

【阐发与临证】本患者青年人、面白质弱，平时多劳多思，肺脾气虚之体质，吐血后微咳、倦弱，是肺气阴两虚，可能还是劳瘵。如此应予四君子汤、生脉散、百合固金汤合方治疗。身忽大热而出疹，可能是风疹，阴囊痒而流滋水为湿疹，敷壁土后肿大是继发感染。因感风寒，新病旧病同发，咳嗽当然要加重。脾更虚，所以呕恶、倦动、气促、大便溏薄。其实阴囊湿痒与肺脾两虚之咳嗽咯血是两个不同的病，也可能是因肺脾气虚、抵抗力差而易于发作阴囊湿疹。但汪认为两者系心肝火旺同类相应，甚至把发痒也牵涉到"火郁"而为。从分析来看，有可取之处，也不失为牵强。

人体阴气右行、阳气左行，阴阳间气左右循环，故左右为阴阳之道路也。两胁也是左右，阴气右行和阳气左行，左右循环也走行于两胁，故两胁也是阴阳往来之道路。况且两胁为肝胆经分布之处，相火旺者，常有两胁胀痛等症状。火有虚实之分，相火即是虚火，是阴虚而木旺。李东垣之阴火，即指中气虚而出现的，所谓甘温除热即针对此而设。本案之热为肺肾阴虚、肺脾气虚所致，既有相火，又有阴火，所以既用补中益气健肺脾、又用抑肝木法。

有者求之，无者求之，虚者责之，实者责之四句，主要是指辨证论治。有和无也相应地指壮火和少火，都是火，壮和少在某一人体上也是相对而言。虚火和实火也都是火，但性质和治法均不同。《素问·至真要大论》篇病机十九条中关于火的有五条，此外"诸风掉眩，皆属于肝"是火之动，"诸气膹郁，皆属于肺"是火之升，"诸湿肿满，皆属于脾"是火之胜，"诸痛痒疮，皆属于心"是火之用，五脏中仅属于肾的"诸寒收引"是寒的。从发病的内因和不内外因来看，气郁则火起于肺，大怒则火起于肝，醉饱则火起于脾，思虑则火起于心，房劳则火起于肾，也与五脏有关。六腑也有火，也有实火虚火。实火宜泻，虚火宜补，郁火宜发，阳火宜直折，阴火宜温导，这就是有和无都要辨证，都要求之，虚和实都要责之。

29案[1] 薛己治大参李北泉时吐痰涎，内热作渴，肢体倦怠，劳而足热，用清气化痰益甚。薛曰：此肾水泛而为痰，法当补肾。不信。更进滚痰丸一服，吐泻不止，饮食不入，头晕眼闭，始信薛言。用六君子汤数剂，胃气渐复，却用六味丸，月余诸症悉愈。

【注解】[1]本案至第36案都录自薛己《内科摘要·卷上·脾肺亏损咳嗽痰喘等症》。

【阐发与临证】此患者年龄大，肢体倦怠、劳后足热，虽有吐痰口渴，这是脾肾两虚，所以用清气化痰法无效，用泻火逐痰的滚痰丸当然更无效，其中大黄反增脾胃虚寒，引起腹泻。案文中说此肾水泛而为痰，当是肾气虚，宜用金匮肾气丸。但又劳而足热、内热、口渴，又要考虑肾阴不足，所以用六味地黄丸平补肾阴肾阳。总的说来，六味地黄丸到底还是补肾阴为主。

老年人在一阵暴发性咳嗽后会出现突然的晕厥，这主要是咳嗽时胸腹腔内压增高，使回心血量减少、导致脑供血不足；咳嗽使颅内压增高也会使脑供血不足，中医认为咳嗽乃肺气上逆，此肺气为浊气，浊气上逆则清阳不升，还影响血气不升，因而晕厥；还有颅内压增高时对脑组织产生震荡效应，这些原因都可引起一过性意识丧失、头晕。本患者用滚痰丸后反增吐泻不止之症，主要是大黄、黄芩促使"头晕眼闭"发生，可能就是咳嗽性晕厥。还有老年人久咳不止，还要想到有脑栓塞的可能，尤其是频繁的晕厥出现。

30案 地官李北川，每劳咳嗽，薛用补中益气汤即愈。一日复作，自用参苏饮益甚，更服人参败毒散，项强口噤，腰背反张。薛曰：此误汗亡津液而变痉矣。仍以前汤加附子一钱，四剂而愈。

【阐发与临证】每劳而咳嗽，可知中气不足。除此外，是否其劳动时吸入自然界的粉尘而咳嗽。如果粉尘等吸入而咳嗽，这咳嗽是一种保护性反应，是有益的。针对吸入有害物的咳嗽，1999年1月20日《北京日报》介绍主动咳嗽法，借以排出有害物。做法是选择一空气清新处深呼吸，深呼吸时缓缓抬起双臂，然后主动咳嗽，使气流从口鼻喷出，咳出痰涎，如此反复数遍，每做完一遍后进行数次正常呼吸。像这患者的咳嗽，也可采取预防法，经常清洁口腔，进食后刷牙，或用食指蘸牙膏按摩牙龈、清理牙缝、多漱口，可以减少口腔内细菌的生长，减轻气管的炎症。案文说误汗亡津液而变痉，为何不用养津药？补中益气汤中并无养津药，加附子是增强补气作用的，人参即使用西洋参，全方的养津作用也不强。《脾胃论》原文补中益气汤是咳嗽需去人参的，况且芪草参三味药有除湿热烦热之功，所以案文中的"误汗亡津液"可能是"误汗气耗"之误。

31 案 司厅陈国华，素阴虚，患咳嗽，以自知医，用发表化痰之药，不应，用清热化痰等药，症愈甚。薛曰：此脾肺虚也。不信，用牛黄清心丸，更加胸腹作胀，饮食少思，足三阴虚症悉见。朝用六君加桔梗、升麻、麦冬、五味，补脾土以生肺金，夕用八味丸，补命门火以生脾土，诸症悉愈。经云：不能治其虚，安问其余？[1]此脾土虚不能生肺金而金病，复用前药而反泻其火，吾不得而知也。

【注解】[1]"不能治其虚，安问其余？"：录自《难经·七十五难》，原文是"不能治其虚，何问其余"。

【阐发与临证】一般咳嗽初起，可能外感引起，用发表化痰药，如果表邪化热犯肺，用清热化痰药。此患者既自知医，又素阴虚，肯定先有表证、复有痰热症状而用相应药物。但辨证要究其根本。薛辨为脾肺两虚是气虚，应当用六君子汤健脾化痰湿。土虚不能生金，在这案例是咳嗽，也可以说是脾虚生痰湿。至于夕用八味丸补命门火，可能原有肾阳虚，又用牛黄清心丸使足三阴肝脾肾虚之症状出现的缘故。

《难经·七十五难》言"《经》曰：不能治其虚，何问其余"，原文是说明火能使木更旺（子能令母实），水涵木，能使木气收敛（母能令子虚），为使木气不要太旺而反侮金，因此要泻火（木之子）补水（木之母），也即泻南（南方火）补北（北方水）。这是治虚的要领。本案中不存在泻南补北的问题，只有培土生金的关系和补肾水而益脾土的关系。补肾水而益脾土，相应的也是子（水）能令母（金）实。

本患者除肺脾肾虚之外，还有寒，所以自用清热化痰、牛黄清心丸等清热药后寒证之症状出现。除温补药外，还可用吴茱萸、白芥子捣烂加适量蜂蜜调匀敷于涌泉穴、肺俞穴、膻中穴等处。2000年8月30日《江苏科技报》介绍蜂蜜1千克浸泡大蒜头1千克，冬至时起每日空腹服一匙蜂蜜和2~3瓣蒜头，有较好的防治气管炎作用。

32 案 中书鲍希伏，素阴虚，患咳嗽，服清气化痰丸及二陈、芩、连之类，痰益甚。更用四物、黄柏、知母、玄参之类，腹胀咽哑，右关脉浮弦，左尺脉洪大。薛曰：脾土既不能生肺金，阴火又从而克之，当滋化源。朝用补中益气加山萸、麦冬、五味，夕用六味丸加五味，三月余，喜其慎疾得愈。

【阐发与临证】本案与上案同样是脾肺二虚，所以都用补气健脾、培土生金。上案还因肾阳虚而需补命门火以生脾土而用八味丸，本案又因阴虚火旺（咽哑）而用七味都气丸及生脉散，其中六味地黄丸是相同的，上案有附桂，本案有五味、麦冬。朝用方，上案是六君加升麻、桔梗，本案是补中益气汤，二方类似。

33 案 武选汪用之，饮食起居失宜，咳嗽吐痰，用化痰发散之药。时仲夏，脉洪数而无力（脉数不时则生恶疮，关内逢芤则内痈作），胸满面赤，吐痰腥臭，汗出不止。薛曰：水泛为痰之证，而用前剂，是谓重亡津液，得非肺痈乎？不信，仍服前药。翌日，果吐脓，脉数，左三右寸为甚。始信，用桔梗汤[1]一剂，脓数顿止，再剂全止。面色顿白，仍以忧惶。薛曰：此症面白脉涩，不治自愈（白，肺色也，涩，肺脉也。色脉得令故愈）。又用前药一剂，佐以六味丸治之而愈。

【注解】[1] 桔梗汤：同名14方。(1)《伤寒论》方，治伤寒少阴病热化咽痛，也治梅核气、咽喉肿痛、肺痈咳吐脓痰，药用桔梗、生甘草；(2)《和剂局方》方，治痰逆恶心、胸胁胀满，药用桔梗、半夏、陈皮、枳实、生姜；(3)《济生方》方之一，治肺痈胸痛、咳吐脓血痰，药用桔梗、贝母、当归、瓜蒌仁、枳壳、苡仁、桑白皮、防风、黄芪、甘草、百合、杏仁、生姜；(4) 上书方之二，治药同上，去防风、甘草，加汉防己、五味子、葶苈子、地骨皮、知母；(5)《兰室秘藏》方，治咽肿微痛、音哑，药用桔梗、带节麻黄、黄芩、甘草、僵蚕、马勃、桂枝、当归身；(6)《中国医学大辞典》引王好古方，治热肿喉痹，药用桔梗、连翘、栀子、薄荷、黄芩、甘草、竹叶；(7)《小儿医方妙选》方，治小儿咳嗽，药用桔梗、半夏、紫苏叶、石膏、甘草、皂荚、生姜；(8)《沈氏尊生书》方，治肺有郁火，药用桔梗、香附、栀子、黄芩、川贝、知母、前胡；(9)《张氏医通》方，治麻疹咽痛、口舌生疮，药用桔梗、生甘草、山豆根、玄参、大力子、荆芥、麦冬；(10)《疡医大全》方，治肺痈痰气上壅的咳唾，药用甘草、桔梗、麦冬；(11)《外台秘要》方之一，治肺痈，药用桔梗、败酱草、炙甘草、苡仁、白术、地黄、当归、桑白皮、大豆、清酒；(12) 上书方之二，治霍乱食不消、肠鸣腹痛热不止，药用桔梗、白术、干姜、茯苓、陈仓米；(13)《活法机要》方，治上焦气热上冲、食后吐，药用桔梗、白术、半夏、陈皮、茯苓、枳实、厚朴，煎水调木香散；(14)《类证治裁》方，治药同(8)方加薄荷。

【阐发与临证】本患者夏季因饮食起居失宜而咳嗽吐痰，很可能是贪凉、过食油腻辛辣物，如果单纯感寒，用化痰发散之药是对证的，但既无效，可能又有过食油腻辛辣物致肺热，热郁于肺，肺热为表寒郁束，不能宣泄，单用辛温发散，既加重肺热，又伤津液，因此脉洪数（里热）又无力（津虚）、面赤、吐痰腥臭（肺热），热郁于肺，化脓为痈。这里用的桔梗汤以《济生方》二个方及《外台秘要》一方为宜。后用的六味丸，现代药理研究表明有提高免疫功能。

右寸脉数当然表示肺热，左寸关尺脉数主要表示上焦及肝木火旺，肝木火旺可以反侮肺金。

1998年7月6日《中国中医药报》报道对化痰止咳发散药方止嗽散做动物实验，证明其分煎和合煎各剂量都有镇咳和祛痰作用，但合煎大剂量组祛痰作用最强。

34案 儒者张克明咳嗽，用二陈、芩、连、枳壳，胸满气喘，侵晨[1]吐痰，加苏子、杏仁，口出痰涎，口干作渴，薛曰：侵晨吐痰，脾虚不能消化饮食，胸满气喘，脾虚不能生肺金，涎沫自出，脾虚不能收摄，口干作渴，脾虚不能生津液。遂用六君加炮姜、肉果，温补脾胃，更用八味丸，以补土母而愈。

【注解】[1] 侵晨：天刚破晓。

【阐发与临证】此患者侵晨咳嗽咯痰、胸满气喘，考虑到读书人体质弱，单纯化痰止咳、清肺降气似乎不周全。脾为生痰之源，尤其是稀白痰涎，更要辨证为脾虚，本案薛己的辨证较详尽。本案的治疗法则与第31案几乎相同，只是更温而已，着重在"侵晨"和"口出痰涎"。

35案 上舍史瞻之，每至春咳嗽，用参苏饮加芩、连、桑、杏乃愈。一日复发，用前药益甚，加喉瘖（少阴之脉循喉咙），就治，左尺洪数而无力，薛曰：此肾经阴火刑克肺金，当滋化源。遂以六味丸料加麦冬、五味、炒山栀及补中益气汤而愈。

【阐发与临证】此为老年慢性气管炎患者，因冬季受寒邪或春季气候变化无常而感寒而咳嗽，因此经常用参苏饮（还有老年气虚、抵抗力减退）加味而缓解。但特殊情况是声哑、左尺脉肾部虽洪数而无力，合肾水不足、相火上亢克肺金，所以用八仙长寿丸滋补肝肾之阴津，以炒山栀清肝之相火。

春季气候多变，老年人很易患休克型肺炎，此病死亡率高达97%，特别如本患者那样素有慢性气管炎，更易发生。该病起病急，症状体征隐匿，常被其他系统的症状掩盖，例如消化道症状的呕吐、腹泻，心血管病症状的胸闷、心慌、胸痛，脑血管意外的神志模糊、抽搐、偏瘫，甚至低血压休克等。像本患者那样用以往的常规治疗无效且发生变化，那就应当引起警惕了。

36案　一男子夏月咳嗽吐痰，用胃火药[1]不应，薛以为火乘肺金，用麦门冬汤[2]而愈。后因劳役复嗽，用补中益气加桔梗、山栀、片芩、麦冬、五味而愈。但口干体倦，小便赤涩，日用生脉散[3]而愈。

【注解】［1］胃火药：在此指清胃热的药物。

［2］麦门冬汤：同名13方。（1）《金匮要略》方，治火逆上气，咽喉不利，药用麦冬、半夏、人参、甘草、粳米、大枣；（2）《千金要方》方，治大病后火热乘肺，咳唾有血，五心烦热，上气羸瘦等，药用麦冬、桔梗、桑白皮、半夏、生地、紫菀、竹茹、麻黄、甘草、五味子、生姜、大枣；（3）《外台秘要》方，治小儿大下后胃中虚热口渴，药用麦冬、甘草、枳实、人参、黄芩、龙骨；（4）《苏沈良方》方，治霍乱烦渴，药用麦冬、茯苓、半夏、陈皮、白术、人参、小麦、甘草、生姜、乌梅；（5）《证治准绳》方之一，治肺痨热生虫而咳逆气喘，药用麦冬、花椒、干姜、黄芪、百部、白术、人参、肉桂、远志、附子、细辛、甘草、杏仁；（6）上书方之二，治血灌瞳仁、昏涩疼痛、转关外障，药用麦冬、大黄、黄芩、桔梗、玄参、细辛、芒硝；（7）上书方之三，治肝热肝火、目赤肿痛，药用麦冬、秦皮、赤苓、玉竹、生大黄、升麻、竹叶、朴硝；（8）上书方之四，治气衰血焦，发落、好怒、唇口赤，药用麦冬、人参、远志、黄芩、生地、茯神、煅石膏、炙甘草；（9）上书方之五，治妊娠心惊、胆怯烦闷，药用麦冬、防风、茯苓、人参、生姜、竹叶；（10）上书方之六，治妊娠胎动不安，药用麦冬、人参、黄芩、生地、阿胶、生姜、甘草、大枣、清酒、乌鸡；（11）上书方之七，治痈疽溃后脓水不绝，药用麦冬、黄芪、五味子、茯苓、人参、官桂、当归、远志、川芎、甘草、生姜、大枣；（12）上书方之八，治斑疹烦渴，痂后余热，药用麦冬、人参、白菊花、赤芍、赤苓、升麻、甘草、石膏；（13）《圣济总录》方，治热气留聚胃脘，内结成痈，药用麦冬、犀角、玉竹、茅苣、赤芍、石膏、甘草、紫雪、竹沥。

［3］生脉散：《医学启源》方，治气阴两虚、心悸气短等，药用人参、麦冬、五味子。

【阐发与临证】本案未述脉证。但夏月咳嗽吐痰不一定是中焦热证。所以用清胃药不应。此证还在于肺热，很可能是原有内热，外又感寒（夏季易贪凉），招至外寒内热，郁热乘肺金。薛己用的麦门冬汤是第（9）方。余以为治火热乘肺、咳吐有血似乎力颇弱，不如《圣济总录》方力宏，所以案文也说后因劳役复嗽时用补中益气汤加味，中有山栀、黄芩。

肺热咳嗽，可用养阴润燥的果品，如梨，甘寒，能清热生津、润肺化痰，能治肺热咽干咳嗽；荸荠，能清肺生津化痰，能治痰热咳嗽；柿子，甘寒涩，能清热润肺、化痰止咳，生食能治痰多咯血，柿饼加冰糖茶叶同煮汤，有理气化痰之功效；橄榄，甘酸，能生津利咽化痰，疗肺热咽喉肿痛、化痰止咳；苹果，甘凉，有生津润肺之功。所以，夏秋季呼吸道感染咳嗽痰多，如伴咽干、咽痛、音哑，宜用上述果品二三种加适量冰糖煮熟或生食也可，春季如因气候干燥而出现上述症状，也可用以治疗。另外，生萝卜、罗汉果、枇杷等也可适量食用，也有生津润肺、止咳化痰的功效。

37案[1]　韩飞霞旅寓北方，夏秋久雨，天行咳嗽头痛，用益元散葱姜汤调服，应手取效，日发数十斤。此盖甲己土运[2]，湿令，痰壅肺气上窍，但泻膀胱下窍而已。不在咳嗽例也。

【注解】［1］本案录自《韩氏医通·卷下·第六》。

［2］甲己土运，湿令：考韩飞霞居北京之时，己巳年是1509年，甲戌年是1514年。按《素问·六元正纪大论》篇所言，甲戌、甲辰岁中太宫土运，湿化五，其运阴雨，其病湿下重，二之气（夏季），大凉反至，火气遂抑，民病气郁中满。三之气（长夏），寒气行，雨乃降，民病寒，反热中……注下。四之气（秋），民病……注下赤白。己巳、己亥岁，中少宫土运，湿化五，其运雨风清，二之气，寒雨数至，民病热于中。四之气，溽暑湿热相薄。这二年正是土运湿化。

【阐发与临证】夏秋久雨，气候偏湿，按岁运推测也与实际相符，是土运湿令。这样，咳嗽头痛都与痰湿有关。痰壅肺气上窍，应该肃肺燥湿化痰，佐以健脾，此案但用益元散，而且按治疗湿热的办法用姜汁和葱白煎汤送服，滑石、甘草利湿，但只从膀胱下窍利湿，无燥湿健脾土的作用。这种治法是针对运气而设的，所以案文也说明"不在咳嗽例也"。

38案 江篁南治一少年，患咳嗽潮热，诊之曰：病得之好内。饮以四物减芎，加麦冬、紫菀、阿胶、地骨皮，嗽热良已。既而不谨复作，他医以寒凉之剂投之，胸痞满，食减，下泄。江以甘温助其中气，病旋已。所以知病得之好内者，切其脉芤而驶，真阴损，热内生也，后缓而弱，脾重伤于苦寒也。

【阐发与临证】咳嗽而伴潮热，确系阴虚为主，也可能是湿热。好内（性生活过频）伤肝肾阴精，肺阴也虚，因此，很可能还有其他症状，如盗汗、纳少、咳而少痰，甚或咯痰带血丝等。案文介绍的处方是补肺养阴、和血清虚热、止咳化痰。这种病，宜配伍健脾，即培土生金法，否则事倍功半。案文说"既而不谨复作"，很可能是一定要复作的，并不是"不谨"而复作的，所以江氏以甘温助其中气，就是培土生金法巩固疗效。

这案例也好像是肺结核，"好内"只是诱因，肺肾阴虚、肺脾气虚是本。

39案 江应宿奉叔父方伯之[1]滇南，抵任月余，叔父患痰嗽气喘，不能伏枕，[2]腰痛，大便秘，小溲淋沥，胸膈痞闷，呕吐清水。召官医十余曹，治之罔效。素有痰火哮、喘病，每遇天寒，或饮食起居失宜，即举发，动经旬余，不药亦愈。本欲不服药，则痞闷，二便胀急难当。命宿诊之，六脉缓弱无力，右为甚（缓为脾脉，虚则协湿，故宜利小便而投四苓二陈）。即告之曰：叔父非往昔痰火，此属内伤，盖因科场选士劳倦伤脾，兼以长途雨露受湿，湿伤脾，脾气虚则肺金失养，清浊相干，阴阳反作。《经》曰：浊气在上则生膜胀，[3]故痞满而呕清水，宜分利阴阳（不得专执升清之说），渗湿利水（因喘而痞宜利小便）。进四苓散加陈皮、半夏、竹茹，一剂而大小便通利，呕水亦止，是夜伏枕安卧。次早换六君子加当归、阿胶、牛膝、麦冬、五味，诸症悉除。但觉倦怠，时吐稠浊痰一二口（痰滞肺上窍，宜泻下窍膀胱），再单用六君倍加参、术，少佐贝母、升麻、麦冬、五味，补脾土调理。叔父笑曰：汝十年之后当以医显，吾几违首丘[4]之愿。遂上疏弃官而归。途中日进前药一服，共服参斤余，抵家平复如初。

【注解】[1] 之：同至。

[2] 不能伏枕：不能平卧。

[3] "浊气在上则生䐜胀"：录自《素问·阴阳应象大论》篇。

[4] 首丘：首即头，丘指狐穴所在之土丘。狐死，其头向着巢穴。首丘，意为人总是怀念故乡的，亦即"叶落归根"之意。

【阐发与临证】此患者为年高素有痰火哮喘病，长途跋涉，旅途经风受雨，车马劳顿，因而脾胃中气不足，溲便为之变，土不生金，痰喘病又发作。以往因身体尚壮实，所以旧病发作时可不药而缓解。这次是中气不足为根本原因，所以照一般辨证治疗无效。用四苓散加二陈汤利小便、治二便胀急、痞闷，方药特殊，紧紧抓住湿伤脾胃，先利湿祛邪治其标，再用六君子汤加味健脾益气治其本，这是好办法。一般说，痰滞肺脏而喘咳上气，用泻大肠的方法肃降肺气是常用方法，也确有效（余外孙当年冬5岁时，受寒咳嗽，无感冒症状，阵阵呛咳无痰，用止咳药无效，询之一天多未解大便，他平时喜吃香蕉，即给他连吃二只大香蕉，有便意时再用半只开塞露灌肛，1分钟后解下干粪块十余枚，呛咳顿时减轻许多，若去十之六七），但用泻下窍膀胱的方法是比较少见的。

素有咳嗽、咯痰病症，即现在称之为慢性气管炎患者，平时可用饮食疗法。1999年2月2日《生活报》介绍用1个鸡蛋加适量白糖，1匙植物油隔水蒸煮，临睡趁热一次吃完，2～3次就有效。2000年第4期《中国老年》介绍醋煎鸡蛋加适量白糖，早晚各吃一个，一般2次可止咳。1999年2月8日《健康咨询报》介绍水煮银耳15克，打入咸鸭蛋1个，加些冰糖，能治阴虚肺燥咳嗽。2000年11月17日《无锡日报》介绍用红米7粒、白胡椒7粒、桃仁7粒、杏仁7粒、栀子9克共捣碎，鸡蛋清调敷涌泉穴（这有引火归原——引肺气下行的道理——笔者注）。1998年4月9日《中国教育报》介绍用大蒜泥敷脚心（即涌泉穴）能止咳（白天晚上都可敷）。1999年3月12日《上海大众卫生报》介绍尽量嗅大蒜泥的辛辣味，坚持两个冬季，治愈作者本人的慢性气管炎。1999年11月4日《现代保健报》介绍用30克去皮蒜头加15克冰糖，120毫升水，隔水蒸熟睡前服，连服3天，咳嗽即止。

咳嗽都是睡眠时加剧一阵，一般人总希望睡安稳，所以临睡前加量服止咳药，这种做法虽能止咳，但易使痰涎滞留在呼吸道而造成肺通气不足，使人缺氧。

第十三篇 喘

（琇按：《素问》云：肺病者，喘咳逆气；肾病者，喘咳。盖以肺肾为子母之藏，[1]又肺主出气，肾主纳气也。[2]）

1 案 洪迈[1]曰：予淳熙丁未[2]四月有痰疾，因晚对[3]，上宣谕[4]使以胡桃肉三颗，生姜三片，临卧时服之，毕则饮汤[5]三两呷，又再嚼桃姜如前数，且饮汤勿行动，即就枕。既还玉堂[6]，如恩指敬服，旦而嗽止，痰不复作。辑之事亦类此云[7]（《己志》[8]）。

【注解】[1] 洪迈：南宋文学家、学者，今江西波阳人，曾著有《容斋随笔》《夷坚志》等。

[2] 淳熙丁未：南宋孝宗第3个年号为淳熙，丁未是1187年。

[3] 晚对：皇帝晚上召见大臣，大臣回答皇帝的问话。

[4] 上宣谕：皇帝告知。

[5] 汤：热水。

[6] 玉堂：指官署，宋代翰林院也称玉堂。

[7] 辑之事亦类此：指本篇5案（洪辑幼子病痰喘案）与此案类似。

[8] 《己志》：参见一卷第八篇伤寒第100案注2。

【阐发与临证】本案以故事形式且又抬出皇帝恩赐处方以抬高身价，增加可信度。核桃肉甘平温、补气养血、润肌黑发，润燥化痰，益命门，温肺润肠，治虚寒喘嗽、腰脚重痛。生姜能治伤寒鼻塞头痛、咳逆上气，能去痰下气，疗咳嗽治痰喘。此二物合用对肾不纳气、肺气上逆的老年慢性咳嗽有痰有效。况且因晚对，夜间着凉，生姜加热水还有发散寒邪的作用。此方可改为核桃肉4个，杏仁10克，蜂蜜3匙，蒸熟加生姜汁20滴混合一次服完，效力更大。

此患者不是支气管哮喘，而是老年性慢性支气管炎，充其量不过是喘息性支气管炎，属中医的咳喘范围。平时可用蜜炙款冬花加适量冰糖泡水代茶。也有丝瓜藤断面流出的汁液，每次服20～30毫升，一日三次治疗，或煮鲜嫩丝瓜3～4个，服汤。还有用二两豆腐煮麻黄6克，杏仁10克，吃豆腐喝汤。这除了豆腐的作用以外，还有麻黄、杏仁的止咳平喘作用。

2 案 信州[1]老兵女三岁，因食盐虾过多，齁喘之疾，乳食不进。贫无可召医治。一道人过门，见病女喘不止，教使取甜瓜蒂七枚，研为粗末，用冷水半茶盏许调，澄取清汁，呷一小呷。如其言，才饮竟[2]，即吐痰涎若胶黏状，胸次既宽，齁喘亦定。少日再作，又服之，随手愈。凡三进药，病根如扫。此药味极苦难吞咽，谓之曰甜瓜蒂苦，诚然（《类编》）。

【注解】[1] "肺病者，喘咳逆气；肾病者，喘咳"：录自《素问·藏气法时论》篇，原文是"肺病者，喘咳逆气……肾病者，腹大胫肿，喘咳身重……"。

[2] "肺主出气，肾主纳气"：原文找不到出处。《灵枢·五味》篇云"其大气……出于肺"，《难经·四难》云"呼出心与肺，吸入肾与肝"，吕广曰："心肺在膈上，藏中之阳，故呼其气出；肾肝在膈下，藏中之阴，故吸其气入。"《景岳全书·传忠录》归纳为："肺出气也，肾纳气也。故肺为气之主，肾为气之本也。"

【注解】[1] 信州：州名，南朝梁时置州，辖今重庆万县以东长江南北和大宁河流域、和湖北巴东以西地区。

[2] 才饮竟：才喝毕。

【阐发与临证】虾是腥物，过敏性疾病慎食，咸物也易引起哮喘。余年轻时在山东沂源县农村巡回医疗时见过不少支气管哮喘患者，自诉系幼时过食咸菜而引起哮喘。《本草纲目》说盐"咸，多食伤肺，喜咳""喘嗽水肿消渴者，盐为大忌"。因此一次食盐、咸物过多，尤其对儿童很可能致发哮喘。甜瓜蒂又名苦丁香，苦寒，《本草经》谓其疗咳逆上气。李时珍说："吐风热痰涎""瓜蒂乃阳明经除湿热之药，故能引去胸脘痰涎……"《伤寒论》第171条"胸中痞硬，气上冲喉咽，不得息者，此为胸有寒也，当吐之，宜瓜蒂散"，这也是胸中有痰饮。

哮喘是一种过敏性疾病，人体接触宠物、尘螨及其他某些物质或进食某些食物时，免疫系统产生IgE，发生过敏反应。1998年1月1日《山东卫生报》报道美国科学家发现与过敏有关的基因，这一基因发生变异的人，患哮喘的概率是正常人的10倍以上。哮喘的发生因素很多，例如冬春季节在运动时受冷空气的刺激引起哮喘（运动性哮喘）；因紧张、激动、愤怒、哭闹等精神刺激时引起哮喘（心因性哮喘）；因服用某些药物，如阿司匹林等解热镇痛药（又称阿司匹林哮喘综合征）、普萘洛尔等β受体阻滞剂、青霉素、磺胺类等引起哮喘（药物性哮喘）；月经来潮前或来潮时发作哮喘（月经性哮喘）；妊娠时体内某些内分泌物质增高促使IgE增高引起哮喘发作（妊娠期哮喘）；某些天然有机粉尘如紫荆花的花粉、粮食食品加工时产生的粉尘以及马蹄莲、虎刺、五色梅等所含的有毒物质、无机化学物质、有机化学物质等引起的职业性哮喘；宠物的毛屑、家庭中尘螨、蟑螂及家庭装饰中过多使用的有机装饰材料引起的哮喘（家庭过敏因素哮喘）；污浊的空气（霾）也可诱发哮喘。另外，哮喘病人尽量不吃某些易引起过敏反应的食品如腰果、蚕豆、海鲜、咸菜、辛辣食品、芳香食品等。

3 案[1]　罗谦甫治一贵妇，年逾五十，身体肥盛，当八月中，霖雨[2]时行（外伤湿），因过饮酒及潼乳（内伤湿），腹胀喘满，声闻舍外（其症重极），不得安卧，大小便涩滞（气壅于上），气口脉大两倍于人迎，关脉沉缓而有力（湿甚）。罗思霖雨之湿，饮食之热，湿热太盛，上攻于肺，神气躁乱，故为喘满。邪气盛则实，实者宜下之，为制平气散[3]，加[4]白牵牛二两，半生半熟，青皮三钱，槟榔三钱，陈皮五钱，大黄七钱（利大便而小便亦通），《内经》曰：肺苦气上逆，急苦以泄之。[5]故以白牵牛苦寒泻气分，湿热上攻喘满，故以为君；陈皮苦温，体轻浮，理肺气，青皮苦辛平，散肺中滞气，为臣；槟榔辛温，性沉重，下痰降气，大黄苦寒，荡涤满实，故以为使（使亦有重于臣耶？再商之）。为细末，每服三钱，煎生姜汤调下无时，一服减半，再服喘愈。仍有胸膈不利，烦热口干，时时咳嗽，再与加减泻白散[6]，以桑白皮一两，地骨皮、知母、陈皮、青皮、桔梗各五钱，黄芩、炙甘草各三钱，剉如麻豆大，每服五钱，水煎服，数剂良愈。华佗有云：盛则为喘，减则为枯。[7]《活人书》云：发喘者，气有余也。[8]盛而为喘者，非肺气盛也；喘为气有余者，亦非肺气有余也。气盛当认作气虚，有余当认作不足。肺气果盛，又为有余，当清肃下行而不喘，以其火入于肺，衰与不足而为喘焉。故言盛者，非肺气盛也，言肺中之火盛也；言有余者，非言肺气有余也，言肺中之火有余也。故泻肺以苦寒之剂，非泻肺也，泻肺中之火，实补肺也。用者不可不知。

【注解】[1] 本案录自《卫生宝鉴·卷十二·盛则为喘治验》篇。

[2] 霖雨：连绵大雨。

[3] 平气散：同名2方。(1)《三因极一病证方论》方，原名平气饮，收录在《医部全录》245卷中名为平气散。治一切咳嗽、吐痰涎，恶风不能食，药用人参、白术、茯神、炙甘草、当归、川芎、五味子、木瓜、苏子、杏仁、桂心、白芷、乌药、生姜、大枣；(2)李东垣方，治喘，药同本案方。

[4] 加：从案文看，不应有"加"字。

[5] "肺苦气上逆，急食苦以泄之"：录自《素问·藏气法时论》篇。

[6] 加减泻白散：同名4方。(1)《医学发明》方，治阴气在下、阳气在上的咳嗽、呕吐、喘促，药用桑白皮、地骨皮、茯苓、炙甘草、青皮、陈皮、五味子、人参；(2)《奇效良方》方，治药同(1)方加粳米100粒；(3)《医学纲目》方，治口臭，药同本案方去青皮、陈皮加五味子、麦冬；(4)即本案方。

[7] "盛则为喘，减则为枯"：录自《华佗神方·卷一·论人法与天地》篇，原文是"盛而为喘，减而为枯"。

[8]《活人书》云"发喘者，气有余也"，《类证活人书》中找不到原文。《巢氏病源》曰："喘……为肺主气，为阳气之所行，通荣脏腑，故气有余。"《证治准绳·杂病》中引《活人书》"气有余则喘，气盛当认作气衰……"即本案文所论述的文字。

【阐发与临证】本患者病情确如罗之分析，外湿滞留日久，侵脾胃经络，与内之湿相合，上攻于肺。《素问》所说"肺苦气上逆"是指邪气内袭后邪气上逆迫肺，非指肺中清气、正气之上逆或有余或盛，案文解释"华佗有云"及"《活人书》所云"所言有理。但案文说"气盛当认作气虚，有余当认作不足"之语，也是不对的，因为邪气盛或有余时并非肺气一定虚。本案所用平气散如白丑、槟榔、大黄等是邪盛以泻为主，加减泻白散也如此。

脏腑之气是一种正气，对维持脏腑功能不可少，但也不可亢，亢则害。如心之气主火，心之气对神明、生血等都有促进维持的作用，但心之气亢则变成心火，反会影响神明、扰乱神明，甚则患狂症。犹如风寒暑湿燥火六气，在正常时调和气候、使一年四季分明，有利万物之生长，如亢则成六淫，危害万物。肺气朝百脉是正常的作用，肺气亢则上逆为喘，当然肺气上逆为喘还因外邪的影响。

天气的变化与人体健康有极密切的关系。哮喘病大多在天气寒冷但又不降雨雪的阴冷天气发作，像这肥胖之人，又喜欢饮酒喝羊乳，在八月暑天又连降大雨的闷热潮湿天气确是易引起胸闷、呼吸不畅、气急喘满的，还可能出现纳食不馨、烦躁、小便赤涩、大便滞下黏腻等。多饮酒和乳类还会引起血管硬化，也会引起心慌胸闷气喘。因此本患者除服药外，尚需戒酒、少喝羊乳，吃清淡食品，待秋高气爽时，可能就彻底好转了。

4案 一人六旬余，素有喘症，或唾血痰，平居时则不喘，稍行动则气喘促（今人此症颇多）。急以黄柏知母滋肾丸[1]，空心服七八十丸，其症大减。此坎离丸[2]能泄冲脉之火者，故如此效也。

【注解】[1] 滋肾丸：《兰室秘藏》方，治下焦阴虚、脚膝痿软及肾虚发热等，药用知母、黄柏、肉桂。

[2] 坎离丸：此处坎离丸是滋肾丸之别名，见二卷第七篇第8案注4。

【阐发与临证】老年素有喘症，平时不喘，稍行动则气喘促，除肺（包括气管）的病以外，可能还有心（包括血管）的病。此患者稍行动则喘为肾不纳气、离根之火上浮，案文说"冲脉之火"亦此意。

此人吐血痰，很可能为支气管扩张，或肺部真菌病，如为果酱色痰，可能为肺吸虫病。

5案[1] 洪辑居溧阳西寺，事观音甚谨。幼子佛护三岁，病痰喘，医不能治，凡五昼夜不乳食（五昼夜不乳，虚可知），症危。辑忧惶，祷于观音。至中夜，妻梦一妇人自后门入，告曰：何不服人参胡桃汤[2]？觉而语辑，辑洒然悟曰：是儿必活，此盖大士垂救尔。急取新罗人参[3]寸许，胡桃一枚，不暇剥治，煎成汤，灌儿一蚬壳许，喘即定，再进，遂得醒。明日以汤，剥去胡桃皮，取净肉入药与服，喘复作。乃只如昨夕法治之，信宿而瘳。此药不载方书，盖人参定喘而带皮胡桃则敛肺也。

【注解】[1] 本案也录自《夷坚志》。本案所用方还收录在《医部全录·二四五卷》，取名"观音应梦散"，注明方出《夷坚志》。

[2] 人参胡桃汤：同名2方。(1)《济生方》方，治喘急属虚证，药用人参、胡桃（带壳砸碎）、生姜；(2)《夷坚志》方，治同(1)方，药同(1)方核桃去壳带皮二个，生姜五片，大枣二枚。

[3] 新罗人参：高丽参之产于古新罗国的。新罗国后统一朝鲜半岛，高丽参也称为新罗参。

【阐发与临证】本案与第1案相似，主要是人参、胡桃的作用。本案假托神仙梦中暗示服人参胡桃汤治疗喘息，意为此方的灵验程度很高。核桃肉如入润燥药宜去皮，入收涩药宜留皮。本案已五昼夜不能乳食，证是肾不纳气无疑，故宜收敛肺肾之气，用带皮核桃肉有效。核桃多食能动风痰助肾火，若肺有痰热、命门火炽者忌之，像上一案即不可用。

除了中药、偏方、食物疗法、推拿、针灸等方法治疗哮喘以外，现代医学治疗此病仍然首选支气管松弛剂和抗炎剂。以前主张应用的皮质类固醇药物被发现只能暂缓气喘，长期治疗非但无疗效，反而会出现很多副作用，例如患青光眼的概率比少用或不用该药的要高出44%。上海医科大学王卫群等报道用长效茶碱（缓释型）片，副作用低、疗效尚好。1997年5月28日《联合报》报道国外用维生素C和E可减少哮喘发作的次数。1998年3月24日《健康报》报道新西兰研究人员给患有哮喘病的实验鼠注射预防肺结核的BCG疫苗后，实验鼠的哮喘病症状减轻，如果在发病早期就使用，可恢复体内激素平衡，完全抑制症状的发展。

6案[1]　丹溪治一人，贫劳，秋深浑身热，手足疼如煅，昼轻夜重，服风药愈痛，气药不效，脉涩而数（涩为少血为瘀，数则为热），右甚于左，饮食如常，形瘦，盖大痛而瘦，非病也。用苍术、酒黄柏各一钱半，生附一片，生甘草三分，麻黄五分，研桃仁九个煎，入姜汁令辣，热服（一起仍用温散，湿热非温散不行故耳）。四贴去附子，加牛膝一钱，八贴后，气喘，痛略减。意其血虚，因多服麻黄，阳虚被发动而上奔，当补血镇坠，以酸收之。以四物倍川芎、芍药，加人参二钱，五味十二粒，与二贴，喘定，三日后脉减大半，涩如旧，仍痛，以四物加牛膝、参、术、桃仁、陈皮、甘草、槟榔、生姜，五十贴而安。后因负重，复痛食少，前药加黄芪三分，二贴而愈。

【注解】[1] 本案录自《丹溪医按·痛风论》及《丹溪治法心要·痛风》，与本书八卷第九篇痛风第8案重复。

【阐发与临证】劳苦人深秋身热而四肢痛，昼轻夜重、形体瘦，按案文意初无气喘，这是阳虚、血虚、气虚为本，血瘀经脉为标。严格说，初用的麻黄、桃仁（也能止咳平喘，类似杏仁）、甘草（类似三拗汤）加附子温阳平喘是对的，二妙散或三妙散可能用于治疗湿热，因有手足痛如煅，昼轻夜重。但湿热缓解即可去之。后来用养血疏通经络药加人参、五味子益肺气敛肺气也是对的。魏注说其湿热，可能着眼于手足疼如煅和浑身热，但身痛昼轻夜重，又病发于深秋，显然非湿热可辨，所以连用12剂仅"气喘""痛略减"。痛总是经脉有血瘀，桃仁一物两用，倍川芎、加牛膝都是活血祛瘀止痛的。但活血祛瘀的丹参也有平喘的作用，在常规疗法的基础上用复方丹参注射液4毫升稀释于15毫升蒸馏水中作超声雾化吸入，每日1次，10日为一疗程，据报道总有效率达97.2%。此案之四肢痛好像红斑性肢痛症。

7案[1]　一人五七月间喘不得卧，主于肺，麻黄、石膏各二钱，柴胡、桑白皮各一钱，甘草五分，黄芩一钱半，服之一汗而愈。后以五味、甘草、桑白皮、人参、黄芩遂安。

【注解】[1] 本案录自《丹溪治法心要·卷二·喘》篇。

【阐发与临证】五七月间喘不得卧，可能系暑热扰肺，也可能因热贪凉反致外寒束肺热为病，从案文中所出方剂看是外寒肺热。《伤寒论》第63条和第167条都是汗出而喘、无大热，用麻黄加石膏发散表寒、清里肺热，再用杏仁宣肺平喘而治愈。本案用麻黄、柴胡加石膏、黄芩即上述的麻黄加石膏，用桑白皮泻肺平喘，起同样的作用，所以说"服之一汗而愈。"

朱丹溪在这几个案例（第6～11）中都用黄芩（有的还用黄连、黄柏、石膏）清热解毒来治痰喘、咳嗽，这几例都有肺热或痰热，不是支气管哮喘，似乎应是急性支气管炎或慢性支气管炎急性发作或喘息型支气管炎，这与现代医学用消炎药治疗是同出一辙。即使支气管哮喘，现代医学也主张并用消炎药。

近来有报道用清热解毒的六神丸治支哮，对幼儿支哮，每次服10粒，一日三次，服药后1小时即可减轻症状，3日痊愈；对慢性支气管炎哮喘发作伴心衰的，每次20粒至30粒，每小时1次，连服2～3次可有效。可以试用。

8案 一人痰多喘嗽[1]。用白术、半夏、香附、苍术各一两，黄芩、杏仁各半两，姜汁糊丸服。

【注解】［1］本案可能录自《丹溪纂要》，也可能录自《医学正传·卷二·咳嗽》篇。

【阐发与临证】本患者痰多喘嗽，显系湿重。肺为贮痰之器，脾为生痰之源，湿困脾胃则痰多，贮于肺络之痰也多，故以白术、苍术健脾化湿，香附疏理胃气，半夏、杏仁化痰清理肺络，黄芩苦寒燥湿兼清肺中痰热。此患者为痰多咳嗽引起咳喘，也可用药物加饮食疗法平时治疗，杏仁50克，贝母50克，白酒、冰糖、蜂蜜、生姜各半斤，猪心、猪肺各1个，药打碎，猪心肺洗净切碎，隔水蒸熟，分三天早晚空腹食用，可治慢性气管炎咳嗽多痰。

9案[1] 一妇人六十八岁，恶寒发热，自四月来（久病），得痰嗽，眠卧不得，食少，心膈痛，口干，其嗽五更烦甚。以白术三钱，芍药二钱半，炒枳壳、麻黄各二钱，片芩一钱半，桔梗、苏梗叶各一钱，木通五分，炙甘草些少，五味二十粒，入竹沥。

【注解】［1］本案录自《丹溪医按》。

【阐发与临证】本案例为老年慢性支气管炎感冒后发作，此病最易于气候交换季节发作，时至4月春夏之交，稍不慎即感冒，恶寒发热，痰多咳嗽发作。咳嗽咯痰一天中以上床睡觉及清晨起床时最剧，此时因穿衣、脱衣受凉，加上气管中痰涎因体位变化而受刺激，痰欲排出，所以五更嗽烦甚。至于眠卧不得、食少、心膈痛、口干都因咳嗽咯痰剧烈而引起。此方以《摄生众妙方》的定喘汤、《张氏医通》的麻黄定喘汤和《世医得效方》的加味三拗汤等化裁而出，突出老年人脾虚生痰的特点而用白术为君、又以桔梗开肺气和枳壳肃肺气、加竹沥清化痰热的方法治疗。

此老妇可于五更咳甚时仰卧、抬高头部，双手微向上伸，这种姿势可保持呼吸道通畅，有利于排痰、减轻咳嗽。

10案[1] 一人日病喘不得卧，肺脉沉而涩，此外有风凉湿气，遏内热不得舒。以黄芩、陈皮、木通各钱半，麻黄、苏叶、桂枝各一钱，黄连、干生姜各五分（姜连并用。妙），甘草些少。

【注解】［1］本案录自《丹溪医按》。

【阐发与临证】本案是内热外寒，风寒及湿邪郁遏、内热不得疏泄、内热迫肺、肺气上逆而喘。本案用麻黄、苏叶、桂枝散表寒邪，黄芩、黄连清肺热，陈皮、木通祛湿，麻黄、陈皮通宣肺气、止咳平喘，干姜、黄连并用，苦辛开降、疏通三焦气机，协助麻黄止咳平喘。

11案[1] 一人体虚感寒，发喘难卧。以苍术、白术、麻黄、防风、炒片芩各五分，半夏、枳壳各一钱，桂枝、木通、炙甘草各三分，姜二片，同煎，研杏仁五枚。此方半夏为君，兼解表。三方，前一方为热多而设，后一方为寒多而设也。

【注解】［1］本案录自《丹溪医按》。

【阐发与临证】本案体虚感外寒而喘，以白术、苍术健脾理湿，案文说以半夏为君，仅是燥湿并助杏仁化痰而已，治标。实在本案的体虚也并不很虚。所说三方，看以上几案的出方，第7案处方较凉，次为第9案，为热多而设的处方大概指此二方；后一方为寒多而设，大概指本案所出方。

12案[1] 浦江吴辉妻，孕时足肿，七月初旬，产后二日洗浴，即气喘，但坐不得卧者五个月（产后元虚气喘，岂能至五月耶）。恶寒得暖稍宽，两关脉动，尺寸皆虚无，百药不效。朱以牡丹皮、桃仁、桂枝、茯苓、干姜、枳实、厚朴、桑皮、紫苏、五味、瓜蒌实煎汤服之。一服即宽，二三服得卧，其病如失，盖作污血感寒治之也。

【注解】［1］本案可能录自《丹溪纂要》。

【阐发与临证】产后二天洗浴，对欧美人来说是平常事，对中国人尤其是古人来说，肯定是"会受凉"的。寒邪袭肺、迫肺气上逆为喘。此因外寒侵袭，故需辛温解表；产后二天恶露未净，受凉，血得寒即凝，可为血瘀。血瘀阻肺络，平卧则更使肺气上逆。两关脉动意为血瘀，恶寒得暖稍宽并不意味着阳虚畏寒，而是因受寒长达五个月未愈之故。所谓百药不效，乃前医误以为产后体虚、产后宜温，而脉又尺寸皆虚无之故，可能用大量补气益血药，甚或温阳补肾药。朱丹溪辨证为血瘀加外寒，所以，以苏叶、桂枝发散表寒，桃仁、丹皮活血祛瘀，用干姜温肺，用枳实、厚朴、五味子、桑白皮、瓜蒌仁泻肺肃肺敛肺化痰止咳。此方还隐含桂枝茯苓丸之意，功能活血化瘀、缓消癥块。孕时足肿是子肿，《本草纲目》谓之"妊娠水肿"，一般有气滞、脾虚、肾虚三种证型，但都挟湿。《沈氏女科辑要笺正》另立痰滞证，认为痰壅滞气道，使气不宣通也能作肿，治疗时必须加化痰之品，此论点符合本案例的实情。

本案孕时足肿，产后气喘，也可能是妊娠高血压，或原有心脏病，病情加重，但坐不得卧，便于呼吸。据美国调查统计，城市人口中有一半呼吸太短促，吸入新鲜空气尚未深入肺叶下端时便呼气了，因此氧气在肺泡内吸收不足，这可以使许多疾病，如哮喘、支气管炎、高血压、心脏病、抑郁、头痛、慢性疲劳等的症状加重。

13 案[1] 滑伯仁治一人肺气焦满，病得之多欲[2]善饮，且殚营虑，中积痰涎，外受风邪，发则喘喝痰咳不自安。为制清肺泄满降火润燥苦辛之剂，遂安。

【注解】[1] 按《古今医案按》谓，本案出于《白云集》，文曰："众医问滑为何方，滑答名混沌汤。"

[2]《古今医案按》引《白云集》谓"多愁善饮"。

【阐发与临证】本案为肺燥热即肺热叶焦而引起肺气上逆、胸闷满、咳喘咯痰。平素善饮酒则湿热内重，多欲则精耗肺燥，且多思虑伤心脾，这样痰湿内生、贮积肺络，加之外受风邪即引发咳喘咯痰。肺热则清肺降火，咳逆上气则泄满，精耗肺燥热则润燥，中积痰涎则用苦辛之剂燥湿化痰、降气平喘。2000 年 4 月 19 日《世界科技译报》报道，图兰大学医学中心对成年哮喘患者的调查表明，香水会诱发或加重哮喘症状，不同的香水导致过敏反应的次数和程度也不同。本案患者多欲，即与涂脂抹粉的女人亲密接触、紧贴，嗅香气也多，因而哮喘的发病可能也就严重吧。

14 案 沈宗常治庐陵人胀而喘，三日食不下咽矣。视脉无他，问何食饮，对以近食羊脂。沈曰：得之矣。脂冷则凝，温熨之所及也。温之，得利而愈。

【阐发与临证】此人之胀为胃脘之胀，或胸脘做胀。胀而食不下咽三日，可见虽喘而非肺之疾病，乃胃肠之浊气上攻，迫肺而喘，所谓"浊气在上，则生䐜胀"。况且肺与大肠相表里，正常时肠满则胃虚，胃满则肠虚，今肠胃俱满，焉有浊气不迫肺耶？羊脂甘热油腻，难消化，多食积滞于中。说其"脂冷则凝"而"食不下咽"，有些牵强，但油腻食品进食后如脘腹受寒，确更有积滞的可能，食饮"热无灼灼、寒无沧沧""肠胃喜温而恶寒"，因此宜温之。温熨胃脘能促使嗳气、矢气，也是消胀的方法。但既有积滞当得利而愈（参见上篇咳嗽第 39 案）。

15 案[1] 天台李翰林，有莫生患喘疾求医。李曰：莫生病日久，我当治之。乃取青橘皮一片，展开，入江子[2]（江子即巴豆也）一个，以麻线系定，火上烧烟尽，存性，为末，生姜汁、酒一钟呷服之，到口便定。实神方也。

【注解】[1] 本案录自《医说》，又收录在《本草纲目·巴豆》篇。

[2] 江子：《本草纲目》认为江（应为刚）子是雄性的巴豆，雄者作用峻利。

【阐发与临证】本案主要用去油（烧去烟即去油）巴豆治疗，且说"到口便定"，止喘疗效极好。《本草经》认为巴豆主治"留饮痰癖"，《日华本草》认为能"健脾开胃，消痰"，《本草拾遗》认为巴豆"主癥癖疢气、痃满积聚、宿食不消、痰饮吐水"，但一般平喘止咳处方中很少用。《本草纲目》附方中治寒痰气喘的反本案一例，此为寒实之证。

治寒实哮喘的，还有用吴茱萸、杏仁、麻黄、白芥子、明矾等分研粉，以蜂蜜调成软膏状敷双侧涌泉穴，每日一换，连续10天至20天，可治疗哮喘，于三伏天敷肺门、喘息穴，有预防作用。

16案 程明祐治张丙患中满气喘，众医投分心气饮[1]、舟车丸，喘益甚。一医曰：过在气虚。以参、芪补之，喘急濒死。程诊之，曰：病得痰滞经络藏腑，否寒生䐜胀。投滚痰丸，初服腹雷鸣，再服下如鸡卵者五六枚，三服喘定气平，继以参苓平胃散[2]，出入三十日复故。所以知丙得之痰滞经络者，切其脉沉而滑，痰候也。

【注解】[1] 分心气饮：同名4方。(1)《仁斋直指方》方，治忧思郁怒，诸气痞满停滞，噎甚不通，药用紫苏梗叶、半夏、枳壳、青皮、陈皮、大腹皮、桑白皮、木通、赤苓、木香、槟榔、蓬术、麦冬、桔梗、肉桂、香附、藿香、甘草、生姜、大枣、灯心草；(2)《证治准绳》方，治同上，药用紫苏梗、青皮、芍药、大腹皮、陈皮、木通、半夏、官桂、赤苓、桑白皮、生姜、灯心草；(3)《和剂局方》方之一，治气滞，心胸满闷，噫气吞酸，药用木香、桑白皮、槟榔、桔梗、麦冬、草果、大腹皮、厚朴、白术、人参、丁香皮、炙甘草、香附、苏叶、陈皮、藿香、灯心草、生姜、大枣；(4) 上书方之二，治同(3)方，药用木通、赤苓、赤芍、肉桂、半夏、桑白皮、大腹皮、青皮、陈皮、羌活、苏叶、炙甘草、生姜、大枣、灯心草。

[2] 参苓平胃散：《十药神书》方，治脾虚饮食不化、大便不实，药用苍术、厚朴、陈皮、炙甘草、人参、茯苓、生姜。

【阐发与临证】本案患中满气喘，类似于以上第3案和第14案，不同的是本案本虚较轻而标实为重，急则治标，以滚痰丸清下积滞（下如鸡卵者五六枚），痰去喘减后再以健脾燥湿治本。前医以分心气饮理气有余而泻下祛痰不足，舟车丸行气逐水为主，对水湿痰浊滞留也有效，但毕竟祛痰不足，况且二方都是温药，都缺清火，所以二方都未奏效。至于后医再以参芪补气，则是实证实之了。滚痰丸清火逐痰，中满生热，热火上迫肺为喘，清火逐痰挫其上炎之势。如果本案不是痰滞脏腑，只是痰热咳喘，也可用麻黄杏仁石膏甘草汤加大贝母、川贝母、胆南星、硼砂、半夏、陈皮等治疗，效果也不差。

17案 虞恒德治一羽士[1]，年五十余，素有喘病，九月间得发热恶寒证，喘甚，脉洪盛而似实（此洪盛脉，恐为凉药所激而然）。一医作伤寒治，而用小柴胡汤加枳壳、陈皮等药，六日后欲行大承气。一医曰：此伤食也，宜用枳实导滞丸。争论不决，虞视之。二医皆曰：脉实气盛，当泻。虞曰：此火盛之脉，非真实也。观其短气不足以息，当作虚治（《金匮》云：病人无寒热而短气不足以息者，实也。[2] 此以虚治，当以意逆，不可徒执古人之法也，何以故？正亦因有寒热也），而用补中益气汤加麦冬、五味，入附子三分，煎服。二贴脉收敛，四贴而病减轻，六贴全安。

【注解】[1] 羽士：道士，本案录自《医学正传·卷二·哮喘》篇。

[2] 本段文字录自《金匮要略·胸痹心痛短气病脉证治》，原文是"平人，无寒热，短气不足以息者，实也"。

【阐发与临证】素有喘病，秋得温燥（发热恶寒，以发热为主），肺阴虚，肺热盛，因而脉洪盛，虽用枳壳、陈皮降气开胸，毕竟不清肺、不泄热、不润燥，大承气和枳实导滞虽有清热降火，也无润肺，所以都无效。肺热、肺阴不足，先当润肺滋阴，肺主气，肺阴虚往往气阴两虚为多，也应益气。虞投以补中益气汤合生脉散，少加附子既是少火生气，又是反佐。

《金匮要略》原文是"平人"，本案魏注改为"病人"，这就差了。平人，既无寒热，忽然短气不足以息，肯定是实证，而病人是原有疾病，还不知是什么病，虽无寒热，忽然短气不足以息，虚证也不少。况且原文是在论述胸痹、心痛、短气三种疾病时，该篇出方10个，仅1个方人参汤是益气健脾温中的，另1方九痛丸是攻补兼施的，其余8个方都是治实证的。

18案 汪古朴[1]治一妇，形肥而长，面色紫淡，产后病喘不能卧，消谷善饥，汗出如洗（娄全善云：产后喘极危，多死也。而况汗出如洗乎！其得生处，全在消谷善饥）。汪诊视，曰：此阴虚阳亢，当合东垣、丹溪两法治之。遂以升阳滋阴之剂，旬余而愈。

【注解】[1] 汪古朴：名汪渭，字以望，号古朴，明朝名医，汪石山（名汪机）之父，安徽祁门人。本案记录在《石山医案·附录》中。

【阐发与临证】本案与第12案既同又不同。相同的都是产后喘，不同的是第12案系受凉后喘；本案伴消谷善饥。产后气喘属产后18症之一，有轻、重之不同。大凡产后气短似喘者较轻，因血脱劳甚、气无所归所致，宜以补血为主，如腹中有块或无块而不伴腹痛的，宜生化汤加人参养荣汤。如产后喘息不止、呼吸急促、气不接续者，为亡血气脱，病症较危重。可分为下列几种证型：（1）肺胃气虚而喘，宜异功散加炮姜、肉桂、桔梗，还兼阳虚加附子；（2）中气虚寒而喘，宜补中益气汤加炮姜、肉桂；（3）肾虚不纳气宜都气丸、异功散作汤送灵砂丹；（4）喘促脉伏而厥，宜五味子汤；（5）气虚自汗不止而喘，宜苏木汤重加黄芪、当归；（6）面赤而喘为血入于肺，宜党参、苏木煎汤频服；（7）荣血暴绝而喘，宜大剂四物汤加人参、黄芪、附子、干姜、吴茱萸、鹿角胶、紫河车等；（8）肺虚热，宜生脉散；（9）瘀血迫肺而喘，宜用生化汤随症加减；（10）食积、感冒风寒、气郁而喘或宿疾由此引发，各宜对症治疗。本案自汗出如洗、面色淡紫，此气虚及阳，虚阳外浮；消谷善饥则阴虚内热，所以汪以李东垣的升阳益气法和朱丹溪的滋阴法合治之。还有一种有哮喘病史的青年妇女，于月经期或经前一周内哮喘加重，来潮后症状可渐减，这与性激素水平改变有关。中医认为是脾肾两虚为本，痰阻气道、肺失肃降为标，可用四君子汤健脾益气，仙灵脾、补骨脂益肾纳气，紫菀、款冬、杏仁化痰，麻黄、干姜、细辛、五味子温肺肃肺宣肺敛肺以平喘。

19案[1] 汪石山治一人，体肥色白，年近六十，痰喘声如曳锯，夜不能卧。汪诊之，脉洪浮六、七至，中或有一结。曰：喘病，脉洪可治也。脉结者，痰碍经隧耳，宜用生脉汤加竹沥服之。至十余贴，稍定。患者嫌迟，更医，服三拗汤，犹以为迟，益以五拗汤[2]，危矣。于是复以前方，服至三四十贴，病果如失。

【注解】[1] 本案及下案都录自《石山医案》附录的《汪石山传》中。

[2] 五拗汤：同名2方。（1）《苏沈良方》方之一，治外感风寒、痰喘咳逆，药用麻黄、杏仁、甘草、荆芥、桔梗、生姜；（2）上书方之二，麻黄、杏仁、甘草、枳实、半夏，功效同前。

【阐发与临证】本案是老年慢性喘息性支气管炎，这种病形体肥胖者居多，既有咳，又有喘，痰多，咽喉中痰鸣漉漉，平卧则加重。此人可能有肺心病，心搏有间歇。症状是实证，如脉沉细，脾肾阳虚，脉证不符，难治。现在脉洪浮，说明痰湿盛，脾肾阳不虚，所以可治。结脉如兼沉细欲绝，多为亡阳；如兼洪浮，多为气血凝滞、老痰滞结、气塞不通、大实大满。此患者咳喘痰逆，当然是老痰滞结的关系。汪用竹沥是化胶痰顽痰，用生脉汤是护心脉的。可以再加化痰平喘药，但应不用麻黄，因为服麻黄后可引起心慌、心跳加快。

20案 一人年逾六十，病气喘。汪诊之，脉皆萦萦如蛛丝。曰：病不出是夜矣。果如期而逝。

【阐发与临证】气喘以呼吸急促为特征，严重时张口抬肩、不能平卧，无咽喉间的痰鸣声，与第19、21两案之"声如曳锯""声撼四邻"不同。喘而兼嗽、痰者有风寒闭肺、风热犯肺、表寒里热、痰浊阻肺、肾虚痰阻、脾虚痰盛等6种证型，喘而无嗽、痰者有气郁伤肺、暑湿喘逆、食积喘逆、肺气阴两虚、阳虚水泛、肾不纳气等6种证型。本案例脉微欲绝是阳气衰亡、肾元将败，肾不纳气，可能是只有出气没有吸气，所以将逝。本患者之气喘很可能不是支气管哮喘，而是心性喘息，或是其他疾病临终前的喘息。

21案[1] 一中年男子久喘，每发时，不食数日，声撼四邻，百治不效。脉寸沉伏，关滑。遂于未发时，用人参、白术、当归、地黄、姜汁制之，瓜蒌实、陈皮、茯苓、黄芩、黄连、干姜些少，煎汤下青礞石丸[2]。将发时，先用神效沉香丸[3]下之，次于前药中加杏仁、枳实、苏叶，倍瓜蒌实，煎服一月后，症减十分之八，后遂守此方渐安。后凡治数人，以此法加减之，皆效。

【注解】[1] 本案及以下二案都录自《医学纲目·卷二十七·喘》篇。

［2］青礞石丸：同名7方。（1）《证治准绳》方之一，治经络有痰，胸膈痞痛，四肢不遂，药用青礞石、黄芩、半夏、风化硝、白术、陈皮、茯苓、神曲、生姜；（2）上书方之二，治同（1）方，药用青礞石、天南星、茯苓、半夏、风化硝、神曲；（3）《卫生宝鉴》方，治乳癖，药用青礞石、五灵脂、锅底黑、白丁香、硫黄、米饭和丸；（4）《丹溪心法》方之一，解食积、去湿痰，药用南星、半夏、风化硝、焰硝、礞石、黄芩、茯苓、枳实，神曲糊丸；（5）上书方之二，治药同（4）方，加苍术、滑石；（6）上书方之三，治同（4）方，药用半夏、白术、黄芩、茯苓、礞石、风化硝；（7）《医学入门》方，治药同（4）方，加皂角。

［3］神效沉香丸：是神秘沉香丸之误，滚痰丸之别名。

【阐发与临证】本患者中年而久嗽，且发作时哮鸣音声撼四邻，说明哮喘很重且顽固，脉寸沉伏是肺有饮，关滑是中焦有痰，辨证应为脾胃虚、虚则生痰，肺只为贮痰。此病的治疗原则应在未发时益气健脾化痰，以健脾为主；发作时豁痰平喘为主，辅以健脾。汪石山之用四君子加干姜、陈皮健脾，下青礞石丸豁痰，就是平时固本为主，将发时以滚痰丸下之，而且于健脾药中加杏仁等化痰止咳平喘药即是以治痰平喘为主的。至于黄芩、黄连，哮鸣声撼四邻总是有顽痰、胶痰阻塞气道，而此类痰总因火炼而成。

哮喘以夜间发作为多、为重，所以要尽量注意夜间易引起发作的因素，例如仰卧位时呼吸阻力增加，要改成侧卧位；夜间体温大致可下降1℃，一般说超过0.7℃即可引起支气管平滑肌收缩，引起哮喘发作，所以要注意睡眠的室内温度；适当增加室内空气湿度，因为干燥的空气易引起哮喘发作；夜间人体各器官的生理功能相当减弱，肺和支气管也这样，而易引起哮喘发作的上呼吸道炎症包括支气管炎、咽炎、喉炎、鼻副窦炎等又相应的加重，分泌物增多，所以临睡前服抗生素和长效抗过敏药也可预防。另外，据报道成年时始发病的哮喘患者中，90%有胃食管反流症状，而夜间此类症状易加重，所以要积极治疗。

22 案 一妇人年五十余，素有嗽病，忽一日大喘，痰出如泉，身汗如油，脉浮而洪，全似命绝之状。令速用麦冬四钱，人参二钱，五味钱半，煎服。一贴喘定汗止，三贴后痰亦渐少。再于前方，加瓜蒌实钱半，白术、当归、芍药、黄芩各一钱半，服二十余贴而安，此生脉散之功也。

【阐发与临证】老年妇女素有咳嗽病，极可能肺脾气阴俱虚，还有痰湿恋肺，所以平素自汗恶风、动则喘息加重、语声低微，或有虚火上炎之面颧色红赤、口干等症状。本患者脉浮而洪，身汗如雨就是阴不恋气、元气欲脱之兆，而且还痰出如泉，所以先用生脉散改汤补元气、养阴津以救危急，再加化痰健脾和营及清抑虚火的药物标本兼治。

23 案 平江沈伯宁，家丰，好内，厚味，每年到四九月内[1]，必发气喘，抬肩吐痰，脉沉涩而细数。诸医用平肺之药，数年不愈，如此者六七年。用人参、生地黄膏，和当归、牛膝、肉苁蓉、枸杞子、五味、知母、黄柏、天麦二冬、元参，末丸如梧子大，每空心吞百丸，以救肾虚；又用阿魏、黄连、山楂、沉香、牛黄、辰砂、胆星、陈皮，神曲糊丸梧子大，临卧姜汤送三四十丸，以治厚味，服讫，复用琼玉膏[2]二剂而安。

【注解】［1］四九月内：指春秋二季。

［2］琼玉膏：同名3方。（1）申铁瓮方，录自洪遵《洪氏集验方》，功能养阴润肺、滋阴降火，治虚劳干咳、咽燥咯血（《医学入门》用作延年益寿、填精补髓），药用人参、生地、茯苓、蜂蜜；（2）《张氏医通》方，治同（1）方，药用人参、鲜地黄、茯苓、沉香、琥珀、冰糖；（3）《臞仙活人心方》方，治药同（2）方，冰糖改蜂蜜。

【阐发与临证】本案治疗完全从其生活习性着眼，家丰，不至于饮食不周而伤脾胃，劳伤筋骨；厚味，易生痰湿、食积，骨弱肌肤盛，这两条按现代医学的研究结果是膏粱厚味、四肢不勤，易患现代生活习惯性疾病，肥胖、高血脂、高血压、心脑血管病、糖尿病等等，按中医学说痰湿盛、肝木旺；

好内,可致肾虚、肾不纳气,阴精虚、相火旺。综合起来,予以生脉散收敛欲脱之元气,枸杞、肉苁蓉、牛膝、生地、当归、天冬滋补其肾精,知母、黄柏、玄参清其相火,再用山楂、黄连、阿魏、胆南星、牛黄、陈皮等消食积化痰湿,最后用琼玉膏滋阴降火润肺善其后。阿魏气臭,辛平,能去臭气,破癥积,下恶气,消肉积,如陈无言《三因极一病证方论》撞气阿魏丸就治痃癖、腹胀、肠胃停寒等。

厚味易致哮喘发作,有些食品可缓解哮喘。有补肾作用的黑芝麻半斤炒熟,鲜生姜100克捣烂取汁与熟芝麻拌匀,再与融溶的100克冰糖和100克蜂蜜拌匀,每日早晚各吃一汤匙,1~3个月见效。1998年1月4日《中国环境报》报道,用饴糖和豆浆各100克煮化饮服可治气喘,据述与其中富含的麦氨酸有关。1999年12期《华夏长寿》杂志介绍用25克五味子加1升水煎取汁泡7个鸡蛋,每天1个蒸熟服,连服7天有止喘疗效,续服1个月对肾虚哮喘效显。2000年2月22日《临沂广播电视报》介绍用鲜麦苗洗净煎水服,每天早晚各服一次,连服叫九的81天,可治哮喘。对儿童哮喘有介绍喝鱼汤作预防。《昝殷食医心镜》用鲤鱼1条,去鳞纸裹炮去刺研末,同糯米煮粥空心食,治咳嗽气喘。

哮喘病人的黏稠痰不易咯出,使症状加重,呼吸加深加快,造成失水,某些药物又有利尿作用,形成恶性循环,所以哮喘病人要适量多饮水,或许对缓解症状有益。

24 案 江汝洁[1]治一老妇,[2]病虚弱气喘,左身半自头面以下至足发热,自汗,单衣被不能耐,右身半自头面以下至足厚衣被不能温,如此三年矣,医药不效。江诊其六脉,举之俱微而略弦,按之略洪而无力,二关脉略胜于二寸。经曰:微则为虚。[3]又曰:诸弦为饮。[4]又曰:洪为阳,为热。[5]又曰:无力为虚。[6]据此,则知风邪入脾,表里阴阳气血俱虚之候作也。经曰:治病必求其本。[7]今受风邪,乃木来侵土,又风自太阳而入脾,先当于太阳疏泄以固表,次当养脾而祛木,俾脾无贼邪之患,则血气渐盛而左热右寒之疾可除也。以石膏、款花蕊各三钱,官桂、甘草半之,研为细末,以管吸入喉中,浓茶送下三四分,嗽喘即止。次日,用滋补之剂,白术二钱半,白芍、香附各一钱半,黄芪、陈皮各一钱,甘草三分,水煎服,后除芍药,加人参三钱,数服而愈。

【注解】[1] 江汝洁:明代当地名医,是否为江禹襮(名江志洪)之误?

[2] 本案还收录在《奇症汇·卷六·身部》。

[3] "微则为虚":见七卷第四篇第4案注。

[4] "诸弦为饮":见四卷第八篇第9案注。

[5] "洪为阳,为热":《脉经·卷二》:"关脉洪,胃中热",卷四"洪大者,伤寒热病。"《玉函经·生死歌诀下》说:"洪数脉来阳气盛……洪为阳,数为热。"

[6] "无力为虚":见四卷第八篇第9案注。

[7] "治病必求其本":录自《素问·阴阳应象大论》篇。原文是"治病必求于本"。

【阐发与临证】 喘证是指以呼吸急促为特征的一种病症。其发病与肺肾关系最为密切。《类证治裁·喘证论治》载:"肺为气之主,肾为气之根,肺主出气,肾主纳气,阴阳相交,呼吸乃和,若出纳升降失常,斯喘作焉。"《景岳全书·喘促》载:"气喘之病……一曰实喘,一曰虚喘也……盖实喘者有邪,邪气实也;虚喘者无邪,元气虚也。"外感六淫,水饮痰浊壅阻于肺,气失宣降者,多属实;素体虚弱或元气亏损,致肺气失主,肾不纳气者,多属虚。治实喘以祛除病邪为主,虚喘以培本摄纳为主。有喘久病邪未除,元气已损,症见虚实夹杂,治当扶正与祛邪兼顾,或在发病时用祛邪,间歇或暂缓解时用扶正。本案是一老妇,已说明是虚弱气喘,并且左半身热、右半身冷,脉象既微、无力(提示虚),又略弦、略洪(提示痰热),这是气血失调、阴阳不和,归根是脾土不足、痰湿化生,本虚标实。石膏清热、官桂温阳,款冬花化痰止喘,甘草调和,浓茶也能止咳,全是先治标。次日用的滋补剂全是益气健脾佐理气,是治本。

《脉经·卷一》中有"脉来软者为虚""脉来细而微者血气俱虚",谢序中有"芤则为虚",这与本案文中说"无力为虚,微则为虚"意义相同。卷二中有"寸口脉弦……心下有水气""关脉洪,胃中热",这与本案文中说"诸弦为饮""洪为阳,为热"也相同。

2002年3月16日《山东工人报》摘自《楚天都市报》:湖北随州市50岁女市民田某,五年前足心冷,但随后足心逐步发热,臀部、颈部及其周围似有火烤,两腿裆间热得难以挪步,因此只能穿开裆裤,和本案有些类似。

25案 江应宿治朱万里子,年十七岁,因服砒毒,杂进解毒药,并多服泥水[1],大吐后发喘,抬肩竦体,手足爪甲黑色,气不相续,频死复苏,饮食难进,六昼夜不得眠。时六月中旬,邀宿诊视,脉促而面赤。曰:胃火冲逆。用葱煮麻黄五圣汤[2],一匕而愈。所谓火郁发之也。

【注解】[1] 泥水:可能指地浆水。《本草纲目》云"中砒霜毒,地浆调铅粉服之,立解"。

[2] 葱煮麻黄五圣汤:五圣汤,《百一选方》方,治暑病呕恶,每遇暑月不进饮食,疲倦无力,药用贯众、黄连、甘草、吴茱萸、白茯苓,哎咀煮汤,吃一口香熟甜瓜,喝一小口药汤。葱煮麻黄五圣汤是五圣汤之药哎咀成粗末,加麻黄、葱白水煎服。

【阐发与临证】砒霜苦酸暖,有说大热,剧毒,疗诸疟、风痰在胸膈。《日华诸家本草》曰:"畏绿豆、冷水、醋。"《造化指南》云:"青盐、鹤顶草、消石、蒜、水蓼、常山、益母、独帚、木律、菖蒲、三角酸、鹅不食草、菠稜、莴苣,皆能伏砒。"本案文说"杂进解毒药",是否指上述这些药物。病急乱投医,况且砒霜剧毒,名家也不一定能救活,所以乱进解毒药是可以理解的。砒有催吐作用,其余喘、手足爪甲黑色、饮食难进、不得眠等也说不定是什么药物引起的,但显见是阴寒之证。但砒性热,中毒后七窍流血,所以脉促、面赤,江所谓的胃火冲逆,也是很有可能的。明代赵献可《医贯》论喘有言"经言:少阴所谓呕咳上气喘者,阴气在下,阳气在上,诸阳气浮,无所依归……视其外证,四肢厥逆面赤,而烦躁恶热,似火非火也,乃命门真元之火,离其宫而不归也。不知者,以其有火也,少用凉药以清之……善治者……以助元接真镇坠之药,俾其返本归原,或可回生……又有一等火郁之证,六脉俱涩,甚至沉伏,四肢悉寒,甚至厥逆拂拂气促而喘……不可以寒药下之,又不可以热药投之,惟逍遥散加茱连之类,宣散畜热,得汗而愈,愈后乃以六味地黄养阴和阳方佳,此谓火郁则发之"。

第十四篇 疟

(琇按：经曰夏伤于暑，秋必痎疟。[1]然必因风湿之邪而发。)

1 案[1]　罗谦甫治一人，年逾四十，七月间，劳役过饮，午后发热而渴，冰水不能解，早晨稍轻，服药不效。罗诊其脉弦数，《金匮》云：疟脉自弦，弦数多热。[2]《疟论》曰：瘅疟脉数，素有热气盛于身，[3]厥逆上冲，中气实而不外泄，因有所用力，腠理开，风寒舍于皮肤之内、分肉之间而发，发则阳气盛而不衰，则病矣。[4]其气不及于寒，[5]故但热不寒者，邪气内藏于里，[6]而外舍于分肉之间，令人消烁肌肉，[7]故名[8]曰瘅疟。[9]《月令》[10]云：孟秋行夏令，民多瘅疟，动而得之，名曰中暍，以白虎汤加栀子治之。其人远行劳役，暑气有伤，酒热相搏，午后时助，故大热而渴，如在甑中。先以柴胡饮子一两下之，后以白虎加栀子汤，每服一两，数服而愈。

【注解】[1] 本案录自《卫生宝鉴·卷十六·瘅疟治验》篇。

[2]"疟脉自弦，弦数多热"：录自《金匮要略·疟病脉证并治》。原文说"疟脉自弦，弦数者多热，弦迟者多寒……弦迟者可温之……弦数者风发也"。

[3]"素有热气盛于身"：原文是"肺素有热气盛于身"。

[4]"发则阳气盛而不衰，则病矣"：原文是"发则阳气盛，阳气盛而不衰则病矣。"

[5]"其气不及于寒"：原文是"其气不及于阴"。

[6]"邪气内藏于里"：原文是"气内藏于心"。

[7]"令人消烁肌肉"：原文是"令人消烁脱肉"。

[8]"故名"：原文是"故命"。

[9]"瘅疟脉数……故名曰瘅疟。"：本段及以下段都录自《素问·疟论》篇。

[10]《月令》：即《千金月令方》，孙思邈著，故又名《孙真人千金月令方》，原书所引文字未找到。

【阐发与临证】疟，古代以寒热有规律发作而定为疟，虽然《素问·疟论》篇云："疟之始发也，先起于毫毛，伸欠乃作，寒栗鼓颔，腰脊俱痛，寒去则内外皆热，头痛如破，渴欲冷饮。"是典型的疟疾的症状，但："夫痎疟皆生于风，其蓄作有时者何也？"而且有"先寒后热""先热后寒""但热不寒"等不同类型，就说明疟之定义较广泛。本患者因"午后发热而渴，冰水不能解"而诊为疟，但因于夏秋季劳役伤气加过饮酒导致内热或湿热而发病，所以不一定是真正的疟疾，倒是《月令方》所言中暍即中暑为是。

瘅疟，按《素问》言是"但热而不寒"，是"阴气先绝，阳气独发，则少气烦冤，手足热而欲呕"，王冰注："瘅，热也，极热为之也。"可见这是疟的一种以发热为主的类型，不恶寒。按现代医

【注解】[1] 原文录自《素问·生气通天论》篇、《素问·阴阳应象大论》篇，痎疟为疟的总称。王冰注为痎，是瘦、老的意思。

学的诊断，只发热、不恶寒、每日一发有规律，除疟疾外，还有不少疾病。文中《月令》所云："孟秋行夏令"而"民多瘴疟"，而且"动而得之"（即上文说劳役），可见是秋季且是孟秋，天气很热像夏季一样、气候反常，传染病多，尤其是消化道传染病。还有"动而得之"，旅途劳累、田间劳动剧烈，中暑也是很可能患病的，多喝酒，湿热内蕴也会引起发热。发热一般以午后为高，谓之午后时助。柴胡饮子（参见三卷第十二篇第5案注3）以人参、归身、白芍、炙甘草补益气血，以柴胡、黄芩清半表半里之热（疟之恶寒发热，亦是半表半里之寒热往来），以大黄清里热（瘴疟但热不寒），这不是治疟疾的方剂，白虎加栀子汤也不是治疟疾的方剂。

2案 滑伯仁治一人病疟瘠损，饘[1]粥难下咽，六十余日，殆甚。脉数，两关尤弦，疾久体瘠而神完。曰：是积热居脾，且滞于饮食，法当下。药再进，疾去其半，复投甘露饮[2]、柴胡、白虎等剂，浃旬而愈。

【注解】[1] 饘：音zhān，粥之厚者，本案与下案可能都录自《明外史·本传》。

[2] 甘露饮：同名3方。(1)《和剂局方》方，治胃热未宣，龈肿，目赤肿痛，口疮，脾胃湿热等，药用鲜枇杷叶（去毛）、熟地黄、天冬、枳壳、茵陈、生地、麦冬、石斛、黄芩、甘草；(2)《疡医大全》方，治茧唇，药同(1)方去熟地、天冬加犀角、银柴胡、知母、竹叶、灯心草；(3)《医宗己任编》方，能清热利湿，治脾劳实热，身体面目悉黄，咽喉肿痛，药用栀子、黄芩、生地、升麻、桔梗、茵陈、石斛、甘草。

【阐发与临证】因患疟久而瘦弱，无论稀、厚米粥都不能下咽，可谓殆甚，虽神色已不好，但脉仍数，两关仍弦，脉不与证符，所以滑伯仁诊为因饮食积滞而产生内实热，所以用下药去食积。甘露饮也是清实热的，尤清脾胃实热，柴胡汤、白虎汤也是用以清实热的。

3案 一妇人疟，寒热涌呕，中满而痛，下利不食，年五十余，殊困顿，医药不效。伯仁诊其脉沉而迟，曰：是积暑与食伏痰在中，当下之（疟表利里并发论：正治则先表，后重甚则攻里。今以沉迟之脉断为积暑与食伏痰，非明眼不能。亦治法之变）。或曰：人疲倦若是，且下利不食，乌可下？方拟进参、附（或曰云云世医俱是如此，且引《医贯》为证），滑曰：脉虽沉迟，按之有力，虽利而后重下迫，不下则积不能去，病必不已。乃以消滞丸药，微得通利，即少快。明日即加数服之，宿积肠垢尽去，向午即思食。旋以姜橘参苓淡渗和平饮子调之，旬余乃复。

【阐发与临证】本案名为疟，实际是肠胃积滞下利，或痢疾。恶心呕吐，腹满痛，下利里急后重，饮食不进，所以殊困顿、疲倦。因暑季，极易饮食不洁而致此病。虽困顿疲倦、脉沉迟，但利下后重下迫，脉有力，所以辨为实证而用下法。但毕竟年老体弱，实邪去后仍要扶正，因而在思食后以和胃健脾法调理。

4案[1] 毛崇甫事母叶夫人极孝，母年六十余，病痁[2]旬余，忧甚，每夕祷于北辰[3]，拜且泣。妹立母傍，恍惚闻有告曰：何不服五苓散？持一贴付之，启视皆红色。妹曰：寻常此药不如是，安可服？俄若梦觉，以语兄。两医云：此病盖蕴热所致，当加朱砂于五苓散中，以应神言。才服罢，痁不复作。

【注解】[1] 本案录自《医说·卷五·疟疾》篇。

[2] 痁：音shān，久疟也。

[3] 北辰：北斗星。

【阐发与临证】老年久疟而服五苓散加朱砂镇惊后瘥，看来也不是疟疾，是伤寒太阳病邪入膀胱成水结症。膀胱有热而成的发热，也不可能像疟疾那样发作有规律，所以"两医云此病盖蕴热所致"。

5案 有宗室以恩添差通判[1]常州，郡守不甚加礼，遂苦痁疾，久而弗愈。族人士蓬[2]为铃辖[3]，素善医，往问，正话间，痁作而颠，撼掖不醒，尽室骇惧。蓬云：无伤也。是心中抑郁，阴阳交战，至于损厥，正四将军饮子[4]证也。先令灼艾。灸至四百壮，了无苏意。于是急制药，以一附子火炮去皮脐，四分之二，诃子四个，炮去核，陈皮四个全者，洗净不去白，甘草四两炙，各自切碎为四服，水二盏，姜、枣各七，煎去五之三。持饮病者，初一杯灌之不纳，至再稍若吞咽，三则候起坐，四服尽顿愈，更不复作，一时救急如此。此病店临发日逐杯并服无不神效（《类编》）。

【注解】[1] 通判：州府之次官，地位仅次于太守、知府。下文之郡守，概指太守、知府。

[2] 蘧：音 qú，此处为姓氏。

[3] 钤辖：管理钤记的人。

[4] 四将军饮子：《是斋百一选方》方，又名四将军饮，治寒热疟疾作而仆厥，手足俱冷，昏不知人。原方炮附子二钱，诃子二钱半，陈皮三钱，甘草一钱半，生姜七片，枣七枚。水二钟煎至一钟，不拘时服。剂量与本案文介绍相似，但本案所用甘草量较大。

【阐发与临证】本案是心中郁闷而引起的疟（实为恶寒发热，非真正的疟疾），而且因而作癫，撼之而不苏醒，可见癫疾之甚是为厥。心中郁闷，阴阳气不相顺接发为厥。本案的厥是阳虚，所以用附子甘草汤壮心阳；陈皮理气，疏通胸胃气机，且能化痰；诃子苦温酸涩，能破胸膈结气，消痰下气。

此患者为阳虚，按说艾灸壮阳是可以收效的，但此患者还有痰气交结的病机，所以单纯艾灸是无效的。

6 案　丹溪治一贵人[1]，年近六十，形壮，色苍，味厚，春得痎疟，用劫药，屡止屡作，绵延至冬，来求治，知其痰少，惟胃气未完，天寒欠汗，非补不可，以一味白术末之，粥丸，空腹热汤下二百丸，尽二斤，大汗而愈。如此者多，但略有加减耳。

【注解】[1] 本案录自《格致余论·疟论》篇，还收录在《医部全录·卷二九一·疟门医案》，该案文比本案文详细。

【阐发与临证】本案为贵人，沉迷于膏粱厚味和房色，虽形壮，但色苍，内虚也。得疟已一年，又屡用劫药，因此胃气不足，非补不可。所以用单味白术健脾而愈。案文所说："如此者多，但略有加减耳"一句，可见丹溪治虚疟用白术为主健脾补中是有效的。但本案例非疟疾。

7 案[1]　一人形色俱实，患痎疟而且痢，自恃强健能食，但苦汗出。朱曰：疟非汗不愈，可虑能食耳。此非痢也，胃热善消，脾病不化，食积与病势甚矣。宜谨节以养胃气，省出入以避风寒，俟汗出透而安。不从所言，寻卒。

【注解】[1] 本案录自《格致余论·大病不守禁忌》篇。

【阐发与临证】形色俱实表示体质壮。纳食旺是脾胃健康，应是好事，但苦于多汗，此为里热，尤其是胃热，既逼热外出为汗，又消谷善饥。食多则便多，所以此痢乃大便多，不是痢疾。所以嘱患者"节以养胃气"。朱丹溪所曰的疟非汗不愈，应该指寒多热少的寒疟，而不是温疟，所以又嘱患者"省出入以避风寒"。

一般说，如果单纯形壮多食汗出多，恶寒发热，不会死。如是死症，可能是消渴兼消化不良（脾病不化），或其他消化道疾病，慢性消耗而卒。本案例非疟疾。

8 案[1]　一妇病疟，三日一发，食少，经不行，已三月。脉无，时冬寒，议作虚寒治。以四物汤加附、茱萸、神曲丸服，疑误，再诊，见其梳洗言动如常，知果误也（三阴疟亦有实者，《医贯》之论不可拘也）。经不行，非无血，为痰碍，脉无，非血气衰，乃积痰生热，结伏其脉而不见耳。当作湿热治，与三花神佑丸[2]，旬日后，食进，脉出，带微弦，朱谓，胃气既全，不用药，疟当自愈而经行也。令其淡滋味，果应。

【注解】[1] 本案例录自《丹溪医按·疟疾》篇，还收录在《医部全录·卷二九一·疟门医案》。

[2] 三花神佑丸：即神佑丸，见二卷第七篇第 2 案注 2。

【阐发与临证】本案是三日疟，又闭经三月，食纳不振，脉象虚细如无脉，以血虚治疗是常规。朱丹溪用三花神佑丸攻积逐痰，辨证是痰积为患。案文最后说"令其淡滋味"，也是去除生痰之原因。

疟的病因，《素问》认为是"阴阳上下交争""汗出遇风""水气舍于皮肤之内，与卫气并居""瘅疟者，肺素有热"等，没有说到"痰积"为病因。《丹溪心法》云："疟疾有风暑食痰老疟疟母，大法风暑当发汗……恶饮食者必自饮食上得之。"《格致余论》曰："疟得于暑……汗不得泄，郁而成痰"。戴思恭的《证治要诀》也说到"又恐伏暑蕴结为痰"，但论述疟以痰为病因的，朱丹溪最详。所以本案辨为痰积为患，以攻下取效。

9 案[1] 一少妇身小味厚，痎疟月余，间日发于申酉（间日疟疾），头痛身热，口干寒多，喜饮极热辣汤。脉伏，面色惨晦，作实热痰治之（脉伏喜热汤无不作虚寒治，此案治法可法）。以十枣汤[2]为末，粥丸黍米大，服十粒，津咽，日三次，令淡饮食，半月后，大汗而愈。

【注解】[1] 本案录自《丹溪医按·疟疾》篇，还收录在《医部全录·二九一卷·疟门医案》。但案文"作实热痰治之"中，《医部全录》所收无"痰"字。

[2] 十枣汤：《伤寒论》方，治悬饮或支饮、饮停胸胁及水肿腹胀等，药用芫花、甘遂、大戟等分为末，枣汤送。

【阐发与临证】间日疟发作于申酉之间，有规律，此确为间日疟疾。但患者头痛身热、口干、恶寒多而且喜喝热辣汤，脉伏，一般都作寒治。而朱丹溪作实热痰治疗，确是独具慧眼。

本方甘遂、大戟苦寒，芫花辛苦温，三药合用加大枣甘温，整个方剂性平，所以朱丹溪案文说作实热痰治，实际是攻逐痰饮。

10 案[1] 一人性急，好酒色，味厚，适多忧怒，患久疟。忽一日大发热，大便所下臭积，大孔[2]极陷下，此大虚也，脉弦大而浮（发热臭积，脉弦大浮，皆实也。而作极虚治，真妙不可言，须看浮字。久疟之后又无新客感而大发热，非虚而何）。遂以瓦磨如钱圆，烧红投童便中，急取起，令干，以纸裹于痛处，[3]恐外寒乘虚而入也。以参、归、陈皮煎汤服，淡味，半月而安。

【注解】[1] 本案录自《丹溪医按·疟疾》篇。

[2] 大孔：指肛门。

[3] 以纸裹于痛处：将已干的圆形瓦片用纸包裹，敷于肛门口，因肛门有陷下而疼痛。

【阐发与临证】本患者脾气急躁，好酒色、嗜膏粱厚味，又多忧多怒，由此而发作的久疟，而且大便下臭积之物，一般辨证也是实湿热。但由肛门陷下，脉虽弦大而浮，作真虚假实治疗也有道理。这种辨证要点在于大孔极陷下。至于魏注所言以脉浮为要点，不可拘泥，浮脉也可见于平常人，素来脉浮，身体一切正常，也不能就认为是表证、虚证。无新外感而忽然大发热，也不一定是虚。

古瓦，《本草纲目》说其甘寒，甄权《药性本草》说其"煎汤服，解人心中大热"，好像与本案无关。古砖，《本草拾遗》："久下白痢虚寒者……并烧热，布裹坐之，令热气入腹，良。"此说法与本案所用方法较接近。至于用参、归、陈皮煎汤服，也有补中益气的意思。

11 案[1] 一妇久痢，因哭子变疟。医与四兽饮[2]之类，一日五六作，汗如雨不止，凡两月。朱诊之，脉微数，食少疲甚，盖痢后无阴，悲哀伤气；又进湿热之药，助起旺火，正气愈虚，汗既大出，无邪可治，阴虚阳散，死在旦夕，岂小剂之所能补？遂用参、术各二两，白芍一两，黄芪半两，炙甘草二钱，作大服，浓煎一钟，日服三四次，两日寒热止而愈。

【注解】[1] 本案可能录自《丹溪纂要》，还收录在《医部全录·二九一卷·疟门医案》。

[2] 四兽饮：《简易方》方，功能健脾和胃化痰，治诸疟，药用半夏、橘红、茯苓、甘草、人参、白术、草果、乌梅、大枣、生姜。

【阐发与临证】久痢因过度悲伤而变成疟疾，是巧合；或久痢体虚作诱因而使疟疾发作，并不是这两病间有因果关系。四兽饮是二陈汤和胃化痰，四君子汤健脾，草果、橘红、半夏燥痰，草果还能截疟。《本草拾遗》谓乌梅主疟瘴。一日五六作，显然不像疟疾，即使恶性疟疾也不像，可见是因体质过于虚所致。久痢伤阴，悲伤气、伤肺，《素问·玉机真藏论》篇云："悲则肺气乘矣。"说明肝木受邪。《素问·举痛论》篇云："悲则气消。"《灵枢·本神》篇曰："心气虚则悲。"虽然四兽饮中有人参、白术、茯苓、甘草益气健脾补肺，但杯水车薪，所以朱丹溪用大剂量人参、白术、黄芪、甘草，况且日服三四次，大补元气。案文说"又进湿热之药"，此非指四兽饮，乃指"之类"也。

12 案[1]　一壮男子，因劳役发嗽得疟疾，又服发散药，三发后变为发热，舌短语言不正，痰吼有声，脉洪数似滑（洪数似滑之脉兼之发热，似乎表里未清，而用独参汤，须看他服发散药之后之变症耳）。先用独参汤加竹沥二蛤壳，后吐胶痰三块，舌本正而言可辨，症未退。后用人参黄芪汤[2]，服半月，诸症皆退。粥食调养二月，方能起立而愈。

【注解】[1] 本案录自《丹溪医按·疟疾》篇。

[2] 人参黄芪汤：同名8方。(1)《证治准绳》方之一，治虚劳客热、消瘦倦怠、口咽干燥、盗汗咳嗽等，药用人参、黄芪、麦冬、半夏、知母、桑白皮、赤芍、紫菀、炙甘草、鳖甲、茯苓、柴胡、秦艽、生地、熟地、地骨皮、桔梗；(2) 上书方之二，治小产气虚、血崩，药用人参、黄芪、当归、白术、白芍、艾叶、阿胶；(3)《医宗金鉴》方，治溃疡虚热不睡、少食，药用补中益气汤去柴胡加神曲、苍术、黄柏；(4)《沈氏尊生书》方之一，治少气，药用人参、黄芪、白术、陈皮、当归、茯苓、甘草、生姜、大枣；(5) 上书方之二，治胃虚，药用人参、黄芪、黄柏、当归、升麻、麦冬、陈皮、白术、苍术；(6)《卫生宝鉴》方，药治同(1)方，去麦冬、炙甘草、熟地，加天冬；(7)《校注妇人良方》方，功能益气清热生津，药用人参、黄芪、葛根、秦艽、赤苓、麦冬、知母、甘草、竹叶、生姜；(8) 即人参、黄芪二味药煎汤。

【阐发与临证】本案因过劳引起发热、咳嗽，痨疟是老疟、瘦人之疟疾，总是有发热恶寒的。但发热咳嗽如果是风寒外感实证，服发散药是对的，应该好转；如果是肺热或风热外感，不会变成舌短语言不正，也不会痰吼有声，因此有可能是气阴不足而以气虚为主，兼有胶痰、顽痰，所以单纯用辛燥发散药，不但耗气而且伤阴，以致发热反而加重。舌短有痰、脉洪数滑，是内热加重而且痰阻经络。独参汤加竹沥益气清痰热，所以服后吐出胶痰而且舌本稍正。但气阴虚未得根本纠正、内热未能清除，所以案文说症未退。所用人参黄芪汤大抵以(1)(6)两方为妥，益气养阴、化痰清热。本案实非疟疾，是中风先兆。

13 案[1]　一老人疟嗽半年，两尺脉数而有力，色稍枯，盖服四兽饮等剂，中焦湿热下流，伏结于肾，以致肾火上连于肺，疟嗽俱作，参、术、芩、连、升麻、柴胡调中，一二日与黄柏丸[2]（作虚而协热治），两日夜梦交通而不泄，此肾热欲解，故从前阴精窍而走散无忧也，次日疟嗽皆止。

【注解】[1] 本案录自《丹溪治法心要·卷一·疟》篇，原文是"一老人疟半年"，无"嗽"字。本案与五卷第八篇遗精第8案重复。

[2] 黄柏丸：同名3方。(1)《小儿药证直诀》方，治小儿热痢下血，药用黄柏、赤芍、米饭和丸；(2)《证治准绳》方，治小儿久白痢、腹胀绞痛，药用黄柏、当归、煨大蒜为丸；(3)《沈氏尊生书》方，治阴火，药用黄柏一味。

【阐发与临证】本案的疟是指恶寒发热。恶寒发热半年，两尺脉数而有力，虽面色少华，应辨证为实证。所用四兽饮中有二陈汤辛燥、四君子汤温燥，服药不效，反有副作用，据此而推断湿热。说湿热下流于肾，是据尺脉数而有力；说肾之湿热伤肺，是据咳嗽恶寒发热。所以说肾中有相火，湿热相火之欲解与否，依据患者是否有梦交而不遗泄作预后，这种理论确是来之于临床实践。为何说湿热伏于肾而不说相火（夜梦交通实为相火。相火犯肺也会咳嗽），是因既有咳嗽又有恶寒发热。泂溪老人有一奇特医案，病名亢阳，记述其姻戚殷某，年近八旬，素有肠红证（便血，相当于肠风下血），病发饮食不进，小腹高起，阴囊肿亮，昏不知人，脉洪大有力。先以灶灰、石灰盛布袋置阴囊上，袋湿而囊肿消。饮以知母、黄柏泻肾之品，三日而愈。或问其故？徐曰：此欲女子而不得也。此时病人追述以前在京城设馆时也患此病，主人送其回家，旬日而愈（亢阳得阴气则阴阳平和而愈）。今妻妾尽亡,独处十余年,故病至此。即患者同意徐灵胎之诊断,而且以前患此症时,从京城返家仅与妻妾数次性交而不药自愈。此老人的"夜梦"性交也是湿热兼相火旺盛。

14 案[1]　一富家子年壮,病疟,自卯足[2]寒,至酉分方热,至寅初乃休,一日一夜止苏一时,因思必为接内感寒所致,问云,九月暴寒,夜半有盗,急起,不著中衣,当时足冷,十日后疟作。盖足阳明与冲脉合宗筋会于气街,入房太甚,则足阳明与冲脉之气,皆夺于所用,其寒乘虚而入,舍于二经,二经过胫会足跗上,于是二经之阳气益损,不能渗荣其经络,故病作卒不得休。因用参术大补,附子行经,加散寒以取汗,数日不汗,病如前,因思足跗道远,药力难及,再以苍术、川芎、桃枝[3]煎汤,盛以高桶,扶坐,浸足至膝(外治取汗法亦佳),食顷,以前所服药饮之,汗出通身而愈。

【注解】[1] 本案录自《丹溪治法心要·卷一·疟》篇。

[2] 原文无"足"字。

[3] 桃枝:《本草纲目》桃部无专条介绍桃枝,但言及苏颂《图经本草》记述桃叶蒸汗法;《普济本事方》记述徐文伯用桃叶蒸汗法,另说以桃枝为枕可令耳目聪明、以水酒煎服治卒心痛。桃枝能辟疫疠、除中恶、解蛊毒,治心腹痛。

【阐发与临证】此之病疟,也是恶寒发热。自阳气盛之卯时足寒冷,一直持续到阴气盛时之酉时方觉足热,而在阴气最盛的子时仍感足热。足为三阴经所聚,肝脾肾阳虚,所以即使日间阳气隆盛时也足寒。阴气盛的夜间为何足反热?是因为阳虚、虚阳外越的关系。病机已定,原因何由?壮年男子,房事受寒,夹阴伤寒是最常见的。所以用益气壮阳的人参附子汤温阳散寒,俾经络温通,汗得泄、寒得散。至于用苍术、川芎、桃枝煎汤,坐浴温浸取汗,也是一个外治良法。用桃枝而不用桃叶取汗,一来因为时已十月,以后桃叶已枯萎,用桃枝代桃叶也可;二来古人相信桃枝能辟邪驱祟。

本患者用《伤寒论》少阴病的麻附细辛汤、麻附甘草汤也有效。

15 案[1]　一人年三十余,久疟虚甚,盗汗,得嗽,嗽来便热,夜甚。以甘草些少,白术二钱半,防风一钱,人参、黄芪、黄连各五分,干姜二分,数服而愈。

【注解】[1] 本案录自《丹溪医按·疟疾》篇。

【阐发与临证】本患者因寒热已久,消耗多,气阴二虚,肺虚脾虚,所以既有盗汗咳嗽,又有发热夜甚,这不是疟疾,而像劳瘵。所用处方中玉屏风散益气固表止汗,四君子汤(缺茯苓)益气除热。《伤寒论》358 条上热下寒用干姜黄芩黄连人参汤治之,以其胸膈有热。本案嗽来便热且夜甚是虚热,所以不用黄芩。干姜与黄连辛苦开降,还能疏通气机。

16 案[1]　二妇人同病疟,一者面光泽,乃湿在气分,非汗不解,两发汗出而愈;一者面赤黑色,乃暑伤血分(疟赤黑面色为暑),用四物加辛苦寒之剂,二日发唇疮而愈。临病处治,其可执一乎!

【注解】[1] 本案可能录自《丹溪纂要》。

【阐发与临证】本案前例是暑湿证,病因是湿热郁蒸,患者汗出而热不解,所以面部现光泽,《温病条辨》谓之面垢,此为湿郁气分,应发汗、清暑、利湿同用。案文说非汗不解,实乃包含清暑在内。后例是因暑热已久,病恶寒发热久而伤血,类似于血热兼血虚,故面色赤黑,用四物汤补血凉血(地黄用生地或鲜生地,芍药用赤芍或赤白芍同用),加辛苦寒之剂清暑退热。常见热病叠经治疗后将愈时口唇起疱疹,此案后例也如此。现代医学认为口唇疱疹系病毒感染之发热病,此例很可能如是,因夏季病毒感染后发热,可迁延日久不愈,面色变赤黑。还有黑热病也可能,热型类似疟疾。

17 案[1]　虞恒德治二男子,年皆逾四十五,各得痎疟三年矣,俱发于寅申巳亥日。一人昼发于巳而退于申,一人夜发于亥而退于寅。虞曰:昼发者,乃阴中之阳病,宜补气解表,与小柴胡汤倍加柴胡、人参,加白术、川芎、葛根、陈皮、青皮、苍术;夜发者,为阴中之阴病,宜补血疏肝,用小柴胡合四物加青皮,各与十贴,教其加姜、枣煎,于未发前二时服,每日一贴,服至八贴,同日得大汗而愈。

【注解】[1] 本案录自《医学正传·卷二·疟证》篇，还收录在《医部全录·二九一卷·疟门医案》。

【阐发与临证】三年之痎疟，确为老疟，而迭经三年未愈，患者体弱质瘦可知，气血也虚了。从十二地支之排列看，此二例均为三日疟，寅、巳、申、亥日，各相距3天。一日中，从子时起阳气渐生，但还处在夜间阴盛期；午时起阴气渐生，但还处于白天阳盛期。所以从亥发至寅退，是阴中之阴病，阴血不足，不能与天地间之盛阴相匹配，故用小柴胡汤扶正解表时另需重用滋阴补血的四物汤；从巳发至申退是阴中之阳病，阳气不足，不能与天地间之隆阳相匹配，故用小柴胡汤扶正解表时尚须倍加人参、白术益气。因白天发作，倍柴胡以疏邪。

说夜发者为阴中之阴病，着眼于夜间发作；说昼发者为阴中之阳病，阴指发作的3个时辰中有2个时辰在下午，阳指都在白天。说他们夜发者为阴病、昼发者为阳病，也未尝不可。《医学入门》载"阳为气虚，阴为血虚""阳为日发邪浅，阴为夜发邪深""阳为子时至巳，阴为午时至亥"。

18案 胡仲礼[1]者，真州人也。国初以医名，能精其术，遂大闻于时，尤妙太素脉。有病疟者，久莫能止，求视其脉，曰：此疟母也，须百剂方愈。病者归，服药至半，意惮之，中止而病未瘳。他日以问，医孙姓者脉之，曰：此须五十剂乃可。如言而病已。盖孙其婿，即传业于仲礼者，其精如此。

【注解】[1] 胡仲礼：又作胡重礼，明初医家，其生平及本案均记载于《仪真县志》，本案还收录在《医部全录·卷五一〇·医术名流列传·胡重礼》项。仪真县，江苏省扬州市西南，长江北岸，现名仪征市，政府驻地在真州镇。

【阐发与临证】疟母，《医学入门》云："阴为脏邪深，横连募原，不能与正气并行，故间日蓄积乃发，或三四日一发，久则必有疟母。"又说："凡疟经年不瘥，谓之老疟，必有痰水瘀血结成痞块，藏于腹胁，作胀且痛，乃疟母也。"本案主要介绍明初名医胡仲礼及其传人孙医生精于脉诊的事例。至于他们凭何脉诊为疟母以及估计服多少剂药才能治愈，不得知。但疟母为病，腹胁中有痰水和瘀血结成的痞块，胀痛不消可知。《金匮要略·疟病脉证并治第四》曰"当月……如其不差……此结为癥瘕，名曰疟母"，可知发疟疾连续一月以上不愈者，很可能变疟母，此时腹胁胀痛且内有癥块。现代之脾脏肿大、甚至肝大，都可诊为疟母。

本案未出治法，《金匮要略》出方鳖甲煎丸；《医学入门》出方：虽内虚者非常山、槟榔，决不能除，但须制熟则不损胃，老疟丸是也。血虚者鳖甲丸，体盛有水癖者，暂用芫花丸，仍须以补脾化痰汤药辅之。《医学发明》有煮药豆法，药用常山、血竭、枳实、黑豆等；《证治准绳》有疟母丸，药用鳖甲、青皮、桃仁、神曲、麦芽、三棱、莪术、海粉、香附、红花等，消癖丸，药用芫花、朱砂二味；《济生方》有鳖甲饮子，药用鳖甲、白术、黄芪、草果、槟榔、川芎、橘红、白芍、甘草、厚朴、乌梅、生姜、大枣等；《古今医鉴》用黄甲丸，药用朱砂、阿魏、炮山甲、槟榔、雄黄、木香、黑豆；《丹溪心法》用十将军丸，药用砂仁、槟榔、常山、草果、青皮、陈皮、三棱、莪术、乌梅、半夏等。这些都可分别辨证应用。

19案 孙琳[1]治张知阁久病疟，遇热作时如火，年余骨立。医以为虚，投之茸附，热愈甚。招孙诊视，投小柴胡汤三贴，服之热减十九，又一服，脱然。孙曰：是名劳疟[2]，热从髓出，又加刚剂，剥损气血，安得不瘦？盖热不一，有去皮肤中热者，有去脏腑中热者，若髓热，非柴胡不可。北方银州柴胡[3]，只须一服，南方力减，故三服乃效。今却可进滋补药矣。

【注解】[1] 孙琳：南宋名医，爱竹翁《谈薮》载孙琳曾治愈宋宁宗赵扩幼年时的淋病（水道不利）（即九卷第一篇第12案）。本案录自《谈薮》。

[2] 劳疟：名出《金匮要略·疟病脉证并治第四》篇，原文是"柴胡去半夏加栝蒌汤治疟病发渴者，亦治劳疟"。

[3] 银州柴胡：银州，北周、北宋时置，辖境相当今陕西省榆林市及米脂、佳县、横山等县的东

部地区。银柴胡主产于东北、陕西、内蒙古、宁夏、甘肃等地,以银州所产为良,故名银柴胡。

【阐发与临证】劳疟是疟之将成虚劳者,是因患疟日久后元气损耗、气阴二虚、内热不清,或因原为虚证、体虚之人又患疟,气血更虚。气虚用补中益气汤加鳖甲、首乌等。气血两虚用八珍汤、十全大补汤加炙鳖甲等。如虚火口渴,也可用《金匮要略》之柴胡去半夏加栝楼汤。本案久患疟,热时如火,服鹿茸、附子等更热,说明是虚火即内热、骨蒸劳热,即案文说髓热,当用银柴胡。孙琳说如用银柴胡只需服一剂,如用软柴胡要三服才见效。也不完全如此,因为软柴胡之解热偏于治外感发热,软柴胡所含的皂素能阻止疟原虫的发育并使之消灭;银柴胡之解热主要治骨蒸劳热,其所含的有效成分未见有抑制疟原虫的报道。

20 案[1] 薛己治一妇人久疟,形体怯弱,内热晡热,自汗盗汗,饮食少思,月事不行,服通经丸[2],虚症悉具,此因虚而致疟,因疟而致经闭。用补中益气汤及六味丸,各百余剂,疟愈而经行矣。

【注解】[1] 本案和下案都录自《女科撮要·经闭不行》篇。

[2] 通经丸:同名3方。(1) 鲍相璈《验方新编》方,治室女经闭、遍身浮肿,药用三棱、莪术、赤芍、川芎、当归、紫菀、刘寄奴、穿山甲;(2)《普济本事方》方,治月经不通伴腹痛,或脐下坚结、血瘕,药用当归、莪术、干漆、桃仁、桂心、青皮、大黄、制川乌、干姜、花椒、醋;(3)《卫生宝鉴》方,药治同(2)方去干漆。

【阐发与临证】本案是因体质虚弱、气阴二虚而引起内热、日晡潮热、自汗盗汗,说是久疟,但以气阴两虚症状为著,其所谓疟,极可能还是骨蒸劳热,或为劳瘵。这种病很易引起妇女经闭,因为是气阴虚,用活血祛瘀破血通经的药物当然不效。用补中益气汤加六味地黄丸各百余剂后气阴得复,所以月经来潮。所谓症愈,指内热晡热消退而已。

21 案 一妇人久疟,疟作则经不行,形虚脉大,头痛懒食,大便泄泻,小便淋漓,口干唇裂,内热腹膨,皆元气下陷,相火合病(壮火食气)。用补中益气汤治之,寻愈。惟不时头痛,乃加蔓荆子而痛止,又兼用六味丸而经行。

【阐发与临证】本案从"疟作则经不行"一句看,不可能是疟疾,而像是相火引起的内热,加之元气下陷、中气不足、溲便为之变,所以大便泄泻、小便淋漓。这与上例同样,疟非真正的疟疾,在原著中也归在妇科疾病中。元气下陷用补中益气汤"寻愈",合相火病是用六味地黄丸治疗的。

本案与上案也可能是既有久疟,凑巧又患经闭,疟疾的症状略而不述。如此则都为虚疟。

22 案[1] 一妇人疟久,兼之带下,发后口干倦甚。薛用七味白术散[2]加麦冬、五味作大剂,与之恣饮,再发稍可,乃用补中益气加茯苓、半夏,十余剂而愈。凡截疟薛常以参、术各一两,生姜四两,煨热煎服即愈,或以大剂补中益气加煨姜,其功尤捷。

【注解】[1] 本案录自《女科撮要·带下》篇。

[2] 七味白术散:《小儿药证直诀》方,又名白术散、钱氏白术散,治脾胃久虚、津液内耗、烦渴欲饮等,药用人参、白术、茯苓、甘草、藿香、木香、葛根。

【阐发与临证】因久疟,又患带下,可能带下辨证为气虚脾虚,而又发作后口干,因此辨为气阴两虚。七味白术散健脾生津,如果没有呕吐、腹胀等,藿香、木香可不用。但本案继后又用补中益气汤时加半夏、茯苓,实已含有二陈汤"而愈",可见患者有内湿,系脾虚而生。参见上二案,都是用补中益气汤而疟愈的,此与案文薛己自述用人参、白术、煨生姜或补中益气汤加煨生姜截疟是相同的,当然这也是虚疟,属气虚疟。《景岳全书》出何人饮治虚疟是气血虚之虚疟,除人参、煨生姜、陈皮、当归与上述相同外,还用何首乌滋肝补血。

有寒热往来症状的疾病很多,不但是疟。《素问·疟论》篇载:"阳并于阴,则阴实而阳虚,阳明虚,则寒栗鼓颔也。"华佗《中藏经》载:"人之寒热往来者,其病何也?此乃阴阳相胜也。"所以只要阴阳相胜,都会寒热往来;只要阳明虚,都会寒栗鼓颔。对此,《中藏经》有言:"脾病者,上下不宁……脾病则血气俱不宁，血气不宁则寒热往来，无有休息，故病如疟。"《医学入门》在列举了很多疟的原因后又列出"似疟"一节，"似疟非疟，作止有时"，有太阳证似疟、阳明证似疟、热入血室似疟、厥阴证似疟、感冒似疟等。所以，本篇疟第57案中，实有很多案例并非疟，或者是兼疟，只是因为有寒热往来的症状而给以"疟"名的。

23案[1] 一产妇患疟，发热作渴，胸膈胀满，遍身作痛，三日不食，咽酸嗳气，此是饮食所伤，脾胃不能消化。用六君加神曲、山查，四剂而不作酸，乃去神曲、山查，又数剂而饮食进，其大便不通，至三十五日，计饮食七十余碗，腹始闷，令用猪胆汁导而通之，其粪且甚燥[2]（琇按：得非燥药过剂耶？妇人令用导法，颇不雅，润以下之颇为简易）。

【注解】[1] 本案及下案都录自《女科撮要·产后疟疾》篇。

[2]《女科撮要》此处原文是"其粪且不甚燥"。

【阐发与临证】本案也是产后杂病。从胸膈胀满、三日不食、咽酸嗳气等看来，显系伤食所为。受旧习俗影响，一般都是产妇多吃保养食品，平时穷困人家，也都想方设法供产妇多吃荤食，哪怕鸡蛋也是多多益善，因而很容易引起消化不良。食积可发热、可口渴，消食名方保和丸中就有连翘清热，《古今医鉴》的保和丸及越鞠保和丸分别还有黄芩、黄连及黄连、栀子。本案因食积而咽酸，所以即使用山楂酸物而反不作酸。产后常见大便难，不一定大便闭结，此妇大便不通至第35日才觉腹闷，用猪胆汁通导后，解下之大便而且不甚燥结，说明非肠燥便闭。至于琇按认为是用燥药过剂引起的大便不通，看来不是的。

24案 一产妇患疟久不愈，百病蜂起；其脉或洪大，或微细，或弦紧，或沉伏，难以名状。用六君子加炮姜二十余剂，脉症稍得；又用参术煎膏，佐以归脾汤，百余剂而瘥。

【阐发与临证】此妇产后患疟久不愈，体质更差，因而百症迭起，案文用各种脉象来形容病情。所谓百病，实指各种症状。但产后体虚是根本，而且发热恶寒久不愈，极可能是气血虚引起的内伤发热。案文用六君子加炮姜、参术煎膏加归脾汤，与第22案截疟所用相同。

25案[1] 冬官朱省庵停食感寒而患疟，自用清脾、截疟二药，食后腹胀，时或作痛，服二陈、黄连、枳实之类，小腹重坠，腿足浮肿，加白术、山查，吐食未化。[2]薛曰：食后胀痛，乃脾虚不能克化也；小腹重坠，乃脾虚不能升举也；腿足浮肿，乃脾虚不能运行也；吐食不消，乃脾胃虚寒无火也。治以补中益气加吴茱萸、炮姜、木香、肉桂一剂，诸症顿退，饮食顿加，不数剂而瘥。[3]

【注解】[1] 本案录自《内科摘要·脾胃亏损疟疾寒热等症》篇。

[2] 此后原文尚有"谓余曰何也"？

[3] 原文此后尚有"大凡停食之症……如不应，当分六经表里而治之，说见各方"一段380余字，内容论停食的辨证治疗。

【阐发与临证】案文说患者自用"清脾、截疟二药"，指有清脾作用、截疟功效的治疗方剂。《济生方》清脾饮有柴胡、黄芩、半夏、甘草、青皮、厚朴、草果、茯苓、白术、生姜、大枣等，能治瘅疟但热不寒或热多寒少，虽有白术、茯苓，但以破气、伤脾阳、克伐脾胃的药物为主；《三因极一病证方论》清脾汤有草果、青皮、厚朴、半夏、乌梅、高良姜、甘草，也以破气燥湿为主。名截疟的方剂较多，《医学正传》有截疟常山饮、截疟七宝饮、截疟饮子；《丹溪心法》有截疟方；《苏沈良方》有截疟散，大致都用草果、常山、槟榔、知母、青陈皮、厚朴、黄芩、黄连、黄柏、苍术、半夏等，也是耗中气、损脾阳之类药物。虽然《万病回春》人参截疟饮中用四君子，《丹溪心法》又一截疟方用人参、白术、黄芪，但本案显然用的是前一类方剂，因此加重了患者的脾虚寒而食后胀痛重坠，即便已知腿足浮肿为脾虚而加白术、山楂，杯水车薪之效。

26案[1] 一儒者秋患寒热，至春未愈（久病属虚），胸痞腹胀。用人参二两，生姜二两煨熟煎服，寒热即止。更以调中益气[2]加半夏、茯苓、炮姜数剂，元气顿复。后任县尹，每饮食劳倦疾作，服前药即愈[3]。

【注解】[1] 本案录自《内科摘要·脾胃亏损疟疾寒热等症》篇。

[2] 调中益气汤:《脾胃论》方,治湿伤脾胃、体重烦闷、口失滋味、二便清数或咳嗽痰黏、体倦食少,或日晡两目紧涩、不能瞻视等,药用人参、黄芪、苍术、甘草、柴胡、升麻、陈皮、木香。

[3] 原文在此后还有"大凡久疟……若误投以清脾、截疟二饮,多致不起"共80余字,论述久疟系虚证。

【阐发与临证】本患者患恶寒发热半年,每于饮食不节、过度劳倦而发作。虽有胸痞腹胀,但还应是元气不足。薛己善用人参、煨生姜治久疟、虚疟,这种久疟、虚疟、实则不一定是疟疾,而是内伤发热而已。胸痞腹胀是脾虚不能运化水谷,所以每遇饮食劳倦而疾作。调中益气汤与补中益气汤极相似,偏于治湿重。

27 案[1] 一上舍每至夏秋,非停食作泻,必疟痢霍乱,遇劳吐痰,头眩体倦,发热恶寒。用四物、二陈、芩、连、枳实、山栀之类,患疟服止截之药,前症益甚,时或遍身如芒刺然(时身如芒刺,虚而协湿,以茯苓、半夏以渗之)。薛以补中益气加茯苓、半夏,内参、芪各三钱,归、术各二钱,十余剂少愈,若间断其药,诸病仍至,连服三十余剂全愈。又服还少丹[2]半载,形体充实。

【注解】[1] 本案录自《内科摘要·脾胃亏损疟疾寒热等症》篇。

[2] 还少丹:同名2方。(1)《洪氏集验方》方,治一切虚损,筋衰神耗,腰脚沉重,肢节倦怠,血气羸乏,小便混浊,药用山药、牛膝、远志、山茱萸、茯苓、五味子、巴戟天、肉苁蓉、菖蒲、楮实、茴香、杜仲、枸杞子、熟地、枣肉;(2)《仁斋直指方论》方,治心肾不足,精血虚损,身体虚羸,目暗耳鸣,药用同(1)方去菖蒲、枸杞子、大枣,加续断、菟丝子。

【阐发与临证】读书人四体不勤、劳心过甚,以致心脾虚,久则心脾肾俱虚。长夏初秋湿重,外湿困脾而更易发作,停食、作泻、疟、痢、霍乱、头眩体倦、易吐痰等都是湿阻肠胃的症状。二陈汤仅燥湿,不能健脾益气,四物汤补血更能助湿,芩、连、栀子、枳实更耗气损脾胃,截疟药(见本篇第25案)也如此,所以服用后,前症益甚。补中益气汤中燥湿药仅陈皮,力弱,今加半夏、茯苓合成二陈汤是增强燥湿。用健脾益气燥湿虽奏效,但巩固疗效尚需从肾入手。

28 案[1] 汪石山治老人,年近七旬,形色苍白,劳倦病疟,疟止,胸膈痞闷,恶心痰多,不思饮食,懒倦口苦,头痛,夜梦纷纭,两腿时疮,脉皆浮濡无力,且过于缓。医书云:脉缓无力者,气虚也。[2] 又云:劳则气耗。[3] 又云:劳倦伤脾,脾伤不能运化精微以养心,故心神为之不宁。宜仿归脾汤例治之。人参二钱,麦冬、白术各一钱,归身、酸枣仁、茯神各八分,黄芩、陈皮各六分,枳实、甘草各五分,川芎七分,煎服二贴,夜卧颇安,但觉后欲吐,或则吞酸吐痰,减去枳实,加山查七分,吴茱萸二分,服之,仍用参、术、归、芎、山栀、山查,丸服而愈(博按:此案原刻谬误)。

【注解】[1] 自本案至第50案都录自《石山医案·卷上·疟》篇。

[2] "脉缓无力者,气虚也":《脉经·卷一·平实第十》有"缓者为虚";卷四"平杂病脉第二"有"缓则为虚";《脉学辑要评·卷中》引张介宾说"缓而滑细者多虚寒……若虚寒者,必缓而迟细"。《脉说·下卷》谓:"若缓而迟细者多虚寒""然而缓脉为病,气虚必兼弱……阳虚必沉细无力而缓。"《脉诀汇辨》谓"缓弱气虚"。

【阐发与临证】本案年近七旬老人,劳倦后疟(恶寒发热)发作,平时面色苍白,胸膈痞闷,恶心痰多,不思饮食,懒倦口苦,都是脾虚湿盛,夜梦纷纭为脾虚及心,用归脾汤健脾养心、益气血是对的,但消导药物不足,故纳差。是方用黄芩欠妥,所以后加山楂消导、吴茱萸温胃而好转。后用丸药料,集益气血、健脾消导、活血清热等药物,药简面广,似越鞠丸的组方原则。

29 案 一人年逾四十、形瘦,色紫淡,素劳伤脾。令常服参苓(原刻误芪)白术散[1]获安。住药一年,复劳,饮冷酒不爽,是夜头又被湿,遂致身冷不安,早已面目俱黄。医用零筋草根[2],酒煎服之，吐泻大作。又加姜煎，则心热膈壅，不进饮食，大便秘结，疟作，胸膈痞塞，粥饮不入，食汤则嗳气呕逆，吐涎，意向甚恶。汪诊左脉浮涩（原刻濡）无力，肝脉颇弦，右肺部濡散，脾部浮微，二部脉皆似有似无，或呼吸相引，又觉应指。曰：此脾虚之极也。初因劳热饮冷，头又被湿，内热因郁，故发为黄。若用搐药[3]以泄上焦湿热，则黄自退。乃用草药酒煎，湿热虽行，而脾气存也几希，且勿治疟，当补脾为急。用人参五钱，橘红一钱，时时煎汤呷之，令其旦暮[4]食粥，以养胃气。彼如所言，旬余乃愈。

【注解】[1]参苓白术散：同名3方。（1）《和剂局方》方，治脾胃虚弱夹湿证，如饮食不化、胸脘痞闷、肠鸣泄泻、乏力、多困少气，药用人参、茯苓、白术、扁豆、桔梗、山药、甘草、莲子肉、砂仁、苡仁、大枣；（2）《古今医鉴》方，药治同（1）方，加陈皮；（3）《苏沈良方》方，原名人参白术散，治霍乱吐泻，药味同七味白术散加生姜。

[2]零筋草根：查考不到，是否为牛筋草之地域名？牛筋草甘凉，功能清热利湿，治湿热黄疸、痢疾；能清热解暑，治伤暑发热、小儿急惊风。江西民间用鲜草连根煎服治黄疸。

[3]搐药：用药粉吸入鼻孔中，以达祛邪治病的目的。

[4]旦暮：在《石山医案》原文是"且莫"，两者意思全相反。看全案，患者疟作则粥饮不入，食汤（白开水、热水）则嗳气、呕逆、吐涎，且有湿热黄疸，所以"且莫食粥"还是对的。

【阐发与临证】搐药祛邪治病有很多种，例如《原机启微》的碧云散、《审视瑶函》的碧玉散，搐鼻孔内以治目赤肿痛，昏暗畏光等。本案用搐药以泄上焦湿热退黄疸，可能是用瓜蒂散。《医学入门》治初发黄疸，用瓜蒂末一匕搐入鼻中，吐出黄水，再内服茵陈五苓散。《卫生宝鉴》治黄疸用搐鼻瓜蒂散（瓜蒂、赤小豆、母丁香、黍米），临卧时搐入两鼻孔内，翌晨取下黄水，便服黄连散。本案是先用参苓白术散健脾，后因过度劳累又伤脾，复又频饮冷酒伤湿，而面目俱黄，再用不正确的治疗更虚其脾胃，所以既不敢用搐鼻的瓜蒂散之类，又不能用茵陈蒿汤之类，因为苦寒或吐泻都可伤脾胃中气，所以用人参、橘红健脾益元气兼以理气化湿，以养胃气。

30案 一人年逾四十，不肥不瘦，形色苍白，季秋久疟。医用丹剂一丸止之，呕吐不休，粒米不入，大便或泻，面赤，妄语，身热。汪诊脉皆浮而欲绝。仲景云：阳病得阴脉者死。[1]今面赤、身热、妄语、其证属阳，而脉微欲绝，则阴脉矣，此一危也；经曰：得谷者昌，失谷者亡，[2]今粒米不入，此二危也；又曰：泄而热不去者死，[3]今数泄泻而面赤身热不除，此三危也。以理论之，法在不治。古人云：治而不愈者有矣，未有不治而愈者也。令用人参五钱，白术二钱，炒米（原刻御米[4]）一钱，橘红（原刻陈皮）八分，煎服至四贴，始渐有生意。

【注解】[1]"阳病得阴脉者死"：录自《伤寒论·辨脉法第一》，原文是"阳病见阴脉者死"。

[2]"得谷者昌，失谷者亡"：原文出处未找到，参见一卷第九篇瘟疫第8案注4。

[3]"泄而热不去者死"：原文出处未找到。《灵枢·五禁》篇曰："病泄，脉洪大，是二逆也。"从脉洪大表示热未去这个角度来说，病泄而脉洪大是逆症、泄而热不去者死之意已很明确。

[4]御米：《石山医案》原文是御米，即罂粟子，甘平，功能固脱涩肠，治泄泻脱肛，能行气止痛治反胃腹痛，能止咳。现代用3~6克，古时用一钱，正好。而且对证也对症。再说患者既粒米不入，用一钱炒米又有何用？所以此处应该是御米而不应改为炒米。《南唐食医方》用御米三合，人参三钱，生山芋煎汤加生姜汁及少许盐花，治反胃不下饮食。

【阐发与临证】截疟的丹剂，适用于久疟，大致与治疟母同，见本篇第18案。此类方剂常用常山、槟榔、草果、朱砂、阿魏等，碍胃，易引起呕吐恶心，还可稀便。由于呕恶腹泻，三焦气机不顺，虚阳上浮而致面赤身热、脉浮，甚至轻烦，不是死证，但按证、脉来说，确是分离；粒米不入，无以养生，精微无继、气血久耗也非顺证；至于泄而热不去，绝非一二天即危。只要正气存内、脾胃恢复健运、三焦气机顺畅即可保平安。汪以人参、白术健脾补气，以橘红疏理三焦气机，药证相符而安。

31案 一人年近三十,形瘦淡紫,八月间病疟。汪诊之,左脉颇和而驶,右脉弱而无力。令用清暑益气汤,加减服之,觉胸膈痞闷。遂畏人参。更医作疟治,而疟或进或退,服截药,病稍增。延至十月,复请汪诊,脉皆浮小而濡带数,右手则尤近不足。曰:正气久虚,邪留不出,疟尚不止也。宜用十全大补汤,减桂,加茯苓,[1]倍参,服之渐愈。

【注解】[1]"加茯苓":《石山医案》原文是"加芩",加芩是对的。原服清暑益气汤好转,又脉带数;再正气虽久虚,但邪留不出,所以加黄芩有理;十全大补汤中原有人参、茯苓,加人参叫倍参,何独加茯苓不用倍茯苓?

【阐发与临证】从本案文可看出症如疟而不一定是疟,治法更是需辨证。病疟,实为病寒热,作暑湿治,如有痞闷可加疏理气机药。夏秋季患暑湿本有胸脘痞闷,气虚需用人参,亦必须少用些。不是疟而用截疟药当然病增。后用的十全大补汤减桂,是因暑病,少用热药。倍人参一为正气久虚,二也是因暑病,暑伤气也。少加黄芩也可清暑。

32案 一人年逾三十,形瘦色苍,八月间病疟。或用截药,或用符水,延缠不愈。胸膈痞满,饮食少进,大肠痔血,小便短赤,疟发于夜,寒少热多,自汗。汪诊左脉濡小而缓,右脉濡弱无力。曰:此久疟伤脾也。用人参二钱,白术、归身、茯苓各一钱,芍药八分,黄芩七分,枳实五分,陈皮六分,甘草四分,煎服。后因痔血未止,吞槐角丸[1]而血愈多。仍服前方而血减矣。

【注解】[1]槐角丸:同名6方。(1)《和剂局方》方,治痔疮出血、肠风下血,药用槐角、地榆、当归、防风、黄芩、枳壳;(2)《寿世保元》方,药同(1)方,加黄连、黄柏、荆芥、侧柏叶;(3)《疡医大全》方,治痔漏,药用槐角、槐花、槟榔、黄芩、刺猬皮;(4)《沈氏尊生书》方,治大肠火盛、肠风下血,药同(1)方加黄柏、秦艽、生地、苦参;(5)《普济方》方之一,治肠风泻血脱肛,药同(1)方去黄芩加木贼、茯神,酒面糊丸;(6)上书方之二,治肠风痔疾、大便涩滞,气结不通,或下血不止,药同(1)方去地榆、黄芩加熟地、木香。

【阐发与临证】本案与上案相似,但夜间寒热、寒少热多、自汗、小便短赤,此类症状是暑湿病的主要症状之一,可依上案用清暑益气汤治疗。本案辨为久疟伤脾,因久病气虚,依上案那样倍人参等,所用方大致相同。大便痔血有虚实之区别。本案脉濡缓无力,且系久病后,所以属虚证,因此单用槐角丸(适于实热证)必适得其反。但血得寒则凝,在益气补中汤剂中少加黄芩、枳实祛大肠风热还是必要的。

33案 一妇面色淡紫,年逾四十,九月病疟,夜发渴多汗,呕吐,粒食不进数日。汪诊脉皆浮濡而缓,按之无力。遂用人参五钱,橘红八分,甘草七分,白术一钱,煎服十余贴,疟止食进,渐有生意,但大便二十日不通。再诊右脉浮小无力,左脉沉弱无力。前方加归身一钱,大麻仁钱半,如旧煎服,病除。

【阐发与临证】此患者极可能还是恶寒发热作"病疟",结合口渴多汗,呕吐纳呆,脉濡无力,应是脾胃气虚、无力熟谷,汪重用人参即此意。至于橘红,一来汪善用陈皮、橘红,试看第28案至第51案共24个案例,用陈皮11例、橘红3例;二来向有非痰不成疟之说,尤为朱丹溪以后明代医界推崇,所以用陈皮、橘红多多。

34案 一妇年逾三十,瘦长淡紫,六月产,八月疟,疟止,胸膈痞闷,才劳喘咳血,身热脚冷。汪诊左脉濡缓(原本误弱),右肺部颇洪,关尺二部亦弱。以生地黄、白芍、麦门冬、白术各一钱,阿胶、归身、牡丹皮各七分,人参八分,陈皮五分,煎服一贴,再令热服,泻止膈快。但盗汗而脚软,前方加黄芪钱半,黄柏七分,依前煎服愈。

【阐发与临证】本患者产后2月作疟,疟止后胸膈痞闷,遇劳喘息并咳血,身热,右寸脉洪,为虚热蕴肺。身形瘦长,脚冷,左脉濡缓,右关尺脉弱,这是气血两虚。因而汪用八珍汤加阿胶、丹皮、麦冬补气血、清虚热。脚软说明补气药太少,盗汗需加清相火类药。当归六黄汤为治阴虚火旺盗汗的

35案 一人年三十，形色苍白，因劳感热，九月尽病疟，头痛口渴，呕吐，胸膈痞塞，不进饮食，自汗倦怠，热多寒少。医用截药，病增，饮水即吐。汪诊脉皆浮大而濡，颇弦。曰：此劳倦伤脾、热伤气之疟也。令用人参三钱，黄芪钱半，白术、麦冬各一钱，枳实五分，山查七分，归身、黄柏、知母各七分，干姜、甘草各三分（石翁用药妙在佐使得宜，后学须仿此例），煎服三贴，病减。复劳病作，前方人参加作四钱，服之而安。

【阐发与临证】本案之病疟，是感热后又恶寒，热多寒少，非疟疾也。头痛口渴、呕吐、胸膈痞塞、自汗倦怠、纳食不振等症状也都不是疟的症状，正如汪说"此劳倦伤脾"，所以前医用截疟药而病反增，直至饮水即吐。由于劳倦感热引起的病，所以加麦冬、知母、黄柏。又怕知母、黄柏碍胃使呕吐加剧，佐干姜之温，又用干姜之辛以止呕。

36案 一人年三十九，久疟。医用补中益气汤，或止或作，延及半年。因解发结[1]，劳伤咳嗽，医以前方加半夏、五味，遂致喉痛声哑，夜不能寝。请汪视之，右脉浮濡，左脉小弱。曰：《经》云：阴火之动发为喉痹是也。[2]此必色欲不谨，久服参、芪，徒增肺中伏火耳。令以甘桔汤加鼠黏子、蜜炙黄柏，煎服二贴，喉痛除而声出。继服保和汤五贴而安。

【注解】[1] 解发结：古人把长头发盘在头顶，插簪或束带加以固定，较长时间，解下束带、散开头发以洗头或重新盘结。

[2] "阴火之动发为喉痹"：原文出处未找到，现摘录一些相关文献供参考。《河间六书》云："金受火郁，不能发声者是也。"《脾胃论》曰："由精气不输于脾，不归于肺，则心火上攻，使口燥咽干，是阴气（火）大盛。"《素问·至真要大论》篇载："太阴之胜，火气内郁……甚则……喉痹。"王冰注《素问·阴阳别论》篇云："一阴一阳结，谓之喉痹""气热内结，故为喉痹。"马莳《黄帝内经灵枢注证发微》对"大肠手阳明之脉……是主津液所生病者，目黄口干，鼽衄喉痹"注曰："大肠传导水谷，变化精微，故主所生，津液病则津液竭而火热盛，故为目黄……喉痹诸证。"

【阐发与临证】此患者因患疟半年，恶寒发热汗出，此时因头发脏而解发结洗头。此处之劳伤咳嗽实系洗头受凉，复感风寒。补中益气汤甘温，已服半年，又加半夏之辛温，无津液归肺，阴火旺、心火上攻，以致喉痛音瘖。喉痹必有内热（阴火）上盛，外复感风寒，火郁不能散而发。如于此期间房事过频，肾精耗损，则更易发作。

37案 一人年三十余，形瘦淡紫，素劳久疟，三日一发于夜（三阴疟），呕吐，热多寒少，不进饮食，小便频数，气喘咳嗽，日夜打坐，不能伏枕几月矣，头身骨节皆痛（数月不能伏枕，虚也。然真正虚脱不能待几月之喘嗽，而况兼症有头身骨节痛耶，此为虚中有实）。医作疟治，病甚，众皆危之。脉皆浮虚缓弱而不甚大（若脉洪大当作极虚治）。汪以参、术加陈皮、黄柏、枳实、知母、麦冬、北五味煎服三贴，病退。越二日复病，令用四物加童便服之，则嗽除喘止，始能就卧。再用八物汤除茯苓，加枳实、香附，又用枳术丸加人参、砂仁、归身、黄芩，吞服调理，热来常服童便，半年而安（加减法妙）。

【阐发与临证】此患者是三日疟，但每次于夜间发作，且已久，除发热恶寒、热多寒少外，另有呕吐、不进饮食、小便频数、气喘咳嗽，而且因气喘而不能平卧、端坐呼吸。虽是疟，但必须以治气喘为先，急则先治本。以生脉散益气阴、以枳术丸健脾胃、消食积并降肺气，因热多寒少用知母、黄柏。头身骨节疼痛不是实，是因久疟发热恶寒、呕吐而引起，实际也是虚证，所以病退而越二日复病，并且以后只用黄芩。童便咸寒，治寒热头痛，久嗽上气失声，去咳嗽肺痿，朱丹溪谓"滋阴降火甚速"，都符合本患者的病症。本患者类似慢性肺栓塞，现代医学用尿激酶溶解血栓，能使纤维蛋白溶酶原转变为纤维蛋白溶酶。古时候喝童便治疗也是好办法，吴仪洛《本草从新》谓童便能治败血入肺，也是这个道理。

38案 一妇形色脆白，年五十余，忧劳，六月背疮，艾灸百余壮，疮散病疟，身热自汗，口渴头晕，呕吐泄泻，不进饮食，寒少热多，自用清暑益气汤，病甚。汪诊左脉浮微，似有似无，右脉浮小，按之不足。曰：病虽属疟，当作虚治。依方而用清暑益气汤，固与病宜，但邪重剂轻病不去耳。令以参、术加作五钱，芪三钱，茯苓一钱，陈皮七分，甘草五分，煎服病退。

【阐发与临证】本病者有七情内伤，又兼夏季患背疮，后又患寒热，按症状看此非疟，而是暑热病，因病久而气不足。《脾胃论》清暑益气汤中实际上没有清暑药，李东垣原文载"以黄芪甘温补之为君，人参、橘皮、当归、甘草甘微温，补中益气为臣，苍术、白术、茯苓渗利而除湿，升麻甘苦平，善解肌热，又以祛风胜湿也。……神曲甘辛、青皮辛温消食快气……黄柏泻热补水……人参、麦冬甘微寒，救天暑之伤"，以益气理气、消食养胃津为主，所以本案例是暑热病、挟湿。

39案 一人因冒风病疟，热多寒少，头痛倦怠，食少自汗，已服参苏饮一贴。汪诊之，脉皆浮虚近驶。曰：此虚疟也，非参苏饮所宜。以参、芪、归、术等药煎服五六贴而愈。且谕之曰：元气素虚，不宜发散，凡遇一切外感，必须以补元气为主，少加发散之药以佐之，庶为允当。

【阐发与临证】本病者是虚人外感，以脉皆浮虚而辨证为虚为主。参苏饮原本是治虚人外感的，对此病者尚嫌发散药太过，可见其虚也甚矣。余治外感，遵"邪之所凑、其气必虚"之古训，以小柴胡汤扶正祛邪，取效较快（参见拙著《临证秘验录》），与汪石山之"谕"不谋而合。

40案 一妇常患咳嗽，加以疟疾，因左胁有块，疟止有孕，嗽尚不宁，喉干痰少，时或呕吐，出顽痰钟许方止，夜亦如是。常觉热盛，胸膈壅满，背心亦胀，常要打摩[1]。妊已六月，夜半如厕，身忽寒战，厚覆少顷乃愈。越两日，夜半又发寒热如疟，肢节痛，上身微汗，口中觉吐冷气，胸喉如有物碍，心前虚肿，按之即痛，头痛气喘，坐卧不宁。医作伤寒发散，又作痰症而用二陈，不效。汪往视之，脉皆濡而近滑。曰：胃虚血热也（此症亦虚中有实，但断以血热，辨在何处？想因头痛、四肢痛、心前按之痛耶）。先以四君子汤加黄芩、枳壳、麦冬煎服二三贴，以保胃气，继以四物加槟榔、枳壳、麻仁、大黄三服下之（非明眼如何敢下），遂滞下后重，虚坐努责，怠倦不食，时或昏闷乱叫，食则胀，不食则饥，四肢痛，脚肿（琇按：此或误下之过）。汪曰：胃虚非汤药所宜。令合枳术丸加人参、当归、黄芩，服月余，诸症悉除，胎亦无损。

【注解】[1] 打摩：轻拍、按摩。

【阐发与临证】此妇就诊时已病且怀孕6月。6月前病史可归纳为长期反复发疟而左胁有块——疟母，咳嗽有顽痰，身热，胸膈胀向背部掣引，得轻拍及按摩而减轻，可能有胆囊炎及胃炎史，中医辨证应为气滞血瘀兼痰湿。现诊已妊娠6月，突然夜半恶寒发热如疟，得暖暂缓。虽有胸喉异物感，心前（胃脘）按之痛，但不是实证，胃虚是对的。血热之辨证可能考虑到怀孕热盛。显然，按伤寒治以发散药、按痰证治以二陈都不对，用四君子汤少加理气和胃、安胎即可，用四物汤加麻仁尚可，但加槟榔、枳壳、大黄是错的。所以出现虚坐努责等变证。至于疟母有瘀血和顽痰，暂时不宜治疗，待分娩后再说。

41案 一人形瘦色脆，年近三十，四月间，腹痛，惟觉气转左边，五日而止，次年四月亦然，八月病疟，间日一发，寒少热多，十余日止，第三年四月、八月，如旧腹痛疟作，四年、五年四月、八月亦然。但疟作腹痛，疟止痛止，旬余疟除，又泻痢十余日，泻止疟又作，但不腹痛，五日疟瘥。仲冬感寒，头痛发热，腹及右胁胀痛，气喘溏泻，内黑外红，日夜五、六次，内热不减，饮食难进。医用三乙承气汤[1]二贴，继用木香枳术丸[2]，诸症稍定。午后发热愈炽，遇食愈胀，得泻略宽（阴火乘脾），头痛不减。请汪诊视，脉皆浮濡近驶。曰：气属阳当升、虚则下陷矣。又屡服消克攻下之剂，所谓虚其虚也，安得不胀而频泻乎？经云：下者举之，[3]其治此病之谓欤？或曰：胀满者，气有余也；积块者，气固结也。[4]经云：结者散之，有余者损之。[5]今有余而补，固结而益，何也？（此一辨不可少）汪曰：人身之气犹天之风，风性刚劲，扬砂走石，孰能御之？孟子曰：至大至刚，是也。馁则为物障蔽，反以为病，若能补养以复其刚大之性，则冲突排荡，又何胀满不散，积块不行？经曰：壮者气行则愈，怯者著而成病是也。[6]盖气之强壮者则流动充满，或有积滞，亦被冲突而行散，何病之有？气之怯弱则力小迟钝，一有积滞，不免因循承袭，积着成病。法当升阳益胃。遂以参苓白术散煎升麻汤（妙神效），调服月余，仍令丸服一料而愈。

【注解】[1] 三乙承气汤：又名三一承气汤，《宣明论方》方，药用大黄、厚朴、枳实、芒硝各半两，甘草一两，生姜三片。功能泻火通便，此方合三承气汤为一，重用甘草，攻补兼施。

[2] 木香枳实丸：同名2方。（1）《内外伤辨惑论》方，治气滞食积，药用木香、枳实、白术、荷叶裹饭捣为丸；（2）《证治准绳》方，功能补气开胃、化食消痰，药用木香、枳实、白术为丸，生姜、大枣汤化下。

[3] "下者举之"：录自《素问·至真要大论》篇。

[4] "胀满者，气有余也；积块者，气固结也"：原文未找到出处。《素问·脉要精微论》篇云："下盛则气胀""脉……涩者阳气有余也，滑者阴气有余也……阴阳有余……有心腹积也。"除脉以外，胃气宜降，三焦气宜通，如气有余则滞而不通，则胃腹胀满。如气滞甚（气固结）则血瘀，气滞血瘀则成癥块。此也可能是他医问汪石山之言。

[5] "结者散之，有余者损之"：录自《素问·至真要大论》篇。此二句在原文中并不连贯在一起，"有余者损之"原文为"有余折之"。

[6] "壮者气行则愈，怯者著而成病"：《素问·经脉别论》篇有"勇者气行则已，怯者则着而为病也"，二者意义相同。原文指人之惊恐恚劳动静、渡水跌仆等引起喘并相应的淫气伤五脏。当事发之时，气强神壮勇者则气可顺畅通达，人不患病；如气弱神懦怯者则气乱浮越而人患病。

【阐发与临证】本案病程将近5年。首次及4月再次所发作的腹痛、气转左腹部，应是气滞，如果左胁有块（可能以往有久疟史而出现疟母），那就气滞兼血瘀了。按现代医学诊断也可能是结肠脾曲综合征、乙状结肠炎、肠痉挛等。《素问·至真要大论》篇云："阳明司天，燥淫所胜……民病左胠胁痛，寒清于中，感而疟。"感寒清秋成痎疟，所以8月金秋发间日疟了。第3~5年的4月和8月都发作疟疾并腹痛，疟止痛止。《千金要方》曰："脾病为疟者，令人寒腹中痛"，《素问·举痛论》篇曰："寒气客于脉外则脉寒……故卒然而痛……因重中于寒，则痛久矣。"此人连续3年，每年4月和8月都同时发作疟、腹痛，连续半月，疟止则腹痛止，是否重中于寒。按现代医学说法，疟疾可有胃肠道紊乱症状，类似霍乱或急性菌痢等症状。到了第5年8月发作疟疾腹痛后，又出现泻痢十余日，就是比较典型的胃肠道紊乱症状了。冬季因受寒邪，头痛发热腹痛，右胁痛，腹泻日夜五、六次，且又气喘，未发疟，这是冬季风寒外感，寒邪又内侵肺而气喘，下迫大肠为腹泻，但非实证，因如是实证，腹泻有滞后、滞下之感。至于腹及右胁胀痛总是有气滞的，稍佐理气药也应该。

本案用的升麻汤，按药性及功能看，可能是《外台秘要》（1）方，以治时邪为主，而参苓白术散则以补气健脾胃为主，两者互相配合为妙。《素问·至真要大论》篇云："太阳之胜，凝溧且至……痔疟发，寒厥入胃……或为血泄，腹满食减，热入上行，头项囟顶，脑户中痛，寒入下焦，传为濡泻。""太阳之胜，治以甘热，佐以辛酸"，症状和治法方药都与本案汪氏所用基本相符。

本病者有间日疟病史已历三四年。间日疟、卵圆疟及三日疟的疟原虫要治愈较困难。如不经治疗，前二种疟可持续五年之久，后者已有长达40年的记录。

案文中说"结者散之"是对的，但胀满者虽为气有余，而中气虚也会胀满。又说"壮者气行则愈，怯者著而成病"，也并非都如此。因为"壮者"不一定"气行"，"怯者"不一定非"著"。而积滞也并非靠补气、使气足、身壮，以气之"冲突而行散"消散的。

42案 一人形瘦色脆，年三十余，八月因劳病疟，寒少热多，自汗体倦，头痛胸痞，略咳而渴，恶食，大便或秘或溏，发于寅申巳亥夜。[1]医议欲从丹溪用血药引出阳分之例[2]治之。汪诊其脉濡弱，近驶，稍弦。曰：察形、观色、参脉，乃属气血两虚，疟已深入厥阴矣。专用血药，不免损胃，又损肺也。淹延岁月，久疟成劳，何也？自汗嗽渴，而苍术、白芷岂宜例用？恶食胸痞，而血药岂能独理？古人用药立例，指引迷途耳；因例达变，在后人推广之也。遂以补中益气汤加川芎、黄柏、枳实、神曲、麦门冬，倍用参、芪、术，煎服三十余贴，诸症稍除，疟犹未止。乃语之曰：今当冬气沉潜，疟气亦因之以沉潜，难使浮达，况汗孔亦因以闭塞。经曰：疟以汗解，[3] 当此闭藏之时，安得违天时以汗之乎？且以参、术、枳实、陈皮、归身、黄芩丸服，胃气既壮，来年二月，疟当随其春气而发泄矣。果如期而安。

【注解】[1] 发于寅申巳亥夜：十二地支依次排列为子、丑、寅、卯、辰、巳、午、未、申、酉、戌、亥，用以纪日则十二天一轮回。所以寅、巳、申、亥日之间都相隔三天。这种疟疾为三日疟，而且发作于夜间。

[2] 丹溪用血药引出阳分之例：《丹溪心法》关于疟的证治中有"老疟病，此系风暑干于阴分，用血药引出阳分则散，方宜川芎、抚芎、红花、当归、炒柏、苍术、白术、甘草、白芷，水煎，露一宿，次早服"。后文汪反问"自汗嗽渴，而苍术、白芷岂宜例用？恶食胸痞，而血药岂能独理"中的药物，也与此相符。

[3] "疟以汗解"：原文未找到出处。《素问·疟论》篇云："每至于风府，则腠理开，腠理开则邪气入，邪气入则病作""痎疟皆生于风""夫风之与疟也，相似同类""夏伤于大暑，其汗大出，腠理开发，因遇夏气凄沧之水寒，藏于腠理皮肤之中，秋伤于风，则病成矣。"《千金方》关于疟的治法是"先其时发其汗"。据此推论，疟当以汗解。

【阐发与临证】本案例是因秋季劳累而发作三日疟，大部分脉症都体现出虚证，口渴、发于夜间又提示阴血不足，所以应该用益气补血为主，兼顾调理脾胃，汪所用补中益气汤加川芎为益气补血，枳实、神曲消导和胃，黄柏、麦冬养津坚阴。案文后一段以人参、白术、当归、枳实、陈皮、黄芩作丸服，比之于前方是制小其剂。以其健脾胃补中气，靠自身正气充足而驱疟。

文中谓"用血药引出阳分"，除注[2]外，还指《格致余论》"痎疟论"所述：痎疟，老疟也，以其隔二日一作，缠绵不休，故有是名。本案三日疟，相符合。疟在阴分，必须使之转入阳分，才可发散，即由脏传出至腑。"作于寅申巳亥日，厥阴疟也""彼三日一作者，病已在脏矣。在脏者难治"，所以要用血分药（厥阴肝脏）引出至腑（阳分）。《河间六书》也认为"其病发在处暑后、冬至前，此乃伤之重也，远而为痎疟者，老也，故为之久疟，气居西方，宜毒药疗之"。又说"夜发乃阴经有邪，以发散血中风邪"。

文中所谓"今当冬气沉潜，疟气亦因之以沉潜，难使浮达……"这一段，按说因为冬气与疟气都沉潜，要治疟必以发汗，即使违冬季之天时也要发汗的，否则病不除。这里因患者体质差，恐怕发汗不解决问题，所以籍这段理论，于冬季时进补、调养胃气。

43 案 一人年三十，形色颇实，初因舟行，过劳受热，咳嗽不已，续又病疟，素有热淋，服药或作或辍。汪诊之，脉皆濡弱近缓，左尺略驶。曰：此热伤气也。肺为气主，气伤肺亦伤矣，故发咳嗽，其疟亦因热而作。令用人参钱半、白术、麦冬、茯苓各一钱，归身、知母各七分，青皮、黄柏、甘草各五分，煎服而安。九月复舟行过劳伤热，其疟复作，或一日一发，或二日、三日一发，或连发二日（无期而发虚可知），医治不效，仍用前方煎服而安。

【阐发与临证】此人确系气阴虚而以气虚为主，气阴虚则肺气亦伤。热淋或作或辍，故知非热实证，而是虚证，中气不足，溲便为之变也。

44 案 一人年三十一，六月中，因劳取凉，梦遗，遂觉恶寒，连日惨惨不爽，三日后头痛躁闷（须看"三日后"三字，少阴亦有头痛，分别阴阳在此）。家人诊之，惊曰：脉绝矣。议作阴症，欲进附子汤[1]，未决。请汪治，曰：阴症无头痛，今病如是，恐风暑乘虚入于阴分，故脉伏耳，非绝脉也。若进附子汤，是以火济火，安能复生？姑待以观其变，然后议药。次日未末申初，果病寒少热多，头痛躁渴,痞闷呕食,自汗,大便或泻或结,脉皆濡小而驶,脾部兼弦,此非寻常祛疟燥烈劫剂所能治。遂用清暑益气汤减苍术、升麻,加柴胡、知母、厚朴、川芎,以人参加作二钱,黄芪钱半,白术、当归各一钱,煎服二十余贴而愈。

【注解】[1]附子汤:同名7方。(1)《伤寒论》方,治少阴病肢冷、体痛、脉沉,药用附子、茯苓、人参、白术、白芍;(2)《千金要方》方之一,治湿痹缓风,体痛如折,药用附子、芍药、桂心、甘草、茯苓、人参、白术;(3)上书方之二,治暴下日久不止,药用附子、阿胶、石榴皮、煅龙骨、炙甘草、芍药、炮姜、黄连、黄芩、粳米;(4)《中国医学大辞典》方,药治同(3)方,芍药改乌药;(5)《圣惠方》方,治伤寒壮热头痛,背部恶寒,药用附子、人参、白术、茯苓、桂心、赤芍、生姜、大枣;(6)《外台秘要》方之一,治劳损腹中冷痛、雷鸣,胸胁逆满气喘,药用附子、炙甘草、干姜、半夏、白术、陈仓米、大枣;(7)上书方之二,治风湿骨节烦痛,药用附子、桂心、白术、炙甘草;(8)上书方之三,治心下水饮坚硬有块,药用附子、桂枝、麻黄、细辛、炙甘草、生姜、大枣。

【阐发与临证】六月暑热人贪凉,尤劳动后。如劳后大汗出即取过凉,极易患阴暑,即暑天伤寒,治宜发散风寒。本案暑天恶寒不爽,不是阴暑,而是感受暑湿,又伤气,因此,头痛烦躁口渴,胸脘痞闷,食入作呕,大便或溏泻,自汗出,脉象也符合暑伤气挟湿的特征。前几例已谈及清暑益气汤益气燥湿健脾运为主,而实际很少有清暑药。本案又因感寒,所以加柴胡配合原方的葛根以解肌,虽减苍术燥湿,但加厚朴同样有燥湿之功且又能下气。

关于"阴症无头痛",此说非也。《伤寒论》第377条"干呕,吐涎沫,头痛者,吴茱萸汤主之。"虽然大多数认为是胃寒,笔者也认为是因痰饮停于中焦,清阳不能升故头痛。但也有人认为是厥阴肝经受寒而引起头痛。三阴经中,只有厥阴肝经有头痛。

45案 祁邑二尹,北人也。形长魁伟,年逾四十,六月舟中受热,病疟,寒少热多,头痛躁渴汗多。医用七宝饮[1]治之,不愈。汪诊其脉浮濡而驶,略弦。曰:此暑疟也。以白虎汤加人参三钱,煎服十余贴而疟止。

【注解】[1]七宝饮:《石山医案》原文是七保饮,本书刻误。同名8方。(1)《杨氏家藏方》方,又名截疟七宝饮,治疟疾数发不止,药用常山、青皮、陈皮、厚朴、槟榔、甘草、草果;(2)《证治准绳》方之一,治风火眼痛,除瘀热,药用当归、芍药、黄连、铜绿、杏仁、白矾、甘草,水煎外洗;(3)上书方之二,治热汗浸渍成疮,药用黄芪、当归、荆芥、防风、地骨皮、木通、白矾,水煎外洗;(4)上书方之三,消风热,治小儿伏热,伤寒烦躁,夜热晓凉,药用大黄、赤芍、甘草、当归、麻黄、白术、荆芥、葱白、荷叶;(5)上书方之四,治时气,伤寒头昏、发热、咳嗽,药用苏叶、香附、陈皮、甘草、桔梗、川芎、白芷、生姜;(6)上书方之五,治喉痹、缠喉风,药用硼砂、雄黄、明矾、僵蚕、全蝎、皂角、胆矾,为末,吹喉;(7)《银海精微》方,治翳膜遮睛,药用琥珀、珍珠、珊瑚、朱砂、硼砂、玉屑、冰片、麝香、葳蕤仁,研细末点翳膜处;(8)《本草纲目拾遗》方,治刀伤,药用三七、龙骨、象皮、血竭、乳香、没药、降香,为末,温酒调服,外掺伤口处。

【阐发与临证】六月乘舟泛行水中,上有烈日当头暴晒,下有水气遍身蒸蕴,易受湿热之邪,如此时再受寒邪,寒包火郁则热多寒少、头痛烦躁、汗多、口渴,此实为暑湿证而又热盛,脉象浮濡数也符合。所以用截疟七宝饮是无效的。汪氏用白虎加人参汤益气清暑以清热为主而取效。

46案 程侍御,形色清脆,年四十余,素善饮,病热,头痛,恶食,泄泻,小便短少,午后恶寒发热。医用二陈平胃五苓共一服,治不退,反增腰腹拘急。汪诊视,脉皆濡弱,颇弦而驶。曰:耗血伤胃,惟酒为甚,复加以时热,外伤其气,内外两伤,法当从补。若用草果、槟榔、常山、半夏燥烈之剂,譬之抱薪救火,宁不益其病耶?遂以人参二钱,黄芪钱半,以益皮毛,不令汗泄;白术、茯苓、石膏、麦冬各一钱,以导湿热,不使伤胃;知母、青皮、神曲、黄芩、归身、川芎、柴胡各七分,以消积滞而和表里，少加甘草三分，煎服十余贴，疟止。后以参苓白术散常服，收功。

【阐发与临证】此患者的脉证属于湿热滞于肠胃、肠胃积滞。前医所用苍术、厚朴、半夏、陈皮等过于燥，缺清热药，不如苦寒药既清热又燥湿；猪苓、茯苓、泽泻利湿太过而消导不足；因脉濡弱，又缺益气药。汪氏所用方较为全面。酒为熟谷之液，素善饮酒，内必蕴湿热，久之伤脾胃，此患者后以参苓白术散善后收功也是这个道理。

47案 一人年三十余，八月因劳病疟，请汪诊视，脉皆六至而数无力。曰：古人云：形瘦色黑者，气实血虚也。又云：脉数无力者，血虚也。间日发于午后，亦血分病也。以色脉论之，当从血治。但今汗多，乃阳虚，表失所卫，消谷善饮，乃胃虚，火乘其土，皆阳虚也。仲景法有凭证、不凭脉者，兹当凭证，作阳虚治。以参、芪各三钱，白术、白芍、麦门冬各一钱，归身、生地、甘草各七分，黄柏、知母、陈皮各五分，煎服二十余贴。若用寻常驱疟劫剂，宁免后艰！（博案：旧刻此案脱二句）

【阐发与临证】这是因劳而病寒热，当属气虚，但因脉数无力属血虚，实际是气血两虚，而且有虚热，所以用参、术、芪等益气，用归、地、芍等补血，因有虚热而用知、柏、麦冬。案文所述"间日发于午后，亦血分病也"出于《丹溪心法》及《格致余论》，指厥阴证（参见本篇42案），厥阴肝也、肝藏血故言血分病。汗多卫阳虚，主要指卫气，案文说"作阳虚治"也指固表，即用参、术、芪，非是用附子、干姜温阳。至于消谷善饥，乃是胃有热。本案结合脉色辨为胃有虚热，"胃虚，火乘其土"就是指此。说胃阳虚是不对的，实际也并未使用温补胃阳的药物。

48案 石山翁年逾六十，形质近弱，八、九月酷热，时往来休歙[1]，外有药剂之劳，内有病者之忧，[2]内外弗宁，昼夜不静。至十月初旬，疟作三日，午后一发，寒热不甚，喜热恶寒，寒去热来，则觉爽矣。口干微渴，临发，昏倦嗜卧，左脉沉小而数，右脉浮濡无力，亦近于数，独脾部弦而颇洪。疟去则脉皆大小浮沉相等，惟觉缓弱而已。初服补中益气汤，十余贴病无加减，夜苦盗汗。继服当归六黄汤（先补气血），黄芪每贴四钱，五贴汗止，疟如旧。再服白虎汤（后清暑邪），人参四钱，石膏三钱，知母一钱，甘草六分，米一撮，煎服十余贴而愈。

【注解】[1] 时往来休歙：经常奔波于休宁与歙县之间。

[2] 外有药剂之劳，内有病者之忧：古时医生都自己采集或采购药材，非地道药材不用，前句指此而言。后句指病人留在医生家中治疗（类似于现代之住院病人或者留待观察），病情之变化，令医生忧心。

【阐发与临证】八九月秋末而酷热，此不时之气，秋温燥可知。老年体弱又劳累，阴津耗，所以口干渴、昏倦、嗜卧、脉象无力而数。气阴虚、燥邪，当然单服补中益气汤无效。当归六黄汤有滋阴、养血、清热的作用，所以能见效，但不除根。只有益气、养阴、清热并用才对证。

49案 一人瘦长脆白，年三十余，久疟后，盗汗自汗过多，加以伤食，吐泻大作，吐止而泻，四日不住，筋惕肉瞤，惊悸梦遗，小便不禁。汪诊脉皆缓弱，右则略弦而涩。曰：此下多亡阴，汗多亡阳，气血虚也。遂以参、芪为君，白术为臣，山栀、麦冬、牡蛎为佐，酸枣、归身、山楂为使，加以薄桂，煎服旬余，诸症稍退。半年之间，常觉脐下内热一团，烘烘不散，时或梦遗。一医议作热郁，固欲下之。汪曰：此非有余之热，乃阴虚生内热耳。若欲下之，是杀之耳，宜以前方加黄柏，热当自退。果验。

【阐发与临证】本案例前后患两种病症。前为先患寒热汗多、后食积吐泻4天，因此气血虚，筋惕肉瞤、惊悸梦遗。食积而引起吐泻不止，必有内热，因此用山栀，但又因此证不能过凉而用肉桂（薄桂即较薄的肉桂、桂皮，气弱味薄力小，《本草纲目》谓之牡桂）反佐之。至于牡蛎、酸枣仁、山楂乃随症加减而已。筋惕肉瞤为吐泻后血虚引起，现代说法为吐泻多引起脱水、电介质紊乱。后为脐下热，并时做梦遗，这内热还是半年前大吐大泻伤阴引起的。因为半年前大吐泻后仅治成"诸症稍退"，并未彻底治愈。

50案 一人年十七八时，因读书忍饥感寒得疟，延缠三年，疟愈。寒气脐左触痛，热熨而散，仍或发或止。后因新娶往县，复受饥寒，似病伤寒，吐二日夜不止。即服理中汤、补中益气汤、固本丸、补阴丸[1]、猪肚丸[2]，其吐或作或止，饮食少进。续后受饥劳倦，食则饱闷，子至午前睡安略爽，食稍进，午后气升，便觉胀闷，胸膈漉漉水响，四肢微厥，吐水或酸或苦，亦有间日吐者，大便燥结，小便赤短，身体瘦弱，不能起止。汪曰：虽不见脉见证，必是禀赋素弱，不耐饥寒，宜作饮食劳倦为主，而感冒一节，且置诸度外。夫气升胀闷触痛者，脾虚不能健运，以致气郁而然。胸膈漉漉水声，谓之留饮。乃用独参汤补养其气血，加姜以安其呕吐，黄柏以降其逆气。初服三贴，脐左痛除，吐止。将人参加作一两，吐又复作，此由补塞太过，而无行散佐使故也。人参减作七钱，附五分，炮姜七分，半夏八分，苍术、厚朴各七分，茯苓一钱，服至二十余贴，吐止食进，馀病皆减，颇喜肉味。以手揉其肚，尚有水声汩汩，微感寒，腹中气犹微动，或时鼻衄数点，近来忽泻二日而自止，才住前药，又觉不爽。前方加黄芪四钱，山栀七分，减黄柏如旧煎服。或曰：吐水或酸或苦，大便闭燥，小便赤短，诸书皆以为热；凡病昼轻夜重，诸书皆为血病，今用姜、附者何也？盖吐水酸苦，由脾虚不能行湿，湿郁为热而水作酸苦也，姜附性热，辛散，湿逢热则收，郁逢热则散，湿收郁散，酸苦自除；大便燥结者，由吐多而亡津液也；小便短少者，由气虚不能运化也。故用人参以养血气，则血润，燥除，气运溺通矣。若用苦寒之药，则苦伤血，寒伤气，反增其病矣。日轻夜重为血病者，道其常也。此则不然，虽似血病，实气病也。医作血病，而用固本补阴等药反不解，非血病可知。所以日轻夜重，日则阳得其位而气旺，故病减；夜则阳失其位而气衰，故病重。经曰：至于所生而持，自得其位而起是也。[3]故病则有常有变，而医不可不达其变也。病将愈犹或鼻衄数点者，此浮溜之火也。加山栀气味薄者以潜伏之，久当自愈。后闻食母猪肉，前病复作。汪曰：脏腑习熟于药，病亦见化于药，再无如之何矣（此案宜熟玩）。

【注解】[1] 补阴丸：同名9方。（1）《明医杂著》方，功能补虚种子，治虚劳、烦躁、口舌生疮，药用知母、黄柏、炙龟板、枸杞子、五味子、天冬、熟地、白芍、锁阳、干姜、猪脊髓、蜂蜜；（2）《丹溪心法》方之一，又名虎潜丸，原书有方无名，《景岳全书》引此方并予方名。治肾阴虚，相火旺，筋骨痿软，药用知母、黄柏、炙龟板、熟地、白芍、锁阳、牛膝、虎骨、陈皮、当归、干姜、羊肉；（3）上书方之二，治阴虚有热，药用黄柏、侧柏叶、乌药、龟板、苦参、黄连、地黄；（4）上书方之三，治阴虚，药用黄柏、龟板、白芍、人参、牛膝、甘草、香附、砂仁；（5）上书方之四，治阴虚，药用黄柏、龟板、地黄；（6）上书方之五，治阴虚，药用知母、黄柏、龟板、人参、牛膝；（7）上书方之六，治阴虚，药用知母、黄柏、龟板、五味子；（8）上书方之七，治抑结不散，药用龟板、香附、侧柏叶、地黄、生姜汁；（9）上书方之八，治肾火咳血，药用知母、黄柏、龟板、枸杞子、五味子、杜仲、侧柏叶、砂仁、甘草、生地、猪脊髓。

[2] 猪肚丸：同名9方。（1）《太平圣惠方》方，治妇人热劳羸瘦，药用柴胡、赤苓、人参、黄芪、黄连、地骨皮、木香、桃仁、鳖甲、猪肚；（2）《三因极一病证方论》方之一，又名黄连猪肚丸，治强中消渴，药用黄连、天花粉、茯神、知母、麦冬、猪肚；（3）上书方之二，又名附子猪肚丸，治消中，饮食多，小便频数，药用附子、槟榔、鳖甲、当归、知母、木香、川楝子、秦艽、大黄、龙胆草、白芍、补骨脂、枳壳、童便、猪肚；（4）《永类钤方》方，治骨蒸劳热，面颊口唇红赤，气粗口干等，药用青蒿、鳖甲、柴胡、木香、鲜生地、生地、青皮、黄连、猪肚；（5）《证治准绳》方之一，治小便频数，药用莲子、大茴香、补骨脂、川楝子、母丁香、猪肚；（6）上书方之二，治小便频数、梦遗、白浊、白带多，药用煅牡蛎、白术、苦参、猪肚；（7）上书方之三，治小儿骨蒸疳劳，肌体黄瘦，药用木香、黄连、生地、鳖甲、银柴胡、青皮、猪肚；（8）上书方之四，治小儿肝热而瘦，药用黄连、柴胡、秦艽、芜荑、猪肚；（9）上书方之五，治小儿肌热、时泄泻、食积纳呆，药用鳖甲、白术、山药、胡黄连、人参、紫菀、陈皮、桃仁、木香、甘草、柴胡、猪肚。上各方除（5）方的猪肚

焙干研末外，其余诸方所用的猪肚，均纳入诸药末煮烂捣成丸。

[3] "至于所生而持，自得其位而起"：录自《素问·藏气法时论》篇，原文之前还有一段话："夫邪气之客于身也，以胜相加，至其所生而愈，至其所不胜而甚。"

【阐发与临证】本病人因体质差而疟发连续三年，脐左触痛迁延不止，很可能为疟母脾大。复受饥寒劳累而更发寒热、呕吐达二天，虽经治疗并无好转，纳呆，午后更作腹胀、肠鸣、吐酸水或苦水。汪氏分析脾虚气郁是对的，第一次补气太过，但因黄柏苦寒败胃不应该用。第二次用附子理中丸加平胃散，药到病减。汪氏自己分析认为，若用苦寒药则苦伤血、寒伤气，反增其病。但一有反复又用山栀、黄柏等苦寒药，这可能是他的习惯用药。

关于病情日轻夜重、诊为血病，是因为昼属阳，夜属阴，但正如汪氏所分析的那样，应该灵活看待。《素问·脏气法时论》篇所说的"邪气之客于身也，以胜相加，至其所生而愈，至其所不胜而甚，至于所生而持，自得其位而起"，原意是说邪气（包括六淫、七情、不内外因都在内）侵入脏腑，由于五脏相生相克的关系，到了能克伐受邪之脏的脏腑当令的季节，被克脏腑的病情要加重；到了受邪脏腑所生的脏腑当令的季节，病情趋愈；到了生受邪脏腑的脏腑当令的季节，病情能维持；到了受邪的脏腑自己当令的季节，即自得其位，病起。例如肾（水）病，愈在春（水生木），甚于长夏（土克水），持于秋（金生水），起于冬（水当令），这主要说明病情是可以随着时辰、季节的不同而发生变化的。

51 案[1]　一人年逾四十，形肥色苍，因劳后入房，感风，夜半疟作，自汗，寒少热多，一日一作。医用清脾、小柴胡、四兽等剂不效。渐至二日或三日一发（三阴疟）。汪诊左脉浮洪虚豁而数，右脉虚小散数，头眩耳鸣，四肢懒倦，手足麻，大便溏，左胁疟母，时或梦遗（虚无疑矣），发则呕吐多痰，或辰或午，发至酉戌乃退。每至三十日连发二次，子时发至黎明，其发微；辰时发至酉戌，其发如常。乃用参、芪、归、术、知母、麦冬、厚朴、陈皮，大剂与之。初服一剂，痞块反高，小腹胀痛。汪曰：若药不瞑眩，厥疾不瘳，再当服之（此一转非认症真不能）。数贴后，脉觉稍静不数。病者曰：脉平而病不减，何也？汪曰：疟邪已深，非数剂之药，旦夕之功所能愈，当久服，待春分阳气发扬，方得全愈。苟惑人言，不惟疟不能止，或痨或鼓，难免后忧。夫疟因感风暑寒水而作也。经曰：皮肤之外，肠胃之内，气血之所舍也。[2]气属阳，风、暑阳邪，而中于气。血属阴，寒、水阴邪而中于血。先中阳邪，后中阴邪，则先寒后热；先中阴邪，后中阳邪，则先热后寒。阳邪多，则热多，渴而有汗，阴邪多，则寒多而汗少。气血受邪而居于其舍，悍卫之气运行不息，不受邪也。日行阳二十五度，夜行阴二十五度，每一刻则周身一度，行与邪遇则邪壅遏其道路，故与相搏而疟作也。搏则一胜一负，负则不与之搏而悍卫无碍，故疟止矣（可知久病后发寒热，忽然无故而止，当思元气脱尽连寒热不能作耳）。夫邪之盛衰，因气血之盛衰，气血盛，邪亦盛，气血衰，邪亦衰，久则气血衰，或静养二三日，气血复盛而邪亦盛，悍卫行与之遇，又复相抗而疟。每三十日连发二次者，盖二十八九、三十日，晦日也，阴极阳生之时，夜半微阳始生，而力尚弱，故疟发亦轻，辰则阳旺矣，故疟亦重。此疟所感阳邪居多，故随阳气盛衰而为之轻重。其三日一发，非入于藏也，由气血盛衰而然，非若伤寒之传经也。或曰：邪气既因气血而盛衰，今补其气血，未免邪亦盛矣。曰：邪之所凑，其气必虚，气血未补，终未至于强健，强健，邪无容留矣。经曰：邪正不两立是也。[3]

【注解】[1] 本案录自《石山医案·卷下》。

[2] "皮肤之外，肠胃之内，气血之所舍也"：录自《素问·疟论》篇，但有错误，原文为"此皆得之夏伤于暑，热气盛，藏于皮肤之内，肠胃之外，此荣气之所舍也"。

[3] "邪正不两立"：《黄帝内经灵枢注证发微》曰："邪气盛则正气大虚""邪气已衰，而正气将复"（九针十二原篇）；"邪气实则正气虚矣""邪气容留致正气不行"（寒热病篇），由此得出结论为"邪正不两立"，而《素问》《灵枢》《难经》等均无"邪正不两立"之原文。

【阐发与临证】房劳受寒而发寒热为夹阴伤寒，轻者气虚，重者阳虚。汪所辨脉症为气虚证。其人肥，大便溏，多痰，应为脾虚湿阻。汪氏所用益气健脾、理气燥湿药对证，但知母可不用，因其人大便溏。服后小腹胀痛，可能与此有关。

"若药不瞑眩，厥疾不瘳"此论，作为特殊情况是可以的，因为重症用重药。而药多少都有毒副作用，剂量大易产生副作用，瞑眩即这类反应。但一般情况下，非到用药致瞑眩才能治愈疾病则不可墨守。此案服药后左胁痞块反高，与小腹胀痛、肠胀气、肠蠕动加快等均有关。

"夏伤于暑，秋必痎疟"是因为热气盛，此热邪藏于血分，所以为痎疟、老疟。而血分舍在皮肤之内、肠胃之外，经曰（见注2）所言的原意是指此。至于案文说先寒后热是先中气分（阳邪）、后中血分，先热后寒是先中血分（阴邪）、后中气分（出《素问·疟论》篇），也是不必拘泥的。"气血盛，邪亦盛，气血衰，邪亦衰"与"邪之所凑，其气必虚"并不矛盾。用现代话说，抵抗力差容易患病，但体质差的人，患病时症状不明显，老年人、体弱者症状隐匿，反应性差，表面看来邪轻，就相当于气血衰邪亦衰。年轻力壮者一患病即症状严重，表面看来邪重，就相当于气血盛邪亦盛。这是假象。当然与"今补其气血，未免邪亦盛矣"的治疗无关。案文所说"卫……日行阳二十五度，夜行阴二十五度"，出于《灵枢·卫气行》篇。"卫以行与邪遇……相搏而疟作也"也源出于该篇，原文说"卫气之所在，与邪气相合，则病作"。

52案 俞子容[1]治岭南一大商病疟，胸中痞闷烦躁，昏不知人，愿得凉药清利上膈，其症上热下寒，脉沉而微。以生姜、附子作汤，浸冷俾服（温救），逾时苏醒。自言胸膈疏爽，然不知实用附子也（初疟用附子人所未知）。若庸工见其胸中痞闷，投以凉药下之，十无一生。然此法惟山岚瘴气所致，下体虚冷之人宜施，若暑疟痰疟，则别处治可也。

【注解】[1] 俞子容：名俞弁，明代医家。著有《续医说》，刊于1522年，本案录自该书。

【阐发与临证】此患者胸中痞闷烦躁，加上昏不知人，单从症状看，似乎心肺热盛，但脉沉而微，显系下焦虚寒，因此俞辨证为上热下寒是正确的。附子治下寒，为防止上热格拒而冷服。生姜既防格拒呕吐，又可解附子毒。

53案 江篁南治曹氏子，年二十余，客归跋涉劳倦，兼受热饮凉水，患疟，每日午先寒后热，多汗。一医为用清脾汤[1]，继用斩鬼丹[2]，吐涎益甚。后二日，呕吐不止，乃用人参养胃汤二贴，呕吐如故，兼痰中有血。六月中旬，江视之，脉虚豁，以二陈汤加白芍、白术、扁豆、人参、枳实、山查、黄连、藿香、姜、枣出入加减。八剂愈。

【注解】[1] 清脾汤：同名3方。（1）《证治准绳》方之一，治诸疟久不瘥、脾胃虚弱，胸膈痞闷胀满。药用乌梅、半夏、高良姜、青皮、甘草、厚朴、草果、生姜；（2）上书方之二，治脾胃湿热、腹胀满、右胁满痛、体重面黄、寒热如疟，药用草果、茯苓、陈皮、白术、人参、桂心、白芷、炙甘草、川芎、半夏、生姜、紫苏叶；（3）《妇人良方》方，治瘅疟，但热不寒或热多寒少，或治心烦膈满、口苦舌干、小便黄赤，药用青皮、厚朴、草果、白术、柴胡、半夏、黄芩、茯苓、炙甘草、生姜。

[2] 斩鬼丹：《医学发明》方，能截疟，药用人信、明矾、雄黄，如法炮制、作丸服用。

【阐发与临证】本案为过度劳倦，又饮食寒热不匀，《素问·本病论》篇云："人饮食劳倦即伤脾。"《灵枢·师传》篇云："食饮者，热无灼灼，寒无沧沧。"此二条，患者都违反了。因此前医如果用健脾胃的六君子汤等是正确的。用催吐破气、过于香燥，显然更伤脾胃。信石、雄黄都是大热之品，误用易动血，所以在后来所用方药中要考虑适当凉润。应该说用人参养胃汤是对的，但缺乏凉润之品，所以用后痰中带血。江所用方中有白芍之润、黄连之凉即所以避免过于香燥也。

案文中前医所用的清脾汤，可能是（3）方。

54案 一人疟疾，更三医不可。后一医投姜附汤[1]，可而复作，每至午前大寒，寒时面青，手指、趾甲俱青（指甲青，寒者多。然有一症与痰相搏，亦青黑色，可与大热案橘泉翁治法参看），异状战栗，寒后复热，得汗只凉，瘦消危甚不可言。江诊六部脉沉细，先投温脾汤[2]，继进铁煎散[3]三盏，五更下鹤顶丹[4]，至次日午前以理中汤下黑锡丹[5]一服，如此三日而愈。此乃寒症之药也。

【注解】[1] 姜附汤：同名6方。（1）《伤寒论》方，干姜附子汤之简称，治太阳病误下后复发汗，阳虚，昼日烦躁不得眠，身无大热，药用干姜、生附子；（2）《证治准绳》方，治疮疡真阳亏损致上气喘急、自汗盗汗，药用干姜、附子、人参、白术；（3）《沈氏尊生书》方，治腰冷寒痛，药用干姜、附子、杜仲；（4）《千金翼方》方，治痰饮吐水，药用生附子、生姜；（5）《医学发明》方，治中寒口噤，四肢强直，失语，猝然昏倒，四肢厥冷，阴证大便自利，药用干姜、生附子（剂量2∶1）；（6）《医学启源》方，治五脏中寒、卒然昏闷、四肢厥冷，药用干姜、附子、炙甘草、生姜。可能用（2）（5）（6）方，尤其（2）方。

[2] 温脾汤：同名9方。（1）《千金要方》方之一，治寒积，药用大黄、附子、人参、干姜、甘草；（2）上书方之二，治久积赤白痢、冲逆，药用干姜、附子、桂心、大黄、人参；（3）上书方之三，治腹绕脐痛，脐下绞痛，药用干姜、附子、人参、当归、大黄、芒硝、甘草；（4）上书方之四，治饱食后咳，药用甘草、大枣；（5）《千金翼方》方，治中气虚，腹痛下痢，食不消，药用半夏、干姜、厚朴、桂心、赤石脂、白石脂、当归、川芎、附子、人参、炙甘草；（6）《外台秘要》方之一，治中焦冷，赤白痢，药用干姜、附子、人参、大黄；（7）上书方之二，治冬季中风，药用麻黄、杏仁、石膏、甘草、防风、川芎、黄芩、桂心、花椒；（8）《温病条辨》方，治脾疟腹胀，呕水，药用草果、蜀漆、厚朴、桂枝、茯苓、生姜；（9）《普济本事方》方，治痼冷在肠胃、腹痛泄泻，药用厚朴、炮姜、甘草、桂心、生附子、大黄。可能用（5）方。

[3] 铁煎散：查无铁煎散之方名，可能系铁精散（音同字不同）之误。铁精散同名4方。（1）《外台秘要》方之一，治惊恐妄言，恍惚不安，发作有时，药用铁精（即铁落）、茯苓、桂心、川芎、刺猬皮；（2）上书方之二，治五癫，药用铁精、川芎、防风、蛇床子；（3）《太平圣惠方》方，治妇人血风，心气虚，心悸善忘，药用铁精、生地、远志、黄芪、紫石英、桂心、防风、人参、茯苓、白术、炙甘草；（4）《圣济总录》方，治金疮肠出，药用铁精、磁石、滑石。可能用（1）（3）方。

[4] 鹤顶丹：《活幼心书》方，治痰厥，药用明矾、心红（又名猩红，即银朱）、薄荷。

[5] 黑锡丹：同名2方。（1）《和剂局方》方，治上盛下虚、真元虚亏、坠痰定喘，药用黑锡、硫黄、沉香、附子、葫芦巴、阳起石、补骨脂、茴香、肉豆蔻、川楝子、木香、肉桂；（2）《成方切用》方，又名二味黑锡丹，功能温肾定喘，药用黑锡、硫黄。

【阐发与临证】本案用姜附汤对证，但药轻病重，宜加大剂量续进。或用注（2）方那样气阳双补，方可药到病除，杯水车薪以致复作。江氏所用的温脾汤可能是（5）方，铁精散可能是（3）方。鹤顶丹以辛温的银朱温里破积滞，黑锡丹治真元亏虚可能用（1）方，加理中汤药味更全面。即便如此用药，也要三日才愈。

55案 一人疟后，先寒后热。医用清脾汤，又服截疟丹[1]，遂发恶心，吐而复泻（理中汤之用因此）。次日鼻衄两三碗，但多烦热，求治。加以小柴胡加半夏、柴胡之类，四服，解其荣中之热，次投铁煎散，以祛疟之邪，午前将末[2]理中汤，入黄丹[3]冷水调，下黑锡丹和中压痰镇下（妙理），疟即不来矣。此乃热因寒用，寒因热用之意。

【注解】[1] 截疟丹：非指方剂名，是指用于截疟的丹丸剂，如《中藏经》二虎丹，《医学发明》斩鬼丹、秘方鬼哭丹，《丹溪心法》鬼哭丹，《宣明论方》趁鬼丹，《百一选方》碧霞丹等。

[2] 末：将理中汤药物作成药末。

[2] 黄丹：又名铅丹、红丹、东丹、章丹、陶丹、虢丹、真丹、国丹、松丹、丹粉、朱粉、铅华、广丹等。

【阐发与临证】本案先用清脾汤、截疟类方剂，都有碍胃肠的药品，尤其截疟类方药，大都用常山、槟榔、雄黄、轻粉、砒等，极易引起恶心呕吐，又因药品性热而致鼻衄，出血量颇多，这是血分热，案文所说"荣中之热"即指此。小柴胡汤加重半夏和柴胡的剂量并不能清血热，大概是针对恶心、呕吐、烦热而设。

黄丹辛微寒，主要含四氧化三铅，功能镇惊治癫痫、惊悸发狂、坠痰治疟、久积，杀虫，止吐血，煎膏外敷能拔毒生肌止痛，治痈疽疔疮、金创血溢、汤火伤、疥癣等，临床常用配枯矾掺和敷治口舌生疮。虽《本草纲目》谓其无毒，能治寒热疟疾、体虚多汗，但多服也有毒。朱丹溪《本草衍义补遗》曾举一例妇女冬天一月内服铅丹二两，出现四肢冰冷，食不入口，服理中汤加附子数十剂后乃安。所以此物不可多服久服。《普济方》有蒜丹，治寒热手足鼓颤，用独蒜1枚、黄丹半两，于端午节午时同捣和丸如黑豆大，未发时茶下2丸；《三因方》有红散子，用炒黄丹与建茶等份为末，发作日早晨温酒调下二钱；《刘涓子鬼遗方》的鬼哭丹，治小儿瘅疟，但热不寒，单用煅黄丹，临发前蜜汤调下二钱。看来也是有故无殒的关系。本案用黄丹、冷水（二者都凉）和理中汤、黑锡丹（二者都温）调和服用，既能温脾肾、又能坠痰止疟，可谓周到。

56案 江应宿治李祠部[1]真阳，伤寒变疟，大渴大热，烦躁引饮。都城医投六君加青皮、厚朴、槟榔、草果，十余日不效。召予诊视，六脉洪数微弦，与小柴胡去半夏，加白虎汤，一剂而渴止，再剂热退而愈。予时有仪扬[2]之行，李问：已后当服何药？予曰：公劳伤心脾，将来但恐寤而不寐，宜归脾汤调理。后果烦躁不寐，遣幼官往仪召予，至则诸医众论纷纭，将欲下。予止之曰：胃不和则卧不安，岂可妄下！其家人嚣嚣以下为是，竟投下药。予固辞不复往。绵延三月余弗瘳，遂养病归籍，多方调理而后愈。此盖轻病重治，皆医之过也。

【注解】[1]祠部：原为掌祭祀事之部，后属礼部四司之一，明清改为祠祭司，而以祠部为礼部司官的称呼。

[2]仪扬：指江苏省的仪征和扬州。古时仪征为县置，属扬州管辖。

【阐发与临证】伤寒与疟是两种不同的病。伤寒变疟是指寒热往来，辨证应是伤寒表证传变为少阳病。大渴大热、烦躁引饮又六脉洪数微弦，说明病邪已传入阳明病经证，即少阳阳明合病。所以江应宿用小柴胡汤合白虎汤能取速效。去半夏是因阳明病伤津液而半夏温燥。后来的病是内伤杂病，是因胃津虚而胃不和、卧不安，除非肠胃燥实结，不宜用攻下药。病人之子从北京骑马赶到仪征，再赶回北京，最快也得1周，如果真是肠胃燥实结之可攻下之证，早就有变化了，而此时诸医仍在"众论"，可见确非燥实结，确无攻下之必要。

古时医生诊病，必须将病情分析给病人及家属听，用药也需经病家同意。如果药后出现不必要的纠纷，古时医生一般不承担责任，倒可以避免像现在这样一些医疗纠纷。

57案 阮上舍[1]患疟已经三年，或三日一发，或五七日一发，发于午后未申时（诸寒热无期，唯疟有期），背心隐隐寒起战栗，两膝齐冷至足，一二刻，寒退热作，烦渴引饮。屡治，或暂止，或半月、一月又复作，右胁下一块如杯，行步稍远即觉微痛，乘马劳顿亦作痛。九月初，诊得弦数之脉。投柴胡、桑白皮各五钱，鳖甲醋炙二钱，作一服，加煨姜水煎服，即止。更与四君加柴胡、鳖甲调理月余，间与疟母丸[2]，不复举矣。

夫久疟，乃属元气虚寒。盖气虚则寒，血虚则热，胃虚则恶寒，脾虚则发热，阴火下流，则寒热交作，或吐涎不食，泄泻腹痛，手足逆冷，寒战如栗。若误投以清脾截疟等耗气血药，多致绵延不休。若兼停食，宜用六君、枳实、厚朴；若食已消而不愈，用六君子汤；若内伤外感，用藿香正气散[3]；若内伤多而外感少，用人参养胃汤；若劳伤元气兼外感，用补中益气加川芎；若劳伤元气兼停食，补中益气加神曲、陈皮；若气恼兼食，用六君加香附、山栀；若咽酸或食后口酸，当节饮食；病作时，大热燥渴，以姜汤乘热饮之，此截疟之良法也。每见发时饮啖生冷物者，病或少愈，多致脾虚胃损，往往不治。大抵内伤饮食者必恶食，外感风寒者不恶食，审系劳伤元气，虽有百症，但用补中益气汤，其病自愈。其属外感者，主以补养，佐以解散，其邪自退。若外邪既退，即补中益气以实其表；若邪去不实其表，或过发表，亏损脾胃，皆致绵延难治。凡此不问阴阳日夜所发皆宜补中益气汤，此不截之截也。夫人以脾胃为主，未有脾胃实而患疟痢者。若专主发散攻里，降火导痰，是治其末而忘其本。以前乃治疟之大略，如不应，当分六经表里而治之。

夫疟三日一发，丹溪以发日之辰分属三阴，而药无三阴之别，总用抚芎、当归、红花、苍术、黄柏等药，掣起阳分。疟入阴分，由阳虚陷入也，惟宜阳分助气之药，加血药引入阴分，亦可掣起。专用血药，祇恐邪愈下陷，何以能掣起哉？

【注解】[1] 上舍：宋代将太学分外舍、内舍、上舍三等，太学生依据年限和条件可依次而升。清代以上舍为监生的别称。

[2] 疟母丸：同名2方。(1)《丹溪心法》方，消癥块、散疟母，药用醋炙鳖甲、桃仁、红花、三棱、莪术、海粉、香附、青皮、神曲、麦芽；(2)《证治准绳》方，治小儿疟母，药用醋炙鳖甲、三棱、莪术、神曲。

[3] 藿香正气散：《和剂局方》方，治外感风寒、内伤饮食、胸闷腹胀、霍乱吐泻、伤湿伤暑等，药用藿香、白芷、大腹皮、茯苓、紫苏、白术、陈皮、厚朴、桔梗、半夏、甘草、生姜、大枣。

【阐发与临证】本案可能是久疟后肝脾肿大后的寒热往来（非少阳病），也可能是其他病引起肝大后的寒热往来。寒表现为背恶寒和两膝以下冷，寒退热作表现为烦渴引饮。柴胡和解其寒热往来，醋炙鳖甲针对右胁下一块如杯而设。此患者明显的寒多热少，所以加煨姜。桑白皮甘寒，能治五劳六极、坠马拗损和石痈坚硬不作脓者，既补虚又活血软坚。此物配伍炙鳖甲治疟母。

四 卷

第一篇 霍 乱

（琇按：谓其病状挥霍闷乱为邪正交争之病，夏秋多有。）

1案 江篁南治从叔于七月间得霍乱症，吐泻转筋，足冷，多汗，囊缩。一医以伤寒治之增剧。江诊之，左右寸关皆伏不应（吐泻，脉伏无碍），尺部极微，口渴，欲饮冷水（足冷囊缩，似属厥阴，口渴，亦似少阴引水自救，何以辨之？曰直中阴经无有上吐、转筋、多汗症，若少阴头有汗则死矣）。乃以五苓散与之，觉稍定。向午，犹渴。以五苓加麦冬五味子滑石投之（足冷囊缩似宜急温，然口渴饮冷又当清，既非伤寒，故如此治。五苓妙！加药尤妙）。更以黄连香薷饮冷进一服。次早脉稍出，按之无根，人脱形且吃忒[1]，手足厥冷（即当温），饮食不入，入则吐，大便稍不禁。为灸丹田八九壮，囊缩稍舒，手足稍温，继以理中汤，二三服，渴犹甚，咽疼热不解，时或昏沉，乃以竹叶石膏汤投之而愈（用药圆转当熟玩之，所谓见病治病）。

【注解】[1] 吃忒：呃逆之俗称。

【阐发与临证】《伤寒论·辨霍乱病脉证并治第十三》第381条说"呕吐而利，此名霍乱"。此病者吐泻且转筋，与现代之副霍乱极相似。因霍乱病总由内外二因相互诱发所致，即在表之风寒暑湿，在里之饮食生冷，所以，可以出现恶寒发热、头痛、身痛等症状。案文说"一医以伤寒治之"，即辨病不正确。足冷、囊缩、多汗、呕吐、下利且脉伏，可辨为阴证，但有口渴欲饮冷水说明是热证，足冷、囊缩、脉伏是吐利引起的。《伤寒论·辨霍乱病脉证并治第十三》第385条说："霍乱，头痛发热身疼痛（有表证症状），热多欲饮水者，五苓散主之。寒多不用水者，理中丸主之。"江以前半条为据而予五苓散，再加麦冬、五味子养阴，更用黄连香薷饮治其暑湿证。此病变化极快，阴虚转阳虚易、速。因四肢厥冷、食入则吐且下利，而又呃逆，故据后半条而予理中汤加艾灸丹田温其中阳。病至将愈时，阳已回，邪已退，阴津尚未全恢复，阴虚生内热，所以用竹叶石膏汤善其后。此例清暑湿以止呕吐，解表利水以止泻，温中艾灸以回阳，和胃养阴清虚热以善其后，真如原注说见病治病。

2案 江应宿治一妇人，六月中旬，病霍乱，吐泻转筋。一医投藿香正气散，加烦躁面赤，揭衣卧地。予诊视，脉虚无力，身热引饮。此得之伤暑，宜辛甘大寒之剂，泻其火热。以五苓散加滑石石膏，吐泻定，再与桂苓甘露饮[1]而愈（凡治霍乱，俱要辛热寒凉并用）。

【注解】[1] 桂苓甘露饮：同名3方。（1）《宣明论方》方，治温热病、霍乱、烦渴引饮，药用滑石、赤苓、泽泻、寒水石、石膏、甘草、白术、猪苓、肉桂；（2）《儒门事亲》方，治暑湿烦渴、渴欲饮水、水入即吐、水泻不止等，药同（1）方去赤苓、猪苓，加人参、藿香、茯苓、葛根、木香；（3）《医学启源》方，治饮水不消，呕吐泻痢、水肿腹胀，药用茯苓、猪苓、白术、泽泻、炙甘草、肉桂、寒水石、滑石。

【阐发与临证】此病人暑季病霍乱，是暑湿为患，藿香正气散辛热，又无利湿作用，所以用后反增里热而烦躁面赤、揭衣卧地。五苓散加滑石、石膏，实与《宣明论方》之桂苓甘露饮差别不大，与

《医学启源》之桂苓甘露饮只少一味炙甘草。

3 案 一仆夫，燕京人。纵酒，饮食无节，病霍乱，吐泻转筋，烦渴，几殆。时六七月，淋雨，昼夜饮檐溜水[1]数升而愈。《千金方》云：轻者水瘥。[2]此偶合古方。予目击其事。后路途中及六合县，见一人服新汲井花水[3]饮之，良愈。

【注解】[1] 檐溜水：屋檐滴下的水，《本草纲目》谓"辛苦有毒，涂疣目，傅丹毒"，《本草拾遗》谓"洗犬咬疮"。

[2]《千金方》云："轻者水瘥。"《千金要方·霍乱第六》载："霍乱蛊毒，宿食不消，积冷，心腹烦满，鬼气方：极咸盐汤三升，热饮一升，刺口令吐宿食使尽，不吐更服，吐讫复饮，三吐乃住静止。""中热霍乱，暴利心烦，脉数，欲得冷水者方：新汲井水，顿服一升，立愈。"

[3] 新汲井花水：井花水又名井华水。按《本草纲目》解：无时初出曰新汲，将旦首汲曰井华。

【阐发与临证】此人纵酒和饮食无节，都可致患者内生湿热。既然呕吐泻痢转筋并烦渴、内热，可确诊。六七月间雨水多，檐溜水虽有毒，但冲淡了，毒性变小，而辛苦之性味未变，能清热。从其主治"傅丹毒""洗犬咬疮"，可知其性能也可清热解毒。所以，穷苦人无钱医治时饮之也有效。况霍乱吐泻后缺水津虚，饮水数升也能补津。存得一分阴津即有一分生机。

井华水甘平无毒，治酒后热痢，宜煎补阴药、治痰火气血药。新汲水能治消渴反胃、热痢热淋，下热气，治热闷昏瞀烦渴、霍乱吐泻。上述两种水，前者是从稻麦草或瓦片中流出，带有不少可溶性有机物和矿物质；后者是从较深的地表水或较浅的地下水或地下岩石缝中、岩洞中流出之水，更带有丰富的可溶性矿物质，大量喝可补充水和电解质，纠正其紊乱，因此较轻的霍乱（古时的霍乱也包括现代的急性肠胃炎）可以缓解。

4 案[1] 一人病霍乱，欲吐不吐，欲泻不泻，心腹绞痛。脉之，沉伏如无，此干霍乱也。急令盐汤探吐宿食。痰涎碗许，遂泻（非吐泻则死，并针刺手足眉心出血为度），与六和汤而愈。

【注解】[1] 本案录自《千金要方·霍乱第六》，还收录在《古今医统大全》卷38霍乱门急救方及卷57腹痛门治法篇。

【阐发与临证】霍乱有干霍乱和湿霍乱之分。腹满烦乱绞痛而不吐利为干霍乱，上吐下泻甚则转筋为湿霍乱。按现代医学诊断，湿霍乱主要包括现代的副霍乱、急性胃肠炎（沙门氏菌属、中毒性等）；干霍乱则主要是一些其他消化系统疾病，如中毒性菌痢和急性肠炎、食物中毒在未出现呕吐、腹泻之前；还有某些急腹症也属于干霍乱。像本案这样先出现上中下腹部绞痛，探吐后再出现腹泻的，就是比较典型的干霍乱。六和汤中有三物香薷饮（香薷、白扁豆、厚朴）治暑热挟湿，藿香、砂仁、半夏、生姜理气和胃止痛，人参、甘草扶正，赤苓清利小便，木瓜缓急止痛，杏仁宣肺开上窍，有助理顺大肠之气下降，煎汤时加盐，乃纠正水电解质之紊乱。

第二篇 泻

（琇按：内伤外感俱能作泻，惟虚寒者可温补，余则随症施治，不可执一。）

1 案[1] 东垣治一人，一日大便三四次，溏而不多（胃泻），有时作泻，腹中鸣，小便黄。以黄芪、柴胡、归身、益智、陈皮各三分，升麻六分，炙甘草二钱（先生得手处在此），红花少许（红花少用，入心养血，补火以生土引经，妙），作一服，名曰黄芪补胃汤[2]，水二盏，煎一盏，稍热，食前服之。

【注解】[1] 本案录自《兰室秘藏·泻痢门》。

[2] 黄芪补胃汤：同名2方。(1)《兰室秘藏》方，治症和药方同本案述症和方药；(2)《医学纲目》方，功能祛邪温胃，药用黄芪、甘草、白芷、藁本、升麻、草豆蔻、陈皮、麻黄、当归、青皮、柴胡、黄柏。

【阐发与临证】腹泻常见有湿热、寒湿、热结旁流、肝气犯脾、食积、脾虚、肾虚等证型。《难经·五十七难》所说的胃泄、脾泄、大肠泄、小肠泄、大瘕泄五种腹泻，小肠泄和大瘕泄实为痢疾、出血性小肠炎、溃疡性结肠炎等，而以痢疾为主；大肠泄和脾泄好像是急性肠炎；胃泄好像是食积性腹泻。

本案大便一日三四次，溏而不多，肠鸣，小便黄，有时作泻（可能指水泻），应该是气滞和湿热，所以青皮和草豆蔻、黄柏还是可以用的。

2 案[1] 一人五更初晓时必溏泄一次，此名肾泄[2]。以五味子二两，吴萸半两（即二神丸[3]），用细粒绿色者，二味炒香熟为度，细末之，每服二钱，陈米饮下，数服而愈。《内经》曰：肾者，胃之关也，关门不利，故聚水而生病也。[4]

【注解】[1] 本案录自《普济本事方·卷四》，此方原名五味子散。

[2] 原文在此以下有"肾感阴气而得"。

[3] 二神丸：同名4方。(1)《普济本事方》方，治脾肾虚弱、不思进食，药用补骨脂、肉豆蔻、生姜、大枣；(2)《医方考》方，药治同(1)方去生姜；(3)《妇人大全良方》方，又名陈氏二神丸，治妇人血气作痛，下血无时、月经不调，药用蒲黄、莘荑；(4) 本案方。

[4] "肾者，胃之关也，关门不利，故聚水而生病也"：引自《素问·水热穴论》篇，原文是"肾何以能聚水而生病？岐伯曰：肾者胃之关也，关门不利，故聚水而从其类也。上下溢于皮肤，故为胕肿。胕肿者，聚水而生病也"。

【阐发与临证】五更泻又名肾泄，系肾阳虚所致。但本案肾寒为主，《普济本事方》谓"肾感阴气而然"，虚次之，所以只用四神丸之半，未用温补肾阳药，而只用温肝肾及收敛的吴茱萸及五味子。肾为胃之关，指肾调节水液，起着胃的关闸作用。水入于胃，由脾上输于肺，肺气肃降则水下流归于肾，再由膀胱排出。所以肾气化则二阴通，而二阴闭则水积，则气停，则水生，则气溢。如水和气溢于皮肤则胕肿，聚于腹中而䐜满则腹臌。

3 案[1]　东垣云：予病脾胃久衰，视听半失，此阴盛乘阳，加之气短精神不足，此由弦脉令虚，多言之过，阳气衰弱不能舒伸，伏匿于阴中耳。又值淫雨阴寒，时人多病泄利，此湿多成五泄故也。一日体重肢痛，大便泄并下者三，而小便秘涩。思其治法，按经云：大小便不利，无问标本，先分利之。[2]又云：治湿不利小便，非其治也。[3]皆当利其小便，必用淡味渗泄之剂利之，是其法也。噫！圣人之法，虽布在方册，其不尽者，可以意求耳。今客邪寒湿之淫，从外而入里，以暴加之，若从已上法度用淡渗之剂，病虽即已，是降之又降，是益其阴而重竭其阳，则阳气愈削而精神愈短矣，是阴重强阳重衰，反助其邪也，故必用升阳风药。以羌活、独活、柴胡、升麻各一钱，防风根半钱，炙甘草半钱，煎，稍热服。大法云：寒湿之胜，助风以平之。[4]又曰：下者举之，得阳气升腾而去矣。又云：客者除之，[5]是因曲而为之直也。夫圣人之法可以类推，举一而知百也。若不达升降浮沉之理而概施治，其愈者幸也（为后学广开方便之门）。

【注解】［1］本案录自《内外伤辨惑论·卷中》。

［2］"大小便不利，无问标本，先分利之"：原文未找到出处，见注3。

［3］"治湿不利小便，非其治也"：《素问·气交变大论》篇"湿气变物，病反腹满肠鸣，溏泄食不化"；《世医得效方》"伤湿、中湿，只宜利小便"；《世医得效方·卷二·中湿篇》："治中湿……惟利小便为佳。"《三因极一病证方论》："泄泻惟利小便为佳""治湿不利小便，非其治也。"

［4］"寒湿之胜，助风以平之"：原文未找到出处。《素问·阴阳应象大论》篇"春伤于风，夏生飧泄"，又说"其实者，散而泻之"；《素问·五运行大论》篇"风胜湿"，王冰释曰："风，木气，故胜土湿，湿甚则制之以风。"故治湿既要利湿，即利小便，又要祛风以助之。

［5］"客者除之"：引自《素问·至真要大论》篇。

【阐发与临证】本案为李东垣治疗其本人的经过。原有脾胃久衰以致影响耳目，诊务繁忙、言语过多，以致中气更虚，肝木乘土，中阳更虚。巧遇阴雨时令，湿重困脾而病情更加重，体重肢痛、大便泄下。如果小便通利则湿有去路而病情不会加重，所以有治湿当利小便之说。但淡渗利小便除湿，药味平性而偏凉，对东垣中阳虚不利，虽能利小便，却能加重阳虚，所以东垣自我分析说是"益其阴而重竭其阳""阴重强阳重衰，反助其邪也"。解决既要去寒湿又不伤阳的方法，除李东垣所说"助风以平之"之外，还可用温阳利湿法、健脾利湿法。用羌活、独活、柴胡、升麻、防风、甘草等升阳风药是李东垣的一大特点。

4 案[1]　子和治一人，泻利不止如倾，众以为寒，治近二十载（非虚寒可知）。脉之，两寸皆滑。子和不以为寒，所以寒者，水也。以茶调散[2]涌寒水五七升，又以无忧散泻水数十行（当有所去，下乃愈），次以淡剂利水道，后愈。此通因通用法也。

【注解】［1］本案录自《儒门事亲·卷七·泻利恶寒》。

［2］茶调散：同名6方。（1）《和剂局方》方，又名川芎茶调散，治风邪正偏头痛、恶寒发热等，药用川芎、薄荷、防风、香附、羌活、白芷、甘草、荆芥、茶叶，另一方有细辛、无香附；（2）《赤水玄珠》方，又名秘方茶调散，治风热上攻、头目昏痛等，药用川芎、黄芩、白芷、薄荷、荆芥、茶叶；（3）《银海精微》方之一，又名川芎茶调散，治肝经风热之眼弦湿烂、赤涩流泪，药用川芎、防风、羌活、甘草、石决明、木贼、石膏、荆芥、菊花、薄荷；（4）上书方之二，又名菊花茶调散，治外感风热、偏正头痛、头晕目眩，药用川芎、菊花、薄荷、蝉衣、僵蚕、荆芥、防风、羌活、细辛、白芷、甘草；（5）《证治准绳》方，治经闭，药用大黄、黄芩、二丑、滑石，作丸；（6）《儒门事亲》方，又名二仙散，吐除痰积，药用瓜蒂二钱、好茶一钱，齑汁调服。

【阐发与临证】本案水泻二十年，可能也不是泻下次数多，量也不大，否则不等持续二十年早夭了。众以为寒自有道理，但寒而兼痰饮，所以子和以先吐后泻的方法祛其痰饮，才去其病根。前医以为单纯寒而以温里法，仅一时好转。

5案[1]　一僧藏腑不调，三年不愈，此洞泻也，以谋虑不决而致。肝主谋虑，甚则乘脾，脾湿下行。乃上涌痰半盆，又以舟车丸、浚川散下数行，仍使澡浴出汗，自是日胜一日。又常以胃风汤、白术散调之。

【注解】[1] 本案录自《儒门事亲·卷六·洞泄》篇。

【阐发与临证】肝木侮土、脾湿下行而致泄泻，按说应该用抑木扶土法。张子和善用涌吐法，泄其肝气也是可以的。但舟车丸、浚川散峻下水邪自是欠妥，反能益虚其脾胃。祛湿方法对脾为湿困型来说还宜健脾利湿或健脾燥湿。用热浴发汗法似也欠妥，但对风湿外感还是有效的。本案后期所用的白术散，可能是钱乙白术散、《苏沈良方》白术散或《宣明论方》白术散，尤其是钱乙白术散为最宜，但都以健脾理气醒脾为主。《易简方》的胃风汤也以温中健脾为主，兼以祛肠胃风冷，作为善后巩固是大有裨益的。

6案　郝允治夏英公病泄，太医皆为中虚。郝曰：风客于胃则泄（名言），殆藁本汤[1]证也。夏骇曰：吾服金石等药无数，泄不止，其敢饮藁本乎？郝强进之，泄止（《邵氏闻见录》）。

【注解】[1] 藁本汤：《珍珠囊》方，治大实小痛，大便已利，药用藁本、苍术。本案及本方还录在《本草纲目·草部·藁本》篇。

【阐发与临证】《医宗必读·泄泻》篇云："治法有九：一曰淡渗，一曰升提，一曰清凉，一曰疏利，一曰甘缓，一曰酸收，一曰燥脾，一曰温肾，一曰固涩"，其中"升提"即是用升、柴、葛、羌之类鼓舞胃气，上腾则注下自止，又如地上淖泽，风之即干。风药多燥，风也胜湿。本案所用的藁本汤即是以藁本祛风胜湿，即案文所说的"风客于胃则泄"。用苍术燥湿。

7案[1]　丹溪治一老人，右手风挛多年（积痰见症），九月内患泄泻，百药不效。右手脉浮大洪数，此太阴经有积痰，肺气壅遏，不能下降，大肠虚而作泻，当治上焦（治上焦妙）。用萝卜子擂和浆水，蜜探之，而吐大块胶痰碗许，随安。

【注解】[1] 本案录自《丹溪医按·泄泻》篇。

【阐发与临证】四肢风挛除肝风、湿阻、寒蕴、血虚、津虚、气虚等证型外，总与痰有关。该老者秋季又患泄泻，所以辨证为肺有积痰使肺气壅遏、肺失肃降。肺与大肠相表里，肺气不降，大肠传导失司，因而作泻。用萝卜子既泻肺气又祛痰，确是别开生面。尤其是萝卜子还有润肠作用，但使用在泄泻病例，更是意想不到。但此治法也仅是治疗泄泻，对患者的右手风挛是无效的。

8案[1]　一富儿面黄，善啖易饥，非肉不食，泄泻一月。脉大，以为湿热，当脾困而食少，今反形健而多食，不渴，此必疳虫也，验其大便果有蛔，令其治虫而愈。至次年夏初，复泻，不痛而口干。朱曰：昔治虫而不治疳故也。以去疳热之药，白术汤[2]下，三日而愈。后用白术为君，芍药为臣，川芎、陈皮、黄连、胡黄连，入芦荟[3]为丸，白术汤[2]下，禁肉与甜瓜，防其再举。

【注解】[1] 本案录自《丹溪医按·泄泻》篇。

[2] 白术汤：此处非指白术汤方，而是指用单味白术煎汤。

[3] 芦荟：是库拉索、好望角、斑纹芦荟叶中汁液熬成浓稠膏干燥而成。性味苦寒，功能清心凉肝、清热导泻、燥湿化痰、杀虫治疳积，治心火内盛、肝火上亢、小儿热实惊风、疳积、积滞热结便秘、痔疮等。

【阐发与临证】本案病历两年，先因肠寄生虫而引起面黄、多食、腹泻，经治虫而愈。次年夏季又腹泻，朱丹溪分析仍是疳的缘故。疳病总有积，久则还有脾虚。去疳热之药，有消导去积作用，再以白术煎汤送药，是针对疳病久脾虚而设。其后再用白术为君的丸药，也是此意。甜瓜甘寒滑利，性冷，消阳气，多食未有不下利者。因为食甜瓜易伤脾阳而下利，所以疳积泄泻者不宜吃甜瓜。

9案[1]　一老人味厚伤脾，常脾泄。芍药酒炒一两，白术炒二两，神曲一两，山查一两五钱，黄芩五钱炒，半夏一两汤泡，[2]为末，荷叶饭丸。

【注解】[1] 本案录自《丹溪治法心要·卷二·泄泻》篇。

[2] 半夏一两汤泡：生半夏炮制的第一个步骤即是放入水中浸泡，泡透至无白芯，常换水。

【阐发与临证】泄泻在古典医著中分类繁杂，如《内经》多以泄泻的症状和大便的性状分类为飧泻、洞泻、溏泻、水泻、濡泻等；《难经》以脏腑分类为大肠泻、小肠泻、胃泻等；有从外感病因分为热泻、寒泻、湿泻、气泻、痰泻、积泻等类型；有从内伤分证型，如食积腹泻、肝脾不和腹泻、肾虚腹泻、脾虚腹泻等。本案是过食膏粱厚味而伤脾，脾虚泄泻，所以用白术健脾为君。既是厚味伤脾，必有积滞，所以用山楂、神曲消积导滞。积滞又可化热助湿，所以用黄芩清热、半夏燥湿。脾虚者往往木来乘之，所以用白芍敛肝，白芍还能缓中止痛、治泻痢后重。荷叶苦平，轻宣升阳，烧饭合药能裨助脾胃而升发阳气。洁古的枳术丸即是用荷叶烧饭为丸的，与本方同。

10 案[1]　一老人禀厚形瘦，夏末患泄泻，至秋深治不愈，神不悴，溺涩少，不赤，脉涩颇弦，膈微闷，食减（前案因手风挛见浮大洪数之脉，以吐而愈泻。此案脉涩颇弦，因膈微闷而用吐，可见不凭在脉）。因悟曰：必多年沉积澼在肠胃。询之，嗜鲤鱼，三年无一日缺。朱曰：此痰积在肺，肺为大肠之藏，宜大肠之不固也。当澄其源而流自清。以茱萸、陈皮、青葱[2]、鹿苜根[3]、生姜，浓煎，和沙糖[4]饮一碗，探吐痰半升如胶，利减半。次早又饮之，又吐半升，利止。与平胃散加白术、黄连，调理旬日而安。

【注解】[1] 本案录自《格致余论·治病必求其本》篇。

[2] 青葱：葱之青叶，中有葱液（葱苒、葱汁、葱涕）。《本草从新》谓青叶治水病足肿。葱茎白辛温，熟则甘温，能发汗解鱼蟹毒，散水寒之邪，除风湿，通关节，止阳脱。在此用其解鱼蟹毒。

[3] 鹿苜根：原文是苜根，即苜蓿根，《本草纲目》谓其"寒，无毒，捣服……令人吐利"。

[4] 砂糖：甘寒，润心肺大小肠热，治心腹热胀，口干渴，缓肝气，和中助脾。

【阐发与临证】此老者由于禀赋足，所以虽泄泻二三月而神色不憔悴，但也显示其脾不虚，尿少而不赤说明无里热，膈微闷而食减说明中脘之上有积滞，故当吐之。鲤鱼肉甘平，多食能发风热。此老者每日食鲤鱼而连续3年，至阴之物化为痰积，贮于肺。邪在上，因而越之；因寒而用辛温。此方中，吴茱萸、青葱、陈皮、生姜均为辛温，能理气、能发散、能温中、能治水；苜蓿根能催吐，相互配伍即能催吐寒痰。砂糖在此是调味，徒取其适口，因茱萸、青葱、生姜都是辛辣。平胃散燥湿健脾，加黄连苦寒燥湿，而且黄连配伍苍术辛开苦降、疏通三焦气机。

11 案　一人性狡[1]躁，素患下疳疮，或作或止，夏初患自利，膈微闷，医与理中汤，闷厥而苏，脉涩，重取略弦而数。朱曰：此下疳之深重者。与当归龙荟丸[2]去麝四贴，而利减，又与小柴胡去半夏加黄连、白芍、川芎、生姜，数贴而愈（脉与前案同，涩弦仅多数耳，外症膈微闷亦同，而治法各别，宜细玩之）。

【注解】[1] 狡：在此作不做正经事、游手好闲解。本案录自《丹溪治法心要·卷六·下疳疮》。

[2] 当归龙荟丸：同名4方。（1）《宣明论方》方，治肝胆实热，药用当归、龙胆草、栀子、黄连、黄芩、黄柏、大黄、芦荟、青黛、木香、麝香、生姜；（2）《丹溪心法》方，治肝胆实火，眩晕惊悸胁痛，抽搐谵语发狂，药用比（1）方少青黛、生姜；（3）《沈氏尊生书》方，治左耳聋，药用当归、芦荟、龙胆草、甘草、菊花、黄芩、荆芥、生地、赤芍；（4）《苏沈良方》方，治热厥痰闭于上、火郁于下，药用木香、当归、龙胆草、山栀、黄连、黄柏、黄芩、大黄、芦荟、青黛、蜜丸。

【阐发与临证】游手好闲、不做正经事之徒，往往拈花惹草，以致患下疳疮。其性躁，肝火旺，所以既里热重，又肝气不舒。前医问诊不详，不知其患下疳（患者不会主动坦陈此病史的）。又因夏初患自利而以为肠胃虚寒而予理中汤。原方因肝火旺易致心窍闭，故用麝香以芳香开窍，现病人无此虞而不用。此病可加竹叶、通草等清心利尿药以助药力。后用小柴胡汤去半夏加黄连、白芍，也是与泄肝热有关。

12案[1]　一人暴气脱而虚，顿渴[2]不知人，口眼俱闭，呼吸甚微，殆欲死。急灸气海，饮人参膏[3]十余斤而愈（煨按：此案疑误入此）。

【注解】[1] 本案录自《丹溪治法心要·卷二·泄泻》篇，在《石山医案·附录》中也载。

[2] 渴：该书原文是"泻"、顿泻，即暴泻，这就符合"泻"篇的原意，也纠正了沈煨的疑问。

[3] 人参膏：用人参煎汤浓缩加赋形剂而成的膏剂。

【阐发与临证】本案叙述由急重腹泻引起的暴气脱，不知人、口眼俱闭、呼吸甚微、殆欲死。说明水分丢失严重。此例之腹泻可能是真正的霍乱。

13案[1]　吕沧洲治一人病下利完谷，众医咸谓洞泄[2]寒中，日服四逆理中等弥剧。诊其脉两尺寸俱弦长，右关浮于左关一倍（脾入逆肝），其目外眦如草滋[3]（脉浮色青，非风而何），盖知肝风传脾，因成飧泄，非藏寒所致。饮以小续命汤减麻黄，加白术，三五升痢止。续命非止痢药，饮不终剂而痢止者，以从本治故也。

【注解】[1] 本案及下案都录自《医学入门》。

[2] 洞泄：出《素问·生气通天论》篇，该篇载："是以春伤于风，邪气留连，乃为洞泄。"王冰注为"风气通肝，春肝木王，木胜脾土，故洞泄生也。"

[3] 草滋：鲜草的汁，呈青绿色。

【阐发与临证】洞泄，按《素问·生气通天论》篇是指肝木乘脾土而泄泻，但也有指寒邪侵入肠胃而致的泄泻。既然众医已诊为洞泄，又为寒中，当指寒邪在肠胃而言，所以予四逆汤、理中汤。然而两脉弦长、目外眦皮肤颜色如草汁那样青绿，说明肝色已现于面部，应该是木旺乘土，肝风传脾，用祛风药小续命汤。

14案　一夫人病飧泄[1]弥年，医以休息利[2]治之，苦坚辛燥之剂，弗效。时秋半[3]，脉双弦而浮（浮弦为风）。曰：夫人之病，盖病惊风，[4]非饮食劳倦所致也。肝主惊，故虚风自甚，因乘脾而成泄。今金气正隆，尚尔，至明春病将益加，法当平木之太过，扶土之不及，而泄自止。夫人曰：侬[5]寓南闽时，平章燕公以铜符密授，因失，心惧，由是疾作。公言信然。以黄犉牛[6]肝，和以攻风健脾之剂，服之，逾月泄止。

【注解】[1] 飧泄：出《素问·藏气法时论》篇，又名飧泻、水谷利，主要症状是泄泻，完谷不化。

[2] 休息利：即休息痢。

[3] 时秋半：时至秋季已过半，即中秋前后，与下文的"金气正隆"呼应。

[4] 病惊风：非指惊风病，乃指因惊而成风，与下文的"肝主惊，故虚风自甚"相呼应。

[5] 侬：古时自称，"我"的同义词。

[6] 黄犉牛：黄毛黑唇牛。

【阐发与临证】飧泄完谷不化，以休息痢治疗当然弗效。惊多由心气虚、心血虚、心火旺、肝阳上亢、肝血虚、胆虚、气血虚等所致，但因惊而成风则为内风，是肝血虚、胆虚。所以案文说"非饮食劳倦所致也""故虚风自甚"。《素问·金匮真言论》篇"东方青色……藏精于肝，其病发惊骇"，《灵枢·本神》篇"肝藏血，血舍魂，肝气虚则恐"，《难经·四十二难》"肝……主藏魂"，《素问·痿论》篇："肝痿者，夜卧则惊"，另外，肝虚、肝虚寒、肝虚热都可有善惊、善恐的症状。《素问·至真要大论》篇："诸病胕肿，疼酸惊骇，皆属于火。"还说："惊者平之。"案文所说"肝主惊"，虽未找到出处，但从这些论述看来，惊与肝虚、惊与肝火密切相关，治疗则平肝清肝是大法之一。案主贵妇人因丢失重要凭信而心惧，继之生风（实为木旺），木来乘脾土而成泄泻。像这种木侮脾土之泄泻，用痛泻要方祛风平木扶土法即案文所说的攻风健脾之剂即可。黄牛肝补肝明目，治疟及痢，本案所用为治泄利。

15案[1]　滑伯仁治一人，暑月患中满泄泻，小便赤，四肢疲困不欲举，自汗微热，口渴，且素羸瘠，众医以虚劳，将峻补之。伯仁诊视六脉虚微，曰：此东垣所谓夏月中暑，饮食劳倦，法宜服清暑益气汤，投三剂而病如失。

【注解】[1] 本案录自《明外史·本传》。

【阐发与临证】众医误以四肢疲困不欲举、自汗、微热、素羸瘦为虚劳，忘了暑月发病、中满泄泻、小便赤。结合此三个因素一同考虑，可知系暑热伤气、湿蕴肠胃、脾不健运、小肠清浊不分、大肠传导失司引起，所以用清暑益气汤取效。以上第13、14两例和本案例都是先误诊。

引起腹泻的原因很多，最常见的是肠原性，尤以肠道微生物、寄生虫感染致病为多，其中以沙门氏菌属引起的肠炎为最多见，还有菌痢、阿米巴痢，支原体、衣原体感染，肠滴虫、血吸虫等引起的腹泻。此外，出血性坏死性肠炎、溃疡性结肠炎、多发性肠息肉、吸收不良综合征等都可出现腹泻。与肠道有关的，如胆囊炎、胆结石、胰腺炎、肝硬化等也可导致腹泻，萎缩性胃炎等引起胃液分泌减少的疾病乃至胃部受寒冷也可引起腹泻。至于全身性疾病，如甲亢、糖尿病、神经功能性腹泻、肠激惹综合征、尿毒症、系统性红斑狼疮等也都有可能引起腹泻。老年人还易患缺血性肠炎。此外，食物中毒及由饮食不慎带来的细菌引起的腹泻也常见。例如食用在冰箱中贮存过久的西瓜、水果、饮料等，可引起冰箱性胃肠炎；食用鱼胆（尤其青鱼胆）而引起的腹泻；食用半生不熟的鸡鸭肉感染弯曲杆菌引起腹泻；还有从家畜身上感染隐孢子虫引起腹泻（这可食大蒜治疗）；吃生海鲜和暴腌肉食而感染副溶血性弧菌（致病性嗜盐菌）引起腹泻等。误吃水仙花、鲜黄花菜引起中毒腹泻；还有少部分人对松菇过敏、误吃后腹泻；药物中毒，如补钙过多也可引起腹泻。但夏秋季腹泻却是以细菌感染为主要原因。像本案这样暑月泄泻、发热、口渴，很可能是受寒后引发的慢性泄泻急性发作，案文说中暑也是此意。

16案　项彦章治南台治书郭公，久患泄泻，恶寒，见风辄仆，日卧密室，以毡蒙其首，炽炭助之，出语呦呦如婴儿。诸医作沉寒痼冷治，屡进丹附，不时验。项诊其脉，告曰：此脾伏火邪，湿热下流，非寒也。法当升阳散火以逐其湿热。乃煮升麻、泽泻、柴胡、羌活等剂，而继以神芎丸[1]。郭曰：予苦久泄，今复利之，恐非治也。项曰：公之六脉浮濡而弱，且微数。濡者，湿也；数者，脾有伏火也。病由湿热，而且加之以热剂，非苦寒逐之不可。法曰：通因通用，吾有所试矣。顷之，利如木屑者三四出，即去毡及炭，病旋已。

【注解】[1] 神芎丸：同名2方。（1）《宣明论方》方，治痰热酒食停积，头目不清、二便秘涩，及小儿积热、惊风抽搐，药用大黄、黄芩、二丑、滑石、黄连、薄荷、川芎；（2）《医学启源》方，治药同上去黄连、薄荷、川芎。

【阐发与临证】患者年老，治书者活动少，久患泄泻则体质虚，阳气被郁，因而恶风寒。但因日卧密室，毡蒙其首，炽炭助之，一派虚寒症状，脉象又浮濡而弱，所以误诊为沉寒痼冷也有可能。火邪伏脾、湿热下流之泄泻，从大便性状分析应该是黄色水样粪便或带黏液，热秽臭，伴肛门灼痛、肠鸣腹痛、小便赤涩，据此才能诊为湿热互阻肠胃。升麻、泽泻、柴胡、羌活等能升阳散火，但如有湿热，尚需用葛根、黄芩、黄连加利湿药，项"继以神芎丸"，也有类似药物。按说湿热泄泻不必用下法，但很多湿热泄泻患者有泻后仍觉涩滞不爽，甚至有里急后重，是为腑气不利，所以兼用下法也有益，此即通因通用。至于利下如木屑，那是不消化之物。

这位病人述症不详，从经过和治疗方法看，类似于现代的慢性结肠炎。现在多数主张除内服药物外再用保留灌肠法，可更好发挥药物的作用。当然也要辨证和辨病结合用药，辨证用药是中药煎剂，辨病用药有用锡类散或白及粉加在中药汤中保留灌肠。也有用活血收敛药，乳香、没药、煅龙骨、生蒲黄、赤石脂等煎汤灌肠的。

17案　黄子厚[1]治一富翁，病泄泻弥年，礼致子厚诊疗，浃旬不效。子厚曰：予未得其说，求归。一日读《易》至《乾卦》天行健[2]，朱子[3]有曰：天之气运行不息，故阁得地在中间，如人弄碗珠，只运动不住，故在空中不坠，少有息则坠矣。因悟向者富翁之病，乃气不能举为下脱也。又作字，持水滴[4]汲水，初以大指按滴上窍，则水满筒；放之，则水下溜无余。乃豁然悟曰：吾能治翁症矣。即往，至则为治艾，灸百会穴（督脉穴），未三四十壮而泄泻止矣（妙法）。

【注解】[1] 黄子厚：元代医生，与滑寿同时代人，善用针灸治病。本案录自《医学入门》，且言治本案是在元朝至治天历间，即1321—1328年。

[2]《乾卦》天行健：乾卦象"天行健，君子以自彊不息"。健是刚健有力，还含有乾的意思。

[3] 朱子有曰：指朱熹《周易本义》。

[4] 水滴：一根管子，上有孔、下端细。下端置水中，按住上孔，能吸水。这是大气压的作用。

【阐发与临证】"乾"指天，64卦是双重三，故意为天行健，即天之阳气运行不衰。阁即阁道，指栈道，险绝之处，旁凿山岩，插以木梁，上置木板为阁道。因一端依傍山岩，谓之"得地"，故阁能悬在中间。珠在碗中，呈圆圈形晃碗，珠贴碗壁而转，不落碗底。这力量喻之为"天之气"，即现代所说的离心力。珠贴紧碗壁即阁之"得地"。任一物体沿圆周快速运动都会产生离心力。作者比喻为人的脾胃（土、地）阳气（天之气）充足，则不会泄泻。水滴由于大气压力的作用而吸住水，也是这个意思，所以灸百会壮肾督之阳气、补益中气而止泄泻。当然这富翁的泄泻是脾肾阳虚型。此人也是慢性结肠炎，如用中药内服，可用附子理中汤加黄芪、扁豆、山药、乌药等。

18 案[1] 虞恒德治一人泄泻，日夜无度，诸药不效。偶得一方，用针沙[2]、地龙、猪苓三味，共为细末，生葱捣汁，调方匕，贴脐上，小便长而泻止。[3]

【注解】[1] 本案及下案都录自《医学正传·卷二·泄泻》篇。

[2] 针沙：即铁针沙，钢铁作针时磨下的细末。咸平无毒，有安心、平肝、散瘿消积、乌须发之功能，能消脾胃坚积、黄肿。

[3] 本法还收录在《本草纲目·第三卷·（百病）主治上"泄泻"》篇。

【阐发与临证】《难经·三十一难》"下焦者，当膀胱上口，主分别清浊"，《难经·三十五难》："小肠者，受盛之府也。大肠者，传泻行道之府也。"又言："小肠者，心之府。大肠者，肺之府。"《灵枢·营卫生会》篇："水谷者，常并居于胃中，成糟粕而俱下于大肠，而成下焦，渗而俱下，济泌别汁，循下焦而渗入膀胱焉。"小肠受盛水谷之糜，分别清浊，清者循下焦而渗入膀胱为小便，糟粕下于大肠，再经大肠济泌别汁，其清者再循下焦而渗入膀胱。所以，分清别浊的功能是小肠的，清为营养物，经脾主运化而上输于肺。济泌别汁的功能是大肠的，汁是水液，要渗入膀胱。如果小肠分别清浊的功能失职，清浊不分，俱下于大肠，会泄泻。泄泻多频久，人就瘦弱，为"清"物丢失。如果大肠济泌别汁的功能失司，汁也成糟粕俱下，也会泄泻。泄泻多频久，小便少，是"汁"物丧失。因此使"清"物归脾、"汁"物归膀胱，也是治泄泻的办法。前者是"升阳益气"法，如第17案例；后者是"利小便而实大便"法，本案即是。本案所用的猪苓是利小便的。针沙入心经，因小肠者心之府。又能消水肿。地龙，《斗门方》用鲜地龙捣烂浸水滤取浓汁，服半碗治小便不通；朱端章《集验方》用白颈蚯蚓和茴香等分，杵汁饮，治老人尿闭；寇衡《全幼心鉴》用鲜地龙加白蜜研，敷阴茎和阴囊，治小儿热结尿闭，这些都是用地龙利尿。葱白外敷利尿实大便，能治小便闭。《普济本事方》用葱白切碎炒热熨小腹、《外台秘要》捣葱白和醋外敷小腹，都能利小便。大葱对呼吸道和消化道的致病菌有极强的杀灭作用，并含有丰富的维生素A、C和其他维生素、氨基酸。吃生大葱能治菌痢肠炎，能防治对海产品过敏而引起的腹泻。除上述外，还可用吴茱萸粉、丁桂散（公丁香与肉桂等分）醋调敷脐。有人介绍用吴茱萸2克与硫黄1克研细醋调敷脐，用麝香追风膏固定，每晚1次，连用1~2周治疗慢性结肠炎顽固性泄泻。

这里所用的针沙也可能系朱砂之误，因为朱砂也可外敷脐部治腹泻的。如2000年2月22日《临沂广播电视报》介绍用朱砂、松香、明矾等量研细，冷开水调成黄豆大之丸药，置脐中，胶布固定，每日1次，连用2~3次治腹泻。

19 案 一人吐泻三日，垂死。为灸天枢（胃穴）、气海（任穴）二穴，立止。

【阐发与临证】天枢为大肠的募穴，能治肠鸣腹痛、便秘泄泻及妇科月经不调等症。本案所用为温补大肠、固泄止泻；气海为补气之主要俞穴，治遗泄、阴挺等，温灸也是温补中气的。本案吐泻三日且垂死，是重症，阴损及阳，阳气将脱，故以艾灸天枢、气海回阳救逆止泻。此病人首先是脱水，有条件的或者呕吐不能喝水的，宜作输液。不行，可自制口服补液盐水，用食糖20~30克、食盐3.5~4.5克、氯化钾1.5克，加温开水1公斤，溶化即可频饮。中度脱水病人每公斤体重约喝2两，4小时喝完。

20 案[1] 石山治一人，于幼时误服毒药，泄痢后复伤食，腹痛，大泄不止。今虽能饮食，不作肌肤，[2]每至六七月遇服毒之时，痛泄复作，善饥多食，胸膈似冷，夜间发热，嗜卧懒语，闻淫欲言，盗汗阳举，心动惊悸，喉中有痰，小便不利，大便或结或溏，过食则呕吐泻泄。脉皆濡弱而缓，右脉略大，尤觉弱。次日左脉三五不调，或一二至缓，三五至驶，右脉如旧缓弱。左脉不调者，此必淫欲动其精也；右脉尤弱者，由于毒药损其脾也。理宜固肾养脾。遂以人参钱半、白术、茯苓、芍药、黄芪、麦冬各一钱，归身、泽泻各八分，黄柏、知母、山查各七分，煎服，旬余而安（博按：此案旧刻微误）。

【注解】[1] 本案录自《石山医案》。

[2] 不作肌肤：不长肉，消瘦。

【阐发与临证】此患者年幼时某夏季误服毒药加伤食致腹痛泄泻，以后每年夏季都发作，善饥多食、夜间发热、盗汗、心动惊悸等为虚热；嗜卧懒语、有痰、胸膈似冷属脾虚；闻淫言而阳举是相火旺，所以用四君子加黄芪、当归健脾补中，用知母、黄柏、泽泻清泄相火，用麦冬清胃治虚热，芍药收敛肝之余气。说是固肾，实为清相火。此善饥多食、不作肌肤，可能是中消。此案例好像是肠道易激综合征，上述诸症状及大便或结或溏、过食则呕吐泄泻等都是肠功能紊乱引起的。

21 案[1] 一人年五十余，形色苍白。五月间，与人争辩、冒雨、劳役、受饥，且有内事，夜半忽病，发热恶食，上吐下泻，昏闷烦躁，头身俱痛（此症头身俱痛症之不可恃也，如是夫）。因自发汗，汗遂不止。遣书云脉皆洪数。汪曰：脉果洪数，乃危症矣。盖吐泻内虚，汗多表虚，兼之脉不为汗衰，亦不为泻减，在法不治。但古人云：治而不活者有矣，未有不治而活者。令用人参五钱，以救里；黄芪五钱，以救表；白术三钱，干姜七分，甘草五分，以和中安胃；白茯苓一钱，陈皮七分，以清神理气（用理中汤）。水煎，不时温服一酒杯，看其病势如何。服至六七贴，则见红斑（吐泻之后见斑），而四肢尤甚，面赤，身及四肢胀闷，告急于汪。汪曰：斑症，自吐泻者多吉，谓邪从上下出也。但伤寒发斑，胃热所致。今此发斑由胃虚，而无根失守之火游行于外也，可补而不可泻，可温而不可凉（妙断宜详味之）。若用化斑汤、升麻元参之类，则死生反掌矣。仍令守前方，服十余贴，诸症悉减，斑则成疮，肢肿亦消而愈（博按：此案旧刻脱误）。

【注解】[1] 本案录自《石山医案》。

【阐发与临证】患者年五十余、形色苍白，意谓体弱。情志不遂、劳役受饥，有可能诱发宿疾，此为内伤无疑。夜半忽病、发热恶食、吐泻、头身俱痛，加上患者自以为冒雨受凉且房劳，可能感冒风寒，因而自发汗，显系误诊误治。汪之分析认为脉不应洪数是有道理的，吐泻和汗多果可脉虚，但洪数脉系患者自己诊断，并不可靠。汪氏也怀疑这一点，只是不便评说。所以舍脉从症。此患者很可能平时即有泄泻史，否则汪不会出干姜（有干姜为理中，无干姜即四君）。

斑症实证由热入营血（多见于温病）、胃热炽盛迫血妄行，由风湿热郁透出皮肤，由气滞血瘀阻络、血不归经；虚证由脾不统血、阳气虚亏，还有虚实相兼的阴虚火旺型。本案显然属脾阳虚寒，而且虚阳上越（泄泻、腹胀而且面赤）。反过来看脉洪数，是否一开始即有虚热外越？

22 案[1]　一孩孟秋泄泻,昼夜十数度。医用五苓散、香薷饮、胃苓汤[2]加肉蔻,罔效。汪曰:此儿形色娇嫩,外邪易入,且精神倦怠,明是胃气不足而为暑热所中,胃虚挟暑,安能分别水谷?今专治暑而不补胃,则胃愈虚,邪亦著而不出。经曰:壮者气行则愈,怯者著而成病,是也。令浓煎人参汤[3]饮之,初服三四匙,精神稍回,再服半盏,泄泻稍减,由是继服数次,乳进而病愈。

【注解】[1] 本案录自《石山医案·卷中·泄泻》篇。

[2] 胃苓汤:同名2方。(1)《和剂局方》方,治脾胃湿阻、饮食停积,霍乱吐泻等,药用苍术、厚朴、陈皮、甘草、白术、茯苓、泽泻、猪苓、肉桂、生姜、大枣;(2)《卫生宝鉴》方,治胃水、膀胱水,水土不服,用药比上方少大枣。

[3] 人参汤:同名21方。(1)《千金要方》方之一,治得食即呕、二便不通(又名走哺),药用人参、黄芩、知母、玉竹、茯苓、白术、栀子、陈皮、芦根、煅石膏;(2)上书方之二,治气逆胸胁满、短气食少,药用人参、麦冬、五味子、黄芪、当归、芍药、茯苓、干姜、枳实、炙甘草、桂心、半夏、大枣;(3)上书方之三,治霍乱吐利、转筋、出冷汗、语言不出、脉不通,药用人参、厚朴、陈皮、茯苓、甘草、桂心、干姜、当归、葛根;(4)《千金翼方》方之一,治诸气逆、心腹绞痛,药用人参、枳实、炙甘草、干姜、白术、天花粉;(5)上书方之二,治眩晕屋转、眼不得开,药用人参、黄芪、芍药、防风、桂心、白术、独活、当归、麦冬;(6)上书方之三,治劳伤、胸中逆满、纳呆、气不足、胁下胀、少腹急痛,药用人参、甘草、当归、芍药、茯苓、白糖、前胡、五味子、生姜、花椒、陈皮、桂心、枳实、麦冬、大枣;(7)《妇人大全良方》方,治产后诸虚、发热,药用人参、当归、猪腰、糯米、葱白;(8)《证治准绳》方,治肺气上攻、鼻塞,药用人参、茯苓、陈皮、黄芩、羌活、麻黄、花椒;(9)《圣济总录》方,治早产后流血过多、头晕体颤、脐腹虚胀疼痛,药用人参、麦冬、生地、当归、芍药、黄芪、茯苓、炙甘草;(10)《普济方》方,功能健脾摄血,治咯血、便血,药用人参、川芎、茯苓、半夏、甘草;(11)《金匮要略》方,治中焦虚寒,即理中汤炙甘草改甘草;(12)《外台秘要》方之一,治中焦虚寒洞泄,药用人参、当归、川芎、干姜、厚朴、茯苓、黄芩、炙甘草、粟米;(13)上书方之二,治胃逆呕吐不止,药用人参、桂心、泽泻、黄芪、陈皮、炙甘草、茯苓、生姜、半夏、麦冬、大黄;(14)上书方之三,治脾胃寒邪、肺有邪热,药用桂心、炙甘草、人参、干姜、防风、白术;(15)上书方之四,治妊娠恶阻,药用人参、厚朴、枳实、炙甘草、生姜;(16)上书方之五,治霍乱吐下不止,药用人参、茯苓、陈皮、葛根、麦冬、炙甘草;(17)上书方之六,治卒心痛,药用人参、桂心、黄芩、山栀、炙甘草;(18)上书方之七,治呕吐,药用人参、陈皮、麻仁、枇杷叶;(19)上书方之八,治善忘、梦多、惊恐、目视眈眈、神不安、喜静、纳食无味,药用人参、炙甘草、半夏、龙骨、远志、饴糖、麦冬、小麦、生地、生石膏、阿胶、大枣;(20)《苏沈良方》方之一,又名枣仁汤,治虚劳失精、便溺、便浊、枯瘦、腰膝酸痛,药用人参、官桂、芍药、茯苓、龙骨、煅牡蛎、黄芪、炙甘草、酸枣仁、泽泻、半夏、生姜;(21)上书方之二,治风厥、志意不乐、身背疼、多惊、善欠、噫气,药用人参、川芎、枳壳、芍药、防风、细辛、附子、炙甘草、桂心、桔梗、木香、茯神、生姜。

【阐发与临证】刚入秋即泄泻、昼夜数十度,应考虑暑邪中人。虽然夏伤于暑、秋必痎疟,但暑必夹湿,湿胜,内攻于脾胃,水谷不分,大肠传导失司而泄泻。但这种泄泻毕竟是邪已少而本已虚,所以汪氏分析前医用五苓散、胃苓汤、香薷饮等,未治暑,而不补胃则胃愈虚,邪亦着而不出。本案所用的人参汤宜以《金匮》方为是,温补中焦。如果脾虚型的慢性泄泻,平时可多食山药以调护之,也是食疗法。

23 案[1]　虞雍公并甫,绍兴间自渠州守召至行在,憩北郭外接待院,因道中冒暑,得泄痢连月。重九,梦至一处类神仙居,一人被服如仙官,延之坐,视壁间有韵语药方一纸,读之数遍。其词曰:暑毒在脾,湿气连脚。不泻则痢,不痢则疟。独炼雄黄,蒸饼和药。甘草作汤,服之安乐。别作治疗,医家大错（用之已见奇验）。梦回尚能记，即录之，盖治暑泄方也。如方服，遂愈。

【注解】[1] 本案例还收录于《本草纲目·卷九·雄黄》篇，而且注明是"《夷坚志》云"，可见本案录自《夷坚志》。该书对雄黄的服用方法及剂量记载较详：雄黄水飞九度，竹筒盛，蒸七次，研末，蒸饼和丸梧子大，每甘草汤下七丸，日三服。

【阐发与临证】这是假托神仙所给的处方，缘由雄黄有毒。《本草纲目》载：苦平寒，有毒，主治寒热，鼠瘘恶疮，疽痔死肌，疥虫风癣，癫痫岚瘴，积聚癖气，解百虫毒，治一切虫兽伤等，泻肝风、消涎积、化腹中瘀血，治走马牙疳。在《本草纲目》附方中记有"《普济方》治暑毒泄痢"，处方即雄黄、甘草，与注1同。雄黄主要成分为二硫化砷，遇热易于分解变成有剧毒的三氧化二砷。现在经实验和临床证实能治白血病。此疗法已传播到美国，美国食药局进行研究发现40例患者中，28例患者病情得到缓解，有少数人可以维持几年（2000年10月16日《中国中医药报》）。

24 案 乾道[1]中江西有一士人赴调都下，游西湖。民间一女子，明艳动人，求之于其父母，重币不纳，归家不复相闻。又五年赴调，寻旧游茫无所睹，怅然空还。忽遇女子于中途，呼揖问讯，甚喜。扣[2]其徙[3]舍之由，女曰：我久适人，夫坐库事系狱未解，子能过[4]我茶否？士欣然并行。过旅馆，女曰：此可棲止[5]，无庸至吾家。留半岁，将欲挟以偕逝，女始敛衽曰：向自君去，忆念之苦，感疾而亡，今非人也，无由陪后乘[6]。但阴气侵君深，当暴泻，宜服平胃散，补安精血。士闻语惊愕曰：药味皆平，何得功效？女曰：中用苍术，去邪气，乃为上品（《夷坚志》）。

【注解】[1] 乾道：宋孝宗年号，1165—1173年。

[2] 扣：同叩。叩问，即问讯。

[3] 徙：迁移。徙舍即搬家。

[4] 过：探望。"过我"即探望我家。"过我茶否"即"能到我家来喝杯茶吗"？

[5] 棲止：住宿。

[6] 后乘：即后车，随从者坐在后车。"无由陪后乘"即不能随你去。

【阐发与临证】此案也是录自《夷坚志》，也假托鬼神给予治泄泻的处方，同时也写了一则凄婉的人鬼不了情的爱情故事。阴气侵袭中焦，脾胃阳虚，当用理中汤为是。本案用平胃散补安精血，而且是得力于苍术能去邪气，可见是内湿重。用苍术辛烈之气味，雄壮上行之气，上能除湿，下安太阳，使邪气不传入脾（李东垣言）。

《本草纲目》对苍术推崇备至，引《证类本草》"百邪外御、六府内充"，引张仲景"辟一切恶气，用赤术（即苍术）同猪蹄甲烧烟""故今病疫及岁旦，人家往往烧苍术以辟邪气"。现代药理分析认为苍术含有挥发油及大量维生素A、D等，动物试验可使家兔血糖降低，抑制蛙心搏频率、使蛙镇静，大量苍术挥发油可致蛙心脏、呼吸麻痹。

25 案[1] 有人每日早起须大泻一行，或时腹痛，或不痛，空心服热药亦无效。后一智者察之，令于晚食前更进热药，遂安。如此常服，竟无恙。盖暖药虽平旦空服，至晚药力已过，一夜阴气，何以敌之？于晚间再进热药，则一夜暖药在腹，遂可以胜阴气。凡治冷疾，皆如此例。

【注解】[1] 本案录自《医说·卷五·大泻腹痛》篇。

【阐发与临证】此患者为五更泻，系脾肾阳虚、中下焦寒，早晨服热药（指四神、理中或真人养脏汤等）也是对证的。白天属阳、夜间属阴，人身也是白天阳气隆、夜间阴气盛。早晨服热药，白天阳气隆时可以更加振奋阳气，夜间服热药，更可以抵消人身之阴气，促使病情好转。所以"于晚间再进热药"一可驱除夜间之阴寒、二可加强一倍药力，当然功效加大了。

服药的时机对疗效确有影响。例如大蒜有杀菌作用，对肠道的致病菌尤有抑制作用。但在腹泻发生之前吃大蒜，可以预防，而已发生腹泻的病人忌食大蒜，因为大蒜可刺激肠壁，促使血管进一步充血水肿，导致更多的组织液进入肠管内而使腹泻加重（1997年9月4日《山东卫生报》）。再如西药糖皮质类激素在早晨服药可以事半功倍。消炎抗菌药几小时服一次等，也都与药物的半衰期、抑菌作用力有关。

26 案[1] 有人久患泄泻，以暖药补脾及分利小水，百法治之不愈。医诊之，心脉独弱。以益心气药、补脾药服之，遂愈。盖心，火也；脾，土也，火生土。脾之旺，赖火之燥（此少火生气之说），心气不足则火不燥，脾土受湿，故令泄泻。今益心补脾而又能去湿，岂有不效者。

【注解】[1] 本案及以下二案都录自《医说·卷六·久患泄泻》篇。

【阐发与临证】心气不足、土弱，湿困之，因而泄泻，从五行生克规律来说，的确如此。但补益心气的药物大多具有健脾作用，如人参、党参、山药、白术、甘草、茯苓、大枣等，还有一些兼有养阴、镇静、开窍作用的药物，如麦冬、五味子、酸枣仁、炙远志、石菖蒲、茯神、莲子、龙眼肉等。

27 案 有人患泄泻，作冷、作积、作心气不足治之，及服硫黄、附子甚多，皆不效，因服火杴丸[1]而愈，此肠胃有风冷也。胃风汤兼服暖药亦佳。

【注解】[1] 火杴丸：杴同锨。茺蔚子别名火杴，豨莶草别名火杴草。火杴丸：《圣济总录》方，治风气行于肠胃之风寒泄泻，豨莶草为末，醋糊丸如梧子大，每服30丸，白汤下。

【阐发与临证】硫黄酸温有毒，李时珍认为能"主虚寒久痢，滑泄霍乱，补命门不足、阳气暴绝"，杨子建《万全护命方》记载用单味硫黄治脾胃虚冷的大便白黏液；《普济方》载用硫黄、化黄蜡为丸治元脏冷泄等。本案先诊为中下焦虚寒，作冷，作积，以心气不足（心属火，火能生土）治疗，所以用硫黄、附子等。豨莶草苦寒有小毒，李时珍认为能治肝肾风气、四肢麻痹、骨痛膝弱、风湿诸疮。现代主要用于祛风湿、降血压，本人认为能降血沉，但用于肠胃风冷的风寒泄泻，恐怕要九蒸九晒的熟豨莶草。

28 案 有人患脾泄，诸治不瘥，服太山老李[1]炙肝散[2]而愈。乃白芷（升胃）、白术、白芍（平肝）、桔梗四味也（《医余》[3]）。

【注解】[1]《中藏经》是华佗遗书，有说是华佗弟子吴普代撰。为提高信任度，往往托名神仙所授之方剂，如《华佗授吴普太上老君养生诀》等，可见一斑。太上老君即老子，名李耳。因泰山也是道教名山之一，山顶建有碧霞元君祠，碧霞元君被宋真宗封为东岳大帝之女。如此，太上老君就为泰山之神了。太山老李就指太山老君即老子李耳，华佗的方剂也披上了太山老君之名，成了太山老李的方剂了。

[2] 炙肝散：同名6方。(1) 本方，也是《中藏经》第七卷方；(2)《证治准绳》方，治外障赤肉遮睛，药用石决明、谷精草、皂角、黄芩、木贼、甘草、苍术、獭猪肝；(3)《苏沈良方》方，治饮食生冷、内受风寒、泄泻无度，药用川椒、干姜、附子、砂仁、肉豆蔻、小茴香、盐、葱白、白羊肝；(4)《全生指迷方》方，治气自咽嗌以下，至脐左右，各不相通，上奔急攻，右臂痛，肌肉日消，浆粥不下，药用柴胡、芍药、丹皮、白术、猪肝，如法制作；(5)《太平圣惠方》方之一，治冷劳咳嗽，四肢无力，饮食减少，腹胁气胀，大肠不调，药用苍术、陈皮、桔梗、高良姜、柴胡、诃子、赤芍、紫菀、砂仁、猪肝，如法制作；(6) 上书方之二，治冷劳，羸瘦不能食，心腹多痛，四肢无力，药用紫菀、干姜、砂仁、芜荑、厚朴、草豆蔻、桔梗、苍术、白术、细辛、附子、人参、茯苓、炙甘草、当归、木香、陈皮、川椒、胡椒、桂心、川芎、葱、薤、盐、猪肝，如法制作。

[3]《医余》：日本尾台逸撰，专摘中国六朝以前古籍中有关医术之说，附以按语，分命数、养生、疾病、治术四卷。

【阐发与临证】本案所用白术健脾燥湿，白芍敛肝，桔梗升清，白芷香燥也能祛湿、疗风寒，能通九窍，在此方主要是祛大肠风。风邪致泄泻，《素问·生气通天论》篇曰："是以春伤于风，邪气留连，乃为洞泄。"《素问·脉要精微论》篇载"久风为飧泄"也是这意思。该书《金匮真言论》篇"长夏善病洞泄寒中"，《素问·风论》篇"久风入中，则为肠风飧泄"，都是指风入经俞乘虚入土，内薄为洞泄，也就是《素问·气交变大论》篇所说的"岁木太过，风气流行，脾土受邪，民病飧泄"。不管是春、夏季还是秋季，治疗都要祛肠风，痛泻要方中用防风，一来疏泄肝气；二来也是祛肠风的。余遇夏秋季食生冷食物后腹泻的病人，常用苏叶15克（鲜叶加倍）水煎服，疗效颇好。苏叶能祛风，"风胜湿"。

29案 欧阳文忠公[1]常患暴下，国医[2]不能愈。夫人云：市人有此药，三文一贴，甚效。公曰：吾辈藏府与市人不同，不可服。夫人使以国医药杂进之，一服而愈。召卖者厚遗之，求其方。但用车前子一味，为末，米饮下二钱匕。云：此药利水道，不动真气，水道利，清浊分，谷脏[3]自止矣。（《良方》[4]）

【注解】[1] 指欧阳修。

[2] 国医：指太医院的御医。

[3] 谷脏：肠道、大肠、肛门，这里用以指泄泻。

[4]《良方》：指沈括《良方》，合编在《苏沈良方》中，本案在该书卷四暴下方篇。

【阐发与临证】常患暴下指经常发作水泻，泻下如注，起病急，往往是黄色水样便，以湿热为患。欧阳修嗜酒，自号醉翁可知，因而湿热内蕴，如遇迭进湿热之饮食，则暴下发作。《素问·至真要大论》篇云："暴注下迫，皆属于热。"国医者治病，怕出差错，善用四平八稳的药品、不伤正气的药品，所以不见效。

车前子甘寒无毒，治气癃而痛，能利水道小便，治女子淋沥等，该药的草及根也能利小便、通五淋，治尿血、尿赤等。欧阳夫人单用此药治愈欧阳修之"常患暴下"，除利小便而实大便之外，还有清利湿热的作用。临床也常用一两酸寒的马齿苋水煎服，治肠炎赤白痢，此药还有预防作用。如遇出血性坏死性肠炎，可加用一两清热燥湿的大黄后入，水煎分二三次服用，以不吐出为宜。腹泻初起症状轻，可泡浓茶频饮，以绿茶为好。1998年7月6日《中国中医药报》报道用八正散煎剂，对大肠杆菌（还有金葡球菌）有明显的抑菌作用，而且对家兔有利尿作用。（也有"利小便而实大便"的作用？）

30案[1] 一男子夜数如厕，或教以生姜一两碎之，半夏汤洗，[2]与大枣各三十枚，水一升，磁[3]瓶中慢火烧为熟水，时时呷之，数日便愈。盖半夏今人惟知去痰，但不言益脾，盖能分水故也。脾恶湿，湿则濡而困，困则不能制水。经曰：湿胜则泻，[4]是也。

【注解】[1] 本案录自《本草衍义·半夏》篇。

[2] 半夏汤洗：将半夏用水洗过（要浸泡七日以上，逐日换水，令滑尽，再用生姜同煮）。

[3] 磁：同瓷。

[4] "湿胜则泻"：出《素问·阴阳应象大论》篇，原文为"湿胜则濡泄"。

【阐发与临证】"夜数如厕"是患病不久，急性的泄泻，白天可能轻一些。一般急性的泄泻以湿热为多。本案用半夏、生姜、大枣三味药，水煎代茶，主要取大枣健脾、生姜和胃散寒、半夏燥湿健脾。《伤寒论》用半夏泻心汤以半夏为君，也治腹中雷鸣泄泻。《和剂局方》有一偏方，治老人冷泻，用硫黄，柳木槌研细，半夏汤泡7次，焙研等份，生姜自然汁调，蒸饼和丸，空心温酒或姜汤送服梧子大小15～20丸。与此方相仿。有介绍吃生苹果治急性结肠炎。1998年9月20日《解放日报》介绍喝醋止泻（喝醋后再喝一杯温开水）。

31案 程明佑治一人下泄，勺水粒米不纳，服汤药即呕。程诊之，曰：病得之饮酒，脾恶湿，汤药滋湿矣。以参、苓、白术和粳米为糕，食之，病旋已。所以知其人湿，得之饮酒过多，切其脉濡缓而弱，脾伤于湿也。

【阐发与临证】饮酒过多可以滋生湿热。如果体质阳虚，可以变生寒湿。湿浊内阻，久而伤脾，所以宜健脾。本案用人参、白术、茯苓和粳米研粉制成糕点平时服食，是一好法，比制成丸药更妥。与此类似的也可用白术、茯苓、大枣、栗子肉和大米研粉作糕或煮粥，平时常食也起健脾作用。脾虚之人平时少吃猪肉，适当多吃些黄牛肉能健脾。黄牛肉甘平，但有湿热者不宜多食。如果黄牛肉吃得太多，反助湿热，引起呕吐腹泻（食积），成了朱丹溪的倒仓法了。2001年1月8日《联合日报》介绍用适量鲜老藕和二两粳米、少许红糖煮粥，常食能健脾，适用于老年虚弱、大便溏薄等。

至于案文中说"汤药滋湿"，可能指补血养阴药，如果是二陈汤、平胃散、香砂六君子汤等汤药，确是不可能"滋湿"的。

32案[1]　薛立斋治进士刘华甫停食腹痛，泄黄吐痰，服二陈、山栀、黄连、枳实之类，其症益甚，左关弦紧（诸紧为寒），右关弦长，乃肝木克脾土，用六君加木香治之而愈。若食已消而泄未已，宜用异功散以补脾胃，如不应，用补中益气升发阳气。凡泄利色黄，脾土亏损，真气下陷，必用前汤加木香、豆蔻温补，如不应，当补其母，宜八味丸。

【注解】[1]　本案及以下第33～36案和第38案都录自《内科摘要·脾肾亏损停食泄泻》篇。

【阐发与临证】按薛氏分析，泄黄色稀便属脾虚。吐痰也是（脾虚生痰）。停食是脾阳虚无以消化水谷。因肝脉弦为肝气横逆，脾脉弦则为肝木侮土，脉紧为中焦虚寒，所以腹痛。薛氏用六君子汤、异功散甚至补中益气汤加木香、豆蔻都是温中焦、补中气、健脾胃，功能类似。相比较则六君子汤偏燥湿，补中益气汤重升阳益气。火为土母，脾阳虚已发展至肾阳虚，当然以附桂八味丸温肾。

33案　光禄柴黼庵善饮，泄泻腹胀，吐痰作呕，口干，此脾胃之气虚。先用六君加神曲，痰呕已止，再用补中益气加茯苓、半夏，泻胀亦愈。此症若湿热壅滞，当用葛花解酲汤[1]分消其湿，湿既去而泻未已，须用六君加神曲实脾土化酒积。然虽因酒而作，实缘脾土虚弱，不可专主湿热。

【注解】[1]　葛花解酲汤：《兰室秘藏》方，温中健脾消酒湿，治酒伤湿热中阻、眩晕呕吐、胸膈痞闷，食少体倦，虽酒醒而神志欠清等，药用木香、青皮、陈皮、砂仁、白蔻、葛花、神曲、泽泻、猪苓、人参、白术、茯苓、干姜。

【阐发与临证】葛花入阳明经解酒醒脾，使酒湿之邪从小便而去。本方以葛花为名，实则有多有温中理气、健脾和胃之药合用，令酒湿之邪从上、下、内、外分消，而身体自和。伤酒之人，每随人体质之阴阳偏胜而寒化、热化。本案素善饮，有泄泻、腹胀、吐痰，可能是其人素体阴盛，因而饮酒过多引起脾虚，寒湿阻蕴，所以用六君子汤、补中益气汤加二陈汤取效。案文说"若湿热壅滞，当用葛花解酲汤分消其湿"，分消其湿是可以的，清其热则尚需加黄芩、黄连等方可。

34案　钱可久素善饮，面赤痰盛，大便不实，此肠胃湿痰壅滞。用二陈、芩、连、山栀子、枳实、干葛、泽泻、升麻一剂，吐痰甚多，大便始实。此后日以黄连三钱泡汤饮之而安。但如此禀厚不多耳。

【阐发与临证】上案是患者素体阴盛，酒湿困脾胃寒化致脾胃阳虚、寒湿蕴阻中州，泄泻、腹胀、吐痰作呕。本案也素善饮，但面赤、痰盛、便稀。虽案文说是肠胃湿痰壅滞，但还应该是湿热壅滞，所以苦寒燥湿和苦温燥湿并用。由于湿热偏热重，虽大便实，以后还常用黄连泡汤频饮而安。

1998年7月6日《中国中医药报》报道葛根黄芩黄连汤对金黄色葡萄球菌有显著抑制作用，而且黄连直接打粉入药时，小檗碱含量高而抑菌作用更强。本案在大便已实后还常用黄连泡汤饮，用以巩固疗效，从中医辨证角度说是清燥湿热，从现代药理说是用其抑菌消炎止泻。因此可知黄连对湿热型的肠炎、痢疾效果更好。如果除湿热之邪以外尚有里寒邪或中气虚，可加炮姜、附子或党参、白术等寒热并用或益气清热并用。

35案　薛己治一儒者善饮，便滑溺涩，食减胸满，腿足渐肿，症属脾肾虚寒。用加减金匮肾气丸[1]，食进肿消，更用八味丸，胃强脾健而愈。

【注解】[1]　加减金匮肾气丸：《保婴撮要》方，治肺肾俱虚，小便不利或腹胀肢肿、喘急痰盛，药用熟地、山药、山茱萸、泽泻、丹皮、茯苓、附子、肉桂、车前子、牛膝。

【阐发与临证】第32案例案文后薛己说，如脾土亏损用补中益气汤加木香、豆蔻不应时，当补火生土用八味丸。第33案例是脾胃虚寒用补中益气、六君子汤等，本案因溺涩、腿足肿而属脾肾虚寒，所以主以八味丸为基本方，因腿肿而加车前子、牛膝，即《济生方》加味肾气丸，又名济生肾气丸。

36案 一羽士停食泄泻，自用四苓、黄连、枳实、曲蘖[1]益甚。薛曰：此脾肾泄也，当用六君加姜、桂送四神丸[2]。不信，又用沉香化气丸[3]一服，卧床不食，咳则粪出，几至危殆，终践薛言愈。盖化气之剂峻厉猛烈，无经不伤，无脏不损，岂宜轻服。

【注解】[1] 曲蘖：指神曲、麦芽。

[2] 四神丸：同名5方。(1)《瑞竹堂经验方》方，治肾虚目昏，云翳遮睛，药用枸杞子、川椒、小茴香、芝麻、盐、熟地、白术、茯苓，如法炮制；(2)《澹寮方》方，治脾肾虚泻，药用肉豆蔻、茴香、木香、补骨脂、生姜、大枣；(3)《校注妇人良方》方，治脾肾虚寒五更泻，药用肉豆蔻、补骨脂、吴茱萸、五味子、生姜、大枣；(4)《景岳全书》方，治厥疝胀痛，药用吴茱萸、荜澄茄、青木香、香附、米糊为丸；(5)《外台秘要》方，治霍乱冷实不除，药用附子、干姜、桂心、巴豆霜。

[3] 沉香化气丸：《证治准绳》方，治诸般积滞，阻郁胸腹作痛，肠胃不畅，药用沉香、大黄、黄芩、人参、白术、生姜汁、竹沥、朱砂衣。

【阐发与临证】本案述症简略。脾肾虚寒而泄泻，当然不能用清热燥湿、消导利湿类方药。薛己"化气之剂峻厉猛烈、无经不伤、无脏不损"，也是偏颇之言。当然香燥理气、苦寒攻下之品，对脾肾虚寒尤其是肾虚泄泻，只会使泄泻加重。用现代言语可说理气药、攻下药，加剧肠蠕动，使肠内容物排出更快。咳则粪出也是肠排空加剧的缘故，使肛门括约肌也松弛了。

37案[1] 一人年六十，面带赤色，吐痰口干，或时作泻，春就诊谓薛曰：仆之症，或以为脾经湿热，痰火作泻，率用二陈、黄连、枳实、神曲、麦芽、白术、柴胡之类，不应何也？薛脉之，左关弦紧，肾水不能生肝木也；右关弦大，肝木乘脾土也。此乃脾肾亏损，不能生克制化，当滋化源。不信，薛谓其甥朱太守阳山曰：令舅不久当陨于痢。次年夏果患痢而殁。

【注解】[1] 本案录自《内科摘要·脾胃亏损停食痢疾》篇。

【阐发与临证】此老者面赤、口干、吐痰，往往辨为痰火、湿热，二陈汤、黄连、枳实等物确是对证，况且"或时作泻"也不像虚证。之所以无效，一是可能还有其他证，或者该老者病已久，除时作泻外，还经常作痢下，甚或血痢；二是此老者的面赤口干，应是虚阳上浮。薛分析其左关脉候肝，弦紧乃肝旺，水不涵木之故；右关候脾，弦大为肝旺乘克脾土。所以要用健脾补肾的方法，这是舍症从脉。

38案 长洲朱绍患肝木克脾土，面赤生风，大脏[1]燥结，炎火冲上，久之遂至脏毒下血，肠鸣溏泻，腹胀喘急，驯[2]至绝谷，濒殆，诸医方以枳实、黄连之剂投之，辗转增剧。薛诊之。曰：此脾肾两虚，患内真寒而外虚热，法当温补。遂以人参、白术为君，山药、黄芪、肉果、姜、附为臣，吴茱萸、补骨脂、五味子、归、苓为佐，治十剂，俾以次服。诸医皆曰：此火病也，以火济火可乎？服之浃旬，尽剂而血止，诸疾遄[3]已。先是三年前，先生过绍，谓曰：尔面部赤风，脾胃病也，不治将深。绍息缓以须[4]，疾发又惑于众论，几至不救。

【注解】[1] 脏：薛已原文为"肠"。大肠燥结，符合案意。

[2] 驯：渐进之意。《易经》坤卦："驯致其道，至坚冰也。"

[3] 遄：音chuán，快速之意。遄已即速愈。

[4] 须：等待、停留之意。

【阐发与临证】本案与上案相同，也是肝旺克乘脾土而致脾肾两虚，外现之症状也类似，而且因误治而致脏毒下血、饮食不进。还是由于面赤、大肠燥结而误诊为湿热。此处省略脉象。薛己的治法用药与第36案相同。第37案如果由薛己出方，大致也是这些药物。内真寒而外假热的，像本案和上案那样面赤、炎火冲上者，还可用外敷法：吴茱萸15克，附子3克，研末，醋调敷两涌泉穴2~3小时，或临睡敷上，早晨取下。适用于泄泻、痢疾有高热而四肢厥冷、面赤者。像本案这样下血、绝谷（像噤口痢）者，有人介绍用吴茱萸60克，巴豆30克，黄蜡10克，丁香3克，研细，醋调敷涌泉和神阙，每日换药，至痊愈为止。

以上第5、13、14、21、28、32、37、39及本案，都有肝木乘克脾土的病机，类似于现代的肠道易激综合征，由于情志不遂、饮食失调而发作。初期实证，为肝木乘脾土，治以健脾疏肝祛肠风，如白术、茯苓、炒白芍、防风、陈皮、枳壳等；后期为脾肾两虚，宜用四君子汤合四神丸、肉桂、附子等。第5、13、14、28等案例属前者，第21、32、37、38、39等案例属后者。

39案 罗山人[1]治王厚宇一婢，年三十余，长夏患泄泻，身凉四肢厥冷，昼夜数次，皆完谷不化，清水如注，饮食下咽，即泄出不变，已经六七日。一医用药不效，谓肠直，症在不治，请罗视之，六脉沉伏，无力而涩，乃脾虚受湿，为肝木所乘，乃五泄[2]之一，非怪证也。法当健脾疏风燥湿，升提其下陷之气。以五苓散加苍术、羌活、防风、炮姜、半夏、厚朴、芍药（加药妙），一服，十去七八。再以二陈加二术、砂仁、白芍、厚朴、曲蘖，调理数剂而安。

【阐发与临证】[1] 罗山人：查考不到。

[2] 五泄：《难经·五十七难》："泄凡有五，其名不同，有胃泄，有脾泄，有大肠泄，有小肠泄，有大瘕泄，名曰后重。"按该《难经》所描述的症状"小肠泄者，溲而便脓血，少腹痛；大瘕泄者，里急后重，数至圊而不能便，茎中痛"看，此两种乃痢疾，其余三种胃泄是热泻，大肠泄是寒泻，脾泄是急性胃肠炎。

【阐发与临证】长夏患泄泻以湿热为多，而身凉、四肢厥冷、完谷不化，饮食下咽即泄出不变应是少阴病脾肾阳虚，六脉沉伏、无力也符合。一医谓肠直，症在不治，大概也指脾肾阳虚不易治疗。肠直是杜撰名，意思是饮食下咽即泄出不变。罗山人辨证为肝木乘脾土、脾虚湿困，可能着眼于长夏发病而又如第37案例那样的弦脉，但所用药物苍术、半夏、厚朴只是燥湿醒脾，五苓散利湿而固肠，羌活、防风疏大肠风邪，芍药酸敛肝木，炮姜即温肠胃又止泻。后来加用的砂仁、神曲、麦芽也是醒脾消导的，方中平泄肝木的药物几乎没有，可见案文所说的"肝木所乘"大概以患者为婢，又稍年长，情志不遂之故，因而四肢厥冷乃阳郁之变，即阴阳气不相顺接，《伤寒论》第318条四逆散证即如此。

40案 程仁甫治一妇人，七十岁，清闲厚味，六月患吐泻腹痛，口渴倦怠，三日夜不止。先医用藿香正气散，不效。程诊六脉滑数不匀。曰：暑令西照，受热明矣。吐泻三日夜，脾胃伤矣。用六君去甘草，加麦芽、山查、姜、连、藿香、乌梅，煎熟，徐徐服之，再用香连丸[1]，顿止。

【注解】[1] 香连丸：同名11方。(1)《兵部手集方》方，治湿热脓血痢、里急后重，药用青木香、黄连、熟大蒜为丸；(2)《和剂局方》方之一，治下痢赤白，白多于赤，药用木香、黄连、吴茱萸，如法炮制；(3) 上书方之二，治小儿泄泻、米谷不化，腹痛肠鸣，或下痢脓血，里急后重，药用黄连、枯矾、炮姜、白石脂、龙骨、醋；(4)《证治准绳》方之一，治泻痢，药用木香、黄连、吴茱萸、肉豆蔻、诃子、阿胶、朱砂；(5) 上书方之二，治赤白痢，药用木香、黄连、黄芩、诃子、肉豆蔻；(6) 上书方之三，治小儿痘疹结痂时暴泻，水谷不分，痢如脓血，药用木香、黄连、吴茱萸、陈皮、石莲子肉、神曲、醋，如法炮制；(7) 上书方之四，治赤白痢，药用木香、黄连、吴茱萸、乌梅、阿胶，如法炮制；(8) 上书方之五，治腹痛、腹泻、赤白痢，药用黄连、木香、吴萸、醋，如法炮制；(9)《太平圣惠方》方之一，治小儿赤白痢，药用木香、黄连、诃子、肉豆蔻、丁香；(10) 上书方之二，治虚劳泄痢，腹痛，药用木香、黄连、地榆、当归、厚朴、诃子、蜂蜜；(11)《医学入门》方，治一切痢疾，药用黄连、甘草、蜂蜜、木香，如法炮制。

【阐发与临证】七十岁的妇人嗜厚味，消化不良，食积可知，吐泻腹痛可能系此；六月暑令湿热为患，可致口渴倦怠。因此单用藿香正气散而不效。老人而吐泻三日夜，脾胃有伤。所以既用姜、连、半夏、陈皮、藿香解湿热，山楂、麦芽消积食，再用参术健脾胃、茯苓利湿、木香、藿香理气止痛。

据1998年7月6日《中国中医药报》报道藿香正气散煎剂具有对抗内毒素致家兔发热，降低巴豆油所致小鼠耳肿胀率，对抗氯化钡引起的离体豚鼠回肠痉挛、降低炭末推进率，对抗蓖麻油所致小鼠腹泻模型的作用。

41案 江篁南治一人，病泻困倦，胸满胀。江切其脉，告曰：此寒凉伤脾胃也。以四君加陈皮、香附、山查、枳实、姜、枣、莲实，数剂而安。病者曰：某尝夏秋患滞下，已而作泻腹痛，医以茱萸补骨脂作丸，服三四两，不效。更医以三黄丸，服过五两，食减。又更一医，以菊花、芩连等药投之，一日作七、八度，遂病如是。所以知其人脾胃伤者，六脉浮大而右关尤甚也（论脉妙）。

【阐发与临证】江瓘以患者六脉浮大、右关脾脉更浮大而诊为寒凉伤脾胃，主诉症状仅是腹泻、困倦、胸满胀。此患者泻下之粪便应为淡黄白色清水，夹有不消化之食物，腹绵痛，肠鸣。至于患者追述由于夏秋季节患滞下转成腹泻，此滞下可能是痢疾，也可能是腹泻兼有轻度的里急后重。《难经·五十七难》所谓的"大瘕泄者，里急后重"当然是痢疾，而"大肠泄者，食已窘迫"也有轻度的里急后重，但非痢疾，而急性菌痢和阿米巴痢疾也可以转成慢性菌痢和阿米巴痢疾，尤其是阿米巴痢更易转成慢性。用四神丸之半吴茱萸、补骨脂制丸，对寒伤脾胃、消化不良似乎温之太过，补之又偏而消之不足，三黄丸更是寒其寒而伤胃食减，而用菊花也是差之太大了。本案还可能是易激综合征、情绪影响或慢性胃炎等引起的，这种情况当然用苦寒清热、温补都不会取效。我们临床治这类疾病常用白术、茯苓、陈皮、柴胡、生姜、半夏、扁豆、焦栀子、山楂、麦芽、甘草等取效，与本案所用药相一致。

42案 江应宿治余氏仆，年十七岁，五月初患泄泻，至六月骨瘦如柴，粒米不入者五日矣，将就木。诊其脉沉细濡弱而缓。告其主曰：湿伤脾病也。用五苓散加参、术各三钱，不终剂而索粥，三剂而愈。

【阐发与临证】本案患者是仆人，平时饮食不周，所以脾虚不运湿。泄泻一月竟至骨瘦如柴。脉沉细濡弱而缓，既说明脾为湿困，也说明脾气虚为主。其实用药主要是四君子汤而且以人参、白术为主，大扶中气，所以不终剂而索粥，三剂痊愈。如果真是湿伤脾，湿为主，那就应用平胃散，苍术、厚朴、半夏等芳香燥湿药为主，或燥湿健脾兼顾如第39案那样。

43案 黄水部新阳公，患脾肾泄十余年，五鼓初必腹痛，数如厕，至辰刻共四度，巳午腹微痛而泄，凡七八度，日以为常，食少倦怠，嗜卧。诊得右关滑数，左尺微弦无力，此肾虚而脾中有积热病也。投黄连枳术丸[1]，腹痛除，渐至天明而起。更与四神丸、八味丸，滋其化源，半年饮食倍进而泄愈矣。

【注解】[1] 黄连枳术丸：枳术丸加黄连，即枳实、白术、黄连三味药。功能清热燥湿健脾。类似于《兰室秘藏》的三黄枳术丸。

【阐发与临证】此患者确是脾肾阳虚、五更泻。清晨4点左右腹痛泻，4小时内泻下4次，符合肾阳虚的发作规律。但中午阳气隆时腹痛而泄下七八次，却不符合肾阳虚的规律。结合左尺脉微弦无力，候肾虚且肝气横逆，所以阳气隆时腹微痛；右关脉滑数候中焦积有湿热，所以既用枳术丸健脾理气、疏肝消导，又用黄连清燥脾胃湿热。俟肝气疏、湿热除，再以四神丸加八味丸壮肾阳治本。

综观本篇泻症第43案例，除急慢性肠胃炎外，还有很多案例是慢性过敏性结肠炎，也称肠道易激综合征。这与饮食失调、精神紧张、焦虑抑郁、劳倦过度等情志失调有关，肝郁乘克脾土，脾虚运化失常，脾虚日久及肾。概括以上诸方药，结合临床经验，归纳为以下六法：（1）疏肝燥湿健脾法，适用于肝郁气滞、脾不运湿，腹痛即泻，大便黏溏不爽、肠鸣腹胀、纳呆、舌苔白腻，方用痛泻要方合平胃散加青皮、槟榔、麦芽等；（2）疏肝健脾理气法，适用于肝气郁滞、肠鸣腹痛、胸胁腹胀、脉弦，方用柴胡疏肝散合香砂枳术丸；（3）清肠燥湿法，适用于大肠湿热，大便滞下不爽、肛门灼热等，方用葛根芩连汤、白头翁汤加马齿苋等；（4）泻肝健脾法，适用于肝脾不和、寒热夹杂，情志不调则泄泻加重，或腹泻和便秘交替等，方用半夏泻心汤加乌梅、白芍药等；（5）温补脾肾法，适用于脾肾阳虚、完谷不化、四肢清冷等，方用四神丸合附子理中汤加减；（6）益气升阳法，适用于中气下陷、泄泻日久、倦怠嗜卧、舌质淡白、脉细濡等，方用补中益气汤加枳实、防风等。

第三篇 痢

(琇按：经名肠澼又名滞下，亦内伤外感兼有之候。)

1案 唐贞观中，张宝藏为金吾长上[1]，尝因下直[2]归栎阳，路逢少年畋猎，割鲜野食，倚树叹曰：张宝藏身年七十，未尝得一食酒肉如此者，可悲哉？傍有僧指曰：六十日内，官登三品，何足叹也？言讫不见。宝藏异之，即时还京师。太宗苦气痢，诸治不效。即下诏问殿庭左右，有能治者重赏之。宝藏曾困其疾，即具疏以乳煎毕拨方，上服之，立瘥。宣下宰臣与五品官，魏徵难之，逾月不进拟。上疾复发，问左右曰：吾前饮乳煎毕拨有功，复命进之。一啜又平。因思曰：尝令进方人五品官，不见除授，何也？徵惧曰：奉诏之际，未知文武二吏。上怒曰：治得宰相，不妨已授三品官。我天子也，岂不及汝耶？乃厉声曰：与三品文官，授鸿胪寺卿[3]。时正六十日矣。其方每服用牛乳半升，毕拨三钱匕，同煎减半，空腹顿服[4]（《独异志》）。

【注解】[1] 金吾长上：金吾，掌管京城防务，金吾长上为主持官，本案录自《独异志》。

[2] 下直：直通值，值班。下直即休班。

[3] 鸿胪寺卿：掌管鸿胪寺的主官，负责朝廷的送往迎来。

[4]《独异志》：《宋史·志一百五十九》载：唐朝李亢撰，10卷。

【阐发与临证】气痢，即气利，指因气滞的痢疾。《医学入门》曰："气痢如蟹沫，拘急甚……用流气饮子、古黄连丸、六磨汤。"《世医得效方》治气痢用牛乳、荜茇煎服，即本案方，本案还录于《本草纲目》荜茇及牛乳篇。痢疾实证有湿热、寒湿、气滞、积滞，湿热有偏湿、偏热，各类型间互相兼挟；虚证有气虚、脾虚、肾虚，也互相兼挟，甚至虚实相兼。本案的气滞痢主要症状是痢下不畅、里急后重，大便挟黏液，或挟有泡沫，大便解出时伴有气并出的声音，如气泄出状。属肠寒者居多。荜茇辛大温，能温中下气，消食，除胃冷。牛乳甘微寒，李时珍谓补虚羸、润大肠，治气痢。此二物一寒一热能和阴阳。

2案[1] 东垣治一老仆，面尘脱色，神气特弱，病脱肛日久，服药未效，复下赤白脓痢，作里急后重，白多赤少，不任其苦，求治。曰：此非肉食膏粱，必多蔬食，或饮食不节，天气虽寒，衣盖犹薄，不禁而肠头脱下者，寒也。真气不禁，形质不收，乃血滑脱也。此乃寒滑气泄不固，故形质下脱也（妙断）。当以涩去其脱而除其滑，微醋之味固气上收，以大热之剂而除寒水，阳以补气之药升阳益气。用御米壳去蒂萼蜜炒、橘皮，已上各五分，干姜炮六分，诃子煨去核七分，为细末，都作一服，水二盏，煎减半，空心热服（从来痢无止法，此案当玩。神色及日久未效句，可悟医理之无方体也）。

【注解】[1] 本案录自《兰室秘藏·泻痢门》，收录在《医部全录》的仅用诃子皮加升阳益气法治疗。

【阐发与临证】古时之老仆生活艰辛，中气虚自不待言，脾虚及肾，面尘、脱色、神气特弱，脱肛日久已暗示中气虚下陷。虽里急后重但痢下白多赤少。如果未有"脱肛日久、神气特弱"之描述，可能误为肠寒而气滞，如此则应为气虚肠寒之证。所以，后以温补固脱收敛之法不足奇。"微醋"之味指诃子酸以收敛。罂粟壳收涩，只能用于滑泄之证。因无积不成痢，痢肯定有积滞，所以原注说是"从来痢无止法"。但也不尽然。《伤寒论》桃花汤证"少阴病下利便脓血""少阴病……腹痛，小便不利，下利不止，便脓血"，所用赤石脂收敛，类似诃子、米壳。都用干姜温肠胃。本案用橘皮是收涩中有理气，不致收敛太过，是一味好的用药。除此之外，肯定还另用升阳补气药，类似桃花汤中粳米的作用。像这种饮食不周、脾胃虚的赤白痢，初起时可用红小豆、糯米、粳米加适量糖（赤痢加白糖、白痢加红糖）煮粥吃。

3 案[1]　一人肠澼下血，另作一派[2]，其血唧出有力而远射，四散如筛，春中血下行，腹中大作痛，乃阳明气冲，热毒所作也。当升阳去湿热，和血脉。以陈皮二分，熟地、归身、苍术、秦艽、桂各三分，生地、丹皮、生甘草各五分，升麻七分，炙甘草、黄芪各一钱，白芍一钱五分，名曰升阳去热和血汤，作一服，水四盏，煎至一盏，空心稍热服。

【注解】[1] 本案录自《兰室秘藏·泻痢门》，还收录在《奇症汇·肛门部》。

[2] 派：音 gū。"另作一派"意思是"另有一注血"。

【阐发与临证】肠澼，出《素问·通评虚实论》篇、《素问·太阴阳明论》篇等，是痢疾的古称，是指垢腻黏滑的脓状液体自肛口排出时伴有澼澼之声音，与本案所描述的"血唧出有力而远射"不同。李东垣《脾胃论》所言的肠澼"为水谷与血另作一派，如唧桶涌出也"，则与本案相同。本案的肠澼应为肠癖，即血箭（肌𧏾也名血箭，但与此不同）。《医学入门》曰"原因伤风犯胃，飧泄久而湿毒成癖，注于大肠，俗呼血箭，因其便血唧出有力如箭射之远也"，即痔疮下血。痔系直肠下端黏膜下和肛管皮肤下痔静脉扩大、曲张所形成的静脉团，按其生长部位不同分内痔、外痔、混合痔三种，以便血、疼痛（外痔）和块状物突出为主要症状。多系平素湿热内积，过食辛辣，久坐久立，或孕产、便秘、久泻等导致体内生风化燥、湿热留滞、浊气瘀血下注肛门而成此病。一般治疗用凉血地黄汤加木香、槟榔；湿毒甚者，用补中益气汤去柴胡、陈皮，加黄芩、黄连、川芎、槐角、枳壳等，必要时应配合手术、结扎、注射疗法。本案属湿毒较盛者，故用升阳去热和血汤治疗。凉血地黄汤见《脾胃论》，药用知母、黄柏、青皮、熟地、当归、炒槐角。本案所用升阳去热和血汤类似于补中益气汤、升阳散火汤、凉血地黄汤等的复合方。

4 案[1]　一人肠澼下血，色紫黑，腹中痛，腹皮恶寒，右关弦，按之无力，而喜热物熨之，内寒明矣。以肉桂一分，桂枝四分，丹皮、柴胡、葛根、益智仁、半夏各五分，归身、炙甘草、黄芪、升麻各一钱，白芍一钱半，干姜少许，名曰益智和中汤，都作一服，水三盏，煎至一盏，温服。

【注解】[1] 本案录自《兰室秘藏·泻痢门》。

【阐发与临证】本案的肠澼非血箭，是痢疾，便下白少血多且呈紫黑色而已。由于血色紫黑、腹皮恶寒、脉无力、腹痛喜热物熨之等脉症，明显是寒证，所以用药偏温。益智和中汤与《脾胃论》升阳汤相仿而加肉桂、桂枝、干姜等温药。

5 案[1]　一人太阴阳明腹痛，大便常泄，若不泄即秘而难见，在后传作湿热毒，下鲜红血，腹中微痛，胁下急缩，脉缓而洪弦，中之下得之，按之空虚。[2]以苏木一分，藁本、益智各二分，熟地、炙甘草[3]三分，当归身四分，升麻、柴胡各五分，名曰和中益胃汤，作一服，空心温服。

【注解】[1] 本案录自《兰室秘藏·泻痢门》。

[2] 中之下得之，按之空虚：中取时脉缓而洪弦，重取时空虚。

[3] 原文此处有"已上各三分"。

【阐发与临证】太阴腹痛是"时腹自痛""腹满时痛"，是虚寒绵绵痛，喜按、喜温。阳明腹痛是"腹满痛""绕脐痛"，是实热拒按痛。太阴阳明腹痛，在虚寒时表现为太阴腹痛；实热时表现为阳明腹痛。也即大便常泄——太阴寒邪；不泄即秘而难见——阳明热邪。"中之下得之，按之空虚"表示病在阳明时为实证，病在太阴时为虚证。这种病症确是寒热虚实夹杂。如果阳复热胜（或体质变化或药物促使），可转变为热证或湿热证，本案即传作湿热毒，下鲜红血，胁下急缩，脉缓而洪弦。和中益胃汤的苏木甘咸平，能破血治赤白痢、妇人血气心腹痛、产后恶露不尽，能破疮疡死血，排脓止痛，消仆损瘀血，疏通经络。此案因湿热阻于大肠而下鲜血，所以少用苏木以和血。藁本辛温，乃太阳经风药，因血色鲜红，所以用祛风药作肠风治也可。益智仁辛温，《危氏得效方》记载：单用益智仁二两浓煎饮之，治气脱之腹胀忽泻日夜不止者立愈；又《夷坚志》记载一进士忽得吐血不止，气厥惊颤，后服益智仁一两，生朱砂二钱，青橘皮五钱，麝香一钱，共研细末，每服一钱，空心灯心草汤下而愈。本案既为湿热毒，又多用辛温药而愈，乃去手足阳明经风邪也。

6案[1]　一人因伤冷饭水泄，一夜十数行，变作白痢。次日其痢赤白，腹中疠[2]痛，减食热躁，四肢沉困无力。以生黄芩三分，当归身四分，肉桂、炙甘草各五分，猪苓、茯苓各六分，泽泻一钱，白芍一钱半，苍术、生姜、升麻、柴胡各二钱，分作二服，食前稍热服。

【注解】[1] 本案录自《兰室秘藏·泻痢门》。案文首为"茯苓汤治"，即本案所列药方名茯苓汤。

[2] 疠：也作疗，音jiǎo，即绞痛。

【阐发与临证】饮食不洁致水泻，现代谓急性肠炎，肠炎变成痢疾，腹中绞痛或伴里急后重，痢下赤白，发热烦躁，这是湿热为患。严格来讲，初时水泻时用五苓散利小便以实大便是可以的，还缺乏祛湿热之药。但到痢下赤白时应该用黄芩，佐用肉桂，因食冷饭引起也可，苍术、生姜、白芍、升麻、柴胡等都可，但用猪苓、泽泻似乎欠妥。

7案　海藏[1]治杨师，三朝三大醉，至醒发大渴，饮冷水三巨杯，次又饮冷茶三碗，后病便鲜血，四次约一盆。先以吴茱萸丸[2]翌日，又与平胃、五苓各半散，三服血止。复变白痢，又与神应丸[3]四服，白痢乃止，其安如初。或曰：何为不用黄连之类以解毒？所用者温热之剂。海藏曰：若用寒凉，其疾大变难疗。寒毒内伤，复用寒药，非其治也。况血为寒所凝，浸入肠间而便下，得温乃行，所以用温热，其血自止。经曰：治病必求其本，此之谓也。胃既温，其血不凝而自行，各守其乡也。

【注解】[1] 海藏：指王海藏。本案录自《续医说·卷六·痢疾治验》篇，并注明出于《医垒元戎》，但在王氏著作中未找到。

[2] 吴茱萸丸：同名6方。(1)《兰室秘藏》方，治胸膈脾胃不通，药用吴茱萸、草豆蔻、陈皮、益智仁、人参、黄芪、升麻、僵蚕、泽泻、姜黄、柴胡、当归身、炙甘草、木香、青皮、半夏、大麦芽；(2)《太平圣惠方》方之一，治虚劳，四肢逆冷，胸中痞满，时呕逆，药用吴茱萸、人参、枳实、枯矾、厚朴、附子、桂心、半夏、炮姜，蜜丸；(3)上书方之二，治心腹俱冷、胀满、短气，药用吴茱萸、附子、青皮、炮姜、人参、细辛，蜜丸；(4)上书方之三，治腰冷痛、仰俯不便，药用吴茱萸、醋，如法制作；(5)上书方之四，治癖气胀痛，药用吴茱萸、附子、炮姜、桃仁、巴豆霜；(6)《全生指迷方》方，治呕哕，药用吴茱萸、陈皮、附子。

[3] 神应丸：同名2方。(1)《内外伤辨惑论》方，治一切冷物所伤，腹痛、肠鸣、泄泻，药用木香、丁香、炮姜、百草霜、杏仁、巴豆，如法制作；(2)《和剂局方》方，治肾经不足或劳役、坐卧湿地、损伤等引起腰痛，俯仰不便，药用威灵仙、桂心、当归，酒煮面糊为丸。

【阐发与临证】《灵枢·营卫生会》篇："酒者，熟谷之液也，其气悍。"《灵枢·论勇》篇："酒者……入于胃中，则胃胀，气上逆，满于胸中，肝浮胆横。"《素问·厥论》篇："酒气与谷气相薄，热盛于中。"本患者连醉三天，可知脾胃大肠湿热伤之甚。况且先内热又骤饮冷，热被冷遏于肠，迫血下行为便鲜血。这可能是痔出血、痔静脉破裂出血、溃疡性结肠炎出血、直肠或结肠息肉出血、出血性小肠炎等。中医学统称为肠风下血。吴茱萸丸温中下焦，祛肠间风邪，健脾和胃消导，主要针对大饮冷水、冷茶。如果酒之宿热不被冷水、茶所郁遏，也不至于便血颇多。患者便血止后又变为白痢，还是寒湿在肠间。王海藏神应丸也是治冷物所伤。热茶水和茶水加醋能治菌痢，且以绿茶的抑菌作用好。当然冷茶水如未经污染也不会致发菌痢，只是诱因而已。

8 案[1] 《衍义》云：有一男子暑月患血痢，医妄以凉药逆治，专用黄连、阿胶、木香治之。此药始感便治则可，今病久肠虚，理不可服，逾旬几至委顿。故曰理当别药，知是论之，诚在医之通变矣。循经则万无一失，引此为例，余皆仿此。暑月久血痢，不用黄连，阴在内也。

【注解】[1] 本案录自《本草衍义》，自始至"诚在医之通变矣"止，均是该书原文。

【阐发与临证】血痢即赤痢，暑月血痢以湿热、暑热为多，因而用凉药多。"医妄以凉药逆治"是针对大多数赤痢而言，但新病"始感"则可。案文说"病久肠虚"确是不可服，因为暑月而久患血痢肯定是肠有寒而仅被暑热郁束而已，黄连清心与小肠，肯定使肠寒更寒。但如寒热药配伍得当，还是可用的。本案所述"黄连、阿胶、木香"等，如能为《千金方》的黄连丸（黄连、阿胶、乌梅肉、桂心、干姜、附子、榉树皮、川芎、黄柏）、黄连煎（黄连、阿胶、酸石榴皮、地榆、黄柏、当归、厚朴、干姜）、黄柏止泄汤（黄连、阿胶、黄柏、地榆、榉树皮、茯苓、人参）等寒温药并用的方，能治上、中、下焦虚冷而致洞泄下痢者，决然可用。如《和剂局方》的黄连阿胶丸（黄连、阿胶、茯苓）、《千金方》的胶蜡汤（黄连、阿胶、黄柏、当归、蜡、陈苍米）、苦参橘皮丸（黄连、阿胶、苦参、独活、橘皮、蓝青、黄柏、鬼箭羽、甘草）等则不可用，此因这类方剂苦寒清热燥湿药太多，针对热痢、热毒痢而设。另《卫生宝鉴》的百岁丸（黄连、阿胶、木香、乳香、罂粟壳、漏蓝子）治恶痢和休息痢可以参考。

9 案 宋孝宗[1]尝患痢，众医不效，德寿忧之，过青宫[2]，偶见小药肆，遣使问其能治痢否。对曰：专科。遂宣之，请得病之由。语以食湖蟹多，故致此疾。遂令诊脉，曰：此冷痢也。遂进一方，用莲藕一味，不拘多少，取新采者为佳，细捣取汁，以热酒调服，捣时用金杵臼，酒调服，数次而愈。德寿大喜，就以金杵臼赐之，仍命擢医官，人呼为金杵臼严防御家云（《仇远稗史》[3]）。

【注解】[1] 宋孝宗：1163—1189年在位，其时已是南宋。

[2] 青宫：即东宫，太子居住处。

[3]《仇远稗史》：可能此书转录自赵潜所作《养疴漫笔》。

【阐发与临证】莲藕即藕，甘平。《本草纲目》云："捣汁服，止闷除烦开胃，治霍乱。"《太平圣惠方》记载：生藕捣汁服治"霍乱吐利"、治"食蟹中毒"。本案既为食湖蟹而引起，是肠胃寒无疑。现在煮蟹常放入生姜、苏叶同煮，即用此二物的辛温之性味解鱼蟹毒。但莲藕甘平，用以治冷痢还靠热酒之温。用金杵臼捣汁则是哗众而已。还有人介绍用鲜黄瓜250克蘸白糖（白痢用红糖）一次吃尽，治痢疾有效。《圣惠方》记载用苍耳叶捣烂绞汁每次温服半盏，日服三四次，治产后诸痢。现在有人介绍用鲜苍耳叶50克水煎加适量红糖代茶饮，每日一剂，连服4~6天，治慢性痢疾50例均愈。

10 案 参政陆公容[1]尝于客座闻一医者云：酒不宜冷饮。陆颇讶之，谓其未知丹溪之论而云然耳。二三年后秋间，陆偶得痢疾，延此医治之，云：公得非多饮冷酒乎？陆以实告，谓信丹溪之论，暑月常饮冷醇酒。医云：丹溪但知热酒之为害，而不知冷酒之为害尤甚也。服药数剂而止。

【注解】[1] 陆容：即陆文量，著《菽园杂记》，此案可能为他记在该书中。

【阐发与临证】酒中有一些化学物质对人体有害，但易挥发，再说酒加温后可以使酒精度降低一些。但热酒易刺激食道、胃黏膜，因此稍温时喝最好。冰镇的酒对消化道也有较强的刺激作用，使胃壁血管受冷刺激后收缩。一般冷的酒与人体体温差不多时，刺激作用小些。所以说热酒有危害，过冷的酒也有危害，温酒最好。朱丹溪在《格致余论·醇酒宜冷饮论》中说"醇酒性大热……理宜冷饮"也是片面之谈。况且朱丹溪居于浙江义乌，那里人普遍喜喝黄酒，而黄酒总是温的喝好，冷饮没有味，太热时喝，食道胃中有辛辣的感觉也不舒服。至于喝冷酒是会引起痢疾，那是巧合。但长期过量饮酒会使肝损害、消化道损害，引起消化道静脉曲张出血，如出血量少，与肠黏液、粪便等混合在一起，也有痢疾的样子。

11案[1]　罗谦甫治廉台王千户，年四十五，领兵镇涟水，此地卑湿，因劳役过度，饮食失节，至秋深疟痢并作，月余不愈，饮食全减，形羸瘦，仲冬舆疾归。罗诊脉弦细而微如蛛丝，身体沉重（湿也），手足寒逆（寒也），时复麻痹（虚），皮肤痂疥如疠风之状，无力以动，心腹痞满，呕逆不止。皆寒湿为病久淹（断之寒湿妙宜细玩之），真气衰弱，形气不足，病气亦不足。《针经》云：阴阳皆不足也，针所不为，灸之所宜。[2]《内经》曰：损者益之，劳者温之。[3]《十剂》云：补可去弱。[4]先以理中汤加附子，温养脾胃，散寒湿；涩可去脱，[5]养脏汤加附子，固肠胃，止泻痢。仍灸诸穴以并除之。经云：府会太仓，[6]即中脘也。先灸五七壮，以补养脾胃之气，进美饮食；次灸气海百壮，生发元气，滋荣百脉，充实肌肉；复灸足三里，胃之合也，三七壮，引阳气下交阴分，亦助胃气；后灸阳辅（足少阳胆穴）二七壮，接续阳气令足胫温暖，散清湿之邪。迨月余，病气去，神完如初。

【注解】[1]本案录自《卫生宝鉴·卷十六·阴阳皆虚灸之所宜》篇。

[2]《针经》云："阴阳皆不足也，针所不为，灸之所宜"：《针经》指《灵枢》。《灵枢·根结》篇"形气不足，病气不足，此阴阳气俱不足也，不可刺之，刺之则重不足，重不足则阴阳俱竭"，《灵枢·官能》篇："针所不为，灸之所宜。"案文所引原文，《灵枢》中未找到。

[3]"损者益之，劳者温之"：出于《素问·至真要大论》篇，原文为"劳者温之""损者温之"。《难经·十四难》："损其肺者，益其气……损其肾者，益其精。"如此则引申出"损者益之"。

[4][5]《十剂》之说，唐朝陈藏器《本草拾遗》首先提出。《汤液本草》载"十剂"：补可以去弱，人参、羊肉之属是也。"涩可以去脱，牡蛎、龙骨之属是也。"

[6]"府会太仓"：引自《难经·四十五难》。太仓是中脘的别名，见《针灸甲乙经》。《灵枢·胀论》篇也说"胃者，太仓也"。

【阐发与临证】元朝官多北方人，住雨多地卑潮湿的南方确可水土不服。涟水为苏北的水网地带，夏季炎热夹湿，易中受暑湿，蚊虫也多，重阳节前叮人颇狠。至秋患疟、患痢在卫生条件差的古代当然属常见了。病迁延至冬季，又加劳役过度，正气弱、中焦阳虚，因此变成寒湿的虚痢。《灵枢·百病始生》篇载"风雨则伤上，清湿则伤下"，又说"清湿袭虚，则病起于下"。又说"胫寒则血脉凝涩……则寒气上入于肠胃……则䐜胀……则肠外之汁沫迫聚不得散……卒然多食饮则肠满，起居不节，用力过度则络脉伤……阴络伤则血内溢……则后血。"这就是本案的病机。中脘是胃的募穴，又是腑会，能治胃痛、胃胀、肠鸣、泄痢等，据实验观察，针刺中脘能使健康人胃蠕动增强、空肠蠕动增强。气海穴有强壮作用，能治遗尿、遗精、泄痢、崩漏等。阳辅穴为足少阳经之经穴，系经气所引，所以艾灸之能接续阳气，令足胫温暖。足三里穴为足阳明经之合穴，有强壮作用，能治胃腹胀痛、呕吐、泄泻、虚劳羸瘦等。据实验观察，针刺足三里能调节胃的弛张度，解除幽门痉挛，使胃的总酸度、蛋白酶、脂肪酶活性升高，能增强免疫力。由于是寒湿虚证，故用艾灸。

12案　有人患痢，赤白兼下，或纯白纯赤，百药不愈者，病久服药已多，治痢多用毒药攻击，致脏气不和，所以难愈。史载之[1]用轻清和气药与之，遂愈。屡试有验（病久百药不效，所以清补取效，若初起则又当别论）。其方用罂粟壳蜜炙、人参、白术、茯苓、川芎、甘草、炙黄芪等份为细末二钱，水一盏，生姜、枣、乌梅半个，煎八分，温不拘时。

【注解】[1]史载之：姓名史堪，字载之，北宋医家，蜀（今之四川）人，著有《史载之方》（又名指南方）。本案之方在《史载之方》诸痢篇中，但该书中无"轻清和气药""罂粟壳蜜炙"等词句。

【阐发与临证】案文说"病久服药已多，治痢多用毒药攻击，致脏气不和"，实际上是说此为虚证。虚证而多用苦寒破气之类损伤脾胃，更虚，因此痢疾反不愈。史载之用轻清和气药，观方药可知是益气健脾、和血敛肠，类似于真人养脏汤、《伤寒论》的桃花汤等。魏注所说的"病久百药不效"也是指脾胃虚、虚痢。"若初起则又当别论"是说痢疾本有积滞，初起更是有湿热，湿热加积滞，岂能用益气健脾收涩之类。再说，慢性痢疾原因很多，除细菌性以外，阿米巴痢、肠滴虫病也会致病，甲亢、甲状旁腺功能减退、阿狄森氏病、萎缩性胃炎、胃泌素瘤等也会引起慢性腹泻，还有精神紧张、神经过敏、食物过敏等也可致病，所以不宜一味用苦寒清热燥湿和破气除积之类药物，西药也提倡慎用抗生素。

13案 宪宗[1]赐马总治泻痢腹痛方，[2]以生姜和皮切碎，如粟米大，用一大盏并芽茶[3]相等煎服之。元祐[4]二年文潞公得此疾，百药不效，用此方而愈。

【注解】[1] 宪宗：历朝历代有三个宪宗，唐宪宗（805—820年在位）；南宋时蒙古王朝宪宗（1251—1259年在位）；明宪宗（1464—1486年在位），此处指唐宪宗李纯。

[2] 本案录自崔玄亮《海生集验方》，还记在《苏沈良方·卷四·茶方》。

[3] 芽茶：开春的嫩茶叶，度其意是绿茶。

[4] 元祐：宋哲宗赵煦年号。元祐二年是1087年。

【阐发与临证】此方即生姜和绿茶等量水煎服。生姜发散寒邪、和胃消积，能增加胃液分泌，增强胃肠蠕动。茶叶能治菌痢，对肠道致病菌都有抑制作用，尤其是绿茶的抑菌作用最强，茶中含单宁，能涩敛肠道。除生姜、茶叶等日常生活调料和饮料外，也有用10%大蒜悬浮液或大蒜浸出液70~100毫升加热至38℃作保留灌肠，每日1次，6次为1疗程，同时每日生吃1枚紫皮大蒜，分3次吃，可治阿米巴痢和菌痢。但也有医家认为腹泻发作时不宜吃生大蒜（见上篇第25案）。

14案[1] 丹溪治一小儿，八岁，下痢纯血。作食积治，用苍术、白术、黄芩、白芍、滑石、茯苓、甘草、陈皮、神曲，煎汤下保和丸。

【注解】[1] 本案录自《丹溪心法·卷二·痢》篇。

【阐发与临证】小儿稚嫩之体，易寒易热、易虚易积，但一般以积滞为多。案文说是下痢纯血，可能肠道有湿热，不单是食积，丹溪也用黄芩和苍术、滑石清热燥湿利湿。但小儿易虚，所以还用白术、茯苓、甘草健脾，白芍和血。

15案[1] 一人患痢后甚逼迫，正合承气症。朱曰：气口脉虚，形虽实而面黄稍白，必平昔过饱胃伤。遂与参、术、陈皮、芍药等补药十余贴。三日后，胃气稍完，与承气汤二贴而安。若不先补，虽愈，未免瘦惫。

【注解】[1] 本案录自《格致余论·病邪虽实胃气伤者勿使攻击论》篇。

【阐发与临证】逼迫是里急后重之意，患痢而里急后重是湿热、食积、气滞，因而说"正合承气症"，宜攻下。丹溪也认为需攻下，但因脉虚而辨为胃伤，先用参、术等健脾胃。这种方法在古代可用，在现代治慢性病或许尚可用，治急性病，患者早就不耐烦了，宜用黄龙汤攻补兼施才妥。

16案[1] 一人患痢，善食易饥。朱曰：当调补自养，岂可恣味戕贼？令用熟萝卜，吃粥，调理而安。

【注解】[1] 本案录自《格致余论·大病不守禁忌论》篇。

【阐发与临证】以上第12案已述有很多疾病可引起腹泻、痢疾，其中包括甲状腺功能亢进和糖尿病，此二病都会善食易饥，而这二种病不宜多用克伐，应调养才是。丹溪翁所说的"岂可恣味戕贼"？即是说不宜攻下。萝卜下气，能消谷和中，不会引起积，生捣汁服，止消渴。《普济方》用熟萝卜治大肠便血，《百一选方》用蜜炙萝卜治肠风便血。再说既是善食易饥，又有痢，多吃食粮则更积更痢，多吃蔬菜虽能填饱肚子、暂缓易饥，但长纤维更能引起排便多，所以多吃萝卜和粥可一举二治。有介绍用白豆腐500克加红糖125克同放锅内，加水一碗煮沸10分钟，在2小时内分2次吃完，能治久痢不止。此法对善食易饥的久痢不止，倒不妨试试，但确诊为糖尿病者不宜用。

17案[1]　一人患痢，久不愈，脉沉细弦促，右为甚，日夜数十行，下清涕，有紫黑血丝，食少。朱曰：此瘀血痢也。凡饱食后疾走，或极力叫号，殴跌，多受疼痛，大怒不泄，补塞太过，火酒火肉，皆致此病。此人以非罪受责故也。乃以乳香、没药、桃仁、滑石，佐以木香、槟榔，神曲糊丸，米饮下百丸，再服，大下秽物如烂鱼肠二三升愈。此方每用之，不加大黄则难下。

【注解】[1] 本案录自《丹溪治法心要·卷二·痢》篇。

【阐发与临证】痢疾有湿热、寒湿、疫毒、暑热、阴虚内热、脾虚等不同，但总与积滞有关，无积不成痢。如果赤痢，或与血热、血瘀有关。本案便下紫黑血丝，为湿热伤血络、血瘀。引起这样血瘀的原因，丹溪列述颇详，饱食后疾走或极力号叫可使中焦气不下顺，气滞致血瘀；殴跌多受疼痛是外伤致血瘀；大怒不泄是肝郁结而血瘀；补塞太过可引起里热且气机郁结不疏，也能引起血瘀；至于火酒火肉，热伤肠胃更会血瘀气滞。此人非罪受责，与大怒不泄一样，系肝郁气滞引发血瘀。但这些血瘀因素要引起痢疾，则必须有大肠湿热，所以"此方每用之，不加大黄则难下"。有报道，治疗菌痢用大黄提取片每次4~5片，日3次。余常用酒制大黄、槟榔、枳实、当归、白芍、焦山楂、炒地榆、木香、黄柏等治疗急性菌痢，也是活血和血与清热燥湿同用的。

18案[1]　一老人面白，脉弦数，独胃脉沉滑，因饮白酒，作痢下，淡水脓血，腹痛，小便不利，里急后重。参、术为君，甘草、滑石、槟榔、木香、苍术为佐使，煎汤下保和丸三十粒。次日前症俱减，独小便未利，以益元散服之而愈。

【注解】[1] 本案录自《丹溪治法心要·卷二·泄泻》篇。

【阐发与临证】本案以面白寓意脾胃虚，而用参、术为君药，脉弦数象征肝气横逆而腹痛、里急后重，且有里热，胃脉沉滑隐喻肠胃湿重，与前之数脉提示肠胃湿热，所以饮白酒（熟谷之液，湿热之物）而作痢下。本案所用之方药以温为主，所以"独小便未利"。如像第17案那样加大黄则可能更佳。

19案[1]　一人饮水过多，腹胀，泻痢带白。用苍术、白术、厚朴、茯苓、滑石煎汤，下保和丸。

【注解】[1] 本案录自《丹溪心法·卷二·痢》篇。

【阐发与临证】本案的饮水过多寓意水结于下焦，湿重热轻故发白痢。白术、茯苓、滑石好像四苓散、五苓散那样利膀胱之水结。

20案[1]　一人年逾五十，夏间患痢，腹微痛，所下褐色，后重频并，食减，或微热，脉弦而涩，似数，且稍长，喜不浮大，两手相等，神气大减。朱曰：此忧虑所致，心血亏、脾气弱耳。以参、术为君，归身、陈皮为臣，川芎、白芍炒、茯苓为佐使，时暄热甚，少加黄连，二日而安。

【注解】[1] 本案及下案录自《局方发挥》及《脉因证治》。

【阐发与临证】本案从年龄、脉象（虽弦但涩，不浮大）、腹微痛、食减、神气大减等方面分析，确是虚证，况且所下为褐色粪便，参、术可用。但又夏间患痢，微热，脉还弦数长，又有里急后重，说明还有积滞、湿热，况且发病时"暄热甚"，所以还需少加黄连。本案的病因是七情引起的，《素问·阳阳别论》篇"二阳之病发心脾，有不得隐曲"，即是指阳明大肠和胃因受肝气郁结所克而引发心脾两虚，所以用参、术、茯苓。

21案　一壮年奉养厚，夏秋患痢，腹大痛。或令单煮干姜，与一贴，痛定。屡痛屡服之而定。八日服干姜三斤[1]，左脉弦而稍大似数，右脉弦而大稍减，亦似数，重取似紧。朱曰：必醉饱后食寒凉太多，当作虚寒治之。因服干姜多，以四物去地黄，加参、术、陈皮、酒红花、茯苓、桃仁，煎入姜汁饮之，一月而安。

【注解】[1] 元代的1斤合16两，1两约合37.3克，8天服3斤干姜相当于每天服220多克。

【阐发与临证】夏秋季患痢腹大痛，服大剂量干姜（每日220多克）后疼痛缓解，而且屡服屡止痛，因此中焦虚寒可知。丹溪分析为醉饱后食寒凉太多所致，所用方药为桃红四物汤加四君子汤，去地黄、甘草加陈皮、生姜汁，药性稍温，并不辛热，比之干姜差距甚大。但为何既然辨为寒凉而不用辛温大热之品？从脉象来看，弦大似数，重取似沉紧，乃是寒且有瘀。已用过那么大剂量的干姜温散其寒邪了，所以再用益气活血法温补中焦、活血止痛。

22 案[1]　一妇年近四十，秋初尚热，患痢，腹隐痛，夜重于日，全不得卧（虚），食减，口干不饮，已服灵砂二贴矣。两手脉皆涩且不匀，惫甚，饮食全减。用四物汤倍加白术为君，陈皮佐之，十贴愈。以上三症，乃大虚寒者，若因其逼迫而用峻剂，岂不误哉！

【注解】［1］本案录自《局方发挥》。

【阐发与临证】本案患痢腹隐痛，且夜重于日，口干不饮，这是里寒，不得卧、饮食全减、惫甚、脉涩且不匀，这是里虚。中焦虚寒，所以白术健脾温中为君。丹溪治中虚痢善用四物汤，在案文中他自述"以上三症，乃大虚寒者"（第20～22案），都是用四物汤的，前二案例虽去地黄，也是四物汤意。

案文最后说"若因其逼迫而用峻剂"，指的是由于里急后重而用大黄。第17案是有瘀血所以用大黄，且不加大黄则难下。第15案是"甚逼迫，正合承气症"，仅因"寸脉虚、面黄稍白"仍先给予参、术、芍药等补药十余贴，后再给承气汤二贴。此说明丹溪翁治痢除非大实证即大肠湿热，否则不用（至少不先用）承气、大黄。

23 案[1]　一人年五十，质弱多怒，暑月因怒后患痢，口渴自饮蜜水，病缓。数日后，脉稍大不数。令以参术汤[2]调益元散饮之，痢减。数日后，倦甚，发咳逆。知其久下阴虚，令守前药，痢尚未止，以炼蜜与之。众欲用姜、附，朱谓阴虚，服之必死。待前药力到自愈。又四日，咳逆止，痢除。

【注解】［1］本案录自《格致余论·吃逆论》篇。

［2］参术汤：同名3方。（1）《兰室秘藏》方，治产后伤寒，药用人参、苍术、黄芪、青皮、陈皮、升麻、柴胡、黄柏、神曲、当归、甘草；（2）《证治准绳》方，治气虚颤掉，药用人参、白术、黄芪、茯苓、甘草、陈皮；（3）《沈氏尊生书》方，治妊娠转胞，药用人参、白术、当归、白芍、半夏、陈皮、甘草。另有可能是《丹溪心法》卷五之参术饮，功能益气养血、健脾化痰，药用人参、白术、甘草、当归、熟地、川芎、白芍、半夏、陈皮、生姜，虽主治转胞，但丹溪治中虚痢善用之四物汤、白术、陈皮、人参等，都齐全。

【阐发与临证】朱丹溪主张人身阴多虚，所谓"阴常不足，阳常有余"。此患者五十多发，体质瘦弱，而且平时易怒，这是肝阴不足、水不涵木、木气横逆、肝火旺。痢虽于怒气后患，单凭这一点不能证实为阴虚痢。见口渴而且饮蜜水后病缓解，这是阴津虚。盖蜂蜜系百花之精英合露气以酿成，甘缓能补中润燥安五脏，能解毒润肠、止嗽治痢，用生姜汁和服治痢更佳。但这种痢绝对不是虚寒痢、不是湿热痢、不是肠滑泄痢。用蜂蜜水调治数日后病缓而脉稍大，说明阴虚好转，但脉不数说明无里热。痢久不但阴虚而且脾虚，故除蜂蜜外再服参术汤健脾养血，益元散利小便实大便。此患者之痢是肝气乘脾，一般论治总以疏肝健脾为主，再后出现咳嗽，是肝气侮肺，也以泄肝清肝、健脾生金为主；再后出现呃逆，是久下后阴虚脾胃虚，总之炒白芍、炒白术、人参（西洋参为好，元代时不分人参、西洋参）、茯苓、地黄之类都是必用的。至于参术汤中半夏是否需用（呃逆当然需用），可考虑。益气散如改成碧玉散，即朱砂改成青黛似乎应该更合病机。

24 案[1]　滑伯仁治二婢子，七八月间同患滞下。诊视一婢脉鼓急，大热喘闷。曰：此婢不可疗。一婢脉洪大而虚软，微热（热虽微亦当解表）且小便利。滑曰：此婢可治。即下之。已而调以苦坚之剂，果一死一愈。

【注解】［1］本案及下案可能录自《明外史·本传》。

【阐发与临证】此二婢都是疫毒痢，一重一轻。前者脉鼓急、大热，是疫毒深重，可能内陷心包，因而喘促、胸闷，治疗困难，预后不良。后者脉虽洪大但虚软，发热也不严重，而且小便通利、邪热有去路（毒素能排出），所以预后良好。疫毒痢的里湿热极重，起病急骤，病情险恶，所以要用清下法急下存阴。苦坚之剂即苦以坚阴之剂，即以泻为补，使火去不复伤阴也，常用黄柏、黄连、黄芩、大黄等。

25案 一妇盛暑患洞泄，厥逆恶寒，胃脘当心而痛，自腹引胁，转为滞下，呕哕不食。人以中暑霍乱疗之，益剧。撄宁生论其脉三部俱微短沉弱，不应呼吸。曰：此阴寒极矣。不亟温之，则无生理。《内经》虽曰："用热远热"，又曰："有假其气，则无禁也。"[1]于是以姜附温剂三四进，间以丹药，脉稍有力，厥逆渐退。更服姜附七日，诸症悉去。遂以丸药除其滞下，而脏腑自安矣。

【注解】[1]"用热远热""有假其气，则无禁也"：语意出《素问·六元正纪大论》篇，原文是"用寒远寒，用凉远凉，用温远温，用热远热，食宜同法。有假者反常，反是者病，所谓时也"。前一半讲冬季少用凉药，夏季少用热药（见二卷内伤篇第5案注）。后一半是说如有六气过淫而病，要用寒热温凉之药以治病，此时不必用热远热、用寒远寒，如太阳司天寒为病者，假热药以疗治，则用热不远夏季，故曰："有假反常。"

【阐发与临证】本案初起时的病情与本卷泻篇第39案同，实为中寒而误以为中暑、霍乱予清凉药，所以不但转为滞下且益剧。脉微短沉弱，滑伯仁诊为里寒证。虽然痢疾滞下，但四肢厥逆阳虚为本，故以干姜附子汤兼服丹药回阳救逆为主。丹药，可能是硫黄做成。宋元时药肆常制一些丸丹成药供应，像现代药店供应的中成药。

26案[1] 刘宗序治一富人，年三十，时七月间，患血痢，日夜百余度（日夜百余度即当温补），肚腹中疼痛。医悉用芩、连、阿胶、粟壳之剂，皆不效，反增剧。刘脉之，曰：脾胃受伤，苦[2]用寒凉，病安得愈？投以四君子汤加干姜、附子，其夕病减半，旬日而愈。或问其故，刘曰：病者夏月食冰水瓜果太多，致令脾胃伤冷，血不行于四肢八脉，渗入肠胃间而下。吾所用附子、干姜补中有发，散其所伤冷毒，故得愈也。王汝言[3]杂著有云：芩、连、芍药为痢疾必用之品，岂其然乎？此脾胃伤冷致痢，禁用寒凉也。

【注解】[1]本案录自《续医说·卷六·脾胃伤冷》篇。

[2]苦：如"若"字则更通顺，原文可能刻误。

[3]王汝言：名王纶，号节斋，明代官吏兼医家。著有《明医杂著》，即下文之"杂者"。

【阐发与临证】本案与上案同是盛暑患痢疾且都是里寒证。夏季患里寒证，往往是贪凉太过。古时食冰水瓜果太多可致，现代更有美味的冷饮多多，所以夏季患中焦寒的病在临床很常见，正如夏季坐卧阴冷之处贪凉或长居空调室内而感受外寒病一样，虽然不是太阳司天，但却也是寒为病。医循常理而以为夏季必受暑则以清暑、苦寒，病情当然加重。王节斋《明医杂著》所言芩、连、白芍为痢疾必用之品是指湿热阻滞于肠胃的热痢、毒痢。

27案 傅滋[1]治一人，年近四十，患下血。或以痔治，百方不效。询之，因厚味所致，因悟此必食积也。遂以保和丸加白术服之（加白术即大安丸），渐愈。后又治数人，皆验。

【注解】[1]傅滋：字时泽，号浚川，明朝医家，浙江义乌人。著有《医学集成》。

【阐发与临证】《灵枢·百病始生》篇："卒然多食饮则肠满，起居不节，用力过度，则络脉伤，阳络伤则血外溢，血外溢则衄血，阴络伤则血内溢，血内溢则后血"。本案之下血如非痔出血，必为肠之近远血，乃为阴络伤，究其因乃卒然多食饮，也即膏粱厚味所伤，因此既要消导又要健脾。本案只说下血而未说痢疾，可能无里急后重。

28案 有人日饮酒，遂成酒痢[1]，骨立不食，但饮酒一二盏，痢作几年矣。因与香茸丸[2]一两服遂止。盖麝能治酒毒也。

【注解】[1]本案录自《普济方》方（见注2香茸丸）的适应证。

[2]香茸丸：同名6方。（1）《普济方》方之一，治下焦虚冷证，脚弱疼痹或不随，心虚惊悸不眠，药用鹿茸、熟地、肉苁蓉、补骨脂、附子、当归、麝香、沉香，蜜丸；（2）上书方之二，治同上，药同上方去补骨脂，加人参、白芍、牛膝、泽泻、生地，酒糊为丸；（3）上书方之三，治同上，

药用鹿茸、熟地、附子、沉香、菟丝子，蜜丸；（4）《医部全录》引《普济方》方，治酒泄，骨立不能食，药用鹿茸、肉苁蓉、麝香、陈米饭为丸；（5）《证治准绳》方，治下焦阳竭、脐腹绞痛、目慌慌、遗泄，药用麝香、鹿茸、麋茸、沉香、五味子、茯苓、煅龙骨、肉苁蓉、熟地；（6）《济生方》方，治下痢危困，药用鹿茸、麝香、枣肉为丸。

【阐发与临证】痢本有湿、有热、有积，但也有因饮食不节、脾胃伤、肠中风邪、肝木侮土等引起。本案是久饮大量酒后引起的慢性酒精中毒，肠壁水肿、肠道吸收脂肪不良、烟酸缺乏而致，谓之酒痢。至此，患者大多消瘦、饮食不进，案文谓之骨立，日常以酒代饮食。饮酒便泄应该是酒积热泻。按王纶《明医杂著》所言，白术、白芍、茯苓、陈皮、甘草、神曲、山楂等必用之物加炒黄连、茵陈、干姜、木香等为正治法之方药，若用香燥辛温之类则为不妥。本案用麝香、鹿茸、肉苁蓉、肉豆蔻等温热之品，主要针对患者已极度消瘦、皮包骨、大肉已脱的情况。用现代话说就是酒精性肝硬化、消化吸收机能已衰竭，食欲减退、体重减轻，所以用鹿茸、肉苁蓉温补肾阳，命门火足才能全身功能好转。麝香除开窍醒神治中风、痰厥、惊痫、神昏等属实证者，祛瘀通络治癥瘕经闭、死胎不下，活血止痛治跌打损伤，疮痈肿毒、解毒杀虫之外，麝香还配伍朱砂、轻粉、胆矾等外敷治走马牙疳等。李时珍谓："解酒毒""《济生方》治食瓜果成积作胀者用之，治饮酒成消渴者用之""以麝香当门子，酒作十余丸……盖麝香败酒……"但未见有治酒痢的记载。现代药理实验证实，麝香含麝香酮，为神经强壮剂，能促进人体诸腺体分泌，使呼吸心跳增加，使实验兔血压升高。本案用麝香治肝硬化引起的酒痢，是否与麝香能调节人体神经系统、促进消化腺的分泌进而促进消化吸收有关？但肝硬化后期有出血倾向，麝香能活血，易使正在出血的病人流血增多，所以肝硬化后期并不适宜用此方。

29案 壶仙翁治四川高太守命妇，病滞下，腹痛腰胀。召翁诊其脉，曰：此气血滞郁而然，当调经和气，经调气和则痢自止。所以知其病者，切其脉沉而滞，循其尺，尺涩。沉滞则气不和，涩则精血伤，病得积蒐而强食，故气血俱伤。乃投以四物、五苓、木香，痛少止。倍当归，经通而滞下已。

【阐发与临证】很多妇女在行经期间有大便滞下的感觉，其实不是痢疾。本案所说的大便滞下、腹痛、腰胀，正值月经将临，确是气血郁滞，所以调经、理气、活血能治之。余以往治此类病颇多，以桃红四物汤重用醋制香附、青皮、木香，全当归用至20克，往往收效甚速。至于案文说"病得积蒐而强食"，不尽然。得之于肝气郁滞是很可能的，案文中也未用消积导滞药。

本案的辨证关键在辨脉。另外还需详询病史，如饮食、生冷、发病规律、大便性状、大便次数等等，一定要排除湿热痢、寒湿痢等。

30案[1] 虞恒德治一人，年五十，夏秋间得痢疾月余，服药而少愈，秽积已尽，但糟粕不实，昼夜如厕六、七次，兼脱肛不安。又半月，诸药不效。虞以祖方用池塘中鳖一个，如法修事，多用生姜，米糗[2]作羹，入砂糖一小块，不用盐酱，熟煮吃一二碗，三日不登厕，大肠自此实矣，肛门亦收而不脱。盖此症缘脾土受虚，致肺与大肠俱失化源之所滋养，故大肠不行收令也。此母令子虚耳。鳖乃介虫，属金有土，性温，能补脾肺。又况肺恶寒，先得芩、连等寒凉之味已多，今用生姜之辛以补肺金，用砂糖之甘以补脾土，肺气既实，其大肠亦随而实，故得以行收令也。

【注解】[1] 本案录自《医学正传·卷三·痢》篇。

[2] 糗：干粮。

【阐发与临证】此患者始得时为实证痢，或至少是本虚标实痢。用药少愈指大便次数多且有滞下等已好转，而且大便中赤白黏脓已尽。显然由于治疗不彻底，或原有脾胃虚、大便溏而频稀，加之脱肛，此为中气不足。土不生金，肺与大肠相表里，因此肺气也虚，大肠也虚。一般用四君子汤、升阳益胃汤、补中益气汤等可治愈。今花溪老人用鳖肉作羹治疗，颇有新意。李时珍认为"鳖作臛（肉羹）食治久痢""鳖肉主聚，益气，补不足"，这与案文意相符。多数医家认为鳖肉平性、凉性，脾虚者大忌，唯此案认为鳖肉性温，也是一种说法。李时珍认为鳖肉甘平，以往有的医家所以认为鳖肉性温，主要是"食之者和以椒姜热物太多，失其本性耳"。此案所作之羹又名鳖鯂（汤）汤，多用生姜，也是温的。

31案[1] 一妇病滞下，昼夜五十余起，后重下迫，且妊九月，众医率为清暑散滞，痛苦尤甚。滑诊之，曰：须下去滞。众以妊难之，滑曰：经云：有故无损亦无损也，[2]动则正产。乃以消滞导气丸药[3]进之，得顺利，再进滞去，继以清暑利溲苦坚之剂，病愈而孕果不动，足月乃产。

【注解】[1]本案录自《医学入门》。

[2]"有故无损，亦无损也"：引自《素问·六元正纪大论》篇。"损"字应为"殒"字，案文是刻误。原文是"妇人重身，毒之何如？岐伯曰：有故无殒，亦无殒也……大积大聚，其可犯也，衰其大半而止，过者死"。王冰注曰："故，谓有大坚癥瘕，痛甚不堪，则治以破积愈癥之药。是谓不救必乃尽死，救之盖存其大也，虽服毒不死也。上无殒，言母必全。亦无殒，言子亦不死也。"

[3]消滞导气丸药：指有消滞导气作用的丸剂。

【阐发与临证】孕妇患痢疾，昼夜50余次临圊，说明其里急后重之严重、气滞之甚也、积滞之重也，所以清暑无用、轻剂散滞亦无效，需得攻下去积滞才能收效，消滞导气丸药即攻下去积法。有故无殒亦无殒也，即谓大坚癥瘕而治以破积愈癥之药，母必全，子亦不死。本案是孕妇有积滞，需用攻下药，用药后不会损伤母子。但必须衰其大半而止，亦即案文所说"得顺利，再进滞去"，然后改方"继以清暑利溲苦坚之剂"，不能续用猛药。过者，毒药必败损中和，损伤胎元。

32案 徐可豫[1]治会稽老铁桢病寒疾，十七日变滞下，一昼夜百余度。他医视疾曰：元气脱矣。已而徐切脉，告曰：顷吾于西门视一剧证，其脉与公等，然公七日当起，彼不出三日当殂。遂投剂，至期果获平复，而越三日者殂矣。

【注解】[1]徐可豫：名徐复，号神翁，元代医家，华亭南桥（今上海市，华亭为松江区，南桥则为奉贤区）人。本案录自《松江府志》《奉贤县志》。病人名杨维桢，号铁崖。

【阐发与临证】本案仅述滞下一昼夜百余度，无脉象。从徐可豫切脉后语气中可看出患者元气已伤但未脱，故七日内可平复。而另一患者因元气已脱，虽脉象尚可，未能挽回。此患者好像是先患伤寒类疾病，后又感染痢疾，而且体质尚可。"寒疾"和"滞下"好像没有联系，不是同一疾病的两个阶段。

33案[1] 汪石山治一妇病痢，瘦弱，久伏枕，粥食入胃即腹痛呕吐，必吐尽所食乃止，由是粒食不下咽者四十余日，医皆危之。汪诊曰：病与脉应，无虑也，不劳以药。惟宜饲以米饮，使胃常得谷气，白露节后症当获安。如期果愈。

【注解】[1]本案录自《石山医案·附录》。

【阐发与临证】本患者腹泻伴食入腹痛、呕吐，由此体质瘦弱。石山老人嘱其常饮米汤，维持2～3月后可自愈。由此看来此病人可能患胆囊炎、胆石症，或者是胃肠炎，服药及进食不易消化的食物刺激胃胆可引起更疼痛，所以频饮米汤维持生机。古时候没有现在那么多的花色品种流汁，以米熬成稠汤频饮作为流汁饮食，也是难能可贵的。

34案[1] 一妇人年逾五十，病痢半载余，医用四物凉血之剂及香连丸，愈增，胃脘腹中痛甚，里急后重，下痢频并嗳气，亦或咳嗽，遍身烦热。汪诊之，脉皆细弱而数。曰：此肠胃下久而虚也。医用寒凉，愈助降下之令，病何由安？经云：下者举之，虚者补之。[2]以参、术为君，茯苓、芍药为臣，陈皮、升麻为佐，甘草为使，研末（研末妙，胃虚非煎剂所宜），每服二钱，清米饮调下，一日二次或三次，乃安。

【注解】[1]本案及以下3个案例都录自《石山医案·卷上·痢》篇。

[2]"下者举之、虚者补之"："下者举之"录自《素问·至真要大论》篇。"虚者补之"录自《灵枢·大惑论》篇及《素问·至真要大论》篇。后者既有"虚者补之"，也有"衰者补之""不足补之"。

【阐发与临证】患者年逾五十，病痢半年多，接诊时首先应想到虚证的可能。四物汤如不用生地、赤芍还是可以的，香连丸如木香量大、黄连量小也是可以的，但虚证宜补益、宜温，凉血剂欠妥，寒凉剂更不对，所以病痢愈增。里急后重加剧、腹脘痛甚并嗳气，说明此患者是中气虚宜升提。魏按胃虚不宜用煎剂，倒是不一定的。

35案 一人八月患滞下，医用调胃承气、大承气汤下之，不利。汪视之，面色萎黄，食少无味，大便不通，惟后重甚痛，脉皆细弱近滑（细弱为气，滑为气滞），右脉觉弱。汪曰：此气滞，非血滞也。医用硝黄利血，宜[1]其气滞于下而愈不通矣。遂令吞黄连（清热）阿胶（养血）丸[2]，再用莲子、升麻（提气）、白芍、黄芩、枳壳（行滞）、归身，煎服而安。后用白术、人参各二两，白芍、陈皮、山查各一两，为末粥丸，常服调理。

【注解】[1] 宜：此处作"使"解。

[2] 黄连阿胶丸：同名3方。(1)《和剂局方》方，治肠胃失和、冷热不调，下痢赤白黏腻，脐腹疼痛，里急后重，药用黄连、阿胶、茯苓；(2)《丹溪心法》方，治下痢小便不通，阿胶用量比前方加倍；(3)《养生必用方》方，治热痢脓血、下重，药比上方加炒白芍。

【阐发与临证】八月中秋天气转凉，若非里实热证不宜用承气汤攻下，《内经》曰："用凉远凉。"况且此患者用攻下后，后重甚痛，反增面色萎黄、食少无味、脉弱，所以亟宜改方健脾养胃。滞下后重总是气滞于下，气滞者用硝黄攻下欠妥。案文说"硝黄利血"，治血滞也并非妥当。既是气滞于下，又脉弱中气不足，用白术、人参、白芍、陈皮、枳壳、升麻、当归、山楂等是可以的，因痢下血而用阿胶，还是用归、芍为好。少佐黄连、黄芩也可，但单用黄连阿胶丸亦欠妥，此方治小便不利的热痢见长。

36案 石山兄年逾六十，苍古素健，九月患滞下，自用利药三贴，病减。延至十月，后重未除，滞下未止。诊之，脉皆濡散颇缓。初用人参二钱，归身、升麻、白芍、桃仁、黄芪各一钱，槟榔五分，煎服，后重已除。再减桃仁、槟榔，加白术钱半，滞下亦定，惟粪门深入寸许、近后尾闾穴[1]傍内生一核如梅，颇觉胀痛不爽。汪曰：此因努责，气血下滞于此，耐烦数日，脓溃自安。果如所言。后服槐角丸，痔痛如故。仍用人参三钱，归、芪、升麻等剂而愈。

【注解】[1] 尾闾穴：长强穴之别名。

【阐发与临证】本案前期病变与上案类似，貌为实证而实为虚证，所以虽用利药（攻下药）后病减而延续1月，后重、滞下均未减缓，脉象又皆濡散缓，系虚证。但因后重、滞下不用缓下药不除，所以仍需用槟榔、桃仁等除之。后期的疾病极可能是肛漏，瘘管的外口是盲端。平时"素健"未发作，患滞下等后体弱又感染，所以瘘管内聚积脓液等形成肿物，或如案文所述因努责而瘀血滞于此，发为血栓痔。从"脓溃自安"句看，还以前者为是。但此人是有痔疮的，也是虚证。

37案[1] 一人病滞下，腹痛后重，日夜四五十行。诊之，脉皆濡弱近驶（驶为血热）。曰：此热伤血也。以四物加槟榔、大黄下之，四五行，腹痛稍减，后重不除。仍用前方除大黄，服十余贴，继吞香连丸获安。

【注解】[1] 本案还见于《石山医案·卷上·胁痛》篇。

【阐发与临证】本案为湿热痢。凡痢下有赤黏液或血，总与热伤血络有关。因此除大黄、槟榔之外，都用四物汤或归、芍以和血、凉血。但大黄攻下有余而清热尚可，燥湿不足，所以后重不除，最后以木香理气、黄连清热燥湿而获安。

38案 吴荌山治一妇，长夏患痢，痛而急迫，其下黄黑色。诸医以薷苓汤[1]倍用枳壳、黄连，其患愈剧。吴诊其脉，两尺紧（诸紧为寒）而涩（涩为血少），知寒伤荣也。问其病由，乃行经之时，因渴饮冷水一碗，遂得此症。盖血被冷水所凝，瘀血归于大肠，热气所以坠下，故用桃仁承气汤内加马鞭草[2]、元胡索（何以不加桂），一服，次早下黑血升许，痛止脏清。次用调脾活血之剂，其患遂痊。此盖经凝作痢，不可不察也（此案奇，有下痢色如墨者）。

【注解】[1] 薷苓汤：又名茹苓汤，《沈氏尊生书》方，治暑泄，药用香薷、猪苓、赤茯苓、厚朴、白术、扁豆、黄连、枳壳、泽泻、甘草。

[2] 马鞭草：苦微寒，能破血，治癥瘕，治妇人血气肚胀，月经不调，经闭等。

【阐发与临证】长夏患痢，腹痛后重，湿热积滞为患。薷苓汤长于利湿，清热消导见弱。虽倍黄连、枳壳，欲加重清热消导，总归力差而痢患愈剧。行经饮冷可使血瘀而迫下焦，非必指大肠或胞宫，二者中还以胞宫的可能性更大。就是胞宫血瘀也可影响大肠而出现如痢般症状。《伤寒论》热入血室、血结证用桃核承气汤治疗，服汤后大便可稀，但不一定会下血。本案用桃仁承气汤加味后下黑血，也可能是经血中夹瘀血、血块，也可能大便中有黑红色的黏液，只要腹痛减轻就是瘀血去，两个途径是一样的。

既然由寒引起，两尺脉也紧，应该用温通药才对，所以注者说"何以不加桂"。《证治准绳》的桃仁承气汤治产后血瘀谵语，就用官桂。案文出方对此症而言，确是太凉。本案实为经行泄泻症。

39 案[1] 俞子容治王一山，年六十余，因多食蟹，蓄毒在脏，秋患大便脓血，日夜三四十度。医率用止血之剂，不效。延及半载，气血渐弱，饮食渐减，肌肉渐瘦，服热药则腹愈痛，血愈下；服凉药则泻注。诸医技穷（如遇此症温凉不效，当思调元化毒）。俞治之。遂用人参一两，椿白皮五钱，甘草一钱半，一服病减十之五，二服饮食如常，脉息平和矣。

【注解】[1] 本案录自《续医说·卷六·血痢治验》篇。此法也记载在《本草衍义》樗根白皮条目中，所服方药名人参散，药物有樗根白皮和人参等量研末，每服二钱。治耽饮无度、多食鱼蟹，而且病程期年。

【阐发与临证】本患者年老多食蟹，脾胃虚弱，易中水湿阴毒（平时煮蟹常放苏叶以解鱼蟹毒，吃时常佐生姜以祛阴寒），所以已患半年的大便脓血可能是虚寒湿毒。服凉药则泻注，证明里寒。但服热药则腹愈痛、血愈下却为何？可能是里虚之故，况血得热则妄行而愈下多。所以既要燥湿，又要温补中焦，又不能过用热性药物。人参、甘草益气补中，甘草解毒，椿白皮苦温，入血分而涩，治赤白久痢、肠风下血。《本草纲目》对脏毒下痢、脏毒下血、血痢下血、下血经年四症都单用椿白皮治疗，而且疗效好。

本案从现代医学角度看，可能是阿米巴痢疾、非特异性溃疡性结肠炎、钩端螺旋体病、直肠癌、肠变应性病、肠道寄生虫病（姜片虫、鞭毛虫等）、肠霉菌感染、血吸虫病，老年人还有可能是肠系膜血管血栓形成。这患者也可能是暂时缓解。

40 案[1] 薛己治一妇人五月患痢，日夜无度（虚），小腹坠痛，发热恶寒，用六君子汤送香连丸，二服渐愈，仍以前汤送四神丸，四服全愈。至七月中，怠惰嗜卧，四肢不收，体重节痛，口舌干燥，饮食无味，大便不实，小便频数，洒淅恶寒，凄惨不乐。此脾肺之虚，而阳气寒不伸也，用升阳益胃汤而痊。

【注解】[1] 本案录自《女科撮要·卷下·产后泻痢》篇。

【阐发与临证】痢疾发热恶寒、小腹坠痛为湿热积滞实证，香连丸可用；日夜无度以中虚、气滞为主，六君子汤两顾之。四神丸温脾肾、固涩止泻，对日夜无度之痢疾有效。痊愈后宜以香砂六君子汤或六君子汤作丸常服，冀中州健、脾胃强而绝后患。七月长夏，暑湿乘脾胃虚而滞留，案文中所述之症状均为暑湿困脾、阳气不伸，所以用升阳益胃汤。本患者前后两个病症，从病机上说既有联系又有区别。

41 案[1] 少宗伯顾东江停食患痢，腹痛下坠，或用疏导之剂，两足肿胀，饮食少，体倦，烦热作渴，脉洪数，按之微细。以六君加姜、桂各二钱，吴茱萸、五味子各一钱，煎熟冷服之，睡觉，而诸症顿退，再剂全退。此假热而治之以假寒也。

【注解】[1] 自本案至第47案皆录自《内科摘要·卷上·脾胃亏损停食痢疾等症》篇。

【阐发与临证】患痢后停食、腹痛下坠可视为实热积滞证，但用疏导之剂后反增食少体倦、两足肿胀、烦热作渴，况脉虽洪数而按之微细，所以此时辨为假热真寒证。六君子汤加干姜、肉桂以温补元阳，加吴茱萸、五味子有四神丸之一半，用以温补固涩。热药冷服是真热假寒性，用以治真寒假热证正相符合，况且热药冷服可避免真寒假热症之格拒。

42案 太常边华泉公呕吐不食，腹痛后重，自用大黄等药一剂，腹痛益甚，自汗发热，昏愦脉大（虚）。用参、术各一两，炙甘草、炮姜各三钱，升麻一钱，一服而苏，又用补中益气加炮姜二剂而愈。

【阐发与临证】本案与上案相似，也是腹痛后重、不食，也是真寒假热、真虚假实证，所以服大黄清热祛积燥湿之剂反腹痛益重、自汗发热，病急则用参、术、炙草、炮姜大剂量回阳救逆。

43案 廷评曲汝为食后入房，翌午腹痛，去后似痢非痢，次日下皆脓血，烦热作渴，神思昏倦。用四神丸一服顿减，又用八味丸料加五味、吴萸、骨脂、肉蔻，二剂全愈（非痢必大小便牵痛，如无大小便牵痛，初起岂有投四神丸之理？此案不过指学者之迷耳，因例变通在乎人之神明，不然是死于立斋先生言下矣）。

【阐发与临证】食后入房并非必然肾虚，烦热作渴、腹痛、下皆脓血也不是肾虚的症状，就是神思昏倦属虚证，所以本案例还有一些能表示肾虚的症脉未写出来。原注者认为有大小便牵痛才能辨为肾虚，可供参考。另外，用八味丸加四神丸治疗，肯定有五更泻，先便后血，血色暗淡，面色淡萎、短气懒言、四肢清冷、腰酸隐痛、脉沉细无力等。也可能此病症病程已久，这次又食后入房而发作。

44案 通判汪天锡，年六十余，患痢，腹痛后重，热渴引冷，饮食不进。用芍药汤[1]内加大黄一两，四剂稍应，仍用前药，大黄减半，数剂而愈。此等元气百无一二（此说在膏粱自奉者则然，非可以概天下之病也）。

【注解】[1] 芍药汤：同名14方。（1）《素问病机气宜保命集》方，治产后诸积，药用芍药、黄芩、茯苓；（2）上书方之二，治痢下脓血、里急后重，药用白芍、当归、黄连、黄芩、槟榔、木香、肉桂、大黄、甘草；（3）《圣济总录》方，治热聚胃口，胃脘成痈，药用赤芍、石膏、犀角、麦冬、升麻、生甘草、朴硝、玄参、木通；（4）《证治准绳》方之一，治胃脘积热为痈，药比上方多荠苨；（5）上书方之二，治痢疾泄泻之轻者，药用赤芍、黄芩、当归、柴胡、肉桂、甘草、生姜、大枣；（6）《千金要方》方之一，治妊娠八月时触犯风寒、寒热体痛或绕脐寒痛、胎动不安等，药用芍药、生姜、厚朴、当归、甘草、白术、人参、薤白、清酒；（7）上书方之二，治产后虚热、头痛、腹中拘急，药用白芍、生地、牡蛎、桂心；（8）上书方之三，治产后少腹痛，药用白芍、生姜、桂心、甘草、大枣、饴糖；（9）《千金翼方》方之一，治产后受冷心痛，药用白芍、桂心、当归、茯苓、半夏、川椒、生姜汁、蜂蜜；（10）上书方之二，治产后腹痛，药用芍药、茯苓、人参、炙甘草、生地，水酒合煎；（11）《外台秘要》方之一，治中毒风肿、心腹痛连背，迫气前后如注，药用白芍、桂心、炙甘草、当归、细辛、吴茱萸、独活、生地、生姜、桃仁；（12）上书方之二，治温毒病吐下后余热口渴，药用白芍、黄连、瓜蒌、炙甘草、桂心、黄芩；（13）《沈氏尊生书》方，治小肠咳，药用白芍、甘草；（14）《张氏医通》方，治痘将靥、微痒，药用白芍、炙甘草、金银花、黄芩、茯苓、薏苡仁。

【阐发与临证】本案所用之芍药汤，即注解中（2）方。原方用法中有"如痢不减，加大黄三钱，便后脏毒，加黄柏五钱"，此为实症湿热积滞为患无疑。实积滞当通下，如痢不减说明槟榔、木香消积去滞不足，所以加用大黄，本案重用量至一两，挫积滞湿热之势后再减半续进至愈。"此等元气百无一二"不知何所指。如指本案之患者，病情及用大黄之后果，都不符。

45案 一老人素以酒乳同饮，去后似痢非痢，胸膈不宽，用痰痢等药不效。薛思《本草》[1]云：酒不与乳同饮，为得酸则凝结，得苦则行散。乃以茶茗[2]为丸，时用清茶送三五十丸，不数服而瘳。

【注解】[1]《本草》云：可能指陈藏器《本草拾遗》。该书讲"米酒"时说："酒合乳饮，令人气结。"但在讲到"糟笋节中酒"时又说："饮之，主哕气呕逆，或加小儿乳及牛乳同服。"

[2] 茶茗：迟采晚采的茶叶谓茗。茶茗为丸即用茶茗做成丸药，下文的"时用清茶送"指用绿茶水送丸药。

【阐发与临证】吴仪洛《本草从新》："酒，大热有毒，辛者能散，苦者能降。"这是指酒本身固有的属性。案文所说的酒如与酸乳同饮则凝结，这是指牛乳置久变酸乳。本案实质是酒乳喝多了，既消化不好，又里湿热重，三焦气机不畅，因而胸膈不宽舒，大肠气滞而似痢非痢、便意不畅。乳饮多，积滞，少数游牧民族都用茶砖炖浓茶喝，以解乳肉之积滞。薛氏用茶叶研碎作丸，再用茶水送服，也相当浓茶。孟诜《必效方》载有"热毒下痢赤白，以好茶一斤，炙捣末，浓煎一二盏服"，与本案方同义。

本案似有阙文，在"去后"二字之前有一症状之描述，如第43案那样就通顺了。余以为是"脘腹满闷"为妥。

46案 一老妇食后，因怒患痢，里急后重，属脾气下陷。与大剂六君加附子、肉蔻、煨木香各一钱，吴茱萸五分，骨脂、五味各一钱五分，二剂诸症悉退，惟小腹胀闷，此肝气滞于脾也。与调中益气加附子、木香五分，四剂而愈。后口内觉咸，此肾水泛，与六味地黄丸二剂顿愈（此等治法，何由真知其属脾气下陷？不明言所以然之故，实足以误后学）。

【阐发与临证】本案因食后加怒患痢且里急后重，辨证为肝气滞于脾是可以的，但此为标实，因此而引起的脾虚、中气下陷是本虚，本虚的症状未详述，如里急后重改成虚坐努责则相符了。从用药看，其前者用香砂六君子汤合四神丸加附子，一派虚寒证。其后半余邪改用调中益气加附子、木香，也是虚寒，但加重理气疏滞。实在说，前半补药太多而忽于消积导滞是引起小腹胀闷的原委，因为无积不成痢。虚痢尚且温补不忘消积导滞，况且本案是进食后又加怒而患，又有里急后重，焉能不消积导滞。余年轻时常遇到患痢疾服西药氯霉素、合霉素后下腹胀闷之病人，经用消导理气方即缓解，后有意识用中成药木香顺气丸或木香槟榔丸加氯霉素、合霉素治疗，即不出现下腹胀闷的感觉。如用中药清热燥湿解毒治痢，不加木香、青皮、枳实、槟榔之属，也会出现下腹胀闷，有时甚或里急后重不减，痢疾也事倍功半，始信无积不成痢也。

47案 薛母年八十，仲夏患痢，腹痛作呕不食，热渴引汤，手按腹痛稍止，脉鼓指（即鼓指已属虚，况八十之老人耶）而有力，真气虚而邪气实也。急用人参五钱，白术、茯苓各三钱，陈皮、升麻、附子、炙甘草各一钱，服之睡觉索食，脉症顿退，再剂而安。此取症不取脉也，凡暴症毋论其脉，当从其症（亦有暴病当从脉者）。石阁老太夫人，其年岁脉症皆同，彼乃专治其痢，遂致不起。

【阐发与临证】老年病人夏季患痢疾，尤其是作呕不食、发热口渴欲饮水，这也应是实证，唯手按而腹痛稍止为虚证之象，所谓真气虚而邪气实概指此而言。但所用方药为异功散加附子、升麻，人参用较大剂量，仅为补虚而无祛实邪。脉鼓指有力体现邪实。但老年人脉象鼓指有力者多见，尤其生活安定富足之人。用现代话说，老年人多动脉硬化，脉弦长有力，鼓指是必然的。暴症从症舍脉者是多数，像本案不但舍脉，也舍了许多症状，用药仅凭"手按腹痛稍止"一症，即是辨证的真谛。象石阁老太夫人，其年岁脉症皆同于薛母，彼专治其痢，当然是舍症从脉了。

48案 方荫山[1]治一小儿八岁患滞下，[2]每夜百度，食入即吐。乃以熟面作果，分作二片，以一片中空之，用木鳖子三个，去壳，捣如泥，加麝香三厘，填入果心，贴脐上，外以帕系定，用热鞋熨之（噤口痢外治神方），待腹中作响，喉中知有香气，即思食能进，是夜痢减大半，二三日渐愈，后以此法治噤口痢，多验。

【注解】[1] 方荫山：明代幼科医生，治噤口痢多验。

[2] 本案及方收录在《医部全录》卷263滞下门单方内，注明出于《经验方》，又收录在《本草纲目·草部·木鳖子》篇，注明出于《邵真人经验方》，但此二处都不用麝香。

【阐发与临证】噤口痢即是痢疾频作，里急后重，便下脓血，食入即吐，甚者喝水也吐出，有的伴发热。因为汤药难进,在古代属凶险症候。"噤口"的原因很多,《时病论》云"脾家湿热壅塞胃口,误服利药犯其胃气,止涩太早留邪于中,脾胃虚寒湿邪干犯,气机闭塞热邪阻隔,秽积在下恶气熏蒸,肝木所胜乘其脾胃,宿食不消水饮停蓄"等八种。按《景岳全书》的说法,实证少而虚证多,而且是脾虚、肾虚,因为患者无胀满无真热,所以宜用理中汤和八味丸。《丹溪心法》则认为本病以胃口热甚,用香连丸加莲肉为末,米汤调下;又用姜汁炒人参加黄连,浓煎,终日细细呷之。丹溪另用田螺肉捣烂加麝香少许安脐内,谓之封脐引热下引。一般来说,初起多由湿热犯胃,当用清热燥湿、和胃降逆法,久则中气虚,宜益气健脾、和胃降逆法。如果汤药难进,可浓煎后每隔半小时喝一小口,只要药入不吐就是初步成功。

本案八岁小儿每夜腹泻百次左右且食入即吐,确是重症。熟面作果即是做成面饼再蒸熟。木鳖子仁,据《本草纲目》记载苦微甘温,有小毒,能消结肿,治肛门肿痛、恶疮、痔瘤瘰疬,李时珍认为利大肠泻痢。吴旻《扶寿精方》记载治水泻不止,用木鳖子仁5个,母丁香5个,麝香1分,研末米汤调作膏敷脐中。与本案所用方基本相同。木鳖子有小毒。《本草纲目》引刘绩《霏雪录》云:木鳖子有毒,不可食,并载一故事曰毒死二孩子。现代本草书都认为有毒,不入煎剂,而且外用适量。麝香用于痢疾,主要是调节神经系统,促进消化腺分泌,进而促进消化吸收,它本身没有清热燥湿解毒的作用(见本篇第28案)。

49案 江篁南治吴元静,患痢腹痛。用煎药下二次,又用巴豆丸[1]更下二次,即觉怕风不安(下后非又感冒也,然何以怕风?曰:肺大肠为表里,里虚则表亦虚,故怕风,虽然药中必მ解表之品)。五日后诊之,脉左三部俱弦,右关浮弱而涩,证见恶风自汗,肢节痛(似表症),里急后重。用参、芪、归、术、枳壳、槟榔、砂仁、山查、陈皮、防风、甘草、扁豆、神曲、芩、连、木香,加姜一片,一服,遂不畏风,汗止,腹痛顿除,后重亦减,二服而愈。

【注解】[1] 巴豆丸:同名9方。(1)《千金要方》方,治寒癖宿食不消、腹满、大便不通,药用巴豆,如法炮制;(2)《外台秘要》方之一,治牙痛,药用巴豆、大枣、细辛,绵裹置牙痛处咬之;(3)上书方之二,治癖积心下硬痛,药用巴豆、大黄、杏仁,蜜丸;(4)《太平圣惠方》方之一,治龋齿痛,药用巴豆、麝香、硫黄、干姜、黄蜡为丸外用;(5)上书方之二,治癥病久不消,萎黄赢瘦,纳呆,药用巴豆霜、硫黄、附子、炮姜、木香、丁香、肉豆蔻、槟榔、硼砂、干漆、煮糊为丸,醋汤送;(6)上书方之三,治暴癥气攻,心腹胀痛,纳呆,药用巴豆霜、大黄、木香、炮姜、莪术,蜜丸,生姜汤下;(7)上书方之四,治陈年食癥,药用巴豆霜、大黄、神曲、芫花、硼砂、陈面、浓墨汁为丸,如法服用;(8)上书方之五,治久厌食,药用巴豆霜、醋、麦芽、神曲、礞石、香墨、麝香、生姜汤;(9)上书方之六,治妇人疝瘕及血气痛,药用醋煮巴豆、硇砂、炒大黄、五灵脂、桃仁、木香,蜜丸,空腹淡醋汤下。本案可能用(3)(6)方。

【阐发与临证】始患痢腹痛,大多湿热积滞,用煎药下二次尚可以,又用巴豆丸下二次则大可不必。因为一般痢疾湿热居多。如果是寒积,则后用的煎药不会用芩连。此案是本虚标实,前煎药中也无扶正健脾药,而用巴豆丸则更是误治。观后来的用药则以黄芪、人参、白术、扁豆、甘草等扶正健脾及黄芩、黄连、枳实、槟榔、木香、陈皮等消积导滞等可知之。

50案 江应宿治许翰林颖阳公令叔,年六十三岁,患血痢三越月[1],四肢面目浮肿,血水淡如苋菜汁,漏下不知,诸药不效,粒米不进者五日。诊其脉,沉细代绝(沉细代绝岂有不用温补之理),即告之曰:六脉代绝而少阴脉久久如蛛丝至者,胃中有寒湿也。寒湿伤脾,脾虚则不能摄血归源而下行,胃寒则不能食也。投人参、白术各二钱,为君,茯苓、泽泻、木瓜各八分为臣,以补脾渗湿,当归五分和血,炮姜、附子为佐、散寒湿,甘草、升麻举下陷之元气。一匕[2]而饮食进,再饮而血减,用樗根白皮、人参等分为丸,每空心滚水送三五十丸,三服而愈。

【注解】[1] 三越月:三月余。

[2] 一匕：原指用散剂服一匕量，这里指一剂药。

【阐发与临证】 老年血痢3月余，而且大便排出血水色淡、漏下不为自知、粒米不进，可见是脾虚不摄血。四肢面目浮肿、脉沉细代绝，又知是中焦虚寒而为湿困。古时不分樗根白皮和椿根白皮，古人虽认为樗根白皮臭，但药用以樗根白皮良。性味苦温无毒，能治赤白久痢、肠风泻血不住、女子血崩、赤白带下，精滑梦遗、赤白浊等。《唐本草》和《本草拾遗》言其治"疳䘌虫""去口鼻疳虫"。本案先用附子理中汤加升麻、当归、茯苓、泽泻、木瓜，后用樗根白皮温涩，是标本兼治。《本草衍义》记载，一洛阳半老女人因饮酒无度又多食鱼蟹，而大便与脓血杂下，治疗一年无效，后以樗根白皮和人参等分为末，每服二钱，共三次而控制病情。此与本案最后所用、三服而愈的处方是同样的。

第四篇 呕 吐

(琇按：《经》曰：诸逆冲上，皆属于火。症用燥热，极宜详慎[1]。)

1 案[1] 钱仲阳治王子病呕泄，他医以刚剂，加喘焉。乙曰：是本中热，脾且伤，燥之将不得前溲。与之石膏汤[2]。王不信，谢去。信宿寝剧，竟如言而效。

【注解】[1] 本案录自《小儿药证直诀》，还收录在《本草纲目·金石部·石膏》篇。

[2] 石膏汤：同名12方。(1)《外台秘要》方，又名三黄石膏汤，治外感表证未解而三焦里热已炽，症见壮热无汗、烦渴、烦躁、神昏等，药用石膏、栀子、豆豉、黄芩、黄连、黄柏、麻黄；(2)《疡医大全》方，治胃热牙痛，药用石膏、知母、升麻、大黄、栀子、薄荷、连翘、赤苓、朴硝、甘草；(3)《喉科秘诀》方，治肺胃热盛、喉风咽痛，药用石膏、知母、甘草、天花粉、玄参；(4)《千金方》方之一，又名泻肺汤，治心热实，欲吐不出，烦闷喘急，药用石膏、竹叶、豆豉、小麦、地骨皮、茯苓、栀子；(5)上书方之二，治风毒，药用麻杏石甘汤加鸡子；(6)上书方之三，治小儿中风，恶风不能语，四肢不随，药用石膏、麻黄、桂心、射干、细辛、当归、芍药、甘草；(7)上书方之四，治小儿腹大、短气，热有进退，食不安，谷不化，药用大黄、黄芩、甘草、麦冬、芒硝、石膏、桂心；(8)《太平圣惠方》方之一，治伤寒汗吐下后未解、三焦生热，昏愦，脉滑数，药用石膏、麻黄、炙甘草、豆豉、黄芩、黄连、黄柏、大黄、山栀、生姜；(9)上书方之二，治伤寒汗下后大烦渴不解，脉洪大，药用石膏、知母、炙甘草、地骨皮、人参、粳米；(10)《圣济总录》方，治伤寒刚痓，身热头痛项强，药用石膏、前胡、犀角、防风、芍药、龙齿、牛黄、豆豉、葱白；(11)《普济方》方，治肝厥，状如痫疾，呕吐，醒后头晕，药用石膏、麻黄、钩藤、葛根、半夏曲、柴胡、枳壳、菊花、炙甘草、生姜、大枣；(12)《素问病机气宜保命集》方，治伤寒身热通解，药用石膏、知母、白芷。

【阐发与临证】呕吐有胃寒、胃热、胃虚、伤食、外感风寒、外感暑湿、肝胃不和、胃阴虚、痰饮、水逆、血瘀、胆气乘胃等十二种证型，分别用丁香柿蒂汤、新制橘皮竹茹汤、理中汤、枳实导滞丸、麻黄汤、藿香正气散、逍遥散合旋覆代赭汤、麦门冬汤、小半夏加茯苓汤、五苓散、膈下逐瘀汤、左金丸等加减治疗。《景岳全书》称"胃寒者十有八九，内热者十止一二"，所以魏之琇所告诫仅作参考。"他医以刚剂"可能指温燥和消导及理气降逆类方药。钱乙所用石膏汤推测是《千金方》一方。

也有用外治法治疗热性呕吐的，方用吴茱萸与绿豆适量研细，醋调糊状敷足心和脐部。

2 案 滑伯仁治一妇病反胃，每隔夜食饮，至明日中昃皆出，不消化。他医悉试以暖胃之药，罔效。滑视脉在肌肉下（即沉），且甚微而弱。窃揆众医用药于病无远，何至罔效，心歉然未决。一日读

【注解】[1] 因为本病症内有若干案例都用温热药，如第2案用吴茱萸、茴香、丁香、肉桂等辛温药治疗，而《素问·至真要大论》篇病机十九条云："诸逆冲上，皆属于火。"属火当然要用寒凉药，所以魏之琇在按语中告诫说："极宜详慎。"

东垣书，谓吐证有三，气、积、寒也。上焦吐者从于气，中焦吐者从于积，下焦吐者从于寒，脉沉而迟，朝食暮吐，暮食朝吐，小溲利，大便秘，为下焦吐也，法当通其秘，温其寒，复以中焦药和之。滑得此说，遂复往视，但大便不秘，专治下焦散寒。以吴茱萸、茴香为君，丁桂、半夏为佐。服至二三十剂，而饮食晏如，所谓寒淫所胜，平以辛热[1]是也。

【注解】[1]"寒淫所胜，平以辛热"：录自《素问·至真要大论》篇，原文下面还有二句是"佐以甘苦，以咸泻之"。王冰注解中认为上文是"寒淫于内，治以甘热，佐以苦辛"，此处是"平以辛热，佐以甘苦"，表面看是对不起来，其实二者意思相同。

【阐发与临证】反胃可分为中焦虚寒、肾阳不足、气阴二虚、阴虚血燥、痰饮冷积、忧思伤脾、蓄怒抑郁、酒积湿热、瘀血留滞、食积不化、虫积反胃等十一种类型，分别以吴茱萸汤或半夏干姜散、金匮肾气丸合丁香柿蒂汤、麦门冬汤、通幽汤、丁附治中汤、香砂六君汤、加味七气汤、葛花解酲汤、桃仁承气汤、保和丸、乌梅丸等加减治疗，一般认为以虚寒为多见。本案初起以暖胃之药，于病无远，可能是脾肾二虚寒，仅用干姜、半夏等而乏效。

本案像现代的幽门梗阻。余青年时治疗该病数十例，大多以和胃降逆、通腑消导为主法，采用旋覆代赭汤合调胃承气汤或丁香柿蒂汤、干姜加黄连，水煎取汁浓缩，少量频饮，温服。余主张胃气宜通降（参见拙作《临证秘验录》）。服药后微利，更可说明胃气已通降。

3 案[1] 丹溪治一人，年五十余，因湿气，呕吐酸水如醋，素饮酒，以二陈汤加白术、苍术、砂仁、藿香、黄连，二贴而安。

【注解】[1]本案录自《丹溪纂要》，《丹溪手镜》化气丸的适应证和处方用药与本案大同小异。

【阐发与临证】吐酸、吞酸二症，古人皆以为病因、病机等俱不同，现代不少人也这样认为。其实都是胃酸太多而已。此症以胃热、肝不侮胃、寒湿内阻、饮食积滞等四种类型为常见。朱丹溪《局方发挥》谓"湿中生热，故从火化，遂作酸味"；王纶《明医杂著》认为："痰火、郁塞、酒积等湿热为患。"二人都主张用黄连、苍白术、木香、白芍等，朱丹溪主张黄连合吴茱萸、王纶则黄连用姜汁炒。李东垣认为系胃寒所致，也是过偏。本案是素饮酒后滋生湿热而引起。

4 案[1] 一少年好酒，每早呕吐，以瓜蒌、贝母、栀子（炒）、石膏（煅）、香附、南星、神曲（炒）、山查一两，枳实、姜黄、萝卜子、连翘、石碱半两，升麻二钱半，神曲糊丸服。

【注解】[1]本案录自《丹溪治法心要·卷二·呕吐哕》。

【阐发与临证】素饮酒、好酒，都易患湿热、伤胃、呕吐，作酸或吐酸。少年而好饮酒，其后患尤重，胃溃疡日久极易恶变。以往认为胃癌患者多为中老年人，因少年、青年好饮酒而患此类疾病渐增多，胃癌的发病也逐渐年轻化了。本案虽未详述症状，从用药看却是有脘腹疼痛、呕吐酸水的，也可能有胁肋疼痛、胁下胀部癥块。

煅石膏能收疮晕，不致烂肌（《仁斋直指方》）；内服能治水泻腹鸣如雷，用煅石膏、米饭和丸，黄丹为衣（《李楼奇方》）；乳痈，煅石膏每服三钱，温酒下，添酒尽醉，睡醒再进一服（陈日华《经验方》）。本案所用煅石膏对胃肠的溃疡损伤来说，也是一种收敛的外敷药。《本草纲目》转录用煅寒水石（软石膏）和黄丹为末洗敷，治刀疮伤湿、溃烂不生肌（甚者加龙骨和孩儿茶同用），治疮口不敛，生肌肉、止疼痛、去恶水；用煅寒水石和朱砂、硇砂为末，掺之，治口疮咽痛。这些都是用作收敛生肌。本案也有类似作用。石碱辛苦温微毒，能祛湿热止心痛、消痰祛食滞，治噎膈反胃。此药能中和胃酸，对胃酸过多胃脘疼痛甚效。以前农村中贫苦农民常有用此和其他药物制成散剂治胃酸过多嘈杂的，但多用久用则反为害。

5 案 项彦章治建康万夫长廉君病，医投姜桂愈甚。诊其脉，告曰：此得之酒，病当哕作声，食入即出，而后溲不利（此关格病[1]），廉曰：然，予生平所嗜烧酒。乃进葛花解酲，加黄芩饮三升所，势减。众医以药性过寒，交沮之。项以论不协，辞去。叹曰：实实而虚虚，过二月，当入鬼录矣。果验。所以知廉病者，切其脉细数而且滑。数为热，滑为呕，为胃有物。酒性大毒大热，而反以热剂加之，是以火济火也，且溲秘为阳结[2]，今反治，故二月死也。

【注解】[1] 关格病：(1) 指病名。症状为上吐逆、下溺闭，小便不通名关，呕吐不已名格，此为癃闭的严重阶段。也有指上吐逆、下二便不通，此为噎膈的严重阶段。(2) 指病理名。主要是阴阳偏盛，不能相荣。《灵枢·脉度》篇："阴气太盛则阳气不能荣也，故曰关。阳气太盛则阴气弗能荣也，故曰格。阴阳俱盛，不得相荣，故曰关格。" (3) 指脉象。有四种。甲，《素问·六节藏象论》篇"人迎……四盛以上为格阳，寸口……四盛以上为关阴，人迎与寸口俱盛四倍已上为关格"，《灵枢·终始》篇："人迎与太阴脉口俱盛四倍以上，命曰关格。"乙，《伤寒论·平脉法》："寸口脉浮而大，浮为虚，大为实，在尺为关，在寸为格，关则不得小便，格则吐逆。"丙，上书又说"趺阳脉伏而涩，伏则吐逆，水谷不化，涩则食不得入，名曰关格。"丁，上书又说"其脉洪大而长，是心脉也……下微本大者，则为关格不通，不得尿"。

[2] 阳结：(1) 指病名。《伤寒论·辨脉法》："脉浮而数，能食，不大便者，此为实，名曰阳结也。"(2) 指脉象。上书又载："脉蔼蔼如车盖者，名曰阳结也。"蔼蔼如车盖，程郊倩解释为浮数中有拥上之象，张隐庵解释为虚浮于上。

【阐发与临证】生平素嗜烧酒而后得上为哕，食入即吐出，下为后溲不利，是为关格病，也是阳结，而且是癃闭或噎膈病的严重阶段，此"后溲"指二便。因得之素嗜烧酒，所以是阳热之病，投姜桂是以热济热而病愈甚。葛花解醒汤中有白豆蔻、砂仁、木香、橘红、人参、干姜、白术等温燥药，治饮酒过度而致之湿热为患病症，理当佐以芩、连之苦燥方为贴切，所以项氏之治疗为对证、对病。但此患者所患之病症是不治之症，用项氏之治疗也仅拖延时日而已，不能根治，他医所用之热燥药，则时日也不拖延了。

6 案 史载之治朱思古，眉州人，年三十岁，得疾，不能食，闻荤腥即呕，惟用大铛[1]旋煮汤，沃[2]淡饭数数[3]食之，医莫能治。史曰：俗辈不读医经而妄欲疗人之疾，可叹也！君之疾正在《素问》经中，名曰食挂。凡人之肺，六叶舒张而盖，下覆于脾，子母气和则进食，一或有戾[4]则肺不能舒，脾为之蔽，故不嗜食。遂授一方，清气润肺为治，服之三日，病者鼻闻肉味觉香，取啖之甚美。此事宋人[5]载于传记，余[6]考之岐黄书，皆无食挂之说，或记者假托耳。或史公大言以欺世欤？皆未可知也。

【注解】[1] 大铛：大铁锅。

[2] 沃：泡。汤即白开水。汤沃淡饭即白开水泡大米饭。

[3] 数数：快速、量多，而且有连水带饭吸食时的声音。

[4] 戾：即疾病。

[5] 宋人：指史载之。本案录自《括异志》，又见于《夷坚志·辛志》《闲窗括异录》。《史载之方》"附录二"中提到此案之"食挂"，但无正文。

[6] 余：江瓘自称。

【阐发与临证】呕吐虽有十二种证型，但闻荤腥即呕者以伤食、胃热、湿阻、脾虚为多见，但总是以胃气上逆为病机。本案未详述症状，故不能判定为何种证型。但用清气顺肺之药品，也是降逆的，而且有效，以此推测，可能此患者是胃热引起，所以他吃开水泡米饭不呕吐。这世界上也真有对一切食物都过敏的。杨纯朴等在1996年2期《奥秘》"奇闻录"中报道，美国俄克拉荷马州有一个4岁女孩拉伊茜，对所有食物都过敏，只能以人奶生活。她已吃过十几万人捐赠的奶水。1997年5月14日《中国食品报》及6月19日《经济晚报》报道河南省泌阳县老河乡西沟村57户村民从1981年开始患闻到肉味便呕吐，有的还腹痛，而且日益加重。严重者食肉后又吐又泻、心慌、眼皮浮肿、全身作痒起皮疹，可持续3～10小时。全村251人，有65人食肉便犯病，其余闻到肉味便犯病。后经河南省精神病医院等派人研究，结论是由于村民食用不洁动物肉，产生躯体胃肠功能紊乱，形成速发变态反应，产生心理条件反射而引起的。本案患者可能与此不同，2002年2月4日《中国中医药报》报道肉类过敏引起支气管喘息，与此案症状不同但病机可能相似。《奇症汇释疑·卷三·口部》第34案所说的释宏青之母，怀释宏青时一吃荤食即呕吐掉，可能是对荤食的过敏吧，还是对荤食的妊娠反应？

7案[1]　虞恒德治一妇，年将三十，产后因食伤，至胃虚不纳谷，四十余日矣，闻谷气则恶心而呕，闻药气亦呕，求治。虞曰：药不能入口，又将何法以治之乎。恳求不已，遂用人参、白术、茯苓各一钱，甘草二分，陈皮、藿香、砂仁各五分，炒神曲一钱，十年以上陈仓米[2]一合，顺流水二大盏煎沸，泡伏龙肝[3]研细，搅浑，放澄清，取一盏，加姜枣，同煎前药至七分，稍冷服（看他用药轻重之法）。此药遂纳而不吐，别以陈仓米煎汤，时时咽之，日进前药二三服，渐能吃粥而安。后以此法治十数人，悉验。

【注解】[1] 本案录自《医学正传·卷三·呕吐》篇。

[2] 陈仓米：咸酸温，暖脾补五脏，下气宽中消食，《普济方》太仓散用仓米或白米，每日1撮水煎，和汁饮之，治反胃噎气不下食者。

[3] 伏龙肝：即灶心土，辛微温，治崩中、吐血、尿血、肠风、带下、泄精、反胃等，王璆《百一选方》用灶心土为末，米饮服三钱，治反胃吐食。

【阐发与临证】食积伤胃，久之亦可成胃虚，到闻谷气和药气即恶心呕吐的地步，病也深矣。产后病一般宜温宜补，此处伤胃，当然用四君子汤为好。但既然食积伤胃，还要加理气消导，此处用砂仁、藿香、陈皮理气，神曲消导。陈仓米和伏龙肝能暖脾、宽中、消食，治反胃吐食。一般说，闻谷气、药气即恶心呕吐者，药液宜微温偏凉而且量少频饮，案文说"稍冷服""时时咽之"即此意。

某些地方陋俗以为产后应多量进食物如鸡蛋每日吃20多个，大量油腻食物，一天几大碗猪脚汤等，不易消化反成食积。

8案[1]　汪石山治一人，年三十，形瘦淡紫，才觉气壅，腹痛背胀则吐，腹中气块翻动，嘈杂数日，乃吐黑水一盘盆，而作酸气，吐后嗳气，饮食不进，过一二日方食，大便二三日不通，小便一日一次，常时难向右卧（此症不同于弱症），午后怕食，食则反饱胀痛，行立坐卧不安，日轻夜重。二年后，汪诊之，脉皆浮弦细弱。曰：此脾虚也。脾失健运，故气郁而胀痛，吐黑水者，盖因土虚不能制水，故膀胱之邪乘虚而侮其脾土。经曰：以不胜侮其所胜是也。[2]酸者，木之所司，脾土既虚，水挟木势而凌之焉。医作痰治而用二陈刚剂，则脾血愈虚；又作血治而用四物柔剂，则是以滞益滞；又作热治而用黄连解毒，则过于苦寒；又作气治而用丁沉、藿香，则过于香燥，俱不中病（辨驳精切详明）。遂以人参三钱，黄芪一钱半，归身一钱，香附、陈皮、神曲各七分，黄芩、甘草各五分，吴萸三分，煎服，旬余，又犯油腻，病作如前而尤重，仍以前方加减，或汤或丸散，服至半年而愈。

【注解】[1] 本案录自《石山医案》。

[2] "以不胜侮其所胜"：原文未找到，其意出于《素问·六节藏象论》篇和《素问·五运行大论》篇，前者原文为"……太过，则薄所不胜，而乘所胜也"，后者原文为"气有余，则制己所胜而侮所不胜"。

【阐发与临证】面色淡紫而吐黑水（实为瘀血加胃液），腹痛、背胀（放射痛），饮食不进、食则反饱胀痛，夜重，这些症状是胃脘血瘀（本案所用方药独缺少活血定痛之品）；气壅，嗳气，背胀，胀痛，脉浮弦是胃气滞；大便二三日不通，小便一日一次，脉细弱是脾虚，中气不足，溲便为之变。所以此为脾虚兼气滞血瘀，单一治法乏效，因而医作痰治、血治、热治、气治都过偏而俱不中病。之所以"又犯油腻，病作如前而尤重"是因为油腻食物对痰、血、热、气及脾虚俱碍。案中所用方药既益气健脾和血，又理气燥湿消导，况又寒热并用、辛开苦降，贴合病机所以取效。

9案　薛己治大司马王浚川，呕吐宿滞，脐腹痛甚，手足俱冷，脉微细。用附子理中丸[1]一服愈甚，脉浮大按之而细，用参附汤[2]一剂而愈（用而愈甚，复投而愈，始信药力有轻重耳。今人用而不愈，即不肯再投矣，欲其疾之瘳也，难哉）。

【注解】[1] 本案录自《内科摘要·脾胃亏损吞酸嗳腐等症》篇。原文是附子理中汤，非丸。

[2] 参附汤：同名4方。（1）《圣济总录》方，功能补气温阳，兼清虚热，主治肾消，饮水无度，小便白浊，腿膝瘦细，药用人参、炮附子、青黛、楮叶；（2）《校注妇人良方》方，功能回阳益气，救脱，药用人参、附子、生姜、大枣；（3）《济生方》方，治阴阳气血暴脱，上气喘急、手足厥逆、自汗盗汗等，药同（2）方去大枣；（4）《世医得效方》方，治蛊疰痢，药同（2）方加肉豆蔻。

【阐发与临证】本案所述脉症确为阳虚阴盛，先脉微细，服附子理中汤后反脉浮大而沉取细，此说明阴寒未除而有假热征象。继用参附汤而愈是加大回阳益气药量。本案所用方是（2）方，人参一两，附子五钱，而附子理中汤一服的剂量，按原方参、术、草、附、姜等份研细，每服五七钱或一两即人参、附子每服一钱或二钱计，两方剂量相差，人参是5~10倍、附子是2.5~5倍。

10 案[1]　赵吏部文卿患呕吐不止，吐出皆酸味，气口脉大于人迎二三倍，速薛投剂。薛曰：此食郁在上，宜吐，不须用药，乃候其吐清水无酸气，寸脉渐减，尺脉渐复。翌早吐止，至午脉俱平复，不药自愈。

【注解】[1] 本案及以下至17案都录自《内科摘要·脾胃亏损吞酸嗳腐等症》篇。

【阐发与临证】"气口脉大于人迎二三倍"出于《灵枢·禁服》篇，原文说："寸口二倍，病在足少阴，二倍而躁，在手少阴。寸口三倍，病在足太阴，三倍而躁，在手太阴。盛则胀满、寒中、食不化"。用在本案当然是指病在脾胃，而且"胀满、寒中、食不化"。其实患者的症状"吐出酸味"即指胃中有积食，薛己言"食郁在上"也此意。如用药，也是消导和胃类药物。

11 案　一儒者场屋不利[1]，胸膈膨闷，饮食无味。服枳术丸，不时作呕；用二陈、黄连、枳实，痰涌气促；加紫苏、枳壳，喘嗽腹胀；加厚朴、腹皮，小便不利；加槟榔、蓬术，泄泻腹痛；悉属虚寒，用六君加姜、桂二剂，不应，更加附子一钱，二剂稍退，数剂十愈六七，乃以八味丸全愈。（博按：此案旧刻脱误）

【注解】[1] 屋指房屋，场指打谷场或庭院，古时有钱人家都将打谷场或庭院用围墙围起来以保安全。场屋不利是指所居之处风水不好，因此患者气滞肝郁为先证。

【阐发与临证】本案叙症仅胸膈膨闷、饮食无味，如有明确证据可诊为中焦虚寒，用理气消导燥湿健脾之类是可以取效的。因肝郁侮土为先证，前医也如此辨证。可能病已有时日，而渐变中焦虚，故前医用枳实、枳壳、厚朴、槟榔、莪术甚至黄连等治疗，却适得其反；用理气消导健脾，反作呕吐；用燥湿加辛开苦降，反气促痰盛；加化痰理气止嗽，反喘咳腹胀等。此时再辨证为中焦虚寒而用附子理中汤得效，而用附桂八味丸收效，可见为脾肾虚寒。胸膈满闷实多虚少，实证多由气滞、痰饮、邪热、瘀血等所致，虚证多由气衰而成虚痞，肺胃津虚因燥成痞，肾虚肾不纳气、气浮越于胸膈而成虚寒痞。其实此案的舌脉应早有提示。

12 案　一上舍呕吐痰涎，发热作渴，胸膈痞满。或用清气化痰降火，前症益甚，痰涎自出。薛曰：呕吐痰涎，胃气虚寒；发热作渴，胃不生津；胸膈痞满，脾气虚弱；须用参、芪、归、术之类，温补脾胃，生发阳气，诸病自退。渠不信，仍服前药，虚症悉至，复请治。薛曰：饮食不入，吃逆不绝，泄泻腹痛，手足逆冷，是谓五虚[1]；烦热作渴，虚阳越于外也；脉洪大，脉欲绝也；死期迫矣。或曰若然，殒于日乎夜乎？薛曰：脉洪大殒于昼。果然。

【注解】[1] 五虚：出于《素问·玉机真藏论》篇，原文为："脉细，皮寒，气少，泄利前后，饮食不入，此谓五虚。"王冰注："虚谓真气不足也。脉细，心也；皮寒，肺也；气少，肝也；泄利前后，肾也；饮食不入，脾也。"

【阐发与临证】呕吐痰涎是痰饮病中之一种，是脾经湿痰滞于中上二焦，时恶心呕吐而出。《症因脉治》曰："湿痰之因，或坐卧卑湿，或冲风冒雨，则湿气袭人，内与身中之水液交凝积聚。"这是外因；其又说："中气不足，胃阳不能消化，脾阳不能敷布，则水谷停留，为痰为饮。"这是内因。口渴一症有热盛阳明气分、温病热入营血、湿热蕴蒸中焦、水饮内停中下焦以及阴虚火旺、肺凝津伤、胃阴不足等证型。胸膈痞满之类型见上案例。口渴而伴自觉发热又可排除温热病，又非燥痰，只可辨为中气不足、肺胃津虚，所以补益中气、健脾养胃论治是对证的。薛氏辨证为脾气虚弱、胃气虚寒、胃不生津，重点在脾气虚弱。虚寒作实热治疗，渐至变为五虚证。薛所谓的五虚证符合四虚，只是脉细反为脉洪大，与发热作渴都属于虚阳外越。

13案 薛母太宜人年六十有五，春三月[1]，饮食后偶闻外言忤意，呕吐酸水，内热作渴，饮食不进，惟饮冷水，气口脉大无伦，面色青赤，此胃中湿热郁火，投之以药，入口辄吐，第三日吐酸物，第七日吐酸黄水，十一日吐苦水，脉益洪大，仍喜冷水（此症得生以有郁火耳，故喜冷水）[2]，以黄连[3]煎汤，冷饮少许，至二十日加白术、茯苓，至二十五日加陈皮，三十七日加当归、炙甘草，至六十日，始进清米饮半盏，渐进薄粥饮，调理得愈。

【注解】[1] 薛己原文为"春二月"。

[2] 此症得"生"以有郁火耳：疑"生"字为"之"字。"此症得之以有郁火耳"，更顺妥。

[3] 薛己原文是"黄连一味"。

【阐发与临证】肝气不畅，侮脾土，木郁化热，因而内热作渴、呕吐酸水、惟饮冷水、面色青赤。薛辨证为胃中湿热是脾胃病变，是果；郁火是肝郁化热，是因。所用黄连清胃中湿热，加白术、茯苓、陈皮健脾燥湿，加当归和血养肝，肝苦急，急食甘以缓之。如果黄连适量配伍吴茱萸、木香及煅瓦楞或乌贼骨，可能疗效更好。

14案 一妇人吞酸嗳腐，呕吐痰涎，面色纯白，或用二陈、黄连、枳实之类，加发热作渴，肚腹胀满。薛曰：此脾胃虚损，末传[1]寒中[2]。不信，乃[3]作火治，肢体肿胀如蛊，以[4]六君加附子、木香、治之，胃气渐醒，饮食渐进，虚火归经，又以补中益气加炮姜、木香、茯苓、半夏，兼服痊愈。

【注解】[1] 末传：最后传变为。

[2] 寒中：两种病症，一为暴中寒邪所致的类中风，见《医宗必读·类中风》；二为中焦虚寒，语出《灵枢·五邪》篇和《素问·金匮真言论》篇，前篇注明用"补三里以温胃中"治疗。

[3] 乃：薛己原文是"仍"字，仍字更通顺。

[4] "以"字前面，薛己原文有"余"字，文体是薛己自述，并与上文转了治疗的主体，有"余"字更妥。

【阐发与临证】吞酸嗳腐、呕吐痰涎与前案类似，可以是胃中湿热、肝木侮土，用二陈汤加黄连、枳实类是可以的，但有面色纯白，意为中气不足、脾阳不振，再用则克伐有余、虚其虚、寒其寒了，所以药后更加发热作渴、肚腹胀满。用六君子汤或香砂六君子汤加少量黄连就好了。脾胃虚损是中气虚，久则中阳虚，再则脾肾阳虚。案文所谓"末传寒中"指中气虚久成中焦阳虚，寒中实为中寒。肢体肿胀如蛊实际是中焦阳虚，有可能进一步发展为肾阳虚、水饮停蓄，至少是水走皮肤经络。像《伤寒论》第67条苓桂术甘汤证和《金匮要略·水气病脉证并治》篇防己茯苓汤证那样水气在经络中、皮肤中也会出现肢体肿胀的。蛊应为臌，是水肿病。薛己所用六君子汤加附子、木香或补中益气汤加炮姜、木香等，都是健脾温中，方中也都或基本有二陈汤。可见用二陈汤和胃燥湿、用白术、茯苓健脾利水也是应该的。所以前医主要失误是用黄连、枳实，而不是用附子、干姜、参、术、茯苓、甘草。

15案 一妇人久患心腹疼痛，每作必胸满呕吐厥逆，面赤唇麻，咽干舌燥，寒热不时，而脉洪大（此症与脉自当作虚治），众以痰火治之，屡止屡作，迨至春发热频甚，用药反剧，有[1]欲用参术等剂，或[2]疑痛无补法，薛诊而叹曰：此寒凉损真之故，内真寒而外假热也，且脉息弦洪有怪状，乃脾气亏损，肝脉乘之而然。惟当温补其胃。遂与补中益气加半夏、茯苓、吴萸、木香，一服而效。[3]

【注解】[1]《内科摘要》原文在"有"字以下另有"朱存默氏谓服凉寒药所致"。

[2]"或"字原文是"余"字,是写此医案的作者自称,作者是薛己所治患者之子即"陈湖眷生陆胄"。

[3]原文在此下还有一大段赞扬薛己的文字。

【阐发与临证】案文为中老年妇女,久患心腹疼痛,每作胸满呕吐,这是胆和胃的慢性炎症,中医辨证为肝胃不和。薛氏辨证属脾气亏损、肝脉乘之,亦即肝胃不和。但发作时四肢厥逆、面赤唇麻、咽干舌燥且不定时恶寒发热,这是因为肝胃不和证多用寒凉药(除薛己外,朱存默氏也如此诊断)引起的真寒假热(四肢厥逆为里真寒,面赤咽干、脉洪大为假热)证或寒热错杂证。用现代话说,还有更年期综合征的可能(古时50岁的妇女即为老年了)。本来这辨证颇费心思,确似痰火,但作痰火治疗无效且至春季用药反剧,可知非热证实证。

本案与上案的最后用药仅差吴茱萸和炮姜。上案是寒中,所以用炮姜温中焦。《伤寒论》用吴茱萸共2方4条,第245、309、377条为吴茱萸汤,不论在阳明篇、少阴篇还是厥阴篇,都是以呕或干呕为施治的主症,其病机都是中焦寒而引起。第351条是当归四逆汤加吴茱萸生姜汤,条文有手足厥逆而且其人内有久寒,所以吴茱萸是对中焦寒引起呕吐而设。本案例也如此。

16案[1] 一妇人年三十余,忽不进饮食,日饮清茶三五碗,并少用水果三年矣,经水过期而少,薛以为脾气郁结,用归脾加吴萸,不数剂而饮食如常。若人脾肾[2]虚而不饮食,当以四神丸治之。

【注解】[1]本案还收录在《奇症汇·口》部,但该书在此以下至"薛以为"前仅有"水果,三年余矣"数字,无"经水过期而少"。

[2]"肾"字在《奇症汇》中是"胃"字,从用四神丸治疗看,肾字是对的。

【阐发与临证】脾气郁结即脾气不舒,往往是由于肝失疏泄,湿困脾阳或食积肠胃,脾胃虚弱所致的运化失常,即消化机能障碍。主要症状是脘腹胀闷,纳食呆滞,或呕逆,或不进食物等。本案不进食,只吃水果,饮清茶,此为脾胃虚弱引起的脾气郁结,是土虚木乘,所以用归脾汤健脾补中,用吴茱萸温肝疏肝。若人脾胃虚而不欲饮食,则是脾阳虚,宜温补脾阳。四神丸虽常用于脾肾阳虚五更泻,但温脾胃之力也宏。月经过期而量少,显然是进食物太少、营养不良引起的。下述青莲寺释宏青法师的经闭也是这道理。四神丸原为脾肾阳虚五更泻而设,现用以治脾肾虚之不进食而获效,可见用药辨证之重要,所谓同病异治、异病同治也。本案也可能是辟谷。古今中外不吃食物的例子很多,江西省宁都县莲花山上青莲寺尼姑释宏青自1991年1月13日至1993年6月21日的898天内,不吃饭,不食果,不服药,仅饮少量白开水,但仍和正常人一样生活劳动(此后至今,不知情况如何);据报道:1993年重阳节前222名七天未吃食物的辟谷养生班学员(平均年龄50岁,年龄最大的70多岁)徒步登上泰山玉皇顶,他们在有饥渴感时仅喝少量清泉水,吃瓜果,仍然进行正常的生活和工作(见1994年第5期《奥秘》杂志);为了训练和观察人的耐饥饿情况,苏维埃社会主义共和国联盟曾组成一批科学家和志愿者进行了20天的野外活动,不吃食物,只喝少量清水,结果人的体重稍有减轻,其他生理机能未受任何影响(见1994年第7期《奥秘》杂志)。2002年9月24日《临沂广播电视报》报道湖南永兴县城郊乡灵坎村老妇周燕花25年来每天只吃两小片糖块和几杯冷水,年过六旬身体仍然很好。经永兴县医院和郴州市有关医院检查,只发现她的胃比常人略小,其余器官均未发现异常。现在很多女青年为求身材苗条而盲目减肥,多吃菜少吃粮食,甚至连蔬菜也很少吃,有的因此而患了厌食症,体重急剧减轻。笔者见到一女青年因盲目减肥而一吃饭即呕吐,最后形销骨立,形同骷髅而死。

17案 一妇人年逾二十,不进饮食二年矣,日饮清茶果品之类,面部微黄浮肿,形体如常,仍能履步,但体倦怠,肝脾二脉弦浮,按之微而结滞。薛用六君子加木香、吴萸,下痰积甚多(用六君子而见痰积甚多,得生在此),饮食顿进,形体始瘦,卧床月余,仍服六君之类而安(烺按:以上二案,但云不进饮食,并无呕吐之症,何以入此)。

【阐发与临证】本案与上案相同，但患者面部微黄浮肿、体倦怠，这也是营养不良之故。面部微黄而浮肿，属脾虚湿阻，下文说痰积甚多即由此。脉浮弦结滞也是痰积之故。治痰积用健脾燥湿之六君，而不必用枣仁、当归、元肉等恋湿之品。江南水乡有一种俗名黄胖病者，饮食呆滞，面部微黄或萎黄，浮肿或虚肿，与此例也相似。但现代查出大部分此类病人为钩虫病贫血，这病人是否有可能患该病？

18 案 一人粥食汤药皆吐不停，灸手间使（手间使穴手厥阴穴也，在掌后三寸。用同身寸法）三十壮，若四肢厥，脉沉绝不至者，灸之便通，此起死之法（《千金方》）[1]。

【注解】[1] 本病录自《千金翼方·卷二十七·胃病第六》，还收录在《医部全录·二百五十一卷·呕吐门》中，此二书的原文都不是病案，而是治疗方法。

【阐发与临证】《千金方》论述呕吐诸证时有两个"大逆，十死不治"，其一为木克土，其二为水克火。华佗《中藏经》论脏腑虚实寒热中也有两个"死"，一为肝乘脾土，二为内外俱虚。二书的对应两证相同，《千金方》的水克火证与《中藏经》内外俱虚证都有身冷、脉微细或沉濡、呕吐不入食、烦闷卧不安、四肢厥、脉沉绝不至，本案文说粥食汤药皆吐不停，辨证都应是心肾阳虚，所以是极危重的病证。金代成无己《伤寒明理论》论述呕吐时说："伤寒呕有责于热者，有责于寒者，至于吐家则悉言虚冷也。"又："其呕而脉弱，小便复利，身有微热见厥者，俱为难治。"重点也是呕、脉弱、厥逆为难治。至于刘完素《河间六书》说："凡呕吐者，火性上炎也，无问表里，通宜凉膈散。"有其时代背景，又号称寒凉派，虽偏也不足为奇。间使穴是手厥阴心包经的"经穴"，也是经气流行的部位，应该是此处经气比较旺盛，与大陵、内关等穴都能治呕吐。因本案是心肾阳虚、虚寒证，所以用灸法。"四肢厥、脉沉绝不至""灸之便通""此起死之法"即是灸之温通阳气。如出门在外，也可用指压法代针止呕吐，内关、间使、大陵等穴都可用。当然如系阳虚虚寒之证，还须用艾灸。《伤寒论》第245条、309条、377条用吴茱萸汤治中寒呕吐也是为阳虚虚寒而设。

19 案 江篁南治一妇人患呕吐，粒米不入者六日矣。兼头眩，胸膈如束而不纾。诊其脉沉弦而驶，且无力（王中阳治吐痰呕症用滚痰丸[1]，因脉长。此脉无力作虚而挟痰，症不同，脉亦不同）。此属中气虚挟痰郁耳。以人参三钱，陈皮、川归各一钱，加乌药炒、人乳、竹沥、姜汁，一服膈纾，如解其束，二服吐止，能食，十剂而安。

【注解】[1] 此注中的这一案例，即三卷痰篇第18案。

【阐发与临证】此妇呕吐而粒米不入已6日，脉沉无力，与上例相似，也是虚证。但兼头眩胸闷，为挟痰。惜乎未述舌苔。无痰不作眩，痰湿也可引起呕吐。方中用陈皮、竹沥是燥湿化痰，乌药、陈皮有舒胸腹之气机。人乳甘咸平，能补五脏，益气，令人肥白，悦皮肤，润毛发。《太平圣惠方》谓能治中风不语、舌根强硬；《摄生众妙方》之接命丹治虚损风疾、痰火上升，中风瘫痪等，也以人乳为主。

20 案 江应宿治一妇人，年近四十，小产后呕吐不食，发寒热。他医作疟治，反增剧。宿诊之，脉浮数，按之无力，此虚症（虞恒德案[1]亦产后，症无寒热亦作虚治）。投六君加姜汁、炒山栀煎调木香散[2]，呕吐止，热不退。用当归养血丸[3]，补中益气而愈。

【注解】[1] 虞恒德案：指本卷本篇第7案。

[2] 木香散：同名38方。(1)《普济本事方》方，治血痢久痢，药用木香（黄连炒）、米壳（生姜炒）、炙甘草、麝香；(2)《和剂局方》方，治脾胃虚弱挟风冷泄泻，水谷不化，腹中雷鸣，药用木香、丁香、当归、肉豆蔻、炙甘草、附子、赤石脂、藿香、诃子、生姜、大枣；(3)《卫生宝鉴》方，治下疰疮及一切疮疥久不敛者，药用木香、槟榔、黄连、白芷、地骨皮；(4)《小儿医方妙选》方，治食疳，下痢无度，药用木香、肉豆蔻、干蟾、胡黄连、使君子肉、五灵脂、巴豆霜、麝香，生姜汤送；(5)《陈氏小儿痘疹方》方，治痘疮泄泻后虚寒塌痒，药用木香、大腹皮、肉桂、半夏、青皮、柴胡、人参、赤苓、甘草、诃子、丁香、生姜、大枣；(6)《医垒元戎》方，治单腹胀，药用木香、

青皮、白术、姜黄、草豆蔻、阿魏、荜澄茄、醋、生姜；（7）《证治准绳》方之一，治咽喉中如有物堵，药用木香、紫雪、射干、羚羊角、犀角、槟榔、玄参、桑白皮、升麻；（8）上书方之二，治心疝，小腹闷痛，药用木香、陈皮、高良姜、干姜、诃子、枳实、草豆蔻、黑丑、川芎；（9）上书方之三，治冷热痢虚损腹痛，药用木香、干姜、炙甘草、黄芩、侧柏叶、当归、白术、熟地、生地、黄连；（10）上书方之四，治脚气冲心烦闷，脐下气滞，药用木香、槟榔、木通、生姜、葱白；（11）上书方之五，治脚气，心腹胀满，坚硬不消，药用木香、诃子、槟榔、桂心、大黄、鳖甲、生姜；（12）上书方之六，治妇女脾胃虚冷，心腹胀满，药用木香、桂心、白术、干姜、陈皮、草果、诃子、人参、神曲、炙甘草；（13）上书方之七，治腹痛，药用木香、槟榔等份；（14）《苏沈良方》方之一，治久冷伤脾，下痢泄泻，谷不化，产后虚冷泄泻，药用木香、补骨脂、高良姜、砂仁、厚朴、赤芍、橘红、桂心、白术、吴茱萸、胡椒、肉豆蔻、槟榔、熟猪肝、食盐、葱白、生姜、醋；（15）上书方之二，治气痢泄泻，心腹疼痛，药用木香、沉香、肉豆蔻、官桂、没药、胡椒、当归、干姜、附子、密陀僧、赤石脂、龙骨；（16）上书方之三，治隔年痢不止并血痢，药用木香、黄连、米壳、炙甘草、麝香；（17）上书方之四，治偏风瘫痪，脚气，药用木香、槟榔、羌活、麻黄、防风、附子、白术、制川乌、草豆蔻、陈皮、牛膝、杏仁、当归、人参、茯苓、川芎、官桂、炙甘草、生姜；（18）《活法机要》方，治上焦气热上冲，食已暴吐，脉浮洪，药用木香、槟榔、桔梗汤下；（19）《素问病机气宜保命集》方之一，治小儿斑后生痈，药用木香、地骨皮、穿山甲、麝香；（20）上书方之二，治肿，药用木香、大戟、白丑、猪腰；（21）上书方之三，治疮口久不敛，药用木香、槟榔、黄连；（22）《太平圣惠方》方之一，治小儿尸疰，心腹满痛，药用木香、鬼箭羽、桔梗、当归、紫苏、槟榔、生姜；（23）上书方之二，治脾胃虚寒、心腹疼痛，或吐清水、不思饮食，药用木香、吴茱萸、肉桂、附子、高良姜、青皮、当归、川芎、人参、白术、厚朴、草豆蔻；（24）上书方之三，治脾胃虚冷，痢疾，心腹痛，四肢不和，纳呆，药用木香、肉豆蔻、人参、干姜、附子、当归、苍术、厚朴、陈皮、吴茱萸、炙甘草；（25）上书方之四，治肾脏积冷，气攻心腹疼，喘促闷乱，出冷汗，药用木香、茴香、青皮、桂心、荜澄茄、硇砂，生姜汁冲热酒调下；（26）上书方之五，治时气热毒，下痢脓血，腹痛，药用木香、青皮、地榆、黄连、山栀；（27）上书方之六，治热病生疱疮，药用木香、薄荷、麻黄、葱白、豆豉；（28）上书方之七，治霍乱，宿食不消，烦乱腹痛，药用木香、草豆蔻、高良姜、生姜、大枣；（29）上书方之八，治中焦虚寒、吐泻腹痛，药用木香、草豆蔻、桂心、附子、白术、白芍、丁香、诃子、炙甘草、煨姜；（30）上书方之九，治奔豚气上冲心胸闷乱，脐腹胀痛，饮食辄吐，药用木香、槟榔、沉香、青皮、莪术、白术、松节、木瓜、桂心，温酒调下；（31）上书方之十，治痰癖冷饮，停积不消，药用木香、青皮、当归、大戟、芫花、甘遂、枣汤下；（32）上书方之十一，治赤白痢，脐腹绞痛，药用木香、附子、黄连、当归、厚朴、吴茱萸；（33）上书方之十二，治妇人虚冷，气攻两胁胀痛，药用木香、吴茱萸、高良姜、当归、川芎、桂心、桃仁；（34）上书方之十三，治产后儿枕痛，药用木香、当归、桂心、芍药、川芎、生姜，水酒各半煮；（35）上书方之十四，治小儿水气，四肢浮肿，腹胁妨闷，药用木香、赤苓、大黄、二丑；（36）上书方之十五，治小儿赤白久痢，腹胁疼，药用木香、黄连、诃子、樗白皮、木贼；（37）上书方之十六，治小儿心腹虚胀，药用木香、麝香、大黄、桑白皮、陈皮、益智仁、草豆蔻、生姜；（38）上书方之十七，治小儿冷热不调，胃气壅滞，不思饮食，药同（5）方去柴胡、大枣，加前胡。

　　[3] 当归养血丸：《和剂局方》方，治产后恶露不散或不快，脐下急痛，或痛经，药用当归、赤芍、丹皮、延胡索、桂心，蜜丸。

　　【阐发与临证】此患者为小产后瘀血内阻及脾胃虚冷，前是标后是本。投六君子汤、补中益气汤是治本，当归养血丸和血活血治标。本案所用木香散可能是《活法机要》方。但此患者之寒热与小产后瘀血未尽有关，所以又用当归养血丸。

第五篇　噎　膈

1案　齐王中子诸婴儿小子病，召臣意诊，切其脉，告曰：气隔病，病使人烦懑，食不下，时呕沫，病得之少忧，数忔[1]（忔音疑乞反）食饮。意即为之作下气汤[2]以饮之。一日气下，二日能食，三日即病愈。所以知小子之病者。诊其脉，心气也，浊躁而经也，此络阳病也。脉法曰：脉来数，病去难，而不一者，病主在心。[3]周身热，脉盛者为重阳。[4]重阳者，逷[5]（逷音táng，荡也）心主。故烦懑食不下，则络脉有过，络脉有过则血上出，血上出者死。此悲心所生也。病得之忧也（脉法妙）（《史记》）。

【注解】[1] 忔：音yì，厌烦之意。如音qǐ，为喜欢之意，与文义相反。

[2] 下气汤：同名2方。（1）仓公方，出于《史记·扁鹊仓公列传》，即本案方。治心腹胀满，饮食不下，药用羌活、赤芍、甘草、槟榔、青皮、陈皮、大腹皮、赤苓、半夏、桑白皮、桂心、紫苏梗、生姜、大枣；（2）《千金方》方，治胸腹闷满，上气喘息，药用杏仁、大腹皮、槟榔、童便煎服。

[3] "脉来数，病去难，而不一者，病主在心"：《史记》原文是"脉来数疾去难而不一者，病主在心"。《脉经》："雀啄者，脉来甚数而疾，绝止复顿来也""雀啄者，死"；《脉诀刊误》："《脉经》曰雀啄者，脉来数而疾绝，止复顿也。《诊脉要诀》云主脾元谷气已绝……但数日之寿也。……萧处浓（应为萧处厚，著《怪脉解说》，汪机引入《脉诀刊误》附录中）谓之心绝"。

[4] "周身热，脉盛者为重阳"：重阳，阳热的亢盛，是两种以上的属于阳的性质重合于同一事物上。《脉诀》："脉……阴阳俱盛，病热之极"；《脉经》："尺肤热甚，脉盛躁者，病温也。"脉盛加周身热，当然热上加热，为重阳。有六种情况都是重阳：（1）日中为重阳。《灵枢·营卫生会》篇说"日中为阳陇，为重阳"；（2）病色之重阳。男子病色显现于左面部，女子病色显现于右面部，都是重阳；（3）脉象之重阳。寸尺部都现浮滑而长之脉象为重阳，《难经·二十难》"重阳者狂"；（4）重阳之人。《灵枢·行针》篇："重阳之人，其神易动，其气易往也。"张志聪注："重阳之人者，手足左右太少之三阳及心肺之脏气有余者也"。（5）表示阳极转阴、热极生寒之象，《灵枢·论疾诊尺》篇"重阳必阴"；（6）身热且脉盛，表示脉证俱属阳者。本案之重阳是最后一种。

[5] 逷：音tì，同逖，远之意。《史记》原文是"遏"，音唐，荡之意，与文义相同。逷与原文相违，显系刻误。

【阐发与临证】本案气膈病，属噎膈病之一种，且为轻症。气膈是肝气不舒、肝木乘脾土，三焦气机不畅，郁而化热，所以周身热。心属火，主脉，所以脉来数疾。"此络阳病也"指阳络伤，重阳热盛，热伤阳络，阳络伤则血外溢。依据现代推测，此案可能为平时酒辣太过，加上王宫内部争斗剧烈，忧郁而致肝病、胃病、食道痉挛、食道静脉曲张。但噎膈系部分阻塞，所以用下气汤理气消导法而缓解。由于食道静脉曲张，络脉太过，可能会血上出而死亡。

2案　华佗道见一人病噎，嗜食而不得下，家人车载，欲往就医。佗闻其呻吟，驻马往语之曰：向来道傍有卖饼者，蒜齑[1]大酢从取三升饮之，病当自瘥。即如佗言，立吐蛇一条，悬之车边，欲造佗。佗尚未还，佗家小儿戏门前，迎见，自相谓曰：客车傍有物，必是逢我翁也。疾者前入，见佗壁北悬此蛇以十数（《佗传》[2]）。

【注解】[1] 齑：音 jī，细末。蒜齑大酢即蒜的碎末调醋，好像现在的蒜泥调醋。

[2] 本案录自《三国志·魏志二十九方伎传》。《后汉书·方术传》转录记载华佗生平，一般称《华佗传》，《佗传》即指此书，见六卷第十篇第 1 案。

【阐发与临证】《素问·阴阳别论》篇"一阳发病……其传为隔"，意思是三焦内结，中热隔塞不通。《灵枢·本藏》篇："肝大则逼胃迫咽，迫咽则苦膈中，且胁下痛。"《灵枢·邪气藏府病形》篇："膈中，食饮入而还出，后沃沫。"这三段是说明膈病的病因、病机、主要症状。临床分类有痰气交结、血瘀内结、食积不化、阴津枯竭、气阴两虚和气虚阳衰六种证型，大致初起以前三种为多见，病久则虚实兼见。治疗法则，前期以祛邪为主，后期以扶正祛邪并重。本案的噎、食不下是由"蛇"阻塞食道或胃引起的。此蛇吐出后是否还活着，不详，所以有可能是真的蛇，也可能是食道或胃中蜕落的黏膜成长条状，古人以为是蛇，还可能是蛔虫。《奇症汇》摘录《奇病方》一案例：有人患生蛇腹中，即以身上辨之，身必干涸如柴，似有鳞甲者，蛇毒也，最易辨之。《诸病源候论》卷十九中说："人有食蛇不消，因腹内生蛇瘕也。亦有蛇之精液误入饮食内，亦令得之"。此二书所载病例都不是真的蛇寄生在腹中，与本案类似，可能是食道和胃的肿瘤等，也可能是肠寄生虫病、胆道蛔虫。《奇症汇·卷五·腹》第 8 案胃痛吐蛇案，与本案相似，也用大蒜捣汁灌之而立吐蛇一条，又说明蛇最畏蒜气。但该案症状是胃脘不时作痛，遇饥更甚，尤畏大寒，可能是胆道蛔虫病。《医方考》云："蒜味辛热，为阳中之阳，能令人气实闷乱而吐，若蛇虫蛊瘕尤为宜之"。又曰："伤寒内热者，宜吐以瓜蒂散之苦寒，虫瘕痼冷者，宜以蒜酢之辛热。"又曰："蒜味辛热，可以壮气，正气壮，则病邪不能容，故上涌而出。"《本草纲目》引《兵部手集》用浓醋煮蒜食饱治积年心痛不可忍，与本案是相同的。醋之酸能伏蛔虫。以前遇胆道蛔虫病人正发作时，胆绞痛难忍，常嘱病人频饮米醋，能使蛔虫安静而绞痛缓解，有的病人因蛔虫退出胆道口而疼若失。但真蛇在腹中也是有报道的。《怪病怪治》中收录一土耳其小姑娘于 1981 年 5 月确诊为腹中有 3 条约 30 厘米长的蛇相互缠绕在一起，使其腹痛达 5 年之久。《玉堂闲话》载：唐朝时长安郎中从颜燧之女口中钳出一条长约 20 厘米的蛇。

3 案[1]　吴廷绍为太医令，烈祖因食饴喉中噎，国医皆莫能愈。廷绍尚未知名，独谓当进楮实汤[2]。一服，疾失去。群医默识之，他日取用皆不验。或扣之，答曰：噎因甘起[3]，故以楮实汤治之（《南唐书》[4]）。

【注解】[1] 本案还收录在《医部全录·卷五〇七》和《中国医学大辞典》吴廷绍项中，内容相同。但彼二书所列是"烈祖喉中痒涩"，非"烈祖因食饴喉中噎"。《本草纲目》也收载此案，但李时珍说"此乃治骨鲠软坚之义"，他认为《济生秘览》治骨鲠用楮实煎汤服之，与本案是一样的。但《濒湖集简方》用楮实 1～2 个为末，井华水调服之，治喉痹喉风。

[2] 楮实汤：单味楮实煎汤，作用参见注 1。

[3] 《医部全录》和《中国医学大辞典》都记载是"烈祖常服饵金石"。

[4]《南唐书》：纪传体的五代时南唐史，有北宋马令撰的 30 卷本和南宋陆游撰的 18 卷本二种。清初李清将两书合为一名《南唐书合订》。

【阐发与临证】楮实甘寒无毒，能益气充肌明目，壮筋骨，助阳气，补虚劳，健腰膝，益颜色。如此看来，本案患者并不是食饴而引起的咽中噎，而是如《医部全录》等二书所载，患者常服金石、燥热之物的副作用使其喉中痒涩。如《伤寒论》第 310、311 条都说到少阴病热化、虚阳浮越而引起咽中痛，用猪肤汤养阴，甘草汤、桔梗汤清利咽喉。金石之物也燥热伤阴、上炎咽喉，所以用甘寒之楮实汤治之。在《医部全录》中，群医问吴廷绍"其故"？吴答是"烈祖常服饵金石，吾故以木之阳实胜之，木王则金绝矣"。实际是楮实之甘寒抑金石之燥热、滋其因燥所伤之阴，凡是这种燥热伤阴之咽痛，都不是真正的痛，而是有一种麻辣、阻塞、似噎非噎、似鲠非鲠的感觉，《濒湖集验方》所谓"喉痹喉风"即是此种感觉。

4 案[1]　一村夫因食新笋羹，咽纳间忽为一噎，延及一年，百药不效。王中阳乃以毕拨、炒麦芽、青皮去穰、人参、苦梗、柴胡、白蔻、南木香、高良姜、半夏曲共为末，每服一钱，水煎热服。次日，病家来报曰：病者昨已病极，自己津唾亦咽不下，服药幸纳之，胸中沸然作声，觉有生意，敢求前剂，况数日不食，特游气未尽，拟待就木，今得此药，可谓还魂散也。王遂令其捣碎米煮粥，将熟即入药，再煎一沸，令啜之，一吸而尽，连服数剂，得回生，因名曰还魂散[2]。后以之治七情致病，吐逆不定，面黑目黄，日渐瘦损，传为噎症者多验，但忌油腻鱼腥黏滑等物。

【注解】[1] 本案录自《泰定养生主论·卷十五》。

[2] 还魂散：《泰定养生主论》方，治七情致病，吐逆不定，面黑眼黄，日渐瘦弱，传为噎疾。药用即本案方。

【阐发与临证】笋甘寒，能化热爽胃，下气消痰，能治消渴。但笋难消化，有滑利大肠、动气发冷症之弊，所以不可多食。本案食新笋而致噎，且迁延及一年，可能是原患中焦虚寒之疾，得甘寒之笋而多食之，难以消化，动气，发冷证，脾胃更虚寒，气虚阳衰而致噎。所以王中阳以人参补中气，荜茇、木香、白豆蔻、高良姜温中理气，青皮、柴胡疏肝理气，麦芽消导，半夏温燥辛滑，能化痰利咽，桔梗利咽且开胸，后更加粳米粥和胃气，药症相符。此患者很可能是癔症。竹笋再寒，再难以消化，它不可能梗留在咽喉间，也不可能刺伤病人咽部，而竟致病延1年，所以这患者还可能有七情所伤、肝气郁结挟痰，如现在之梅核气类。即案文之后部也说："以之治七情致病，吐逆不定……传为噎症者多验。"还有，南方之新笋很多是冬笋，冬笋是毛竹之笋，未经事先处理过，会辣咽喉，也有一些噎的感觉。当然不会延及一年。

5 案[1]　外台载昔幼年经患此病，每食饼及羹粥等，须臾吐出。正观[2]中，许奉御[3]兄弟及柴蒋等，时称名医，奉敕令治，穷其术不能疗，渐至羸急，危在旦夕。忽一卫士云：服驴溺极验（黄疸服牛尿效亦同）。旦服二合，后食惟吐一半，晡时又服二合，人定时食粥，吐即定，迄至次日午时，奏之大内五六人患翻胃，同服，一时俱瘥。此溺稍有毒，服时不可过多，盛取及热服二合，病深七日以来，服之良验。（《本事方》[4]）

【注解】[1] 本案录自《外台秘要·卷八》胃反方一十首篇，本案也收录在《本草纲目·兽部·五十卷》，文首为"《张文仲备急方》言"。张文仲，《唐书·方伎传》载，为洛阳人，武则天时期为尚药奉御，主持撰有《疗风气诸方》《随身备急方》等，原书已佚，散见《外台秘要》。所以，本案文说"外台载……"

[2] 正观：应为贞观。

[3] 许奉御兄弟：可能指许孝宗、许孝崇二人，因许孝宗曾任唐代尚药奉御。

[4]《普济本事方》卷七之末有驴尿治反胃之目录，而无具体文字记载（上海科技出版社出版）。另一本有，即本案。

【阐发与临证】本案所患似神经性呕吐、贲门痉挛食道痉挛或先天性贲门部分梗阻。食道、贲门、幽门完全性梗阻的可能性不大。这类病治疗棘手，反复发作，根治颇不易，所以当时诸名医束手无策。驴尿辛寒有小毒，李时珍谓治反胃噎病，狂犬咬伤，癣疾恶疮，含漱能治牙痛。陈藏器谓驴尿及尿浸湿之泥土都能敷治蜘蛛咬伤。《集简方》介绍用黑驴尿调服梁上倒挂尘治反胃吐食者。此药未使用过，现在正规医院使用的可能性也不大。当各种治疗手段都无效时，像本案那样，倒也可以慎用一试。反胃有痰气交阻、酒积湿热、瘀血留滞、虫积、寒饮内停、阴虚血燥、气阴两虚、脾胃虚寒、肾阴衰微等九种证型。本案像湿热内积为患。本案也可用针灸治疗，取膈俞、内关、巨阙、胃俞、中脘、章门、中魁、大陵等穴。

6 案 孙道[1]秘传翻胃方，州铃辖苦此病，危甚。孙为诊之，数服愈。其法用一附子去其盖，剜中使净，纳丁香四十九粒，复以盖覆之，线缚定，著置银石器中，浸以生姜自然汁，及盖而止，慢火煮干，细末一钱匕，糁舌上漱津下，若烦渴则徐食糜粥，忌油腻生冷，累试累验（《类编》）。

【注解】[1] 孙道：指孙真人孙思邈。此秘方出于方贤《奇效良方》，《本草纲目》引《方便集》治久冷反胃，即此方。

【阐发与临证】本案无叙症，重点介绍秘验方，仅用附子、丁香、生姜三味药。用量最大的是生姜，至少500克才能榨取如此多量的自然汁。次为丁香，49粒约为4克。1个生附子制成干熟附片约9克，去其大半也仅剩4克，因此制成的干细末一钱中，约含姜汁制丁香和姜汁制附子各约1.5克。丁香理气降逆、温胃止呃，附子温中散寒，在此治脾胃虚寒，生姜和胃降逆止呕，本方即丁香柿蒂汤去柿蒂、人参加附子。用细末润口津以徐徐咽下，是虑其顿服大量药液引起反胃不纳，反为不美。笔者治球部溃疡继发幽门大部梗阻采用小量饮药、多次频饮（见本卷呕吐篇第2案），与用细末徐咽是同义。《奇效良方》中还收载用大附子一个、生姜一斤，到细同煮，研如面糊，每米饮化服一钱，治久冷反胃，方、法同本案方，但似加丁香者更佳。

7 案 广五行记[1]治噎疾，永徽[2]中，绛州[3]有僧，病噎数年，临死遗言，令破喉视之，得一物似鱼而有两头，遍体悉是肉鳞，致钵中跳跃不止，以诸味投钵中，须臾化为水。时寺中刈蓝作靛[4]，试取少靛置钵中，此虫绕钵畏避，须臾化为水，是人以靛治噎疾，多效。（《良方》）

【注解】[1]《广五行记》：唐朝窦维鋈（音 xiǎn）撰，原名《广古今五行记》，30卷。是书名辑在《新唐书》卷59、志49丙部子录艺文三、十七医术类中。本案还收录在《医方考》及《医部全录·卷三百一十三·噎膈反胃门》《奇症汇·卷五·胸部》。

[2] 永徽：是唐高宗年号，650—655年。

[3] 绛州：州名，唐时治正平（今新绛），辖境相当今之新绛、曲沃、候马等8市县。

[4] 刈蓝作靛：割蓝作蓝靛（又名靛蓝）。蓝靛是染蓝色的一种还原性染料，其粗制品即青黛。又说是制靛蓝时水面浮起的泡沫、收集晒干即为青黛，那么也即青黛是靛蓝的粗制品。蓝是好多种植物之名，如蓼蓝、木蓝、菘蓝、马蓝等。

【阐发与临证】根据本文内容分析，所说之噎实为一虫寄生于食道，致吞咽时哽噎不顺，而并非食道中有肿块阻塞。中药青黛即制靛蓝时的加工副产品，与靛作用相似，先辈名医中用青黛治虫者屡有，如《古今录验方》治诸毒虫伤，青黛、雄黄等份研末，新汲水服二钱。《药性论》曰："解小儿疳热，消瘦，杀虫。"《本草逢原》曰："与蓝同类，而止血拔毒杀虫之力，似胜于蓝。又治噎膈之疾，取其化虫之力也。"均说明有化虫作用。

本案之"虫"，从文字来看似乎寄生于喉、食道、胃中。依其描述，也可能是蚂蟥。1982年2期《中华医学杂志》报道一位13岁男孩因腹痛腹泻三个月，服氯霉素等药物后，随大便排出一条活的蚂蟥，两端有吸盘，长约10厘米。蚂蟥体表有花纹，好像肉鳞。蚂蟥能寄生于鼻腔中、阴道中、肠道中，寄生于胃中难道不可能吗？

8 案[1] 丹溪治一少年，食后必吐出数口，却不尽出，膈上时作声，面色如平人，病不在脾胃而在膈间，其得病之由，乃因大怒未止，辄食面故有此症。想其怒甚，则死血菀于上，积在膈间，碍气升降，津液因聚，为痰为饮，与血相搏而动，故作声也。用二陈加香韭汁、萝卜子。二日，以瓜蒂散败酱[2]吐之，再一日，复吐，痰中见血一盏，次日复吐，见血一钟而愈。

【注解】[1] 本案录自《丹溪治法心要·卷三·翻胃》。

[2] 败酱：丹溪书的原文是"酸浆"，为是。因酸浆水有止吐作用。而败酱草既不止吐、也不催吐。

【阐发与临证】本案反胃属痰气和瘀血，食后膈上时作声且必吐数口是胃逆蠕动，也可能是过食太饱。因为吐出几口食物，所以说病在膈上而不在脾胃，但实际还是胃家的病症。临床常见进食时恰逢怒气，或刚进食后即生怒气，或大怒后勉强进食，都可出现胸膈满闷、欲吐不吐的症状，中医辨证也是邪在膈上用高而越之的治法，即催吐。本案是怒后血菀于上，与食积、痰饮相结，所以还是用吐法。韭汁能温中下气，治胸膈噎气，吐出胸中恶血而愈。如和童尿饮之，能消散胃脘瘀血。《本草纲目》载一病例："患噎膈，食入即吐，胸中刺痛，令取韭汁……忽吐稠涎数升而愈。此亦仲景治胸痹用薤白，皆取其辛温能散胃脘痰饮恶血之义也。"朱丹溪说："心痛有食热物及怒郁，致死血留于胃口作痛者，宜用韭汁、桔梗加入药中，升提气血。"所以本案用韭汁、香附活血理气祛瘀，配伍二陈汤、萝卜籽化痰，瓜蒂散催吐。酸浆水性味甘酸微温，能通关开胃，治霍乱泄利，消宿食，煎令酸能止呕哕（败酱草苦平，能破多年凝血，治血气心腹痛，破癥结）。

9案[1] 一中年妇人，中脘作痛，食已乃吐，面紫霜色，两关脉涩，乃血病也，因跌仆后，中脘即痛，投以生新血、推陈血之剂，吐血片碗许而愈。

【注解】[1] 本案录自《丹溪治法心要·卷三·翻胃》。

【阐发与临证】本案是胃脘痛。进食后吐出食物是胃脘痛常有的伴发症状。胃脘痛按病因病机分为阴虚、阳虚、气虚、气滞、肝火、食积、寒邪、血瘀、虫积九种证型，本案因面紫霜色、关脉涩、又有跌仆外伤后胃脘即痛的病史而诊为血瘀胃痛是确然的。至于服用生新血、推陈血之剂后是否吐血片（即瘀血），倒不是关键，因为即使瘀血为患，也不一定吐出瘀血来。再说，吐出胃黏液带些红色也可能。

10案[1] 一中年妇人反胃，以四物汤加带白陈皮、留尖桃仁、去皮生甘草、酒红花，浓煎，入驴尿，以防生虫，与数十贴而安。

【注解】[1] 本案录自《医学纲目·卷二十二·翻胃》篇，还收录在《古今医鉴·卷五·翻胃》篇、《医部全录·卷三百一十三·噎膈反胃门医案》中、《本草纲目·兽部·卷五十》篇。此三书与本案文同样有"入驴尿，以防生虫"句，可能是预防积聚痰饮而生虫。

【阐发与临证】本案与本篇第5案相同的是都用驴尿，与第8、9案相同的是都属血瘀，第9案用"生新血、推陈血之剂"，可能即本案所用的桃红四物汤。陈皮留白则侧重和中理胃健脾，去白则下气消痰、理肺气见长。桃仁行血，宜连皮尖生用，润燥活血宜去皮尖炒用。

11案[1] 一人勤劳而有艾妻，且喜酒，病反胃半年，脉涩不匀，重取大而无力。便燥，面白形瘦，精血耗故也。取新温牛乳细饮之，每次尽一杯，昼夜五七次，渐至八九次。半月便润，月余而安。然或口干，盖酒毒未解，间饮以甘蔗汁少许。一云：先与六君子汤加附子、大黄、甘蔗汁饮之，便润，乃以牛乳饮之，二月而安。

【注解】[1] 本案录自《丹溪医按·噎膈》。艾妻指美丽、姣好的妻子，这里意指性生活可能频多而耗精，所以下文有"精血耗故也"。勤劳，意指劳动出力气多，暗指耗气血、伤津液者多。

【阐发与临证】患者劳动强度大而房事频，且又喜酒，精津阴血耗损过多，内有燥热，所以面白形瘦、大便秘结，脉重取大而无力。这里的脉涩不匀，与第9案两关涩脉不同，不是指血瘀，而是指血少。这里的附子和大黄同用虽是温下法，也是顾及大黄太寒。牛乳还能治反胃热哕，朱丹溪在《丹溪心法》中指出：反胃噎膈，大便燥结，宜牛羊乳时时咽之，气虚入四君子汤，血虚入四物汤……不可用香燥药。甘蔗甘平涩，能止呕哕及反胃、宽胸膈、下气和中、利大肠，甘蔗汁甘寒，能泻火热。《梅师方》治反胃吐食，朝食暮吐、暮食朝吐者，用甘蔗汁七升、生姜汁一升和匀，日日细呷之。

12案[1] 一人年四十，病反胃二月，不喜饮食，或不吐，或吐涎裹食出，得吐则快，脉涩，重取弦大，因多服金石房中药[2]所致。时秋热，以竹沥御米（御米即罂粟米治反胃）为粥，二三啜而止，频与之，遂不吐。后天气稍凉，以流水煮粥，少入竹沥与之，间与四物加陈皮益其血，月余而安。

【注解】[1] 本案录自《丹溪医按·噎膈》。

[2] 金石房中药：金石药指丹石药，即炼丹所成的药，内含硫黄之类；房中药指壮阳药，多用阳

起石、石英之类，也是金石类药物，合称即壮阳的金石类药物。

【阐发与临证】吐涎裹食出、不喜饮食、得吐为快是为痰湿中阻。既然是由于过服燥热类金石药所致，这是痰热证。时令为秋季温燥，不能多用燥药。如果此时病者还有咳嗽，当然不能用御米。御米甘平，宋代苏颂《图经本草》谓治反胃胸中痰滞，并出方用御米、人参末、生山芋、生姜汁煮汤和匀服，治反胃吐食，《开宝本草》出方之主治即本案所用方及适应证。那时古人尚未认识到罂粟中含极毒之鸦片，对罂粟子未提出禁忌，竟注明无毒。但至金元时，朱丹溪对罂粟壳即提出"其治病之功虽急，杀人如剑，宜深戒之"。

13 案[1] 一人咽膈间，常觉物闭闷，饮食妨碍，脉涩稍沉，形色如常，以饮热酒所致，遂用生韭汁，每服半盏，日三服，至二斤而愈。

【注解】[1] 本案录自《丹溪医按·噎膈》。

【阐发与临证】本案属噎膈，可能是食道癌初起。嗜酒如命或每每过量饮酒容易罹患此症。酒本辛辣，如温过、烫过，将酒中杂含的酯类、烷烃类中有害物质挥发一些，对人体还好一点，还能降低酒精度数。但如常热饮，增加辛辣度，刺激性大，患食道、胃之炎症，甚则肿瘤机遇也就大了。以上 8 案治反胃（为痰气瘀血证型）用韭汁散其胸中恶血。此案已饮食妨碍，当然为瘀血痰气了，用韭汁也是散瘀的。

14 案[1] 一人不能顿食，喜频食。一日忽咽膈壅塞，大便燥结，脉涩，似真藏脉[2]，喜其形瘦而色紫黑，病见乎冬，却有生意。以四物汤加白术、陈皮浓煎，入桃仁十二粒研，再沸饮之。更多食诸般血以助药力，三十贴而知至[3]，五十贴而便润，七十贴而食进，百贴而愈。

【注解】[1] 本案录自《丹溪医按·便秘》。

[2] 脉涩，似真藏脉：真藏脉，又称真脉，乃五脏真气败露之象，又谓无根、无神、无胃气的脉象，往往见于疾病晚期危重之时。如同时见到面部既显露本脏色，又显露克其之脏色，毛折，则死期近矣。例如《素问·玉机真脏论》篇："真肝脉至，中外急，如循刀刃，责责然如按琴瑟弦，色青白不泽，毛折，乃死。""真脾脉至，弱而乍数乍疏，色黄青不泽，毛折，乃死。"青为肝色，属木，白为肺色，属金，黄为脾色，属土，金克木、木克土、金色、木色同见于真肝脉患者；木色、土色同见于真脾脉患者，死不治。本案脉涩，似真脾脉，也似真肝脉，但又都不太像，所以谓之"似真藏脉"。

[3] 知至：服药至 30 剂时自觉药力至。

【阐发与临证】不能顿食即不能一次吃太多，喜频食即少吃多餐，这是食道、贲门不通畅，乃至胃也有占位性病变，逐渐发展加重至噎膈、壅塞。由于进食减少、津液亏而大便燥结，噎膈壅塞、脉涩、色紫都属瘀血（四物汤加桃仁针对瘀血）。此病症难治而谓之"却有生意"，是因为色紫黑。病见乎冬，黑色属冬，是冬季的本色，而且未见克其（黑色）的黄色（黄色克黑色，土克水）。

用诸般血润肠燥。《本草拾遗》用诸般血"补人身血不足，或患血枯，皮上肤起，面无颜色者，皆不足也"是对的，很符合现代贫血病人常补充铁质的办法。

15 案[1] 一人食必屈曲下膈，梗涩微痛，脉右甚涩而关沉，左却和，此污血在胃脘之口，气因郁而为痰，必食物所致，询其去腊日，饮刬剗酒[2]三盏。遂以生韭汁半盏，冷饮细呷之，尽二斤而愈。已上三人，皆滞血致病，而脉涩应之，乃噎膈之渐也。

【注解】[1] 本案录自《格致余论》，也收录在《奇症汇·卷五·胸》，文字略有出入。

[2] 刬剗酒：刬（音 diǎn），《集韵》又作斫，削、砍之意，斫丧，即指沉溺于酒色而伤害身体。《玉篇》又作玷，指伤害。剗指斩碎、切细。刬剗酒意指在声色场所狂饮之酒，能伤害身体。

【阐发与临证】本病是噎膈症，以痰气交阻为主。根据朱丹溪诊断，患者长期早晨空腹饮酒，引起瘀血停留胃脘之口，致津停为痰。从现代医学角度分析，患者很可能患食道炎、胃炎、食道憩室或其他肿块内阻而产生食物屈曲而下之感觉，且梗涩微痛。此病食物刺激胃府为本，痰浊瘀血为标，故以韭汁行气化痰散瘀血,《本草衍义》载韭"研汁冷饮,可下膈中瘀血"。朱丹溪用此治噎膈反胃、呕吐等,说明韭汁下瘀血祛痰浊有奇效。此外,本症也可用血府逐瘀汤或膈下逐瘀汤等方治疗。《孙文垣医案·卷五》也有一例"食至喉间觉喉中梗梗,宛转难下",那是因为思虑再三、谋而不决致气郁化火,情志不舒而成痰涎、内阻气机致成病症,用六一散加萝卜籽、白芥子、射干、连翘、朱砂、竹茹等作丸而治愈。已上三案皆滞血病,症状类似、病因相同,而病机各异、治法有别。

16案[1]　一人止能吃稀粥一匙,即可下膈,若杂吃一菜,则连粥俱吐,起居如常,用凉膈散加桔梗服。

【注解】[1] 本案录自《丹溪治法心要·卷三·翻胃》。

【阐发与临证】本案与第14案症状相似,彼为顿食噎、频食不噎,此为吃一匙稀粥可,而杂吃一菜即吐出。但此案起居如常,可知病者非瘀血阻塞胃脘,可能系食积、痰、气为患。食积和气滞都能郁积久而化热,本案可能属于此类,所以用凉膈散清肠胃消导,桔梗既能引药上行又能化痰。

17案[1]　虞恒德治一人年五十余,夏秋间得噎症,胃脘痛,食不下,或食下良久复出,大便燥结,人黑瘦甚。右关前脉弦滑而洪,关后略沉小,左三部俱沉弦,尺带芤。此中气不足,木来侮土,上焦湿热郁结成痰,下焦血少,故大便燥结。阴火上冲吸门[2],故食不下。用四物以生血,四君以补气,二陈以祛痰,三合成剂,加姜炒黄连、枳实、栝蒌仁(六君四物合小陷胸汤,可法),少加砂仁。又间服润肠丸,或服丹溪坠痰丸[3]。半年,服前药百贴,而全愈。

【注解】[1] 本案及下案都录自《医学正传·卷三·噎膈》篇。

[2] 吸门:指会厌,名词出于《难经·四十四难》。

[3] 丹溪坠痰丸:指《丹溪心法》方,治痰饮,药用黑丑、枳实、枳壳、白矾、枯矾、风化硝、猪牙皂角、萝卜汁为丸。

【阐发与临证】本案实际是胃脘痛引起的反胃噎膈症,与本篇第9案相同,与本篇第15案也类似。胃脘疼痛因脾虚肝郁、湿热痰瘀所致者最易形成反胃噎膈,并伴发大便燥结。本卷第四篇呕吐第2案说到余青年时治幽门部分梗阻用和胃降逆、通降胃气、服药后得微利之法,与本案之治法大同小异。本案也可能是胃及十二指肠球部溃疡伴发的幽门梗阻。此病即时缓解(指部分梗阻)是可以办到的,但要痊愈却难,尤其是球部溃疡疤痕挛缩所致。好在现在人民普遍的生活条件大为改善,胃溃疡、十二指肠球部溃疡发病率大为降低,加上医疗条件也好得多,继发幽门梗阻和部分梗阻也很少见到了。

18案　一妇年近五十,身材略瘦小,勤于女工,得噎膈症半年矣,饮食绝不进,而大便结燥不行者十数日,小腹隐隐然疼痛。六脉皆沉伏。以生桃仁七个令细嚼,杵生韭汁一盏送下(作血瘀治)。片时许,病者云:胸中略见宽舒。以四物六钱,加栝蒌仁一钱,桃仁泥半钱,酒蒸大黄一钱,酒红花一分,煎成正药[1]一盏,取新温羊乳汁一盏,合而服之。半日后,下宿粪若干。明日腹中痛止,渐可进稀粥而少安。后以四物出入加减,合羊乳汁,服五、六十贴而安。

【注解】[1] 正药:正治法之药。

【阐发与临证】据案文说"大便结燥不行者十数日"可知并非"饮食绝不进"。因大便结燥不行反可影响食欲,也可引起小腹隐痛。羊乳甘温,除润心肺、益精气外,还可利大肠。李时珍谓"治大人干呕及反胃,小儿哕𠴲及舌肿,并时时温饮之"。本案用活血祛瘀、润肠通便法加羊乳利大肠治反胃,因而下宿粪。脐气通则可进饮食、燥粪去则腹痛减。此亦胃满则肠虚、肠满则胃虚,脐气宜通降也。

19案　古朴[1]治一人患噎,人咸意其不起,古朴视,以此正合丹溪胃口干槁之论例,五膈宽中平胃散[2],病在不治。若能滋阴养血,补脾开胃,加之竹沥以清痰,人乳以润燥,庶或可生。其家依法治之而愈。

【注解】[1] 古朴:指汪古朴,见三卷第十二篇咳嗽第18案,本案录自《汪石山医案·附录》。

[2] 五膈宽中平胃散:是五膈宽中散和平胃散的复合方。五膈宽中散,同名2方。(1)《和剂局

方》方，治停痰气逆、胸膈痞满，药用白豆蔻、甘草、木香、姜汁炒厚朴、砂仁、丁香、青皮、陈皮、香附、生姜、食盐。朱丹溪《局方发挥》中用治呕吐、膈噎。（2）《张氏医通》方，治七情郁结、痰气痞塞而成五膈，药用姜汁炒厚朴、炙甘草、木香、白豆蔻、生姜、食盐。

【阐发与临证】噎膈之重症相当于现代之胃、食道癌肿，但也可能是痉挛、部分梗阻等。朱丹溪"胃口干槁"指阴血虚、胃阴虚则肠胃燥而不润。"丹溪胃口干槁之论例"是指《局方发挥》中所论，原文是"胃为水谷之海，多血多气，气清和则能受，脾为消化之官，气清和则能运，今得香热之药，偏助气血沸腾，其始也，胃液凝聚，无所容受，其久也，脾气耗散，传化渐迟。其有胃热易饥，急于得食，脾伤不磨，郁积成痛；医者……妄以乌附助佐丹剂……积而久也，血液俱耗，胃脘干槁，其槁在上，近咽之下，水饮可行，食物难入，间或可入，入亦不多，名之曰噎，其槁在下，与胃为近，食虽可入，难尽入胃，良久复出，名之曰膈，亦曰反胃。大便秘小，若羊屎然。名虽不同，病出一体"。这段论述很清楚，噎与膈同病异名，病由痰瘀、气郁等所致，也可能因误用香燥药而加重病情。所以说若能滋阴养血……润燥，庶或可生。

20 案[1] 汪石山治一人，形瘦而苍，年逾五十。诊其脉，皆弦涩而缓，尺脉浮而无根。曰：尺脉当沉反浮，所主肾水有亏。其余脉皆弦涩而缓者，弦脉属木，涩为血少，缓脾脉也。以脉论之，此系血液枯槁而有肝木凌脾，非膈则噎也。问之，胸膈微有碍。曰：不久膈病成矣。病成，非药可济。后果病膈而卒。

【注解】[1] 本案及下案都录自《石山医案·附录》。

【阐发与临证】本案以脉论症。年逾五十，形瘦而苍，脉涩、缓、无根，皆指病情严重。凡噎膈症因木旺克土、血瘀、痰滞兼而有之所致者均可用化痰结、祛瘀血、健脾胃、疏肝气之类，治实证取效快、后果好。而病已转入虚证，血少、脾弱，当然难治。若等膈病形成，上下不通，饮食不进，再加癌肿毒素、肿块侵蚀，疼痛难忍，无力回天。

21 案 一人瘦长而色青，性刚急，年三十余，病反胃，每食入良久复出，又嚼又咽，但不吐耳。或作气治而用丁香、藿香，或作痰治而用半夏、南星，或作寒治而用姜、附，俱罔效。汪脉之，皆缓弱稍弦。曰：非气非痰，亦非寒也。乃肝凌脾之病。经云：能合色脉，可以万全。[1]君面青性急，肝木盛也；脉缓而弱，脾土虚也。遂用四君子汤加陈皮、神曲，少佐姜炒黄连以泄气逆，月余愈。

【注解】[1] "能合色脉，可以万全"：录自《素问·五藏生成》篇，原文是："能合脉色，可以万全。"语意还出于《灵枢·邪气藏府病形》篇，原文是"色脉与尺之相应也，如桴鼓影响之相应也，不得相失也……见其色而不得其脉，反得其相胜之脉，则死矣；得其相生之脉，则病已矣"。《难经·十三难》所述内容与此相同。

【阐发与临证】本篇第5案已说到反胃有痰气交结等9种证型，此案单独提肝木乘脾土病机，强调非痰、非气、非寒。肝木乘脾土其实也有肝气郁结，也有中气不足，脾虚也可生痰，三者互为因果。从本案汪之分析以及用四君子汤、陈皮就可看出。姜汁炒黄连辛开苦降，疏理三焦气机，且生姜和胃止呕逆。本案虽分析为"肝木盛也"，但却很少用疏肝理气降逆药，而且用丁香、藿香降逆止呕还无效。

22 案[1] 一人年逾六十，形色紫，平素过劳好饮，病膈，食至膈不下、则就化为脓痰吐出，食肉过宿吐出尚不化也。初卧则气壅不安，稍久则定。医用五膈宽中散、丁沉透膈汤[2]，或用四物加寒凉之剂，或用二陈加耗散之剂，罔效。汪诊之，脉皆浮洪弦虚。曰：此大虚症也。医见此脉，以为热症而用凉药，则愈助其阴而伤其阳。若以为痰为气而用二陈香燥之剂，则益耗其气而伤其胃，是以病益甚。况此病得之酒与劳，酒性酷烈，耗血耗气，莫此为甚。又加以劳伤其胃，且年逾六十，血气已衰，脉见浮洪弦虚，非吉兆也。宜以人参三钱，白术、归身、麦冬各一钱，白芍八分，黄连三分，干姜四分，黄芩五分，陈皮七分，香附六分，煎服五贴，脉敛而膈颇宽，饮食亦进矣。

【注解】[1] 本案录自《石山医案·卷上·膈噎》。

[2] 丁沉透膈汤：《和剂局方》方，治脾胃不和、痰阻恶心少食及膈噎痞塞等症，药用丁香、沉香、白术、香附、砂仁、人参、麦芽、木香、肉豆蔻、白豆蔻、青皮、陈皮、厚朴、藿香、半夏、神曲、草果、炙甘草、生姜、大枣。

【阐发与临证】案文中除两个方剂中的膈字以外，还有三个膈字，各具不同意义。"病膈"之"膈"指噎膈病，病名；"食至膈"之"膈"指胸膈，部位脏器名；最后"膈颇宽"之"膈"指患者的症状感觉。本案例与第17案相似，也是反胃，病机治法也相似。因为此患者年龄偏老，形色紫、好饮酒、过劳，血瘀痰结气滞都比17案严重，所以预后也差，结果仅说"膈颇宽、饮食亦进"，是暂时缓解。

23 案 吴苓山治一妇人，患宿痰呕吐，作噎膈治，以陈皮、海粉[1]、枳实、白术、香附、半夏曲愈。后以清气化痰丸常服，其患不复举矣。

【注解】[1] 海粉：即海蛤壳粉。海蛤壳为海边泥沙中诸蛤壳之总称，海中蛤壳名色虽殊，但性味相类、功用亦同。将蛤壳用浆水煮一伏时，每一两加地骨皮、柏叶各二两，同煮一伏时，东流水淘三次，捣粉即为海蛤粉、又名海粉。性味苦咸平，治咳逆上气、喘息烦满，能清热利湿、化痰饮、消积聚。

【阐发与临证】本案非噎膈反胃病，实乃痰饮病，相当于现在的慢性气管炎之类，所用方药白术健脾以消生痰之源，半夏、陈皮、海蛤粉软坚化痰，香附理气和胃，枳实降逆和胃。

24 案 江应宿治一老妇，近七旬，患噎膈，胃脘干燥，属血虚有热。投五汁汤[1]二十余日而愈。其方芦根汁、藕汁、甘蔗汁、牛羊乳、生姜汁少许，余各半盏，重汤煮温，不拘时，徐徐服。

【注解】[1] 五汁汤：本案方，治血虚有热、噎膈、胃脘干燥，药用芦根汁、藕汁、甘蔗汁、生姜汁、牛羊乳。另有五汁饮，同名3方。(1)《证治汇补》方，治噎膈，药用芦根汁、生姜汁、韭汁、沉香汁、竹沥，煮服；(2)《温病条辨》方，治温病热盛、肺胃津伤、口中燥渴、咳唾白黏沫，药用梨汁、荸荠汁、鲜芦根汁、麦冬汁、藕汁（或甘蔗汁），温或凉服；(3)《重订通俗伤寒论》方，治气郁挟痰，膈塞不通，粪如羊屎，药用梨汁、蔗汁、莱菔汁、鲜石菖蒲汁少量、生姜汁极少量，温服。

【阐发与临证】按案文所说，此噎膈属血虚有热、胃脘干燥，即第19案所引丹溪"胃口干槁"之论例。但因血虚且有热，所以除牛羊乳之外，还用甘蔗汁、藕汁、芦根汁清胃热润胃液。芦根甘寒，《唐新本草》说能疗反胃、呕逆不食；《药性本草》说解大热、开胃，治噎哕不止。因胃脘干燥，用其汁药力更宏且润下。藕汁主要是散瘀血（《名医别录》），与甘蔗汁同样都具有糖分、补充营养。

第六篇 咳 逆

（咳逆[1]连属不绝，俗谓之呃忒是也，哕者即干呕也，胃气逆为干呕，呃逆是肺病。戴复庵[2]云：伤寒发呃，或有热症；杂病发呃，本属虚寒。）

1案 壶仙翁治乡进士许崇志病呃逆，医以雄黄烟熏其鼻，倏然目暗（火症），热剧甚。召翁治之，曰：此得怒气伤肝，肝气上逆而䭇[1]（木挟相火直冲清道）。经云：木郁达之。[2] 即投以涌剂，更为之疏肝平气，数服而愈。所以知崇志病者，切其脉左关沉而弦，右寸微而数。沉弦为郁，微数为热郁不行，故病呃逆，此怒气所生也（丹溪曰：诸逆冲上皆属于火，然亦有数者不同，或痰，或食，或汗吐下后，或中气大虚，或阳明失下，或痢后胃虚阴火上冲清道，宜细阅准绳治法）。

【注解】[1] 䭇：音、义均同呃，是呃的古体字。

[2] "木郁达之"：录自《素问·六元正纪大论》篇。木郁达之即肝气郁结者，使之条达。

【阐发与临证】呕吐和哕都是胃气上逆，呃逆与肺胃都有关。朱丹溪云："土伤则木挟相火，直冲清道而上作咳逆"。李时珍曰："咳逆者，气自脐下冲脉直上至咽膈。"清道、咽膈当然与肺有关，但总与脾、膈等受伤有关。以治呃两个代表方丁香柿蒂汤和橘皮竹茹汤为例，其中都用人参，它能益元气、补肺气；丁香入手太阴、足少阴、足阳明经；淡竹茹除治噎膈外还能治肺痿、唾血、鼻衄；柿蒂能治咳逆胸满；橘皮能消痰涎、治上气咳嗽、气冲胸中，这些药物都能使上逆之胃气下降，所以案例前之注中说"呃逆是肺病"也仅强调与肺有关的一面。至于戴煟"杂病发呃本属虚"之说，也是片面。试看本案的杂病发呃就是肝气上逆而引起，而且是热证。呃逆有胃寒、胃热、脾虚、食积、肝气郁、痰盛、血瘀、肾阳虚、胃阴虚、肝火犯胃、药物中毒等之不同，其中肾阳虚、元气衰败为最严重，尤以见于中风、肾病等病人伴发呃逆更是危险。

2案 有病霍乱吐痢垂困，忽发咳逆，半月间遂至危殆。一医云：凡伤寒及久病得咳逆，皆恶候，投药不效者灸之愈。遂令灸之。火至肌，咳逆随定。元丰[1]中壶为鄜延[2]经略使，有幕官张平序病伤寒，已困，咳逆甚，气已不属。忽记灸法[3]，试令灸之，未食顷遂瘥。其法乳下一指许（足阳明乳根穴），正与乳相直骨间陷中，妇人即屈乳头度之，乳头齐处是穴，艾炷如小豆大，灸三壮。男左女右，只一处，火到肌即瘥。若不瘥，则多不救矣（灸法）[3]。

【注解】[1] 元丰：北宋神宗第2个年号，1078—1085年。

[2] 鄜延：北宋康定二年（1041年）置鄜延路经略使，治所延州（今之延安市）。

[3] 灸法：此二处"灸法"应是《灸法》书。有四种书：（1）唐代崔知悌撰《灸劳法》1卷，

【注解】[1] 咳逆：语出《素问·六元正纪大论》篇"咳逆头痛""咳逆呕吐"，本意指咳嗽而气上逆。这里指呃逆，非咳嗽、非干呕。宋以前多称哕，金、元、明初多称咳逆，明末以后多称呃逆。

[2] 戴复庵：名煟，号复庵，宋朝浙江永嘉人。曾治谢后舌出不收，敷以消风散而愈。

《宋志》及《通志·艺文略》都载；(2) 清代悔迟居士撰《灸法纂要》；(3) 宋代杨齐颜等撰《灸经》10卷，《宋史·艺文志》载；(4) 六朝曹氏撰《灸方》及《灸经》各1卷，《隋书·经籍志》载，其中以 (3) 书最可能。

【阐发与临证】本案主要讲述患伤寒后或其他杂病久病后忽继发呃逆，大多是虚寒，元气虚衰，故称恶候，属危殆症，药物无效时可用艾炷灸乳根穴治疗，往往收效。乳根穴属足阳明经，在乳头直下第5肋间隙，主治胸痛、咳嗽、气喘、呃逆等，一般是斜刺或平刺0.5~0.8寸。此处用艾炷灸，是温补阳气。此患者是伤寒后得，"气已不属"，所以用艾炷灸。案文前半有病霍乱、吐痢垂困而继发呃逆者，也是久病，所以也用艾炷灸。

3 案[1] 丹溪治一老人，素厚味，有久喘病，作止不常，新秋患痢，食大减，数日咳逆作，脉豁大（痢见呃逆从补，况脉大耶！仲景云：大则为虚[1]）。以其形瘦可治，用参术汤[3]下大补丸[4]以补血，至七日而安。

【注解】[1] 本案录自《格致余论·呃逆论》。

[2] "大则为虚"：《伤寒百证歌·卷五·第九十一证》篇有"《脉经》云：大则为虚"；《脉经·卷八·平血痹虚劳脉证》篇有"大则为芤……芤则为虚"，《伤寒论·辨脉法》《金匮要略·血痹虚劳病脉证并治》及《金匮要略·惊悸吐衄下血胸满瘀血病脉证并治》都有此句。

[3] 参术汤：原文是人参白术汤，可能指用人参和白术煎汤送大补丸。

[4] 大补丸：同名2方，是《丹溪心法》方，见二卷第五篇6案注[1]、(1)及(2)方。

【阐发与临证】老人有久喘则病肺虚、脾虚、肾虚，厚味还能引起内热、胃热、肝胆热，患痢后食大减示意脾虚。这里所用之大补丸即《丹溪心法》方之大补阴丸，单用炒黄柏水丸，气虚用补气药下。《丹溪心法》云："不足者，人参白术汤下大补丸。"本案之豁大脉应理解为芤脉，脉芤大即虚，气虚、血虚、阳虚。"大则为虚"即指此。

4 案[1] 一女子年逾笄，性躁味厚，暑月因大怒而咳逆（怒见呃逆治痰从吐），每作一声则举身跳动，神昏，凡三五息一作，脉不可诊视，其形气实。以人参芦二两煎饮，大吐顽痰数碗，大汗，昏睡一日而安。

【注解】[1] 本案录自《丹溪医按·吃逆》及《格致余论·吃逆论》，还收录在《奇症汇·身部》及《医部全录·卷三百二十五·呃门医案》中，但文字与本案有出入，彼偏重于解释人参芦。

【阐发与临证】本患者性情急躁，肝火易动，又素嗜厚味，内热痰盛，因大怒而引发呃逆，肝气挟痰上壅。每呃逆发作一声则全身跳动，说明呃逆是实证，神昏说明痰盛上蒙清窍。朱丹溪在《丹溪心法》中指出"有余并有痰者吐之，人参芦之类"，即指此类患者。他认为"人参入手太阴，补阴中之阳者也，芦则反是，大泻太阴之阳。"并认为该女子暴怒气上，肝主怒，肺主气，怒则气逆，肝木乘火侮肺，故咳逆而神昏。参芦善吐，今痰尽气降火息，金气复位，胃气得和而解。讲得很有道理。人参芦苦温，李时珍说吐虚劳痰饮；吴绶《伤寒蕴要全书》认为"人弱者（指气虚——笔者注）以人参芦代瓜蒂"。

5 案[1] 虞恒德治一人，病伤寒阳明内实，医以补药治之而成发咳逆，十日后召虞。诊其脉长而实大，与大承气汤大下之，热退而咳亦止（伤寒阳明内实失下）。

【注解】[1] 本案及下案都录自《医学正传·卷三·咳忒》篇。

【阐发与临证】阳明内实证是肠胃热实燥结，宜清宜下。医以补药治之，热实燥结尤甚。腑气宜通、胃气宜降，如果热实燥结于肠胃，必然引起浊气上泛而发为呕吐、呃逆等，大承气汤釜底抽薪。

6 案 一人得伤寒症，七日热退而咳[1]，连声不绝。举家彷徨，召虞诊其脉，皆沉细无力，人倦甚。以补中益气汤作大剂，加炮姜、附子一钱，一日三贴，兼与灸气海（任穴）[2]乳根（胃穴）[2]、三处，当日咳止，脉亦充而平安（胃虚）。

【注解】[1] 咳：指咳逆，即呃逆。

[2] 任穴、胃穴：任穴指任脉之俞穴、胃穴指足阳明胃经之俞穴。

【阐发与临证】伤寒热退后有几种变症，在《伤寒论·辨阴阳易差后劳复病脉证并治》篇中已有三种，即劳复、重感和伤寒病的后遗症或伴发症。劳复有二种，即女劳复第391条、过早操劳的劳复第392条；重感的有重感外邪第393条，因《伤寒论》讲外感热病，所以只讲重感外邪；病人本身因大病而引起的变化即后遗症或伴发症有4种，即脾胃虚寒善吐第395条、水饮停蓄第394条、气阴两虚第396条、饮食失调食积第397条。其中有呕、哕、呃及类似症状（凡气上逆，不管肺气上逆、胃气上逆、邪气上逆都在内）的有房劳引起的女劳复——热上冲胸，脾胃虚寒喜唾，气阴两虚、气逆、欲吐三种。这三种都是虚证，第一种其实是肾虚、肾精不足，患伤寒热病大病一场，津、精、血、液、气都虚，五脏俱虚，可想而知肾精如何，如果房事不节，当然更易肾精虚（性交一二次大概不会肾精丧失，但病后体虚、短时间次数较频，就不可等同了），烧裈散实际上是补充一些性激素，也就是肾精，男女都是。第二种是脾胃虚寒，也是伤寒阴证的后遗症，所以用理中丸温补中焦。第三种是气阴两虚，也是伤寒热证的后遗症，所以用竹叶石膏汤。本案是虚寒，可能是阴证的后遗症，脉沉细无力、人倦甚，类似少阴病——脉微细、但欲寐，因此用理中丸加大补气壮阳，且一日三剂，加灸乳根是止呃，灸气海是补益元气。气海穴除能治疗虚泄性质的病症，如崩漏、遗尿、遗精、阴挺、中风脱证等以外，还有强壮固气的作用。在虞恒德《医学正传·咳忒篇·治呃逆诸方》后还附有艾灸气海、乳根穴止呃逆的，并说是祖传方。

7案 吕元膺[1]治一人病哕十余日，诸医以附子、丁香等剂疗之，益甚。切其脉，阳明[2]大而长，右口之阳[3]数而躁。因告之曰：君之哕即古之咳逆，由胃热而致，或者失察，[4]反助其热，误矣。饮以竹茹汤[5]，未终剂哕止（胃火）。

【注解】[1] 吕元膺：即吕复。见一卷第八篇伤寒第33案注解，本案录自《明外史·本传》。

[2] 阳明：指阳明脉，即右关脉，因右关候脾胃。

[3] 右口之阳：指右寸脉。

[4] 或者失察：指前医（诸医）以附子、丁香等剂疗之，是诊断治疗错误。

[5] 竹茹汤：同名9方。（1）《济生方》方，治热吐，口渴烦躁，药用竹茹、橘红、葛根、甘草、麦冬、生姜，热盛加黄连；（2）《普济本事方》方，治胃受邪热、心烦喜冷、呕吐不止，药用葛根、半夏、甘草、竹茹、生姜、大枣；（3）《证治准绳》方之一，治妊娠烦躁，胎不安，药用竹茹一味；（4）上书方之二，药治疗同前加橘红、半夏、茯苓、黄连、甘草、葛根、生姜；（5）《沈氏尊生书》方，治内热，药用竹茹、麦冬、小麦、甘草、人参、半夏、茯苓；（6）《千金要方》方，治吐血，大小便下血，汗血，药用竹茹、当归、川芎、黄芩、甘草、人参、白术、芍药、桂心；（7）《千金翼方》方，治哕，药用竹茹、半夏、陈皮、生姜、紫苏、炙甘草；（8）《全生指迷方》方，治胃热、心下烦，得热则呕，口渴，药用竹茹、半夏、陈皮、赤苓、甘草、人参、麦冬、枇杷叶、生姜、大枣；（9）《和剂局方》方，治妊娠呕吐，头痛眩晕，痰逆烦闷，药用上方去半夏、赤苓、枇杷叶、大枣，加白术、白茯苓、厚朴。

【阐发与临证】本案与第5案类似，胃热呃逆而用热药治疗，所以病益甚。本案所用竹茹汤可能是《济生方》方或《普济本事方》方。右寸肺脉数而躁，右关脾脉大而长，都表示肺胃同热且以胃热为本，这也说明呃逆与肺胃都有关。

8案 《宝鉴》[1]治一人，中气本弱，病伤寒八九日。医见其热甚，以凉药下之，又食梨三枚，痛伤脾胃，四肢冷，时发昏愦，脉动而中止，有时自还，乃结脉也。心亦悸动，咳逆不绝（丹溪云：此症唯伤寒痢疾胃气虚衰为至重），色变青黄，精神减少，目不欲开，蜷足，恶人语。以炙甘草、生姜、桂枝、人参、生地、阿胶、麦门冬、麻仁、大枣，水煎，再服而愈（伤寒下后）。

【注解】[1]《宝鉴》：指《卫生宝鉴》。本案录自《卫生宝鉴·卷二十一·药味专精》篇。

【阐发与临证】脾胃虚弱而患伤寒病且八九日，即使真有热盛要用凉药下之，也要照顾脾胃，用竹叶石膏汤、白虎加人参汤、黄龙汤之类，如用承气汤类当然会更伤脾胃气，以致伤及阳气，本案即如此。所以，四肢冷、发昏愦、呃逆不绝、脉结，目不欲开，蜷足、恶人语，乃是心脾肾阳虚。由于脉结心动悸，故用炙甘草汤。《伤寒论》第182条"伤寒，脉结代，心动悸，炙甘草汤主之。"本案用炙甘草汤也是着重于"结脉、心动悸"。此二证与其他症状，如四肢冷等都是同一病机，所以，用同一炙甘草汤而能治愈，本案如用清酒煎服也是可以的。

第七篇 吞酸吐酸

（璚按：酸乃肝味，是症多由肝经火郁，如食物遇郁蒸则易酸也。[1]）

1 案[1] 丹溪治一人，因心痛久，服热药多，兼患吞酸。以二陈汤加芩、连、白术、桃仁、郁李仁、泽泻服之，累涌出酸苦黑水如烂木耳者，服久，心痛既愈，酸仍频作，有酸块自胸膈间筑上咽喉，甚恶，以黄连浓煎冷俟酸块欲上与数滴饮之，半日许，下数次而愈。乃罢药，淡粥调之，一月时已交春节旬余[1]，中脘处微胀急，面带青，气急喘促，时天尚寒，盖脾土久病衰弱，木气行令，此肝凌脾也。急以索矩六和汤[3]与之，四日而安。

【注解】[1] 本案录自《丹溪医按·心脾痛》。

[2] 春节：原文是立春节。

[3] 索矩六和汤：即六和汤，见一卷第六篇中寒第2案注。

【阐发与临证】本案是心痛病，即胃脘痛。由于胃脘疼痛而导致吐酸、吞酸，相当于溃疡病。吐出之"酸苦黑水如烂木耳者"是胃出血加胃酸和食物残渣。由于服热药太多而引起的，所以理应清肝胃之火才对。本案单用黄连，如加少量木香、适量乌贼骨或煅瓦楞子可能更好。前医用黄芩、黄连加半夏、白术还是可以的，至于陈皮、桃仁、郁李仁亦尚可，茯苓、甘草、泽泻等则多余了。至春季肝木当令，乘脾克脾之机，当然病会反复。

2 案[1] 薛己治一儒者面色痿黄，胸膈不利，吞酸嗳腐，恪服理气化痰之药，大便不实，食少体倦，此脾胃虚寒。用六君加炮姜、木香渐愈，更兼用四神丸而元气复。此症若中气虚弱者，用人参理中汤[2]，或补中益气加木香、干姜，不应，送左金丸[3]或越鞠丸[4]。若中气虚寒，必加附子，或附子理中汤，无有不愈。

【注解】[1] 本案和下案都录自《内科摘要》脾胃亏损、吞酸嗳腐等症。

[2] 人参理中汤：同名2方。(1)《校注妇人良方》方，本方与《伤寒论》的理中丸、理中汤、《金匮要略》的人参汤、《千金要方》的治中汤都是同一方剂，主治中焦虚寒，药用人参、白术、干姜、炙甘草；(2)《外台秘要》方，治广霍乱洞泄，药用人参、干姜、桂心、炙甘草、陈皮、茯苓、黄芪。

[3] 左金丸：同名2方。(1)《丹溪心法》方，又名回令丸、萸连丸，功能清肝降逆止呕，治肝胃火旺，胁肋脘腹胀痛，呕吐吞酸嘈杂，药用黄连、吴茱萸（剂量6∶1）；(2)《证治准绳》方，治药都同(1)方，但用白术、陈皮煎汤送服。《和剂局方》的戊己丸全同左金丸。

[4] 越鞠丸：《丹溪心法》方，能行气解郁，治气、血、痰、火、湿、食等郁结所致胸脘痞闷、

【注解】[1] 璚按中"酸乃肝味，是症多由肝经火郁"一句是对的，后面的"如食物遇郁蒸则易酸也"也是对的，但二句不能相提并论，否则有牵强附会之嫌。

脘腹胀痛、吞酸呕吐、饮食不化等，药用苍术、香附、川芎、山栀、神曲。

【阐发与临证】此患者面色萎黄、食少体倦、大便不实即提示中焦虚寒。如因胸膈不利、吞酸嗳腐而服理气化痰药，也应该加重健脾温中的理中汤或附子理中汤。案文载薛己用六君子汤加炮姜、木香，或用人参理中汤，或补中益气汤加干姜，都是健脾为主，治虚可，温中不足。所以薛己强调必加附子。左金丸太苦寒，如必须用其治吞酸，亟须加附子、干姜或肉桂。越鞠丸也有苦寒药山栀，所以亦须调制药性，勿使苦寒太过。

3 案 一上舍饮食失宜，胸腹膨胀，嗳气吞酸，以自知医，用二陈、枳实、黄连、苍术、柏皮之类，前症益甚，更加足指肿痛，指缝出水。薛用补中益气加茯苓、半夏，治之而愈。若腿足浮肿或焮肿，寒热呕吐，亦用前药。

【阐发与临证】本案比上案少了面色萎黄、食少、体倦、大便不实，又有足趾缝出水肿痛，所以不用温中之附子、干姜，反加半夏、茯苓，连原方中陈皮组合成二陈汤化其痰湿。前医用二陈汤是可以的，用枳实、苍术尚可，但用黄连、黄柏苦寒药则错了，因为吞酸不一定是肝火胃热。吞酸有肝气犯胃、肝火、胃热、食积、寒湿内阻、中焦虚、脾阳不足等不同证型，分别用越鞠丸、左金丸、保和丸、香砂六君子丸、理中丸和附子理中丸等治之。此三例之症都各有侧重。

第八篇 痞 满

（琇按：案中与后肿胀亦无甚区别。）

1案[1] 东垣治一贵妇，八月中，先因劳役饮食失节，加之忧思，病结痞，心腹胀满，旦食则不能暮食，两胁刺痛（琇按：两胁刺痛终是木气乘土）。诊其脉弦而细，至夜浊阴之气当降而不降，䐜胀尤甚。大抵阳主运化，饮食劳倦（琇按：先生平生只主此四字），损伤脾胃，阳气不能运化精微，聚而不散，故为胀满，先灸中脘，乃胃之募穴，引胃中生发之气上行阳道，又以木香顺气汤[2]助之，使浊阴之气自此而降矣。

【注解】[1] 本案录自《济生拔萃》，引自李东垣《医学发明》。笔者据《古今医统大全》引《济生拔萃》木香顺气汤文内。

[2] 木香顺气汤：同名2方。（1）《医学发明》方，治气滞湿阻之脘腹胀闷、痞满、纳呆、恶心、舌苔白腻等，药用木香、厚朴、青皮、陈皮、益智仁、茯苓、泽泻、干姜、半夏、吴茱萸、当归、升麻、柴胡、草豆蔻、苍术；（2）《医学正传》和《卫生宝鉴》方有人参。

【阐发与临证】《难经·四十九难》载"饮食劳倦则伤脾"，平日养尊处优之贵妇人更易中气不足，加之忧思，思想气结，木来侮土，因之气机不顺，浊阴不降，清阳不升，因而胸脘腹胀满。《素问·阴阳应象大论》篇云"浊气在上，则生䐜胀"，即此之谓也。因胀而旦食不能暮食，因气结而两胁刺痛。中脘穴是胃之募穴，又是腑之会，主治胃脘痛、腹胀肠鸣，呕吐泄泻，能健脾胃。实验观察，针刺中脘穴可使健康人的胃蠕动增强，幽门开放，胃下缘升高，空肠黏膜皱襞增深、增密，动力增强。此案用艾灸，除以上作用外，尚可扶助脾阳，使清阳上升，再内服木香顺气汤顺气消胀、调中化浊而使浊阴下降，阳升阴降，气机通畅。

2案[1] 滑伯仁治一人病肺气焦满，视之曰：病得之多欲善饮，且殚营虑，中积痰涎，外受风邪，发为喘喝痰咳，不能自安。为制清肺泄满、降火润燥、苦辛等剂而愈。

【注解】[1] 本案及下案可能录自《明外史·本传》。

【阐发与临证】肺气焦满是为肺热叶焦而胸膺痞满，与下文之清肺降火泄满相对而言。善饮则中焦湿热，热伤肺叶，多欲伤肾精，殚营虑伤脾阴，脾虚则痰生。又外受风邪，肺气被郁，故发为喘咳、痰盛、内热口渴。润燥治脾阴虚，苦辛对发散风邪、化痰止咳而言。

3案 一人苦胸中痞满，愦愦若怔忡状，头目昏痛，欲吐不吐，忽忽善忘，时一臂偏痹。脉之，关已上溜而滑，按之沉而有力。曰：积饮滞痰横于胸膈，盖得之厚味醇酒，肥腻炙煿，蓄热而生湿，湿聚而痰涎宿饮皆上甚也。王冰云：上甚不已，吐而夺之。[1]治法宜吐，候春日开明，如法治之，以物探吐喉中，须臾大吐异色顽痰如胶饴者三四升，一二日更吐之，三四次则胸中洞爽矣。

【注解】[1] "上甚不已，吐而夺之"：王冰在《素问·五常政大论》篇指出"上取下取，内取外取，以求其过"，注曰"上取，谓以药制有过之气也，制而不顺则吐……上甚不已，吐而脱之"。

【阐发与临证】本案同上案例，醇酒肥腻引起湿热痰积，欲吐而不得。头目昏痛、善忘、关脉以上滑，都说明胸膈有痰饮。与上案不同的是无外受风邪，而且不是中积，而是"皆上甚"，所以宜吐法，而不能用上案例的清肺泄满法。"候春日"而用吐法，可能是病发生在冬日，吐法可使正气上越，但也极易伤阴液，不利于冬日养正蓄精之时，是故不宜于冬季用吐法。《素问·四气调神大论》篇曰："圣人春夏养阳，秋冬养阴，以从其根。"

4 案[1] 罗谦甫治真定赵客，六月间乘困伤湿面，心下痞满，躁热时作，卧不安，宿于寺中，僧以大毒热药数十丸[2]，下十余行，痞稍减。越日，困睡，为盗劫其赀[3]，心动，遂躁热而渴，饮水一大瓯，是夜脐腹胀痛，僧再以前药复下十余行，病加困笃，四肢无力，躁热，身不停喜冷水，米谷不化，痢下如烂鱼肠脑，赤水相杂，全不思食，强食则呕，痞甚于前，噫气不绝，足胻冷，小腹不任其痛。罗诊脉，浮数八、九至，按之空虚。曰：予溯流寻源，盖暑热已伤正气，以有毒大热之剂下之，一下之后，其所伤之物已去而无余矣，遗巴豆之气，流毒于肠胃间，使呕逆而不能食，胃气转伤而然。及下脓血无度，大肉脱下，皮毛枯槁，脾气弱而衰矣。舌上赤涩，口燥咽干，津液不足，下多亡阴之所致也。阴既已亡，心火独旺，故心胸躁热，烦乱不安。经曰：独阳不生，独阴不长，[4]夭之由也。遂辞去，易一医，不审脉究原，惟见痞满，即以枳壳丸[5]下之，病添喘满，利下不禁而死。《金匮》云：不当下而强下之，令人开肠洞泄，便溺不禁而死。[6]此之谓也。

【注解】[1] 本案录自《卫生宝鉴·卷一·下多亡阴》篇。

[2] 大毒热药数十丸：古时有用巴豆制成之丸药供药肆出售，巴豆辛热大毒。

[3] 赀：同资，钱财货物。

[4] "独阳不生，独阴不长"：出自《丹经》，原文是"孤阳不生，孤阴不长"。《素问·四气调神大论》篇王冰注曰"阳气根于阴，阴气根于阳，无阴则阳无以生，无阳则阴无以化"；《素问·生气通天论》篇"阴平阳秘，精神乃治，阴阳离决，精气乃绝"，都是说的这意思。

[5] 枳壳丸：同名9方。(1)《苏沈良方》方，治一切酒食伤，胸膈痞闷疼痛，饮食不消，药用枳壳、厚朴、茯苓、白术、人参、半夏、木香、青皮、橘红、槟榔、三棱、莪术、牵牛子、大黄、干姜、神曲、麦芽、生姜汁；(2)《济生方》方，治肠胃气壅风盛，大便秘实，药用枳壳、皂角、大黄、羌活、木香、橘红、桑白皮、白芷；(3)《证治准绳》方，治疮疽、痈肿、瘰疬，药用枳壳、牵牛子、木香、青皮、大黄、甘草、皂角；(4)《沈氏尊生书》方，治三焦约，二便不通，药用枳壳、陈皮、槟榔、木香、牵牛子、蜂蜜；(5)《太平圣惠方》方之一，治一切风热疥疮，药用枳壳、苦参、蜂蜜；(6) 上书方之二，治风热头面皮肤瘙痒，烦闷、生瘾疮，药用枳壳、天冬、独活、白蒺藜、牛蒡子、苡仁、蜜丸；(7) 上书方之三，治大便结实，药用大黄、枳壳、芒硝、蜜丸，姜汤下；(8)《卫生宝鉴》方之一，治中焦气滞，胸膈痞满，饮食迟化，四肢困倦，呕逆恶心，药用枳壳、茯苓、白术、半夏、木香、橘红、槟榔、三棱、莪术、牵牛子、青皮，温姜汤下；(9) 上书方之二，治产后二便涩滞，药用木香、枳壳、大黄、麻仁、蜜丸。

[6] "不当下而强下之，令人开肠洞泄，便溺不禁而死"：《金匮要略》中无，但该书"痉湿暍病脉证"篇中有"湿家，下之，额上汗出，微喘，小便利者死；若下利不止者亦死"。文字全不同，意义相近。

【阐发与临证】本案的病机已在案文中详述。一下已用大热之泻下药祛湿热以及暑邪挟食积，本为非治，但赵客身体好而痞稍减，但药毒之余热仍在。适逢心肝火旺而引发，再用热药猛泻而致阴虚火旺。其实罗氏如用养阴健脾胃药，慢慢调理是有可能治好的，因该患者还不至于到孤阳、独阴的地步。再下则另当别论了。

5 案[1] 虞恒德治一人年三十余，身材肥盛，夏秋间因官差劳役，至冬得痞满症，两胁气攻胸中，饱闷不能卧，欲成胀满症。历数医，皆与疏通耗散之药，不效。十一月初旬，虞诊，两手关前皆浮洪而弦涩，两关后脉皆沉伏。此膈上有稠痰，脾土之气敦阜，[2]肝木郁而不伸，当用吐法，木郁达之之理也。奈值冬月降沉之令，未可行此法。且与豁痰疏肝气，泻脾胃敦阜之气，用平胃散加半夏、青皮、茯苓、川芎、草龙胆、香附、砂仁、柴胡、黄连、瓜蒌仁等药，病退十之三四。待次年二月初旬，为行倒仓法[3]，安。

【注解】[1] 本案录自《医学正传·卷三·痞满》篇。

[2] 脾土之气敦阜：语出《素问·五常政大论》篇，原文是"五运……太过何谓？……土曰敦阜"。敦即厚，阜即高，土气有余故高而厚，即敦阜。

[3] 倒仓法：朱丹溪方法。《本草纲目》说是"此方出自西域异人"。方法是用去筋膜之黄牛肉20斤，长流水煮成糜，去滓滤取液，再熬成琥珀色收之。每饮一盅，随饮至数十盅，寒月温饮。病在上令吐，在下令利，在中令吐而利。吐利后渴，即服其自身之小便一二碗。吐利后倦怠觉饥，先以米饮，次与淡稀糜粥，三日后方可少食菜羹。调养半月至一月后，形体轻健，但须忌牛肉五年（一说忌终生）。此方法治脏腑肠胃经络宿滞。

【阐发与临证】痞满有肝郁、气滞、脾胃湿困、痰饮、水饮、血瘀、中气虚、中阳虚及肾阳不足等不同。两胁气攻、胸中饱闷说明气滞，身材肥盛说明痰湿内盛，官差劳役以致肝气郁结，所以疏通、耗散之类治法不效，是因既未燥湿祛痰，又未舒肝解郁，单纯疏通徒耗气伤脾胃而已。所谓泻脾胃敦阜之气是指脾胃之气有余，指其身材肥盛，因而用疏肝理气剂并未加健脾益气如党参、白术等。倒仓法所用之黄牛肉，原为健脾之品，在此用作催吐而不伤正，实为良法。是否可用参、芦代之？

6 案[1] 石山治一人，年逾三十，病中满，朝宽暮急，屡医不效。汪诊视脉浮小而弦，按之无力。曰：此病宜补。人参二钱，白术、茯苓各一钱，黄芩、木通、归尾、川芎各八分，栀子、陈皮各七分，厚朴五分，煎服，且喻之曰：初服略胀，久则宽矣。彼疑气无补法。汪曰：此俗论也。气虚不补则失其健顺之常，痞满无从消矣。经曰：塞因塞用，[2]正治此病之法也。服之果愈。

【注解】[1] 本案及下案都录自《石山医案·附录》。

[2] 塞因塞用：语出《素问·至真要大论》篇。

【阐发与临证】病中满而朝宽暮急，说明肠胃满。胃宜降则和，胃气失降，再加食入水谷，胃更胀满，所以朝宽舒而暮更急满，此弦脉之所由也。本病宜补中气，虽重用人参，但黄芩、木通、栀子用之太多，对降胃气有碍。初服略胀，虽与重用人参有关，恐与苦寒药太多也有关。保和丸治食积中满虽也用连翘，但量少又用壳，显然不会伤胃气。

7 案[1] 一人长瘦体弱，病左腹痞满，谷气偏行于右，不能左达，饮食减，大便滞。汪诊其脉浮缓而弱，不任寻按。曰：此土虚木实也。用人参补脾，枳实泄肝，佐以芍药引金泄木，辅以当归和血润燥，加厚朴、陈皮以宽胀，兼川芎、山栀以散郁，服十余贴稍宽。因粪结思饮人乳。汪曰：恐大便滑耳。果然。遂停乳，仍服前药，每贴加人参四五钱。后思香燥物。曰：脾病气结，香燥无忌也（琇按：香燥无忌与前润燥矛盾）。每日因食燥榧[2]（琇按：榧何尝燥）一二十枚，炙蒸饼[3]十数片，以助药力，年余而安。

【注解】[1] 本案录自《石山医案·附录》，又收录在《奇症汇·腹部》。

[2] 燥榧：香榧子。该物原为香物，炒熟后食之，也燥。

[3] 炙蒸饼：蒸饼类似现在的发糕，做成饼状的馒头，蒸熟也叫蒸饼。再切成片状置锅内炙烤成两面焦黄，有香味，叫炙蒸饼，类似南方的瓦片糕、北方的烤馒头片。

【阐发与临证】脾为后天之本，气血生化之源，主升清，胃为水谷之海，主和降，两者纳运协调，升降相因，共同完成对饮食物的消化吸收和运输功能，而肝的疏泄功能是保持脾胃升降协调不紊的重要条件，肝属木，脾属土，土得木而达。本文已指出为土虚木实，即脾虚肝郁，肝气不能对脾胃进行正常疏泄。就其功能而言，《素问·刺禁论》篇中还有"肝左肺右"之说。因为左右为阴阳之道路，人生之气，阳从左升，阴从右降，肝属木应春，位居东方，为阳生之始，主生主升；肺属金应秋，位居西方，为阴藏之初，主杀主降；左为阳升，右为阴降，故肝体居右而其气自左升，肺属膈上而其气自右降。张景岳在《类经》中亦指出"肝木旺于东方而主发生，故其气生于左，肺金旺于西方而主收敛，故其气藏于右"，故左腹部痞满，谷气偏于右，不能左达。

人乳虽能益气补五脏，令人肥白，但脾虚之人不能消化，所以大便滑泄。寇宗奭《本草衍义》载："乳汁则血也……血为阴，故性冷。脏寒人（脾虚、脾阳不足），如乳饼酥酪之类，不可多食。"也是此意。香榧子炒熟甚香，炙蒸饼也为香物，香物能理气，用于木实肝郁气滞者也是适宜的，能助药力。但此二物必须细嚼慢咽方可。

8案 项彦章治一人病胸膈壅满，甚笃，昏不知人。医者人人异见[1]。项以杏仁、薏苡之剂灌之，立苏。继以升麻、黄芪、桔梗消其胀，服之，逾月瘳。所以知其病者，以阳脉浮滑，阴脉[2]不足也。浮为风，滑为血聚，始由风伤肺。故结聚客于肺阴，脉之不足则过于宣逐也。诸气本乎肺，肺气治则出入易，菀陈除[3]，故行其肺气而病自已。

【注解】[1] 异见：看法各不相同。

[2] 阳脉、阴脉：指寸脉和尺脉。这里寸脉指肺脉，即阳脉仅指右寸脉，候肺，所以论治以肺为主。

[3] 菀陈除：语出《灵枢·九针十二原》篇，原文为"凡用针者……菀陈则除之"。《灵枢·小针解》篇："菀陈则除之者，去血脉也。"

【阐发与临证】痞满虽有多种不同证型，但胸膈壅满首先要考虑心肺。项彦章虽以论脉辨证为风伤肺且肺气不足，用杏仁、薏苡仁、桔梗宣肺化痰，也用黄芪、升麻补肺气，但也说阴脉（尺脉）不足而且有血聚，可知寸脉的滑也可能是心有血瘀，否则单肺有风痰，不可能昏不知人。况且此类治疗竟"逾月瘳"，也说明本案的治疗未针对心有瘀血是一缺憾，或者宜加用通胸阳、祛痰行气的全瓜蒌、薤白等。

9案 江汝洁治程秋山，夏末因腹内有滞气，医用硝黄之类下之，遂成胀满之症。江诊其脉，右关举按弦缓无力，余脉弦缓，按之大而无力。经曰：诸弦为饮、为劳、为怒。[1] 又曰：缓而无力为气虚。[2] 又曰：大而无力为血虚。[3] 又曰：胀满者浮大则吉。[4] 据脉论症，则知弦为木，缓为土，木来侵土，热胀无疑也。且此时太阴湿土主令，少阳相火加临，[5] 湿热太盛，疾渐加剧，急宜戒怒，却厚味，断妄想，待至五气[6]阳明燥金[7]主令，客气燥金[8]加临，疾渐减可治。须大补脾土，兼滋肺金，更宜补中行湿。以薏苡三钱，白术、莲肉各二钱，人参、茯苓、山药各一钱，赤豆一钱半，水煎热服，一服，是夜能转动[9]，次早即视见脐，二服，胀消大半。

【注解】[1] "诸弦为饮、为劳、为怒"：《脉经》："偏弦为饮""咳家，脉弦为有水……胸中寒实""脉弦为劳。"《脉诀乳海》："弦则为饮""寸脉弦……谓心下有痰饮也""三部俱弦肝有余……怒气满胸常欲叫""弦则为劳。"《金匮要略·痰饮咳嗽病脉证并治》："偏弦为饮。"

[2] "缓而无力为气虚"：《脉经》："缓者为虚。"

[3] "大而无力为血虚"：见十一卷第三篇第 11 案注。

[4] "胀满者浮大则吉"：《脉诀乳海·杂病生死歌》："腹胀浮大是出厄。诊得其脉浮大，则阳气尚不甚虚，阴气犹不甚积，故曰出厄。"《脉诀》："脾积痞气，浮大而长。"《脉经》："百病死生""水病，胀闭，其脉浮大软者，生。"

[5] 太阴湿土主令，少阳相火加临：太阴湿土主令指夏末长夏开始，气候潮湿，长夏属湿土，主足太阴脾当令。《素问·至真要大论》篇"太阴司天，其化以湿"，云雨润泽。少阳相火加临指弦脉，弦为木，在脏主肝，在腑主胆，为足少阳，肝胆之火为相火。上书该篇又载"少阳司天，其化以火"，长夏过后，炎炽赫烈。

[6] 五气：这里不是指风寒暑湿燥、金木水火土及臊焦香腥腐等，而是指土气，土位中央，其数

［7］阳明燥金：语出《素问·五运行大论》篇"燥胜风""燥生金""在天为燥，在地为金"，王冰注为："风自木生，燥为金化""岁属阳明在上则燥化于天，阳明在下则燥行于地。"足阳明胃属燥土，与足太阴脾湿土相对应。但燥是肺金之属性，所以阳明胃当令时，在天则为燥，在地则为金。

［8］客气燥金：长夏季很短，很快转到秋天，属燥金。所以，长夏湿季刚结束，天气接着就要干燥，虽未到秋天，但干燥之客气也加临了。

［9］能转动：该病人因胀满而腹部、腰部活动不便，经治疗胀满减轻，腰部能转动了。下文的"即视见脐"同样表示腹胀减轻。

【阐发与临证】夏末进入长夏，湿当令，湿热内阻，易患肠胃病。如饮食不慎，腹胀消化不良是常见病症，显然用硝黄攻下是误治。即原应用芳香化浊、健脾理气法，而用苦寒攻下适得其反。脉弦缓大而无力应体会暑热伤气。文中说："热胀无疑"，实在应该是湿热作胀，用藿香正气散加香砂六君子汤即可。待到秋燥当令时，再用药则欠妥，但其本意是借气候之干燥而少用香燥化湿，又有可能病势自缓。

10 案[1] 州守王用之先因肚腹膨胀，饮食少思，服二陈、枳实之类，小便不利，大便不实，咳痰腹胀，用淡渗破气之剂，手足俱冷，此足三阴虚寒之症。用金匮肾气丸，不月而康。

【注解】［1］本案和下案都录自《内科摘要·卷下·脾肾亏损小便不利肚腹膨胀等症》篇。

【阐发与临证】本案开始的肚腹膨胀、饮食少思，可能是脾虚湿阻。虽用二陈、枳实燥湿降胃气，但无健脾益气。中气不足，溲便为之变，此之谓也。土虚不生金，脾虚生痰，再用淡渗破气，气虚成阳虚，脾虚变肾虚。

11 案 一男子胸膈痞闷，专服破气之药。薛曰：此血虚病也。血生于脾土，若服前药，脾气弱而血愈虚矣。不信，用内伤药，吐血而殁。

【阐发与临证】前第5案已说明痞满病有虚实的不同。如果胸膈痞满属虚，专用破气药能虚其中气，即使是气滞肝郁引起的，也不能专用破气药，虽可取一时之快，终究虚其脾胃，薛己所谓："脾气弱而血愈虚矣。"本案之胸膈痞闷可能是噎膈症，或者是食道憩室之类或慢性肝病类，过用活血破血破气药可以引起出血。文中的内伤药，指有损伤人体气血及正气之副作用的上述药物。像下篇（肿胀）第1案所用药物即符合薛己之意。

第九篇　肿　胀

（琦按：《灵枢》十二经皆有胀病。）

1 案[1]　丹溪治一人嗜酒，病疟[2]半年，患胀满，脉弦而涩，重取则大。手足瘦，腹状如蜘蛛。以参、术为君，当归、芍药、川芎为臣，黄连、陈皮、茯苓、厚朴为佐，生甘草些少，日三次饮之，严守戒忌，一月后汗而疟愈，又半月小便长而胀退。

【注解】[1] 本案及下案、第6案都录自《格致余论·鼓胀论》篇。

[2] 病疟：此处的"疟"，既指恶寒发热的症状，又指腹中癥块似疟母。

【阐发与临证】此患者素嗜酒，腹胀满，臌胀如蜘蛛，四肢瘦，恶寒发热，这是腹中有水饮，相当于现代的酒精性肝硬化伴发腹水、肝脾肿大，辨证为血瘀、湿热。所用药物，取四物汤中归、芎、芍活血和肝，黄连、厚朴除湿热，厚朴、陈皮理气除胀助利水，茯苓利水，因脾虚用四君子汤益气健脾固本。

我国目前嗜酒者增多，青年人中嗜酒者更多，酒精引起的肝脏病尤其是酒精性脂肪变性即脂肪肝较多见。单纯的脂肪肝是可逆的，但如果发展下去，脂肪坏死，肝细胞坏死，变成酒精性肝炎，就容易发展成酒精性肝纤维化、肝硬化和肝细胞癌。另外，由酒精引起的胆汁瘀积也常见。2000年10月17日《临沂广播电视报》转引《民族医药报》介绍用茶树根30克，柴胡、半夏、陈皮、桃仁各9克，茵陈15克，炒大黄、红花各6克，八月札、当归、川楝子各12克，莪术、丹参各18克，水煎服每日一剂，并随症加减，连服8周为一疗程，3疗程以上可治疗脂肪肝。2001年2月12日《中国中医药报》介绍脂肪肝的药食疗方五则：用金钱草、车前草各60克，砂仁10克，洗净鲤鱼一尾同煮熟，加姜、盐调味，吃鱼及汤；鱼脑或鱼子焙黄研细末，每次3~5克，温开水冲服；动物脊骨和海带丝同炖烂加调料，食海带和汤；玉米须60克，冬葵子15克，赤小豆100克，煮汤白糖调味，吃豆和汤；当归、郁金各12克，山楂、橘饼各25克，煮汁分次服。2001年8月31日《老年生活报》介绍每日早餐吃鲜豆浆和花生米治好了脂肪肝。2002年3月2日《上海中医药报》介绍2则脂肪肝食疗方：首乌粉30克，粳米75克，大枣5枚，煮成粥早晨空腹吃；蚌肉150克、豆腐200克、马兰100克烧汤食用。但肝硬化病人不宜多吃鱼，因为鱼类脂肪富含二十碳五烯酸，其代谢产物为前列腺素，有降低血液黏稠度、抑制血小板凝集的作用，对肝硬化病人易引起出血。

2 案　一人年四十余，嗜酒，大便时见血，春患胀，色黑而腹大形如鬼状。脉涩而数，重[1]似弦而弱。以四物加芩、连、木通、白术、陈皮、厚朴、生甘草作汤，服之近一月而安。

【注解】[1] 此处缺"取"或"按"字。

【阐发与临证】本案与上案相似。多见便血，可能是痔血，也可能是远血，反正肝硬化容易引起出血，因凝血机制障碍（参见二卷第六篇火热第7案）。本案比上案多用地黄、黄芩，少用人参（虽脉弱，但恐不是气虚），都因便血之故。

3 案[1]　一人因久病心痛咽酸，治愈后，至春中脘微胀，面青气喘，意谓久病衰弱，木气凌脾，以索矩三和汤而安（琇按：此案与吞酸首条之尾同）。

【注解】[1] 本案及下案可能录自《丹溪纂要》。

【阐发与临证】本案与本卷第七篇吞酸吐酸第1案朱丹溪所治之患者为同一人，本案与其后半段文字也相同。即本案是先患吞酸吐酸病症治愈后，于春季反复发作。春季肝木当令，乘脾凌脾以致中脘胀、面青。索矩三和汤见三卷第一篇痰症第7案注，主要用作疏肝健脾。

4 案　一女子，禀厚，患胸腹胀满，自用下药，利十数行，胀满如故，脉皆大，按则散而无力。朱曰：此表证，反攻里，当死，赖质厚[1]，时又在室[2]，可救。但寿损矣。以四物汤加参、术、带白陈皮、炙甘草煎服。至半月后尚未退，自用萝卜种煎浴[3]二度，又虚其表，稍增。事急矣，前方去芍药、地黄，加黄芪、倍白术，大剂浓煎饮之，又以参、术为丸吞之，十日后，如初病时。又食难化而自利，以参、术为君，稍加陈皮为佐，又与肉豆蔻、诃子为臣，山查为使，粥丸吞之，四五十贴而安。

【注解】[1] 质厚：即案文开始时的禀厚，体质壮实的意思。

[2] 在室：未结婚，未出嫁。

[3] 萝卜种煎浴：民间有治食积难消且又外感风寒而用萝卜子煎水熏洗取汗。《本草纲目》："莱菔子之功……生则能升……升则吐风痰，散风寒。"从案文说"朱曰：此表证"，可见该患者还有表风寒之症状。

【阐发与临证】用下药后胸腹胀满如故，可见非里实证，又自用萝卜子煎浴取汗，可见当其时该患者仍有表证未解，依此可见，朱丹溪仅用八珍汤加陈皮治疗是欠缺的。萝卜子煎浴的消导和散表邪作用都很弱，又虚其表之说仅是从用药角度出发而已。至于丹溪"此表证，反攻里，当死"之说，也是过辞。《伤寒论》第93条、371条都讲到表证误下后，先治表或先治里的问题，尤其第371条所讲情况与本案基本相同，也是先治里后解表的。

5 案[1]　一人因久疟腹胀，脉微弦，重取涩，皆无力。与三和汤[2]三倍术，入姜汁，数贴而疟愈，小便利，腹稍减，随又小便短，此血气两虚，于前方入人参、牛膝、归身尾，大剂百贴而安。

【注解】[1] 本案录自《丹溪医按·肿胀》。

[2] 三和汤：同名2方。(1)《儒门事亲》方，功能行血祛瘀清热，药用四物汤合凉膈散；(2)《证治准绳》方，药治同三拗汤。三和汤中无白术，只有《和剂局方》三和散中有白术（见十一卷第十九篇产后第9案例）；还有《卫生宝鉴》索矩三和汤中有白术（见三卷第一篇痰第7案例）。本案可能用《和剂局方》三和散。

【阐发与临证】此处的久疟概指恶寒发热似疟状，而非真正的疟疾。《和剂局方》三和散改汤，有祛风理气类药物，能治寒热久不愈，又能理气除腹胀，但因该患者脉重取无力，示意体虚，原方虽有白术等健脾，毕竟力弱，所以又加人参、当归身大剂。

6 案　俞仁叔年五十患鼓胀，自制禹余粮丸[1]服之。诊其脉弦涩而数。曰：此丸新制，煅炼之火邪尚存，温热之药太多，宜有加减，不可徒执其方（琇按：据脉乃阴虚内热而为膜胀，误服煅石以死。与中热门内仓公论齐王侍医正同）。俞叹曰：今人不及古人，此方不可加减。服之一月，口鼻见血而死（琇按：可为泥古之鉴）。

【注解】[1] 禹余粮丸：同名7方。(1)《三因极一病证方论》方，治水气、臌胀、脚膝肿、上气喘满、小便不利，药用禹余粮、蛇含石、针砂、羌活、木香、茯苓、川芎、牛膝、桂心、白豆蔻、八角茴香、莪术、三棱、附子、干姜、青皮、白蒺藜、当归；(2)《卫生宝鉴》方，治聤耳出脓水，药用禹余粮、海螵蛸、百草霜、伏龙肝、附子，作丸塞耳内；(3)《和剂局方》方，治血虚烦热，经水不调，赤白带下，渐成崩漏，药用禹余粮、白石脂、附子、鳖甲、桑寄生、白术、厚朴、当归、侧柏叶、干姜、白芍、狗脊、吴茱萸，蜂蜜为丸；(4)《圣惠方》方，治妇人久冷，经水不止，面黄肌瘦、虚烦减食，药用禹余粮、鹿角胶、紫石英、川断、赤石脂、熟地、川芎、干姜、黄芪、艾叶、柏叶、当归、人参、茯苓，蜜丸；（5）《丹溪心法》方，治中满气胀及水气胀，药品同（1）方加陈皮；（6）《千金要方》方，治产后积冷坚癖，药用禹余粮、乌贼骨、桂心、川椒、人参、白术、当归、白芍、川芎、生地、前胡、细辛、干姜、矾石、白薇、紫菀、黄芩、䗪虫，蜜丸；（7）《千金翼方》方，治妇人崩中，赤白带下，药用禹余粮、龙骨、乌贼骨、马蹄、鹿茸，蜜丸。

【阐发与临证】此患者为臌胀，治疗各种原因引起的肝硬化腹水或南方血吸虫病引起的腹水，都宜理气泻水，或用破气峻下利水药，但不可多用热药，像《三因方》禹余粮丸用大量的桂心、八角茴香、附子、干姜等显然不符合，针砂、蛇含石、禹余粮等石类药也太多，对疾病的本因不利。臌胀易并发出血倾向，过用辛热燥药易引起出血，所以服后口鼻出血。再说肝宜疏泄、宜柔。

7案 项彦章治一女，腹痛胀如鼓，四体骨立，众医或以为娠、为蛊、为瘵也，诊其脉，告曰：此气薄血室[1]。其父曰：服芎归辈积岁月，非血药乎？曰：失于顺气也。夫气，道也；血，水也。气一息不运，则血一息不行。经曰：气血同出而异名。[2]故治血必先顺气，俾经隧得通，而后血可行。乃以苏合香丸投之，三日而腰作痛。曰：血欲行矣。急治芒硝、大黄峻逐之，下污血累累如瓜者可数十枚而愈。其六脉弦滑而且数，弦为气结，滑为血聚，实邪也，故气行而大下之。又一女，病名同而诊异。项曰：此不治，法当数月死。向者钟女[3]脉滑为实邪，今脉虚，元气夺矣。又一女子病亦同，而六脉独弦。项曰：真藏脉见，[4]法当逾月死。后皆如之。

【注解】[1] 气薄血室：薄通搏，即气搏血室，气滞于血室。

[2]"气血同出而异名"：语出《灵枢·营卫生会》篇，原文是"营卫者精气也，血者神气也，故血之与气，异名同类焉"。

[3] 钟女：即项彦章所治"一女"。

[4] 真藏脉见：语出《素问·玉机真藏论》篇，原文说："真肝脉至，中外急……真心脉至，坚而搏……真肺脉至，大而虚……真肾脉至，搏而绝……真脾脉至，弱而乍数乍疏……诸真藏脉见者，皆死不治也"（参见本卷第五篇噎膈14案注）。

【阐发与临证】臌胀而痛，有水饮，但有血瘀。水饮停蓄与气滞有关，血瘀更与气滞有关，所以利小便要佐以理气，祛瘀更必配伍理气破气，否则事倍功半。本案"服芎归辈积岁月"而不效，就是因未用理气、顺气药。用芒硝、大黄峻逐是因势利导法，实际因硝黄而下的"污血累累如瓜者可数十枚"，也是干硬粪块加肠黏液加可能是陈旧的远血。

同是臌胀，但脉虚元气夺、脉弦真藏脉见而死不治，何也？按《素问·玉机真藏论》篇所说："五藏者皆禀气于胃，胃者五藏之本也，藏气者……必因于胃气，乃至于手太阴也……故邪气胜者，精气衰也，故病甚者，胃气不能与之俱至于手太阴，故真藏之气独见，独见者病胜藏也，故曰死。"胃为水谷之海，正常人以胃气为本，故五藏之气因有胃气而才能上升至肺，肺朝百脉。人如无胃气则为逆，逆者死。此为脉虚元气夺者死不治的原因。弦脉是肝脉，如果肝气与胃气调和则为微弦，为平和、能治。如弦而中外急，如循刀刃，责责然，如按琴瑟弦，是真肝脉至，无胃气，故死不治。

8案 茶商李富人也，啖马肉[1]过多，腹胀。医以大黄、巴豆治之，增剧。项诊之，寸口脉促而两尺将绝。项曰：胸有新邪故脉促，宜引之上达，今反夺之，误矣。急饮以涌剂，且置李中坐、使人环旋，[2]顷吐宿肉（琇按：吐法奇），仍进神芎丸，大下之，病去。

【注解】[1] 马肉：《本草纲目》载："马肉辛、苦，冷，有毒。"但可治"伤中，除热下气，治寒热痿痹""煮汁洗头疮白秃""煮清汁洗豌豆疮毒"，但食马肉中毒，"食芦菔汁、食杏仁可解。"

[2] 置李中坐、使人环旋"：患者李坐在中间，使人在其四周环圈快步跑。因眼前影像的快速移动而使产生眼源性眩晕并呕吐，古人能想出此法催吐，确不易。

【阐发与临证】马肉虽有毒，但少食不会中毒。食之过多而腹胀，是肉食难消化，蛋白质过多不能消化吸收，在肠中发酵产酸产气。食积在下则用下法，食积在中用消导法，食积在上用催吐法。按李时珍所说用芦荟汁可消导，显然用大黄寒下、巴豆热下是错的。但既已用泻下药攻下，即使后又用涌吐法及辅佐法催吐，也是吐不尽宿肉的了，以后又再用神芎丸大下才病去。吐法只是排出胃中的食物及过多的分泌液和气体，调整胃肠黏膜的功能和调节植物神经。

此案也可能是正巧吃到含有特殊异体蛋白而诱发的过敏反应，出现脉促（心跳快）、胸有新邪（胸闷）。2002年1月22日《山东工人报》报道一中年男子因吃油炸蚂蚱而诱发全身皮疹、瘙痒、恶心呕吐、全身发绀、过敏性休克、昏迷，经4小时的抢救才转危为安。

9案 徐希古[1]治游击将军杨洪疾于口外[2]，蛊满喘甚，方春木令王，土受伐，金不能制，当补中气，毋事疏利，议不与众合，药至百五十余贴乃效，遂渐平复。

【注解】[1]徐希古：名徐彪，字文蔚，晚年自号希古，华亭（今上海松江）人。徐复（见本卷第三篇痢第32案和下案）之孙，徐枢之子，按《松江府志》载为晋宋濮阳太守徐熙之后。明朝正统年间（1436—1449）御医，景泰年间（1450—1456）迁院判。著有《本草证治》《伤寒纂例》。本案录自《松江府志》《奉贤县志》。

[2]口外：泛指长城以北地区。

【阐发与临证】患者于长城以北游牧地区患病，极可能是多进牛羊肉、乳，导致消化不良、脾气弱；且北地风寒猛，易伤肺气。又于春季木旺时发病，所以说是木旺克土，又金虚不能制木，所以宜补脾肺之气。

10案[1] 徐可豫治郭推府腹膜胀，体弱瘠，足不任身。徐诊脉，曰：病始弗剧，殆医过耳。病由怒伤肝，肝伤在法当补，补而元气完[2]，邪必自溃。医不知此，泄以苦寒剂，下虚不收，浊气干上，故愈泄病愈炽。犹幸脉未至脱，非缓以旬月不能也。既投药，渐平复。

【注解】[1]本案录自《松江府志》《奉贤县志》。

[2]完：作完好、坚固、保全三种意义中的任何一种解均可。

【阐发与临证】毕竟是家传，祖孙二人之治法如出一辙。此由前医误治而愈泄、体质愈虚、愈虚则腹更胀。一般说，怒伤肝则治以疏肝、泄肝，佐以柔肝、养肝，还需实脾，不必过用苦寒下泄剂。此处所说肝伤在法当补即指柔肝养肝实脾法。

11案[1] 虞恒德治一族兄，素能饮酒，年五十，得肿胀病，通身水肿，腹胀尤甚，小便涩而不利，大便滑泄，召虞治。虞曰：若戒酒色盐酱，此病可保无危，不然去生渐远。兄曰：自今日戒起。予以丹溪之法，而以参、术为君，加利水道、制肝木、清肺金等药。十贴而小水长，大便实，肿退而安。又半月，有二从弟[2]平日同饮酒者曰：不饮酒者，山中之鹿耳。我与兄，水中之鱼也。鹿可无水，鱼亦可以无水乎。三人遂痛饮，沉醉而止。次日病复作如前，复求治。虞曰：不可为矣。挨过一月而逝。

【注解】[1]本案和下案都录自《医学正传·卷三·肿胀》篇。

[2]从弟：堂弟。

【阐发与临证】本案与第1案相同，都是嗜酒后引起单腹胀，即现在的酒精性肝硬化腹水。治法也基本相同。此症除利水消胀、平肝健脾外，戒酒盐、少色欲是很关键的。余以往治肝硬化腹水大多用实脾饮加减，以党参、白术、茯苓为君，加利水道、平肝木之类，多数消退。但不注意又会复发（见拙作《临证秘验录》）。

12案 一人得肿胀病，亦令戒前四事[1]，用前法服药五十贴而愈，颇安五年。一日叹曰：人生不食盐酱，与死等尔。遂开盐，十数日后，旧病大作，再求治，不许。又欲行倒仓法，虞曰：脾虚之甚，此法不可行于今日矣。逾月，膨胀而死。虞用丹溪之法治肿胀愈者多矣，不能尽述，特书此二人不守禁忌者，以为后人病此者之元龟[2]。

【注解】[1] 戒前四事：即上案所列之戒酒色盐酱。

[2] 元龟：大龟，古代用以占卜。比喻可以借鉴的往事。

【阐发与临证】本案未说明什么原因引起的肿胀病。不管臌胀抑或肿胀，不管何因引起的，都戒酒、色、咸物为要。上案因饮酒而复发致死，本案因食盐而复发失治，即使现代科技发达，治这样的病也颇难。

13案 傅滋[1]治一人，能大餐[2]，食肉必泄，忽头肿，目不可开，膈如筑[3]，足麻至膝，恶风，阴器挺长。脉左沉，重取不应，右短小，却和滑。令单煮白术汤[4]，空心服，探吐之（琇按：阳明风热症也。以盛于上，故宜吐之），后以白术二钱，麻黄、川芎各五分，防风三分，作汤下保和丸五十丸，吐中得汗，上截[5]居多，肿退眼开，气顺食进。以前方去麻黄、防风，加白术三钱，木通、甘草各五分，下保和丸五十丸，五日而安。

【注解】[1] 傅滋：字时泽，号浚川，浙江义乌人，当地名医，著《医学集成》《医学权舆》等。事迹载于《明史·艺文志》《古今医统大全》《中医图书联合目录》。本案录自前二书。

[2] 能大餐：食量大。

[3] 膈如筑：将土捣结实谓筑。膈如筑即胸膈闷不通气。

[4] 白术汤：同名19方。(1)《古今录验方》方，治妊娠卒心痛欲死，药用白术、赤芍、黄芩；(2)《宣明论方》方，治中寒脾虚腹胀，药用白术、厚朴、当归、龙骨、艾叶、生姜；(3)《素问病机气宜保命集》方之一，治痰潮上涌，久不可治者，药用白术、半夏、茯苓、生姜、神曲；(4) 上书方之二，治厥阴泻利、四肢厥逆，药用白术、芍药、炮姜、甘草，或加附子；(5) 上书方之三，治胃虚痰多，药用白术、半夏曲、木香、甘草、茯苓、槟榔、生姜；(6)《医垒元戎》方，治内伤冷物，外感风寒湿有汗，药用白术、防风、甘草、生姜；(7)《千金方》方，治多汗恶风、体倦多怠，不能饮食，药用白术、厚朴、防风、附子、陈皮、白鲜皮、五加皮、生姜；(8)《医学准绳六要》方，治日发疟疾，寒热交作，初受风寒者尤宜，药用白术、茯苓、紫苏、乌梅、半夏、陈皮、麻黄、桂心、甘草、生姜、青皮、桔梗、白芷、大枣；(9)《杂病源流犀烛》方，治脾中虚损，湿痰咳嗽，药用白术、半夏、橘红、茯苓、甘草、五味子、生姜；(10)《东垣十书》方，治胃气虚，身重有痰，恶心，药用白术、茯苓、半夏、陈皮、天麻、神曲、麦芽曲、生姜；(11)《证治准绳》方之一，功能上解三阳，下安太阴，药用白术、防风，随症加减；(12) 上书方之二，治咳嗽呕吐，痰涎气喘，药用白术、茯苓、陈皮、五味子、半夏、杏仁、甘草、生姜；(13) 上书方之三，治水饮心腹坚，药用白术、枳实；(14) 上书方之四，治破伤风，汗不止，筋挛、摇搦，药用白术、葛根、升麻、黄芩、芍药、甘草；(15) 上书方之五，治表虚汗多，药用白术、黄芪、石斛、牡蛎、麦麸、粟米，如法制作；(16)《三因极一病证方论》方之一，治酒疸变为黑疸，面目青黑、大便黑，药用白术、桂心、枳实、豆豉、葛根、杏仁、甘草；(17) 上书方之二，治五脏伤湿，咳嗽痰多，上气喘急，药用白术、茯苓、五味子、半夏、甘草、生姜；(18)《圣济总录》方，治脾痹心腹胀，不欲食，食则气滞体重、四肢无力，药用白术、人参、荜澄茄、诃子、丁香、草豆蔻、黄芪、附子、茯苓、炒麦芽、木香、沉香、陈皮、枳实、炙甘草、生姜、大枣；(19)《普济本事方》方，治中气不足，食少，药用白术、人参、茯苓、炙甘草、炮姜、桂心、当归、厚朴、桔梗、大枣。本案可能用 (13) 方，或单用白术煮汤。

[5] 上截：上半身。

【阐发与临证】本案是平时食量大，因食量大，食肉必泄是肉食太多难以消化所致。"忽头肿、目不可开"以下是突然发病，可能与所食之肉食品种、质量、数量、新鲜程度、洁净等有关。胸膈闷如有物阻隔，明显的肉食太多难消，病在上焦。头目肿胀、恶风辨为阳明风热确如，所以用吐法也对，用保和丸也对，用麻黄、防风、川芎等祛上焦风也对。但既为风热，只用辛温发散有失偏颇。此病例按现在说法可能是食物过敏或空气中浮悬物如花粉等过敏。

《续名医类案·卷二十二·诸虫病》篇中有一例孙文垣治叶润斋案，该患心膈嘈杂而喜吃肉，一日不能缺，但吃肉后又腹大痛吐酸水。孙氏给予使君子、轻粉等驱虫而后安。《奇症汇·卷三·口部》37案记载一妇女每次吃猪肉时即身体战栗，屡医不效，后因他病服逍遥散而此病亦愈。

14案[1]　一妇素多怒，因食烧肉，面肿不食，身倦，脉沉涩，左豁大，此体虚，有痰所隔，不得下降，当补虚利痰为主。每早以二陈加参、术大剂与之，探出药（琇按：亦用吐法）；辰时后，用三和汤，三倍术；睡后以神佑丸七丸，挠其痰，一月而安。

【注解】[1] 本案录自《丹溪医按·肿胀》篇。

【阐发与临证】烧肉为油腻炙爆之物，易生痰、易成湿热。面肿、不食，即此而引起。素多怒则木旺、木贼土败，身倦也由此而起。治则补虚利痰即针对此而设。探出药，是用探吐法之意。

本案的治法颇有讲究。人身与天地自然界一样，早晨正气充足，如气虚，宜于早晨服益气健脾药事半功倍。夜间吐痰少，积一夜则痰多，宜化痰燥痰，故用神佑丸祛痰利痰。辰时后起床，排痰量多，胸脘膈间气不顺，故用三和汤之理气、白术之健脾标本兼治。

15案[1]　壶仙翁治瓜洲赵按察病臌胀不能食，溲遗血。众医以为热，下以大黄之剂，神乏气脱而不能寐。召翁诊其脉，告曰：病得之劳伤心血，久则脾胃俱伤。所以知按察之病者，切其脉时左寸沉，右寸过左一倍，两关弦涩，尺反盛，不绝。盖烦劳不胜则逆郁而不通，不通则不能升降而作臌胀，臌胀则不食；肉沸[2]而不下则关囊闭[3]而溲且不输，故溲遗血。乃和以八补之剂[4]，兼五郁之药[5]，不数日而愈。越三月后复作，如前治，立除（琇按：此案再见第九卷淋闭门第一页）。

【注解】[1] 本案录自《仪真县志》。

[2] 肉沸：沸，此处应作涌动、上涌解。肉沸即肉向上涌动。

[3] 关囊闭：关指戾机、枢纽之处。囊指无底之袋，关囊指装在无底之口袋上部的机关。此机关、枢纽闭着，虽口袋无底，也漏不出水来。这里指膀胱，下本无底，但靠气化作枢纽，气机不通，则溲不流出。

[4] 八补之剂：指针对人体气、血、阴、阳、精、津、骨、筋八种物质虚而采用的补益之剂。《灵枢·邪客》篇有八虚之证，指五脏病邪随经脉留客于肘、腋、髀、腘等八处关节，八补之剂不是对此而言的。

[5] 五郁之药：《素问·六元正纪大论》篇载有木郁、火郁、土郁、金郁、水郁五种郁证，属五气之郁，后世合称五郁。《赤水玄珠·郁证门》提出五脏本气自郁，即肝郁（还附有胆郁）、心郁、脾郁、肺郁、肾郁，与《素问》五郁类同。五郁之药即治疗五郁的药剂。

【阐发与临证】劳伤心血，脾胃两伤，气机不通，因而浊气不降、反而逆郁，即肉沸（实则指气沸）不下而关囊闭，所以既臌胀不能食，又溲不通而遗血。八补之剂指补益脾胃、气血，五郁之药指疏通气机、除胀消食。这种病证不但可见臌胀，还可因之而出现癃闭、喘息等症状。

16案[1]　薛己治儒者痢后，两足浮肿，胸腹胀满，小便短少，用分利之剂，遍身肿兼气喘（非水肿而分利之则气愈伤而喘作）。薛曰：两足浮肿，脾气下陷也；胸腹胀满，脾虚作痞也；小便短少，肺不能生肾也；身肿气喘，脾不能生肺也。用补中益气汤加附子而愈。半载后因饮食劳倦，两目浮肿，小便短少，仍服前药顿愈。

【注解】[1] 本案录自《内科摘要·卷下·脾肺肾亏损小便自遗淋涩等症》篇。

【阐发与临证】此患者痢后两足浮肿、胸腹胀满、小便短少，如果是因痢而用塞剂，则气机阻塞使肿、胀，用分利剂是对的。今用分利之剂而反遍身肿、喘，当是虚证。薛己分析是脾虚土不生金、金不生水，改用温补中焦而取效。似实证而是虚证，与上案类似。余在《临证秘验录》中阐明"无积不成痢"，说是治痢疾用清热燥湿类药物外，还需配伍理气消导，那是指实证。此案很可能是虚痢，还可能系痢疾过用寒凉克伐之剂而后变成虚寒证。

17案 钦天监台官[1]张景芳，成化丁酉[2]七月间领朝命往陕西秦邸，兴平王治葬。张至中途，偶得腹胀之疾，医莫能疗，寓居卧龙寺，待尽而已。抵夜见庞眉[3]一叟忽过访，自云能治此疾。延视两手脉，即口授一方，以杏仁、陈皮、海螵蛸等分为细末，佐以谷树叶[4]、槐树叶[5]、桃枝各七件，至翌日正午时，汲水五桶，煎三四沸，至星上时，再煎一沸，患者就浴，令壮人以手汤中按摩脐之上下百数，少时转矢气，病即退矣。张如其法。黎明此老复至，病去十之七八矣。酬以礼物，俱不受。是夕肿胀平复，此老更不复见矣。或谓张景芳遇仙云（《客座新闻》[6]）。

【注解】[1] 台官：对钦天监监正、监副的尊称。

[2] 成化丁酉：成化是明代朱宪宗年号，丁酉指明宪宗十三年，1477年。

[3] 庞眉：庞指宽大、多而杂乱。庞眉指眉毛浓密、多而乱。

[4] 谷树叶：谷原为榖，《本草纲目》谓："榖音媾，亦作构。"其树名榖桑，又曰楮桑。谷树叶甘凉无毒，主治小儿身热、食不生肌。《日华本草》谓"治刺风身痒"，李时珍说"利小便，去风湿肿胀"，又说治"瘾疹痒，用枝茎煮汤洗浴"。《太平圣惠方》治通身水肿用楮枝叶煎汤如饧，空腹服一匕，日三服。《图经本草》谓治"赤白下痢"。《药性本草》："主水痢。"

[5] 槐树叶：苦平无毒，《日华本草》说治"丁肿"，《太平圣惠方》用治"霍乱烦闷"。

[6] 《客座新闻》：明代沈周撰，22卷，杂记体，记录异闻趣事、社会新闻。沈周，明朝画家，字启南，号石田、白石翁，与文徵明、唐寅、仇英并称明四家。

【阐发与临证】暑季旅途劳累得腹胀病，往往是饮食不洁、水土不服，贪凉中阴暑、肠胃功能失调，地处西域，多食牛羊肉、乳类，湿热内生。如此则三焦气机不畅，因此腹胀，气滞也，非水肿。细观所处方：陈皮理气宽中消导；杏仁化痰湿润肠，促进肠蠕动排气；海螵蛸止酸（可能多食牛羊肉及乳类而食积作酸），谷树叶利小便、祛风湿、治肿胀、痢疾；槐树叶治霍乱烦闷；桃枝辟疫疠、除中恶解蛊毒、治心腹痛。这些药物虽然可治此疾病，但用的是煎汤洗浴，作用不大，却是用温水泡和按摩所起作用大。按摩脐之上下一百多次，促进肠道蠕动加快，所以少时转矢气，病即退矣。

18案 象山县[1]村民有患水肿者，[2]咸以为祟，讯之卜者，卜者授以此方良效。用田螺[3]、大蒜、车前草和研为膏，作大饼，覆于脐上，水从便旋而出，数日顿愈（琇按：此方又治大小便不通，见淋闭门[4]）。

【注解】[1] 象山县：在浙江省宁波市东南，三面靠海。

[2] 本案录自《仇远稗史》，《养疴漫笔》亦收录。

[3] 田螺：肉甘大寒，《本草纲目》引诸家说"煮食，利大小便……手足浮肿""捣烂贴脐，引热下行，止噤口痢，下水气淋闭"。

[4] 第九卷第一篇淋闭中未见与本案重复之案例。

【阐发与临证】本案所说水肿，可能是急性肾炎或慢性肾炎急性发作时。民间偏方有用田螺肉或/和鲜车前草捣烂贴脐而利水消肿的，与本案所用仅差一味大蒜。大蒜辛温，捣膏敷脐，能达下焦消水，得大小便。贴足心能引热下行，纳肛中，能通幽门，治关格不通。《外台秘要》治关格胀满、大小便不通，用独头蒜烧熟去皮，绵裹纳下部（肛门内），效果是"气立通也"。该地处三面环海，气候温而潮湿，宜作湿热之疾。此方能清利湿热。

19案 一人客游维扬[1]患腹胀，百药无效，反加胃呕，食减尪羸。有一泽医[2]，自谓能治此疾。躬煎药饵以进，服之便觉爽快，熟寐逾时，溲溺满器，肿胀渐消，食知其味矣。因访其方，曰：客，富商也。酒色过度，夏多食冰浸瓜果，取凉太过，脾气受寒，故有此证。医复用寒凉重伤胃气，是失其本也，安能去病？吾以丁香、木香、官桂健脾和胃，肺气下行，由是病除，无他术也。若泽医亦可谓有识鉴矣。

【注解】[1] 维扬：旧扬州及扬州府之别称。

[2] 泽医：民间草药医生之别称。

【阐发与临证】此泽医真可谓有识之士，能从患者的身份职业推知病原，一反常规，择用别人不常用的药物，而且是用热不远热（《素问·六元正纪大论》篇："用热远热……用寒远寒……"），夏季照用丁木香、官桂等辛热之品，并以此健脾和胃（实则温胃运脾），胃气顺和则百症消解。在二卷第一篇内伤第5案中已对用热远热、用寒远寒作过解释。

20案 一人病气蛊[1]，四肢不浮，惟腹膨胀大，戴原礼[1]所谓蜘蛛病[3]是也。进泄水之剂，病转剧。时值炎暑，或进以清暑益气，当煎药时，偶堕蜘蛛[4]腐熟其中，童子惧责，潜去蜘蛛，寻以药进。病者鼻闻药香，一啜而尽，少间腹中作声，反覆不能安枕，家人疑药之误用然也。既而溲溺斗许，腹胀如削，康健若平日矣。此偶中者，故志之（《续医说》）。

【注解】[1]气蛊：气蛊即气鼓，也叫气臌，是臌胀的一种，见《杂病源流犀烛·肿胀源流》。指气机郁滞所致臌胀，症见腹胸鼓胀，腹皮绷急，中空无物，但叩之有声，甚则腹大皮厚，青筋暴露，一身尽肿。治疗以健脾行气为主。

[2] 戴原礼：名戴思恭，字原礼。

[3] 蜘蛛病：指蜘蛛臌，又名单鼓、单腹胀，指腹部胀大，四肢不肿反瘦或微肿的病症，人体形如蜘蛛，故名。多因情志郁结、饮食不节、嗜酒过度、虫积日久，使肝损脾伤、气滞血瘀、水湿不运，腹中常有癥瘕积块。

[4] 蜘蛛：微寒，有小毒，主治大人小儿癀，小儿大腹丁奚、三年不能行者。能治蛇毒温疟，止呕逆霍乱，取汁或捣烂涂蛇伤。《本草纲目》转载《幽明录》云："蜘蛛生断脚吞之，能治干霍乱。"丁奚指丁奚疳，症为肿胀之腹无青筋者。此症因饮食过度、脾胃受伤不能运化，无以生气血，以致面色惨白、潮热往来、手足细小，项长骨露，尻臀无肉，腹胀脐突等。《中国医学大辞典》介绍的治法中有一方，是用乌骨鸡蛋一枚，破其壳少许，纳蜘蛛一枚于内，以湿纸糊窍，文武火煨熟，去蜘蛛食之，数枚即效。与本案相似。

【阐发与临证】根据邪正盛衰、病邪性质、病态特点的不同，分为虚胀、实胀、寒胀、热胀、食胀、气胀、蛊胀、单腹胀、虫鼓、气鼓、血鼓、水鼓等。《灵枢·胀论》篇因患者出现不同的脏腑证候而名之心胀、肝胀、脾胀、肺胀、肾胀、胆胀、小肠胀、大肠胀、胃胀、膀胱胀、三焦胀等。本案单腹膨大、四肢不肿，确是蜘蛛胀。但辨证是气机郁滞引起，所以"进泄水之剂，病转剧"。从后来的所用药物，本案之所以取效是因"溲溺斗许"而"腹胀如削"，是蜘蛛的利尿作用和泻下作用起效。

21案[1] 汪石山治一人，年逾四十，春间患胀，医用胃苓汤及雄黄[2]傅贴法，不效。汪诊视脉皆缓弱无力。曰：此气虚中满也。曾通利否？曰：已下五六次矣。曰：病属气虚，医顾[3]下之，下多亡阴，是谓诛罚无过也，故脉缓，知其气虚；重按则无，知其阴亡。阳虚阴亡，药难倚仗。八月水土败时，实可虑也。病者曰：不与药，病不起耶？尝闻胀病脐突不治，肚上青筋不治，予病今无是二者。可虑谓何？汪曰：然。但久伤于药，故且停服。言归，如期而殁（琇按：病不可治则勿与药，业医者宜知之）。

【注解】[1]本案及以下3个案例都录自《石山医案·卷上·鼓胀病》篇。

[2] 雄黄：除本卷第二篇泻症第23案所述外，《本草纲目》引《积德堂方》治广东恶疮，用雄黄合杏仁、轻粉为末，以雄猪胆汁调敷；《普济方》用雄黄末醋调敷，治蛇缠恶疮，未见有用雄黄外敷泻下利水之记载。

[3] 原文是"医反下之"，为是。相比，"顾"字欠妥，可能指姓顾的医生给予下药。

【阐发与临证】鼓胀病尤其是单腹胀，胀之甚者脐部外凸、腹壁青筋。文中病者说此二者皆为胀病的不治之症，其实也是指其病情严重，在古代很多属于不治之例。但不治者很多，本为气虚而胀，却多用通利药，以致阴亡阳虚，像本案例这样也属不治之例。但案文中所说的胃苓汤仅能利小便，不致攻下，不可能使患者变成阴亡或阳虚。雄黄敷贴脐部也不致攻伐太过，所以病者不治，实为原本气虚，体质差。也可能是腹腔肿瘤已转移或已形成恶病质，当然不治了。还有，汪石山故乡在安徽祁门，当地血吸虫病流行。明朝那时恐怕也有该病吧？如有，该患者及下案中三个女患者有可能患晚期血吸虫病继发肝硬化腹水，已到晚期，也难治了。

22案 一妇形弱瘦小，脉细濡近驶；又一妇身中材颇肥，脉缓弱无力，俱病鼓胀，大如箕，垂始囊，立则垂坠，遮拦两腿，有碍步履。汪视之，曰：腹皮宽缒已定，非药可敛也。惟宜安心寡欲，以保命耳。后皆因产而卒。或曰：病患鼓胀，有孕谓何？汪曰：气病而血未病也，产则血亦病，阴阳两虚，安得不亡？[2] 又一妇瘦长苍白，年五十余，鼓胀如前，颇能行立，不耐久远，越十余年无恙。恐由寡居，血无所损，故能久延。

【注解】[1] 原文是"鼓胀如此，何能有孕"？

[2]《石山医案》原文是另列一案。

【阐发与临证】 鼓胀病而腹大垂如囊，立则遮拦两腿、有碍步履，说明鼓胀之甚，腹中水多，再怀孕而生产，极易因产而卒。汪石山所论："鼓胀……气病而血未病也，产则血亦病，阴阳两虚，安得不亡？"是从中医理论说明鼓胀病而怀孕生产之危险。本来这两个病人的鼓胀病情也太重了一点，如鼓胀病情较轻，如后一案"颇能行立"，生存期就长了。当然反过来说，未怀孕生产也是寿命较长的原因之一。

23案 一妇[1]年逾四十，瘦长善饮。诊之脉皆洪滑。曰：可治。《脉诀》云：腹胀浮大，是出厄也。[2] 得湿热太重，宜远酒色，可保终吉。遂以香连丸，令日吞三次，每服七八十丸，月余良愈。

【注解】[1] 原文"妇"是"人"字，是指患者为男人。

[2]"腹胀浮大，是出厄也"：录自《脉诀乳海·卷五·杂病生死歌》篇。另：《脉经·卷四·诊百病死生诀第七》云："诊人心腹积聚，其脉坚强急者生，虚弱者死……其脉大腹大胀，四肢逆冷""水病胀闭，其脉浮大软者生，沉细虚小者死""水病腹大如鼓，脉实者生，虚者死。"

【阐发与临证】 此妇的湿热是因善饮而引起，香连丸清热燥湿。鼓胀由湿热而引起，远酒饮是对的。鼓胀病慎行房事有好处。《脉诀》所云浮大，是指脉象浮大，表明阳气尚不甚虚，脾胃中气还可以，若脉虚弱细小则说明中气不足、脾胃已虚、阳气已衰。作为鼓胀，是禁忌的。所以鼓胀病脉实大者生。厄指厄运，出厄是渡过了厄运即过了危险期。上述所引都说明这一点。

24案 一人年三十余，酒色不谨，腹胀如鼓。医用平胃散、广茂溃坚汤[1]，罔效。汪诊脉皆浮濡近驶。曰：此湿热甚也。痛远酒色，庶或可生。渠谓甚畏煎药。汪曰：丸药亦可。遂以枳术丸加厚朴、黄连、当归、人参、荷叶[2]烧饭丸服，一月果安。越三月余，不谨。复诊之，曰：无能为矣。脐突长二尺余，逾月而卒。夫脐突寸余者有矣，长余二尺者，亦事之异，故志之。

【注解】[1] 广茂溃坚汤：《兰室秘藏》方，治湿热蕴郁，腹胀积聚，药用莪术、黄连、生甘草、柴胡、神曲、泽泻、陈皮、吴茱萸、青皮、红花、升麻、草豆蔻、黄芩、厚朴、当归尾、益智仁、半夏。

[2] 荷叶：苦平无毒，能止渴，落胞破血，治产后口干、心肺烦燥，产后胎衣不下等。《证治要诀》云"败荷叶烧存性研末，每服二钱，米饮调下，日三服，治阳水浮肿"；《永类方》云："荷叶心、藁本等分，煎汤淋洗治脚膝浮肿。"另可参见十二卷第十八篇第3案。

【阐发与临证】 本案与上案都是酒色过度而致鼓胀，酒色对男女均可致病。常人以为色欲伤肾、色欲致病都指男性，其实不然。饮酒过度可湿热蕴积，色欲过度则伤肾，肾亏及脾，因而湿阻水积为鼓胀。汪所用枳术丸加味用荷叶烧饭为丸即张洁古所用的方法，李杲解释为荷叶升胃气，烧饭和药是和胃补脾。所加厚朴、黄连清热燥湿，人参、当归补气益血。鼓胀病如能腹水消退、身体健壮，病情稳定，生存二三十年不成问题（当然癌肿引起的、肝功很坏的生存期不长），如果病情反复则难说了，本案复发后脐突达二尺余也是少见的。《石室秘录·卷四·奇症治法》中有一例"脐口忽长物二寸如蛇尾状，无疼痒……因任带之脉痰气壅滞，结成此症，用硼砂、雄黄、冰片、儿茶等为细末，将其刺尾出血，急以药末点之，可立化为黑水，再用白芷煎汤服"。这些药物都有解毒消瘀、化痰破结止痛的功效，但也可是非药物所能疗者。用现代观点分析，大量腹水引起腹鼓胀，本来脐带残端过长，一肿则更长大，是有可能的。也有可能是肿瘤，脂膜突出于脐部的疝气等。但人体组织的特殊变化也有可能。2002年6期《奥秘》转引《文摘周刊》说：美国35岁的马迪尔太太患一种罕见的医学失调症，不到一年内，其头部体积增大一倍，由正常的头围55.9厘米增至114厘米。该刊引《世界之奇》说，1971年7月日本人柳泽在印尼婆罗洲丛林某村中发现一名3岁男孩长一条12厘米长的尾巴，是脂肪组织，不会摇动。2002年3期《奥秘》综合报道过几例头上长皮角的人，最奇的如20世纪60年代在江苏双凤公社有一名81岁的老妇，30年前头上生一脓疮，后结痂形成一角，长了30年，先后锯过二次，复生，当时已有十几厘米长，1978年、1979年相继又各生一角。2002年7月17日《临沂广播电视报》刊载浙江湖州七旬赵老汉外出时摔了一跤，右锁骨骨折，经治疗后骨折痊愈。不久额头正中及左侧长出两个硬物，渐长成一对"角"，后又在其下巴右侧、右锁骨处、口腔内上腭部先后长出五只角，共七只。余在《奇症汇释疑》头部病第十五例释疑中报道过一例龟头皮角成丫状。所以说脐带残端突然长长也是有可能的。

25案[1]　一人年三十余，病水肿，面光如胞，腹大如箕，脚肿如槌，饮食减少。汪诊之，脉浮缓而濡，两尺尤弱。曰：此得之酒色，宜补肾水。家人骇曰：水势如此，视者不曰通利，则曰渗泄，先生乃欲补之，水不益剧耶？曰：经云：水极似土，[2]正此病也。水极者，本病也；似土者，虚象也。今用通利渗泄而治其虚象，则下多亡阴，渗泄耗肾，是愈伤其本病而增土湿之势矣。岂知亢则害，承乃制之旨乎？遂令空腹服六味地黄丸，再以四物汤加黄柏、木通、厚朴、陈皮、参、术，煎服十余贴，肿遂减半，三十贴而愈。

【注解】[1] 本案录自《石山医案·附录》。

[2] "水极似土"：出自《素问玄机原病式》自序。原文是"阴阳变化之道，所谓木极似金，金极似火，火极似水，水极似土，土极似木者也"。故经曰："亢则害，承乃制。"谓已亢过极则反似胜己之化也。在《内经》《难经》《类经》等书中都未找到此原文，与二卷第一篇内伤病第53案类似，可参阅。

【阐发与临证】案文中汪石山说"水极者，本病也；似土者，虚象也"，讲的是水胜则反侮土，土败则不运水湿，前面的水指肾，后面的水指水邪。也是亢则害、承乃制之意。实际水极之时，脾肾两虚，脾虚不运水，肾虚不制水，故水湿积蓄为患。本案所用六味地黄丸补肾，用参、术健脾，还有燥湿利水药，所以能消肿。在余所治肝硬化腹水患者中，有两例类似此案，一例是黄疸肝炎刚好转，青年刚结婚，除经期外，每夜1~2次性交，2月后不但腹水而且脚肿，尿蛋白+++，尿红细胞+++，余辨为脾肾两虚，用实脾饮和济生肾气汤加减治疗1个月，水肿消，尿蛋白0~10，嘱忌盐少性少劳。数年后添二子，负担重、劳力重，又发，再治又退肿。另一例是乙肝肝硬化腹水，用六味地黄、四君子加泽泻猪苓及止尿血治疗，尿红细胞消失，尿蛋白维持在10不消，维持两年后自我放松约束，又喝啤酒又吃烧鸡、猪头肉，此时突患痛风，正应了案文中所说的"得之酒色"。

26案　江篁南治一富妇，因夫久外不归，胸膈作胀，饮食难化，腹大如娠，青筋露。年五十四，天癸未绝，大便常去红，六脉俱沉小而驶，两寸无力。与二术、参、苓、陈皮、山查、薏苡、厚朴、木香煎服七剂，腹觉宽舒；继以补中除湿，开郁利水，出入调理，两月而愈。

【阐发与临证】本案是肝气郁滞引起的气臌或气胀。已患臌胀病，虽富妇生活条件好，天癸可以适当晚绝，但在古代54岁已是老妇，不可能再行月经。结合病情，这是肝硬化伴发凝血机制障碍，所以不但天癸未绝（经常阴道流血，不是月经来潮），也常有便血。

27案 乙巳初夏，家君因久喘嗽，痰中见血，忽小溲短少，小腹作胀，皮肤浮肿。思经云肺朝百脉，通调水道，下输膀胱。[1]又云膀胱者，州都之官，津液藏焉，气化则能出矣。[2]是小溲之行，由于肺气之降下而输化也。今肺受邪而上喘，则失降下之令，故小溲渐短，以致水溢皮肤而生肿满。此则喘为本而肿为标，治当清金降气为主，而行水次之。以白术、麦冬、陈皮、枳壳、苏子、茯苓、黄芩、桔梗、猪苓、泽泻、桑皮、苏梗，出入数服而安。

【注解】[1]"肺朝百脉，通调水道，下输膀胱"："肺朝百脉"和"通调水道，下输膀胱"都出自《素问·经脉别论》篇，虽在二段文字中，但意思可连贯。

[2]"膀胱者，州都之官，津液藏焉，气化则能出矣"：语出《素问·灵兰秘典论》篇。

【阐发与临证】本案不属于鼓胀病，是咳嗽病，也属于肺胀、小肠胀、膀胱胀、三焦胀之类。《灵枢·胀论》篇："肺胀者，虚满而喘咳""小肠胀者，少腹䐜胀，引腰而痛，膀胱胀者，少腹满而气癃，三焦胀者，气满于皮肤中，轻轻然而不坚。"《素问·咳论》篇："肺咳之状，咳而喘息有音，甚则唾血。""久咳不已，则三焦受之，三焦咳状，咳而腹满，不欲食饮，此皆聚于胃，关乎肺，使人多涕唾而面浮肿气逆也。"这些证候也是符合的，按现代医学观点是慢性气管炎肺气肿。

28案 予[1]次儿素食少，五月间因多食杨梅，至六月，遍身面目浮肿，腹亦膨胀。用苍、白二术土炒为君，木通、赤茯苓、泽泻为臣，半夏、陈皮、大腹皮、桑白皮、白芍、桔梗为佐，苏梗、厚朴、草果为使，加姜水煎，一日二服，其渣汁加水煎第二服，每日用紫苏、忍冬藤、萝卜种煎水浴一次，服四日，肿胀消十之八。乃用参苓白术散，以生紫苏煎汤调，日服二次，小水黄[2]加木通，煎汤煎药六贴，去紫苏加木瓜、滑石，最后加连翘、栀子，八贴全愈。

【注解】[1]予，自指江应宿，本案及上案都是江应宿所治。

[2]小水黄：小便黄。

【阐发与临证】杨梅酸、甘、温，《本草纲目》载"发疮致痰"。本案患儿平时食少，一次多食任何食品都可能导致食积，何况杨梅可致痰，痰即湿邪，所以水湿停积为遍身面目浮肿、腹亦膨胀。紫苏辛温无毒，能治心腹胀满，行气宽中，消痰利肺，通大小肠，《肘后方》说能治劳复、食复、霍乱胀满，鲜叶捣汁服、干叶煎汁服或加生姜、豉同煎服均可。本案所用以健脾燥湿为君，利水除胀消食为辅，每日都用紫苏或水煎服或煎水洗浴，都起消食、除胀的功效。最后加连翘、栀子，是因杨梅甘温太过之故。

五 卷

第一篇 癥 瘕

1 案 齐中尉潘满如病少腹痛。臣意诊其脉，曰：遗积瘕[1]也。臣意即谓齐太仆臣饶内史臣繇曰：中尉不复自止于内，则三十日死。后二十余日溲血死，病得之酒且内。所以知潘满如病者，臣意切其脉、深小弱，其卒然合，合[2]也是脾气也。右脉口气至紧小，见[3]瘕气也，以次相乘，故三十日死。三阴俱搏[4]者，如法；不俱搏[4]者，决在急期，一搏[4]一代者，近也，故其三阴搏[4]，溲血如前止（《史记》）。

【注解】[1] 遗积瘕：气滞遗积于腹中成瘕。

[2] 合，合：前"合"后"合"都指"内"。"合也是脾气也"是说"内"伤脾气。

[3] 见：同现。

[4] 搏：《史记》原文为抟。古时抟有二音，一为抟（音 tuán），一为搏。一搏连着一代，恰似现代的期前收缩后出现代偿间歇。

【阐发与临证】本案为气滞于内脏的瘕病，按照症状和后果，可能是位于膀胱或下焦部位的病症，像现代的膀胱癌之类，当然勤于房事会早死，而且尿血而死。三阴俱搏，指太阴、少阴、厥阴三脉即肺脉、肾脉和肝脉，亦即左关、尺，右寸、尺脉都搏而且后又接着代，说明心律失常，危期将近。

2 案 临菑女子薄吾，病甚。众医皆以为寒热笃，当死不治。臣意诊其脉，曰：蛲瘕。蛲瘕为病，腹大，上肤黄粗，循之戚戚然。臣意饮以芫花一撮，即出蛲可数升，病已，三十日如故。病蛲得之于寒湿，寒湿气宛笃不发，化为虫。臣意所以知薄吾病者，切其脉，循其尺，其尺索刺粗，而毛美奉发，是虫气也；其色泽者，中藏无邪气及重病（《史记》博按：此案重见诸虫门）。

【阐发与临证】本案是虫鼓病，痞积中的虫痞是也。由于蛲虫或蛔虫积于肠中，脾胃损伤成痞积，表现腹隐痛、面色黄白无华、体瘦，毛发干枯卷曲，腹胀大，皮肤枯燥萎黄，但本患者面色有光泽，所以淳于意认为她不是患内脏重病。

3 案 隋有患者，尝饥而吞食则下至胸便即吐出。医作噎疾、膈气、翻胃三候治之，无验。有老医任度[1]视之，曰：非三疾。盖因食蛇肉不消而致，但揣[2]心腹上有蛇形也。病者曰：素有大风[3]，常求蛇肉食，风稍愈，复患此疾矣。遂以芒硝、大黄合而治之，微泄利则愈。乃知蛇瘕[4]也（《名医录》）。

【注解】[1] 任度：宋代医生，《医学入门》即记载此病案，本案还收录在《奇症汇·口部》。

[2] 揣：触摸。即切诊、按诊、触诊。

[3] 大风：有两种意思：一是由风邪引起的皮肤病，二是麻风，此处指麻风。古时有食蛇肉治麻风病的，也有用蛇泡在酒内、常喝蛇酒治麻风病的。

[4] 蛇瘕：腹部时有长条形的包块鼓起，但能自消，类似肠型。

【阐发与临证】《素问·阴阳别论》篇"一阳发病……其传为隔"，即是三焦内结，中热隔塞不通。《灵枢·本藏》篇："肝大则逼胃迫咽，迫咽则苦膈中，且胁下痛。"《灵枢·邪气藏府病形》篇："膈中，食饮入而还出，后沃沫"。这三段是说明膈病的病因、病机、主要症状。临床分类有痰气交结、血瘀内结、食积不化、阴津枯竭和气阴两虚五种证型，大致初起以前三种为多见，病久则虚实兼见。治疗前期以祛邪为主，后期扶正祛邪并重。本案为膈疾，病源是多食蛇肉不消化所致，原医作膈气治疗是对的，可能是处方遣药不恰当而无效，后医以消食缓下是针对食积不化而非其他，故而收功。至于摸到上腹部的"蛇形"，可能是肠型，也可能是食积包块。本案之"愈"很可能是缓解。至于因食蛇肉多而患此疾，一为巧合；二是蛇肉不易消化，尤多食更不易消化；三是蛇肉乃阴寒之物，多食损脾阳。脾阳虚则易运化不健而成食积，且易痰湿滞阻。

4 案 乾德[1]中，江浙间有慎道恭，肌瘦如劳，唯好食米，阙[2]之则口中清水出，情似忧思，食米顿便如常，众医莫辨。后遇蜀僧道广[3]，以鸡屎及白米各半合，共炒为末，以水一盏调顿服。良久病者吐出如米形，遂瘥。病原谓米瘕[4]是也。

【注解】[1] 乾德：这里指宋太祖年号，963—968年。本案录自《医说》或《名医录》，还收录在《奇症汇·口部》。

[2] 阙：古时通缺。

[3] 蜀僧道广：《古今医统大全》载：僧道广，西蜀人，好医，得不传之秘。

[4] 米瘕：嗜食生米而成的消化不良、消瘦，腹部膨大，可见青筋及肠型。

【阐发与临证】此为异食癖。凡人嗜食生米，久则可成米瘕，又名米症，《本草纲目》及《串雅内编》均有类似记载。盖因平时卫生习惯不良，误食生冷不洁之物，虫卵随之进入肠胃而变生成虫，寄生虫在肠胃日久，可使脾胃运化失常而食纳不振，消瘦，或嗜食异物。米本是和胃补中之品，但生食则易生湿，可用苍术祛湿健胃。但既是肠中有虫，还宜用驱虫药。鸡矢宜用其中之白者，常见雄鸡屎乃有白的，应于腊月收集，而且以乌骨白毛鸡之屎最良。该药微寒，能下气消积，治心腹鼓胀，消癥瘕。《素问·腹中论》篇："有病心腹满，旦食则不能暮食……名为鼓胀……治之以鸡矢醴。"用动物粪便当药治病的最常见者有五灵脂、夜明沙、明月沙、白丁香、驴溺、白马溺，人类的粪便及其近似者有金汁、童便、人中白、秋石、人中黄等。还有抹香鲸排出的粪便自行变性后成为龙涎香，也是一种药（更是一种名贵香水的主要原料）。还有直接把人的大便当菜吃的，2010年3期《奥秘》刊载在某些日本餐馆中养着一些十二三岁的女孩子，让他们好吃好喝，每天取其新鲜大便，放入各种调料腌制，用油煎炸后蘸特制的酱料吃，名叫金粒餐。

5 案[1] 徐文伯善医术，宋明帝宫人患腰痛牵心，发则气绝，众医以为肉瘕。文伯视之，曰：此发瘕也。以油灌之，即吐物如发，稍引之，长三尺，头已成蛇，能动，悬柱上，水沥尽，唯余一发而已，遂愈。

【注解】[1] 本案录自《南史·张邵传》。

【阐发与临证】帝王之宫人（即宫女）正值妙龄而长年被禁闭于皇宫内，肝气郁滞可知，此腰痛牵心可能是痛经，或胞宫血瘀癥块，气滞血瘀，疼痛难忍，发则气绝；也可能是真心痛、胃脘痛等。肉瘕即食肉太多引起的不消化、食积，甚至吐出的不消化之食物也如肉食那样。所以，"众医"以为肉瘕是有道理的。发瘕，是因误食发丝，着于肠胃，与血相搏结，日久成瘕，心腹作痛，咽喉间如有虫行，欲得油饮。治法一为以香油涂或饮之，润下，二为饮白马尿一二碗即化，三为用清油半碗调饮雄黄五钱，四用温酒送胆矾末一分。至于"吐物如发……能动……水沥尽，唯余一发而已"，是说吐出物水浸湿后颤颤抖抖，似水发海产品那样，但水沥尽后又显现原物本色。本患者虽吐物"稍引之，长三尺"，但原物干后仍似一干发丝那样，可能是食管蜕膜，脱水后成一线状。

6 案 《唐书》曰：甄权弟立言[1]善医，时有尼明律，年六十余，患心腹膨胀，身体羸瘦，已经二年。立言诊其脉，曰：腹内有虫，当是误食发为之耳。因令服雄黄，须臾吐一蛇如小手指，唯无眼，烧之，犹有发气，其疾乃愈（《太平御览》[2]）。

【注解】[1] 甄权、甄立言：唐朝医家，权为兄、立言为弟，今河南扶沟人。甄权寿至103岁，尤长于针灸。著有《脉经》《针经钞》《明堂人形图》等。甄立言长于本草，尤善治寄生虫病，撰有《本草音义》《古今录验方》（《旧唐史》志二十七载此书是甄权所撰，50卷）等。

[2]《太平御览》：简称《御览》，类书。初名《太平总类》，系宋太宗命李昉等辑，经宋太宗改名为《太平御览》。

【阐发与临证】此亦发瘕。理发师因修剪顾客头发，有较多的机会吞入头发，故理发师经常吃猪血，谓之能将肠道内的头发裹住排出体外。本人未经研究观察，不敢妄言之。但说明人肠道内是可以有头发的。上案与本案的头发成蛇，很可能是头发在肠道内被肠黏液包裹成圆柱形条状物，尤其是本案，物如小指般大小，极像。也可能其中根本没有头发，仅是肠黏液成长条形块状物。动物蛋白质火烧时都有焦臭味，似烧头发气味。

7 案　《异苑》[1]曰：章安[2]有人，元嘉[3]中啖[4]鸭肉，乃成瘕病，胸满面赤，不得饮食。医令服秫米。须臾烦闷，吐一鸭雏，身喙翅皆已成就，唯左脚故缀昔所食肉，遂瘥（《太平御览》）。

【注解】[1]《异苑》：志怪小说集，南朝宋代敬叔撰。

[2] 章安：地名，查考不到。

[3] 元嘉：这里应指南朝宋文帝年号，424—453年。

[4] 啖：吃。

【阐发与临证】本案还收录在《奇症汇·口部》，彼处文内有"孙真人云"的症状。鸭肉甘冷，能补虚除客热，和脏腑。但再好的食物也不能多食，尤过食成癥瘕者。李时珍《本草纲目》将本案简载于"秫米"与"鸭"篇内。秫米甘、微寒，《日华本草》言能治"食鹅鸭成症"。本患者吐出的是不消化的肉食，鸭雏之说，仅为臆会而已。

8 案　《志怪》[1]曰：有人得瘕病，腹昼夜切痛，临终敕其子曰：吾气绝后可剖视之。其子不忍违言，剖之，得一铜酒鎗[2]。容数合许。华佗闻其病而解之，便出巾栉[3]中药以投，即消成酒焉（博按：毋论事涉怪诞，不足徵信，世安有剖父腹以验病之理，此案可删）。

【注解】[1]《志怪》：疑为祖台之《志怪》。

[2] 鎗：温酒的温器，通铛。高档的用银或金制作，一般用铜制。

[3] 巾栉：巾是束头发的包布，栉是束发、妆饰之物，也叫巾帻的，华佗将少量的贵重药物放在包头发的头巾中。

【阐发与临证】本案与第11案例都是患者死后进行病理解剖得固体硬物，并且都因遇到某种药物而化成液体，体内异物非由外侵入而是内生的金属物质的很少见。1992年3期《奥秘》报道美国旧金山市有一妇女贝佛莉，她的脚趾甲能长出钻石，每周能割下一次钻石。1990年3期《奥秘》报道，美国佛罗里达州印第安裔家庭主妇凯蒂在恍惚状态时可从其下唇左侧和舌头间冒出小片状的铜箔，脸上、胸前、腹部、大腿也有此现象，据分光仪测定该铜箔含铜98%、锌2%。元末陶耕仪著《南村辍耕录》记一少年患头痛，有回族医官用刀割开其额上，取出一小蟹，坚硬如石，尚能活动。

9 案[1]　景陈弟长子拱，年七岁时，胁间忽生肿毒，隐隐见皮里一物，颇肖鳖形，微觉动转，其掣痛不堪。德兴[2]古城村外有老医见之，使买鲜虾为羹以食，咸疑以为疮毒所忌之味，医竟令食之。下腹未久，痛即止，喜曰：此真鳖症也。吾求其所好，以尝试之尔。乃制一药如疗脾胃者，而碾附子末二钱投之，数服而消。明年，病复作，但如前补治，遂绝根。（《类编》）

【注解】[1] 本案还收录在《奇症汇·身部》。

[2] 德兴：江西省东北部的县级市。

【阐发与临证】本案中症见胁间皮里隐隐见一物形似鳖，微见转动，其掣痛不堪，与癥之表现相合，故应为鳖癥。本篇所述之虫瘕、蛇瘕、米瘕、发瘕、鸭瘕，腹中有铜酒枪、腹中有块干硬如石、斛茗瘕，腹中有虾蟆、蛟龙、鸡瘕等，都属于瘕病。

本案以鲜虾羹食做试验性治疗，用来鉴别是鳖症还是一般疮疖。《本草纲目》说虾"动风，发疮疥冷积"。所以，如果是一般疮积，服之必加重。而此病人服之"痛即止"，故诊断为鳖症。此案病人年仅七岁，儿童乃稚阳之体，阳气不足，寒湿内生，气血运行不畅，瘀血停滞形成鳖瘕，用白附子破瘕坚积聚祛痰消瘀（在古代附子与白附子不分）。

本案之鳖瘕可能是莱姆病。该病的红斑能移动，蜱虫形似鳖，在皮肉中也能微觉动，这些特征与本案符合（可参见十二卷第一篇第11案）。

10案 昔有人共奴俱患鳖瘕，奴前死，遂破其腹，得白鳖，仍故活，有人乘白马来看鳖，白马遂尿随落鳖上，即缩头。寻以马尿灌之，即化为水。其主曰：吾将瘥矣。即服之，遂愈（《续搜神记》）[1]。

【注解】[1]《续搜神记》：又名《搜神后记》，志怪小说集，与《搜神记》性质相似。《隋书·经籍志》著录为东晋陶潜撰。《本草纲目》称谓《陶氏续搜神记》。本案还收录在祖台之《志怪》中。

【阐发与临证】白马尿辛微寒，有毒，主治消渴，破瘕坚积聚，男子伏梁积疝，妇人瘕积，《本草纲目》亦引本案作为案例以说明白马尿治瘕瘕有验。本案及其类似案例虽少见，但可能是有的。《奇症汇·卷五·腹部》病第7案记载"有人患生蛇腹中"；2001年3期《奥秘》报道台湾某49岁男子因腹痛在新竹医院疑诊为肠坏死而手术，切开腹腔后发现腹腔内有一条50厘米长的黑鲈鳗，其头部和一半身体在乙状结肠外，其余身体在肠内，说明腹腔内有活的动物也是有可能的。

11案 昔人患癥瘕死，遗言令开腹取之，得病块干硬如石，文理有五色。人谓异物，窃取削成刀柄，后因以刀刈三棱，柄消成水，乃知此药可疗癥瘕也（《本草》[1]）。

【注解】[1]《本草》：可能指宋朝马志等所撰《开宝新详定本草》。因为《本草纲目·卷十四·荆三棱》篇中所引本案例说是"志曰"，即指马志。故推定此处《本草》指此。本案还收录在《奇症汇·胸部》和《医方考·积聚癥瘕门第44》。

【阐发与临证】三棱苦平，破血中之气，能治老癖癥瘕，积聚结块。本案例原载于《开宝新详定本草》，为道士马志在药物三棱下所注，谓之"俗传"，所以这可能是传说的。本案所说"得块干硬如石"属癥病范围。临床一般辨证为血瘀，选方多用《金匮要略》桂枝茯苓丸加三棱等药治之，用三棱治疗癥瘕是因为三棱具有行气破瘀散结作用，如《千金翼方》用三棱草煎治癥瘕就是单用三棱治疗。至于复方中用三棱药的更是数不胜数。本案文中说因接触三棱而癥块化成水，当然是夸大其词。但本案例又不同于一般癥病，一般癥病不可能患"干硬如石"如木块一样，并能将其削作刀柄的硬物，很可能是畸胎瘤或胎儿干缩后石化成块。刘道清在《怪病怪治》中转载1983年第一期《大众医学》报道69岁王老太太腹中有一具2.75千克的干尸，是30年前怀孕的孩子；该书又转载1982年第12期《天津医药》报道唐山某44岁女性腹中一个约2千克重的钙化胎儿（石胎）；1980年9月湖南某医院从一孕妇体内取出一具已妊娠13年的石胎，如果这种石胎模糊不清，那就很可能"干硬如石"了。听来诊病人传说枣庄峄城区逍遥村90岁的田老汉右耳下长出一个大致是圆形的环，长18厘米、重120克，像骨头一样硬（也是皮角症。后从2002年9月24日《临沂广播电视报》得到证实，患者名田传江。该文又说该处第一次"环"曾脱落，这次是第二次长出来的）。

12案[1] 一人患蛇瘕，常饥，食之即吐。乃蛇精及液沾菜上，人误食之，腹内成蛇。或食蛇亦有此症。用赤头蜈蚣[2]一条，炙为末，分二服，酒下。

【注解】[1]本案录自《卫生易简方》。

[2]赤头蜈蚣：活蜈蚣是金黄色头，做成药材后，头是红褐色，黑头则是次品。

【阐发与临证】蛇瘕，本篇第3案解为食蛇肉不消，腹部时有长条形包块鼓起而能自消的，本案是因误食沾有蛇精液的蔬菜而在腹内生长成蛇。蛇是卵生，其精液并不能在蛇体外发育成蛇，但在人体内有活蛇在生长是有例的。《怪病怪治》中收录土耳其一小姑娘于1981年5月确诊为腹中有3条约30

蜈蚣相互缠绕在一起，使其腹痛达五年之久。由于精液出差错而生产怪事是有的，1987 年第 4 期《奥秘》报道澳大利亚珀斯东部某牧场的一只雌性绵羊，因人工授精误输入人类男性精液而生产了一个 6 磅重的男婴。如此远缘杂交竟然能生产后代，令人难以想象！

蜈蚣，《本经》下品，陶弘景《神农本草经》注为"性能制蛇。见大蛇，便缘上啖其脑"。李时珍谓："蜈蚣能制龙、蛇、蜥蜴，而畏蛤蟆、蛞蝓、蜘蛛""蜈蚣治蛇蛊、蛇毒、蛇瘕、蛇伤诸病。"蜈蚣辛温有毒，还能疗心腹寒热积聚，去恶血，治癥癖，小儿脐风口噤，丹毒秃疮瘰疬、便毒痔漏等。另参见十二卷第三十二篇第 27 案。

13 案[1]　一人患鳖瘕，痛有来止，或食鳖即痛。用鸡屎一升，炒黄，投酒中浸一宿，焙为末，原浸酒调下。

【注解】[1] 本案录自《集验方》。

【阐发与临证】本篇有三例鳖瘕（症），第 9 案例用温中健脾中药彻底治愈，第 10 案例用白马尿治愈（能使之化为水），本案例用鸡屎醴。从本案的症状看，这是肉食积，甚至是水生动物性肉食积。还有可能是鳖与苋菜（安徽南部苋菜颇多，常人家做菜肴）同食，可引起中毒。

14 案[1]　一人好饮油，每饮四五升方快意。乃误吞发入胃，血裹化为虫也。用雄黄五钱，水调服。

【注解】[1] 本案录自夏子益《奇疾方》第八方，文字有出入，但本意同。又收录在《医部全录·卷三百二十九·怪病门》。

【阐发与临证】嗜饮油是异食癖。异食癖大多是有肠道寄生虫。民谚说"缺什么，吃什么"，动物有这种习性，中医学中有这样理论。以前现代医学水平不高，因此断然否认中医的有关理论，最近经实验和大量病例的统计证实，异食癖的确与某些营养要素的缺乏有关，缺铁尤其会引起异食癖。而营养要素的缺乏有很多原因或疾病可引起，例如肠道的慢性疾病引致长期腹泻，某些个体对某种食物的过敏引起不吸收（例如有的人对蚕豆过敏、对面筋过敏等）。

如按辨证则分虫积、痎疾、胃热、胃寒、情志异常等不同。本案原著者说是发入胃，气血裹之而化为虫，因而用雄黄治疗。雄黄辛温，虽能杀百虫，但主要成分是二硫化砷，有毒，一次内服 15 克，显然过量。2001 年 11 月 27 日《临沂广播电视报》报道，在江西南昌市子固路有一位万女士，40 多岁，从 10 岁开始喜喝菜籽油，每天三四两，一天不喝便全身难受。还好喝汽油，但很少喝水。她极少生病，耐力特别好，略显清瘦，但精神状态很好。1985 年《奥秘》报道湖北省浠水县苏家池一名叫游儿的青年人嗜吃油，无论棉子油、菜籽油、豆油、猪油，只要吃油就有劲、能劳动，后来从他嘴里蹿出一条身子一节一节的长头虫，被人钳出来有丈余长，病就好了，报道说这可能是绦虫。

15 案　石藏用[1]，蜀人，良医也，名盛著。一士人尝因承檐溜盥手，[2] 觉为物触入指爪中。[3] 初若丝发然，既数日，稍长如线，伸缩不能如常，始悟其为龙伏藏也，乃扣治疗之方于石，石曰：此方书所不载也，当以意去之。归可末螳螂[4] 涂指，庶不深入胸膜，冀他日免震厄之患。士人如其言。后因迅雷，见火光遍身，士人惧，急以针穴指，果见一物自针穴跃出，不能灾。

【注解】[1] 石藏用：宋代医生，喜用热药。《医部全录》卷 508 张季明（名杲）和卷 514 石藏用，均误为明朝人，实为宋朝人。

[2] 承檐溜盥手：在屋檐下用手接檐瓦上流淌下来的雨水洗手。

[3] 本案还收录在《奇症汇·手足部》。该书注明为《翰林丛记》云。《翰林丛记》20 卷，明朝黄佐撰，此书以录明代翰林掌故。因此《永乐大典》卷 20310 说录自宋朝张杲《医说·卷七》是对的。《翰林丛记》也录自《医说》。

[4] 末螳螂：以螳螂为末。《奇症汇》案文为螳螂是错的。

【阐发与临证】本案因患者用屋檐上流下的雨水洗手而发病，屋面屋檐暴露在外，灰沙毒气都可能侵入，蜀地山瘴疫毒多，故可能是水毒病或射工病，水毒病泛指山溪河流中水毒侵入人体所致的疾患，症见恶寒、头微痛、筋骨强急等；射工病，夏月人行水上或在河水中沐浴，射工毒虫含沙射人便得病。也可能因蜀地冬季下雨，手指猛一接触冷水，寒冷刺激末梢神经，引起末梢神经炎，或肩手综合征或掌筋膜进行性纤维变性引起的 Dupuytren 挛缩，所以有"初如丝发，数日如线，伸缩不能"的症状。也可能是病前先有入水（尤其海水）受伤，未留意，再承檐溜洗手而诱发本病，实为养鱼人肉芽肿病。石藏用说用蜣螂末涂指，"庶不深入胸膜"，实在是此病可发展到全身。至于文后说"后因迅雷，火光遍身……一物自针穴跃出"，是神怪小说的附会之语。也可能是球状闪电从其手臂上腾空上升，所以有"雷火绕身"（《奇症汇》语）、一物跃出、不能灾等语。2003年9期《临沂广播电视报》刊载：去年12月3日下午6时许，正在家看电视的湖南省洞口县黄桥镇双排村61岁的蒋福右手突然冒烟，随后燃起蜡烛般大小的火焰，据本人称，他的手指自燃有时一天要三四次，手指伸入冷水中才能熄灭。本案还可与本篇第31案互参。2002年7月6日《山东工人报》载：1956年夏的一个中午，苏维埃共和国联盟某集体农庄两个孩子见房前白杨树下滚落一个橙黄色火球向他们滚来，一个孩子踢了它一脚，火球爆炸，炸死牛棚中11头牛，孩子震倒，但未受伤。1966年12月5日在美国宾夕法尼亚州波特城，一名叫班特莱的医生被发现在自家卫生间烧成灰，只剩半条腿，但现场没有丝毫发生火灾的迹象，这些都是球状闪电所为。1968年夏季一个雷雨的下午，雨刚停，笔者在沂源县人民医院化验室外墙边看到其西北方向的放射科墙外梧桐树上突然出现一个脸盆大小的黄红色火球，无火苗，但一闪一闪发亮光，沿树向下滚落地上，滚入沉井，并发出"啪啪"二声。

蜣螂，咸寒有毒，治小儿惊痫，瘰疬，疳蚀，痤疖，一切痔漏疗肿，附骨疽疮，疬疡风，灸疮出血不止、鼻中息肉等。

16案 桓宣武[1]有一督将，[2]因时行病后虚热，便能饮复茗[3]，必一斛[4]二斗乃饱，裁减升合，便以为大不足。后有客造之，更进五升，乃大吐一物出，如升大，有口，形质缩绉，状似牛肚。客乃令置之盆中，以一斛二斗复茗浇之，此物噏之都尽而止，觉小胀，又增五升，便悉浑然从口中涌出。既吐此物，遂瘥。或问之，此何病？答曰：此病名斛茗瘕（《续搜神记》）。

【注解】[1] 桓宣武：姓桓的镇守某区域的军事长官。唐朝建中二年（781年）将驻守在辖境为汴、宋、亳、颍四州的军队称宣武军。

[2] 本案还收录在《奇症汇·口部》，注明为《搜神记》云。

[3] 复茗：应为馥茗，即香茗好茶。

[4] 斛：古代量器名，以十斗为一斛。

【阐发与临证】本案也是异食癖，嗜饮香茗好茶。嗜饮茶水是消渴病，可能是糖尿病、尿崩症，也可能是血钾过高、尿钙过多等引起排尿增多而口渴，也有不能确诊的。至于文中说因过量饮水而吐出一物如牛肚，上有口且能吸水，似乎不可理解，只能存疑。2002年6月1日《山东工人报》报道广东翁源县三华镇新尧村11岁的朱少辉出生三个月后高烧不退，喝水即退烧，但喝水量逐渐赶上成人，现日饮水量超过35公斤，在当地经数家医院检查均未查出病症。2003年1月1日《临沂广播电视报》报道辽宁随州曾都区新街镇前进乡人付四，日饮冷水30公斤，晚上不喝饱水竟睡不着觉，有人推测其利尿激素分泌异常。虽然有过量饮水之异食癖，但过量饮水会中毒。水在人体内占体重的65%，而且在体内必须维持相对稳定，如果水大量进入人体内，血液和间质液稀释，渗透压降低，水就会渗入细胞内，使细胞肿胀而出现"水中毒"，如果脑细胞肿胀就可出现颅内压升高而危及生命。2003年8月1日《报刊文摘》报道同济大学附属铁路医院门诊室一个女孩子头痛、呕吐，其病因是过量饮水，得了脱水低钠症（水中毒）。《山东工人报》2003年11月3日报道，山东省济南市西郊某11岁女孩自8月以来多饮多尿，最多时每天喝水8斤以上而仍感口渴，并有恶心呕吐等其他症状，数月后诊为急性淋巴细胞性白血病，所以多饮病还是要经详细检查诊断才好。

17案 《齐谐记》[1]云：江夏安陆县隆安中，有人姓郭名坦[2]，得天行病后，遂大善食，一日消斗米，家贫不能给，行乞于市。一日大饥，不可忍，人家后门有三畦蒜，因窃啗之，尽两畦，便大闷极，卧地。须臾大吐，吐一物如龙，因出地渐小，主人持饭出食之，不复食，因撮饭著所吐物之上，即消而成水。此病寻瘥（《东坡物类相感志》[3]）。

【注解】[1]《齐谐记》：又名《齐谐录》。记述志怪之事。源于《庄子·逍遥游》："齐谐者，志怪者也。"后世志怪之书多用齐谐为书名。此书编在东坡著《物类相感志》中，如《隋书·经籍志》中即有东阳无疑先生著《齐谐记》七卷，梁代吴均著《续齐谐记》一卷。本案还收录在《永乐大典》卷20310和《奇症汇·口》及《医部全录·卷三百二十九·怪病门》中。

[2] 坦：应为垣。

[3]《东坡物类相感志》：《物类相感志》系宋代苏轼撰，分身体、衣物、疾病等十二类，属杂学。

【阐发与临证】本案为消谷易饥，源出于《内经》。《灵枢·师传》篇："胃中热，则消谷，令人悬心善饥。"指善食、多食而易饥，饮食倍于平常。《伤寒论》名"消谷喜饥"，后世又名"能谷善饥""好食易饥"等。本症有胃火盛、胃阴虚、阳明蓄血、肠中有虫等证型。前面《灵枢·师传》篇即胃火盛；《灵枢·五邪》篇"阳气有余，阴气不足，则热中善饥"主要指胃阴虚；《伤寒论》第257条"病人无表里证，发热七八日，虽脉浮数者，可下之。假令已下，脉数不解，合热则消谷喜饥，至六七日不大便者，有瘀血，宜抵挡汤"指阳明蓄血引起的；《杂病源流犀烛·诸疸源流》说的黄胖病"好食易饥，息惰无力，宜沈氏双沙丸"指肠有寄生虫。本案例得之于天行病（类似传染病、流行病）后而能大餐，是胃中热而胃阴虚，故能食易饥。且于大食辛辣的蒜、蒜后便闷热卧地，又大吐，更说明是胃中有热，胃阴亦虚。至于文中说"吐一物如龙"，能把饭消成水，不可理解，存疑。关于多食的记载颇多，有的能解释，有的尚不明机理，例如赵王想重新起用廉颇，派人考察其体质情况，使者见他一顿食斗米之饭，还吃了几斤肉，喝了几斤酒。虽然那时的一斗合现代的2升，一斤合7两，也是大饭量了。2000年4月11日《临沂广播电视报》报道天津南开区白堤路女青年刘某在年初感冒后产生了对巧克力的大食欲，一见到巧克力就想吃，最多时15分钟内吃下1公斤。后在某医院诊为神经性贪食症，并用针灸治疗辅以心理治疗而症状缓解。2001年9月11日该报又报道陕西省周至县翠峰乡丁家凹村58岁的周拉锁在两年内饭量猛增，一次能吃8斤甑糕。并当场表演用36分钟吃完82个荷包蛋。有一种普拉德·威利综合征，是因为染色体15的长键上有十多个基因缺乏，因此表现为胃口大、能吃。但也与下丘脑的功能有关，下丘脑是控制进食神经线路的中央交换站。出生后最初几年是关闭的，有时会打开。但也有原先打开后来又关闭。本案患者可能由于大病而使下丘脑该交换站被打开。

18案 永徽[1]中崔爽者，[2]每食生鱼三斗乃足。一日饥，作鲙[3]未成，忍饥不禁，遂吐一物如虾蟆，自此不复能食鲙矣。（《宣室志》[4]）

【注解】[1] 永徽：唐高宗年号，650—655年。

[2] 本案还收录在《永乐大典》卷20310和《奇症汇·口部》。《奇症汇》书中患者姓名为徐爽有。

[3] 鲙：同脍，原意是细切的鱼肉。这里应作生鱼肉、生鱼片解。

[4]《宣室志》：唐朝张读撰，内容多为神怪故事，本案录于此书。

【阐发与临证】本案是吃生鱼，又因饥饿而吐出一物如蛤蟆。本例与前后文中几例吐出"状如牛肚""状如麻鞋""如龙"等物，也有可能是吃生鱼时吃进某些动物的卵、幼虫而在人胃中发育长大成某种动物。《诸病源候论·鱼瘕候》："有人胃气虚弱者，食生鱼，因为冷气所搏，不能消之，结成鱼瘕，揣之有形，状如鱼是也。亦有饮陂湖之水，误有小鱼入人腹，不幸即便生长，亦有形状如鱼也。"这一段前半是说吃生鱼太多，不能消化而成包块癥瘕，后半说可能活动物进入人腹长大，是有道理的。2003年11月《奥秘》报道美国阿肯色州康韦县砌墙工人法兰高从其鼻孔中挖出一颗高质量的珍珠，他的个人医生说:"法兰高患发热和患鼻窦炎,他感觉如同鼻内有阻塞物和发炎一样。"黑龙江、陕西、北京、日照、内蒙古等地都发现过一种不明物,如果这种"物"在小时被误吞入胃,可能也会长大而被呕出。如2001年2月26日《人民政协报》报道内蒙古赤峰市姜龙于地下2米挖出一物,红褐色,肉黄白色,在水中1年大约能长3斤,有人称此物为"太岁"。因吃下姜片虫卵、中华分枝睾肝吸虫卵、绦虫卵等而患寄生虫病的病例并不少见,我国广东及日本人喜吃生鱼片,中华分枝睾肝吸虫病患病率比较高。2004年3月3日《人民政协报》报道有的人在治疗时排出9974条寄生虫。

19案 有黄门奉使交广[1]回,周[2]顾谓曰:此人腹中有蛟龙。上[3]惊问黄门曰:卿有疾否?曰:臣驰马大庾岭[4]时,大热,困且渴,遂饮水,觉腹中坚痞如石,周以硝石及雄黄煮服之,立吐一物,长数寸,大如指,鳞甲具,投之水中,俄顷长数尺,复以苦酒沃之,如故,以器覆之。明日,已生一龙矣。上[3]甚惊讶(《明皇杂录》[5])。

【注解】[1]黄门奉使交广回:黄门,这里指贴近皇帝的内侍一类官职,一般由宦者充任。交指交趾、交州,辖境相当现在广东、广西大部和越南的北、中部。广指二广。回指出使返回京城。本案还收录在《永乐大典》卷20310。

[2]周:指周广。按《明皇杂录》云:开元中有名医纪明,授秘诀于吴地隐士周广,能观人颜色谈笑便知疾之深浅。并录有案例,中有一案即本案。纪明,系纪朋之误。

[3]上:指皇帝。

[4]大庾岭:为五岭之一,又名梅岭,在江西大余和广东南雄交界处。

[5]《明皇杂录》:唐代郑处诲撰,多记录唐玄宗时轶事,杂有神怪之谈。

【阐发与临证】本病见于《金匮要略·果实菜谷禁忌并治第二十五》,谓之蛟龙病。按本案文义,为蛟龙寄生于人体内,吸吮精微及气血,扰乱气机,脏腑功能失调所致。随着蛟龙被吐出,其脏腑功能自然恢复正常而症状消除。至于蛟龙,《金匮要略直解》载:"大抵是蜥蜴虺蛇之类。"雄黄能杀百毒、辟百邪,杀蛊毒。《保命集》煮黄丸治胁下痃癖用雄黄、巴豆,《东坡良方》治虫毒蛊毒用雄黄、生矾,《朝野佥载》用雄黄末外敷治蜘蛛伤人。硝石又名火硝,主要成分是硝酸钾,苦寒无毒,主治五脏积热,涤去蓄积饮食,破积散坚,能化七十二种石。因雄黄溶解度低,水煎难溶于水,作用浓度不大,所以此方水煎服起作用的主要是硝石。况且雄黄主要成分是硫化砷,遇热易氧化为剧毒的三氧化二砷,不宜加热,宜作散剂或外用,也不应大剂量,现代研究该药能刺激肠黏膜而使之分泌增多而促使大便排出,本案中用之使蛟龙排出,与此有关。2002年11月2日《良友周报》报道广东中山市一渔民在捕鱼时,一条鳝鱼从其肛门钻入腹中,剖腹术中发现30厘米长的鳝鱼在结肠肝曲部,取出时该鳝鱼身体尚能扭动。本案也可能是该黄门喝山涧水中带有幼小的蚂蟥、蛇蜥,进入人体内在结肠部位停留生长,吐出前后因环境剧变而身体皱缩,投入水中身体舒展而俄顷长长。后来则神化了,类似七卷第二十篇第1、2、6案。

20案 褚澄[1]治李道念有冷疾[2](元本误痰)五年[3],众医不瘥。澄为诊脉,谓曰:汝病非冷非热,当是食白瀹鸡[4]子过多所致。令取蒜[5]一升煮服之,始一服,吐一物如升,涎裹之动,开看是鸡雏,羽翅爪距具,足能行走。澄曰:此未尽。更服所余药,又吐得如向者有十三头而病都瘥(《南史》)。

【注解】[1]褚澄:按《河南通志》,褚澄为南齐(应为南朝·宋)阳翟人,是褚渊之弟。《南史·本传》记述即本案例。所作《褚氏遗书》为唐代人,从其棺椁中发现石刻,整理而成,已收入《六醴斋医书》中。

[2]冷疾:《奇症汇》作冷痰,从案文看,冷痰也是对的。

[3]本案还收录在《医说》和《疮疡经验全书》《本草纲目》《奇症汇》等书。

[4]白瀹鸡:瀹音yuè,白瀹鸡即用清水煮鸡,又名白切鸡、白斩鸡。

[5]蒜:本案还收录在《医部全录·医术名流列传》褚澄条目中,但所用非"蒜"而是"苏"

（引自《北齐书》）。治冷疾或冷痰，用"苏"即紫苏也是对的。

【阐发与临证】此处曰"病冷疾（痰）"非流痰、流注类阴疽，为胸膈脘腹之间的寒性痞块。既是冷痰为癥积，当可用阳和汤之类温化之。此处用大蒜也是温化之意（紫苏温中理气、解鱼蟹阴寒毒也是温化之意）。蒜辛温，理胃温中，能除邪痹毒气，治蛊毒，主霍乱，腹中不安，消谷，可见蒜主要是治疗消化道传染病的。《太平圣惠方》治冷痰用荜拨末，食前用米汤送服半钱，可供参考。至于吃大蒜（紫苏）后连吐出十三只雏鸡、鸡足翅俱全，此难以理解，也可能是一些食物残渣。本案与第7案吐出鸭雏是类似病例。

21案 《证治要诀》[1]云：一人病癥瘕，腹胀，纯用三棱莪术，以酒煨服，下一物如黑鱼状而愈。或加入香附子，用水煎，多服取效。

【注解】[1]《证治要诀》：明代戴原礼著，以朱丹溪学说为本。现有《秘传证治要诀及类方》。

【阐发与临证】病癥瘕用三棱、莪术活血祛瘀是对证的，三棱能破血中之气，莪术苦辛温无毒，功能消瘀血，通肝经聚血，主治心腹痛，破痃癖冷气，疗妇人血气结积。《图经本草》："治积聚诸气，为最要之药。"《汤液本草》"蓬莪破气中之血"，因此与三棱配伍相得益彰。加香附理气，疗效更好。香附又名雀头香，甘微寒无毒，治心腹中客热，膀胱间连胁下气妨，常日忧愁不乐，消一切气，散时气寒疫，利三焦，消饮食积聚，治妇人崩漏带下，在本案中主要用作理气消积聚。服药后所下黑鱼状物可能是瘀血，也可能是头大蒂小之肿块脱落排出。

22案[1] 一人自幼好酒，片时无酒，叫呼不绝，全不进食，日渐羸瘦。或执其手缚柱上，将酒与看而不与饮，即吐一物如猪肝入酒内，其人自此遂恶酒。

【注解】[1]本案录自《夷坚志》，还收录在《永乐大典》卷20310，《奇症汇·口》，《医部全录·卷三进二十九·怪病门》。

【阐发与临证】本案是酒精依赖症而且已发展为酒精性精神病，现在我国嗜酒者的年龄已逐渐年轻化。长期大量饮酒，也可影响后代的智力，西方人称为酒精婴儿，本案即自幼好酒发展而成。如果胃中有瘀血、有肿瘤而吐（长期大量饮酒，胃中有瘀血是必然的），也可吐物如猪肝。2002年第5期《奥秘》报道四川乐山一男子咽后壁一肿瘤已二年，2001年6月21日在成都军区总医院口腔科因猛烈咳嗽将该鸡蛋大小的肿瘤咳吐出来。

23案 潘璟[1]，字温叟，名医也。虞部员外郎张咸之妻孕五岁，南陵尉富昌龄妻孕二岁，团练使刘彝孙妾孕十有四月，皆未育。温叟视之，曰：疾也，凡医妄以为有孕尔。于是作剂饮之，虞部妻堕肉块百余，有眉目状；昌龄妻梦二童子，色漆黑，仓卒怖悸疾去；彝孙妾堕大蛇，犹蜿蜒不死。三妇皆无恙（《夷坚志》瑢按：此案重见第十一卷娠症门）。

【注解】[1]潘璟：字温叟，元朝名医。《夷坚志》及《古今医统大全》均曰不知何郡人。

【阐发与临证】本案文中共3个案例，都是过期妊娠未产，而且从结果来看都是不正常胚胎。过期如此长时间，也有可能原本就有疾病而记错妊娠日期。第1例"堕肉块百余"似葡萄胎，但葡萄胎不可能怀孕5年之久，也可能是4年多前有病或暗经，经治好转，在尚未行经前已排卵，不知不觉中受孕，而又正巧患了葡萄胎，病人把一共5年未行经的时间都当作妊娠期计算了。第2例根本未怀孕，只是自己以为是怀孕了，属假孕，也有称气胎、鬼胎的。《奇症汇·卷五·腹》第22案例讲到朱丹溪诊治某妇，腹渐大如怀子，至十月生下白虫半桶，即绦虫。这里的"生"白虫半桶，可能不是由阴道产出，而是由肛门"生"出来的吧！该书溺孔部24案例转载《述异记》某妇人胎死腹中，死胎历经一年余，纤维化成石胎产出方愈。2002年11月12日《临沂广播电视报》报道摩洛哥一妇女宫外孕46年，至75岁时才剖腹取出一石胎。该报同年12月10日报道浙江台州72岁农妇戴某因病在腹透时发现右下腹有死胎，为腹腔妊娠已30年，头颅、四肢、脊柱等显示清晰，部分组织已钙化。她与旁人不同的也是既无大出血、又无明显症状。同时报道河南卫辉市倪湾乡86岁老太太突然腹痛、少尿、呕吐，类似妊娠反应，原来她下腹部有一寄生了86年的畸胎瘤（她的孪生同胞）。至于正常怀孕而过期生产正常胎儿的，在《怪病怪治》一书163页中摘引了多例，可以参考。第3例"堕大蛇"，好像也是葡萄胎，或是血瘀大块，但如果是动物寄生于人体内也是有可能的。例如第19案所引的鳝鱼从肛门钻入肠中、第10案腹腔有黑鲈鳗等。如果泥鳅或别的什么从阴道钻入宫腔，最后"产"了出来，是否有可能？1994年第8期《奥秘》报道江西宜春医专标本室收藏有一人身鱼尾怪胎，头、五官、上肢全是人形，双腿并成一体，由大到小成扁平状，无肛门和生殖器，似鱼尾，且尾端有10趾，一字排开像鱼尾鳍。该怪胎是一农妇在1994年5月7日在宜春市天台卫生院分娩的，产后即死亡。该杂志1992年2期报道美国某狂医邦高私自偷梁换柱地将长颈鹿的精子注入一妇女阴道中受孕，胚胎生长快速，6个月时剖腹取出一颈长3厘米的怪婴。1994年第6期报道美国佛罗里达州内波尔市郊外发现一只动物头部和前半身是人、后半身是鳄鱼；1994年第5期和1996年第9期都报道的美国狄龙博士等人于1992年在西弗吉尼亚州卡罗克斯山谷山洞中抓获一头部和身体像人但两臂处像蝙蝠、体重为19磅"蝙蝠男孩"，再与本篇12案所引的"绵羊产人"一起联想，人生产异常的胎儿或动物生产类人形的胎"儿"是有可能的。

24案[1]　镇阳有士人嗜酒，日尝数斗，至午夜，饮兴一发则不可遏。一夕大醉，呕出一物如舌，视无痕窍。至欲饮时，眼遍其上，蠢然而起，家人沃之以酒，立尽，至常日所饮之数而止。遂投之猛火，急爆裂为十数片，士人由是恶酒。

【注解】[1]　本案录自《夷坚志》，还收录在《永乐大典》卷20310和《医说·卷七》。

【阐发与临证】此案与第22案同样是酒精依赖症，所呕出的"一物如舌"大约还是瘀血类，因此"投之猛火，急爆裂为十数片"是可以理解的。至于"至欲饮时，眼遍其上，蠢然而起"则不可理解为何物。也可能是大醉后晕乎乎看不清，像李白认为天上的月亮就是在水中，还要入水去捞那样。旁人或家人本来就要劝其戒酒，此时趁其眼晕看不清，胡言哄骗他，也是可能的。2001年10月31日《中国中医药报》报道日本河岸洋和发现一种名为棒柄杯伞的真菌，含有三种能阻碍醛脱氢酶发挥作用的非活性化合物，使未被分解的乙醛积蓄在血液里，引起脸红和呕吐（酒醉之人脸红和呕吐即此之故），有人因之而对酒感到厌恶，因而戒酒。常用的中药葛花能解酒，主要是葛花中的皂角甙和异黄酮能分别在免疫系统和内分泌系统发挥协调作用，改善酒精引起的新陈代谢异常。2002年2期《奥秘》报道美国贝尔实验室正在研究名为海蛇尾的动物，无头，全身遍布眼睛。猜想：此案例是否可能为这种动物寄生在人胃中，再被吐了出来？

25案[1]　汾州王氏得病，右胁有声如虾蟆，常欲手按之，不则有声，声相接。群医莫能辨，诣留阳山人赵峦[2]诊之。赵曰：此因惊气入于脏腑，不治而成疾，故常作声。王氏曰：因边水[3]行次，有大虾蟆，跃高数尺，暮作一声，忽惊叫，便觉右胁牵痛，自后作声常似虾蟆也，久未瘥。峦乃诊王氏脉，右关脉伏结，积病也，故正作积病治。用六神丹[4]，泄下青涎，类虾蟆之衣，遂瘥（《名医录》）。

【注解】[1]　本案还收录在《医说》《历代名医蒙求》《永乐大典》《古今医统大全》，上书都转录自《名医录》。

[2]　赵峦：唐朝晋阳（今太原）人，善医术，精于诊候。

[3]　边水：傍河边、傍水边。

[4]　六神丹：同名2方。(1)《和剂局方》方，治小儿疳积，羸瘦，泄泻，药用木香、丁香、肉豆蔻、使君子、诃子、芦荟，枣肉为丸；(2)《普济方》方，治饮酒过度成癖，吞酸，肚腹膨胀，药用巴豆霜、莪术、青皮、陈皮、炮姜、黄连。此方《奇症汇》作六神丸，并注明药用神曲、麦芽、茯苓、枳壳、木香、黄连。该方出于《证治准绳》，治赤白痢。

【阐发与临证】本案病人因惊吓而得病，必是其人平素胆气不足，易受惊吓，《内经》谓："胆者，将军之官，决断出焉……凡此十一脏者，皆取决于胆。"惊吓致胆腑功能失常，胆与肝相表里，是以肝亦为之不利，疏泄不畅，气机郁滞，升降紊乱而成病。其所谓"有声如虾蟆"是气机失常，肠道传导紊乱、肠鸣音亢进之象，病在胁肋，是肝病之征。本病常见于现代医学之植物神经紊乱、胃肠道疾病导致肠蠕动活跃，或是结肠肝曲综合征出现肠鸣漉漉有声等。治疗应以理气除痞瘕为主。本案所用六神丹应是《普济方》方。泄下"青涎"是肠黏液挟带中药色。类虾蟆之衣，只是意会而已，人可因惊吓而致死的，这是由于人体受到突然惊吓引起机体应激反应，体内肾上腺素和去甲肾上腺素分泌增多，引起血管收缩，尤其是冠状动脉收缩、痉挛，极易使原有的心脏病加剧或复发、心律失常而猝死。《美国心脏病杂志》曾报道过一名女青年被突然响起的电话铃声惊醒并迅速昏迷死亡。这是因耳部与心血管系统的神经分布，在大脑和脊髓的部位及其通路上有许多共同点，突然的声响刺激耳内神经末梢，破坏了心电的稳定，导致严重急性心律失常而猝死。本案只是因突然声响惊吓引起胃肠神经功能紊乱，还属于较轻的。

26 案[1]　昔有患者，饮食如故，发则如癫，面色青黄，小腹胀满，状如妊孕。医诊其脉与证皆异而难明主疗。忽有一山叟曰：闻开皇[2]六年，灞桥[3]有患此病，盖因三月八日边水食芹菜得之。有识者曰：此蛟龙病[4]也，为龙游于芹菜之上，不幸食之而病也。遂以寒食饧[5]，每剂五合，服之数剂，吐出一物，形虽小而状似蛟龙，且有两头，获愈。

【注解】[1]本案录自《名医录》，还收录在《医说·卷七》和《奇症汇》。

[2]开皇：隋文帝年号，581—600年。

[3]灞桥：在西安市东面。

[4]蛟龙病：病名，始见于《金匮要略》果实菜谷禁忌并治篇，《金匮要略》所言症状是"发时手背腹满，痛不可忍"。

[5]饧：《本草纲目》曰："糖之清者曰饴，形怡怡然也。稠者曰饧，强硬如饧也。"用麦芽或谷芽等熬成的稀的糖叫饴糖，主要成分是麦芽糖、葡萄糖和糊精，熬成稠厚了变硬，谓之饧。

【阐发与临证】此病主要是动物寄生于体内，吸吮精微及气血，扰乱气机，脏腑功能失调所致。本篇19案也是述此病的，但用硝石和雄黄治疗；本案的治法与《金匮》同样用硬的饴糖即饧，《金匮》原文说是服"硬糖二三升，日服二次，吐出如蜥蜴三五枚，差"。如蜥蜴三五枚吐出后，脏腑功能恢复，症状消除。

27 案　句容县佐史[1]，能啖鲙至数十斤，恒食不饱。县令闻其善啖，乃出百斤。史[1]快食至尽，因觉气闷，久之，吐一物，状如麻鞋底，令命洗出安鲙所[2]，鲙悉成水。医莫能名之，令小吏持往扬州卖之，冀有识者。诫之，若有买者，但高举其价，看至几钱。有胡[3]求买，增价至三百贯文，胡辄还之。初无酬酢[4]，人谓胡曰：是句容县令家物。问：此是何物？胡云：是销[5]鱼之精，亦能销[5]腹中块病。人患者，以一片如指端，绳系之置病所，其块即销[5]。我本国太子少患此病，王求愈病者赏之千金，君若见卖，当获大利。令竟卖半与之（《广异记》[6]）。

【注解】[1]史："史"字应为"吏"字，下同。本案还收录在《奇症汇》。句容县位于江苏省镇江市，现建市。

[2]安鲙所：与鲙放置在一起。

[3]胡：胡人，指外国人或边远地区的少数民族。

[4]酬酢：这里作应对讲。

[5]销：同消。

[6]《广异记》：唐朝戴孚撰，为志怪小说集。

【阐发与临证】本案与本篇18案相似，也是大量吃生鱼数十斤乃至百斤，而且恒食不饱，也是患多食症及异食癖。因一次吃得太多而吐出一物如麻鞋底，此与18案相类。但它能消鱼，能消鲙成水，却是不知为何物。《广异记》原为志怪小说集，很可能记录传闻。

身中有异物而自己竟然不知道的，2002年11月9日《良友周刊》报道，10月28日蛇口人民医院从一女青年胸部取出10厘米长、1厘米粗及4厘米长、0.3厘米粗的两根树枝，是两天前意外车祸中摔倒时插进去的，两天中自己竟然不知道树枝已从甲状腺峡部插向胸骨后方并断在里面，颈部血管已插破了。2002年2月27日《临沂广播电视报》报道河北秦皇岛某医院为一辽宁男患者从膀胱中取出已变成香蕉般粗的结石的一支体温表，此物在患者膀胱中已泡了20年。2002年11月26日《山东工人报》报道山东益都某男青年误将两把牙刷吞进胃和食道中。如果类似软的物品也吞进胃中，时间长了，也可像温度计变成香蕉样粗细的结石那样变得面目全非，成了类似"麻鞋底""蛤蟆"。

28案 和州[1]刘录事者，[2]大历中罢官，居和州旁县，食兼数人，尤能食鲙。尝言鲙味未尝果腹，邑客乃网鱼百余斤，会于野庭，观其下箸。刘初食鲙数碟，忽似小哽，因壳出一骨珠子，大如豆，乃置于茶瓯中，以碟覆之。食未半，怪覆瓯碟倾侧，举视之，向骨珠已长数寸如人状。座客共观之，随视而长，顷刻长及人，遂捽刘，因相殴流血，良久各散走，一循厅之西，一转厅之左，俱及后门，相触翕成一人，乃刘也，神已痴矣。半日方能语，访其所以，皆不省之。刘自是恶鲙（《酉阳杂俎》[3]）。

【注解】[1] 和州：在安徽和县。

[2] 本案还收录在《奇症汇·口部》。

[3]《酉阳杂俎》：唐朝段成式撰，笔记体，所记奇闻、秘藏、异事、道佛人鬼、灾祥灵验及琐闻杂事。

【阐发与临证】本案是多食症及异食癖。因吃生鱼鲙而吐出一块小骨珠，顷刻间长大如成人，并能与吃鱼者打架，后又合成一人，自是传奇之事。《酉阳杂俎》原即是记录怪异之传说的。但也可能是在外面看热闹的人眼花，室内又暗，而吃鱼者刘录事因罢官而烦闷，精神失常，自己发狂、自殴，外面人看不清，以为两个相同的人互殴。文末说刘"神已痴矣，半日方能语，访其所以，皆不省之"，是说他精神失常。

多食鱼尤其生鱼，也可鱼中毒，表现为呕吐、肌无力、惊厥等。和县与马鞍山隔长江相望，在铜陵下游100公里许，该二处盛产铁、有色金属据《报刊文摘》2013年6月14日报道：长江中下游某些区域普遍存在镉、汞、铅、砷等异常。城市及其周边普遍存在汞铅异常，部分城市明显存在放射性异常。长江中鱼类多吃了汞、硫化物、铁等物质，人一次性吃多了鱼，吸收后也可出现急性中毒，如铁中毒则恶心、嗜睡、惊厥、昏迷等；慢性汞中毒出现运动失调、激动、抑郁、肌肉痉挛震颤等，急性则无尿、休克等；硫化物如二硫化碳可引起烦躁、视力模糊、意识丧失、步态不稳、平衡障碍、记忆力丧失等，这些症状与本案文所描述有相似之处。美国霍普金斯大学某些研究人员认为旗鱼、鲭鱼、鲨鱼、金枪鱼、青枪鱼、红甲鱼等体内含汞量很高，人食用后对心脏有害，建议少吃。本案也可能是邦内氏综合征。此病患者的心理状态正常，但可产生较为复杂的幻觉影像，此病很少见，病因不明，疗效不佳。最近研究认为是因眼睛细胞有损伤，损伤的细胞产生一些杂乱的刺激，传给大脑后就会产生幻觉。但患者非精神病。这也可能是一种幻视，被认为是头脑里发生某种理化变化，有的是在偏头痛后发生。也有认为是大脑枕叶受到刺激，眼球就出现分身的影子。还有认为是心理原因，一个特定的影像被放进了记忆中，遇到紧张或其他心理异常状态时，这种记忆就会像实物一样在体外出现，且常常模仿本人的举动，面部表情也相同。高原病患者会突然看不见身边的同伴，还会看见从自己或其他人身上发出光来，甚至看到自己的第二个身体，这是由于缺氧，大脑控制视、听觉及情感活动的区域受到了干扰、功能紊乱，从而使人产生各种相应的幻觉。

也可能是分身综合征，即幻觉看到的是另一个自己或另一个人。法国莫泊桑晚年常看到另一个自己，德国的歌德前后相差8年在同一个地点两次看到另一个自己，英国伊丽莎白女皇在临死前看到另一个自己躺在身旁（《奥秘》2009年2期），其实这是一种幻视。当精神紧张、身体疲惫，尤其是头脑有病时就容易出现幻视现象。有人提出是大脑枕叶受到刺激后产生的，例如癫痫、偏头痛等刺激反射到视觉神经的枕叶区，神经受到刺激，视觉就受到影响，眼前就出现幻视，好像自己分身。

世界上还真有分身术存在。2012年10期《奥秘》报道巴西教授阿历克桑德拥有分身能力。曾于1976年1月18日在巴西里约热内卢市的一座教堂里，面对700名观众和身边的10名学者，应非洲肯尼亚内罗毕大学二名教授的要求，分身至内罗毕讲述分身的他看到的情景，并到在场的二位教授中的一位教授家中去了一次，将他家中的情景讲给他听，其讲述的情景完全符合实情。1969年4月24日在巴西首都又应一名日本学者的要求，分身到日本该学者居住在日本千叶市及其家中去了一次，所讲看到的情景都符合实情。1976年3月29日又用分身术帮助巴西三保罗市商人找到失踪的女儿，而当时分身术者就坐在椅子上，之前他根本没有离开过巴西。在我国宋朝的《类说》中收录了《异闻集》所记一例与本案相同事：一女追随其情人远离家乡，过数年已生育一子一女。一日想念家中父母，乘舟回乡。夫婿先上岸回岳翁家通报备说此事，岳翁说其女在此数年间一直睡在家中床上，似痴如醉，从未离开过家门。婿觉奇，陪翁去舟中见到该女，翁甚惊讶。女随其父回家，进门后直奔床边，床上睡者坐起下床，倏然与回家的该女合成一人。

我国古代的异食癖有名有姓的有（录自《古今医案按·卷八·瘕》篇）：鲜于叔明嗜食臭虫，权长孺嗜食人爪，刘邕嗜食疮痂，唐舒州刺史张怀肃、左司郎中任正名、李栋服人精，《唐书》高仙芝传载贺兰进明好啖狗粪，明初僧宗泐嗜食粪浸芝麻杂米煮粥，驸马都尉赵辉喜食女人阴精月水，南京祭酒刘俊喜食蚯蚓，吴江妇人喜食死尸肠胃。

29案 戴人治王宰妻病胸膈不利[1]，用痰药一涌而出雪白虫一条，长五六寸，有口鼻牙齿，走于涎中，病者忿而断之，中有白发一茎。[2] 按永徽中破一物，其状如鱼，即所谓生瘕也。

【注解】[1] 戴人：即张从正，字子和。本案录自《儒门事亲·卷八·胸膈不利》篇。原文此句下还有突出胸膈不利的"流涎、咽下胃中雷声、心胸微痛"等。

[2] 原文此句是"此正与徐文伯所吐宫人发瘕一同，虫出立安"（指本篇第5案）。

【阐发与临证】本患者是服用涌吐剂后吐出来的白虫，因此吐出的白虫原是在胃肠中的，极可能是蛔虫。也不排除是误食入或误钻入胃中的什么动物如小蛭、蛇等，被催吐药强力催吐出来。至于该虫有口，是可以理解的，有鼻、甚至有牙齿，可能是蛇、鳝鱼、鳗鱼等。也可能是畸胎瘤，生长在胃壁上，突入胃腔中，头大蒂细，用催吐药后胃逆蠕动加大，蒂断了吐了出来。这种瘤可有毛发、口、鼻、牙齿。

案文说"永徽中破一物"指本篇第18案。

30案[1] 嘉靖中，长洲邹表妻患小腹下左生一块，形如梅李，久之吐出，始则腐溃若米秕之状，中则若蚬肉之状，以指捻开则有长发数条在其内，名医竟不能治，遂至不起。夫蛇发等瘕，往往载于方书，或偶因食物相感，假血而成，理或有之，不可指为妄诞也。

【注解】[1] 本案录自《续医说·卷七·邹妻发瘕》篇，《古今医统大全》亦载。本案还收录在《奇症汇·腹》，文字略有出入。

【阐发与临证】本患者所生的肿块既然能吐出来，说明它生长在胃中，或者是生长在胃壁上，"久之"脱落在胃中。至少也是生长在胃壁外，紧靠胃壁，然后侵蚀胃壁，使之腐溃，肿块突入胃腔，再吐出来。从其描述看，很可能是畸胎瘤。正因为胃壁穿了孔，"名医竟不能治，遂至不起"。但本案文说"小腹下左生一块形如梅李久之吐出""始则腐溃若米秕之状，中则若蚬肉之状"，最后是"指捻开则有长发数条"，未说整个块状物吐出来。如此则腹壁外表有较大的脂瘤（皮脂腺瘤），内有畸胎瘤，奇巧处在于此二瘤溃腐后相通，因此先出如米秕状（豆渣状）物质，再出蚬肉状（坏死之畸胎瘤组织）物质，其中有长发数条。因有长发，故名之蛇发瘕。

31案 山东民间妇人，一臂有物，隐然肤中，屈伸如蛟龙状，妇喜以臂浸盆中。一日雷电交作，自牖出臂，果一龙擘云而去（《霏雪录》[1]）。

【注解】[1]《霏雪录》：明朝刘绩撰。此书多记录杂志旧闻及辨核诗文疑义，属杂说。

【阐发与临证】本案可与本篇第15案互参。在手臂皮肤中隐隐然有屈曲的线条状物，可能有烧灼感（喜以臂浸水盆中），静脉炎、静脉曲张、线虫、蠕虫蚴移行、微丝蚴、旋毛虫之幼虫移行等都是有可能的（参见七卷诸虫篇）。至于因雷电交作时有一龙擘云而去，可能是球状闪电，自伸出窗户外的手臂上穿云而去。在唐朝《宣室志》（还收录在《类说》中）也有一"黑龙甲中出"案："道室律师持律第一忽觉手如火燎之状，师惊曰汝水族也，何为潜于此乎？即伸臂诵咒，已而震霆击指甲，有一黑龙自甲中出，初甚小，俄长丈余，火鬣电眸，攫空而去。"

第二篇 积 块

1案[1]　罗谦甫治真定王用之，年二十九岁，病积，脐左连胁如覆杯，腹胀如鼓，多青络脉，喘不能卧，时值暑雨，加之自利完谷，日晡潮热，夜有盗汗，以危急求治。罗视之，脉得浮数，按之有（疑无）力，[2] 谓病家曰：凡治积，非有毒之剂攻之则不可；今脉虚弱如此，岂敢以常法治之。遂投分渗益胃之剂，数服而清便自调，继以升降阴阳，进食和气，而腹大减，胃气稍平，间以削之，月余良愈。先师尝曰：洁古有云：养正积自除，譬之满座皆君子，纵有小人，自无所容。今令真气实，胃气强，积自除矣，洁古之言，岂欺我哉。《内经》云：大积大聚，衰其大半而止。[3] 满实中有积气，大毒之剂尚不可过，况虚中有积者乎。此亦治积之一端也，邪正虚实，宜精审焉。

【注解】[1] 本案录自《卫生宝鉴·卷十四·养正积自除》篇。

[2] 按之有力：应为按之无力，《卫生宝鉴》原文也是"有力"，显系刻误。

[3] 大积大聚，衰其大半而止：原文出于《素问·六元正纪大论》篇："大积大聚，其可犯也，衰其太半而止，过者死。"

【阐发与临证】此患者之积块位于左胁下，且连脐左，属于中度以上之脾肿大。未说右胁下也有积块，可能是单纯脾肿大。如按中医辨证则为疟母，如按现代医学分类则可能为急慢性粒细胞性白血病、急性淋巴细胞性白血病、传染性单核细胞增多症、真性红细胞增多症、班替氏综合征、慢性疟疾、黑热病等。患者先后经扶正渗利、升降阴阳等法治疗而获效，可能是慢粒、黑热病、慢性疟疾、班替氏征等。即使大积大聚实证，用攻下剂也不能太过太久，否则伤正气反为不美，所以本案例虽积块如覆杯，腹鼓胀，腹壁青筋怒张，但脉虚无力，所以健胃利水、分消阴阳是一个好方法。余治臌胀（肝硬化腹水），大要都是以健脾利水法收功。

2案[1]　丹溪治一妇，性急多劳，断经一月，小腹有块，偏左如掌大，块起即痛盛，腹渐肿胀，夜发热，食减，其脉冬间得虚微短涩，左尤甚。初与白术一斤和白陈皮半斤作二十贴煎服。以三圣膏[2] 贴块上，经宿块软，再宿则块近下一寸。旬日食进，痛热减半，又与前药一料加木通三两，每贴加桃仁九个而愈。

【注解】[1] 本案录自《丹溪医按》。

[2] 三圣膏：同名5方。（1）《证治准绳》方，治白癜风，药用硫黄、黄丹，生姜自然汁；（2）《丹溪心法》方，治痞积，药用风化石灰、大黄、官桂、醋；（3）《脉因证治》方之一，药治同（2）方，用未风化生石灰；（4）上书方之二，治同上，药用大黄、朴硝、大蒜；（5）《中国医学大辞典》引必用方，治髭发脱落，药用黑附子、蔓荆子、柏子仁、乌鸡脂。

【阐发与临证】此患者是血蛊，以现代医学说可能是女性内生殖器结核。白术每日25克，白陈皮即橘白，即陈皮去红用白的那层，化痰而不燥，每日12.5克，此二药能健脾化痰，治肿块之本，加木通是疏通经络的。三圣膏用（2）方，用大黄活血，后加桃仁，重于活血祛瘀消积，官桂温运下焦。因腹中肿块而渐肿胀，辨证应是虚寒阴证、痰核，所以需用健脾温里化痰法。风化石灰辛温有毒，主治骨疽、疬疡、赘疣，积聚结核，能散血定痛，收脱肛，阴挺，蚀恶肉，去黑子息肉，止金疮血等。

3案[1]　一人年六十，素好酒，因暑忽足冷过膝，上脘有块如拳，引胁痛不可眠，食减，不渴。已服生料五积散三贴，脉沉涩数小，而右甚，便赤。用大承气汤，大黄减半而熟炒，加黄连、芍药、川芎、干葛、甘草，作汤，以瓜蒌仁、半夏、黄连、贝母为丸，吞之，至二十贴，足冷退，块减半，遂止药，半月而愈。

【注解】[1]本案录自《丹溪医按》。

【阐发与临证】此患者之足冷过膝及上脘有块均由素好酒引起。素好酒可引起肝硬化、胃肿瘤，会出现上脘有块。素好酒可引起血管炎、营养失调，这就引发经络气血不通、阴阳气不相顺接，引发足冷过膝。五积散系《和剂局方》方，治外感寒邪、内伤生冷诸症，以平胃散加二陈汤为主，又加桂枝、麻黄、四物汤、甘草干姜汤等，在此用以治素好酒引发的足冷过膝是有效的。用温药合大黄、黄连，寒热并用疏调阴阳气机，用川芎、白芍和血脉可治本。用瓜蒌仁、半夏、黄连（小陷胸汤）加贝母制丸治胃有痰结作痛。这种老年人足膝甚或四肢、腰背部怕冷，由骨质疏松引起的较常见，由缺碘、缺锌、缺铁性贫血引起的也较多见，如是老年妇女患者，缺铁性贫血更多见。常吃海带熬骨头（猪、牛、羊骨均可）汤有益。但如由腰椎间盘突出或致密性髂骨炎引起的，海带骨头汤也能喝，但效果差了些。另外，丹溪《脉因证治》用五积丸治积聚痰块，方用黄连、厚朴、川乌、干姜、茯苓、人参、巴豆霜。另因五脏积或各种饮食积而有加减。

4案[1]　一妇因经水过多，每服涩药致气痛，胸腹有块十三枚，遇夜痛甚，脉涩而弱，此因涩药致败血不行。用蜀葵根煎汤，再煎参、术、青皮、陈皮、甘草梢、牛膝，入元明粉少许，研桃仁，调热服，二贴，连下块二枚，以其病久血耗，不敢顿下，乃去葵根、元明粉服之，块渐消而愈。

【注解】[1]本案录自《丹溪心法·积聚痞块》篇，《丹溪医按》中亦有记载。

【阐发与临证】此患者明显是气滞血瘀引起的月经不调，大致以理气疏肝、活血调经即可。涩药即收敛固涩之剂，虽能止血，但需治于气血虚之经量过多方可。如果治疗气血瘀滞之症，则适得其反的、病尤加重。本案即实证用补，气滞血瘀成块。本案用蜀葵根散脓血恶汁（涩药使败血不行），桃仁、牛膝活血祛瘀，使败血下行。用青陈皮疏肝理气。用人参白术主要针对脉涩弱而设。此患者之胸腹有块，可能与肠胃气机不畅顺有关，类似现代的肠型，因此用元明粉轻泻。《本草纲目》载蜀葵苗甘微寒、滑，能除客热，利肠胃，滑窍治淋，润燥易产，治大人小儿热毒下痢。根茎治客热利小便，散脓血恶汁、小便淋痛、尿血、肠胃生痈。蜀葵子甘冷，治淋涩，通小肠，疗水肿，催生落胎。蜀葵花咸寒，和血润燥，理心气不足，治小儿风疹瘾疹，酒赤鼻、带下。

5案[1]　一妇形瘦色嫩，味厚。幼时以火烘湿鞋，湿气上袭，致吐清水吞酸。服丁香热药，时作时止，至是心痛，有痞块，略吐食，脉皆微弦，重[2]似涩，轻[2]稍和。与左金丸二十四粒，姜汤下，三十余次，食不进。朱曰：结已开矣。且止药，或思饮，少与热水，间与青六丸[3]。脉弦渐添，困卧著床近四旬，与人参酒[4]芍药汤引金泻木，渐思食。苦大便秘，以生芍药、陈皮、桃仁、人参为丸，与之，蜜导便通，食进，半月而安。

【注解】[1]本案录自《丹溪医按》。

[2]重、轻：切脉重取和轻取。

[3]青六丸：《丹溪心法》方，去三焦湿热，治泄泻血痢、妇人产后腹痛或自利，药用六一散、红曲，饭丸。

[4]人参酒：以人参末和曲、米同酿，或用人参末浸酒中，功能补中益气治诸虚。

【阐发与临证】"幼时以火烘湿鞋而致湿气上袭，吐清水吞酸"不过是因事论事、大胆推测而已。但从此可推知该妇幼时家境一般，饮食不很周全，或经常误餐。饥一餐饱一餐则极易引起胃病，以致吐清水吞酸。胃酸过多不宜一味用热药，应以泄肝、辛苦并用疏理气机为主，所以仅用丁香（温脾胃、降逆气、去胃寒、止冷劳反胃）是效不显，左金丸是对一半，缺乏和胃健胃。青六丸和胃消食积，祛三焦湿热，人参酒健脾益气暖胃。《素问病机气宜保命集》之芍药汤用芍药、黄芩、茯苓，柔肝清湿热，治产后诸积，虽能清泄肝火，但胃气不足者多用黄芩能败胃气。此患者非积块症，仅是胃气不和、寒热夹杂、木旺侮土而已。

6案[1]　一妇因哭子后胸痞，有块如杯，食减，面淡黄黪[2]黑，急甚，脉弦细虚涩，日晡发寒热。知其势危，补泻兼用，以补中益气汤随时令加减，与东垣痞气丸[3]相间服之，食前用汤，食后用丸，必汤多于丸也。一月寒热退，食稍进，仍服前药。二月后忽夜大寒热，至天明始退，其块如失，至晚手足下半节皆肿，遂停药数日。忽夜手足肿如失，天明块复有而小一晕，以二陈汤加白术、桔梗、枳实，服半月而安。次年生子。

【注解】[1] 本案录自《丹溪医按·癖块》。

[2] 黪：为浅黑青色。

[3] 东垣痞气丸：《内外伤辨惑论》方，治痞气、脾积，药用黄连、厚朴、吴萸、白术、黄芩、茵陈、干姜、砂仁、人参、茯苓、泽泻、制川乌、花椒、肉桂、巴豆霜，蜜丸，灯心草汤下。

【阐发与临证】本案由于患者过度哭泣悲伤所致，正如《素问·举痛论》篇所说"悲则心系急，肺布叶举，而上焦不通，荣卫不散，热气在中，故气消矣"。这说明悲伤可致气耗，据其症状，患者还有寒热互结，气滞成痞，并致津凝成痰。其病理主要有三方面，即气虚、痞气、痰湿互为因果，并引起寒热。治疗则以补中益气汤补气升阳、消除气虚寒热；以东垣痞气丸寒热补泻并用，辛开苦降，理气消滞，消除痞块；二陈汤等燥湿化痰。文中患者服药至二月时，忽又发寒热，是正邪相争之象，正胜邪而寒热退、块如失。但痰湿之邪不易去，且又流注于四肢之末而肿，再后肿消而又现胸中块，但因药力起作用使痰块缩小了一圈。

7案[1]　一妇年四十余，面白形瘦，性急，因忤意，乳房下帖[2]肋骨间结一块，渐长掩心，微痛膈闷，食减口苦，脉微短涩，知其经亦不行，思其举动如常，尚有胃气，以琥珀膏[3]贴块，以参、术、芎、归，佐以气药，二百余贴，并吞润下丸[4]，脉涩减，渐充，经行紫色。用前汤丸加醋炒三棱，佐以抑青丸[5]，块消一大半，食进。朱令其止药，待来春木旺区处。次夏，块复作，大于旧，脉平和略弦。自言食饱后则块微痛闷，食行却自平。知其因事激也，以前补药加炒芩，佐以木通、生姜，去三棱，吞润下丸，外贴琥珀膏，半月经行而块散。此是肺金为火所铄，木邪胜土，土不能运，清浊相干。旧块轮郭[6]尚在，因气血未尽复，浊气稍留，旧块复起也。补其正气，使肺不受邪，木气平而土气正，浊气行而块散矣。

【注解】[1] 本案录自《丹溪医按·癖块》。

[2] 帖：应为贴。

[3] 琥珀膏：同名4方。（1）《和剂局方》方，治颈项瘰疬经久不愈，渐成瘘疾，药用琥珀、丁香、木香、桂心、朱砂、白芷、防风、当归、木通、木鳖子、黄丹、垂柳枝、松脂、香油熬膏；（2）《医宗金鉴》方，治发际诸疮，药用琥珀、铅粉、血余、轻粉、银珠、花椒、黄蜡、麻油熬膏；（3）《丹溪心法》方，治一切痞块积块，药用大黄、芒硝、大蒜捣糊为膏；（4）《外科正宗》方，治气血凝滞，结成流毒，皮色不变，漫肿无头，未成脓者，药用生大黄、郁金、白芷、天南星、大蒜捣糊为膏。本案用（3）方。

[4] 润下丸：同名9方。（1）《沈氏尊生书》方，治大肠燥实、二便秘结、痧毒壅盛，药用大黄、黑丑、牙皂煎汁为丸，灯心汤下；（2）《幼科发挥》方，治小儿咳嗽痰多，药用二陈汤加苏子、莱菔子、枳壳、桔梗、神曲糊丸；（3）《丹溪心法》方之一，治痰热，药用黄芩、黄连、炙甘草、南星、半夏、橘红，蒸饼为丸；（4）上书方之二，治胸膈有痰，药用陈皮、甘草，炊饼为丸（李东垣用橘红与炙甘草，剂量16∶1）；（5）上书方之三，治湿痰喘急，止心痛，药用半夏、香油炒为末，粥丸，姜

汤下；（6）上书方之四，治湿痰，药用黄芩、香附、姜半夏、贝母，粥丸；（7）上书方之五，治热痰，药同（6）方加瓜蒌仁、青黛；（8）上书方之六，治湿痰及因痰致白浊，药用南星、半夏、蛤粉、神曲丸，青黛衣，姜汤下；（9）《证治汇补》方，治痰郁肠胃，变生百病，药同（3）方去甘草加白矾，用姜汁、竹沥和丸。

[5] 抑青丸：同名4方。（1）《张氏医通》方，治肝火胁下急痛，药用黄连、吴萸；（2）《保婴撮要》方，治小儿肝经虚热发搐、发热咬牙、惊悸寒热、呕吐痰涎、腹胀少食，药用柴胡、甘草、川芎、当归、白术、茯苓、钩藤；（3）《丹溪心法》方，治肝火胁痛，药用黄连；（4）《奇症汇》方，治气挟肝火、胸痛、头响、耳鸣、咽肿足软，药用羌活、防风、龙胆草、川芎、当归、蜜丸，砂糖汤化下。

【阐发与临证】此患者面白、形瘦、食减、脉微，辨其脾虚，所以用参、术、归等补药。性急，忤意后乳下结块，膈闷、微痛，月经不行，脉短涩，辨其肝木不舒、气滞血瘀，所以用理气药、润下丸、琥珀膏，甚则加用三棱、抑青丸活血理气祛瘀消症。如此这般，二次均取效，说明辨证合度。案文说是木旺胜土，土不能运，指脾土受乘而不能统血，因此表现气滞血瘀。

8 案[1] 一婢色紫稍肥，性沉多忧，年四十，经不行三月矣。小腹当中有一气块，初如栗，渐如盏，脉涩，重取却有，按之痛甚，扣之高半寸。与千金硝石丸[2]，四五次，忽乳头黑且汁，恐孕也。朱曰：涩脉无孕。又与三、五贴，脉稍虚豁。知药竣矣，令止前药，与四物汤倍加白术，佐以陈皮，三十贴，俟脉完，[3]再与硝石丸数次，块消一晕，止药。又半月，经行痛甚，下黑血半升，内有如椒核者数十粒，已消一半。累求药不与，待其自消（琇按：即大积大聚衰其大半而止之义）。至经行三次，每下小黑块，乃尽消。凡攻击之药，有病即病受之，邪轻则胃受伤矣。夫胃气，清纯中和者也，惟与五谷肉菜果相宜[4]，药石皆偏胜之气，虽参、芪性亦偏，况攻击者乎！此妇胃气弱，血亦少，若待块尽而却药，则胃气之存者几希矣。

【注解】[1] 本案录自《格致余论·病邪虽实胃气伤者勿使攻击论》。

[2] 千金硝石丸：即硝石丸、消石大丸，又名硝石大黄丸，同名2方。（1）《千金要方》方，治痞块癥瘕，药用硝石、大黄、人参、甘草、熬醋和丸；（2）《千金翼方》方，治堕坠血瘀、心下坚、妇女癥瘕，药用硝石、川椒、大黄、茯苓、柴胡、川芎、水蛭、虻虫、蛴螬、蜜丸。

[3] 俟脉完：即前文所说涩脉转正常，指涩脉已平。

[4] 五谷肉菜果：指五谷、五肉、五菜、五果。《素问·藏气法时论》篇曰："五谷为养，五果为助，五畜（即肉）为益，五菜为充。气味合而服之，以补精益气。"五谷是粳米、小豆、麦、大豆、黄黍，五肉是牛、羊、猪、狗、鸡肉，五菜是葵、藿、薤、葱、韭，五果是桃、杏、李、栗、枣。

【阐发与临证】肝色青，宜食甘，粳米、牛肉、枣、葵皆甘；心色赤，宜食酸，小豆、犬肉、李、韭皆酸；肺色白，宜食苦，麦、羊肉、杏、薤皆苦；脾色黄，宜食咸，大豆、豕肉、栗、藿皆咸；肾色黑，宜食辛，黄黍、鸡肉、桃、葱皆辛。辛散，酸收，甘缓，苦坚，咸软。用毒药治病攻邪时，配合五谷、五肉、五果、五菜之五味，调五脏。《素问·五常政大论》篇曰："大毒治病十去其六，常毒治病十去其七，小毒治病十去其八，无毒治病十去其九，谷肉果菜食养尽之，无使过之伤其正也。"朱丹溪在案文中所说的"胃气，清纯中和者也，惟与五谷肉菜果相宜"即此意。所谓药石皆偏胜之气，虽参、芪亦偏。平常所说凡治病之药，皆有毒，无毒不作药。中药讲究四气五味，以其气味纠正六淫七情之过胜。此患者似假孕，实为血蛊，丹溪以涩脉辨证而用活血调经方使瘀血去。如是现代"待其自消"是不必的，用桃红四物汤、益母草等均可调其月经。

9 案[1] 一人作劳饮酒，醉卧膈痛，饥而过饱，遂成左胁痛，一块如掌，按之甚痛，倦怠不食，脉细涩沉弱，不数，此阴滞于阳也。以韭汁、桃仁七枚，服三次，块如失，痛在小腹，块如鸡卵。以童便研桃仁十余粒，又以韭饼置痛处熨之，半日前后，大便通而安。

【注解】[1] 本案录自《脉因证治·卷四·杂治》，文字润饰过。

【阐发与临证】此患者劳苦，饮食不周，又加醉酒，肠胃失调。其左胁之块病显系气滞（为主）、血瘀（为次）和食积郁滞于肠胃。案文说"阴滞于阳"指血（阴性）滞于（瘀于）肠胃（六腑属阳）。韭汁、桃仁、童便都能活血润肠，所以能消块通大便。本案例按其起因、症状、体征而言，似是结肠脾曲综合征。暴饮暴食极易伤肠胃，尤其是饥饿状态时大吃大喝，使胃扩张，若能用洗胃、抽吸的方法取出胃内容物还可免受手术之苦，否则必须手术，不然，将有生命危险。据报道有人因一餐进食太多而猝死。

10 案 一人茶癖[1]，用石膏、黄芩、升麻为末，砂糖水调服愈。

11 案 一人爱饮茶，用白术、石膏、片芩、芍药、薄荷、胆星为末，砂糖调膏，津液[2]化下。

【注解】[1] 第10案和第11案、14案都录自《丹溪心法·卷三·积聚痞块》篇。

[2] 津液：在此指唾液。

【阐发与临证】本案与本卷第一篇第16案不同，第16案是一种异食癖兼消渴病，且有神怪色彩。本二案只是喜好喝茶。茶叶中含多种氨基酸、微量元素及多种维生素，还有茶多酚、茶碱、咖啡因，能兴奋中枢神经、心脏，利尿，缓解支气管平滑肌痉挛，降血压。但因有兴奋作用能使人成瘾成癖。笔者曾见一人每日要泡两大壶茶，每日泡茶用大叶茶一两，泡出的茶水似酱油色，从早喝到晚，否则小便涓滴不畅，咳喘不休，这也是成瘾、成癖了。丹溪翁家居义乌地区，在浙中，爱喝花茶、举岩茶，为半发酵茶，性温，所以饮这种茶成癖易患湿热内蕴、甚至痰热，因此治其癖用石膏、黄芩清湿热，在11案例中还用胆南星清化痰热；可能还有脾虚，而用白术。

12 案[1] 一人年近三十，旧因饱食牛肉豆腐，患呕吐，即次饮食不节，左胁下生块，渐大如掌，痛发则见，痛止则伏，其人性急，脉弦数，块上不可按，按之愈痛，时吐酸苦水。或作肾气治，朱曰：非也，此足太阴有食积与湿痰。遂投烧荔枝核二枚，炒山栀五枚去皮，炒枳核十五枚去壳，山楂九枚，炒茱萸九枚，人参一钱，细研，取急流水[2]一盏，煎沸，入生姜汁令辣，食前通酒热服，与六贴，吐二贴，服四贴，与此药且止其痛，却与消块药，用半夏末六钱，皂角六个，黄连半两炒，石碱二钱另研，右以皂角水煮取汁，拌半夏末晒干，同为末，以糖毬[3]膏[4]为丸，胡椒大，每服百丸，姜汤下，数日愈。

【注解】[1] 本案和13案都录自《丹溪医按·癖块》篇。

[2] 急流水：湍上峻急之水，其性急速而下达，故通二便、风痹。

[3] 毬：同球。

[4] 糖毬膏：甘蔗汁煎成很稠厚但尚未成沙粒状。如干者即砂糖，呈饼状即糖饼。

【阐发与临证】饮食不节，饱食牛肉豆腐，消化不良，肠胃有积滞。积不甚而气滞多，以致左胁下块时隐时见。肠胃积滞渐生痰湿。朱丹溪曰"此足太阴有食积与湿痰"，即指肠胃而言，以理气消导法合证。用现代之疗法，大约以木香槟榔丸、枳实导滞丸等均可取效。丹溪以荔枝核、枳核、吴茱萸、山楂理气活血，人参健脾胃，山栀与吴茱萸寒温并用理其气机，生姜能温胃开胃、理气消导。此处之酒为黄酒。丹溪所居为义乌，近绍兴，大多士民家中都自酿黄酒，饮前必加温，暖胃之物，如适量喝能止胃痛。荔枝核甘温涩，主治心痛（即胃脘痛）、小肠气痛、妇人血气刺痛、疝痛、睾丸肿痛等。枳实为未成熟而脱落的酸橙、甜橙的果实，瓤少皮厚无籽核，而枳壳虽也是未成熟的果实，但留枝较久，果较大，皮薄瓤多有核，枳核即指此。其性味功能概同枳壳，为苦酸、归脾胃肺大肠经，功能理气宽胸行滞消积。古今方剂中用枳核者不多见。现摘几方供参考：《王氏（硕）简易方》四妙丸治血气凝滞、老幼腹胀，所用枳壳去瓤，仅留皮和核；《邵真人经验方》治积聚用枳壳也去瓤；《全幼心鉴》治小儿秘涩，用去瓤枳壳；《陈文中小儿方》不惊丸治小儿惊风所用枳壳也去瓤。消积药所用半夏同黄连，系辛开苦降疏理气机。石碱能止心痛、消痰，去食滞，磨积块（见四卷第四篇第4案）。皂角辛咸温，有小毒，疗腹胀满，消谷，消痰破坚症，治腹中痛。消块丸药"以糖球膏为丸"应理解是"以糖球膏和药末为丸"及"以糖球作膏和药末为丸"二种。甘蔗汁煎煮成紫色偏干的是砂糖，即现在的红糖；煎成颇稠而未成沙粒，成小球状即糖球膏。糖球膏加热即化成厚糖浆，调和药末作药丸。红糖性温味甘，功能温和脾胃、缓肝急，能活血治产后血晕。另按《中国医学大辞典》谓伽楠香（即沉香）之木死本存，蜜气膏于枯根，润若饧片而质软，谓之糖结，其种类有生结、熟结、蜜结、糖结……糖球膏是否为此种膏状、软质若饧之糖结，加热也可稀化和药末为丸。伽楠香辛香行气，可治风痰闭塞，理气止痛，此患者也可应用。

13 案 一人正月发痧，因此有块在脐边。或举发，起则痛，伏则不痛，有时自隐痛，自灸脐中，脉甚弦，右手伏，重按则略数。此蕴热因春欲汗解而气弱不能自发为汗，复郁，又因食不节，热挟食，所以成块，宜以保和丸二十、温中丸[1]二十、抑青丸二十、白术木通三棱汤下之。

【注解】[1] 温中丸：同名8方。（1）《普济本事方》方，治妇女冲任不调，血气虚亏、腹中疞痛、月经淋漓量少，药用当归、生地、白芍、生姜、人参、炒蒲黄、琥珀、茯苓、炙黄芪、延胡、麦冬、乌梅、艾叶；（2）《小儿药证直诀》方，治胃寒泻白、肠鸣腹痛、吐酸不食，药用人参、白术、甘草、生姜汁糊丸；（3）《张氏医通》方，治黄胖面肿足胀，药用半夏、陈皮、茯苓、甘草、黄连、香附、苦参、针砂、白术、神曲，生姜汤送；（4）《全生指迷方》方，治脾咳，口中冷，中脘冷，恶寒，药用干姜、半夏、白术、细辛、胡椒、蜜丸；（5）《和剂局方》方，治脾伤冷、宿食不消、心腹膨胀，霍乱吐泻，药用高良姜、干姜、青皮、陈皮、醋糊丸；（6）小温中丸，《丹溪心法》方之一，治积聚痞块，药用青皮、香附、苍术、半夏、白术、陈皮、苦参、黄连、针砂、姜汁、曲糊丸；（7）上书方之二，治同上，药用针砂、香附、山楂、神曲、黄连、山栀、厚朴、苍术、半夏、川芎，一方加人参、白术；（8）大温中丸，《丹溪心法》方，又名大消痞丸，治同上，药用黄连、黄芩、姜黄、白术、人参、陈皮、泽泻、炙甘草、砂仁、干生姜、炒曲、枳实、半夏、厚朴、猪苓。

【阐发与临证】痧之郁于内者、多由风寒暑湿诸气阻遏，不能宣达所致。此人正月发痧，是因冬伤于寒、蕴热由于气虚而不能宣发，又因食滞，所以灸脐中是热其热、实其实，以致成块。此块病在肠胃，是宿食加邪热，也有痧热内陷之虞，所以用保和丸消导食滞，白术、三棱、木通健脾消积，用抑青丸（黄连）清其在肠胃之邪热。注解中之八种温中丸可能用（7）（8）方。

14 案 一妇死血，食积，痰饮，成块在胁，动作雷鸣嘈杂，眩晕身热，时作时止。以台芎[1]、山栀炒、三棱、莪术并醋煮、桃仁去皮尖、青皮、麦皮面[2]各五钱，黄连一两，半用吴萸炒，半用益智炒（去萸益不用），山楂、香附各一两，萝卜子一两半，炊饼丸服。

【注解】[1] 台芎：川芎的一个地产品种，如产于胡戎的名胡芎，出于关中的名京芎，出于蜀中的为川芎，出于陕西的为西芎，出于天台的为台芎，出于江西的名抚芎等。

[2] 麦皮面：即麦麸磨成的面。麦皮功同浮小麦而止汗功效次于浮小麦。主治时疾热疮、汤火疮烂、扑损伤折瘀血等，用醋炒帖之。煎汤服治虚汗、脘腹滞气、泻痢。

【阐发与临证】本案的病因病理已由医者述明为瘀血、食积、痰饮共同作用致成块在胁，既伴动则雷鸣（肠鸣），且时作时止，可见为气滞、痰饮多而血瘀少，但为何还用大队川芎、桃仁、三棱、莪术及山楂等活血祛瘀药？因为瘀血难去，痰饮次之，滞气疏调较易。吴茱萸与山栀、黄连同用能辛苦开降、理气。此处好像是肝脾大、结肠炎等症。

15 案[1] 一妇，血块如盘，有孕，难服峻药，以香附四两（醋煮治气）、桃仁一两（去皮尖治血）、海石二两（醋煮软坚）、白术一两（补）、神曲糊丸（消）。

【注解】[1] 本案录自《丹溪心法·卷三·积聚痞块》篇。

【阐发与临证】妇女血块如盘，在腹部的何部位、何脏器，如是脾肿大，易出血，与案文描述不符，而且生产有危险，可能是肝硬化。虽然是"有故无殒，亦无殒也"，也不能过用峻药，所以未用三棱、莪术、乳香、没药等，甚至连红花也未用，更不用虫类药，即使桃仁也仅是总量16两（药8

两，加一倍神曲作丸）中的一两，还有同剂量的健脾药白术以扶正。倒是以大剂量的理气化痰软坚药代活血化瘀药。海石即海浮石，咸平，能化老痰止咳，清金降火，消积块。

16案 刘仲安[1]治真定总兵董公之孙，年二十余，病癖积。左胁下硬如覆手，肚大青筋，发热肌热，咳嗽自汗，日晡尤甚，牙疳臭恶，宣露[2]出血，四肢困倦，饮食减少，病甚危。刘先以沉香二钱，海金砂、轻粉各一钱，牵牛末一两，为末，研独头蒜如泥，丸如桐子大，名曰沉香海金沙丸[3]，每服五十丸，煎灯草汤送下，下秽物两三行。次日以陈皮、萝卜子炒各半两，木香、胡椒、草豆蔻去皮、青皮各三钱，蝎梢去毒二钱半，为末，糊丸梧子大，每服米饮下三十丸，名曰塌气丸[4]，服之十日，复以沉香海金砂丸再利之，又令服塌气丸，如此互换，服至月余，其癖减半，百日良愈。

【注解】[1] 刘仲安：元朝太医，与罗天益同时代人。本案录自《卫生宝鉴·卷十九·癖积治验》篇。

[2] 宣露：走马牙疳患者病齿上热血并出。常用槟榔散治疗。

[3] 沉香海金沙丸：《医学发明》方，治一切积聚，脾湿肿胀，腹大青筋，药即本案方。

[4] 塌气丸：同名6方。(1)《小儿药证直诀》方之一，治肝气乘脾腹胀，药用胡椒、蝎尾、木香、神曲糊丸；(2) 上书方之二，治肚腹虚胀，药比(1)方少木香，面糊丸；(3)《痘疹心法》方，治腹胀，药用木香、槟榔、黑丑、神曲糊丸，生姜汤送；(4)《婴童百问》方，治小儿疳气，腹胀喘急，面浮肿，药用丁香、胡椒、萝卜子、白丑、神曲糊丸；(5)《幼幼近编》方，治腹胀，药用萝卜子、木香、陈皮、莪术、五灵脂、二丑、神曲、面糊丸；(6)《卫生宝鉴》方，治中满下虚，单腹胀满，药用陈皮、萝卜子、胡椒、木香、草豆蔻、青皮、蝎尾，桑白皮汤下。

【阐发与临证】本症为脾大，或为疟母，或为黑热病引起。牙疳臭恶，宣露出血有可能是另患牙周炎、牙龈出血，或是脾功能亢进，血小板减少出血，此病至此已是气滞、血瘀、痰饮、寒热交错，所以用药也比较复杂。

17案 御医盛启东[1]，永乐[2]中，东宫妃张氏，十月经不通，众医以为胎，而胀。一日，上谓曰：东宫妃有病，往视之。东宫以上命医也，导之惟谨。既诊，出复命。使具病状，晚若何，早若何，一如见。妃闻之曰：朝廷有此名医，不早令视我，何也？出而疏方。皆破血之剂。东宫视之，大怒曰：好御医！早晚当诞皇孙，乃为此方，何也？遂不用。数日，病益剧，乃复诊之，曰：再后三日，臣不敢药矣。仍疏前方，乃锁之禁中。家人惶怖，或曰：死矣！或曰：将籍没家矣。既三日，红棍前呼，赏赐甚盛。盖妃服药下血数斗，疾遂平。既而上亦赐之曰：非谢医，乃压惊也（《文恪公笔记》[3]）。

【注解】[1] 盛启东：明朝永乐年间御医，名寅，江苏吴江县人，为戴原礼弟子王宾的弟子。本案及以下盛启东的案例都引录自《明外史·本传》及《吴江县志》，本案还收录在《医部全录》卷511。

[2] 永乐：明成祖朱棣的年号，1403—1424年。

[3]《文恪公笔记》：作者王鏊，1450—1524年，江苏吴县人，为明代江南三阁老之一。另作《本草单方》。死后谥文恪。另据《中国历代医家传录》称《王文恪公笔记》系明代王祎所作，非也，王祎官小无谥封号。

【阐发与临证】本案记录了一段医疗小故事，说明封建社会皇太子是如何的骄横。但十月经不通，"众医以为胎"也说明此症是假孕，实为血蛊。案文只说"胀"，实为腹部积块。似胎非胎，或非正常胎的记述，本篇及上篇多有收录。《儒门事亲·卷八·沉积疑胎案》篇记述一则：杜某儿媳30岁，有孕一年半，腹阵痛，持续一二天，以为待产，张戴人诊为块病，非孕，治以舟车丸、调胃承气汤加桃仁、当归，桃仁承气汤泻出青黄脓血等，经治八九天，又针三阴交穴，旬日内块已消。此案与本案类似。

18案 屯田郎中张谭妻，年四十余而天癸不至。潘温叟察其脉曰：明年血溃[1]乃死。既而果然

(《能改斋漫录》[2]漭按：此条重见经水门)。

【注解】[1] 血溃：此处指血崩。

[2]《能改斋漫录》：南宋吴曾撰，20卷，笔记。多为考证之作，保存了若干唐宋之文史资料。

【阐发与临证】年40余而天癸不至，一般是经绝。余见过一女37岁（虚岁）而绝经，患者形瘦、质薄，又近期内搬迁地方，可能绝经较早。余也见过一老妇60岁还行月经，经妇检非器质性疾病，也无凝血障碍。本案患者很可能是血崩致死，即女性内生殖器癌症而大出血致死，也可能是血友病、凝血机能减退或脾肿大血小板减少使之大出血。案例编在"积块"篇内，脘腹胁及小腹肿块的可能性很大。

19案 一兵官食粉[1]多成积，[2]师以积气丸[3]杏仁相半，细研为丸，五丸，熟水下，数服愈。今厨家索粉与掉粉[4]不得近杏仁，近之则烂，可征也。

【注解】[1] 粉：古时指谷类粉末制成的食品，如面条、米粉条（又叫米线）、粉干、炒粉等。

[2] 本案录自《医说·卷七·物能去积》篇。

[3] 积气丸：《和剂局方》方，治阴阳不和，寒冷之气留滞于内，气积不散，胸胁支满，食则气噎，心腹膨胀，气刺气急，宿食不消，心腹引痛，恶心呕吐，药用巴豆霜、桃仁、附子、米醋（以硇砂、大黄同熬成膏）、煨大黄、干漆、木香、鳖甲、三棱、肉桂、硇砂、朱砂、麝香，糊丸，生姜汤下。

[4] 索粉与掉粉：索粉指谷类粉末制成的线条形食品，如面条、米线。掉粉指把谷类的粉末用水调和成半稠状，并放在漏勺中稍用力挤压，使漏出掉在正煮开水的锅中，煮熟即叫漏粉。

【阐发与临证】本案是食积而且是粮食食积，宜用消导为治。本案用积气丸。杏仁甘苦温，为治咳逆上气、喘促的良药，能下气，消心下急满痛。《医余》云："凡索面、豆粉近杏仁则烂。"《普济本事方》有治疗积聚凝滞、五噎膈气的两个枳壳散，前一方治心下蓄积痞闷，或作痛，多噫败卵气，乃食积而兼脾虚，药用枳壳、白术、香附、槟榔；后一方治五种积膈气、三焦痞塞、胸膈满闷、心腹膨胀、噎塞不通、口苦吞酸等症，乃食积气积而兼血瘀中寒，药用枳壳、陈皮、厚朴、青皮、木香、肉豆蔻、益智仁、三棱、莪术、槟榔、肉桂、干姜、甘草，此二方与积气丸的适应证及本案也是相符的，可参考。

第三篇　虚　损

1案　罗谦甫治建康道[1]按察副使奥屯周卿子，[2]年二十有三，至元戊寅春间，[3]病发热，肌肉消瘦，四肢困倦，嗜卧盗汗，大便溏多，肠鸣，不思饮食，舌不知味，懒言，时来时去，约半载余。罗诊脉浮数，按而无力，正应浮脉歌云：脏中积冷荣中热，欲得生津要补虚。先灸中脘，乃胃之纪也，使引清气上行肥腠理。又灸气海，乃生发元气，滋荣百脉，长养肌肉。又灸三里，乃胃之合穴，亦助胃气，撤上热，使下于阴分。以甘寒之剂，泻热火。佐以甘温，养其中气。又食粳米、羊肉之类，固其胃气。戒以慎言语，节饮食，惩忿窒欲，[4]病气日减，数月气得平复，逮二年，肥甚倍常。或曰：世医治虚劳病多用苦寒之剂，君用甘寒之剂；羊肉助发热，人皆忌之，今食之而效，何也？罗曰：《内经》云：火位之主，其泻以甘[5]，《藏气法时论》云：心苦缓，急食酸以收之，以甘泻之。[6]泻热补气，非甘寒不可，若以苦寒泻其土，使脾土愈虚，火邪愈甚。又云：形不足者，温之以气；精不足者，补之以味。[7]劳者温之，损者益之。[8]补可去弱，人参羊肉之类是已。先师亦曰：人参能补气虚，羊肉能补血虚之病。食羊肉胡以疑为？或者曰：洁古之学，有自来矣。

【注解】[1]建康道：元朝时在省以下、府和路以上设道为一行政区划，建康道辖区相当于现南京市。

[2] 本案录自《卫生宝鉴·卷五·虚中有热治验》篇。

[3] 至元戊寅春间：至元为元世祖年号（1264—1294年）及元惠宗年号（1335—1340年）。戊寅为公元1278和公元1338年。从罗天益年龄看，应为1278年。

[4] 惩忿窒欲：有意是戒忿怒、节制情欲，因前文也用了戒、节二字，后文再用戒、节显得文采不足。

[5]"火位之主，其泻以甘"：原文出自《素问·至真要大论》篇："火位之主，其泻以甘，其补以咸。"

[6]《素部·藏气法时论篇》云：心苦缓，急食酸以收之，以甘泻之：原文为"心主夏，手少阴太阳主治，其日丙丁，心苦缓，急食酸以收之"。夏，以应火。手少阴心，手太阳小肠。丙丁为火。

[7]"形不足者，温之以气；精不足者，补之以味"：原文出自《素问·阴阳应象大论》篇。

[8]"劳者温之，损者益之"：原文出自《素问·至真要大论》篇。

【阐发与临证】此患者的症状是脾气虚证，脉浮数无力是血虚，脉浮而洪数为虚火。《太素脉秘诀》说："浮脉阳实阴虚……数脉阳盛阴亏……微脉荣卫不足……弱脉荣卫衰微。"案文说（见《脉诀刊误·卷上·浮者阳也》）"脏中积冷""荣中热"，前者主要指大便溏多，肠鸣、不思饮食、舌不知味等，后者主要指发热、盗汗，是一种虚热、阴虚内热。如用药剂则可用甘温除热的补中益气汤加减。罗氏以灸中脘、气海、足三里，也是补益中气的方法。至于罗氏用甘寒之剂除热，除其寒药除热之理论外，实际上罗氏还佐以甘温，又食以羊肉更加灸法，所以甘寒也不寒、羊肉也不温了。本案文关于人参、羊肉的补气、补血，可参见四卷第三篇痢第11案。

2案[1]　丹溪治一人，体长，露筋骨，[2]体虚而劳，头痛楚，自意不疗，[3]脉弦大，兼数。寻以人参、白术为君，川芎、陈皮为佐，服至五月余，未愈，以药力未至耳。自欲加黄芪，朱弗许。翌日，头痛顿愈，但脉微盛，[4]又膈满不饥而腹胀，审知其背加黄芪也。遂以二陈加厚朴、枳壳、黄连以泻其卫，三贴乃安。是瘦人虚劳多气实也（琇按：症本虚固当补，然瘦人气实，纯用气药即不着亦必胀满，参、术继以枳、朴先补后泻，理亦无碍。第先生素重养阴，[5]此案何以独否）。

【注解】［1］本案录自《格致余论·治病先观形色然后察脉问证论》篇。

［2］露筋骨：指四肢消瘦，少肌肉。意指该患者瘦长。

［3］自意不疗：自以为不易治愈。

［4］脉微盛：比原来的脉更弦大、更数。

［5］第先生素重养阴：丹溪有名的主张"阳常有余，阴常不足"。

【阐发与临证】瘦长体形易中气不足、清阳不升，其头痛即是清阳不升引起。本当人参、白术、黄芪、升麻、柴胡等大队补中益气之品及时用进，但其脉象弦大且数，脾虽虚而胃肠尚实，土虽不足而三焦气机欠通利，可能还有湿阻中焦，所以丹溪既用人参、白术，又加陈皮，又加川芎除血中之风直达巅顶，不加黄芪，恐其肠胃不通、三焦气滞。患者自加黄芪（可能剂量较大）而出现"膈满不饥而腹胀"，可见，朱丹溪之辨证是正确的。但一个方法服药达5月余，也实在太慢，而患者自加黄芪后虽出现副作用却只需再服三剂二陈汤加减即安，也还是合算的。实在说，朱丹溪辨证虽正确而用药欠精。设想他开始即用人参、白术、半夏、陈皮、川芎、厚朴、枳壳、黄芪、茯苓等，大概不至于服用5个月吧？

3案[1]　一老人头目昏眩而重，手足无力，吐痰相续，脉左散大而缓，右缓大不及左，重按皆无力，饮食略减而微渴，大便四日始一行。医投风药，朱曰：若是，至春必死，此大虚症，宜大补之。以参、芪、归、芍、白术、陈皮浓煎，下连柏丸[2]三十粒，服一年后，精力如丁年[3]。连柏丸、姜汁炒、姜糊为丸，冬加干姜少许。

【注解】［1］本案录自《丹溪医按·头目》篇。

［2］连柏丸：《内外伤辨惑论》方，又名连柏益阴丸，原方治因热病后毒气攻眼生翳膜遮障，药用羌活、独活、甘草、归身、防风、五味子、石决明、黄连、黄柏、黄芩、知母、草决明，蜜丸。原方服法中有告诫曰：常以助阳汤多服，少服此药。

［3］丁年：即壮年人。

【阐发与临证】前医辨证有误，误以为头目昏眩、吐痰相续、手足无力是肝风内动夹痰，所以"投风药"即祛风散风，可能还有平肝清肝、化痰通络等药。因脉缓大、散大，重按皆无力，所以丹溪辨证为虚证，气虚血虚脾虚，参、芪、白术、当归、白芍、陈皮俱针对上述各症状脉象而设。连柏丸虽能养血祛风、清热平肝，在是症是不能常用的，因其组成仍是清热力宏、祛风也力不弱，但补血力了，所以朱丹溪说祛风药不能用，也只对一半，但与八珍汤加减合服当然是可以的。连柏丸原方告诫说常以助阳汤多服，而案文说"姜汁炒、姜糊为丸、冬加干姜少许"，也是怕丸方中芩、连、柏、知苦寒太过伤胃、伤中气的关系。

4案[1]　一人肥大苍厚，因厚味致消渴，以投寒凉药愈后，以黄雌鸡[2]滋补，食至千数，[3]患膈满呕吐。医投丁沉附子之剂，百贴而愈。值大热中，恶风，怕地气，乃堆糠铺簟蔽风而处，动止呼吸言语皆不能，脉四至，浮大而虚。此内有湿痰，以多饮燥热药故成气散血耗。当夏令，法当死。赖色苍厚，胃气攸在，以参、术、芪熬膏，煎淡五味子汤[4]，以竹沥调服，三月，诸证悉除。令其绝肉味，月余平复。因多啖鸡卵，患胸腹膨胀，自用二陈汤加香附子、白豆蔻，其满顿除。乃令绝肉味，勿药自安。

【注解】［1］本案录自《丹溪医按·杂病》篇。

［2］黄雌鸡：原文为黄雄鸡。

[3] 食之千数：原文是"食之十数"。

[4] 五味子汤：同名14方。(1)《千金方》方之一，治因燥而咳吐有血，痛引胸胁，皮肤干枯，药用五味子、桔梗、甘草、紫菀、川断、竹茹、桑白皮、生地、赤小豆、白蜜；(2) 上书方之二，治小儿伤寒病久不除，瘥后复剧，瘦弱，药用五味子、当归、炙甘草、大黄、黄芩、黄连、前胡、麦冬、石膏、芒硝；(3) 上书方之三，治小儿风寒入肺，喘咳、气逆，药用五味子、当归、麻黄、桂心、人参、干姜、炙甘草、紫菀、款冬、细辛、大黄；(4)《苏沈良方》方，治产后喘促，肺虚气弱呛咳少痰，脉微手足逆冷，口干舌燥，药用五味子、人参、麦冬、杏仁、陈皮、生姜、大枣；(5)《圣济总录》方，治肺痹、咳逆上气，药用五味子、麻黄、细辛、紫菀、黄芩、甘草、人参、当归、桂心、苏子、半夏、生姜；(6)《奇效良方》方，治风邪犯肺，多汗恶风，咳逆短气，胸满，昼轻夜重，药用五味子、杏仁、桂心、防风、赤芍、甘草、川芎、花椒；(7)《沈氏尊生书》方，治肾汗，药用五味子、山茱肉、龙骨、牡蛎、首乌、远志、五倍子、地骨皮；(8)《证治准绳》方，治肾水枯，口干舌燥，药用人参、五味子、麦冬、黄芪、甘草；(9)《外台秘要》方之一，治小儿夜啼，腹痛夜剧，药用五味子、当归、芍药、白术、桂枝、炙甘草；(10) 上书方之二，治肺虚、风寒袭肺，药用五味子、麻黄、桂心、干姜、炙甘草、附子、紫菀、川芎、细辛、大枣；(11) 上书方之三，治气逆咳嗽，短气不足，胸中有寒热，药用五味子、前胡、茱肉、紫菀、桂心、炙甘草、生姜、大枣；(12) 上书方之四，治咳嗽短气，胸满、发热、纳呆，药用五味子、麻黄、紫菀、干姜、桂心、细辛、炙甘草、大枣；(13) 上书方之五，治肺虚，恶寒从背起，口中冷，剧者吐血，药用五味子、款冬、钟乳石、藁本、紫苏、桑白皮、大枣；(14)《三因极一病证方论》方，治肾虚湿重，腰膝重着疼痛，腹胀，稀便，足痿，浮肿，药用五味子、附子、巴戟天、鹿茸、熟地、茱肉、杜仲、生姜、盐少许。

【阐发与临证】此患者病情反复数次，基本都是食复和药复，又都是对症治疗，最后以饮食调理自安。消渴病有上中下之分，大致阴虚、内热、痰湿为患，此人肥厚，痰湿内盛可知。投寒凉药虽愈，但痰湿未除，因此病根未去，与以后患膈满呕吐不无关系。黄雌鸡肉甘酸咸平，功能补精髓助阳气益五脏，治伤中消渴、产后虚羸，脾虚滑泄，病后虚汗，能补男子阳气。《日华本草》曰性温，患骨热人勿食。此患者有消渴，上中消病人有内热，又系肥胖，还有痰湿，所以连吃了千数只黄雌鸡当然可能内热加重、痰湿更盛，因而膈满呕吐。又用丁香、沉香、附子等温热剂，其利是能降气理气，消除膈满、呕吐的症状，所谓百贴而愈是指症状减轻；其弊是燥药耗阴，内热加重，痰湿不除，又正值暑热季节，暑耗气，所以气血两虚。多啖鸡卵引起胸腹膨胀与前述多吃黄雌鸡肉引起膈满呕吐同理。

《景岳全书》治产后虚羸腹痛用黄雌鸡汤，可供参考。药用当归、熟地、黄芪、白术、桂心各等量为散，先用小黄雌鸡一只，煮成鸡汤三碗，每用一碗，与前药末4钱同煎，日三服。

5 案[1]　虞恒德治一人，年五十余，体略瘦，十年前得内伤挟外感证，一医用发表疏利之剂，十日余，热退而虚未复，胸中痞满，气促眩晕，召虞治。以补中益气汤，间与东垣消痞丸[2]、陈皮、枳实、白术丸[3]等药调理而安，但病根未尽除而住药，故眩晕或时举，不甚重。至次年，因跋涉劳苦，又兼色欲之过，眩晕大作。历数医，皆与防风、荆芥、南星、半夏、苍术去风散湿消痰之剂，病弥笃，一日厥十数次，片时复苏，凡转侧，即厥不知人事。举家惶惑，召虞治，诊其六脉皆浮洪而濡。虞曰：此气血大虚之症，幸脉不数而身无大热，不死。但恐病愈后，尚有数年不能下榻。病者曰：苟得寓世，卧所甘心。投大补气血药，倍人参、黄芪，或加附子引经，合大剂一日三贴，又煎人参膏及作紫河车丸[4]、补阴丸之类间服，调理二月，服煎药二百余贴，丸药三五料，用人参五六斤，其厥不见，饮食如故，但未能下榻耳。次年闻王布政汝言[5]往京师，道经兰溪，以舟载，候就诊。王公曰：此症阴虚，风痰上壅，因误多服参、芪，故病久不愈。建方以天麻、菊花、荆芥、川芎等清上之药（璇按：方仍大错），亦未收效，止药。后越五六年，乃起而步履如初。不思昔日病剧而藉参、芪等药之功，遂以王公之语，咎虞为误矣（璇按：不峻养营未尝非误）。

【注解】[1] 本案录自《医学正传·卷三·虚损》篇。

[2] 东垣消痞丸：同东垣痞气丸，见五卷第二篇积块病第6案。

[3] 白术丸：同名15方。(1)《是斋百一选方》方，治脾肺气虚，药用白术、人参、黄芪、茯苓、山药、百合、甘草、柴胡、前胡、生姜、大枣；(2)《珍珠囊》方，治湿痰咳嗽，药用白术、南星、半夏、生姜；(3)《证治准绳》方之一，治息积病，胁下满闷，喘息呼吸引痛，药用白术、枳实、官桂、人参、陈皮、桔梗、甘草、蜜丸；(4) 上书方之二，伤豆粉湿面油腻物，药用白术、半夏、陈皮、神曲、枳实、黄芩、枯矾；(5)《沈氏尊生书》方，治便血，药用白术、生地；(6)《灵苑方》方，治伤胃吐血，药用白术、干姜、黄芪、人参、伏龙肝、蜜丸；(7)《外台秘要》方，治宿冷癖气、喜呕吐、不能食、惊悸、头晕，药用白术、人参、厚朴、防风、茯神、炙甘草、白芷、陈皮、吴茱萸、川芎、桂心、干姜、山药、麦芽、防葵（辛寒无毒，功能降逆止咳、清热通淋、行气散结、镇惊、益气补精，治咳逆、膀胱热结少尿，腹中气血痰结块，癫痫惊狂，五脏气虚，填骨髓）；(8)《圣惠方》方之一，治中焦虚冷，水谷不化，腹胁胀满，四肢逆冷，药用白术、吴萸、附子、桂心、荜茇、诃子、人参、干姜、细辛、桔梗、炙甘草、蜜丸；(9) 上书方之二，治中焦气虚，面色萎黄，瘦弱，纳呆，药用白术、陈皮、人参、炮姜、荜茇、神曲、枣肉为丸；(10) 上书方之三，治中焦虚寒，腹胀肠鸣，纳呆，药用白术、桂心、木香、吴萸、人参、槟榔、高良姜、陈皮、阿魏、醋；(11) 上书方之四，治酒癖食不化，药用白术、炮姜、桂心、蜜丸；(12)《全生指迷方》方之一，治喘嗽出血，四肢乏力，药用白术、人参、茯苓、麦冬、泽泻、生地、大豆卷、桑白皮、蜜丸；(13) 上书方之二，治胸腹虚胀，滑泄，瘦弱，背腰牵急，倦怠乏力，药用白术、陈皮、人参、厚朴、蜜丸；(14) 上书方之三，治胃有宿寒，吐酸，欲吐，药用白术、半夏、干姜、陈皮、丁香、生姜；(15)《丹溪心法》方，治脾虚，药用白术、芍药（冬季去芍加肉豆蔻）。本案所用约(1)(3)(7)(9)(13)等方。

[4] 紫河车丸：同名3方。(1)《幼幼近编》方，治胎惊，药用人参、天麻、炙甘草、犀角、远志、滑石、炒白芍、茯神、枣仁、天竺黄、朱砂、紫河车、脐带，另用钩藤、蜂蜜、灯心、薄荷；(2)《证治准绳》方之一，治气血虚、久病，药用紫河车、人参、当归、乳汁；(3) 上书方之二，治久痫正气虚，药用紫河车、人参、猪苓、茯神、远志、丹参。

[5] 王布政汝言：指王纶，见一卷第一篇第33案。

【阐发与临证】此案文颇长，洋洋五百言，历叙十年病程并一医疗纠纷。患者年过半百，体形略瘦，荣气不足可知。十年前患内伤挟外感证用发表剂，再用补中益气汤及陈皮、枳实等补气消痞也可理解。其所以仍眩晕时举，或劳累后大作，甚至一日十数次厥，是因肝血不足、风阳挟痰上扰之故。前医用荆防、南星、半夏、苍术祛风燥痰湿能治标。虞恒德用人参、黄芪、紫河车大补气血，附子、补阴丸滋阴温阳也偏于气、阳，养血药、滋肝药、平肝药、敛阳药未用是一大缺憾。肝主筋，也主脉，滋肝养血则筋脉得养，再加天麻、菊花、川芎等平肝潜阳、通经络药就好了。王汝言说"此症阴虚，风痰上壅"只说对了一半，"误多服参芪"而致"久不愈"之说更是片面，难怪后人魏之琇评王"方仍大错"、评虞"不峻养营，未尝非误"。

该患者眩晕时举，劳苦后眩晕大作，甚至一日（晕）厥十数次，片时复苏，尤其凡转侧即厥不知人事，可能是颈椎病、前庭神经元炎、血管抑制性晕厥、颈动脉窦性晕厥、代谢紊乱引起的晕厥、脑循环障碍引起的晕厥（尤其脑动脉硬化）、直立性低血压等。此种病补得太多也不行。

6案 东阳[1]治一人，[2]发大汗，战栗鼓掉，片时许，发躁热，身如火焚，又片时许，出大汗如雨，身若冰冷，就发寒战如前，寒后又热，热后复汗，三病继作，昼夜不息，庠生卢明夫与作疟症治，不效。召虞诊，右手阳脉数而浮洪无力，阴脉略沉小而虚，左三部比右差小，亦浮软，虞曰：此阳虚症也。用补中益气汤，倍参、芪，减升、柴一半，加尿浸生附子一钱半，炒黄柏三分，干姜、薄桂各五分，大枣一枚，同煎服。一服，病减三之一，二服减半，四服寒热止而身尚有微汗，减去桂、附、干姜一半，服二贴痊愈。

【注解】[1] 东阳：指地名为东阳，按年代看，应是现浙江东阳市。虞为义乌人，离东阳不远，能去诊治病人。与文后卢明夫同时在东阳会诊。

[2] 本案录自《医学正传·卷三·虚损》篇。

【阐发与临证】此病症确是疟。但疟病也有阴阳寒热虚实的不同，《医学入门》云："阴阳寒热明而治疟知本矣。"阳为气虚，阴为血虚，卫虚则先寒，荣虚则先热。表邪多则寒多，里邪多则热多。暑疟单热，湿疟单寒，寒疟先寒后热，风疟先热后寒。余皆先寒后热。诸疟惟食积挟火，寒已复热，热已复寒。此患者从脉证辨析属阳虚气虚，倍参芪加附子、干姜、肉桂，减升麻、柴胡都易理解。加少量炒黄柏是因患者寒后热时身如火焚，还有里热之邪。薛己治疟以补为多，其截疟常以参术各一两、生姜四两煨熟，煎服即止，或以大剂补中益气汤加煨姜尤效。

7 案[1]　薛己治州守王用之先因肚腹膨胀，饮食少思。服二陈、枳实之类，小便不利，大便不实，咳嗽腹胀，用淡渗破气之剂，手足俱冷，此足三阴虚寒之症也，用金匮肾气丸[2]，不月而康。

【注解】[1] 本案至第10案都录自《内科摘要·脾肾亏损小便不利肚腹膨胀等症》篇。

[2] 金匮肾气丸：见三卷第一篇痰第27案注[2]、二卷第二篇命门火衰第1案注[3]。

【阐发与临证】此处的肚腹膨胀指腹内有水，亦即鼓胀。可以是单腹鼓胀，也可以腹鼓胀与身肢肿胀同见。鼓胀有多种证型，例如中焦湿阻、湿热蕴结、气滞血瘀、肝脾血虚、脾肾阳虚、肝肾阴虚、脾胃气虚等。《杂病源流犀烛·肿胀源流》载"此鼓胀亦气分病……鼓胀病根在脾，由脾阴受伤……脾不运化；或由怒气伤肝，渐蚀其脾……故阴阳不交，清浊相混，隧道不通，郁而为热，热留为湿，湿热相生，故其腹胀大"。《医学入门》云："凡胀初起是气，气不走则阻塞血行，血不行，久而成水。"本案初起即饮食少思，为脾胃虚，用二陈、枳实之类反大便不实、小便不利、咳嗽腹胀，再用淡渗利水加破气药而手足俱冷，当然症属脾肾两虚了，用金匮肾气丸不如用济生肾气好。

8 案　一富商饮食起居失宜，大便干结，常服润肠等丸，后胸腹不利，饮食不甘，口干体倦，发热吐痰。服二陈、黄连之类，前症盛益，小便滴沥，大便泄泻，腹胀少食，服五苓、瞿麦之类，小便不通，体肿喘嗽，用金匮肾气丸、补中益气汤而愈。

【阐发与临证】此患者误治三次后出现癃闭。癃闭有下焦湿热、肺气壅滞、肝气郁结、瘀阻溺道、中气不足、肾阳虚衰等六种病机证型。《丹溪心法》云："小便不通，有气虚、血虚、有痰、风闭、实热……有热、有湿、有气结于下。"本来是因饮食起居失宜引起大便干结，是脾肺气虚、肠燥便秘，所常服的润肠等丸，可能是麻子仁丸，虽用火麻仁，也有大黄、厚朴、枳实，不是真正的润肠通便，如首乌、麻仁、白蜜、肉苁蓉等，所以出现胸腹不利、饮食不甘、口干体倦、发热吐痰这样的脾虚症状。又服二陈汤、黄连（可能着眼于发热吐痰，是第二次误治），更出现大便泄泻、小便滴沥不利、腹胀少食，脾肾两虚初露端倪。再用清利湿热方法（第三次误治）则小便癃闭了，水邪郁于肌肤则体肿，上凌肺脏则喘咳。完全是中气不足、肾阳虚衰的脾肾两（阳）虚证候。

9 案　一男素不善调摄，唾痰口干，饮食不美。服化痰行气之剂，胸满腹胀，痰涎愈甚。服导痰理脾之剂，肚腹膨胀，二便不利。服分气利水之剂，腹大胁痛，不能睡卧。服破血消导之剂，两足皆肿，脉浮大不及于寸口。朝用金匮加减肾气丸[1]，夕用补中益气汤煎送前丸，月余诸症渐退，饮食渐进，再用八味丸、补中汤[2]，月余自能转侧，又两月而能步履，却服大补汤[3]、还少丹，又半载而康。后稍失调理，其腹仍胀，服前药即愈（琇按：阅此及前案，世之庸医一何伙耶？一逆再逆甚至三四，其去死也几稀矣！求治者可不慎欤）。

【注解】[1] 金匮加减肾气丸：见前7案注[2]。在此因有两足皆肿，故指济生肾气丸。

[2] 补中汤：同名3方。（1）指补中益气汤；（2）《兰室秘藏》方，治面黄、汗多、目赤、食少、咳嗽、四肢沉重，药用升麻、柴胡、当归、神曲、泽泻、麦芽、苍术、黄芪、炙甘草、五味子、

红花；(3)《症因脉治》方，治中焦虚冷，恶寒身痛，腹痛吐利，药用人参、白术、干姜、茯苓、陈皮、甘草。本案用(1)方。

[3] 大补汤：同名3方。(1)《证治准绳》方，治产后大虚，面青唇白，气急浮肿，药用人参、黄芪、白术、茯苓、五味子、干姜、甘草、当归、熟地、白芍、川芎，如不效，可加川乌、木香；(2)《千金翼方》方，治产后虚弱乏力，及腰腹疼痛，药用当归、生地、川芎、芍药、人参、桂心、干姜、半夏、吴萸、麦冬、白芷、炙甘草、大枣；(3)即十全大补汤之简称。本案指(3)方。

【阐发与临证】本患者误治四次。原本脾虚生痰、水不化津，胃纳少，化痰行气可以用，但应重在健脾，不能过于香燥而耗胃阴。第二次误治是健脾不足、过用导痰法治标。第三次，出现肚腹膨胀、二便不利了，应该考虑肾主水，脾肾两虚，治当壮火之源而生脾土，却是仅用分气利水(利水、分气都可配伍使用)。第四次误治是只注意了腹大膨胀而用破血消导。济生肾气丸加补中益气汤(足肿腹膨消退后，济生肾气丸改八味丸)温肾健脾补中利水，以后再用十全大补汤和还少丹温补脾肾气血善其后、固其本。

10案 一妇患痰热，治者多以寒凉，偶得小愈，三四年，屡进屡退，于是元气消烁。庚子夏遍身浮肿，手足麻冷，日夜咳嗽，烦躁引饮，小水不利，大肉尽去，势将危殆。薛诊，脉洪大无伦，按之如无，此虚热无火，法当壮火之源，以生脾土。与金匮肾气丸料服之，顿觉小水溃决如泉，俾日服前丸，及大补汤而愈，三四年间无恙。一日因哀悲动中，前证复作，体如焚燎，口肉尽腐，[1]胸腹胀满，食不下咽者四日，投以八味二服，神思清爽，服金匮肾气丸料加参、芪、归、术，未竟而胸次渐舒，陡然思食，不三日而病去五六矣，嗣后日用前二丸间服，逾月而起。至秋深复患痢，又服金匮肾气丸加参、芪、归、术、黄连、吴萸、木香，痢遂止，但觉后重，又用补中益气加木香、黄连、吴萸、五味，数剂而痊愈。

【注解】[1] 口肉尽腐：口腔溃疡泛发。在此好像是因体质虚弱而引起口腔白色念珠菌引起的鹅口疮，以及组织胞浆菌病。

【阐发与临证】初患痰热时未能予培本，三四年间只以寒凉法治标，因此元气亏虚。可能是夏季受暑湿之故而病发作，案文所述这些症状确是凶险，薛己以脉洪大无伦辨为虚热无火，以壮火益土法救危，确是了不起。虽至深秋患湿热下痢而用香连、左金之类，仍以金匮肾气丸加参芪归术为主，或用补中益气善后，也说明该患者素用寒凉三四年，元气所受之消烁是何等严重。

11案[1] 汪石山治一人，年逾七十，忽病瞀昧[2]，但其目系渐急，即合眼昏愦[3]如瞌睡者，头面有所触，皆不避，少顷而苏。问之，曰：不知也。一日或发二三次，医作风治，病转剧。汪诊其脉，结止，苏则[4]脉如常，但浮虚耳。曰：此虚病也。盖病发而脉结者，血少气劣耳；苏则气血流通，心志皆得所养，故脉又如常也。遂以大补汤去桂，加麦冬、陈皮而安。三子俱庠生，时欲应试而惧。汪曰：三年之内可保无恙，越此，非予所知。果验。

【注解】[1] 本案录自《石山医案·附录》。还收录在《奇症汇·心神》，文字有部分出入。

[2] 瞀昧：证名，指神情昏昧。

[3] 昏愦：昏糊不清。

[4] 苏则："苏则"与"脉如常"之间，在《奇症汇》中还有"皆浮洪数，不任寻按……乃阳气所生之时"。

【阐发与临证】本病为晕厥证。根据文中所描述的症状、脉象及所用药分析，本病为年老体弱，气血不足，阴阳之气不相顺接，以致神明失主而发的晕厥，类似于发作性缓慢性心律失常所致心源性晕厥，或脑动脉硬化、脑萎缩引起的神志不清、脑囊虫病引起的一过性晕厥、癫痫小发作等。待阴阳之气顺接，气血流通则苏醒。由于气血不足，产生虚热，虚阳外越，故苏则脉洪数，不任重按，平时脉象的变化，原著者分析都是气血虚之故，此说的然。心气不足，无力推动营血于脉管中运行，故左脉小，右关候脾胃，脉以胃气为本，邪热扰胃，故右脉大。病机为血少气劣，治当补气养血，因血虚有热，故用十全大补汤加麦冬、陈皮，去辛甘大热的肉桂收效。

12案[1]　一妇年逾三十，形色脆白，久病虚弱。汪诊治十余年，不能尽去其疾（琇按：纯是营气大损，上盛下虚，水干木燥之病，凭仗参、芪、术、草，虽百年犹未能尽去其疾）。一日复诊之，左则似有似无，右则浮濡无力。汪曰：畴昔[2]左脉不若是，今候反常，深为可惧。越三日诊之，两手脉皆浮濡，惟右则略近于驶而已，乃知脉之昨今异状者，由虚然也。近患头眩眼昏，四肢无力，两膝更弱，或时气上冲胸，哽于喉中不得动转，则昏愦口噤，不省人事，内热口渴，鼻塞食减，经水渐少。汪用参三钱，归身、白术、麦门冬各一钱，黄芪钱半，黄柏七分，枳实五分，甘草四分，煎服。若缺药日久，前病复作，服之仍安。

【注解】［1］本案及下案都录自《石山医案·卷中·荟萃》。

［2］畴昔：日前。

【阐发与临证】本案也是主要以脉象来辨证，再结合症状之变化而论治。患者左脉似有似无，越二日及其后再三日均为浮濡，从而辨证为虚证。结合头眩眼昏、四肢无力、膝弱而给予参术芪归；气时上冲胸，既为气虚，又为气机不顺降，故再加枳实以降气、疏通气机。至于汪石山诊治十余年而不能尽去其疾，明知久病虚弱，虽用补益气血而不能治愈，应该再用血肉有情之品及滋补肝肾法为妥，尤其肝肾肺脾都要用补益法。但反过来说，有很多病就是治不好的呀！

13案　一人年逾三十，质弱而色苍，初觉右耳时或冷气呵呵如箭出，越两月余，左耳气出如右（琇按：肾水虚也），早则声哑，胸前有块攒热（琇按：卧则火聚于上也），饭后，声哑稍开，攒热暂息（琇按：起则火下降也），少间，攒热复尔，或嗽恶酸水，小溲频赤，大溲[1]溏泄，虽睡熟亦被嗽而寤，哕恶二三声，胸腹作胀，头脑昏痛不堪，时或热发，浑身疼痛，天明，前症少息，惟攒热弗休。且近来午后背甚觉寒，两腿麻冷（琇按：交阴分火上升也）。用参二钱半，茯苓、麦冬、白术各一钱，黄连、甘草、枳实各五分，贝母、归身各一钱，白芍八分，煎服寻愈。

【注解】［1］大溲：溲，原指小便。这里大溲作大便解。

【阐发与临证】此患者为肾脾肺俱虚，而且是阳虚气虚。耳中出冷气、午后背冷、腿麻冷均是肾虚而且是肾阳虚。肾经沿喉挟舌根部，天明阳气来复，则诸症少息，但肾虚不减而声哑，得食，正气得谷气以扶助而略复，又声哑稍开。嗽恶酸水、哕恶、胸腹作胀及大溲溏泄是脾及肾阳虚。小溲频赤，胸前攒热，时或热发是虚热。肺气虚，胸背肩部受寒、邪外束可致咳嗽，甚或睡中咳嗽而苏。治法应以益肾健脾为主，方用金匮肾气丸合四君子汤化裁，适加清虚热药品为宜。本案用四君子汤为主，加归、芍和营，黄连、麦冬清虚热，枳实、贝母都是随症加减。宜以金匮肾气丸加四君子丸善后，方能巩固疗效。

14案[1]　一人年逾三十，神色清减，初以伤寒过汗，嗣后两足时冷，身多恶寒，食则易饥，日见消瘦，频频梦遗。筋骨疼痛，久伏枕榻。医用滋阴降火，罔效。汪视左脉浮虚而缓，右则浮弦而缓，此阳虚耳。病者曰：易饥善食、梦遗，似属阴虚，若作阳虚而用参、芪，恐益予病。汪曰：古人谓脉数而无力者，阴虚也；脉缓而无力者，阳虚也。今脉浮虚弦缓，则为阳虚可知。以症论之，病属阴虚，阴虚则热发，午后属阴，则午后当遍身热发，恶寒[2]，揭胸露手，蒸蒸热闷烦躁矣。兹患是症俱无，何以认为阴虚？夫阳虚则恶寒恶风，虽天暖日融，犹畏出门庭。今患两足时冷，身多恶寒，皆阳虚之验。又汗多亡阳，非阳虚而何？食则易饥者，非阴虚火动也。盖脾胃以气为主，属阳，脾胃之阳已虚，又泻以苦寒属阴之药，故阳愈虚而内空竭，须假谷气以扶助之，是以易饥而欲食，虽食亦不生肌肉也。经曰：饮食自倍，肠胃乃伤。[3]又曰：饮食不为肌肤，[4]其此之谓欤！梦遗亦非特阴虚，经曰：阳气者，精则养神，柔则养筋。[5]今阳既虚，则阳之精气不能养神，心以藏神，神失所养，飘荡飞扬而多梦；阳之柔气不能养筋，肝主筋以藏魂，筋失所养，则浑身筋骨因以疼痛，魂亦不藏，故梦寐弗宁，安得而不遗乎？经曰：气固形实。[6] 阳虚则不能固而精门失守，此遗之所以频而不禁也。经曰：肾者胃之关也。[7] 今若助阳以使其固，养胃以守其关，何虑遗之不止。乃以参、芪各二钱，白术一钱，甘草五分，枳实、香附、山楂、韭子各五分，煎服半载，随时令寒暄升降而易其佐使，调理乃安。（旧刻脱误）

【注解】[1] 本案录自《石山医案·卷下·阳虚》篇。

[2] 恶寒：是恶热之刊误，原文也是恶热。

[3] "饮食自倍，肠胃乃伤"：引自《素问·痹论》篇。

[4] "饮食不为肌肤"：引自《难经·十四难》，原文为"损脉之为病奈何？……肌肉消瘦，饮食不能为肌肤"。另外，《素问·太阴阳明论》篇曰："四肢皆禀气于胃""四肢不得禀水谷气，日以益衰，阴道不利，筋骨肌肉无气以生，故不用焉。"这说明四肢筋骨肌肉皆赖胃消化水谷、脾运化水谷精微以充养，亦即精微均由饮食充养。脾胃不健，饮食虽进而不能充养肌肉四肢。

[5] "阳气者，精则养神，柔则养筋"：引自《素问·生气通天论》篇。

[6] "气固形实"：原文未找到。《素问·刺志论》篇云："气实形实，气虚形虚，此其常也。"《素问·疏五过论》篇云："精气竭绝，形体毁沮。"意思相同。

[7] "肾者胃之关也"：引自《素问·水热穴论》篇。

【阐发与临证】本患者除易饥善食外，都是阳虚脉症。易饥善食，在《素问》中称"消谷善饥"，在《灵枢·五邪》篇为"阳气有余，阴气不足，则热中善饥"。《灵枢·师传》篇说"胃中热，则消谷，令人悬心善饥"。这都是说胃有虚热而消谷善饥。但《杂病源流犀烛·诸疸源流》说"力役人劳苦受伤，亦成黄胖病……好食易饥，怠倦无力"，这是脾胃气虚，严重者为脾胃虚寒。虽然案文中有论述认为本案是阳虚，也说过"肾者胃之关"等，但从用药看，仅韭子一味是补肾阳的，参、术、芪、草都是健脾补中，因此汪所分析的阳虚，多是气虚，从脉证看，也是气虚为主。

15 案 仁和县[1]一吏，早衰病瘠，齿脱不已。从货药道人[2]得一单方，独研生硫黄为细末，实猪脏中，[3] 水煮脏烂，研细，宿蒸饼丸大如梧桐子。随意服。两月后，饮啖倍常，步履健，年逾九十，略无老态，执役如初。因从邑宰[4]入村，醉食牛血，遂洞下数十行，所泄若金水，嗣是尪悴[5]，不日寻卒。李巨源得其事于临安人，内医官管范尝与王枢使言之。王谓惟闻猪肪脂能制硫黄，兹用脏，尤为有理（《类编》璙按：石药多燥烈，阴虚内热人服之必贻大患，慎之）。

【注解】[1] 仁和县：旧县名，即今之杭州市。本案例也收录在《本草纲目·石部·硫黄》篇，及《医说》。

[2] 货药道人：卖药材的道士，也看病，相当于铃医、走方郎中。

[3] 实猪脏中：将药末充填在猪大肠中。猪肠作为药用，始载于《食疗本草》。《百一选方》起别名猪脏。性味咸平，入大小肠二经，治体虚乏力之脱肛、大便下血。《本草纲目》谓甘寒，能润肠治燥。《本草图经》说"主大小肠风热"。《救急方》用芜荽充填煮食治肠风脏毒。《仁斋直指方》以黄连塞满肠中，煮烂捣丸治大便下血、多食易饥，腹不痛、里不急。《百一选方》用吴萸实满肠中煮烂捣丸，治滑泄等。

[4] 邑宰：低级地方官。古时虽称国为邑，但这里指小的城市及县为邑。

[5] 尪悴：尪是瘦弱，悴是憔悴。

【阐发与临证】此人早衰病瘠，齿脱，确是肾虚，但应该用柔补如左、右归丸。古时用六味地黄丸、金匮肾气丸等。用硫黄太过辛热，虽能奏效，必有后患。硫黄酸温有毒，除治恶疮恶血等外，尚能治腰肾久冷、冷风顽痹，补筋骨劳损，益气力、长肌肤、壮阳道。李时珍云："硫黄秉纯阳之精，赋大热之性，能补命门真火不足……但炼制久服，则有偏胜之害。"本患者服后诸症俱失，步履健、无老态即是效果。但很快尪悴而卒，则是其"偏胜之害"所致。猪肠（脏）虽能补虚，但因用硫黄温补，改用猪肾是否更好？

16 案 江篁南治一妇,以恼怒患痰嗽,潮热,自汗,肌体瘦损,屡药罔效。脉浑浑如泉涌,右寸散乱,数而且紧。以参、芪、归、术、茯苓、陈皮、甘草、白芍、半夏曲、香附、圆眼肉[1],四贴,自汗十愈八九,起立觉有力,痰嗽减半。惟口内干热,前方半夏换贝母,出入调理,寻愈。

【注解】[1] 圆眼肉:圆眼即龙眼。

【阐发与临证】该患者的症状很像肺结核,用归脾汤加半贝丸是可以的。因患者有潮热自汗,脉数,且口干,所以应用麦冬、百合等养阴药。另外,用百合固金汤合四君子汤也可。恼怒仅是诱因,龙眼肉性温,不如百合养阴清肺为好。

17 案 江应宿治周三者,祁门人也,年近三十,潮热,咳嗽咽哑。诊之,六脉弦数。周故以酒豪,先年因醉后呕血,是年又复呕血数升,遂咳不止,百治不应,肌食递减,烦躁喘满。予与四物换生地,加贝母、丹皮、阿胶、麦冬、五味,煎服,加生蔗汁一小酒杯,姜汁少许,嗽渐止。食少,再加白术、茯苓、人参,食渐进,夜嚼太平丸[1],晨服六味丸,加枸杞、人参、麦冬、五味为丸,两月嗽止,半年,肥白如初。

【注解】[1] 太平丸:同名3方。(1)《十药神书》方,治劳症久嗽肺痿肺痈,药用天冬、麦冬、知母、贝母、款冬花、杏仁、当归、熟地、生地、黄连、阿胶珠、蒲黄、京墨、桔梗、薄荷、白蜜、麝香;(2)《新方八阵》方,治胸腹胀痛,食气血积,气血疝,邪实秘滞痛等,药用陈皮、厚朴、木香、乌药、白芥子、草蔻、三棱、莪术、干姜、皂角、泽泻、巴豆;(3)《沈氏尊生书》方,治药同(1)方,去黄连。

【阐发与临证】饮酒后呕血数次,又引起咳嗽、咽哑、潮热,是酒之辛热伤了胃,土不生金所致,因此食减消瘦。烦躁喘满、六脉弦数是肺津虚引起的。先用四物汤换生地,加阿胶、丹皮、麦冬、五味子、生蔗汁是清肺养阴、补肺止血,贝母化痰止嗽,但这些都是对症治标,所以再加四君子汤健脾土才能生金。以后所用的生脉散加八仙长寿丸、太平丸等也都是固本的。此患者好像是肺结核病,饮酒引起呕血可能是原患胃病巧合,或者根本不是呕血而是咯血。

第四篇 劳 瘵

1 案 葛洪[1]曰鬼疰者,[2]是五尸之一。疰又挟诸鬼邪为害,其病变动,有三十六种至九十九种,大略使人寒热淋沥,沉沉默默,不知所苦,无处不恶,累年积月,渐就沉滞,以至又传傍人,乃至灭门。觉如是候者,急取獭肝一具,阴干杵末,服方寸匕,日三,未愈,再作。《肘后》[3]云:此方神良。宣和间,天庆观一法师,行考召,极精严。时一妇人投状,述患人为祟所附,须臾召至,附语云:非我为祸,别是一鬼,亦因病人命衰为祟耳。渠今已成形,在患人肺为虫,食其肺系。故令吐血声嘶,师掠之。此虫还有畏忌否?久而无语,再掠之。良久云:容某说,惟畏獭爪屑为末,以酒服之则去。患家如其言而得愈。此予所目见也,究其患亦相似。獭爪者,殆獭肝之类欤!(《本事方》)

【注解】[1] 葛洪:东晋医药学家,道家,字雅川,自号抱朴子,丹阳句容(今江苏省镇江市句容市)人。精于炼丹术。著有《抱朴子·内外篇》《玉函方》。

[2] 本案录自《医说·卷四·传劳》篇,还收录在《奇症汇·目》。

[3]《肘后》:全名《肘后备急方》,是葛洪将其所著《玉函方》摘录急救、实用的单验方及简要灸法汇编而成,又经陶弘景、杨用道增补。本案"葛洪曰……未愈,再作"录自是书卷一治尸注鬼注方第七。

[4]《本事方》:即《普济本事方》。是书中关于本案文不全,引文同《肘后备急方》文。

【阐发与临证】疰是传染病。一人病死,另一人复得此病气之灌注,传染无穷,甚至灭门。疰虽分气疰、劳疰、鬼疰、冷疰、食疰、尸疰、水疰、土疰、生人疰、死人疰等十疰,但主要症状基本相同。古人认为是虫或病气注入身体,令人寒热淋漓,精神错杂,无处不恶而沉默不知所苦,积年累月渐至委顿而死。也有古人认为疰即传尸痨,相当于现代的结核病,但又不完全相同。《沈氏尊生书》用十疰丸(雄黄、巴豆霜各一两,人参、麦冬、细辛、桔梗、附子、皂荚、川椒、甘草各五钱,蜜丸)治疗。獭肝,甘咸温,功效有止嗽杀虫,治传尸劳、鬼疰。獭爪也有此类功能。

2 案[1] 一妇染瘵疾,骎剧[2]。偶赵道人过门,见而言曰:汝有瘵疾,不治谓何?答曰:医药罔效耳。赵曰:吾得一法,治之甚易。当以癸亥[3]夜二更,六神皆聚之时,解去下体衣服,于腰上两傍微陷处,针灸家谓之腰眼,直身平立,用笔点定,然后上床合面而卧,每灼[4]小艾炷七壮,劳虫或吐出或泻下,即时平安,断根不发,更不传染。如其言获全。(《类编》)

【注解】[1] 本案还收录在《医说》。

[2] 骎剧:骎音 qīn,原意是马跑得快,引申为走得快。骎剧意为疾病发展很快。

[3] 癸亥夜:用干支纪日,天干与地支合用则六十日一轮回。如2003年2月19日为癸亥日,4月20日、6月19日、8月18日、10月17日、12月16日都是癸亥日。其夜二更约10点左右。

[4] 灼:即灸。

【阐发与临证】腰眼:经外奇穴,又名鬼眼、遇仙、癸亥。位于腰部正中线、左右旁开各三寸八分,与第4、5腰椎棘突之间点平高,即阳关穴两侧三寸八分处。主治虚弱羸瘦、肺结核、气管炎、睾丸炎、腰痛、传尸、肾亏、消渴、劳虫等。《类经图翼》记载主治诸痨瘵已深之难治者，方法同本案案文所述。该穴如针，可针三至五分。《丹溪心法·劳瘵》篇说"劳瘵主乎阴虚，痰与血病"，"其证脏中有虫啮心肺间，名曰瘵疾，难以医治"。

3案 袁州[1]寄居武节郎李应，本相州法司[2]，尝以吏役，事韩似夫枢密[3]。兵火后[3]，忽于宜春见之云：从岳候军[4]得官，今闲居于此。从容问其家事，潸然泪下曰：某先有男女三人，长子因买宅，入久空无人所居之室。忽觉心动，背寒凛凛，遂成劳瘵之疾。垂殆，传于次女。长子既殁，女病寻亟[5]。继又传于第三子，同一证候。应大恐，即祷于城隍神，每日设面饭，以斋云水[6]，冀遇异人。数日，因往市中，开元寺[7]门前有一人衣俗士服，自称贫道，踵足[8]而呼曰：团练，闻宅上苦传尸劳，贫道有一药方奉传。同入寺中，问其姓名，不答，授云云，应即取笔书之。道人言欲过湖南，应留之饭、辞，赠之钱、不受。临岐[9]，又言此药以天灵盖[10]、虎粪内骨[11]为主，切须仔细寻觅青蛇脑[12]，如无亦可。服药前一日，须盛享城隍神，求为阴助。应以其事颇异，如其言。治药既成，设五神位，具饮馔十品，以享城隍。又别列酒食，以犒饮阴兵[13]，仍于其家设使者[14]一位于病榻之前。服药食顷，脏腑大下[15]，得虫七枚，色如红㸈肉[16]，腹白，长约一寸，阔七八分，前锐后方，腹下近前有一口，身之四周有足若鱼骨，细如针，尖而曲，已死，试取火焚之，以铁火箸扎刺不能入，病势顿减。后又服一剂，得小虫四枚，自是遂安。今已十年，肌体悦泽，不复有疾，道人后竟不来。其药用天灵盖三钱，酥炙黄色，为末，称虎粪内骨一钱，人骨为上，兽骨次之，杀虎大肠内取者亦可用，同青蛇脑小豆许，或绿豆许，同酥涂炙，色转为度，无蛇脑，只酥炙亦得，鳖甲极大者，醋炙黄色为末，一两，九肋者尤妙。安息香半两，桃仁一分去皮尖研，以上为末，绢筛过，槟榔一分，别为细末，麝香一钱，别研，青蒿取近梢者四寸，细锉六两，豉三百粒，葱根二十一个，拍破，东引桃李柳桑枝各七茎，粗如筋头大，各长七寸，细锉，枫叶二十一片，如无亦得，童便半升。先将青蒿桃李柳桑枝枫叶葱豉，以官省升[17]量水三升，煎至半升许，去滓，入安息香、天灵盖、虎粪内骨、鳖甲、桃仁，与童便同煮，取汁去滓，有四五合，将槟榔麝香同研均，调作一服，早晨温服，以被盖出汗，恐汗内有细虫，以帛拭之，即焚此帛，相次须泻，必有虫下，如未死，以大火焚之，并弃长流水内。所用药切不得令病人知，日后亦然。十余日后，气体复元，再进一服，依前焚弃，至无虫而止。此药如病者未亟，可以取安，如已亟，侯其垂死，则令次已传染者服之，先病者虽不可救，后来断不传染。韩枢密[18]孙卢帅亚卿传（《百一选方》[19]）。

【注释】[1]袁州：州府名，隋朝开皇时置州，辖境现今之宜春市，明初改府，1912年废。

[2]相州法司：相州，州名，401年北魏天兴时置州，治今河北邺镇。法司是指地方司法机关的长官，唐宋时代该机关，在州称法曹司法参军事，其长官称法司。

[3]韩似夫枢密：指韩世忠。

[4]岳候军：岳家军，即岳飞的部队。

[5]亟：原指急迫，这里指病重、病危。

[6]云水：指云水僧、行脚僧或游方道士，因其行踪不定。

[7]开元寺：唐朝时在福建泉州建莲花寺，开元年间改名为开元寺，因此全国各地的寺很多有在开元年间改名为开元寺的。

[8]踵足：跟在前面的人脚跟后面。

[9]岐：同歧，即分开。

[10]天灵盖：人头顶骨，咸平无毒（如从坟墓中挖出来时，是有毒的。一般用铁锅加水煮开数小时甚至一昼夜即可消毒）。主治传尸尸疰，久瘴劳疟、寒热无时者，肺痿，乏力羸瘦，骨蒸盗汗，能退心经蕴寒之气。用法：烧炙令黑，研细，白饮和服，亦可作丸散服。

[11]虎粪内骨：又名虎屎中骨，能治破伤风，作散外敷能疗火疮，烧灰和酒服方寸匕能断酒。

[12] 青蛇脑：此物未找到出处。《中国医学大辞典》谓蛇石是毒蛇脑中所生之石，如扁豆，有黑白二色。有毒，能治痈疽、恶疮、一切无名肿毒及蜈蚣毒虫等伤。此案内炙酥用，可见是硬物，大概指蛇石。也可能指青蛇（竹叶青）的脑。

[13] 犒饮阴兵：用酒食祭低级的鬼神，俗称小鬼，即阴兵。

[14] 使者：画在纸上的或用纸糊、扎成的神像。

[15] 脏腑大下：腹泻。

[16] 红燠肉：燠音凹，用多种香料如八角茴香、生姜及红糖、酱油等烧制成的红烧肉。

[17] 官省升：省指王宫，官省升即官定的升，容量统一的度量衡之一种。

[18] 韩枢密：指南宋抗金名将韩世忠。

[19]《百一选方》：书名，作者王璆，南宋医家，1196年辑成《是斋百一选方》，简称《百一选方》。晋朝葛洪于3世纪撰集成《肘后救卒方》，经梁朝陶弘景增补方101首，改名《肘后百一方》。故此处指王璆之书。

【阐发与临证】 本案文长达千字许，述症及治疗经过详尽，极似一短篇故事。因系主要当事者亲口叙述，故可信度颇高。从当事者三个子女先后发同样的病看，是一种传染性极强的传染病，痨瘵是很可能的（本案未述症状），文后说"如病者未亟，可以取安"是有可能的，但"俟其垂死，则令次已传染者服之，先病者虽不可救，后来断不传染"是不可信的。12世纪时古人已知"传染"并将此名词正式用于医学文献，是难能可贵的，应该是世界首创吧。本案之治疗过程中虽还有"祭阴兵""拜神（城隍）"等活动，但主要是用药导泻，并驱出肠道寄生虫（什么虫？）后病"顿减"，再服一剂，将小的虫（意为原先驱出的寄生虫的子代）驱出后"遂安"，且已根治；结果是"今已十年，肌体悦泽，不复有疾"。

案内所用天灵盖和虎粪内骨，都是补钙的；青蛇脑可能是蛇石，能解毒治恶疮（痨瘵也是一种恶疮）。青蛇脑也可能是青竹蛇（蝮蛇科的一种，甘咸有毒，能解毒散肿，治恶疮肿疔）的头（脑袋），包括毒腺毒液。蛇毒具有分解纤维蛋白原，抑制血栓形成；桃仁、麝香活血祛瘀；鳖甲、青蒿、豆豉清退虚热；桃、李、柳、桑枝能活血通络、祛风、退热、止痛，桃枝茎及白皮苦平，除中恶痓忤心腹痛，解蛊毒，辟疫疠，杀诸疮虫，还可治瘵病、下部匿虫疮（外用）；李枝、根白皮能治消渴烦热；柳枝苦寒，治痰热，退寒热，去风消肿止痛，柳叶能治传尸骨蒸痨；枫叶是枫香树的叶，是"至霜后叶丹可爱者"，能治痈疽，其树脂（又名白胶香）与蛤粉等份能治吐血衄血，与蓖麻子、腻粉等分和研外贴治瘰疬恶疮；安息香辛苦平，主治鬼疰、痨瘵传尸、辟蛊毒；槟榔苦辛温涩，下气破症结，消食除胀，御瘴疠、疗诸疟，驱肠虫，治脚气冲心，此处主要用作下气导泻；童便主久嗽上气，吴球《诸证辨疑》云："诸虚吐衄咯血，须用童子小便，其效甚速。"从人尿中提取的尿激酶可使纤维蛋白溶酶原转变成纤维蛋白溶酶，可溶解血栓，能治心脑血管栓塞和肺栓塞（肺栓塞常见的症状之一就是咯血）。《大明日华本草》谓："疗血闷热狂、瘀血在内运绝，止吐血鼻衄。"是说能活血祛瘀。寇宗奭说："产后温饮一杯，压下败血恶物。"《唐本草》说："治打伤瘀血攻心者。"实际上是预防产后羊水或恶露，或外伤瘀血形成栓子引起肺、心、脑栓塞。

本案所述方，在葛可久《十药神书》中有载，名"取传尸伏尸劳虫法"，并且说"半月后，气血复元，再进一服，依前法三次，无虫乃止。以美饮食调理，其病自愈"。该书认为"此方必有阿魏半钱"。该书还载一方，用青松枝、石榴皮、桃枝、桑枝、柳枝、梅枝、童便、葱白、安息香、阿魏、辰砂、槟榔、麝香。《苏沈良方》有鳖甲生犀散，治劳虫，药同本方去虎粪中骨、青蛇脑、枫叶、豆豉、加犀角、虎长牙、木香、降香、甘遂、干漆、穿山甲、雷丸、全蝎、蚯蚓、生蓝青，制服法同本案文。阿魏辛平，气臭，杀诸小虫，治风邪鬼疰蛊毒。

4 案[1]　　丹溪治一人，久嗽吐红，发热，消瘦。众以为瘵，百方不应。朱视之，脉弦数，日轻夜重。用倒仓法而愈。次年生子。

【注解】[1] 本案录自《格致余论》。

【阐发与临证】久嗽吐血（可能是痰血）、发热、消瘦，这是肺及气管的病症无疑，但不一定是劳瘵（指肺结核），也好像支气管扩张等。其久治无效，很可能是因事论事，从未根本解决。脉弦数是肝实木火刑金，实则泻其子，清其火的方法可能已用不少，换成虚则补其母可能有效，丹溪翁以倒仓法培土而生金即此。《丹溪心法》说："先吐红后见痰嗽，多是阴虚火动，痰不下降，四物汤为主，加痰药火药。先痰嗽后见红，多是痰盛积热，清痰降火为急。痰嗽涎带血出，此是胃口清血热蒸而出，重者栀子、轻者蓝实。""咳血火升，痰盛身热多是血虚，四物汤加减用。"倒仓法还是另一种治法。

5 案 越州[1]镜湖[2]邵氏女，年十八，染瘵疾累年，刺灸无不求治，医莫效。渔人赵十煮鳗羹与食，食觉内热，病寻愈。今医家所用鳗鱼煎[3]乃此意也。

【注解】[1] 越州：州名，隋朝大业年间改吴州置，辖今浙江浦阳江流域、曹娥江流域和余姚市地。南宋绍兴元年改为绍兴府。本案录自《医说·卷四·瘵疾》篇。

[2] 镜湖：即鉴湖，在浙江省绍兴市会稽山北麓。

[3] 鳗鱼煎：原方名鳗鲡鱼煎。同名 2 方。(1)《圣济总录》方之一，治肺痨咳嗽日久，药用鳗鲡鱼、附子、人参、桔梗、炙甘草、柴胡、知母、鳖甲、秦艽、青蒿子，如法制作，用瓜蒌根酒下；(2) 上书方之二，治鬼疰传尸，五劳七伤六极，药同上方去人参、炙甘草、桔梗，加川芎、贝母、当归、荆芥穗、芫荑、木香、黄芪、木通，余同。《本草纲目》谓鳗鲡肉甘平有毒。治五痔疮瘘，杀诸虫，治传尸疰气劳损。患诸疮瘘疬疡风人，宜长食之。其膏能治耳中虫痛，微炙取油，涂白驳风（白癜风）即时色转，其骨及头烧灰敷恶疮，烧熏痔瘘，杀诸虫。《圣惠方》记载：骨蒸劳瘵用鳗鲡二斤治净，酒二盏煮熟，入盐、醋食之。

6 案[1] 有人得劳疾，相因染，死者数人。取病者纳棺中钉之，弃于水，永绝传染之患。流之金山，有人异之，引岸开视，见一女子犹活，因取置渔舍，多得鳗鱼食之，病愈，遂为渔人之妻焉（《稽神录》[2]）。

【注解】[1] 本案还收录在《医说·卷四·鳗治劳疾》篇及《本草纲目·卷四十四·鳗鲡鱼》篇。

[2]《稽神录》：徐铉撰，所记多为神怪志异事。徐铉，字鼎臣，广陵（今扬州）人，五代宋初文字学家。

【阐发与临证】此二案实为同案，均用吃鳗鱼法治疗而愈。鳗鱼肉质细嫩，富含脂肪，营养价值很高，在此二案中作为营养疗法。劳瘵中的肺结核，是一种消耗营养颇甚的富贵病。当身体衰弱、消耗能量太多而又不能及时补充时，便有可能罹患此病，因为空气中、地面上灰尘中此类病菌太多，极易传染。患病后要补进高营养食品。古时传染性强，家庭内互相传染，灭门死亡，主要是卫生习惯相同、生活水平低下、缺乏营养而造成的。患病后经常吃鳗鱼，营养好了，再加此二例患者都居住在湖、河边，空气新鲜，阴离子多，肺结核病也就易于康复。二十年前江南水乡大家争相养殖鳗鱼，致使鳗鱼苗贵似黄金，便也相应地证明了鳗鱼的营养价值高。

7 案 一人劳伤而得瘵疾，渐见瘦瘠。用童便二盏，无灰酒[1]一盏，以新磁瓶贮之，纳全猪腰子一对于内，密封泥，日晚以慢火养熟[2]，至中夜[3]止。五更初，更以火温之，发瓶饮酒，食腰子，一月而愈。后以此治数人，皆验。此盖以血养血，全胜金石草木之药也。（《琐碎录》[4]）

【注解】[1] 无灰酒：古时用酒有醇酒、白酒、清酒、有灰酒、新熟无灰酒等几十种，其中即有有灰酒；还有一种酿造方法加姜桂等物，也有加石灰、灶灰之类以增加其气味的，也叫有灰酒，相对的叫无灰酒。也有指纯净的酒、蒸馏酒，即现今的白酒，挥发后无残留物，即无灰。

[2] 慢火养熟：用文火煨熟、炖熟。

［3］中夜：半夜。

［4］《琐碎录》：宋朝叶叶候撰，明嘉靖有抄本。属杂记体。本案还收录在《医部全录·卷三百〇七虚劳门》单方内，并注明出于《经验方》。

【阐发与临证】劳伤而得瘵疾，恐怕不是真正的劳瘵，而是虚损、营养失调或还有其他慢性病。猪肾作药用始载于《名医别录》，性味甘咸平，入肝肾二经，功能补肾虚、生津止渴，治肾虚腰痛、遗精盗汗、产后虚、消渴等。《本草纲目》谓其"不能补命门精气"，所在方中仅起"引导而已"。从《名医别录》《日华子本草》《本草权度》《经验方》《千金方》《濒湖集简方》等有关内容看，大都与杜仲、附子、骨碎补等壮腰补肾药合用以治肾虚诸症，所以其治肾虚腰痛的功效与合用药有密切的关联，而非猪肾的功效，《本草纲目》之言大有道理。

8案[1]　一女子十余岁，因发热，咳嗽喘急，小便少，后来成肿疾，用利水药得愈。然虚羸之甚，遂用黄芪建中汤，日一服，一月余，遂愈。盖人禀受不同，虚劳，小便白浊，阴脏人服橘皮煎黄芪建中汤，获愈者甚众。至于阳脏人不可用暖药，虽建中汤不甚热，然有肉桂，服之稍多亦反为害。要之，用药当量其所禀，审其冷热，而不可一概用也（《医余》）（琇按：此金科玉律，凡治病皆当取法，不特虚劳一症也）。

【注解】［1］本案还收录在《医说·卷四·虚劳服药》篇。

【阐发与临证】本案例初始病发热、咳嗽、喘急、小便少、四肢肿，这是支饮。《金匮·要略》说："咳逆倚息，气短不得卧，其形如肿，谓之支饮。""支饮亦喘而不能卧，加短气。""夫短气有微饮，当从小便去之，苓桂术甘汤主之。"但这类病如病久，虽原病已愈，必体虚，需用药调理。因为痰饮病甚则小便有白浊，所以黄芪建中汤加陈皮燥湿化痰理气。案文说黄芪建中汤有肉桂，但《金匮要略》方中并无肉桂，又如《金匮》中的肾气丸、崔氏八味丸都用桂枝，而现代如用此类方剂往往用肉桂者居多，可见古时肉桂与桂枝大多通用。而本案之用黄芪建中汤可能适用肉桂。

阴脏人与阳脏人，主要说的其人脏腑的偏寒偏热不同，亦即病人原本是阳虚体质还是阴虚体质。有的人原是阳虚体质，平素喜暖恶寒，易中寒邪，稍受外寒即外寒束表，稍食生冷即中寒腹泻，患热病易寒化，如少阴病直中寒邪为里寒。也有的人原是阴虚体质，平素喜凉恶热，患寒病易热化，如少阴病热复、厥阴病热复而变成里热证等，此为脏腑偏寒偏热之不同。

9案　睦州[1]杨寺丞[2]有女事[3]郑迪功，苦有骨蒸内热之病，时发外寒，寒过内热，附骨蒸[4]盛之时，四肢微瘦，足趺踵[5]，其病在脏腑中，众医不瘥。适处州吴医[6]，只单石膏散，服后，体微凉如故。其方出《外台秘要》，只用石膏研细，十分似面，以新汲水和服方寸匕，取身无热为度（《名医录》）。

【注解】［1］睦州：州名，隋朝仁寿三年置，辖境相当于今浙江省建德、桐庐、淳安等地。本案还收录在《医说》卷四骨蒸内热篇。

［2］寺丞：古代官署也称寺。寺丞即管理官署的官，辅佐该寺的主要官员。

［3］事：嫁给、侍奉。

［4］附骨蒸：贴着骨骼的发热，意指发自内里的骨蒸劳热。

［5］足趺踵：踵原指脚跟、追赶等，此处应同肿。趺同跗，指足背、跖、踝。足趺踵在此处应理解为足背、踝关节都肿胀。

［6］处州吴医：处州，州名，辖境相当于今浙江省丽水、缙云、青田、遂昌、龙泉、云和等地。吴医可能为《处州府志》所载之吴伯彦。

【阐发与临证】本病不是骨蒸劳热，而是实热。先寒后热、足背肿胀、服石膏而愈都可印证。之所以案文说是骨蒸内热，既是四肢瘦，更是寒过内热重。其实关节肿胀疼痛通常伴随憎寒发高热者。本病从现代观点看来是急性关节炎，可能是反应性关节炎。如果该女很年轻（很可能！古时女子十五六岁嫁人的太多了)，也可能是幼年型类风湿病小关节型。还有可能是急性风湿热，只描述了外在表现——关节炎，对心脏炎症则没法详细准确的描述了。本案例单用生石膏研成粉末，冷水调服一钱，可降实热。

10案 无锡[1]游氏子，少年耽于酒色，旋得疾，久而弗愈，势危甚。忽语其家人曰：常见两女子，服饰华丽，其长才三四寸，每缘吾足而行，冉冉在腰而没，家人以为祟。一日，名医自远而至，家人扣之，医曰：此肾神[2]也。肾气绝则神不守舍，故病者见之（《癸志》）。

【注解】[1]无锡：旧县名，汉时置县，今改市。在江苏省南部，太湖北岸。本案还收录在《医说·卷九·肾神》篇。

[2]肾神：此处神指精、气、神中之"神"，即神气。非指神仙，与下文"肾气绝则神不守舍"参看可知。

【阐发与临证】本案所描述实乃病人已病入膏肓而神志恍惚时出现的幻觉，之所以幻见服饰华丽的女子，且缘于腰腿部，与其平时"耽于酒色"有关。有所思则有所梦、有所幻觉。《红楼梦》第十二回中描写浪荡公子贾瑞因日夜苦思王熙凤而不可得手，结果捧着风月宝鉴镜也可见到王熙凤幻影，与他约会并云雨，与此例是同一种病情。病到这种程度，滑精无数，精关绝对不固，全身虚脱，所以表现为肾气绝、神不守舍。

11案[1] 一人患痨瘵二年，一日无肉味，腹痛不可忍。其家恐传染，置于空室待自终。三日无肉食，或惠[2]鸡子，病人自煎食，将熟，忽打喷嚏，有红线二尺许，自鼻入铫[3]，遂以碗复煎死之，自此遂安。

【注解】[1]本案录自《古今医统大全·卷九十二·鸡子愈瘵》篇，还收录在《医学纲目·卷二十五·奇病》篇。

[2]惠：恩赐、给。

[3]铫：吊子，一种有柄有流的烹器。

【阐发与临证】患痨瘵与鼻中出红线肯定是二个不同的疾病。在《孙文垣医案·卷四》及《续名医类案·诸虫》篇中记载：孙东宿治叶润斋案，"年四十，心膈嘈杂，好啖肉，一日不能缺，缺即身浮力倦，神魂无措，必急得而已。"但该病人等肉"及入腹，腹又大痛，痛极则吐酸水稠涎""稍定又思肉啖也"。孙文垣诊为肠道寄生虫，用轻粉五分，使君子肉一钱为末，与鸡蛋调和煎熟，五更空心服下，2~3小时后泻下蛔虫十余条，下午又泻下蛲虫百余条而症愈。嘈杂、腹痛及嗜肉癖均告愈。本案的食无肉则腹痛与孙案的无肉则心膈嘈杂是同一症状；本案因煎鸡蛋而嚏出"红线"，孙案因煎鸡蛋（更有驱虫药）而泻下红色之大虫（蛔虫），实际上本案之自鼻中嚏出"红线"而且能"煎死之"，说明也是蛔虫。余亲见过蛔虫自鼻中嚏出之例，也见过粉红色之蛔虫。猪为水畜，其性阴寒，能生痰湿，易招风热，所以已患风痰、寒痰、湿痰症之患者及素体痰湿盛者俱宜忌之。现代观点认为多吃肉、常吃肉者易体胖，肥胖者即痰湿盛，易患高脂血症、高血压、心血管病、脑血管病、糖尿病、痛风、脂肪肝、胆结石、某些肿瘤等（余以肥胖五项综合征扩充之为肥胖九项综合征）。

12案[1] 汪石山治一人，年逾三十，形瘦色脆，过于房劳，病急惰嗜卧，食后腹痛，多痰，觉自胃中而上，又吐酸水，肺气不清，声音不亮。已数更医，或用补阴消导等剂。汪诊之，脉皆细濡无力，约有七至。问曰：热乎？曰：不觉。曰：嗽乎？夜间数声而已。曰：大便何如？近来带溏，粪门傍生一疖，今已溃脓，未收口耳。曰：最苦者何？夜卧不安，四肢无力而已。汪曰：脉病不应。夫脉数主热，今觉不热，乃内蒸骨髓欤？或正气已竭，无复能作热欤？据证似难起矣。何以故？虚劳粪门生疖，必成瘘疮，脉不数者尚不可为，况脉数乎！盖肺为吸门[2]司上，大肠为肛门[3]司下，肺与大肠，腑脏相通，况肺为气主，阳气当升，虚则下陷，所谓物极则反也。今病内热燔灼，肺气久伤，故下陷肛门而生疖瘘，肺伤极矣，非药能济。月余寻卒[4]（琇按：余尝治二人，一少年一老者，皆劳嗽失音，已数月余。投以集灵膏[5]加减，至数十剂，皆下发痔而愈。或问其故，曰：无他脏病移腑则轻耳，然与石翁所论不同）。

【注解】[1] 本案录自《石山医案·卷中·吐血》篇。

[2] 肺为吸门：吸门，出于《难经·四十四难》，指会厌，是七冲门之一。会厌是掩盖气管的器官，也是呼吸纳气的枢纽，故称。"肺为吸门"是说肺与吸门相连，而且会厌即是其吸入气的门户。"司上"是说肺上与会厌相通连。

[3] 大肠为肛门：《难经·四十四难》记载"下极为魄门"，下极指大肠的末端，魄门即肛门。《证治要诀》有"肛门者……又曰魄门"之说。"司下"指大肠下与肛门相通连。

[4] 原文在本案文后还有"故凡虚劳之病，或久泄，或左或右一边不得眠者，法皆不治"，其中"或左或右一边不得眠者"与本案无关。

[5] 集灵膏：《张氏医通》方，治阴亏火旺、咳嗽倦怠，药用生地、熟地、天冬、麦冬、人参（西洋参佳）、枸杞子、白蜜。

【阐发与临证】本案例主要症状是嗜卧怠惰，四肢无力，大便溏薄，食后腹痛兼吐酸水，肺气不清，声音不亮而多痰，肛旁患疖、已溃未敛，脉濡细数无力，平时过于房劳。此为肺脾同病，中气下陷，又有肾精不足。汪将此证主要归于过于房劳，也可能还有其他慢性病，例如夜间数声咳嗽且多痰，脉数而不觉热，乏力，是否有肺痨、肺部癌瘤等，否则，即使过于房劳，也不至于月余寻卒。真如琇按中说，投以益气养阴、滋补肝肾的集灵膏加减是可以缓解或治愈的。余当年至某公社巡诊时，受邀诊视一男患者，不足30岁，怠惰嗜卧乏力，饮食不馨，稍有咳嗽，多痰，舌苔舌质无异常，六脉濡细略数。细询得知其新婚未满月，因探亲假只12天，恋室而来，金屋藏郎，其新妻是护士，当面只说其夫"没料，不叫我睡觉"。后患者私下告知：山区乡间天黑得早，既无电影，更没电视，吃了晚饭便上床，连交二次还未到二更，半夜又交一次，五更天再交一次。交后汗出津津，易受凉，便轻咳数声。精疲力竭便呼呼大睡一上午，吃了中饭再睡，晚上精力充足。如此便苦了其新娘，"不叫我睡觉"。对证，我用健脾益气养肺的琼玉膏加白术、枸杞、二至丸，但嘱必须减少性交次数，后则慢慢转为正常。琇按说"无他脏病移腑则轻耳"是对的。

13 案 江少微治邑人方信川子，年三十余，因劳役失饥得潮热疾。六脉弦数，宛然类瘵疾，但日出气暄则热，天色阴雨夜凉则否，暄盛则增剧，稍晦则热减，已逾二年。江曰：此内伤脾胃，阴炽而阳郁耳。以补中益气汤加丹皮、地骨，嗽喘，更加阿胶、麦冬、五味子而愈。

宿按：劳瘵乃精竭血虚，火盛无水之症，脉多弦数，潮热，咳嗽，咯血。若肉脱脉细数者，不治。经云：心本热，虚则寒，肾本寒，虚则热。[1] 又云：心虚则热，肾虚则寒，[2] 当分别阴阳虚实。心肾虚而寒者，是气血正虚，以其禀赋中和之人，暴伤以致耗散真气，故必近于寒，宜温补以复元气；心肾虚而热者，是气血之偏虚也，以其天禀性热血少之人，贪酒好色，肾水不升，心火不降，火与元气不两立，一胜则一负，故致于热也。苟非滋阴养血，凉肝补肾，则阳愈亢而成劳极偏虚之症矣。或有挟外感邪热，致烁阴血枯涸者，固不可用参、芪甘温之药；若产后血虚及劳心用力失血，饮食失调，暴伤血虚之症，非血虚本病，亦正虚之类也，又兼温补其气。阳虚者，挟寒之症；阴虚者，挟热之候；内伤者，暴损元气；虚损者，累伤气血，积损成劳，病已极矣，虽良工鲜能善其后矣。

【注解】[1] 心本热，虚则寒，肾本寒，虚则热：原文未找到出处。《素问·阴阳应象大论》篇说"心……其在天为热，在地为火……肾……其在天为寒，在地为水"，《素问·六节藏象论》篇说"心者……为阳中之太阳，通于夏气……肾者……为阴中之少阴，通于冬气"，可说明"心本热"和"肾本寒"。从脏腑五行属性来说，心主火，肾主水，所以说心本热、肾本寒。心气（本）虚则心火式微，所以心虚则火衰而寒；肾气虚则肾精亏，肾水亏，所以相火旺而热。

[2] 心虚则热，肾虚则寒：原文未找到出处。《素问·方盛衰论》篇说"心气虚则梦救火阳物""肾气虚则使人梦见舟船溺人"，也可说明"心虚则热、肾虚则寒"。这一段与上段所指的虚的实体不同。这里心虚的实体是心血，心血虚则表现热证；肾虚的实体是肾阳，肾阳虚则表现寒证。

【阐发与临证】本案例为气阴两虚、日出气温升高则发热，愈气温高愈发热盛；气温不高则发热稍减，天阴、下雨及晚上凉爽则不发热。这种发热虽为潮热，但是内热。虽然六脉弦数，可舍脉从证。江所说内伤脾胃是指病从劳役饥饿而来。阴炽指阴虚发热，不是指阴火，阳郁指气虚（中气、肺气）气不能流畅，相对的郁，非气滞之郁。

心本热指心阳，当然心阳虚则寒，肾本寒指肾阴、真水，当然肾阴虚则热。心虚则热指心阴、心血虚而虚热；肾虚则寒指肾阳、真火虚则寒。所以宿按文说心肾虚而寒者指"心本热、虚则寒"的心阳虚，和"肾虚则寒"的肾阳虚，是心肾阳虚，由气血正虚和暴伤以致耗散真气而来，所以要温补以复元气。心肾虚而热者指"肾本寒、虚则热"的肾阴虚，和"心虚则热"的心阴虚，是心肾阴虚，由气血偏虚、天禀性热加贪酒好色而形成，所以要滋阴养血、凉肝补肾阴。

痨瘵类似于现代的结核病。结核病是一种古老的病种，但远远没有绝种。据统计，以下这些情况可说明已经或容易感染结核病：有与结核病患者密切接触者，长期劳累而营养跟不上者，已患容易诱发结核病的某些疾病如哮喘、变态反应性疾病、结缔组织病、糖尿病、矽肺、肝肾疾病、手术后、免疫功能低下的如肿瘤、老年人及长期使用皮质激素和免疫抑制剂者，有咳嗽咯痰带血或伴有发热消瘦盗汗等症状者，已患肺外结核病的病人。

第五篇 汗

1案[1] 东垣治一人，二月天气阴雨寒湿，又因饮食失节，劳役所伤，病解之后，汗出不止，沾濡数日，恶寒，重添厚衣，心胸间时烦热，头目昏聩上壅，食少减。此乃胃中阴火炽盛，与外天雨之湿气，峻然二气相合，湿热大作，汗出不休，兼见风邪以助东方甲乙。以风药去其湿，甘寒泻其热，羌活胜湿汤[2]，以炙甘草、生芩、酒芩、人参、羌活、防风、藁本、独活、细辛、蔓荆子、川芎各三分，黄芪、生甘草、升麻、柴胡各半钱，薄荷一分，作一服水煎。

【注解】[1] 本案录自《东垣试效方·卷九·人之汗以天地之雨名之》中。

[2] 羌活胜湿汤：同名5方。（1）《内外伤辨惑论》方，治膀胱经气不行，脊痛项强，头痛，药用羌活、独活、炙甘草、藁本、防风、蔓荆子、川芎；（2）《东垣试效方》方，助气益胃除湿，清利头目，泻胸中热，药即本案方；（3）《张氏医通》方，治目疾，一切风热表证，药用羌活、白术、川芎、桔梗、枳壳、荆芥、柴胡、前胡、黄芩、白芷、防风、细辛、薄荷、炙甘草；（4）《沈氏尊生书》方，治湿热，药用羌活、防风、苍术、甘草、黄连、黄柏、泽泻、猪苓；（5）《证治准绳》方，治伤湿自汗，困倦身重，药同（2）方去蔓荆子加荆芥，酒芩改炒黄芩。

【阐发与临证】本案例所病既有外受阴雨寒湿，又有饮食劳倦所伤引起的郁热、烦热，二者相合形成湿热。但其人脾胃气虚，所以要用辛温祛风药燥湿散风邪，也用补气药，再少佐清热药，东垣所谓之治"阴火"。阴火，《脾胃论·饮食劳倦所伤始为热中论》说是脾胃气衰（饮食劳倦所伤引起）加元气不足（喜怒忧恐引起），促使心火独盛，这种心火不是心阳的过度，也不是外邪热侵犯心包，而是下焦的相火上移侵犯中焦。其实李氏提出个新名词，并未说清楚，它实际上是中焦的郁热。胃虚消化不好可产生内热，情绪变化抑郁也可产生内热，这二种内热实际就是郁热，也是虚热，并非实热实火，所以治疗用辛甘温之剂。本案少佐用生黄芩、酒芩，是因为还有湿热之邪。

2案[1] 一人别处无汗，独心孔[2]一片有汗，思虑多则汗亦多，病在用心，名曰心汗。宜养心血，以艾煎汤调茯苓[3]末服之。

【注解】[1] 本案录自《丹溪心法·盗汗》，文字略有不同，也收录在《奇症汇·胸》。

[2] 心孔：指心窝部，即膻中穴周围。

[3] 茯苓：《奇症汇》为茯神。

【阐发与临证】心汗出于《丹溪心法·盗汗门》，属自汗范围，《医林绳墨》指出"当心膻中，聚而有汗"。其病症有心脾两虚、气阴两虚、心阴不足等证型。本案例思虑过度、劳伤心脾，属心脾两虚型。与此相似的治疗，如《通妙真人方》中则以熟艾二钱，茯神三钱，乌梅三个治盗汗不止。《丹溪心法》盗汗门除用本方外，尚有用青桑叶第二轮叶，焙干为末，米饮空心调服。还有用黄芪六一汤（黄芪6份，甘草1份）治气虚盗汗，用当归六黄汤治虚热盗汗。

茯苓和茯神古时也不绝对分开用，都能利水、健脾、安神。现代分析其化学成分也相同，都含有三萜类的茯苓酸、块苓酸、茯苓聚糖、麦角甾醇、胆碱、卵磷脂、微量元素等，现代药理作用也证实都有镇静、利尿、抗癌作用。艾辛苦温，入肝、脾、肾三经，有温经止血、散寒止痛、调经安胎、除湿止痒、通经活络等功效。《本草汇言》说其"醒一切沉痼伏匿内闭诸疾"。《图经本草》说："近世有单服艾者，或用蒸木瓜丸之，或作汤空腹饮之，甚补虚羸。"本案用以和茯苓配伍，显然取其温经散寒，通经活络和补虚。

3 案 刘全备[1]治一男子，惊恐自汗，曾服麻黄根、黄芪、牡蛎等药，不效。用白芷一两，辰砂半两，为细末，每服二钱，酒调下，因其不能饮，用茯神、麦冬调下而愈。[2]盖此药能敛心液故也。

【注解】[1] 刘全备：字克用，明朝医家，柯城（又说内黄）人，著有《注解药赋》等。

[2] 本案方在《医学入门·外集·卷六·杂病用药赋》篇中名古芷砂散，治疗适应证、处方用药量及药物送服等一应都同本案文，但未说谁用和出处。

【阐发与临证】本案不是自汗，乃因惊恐而出汗。《素问·经脉别论》篇云："惊而夺精，汗出于心。"王冰注曰："惊夺心精，神气浮越，阳内薄之，故汗出于心也。"虽然心主汗液，心气虚使表卫不固，腠理不密，可使津液外泄而自汗，但此心气虚之自汗与惊夺心精、神气浮越之汗出绝然不同。本案因惊夺心精、神气浮越而汗出，所以服麻黄根、牡蛎、黄芪等固表收敛止汗类药品无效，而用朱砂、茯苓镇惊宁神收效。白芷辛苦温，能祛头风，治头眩目晕，散肺经风邪，治鼻渊头痛齿痛，散寒解表治风寒感冒，祛风除痹治风湿痹症，散寒祛湿治妇女漏下白带，消肿排脓治疮痈肿溃、乳痈发背久不敛口等，还能祛风止痒治疥癣。但朱端章《集验方》载用白芷一两，辰砂半两，共为末，温酒送服二钱，治盗汗不止屡验。实际本案所用方之出处即此，而敛心液之说确也主要指阴虚或气阴虚之盗汗的治法。

4 案[1] 虞恒德治一人，得内伤虚症，发热，自汗如雨不止，服补中益气汤十数贴不效。虞以前方加减，每贴用蜜制黄芪一钱半，人参一钱，白术、甘草、陈皮各七分，当归、白芍各一钱，升麻、柴胡各一分，加桂枝三分，麻黄根七分，浮小麦一撮，炮附子三分，三贴而汗止，热亦退，寻安。

【注解】[1] 本案录自《医学正传·卷五·汗证》。

【阐发与临证】既是内伤虚症而自汗不止，服用补中益气汤应该有效。既为无效，且又发热，说明可能还有营卫不和、气虚及阳以及还需加敛汗收涩以治标之类。恒德老人仍用补中益气汤，但加附子以壮阳气，采用少火生气之法；加桂枝（仅三分）合白芍（一钱）以调和营卫；加浮小麦和麻黄根以收敛止汗治标，标本兼治而取效。同时升麻和柴胡发散之品用量之小仅及黄芪的十五分之一。此外，临床也常于自汗、盗汗及汗多患者方中加糯稻根、乌梅、五味子等以收敛止汗，看来前医诊此案之发热为气虚内伤还有不妥之处。

5 案 严州[1]山寺有旦过僧[2]，形体羸瘦，饮食甚少，夜卧偏身出汗，迨旦，衾衣皆湿透。如此二十年，无复可疗，惟等毙耳。监寺僧曰：吾有药绝验，为汝治之，三日，宿疾顿愈。遂并以方授之，乃桑叶一味，乘露采摘，烘焙乾为末，二钱，空腹温米饮调，或值桑落，用乾者，但力不及新耳。按《本草》亦载桑叶止汗，其说可证（《辛志》）。

【注解】[1] 严州：唐朝武德四年置州于浙江桐庐；宋朝宣和三年改睦州为严州，治于建德，明朝洪武八年改为严州府。

[2] 旦过僧：类似于云游僧。本案还收录在《医说·卷五·桑叶止汗》篇。

【阐发与临证】本案以单验方桑叶一味治已20年之盗汗。该云游僧体形羸瘦，夜卧出汗，据此可诊为盗汗。桑叶苦甘寒，《本草纲目》谓"除寒热、出汗"，并转摘朱震亨说"经霜桑叶研末，米饮服，止盗汗"。盗汗原名寝汗，首见于《素问·六元正纪大论》篇、《素问·藏气法时论》篇等（盗汗之名首见于《金匮要略·血痹虚劳病脉证并治》篇），证见入睡时汗出，醒来即止。常见于患各种慢性病而身体虚弱之人，乃气虚阴亏，不能固摄肌表。临床常见有心血不足、阴虚内热、脾虚湿阻、邪在少阳、阳气虚衰、心肾不交、卫气虚弱等七种证型，分别用归脾汤、当归六黄汤、藿朴夏苓汤、小柴胡汤、附桂八味汤、交泰丸、桂枝汤等加减治之。也有用五倍子或何首乌为末，唾液调敷脐中，约一至几宿可愈。也有用五倍子 30 克、朱砂 3 克共研细，临睡取药粉 3 克清水调匀敷肚脐内，一昼夜换一次。也有介绍食疗及药食疗法，兹摘录几则：1999 年 6 月 12 日《上海中医药报》介绍用泥鳅半斤，洗净去头尾内脏，适量菜油煎至黄色，加水适量煮汤，适量调味服食，每日一次，主要针对因营养不良、自主神经功能紊乱、缺钙、佝偻病等引起的盗汗，连用 5～6 天即见效。适用阴虚盗汗的，用百合 20 克，银耳 30 克，浮小麦 20 克，莲子 30 克，冰糖 30 克，适量水炖服，每天一次；生熟地各 15 克，乌梅 15 克，五味子 10 克，加水适量慢火煮透加蜂蜜 30 克，去滓分二次服食，每天一剂。适用于气虚盗汗的：用人参 5～10 克、元肉 30 克、冰糖 30 克，适量水隔水蒸透，每天一剂，分 2 次服食；人参 5～10 克，茯苓 20 克，生姜 10 克，煎取汁煮二两粳米成粥，加适量食盐，每天一剂分 2 次服食。

6 案 一人血气衰弱，羸瘦，大汗如雨不止，诸医弗效。以十全大补汤倍加参、芪，以童便制过附子，一剂即效，数剂痊愈（《医鉴》[1]）。

【注解】［1］《医鉴》：(1) 医书，明朝唐守元撰，书已佚。唐守元为潢溪人，徙居平湖县。(2)《古今医鉴》之简称，综合性医书，明朝龚信辑，王肯堂补订。本案指 (2)。本案录自本书七卷自汗盗汗篇。

【阐发与临证】本案例是气血俱虚之汗出不止。用附子肉桂是气虚及阳、少火生气。童便咸寒，主久嗽上气失声，能推陈致新，除本卷第四篇劳瘵病第 3 案释按中所列功用外，还能滋阴降火，咸寒之性对甘热之药有反佐作用。

汗出，从大类分有自汗、盗汗、战汗、绝汗、黄汗；从汗出部位分有头额汗、心胸汗、手足汗、腋汗、偏身汗、全身汗等不同；从病机分，除盗汗（上案）七种证型（病机类型）以外，尚有气虚、热盛阳明、暑伤气阴、风湿伤表等引起自汗；阳气欲绝和气阴欲脱引起绝汗。身体局部汗出往往有气血虚、阳气衰、中气不足、营卫不和、湿热熏蒸、寒湿痹阻、心肾阴虚、心脾气虚、肝虚内热、肝胆湿热等不同。黄汗往往是湿热郁积和营卫壅闭引起。

自汗，特别是平时稍一活动即大汗淋漓者，又不耐长期服药的，可用一些饮食疗法。有介绍用瘦猪肉和大黑豆各半两，豆泡软、肉切碎，加水半斤炖半小时，吃豆肉喝汤，每日一次；银耳 100 克。红枣和山药各 20 克，煮烂成糊状，加适量白糖随时服。药食同用如：鲜牛肉半斤，党参、生黄芪、山药、浮小麦各 30 克，白术 10 克，大枣 10 枚，生姜三片，水 3 斤炖至牛肉熟烂，吃肉喝汤，每日一剂，可分数次吃；生黄芪二两，黑豆一两，羊肝一个同煮熟，分二天喝汤吃肝；生黄芪 30 克，枸杞子 30 克，乳鸽一只去毛和内脏洗净，隔水蒸熟服食。药食同用治老人体虚多汗，用元肉 20 克，五味子 10 克，大枣 15 克，冰糖 30 克，隔水蒸熟每天服食一剂。脚汗多而臭，用明矾 25 克，芒硝 25 克，萹蓄 30 克，水煎二次取汁，睡前泡双足 1 小时，10 次为一疗程；也有用 2 斤温水加啤酒 200 毫升，睡前泡双足 15 分钟。有人认为多流汗能提高机体免疫力，2000 年 8 月 5 日《新民晚报》介绍进行较高强度的体育锻炼，多流汗，可以延年益寿，如以每小时 6.5～8 千米的速度行走 45 分钟，每周 5 次；每天快速骑自行车 1 小时等。1997 年 9 月 4 日《山东卫生报》介绍有的科学家认为在人体表面 5 千多个汗腺内都存有免疫球蛋白 A，能阻止病毒和细菌从毛孔进入人体内，他们认为好出汗的人不易患病。

第六篇 不 汗

1案 《晋书》[1]曰：张苗[2]雅好医术，善消息诊处。陈廪丘得病，连服药发汗，汗不出。众医云：发汗不出者死。自思可蒸之，如中风发温气于外，[4]迎之必得汗也。复以问苗，云：曾有人疲极汗出，卧簟中冷，得病苦增寒，诸医与散[5]四日，发其汗者八次，汗不出，乃烧地，布桃叶于上蒸之，即得大汗，便于被下傅粉粉身，[6]极燥乃起，即愈。廪丘如其言，果瘥。

【注解】[1]《晋书》：纪传体晋代史，唐朝房玄龄等撰，130卷，本案还收录在《永乐大典》卷20310。

[2] 张苗：据《古今医统大全》说"张苗，不知何郡人，雅好医术"，内容与本案文相同，本案可能录自《医说·卷七·蒸之得汗》篇。

[3] 中风发温气于外：中风，指《伤寒论》中的中风，即中于风邪、为寒风之邪。寒邪风邪中于人体，肌腠为之闭，营卫不和，必须用发散风寒之辛温解表药，使人体汗出。在出汗之前，该患者身体觉有热气外冒之状，接着就一身汗出。案文说"中风发温气于外"及"迎之必得汗也"即指此。

[4] 散：指发散风寒外邪之散剂。

[5] 傅粉粉身：傅同敷。第一个粉是名词，指药粉，第二个粉是动词，同敷、撒、沾。《伤寒论》治汗多者用"温粉粉之"即此意。温粉是一种外用的扑粉，温粉粉之即用温粉扑身止汗、令人体表面干燥。此处将止汗粉在被窝中敷撒于身体表面，汗液被吸干而"极燥"。

【阐发与临证】不汗症应是平时不出汗，当汗而汗不出，与患病不出汗是两回事。本案严格意义并不是不汗症。《素问·脉要精微论》篇说"阳气有余为身热无汗……阴气有余则多汗身寒，阴阳有余则无汗而寒"。患病不出汗有风寒表实无汗、表寒里热无汗、寒湿束表无汗、水饮内畜无汗、亡阳久虚无汗、津血大虚无汗等六种证型，当分别以麻黄汤、大青龙汤、羌活胜湿汤、五苓散、四逆汤、人参养荣汤等加减治疗。当汗出而不汗出如盛夏洗温水澡、吃热饭时无汗出，健康人运动劳作时无汗出，也有表实、阳虚、津血虚等的不同。表实宜先服三拗汤，阳气虚、津血虚的治疗见前述。也有生来就没有汗腺的，当然更不会出汗。这是一种缺汗性外胚层器官发育不良症，是一种X染色体携带的基因缺陷病，能遗传，发病为万分之一。这种病除患者没有汗腺外，头发也稀少，牙齿不健全。有轻度症状的母亲会不注意自己的疾病，但会遗传给子女，因为女性如果继承了一个有缺陷的X染色体，她还有另一个正常的X染色体，所以病情症状轻。但男子只有一个X染色体，继承了有缺陷的X染色体，病情就严重了。由于没有汗腺，身体无法散热，所以怕热，尤其在夏天体温持续升高，人适应不了，只能随时给予人工降体温，例如感到热时就在额头等部位喷凉水，待在空调房间内等。天气凉爽后会感到舒适些。目前还没有更好的治疗方法。本案是患病后服发汗药发不出汗，结果用熏蒸法，把土地烧热，将干桃叶铺垫于上，厚二三寸，安席，人躺在席上，即得大汗出而愈。桃叶性味苦平，能疗伤寒时气、风痹无汗。此为阮河南（阮河南，名阮炳，字叔文，南北朝时北魏医家，撰有《阮河南药方》，已佚）桃叶蒸法，载于《小品方》《外台秘要》等。还有张文仲《备急方》治天行病，用水二石煮桃叶，取七斗，安床下，厚被盖卧床上，乘热熏之，少时汗遍身即去汤，速用温粉扑之，并灸大椎穴，则愈。此名桃叶蒸汗法。

第七篇 便浊 附：便数

1案[1] 丹溪治张子元，气血两虚，有痰，痛风[2]时作，阴火间起，小便白浊，或赤带下。用青黛、蛤粉、樗皮、滑石、干姜（炒）、黄柏（炒）为末，神曲糊丸，仍用燥药。

【注解】[1] 本案至第3案都录自《丹溪心法·赤白浊》篇，第2、3案还载在《金匮钩玄》《丹溪心法治要》中。

[2] 痛风：(1) 即风痹，见《张氏医通》《景岳全书》。(2) 即白虎历节，见《丹溪心法》。又因疼痛较剧而又称之为痛痹，见《医学正传》。不管哪种称谓，其主症是身体某部位突发剧烈的红肿疼痛，肿疼处皮肤现紫红色，触之灼热。嗜酒肉者老来易患此疾。

【阐发与临证】此妇实为三种病，既有痛痹，又有白浊，相当于现在的痛风病和乳糜尿，还有赤带，可能是阴道炎。病机是气血两虚挟痰湿。但本案之治疗着重于清热燥湿兼收涩。未用益气补血药品，可能是以蛤粉、樗白皮等收涩药先急则治标。

小便白浊，一般情况排尿时无涩痛、急、频症状，即使伴有也较轻微。《素问·至真要大论》篇称"溺白"，《诸病源候论》称"白浊"，《丹溪心法》分为赤、白浊。临床常见有下焦湿热、阴虚火旺、肾阳虚、中气下陷、脾肾两虚、血瘀等不同证型。常用程氏萆薢分清饮、知柏地黄丸、右归丸、保元汤、补中益气汤合无比山药丸等加减治疗，但临症时常发现数型兼挟。朱丹溪认为小便白浊即是湿痰（见《丹溪心法》），所以本案文说"有痰"，即指白浊，无他。案文最后说"仍用燥药"，指二陈汤加苍白术而言。

现代医学的痛风病与本案所说"痛风"病，症状基本相同（参见注解[2]），饮食膏粱厚味肥腻炙煿即易发作，而小便白浊者也如此，所以此二病平时都需要吃清淡饮食。

2案 一人便浊半年，或时梦遗，形瘦，作心虚治，以珍珠粉丸[1]合定志丸[2]服，效。

【注解】[1] 珍珠粉丸：同名4方。(1)《洁古家珍》方，能降火滋阴，治白淫梦遗滑精，药用黄柏、蛤粉、珍珠；(2)《素问病机气宜保命集》方，治白浊、滑泄，药用蛤粉、黄柏；(3)《医方考》方，治便浊以湿热在中下焦者，药用珍珠、黄柏、牡蛎粉；(4)《女科切要》方，治药同(2)方加青黛、滑石。

[2] 定志丸：同名6方。(1)《千金要方》方，治心气不足、神疲倦怠、忧思抑郁，多言善惊，喜怒无常，甚则躁狂，药用石菖蒲、炙远志、茯苓（或茯神）、人参，蜜丸；(2)《和剂局方》方，治心神不安、惊悸健忘，弱视近视，药同(1)方，朱砂为衣（《丹溪心法》用治梦遗白浊）；(3)《儒门事亲》方，安魂定魄治惊，药用人参、茯神、远志、茯苓、柏子仁、枣仁、淡姜汤下；(4)《证治准绳》方，治惊风已退、神志未定，药用琥珀、茯神、远志、人参、白附子、天麻、天冬、炙甘草、枣仁，蜜丸，朱砂衣，灯心、薄荷煎汤下；(5)《医学入门》方，治痰迷心膈，惊悸怔忡，健忘，药用远志、菖蒲、茯苓、人参、琥珀、郁金，蜜丸，朱砂衣；(6)《杂病源流犀烛》方，治心伤神怯、喜笑不休，药用人参、菖蒲、茯苓、茯神、远志、白术、麦冬、朱砂。

【阐发与临证】小便白浊（乳糜尿）由血丝虫引起，初时实证，湿热下注为多，多数虚实夹杂，像上例和下例都实多虚少，但后期虚证多，本案即虚多实少。珍珠粉丸显然是清降相火的，真正针对心虚的是定志丸。

3案 一妇年近六十，形肥味厚，中焦不清，积为浊气，流入膀胱，下注白浊，浊气即是湿痰。用二陈汤加升麻、柴胡、苍术、白术，四贴，浊减半，觉胸满。因升麻、柴胡升动胃气，痰阻满闷，用二陈加炒曲、白术以泄其满。素无痰者，升动不闷，兼以青黛、樗皮、蛤粉、黄柏、（炒）干姜、滑石，为末，（炒）神曲糊丸服之。

【阐发与临证】本案从辨证到用药都与第1案相同。案文说"因升麻、柴胡升动胃气，痰阻满闷"，所以药后"觉胸满"。考柴胡苦平或云微寒，虽能引胃气上升，但亦能治心腹肠胃中结气及饮食积聚，除诸痰热结实、胸中邪气。而升麻甘苦平、微寒，同柴胡引生发之气上行，升胃中清气。李时珍曰：升麻引阳明清气上行，柴胡引少阳清气上行。此二药以升麻升清作用大，而柴胡还有理气消胀除结之功，此处药后觉胸满，主要是升麻升清气之故，所以本案后用二陈汤加神曲、白术以泄其满，柴胡还是可用的。

本案例是个肥胖老年妇女，平时厚味，常胸脘满闷，可能还有高脂血、胆石症之类肥胖综合征，还可加银杏叶水煎服，降其血脂。也有报道用银杏叶治尿浊的，可能属于这一类。

4案[1] 一人便浊而精不禁，用倒仓法，有效。

【注解】[1] 本案录自《格致余论》倒仓法，与本卷第八篇遗精第16案重复。

【阐发与临证】倒仓法原治肮脏肠胃经络宿滞而诸药不效者，本案用以治疗小便白浊而精不禁（滑精！？），还是着眼于中焦不清、下焦湿热。下焦湿热多可引起梦遗，也可引起无梦滑精，另有烦热、小便黄赤或尿浊，也有外阴部潮湿甚或局部作痒、舌苔黄腻或白燥厚腻。用此法治愈滑精，与遗精篇内用沉香和中丸、神芎丸大下是同样的祛其内邪。前者未有热邪，且邪在上，只用平和之牛肉催吐；后者内有邪热实积郁滞，且邪在肠胃，故用清热攻下之大黄、二丑。

江应宿在遗精篇16案原文后加"梦遗属郁滞者多矣"，首先指肠胃、肝、心等实热及相火，其次指膈上实邪的痰湿和积滞（猪苓丸治，滚痰丸治，和倒仓法治）。

5案[1] 一妇人上有头风鼻涕，下有白带。用南星、苍术、酒芩、辛夷、川芎、（炒）黄柏、滑石、半夏、牡蛎粉。

【注解】[1] 本案录自《丹溪心法·带下》篇。

【阐发与临证】本案例非便浊，是带下病和鼻渊病，所谓头风鼻涕即指鼻渊病。所用药物也分为清散头风治鼻渊的川芎、辛夷、黄芩、南星、半夏，也有治下焦湿热白带的苍术、黄柏、滑石、牡蛎粉（蛤粉）。

6案[1] 东垣治一妇人，带漏久矣，诸药不效。诊得心胞尺脉[2]微。其白带下流不止[3]。崩中[4]者，始病血崩，久则血少，复亡其阳，故白浊之物下流不止。如本经[5]血海将枯，津液复亡，枯干不能滋养筋骨，以本部行经益津液，以辛热之气味补其阳道，生其血脉，以苦寒之药，泄其肺而救上热伤气。以人参、白葵花[6]四分，橘皮五分，生黄芩细研、郁李仁去皮尖研、炙甘草、柴胡各一钱，干姜细末二钱，除黄芩外，水煎将熟，入芩，热服愈。

【注解】[1] 本案录自《兰室秘藏·半产误用寒凉药》篇，本案也重复见于十一卷第四篇带下第1案。此二案的案文都有不同于原文之处，可相互补充。

[2] 心胞尺脉：(1) 指心脉、胞脉、尺脉。胞脉又名胞络，是分布于胞宫上的脉络，包括冲任二脉。《素问·评热病论》篇曰："月事不来者，胞脉闭也，胞脉者，属心而络于胞中。"(2) 指心胞脉和尺脉。心胞脉即心包络脉。这里应指心脉（包括心包脉）、尺脉二部，即左寸、两尺。《医灯续焰·微脉主病第二十九》篇说"阳微恶寒，阴微发热，男微虚损，女微泻血"；《脉经》云："寸口脉濡，

阳气弱自汗出，是虚损病""尺脉微，厥逆小腹中拘急""尺脉弱，阳气少""寸口中虚弱者伤气，气不足""微即阳气不足"。

[3] 原文在此后有"王叔和云：崩中日久为白带，漏下多时骨亦枯"，见十一卷第四篇带下第1案注。

[4] 崩中：阴道忽大量流血。《诸病源候论·卷三十八》载："崩中者，脏腑伤损，冲脉任脉血气俱虚故也……若劳动过度，致脏腑俱伤，而冲任之气虚，不能约制其经血，故忽然暴下，谓之崩中。"又说"诊其寸口脉微迟，尺脉微于寸"。

[5] 本经：指冲脉、任脉。

[6] 《兰室秘藏》中，本案方名补经固真汤。

【阐发与临证】本案例也是带下病，非尿浊症。此妇由崩中起病，带下久及脉微是虚证，血虚及气，由于气虚不能收涩而致白带绵绵不止，白带不黄是气虚不能涩、脾虚不能收，久则气虚及阳。所以案文说冲任二经，尤其任脉血海将枯。但本案之治法方药中补泄温凉濇药都有而未有补血滋阴药，是用益气生血法。肺主全身之气，按理说补气应该补肺为主，但本案用泄肺热之黄芩而"救上热伤气"，这种用法是少见的。又因白葵花性寒，黄芩苦寒，所以用干姜佐之，所谓"以辛热之气味补其阳道"是也。王叔和说"崩中日久易白带，漏下多时骨亦枯"，理论上是可以的，但把"为白带"改成"易白带""骨亦枯"改成"骨易枯"则更好了。

7 案[1] 吕沧洲治一妇，年盛嗜酒，且善食。忽疾作，肌肉顿消骨立[2]。诊其脉则二手三部皆洪数，而左口尤躁疾。曰：此三阳病，由一水不能胜五火，乃移热于小肠，不癃则淋。其人曰：前溲如脂者已数日。语未竟，趋入卧内漩[3]，及索其溺器以视，则如饪釜[4]置烈火，涌沸不少休。吕以虎杖、滑石、石膏、黄柏之剂清之，痛稍却而涌沸犹尔也。继以龙脑、神砂末，蘸之以椑柿[5]，食方寸匕，沸辄止。

【注解】[1] 本案录自《明外史·本传》或《吕复医案》，还收录在《医学入门·首历代医学姓氏》篇。

[2] 骨立：消瘦，如皮包骨。

[3] 漩：原指水流回转，这里指解小便。

[4] 饪釜：烹饪用之锅。锅置火上，锅内之水沸，用以形容溺器内小便之泡沫多，翻腾不休状。

[5] 椑柿：又名漆柿，其果实似柿子而青黄黑色，其汁可制漆，用以制雨伞、蒲扇、罾。性味甘寒涩，无毒，能解丹石类药之热，解酒毒，利水，去胃中热，能止烦渴，润心肺。

【阐发与临证】妇女盛年嗜酒善食，说明营养过剩，易患肥胖综合征，其中就有糖尿病。即便乳糜尿患者，平时也不能多吃油腻、高蛋白食品，在发作时更是要吃清淡饮食，否则尿浊不休。此妇忽然肌肉顿消骨立，说明由肥胖忽然变成消瘦，而且溲如脂、尿液中泡沫多、"涌沸不少休"，可见确有糖尿病及乳糜尿的可能。六脉洪数，心脉尤躁疾，说明五脏俱有热，心火尤盛。所用药物俱是清热。椑柿能解酒毒、利水、润心肺止烦渴，生食有效。龙脑冰片和朱砂本是清心开窍镇静药，用于此例乃从心热下移小肠考虑。虎杖苦微寒涩，能清热解毒、活血通经、利湿退黄，主治癥瘕积聚，跌打损伤，经闭痛经，湿热黄疸，淋浊带下，毒蛇咬伤等。现代还用于急慢性支气管炎、大叶性肺炎及高脂血症，外用治烧烫伤，能抑制金黄球菌、大肠杆菌、痢疾杆菌、伤寒杆菌、绿脓杆菌。虎杖苷能显著改善脑水肿、减少过氧化脂质形成，减少乳酸聚积，抑制单胺氧化酶活性，对脑损伤有明显保护作用。《千金方》单用本品治癥瘕积聚和月经不通。《普济本事方》治妇人诸般淋用本品煎汤加少许麝香、乳香服，并举一案例妇女患砂石淋13年，用本方速愈。

8 案 南安[1]太守松江张汝弼，[2]曾患渴疾白浊，久服补肾药，皆不效。一日，遇一道人，俾服酒蒸黄连丸[3]，其疾顿瘳。其制法，以宣黄连一斤，去须，煮酒浸一宿，置甑上累蒸至黑，取出晒干，为细末，蜜丸桐子大，日午临卧，酒吞三十丸，脏毒下血者，亦治。

【注解】[1] 南安：适于本案的古时有三处：（1）北宋分虔州置军治大庾（今江西大余），元升为路；（2）东汉分汉阳郡置郡，治今陇西；（3）元置州治今云南双柏北。

[2] 本案录自《续医说·卷八·酒蒸黄连丸》篇。

[3] 酒蒸黄连丸：同名3方。（1）《卫生宝鉴》方，治消渴，药用黄连酒浸熏蒸，滴水为丸，水送下，《丹溪心法》用治伤酒晨起腹泻；（2）《杂病源流犀烛》方，药同，治肠胃积热，腹痛作渴，酒毒下血；（3）本案方，累蒸至黑，蜜丸，酒送下，治渴疾白浊，脏毒下血。

【阐发与临证】本案患者已久服补肾药未效，现用清心胃热之酒蒸黄连，特别适用于消渴实热、白浊乳糜伴血尿、尿赤热、舌红、苔黄腻这类型。

9案[1] 汪石山治一人，年逾三十，季夏日午，房后多汗，晚浴，又近女色，因患白浊。医用胃苓汤，加右眼作痛。用四物汤入三黄，服之睡醒，口益加苦，又加左膝肿痛。仲冬，不药浊止，渐次延至背痛，不能转侧，日轻夜重，嚏则如绳，束缚腰胁，痛楚不堪，呵气亦应背痛，或时梦遗。次年正月，汪诊之，脉皆缓弱无力，左脉缓而略滑。曰：此脾肾病也。夫缓，脾脉也，缓弱无力，脾虚可知；左脉滑者，血热也。遂以人参、黄芪各二钱，茯苓、白术（博按：汪案原无白术）、归身、麦冬各一钱，牛膝、神曲、陈皮、黄柏各七分，甘草、五味各五分，煎服三十余剂，仍以龟板、参、芪、黄柏各二两，熟地、山茱萸、枸杞（博按：汪案原无枸杞）、杜仲、归、茯、牛膝各一两，丸服，寻愈（博按：此案旧刻脱二十一字）。

【注解】[1] 本案录自《石山医案·卷上·白浊》篇。

【阐发与临证】本案例是因短时间内频作房劳而引发白浊，医可能考虑季夏及浴后诱发而予服胃苓汤（用朱丹溪的理论是白浊即湿痰），继用四物汤加三黄，白浊不去又相继增加右眼痛、左膝关节肿痛，半年后又出现日轻夜重的腰背痛等。从病史看好像是性病型瑞特综合征伴发骶髂关节炎、脊椎炎。因肾主骨、腰为肾府，汪石山辨证为脾肾病是对的。他方药中有牛膝、黄柏、山茱肉、杜仲、熟地，对脊椎炎、骶髂关节炎是有效的。在那时候，一般很少用威灵仙、金狗脊、羌独活、续断、秦艽、骨碎补等，整本《名医类案》2500个医案中，杜仲、桑寄生等也看不到有几处使用过。

10案[1] 一男小便日数十次，如稠米泔，色亦白，神思恍惚，瘦悴食减。以女劳得之，服桑螵蛸散[2]，未终剂，寻愈。安神魂，定心志，治健忘，小便数，补心气，其方：螵蛸、远志、菖蒲、龙骨、人参、茯神、当归、龟甲（醋炙）各一两，为末，每服二钱，夜卧人参汤调（《本草衍义》）。

【注解】[1] 本案录自《本草衍义》中的桑螵蛸条目。

[2] 桑螵蛸散：同名10方。（1）《千金方》方，治产后阳虚、小便频数或遗尿，药用桑螵蛸、鹿茸、黄芪、煅牡蛎、人参、赤石脂、厚朴，粥饮调下；（2）《本草衍义》方，即本案方，治劳伤心肾、阳痿、小便频数，药用桑螵蛸、远志、龙骨、石菖蒲、人参、茯神、龟板、当归，临卧人参汤送服；（3）《圣惠方》方之一，治妇人虚冷、小便数，药用桑螵蛸、鹿茸、煅牡蛎、甘草、黄芪，食前姜汤调下；（4）上书方之二，治膀胱虚冷、小便如泔且数，药用桑螵蛸、鹿茸、萆薢、赤石脂、补骨脂、龙骨、菟丝子、肉苁蓉、狗脊、韭子，食前温酒调下；（5）上书方之三，治伤寒后虚损乏力、阴痿、梦遗，药用桑螵蛸、菟丝子、韭子、车前子、煅牡蛎、麦冬，温酒调服；（6）上书方之四，治虚劳小便数、精气虚冷，药用桑螵蛸、鹿茸、山药、萸肉、附子、杜仲，温酒调下；（7）上书方之五，治产后小便数，药用（3）方加人参；（8）《证治准绳》方之一，治妊娠小便不禁，药用桑螵蛸，空腹米饮下；（9）上书方之二，治诸恶疮，药用桑螵蛸、地龙、贝母、黄柏、煅黄丹、乳香、麝香、雄黄、轻粉、粳米粉，井水和砂糖调敷；（10）上书方之三，治肾虚耳聋，药用桑螵蛸、当归、白术、茯苓、官桂、附子、牡荆子、菖蒲、磁石、生地、大黄、细辛、川芎、丹皮、猪肾，如法服用。

【阐发与临证】本案为房劳所得尿浊夹尿频数，因神志恍惚又因房劳所得，而辨证为心肾两虚。

案文虽仅说补心气，但药中桑螵蛸、龟甲、人参均为益肾药，虽然散方中有人参、茯神、远志，更以人参汤夜卧时送服，补心气药还是不足。

11案 一人脬[1]气不足，小便频数，日夜百余次。用益智仁、天台乌药大如臂者等分，俱为末药，酒煮山药打糊为丸，如梧桐子大，名之曰缩泉丸，卧时用盐酒下五七十丸。[2]

【注解】[1] 脬：即膀胱。

[2] 本案录自《朱氏集验方》（即朱端章《集验方》）益智子。

【阐发与临证】脬气不足即膀胱之气虚弱，不能约束小便。但膀胱与肾互为表里，因此膀胱气虚与肾阳虚关系密切，治疗脬气不足必须温补肾阳。缩泉丸为朱端章《集验方》方（后《魏氏家藏方》名固真丹），方中益智仁温补肾阳、固精缩尿，天台乌药温膀胱气化，山药健脾补肾。特别强调天台乌药大如臂，质量要好。小便频数至日夜百余次，可能为尿崩症或中老年人易患的相关脏腑机能衰退，多从益气健脾补肾调治。有用白果炒熟每日20粒，分2~3次吃；生栗子每日早晚各吃2~3粒，核桃每日早晚各吃3~5个，莲子、芡实、红枣和香菇、银耳、山药炖粥吃，也有用韭菜、荠菜、芹菜煮大米粥吃。药食同用的有用羊肉、猪肺炖汤吃，猪肾和黑豆、糯米炖汤吃。常用食品可挑选牛肉（相当于倒仓法）、羊肉、兔肉、鸽肉等适当多吃，也可加人参、黄芪、炒杜仲、金樱子等炖食。余治尿崩症，辨证为虚寒的用附桂八味丸疗效颇好。

由于中老年人尿频多属虚寒性，因此用红外线灯照射气海、关元、中极及肾俞、膀胱俞等穴有效。也可用热水袋热敷上述穴位。还有一种精神性尿频，主要是精神紧张及不良习惯引起，如经常冬夜怕冷憋尿、在膀胱充盈时突受惊吓而小便自遗等引起在特定环境中尿频，可用针灸上述诸俞穴治疗，平时加强体育锻炼，自我训练排尿习惯（自我控制间隔一定时间排一次尿，养成定时排尿的习惯，间隔时间从1~2小时逐步延长至4~5小时）。2003年8月29日《民族医药报》介绍用补骨脂600克浸酒1000毫升，早晚各服1小盅。或用关节止痛膏1张贴于关元穴，每2日换一次，治尿失禁夜尿频有效。2003年9月4日《老人报》介绍用在冷后的米汤表层结的一层糊状膜，加适量糖或盐，早饭前食用，连服1月可治好夜尿多。

12案 薛已治大司徒[1]许函谷，[2]在南银台[3]时，因劳发热，小便自遗，或时不利。薛作肝火，阴挺[4]不能约制。午前用补中益气加山药、黄柏、知母，午后服地黄丸，余月诸症悉退。此症设服燥剂而频数，或不利，用四物、麦冬、五味、甘草。若数而黄，用四物加山茱萸、黄柏、知母、五味、麦冬。若肺虚而短少，用补中益气加山药、麦冬。若阴挺、痿痹而频数，用地黄丸。若热结膀胱而不利，用五淋散[5]。若脾肺燥不能化生，用黄芩清肺饮[6]。若膀胱阴虚，阳无以生而淋沥，用滋肾丸（博按：此段原刻脱去二十四字）。若膀胱阳虚，阴无以化而淋涩，用六味丸。若转筋小便不通，或喘急欲死，不问男女孕妇，急用八味丸，缓则不救。若老人阴痿思色，精不出而内败，小便道涩痛如淋，用加减八味丸料加车前、牛膝。若老人精已竭而复耗之，大小便道牵痛，愈痛愈欲便，愈便则愈痛，亦治以前药，不应，急加附子。若喘嗽吐痰，腿足冷肿，腰骨[7]大痛，面目浮肿，太阳[8]作痛，亦治以前药。若痛愈而小便仍涩，宜用加减八味丸，以缓治之可也。

【注解】[1] 大司徒：汉哀帝时罢丞相而置大司徒，与大司马、大司空并称三公，东汉时改称司徒，后以此为宰相的别称。

[2] 本案及以下案例均录自《内科摘要·脾肺肾亏损小便自遗淋涩等症》篇。

[3] 银台：宋时有银台司，掌管天下奏状案牍，因官署设在银台门内，故称。明清的通政司因职责与银台司相当，故也称银台。

[4] 阴挺：男妇科常见病之一，妇科则相当于子宫脱垂、阴道壁膨出等。这里是指男科阴纵，即阴茎挺长坚硬不软或肿胀而萎。《医学纲目·卷十·肝胆部》名阴纵，《杂病源流犀烛》名阴挺，《类证治裁》名茎纵。本案的"阴挺不能约制"指阴茎挺长坚硬而不能痿软。

[5] 五淋散：同名3方。（1）《和剂局方》方之一，治膀胱有热、小便淋沥频数或尿血，药用木通、滑石、甘草、栀子、赤苓、赤芍、竹叶、茵陈；（2）上书方之二，治同上，药用赤苓、赤芍、当归、生甘草、栀子、灯心；（3）《证治准绳》方，治同上，（2）方加黄芩、车前子、竹叶、木通、滑石、冬葵子、葶苈子、葱白。本案所用为（2）方。

[6] 黄芩清肺饮：同名2方。（1）《卫生宝鉴》方，治肺热渴而小便不通，药用黄芩、栀子，服后不吐加豆豉一撮；（2）《外科正宗》方，治风热郁滞或鼻息肉，药用川芎、当归、赤芍、生地、防风、葛根、连翘、红花、花粉、黄芩、薄荷。本案用（1）方。

[7] 腰骨：《医宗金鉴·正骨心法要旨》云："腰骨，即脊骨十四、十五、十六椎间骨也。"应指现代的第2、3、4腰椎骨。

[8] 太阳：指太阳穴。

【阐发与临证】本案因肝郁化热而成肝脏虚火，但因思虑过度、劳伤心脾是本，所以用滋补肝肾和健益心脾的六味地黄丸、补中益气汤为基础，加知母、黄柏清肝胆郁火治标。阴挺不收有肝经湿热、阴虚火旺、血瘀阻络、肾精亏虚四种证型，多由酒辣厚味、房室过多、古时多服丹石药以及外伤腰脊骶骨（《杂病广要》语）等引起。这里的阴挺不软基于肝肾阴虚而产生的虚火，不能用龙胆泻肝汤之类的苦寒泻火燥湿法，所以告诫如服燥剂会出现小便频数或小便不利，那就是过燥伤阴，用麦冬、五味、甘草甘寒养阴，更有尿频数而尿黄赤，既阴虚又虚火，养阴清下焦热并用。

薛己在本案中设了十二种对症加减及辨证用药的情况，归结为湿热、阴精虚、气虚、阳虚四种，分别用五淋散、黄芩清肺饮及知母、黄柏，六味地黄丸、滋肾丸及四物汤、五味子、麦冬，补中益气汤加山药，八味丸加附子、牛膝、车前子或加减八味丸治疗。阴挺不软以湿热论治，阴挺痿痹以阴精虚论治，伴有转筋、喘急、咳嗽吐痰、腿足冷肿、面目浮肿、腰痛及老人阴痿或精竭以肾阳虚论治，阴挺加肺虚小便自遗而短少以气虚论治。小便不利或频数或自遗，无涩痛为阴精虚，数而尿黄为阴精虚挟下焦热；热结膀胱、排尿涩如淋为下焦湿热，如老年人涩痛可能是肾阳虚。1999年9月1日《中国老年报》介绍老年人排尿困难，用半夏煎水温服，一天饮几次，很快就能排出尿。是否更适用于这种类型？该案文中又说精不出而内败，引起尿道涩痛如淋，用济生肾气汤治疗。实际上不一定真是精液瘀阻在尿道内，老年人尿道内总是有适量的残余尿，久而久之，也会引起排尿频痛。上述情况可在小便后自用手指在会阴部轻轻挤压一下，促使残留尿排出，也可用蹲、坐位解小便，因能促使尿道括约肌收缩，所以也有效，坚持下去，症状就大为减轻了。尿道括约肌松弛，在咳嗽、喷嚏、大声欢笑等加大腹压时，常有少量尿液控制不住而自遗，称为张力性尿失禁。老年性阴道炎、前列腺增生、膀胱结石、肿瘤及膀胱炎等老年人常见病就可引起尿失禁。这位大司徒当是老年人了，其小便自遗或时不利，很可能是上述疾病之一引起的，锻炼会阴部的肌肉力量对此有益。在临床上我们除用缩泉丸之类，针刺气海、中极、关元、膀胱俞、肾俞等俞穴以外，常教病人练习提肛，即收缩会阴、肛周的肌肉，然后放松，一收一松、连作20～30次，一日数遍。也可躺在床上自己轻按摩会阴部、外生殖器周围及肛周。还有经常练习下蹲和站起交替，也能锻炼尿道括约肌收缩力。

13 案 司徒边华泉小便频数，涩滞短赤，口干吐痰，此肾经阳虚热燥，阴无以化。用六味、滋肾二丸而愈。

【阐发与临证】本案即上案案文中"若膀胱阳虚，阴无以化而淋涩，用六味丸"句。此人当到高官，年岁已大，劳心颇甚，文中之涩滞短赤不伴排尿疼痛，乃膀胱气化不利，肾经阳虚指膀胱阳虚、膀胱气虚，膀胱气化不利，水液不能气化为津，称作"阴无以化"。所以津不上润而口干。

14 案 司马[1]李梧山茎中作痛，小便如淋，口干吐痰，此思色精降而内败。用补中益气、六味地黄寻愈。

【注解】[1] 司马：汉时置大司马，又称大将军、骠骑将军，为三公之一。明清时作兵部尚书之别称。

【阐发与临证】小便时尿道中作痛且尿如淋，实际上不一定真是精液瘀阻在尿道中。泌尿道结石、前列腺肥大、尿道邻近或相关部位肿瘤等均可刺激引起排尿痛、尿频、尿急。良性的经治疗后缓解了。

15案 考功杨朴庵口舌干燥，小便频数，此膀胱阳燥阴虚。先用滋肾丸以补阴，而小便之频数愈；再用补中益气、六味地黄以补肺肾而安。若汗多而小便短少，或体不禁寒，乃脾肺气虚也（博按：此案旧刻脱误）。

【阐发与临证】本案的"膀胱阳燥阴虚"是指第12案例"若膀胱阳虚，阴无以化而淋涩，用六味丸"及"若膀胱阴虚，阳无以生而淋沥，用滋肾丸"二句，实质上就是阴虚，没有阳虚。在此把阴虚归结为由阳燥引起。因为用的药物没有超出滋阴清热范围（滋肾丸和六味地黄丸），而无补阳的八味丸。2000年4月22日《上海中医药报》介绍用乌龟500克，小公鸡肉适量炖熟食之，适用于老年人尿频、遗尿、尿量增多，大概也是适用于阴虚类型的。常见部分人在解完小便时突觉一过性寒战，甚至伴有全身少量出汗，更有甚者会出现一过性晕厥，其中有的是因排出小便时带走了一定量的热量；有的是因在排尿时膀胱嗜铬细胞分泌肾上腺素、去甲肾上腺素、多巴胺等儿茶酚类物质增多，促使血压升高，汗腺分泌；有的是因排尿后膀胱容量减少，腹压降低，静脉回心血量减少，反射性引起血压下降，导致一过性脑缺血等。本案文说"汗多而小便短少，或体不禁寒"，所指是否即此。尤其是老年人，发生这些情况的较多，特别是在半夜起床排尿或冬天。有人建议半夜起床时先坐十几秒钟再站起身去厕所，坐着排尿，可以减少或避免此类情况发生。

16案 商主客素膏粱，小便赤数，口干作渴，吐痰稠黏，右寸关数而有力，此脾肺积热遗于膀胱。用黄芩清肺饮调理脾肺，用滋肾、六味二丸，滋补肾水寻愈。

【阐发与临证】本案的脾肺积热主要是凭脉诊断的，与症状口干、吐痰稠粘也相符合，加上该患者素食膏粱厚味。热遗于膀胱则因小便赤数而辨之。从第13案至此共4个案例，共同的主要症状是口干、吐黏痰、小便频数赤涩（或如淋，淋也是频数赤涩），治疗也都用六味地黄丸，或加滋肾丸，或加补中益气丸。为何本案例还用黄芩清肺饮，着眼于右寸关脉（候肺、脾）数而有力（有积热）。

17案 一儒者发热无时（旧刻脱无时二字），饮水不绝，每如厕小便涩痛，大便牵痛，此精竭复耗所致。用六味丸加五味及补中益气，且其自守谨笃，[1]寻愈。若肢体畏寒，喜热饮食，用八味丸。

【注解】［1］自守谨笃：指患者减少房事次数，甚或暂时禁绝，与"精竭复耗"对应。

【阐发与临证】本案与第14案症状（小便涩痛频数、口干）与病因（老年房事频）都类似，用药也相似。实际像此类患者都有可能是前列腺肥大，这与年龄大有关，也都与房事频有关，好像也属于"用进废退"之类，所以要自守谨笃。

18案 大尹[1]顾荣甫尾闾[2]痒，而小便赤涩，左尺脉洪数，属肾经虚热，法当滋补。渠不然其言，乃服黄柏、知母等药，年许高骨[3]肿痛，小便淋沥，肺肾二脉洪数无伦。薛曰：子母俱败，鲜克济矣。已而果卒。

【注解】［1］大尹：明朝时驻苏州府和遵化府的巡抚（即应天府和顺天府的长官）为大尹，有时也对知府尊称为大尹，如宋朝时对包拯称开封府尹即是。尹即知府、知州的别称。

［2］尾闾：即尾骨。此处泛指尾骨及其附近部位。

［3］高骨：一、泛指骨的高起处；二、腰椎骨；三、腕后高骨，即桡骨茎突，四、髂骨脊。此处指腰椎骨，与第12案例之腰骨所指相同，或髂骨脊。

【阐发与临证】尾闾部皮肤作痒，约有风湿、风热、血热、血虚等不同。如果尾闾部皮肤有水疱、丘疹或抓后皮肤湿烂约为风湿作痒；如瘙痒难忍、抓破出血，该部皮肤渐变肥厚则可辨为风热；风热日久可变为血热，舌苔黄、舌质红；血虚作痒多见于老年人，皮肤干燥、脱屑，局部有苔藓样变，或伴心悸失眠、头目昏花等。本案例未说明还有些什么症状，但小便赤涩，肾脉洪数，又是老年，所以薛辨为虚证,当时阴虚血虚,又因肾脉洪数,所以辨证为肾经虚热。从脉象分析,知母黄柏清相火是对的,但没有六味地黄丸滋补肝肾之阴精则不对了。但是否就因此而死亡,好像还不至于此,况且又经历了至少一年多后才死亡的。此患者很可能是肾癌,或多发性骨髓瘤侵犯腰椎骨、髂骨。

19案 一男子左尺涩结,右寸洪数。薛曰:此诚可虑,盖肺金不能生肾水故尔。果至季冬,茎道[1]涩痛如淋,愈痛愈欲便,愈便则愈痛而殁。

【注解】[1] 茎道:指尿道(对男子言)。

【阐发与临证】本案的症状是尿频急痛、排尿困难,及直肠肛门部位疼和刺激症状。这可以是膀胱尿道、直肠肛门及其周围的疾病互相影响,例如非特异性直肠炎及/或结肠炎,结核性直肠溃疡,直肠及/或结肠肿瘤(或癌),膀胱及尿道的结石、肿瘤、炎症,前列腺增生、纤维化、脓肿或癌肿等。本案的殁则说明很可能是癌肿。发展到大小便二个系统都有很剧烈的刺激症状和剧烈的疼痛,确是病入膏肓了。薛己是凭丰富的经验来诊断并做出预后的,不是单凭脉象。"肺金不能生肾水"是指肺脉洪数肺金燥热,肾脉涩结示肾与膀胱阴虚。

第八篇 遗 精

1 案[1] 丹溪治一人，虚损盗汗，遗精白浊。用四物加参、术、黄芪、知母、黄柏、牡蛎、牛膝、杜仲、五味，煎服寻愈。

【注解】[1] 本案录自《丹溪心法治要·附医案拾遗》。

【阐发与临证】《素问·上古天真论》篇云"丈夫……二八，肾气盛，天癸至，精气溢泻"，《寿世保元》曰"此泄如瓶之满而溢也"，这是生理现象，每月遗精1~2次、偶多者3次也无妨。本节所说遗精，作为一种病态，是指超过正常、次数频繁并出现症状的现象。大致分为有梦遗泄和无梦滑泄二种，前者较轻，后者较重。按临床所见，常可分为精气满溢、心火旺盛、心神不宁、相火妄动、湿热下注、心脾气虚、心血不足（以上常为有梦而遗）、肾精不足、肾阳虚、肾阴虚（以上常为无梦而滑）等十种证型。第1种证型可不用治疗，第2~5四种证型属实、热证，第6~10五种证型属虚证或虚寒证。实证热证宜清宜利，虚证尤其滑泄者宜对证补涩。本案既为虚损（兼盗汗），又有遗精白浊，所以治以清热、益气健脾补肾和收涩并用。这里用四物汤可能是丹溪翁的惯例"阳常有余、阴常不足"之故吧。

本篇中共13例遗精（中有12例梦遗）、7例滑精、1例血精、1例小溲出精、1例是梦中性交而不泄精，另1例实际是花痴（单相思）。遗精、滑精、小便出精都是精液排出过多，从某种意义上说与早泄类似，一有性刺激即泄精是其共同点。这与患者精神亢奋、阴茎尤其阴茎头、冠状沟皮肤黏膜的敏感有关。余在临床常嘱患者套阴茎套进行性交，减轻了局部的性刺激，结果早泄现象得到全部或部分缓解。1998年2月11日《健康报》介绍用辛香酊涂于龟头部后再行性交，对早泄有效。细辛、丁香、纯乙醇都有局麻作用，也是减轻局部性刺激。

适度的性生活有益健康。一能锻炼身体。美国宾州医学院研究发现如每周性交3次，一年相当于慢跑120.7千米。而体重55千克的妇女性交时每分钟消耗8卡热量，体重80千克的男子则为12卡；二能加深呼吸，增加吸氧量；三能促进心理健康。性生活美满的人往往忧虑少、脾气好、友善、减轻心理压力；四能缓解疼痛，性兴奋过程中能释放内啡肽，提高耐痛阈值；五增加雄激素释放量，性高潮时释放的比平时多2~4倍；六保护前列腺，定期射精能及时清除前列腺液，中医所说的能消除败精瘀阻；七性交能消耗多余的热量，对心脏有益；八能增强免疫系统，和谐的性生活可消除压力，使免疫系统功能增强，增加寿命；九能减轻痛经等经前期综合征；十对妇女有益，能增加雌激素水平，男性精液中的胞质素有类似青霉素样灭菌作用。韩国人发现精液中的CIZAR成分能有效杀死卵巢癌细胞，对乳腺癌也有抑制作用。

2 案[1] 一人虚损，小便中常出精血。以四物加山栀、参、术、麦冬、黄柏、木通、车前子、茯苓。

【注解】[1] 本案及以下2个案例都可能录自《丹溪纂要》。

【阐发与临证】本案排除了尿血症外，就是血精症和小便挟精症。前者常有下焦湿热和阴虚火旺二种证型，治疗常用四妙汤加减和知柏地黄汤加减，还可适当加凉血祛瘀药如丹皮、生地、赤芍等。后者与遗精类似，但以湿热下注、阴虚火旺和肾阳亏虚为常见，临床常可用樗根白皮丸合四妙汤加减、知柏地黄丸和大补阴丸合三才封髓丹加减、大菟丝子丸加减等治疗。从本案所用的药物看，既有湿热下注，又有虚热。

3案 一人，年六十五，精滑常流。以黄柏、知母、蛤粉、山药、牡蛎，饭丸梧桐子大，盐汤下八十丸。

【阐发与临证】此案例是老年人滑精。滑精是遗精之甚者，《诸病源候论》说"因见闻而精溢出"，用现在话说就是一有性刺激（色、香、音）即可精液自遗。禀赋素弱、房室不节、久病未痊愈而房事过度、年老体弱而房事过频、久服冷利伤阳药物都可致病。这些都是肾元太虚，当温补，用金锁固精丸、河车大造丸、鹿角益精丸等加减治疗。但也有阴虚火旺引起的，当用知柏地黄丸、大补阴丸合收涩固精类药物治疗。本案从用药看，乃以阴虚火旺为主，故用知母、黄柏，又用蛤粉、牡蛎收涩。也可加莲子清心健脾收涩、白果补肺收涩。蛤粉即蛤蜊壳火煅研细，又名海蛤粉，性味咸寒，主治热痰湿痰、老痰顽痰，能止白浊带下、遗精，消瘿核肿毒。张洁古以蛤粉、黄柏等量研细粉，白水和丸，名真珠粉丸（《卫生宝鉴》方）治阴虚阳盛之泄精。牡蛎咸平微寒，能除留热在关节营卫，除烦满心痛气结，心胁下痞热，治小儿惊痫、化痰软坚治鼠瘘瘰疬、疝瘕积块，治带下赤白、泄精，涩大小肠，止盗汗自汗。朱丹溪用牡蛎粉醋和为丸治梦遗便溏。

4案 一人潮热精滑。八物加黄柏、知母、牡蛎、蛤粉。

【阐发与临证】本案有潮热并滑精。滑精同前法治疗，潮热或为阴虚，或为湿热所致。朱丹溪主张阴常不足，加上此等病症为相火旺，故辨为阴虚，除知母黄柏既清相火又滋下焦肝肾之阴外，再加八物养血和营以补益阴分。如没有其他情况，大补阴、知柏地黄丸也是可以的。

5案[1] 东垣治一人，年三十余，病脚膝痿弱，脐下尻臀皆冷，阴汗臊臭，精滑不固，群医治以茸热之药，罔效。李脉之沉数有力。曰：此因醇酒膏粱滋火于内，逼阴于外，复投热药反泻其阴而补其阳，真所谓实实虚虚也。以滋肾丸，黄柏、知母（酒洗焙）各一两，肉桂五分，丸梧桐子大，汤下百丸，大苦寒之剂，制之以急，寒因热用，引入下焦，适其病所，以泻命门相火，再服而愈。

【注解】[1] 本案录自《东垣试效方·卷九·杂方门·阳盛拒阴》篇。

【阐发与临证】本案患者是青壮年，虽患者脚膝痿弱、脐下尻臀皆冷、而且滑精（滑精多阳虚，但相火亢盛者不少见，如前述二例），但李东垣辨证着重在阴汗臊臭，脉沉数有力。如是阳虚，即使阴部出汗，也是清冷为主，虚汗。臊臭，说明阴部的各种腺体分泌旺盛，推理应该是肾阳不虚的，雄激素分泌不少，例如青壮年阴部分泌物多，臊臭气重。如果是老年人、久病体大虚之人，阴部分泌物也少。沉数有力之脉提示病在下焦有热，且为实证。如此则李东垣辨证为"滋火于内，逼阴于外"真热假寒证了。梧桐子大小的水丸药100粒约30克，粗略约含知母、黄柏各15克，一次顿服，剂量不算很重。即使如此，能"再服而愈"也是辨证精确的了。

茸热之药能壮阳，不过是阳起石、硫黄、露蜂房、海狗肾、海马等的热性所为，偶然或少用无大害，久用多用则相火妄动，燔灼真阴，危害无穷。《赵飞燕外传》虽为野史，但所载汉成帝因久服多服昭仪赵合德所进之慎恤胶而阴茎异常勃壮，每日一至数次性交，精泄无度而死，此事之因果是符合情理的。

6案[1] 虞恒德治一人，病遗精潮热，卧榻三月矣。虞脉之，左右寸关皆浮虚无力，两尺洪大而软。投补中益气加熟地、知母、黄柏、地骨皮，煎下珍珠粉丸。外做小篾笼一个，以笼阴茎，勿使搭肉。服药三十余贴，寻愈。

【注解】[1] 本案录自《医学正传·卷六·便浊遗精》篇。

【阐发与临证】本案与第4案同样是潮热、遗精，本案两寸关心肝脾肺脉俱浮虚无力，主四脏虚

（心脾肺气虚、心肝脾血虚），肾脉洪大而软，主肝肾阴精虚但有虚热，除知母黄柏清相火之外，补中益气汤补益心肺脾气虚，熟地滋补肝肾阴精，地骨皮加强清虚热，再用蛤粉涩固精关。恒德老人用竹篾笼笼住阴茎，使之与两侧大腿隔离，说明此患者性器官极具性敏感，阴茎与皮肉相接触，接着联想到性交而精液射出，此人的相火真旺盛！

7案[1] 丹溪治一人，年二十余，夜读至四五鼓，犹未就枕，故卧，茎一有所着，精随而遗，不著则否，饮食减而倦怠少气，夫何故？盖用心过甚，二火俱起，夜弗就枕，血不归肝，则肾水有亏，火乘阴虚，入客下焦，鼓其精房，则精不得聚藏而走失矣。因玉茎着物，犹厥气客之，故作接内之梦。于是上则补心安神；中则调理脾胃，提挈其阴；下则益津，生阴固阳，不三月而疾如失。

【注解】[1] 本案录自《丹溪治法心要·梦遗》篇。

【阐发与临证】本患者与上案相似"茎一有所著，精随而遗""玉茎著物……作接内之梦"。所谓"厥气客之"即指心肝二火移于下焦。《灵枢·淫邪发梦》篇说"厥气……客于阴器，则梦接内"。阴器者，宗筋之所系。足太阴脾、足少阴肾、足厥阴肝三经、筋俱结聚于阴器，与冲、任、督三脉之所会。但厥阴经主筋，故诸筋皆统属于厥阴肝。肾为阴，主藏精，肝为阳，主疏泄，肾之阴虚则精不藏，肝之阳强（指相火旺盛）则气不固。阴茎乃泄精之窍，如阴邪客于，与肝之强阳相感则精遗出。所以丹溪治以调理脾胃之补中益气汤、益精生阴之熟地知母黄柏、补心安神之茯苓茯神远志菖蒲等。

8案[1] 一老人年六十岁，患疟而嗽，多服四兽饮，积成湿热，乘于下焦，已岌岌乎殆矣。朱诊之，尺数而有力。与补中益气[2]，加凉剂[3]，三日，与黄柏丸，及早，尺数顿减。询其有夜梦[4]否？曰：有之，幸不泄耳。是盖老年精衰，因无以泄。为大热结于精房，得泄火益阴之药，其火散走于阴器之窍，疾可瘳矣。再服二日，又梦，其疟嗽痊愈。

【注解】[1] 本案已见于三卷第十四篇疟第13案，该案文与此案文大同小异，此处不作阐发。

[2] 此处"补中益气"在前案中有"参、术、升麻、柴胡"诸药。

[3] 此处"加凉剂"在前案中有"芩、连"。

[4] 有夜梦否：是问病者是否有梦遗。

9案[1] 一人每夜有梦，朱连诊二日，观其动止，头不仰举，但俯视不正，必阴邪相着。叩之，不言其状，询其仆，乃言至庙，见侍女，以手抚摩久之，不三日而寝疾。令法师入庙，毁其像，小腹中泥土皆湿，其疾随瘳。此则鬼魅相感耳。

【注解】[1] 本案录自《丹溪治法心要·卷五·梦遗》篇，又收录在《奇症汇·心神》，均与原案文字稍有不同。

【阐发与临证】此为癫证，凡痰结、气郁、思虑不遂等均易引致。本案为一少年男子，思女而致气机郁结，神昏意乱而出现头不仰举、俯视不正等症状，在治法上令法师毁其泥塑之象，把泥胎暴露出来，借以告诉患者，他所思恋的对象是泥土，而非真人，这是情志致病以情治情的方法。古时青年男女亟无见面机会，更不可能单独会面，如要像现在那样握握手，则是难于上青天，因此该患者在庙中见到彩塑侍女像，萌生思春之意是不奇怪的。至于此泥塑像砸坏后"小腹中泥土皆湿"，案文之意是说侍女像所附之魂与少年患者在冥冥中相遇且相性交，精液湿了小腹中的泥土，当然这是神话、无稽之谈了。

本案因每夜有梦遗、泄精太多而头不仰举、俯视不正，第5案因滑精不固而脚膝痿弱、脐下尻臀皆冷，这与性生活太频繁（从泄精角度说是相同的）有关。性生活后眼睛疲劳、眼眶胀痛、眼球转动不灵活、视力模糊。如果性生活越频繁，不适的持续时间越长，而且眼圈发黑而松瘪，四肢肌肉、腹部肌肉、骨盆深部肌肉酸痛、麻木，也因性生活频繁而加剧，使运动和反应能力降低，动作迟钝、缓慢，头脑昏胀，有时出现耳鸣。这些症状与案文中所描述类似。另外，《丹溪治法心要》所述本患者为少年。有研究认为性生活初始年龄不足24岁，初次射精在15岁以下，一个月中性交次数多于12次

（除去行经期，平均2天一次），持续至40岁以后患前列腺癌的可能性较大。如果再经常服用壮阳药，性激素再紊乱加剧，更易诱发。因此少年即有性生活史者要力戒之。但也有人提出前列腺癌的发生率随年龄的增长而增加，且与环境因素有密切联系，而与睾酮和性激素结合球蛋白没有必然联系。

庙塑侍女像一定塑得很美，对未能如此近观过美女的男青年来说，这是极大的性刺激。美国芝加哥大学研究发现，看了年轻美女照片45秒之后的男子，约80%的人睾丸素水平都提高了。男人的雄心及优势感都来自于高水平的睾丸素，而且对女性有较强的吸引力。一般说，雌激素使成熟女性细腰、丰臀、长腿、大眼、隆乳、小下巴、嘴唇丰满，腰臀比在0.6~0.7之间，像梦露的腰臀比为0.68。另外，青年男女之间相互吸引的除了文化、经济、相貌、身材等之外，本人散发出来的性气味是绝对重要的。一见钟情主要是根据对方腋下或腹股沟发出的性气味，以及干净的头发和清新的皮肤所分泌的气味，对这种气味的吸引是很牢固的。喷擦法国香水的女性很能吸引男子，主要是因为女用法国香水添加了龙涎香（取自抹香鲸肠道的分泌物），而男用法国香水则添加了灵猫肛腺中的分泌物，这些分泌物最能散发出动物的性气味，而对人类异性的吸引力是很强烈的。古时人们化妆所用的胭脂是含有硫、水银和铅的，虽使人有美感，也能吸引异性（主要是女性化妆而吸引男性），但易使人中毒。本案例中庙塑像使用的彩绘涂料也是此类有毒物质，泥塑当然不会中毒，但患者"以手抚摩久之"却是可以中毒的。在不认识化学物质中毒的古代，只能认为是"阴邪相着"和"鬼魅相感"了。

10案[1]　一男子至夜，脊心[2]热而梦遗。用珍珠粉丸、猪苓丸[3]，遗止。终服紫雪，脊热毕除。

【注解】[1] 本案至15案都可能录自《丹溪纂要》。

[2] 脊心：指背部中央。

[3] 猪苓丸：同名2方。（1）《普济本事方》方，治肥人湿热伤气，遗精便浊涩痛及痰迷，药用猪苓、生半夏（剂量2∶1）；（2）《济生方》方，治壮年气盛、梦遗白浊，药同前，制丸法稍不同。

【阐发与临证】背部发热有肺火、温热邪、风热外感、阴虚火旺、虚火上炎、痰热等六种证型，分别用泻白散、紫雪丹、银翘散、知柏地黄丸、生附子末外敷涌泉穴、猪苓丸等加减治疗。《素问·气交变大论》篇云"岁火太过，炎暑流行，肺金受邪，民病疟……肩背热"，是指肺火和温热邪二种。本案例是阴虚火旺挟痰热为患，所以还有梦遗，而且夜间背热。猪苓丸用半夏化痰，猪苓清热利水，又黄柏清下焦相火，蛤粉止涩。这里用紫雪并非治温热病邪陷心包，而是清其心胃之热。

11案　一男子脉洪，腰热遗精。用沉香和中丸[1]下之，导赤散[2]泻其火而愈。乃知身热而遗者，热遗也。按：沉香和中丸，即王仲阳之滚痰丸。

【注解】[1] 沉香和中丸：同名2方。（1）《沈氏尊生书》方，治郁滞，药用沉香、黑丑、滑石、大黄、木香、槟榔、黄芩、枳壳、青礞石、青皮、陈皮，水丸，茶清下；（2）王仲阳滚痰丸之别名，功能泻实热老痰，药用青礞石（焰硝同煅）、沉香、大黄、黄芩。

[2] 导赤散：同名10方。（1）《小儿药证直诀》方，治心经热盛，或心热移于小肠、小便赤热痛涩、口舌生疮，药用生地、木通、生甘草、竹叶；（2）《伤寒六书·伤寒杀车捶法》方，治小便不利、下焦蓄热、小水短赤而渴，药用五苓散加甘草、滑石、栀子、灯心、生姜、盐；（3）《医方简义》方，治药同（1）方加车前子；（4）《银海精微》方，治心经实热目大眦赤脉传睛，视物不准，药用（1）方加栀子、黄柏、知母、灯心；（5）《幼科全书》方之一，治痘后小便不利，药用木通、甘草梢、瞿麦、车前子、滑石、赤苓、灯心；（6）上书方之二，治小儿惊痫，药用牛黄、木通、甘草梢、麦冬、栀子、竹叶；（7）《幼幼全书》方，治痘发热，心烦啼哭，药用生地、木通、甘草、防风、薄荷、灯心；（8）《婴童百问》方，治心惊内虚邪热，药用（1）方加黄芩、赤芍、羌活、灯心；（9）汤氏方，治心热、小便赤，眼目赤肿，药用赤芍、羌活、防风、大黄、甘草、灯心、黑豆；（10）《证治准绳》方，治小儿血淋，药用生地、木通、黄芩、生甘草、灯心，井水煎，以米饮调油发灰灌下。

【阐发与临证】本案文说"身热而遗者，热遗也"着眼在腰热，上例"至夜脊心热"也是热遗。

这二例都有痰热（上例用猪苓丸之燥湿加紫雪之清热以化痰热，本案用滚痰丸之清热、之化湿，以化痰热）、都有实热（上例是心胃积热而用紫雪清之，本案是心和小肠之热而用导赤散清之）。本篇第1案已介绍有梦而遗者分为心火旺盛和湿热下注两型，本案例和上案例都属于此种类型。

12案 丹溪壮年有梦遗症，每四十五日必一遗（琇按：必遇立春春分及立夏夏至等节）。累用凤髓丹[1]、河间秘真丸[2]，效虽少见，而遗终不除。改用远志、菖蒲、韭子、桑螵蛸、益智、酸枣仁、牡蛎、龙骨、锁阳等为丸服之，寻愈。

【注解】[1] 凤髓丹：即封髓丹，同名3方。（1）《奇效良方》方，治有梦遗精，药用黄柏、砂仁、甘草，煮糊为丸，肉苁蓉酒煎送（《丹溪心法》方与此同）；（2）《医垒元戎》方，又名大凤髓丹，治心火旺、肾水真阴虚损，梦遗，药用莲花蕊、益智仁、黄柏、砂仁、甘草、半夏、猪苓、茯苓；（3）《医宗金鉴》方，治湿热流注遗精，药同（1）方去肉苁蓉，改蜜丸，淡盐汤下。本案用（1）方。

[2] 秘真丸：同名3方。（1）《丹溪心法》方，治药均同王好古大凤髓丹；（2）《宣明论方》方，治白淫、小便不止，梦遗，药用诃子、砂仁、龙骨、朱砂；（3）《普济方》方，治意淫于内、发为筋痿白淫，药用羊胫骨、朱砂、厚朴。本案用（2）方。

【阐发与临证】朱丹溪自述其壮年时每隔45天梦遗一次，其实这是正常现象，乃是精满则溢之道。琇按说必遇立春、春分、立夏、夏至等春夏之时发梦遗，是据春夏季节时阳易动发的规律而推测的。虽然这不一定，但春夏季节时确是性活动比较频繁。人体生物钟规律是春季人体各器官功能加强，夏季人体各器官功能达到最大程度，春夏二季性激素当然也分泌较多，也相应地反应在梦中性活动增多。秋季前半人体各器官功能还维持较旺盛，后半则走下坡路，但还未至衰退，也有人经调查证实，男人在秋季性欲也比较旺盛。冬季当然是人体器官功能要进行休整和修复，不能说是抑制状态，至少是养精蓄锐时。所以朱丹溪在春夏时发病也可理解。因此虽服用封髓丹清下焦相火、秘真丸清相火加涩固，在秋季也都不会见好的疗效的，况且每隔45天梦遗一次，离家久远，肯定"遗终不除"。挨至冬季又改服养心宁神之类，睡眠好了，不做梦了。

13案 一男子丁年[1]梦遗，群医以珍珠粉丸罔效，亦以远志、菖蒲等剂投之，应手而愈。

【注解】[1] 丁年：丁，健壮、能胜任赋役的男子，丁年即壮年。

【阐发与临证】上案是朱丹溪自治的记录，因有效，所以对本案例也用同样的方法治疗而收效。这二案例主要是心神不宁、心火旺盛引起的，但以心神不宁为主，相当于第7案例一半的病机，所以仅用养心安神法而治愈。

14案 一壮男子，梦遗白浊，少腹有气冲上，每日腰热，卯作酉凉，每腰热作则手足冷，前阴无气来耕[1]，腰热退，则前阴气耕，手足温，又且多下气，暮多噫时振，隔一旬二旬必遗。脉旦弦搏而大，午洪大（琇按：木火为病），知其有郁滞也。先用沉香和中丸大下之，次用加减八物汤[2]，下滋肾丸百粒。若稍与蛤粉等涩药，则遗与浊滋甚，或一夜二遗，遂改用导赤散大剂并汤服之，遗浊皆止。

【注解】[1] 耕：此处作出力气、有力解。凡致力不怠谓之耕。《宋史》：王韶执卷不辍，家人诮其不耕。韶曰：我常目耕。即是"我常以眼睛出力气——看书"。此处"前阴无气来耕"及"前阴气耕"，前者是指阳痿，即前阴无力；后者指前阴有力、有劲，即阴茎不痿能壮发。"气"指阳气、肾阳，即前阴阳气（肾阳）充沛而能勃起，肾阳不足即阳痿。

[2] 加减八物汤：同名3方。（1）《女科秘要》方，治妇女月经前后不定期，量少色淡红，四肢无力，短气懒言，面色萎黄等，药用四君子汤加当归、白芍、陈皮、香附、丹皮；（2）《中国医学大辞典》方之一，治经水不调，药用四君子汤加当归、川芎、香附、丹参、丹皮、陈皮、生姜、大枣；（3）上书方之二，治经后腹痛，药用八珍汤加香附、木香、青皮、生姜、大枣。

【阐发与临证】壮年男子梦遗白浊且于阳气来复之卯时开始腰部发热，到阴气来复之酉时才热退，这可能是邪热盛、阳气旺或内火亢，但有梦遗，前者不可能。少腹有气上冲、入暮多噫、多下气，脉弦，说明有三焦气滞。白天腰部热时手足冷而前阴痿弱不能振发，入暮后又反之，中午脉洪大，说明此非元阳旺，而是离经相火即内火亢。案文说"郁滞"指肝郁成火，与琇按"木火"是同意。本案例不是虚证。滋肾丸知母、黄柏、肉桂（当然量不多）是可用的，礞石滚痰丸和加减八物汤离证较远，涩药当然更不妥。本案例与第1、10、11案例大同小异。所用导赤散改汤，按药物组成看，当以《伤寒六书》方为佳。

15案 有二中年男子，皆梦遗，医或与涩药，反甚，连遗数夜。乃先与神芎丸大下之，继制猪苓丸服之，皆得痊。

【阐发与临证】本案与上例同样是用涩药反甚，可见不是虚证。神芎丸有大黄、黄芩、牵牛，乃清热攻下之物，猪苓丸主药半夏燥湿化痰，二相益得为清热燥湿。

前15例中有13例是朱丹溪治疗的，除第9例用情志疗法收效外，共12例用药物，用知母黄柏清相火的有7例（7/12），用大黄、二丑及紫雪清其心胃之热的有3例（3/12），用导赤散清心火的有2例（2/12），用参术芪苓益气健脾的有5例（5/12），用半夏（猪苓丸）燥湿化痰的有2例（2/12），用养心安神定志的有2例（2/12），用五味子牡蛎龙骨（珍珠粉丸）的有4例（4/12）。总之，用清药的共10例，有的合用益气健脾，有的合用燥湿化痰，有的合用收敛固涩，只有第12、13案二例用养心安神定志法治愈，还是宗其"阳常有余"的理论。

16案[1] 一武官便浊，精滑不禁，百药罔效，用倒仓法而愈，于此见梦遗属郁滞者多矣。

【注解】[1] 本案与本卷第七篇便浊第4案重复。

17案 吴球治一男子，因病后用心过度，遂成梦遗之患，多痰瘦削。群医以清心莲子饮[1]，久服无效。吴诊脉紧涩，知冷药利水之剂太过，致使肾冷精遗而肾气独降，故病益剧。乃以升提之法，升坎水以济离火，[2]降阳气而养血滋阴。次用鹿角胶、人乳填补精血，不逾月而愈。

【注解】[1] 清心莲子饮：同名3方。(1)《和剂局方》方，治上盛下虚，心火炎上，口苦咽干，心烦发渴及膀胱气虚湿热之阴茎肿痛，妇人积热血崩及小便赤白浊等（《证治准绳》用治小儿小便赤涩），药用石莲肉、茯苓（或赤苓）、炙黄芪、人参、炙甘草、黄芩、麦冬、地骨皮、车前子；(2)《明医杂著》方，治热在气分，烦躁口渴、小便赤浊淋沥、阴虚火盛、口苦咽干等，药用黄芩、麦冬、地骨皮、车前子、柴胡、人参；(3)《幼幼集成》方，治白浊，药用莲子、茯苓、益智仁、麦冬、人参、远志、菖蒲、车前子、白术、泽泻、甘草、灯心。本案所服可能为(1)方。

[2] 升坎水以济离火：升、滋肾水，以济、清、降心火。

【阐发与临证】起因于病后用心过度之梦遗，且患者消瘦而多痰，应以养心安神定志及健脾益气之法。清心莲子饮虽有参芪甘草茯苓之益气健脾，但也有黄芩、地骨皮之苦寒，车前子之滑利，所以并不对证，久服则伤脾肾之阳。吴球先治之以滋补肾精、养心脾之血以治其本，可能是六味地黄汤、归脾汤之属，后以鹿角胶、人乳治其误药所伤之肾阳、元气。人乳甘咸平，能益气补五脏、充元气。鹿角胶甘平，补中益气，治伤中劳绝，腰痛肾虚，安胎，长肌，益髓，治阳虚遗精，小便频数，劳嗽。

18案 木渎[1]吴姓者，病精滑，百药勿疗。或授以一术，但以胁腹缩尾闾，闭光瞑目，头若石压之状，即引气自背后直入泥丸[2]而后咽归丹田[3]，不计遍数，行住坐卧皆为之。仍服保真丸[4]，及半载，颜色悦泽，病不复作矣。此术亦可以疗头风（《席上辅谈》[5]）。

【注解】[1] 木渎：苏州西南一镇名。

[2] 泥丸：出《素问·本病论》篇，即泥丸宫、上丹田，指二眉间部位。

[3] 丹田：一指脐下肾间动气，出《难经·六十六难》；二指石门穴和关元穴；三是气功意守部位，即二眉间为上丹田，心窝部为中丹田，脐下部为下丹田；四是道家称人身脐下三寸（关元穴）为丹田，是男子精室、女子胞宫所在处，这里指下丹田。

[4] 保真丸：同名5方。(1)《和剂局方》方，统治四时伤寒，药用苍术、藁本、川芎、炙甘草、生姜；(2)《十药神书》方，治骨蒸体虚，药用人参、黄芪、白术、茯苓、甘草、当归、生地、熟地、白芍、赤芍、赤苓、厚朴、陈皮、天冬、麦冬、知母、黄柏、五味子、柴胡、地骨皮、生姜、大枣；(3)《傅青主女科》方，治产后骨蒸，药用人参、黄芪、白术、炙甘草、当归、生地、白芍、地骨皮、黄柏、麦冬、知母、天冬、五味子、大枣、川芎、黄连、枸杞子；(4)《证治准绳》方之一，治劳证体虚，骨蒸潮热盗汗，药同(1)方去赤芍、赤苓、加莲子；(5)上书方之二，治命门火衰、阳痿遗精、畏寒肢冷、腰膝酸软，药用鹿角胶、霜、杜仲、山药、茯苓、熟地、菟丝子、萸肉、五味子、川牛膝、益智仁、远志、小茴香、巴戟天、川楝子、补骨脂、葫芦巴、柏子仁、山甲、沉香、全蝎、肉苁蓉，用淡秋石汤和温酒送服。本案所用即此方。

[5]《席上辅谈》：宋元时俞琰著，琰字玉吾，自号全阳子、林屋山人等，吴郡（今苏州）人，精于周易和丹道，有《周易集说》等数部著作。《本草纲目》作《席上腐谈》。

【阐发与临证】这是一例以服药（温阳益精）和气功结合治疗滑精的案例。收缩胁腹和缩尾闾，实际上是提肛动作，即锻炼肛门括约肌和会阴部深层其他括约肌，对精关不固（遗精）有反向作用。直肠和阴茎海绵体血管都受盆腔神经（副交感神经）和腹下神经（交感神经）共同支配，当盆神经（又称勃起神经）兴奋时，引起直肠壁收缩和肛内括约肌舒张，引起排便冲动，但它也可引起阴茎海绵体血管扩张而使阴茎增粗甚至勃起，有的人在解大便时阴茎轻度增粗勃起，即是这种反射所引起。反之，当腹下神经兴奋时，直肠壁舒张和肛内括约肌收缩，无排便冲动，但也可使阴茎海绵体血管收缩而使阴茎疲软。遗精是梦中完成的竖阳和射精两个过程，即梦中性的意识刺激，或阴茎头受到机械刺激（如衣被摩擦），使阴部深层平滑肌层收缩，使精液进入尿道，阴茎基部坐骨海绵体肌和球海绵体肌（横纹肌）收缩，使精液射出体外。经常作提肛动作即是使肛内括约肌收缩，逆向刺激腹下神经使之兴奋，从而使阴茎海绵体血管收缩，当然使阴茎疲软，也使射精的第一步骤不能完成，也就不可能有遗精了。至于闭光瞑目、引气自背后直入泥丸而后咽归丹田，则是使身体放松、情绪安定，以造成一个宽松平稳的内环境。对于肾虚遗精滑精，这种气功锻炼是有作用的，叫意守丹田，引督脉之阳气聚守于精室。但如果是实证如相火亢盛、心火上旺等，这种气功锻炼则帮倒忙了。本案是肾虚证，当然有效。

19案[1] 盛启东永乐戊子夏唐郁文质遗精，形体羸弱，兼痰嗽交作，日夕不能休。群医治之，转剧。盛视之，曰：此阳脱也。急治则生，缓则死。非大料重剂则不能瘳。于是以附子、天雄，佐以参、苓、白术，日加数服，夜则减半，自秋徂冬，所服附子约百余枚，厥疾乃瘳。

【注解】[1] 永乐戊子：明成祖朱棣年号，永乐六年，即1408年。

【阐发与临证】附子即附乌头而生者，辛温有毒，但能温暖脏腑，除脾肾沉寒，回阳救逆。如所种之乌头形长而无侧附生者名天雄，辛温有大毒，除风痰冷痹，助阳道，暖水脏，补腰膝。《名医别录》云："天雄长阴气，强志，令人武勇，力作不倦。"李时珍曰："乌附天雄，皆是补下焦命门阳虚之药，补下所以益上也。"《金匮要略·血痹虚劳病脉证并治》治男子阳虚不固之遗精用天雄、白术、桂枝、龙骨为散（名天雄散）。本案因久遗而形体羸弱，兼痰嗽交作且日夜不休，盛启东诊为阳脱，所以急用大剂附子天雄加人参白术等回阳救逆。

20案[1] 有人梦遗精，初有所见[2]，后来虽梦无所感，[3] 日夜常常走漏[4]。作心气不足，服补心药，罔效。作肾气虚治，亦罔效。医问患者，觉脑冷否？应之曰：只为脑冷。服驱寒散[5]遂安。盖脑者，诸阳之会，髓之海。脑冷则髓不固，是以遗漏也。宜先去脑中风冷，脑气冲和，兼服益心肾药，无不瘳者（《医余》）。

【注解】[1] 本案还收录在《医说·卷五·梦遗》篇。

[2] 有所见：指做梦，梦中见女性且与女性做性交即精出。

[3] 虽梦无所感：也做梦，但乱梦纷扰，不一定梦见女性，更无性行为。

[4] 走漏：滑精。

[5] 驱寒散：未找到。《医学入门》有冲寒散，治瘤冷腹痛泄泻，饮食减少，药用香附、陈皮、草果、砂仁、白姜、肉蔻、藿香、茯苓、吴萸、木通，酒或姜汤送。《普济方·卷四十二·膀胱虚冷》篇有逐寒散，治膀胱肿硬、下部痒痛、阴汗不止，药用蛇床子、山萸肉、防风。

【阐发与临证】滑精常由梦遗失治而来，所以本案刚开始时梦遗时作，治心火加相火是可以有效地。但至滑精"走漏"，那已是肾精不足、肾阴阳虚了，补心药当然无效，一般补益肾气药也是无效的，必须补益髓脑。《灵枢·经脉》篇说"人始生，先成精，精成而脑髓生。"《素问·逆调论》篇说"肾不生则髓不能满"，而脑为髓之海，为诸髓汇聚之处。《素问·五藏生成》篇说"诸髓者皆属于脑"，《素问·脉要精微论》篇说"头者，精明之府，头倾视深，精神将夺矣"。所以说当肾气虚惫至深时，必须补脑髓。因风寒之邪上入于脑，项背寒冷，脑户冷极且疼，"风气循风府而上，则为脑风"时，当以温散为主。驱寒散顾名思义当以温散为主。

21案[1] 王中阳治一石工，丁年，忽病头目不利，肩背拘急，合目即便泄精，四肢沉困，不欲执作[2]，梦寐不宁。每作虚治，罔效。王治之，使其翘足而坐，则其股足随气跳跃，如脉六动，[3]其脉亦过位，长实有力。遂用凉膈散、青木香丸互换，疏导三五次，更服三黄丸，数日寻愈。

【注解】[1] 本案录自《泰定养生主论·卷十一·治男女血气太过案》。

[2] 执作：劳作，工作。

[3] 如脉六动：一息间跳跃六次，与脉速同。

【阐发与临证】本案脉症不符。前医作虚治是舍脉从症，王中阳作实治是舍症从脉。其脉长实大有力（过位即长）为实证。细析之，合目即便泄精有可能是滑精，但也可能是梦遗，但因遗泄太频太多，因而四肢沉困、不欲执作、梦寐不宁，所以这些症状不一定代表虚象。头目不利、肩背拘急可虚可实，从用词看好像实证。加以丁年、体壮（石工），所以是实证。患者股足随脉跳跃且数，说明确是实热证。所用凉膈散、青木香丸、三黄丸均是清泻实热的，都有大黄，有的还有芒硝、有的还有二丑等催泻清热之物。此案与第5、8、10、11、14等案例用知母、黄柏、紫雪、导赤散、滚痰丸等是同义，并与二卷第六篇火热第21案类似。该案文后有"曾有火旺遗精者，亦用前丸散而愈"一句，很可能即指本案。

22案[1] 汪石山治一人，年四十余，溲精久之，神不守舍，梦乱心跳。用清心莲子饮，罔效。取袖珍方[2]治小便出髓条药[3]服之，又服小菟丝子丸[4]，又服四物汤加黄柏，亦罔效。汪诊之，一日间其脉或浮濡而驶，或沉弱而缓。曰：脉之不常，虚之故也。其症初因肾水有亏，以致心火亢极乘金，木寡于畏而侮其脾，此心脾肾三经之病也，理宜补脾为主，兼之滋肾养心，病可疗也。方用人参为君，白术、茯神、麦冬、酸枣仁、山栀子、生甘草为佐，莲肉、山楂、黄柏、陈皮为使，其他牡蛎、龙骨、川芎、白芍、熟地之类，随其变症而出入之。且曰：必待人参加至五钱病脱。其人未信，服二十余日，人参每服三钱，溲精减半矣；又月余，人参加至五钱，寻愈。

【注解】[1] 本案录自《石山医案·附录》。

[2] 《袖珍方》：又名《袖珍方大全》。明朝朱橚主持、李恒等编，撰于1391年。

[3] 小便出髓条药：见于《袖珍方大全》和《普济方》。《普济方·卷三十三·肾虚漏浊遗精·治小便白浊出髓》，药用酸枣仁、白术、人参、茯苓、补骨脂、益智仁、大茴、牡蛎。

[4] 小菟丝子丸：同名2方。（1）《和剂局方》方，治肾虚目暗耳鸣，少腹拘急，小便滑数，时有遗沥涩痛，阳痿阴湿，药用石莲子、菟丝子、茯苓、山药；（2）《古今医统大全》方，治小便多而不禁，药同上方加五味子。

【阐发与临证】本案为溲精，《素问·痿论》篇称白淫，《景岳全书》称白浊，《诸病源候论》称尿精，《证治要诀》称精尿俱出。后二名称与本案"溲精"类似，都指尿液中混挟有精液，或排尿初头、后尾精液流出。临床按其伴有症状可分为四种证型：湿热下注者兼有排尿赤热涩痛、阴茎中痒痛，排尿后尿道口有白浊物滴出，这可能相当于性病的发作期、急性期；阴虚火旺者伴有小便赤热、五心烦热、潮热盗汗，排尿后尿道口有带血的浊物滴出，可能为泌尿道结核、精囊炎、前列腺炎等；肾虚者伴小便清长或频数、腰酸肢冷、晕眩耳鸣、排尿不痛，尿后有精丝流出；脾虚者伴神疲乏力、心悸气短、乱梦纷扰、排尿不痛，尿后有淡白浊物滴出，后二证可能为性病的稳定期、慢性前列腺炎、或性交过频引起。本案例属脾肾虚以脾虚为主型，以四君子汤加熟地、白芍、枣仁养心血，牡蛎、龙骨、莲肉收敛固涩，栀子、黄柏清下焦湿热，而重用人参益气健脾。还有膏淋也是有可能的，历朝历代诸先贤的论述中都是包括范围颇广的。

23案 江篁南治一壮年，患遗精，医用滋阴降火剂，罔效。一医用牡蛎、龙骨等止涩药，其精愈泄。又服芩、连、柏、山栀等药，百五十余贴，兼服小便二百余碗；又或作痰火治，或作湿热治，俱罔效，盖经年余矣。二月间，请江诊视，左脉浮濡无力，右寸浮散近驶，两尺尤弱，不任寻按。其人头晕，筋骨酸疼，腰痛畏风，小便黄，腹中时鸣。以熟地黄、远志为君，当归身、桑螵蛸、人参为臣，石莲子肉、白茯苓为佐，石菖蒲、甘草为使，十余贴后精固，惟筋骨犹酸，小便犹黄，腹或至晚犹鸣，煎剂再加黄柏，兼服补阴丸加人参、鹿茸、菟丝子、桑螵蛸、茯神之类，两月而愈。

夫梦遗有三：有因用心积热而泄，有因多服门冬、茯神、车前、知母、黄柏冷利之剂而流泄者，有久遗，玉门[1]不闭，肾气独降而泄者。治法：积热者，清心降火；冷利者，温补下元；肾气独降者，升提肾水，使水火自交，而坎离之位定矣。

【注解】[1] 玉门：原指未婚女子的阴道口，因处女膜完整，谓之守身如玉，称之为玉女，此处指男性的精关。

【阐发与临证】本案因误诊为阴虚火旺、心胃积热、湿热下注及精关不固而用滋阴降火、芩连黄柏、龙骨牡蛎等治疗无效。从该患者的脉证看是心脾既虚、心神不宁、肾精不足，而略有虚热，所以还用补阴丸、黄柏之类。江瓘分析梦遗有心火旺盛、寒药太过而致肾阳不足、肾阴虚衰三种，而梦遗尚有心神不宁、相火妄动、湿热下注、精气满溢等。肾阳不足、肾阴虚衰一般是无梦而滑者居多。本案例患遗精，未说明为有梦抑或无梦，所以前医之治是有误的。

24案 山阴戴文训，少年患梦遗，服固精丸而愈。用狗头骨一个，煅存性，用籼米饭为丸，如梧桐子大，朱砂金箔为衣，每服五六十丸。

【阐发与临证】少年梦遗大多是心神不安、相火偏亢。因此本案所用之固精丸应为《丹溪心法》方。但用狗头骨，是治肾虚的，因此可能是肾虚型。狗头骨性味甘酸平，《日华本草》载有壮阳作用，《太平圣惠方》言其烧灰为末，每酒服一钱，日三服能治赤白带下。并说用狗头鼻梁骨烧研，卧时酒服一钱，治梦中泄精，可见本案例所用是指肾虚梦遗，即如上案那样。《本草纲目》谓"此物以黄毛者良"。

第九篇 麻　　木

1 案[1]　东垣治一妇麻木，六脉中俱得弦洪缓相合，按之无力，弦在其上，是风热下陷入阴中，阳道不行。其证闭目则浑身麻木，昼减夜甚，觉而目开，则麻木渐退，久则止，惧而不睡，身体重，时有痰嗽，觉胸中常是有痰而不利，时烦躁，气短促而喘，肌肤充盛，饮食、大小便如常，惟畏麻木，不敢合眼，为最苦。观其色脉形病，相应而不逆。经曰：阳病瞑目而动轻，阴病闭目而静重。[2] 又云：诸病皆属于目。[3]《灵枢》曰：开目则阳道行，阳气遍布周身；闭目则阳道闭而不行，如昼夜之分。[4] 知其阳衰而阴旺也。且麻木为风，皆以为然，细校之，则有区别耳。久坐而起，亦有麻木，喻如绳缚之人，释之觉麻作，良久自已。以此验之，非有风邪，乃气不行也。不须治风，当补肺中之气，则麻木自去矣。如经脉中阴火乘其阳分，火动于中而麻木，当兼去其阴火，则愈矣。时痰嗽者，秋凉在外，湿在上而作也，宜以温剂实其皮毛；身重脉缓者，湿气伏匿而作也，时见躁作，当升阳助气益血，微泻阴火，去湿，通行经脉；调其阴阳则已，非脏腑之本有邪也。遂以补气升阳和中汤[5]主之，黄芪五钱，人参三钱，炙甘草四钱，陈皮二钱，当归身二钱，生草根一钱（去肾热），佛耳草四钱，白芍三钱，草豆蔻一钱半（益阳退寒），黄柏一钱（酒洗除湿泻火），白术二钱，苍术钱半（除热调中），白茯苓一钱（除湿导火），泽泻一钱（用同上），升麻一钱（行阳明经），柴胡一钱。右㕮咀，每服三钱，水二大盏，煎至一盏，去渣，稍热服，早饭后午饭前服之，至八贴而愈。

【注解】[1] 本案录自《兰室秘藏·卷中·妇人门》和《东垣试效方·杂方门》，还收录在《奇症汇·身》。

[2]"阳病瞑目而动轻，阴病闭目而静重"：原文是"阳盛瞋目而动轻，阴盛闭目而静重"。《灵枢·寒热病》篇说"阳气盛则瞋目，阴气盛则瞑目"。《难经·十七难》有近似文字。

[3]"诸病皆属于目"：原文是"诸脉皆属于目"，录自《素问·五藏生成篇》。

[4]《灵枢》曰"开目则阳道行，阳气遍布周身；闭目则阳道闭而不行，如昼夜之分"：原文未找到。但与以下所引原文意思一致。《灵枢·口问》篇说"卫气昼日行于阳，夜半则行于阴。阴者主夜，夜者卧，阳气尽，阴气盛，则目瞑（即闭目）；阴气尽而阳气盛，则寤矣（即开目、瞋目）"。《灵枢·大惑论》篇说"卫气不得入于阴，常留于阳。留于阳则阳气满，阳气满则阳跷盛，不得入于阴则阴气虚，故目不瞑（即开目——笔者注）"，又说"卫气留于阴，不得行于阳，留于阴则阴气盛，阴气盛则阴跷满，不得入于阳则阳气虚，故目闭也"，又说"卫气者，昼日常行于阳，夜行于阴，故阳气尽则卧，阴气尽则寤"。此两篇所说，与引文类似。

[5] 补气升阳和中汤：《兰室秘藏》方，治风热下陷入阴，阳气不行，闭目则周身麻木，开目则麻木渐退，昼轻夜重。方药见案文所列。

【阐发与临证】本案中关于病因病机论述甚详。临床一般认为麻木有实证虚证之分，虚证麻木患肢软弱无力，起病于劳倦失宜，或吐泻伤肠胃之气，或失血耗气过多，或暑热伤气，或久病大病之后，气血双亏，脉络空虚，四肢无所秉，治宜益气养血。实证麻木系受风寒、湿热之邪，或由痰湿，络脉壅阳，气血不能通达于四肢，治疗宜祛风散寒、活血散瘀、行滞化痰、燥湿清热。本案例为气血虚复感受湿邪、络脉空虚、痰湿阻滞，治疗应以升阳益气、养血通络，兼以去湿、泻阴火，所用是方即补中益气汤（甘草生、炙都用）益气升阳和血，加白芍养阴血、茯苓健脾渗湿、草豆蔻燥湿宽中、佛耳草化痰止嗽、黄柏泽泻泻阴火。药味虽多，而处处与病机相合。

本案文所引之经文虽有未找到原文出处，但《难经·十七难》说"诊病若闭目不欲见人者，脉当得肝脉强急而长，而反得肺脉浮短而涩者，死也。病若开目而渴，心下牢者，脉当得紧实而数，反得沉涩而微者，死也"。这是说实证肝病闭目得弦脉，心病热实开目得实脉，脉证相符而易治。此处的肺脉浮短而涩提示为阴病，所以病重。反之如阳病而动当然病轻。《难经·二十四难》说"三阴气俱绝者，则目眩转目瞑……死即目瞑也"。这是说阴病而目瞑则重。《灵枢·寒热病》篇说"阳气盛则瞋目，阴气盛则瞑目"。注4《灵枢·大惑论》篇这两段经文更进一步说明阳气盛则开目（瞋目），阳气虚则闭目（瞑目），白天阳气盛故目不闭，夜间阳气虚阴气盛则闭目。本案患者闭目则全身麻木，昼轻夜重，当然是阳虚阴盛了。

2 案[1] 一人年七旬，病体热麻，股膝无力，饮食有汗。妄喜笑，善饥，痰涎不利，舌强难言，声嗄不鸣，身重如山。李诊脉，左手洪大而有力，是邪热客于经络之中也。二臂外有数瘢，问其故，对以燃香所致。李曰：君病皆由此也。夫人之十二经，灌溉周身，终而复始。盖手之三阳，从手表上行于头，加以火邪，阳并于阳，势甚炽焉，故邪热妄行，流散于周身而为热麻。《针经》曰：胃中有热则虫动，虫动则胃缓，胃缓则廉泉开，故涎下；[2]热伤元气而沉重无力，饮食入胃，慓悍之气不循常度，故多汗；心火盛妄喜笑；脾胃热则消谷善饥；肺经衰则声嗄不鸣。仲景云：微数之脉慎不可灸，焦枯伤筋，血难复也。[3]君奉养以膏粱之味，无故而加以火毒，热伤于经络而致此病明矣。《内经》曰：热淫所胜，治以苦寒，佐以苦甘，以甘泻之，以酸收。[4]当以黄柏、知母之苦寒为君，以泻火邪壮筋骨，又肾欲坚，急食苦以坚之；黄芪、生甘草之甘寒泻热补表，五味子酸止汗，补肺气之不足以为臣；炙甘草、当归之甘辛和血润燥，柴胡、升麻之苦平行少阳阳明二经，自地升天，以苦发之者也，以为佐（博按：元方尚有苍术、藁本二味），㕮咀同煎，取清汁服之。又缪刺四肢，以泻诸阳之本，使十二经络相接而泄火邪，不旬日而愈。遂命其方曰清阳补气汤[5]（烺按：右二案较原刻加详）。

【注解】[1] 本案录自《东垣试效方·杂方门》。

[2]"胃中有热则虫动，虫动则胃缓，胃缓则廉泉开，故涎下"：引自《灵枢·口问》篇，原文前面还有"饮食者皆入于胃"一句。

[3]"微数之脉慎不可灸，焦枯伤筋，血难复也"：引自《伤寒论》（赵开美本）第116条，原文为"微数之脉，慎不可灸。因火为邪，则为烦逆，追虚逐实，血散脉中。火气虽微，内攻有力，焦骨伤筋，血难复也"。

[4]"热淫所胜，治以苦寒，佐以苦甘，以甘泻之，以酸收之"：引自《素问·至真要大论》篇。原文意思相同者有二段："热淫所胜，平以咸寒，佐以苦甘，以酸收之。""热淫于内，治以咸寒，佐以甘苦，以酸收之，以苦发之。"

[5] 清阳补气汤：同名2方。（1）《杂病源流犀烛》方，治体倦麻木，食汗善饥，舌强，声哑，药用苍术、甘草、当归、藁本、知母、黄柏、升麻、柴胡、黄芪、五味子、陈皮；（2）本案方，治同，药品见本案文，比（1）方少苍术、藁本、陈皮，多炙甘草。

《东垣试效方》原文是清神补气汤，该汤方同名3方。（1）本案方；（2）《东垣试效方》方，治消渴证皆愈，只有口干、腹不能努起，药用升麻、柴胡、当归身、生甘草、知母、黄柏、黄连、石膏、杏仁、桃仁、红花、荆芥、防风、生地、熟地、细辛、小椒（可能指花椒）；（3）《兰室秘藏》方，又名除湿补气汤，治两腿麻木，身重无力，多汗，善笑，口中流涎，语声不出，药用升麻、苍术、黄柏、柴胡、黄芪、知母、藁本、生甘草、当归、五味子、陈皮。

【阐发与临证】本案患者老年人，身体热麻，饮食有汗，善饥，妄喜笑，声嗄、舌强，确系心胃有热，邪热挟痰流散于周身经络。是否真如东垣所分析的那样由于燃香瘢痕灸而引起？也不至于。既由心胃之热引起，也可加黄连、麦冬。此患者可能是老年性痴呆（脑血管性脑萎缩）、轻度脑血管病变、糖尿病引起神经末梢病变等。因此本方可加些活血祛瘀药如桃仁、丹参、红花、鸡血藤（有主张丹参、鸡血藤用30g)，也有介绍用川芎嗪240mg加入生理盐水250ml，每日一次静滴，这些治疗方法总有效率在86.7%~93.3%之间。

案文中说"黄芪、生甘草之甘寒泻热补表"一句，补表不错，清热可以，"泻热"则不敢苟同。黄芪甘温，生甘草甘平，虽说有"甘草生用性凉能清热解毒……炙用甘温能补气"之言，但甘草性味甘平，其生用且与清热药配伍能起清火作用，是配伍药的功效，不是甘草的功效。单用甘草有清热作用吗？更别说"泻热"了。

3 案[1]　一人五月间两手指麻木，怠惰嗜卧，此热伤元气也。以补中益气汤减白术、陈皮、川归，加白芍、五味遂安。

【注解】[1] 本案录自《东垣试效方·杂方门》。

【阐发与临证】本案是夏季暑热伤气以及暑挟湿，不完全是热伤元气。白术、陈皮、当归都可用，也可加藿香、白蔻等芳香化湿醒脾开窍之类。本案原书用人参益气汤，药用黄芪、生甘草、炙甘草、人参、升麻、白芍、五味子、柴胡。也即本案所谓补中益气汤去白术、陈皮、当归，加白芍、五味子、生甘草。

4 案[1]　一人四肢麻木，乃气虚也，四君子加天麻、麦冬、黄芪、川归，大剂服之愈。

【注解】[1] 本案录自《丹溪治法心要·附医案拾遗》。原文是"一人患中风，四肢麻木，不知痛痒，乃气虚也……"本案重见于一卷第一篇中风第30案。

【阐发与临证】本案辨证为气虚，虽然是卒中后遗症，仍用四君子汤加黄芪补气健脾，加当归活其血，加天麻平其肝、祛其风。四肢麻木常见有气虚、血虚、气滞、血瘀、风寒入络、风痰阻络、湿热阻郁、肝风内动等不同证型，但临床常合见，如气血虚、气滞血瘀等。十指麻木尤其半身麻木，常是中风先兆。《杂病源流犀烛》曰："人有大指次指麻木不仁者，三年内须防中风""常服十全大补汤加羌活秦艽。"麻木的治法，一般说麻属气虚，木者有湿痰死血；气虚是本，风痰是标；"当先以生姜为向导，枳壳开气，半夏逐痰，防风羌活散风，木通牙皂穿山甲通经络，僵蚕为治虫行之圣药。"有的人四肢或面部一过性麻木，几秒钟、几十秒钟即过去，俗称小中风，即中风之轻症。也有的人因工作生活习惯而长时坐着，活动减少，因此出现大脑供血不足、颈椎骨质增生等，头晕、颈肩四肢麻木，这也是经络气血不通，久则肝肾阴虚、精血内耗。

除上述治疗外，还可用针灸治疗，除循经取穴和局部取穴外，应加膈俞、血海、太冲、解溪、太溪、涌泉等穴。

5 案[1]　一人年四十余，面目十指俱麻木，乃气虚也。以补中益气加木香、附子、麦冬、羌活、防风、乌药，服之愈。

【注解】[1] 本案录自《丹溪治法心要·附医案拾遗》，原文是"一人年四十二，患中风，指尽麻木，面赤麻，乃气虚也……"本案重见于一卷第一篇中风第20案。

【阐发与临证】本患者中老年人，有面麻，故用羌活防风去其上（头面）风邪，又因面赤，有虚火上亢，还用附子引火归元。十指俱麻木，其症重于上案四肢麻木，故用补中益气汤。

6 案[1]　罗谦甫治中书左丞张仲谦，年三十余，正月在大都患风证，半身麻木。一医欲汗之，罗曰：治风当通因通用，法当汗。但此地此时，虽交春令，寒气犹存，汗之则虚其表，必有恶风寒之证。张欲速瘥，遂汗之。觉体轻快而喜，数日复作，谓罗曰：果如君言。官事烦剧，不敢出门，如之何？罗曰：仲景云：大法，夏宜汗，阳气在外故也。[2] 今时阳气尚弱，初出于地，汗之则使气亟夺，卫气失守，不能肥实腠理，表上无阳，见风必大恶矣。《内经》曰：阳气者，卫外而为固也。[3]又云：阳气者，若天与日，失其所，则折寿而不彰，[4]当汗之时，犹有过汗之戒，况不当汗而汗者乎。遂以黄芪建中汤加白术服之，滋养脾胃，生发荣卫之气。又以温粉扑其皮肤，待春气盛，表气渐实即愈矣。《内经》曰：化不可伐，时不可违。[5]此之谓也。

【注解】[1] 本案录自《卫生宝鉴·卷二十三·时不可违》篇。

[2] 仲景云："大法，夏宜汗，阳气在外故也"：原文未找到。《伤寒论·辨脉法》篇说"立夏得洪大脉，是其本位，其人病身体苦疼重者，须发其汗"。又说"五月之时，阳气在表"。

[3] "阳气者，卫外而为固也"：引自《素问·生气通天论》篇，原文是"阳者，卫外而为固也"。相对于"阴者，藏精而起亟也"。

[4] "阳气者，若天与日，失其所，则折寿而不彰"：引自《素问·生气通天论》篇，下面还有一句"故天运当以日光明"。

[5] "化不可伐，时不可违"：引自《素问·五常政大论》篇，原文是"化不可代，时不可违"。意思是造化之气，人力不能代之；生长收藏，各应四时之化，人不能违背其自然规律。

【阐发与临证】此患者患半身麻木的风证，虽有像小续命汤那样的祛风方剂、也可发汗治疗，但毕竟气虚血虚，所以必须发汗（轻剂）和补益气血疏通经络同用。罗谦甫所说"汗之则虚其表，必有恶风寒之证"是对的，是因为患者尚有气虚，但并非"虽交春令，寒气犹存"之故。夏宜汗之说是不对的，因为夏暑伤气，况且夏季不一定有风寒外束。冬季风寒外束在表，表寒表实，倒是必须发汗解表。

化指造化、化生。一年四季生长收藏，各应四时之化，必待其时，非人力所能代之。物既有之，人亦宜然。所以化不可代、时不可违。如果"代"字改为"伐"字，虽非原文，倒也可讲通。伐指克伐，即化生、造化是大自然的规律，不可横加摧残。

7案 吴菱山治一妇，夏月取风凉，夜多失盖，因得冷风入骨，两足麻木，疼痛不已，服祛风止痛药，不效。与大防风汤[1]数服，其疾渐瘳。仍以乌头粥服三晨而愈。

【注解】[1] 大防风汤：同名3方。(1)《千金要方》方，治中风发热无汗，肢节烦，腹急痛，药用防风、麻黄、当归、白术、炙甘草、黄芩、生地、山萸肉、茯苓、附子；(2)《和剂局方》方，治痢风即痢后脚痛痿弱、鹤膝风、两膝肿大而痛、拘挛跷卧、不能屈伸等，药用防风、川芎、附子、熟地、白术、当归、白芍、黄芪、杜仲、羌活、人参、炙甘草、牛膝、生姜、大枣；(3)《证治准绳》方，治鹤膝风，肿痛不消，或溃而不敛，药用(2)方去当归、生姜、大枣，加肉桂。本案约用(2)方。

【阐发与临证】夏季如刮西南风则比较热，刮东北风或西北风则比较凉，虽较少。即使是比较热时，夜间也要盖些薄巾，以免冷风吹多了筋肉痛。还有一种产后（包括小产、流产）不慎受凉，也很易筋肉痛。此患者因受冷足麻痛，服祛风止痛药效必少，因缺温通经络、温散寒邪。《和剂局方》大防风汤有羌活、防风、牛膝、川芎之类祛风止痛药，还有附子温散寒邪，黄芪、人参、白术和四物汤补养气血，杜仲壮腰膝，药品全面所以有效。因为温药不够，所以再用乌头粥善后。乌头，本草书均载为附子母块，家种为川乌头，野生为草乌头，辛温有大毒，祛诸风，治血痹、半身不遂，除寒湿痹，草乌头尤能通经络利关节，开顽痰、治顽疮，以毒攻毒。吴球《活人心统》有神授散治年久麻痹、历节走气、疼痛不仁，用草乌半斤去皮为末，以袋盛半袋豆腐，入乌头末，再将豆腐填满压紧至干，入锅中煮一夜，其药即坚如石，取出晒干为末，每服五分，冷风湿气以生姜汤下，麻木不仁以葱白汤下。这与乌头粥是异曲同工。《普济本事方》以川乌粥法治风寒湿痹、麻木不仁，方用生川乌去皮尖为末，用香白米煮粥半碗，加川乌末四钱，慢火熬稀薄，下姜汁一茶碗，蜜三大匙，拌匀，空腹啜之，温为佳。如有中湿，加苡仁末二钱。许叔微论曰：此粥大治手足四肢不随、疼重不能举者，本案所用乌头粥即此。

8案[1] 薛己治大尹刘孟春素有痰，两臂顿麻，两目流泪，服祛风化痰药，痰愈甚，臂反痛，不能伸，手指俱挛（琇按：火极似风，祛之而愈煽，火盛生痰，化之而转剧，势所必然）。薛曰：麻属气虚，因前药而复伤，肝火盛而筋挛耳。况风自火出，当补脾肺，滋肾水，则风自息，热自退，痰自清。遂用六味地黄丸、补中益气汤，不三月而愈。

【注解】[1] 本案录自《内科摘要·卷上·元气亏损内伤外感等症》。

【阐发与临证】脾为生痰之源，肺为贮痰之器。痰多应化痰，但如素有痰，化痰时不能不健脾。本患者因是素有痰，看来是脾虚，所以单纯用祛风化痰药效差。后用补中益气汤健脾补中（还有麻属气虚）治痰之源而获效。但本患者两臂麻痛、手指俱挛，这种症状既提示气虚又提示顽痰在经络，尚不可不用化痰药。原治标肯定不行，只治本则效不疾。从筋挛而风火盛、而滋肾水、而用六味地黄丸，薛己不愧为大家。

此患者从官位看可能年事已高，有气管炎痰多，属平常稀松事。两臂麻痛、手指俱挛好像是肩手综合征或反射性交感神经营养不良综合征及/或杜普伊特伦挛缩（掌筋膜进行性纤维变性引起手指疼痛性屈曲挛缩）。

9案[1] 汪石山治一妇，或时遍身麻痹，则憒不省人事，良久乃苏。医作风治，用乌药顺气散，又用小续命汤，病益甚。汪诊之，脉皆浮濡缓弱。曰：此气虚也。麻者，气馁行迟，不能接续也。如人久坐膝屈[2]，气道不利，故伸足起立而麻者是也。心之所养者血，所藏者神，气运不到，血亦罕来，由心失所养而昏憒也。用参、芪各二钱，归身、茯苓、麦冬各一钱，黄芩、陈皮各七分，甘草五分，煎服而愈。

【注解】[1] 本案录自《石山医案·卷上·身麻》篇。

【阐发与临证】本案与二卷第一篇内伤第49案类似，可互相参阅。本案患者遍身麻痹且发则昏不知人，确似中风，但前医治以乌药顺气散、小续命汤而病情反加剧，说明辨证有误。汪氏根据其脉浮濡缓弱，知其为气虚、筋脉失养，又因气虚血运无力，心失所养，神志失常而见不省人事之症，所以治以益气养心为主。使气血充足，心神得养则周身麻木、不省人事之症可除。其实即便是中风，也不一定用祛风药，因为中风病属气虚的不少见。以现代医学观点看，一可能是脑血管痉挛，二可能是颈椎病，三可能是癔病。

10案 江应宿治一人，年逾六十，患十指麻木不仁二年矣，医作痰治，风治，罔效。一日因忧思郁怒，卧床月余，目不交睫，饮食减少，腹中如束缚不安。宿诊之，六脉沉细无力，此大虚证也。投八味丸，令空心服，日则服归脾汤，倍加参芪，二三服而诸症渐减，睡卧安宁，月余，服过煎药三十余贴，丸药六七两而愈，十指亦不复麻木矣。但行走乏力，如在砂中。予曰：病虽愈而元气尚未复，当服参苓白术散与前丸。惑于人言，用理中丸。一日因大怒，病复作，一医投附子理中汤，烦躁，身热如火，不旬日而殁。或曰：此病先因附子而愈，后因附子而亡，何也？予曰：余乃壮火之源，以生脾土，故效；彼用之不当，孤阳飞越而亡（琇按：此症古人虽有气虚则麻、血虚则木之分，然属肝肾为病者十居八九。尝见服祛风逐痰而毙者，固多服阳刚燥剂而毙者亦复不少。盖麻木即中风之渐，薛己谓风由火出，一言蔽之矣。临症者从此体会庶几活人）。

【阐发与临证】本案老年人十指麻木不仁、食少、腹中闷、寐艰，气血虚挟风痰是对的，江应宿除用归脾汤倍参芪治气血虚外，另辨以肾阳虚用八味丸，主要着眼在六脉沉细无力。其实少量的八味丸掺在大剂归脾汤倍参芪中，那一点附子桂枝只起"少火生气"之作用，江应宿自己说"壮火之源"是词不达意。况且那一点附桂虽属阳刚燥剂，但有大剂量的熟地、当归、丹皮、黄肉、枣仁等阴柔润剂配伍，显不出阳燥之弊来。参苓白术散也属平性略偏温性而已。而后医用理中丸，中有炮姜虽温燥，因量少尚未出弊端，附子理中汤则附姜同用又无阴柔相配，当然药性太偏了。"彼用之不当"即指此。"孤阳飞越"一词用之也欠妥，改成"实实热热"更贴近失误之本质。

第十篇 寒 中

1 案[1] 罗谦甫治真定府武德卿，年四十六岁，因忧思劳役，饮食失宜，病四肢体冷，口鼻气亦冷，额上冷汗出，时发昏愦，六脉如蛛丝。一作风证，欲以宣风散[2]下。罗因思钱氏小儿论[3]制宣风散，谓小儿内伤脾胃，或吐或泻，久则风邪陷入胃中而作飧泄，散中有结，恐传慢惊，以宣风散去风邪。《内经》云：久风为飧泄，[4]正此谓也。今形证乃阴盛阳虚，苦寒之剂，非所宜也。《内经》云：阴气有余则多汗身寒。[5]又云：阴盛身寒，汗出，身常清，数栗而寒，寒而厥。[6]又云：阴盛生内寒。[7]岐伯曰：厥气上逆，寒气即于胸中而不泻，不泻则温气去，寒独留，故寒中。[8]东垣解云：此脾胃不足，劳役形体，中焦营气受病，末传寒中，惟宜补阳。[9]遂以理中汤加黑附子，每服五钱，多用葱白，煎羊肉汤，取清汁一大盏，调服之。至夕，四肢渐温，汗出少。夜深再服，翌日精神出，六脉生，数服而愈。

【注解】[1] 本案录自《卫生宝鉴·卷六·阴气有余多汗身寒》篇。

[2] 宣风散：同名3方。(1)《小儿药证直诀》方，治小儿痰热惊风，慢惊及痘疮内热，药用槟榔、陈皮、甘草、生熟牵牛子，食前蜜汤下；(2)《素问病机气宜保命集》方，治眼风毒发肿，鼻中欲嚏，嚏多生疮，药用菊花、川芎、乳香、没药，搐鼻内；(3)《证治准绳》方，治新生小儿断脐后外伤风湿，唇青口撮多啼不乳（新生儿破伤风），药用全蝎、麝香，麦冬煎汤调下。

[3] 钱氏小儿论：指钱乙《小儿药证直诀》。

[4] "久风为飧泄"：引自《素问·脉要精微论》篇，原文为"病成而变何谓？……久风为飧泄"。意为久风不变，但在胃中则食不化而泄利也。

[5] "阴气有余则多汗身寒"：引自《素问·脉要精微论》篇，原文为"阳气有余为身热无汗，阴气有余为多汗身寒，阴阳有余则无汗而寒"。

[6] "阴盛身寒，汗出，身常清，数栗而寒，寒而厥"：引自《素问·阴阳应象大论》篇，原文为"阴胜则身寒汗出，身常清，数栗而寒，寒则厥，厥则腹满死，能夏不能冬"。

[7] "阴盛生内寒"：引自《素问·调经论》篇，原文是"阴盛则内寒"，"阴盛生内寒奈何"。《素问·阴阳应象大论》篇说"阴胜则寒"。

[8] "厥气上逆，寒气即于胸中而不泻，不泻则温气去，寒独留，故寒中"：引自《素问·调经论》篇，原文是"帝曰：阴盛生内寒奈何？岐伯曰：厥气上逆，寒气积于胸中而不泻，不泻则温气去，寒独留，则血凝泣，凝则脉不通，其脉盛大以涩，故中寒"。

[9] 东垣解云："此脾胃不足，劳役形体，中焦营气受病，末传寒中，惟宜补阳"：原文未找到。《脾胃论》说"饮食不节、劳役所伤，以致脾胃虚弱，乃血所生病"。又说"始病热中，则可用之。若末传为寒中，则不可用也（指甘酸药）。盖甘酸、适足益其病尔"。

【阐发与临证】从患者的脉证来说，确非风证而是中下焦脾肾阳虚。以风证治疗已是不对，用宣风散则更是错了。《小儿药证直诀》方宣风散用槟榔和牵牛子,对这患者虚其虚、寒其寒,必导致亡阳,所以罗谦甫分析"今形证乃阴盛阳虚,苦寒之剂,非所宜也"。附子理中汤可用,四逆汤也可用,加用葱白有白通汤的意味。羊肉能治虚劳寒冷,如《金匮要略》用羊肉汤治寒劳虚羸、产后心腹疝痛;《外台秘要》用羊肉去脂、以蒜薤空腹食之治虚冷反胃。

2 案[1] 郝允诊太常博士杨白宣病寒,允曰:诊君之脉,首震而尾息,[2] 尾震而首息,在法为鱼游虾戏,[3] 不可治。不数日死。

【注解】[1] 本案录自《医说·卷三·鱼游戏》篇,该案文末注明为转录自《邵氏闻见录》。

[2] 首震而尾息:脉来时感觉大,脉去时感觉小或无感觉,尾震而首息则相反。

[3] 在法为鱼游虾戏:《脉经·扁鹊诊诸反逆死脉要诀第五》说:"脉困病人脉如虾之游,如鱼之翔者死。"林亿等校注曰:"虾游者冉冉而起,寻复退没不知所在,久乃复起,起辄迟而没去速者是也。鱼翔者似鱼不行,而但尾动头身摇,而久住者也。"通俗说:鱼翔脉即脉搏似有似无,如鱼之游状。虾游脉即脉跳时隐隐约约,去时一跃即消,鱼虾游状。都属七怪脉。

【阐发与临证】病寒而脉如此,为阳气太虚而阴寒太甚,或谓亡阳。

3 案 徽庙[1]常苦脾疾,[2] 国医药[3]罔效,召杨介[4]诊视讫,进药。上问:何药?介对曰:大理中丸。上曰:朕服之屡矣,不验。介曰:臣所进汤药,佐使不同。陛下之疾,以食冰太过得之,今臣以冰煎此药,欲已[5]受病之源。果二服而愈。

【注解】[1] 徽庙:指宋徽宗,庙指庙号,是对皇帝死后的尊号。

[2] 本案录自《医说·卷五·冰煎理中丸》篇,原文末注明转录自《琐碎录》。

[3] 国医药:指皇宫中的御医和御药房。

[4] 杨介:字吉老,北宋医家,泗州(今江苏盱眙)人,对解剖学和针灸做出很大贡献,著有《存真图》,已佚。

[5] 已:停止。引申为消除。

【阐发与临证】宋徽宗所患之脾疾虽未说症状,但从"食冰太过得之"及服理中丸而愈来看,应该是中寒脾虚腹痛腹泻。那为何先服无效、后再服又速效呢?难道真是因食冰太过得之而又用冰煎药而能消除病之源?可能是:一、原医所进之理中丸药量轻,而病情重,今又改汤药,用药量大。"介对曰:大理中丸","大"字意味着药量大;二、治疗这种慢性病也是有一个过程的;三、可能是佐使不同,即杨介所用是理中汤加味,如加附子等;四、今用冰化成水而煎药与以前所用送服丸药之水有不同的成分。以前皇宫所用冰都是冬季取之于河中或湖中,系活水,较软;日常所用水都系皇宫内之井水,井水含无机盐多,较硬,易致泻。

第十一篇 恶 寒

1案[1] 丹溪治一壮年恶寒，多服附子，病甚，脉弦而似缓。以江茶[2]入姜汁、香油些少，吐痰一升，减绵衣大半，又与防风通圣散去麻黄、大黄、芒硝，加地黄、当归，百贴而安。知其燥热已多，血伤亦深，须淡食以养胃，内观以养神，则水可升、火可降，必多服补血凉血药乃可，否则内外不静，肾水不生，附毒必发，彼以为迂。果疽[3]发背死。

【注解】[1]本案录自《丹溪医按·寒热》篇，及《丹溪治法心要·寒热》篇。

[2]江茶：（1）指江南所产之茶叶，如猪之产于江南的称江猪；（2）野生的茶叶，如梅之野生者称江梅；（3）产于长江沿岸的茶叶，如豚鱼生于长江中者称江豚。因古时称长江为江水。

[3]疽：这里作动词解，即罹患发背。

【阐发与临证】本患者年壮而恶寒，虽服附子许多而恶寒反加重，这并非阴证，因为脉弦。丹溪辨其为阴血虚少而燥热，病机应为热郁于血分、热深厥深，所以用补血凉血药。如果不用此法治疗，郁热发作可以出现发背那样的有头疽。江茶统指好的茶叶，李时珍谓茶苦而寒，阴中之阴，沉也降也，最能降火。汪颖《食物本草》说"一人好吃烧鹅炙煿，因每晚饮凉茶一碗而防止生痈疽"。杨士瀛谓姜茶可治痢，并能消暑、解酒食毒。茶中含茶碱，可缓舒气管支气管平滑肌，还能消炎清热，故可止咳化痰，姜汁和香油都能化痰。防风通圣散既能清肠胃中积热，又能发散表寒，方药去大黄、芒硝、麻黄加地黄、当归则成四物汤补血（而且重用当归）、荆芥、防风、薄荷、桔梗疏风解表，石膏、黄芩、连翘、栀子苦寒清里热，甚合朱丹溪补血凉血、升水降火之意。发背虽有人分为阴阳二证，感于六淫而发者为阳证之痈；感于七情、郁怒、房劳及膏粱、醇酒、丹石等而发者为阴证之疽，但实为有头疽，都属阳证。本案之用防风通圣散加减，实则是治疗有头疽之初起时。

2案[1] 一老妇形肥肌厚，夏恶寒战栗，喜啖热御绵，多汗。已服附子三十余，浑身痒甚，脉沉涩，重取稍大，知其热甚而血虚也。以四物汤去芎，倍地黄，加白术、黄芪、炒黄柏、生甘草、人参，每贴二两重，方与一贴，腹大泄，目无视，口无言；知其病热深而药无反佐之过也。以前药热炒，盖借火力为向导，与一贴，利止；四贴，精神回；十贴痊愈。

【注解】[1]本案录自《丹溪医按·寒热》篇，及《局方发挥》。还收录在《奇症汇·身》。

【阐发与临证】恶寒一证，首见于《内经》。《素问·骨空论》篇说"风从外入，令人振寒，汗出头痛，身重恶寒"。《证治汇补·恶寒》说"此第言阴阳正虚之病，他如风、寒、暑、湿、痰、火、郁、瘀、痈、疮，一切邪气怫郁于表，表中之阳气不能发越者，皆令恶寒"。又："恶寒者，虽居密室帷幕之中，猛火近热之处，仍觉憎寒拘急，甚则毫毛毕直，鼓颔战栗，非若恶风之候，见风则凛凛畏惧，无风则坦然自适也。"本证有外感恶寒、内伤恶寒两类。外感者，可见于感冒、伤寒（包括中风）、温病、疟疾等。内伤者，有阳虚、血虚、痰饮、郁火等。但从脉证分析，本案应属内伤恶寒中的血虚型，因而以四物汤去川芎之祛瘀活血、倍地黄之补阴血，且加人参、黄芪、白术更增添补血的功效。如果是郁火热甚，单用黄柏一味恐其力不堪，而且服用后腹大泄，说明药物偏凉（上案例脉弦，本案例脉沉，沉脉虽主里，此处应里寒），再服时将药物炒热后即利止，也说明本案例非热甚。

3 案[1] 一女子恶寒，用苦参一钱，赤小豆一钱，韭水探吐，后用川芎、苍术、南星、黄芩，酒糊丸服。

【注解】[1] 本案录自《丹溪治法心要·寒热》篇。

【阐发与临证】从用药看，本案属痰饮与郁火二证型，黄芩加南星、苍术相配伍即可证明。用此丸前先用苦参清热，赤小豆加韭菜汁催吐痰涎的。苦参性味苦寒，主治心腹结气，除伏热。赤小豆甘酸平，疗寒热热中消渴，能催吐。韭辛微酸、温涩，能除胃中热，吐恶水恶血，散胃脘痰饮恶血。此女患者可能另有瘀血，先用韭能除恶血，后用川芎接续活血祛瘀。

4 案[1] 一人形瘦色黑，素多酒不困，[2] 年半百，有别馆。[3] 一日大恶寒，发战，自言渴却不饮，脉大而弱，右关稍实略数，重取则涩，此酒热内郁，不得外泄，由表热而下虚也。黄芪二两，干葛一两，煎饮之，大汗而愈。

【注解】[1] 本案录自《丹溪治法心要·寒热》篇。

[2] 素多酒不困：向来能喝酒、酒量大，而且喝不醉，酒后也不困乏。

[3] 有别馆：另有住宅。意为金屋藏娇。

【阐发与临证】此半老男子酒色俱盛，久则湿热内阻、下焦亏虚，"言渴却不饮"说明酒多引起湿热。脉大而弱，重取则涩体味着下焦肾虚。"一日大恶寒"是说忽患表证。虚人外感，葛根既解肌又解酒毒。

5 案[1] 一妇人年五十余，形瘦面黑，喜热恶寒，六月，两手脉沉而涩，重取似数。三黄丸下以姜汤[2]，每三十粒，三十次，微汗而安。

【注解】[1] 本案录自《丹溪医按·寒热》篇，及《局方发挥》，还收录在《奇症汇·身》，文字略有出入。

[2] 三黄丸下以姜汤：倒装句，实意是以姜汤送服三黄丸。

【阐发与临证】本案与前几案都是恶寒证，可互相参考。但本案是内伤恶寒中的郁火恶寒证，与第 2 案一实一虚、一热一不热（笔者认为第 2 案非热甚）。本案病人症见形瘦面黑、喜热恶寒似为虚证，但其脉沉而涩，重取则数，沉主里，数为热，涩则为滞，故应为里有积滞化热之证。积滞内阻，阳气不能外达，故喜热恶寒；积滞停阻，水谷不能化生精微，加之积热伤阴，肌体失养，故形体消瘦。治疗应泻热导滞，三黄丸中大黄荡涤积滞，通腑泄热；黄芩黄连清热祛火，使内热清，积滞下，阳气外达，故微汗而愈。

6 案[1] 一人年十七，家贫多劳，十一月，病恶寒而吐血，两三日，六脉紧涩，一月后，食减中痞。医投温胆汤、枳壳汤[2]，三日后，发热，口干不渴，有痰。曰：此感寒也。询之，八日前曾于霜中渡水三四次，心下有悲泣事，腹亦饥。遂以小建中汤去芍药，加桔梗、陈皮、半夏，四贴而愈。

【注解】[1] 本案录自《丹溪医按·诸血》篇。

[2] 枳壳汤：同名 6 方。(1)《苏沈良方》方之一，治伤寒痞气、胸满欲死者，药用枳壳、桔梗；(2) 上书方之二，治胃疟、心腹胀满不食，药用枳壳、厚朴、人参、白术、茯苓、生姜；(3)《素问病机气宜保命集》方之一，治久痰胸膈不利，上焦多热，药用枳壳、桔梗、黄芩；(4) 上书方之二，治妊娠腹胀，药用炒枳壳、黄芩；(5) 上书方之三，治妊娠腹胀或胎漏下血，药用枳壳、黄芩、白术；(6)《张氏医通》方，治痘疹误服参芪而腹胀喘急，药用枳壳、厚朴、陈皮、炙甘草。

【阐发与临证】青年家贫多劳，生活不周全，易患虚证。冬季病恶寒而吐血，脉紧涩，食减，此可能是中焦虚寒，因此对中痞者需仔细分析。前医投以温胆汤、枳壳汤，都是以理气化痰为主。小建中汤原为温补中焦虚寒而设，因中痞而去芍药之酸敛，加桔梗通上下之气机以除痞。本案例属外感中风恶寒挟内伤中焦阳虚恶寒，而且以后者为本。

7案[1]　一人嗜酒，因暴风寒，衣薄，遂觉倦怠，不思食者半月，且发狂，身如被杖，微恶寒。诊其脉皆浮大，按之豁豁然，左为甚。朱作极虚受风寒治之，以人参为君，黄芪、当归、白术为臣，苍术、甘草、陈皮、通草、葛根为佐使，大剂与之。一日后，遍身汗出如雨，凡三易被，得睡。觉来诸症悉除（琇按：与前案俱感寒表证）。

【注解】[1] 本案录自《丹溪治法心要·伤风》篇，及《丹溪医按·风寒》篇。

【阐发与临证】既然作极虚受风寒治之，为何方中有苍术、陈皮、通草等燥湿利尿剂？此因本患者有内湿，嗜酒者中焦多湿。此证为中虚、脾胃有湿阻再感受风寒，发狂系痰湿引起。经遂湿阻，加之气虚，所以经络中经气流行不利，故身痛如被杖。葛根既能解肌，又能解酒毒，更能疏利经气解除身痛骨痛。《伤寒论》第12条方后注云"微似有汗者益佳，不可令如水流漓"，但本案例服药后"遍身汗出如雨"，虽未用麻黄桂枝等辛温强发汗药，也未用荆防羌活等辛温解表剂，甚至桑叶菊花薄荷亦未用，为何？此因经遂中湿邪被逐出使然，本案与上案都内有虚寒又外受表寒。

8案[1]　祝仲宁治一贵妇，病恶寒，日夜以重裘覆其首，起跃入沸汤中不觉。医以为寒甚。祝持之[2]曰：此痰火上腾，所谓阳极似阴者，非下之，火不杀。下经宿[3]而撤裘，呼水饮之，旬日气平，乃愈。

【注解】[1] 本案录自李濂《医史》，还收录在《奇症汇·身》。李濂《医史》为明代文人李濂所撰之《医史》十卷，收录了明朝以前的名医72人的传记。

[2] 持之：持，一作坚持，二作持脉解。

[3] 下经宿：服下药后经过一夜。

【阐发与临证】本案例是郁火恶寒、挟痰饮，即痰火，阳极似阴之证，治宜泻火逐痰，痰火一去则阴阳调达而病愈。案文中未列所用方药，笔者以为可用礞石滚痰丸之类。本案之阳极似阴、连"跃入沸汤中不觉"，能如此辨证精确，确是高手。但可能是脉象也有异常，例如洪数、弦数脉等，祝仲宁是舍证从脉。

9案[1]　滑伯仁治一人，七月病发热，或令服小柴胡汤，升发太过，多汗亡阳，恶寒甚，筋惕肉瞤。视其脉，微欲绝。以真武汤七八服，稍愈，服附子八枚而痊。

【注解】[1] 本案例可能录自《明外史·本传》。

【阐发与临证】本案例是误治发汗太过，多汗亡阳而引起的恶寒、筋惕肉瞤、脉微细欲绝。《伤寒论》第84条真武汤证是太阳病过汗阳虚，转入少阴证，肾阳虚，水饮上逆，影响心及胃脘而心下悸；水饮中阻、清阳不能升故头目眩晕；经脉维持一身行气血，阳虚不能温养经脉，水饮又侵袭则振振身瞤动。与其类似的是第67条苓桂术甘汤证"动经，身为振振摇"，病机相同，仅前条轻、后条重，故前条仅用桂枝温通经脉，而后者用附子温阳。本案例共服附子八枚而愈，说明确是阳虚太甚了。

10案　吴荌山治一妇，患筋骨肢节疼痛，及身背头痛，两尺脉弦，憎寒如疟，每以散风止痛，罔效。后以四物入羌活、防风、秦艽、官桂，数服而愈。

【阐发与临证】本案从治疗情况看，是血虚外感，所以单用散风止痛法是无效的。加四物汤后即数服而愈了。当然，加官桂温运阳气，以疏通经络，增强发散风寒、通经止痛，其功也不可没。还有一点，妇女产后不经意间感受风寒而致全身筋骨、关节、肌肉酸痛的产后身痛症也是可能的。欧美国家妇女甚至有在水中生小孩，生产后即穿衣（当然保持阴部清洁等是必不可少的），外出活动，也无产后身痛症。中国妇女生孩子时及产后严密闭户关窗，穿厚衣，盖厚被，甚至夏季也要户不通气，捂出满身臭汗痱子，反为不美，极易患病。其人表已虚，常时出汗多，如再稍遇风寒，必致外感，且极易患内热外寒之证。

11案[1]　直阁将军房伯玉患冷疾[2]，夏日常复衣。张嗣伯[3]为诊之曰：卿伏热，应须以水发之，非冬月不可。至下十一月，寒甚，令二人夹捉伯玉，解衣坐石上，取冷水从头浇之，彭彭有气，俄而起。伯玉曰：热不可忍，乞冷饮。嗣伯以水与之，一饮一斗，遂瘥。

【注解】［1］本案可能录自《医说》，该书案文末注明转引自《史记》。本案还收录在《永乐大典》卷20310，注明出于《史记》。还收录在《奇症汇·身》，但该书叙文较详，且注明"《南史》云"。《南史》为唐李延寿撰，记录南朝宋、齐、梁、陈四代的历史。

［2］冷疾：《奇症汇》录文为冷痰，且在患病前常服五石散。

［3］张嗣伯：《南史》卷三列传第二十二张邵传曰"张邵字茂宗"，传中只当官，不会医术，并无行医治病之经历。卒后谥简伯，与"嗣伯"二字无关联。张邵传之末，附徐文伯、徐嗣伯传。徐嗣伯字叔绍，传中有介绍治房伯玉案，妪人滞冷用死人枕骨治，秣陵人张景石蛔用死人枕骨治，沈僧翼患眼痛用死人枕骨治，及治钉疽案等均是徐嗣伯所治案例。按该传记所述当为南朝宋文帝至后废帝即424—479年间事。所以本案文所述张嗣伯是徐嗣伯之误，徐冠张戴了。

【阐发与临证】已说明患冷疾，且夏日常复衣，按《伤寒论》第11条"病人身大热，反欲得衣者，热在皮肤，寒在骨髓也；身大寒，反不欲近衣者，寒在皮肤，热在骨髓也"辨证，当然是寒证、里寒证。徐嗣伯能诊为里有伏热，自有其经验，可能脉象十分支持里有伏热之证。至于其所采取的办法，在寒冬户外，病人赤裸以冷水从头浇下至全身，古时可能行得通，现时，如果你真能确诊里有伏热，采取这种办法也必须三思之。这样的强刺激，病人如另有慢性病，极易猝死，就难交待了。

本案例所治之症，乃过服五石散后出现的真热假寒（内热外寒）证，火郁闭于内，阳郁不能达表，故外现寒象，如用寒凉之剂直折，则病与药格格不受，遵《内经》"火郁则发之"之旨，用凉水浇之，耗其表阳，使其真元之气外济，外散于阳分，热象乃显，伏热外出，再用凉水饮之，使阴阳调和而愈。今人虽少见服五石散者，但此真热假寒之治法，值得临床举一反三，借鉴他用。应该注意的是，临床对普通之伏热、热郁证，不宜用此等奇法治疗。1993年第6期《奥秘》杂志报道：高县复兴乡白合村二组13岁少年文吉才，其母在怀胎时过服鹿茸而使他怕热不穿衣，目前身高153cm，体重123kg，一年四季周身发热，不敢穿衣服、鞋袜，最近才用一块布围住下身，但他思维敏捷，谈吐清楚。2002年11月《三湘都市报》报道陕西安康人民医院称近日在收治的外伤病人中，意外发现一个病人的孩子终年不穿衣。当年3岁9个月的"火娃"各项发育都正常，只是终年不穿衣服，平时只喝凉水，一穿衣服就觉身上发痒、发烧、浑身难受。

12案 一妇人长病经年，世谓寒热注病[1]者。冬十一月中，华佗令坐石槽中，平旦，用寒水汲灌，云：当满百。始七八灌，会战欲死，灌者惧，欲止。佗令满数。将至八十灌，热气乃蒸出，嚣嚣高二三尺，满百灌，佗乃使燃火温床厚覆，良久汗洽出，着粉汗燥，便愈（《三国志》[3]）。

【注解】［1］本案还收录在《永乐大典》卷20310。

［2］寒热注病：即外感寒邪或热邪引起的疾病。寒热，还为疠风的别名，《素问·风论》篇说"风寒客于脉而不去，名曰疠风，或名曰寒热。"

［3］洽：沾湿、浸润之意，形容汗出湿衣。

［4］《三国志》：西晋陈寿撰，65卷，分魏、蜀、吴三书（即三志）。

【阐发与临证】本案与上案相同。所不同处仅是用冷水淋灌以后再用"燃火温床厚覆"，使病人"汗洽出"。为使汗出既透而又不过多，用温粉扑之。这种处置对在冬季刚被冷水从头浇灌的人来说，是促使其所受的寒湿之邪从表达出。否则极易在里之伏热刚除，寒湿又留阻肌表。寒热，此指寒邪或热邪，《素问·阴阳别论》篇说"三阳为病，发寒热"，《素问·风论》篇说"风气藏于皮肤之间，内不得通，外不得泄，风者善行而数变，腠理开，则洒然寒，闭则热而闷。其寒也则衰食饮，其热也则消肌肉，故使人怢栗而不能食，名曰寒热"。寒热如疟，表里不和，至夜转甚者，宜小柴胡汤加丹皮、栀子；虚劳日久而寒热不除者，宜柴胡四物汤、加味逍遥散；气虚而遇劳即发寒热者，宜补中益气汤；如寒热间作，日久不休，脉沉涩，为脾胃气虚而挟微邪，宜理中汤去人参加茯苓、葛根。《素问·骨空论》篇说"灸寒热之法，先灸项大椎，以年为壮数；次灸橛骨，以年为壮数。视背俞陷者灸之……巅上一灸之。"文中所列之俞穴为大椎、长强、魄穴、膏肓俞、肩髃、京门、阳辅、侠溪、承筋、昆仑、天突、阳池、关元、气街、足三里、冲阳、百会及华佗夹脊、柱侧、六华、八华、久痨等穴及缺盆上之阿是穴，这些俞穴中绝大多数都具有消退寒热、治痨的作用。

13案[1] 夏文庄公性豪侈，禀赋异人。才睡则冷如僵，一如逝者，既觉，须令人温之，良久方能动。人有见其陆行两车相并，载一物巍然。问之，乃绵帐也，以数十斤绵为之。常服仙茅钟乳硫黄，不可胜纪。晨朝，每服钟乳粥。有小吏窃之，疽发不可救。(《笔谈》[2])

【注解】[1] 本案还收录在《奇症汇·身》、《本草纲目》之仙茅篇和石钟乳篇。

[2]《笔谈》：即《梦溪笔谈》，北宋沈括撰，其中有科技方面的著述和医药方剂案例记录。

【阐发与临证】此案例言体质异常，所以一入睡即肢体僵冷如死人，必须等别人温暖他才转危为安，而且出门行路必须用厚棉被作帐保暖，可见其阳气亏虚之严重，平时服用钟乳石、仙茅、硫黄等补阳药才能维持。按这种剂量常人则不宜服，否则阳气内郁，热盛肉腐，易致疮疽之症。类似病人以往有报道，可用艾灸关元、气海、足三里、肾俞等穴。1982年11期《新中医》报道广东新丰县邓某，女性，因服大量清热利湿药后出现口腔奇冷，曾服附桂干姜等温热药数百剂无效，后改用燥湿化痰药治愈。张之泰在1979年5期《新中医》报道山西曹某，牙齿发凉，用温补脾肾药而愈。显然，此二例前者属痰饮恶寒，后者属阳虚恶寒。仙茅辛温有毒，主治心腹冷气、腰脚风冷挛痹，丈夫虚劳，久服通神强记，助筋骨，益肌肤，长精神，益颜色，明耳目，填骨髓，益阳道，能使房事不倦。钟乳石，又名石钟乳、鹅管石，甘温无毒，能明目益精，安五脏，通百节，利九窍，下乳汁、补虚损，能壮元气、益阳事，治泄精寒嗽、消渴引饮，久服延年益寿。但李时珍说服此药后"阳气暴充，饮食倍进，而形体壮盛"，如"益肆淫泆，精气暗损，石气独存，孤阳愈炽。久之营卫不从，发为淋渴，变为痈疽"。

14案 吴篁池[1]治一人，[2]年三十余，产后患虚症，恶寒（琇按：必误服阳药所致），口不能言，手足不能动，饮食颇进，大小溲如常，多汗。治用参、芪大剂，加桂枝，每剂或一钱、二钱、三钱，量病势轻重出入。服药一年半，时值暑月，恶风寒愈甚，御绵复衣，口已能言，手足能动，但恶风寒不去。乃令人强扶出风凉处坐，用凉水强浸手足，口含冷水。初甚怯，良久能耐觉安，渐至暖，至热，热渐甚，乞冷饮，乃以凉水顿饮之，复衣顿除，如常而愈。

按：经曰：恶寒战栗，皆属于热，[3]又曰：禁栗如丧神守，皆属于火。[4]《原病式》曰：病热甚而反觉自冷，此为病热，实非寒也。[5]丹溪曰：古人遇战栗之症，有以大承气汤下燥粪而愈者，恶寒战栗，明是热症，但虚实有别。[6]观数说而恶寒治法可想矣。

【注解】[1] 吴篁池：篁池是别号。篁指竹田、竹池、竹子。按《嘉兴府志》曰"吴宏道，业医显名，每疗疾愈则令种竹一竿，寻至钜万，遂号其地为竹所"，竹所雅称篁池。明朝洪武初，召至京师任御医。

[2] 本案录自《嘉兴府志》，还收录在《奇症汇·身》。

[3] "恶寒战栗，皆属于热"：《内经》《难经》中均未找到原文。在《素问·至真要大论》篇中有二段，其义相近，引下："少阴之复，燠热内作……火见燔焫……乃洒淅恶寒，振栗谵妄""少阳之复……火气内发……恶寒鼓栗，寒极反热。""恶寒战栗"一词，最早见于《素问·六元正纪大论》篇："少阴所至为惊惑恶寒战栗谵妄。"

[4] "禁栗如丧神守，皆属于火"：引自《素问·至真要大论》篇，原文是"诸禁鼓栗，如丧神守，皆属于火"。刘完素《河间六书》"火热病机"中有"禁栗如丧神守……皆属于火"。

[5] "病热甚而反觉自冷，此为病热，实非寒也"：引自《素问玄机原病式》"身热恶寒"证，原文是"亦有亢则害，承乃制之，则病热甚而反觉其冷者也。虽觉其冷，而病为热，实非寒也"。

[6] 丹溪此语，主要还指刘完素所述。刘在《素问玄机原病式》"战栗"中说"然寒栗者，由火

甚似水，实非兼有寒气也。故以大承气汤下之，多有燥粪，下后热退，则战栗愈矣"。

【阐发与临证】本案例原患之病是产后汗出过多、气血虚症，口不能言，手足不能动，多汗，即气血虚所致。《灵枢·决气》篇说"津脱者，腠理开，汗大泄；液脱者，骨属屈伸不利"，《素问·痿论》篇说："心气热……脉虚……脉痿……胫纵而不任地也……脾气热……肌肉不仁，发为肉痿。""阳明虚则宗筋纵，带脉不引，故足痿不用也。""各补其荥而通其俞，调其虚实，和其逆顺，筋脉骨肉。"所以说用人参、黄芪是可以的，佐用些桂枝也可以，但必须加进当归、生熟地、炒白芍等滋养阴血药品方为全面。尤其是桂枝辛温发汗、能疏泄肌表，使卫气不固。人参多用久用也能壮火食气，此患者连用一年半的人参、桂枝，所以表现为气耗而营卫不和、阳气郁于里而恶风寒愈甚、暑月御棉。现代药物皮质激素如醋酸泼尼松类久用，很多症状改善很快，但人体虚胖、多热、面红、舌赤，而且反恶风寒，而人参中即含有与皮质激素有此类相同作用的成分如人参皂苷，久用后也会出现这样的毒副反应，表现为营卫不和、里有郁热。本案所用的冷水浸手足治疗方法，与前述第11、12案例相同。2002年8月16日《中国中医药报》报道河南吴女士患体温随环境温度升降的怪病，经某医院诊为下丘脑综合征，是自主神经功能紊乱导致体温调节功能障碍所致。本篇中第2、5、8、10、12及本案例也有可能是这样的病，第11、13案例二个贵人是否是药物引起的下丘脑综合征？

第十二篇 恶 热

1案[1] 李东垣治一人,目赤,烦渴,引饮。脉七八至,按之则散,此无根之脉。用姜、附,加人参,服之愈。

【注解】[1] 本案节录自《东垣试效方·杂方门·阴盛格阳》篇。原案文颇详尽,有东垣分析脉象:"他医要用承气汤下之……东垣诊之曰:今脉七八至,是热极也……此阴盛格阳于外,非热也……而病者爪甲变青,顿服姜附八两,汗出而寻愈。"但原案文中并无"按之则散,此无根之脉"句。

【阐发与临证】恶热即怕热,外感引起的有阳明病经热证,身热、汗自出、不恶寒、反恶热;阳明病腑证,壮热不恶寒,腹满硬痛,大便秘结或热结旁流;邪热蕴肺证也有但热不寒,咳嗽胸痛,咯痰黄稠等;湿热郁蒸但热不寒为汗出不解、渴不引饮、身重胸脘闷痞等;中暑但热不寒,头痛面赤气粗,汗出过多,口渴引饮等五种伏邪。温病,但恶热不恶寒。如热入营血则谵语神昏、斑疹、舌质红绛。内伤引起的有实热证和阴虚证,前者如素嗜酒酪辛辣者胃有热,喜进凉饮食;后者为虚阳外浮于肌表而发热恶热。还有一种是真寒假热、里寒表热,虽有发热恶热之症状而还有小便清长大便溏泄等症状,脉象缓细迟濡。本案仅提示目赤、烦渴、引饮、脉七八至,未明说恶热等其他症状,但无根之脉按之则散,提示里真寒而表假热。所以用干姜附子汤、人参附子汤治疗而愈。但临床看病时要做到仅凭切"无根之脉按之即散"而诊为真寒假热,是较为难的。

2案 玉田隐者[1],治一人得热病,虽祁寒[2],亦以水精[3]浸水,轮取握手中。众以为热。曰:此寒极似热,非真热也,治以附子愈。

按:以上治例,皆阴阳幽显之奥,水火征兆之微。学者深求《内经》之旨,则造化之理,可得而明矣。

【注解】[1] 玉田隐者:晋朝干宝撰《搜神记·卷十一》谓:杨伯雍于终南山种石得玉,后称其种玉处为玉田,称杨伯雍为玉田隐者。13世纪元代医者真州(今江苏仪征)人周真,字子固,以善治奇疾闻名,号玉田隐者。此处可能指他。

[2] 祁寒:大寒也。祁,有一义为大也。《书·君牙》云:"冬祁雪。"《诗·吉日》曰:"其祁孔有。"

[3] 水精:即水晶,为无色透明的石英晶体,导热较好,所以摸之发凉。

【阐发与临证】本来恶热症状常出现在阳明病(包括经、腑证)、温病及内伤实热证。真寒假热证而出现发热恶热症状的,相比还是较少见。本篇仅录二例都是真寒假热而且还是具有明显热象的案例,目的即提示读者要特别注意这种似是而非的假象,以免误治。前例是舍症从脉而辨明病机的,本案例虽有两手心欲取冷,但病人有大寒症状,显然仅两手心恶热属假象。

第十三篇 热 气 病

1案 齐中御府长信病，淳于意入诊其脉，告曰：热病气（琇按：旧刻误气病）也。然暑汗，脉少衰，不死。曰：此病得之当浴流水而寒甚，已则热。信曰：唯，然往冬时，为王使于楚，至莒县阳周水[1]，而莒桥梁颇坏，信则揽[2]车辕，未欲渡也，马惊，即堕，信身入水中，几死，吏即来救信，出之水中，衣尽濡，有间而身寒，已热如火，至今不可以见寒。意即为之液汤火齐[3]逐热，一饮汗尽，再饮热去，三饮病已。即使服药，出入二十日，身无病者。所以知信之病者，切其脉时，并阴。脉法曰：热病阴阳交者死。[4]切之不交，并阴。并阴者，脉顺清而愈，其热虽未尽，犹活也。肾气有时间浊，在太阴脉口而希，是水气也。肾固主水，故以此知之。失治一时，即转为寒热（《史记》）。

【注解】[1] 莒县阳周水：莒县为古国名，即今山东省莒县，辖境今安丘、诸城、沂水、日照、莒县等县间之地，其故城在今莒县城区东。阳指国城之南面，周指环绕，水指河流，莒县阳周水即指围绕在莒国都城南面的河流，指沭河的上游。

[2] 揽：即攀扶、扶着、牵着。

[3] 齐：通剂。

[4] "热病阴阳交者死"：语出《脉经》热病阴阳交并少阴厥逆阴阳竭尽生死证第十八》篇，又《脉经·辨脉阴阳大法第九》篇说"阳病见阴脉者反也，主死"。

【阐发与临证】热气病即受寒后发热，且有水气，相当于挟湿风寒感冒或挟湿伤寒之类。此患者在冬季堕入河中，衣服尽湿，当然是受了寒湿。历经冬、春、夏季，因患者正气充实，病已成外寒内热，所以已热如火而不可见寒。淳于意所调配之液汤火剂是辛温发汗与清里热散水气并用，案文言"失治一时，即转为寒热"，寒热指恶寒发热，是寒热往来，属少阳病，即病邪由表而转入半表半里了。《脉经》辨脉阴阳大法第九篇说"凡脉大为阳，浮为阳，数为阳，动为阳，长为阳，滑为阳，沉为阴，涩为阴，弱为阴，弦为阴，短为阴，微为阴"。本患者所患之症属阳证，应见阳脉为脉证相符。但为阴脉（此人可能是涩脉，脉来涩者为病寒湿也），是"反"，病危。但虽为阴脉而并未出现阴阳脉并见而且混乱，所以据涩脉而诊为寒湿，且又不为危象，所谓"并阴者，脉顺清而愈。"另外，《脉经》所谓的阴阳交是指"温病汗出，辄复热而脉躁疾，不为汗衰，狂言不能食，病名……为阴阳交，交者死"。因为太阳病脉反躁盛，即是阴阳交，所以死，但得汗后脉又静者生。此处之躁疾脉，显然与前面的阳病见阴脉不能混为一谈。此外，《素问·五运行大论》篇说："从其气则和，违其气则病……尺寸反者死，阴阳交者死。"王冰注曰："交谓岁当阴在右脉反见左，岁当阳在左脉反见右，左右交见是谓交。"

2案 沈宗常治孔侍郎，当晨，体如燔，绝饮食。医益以为热，常独谓热[1]，宁可泄以暑药[2]，佐之温，以益脾，愈。

【注解】[1] 热：应为寒字，否则文理不通。

[2] 暑药：指温热药，此处可能指辛温解表药。

【阐发与临证】早晨即发热，伴有饮食不进，很可能诊为阳明里实热。沈宗常诊为因寒而起者，根据有三：一为发热时间，阳明里实热以日晡热盛；二为《素问·生气通天论》篇有"体若燔炭，汗出而散"；三为如果里热非实则不会绝饮食，胃热则消谷善饥，胃寒则谷不消。因此沈宗常辨以风寒外束，且脾胃有寒而用辛温解表法泄以汗，佐之温中药益脾而愈。

六 卷

第一篇　首风　附：头晕头痛

1案　菑川王病，召臣意诊脉，曰：厥上[1]，为重头痛，身热，使人烦懑。臣意即以寒水拊其头，刺足阳明脉，左右各三所，病旋已。病得之沐发未干而卧，诊如前，所以蹶[2]，头热至肩（《史记》）（又见尸蹶门）。

【注解】[1] 厥上：原为病证病，此处指症状。按本案文意，应指头痛，还有仆倒、抽动。

[2] 蹶：仆倒、动作快（意指抽动）。

【阐发与临证】厥，上为重，指头痛。头痛、身热、心烦、胸闷，还有经常仆倒抽动，这是洗头或淋浴后头发未干而睡觉，寒湿入侵手足阳经（头为诸阳经之会），病久而寒湿热化，上犯络脉，气血失和，经络受阻而瘀痰留注，刺足阳明经脉之头维、丰隆、解溪、内庭、厉兑等穴可活血化痰止头痛。厥有数种类型：（1）突然昏倒、不省人事，但大多能逐渐苏醒，《素问·厥论》篇以六经名分巨阳、阳明、少阳、太阴、少阴、厥阴等证型；（2）四肢寒冷，《伤寒论·厥阴篇》说"厥者，手足逆冷是也"，其病机分阳虚、阳气郁、血瘀、气血虚、水气留阻、痰湿阻滞等不同证型；（3）胸腹剧痛，两足暴冷，烦而不能食，脉涩为主要症状（参考《灵枢·癫狂》篇）；（4）以久头痛为主要症状，《素问·奇病论》篇说"人有病头痛以数岁不已……当有所犯大寒，内至骨髓，髓者以脑为主，脑逆故令头痛，齿亦痛，病名曰厥逆"；（5）指癫证之危重者，《素问》上篇又说"有癃者，一日数十溲，此不足也。身热如炭，颈膺如格，人迎躁盛，喘息气逆，此有余也。太阴脉细如发者，此不足也。……病名曰厥"。此案符合（4）点，是热厥头痛。是因为寒湿郁久化热，热邪过盛，阳郁于里而不能外达的厥证。再发展则神昏四肢厥逆，渴饮冷水，烦躁不安，便闭尿赤等。轻则用四逆散合栀子豉汤，继则用凉膈散，重则白虎汤、大承气汤，甚则犀角地黄汤加减等。

2案　魏王操苦头风，作辄心乱目眩，华佗针膈（膈上有痰），随手而愈（《魏志》[1]）。

【注解】[1]《魏志》：即《三国志》中的《魏志》，又名《魏书》。

【阐发与临证】头风为头痛中的一种，即"深而远者"，作止不常，有触即发。实则慢性、反复发作、迁延日久之头痛。还有称为"首风""脑风"的。头痛也有称为真头痛（《灵枢·厥病》篇）、脑痛（《中藏经》）。本病有风寒、风热、风湿久已入络，肝阳上亢，气虚，血虚，阴虚，肝肾不足，痰湿上蒙，瘀血阻络等不同证型，而以气血虚、肝肾虚、痰蒙、瘀血、肝阳及风湿、风寒久入络为多见。还有偏头风，即半边头痛之久者。《中国医学大辞典》将头风之治法分为9种，可作参考，简述如下：怒时太阳穴作痛宜先用小柴胡汤加茯苓、山栀，后常服六味地黄丸；痛时口吐清水宜六君子汤加归芪木香炮姜，烦劳则发宜补中益气汤加蔓荆子，头痛挟热宜消风散或川芎茶调散加黄芩，头风多汗宜半夏苍术汤，肾阳虚挟湿热宜千金大三五七散并用金匮头风摩散；七情抑郁而痛宜服逍遥散合越鞠丸，偏左加黄芩，偏右加石膏，夜甚加芍药，兼砭刺放血；偏正头痛连及鱼尾、眩晕目不可开宜芎辛汤加全蝎；肾水不足虚火上冲、经年似痛非痛，用熟地玉竹各一两，萸肉四钱，山药、玄参、川芎、当归各三钱，五味、麦冬各二钱水煎服。曹操头风发作时伴心乱目眩，显系血虚痰盛，华佗针其膈俞，既益其肝血，又疏其瘀血，消其痰浊、平其肝阳、散其风邪。

3案 有人每头眩则头不得举，目不能视，积年。华佗悉解其衣，且倒悬，头去地者三寸，以濡布[1]拭体令周匝[2]，视诸脉尽出五色，仍命其徒以铍刀[3]决脉，五色尽。视赤血出，乃下膏摩[4]，被覆汗出周匝，以葶苈散[5]饮之，旋愈（《三国志》）。

【注解】[1] 濡布：沾湿之软布。

[2] 周匝：周身、遍体。

[3] 铍刀：即铍针。《灵枢·九针十二原》篇说"五曰铍针，长四寸，广二分半，末如剑锋，以取大脓"。

[4] 膏摩：治疗方法。出《金匮要略·脏腑经络先后病脉证》，用药膏涂擦体表一定部位而达到治疗的目的，具有外用药物和按摩的综合作用。《金匮要略·中风历节病脉证并治》载有"头风摩散"，药用炮大附子和盐等分为散，沐后，以方寸匕已摩疾上，令药力行。此处"膏摩"是否以散合蜜做成膏状，仍作"摩"用。

[5] 葶苈散：同名7方。（1）《圣惠方》方之一，治上气喘急，胸中满闷，身面浮肿，药用甜葶苈、枳壳、陈皮、桑白皮、赤苓、汉防己、炙甘草、生姜、大枣；（2）上书方之二，治面目四肢俱肿，气息喘急，小便涩，肿胀气闷，水不入口，药用甜葶苈、牵牛子、猪苓、泽泻、椒目、葱白、清酒；（3）上书方之三，治小儿咳嗽喘促，胸背满闷，药用甜葶苈、麻黄、贝母、杏仁、炙甘草；（4）《济生方》方，治过食煎煿，或饮酒过度致肺壅喘不卧，肺痈吐浊腥臭，药用葶苈子、桔梗、瓜蒌仁、升麻、薏苡仁、桑白皮、葛根、炙甘草、生姜；（5）《杂病源流犀烛》方，治久咳面目浮肿，药用葶苈子、郁李仁、桑白皮、旋覆花、槟榔、木通、大腹皮、生姜；（6）《和剂局方》方，治水气病，面目四肢遍身俱肿，按之随手即起，咳嗽喘急不得安卧，腹大肿胀，小便赤涩，大便不利，药物同（2）方，牵牛子用黑丑，量加半两，余同；（7）《证治准绳》方，治肺痈咳嗽气急，睡卧不安，心胸胀满，药用甜葶苈、百合、白附子、五味子、甘草节、罗浮参（人参之产于广东罗浮山者，状如仙茅，甘苦，能生津养胃润肺）、款冬花、紫菀、百药煎、朱砂、灯心汤送。

【阐发与临证】本案所述头眩时"头不得举、目不能视"可体会成伴有旋转感，因为有旋转感的患者一抬头一睁眼就会晕眩加重。该患者既是已有一年多的病史，不可能是外感引起的（如前庭神经元炎），有可能是耳源性眩晕（如美尼尔氏综合征）、颈椎病椎管狭窄继发脑供血不足。按本案所述华佗的治法：先是促使患者头部充血（这样做有相当的危险性），再用放血疗法（祛瘀），后又发汗（祛湿），并用利水泻肺之葶苈散收功（按本案患者的症状，选用（1）方较妥），好像以后一种病症的可能性大。

头眩，语出《素问·至真要大论》篇，其曰"厥阴之胜，耳鸣头眩，愦愦欲吐"。古时别称很多，如"掉眩"（《素问》），"目眩""眩冒""眴仆"（《灵枢》），"冒眩""癫眩"（《金匮》）等，临床常分为风火上扰、痰浊中阻、阴虚阳亢、中气不足、心脾血虚、肝肾两虚、水饮内蓄、瘀血内结等不同证型。本案例好像属水饮、血瘀挟痰。

4案[1] 一人稚年气弱，于气海三里穴[2]时灸之，及老成，热厥头痛，虽严冬，喜朔风[3]吹之，其患辄止，少处暖及近烟火，其痛辄作，此灸之过也。东垣治以清上泻火汤[4]，寻愈。

【注解】[1] 本案录自《兰室秘藏·头痛论》篇。

[2] 气海三里穴：气海穴为任脉的腧穴，脐下1.5寸，能补益人体正气。此处之三里穴指足三里（前臂还有手三里穴，手阳明大肠经穴，曲池下三寸），位于膝下外犊鼻下3寸，主健脾益气。用艾灸该三穴起温补作用。

[3] 朔风：西北风。

[4] 清上泻火汤：《兰室秘藏》方，功能散风清热兼能燥湿，药用荆芥穗、防风、羌活、柴胡、

藁本、蔓荆子、川芎、升麻、生地、红花、细辛、当归、苍术、黄芩、黄连、黄柏、知母、生甘草、炙甘草、黄芪。

【阐发与临证】该患者的症状是头痛喜凉恶热，稍热则头痛发作。这是肝阳过亢成肝火上炎，或兼有湿热。东垣辨之以"灸之过也"也有可能。但幼时常灸气海、足三里穴是否能造成年老时"热性之头痛"？可能是幼年时因其体弱，既常用灸法治疗，又常服用补气温阳之类的补品，甚或常吃膏粱厚味，由此而引起的后遗症也是有可能的。

5案 一妇人畴昔[1]有脾胃之症，烦躁间显，胸膈不利而大便秘结。时冬初，外出晚归，为寒气怫郁，闷乱大作，此火不得伸故也。医漫投疏风丸[2]，大便行而其患犹尔。继疑药力微，益以七八十丸，下两行而其患犹尔，且加吐逆，食不能停，痰甚稠黏而涌吐不已，眼黑头旋，恶心烦闷，气促，上喘无力，心神颠乱，兀兀不休，口不欲言，目不欲开，如坐风云中（虚），头痛难堪，身若山重（湿），四肢厥冷（寒），寝不能安。夫前证胃气已损，复两下之，则重虚其胃而痰厥头痛作矣。以白术半夏天麻汤[3]（方载丹溪）。

【注解】[1]畴昔：以往、素来、过去、往昔。本案录自《兰室秘藏·头痛论》篇。

[2]疏风丸：《儒门事亲》方，治诸风，药用天麻、羌活、独活、细辛、白菊花、首乌、川芎、当归、麻黄、薄荷、连翘、白芍、黄芩、石膏、桔梗、滑石、荆芥、栀子、白术、甘草、大黄、芒硝、防风，蜜丸，朱砂衣，茶汤下。

[3]白术半夏天麻汤：同名5方。（1）《脾胃论》和《兰室秘藏》方，名半夏白术天麻汤，治痰厥头痛，头眩烦闷，恶心呕吐，咯痰稠黏，身重肢冷，不得安卧，药用黄柏、干姜、天麻、苍术、茯苓、泽泻、黄芪、人参、白术、神曲、半夏、麦芽、橘皮；（2）《医学心悟》方之一，名半夏白术天麻汤，治痰厥头痛，胸膈多痰，动则眩晕，药用半夏、白术、天麻、陈皮、茯苓、蔓荆子、炙甘草、生姜、大枣；（3）上书方之二，治风痰上扰眩晕头痛，胸闷呕恶，药同上方去蔓荆子、生姜、大枣；（4）《脉因证治》方，治痰厥头痛，药同（1）方去白术、麦芽，加木香；（5）《中国医学大辞典》方，无主治适应证，药用白术、半夏、天麻。

【阐发与临证】妇人既往所患的脾胃之症除胸膈不利、大便秘结外，尚有脾虚的症状，否则后文不会说"夫前证胃气已损"。烦躁、胸膈不利、便秘、受寒后胸膈闷乱，这是寒闭、虚闭，大黄附子汤合黄龙汤可用。而用清下的疏风丸显然不宜。所谓"漫投"，显系漫不经心，即并未详诊、细析。下后所起之症则系脾虚生痰、痰浊上扰。本案所用为《脉因证治》方。

6案 近代曹州[1]观察判官申光逊，言家本桂林，有官人孙仲敖寓居于桂，交广人也。申往谒之，延于卧内，冠簪相见，曰：非慵于巾栉[2]也，盖患脑痛尔。即命醇酒升余，以辛辣物，泊胡椒、干姜等屑，仅半杯，以温酒调，又于枕函[3]中取一黑漆筼[4]，如今之笙项[5]，安于鼻窍吸之，至尽，方就枕，有汗出表，其疾立愈。盖鼻饮[6]蛮獠[7]之类也（《玉堂闲话》[8]）。

【注解】[1]曹州：北周武帝时置州，相当于今菏泽市境。

[2]巾栉：巾，包头发的布；栉，梳篦，又为妇女束发装饰之物。

[3]枕函：古时枕有瓷、木所制，中空，可贮物藏书，故称枕函。

[4]筼：筒的异体字。

[5]笙项：笙为中国的管簧乐器，笙管下面插入斗子，斗子黑色圆筒形。笙项即指笙的斗子。

[6]鼻饮：用鼻孔吸饮料或流汁类食物。

[7]蛮獠：蛮指边陲荒蛮之地，獠指动物的长牙。

[8]《玉堂闲话》：《宋史·志一百五十九》载为王仁裕撰，3卷，为杂记体。王仁裕，五代文学家，甘肃天水人，历任前蜀、后唐、晋、汉、周等朝代的官。平生作诗万首，著有《玉堂闲话》《开元天宝遗事》等。

【阐发与临证】患者和医者都是官，都是古时所谓的蛮荒之地（此为南部边疆处）人氏，因此学会了某些少数民族的传统医疗技术不足为奇。该患者于密室内尚需穿戴整齐会客，可见为内寒症无疑，因此以温酒、胡椒粉、干姜粉等温阳散寒、快膈下气、舒筋活血药治之是有效的。但如为久病如头风之类，此患者尚需服以附桂八味之类祛其病根。

7 案[1]　罗谦甫治柏参谋，年逾六旬，春患头痛，昼夜不得休息。询其由，云：近在燕京，初患头昏闷微痛，医作伤寒解之，汗后，其痛弥笃，再汗之，不堪其痛矣（虚）。遂归，每过郡邑，必求治疗，医药大都相近，至今痛不能卧，且恶风寒，而不喜饮食。罗诊之，六脉弦细而微，气短促，懒言语。《内经》云：春气者，病在头。[2] 年高气弱，清气不能上升头面，故昏闷尔。且此症本无表邪，汗之过多则清阳之气愈受亏损，不能上荣，亦不得外固，所以头痛楚而恶风寒，气短弱而憎饮食。以黄芪钱半，人参一钱，炙甘草七分，白术、陈皮、当归、白芍各五分，升麻、柴胡各三分，细辛、蔓荆子、川芎各二分，名之曰顺气和中汤[3]，食后进之，一饮而病减，再饮而病却（定方君臣佐使之妙可以类推）。

【注解】[1] 本案录自《卫生宝鉴·卷九·气虚头痛治验》篇。

[2] "春气者，病在头"：引自《素问·金匮真言论》篇，原文为"东风生于春，病在肝，俞在颈项……故春气者病在头"。《周礼》云"春时有痟首疾"。

[3] 顺气和中汤：《卫生宝鉴》方，《丹溪心法》方同。本方系李东垣补中益气汤加白芍、川芎、蔓荆子、细辛。

【阐发与临证】逾六旬老人春患头痛头昏闷，因二次发汗后痛加重且恶风寒、不欲食、气短促、懒言语，六脉弦细而微，故诊为气虚头痛。其人之所以病初即被误诊，可能是因病人居北方，易触冒刚烈朔风而患伤寒，再是春季发病，疑为春捂不周受风寒。即使患者真有风寒在表，亦不宜数度发汗，况且为老人，极宜顾护中气。罗引《素问》"春气者，病在头"，是针对本案例而言。原文说"东风生于春，病在肝，俞在颈项；南风生于夏，病在心，俞在胸胁；西风生于秋，病在肺，俞在肩背；北风生于冬，病在肾，俞在腰股；中央为土，病在脾，俞在脊。故春气者病在头，夏气者病在脏，秋气者病在肩背，冬气者病在四肢"。此头、藏、肩背、四肢主要指肝、心、肺、肾、脾五脏之脏气有病时表现在对应的头、胸胁、肩背、四肢部位及其俞穴所在的部位。如风应于春，祛风俞穴在颈项的较多，如风池、风府、大杼、风门、肺俞等，且气在头也。夏气者病在脏，五脏主要在胸胁，且心脉循胸胁故也。秋气者病在肩背，主要是肺之应也。冬气者病在四肢，主要是四肢气少，冬寒易伤四肢。

8 案[1]　吕元膺诊一贵者，两寸俱浮弦。夫浮为风，弦为痛，且两寸属上部，告之曰：明公他无所苦，首风乃故病也。盖得之沐而中风，当发先一日则剧，剧必吐而后已。渠曰：然。余少年喜沐，每迎风以晞发[2]，故头痛之疾因之而起，诚如公言。乃制龙脑芎犀丸[3]，遂瘳。

【注解】[1] 本案可能录自《九灵山房集》或《宁波府志》。

[2] 晞发：晞即干燥、晒、晾之意。晞发即把洗净的头发吹干、晒干、晾干。

[3] 龙脑芎犀丸：《卫生宝鉴》方，治头面诸风、偏正头痛，心肺邪热，痰热咳嗽，药用石膏、川芎、龙脑、犀角屑、山栀、朱砂、人参、茯苓、细辛、甘草、阿胶、麦冬，蜜丸。

【阐发与临证】本案与《史记》"菑川王病"案（本篇第1案）都是得之于沐后发未干而吹风。彼为风寒挟湿侵袭头部，本案是少年时代一贯迎风以晞发，郁而化热，外风内热。龙脑芎犀丸用石膏、龙脑、犀角、山栀、麦冬清其内之郁热，人参、甘草、茯苓、阿胶益气血，细辛、川芎散气分血分之风邪。本案例尚有血瘀阻络，所以发作时剧必吐而后已，仅川芎似乎不足，方中再加活血药即更完善。

9 案[1]　戴人治一妇头偏痛五七年，大溲燥结，双目赤肿，眩晕（实），凡疗头风之药靡所不试，且头受针灸无数。戴人诊之，急数而有力，风热之甚也。此头角痛是三焦相火之经，乃阳燥金胜也。燥金胜乘肝则肝气郁，肝气郁则气血壅，气血壅则上下不通，故燥结于中，寻至失明。[2] 以大承气汤投之，入河水煎二两，加芒硝一两，顿使饮三五服，下泄如汤，且二十余行；次服七宣丸[3]、神功丸[4]以润之，菠薐[5]葵菜[6]、猪羊血[7]以滑之，三剂外，目豁首轻，燥泽结释而愈。按此所以治之症，既已多年不解，岂非风湿热三气郁滞胶固而然耶！故其所施之法虽峻，而于中病之情则得也。

【注解】[1] 本案录自《儒门事亲·卷七·偏头痛》。

[2] 寻至失明：寻，是旋即之意。热而不久即造成失明。与前文"双目赤肿"相呼应。

[3] 七宣丸：同名3方。(1)《和剂局方》方，治胸中虚痞食少，腹中风气积聚、宿食不消，药用桃仁、柴胡、枳实、木香、诃子、炙草、大黄，蜜丸；(2)《沈氏尊生书》方，治胃实，药用大黄、木香、槟榔、诃子、桃仁，蜜丸；(3)《济生方》方，治蛊毒，药用败鼓皮、蚕蜕纸各烧存性，刺猬皮、五倍子、续随子、朱砂、雄黄，糯米稀糊为丸。

[4] 神功丸：同名2方。(1)《和剂局方》方，治三焦气壅、心腹痞闷，腰腿疼痛，头昏面热，大便燥结，药用麻仁、人参、诃子、大黄，蜜丸；(2)《兰室秘藏》方，治口臭牙疳，牙齿脱落出血，兼治血痢、血崩、肠澼下血等，药用兰香叶、藿香叶、当归、木香、生地、升麻、生甘草、黄连、砂仁。

[5] 菠薐：菠菜。性味甘冷滑，能通血脉，开胸膈，下气调中，止渴润燥。

[6] 葵菜：葵有秋葵、冬葵、菟葵、龙葵、蜀葵、黄蜀葵等种，嫩时可作菜蔬吃。见五卷第二篇积块第4案。这里主要指冬葵，古时是我国重要的蔬菜之一。北魏贾思勰《齐民要术》以《种葵》列为蔬菜第一篇。元朝王祯《农书》称葵为百菜之主。葵，甘寒滑，叶能治流行性斑疮（煮叶与蒜吃）、瘘疮不合（鲜叶贴）、汤火伤成疮（叶研末敷）。

[7] 猪羊血：羊血咸平，热饮能治鼻血不止和胎死不下，治产后血崩，煮熟拌醋吃能治大便下血。猪血咸平，生血疗奔豚暴气，及海外瘴气，头风眩晕，中风绝伤，卒下血不止，用清酒和炒食之，压丹石解诸毒。《肘后方》载猘猪血乘热和酒饮之，治交接阴毒、腹痛欲死。

【阐发与临证】本案例诚如戴人分析的那样，偏头痛而兼目赤肿痛，眩晕，大便燥结，脉急数有力，确系风邪挟肝胆相火为患。前医"凡疗头风之药靡所不试"，肯定也已用过清散风热、泻肝胆相火等药物，《儒门事亲》原文说曾服过白龙丸、芎犀丸、饼子风药等，其所以乏效，仍是肠胃实热结滞未下，釜底仍有柴薪、仅扬汤而沸仍不止。戴人所凭之据一为"靡所不试"，二为"头受针灸无数"，而更重要的却是脉"急数而有力"，所以用大承气汤清泻肠胃热结后再叠用七宣丸、神功丸缓下，平时饮食多吃菠菜、葵菜等滑利肠之品以巩固疗效，庶几不再复发。

10 案[1] 祝仲宁治耿祭酒病头晕，翕翕发热，浙浙恶寒。医以为感冒，投辛甘发汗之剂，汗出不已，腹满作渴，谵语发瘭[1]；医继以为暑所中。祝曰：此非一时寒暑可致，乃积湿热在足阳明太阴经，故疹乃见。投以除湿热、补脾胃、泻阴火之剂，寻愈。

【注解】[1] 本案可能录自李濂《医史》。

[2] 瘭：即瘾。

【阐发与临证】感冒一词，非外来语，在中国传统医学内是古来已久，真如疟疾、痢疾等一样。浙浙恶寒、翕翕发热真像感冒，但感冒也分风寒、风热、风湿、气血虚等不同证型。此患者为湿热内蕴于脾胃而发，所以仅发汗之剂不解，又因甘药能令人中满，反添腹满；辛药助热，反增谵语、发瘭、作渴。此处"足阳明太阴经"指经络，不指脏腑，即湿热蕴于脾胃经，为经病，非脏病。

11 案 秦鸣鹤[1]，侍医也。高宗苦风眩头重，目不能视，召鸣鹤诊之。鹤曰：风毒上攻，若刺头出少血即愈矣（实）。太后自帘中怒曰：此贼可斩！天子头上，岂试出血处耶？上曰：医之议病，理也，不加罪。且吾头重闷，甚苦不堪，出血未必不佳。命刺之。鸣鹤刺百会及脑户出血（脑户禁刺，非明眼明手不能），上曰：吾眼明矣。言未竟，后自帘中称谢曰：此天赐我师也。赐以缯[2]宝。

【注解】[1] 秦鸣鹤：《谭宾录》记本案例称秦鸣鹤为唐高宗时之御医。本案录自《医说》卷二针愈风眩篇，《类说》记录本案是转录自《芝田录》。

[2] 缯：音增，丝织品的总称。

【阐发与临证】唐高宗患风眩头重、目不能视，刺百会、脑户出血而缓解，说明唐高宗所患系风阳挟血瘀。脑户穴在百会后4.5寸，头部中线、枕骨粗隆上缘凹陷处取穴，是督脉经与足太阳经之会，主治头重头痛、眩晕、项强、面赤、面痛、音哑、癫狂痫证，可平刺0.5～0.8寸，可灸，所以魏按说脑户不可刺也是错的。百会穴在头部中线与两耳尖连线之交点处，是督脉经与足太阳经之会，主治头痛、眩晕、惊悸、中风不语、尸厥、癫狂痫证、癔症瘿疬、脱肛、阴挺等。血瘀头痛兼风阳上攻，局部刺放血是泄络脉中之蓄血，况且正是头风症头顶及后脑痛。如果再加泻风池、合谷、列缺等更好。

12案 裕陵传[1]王荆公[2]偏头痛禁中秘方，[3]用生莱菔汁[4]一蚬壳，仰卧注鼻中，左痛则注之右，右痛则注之左，或注之左右皆可，数十年患皆二注而愈。荆公云：曾愈数人矣。

【注解】[1] 裕陵传：裕陵是某地名，传即传说。也可能裕陵传是书名，指《裕陵国史》，蔡卞撰，书中有王安石所作《日录》70卷。

[2] 王荆公：王安石，北宋政治家、文学家、思想家，因封荆国公而人呼王荆公。

[3] 本案录自《苏沈良方·卷七·偏头痛》篇。

[4] 生莱菔汁：生萝卜捣研取汁，功同莱菔子。性味辛甘平，能破气化痰消食，下气除胀止痛，治风痰，风寒咳嗽痰喘（研汁服），治牙痛（生研和人乳点），治年久头风，同生姜捣汁，入麝香少许，搐鼻中。

【阐发与临证】莱菔子能治风痰，故能治年久头风而属于风痰者。此物入肺脾二经，有人谓此物治痰有推墙倒壁之功，利气有熟降生升之妙。但虚人忌之。本案用莱菔汁滴鼻中治数十年之头痛偏头痛，肯定也是属风痰的。有报道用白萝卜切片浸没于饴糖中，待其自然皱缩，取出，吃萝卜，喝糖稀（饴糖自然变稀），能化痰止咳。

13案[1] 俞子容治一妇人，年逾五旬，病头痛，历岁浸久（虚），[2]有治以风者，有治以痰者，皆罔效。脉之，左沉寸沉迟而芤。曰：此气血俱虚也。用当归二两，附子三钱，一饮报效，再饮其病如失。

【注解】[1] 本案录自《续医说·卷六·头痛治验》篇。

[2] 历岁浸久：经过多年，越加迁延不愈。

【阐发与临证】本案例主要是以老年女性的脉象及病程迁延不愈数年而辨证为气血俱虚的。左脉候心肝肾三脏，以血分为主，脉沉而迟芤则为气虚且寒，是气分虚及阳也虚，故用大剂量当归（二两）、中等剂量附子（三钱）而一饮极效。明朝时用药剂量一般不大，如汪石山治一妇遍身麻痹（五卷第九篇麻木第8案）气虚，用参芪各二钱、归身一钱（还有其他药），甘草仅用五分；吴篁池治产后虚症（五卷第十一篇恶寒第14案）用参芪大剂，每剂最多也只三钱。所以本案用当归二两（煎服），就是在现代，药量也不算小。

头痛是一种症状，原因很多，外感头痛最为常见，其他除脑血管意外、外伤性颅内出血、颅内感染、颅内肿瘤、脑寄生虫、遗传性疾病等神经系统疾病所致外，脑缺氧、严重的高血压以及许多眼耳鼻喉与牙科疾病等亦常导致头痛发生，而大多数患者通常患的是肌紧张性头痛、偏头痛或其他未能发现器质性病因的头痛。另外，打手机过久、常剔牙缝造成牙髓炎、浅睡眠过久及缺铁都可引起头痛。因脑萎缩对头痛反应不敏感，老年人除明显的感冒发烧、邻近器官发病波及大脑引起的头痛外，若突发较剧烈的头痛，则应考虑高血压急症、脑瘤、慢性血肿、脑动脉瘤等大病的可能。饮食方面，除酒类可能导致头痛外，常食用火腿香肠腊肉烤肉等也能引起头痛，是因添加的硝酸盐或亚硝酸盐使血管扩张引起。有些人食用腌制的鲱鱼、干奶酪、变质的野味、鲐巴鱼、加多了味精的食品、未煮透的豆浆等，均可引起头痛。口服酪氨酸可激发偏头痛发作，而巧克力、奶酪、柑橘、熏鱼、啤酒等就含有丰富的酪氨酸，有的还富含苯乙酸胺。这两种物质都能在相关的偏头痛患者中引起发作。此外，高脂饮食引起血中脂肪酸升高，饥饿能使血小板释放5-羟色胺，也能使脑血管收缩而致偏头痛。有些人吃鸡蛋、大豆、鱼虾、葱蒜、小麦等引起食物过敏也可引起偏头痛。一次性进食冷饮过多，会引起冷饮性头痛，又称冰淇淋头痛，属血管运动性头痛范畴。性情比较急躁、冬天手足湿冷、易生冻疮的人，也就是平时交感神经功能亢进的人容易得这种病。因鸽粪和腐烂的水果中含有隐球菌，侵入脑内可致隐球菌性脑膜炎而引起反复剧烈的头痛，如不及时救治，86%的患者一年内死亡。还有坐过山车可引致脑血肿而出现头痛，是因翻滚式过山车盘绕升降时的加速度重力足以撕裂静脉交通支而引发硬膜下出血。恶劣的环境污染、电脑电视辐射线、噪音、空调房间，如果长时间经受，也会引起头痛。

头痛的治疗，除常用的药物及手术方法之外，对于非器质性病变所致的头痛、如偏头痛、肌紧张性头痛等，还可采用其他疗法，如冥想疗法、物理疗法、药物外用、小验方口服等，都有较好的疗效。冥想疗法包括意念扫描、想象美好、音响幻想、芳香幻想等内容，是通过美妙的想象来驱散烦恼缓解头痛。意念扫描即闭双眼做深呼吸，吸气时有意使全身肌肉紧张，呼气时放松全身，在肌肉一张一弛的同时，将意念想象成一盏明灯，依次扫描前额至足跟，坚持12分钟。想象美好即把自已一生中最美好的经历在脑海中回想数遍。音响幻想即坐在花园里或阳台上，使身体沐在阳光下，然后闭眼幻想听到鸟鸣、虫叫、风雨声、音乐声等，芳香幻想即幻想自己闻到了各种花的香气。物理疗法包括指压穴位（太阳穴、风池、风府穴，压至酸胀感，也可边压边揉）、温热水泡手（每次30分钟，保持水温）等。外用药物疗法：吴茱萸适量研末醋调外敷双足心，一日一换，七日一疗程，适用肝阳头痛；加生姜同敷适用于下午或夜间痛剧者；用川芎、白芷、细辛各5份，冰片1份，研极细，每次偏头痛发作时取药末少许吸入鼻中，得嚏即能缓解。验方口服：用威灵仙2克泡茶饮，每日2次，30天一疗程，不效可续作（此见《联合日报》1998年2月6日）；用酒炒大黄12克，茶叶5克水煎服；牛奶适量煮开冲1个搅匀的鸡蛋，每日1次，七天一疗程；有酒后头痛史者，在饮酒前后吃蜂蜜50克可缓解；取鲜丝瓜根100~500克（干品200克）切碎加水适量煮沸20分钟取汁，加切片瘦猪肉200克，炖熟加适量食盐趁热吃肉喝汤，不效续用；用去籽向日葵盘1个（陈久者好），放新鲜鸡蛋1~2个加水文火煮，煮好加适量红糖，空腹吃蛋喝汤，隔日1次，连服3~5次，适于神经性偏头痛（此见《中国老年报》1998年10月23日）。药物治疗：用防风、白芷、天麻、羌活、制南星、白附子、川芎、菊花各等分研细末混匀，每次3~6克，一日2次，热酒调服，七日一疗程，适用于肝阳上扰之头痛如血管神经性头痛等（此见《中国中医药报》2000年5月10日）。

14案[1] 薛己治尚宝刘毅斋，怒则太阳作痛（虚），用小柴胡加茯苓、山栀以清肝火，更用六味以生肾水，更不复作。

【注解】[1] 本案录自《内科摘要·卷下·肝脾肾亏损头目耳鼻等症》。

【阐发与临证】怒则太阳穴作痛，多属肝阳上亢证型。肝阳上亢纯属实证则清散肝风、清泄肝火可治。本案用小柴胡汤加山栀茯苓是清散与清泄并用（但小柴胡汤实则并非清散肝风，况有党参对肝阳上亢者并不适宜）。但如病久或有他症，标为实而本为虚，则肝阴不足引起肝阳上亢，一如本案用六味地黄丸生肾水。如用杞菊地黄丸更好。

15案 一人旧[1]服芎䓖，医郑叔能[2]见谓之曰：芎䓖不可久服，多令人暴亡。后其人无疾而卒。又一妇以脑风而久服芎䓖，其死亦如之。张杲[3]云此二事皆渠所目击者（《笔谈》）。

【注解】[1] 旧：久也。东汉经学家郑玄注释："旧，久也。"

[2] 郑叔能：应为郑叔熊，宋朝医生。本案录自《梦溪笔谈》，还收录在《医说》。

[3] 张杲：字季明，宋朝新安县人，为当代名医，著《医说》。

【阐发与临证】芎䓖，《本经》为上品，蜀中产量最多，称川芎（见五卷第二篇积块第14案、十卷第二十七篇霉疮第8案）。性味辛苦温，入肝、胆、心包经。功能补血润燥、行气搜风、通经络、开血郁、疏气滞、散肝邪、活血祛瘀止痛排脓。谢观说"此物禀天之温气，地之辛味而生。气厚味薄，性升属阳，所以阴虚火炎、骨蒸盗汗、阳强易举、气血虚弱者忌用。单服久服令人暴亡"。其后一句与本案郑医所说相同。现代多用川芎治疗心脑血管栓塞引起的冠状动脉供血不足、心肌梗死、心绞痛、脑动脉供血不足、脑血管痉挛、脑梗死等属于血瘀性（缺血性）的疾病。川芎嗪是一种有效的能显著增加脑缺血大鼠缺血区局部脑血流量，改善脑部微循环，保护缺血区脑组织。脑部上述这些疾病当然会引起头痛、半身不遂、痉挛等症状。但如果出血性的如脑血管破裂引起半身不遂、痉挛、头痛，虽然病情稳定，但用川芎过久过多就会再次引起出血，令人暴亡。本案所述二例即属于此种情况，所以要辨证区别之。

16 案[1]　洁古治一人病头痛旧矣，发则面颊青黄（厥阴），晕眩，目慵[2]张而口懒言（似虚症），体沉重（太阴）且兀兀欲吐，此厥阴（肝）太阴（脾）合病，名曰风痰头痛（痰）。以《局方》玉壶丸[3]治之，更灸侠溪穴（足少阳胆穴），寻愈。

【注解】[1] 本案录自《东垣试效方·头痛病》，是李东垣述其师张元素自己的疾病自己诊治。该书原文是"《局方》内玉壶丸，少风湿药二味，可加雄黄、白术以治风湿，更名水煮金花丸（方在《洁古家珍》）"。

[2] 慵：懒。

[3] 玉壶丸：同名3方。(1)《仁斋直指方论》方，治消渴饮水无度，药用人参、天花粉等份，蜜丸，麦冬汤送；(2)《和剂局方》方之一，又名化痰玉壶丸，治风痰吐逆，头痛目眩，胸膈烦满，咳嗽痰盛，呕吐涎沫，药用生南星、生半夏、天麻、白面，水丸，用时以水煮熟，生姜汤送；(3)上书方之二，治风痰，药用制南星、制半夏、天麻、白矾、姜汁糊丸。

【阐发与临证】晕眩、目懒张欲闭、口懒言、虚证可，湿重痰多也可。身体沉重、欲吐则属痰湿。结合面色青黄，定为风痰无疑。风属肝，痰湿属脾土。《局方》玉壶丸治风痰吐逆，头痛目眩，确为对证。侠溪穴为足少阳胆经荥穴，主治头痛、眩晕、惊悸、目外眦赤痛及经络循行部位之酸痛肿胀等。《神应经》载治头风，头部取上星、百会、前顶，手部取阳谷、合谷、关冲，足部取昆仑、侠溪。

17 案[1]　子和治一僧，头热而痛，且畏明，以布圜其巅上，置冰于其中，日数易之。此三阳畜热故也（热），乃灼炭火于暖室、出汗、涌吐，三法并行，七日而瘥。

【注解】[1] 本案例与二卷第六篇火热第2案大部重复。

【阐发与临证】本案虽大部分重复，但"灼炭火于暖室"之治法，前案中未记述，此法是为助以出汗。

18 案[1]　一妇人患偏头痛，一边鼻塞，不闻香臭，常流清涕，或作臭气一阵，治头痛之药，靡所不试，罔效。人莫识其病。有以为脑痈者。一医云：但服《局方》芎犀丸[2]。不数十服，忽作嚏涕，突然出一铤[3]稠脓，疾愈。

【注解】[1] 本案录自《医说·卷四·妇人偏头痛》篇。

[2] 芎犀丸：《和剂局方》方，治头风鼻塞，常流清涕浊涕，或时有鼻出臭气，药用川芎、石膏、冰片、人参、茯苓、甘草、细辛、生犀角、栀子、阿胶、朱砂、麦冬、蜜丸。

[3] 铤：箭头装入箭杆的部分，这里作少许解。

【阐发与临证】本案例所患症为鼻渊脑漏，即慢性鼻副窦炎、萎缩性鼻炎。病久则不闻香臭、鼻中出臭气（民间也有称之为臭鼻症）。大都由肝胆湿热症、脾虚湿热症，前症多用龙胆泻肝汤、苍耳子散，如两迎香穴压痛明显，可加紫黄花地丁等；后症常用三仁汤加减。《景岳全书·卷二十七》说"鼻渊症总由太阳督脉之火，甚者上连于脑，而津津不已，故又名为脑漏。此症多由酒醴肥甘，或久用热物，或火由寒邪，以致湿热上熏，津液溶溢而下，离经腐败有作臭者，有大臭不堪闻者"。这种病都伴有头痛或偏头痛、头昏重胀，久则肺脾两虚。本案所用芎犀丸有大补气血的人参、阿胶、茯苓、甘草，有细辛辛温散寒兼宣通肺窍，有川芎散血中之风、活血祛瘀（如川芎茶调散方中之用川芎），也用冰片辛香走窜开鼻窍，更用栀子、犀角、石膏清热凉营。本病在漫长的病程中有时流清涕、有时流浊稠黄涕，临床辨证加减，但不会出一些稠脓而疾愈的，流出浊涕会当时减轻、好转缓解。

19案[1] 一人患头风，自颐下左右，有如两蚯蚓徐行入耳，复从耳左右分上顶，左过右，右过左，顶上起疙瘩二块，如猪腰然，前后脑如鼓声咚咚然，冷痛甚，须重绵帕包裹，疼甚，四肢俱不为用（冷痛疼甚，四肢不为用，似乎虚寒症，不知属乎实毒，须细心临症），医效罔奏。后得一方，用四物各一钱，皂角刺一钱，萆薢四两，猪肉四两，作一服，水六碗，煎四碗，去渣，其药汁并肉作三四次服，服至二十剂，减十之三，四十剂，减十之六，百剂乃安。愚详此证，非头风也。其人曾患霉疮，头块坟[2]起，皆轻粉结毒，故萆薢为君（用萆薢非熟读本草不知其妙），四物养血，皂刺为引，用多服取效也。

【注解】[1] 看案文意，本案当为江篁南所治。

[2] 坟：高起。

【阐发与临证】霉疮即杨梅疮、梅毒。此症由湿毒引起，以往治法有用升发之剂发出其毒，有用解托之剂败去其毒，有用行药行去其毒，有用抑遏药图一时之效而使毒不能出者。轻粉为升提类药，但性太烈燥，本身之毒易窜经络，或口齿肿烂，或筋骨疼痛挛缩，或毒气内攻，久之发为结毒，甚或瘫痪。该患者原患梅毒，久用轻粉而头上发出结块，所以不是头风。萆薢苦平，功能益精明目、祛风湿、坚筋骨，分清去浊，能治白浊、阴茎痛、风寒湿痹、腰脊痛、腰脚瘫缓不遂、手足惊掣。因病本为霉疮，下焦湿毒，故以萆薢为君药且用量颇大。猪乃水畜，肉微甘微苦微寒（又说酸平），能润肠胃，生精液，丰肌体，泽皮肤，但易化湿热生痰，停食中焦。《医宗说约》有猪肉茯苓汤治杨梅疮、骨节酸痛、二便涩滞，药用猪肉、土茯苓各四两，及苍耳子、牛膝、当归、甘草、银花、红花、天花粉、蛤粉、皂角刺、蝉蜕、穿山甲、大黄等。本案用萆薢、猪肉、皂角刺及四物汤，大致也相仿。

20案 江篁南治从婶，年四十，冬月产后，以伤寒发热、自汗，两太阳痛，上连于脑，彻痛甚，日夕呻吟，不得安寝。以补中益气汤加蔓荆子、川芎、当归、细辛少许，一服痛减，再服乃安。

【阐发与临证】冬月产后，发热自汗，太阳穴痛上连于脑，而且注明系伤于寒而发病，一般多用桂枝汤、麻黄汤加四物汤、蔓荆子等，发散风寒、活血和营，佐蔓荆子宣散风邪。但本案所用却是补中益气汤为君，说明该病人还有气虚的脉象。蔓荆子苦微寒（也有作辛平微温），能宣散风邪，凉血益气明目，坚齿，利九窍通关节，搜肝风，治头风作痛、湿痹拘挛、贼风寒热、脑鸣目赤等。因其性升属阳，能散头巅之风热，但血虚有热者忌之。本病人产后伤于寒而发病，因此用补中益气汤重用当归以和营血，利用蔓荆子散风邪之长而避其短。细辛辛温，散寒发汗，温中下气，破痰行血，利小便，开九窍，行水气，治咳逆、风痫、癫疾、风湿痹、头痛头风、鼻渊齿痛等。重用当归配伍参术芪草温中通经脉、补血和血，治妇女一切血证。

21案 翟文炳[1]治陆母，年七十，头响耳鸣，顶痛目眩，面麻腮肿，齿苏唇燥，口苦舌强，咽肿气促，心惊胆怯，胸满痰滞，胁肿腰痛，足软膝疼，已二年矣。近一月来，至不得眠，惟人扶而坐，稍稍攲[2]卧，即垂绝。翟诊视，知气挟肝火而然。先与抑青丸一服，即时熟睡，醒后诸症如失，仍服补中益气，调理而痊。

【注解】[1] 翟文炳：明代医生。本案还收录在《奇症汇·头》。

[2] 攲：古同"敧"，意为倚、靠。

【阐发与临证】患者实证症状为多，虽年高，还有齿苏、耳鸣、目眩、胆怯、腰痛、足软等虚性症状，与头响、项疼、腮肿、面麻、唇燥、口苦、舌强、咽肿、气促、胸满、痰滞、胁痛、膝疼等实证症状相伍，显然是虚实相兼。本案例从头到足都有症状，是较典型的老年病。自析为气挟肝火，乃说了实证的一面，所以先服抑青丸泄其肝火，后再与补中益气汤图其本。这里所用的抑青丸，可能是卷五第二篇积块第7案注中（4）方，原文是《保婴撮要》治小儿肝经虚热抽搐、《证治准绳》用治成年人同类型病亦效。

22 案 程文彬[1]治一妇人患头风，虽盛暑，必以帕蒙其首，稍止，略见风寒，痛不可忍，百药不效。盖因脑受风寒，气血两虚，气不能升，故药不效。令病人口含冷水，仰卧，以生姜自然汁少许灌入鼻中，其痛立止（妙法）。遂与防风、羌活、藁本、川芎、甘草，数服而愈。

【注解】［1］程文彬：很可能是明朝安徽祁门人程璀，以字行。因多病而业医，名闻当地。其弟程玠，字文玉，成化进士，好医术，著《松崖医径》等。兄弟俩名都王字傍，字都是文字辈。程璀兄弟均见《中医大辞典》。程璀著述不详。

【阐发与临证】这病人的头风除脑受风寒（标）之外，气血两虚而且阳气不足是本，所以"虽盛暑，必以帕蒙其首"则"稍止"，可见其何等之虚。但仅以生姜汁灌其鼻中可立止其痛来看，这是暂止法，即用生姜之辛温散其风寒。后所用防风、羌活、藁本、川芎、甘草，也仅是散风搜络活血止痛而已，并无补益气血、温运阳气之效。辨证与用药不副。本案例因气血阳均虚，当可用人参当归熟地之属。如肝肾阴精虚、阴津虚，用人参是需慎之又慎的。纪晓岚《阅微草堂笔记·如是我闻二》中说："肾肝虚与阴虚，而补以参，庸有济乎？"并举例说"翰林院编修卢雯渔患寒疾后，服用人参竟立卒"。2004年7月13日《科学新生活》报道重庆一女子名王茜，于二年前感冒，初时头痛、咽痛、低热，后觉怕冷，大热天须穿棉袄、戴帽子，诊为发热待查，已用中西药物（未报何药）治疗年余，至今症状仍然，此例比本案大有过之。

23 案 江少微每治火症头痛，用白萝卜心自然汁（王荆公法）吹入鼻中即止。有兼眼目不明者，加雄黄细末调匀，如左患滴右耳，右患滴左耳。又有头风兼眉骨痛者，用活龟一个，用新瓦二片，置龟于中，四围盐泥固济，烈火煅出青烟为度，待冷，去肠壳，用四足并腹肉，入小口瓶封固；如遇此症，先吹萝卜汁，次以龟末吹入鼻即愈（妙方）。又予每劳役失饥则额头痛，用补中益气汤，立愈。

【阐发与临证】本案分4种证治，一为用生白萝卜汁吹入鼻中治火症头痛，即痰热头痛，此同本篇第12案；二为痰热头痛兼眼目不明，萝卜汁加雄黄细末调匀滴耳。肾开窍于耳，此患者之眼目不明可能是肾虚，水不涵木、肝木过盛则为风。有一方至灵散治偏头风，用雄黄和细辛等分研细末，每次2~3分，左头痛吹右鼻孔，右头痛吹左鼻孔。此可能治风寒，而萝卜汁加雄黄末则是治痰热的。此案取雄黄之泻肝风、解毒功效；三为痰热头痛兼眉棱骨痛，除鼻中先吹萝卜汁外，再用活龟肉煅成干，研细吹入鼻中。水龟肉甘酸温，加五味煮食微泄为度，治热气湿痹（也有介绍能治多年咳嗽、大风缓急、四肢拘挛、日久瘫缓不收。龟板能部分下调脑缺血所致n-氧化氮合酶、i-氧化氮合酶的异常表达，上调e-氧化氮合酶表达，发挥抗缺血性脑损伤作用）；四为劳役失饥则发作额头痛，明显为气血虚，尤为中气不足，故用补中益气汤立愈。

第二篇 心脾痛（即胃脘痛）

（琇按：是症多有肝木挟火上乘于胃，时师不察，类以香燥投之，暂愈复作，致成关格劳瘵者多矣。）

【阐发与临证】胃脘痛大概分为十二种类型，有肝郁气滞、肝火灼胃、饮食积滞、胃阴不足、中气下陷、脾胃虚寒、寒邪犯胃、瘀血留阻、热饮作痛、虫积、痰湿、脾胃不和等，而肝郁气滞（肝木乘脾土）和肝火犯胃都是常见的证型。一般说，肝火犯胃者多用苦寒泻火合甘寒滋胃阴，少用香燥理气药；而木旺乘土多用理气疏肝和胃，其中确以香燥类药物多用，如木香、砂仁、草蔻、枳实、枳壳、厚朴、陈皮、白豆蔻等。此类药物为治胃脘痛之常用药，使用得当不会"致成关格劳瘵"。用现代医学术语说，如果食道有病，当用润下，但其本身易成关格（噎膈），与香燥药无关。幽门溃疡、球部溃疡即使不用香燥药，其溃疡愈合瘢痕收缩也会使球部梗阻或部分梗阻，类似关格，非香燥药引起者。笔者在早年曾治疗数十例球部溃疡继发幽门部分梗阻，有一例为青年人，因早中餐所吃之食物必定于下午吐掉，而使营养不良，生长发育受碍，20岁男青年之身高仅1.3米，消瘦、皮包骨，面色萎黄尽是皱纹，此青年确像关格劳瘵——呕吐、消瘦，用润下法合理气消导等都很快缓解。还有消化道肿瘤，自然而演变成关格劳瘵模样，也非"以香燥投之"而成。当然如第15案例那样，却是误治后，症状像瘀瘵。

1案[1] 东垣治一妇人，重娠六个月，冬至因恸哭，口吸风寒，忽病心痛不可忍，浑身冷气欲绝。曰：此乃客寒犯胃，故胃脘当心而痛。急与[2]草豆蔻、半夏、干生姜、炙甘草、益智仁之类。或曰：半夏有小毒，重娠服之，可乎？曰：乃有故而用也。岐伯曰：有故无殒，故无殒也。服之愈。

【注解】[1] 本案录自《东垣试效方·卷四·妇人门孕妇有病毒之无殒》篇。

[2] 原书此处有麻黄。

【阐发与临证】此案确系胃脘痛，为寒气客于胃肠间所致。胃脘痛虽有十二种证型，但临床常见肝气郁滞、寒（及湿）邪袭胃为多见，虚证则以脾胃虚寒为多。《素问·举痛论》篇黄帝所问14种疼痛中，明确与胃脘腹有关联的就有7种，而岐伯作答分析引起疼痛的15种病因病机中，由寒气引起的占14种，可知寒邪与胃脘腹痛的相关性是何等的大。本案所用草蔻、干姜、半夏、益智（相当于该书麻黄豆蔻汤加减）也都是辛香而燥的药物，且病人是重娠之体，尚且"服之愈"，所以"琇按"仅能作为参考。当然本案因偶然口吸风寒而引发胃脘痛，系初发，治愈也较易。

2案[1] 罗谦甫治江淮漕运使崔君长子，年二十五，体丰肥，奉养膏粱，时有热证。友人劝食寒凉物，因服寒药，至元庚辰秋，病疟久不除。医投以砒霜等药，新汲水送下，禁食热物，疟病不除，反加吐利，脾胃复伤，中气愈虚，腹痛肠鸣，时复胃脘当心而痛，屡易医罔效。至冬还家，百疗不瘥。延至四月间（疟病久），因劳役烦恼，前症大作。罗诊之，脉弦细而微（弦主痛，微细则为虚寒），手足稍冷，面色青黄而不泽，情思不乐，恶烦冗，食少，微饱则心下痞闷，呕吐酸水，发作疼痛，冷汗时出，气促，闷乱不安，须人颓[2]相抵而坐，少时易之。《内经》云：中气不足，溲为之变，肠为之苦鸣；下气不足，则为痿厥心悗。[3] 又曰：寒气客于肠胃之间，则卒然而痛，得炅则已。[4] 炅者热也，非甘辛大热之剂则不能愈。乃制扶阳助胃汤[5]，方以炮干姜钱半，人参、豆蔻仁、炙甘草、官桂、白芍各一钱，陈皮、白术、吴茱萸各五分，黑附子炮去皮二钱，益智仁五分，作一服，水三盏，姜三片，枣二枚，食前温服。三服，大势皆去，痛减过半。至秋，先灸中脘三七壮，以助胃气；次灸气海百余壮，生发元气，滋荣百脉；以还少丹服之，则善饮食，添肌肉，润皮肤。明年春，灸三里二七壮，乃胃之合穴也，亦助胃气，又引气下行；春以芳香助脾，复以育气汤[6]加白檀香平治之，戒以惩忿窒欲，慎言节食，一年而平复。

【注解】[1] 本案录自《卫生宝鉴·卷十三·胃脘当心而痛治验》。

[2] 颡：鼻梁。两个人以鼻梁相互接触而坐，是很难办到的，此处意指两人的头靠在一起或相互额头贴着而坐。这样坐姿也很难，所以"少时易之"。

[3] "中气不足，溲为之变，肠为之苦鸣，下气不足，则为痿厥心悗。"：语出《灵枢·口问》篇，原文是"中气不足，溲便为之变，肠为之苦鸣；下气不足，则乃为痿厥心悗。"悗是烦闷之意。

[4] "寒气客于肠胃之间，则卒然而痛，得炅则已"：语出《素问·举痛论》篇，原文是"寒气客于脉外则脉寒，脉寒则缩踡，缩踡则脉绌急，绌急则外引小络，故卒然而痛，得炅则痛立止……寒气客于肠胃之间，膜原之下，血不得散，小络急引故痛，按之则血气散，故按之痛止"。

[5] 扶阳助胃汤：《卫生宝鉴》方，方剂组成及主治均同案文。

[6] 育气汤：同名2方。（1）《卫生宝鉴》方，治脾胃气虚、中脘阴寒、食少腹痛，药用木香、丁香、藿香、人参、白术、茯苓、砂仁、白豆蔻、荜澄茄、炙甘草、山药、青皮、陈皮，木瓜汤调下；（2）《证治准绳》方，补中脘、益气海、祛阴寒、止腹痛、进饮食，药同（1）方加白檀香，《医宗必读》又名育气丸，治挟郁不能食。

【阐发与临证】该青年素来养尊处优，连进寒凉食物及剧毒药品砒霜，又患疟疾久治不愈，再加胃脘疼痛，吐酸水，食少，痞闷，四肢冷，面色青黄，烦躁不得安眠。从病史看，确系中焦虚寒。扶阳助胃汤乃附子理中汤加豆蔻、陈皮、益智仁、吴萸、肉桂，温中健脾、理气止痛功效大增，理当驱沉寒增补中气，所以痛减过半。灸中脘、足三里、气海三穴也能健脾益气、温中扶阳，类似于用附子理中汤、补中益气汤。还少丹、育气汤也有类似功效。砒霜性味苦酸暖（或作辛酸大热），有剧毒，治诸疟，风痰在胸膈，妇人血气冲心，落胎，疗痈疽败肉、杀百虫。

3案　滑伯仁治一妇人，盛暑洞泄（里），厥逆恶寒（表），胃脘当心而痛，自腹引胁，转为滞下，呕哕不食。医以中暑霍乱疗之，益剧。脉三部俱微短沉弱，不应呼吸。曰：此阴寒极矣，不亟温之则无生理（舍时从症）。《内经》虽曰：用热远热。又曰：有假其气，则无禁也。于是以姜附温剂三四进，间以丹药，脉稍有力，厥逆渐退；更服姜附七日，众症悉去；遂以丸药除其滞下而安（先固其原乃攻其邪）。

【阐发与临证】洞泄，泄泻之一种证型，往往形容里寒湿引起的水泻（水样便）、下注暴泄，无里急后重。《素问·生气通天论》篇云"春伤于风，邪气留连，乃为洞泄"。《素问·金匮真言论》篇曰"长夏善病洞泄寒中。"滞下也是泄泻之一种证型，往往形容肠胃积滞或湿热而引起的黏腻不爽的泄泻，有里急后重感。霍乱亦分寒、热证型，《伤寒论》霍乱之湿霍乱，亦为洞泄。本案之洞泄伴呕哕不食，确像霍乱，尤其呕吐水样物更像现代之霍乱。因水分大量丢失、电解质紊乱，中医谓之津液极度损耗，所以脉三部微短沉弱、不应呼吸（极迟，一呼一吸不足一息）。从脉象及大量水样便辨证，确为阴寒极矣。如此，滞下之滞，则为气滞，非湿热积滞所为。

4案[1]　丹溪治一人，以酒饮牛乳，患心疼年久，饮食无碍（非大虚寒），虽盛暑饮食身无汗（身无汗而大便或秘结，非寒可知）。医多以丁附治之，羸弱食减，每痛以物拄之，脉迟弱弦而涩（迟弱似虚寒，弦主痛，涩属血虚，若但主脉而不合症，则用丁附矣），大便或秘结或泄（有饮），又苦吞酸。时七月，以二陈汤加芩、连、白术、桃仁、郁李仁、泽泻，每旦服之，屡涌出黑水，若烂木耳者，服至二百余贴，脉涩渐退，至数渐添，纯弦而渐充满。时冬暖，意其欲汗，而血气未充，以参、芪、归、芍、陈皮、半夏、甘草服之，痛缓，每旦夕一二作；乃与麻黄、苍术、芎、归、甘草等药，才下咽，忽晕厥，须臾而苏，大汗痛止（从盛暑身无汗，用药仍以汗解，奇。用药次第之妙不可不知）。

【注解】[1] 本案录自《丹溪医按·心脾痛》篇。

【阐发与临证】素嗜酒则湿热滋生，虽病久而饮食正常则胃气好，所以先时此患者为湿热内蕴，非虚寒，丁附辛温，非所宜。然病久胃气可渐虚，痛喜按、羸弱、食减、吞酸、大便干稀交替、脉迟弱涩而弦，此为虚实夹杂。金元四大家中除东垣外，治病均以祛邪为先，即使东垣处处顾护胃气，还是祛邪为多。丹溪于本案中先以半夏陈皮加黄芩黄连辛苦开降、除湿热疏气机，白术既健脾又燥湿，泽泻郁李仁则针对大便干稀交替而设。脉涩迟，按丹溪之辨证为胃有瘀血，故用桃仁，而非痛按属血虚，所以服药后"屡涌出黑水若烂木耳者"，且"脉涩渐退"，而"至数渐添"。湿热除、瘀血消，然后再用补气血、和胃气，待气血充沛而再以麻黄发汗（此处之发汗，与先证无关，是后来"冬暖"引起的），"才下咽，忽晕厥"是药后瞑眩。

5 案[1] 许文懿公因饮食作痰成心脾疼，后触冒风雪，腿骨痛。医以黄牙、岁丹[2]、乌附等药治十余年，艾灸万计，又冒寒而病加，胯难开合，脾疼时，胯痛稍止，胯痛则脾疼止。初因中脘有食积痰饮，续冒寒湿，抑遏经络，气血不行，津液不通，痰饮注入骨节，往来如潮，涌上则为脾疼，降下则为胯痛（辨证精确在此），须涌泄之。时秋深，而以甘遂末一钱，入猪腰子内煨食之（煨肾散方），连泄七行，次早足便能步（下之见效）。后呕吐大作，不食，烦躁，气弱不语（似乎虚）。《金匮》云：病人无寒热而短气不足以息者，实也（此一转难极，非细心审症不能）。其病多年郁结，一旦泄之，徒引动其猖狂之势，无他制御之药故也。仍以吐剂达其上焦，次第治及中下二焦，连日用瓜蒂、藜芦、苦参，俱吐不透，而哕躁愈甚，乃用附子尖三枚和浆水与蜜饮之，方大吐膏痰一大桶；以朴硝、滑石、黄芩、石膏、连翘等一斤，浓煎置井中，极冷饮之，四日服四斤（此等用药，非神明不能），后腹微满，二溲秘（用凉药而二溲秘为实），脉歇至于卯酉时。夫卯酉为手足阳明之应（手阳明大肠在卯，足少阴肾在酉），此乃胃（胃乃肾之关[3]）与大肠有积滞未尽，当速泻之（俗医看歇至脉，则云元气脱矣，歇至属积滞者有之，但有时候）。群医惑阻，乃作紫雪，二日服至五两，神思稍安，腹亦减安，后又小溲闭痛，饮以萝卜子汁半盂，得吐立通；又小腹满痛，不可扪摸（实症），神思不佳，以大黄、牵牛等分，水丸，服至三百丸，下如烂鱼肠二升许，神思稍安。诊其脉不歇，又大溲进痛，小腹满闷，又与前丸百粒，腹大绞痛，腰胯重，眼火出，不言语，泻下秽物如柏油条一尺许，肛门如火，以水沃之。自病半月，不食不语，至此方啜稀粥，始有生意，数日平安。自呕吐至安日，脉皆平常弦大。次年行倒仓法，痊愈（合痰症虞恒德案看，方妙）。

【注解】[1] 本案录自《丹溪医按·心脾痛》篇及《格致余论·倒仓法》篇，还收录在《奇症汇·心神》，文字略有不同。

[2] 黄牙、岁丹：在《格致余论》中分为黄牙和岁丹，所以黄牙和岁丹是二种药物，与下文之"乌附"并列。黄牙即石硫黄，又名阳候，是原材药。《本草纲目》引孙升《谈圃》云"硫黄，神仙药也，每岁（一年）三伏日饵百粒（以硫黄做成小圆粒，似丹，是成品药），去脏腑积滞有验"。每年只吃一次，又是成品药，故又名岁丹。另黄金也别名黄牙，但其无温阳祛阴寒之功，故此处应为硫黄，而非黄金。另在《上池杂说》中的黄牙丹治痔、黄芽丸治胃强脾弱泄泻，故也不是本案的黄牙岁丹。

[3] 胃乃肾之关：《素问·水热穴论》篇说"肾者胃之关也"。

【阐发与临证】此患者实乃二种病症，即胃脘痛和腰骶髋疼。前症是饮食不节、痰饮内生，加之触冒寒湿而成；后症是寒湿阻遏经络而成。先病为本、后病为标，治疗理应先去其痰饮，按当时经典治法是用涌吐法，后再用泄泻法去其食积，这是丹溪用瓜蒂、藜芦、苦参等催吐剂及甘遂末催泻剂治疗的过程。这方法是对的，但用药不符寒热之道，所以连吐几次俱吐不透。最后用附子尖催吐方取效，因附子尖性大热，寒者（症）热之（药）。而瓜蒂、藜芦、苦参苦寒之品，寒者（症）寒之（药），当然不效。后来又用朴硝、黄芩、连翘、石膏等大量苦寒之品，当然也无效而且更添新症，如腹满二溲闭、脉歇。服紫雪丹后小溲闭痛是药太寒凉，至于神思稍安则是紫雪中含有的安神镇静药。因为萝卜子辛甘平，所以服后得吐立通，这是丹溪辨证很对而用药不妥的结果。用大黄牵牛子下如烂鱼肠及柏油条是因酒制大黄有活血祛瘀作用，如果用大黄合附子或乌头则可能更好。前医曾用乌附等药治十余年、艾灸万计，并非无效，而是"冒寒而病加"。此寒痹很像血清阴性脊柱关节病之一种，因案文开头说"因饮食作痰成心脾痛，后触冒风雪、腿骨痛"，未说明心脾痛时是否伴有大便时稀，否则倒像肠病性关节炎伴发骶髂关节炎，而且用活血祛瘀及消炎清肠的制大黄后，病情好转了，至少是稳定了一年许。诱发肠病性关节炎的肠病如克隆氏病（局限性结肠炎）、非特异性溃疡性结肠炎多伴有中下腹痛，很多报道说，用大黄附子汤温下可以显效。笔者用大黄乌头汤加乌梅、忍冬藤、青风藤、丁公藤、骨碎补、鸡血藤等煎汤浓缩，保留灌肠，治疗一例克隆氏病伴发骶髂关节炎（因有糜烂性胃炎，不能服中药），原发病和伴发病都收到很好疗效，属临床治愈。西药柳氮磺吡啶标明治慢性结肠炎，但治疗肠病型关节炎有较好的疗效。是否可以触类旁通？现在认为类风湿关节炎、强直性脊柱炎等都与细菌病毒感染有密切的关系，用抗感染的相应药物是有一定作用的。本案用大黄忍冬藤而取效，也有这个道理。

6案[1]　一童子久疟，方愈十日，而心脾疼，六脉伏，痛稍减时，气口紧盛（气口紧盛伤于食），余皆弦实而细。意其宿食，询之，果伤冷油面食。以小胃丹（久疟之后，元气已虚，小胃丹太峻）津咽十余粒，禁饮食三日，凡与小胃丹十二次，痛止。后与谷太早，忽大痛连胁，乃禁食亦不与药。盖宿食已消，新谷与余积，相并而痛，若再药攻必伤胃气，所以不与药。又断食三日，至夜，心嘈索食，先以白术、黄连、陈皮为丸，热汤下八九十丸，以止其嘈。此非饥也，乃余饮未了，因气而动，遂成嘈杂耳。若与食必复痛。询其才饥，必继以膈间满闷，今虽未甚快，然常思食。又与前丸子，一日夕不饥而昏睡，后少与稀粥，减平日之半，两日，嗣后禁其杂食，半月而安。

【注解】[1] 本案录自《丹溪医按·心脾痛》篇。

【阐发与临证】此为饮食积滞引起的胃脘痛。如果大实证，大便秘结数日，芫花、大戟、甘遂、大黄等倒是可用的，但该儿童久疟后胃气已虚，琇按"小胃丹太峻"是有道理的，虽该丸以白术膏为丸，不如保和丸平妥。即丹溪后来用的白术、黄连、陈皮三味为丸，也比小胃丹平稳得多了。食积伤，饿一饿也是有好处的。

7案[1]　一妇因久积忧患后，心痛食减，羸瘦，渴不能饮（气分），心与头更换而痛，不寐，大溲燥结，与四物汤加陈皮、甘草，百余贴（亦稳）未效，朱曰：此肺久为火所郁（病久属郁火）。气不得行，血亦蓄塞，遂成污浊，气壅则头痛，血不流则心痛，通一病也，治肺当自愈。遂效东垣清空膏[2]例，以黄芩细切酒浸透，炒赤色为细末，以热白汤调下，头稍汗，十余贴，汗渐通身而愈（以汗解，奇）。因其膝下无汗，瘦弱脉涩，小溲数，大溲涩，当补血以防后患，以四物汤加陈皮、甘草、桃仁、酒芩，服之。

【注解】[1] 本案录自《丹溪心法·心脾痛》《丹溪医按·心脾痛》，还收录在《奇症汇·心神》。

[2] 清空膏：同名3方。(1)《兰室秘藏》方，治偏正头痛、脑痛、风湿热气上壅损目，药用川芎、柴胡、羌活、防风、黄连、炙草、黄芩为末茶调如膏下；(2)《明医指掌》方，治药同(1)方，少川芎、柴胡、黄连；(3)《医学心悟》方，治头痛，药同(1)方加薄荷。

【阐发与临证】本案例为肝郁气滞引起。《灵枢·本神》篇云："愁忧者，气闭塞而不行。"这说明忧愁无度则肺气闭塞，气机郁结，气郁可导致血行不畅而成血瘀；气机郁滞，影响脾胃升降，脾失健运则痰湿内生，因而不能正常运化水谷，摄取精微，所以食纳减少、羸瘦不寐。另外，气郁日久则化火，"气有余，便是火"，痰湿邪与火热邪相合便成湿热。头为诸阳之会，乃清阳之府，五脏之血、六腑清阳之气皆上注于头，气滞血瘀则经络之气壅遏不行，清窍失养则头痛，心脉不通轻则不寐，重则心痛；湿热内阻，肺失宣降，肺不能朝百脉而津不布，故口渴而不能饮；郁火内灼，肺失清肃，津液不能下达大肠而大便燥结。治当理气解郁、宣肺行津，佐以清热活血。清空膏散风清热、宣肺行津，服药时用热汤助出汗，而药后汗出而愈。因还有血虚未愈，故再以四物汤加陈皮、甘草、桃仁善其后。此时，用四物汤加陈皮、甘草已是第二次用了，前次使用未效，是尚未祛除病因，而这后一次使用，乃是已祛除了病因，所以有效。

8案[1] 一妇春末心脾疼，自言腹胀满，手足寒过肘膝，须绵裹火烘，胸畏热，喜掀露风凉（亦属郁火），脉沉细涩，稍重则绝，轻似弦而短，渴喜热饮（血分），不食。以草豆蔻（辛温）丸[2]，三倍加黄连（苦寒）、滑石、神曲为丸，白术为君，茯苓为佐，陈皮为使，作汤下百丸，服至二斤而愈。

【注解】[1] 本案录自《丹溪心法·心脾痛》《丹溪医按·心脾痛》，还收录在《奇症汇·心神》。

[2] 草豆蔻丸：同名6方。(1)《圣惠方》方，治热病后脾胃气冷，不思饮食，药用草豆蔻、当归、白术、陈皮、高良姜、厚朴、炙甘草、吴茱萸、黄芪；(2)《医学发明》方，治胃虚极，胃脘当心而痛，气欲绝，药用草豆蔻、吴茱萸、益智仁、陈皮、僵蚕、黄芪、人参、生甘草、当归身、青皮、神曲、姜黄、桃仁、泽泻、半夏、炒麦芽、柴胡；(3)《脾胃论》方，治脾胃虚引起的各证，药同上方加熟甘草；(4)《兰室秘藏》方，治秋冬伤寒冷之物，胃脘痛，咽膈不通，药用干姜、青皮、陈皮、炒麦芽、黄芩、半夏、神曲、草豆蔻、白术、炒盐；(5)《丹溪心法》方，治胃寒痛，胃热痛也可用，药同(2)方加炙甘草；(6)《沈氏尊生书》方，治胃心痛，药同(4)方去黄芩加枳实。

【阐发与临证】本症也是胃脘痛，《寿世保元》说："多是纵恣口腹喜好辛酸，恣饮热酒煎煿，复食寒凉生冷。"本案例根据症脉分析，胸畏热，喜掀露风凉为胸中有邪热；渴喜热饮，不食，脉沉细涩，稍重则绝，轻似弦而短，为胃脘有寒积；腹满，脉轻取似弦为腹中气滞，并非单纯热证或寒证，而是上热下寒，三焦气机不通。草豆蔻丸具有温脾散寒，辛开苦降，行气止痛作用。所加黄连是因上焦胸中有邪热，如《伤寒论》第173条曰"伤寒，胸中有热，胃中有邪气，腹中痛，欲呕吐者，黄连汤主之"。即此意。至于手足寒，两膝间须绵裹火烘，说明中焦阳虚，胃寒及脾，脾主四肢，脾阳虚则四肢寒。用草豆蔻丸中焦寒邪得散，所以四肢也转温。本案例用(5)方，原方无黄连、滑石、茯苓，本案三倍加黄连不知是多少剂量，总是剂量颇大，滑石也是。气郁而化热症状也颇重，所以黄连也加重了剂量。

9案[1] 一老人心腹大痛，昏厥，脉洪大，不食。不胜一味攻击之药，用四君加川归、沉香、麻黄，服愈。[2]

【注解】[1] 本案录自《丹溪治法心要·卷三·心痛》篇。

[2] 原文在本案文后还有：服后心膈大痛，攻走腰背发厥，药食不纳，探吐出痰积碗许痛止。

【阐发与临证】此老年患者因心腹大痛而致昏厥，说明非胃脘痛，极可能是真心痛，即现代的心绞痛。大痛而不食、脉洪大可能是实证，但"不胜一味攻击之药"似说明是虚证，所以用四君子汤加当归。沉香辛甘温，能降气理气止痛开窍，促使苏醒、缓解心腹痛，现代用的复方丹参片（滴丸）、冠心苏合丸、速效救心丸等成药中均含芳香开窍药。麻黄能发汗解表，治风寒感冒，能化寒痰治咳嗽喘息，有兴奋作用，促使人苏醒，能使人血压上升。本患者因心腹大痛而昏厥，可能血压也低，用麻黄取其兴奋促醒作用。心绞痛有气虚、血虚、气阴不足、血瘀、痰湿、胸阳不畅、寒湿阻滞、阳气衰退等不同证型。胸痛（不典型者可表现为肩背痛、腹痛等）绵绵、脉细濡的，气血虚突出，当然可用人参当归等，气阴不足证的常用生脉散，阳衰的常用人参附子汤。胸痛重的，虽血瘀突出，也可合用人参。笔者治心绞痛常合用人参，疗效优于不用人参者。

10案[1] 虞恒德治一男子，年三十五，胃脘作痛久矣，人形黄瘦，食少，胸中常若食饱。求治，与加味枳术丸[2]，不效，而日渐大痛，叫号声彻四邻，自分死矣。与桃仁承气汤（若非大痛叫号，承气断不可用，此症亦急则治标之故）作大剂与之，连二服，大下瘀血四、五碗许，困倦不能言者三日，教以少食稀粥，渐次将理而安（琇按：瘀血不下，定成血膈，幸其人尚少壮，可用承气，否则以四物入桃仁、红花、五灵脂、归尾、酒大黄、韭汁为妥）。

【注解】[1] 本案录自《医学正传·卷四·胃脘痛》篇。

[2] 加味枳术丸：同名2方。（1）《医学正传》方，治各种积，如食积、茶积等，胃脘痛，痞满、嗳气、嘈杂、吞酸等，药用枳实、白术、苍术、半夏、猪苓、麦芽、神曲、泽泻、赤苓、川芎、黄连、煅白螺蛳壳、砂仁、草豆蔻、黄芩、青皮、干姜、生姜、陈皮、香附、莱菔子、瓜蒌仁、厚朴、槟榔、木香、甘草，青荷叶泡汤浸，晚粳米研粉，作糊为丸；（2）《古方八阵》方，治脾胃虚，食积气滞，胸腹胀满，药用枳实、白术、神曲、麦芽、山楂、陈皮、香附、砂仁，荷叶烧饭为丸。

【释按】本患者有形虚之处。如痛久、人形黄瘦、食少，所以虞恒德先予理气健脾消导之剂。如单纯系肝郁气滞或中焦气滞、脾胃不和或食积引起，即使不效，断不至于大痛叫号。其实，胸中常若食饱此症状就说明有滞（气滞、血瘀、食积尚需分辨）。虞之辨为血瘀大实，主要着眼于胃脘大痛。琇按谓"若非大痛叫号，承气断不可用"之言，应灵活看。后文说用桃红四物汤加酒大黄、归尾、五灵脂，其实比桃仁承气汤活血祛瘀过之而泻下攻实略欠而已。桃仁承气汤在此绝非治标用，而是治本用的，因瘀血不下，不但痛不可止，亦将变成血膈或其他重症。

11案 福唐梁绲心脾疼痛[1]，数年不愈。服药无效。或教事佛，久之，梦神告曰：与汝良剂，名一服饮[2]，可取高良姜（逐寒）、香附子（散气）等分，如本条修制细末，二钱，温陈米饮送下，空心服为佳，不烦再服。已而果验。后常以济人，皆效。《类编百一选方》[3]云：二味须各炒，然后合和，同炒即不验。

【注解】[1] 本方在《是斋百一选方·卷八·第十门》名香附散，治心脾痛不可忍；在《方外奇方》中名独步散；在本书原文中也有名一匕散的。本案录自《医说·卷三》，即名一服饮。

[2] 一服饮：即本案文所载高良姜、香附二味，二味须各炒。

[3]《类编百一选方》：即《百一选方》，见五卷第四篇劳瘵第3案。

【阐发与临证】此方如做成丸剂，名良附丸。文后"二味须各炒，然后合和，同炒即不验"说，是有道理的。香附需醋洗七次则疏肝理气解郁之功效倍增，而高良姜以其辛温辣味而祛寒，醋洗则温性减、祛寒之功效差。所以《良方集腋》载用酒洗七次，以增强祛寒。本方在《是斋百一选方》中如是说："二味炒去毛，各一两，为末，每用二钱，入盐、米饮调服。"医案是"吴内翰得此方……舟人妻病心痛欲死，吴以半碗许饮之即愈。二味须各炒，同炒即不效"。

12案[1] 张思顺盛夏调官都城，苦热，食冰雪过多，又饮木瓜浆[2]，积冷于中，遂感脾疼之疾，药不释口，殊无退证。累岁日斋一道人，适一道人曰：但取汉椒[3]二十一粒，浸于浆水碗中，一宿漉出，还以水浆吞之（引经佐使妙用可以触类），若是而已。张如所戒，明日椒才下腹，即脱然更不复作。

【注解】[1] 本案录自《医说·卷》五，该书注明引自《类编》。

[2] 木瓜浆：木瓜做成的浆汁。木瓜酸温涩，功能和脾理胃，敛肺伐肝，消食止渴，舒筋利骨，去湿热，治湿痹，但多食则损齿骨，病癃闭，腰膝无力。体虚及脾胃有积滞者忌之。

[3] 汉椒：又名蜀椒，产于四川、汉水之花椒名川椒。外壳红色名椒红，辛温，能散寒发汗，补火暖胃，下气消食；内里的黑色种子名椒目，苦寒，行水定气喘，能治十二种水气，本案所用当是椒红。

【阐发与临证】此患者因夏季食入冷饮过多，加上木瓜酸涩，对胃有积滞者能留邪，因而积寒于中而胃脘痛。花椒辛温、下气消食，正对证。但用者尚虑发散太过而以浆水（又名酸浆水）作引，以其酸而收涩中焦欲脱之胃阳。《斗门方》中治腹内虚冷，用生椒40粒，以浆水浸一宿令合口，空心新汲水吞下，与本案实则相同。

13案 《崔元亮海上方》[1]治一切心忺,[2]无问久新,以生地黄一味,随人所食多少,捣取汁搜面[3],作馎饦[4],或合冷淘[5](冷淘即角子类),食之,良久当[6]利下虫长一尺许,头似壁宫(壁宫即守宫),后不复患。

【注解】[1]《崔元亮海上方》:名崔玄亮,唐代官吏,医家,字晦叔,磁州昭义(今河南安阳)人,撰有《海上集验方》,本书即指此。但"元"字为"玄"字之误,因宋朝和清朝有避讳而二字相通。

[2]本案录自《外台秘要》,也记录在《医说·卷五》和《普济本事方》(注明出自《崔元亮海上方》)。

[3]搜面:江南江浙地带地方语,即揉面、和面。

[4]馎饦:音"博""拖",《齐民要术·卷九》载"饼法":馎饦,揉如大指许,二寸一断,著水盆中浸,宜以手向盆旁揉使极薄,皆急火逐沸熟煮。欧阳修《归田录》谓之"汤饼",江浙沪地方语面片、面疙瘩。

[5]冷淘:即凉面。面条煮熟后放在冷水中淘过,再拌佐料。

[6]当:应该。一种推测、预见,但较肯定。

14案 刘禹锡《传信方》[1],贞元十年,通事舍人崔抗女患心疼,[2]垂气绝。遂作地黄冷淘食之,便吐一物,可方一寸以来,[3]如虾蟆状,无目足等,微似有口,盖为此物所食,自此顿愈,面中忌用盐。(《本事方》)

【注解】[1]刘禹锡《传信方》:唐朝刘禹锡撰《传信方》。刘禹锡字梦得,彭城(今江苏徐州市)人,著名的政治家、文学家。

[2]本案录自《医说·卷五》,与上案连在一起,但《本事方》中未见本案。

[3]可方一寸以来:大约一寸见方略多些。

【阐发与临证】此二案所说为同一事。前者介绍方药,后者为具体案例。生地黄甘苦寒,入心肝肾三经,功能凉血泻火消瘀杀虫,治瘟疫痘疹,解诸热止吐衄血,治热入营血,折跌绝筋,坠堕骨折,强筋骨等。从生地的适应证看,此二案所说的心痛乃虫积型胃脘痛。所泻下的"虫",像绦虫之节片。

15案[1] 汪石山治一妇人,年三十余,性躁多能,素不孕育,每啜粥畏饭,时或心痛。春正忽大作,或作气而用香燥,或作痰而用二陈,或作火而用寒凉(琇按:治法俱左),因粪结,进润肠丸,遂泄不禁(前许文懿公案进凉泻药而便反秘,此进润肠丸而泄不禁,虚实可知矣),小便不得独行,又发寒热,热则咳痰不止,寒则战栗鼓颔,肌肉瘦削,皮肤枯燥,月水不通,食少恶心,或烦躁而渴,或昏昏嗜卧,或小腹胀痛,诸治罔效。汪诊右脉浮大弦数(非外感而脉浮大,虚无疑。但宜黄芪建中汤,不宜分利或配入升麻、柴胡、青皮、神曲),左脉稍敛而数,热来,左右脉皆大而数(博按:旧刻脱此句),寒来,脉皆沉微,似有似无。经言:脉浮为虚,脉大必病进。[2]丹溪谓脉大如葱管者,大虚。经又谓弦脉属木。[3]见于右手,肝木乘脾土也。又以数脉所主为热,其症为虚,左脉稍敛者,血分病轻也。今患素畏饭者,是胃气本弱矣。心痛即胃脘痛,由脾虚不运,故胃脘之阳不降(博按:旧刻此句误),郁滞而作痛也。泻泄不禁、小便不得独行者,盖阳主固。且经言:膀胱者,津液之府,气化则能出矣。[4]今阳虚不固于内,故频泄也。膀胱气虚不化,故小便不得独行也。又寒热互发者,盖气少不能运行,而滞于血分,故发热;血少不得流利,而滞于气分,故发寒。仲景曰:阳入于阴则热,阴入于阳则寒,[5]是也。寒则战栗鼓颔者,阴邪入于阳明也;热则咳嗽不已者,阳邪入于阴分也。此则阴阳两虚,故相交并而然也。肌肉瘦削者,盖脾主身之肌肉,脾虚食少,故瘦削也。皮肤枯燥者,经曰:脾主于胃,行其津液,[6]脾虚不能运行津液,灌溉于肌表,故枯燥也。月水不通者,经曰:二阳之病发心脾,男子少精,女子不月。[7]二阳,手足阳明、肠与胃也。阳明虚,则心脾皆失所养,而血不生,故不月也。食少恶心,躁渴嗜卧,皆脾胃所生之症也。小腹胀痛者,乃阳虚下陷使然也。经曰:阳病极而下是也。[8]乃用人参五钱，黄芪四钱，白术三钱为君；升麻八分，茯苓一钱，猪苓、泽泻各七分为臣；苍术五分，香附七分为佐，归身七分、麦冬一钱为使，煎服三贴，不效（此案不效之故，当细心参阅王海藏离珠丹、钱仲阳安神丸、并气不化气走治法三条，及甘露散为迫津液不能停当致津液之说）。一医曰：此病不先驱邪，一主于补，所谓闭门留贼。一曰：此属阴虚火动。今不滋阴降火，而徒补气，将见气愈盛、火愈炽矣。其夫告汪曰：每日扶之，似身渐重，皮枯黑燥，恐不济矣。汪曰：仲景有曰：泄利不止，五藏之阴虚于内；寒热互发，六府之阳虚于外。[9]是则内外两虚，在法不治。所恃者，年尚壮，能受补而已。然补药无速效，今服药不满四五剂，奈何遽责以效乎？因令勉服前药六七贴，寒已除，但热不减，汗出不至足，令壶盛热水蒸其足，汗亦过于委中矣。续后前症渐减，始有生意。追思医谓不先去邪者，因其寒热往来也。然去邪不过汗、吐、下三法，今病自汗、吐痰、泄利三者备矣，再有何法之可施乎？且病有实邪，有虚邪，虚可补而实可泻，今病属虚，而以实邪治之。所谓虚虚之祸也。一谓当滋阴降火，因其月事不通，病发于夜也。且服降火药，遂小腹胀而大便泄，是不宜于此矣。殊不知滋阴降火，皆甘寒苦泻之剂，今病食少泄利，明是脾虚，且脾胃喜温而恶寒，今泥于是，宁不愈伤其胃而益其泄乎？吁！危哉！故不得不辨（博按：此案旧刻脱误）。

【注解】［1］本案录自《石山医案·卷下·心痛》篇。

［2］"脉浮为虚，脉大必病进"：《金匮要略·消渴小便利淋病脉证治》说"寸口脉浮而迟，浮即为虚，迟即为劳，虚则卫气不足，劳则荣气竭"。《素问·脉要精微论》篇说"夫脉者，血之府也……大则病进"，王冰注曰"大为邪盛故病进也"。该篇又说"有脉……浮而散者为眴仆"。王冰注曰"脉浮为虚，散为不足，气虚而血不足，故为头眩而仆倒也"。《伤寒论·平脉法第二》说"寸口脉浮而大，浮为虚，大为实"。

［3］"弦脉属木"：《伤寒论·平脉法第二》说"肺浮肝弦"，又说"其脉微弦濡弱而长，是肝脉……假令得纯弦脉者……此是肝脏伤"。

［4］"膀胱者，津液之府，气化则能出矣"：《灵枢·本输》篇说"膀胱者，津液之府也"。《素问·灵兰秘典论》篇说"膀胱者，州都之官，津液藏焉，气化则能出矣"。本案文所引为此二段之节缩文。

［5］"阳入于阴则热，阴入于阳则寒"：文出《伤寒杂病论·辨脉法第一》，原文是："病有洒淅恶寒，而复发热者何也？师曰：阴脉不足，阳往从之；阳脉不足，阴往乘之也。何谓阳脉不足？师曰：假令寸口脉微，名曰阳不足，阴气上入阳中，则洒淅恶寒也。何谓阴脉不足？师曰：假令尺脉弱，名曰阴不足，阳气下陷入阴中，则发热也。"明显是以脉论病机。

［6］"脾主于胃，行其津液"：文出《素问·厥论》篇，原文是"酒入于胃，则络脉满而经脉虚，脾主为胃行其津液者也"，《素问·太阴阳明论》篇说"脾与胃以膜相连耳……藏府各因其经而受气于阳明，故为胃行其津液"。

［7］"二阳之病发心脾，男子少精，女子不月"：文出《素问·阴阳别论》篇，原文是"二阳之病发心脾，有不得隐曲，女子不月"。二阳是手足阳明大肠和胃之经脉。王冰注曰："夫肠胃发病，心脾受之，血不流，味不化，血不流则女子不月，味不化则男子少精。"原文之"女子不月"也隐含着"男子少精"。

［8］"阳病极而下"：文出《素问·太阴阳明论》篇，原文是"阴气从足上行至头，而下行循臂至指端；阳气从手上行至头，而下行至足。故曰阳病者上行极而下，阴病者下行极而上"。前一半是指阴气循足三阴经从足上行至头，交接于手三阴经从头下行至指端。而阳气循手三阳经从手上行至头，交接于足三阳经从头下行至足。"阳病者上行极而下"指阳气循阳经先上行后再下行。但阴气应该是先循手三阴经从藏走至手，然后经由手三阳经由手至头，再经由足三阳经由头至足，再经由足三阴经由足至腹（藏）并至头，所以"阴病者下行极而上"则指阴气先循手三阴经下行……再循足三阴经

上行。

[9] "泄利不止，五藏之阴虚于内；寒热互发，六府之阳虚于外"：《伤寒论》《金匮要略》中均找不到相同原文，看案文所引此二句，亦非仲景之语。以下摘录二书有关文字，作参考。《伤寒论》第356条说"伤寒六七日，大下后，寸脉沉而迟，手足厥逆……泄利不止者，为难治"，《伤寒证治准绳》说"若泄利不止者，为里气大虚，故难治"，清朝二家说法：《伤寒寻源》麻黄升麻汤篇说"按此条伤寒六七日，阴液已伤也，泄利不止，皆因阳去入阴"，《伤寒论辨证广注》说"被快药下利，重亡津液，故得之复泄利不止者，阳气下陷于阴分，阴气衰竭"。

【阐发与临证】"多能"指思维敏捷、动作灵活。这种类型的人往往性躁、阴虚。喜粥畏饭说明胃阴虚。女子二七而天癸至，月事时下，血气充则能孕。该女子是阴血不足之体。因服泻下药（润肠丸中有麻仁，或加桃仁，或加大黄等等）而虚其虚、变证叠起。汪氏之分析详尽，但也有牵强之处。如小便不得独行，大便泻泄不禁，解小便时大便也不禁而下，因中气虚故，也是小肠分别清浊功能衰亏，主要不是膀胱气虚不化。再如阳病极而下，原指阳气循经的走向变化。阳虚中气下陷是对的，但与阳病极而下之关联不密切。况且升麻、茯苓、猪苓、泽泻、苍术等都用量太小。作为单纯的胃脘痛，没有如此复杂，这可能是一系列误治后引起的肠胃道及/或女性生殖器官的结核病。联系本篇首琦按胃脘痛误治后成痨瘵之言，本案确相像。

16 案 江汝洁治会中夫人病心气痛，甚剧，医治不效。江视其症，乃心脾疼也。夫心主血，脾裹血，二经阴血虚，生内热耳。以阿胶一钱五分，滋二经之虚，白螺蛳壳火煅一钱五分，以泻二经之火，二味为末，好酒调服一二盏，即愈。

【阐发与临证】血虚型的胃脘痛，往往是继发型的，原患胃脘痛，胃、十二指肠球部溃疡出血（本案说"甚剧"，所以是很可能的），引起贫血，辨证即血虚而胃脘痛。阿胶黏腻，既能补血，以其黏腻也能保护胃黏膜及溃疡面。白螺蛳壳性味甘寒，治痰嗽、鼻渊、胃脘痛，反胃，湿痰心痛，汤火伤，白螺蛳壳研末外敷尤能治瘰疬已破；火煅后有收敛止酸作用，功同煅瓦楞子、类海螵蛸。朱丹溪有方名白螺壳丸，治痰积胃脘作痛，药用白螺壳（火煨）、滑石、苍术、栀子、红曲、香附、南星、枳壳、青皮、木香、砂仁、半夏、桃仁，生姜汁浸。笔者临床对溃疡病、糜烂性胃炎等均用白及粉、三七粉、海螵蛸粉按一定比例混合，水调成稀糊状吞服，有时也配用锡类散调服。既有内热，又胃脘痛甚剧，怎能再服酒？

17 案 匡掌科夫人，年三十余，病胃脘连胸胁痛，日轻夜甚，两寸关弦滑有力，医皆以积滞凝寒，用发散及攻下之剂，不效。继用铁刷散[1]、四磨饮[2]等方，并莫应。及用汤水，皆吐而不纳，经日不食，痛益甚（非瘀而何）。一医谓五灵脂没药素用有效，试用酒调，病者到口便吐，随吐出绿痰两碗许，痛即止，纳饮食。此盖痰在膈上，攻下之不去，必得吐法而后愈（《医统》[3]）。

【注解】[1] 铁刷散：同名2方。（1）《和剂局方》方，治胃气不和心腹痛，饮酒过多呕恶，妇女血气寒痛等，药用香附、高良姜、甘草、桔梗、干姜、茴香、肉桂、陈皮、盐少许；（2）《苏沈良方》方，治心脾积痛，妇人血气刺痛，久病恶心，肠滑泄泻，药用炒良姜、炒茴香、制苍术、炙甘草、空心姜汤调下。

[2] 四磨饮：《济生方》方，治正气虚肝气横逆、喘息、胸膈不舒、烦闷不食，药用人参、槟榔、乌药、沉香，分别磨汁，和煎沸，温服。

[3]《医统》：（1）明朝李中梓撰；（2）《古今医统大全》简称，为综合性医书，明朝徐春甫辑于1556年，本案录自《古今医统大全》卷五十六·胃脘痛治案》篇。

【阐发与临证】本案患者从脉证辨为积滞凝寒也是可以的，用发散攻下剂理应效不好。既脉象弦滑有力，应该用温中祛寒化饮法。又因痛甚，活血祛瘀肯定比铁刷散、四磨饮要理想得多。但古时对吐而不纳即辨为痰在膈上，用吐法，这里用的是温性的活血祛瘀药，好像不很全面，至少没有化饮剂、催吐剂。孰料没药有催吐作用（对某些人，催吐作用还很强），也算是歪打正着。以现代医学观点看，此人可能是胆绞痛，吐出的胃内容液中有胆汁，也可能是十二指肠球部溃疡、胆汁反流。吐出来后减少胆汁的刺激，症状便缓解了。

18案 江篁南治一妇，患心脾疼，弱甚。医以沉香、木香磨服之，其痛益增，且心前横痛，又兼小腹痛甚。其夫灼艾灸之，痛亦不减。江以桃仁承气汤去芒硝投之，一服而愈。

【阐发与临证】此妇之心脾痛应着眼在心前横痛兼小腹痛。心前，在古时指上腹部剑突下，即脘部。横痛加小腹痛，在现代是横结肠、降结肠、乙状结肠等结滞，应询以大便结闭否。从现代看，有结肠脾、肝曲综合征之可能，除气滞外，实结的可能性大。医以沉香、木香等理气行气药，所以不取效，是结滞实积未下，徒行气奈其何乎，只行气不泻积，其痛必益增。本案以桃仁承气汤是泻下、攻积作用，而非用其活血祛瘀作用，芒硝也是可用的。古时用沉香是上好之品，用量极少，入药大锅煎煮，挥发油丧失殆尽（木香也如此），药效即没了，所以采用磨汁服是好办法，也可用剉剉成极细粉末吞服。

19案 江应宿治中年男子，患心脾痛，积十年所，时发，则连日呻吟，减食，遍试诸方，罔效。诊之六脉弦数（弦数为火郁），予曰：此火郁耳，投姜汁炒黄连、山栀泻火为君；川芎、香附开郁，陈皮、枳壳顺气为臣；反佐以炮姜从治（反佐妙），一服而愈。再与平胃散加姜炒黄连、山栀，神曲糊丸，一料，刈其根，不复举矣。

【阐发与临证】此为肝火灼胃、胃气不降，辨证着眼在六脉弦数。症状还可能有易怒、吐酸水、口苦、舌红、口疮等，也可能大便微结。反佐用的炮姜，其实干姜也可。

20案 予长子年三十二岁，素饮食无节，性懒于动作。丙戌秋，从予自燕都抵家，舟行饱飧，多昼寝，有时背胀，腹微痛。初冬，过苏州，夜赴酒筵，后脱衣用力，次早，遂觉喉口有败卵臭，厌厌成疾，瘦减，日吐酸水，背胀腹痛。一日，忽大痛垂死，欲人击打，又炒热盐熨之，稍宽快。顷刻吐紫黑血二碗许，连日不食，食入即吐，痛止即能食（生机在此），食饱又复痛，诸药不应，递发递愈。六脉弦而搏指，此食伤太阴，脾虚气滞。与香砂橘半枳术丸[1]，灸中脘，夹脐，膏肓，禁饱食，两月而愈。

【注解】[1] 香砂橘半枳术丸：此方为橘半枳术丸（《医学入门》方，系《内外伤辨惑论》之橘皮枳术丸和《脾胃论》之半夏枳术丸二方合方），再加木香、砂仁而成，治饮食伤脾，停积痰饮，心胸痞闷，药用橘皮、枳实、半夏、白术、木香、砂仁为末，荷叶裹米烧饭为丸，橘皮煎汤送服。

【阐发与临证】从病程看，确系饮食无节成积滞，又受寒邪于中焦，所以食入即吐，食饱复痛，热盐熨之稍宽快。但六脉弦紧有力，脾虚胃实、脾胃不和也。灸中脘温散中焦寒邪，治胃脘痛，呕吐，腹胀，呃逆翻胃，食不化，痞积，肠鸣，泄利等，《千金翼》说"中脘、建里二穴，皆主霍乱肠鸣，腹痛腹胀"。《针灸资生经》说"中脘三阴交，治食不化"。夹脐即在脐中（神阙穴）上、下、两旁各一寸处，主治胃脘痛，肠鸣，泄泻，消化不良等。膏肓俞除治肺痨、咳喘等外，尚能治完谷不化。

第三篇 腹 痛

1案[1] 华佗治一人病腹中攻痛,十余日,鬓发堕落。佗曰:是脾半腐,可剖腹治也。使饮药令卧,破腹就视,脾果半腐坏。以刀断之,割去恶肉,以膏傅之,即瘥(《独异志》)。

【注解】[1] 本案例录自《三国志·魏书二十九·方技传》,也收录在《华佗神医秘传》及《永乐大典》卷20310、《奇症汇·卷五·腹》,《独异志》是转录《魏书》。

【阐发与临证】《素问·五藏生成》篇曰"多食甘则骨痛发落"。《灵枢·终始》篇说"太阴终者,皮毛焦而终"。《儒门事亲》曰:"人年少发早白自落或白屑者,此血热而太过也。世俗只知发者血之余也,血衰故耳,岂知血热而发反不茂。"本病由于火热毒邪蕴于脾,热盛脾腐,而脾位于腹腔,故腹中攻痛。足太阴脾与足阳明胃经相表里,有经络相连,而足阳明胃经于大迎穴处,沿下颌角上行过耳前,经过上关穴,沿发际到额前。火热循行上炎,故鬓发堕落。华佗所说的"使饮药"之"药",可能是麻沸散。此病可能是肠息肉病,息肉为多发性,主要发生于小肠,也可发生于胃、结直肠,可引起肠梗阻、套叠或出血。引起腹痛、肠坏死则谓之脾腐。此种肠息肉病常与黑色素沉着伴发,又名肠道息肉、皮肤色素沉着综合征,或口腔黏膜色素沉着、肠道息肉综合征(peutz-Jeghers综合征),为先天性常染色体显性遗传病。如伴有骨瘤、纤维瘤、脂性囊肿者为Gardner综合征,鬓发堕落可能与前医用药有关。但笔者见过一例p-J综合征是掉头发的。

2案 元丰[1]中,丞相王郇公小腹痛不止,[2] 太医攻治皆不效,凡药至热如附子、硫黄、五夜叉丸[3]之类,用之亦不瘥。驸马张都尉令取妇人油头发[4]烧如灰,细研筛过,温酒调二钱(此治阴虚),即时痛止(《良方》)。

【注解】[1] 元丰:宋神宗年号,1078—1085年。

[2] 本案录自《苏沈良方·卷四·治ภ中切痛》篇,也收录在《医说·卷五》小腹切痛》篇。

[3] 五夜叉丸:《四库全书·子部》《名医类案》中疑为五夜叉丸,但二者方剂都找不到出处、方药主治等。

[4] 妇人油头发:古时妇女长发盘结时抹的动植物油(远古及宋朝以前抹动物油脂为主,宋朝开始有植物油,以芝麻油为主),该油有养阴作用,但本案所用主要还是头发的功效。用本品,在《名医类案》中,首见于《丹溪心法·卷二·溺血》篇中。

【阐发与临证】本篇腹痛包含五种不同类型:上腹部(心腹痛,即胃脘痛)有第4、11两个案例,下腹部(小腹痛)有第2、5、8、12~14六案个例,左右上腹部(胁腹痛)有三个案例,脐周部(脐腹痛)有第1、6、7、9、10、15、16、18八个案例,全腹部(满腹痛)有第17、19两个案例。本案例为小腹痛。该病常见证型有下焦寒凝、下焦虚寒、下焦血瘀、下焦气滞、膀胱气滞、膀胱结石、膀胱血瘀、膀胱湿热、大肠湿热、大肠气滞、大肠实积、大肠寒结、胞宫湿热、胞宫寒结、胞宫血瘀等治法各不相同,但总的分不外乎寒凝、湿热、气滞、血瘀、实积(包括砂石、虫积、积滞)五种。胞宫的湿热,血瘀,寒结归属妇科常伴经血带下的异常;膀胱的气滞、湿热、血瘀、结石常伴排尿痛、刺激症状；大肠气滞、湿热、实积、寒结常伴大便的频次、性状变化，所以易于区别。而仅小腹疼，无大便、小便、月经、带下的异常，不能明确定位者，中医学则往往将之归属于"下焦"这一比较含混的概念和部位，有时也必须如此。这也相当于模糊理论。本案例非下焦寒凝、血瘀、气滞，而是下焦虚寒，从服头发灰而缓解看，应是血虚。《证治准绳》发灰散治妇人小便下血、吐衄血、脐下急痛，药用乱发烧灰，米醋及汤少许调服一二钱。《丹溪心法》以发灰加少许麝香、米醋调服治血淋。薛己《内科摘要》有二例脱发，都用六味地黄丸为主而治愈，另《疠疡机要》治一例因患梅毒久服祛风燥湿的换肌散类药物而引起眉毛脱尽，也用六味地黄丸、四物汤加减而治愈，说明毛发之荣确与阴血有关，所以本案用血余炭治疗应是治其阴血虚的。如果太医将附子与当归、白芍等同用，则效果就可观了。否则张驸马如何用温酒调可取效呢。《张氏医通》说"小腹痛满有三，皆为内有留著，非虚气也"，《景岳全书·杂证谟》说："下焦小腹痛者，或寒，或热，或食，或虫，或血，或气逆，皆有之。凡闭结者，利之、下之。当各求其类而治之。"二者说的都是强调下焦小腹痛以实证为多，虚证为少。本篇小腹痛6例，虚寒2例，实证4例。本案也可能是尿血引起的小腹痛，而作者故意隐去尿血。《本草纲目》有载尿血用头发灰二钱，以醋调送下治疗的。

3 案[1]　罗谦甫治真定一士人，年三十余，肌体本弱，左胁下有积气，不敢食冷物，觉寒则痛，或呕吐清水，眩晕欲倒，目不敢开，恶人烦冗，静卧一二日，及服辛热之剂则病退。延至初秋，因劳役及食冷物，其病大作，腹痛不止，冷汗自出，四肢厥冷，口鼻气亦冷，面色青黄不泽，全不得卧，扶几而坐，又兼咳嗽，咽膈不利，与药则吐，不得入口，无如奈何。遂以熟艾[1]半斤，白纸一张，铺于腹上，纸上摊艾令匀，又以憨葱[2]数枝批作两片，置艾上，数重，再以白纸覆之，以慢火熨斗熨之，冷则易之（外治法妙），觉腹中热，腹皮暖不禁，以绵三襁多缝带系之，待冷方解。初熨时得暖则痛减，大暖则痛止，至夜得睡，翌日再与对症药服之，良愈（《内经》云：寒气客于小肠募原之间，络血之中，血泣而不得注于大经，血气稽留不得行，故宿昔而成积也。[4]又寒气客于肠胃，厥逆上出，故痛而呕也，[5]诸寒在内作痛，得炅则痛立止[5]）。

【注解】[1] 本案录自《卫生宝鉴·卷十六·葱熨法治验》。

[2] 熟艾：艾叶晒干或晾干谓生艾，需抽去叶脉、入石臼用木杵捣成绒状，即艾绒，又叫熟艾，能作艾炷、艾条，可作艾灸用。本案用艾铺成一层，垫在腹皮上，非艾绒不可。

[3] 憨葱：藜芦的别名，见八卷第八篇第12案释按，此处可能指大的胡葱。

[4] "寒气客于小肠募原之间，络血之中，血泣而不得注于大经，血气稽留不得行，故宿昔而成积也"：引自《素问·举痛论》篇。

[5] "寒气客于肠胃，厥逆上出，故痛而呕也"：引自《素问·举痛论》篇。

[6] "诸寒在内作痛，得炅则痛立止"：出于《素问·举痛论》篇，原文是"寒气客于脉外则脉寒……外引小络，故卒然而痛，得炅则痛立止"。

【阐发与临证】本案至少有二种病，一是左胁下有积气，食冷物觉寒则痛；二是呕吐清水，眩晕欲倒，目不敢开。前者可能是结肠脾曲综合征，中医辨证属阳虚寒饮，后者可能是痰饮悬饮支饮等寒饮病，相当于耳源性眩晕。因都属于寒饮阳虚，用隔艾葱熨是一种好法。其实服辛热之剂也是有效的，但应该配伍消饮之类药物就好了，文后说"再与对症药服之"就是此意。

4 案　李子豫[1]治豫州刺史许永之弟患心腹痛十余年，殆死。忽一日夜间，闻屏风后有鬼谓腹中鬼曰：明日李子豫从此过，以赤丸杀汝，汝其死矣。腹中鬼曰：吾不畏之。于是使人候子豫，豫果至。未入门患者闻腹中有呻吟声，及子豫入视，鬼病也。遂以八毒赤丸[2]与服（方见《鬼疰》门），须臾腹中雷鸣彭转[3]，大下数行遂愈。今八毒丸方是也（《续搜神记》）。

【注解】[1] 李子豫：晋代医生。按《搜神记》载谓"不知何许人也，少善医方，当代称其通神。"本案例还收录在《奇症汇·腹》。

[2] 八毒赤丸：同名2方。(1)《外台秘要》引《胡录》方，治鬼疰中恶心痛，积癖蛊注鬼气，药用巴豆、藜芦、附子、雄黄、矾石、珍珠、蜈蚣、丹皮，蜜丸如小豆大；(2)《卫生宝鉴》方，药治同上，去真珠加朱砂。另《圣济总录》有八毒丸，药治同(1)方，服后得吐为效。

[3] 彭转：彭同膨，膨转即腹部臌起一块，能转移，相当于肠型、肠蠕动波。

【阐发与临证】以方测证，本案例心腹痛是气机紊乱、阴阳乖乱、水饮停蓄、瘀血阻络、土壅木郁所致，治当理气行水、调和阴阳。服八毒赤丸后，水饮下行，气机通畅，故腹鸣大泻而愈。八毒赤丸除丹皮外，均是有毒物品，尤其是雄黄、附子、藜芦、巴豆、蜈蚣等为剧毒药品，用以泻水、祛瘀；附子与丹皮又是辛苦配伍、寒热并用，能调和阴阳、疏理气机、活血祛瘀。至于案文中所说与鬼对话，很可能是患者听到腹中肠鸣音，气机运行发出的声音，随机臆想而言。

5案[1] 虞恒德治一妇，年五十余，小腹有块作痛二月余。一医作死血治，与四物加桃仁等药，不效；又以五灵脂、元胡索、乳香、没药、三棱、莪术等丸服，又不效，其六脉沉伏，两尺脉绝无。予曰：乃结粪在下焦作痛耳，非死血也（可见死血脉必短涩，两尺绝无而断为结粪亦奇）。用金城[2]稻藁[3]烧灰淋浓汁一盏服之，过一时许，与枳实导滞丸一百粒催下，下黑粪如梅核者碗许，痛遂止。后以生血润肠之药十数贴，调理平安。

【注解】[1] 本案及下案都录自《医学正传·卷四·腹痛》篇。

[2] 金城：西汉时曾在今兰州市附近置金城县和郡，隋唐时改今兰州市为金城县和金城郡，此处土地含碱量多。

[3] 稻藁：古时称糯稻为稻，藁通稿，稻稿即糯稻的稻草。

【阐发与临证】妇女如行经期见小腹痛且有瘀块，作血瘀治疗是常规，桃红四物汤加减是常用方剂，如不然，失笑散、乳没、三棱莪术等也是常用药。虞恒德以两寸关脉沉伏，两尺脉绝无而辨为结粪、非瘀血，恐怕他也经过触诊（即腹诊）。一般妇女胞宫血瘀，痛及块都在小腹中央部，而结粪则痛及块往往在左下腹部。况且此妇年五十余，在古时早就绝经近十年了，如何会有瘀血呢？稻草烧灰所淋之汁水中含碱性物质，浓汁含量更多（甘肃等西北土中含碱量大，所生长之稻草中当然含碱量更大），大抵有硫酸钠、硫酸钙、硫酸钾、硫酸镁、碳酸钠、碳酸氢钠、硝酸钾、磷酸钾之类（见卷七第廿一篇第11案），服后可致泻，类似芒硝。笔者小时候常见农村妇女用稻草灰淋汁洗衣服，也是用其碱性物去污。

6案 一男子壮年，寒月入水网鱼，饥甚，遇凉粥食之，腹大痛，二昼夜不止。医与大黄丸[1]，不通；与大承气汤，下粪水而痛愈甚。诊其六脉沉伏而实，面青黑色（青黑为寒，得温即行）。虞曰：此大寒症，及下焦有燥屎作痛。先与丁附治中汤[2]一贴，又与灸气海穴二十一壮，痛减半。继以巴豆（巴豆行寒积）沉香、木香作丸，如绿豆大，生姜汁送下五粒，下五七次而愈。

【注解】[1] 大黄丸：同名29方。(1)《千金要方》方之一，治黄疸，药用大黄、葶苈子，蜜丸；(2) 上书方之二，治身热心烦结满，大便不通，药用大黄、葶苈子、芍药、大戟、朴硝、杏仁、巴豆，蜜丸；(3) 上书方之三，治妊娠足月令易产，药用大黄、枳实、杏仁、白术、川芎、芍药、厚朴、干姜、吴萸，蜜丸；(4) 上书方之四，治带下百病，无子，药用大黄、柴胡、芒硝、川芎、干姜、川椒、茯苓，蜜丸；(5)《千金翼方》方之一，治痰饮癖积，攻气心痛，百节肿，药用大黄、葶苈子、豆豉、巴豆、杏仁，蜜丸；(6) 上书方之二，治消渴，尿多便秘，药用大黄、瓜蒌、土瓜根、杏仁，蜜丸；(7)《外台秘要》方之一，治黄疸，药用大黄、黄连、黄芩、黄柏、神曲，蜜丸；(8) 上书方之二，治十水，药用大黄、硝石、大戟、甘遂、芫花、椒目、葶苈子，蜜丸；(9) 上书方之三，治一切疟，药用大黄、朴硝、巴豆，蜜丸；(10) 上书方之四，治胸胁闷，胃中客气，大便难，药用大黄、葶苈子、枳实、厚朴、杏仁、芒硝，蜜丸；(11)《太平圣惠方》方之一，治伤寒大便秘涩，内有积热，药用大黄、枳壳、陈皮、麻仁、槟榔、木通，蜜丸；(12) 上书方之二，治时气已汗，热毒不解，烦闷，狂乱欲走，大便不通小便赤涩，药用大黄、朴硝、大青、黄芩、山栀、龙胆草、苦参，蜜丸，麦冬煎汤下；（13）上书方之三，治时气遍身发黄，心膈烦热，药用大黄、黄芩、黄连、黄柏、山栀、神曲，蜜丸；（14）上书方之四，治骨蒸劳，胁下有闪癖积聚不散，渐上攻心，食少不消化，药用大黄、鳖甲、醋，粥汤下；（15）上书方之五，治上焦积热，眼赤涩痛，药用大黄、黄芩、黄连、山栀、车前子，蜜丸；（16）上书方之六，治上气胸满，咽喉噎塞，心烦，二便不利，药用大黄、朴硝、海藻、昆布、葶苈、木通、桃仁、苦瓠子，蜜丸，生姜汤下；（17）上书方之七，治痃癖气，时攻心作痛，不思饮食，渐瘦，药用大黄、鳖甲、三棱、枳壳、当归、赤芍、吴茱萸，醋熬大黄为丸，温酒下；（18）上书方之八，治暴伤食，留饮不除，药用大黄、芒硝、赤苓、巴豆，蜜丸；（19）上书方之九，治金疮烦闷疼痛，大便不利，药用大黄、桃仁、枳壳，蜜丸；（20）上书方之十，治妇人疝瘕，胞中积瘀诸病，药用大黄、土瓜根、牛膝、桃仁，蜜丸，食前粥汤下；（21）上书方之十一，治小儿大便不通，药用大黄、枳壳、山栀、郁李仁，蜜丸；（22）上书方之十二，治小儿积滞壮热，药用大黄、鳖甲、赤苓，蜜丸；（23）上书方之十三，治龟胸，肺热壅滞，心膈满闷，药用大黄、天冬、百合、苦杏仁、木通、桑白皮、葶苈、朴硝，蜜丸；（24）《圣济总录》方之一，治大便热秘，心胸烦躁，腹胁胀满，头痛便难，口舌干燥，药用大黄、桔梗、枳壳、川芎、羌活、木香、柴胡、独活、牵牛子、煮熟莱菔同捣为丸；（25）上书方之二，治骨蒸虚劳，心神烦躁，大小便难，四肢疼痛，药用大黄、黄芩、黄连、当归、赤苓、黄芪、生地、赤芍、柴胡、栀子，蜜丸；（26）《证治准绳》方之一，治白睛肿胀，痛不可忍，药用大黄、蔓荆子、菊花、土瓜根、防风、陈皮、青皮、黄连、前胡、丹参、吴蓝、玉竹、决明子、冬瓜子、青箱子、地肤子、车前子，蜜丸；（27）上书方之二，治飞尸，遁尸，疟疾温病不得大便，心腹胀满痛，宿食不消，月经不调，产后血结，绝产无子，小儿寒热肕胀腹大，药用大黄、肉桂、干姜、巴豆、硝石，蜜丸；（28）上书方之三，治小儿胃气不调，不嗜食，不生肌，药用大黄、生地、茯苓、当归、柴胡、杏仁，蜜丸；（29）上书方之四，治小儿中魅（小儿鬼）挟实，药用大黄、白鲜皮、甘草、犀角、黄芩、赤苓、赤芍。

[2] 丁附治中汤：《医学正传》引《局方》方（但《和剂局方》中找不到此方，只找到治中汤），治胃伤寒冷，心腹痛而呕哕不止，药用人参、白术、干姜、炙甘草、青皮、陈皮、丁香、附子、生姜、大枣。

【阐发与临证】从病程看，明显的是《素问·举痛论》篇所说的"寒气客于小肠募原之间，络血之中，血泣而不得注于大经，血气稽留不得行，故宿昔而成积也"，实际是大肠有寒积。因此前医之所用大黄丸、大承气汤显然属误治。大承气汤通则通矣，但非温下，仅下粪水而仍痛，相似于热结旁流（此为寒结旁流！）。丁附治中汤温中下焦肠胃，灸气海也是温肠胃下中焦，巴豆温下寒积，是治其本。

7 案[1] 丹溪治一老人腹痛不禁下者，[2] 用川芎、苍术、香附、白芷、干姜、茯苓、滑石等剂而愈。

【注解】[1] 本案录自《丹溪心法·腹痛》篇。

[2] 腹痛不禁下：腹痛伴大便稀薄、泄泻。

【阐发与临证】脐腹痛有寒湿凝聚、食积、肠胃气滞、阳明热结、湿热蕴结、肠虫寄生、脾肾阳虚、血瘀阻络等证型，其中寒凝、食积、湿热、阳虚四证型均可伴泄泻。本案例的腹痛伴大便泄泻，以脐周痛为多。从用药看，苍术、白芷、干姜化湿畅中、温运中焦，茯苓滑石利湿，似乎本案应属寒湿型。但丹溪翁用药全面，再加川芎活血（可能大便带血性黏液）、香附理气（可能还有滞下、后重感）。

8 案[1] 一人于六月投渊取鱼，至秋深雨凉，半夜小腹痛甚，大汗，脉沉弦细实，重取如循刀啧啧然。与大承气汤加桂二服，微利痛止。仍连日于申酉时（申酉为足太阳少阴）复痛，坚硬不可近。每与前药，得微利，痛暂止。于前药加桃仁泥，下紫黑血升余，痛亦止。脉虽稍减而啧啧然犹在，又以前药加川附子，下大便五行（亦得温即行），有紫黑血如破絮者二升而愈。又伤食，于酉时复痛在脐腹间，脉和，与小建中汤一服而愈。

【注解】[1] 本案录自《丹溪医按·腹痛》篇。

【阐发与临证】本患者脉证俱符合寒凝肠道，所以服温下之大承气汤加肉桂（类大黄附子汤）而微利痛止。但也可能兼下焦血瘀，因病程已3月余，且半夜痛甚，脉弦。固然又于申酉时（日晡）连日小腹痛且坚硬不可近，此肠胃实结有瘀。所下紫黑血或如破絮者，可能是肠黏液及/或已出而留存于肠道中的瘀血，所谓离经之血。此病大约非特异性结肠炎、肠功能紊乱，或肠梗阻都有可能。

9案[1] 一少年自小面微黄，夏间腹大痛。医与小建中汤加丁香，三贴不效，加呕吐清汁。又与十八味丁沉透膈汤二贴，食全不进，困卧，痛无休止，如此者五六日，不可按。又与阿魏丸[2]百粒，夜发热不得寐，口却不渴。脉左三部沉弦而数实，关尤甚，右沉滑数实。遂与大柴胡加甘草四贴下之，痛呕虽减，食未进。与小柴胡去参、芩，加芍药、陈皮、黄连、甘草，二十贴而愈（加减法妙）。

【注解】[1] 本案录自《丹溪医按·腹痛》篇。

[2] 阿魏丸：同名12方，(1)《太平圣惠方》方之一，治脾脏久积虚冷，气攻心腹胀痛，见食即呕，面色萎黄，药用阿魏、槟榔、青皮、胡椒、丁香、荜茇、白豆蔻、人参、桂心、附子、炮姜、莪术、诃子、蜜丸；(2) 上书方之二，治冷气攻心腹，面色青黄，药用阿魏、桂心、炮姜、附子、当归、吴萸、醋；(3)《济生方》方之一，治气积、肉积，脘腹胀满作疼或引胁肋背膂疼，药用木香、槟榔、胡椒、阿魏（用醋化开）和粟米饭为丸；(4) 上书方之二，治脾胃弱伤食停滞中焦、腹胀疼，呕吐不欲食，药用阿魏、官桂、莪术、麦芽、神曲、青皮、莱菔子、白术、炮姜、百草霜、巴豆，姜汤送；(5)《丹溪心法》方之一，治肉积，药用连翘、山楂、阿魏、黄连，醋煮阿魏作丸；(6) 上书方之二，治饱食停滞，药用山楂、萝卜子、神曲、麦芽、青皮、陈皮、香附、阿魏；(7) 上书方之三，治诸积聚，药用山楂、南星、半夏、麦芽、神曲、黄连、连翘、阿魏、瓜蒌、贝母、风化硝、石碱、萝卜子、胡黄连；(8)《痧胀玉衡》方，治食积壅阻痧毒，气滞血凝疼痛，胸腹胀闷，头面黑色，药用延胡、苏木、五灵脂、天仙子、莪术、陈皮、枳实、三棱、厚朴、槟榔、姜黄、乌药、降香、沉香、阿魏、香附、莱菔子，砂仁煎汤送；(9)《证治准绳》方之一，治妇人血气攻心痛，药用阿魏、当归、桂心、青皮、附子、白术、川芎、吴萸、木香、干姜、槟榔、肉豆蔻、延胡、莪术、朱砂；(10) 上书方之二，治小儿食积肚痛，腹如蜘蛛，药用阿魏、黄连、连翘、花碱、山楂肉、半夏；(11) 上书方之三，治同(10)方，药用阿魏、黄连；(12) 上书方之四，治诸积，药同(7)方加白芥子。

【阐发与临证】"自小面微黄"为"医与小建中汤"注脚，意为脾胃虚寒，但辨证宜全面。腹大痛、呕吐清汁、食不进、发热、脉沉弦滑数实都说明是实证，极像肠虫为患。阿魏辛平，能治癥积血瘀、疟疾、止痛。阿魏丸虽有驱虫作用，且又醋制，虫得酸则伏，但毕竟驱虫药少，又无催泻作用，所以未奏效。大柴胡汤黄芩与半夏辛苦开降以理气，芍药甘平缓急止痛，大黄与枳实破肠中气滞、泻其积滞，所以痛呕减。

10案[1] 一妇年四十，患腹隐痛，常烧砖瓦熨之，面胸畏火气，六脉和，皆微弦，苦夜不得寐，悲忧一年。众作心病治，遂觉气复自下冲上，病虽久形不瘦，此肝受病也（脾主肌肉，病在肝不瘦）。与防风通圣散吐之，时春寒加桂（木得桂而和），入姜汁调之，日三四次。夏稍热，与当归龙胆丸[2]，间与枳术丸，一月而安。

【注解】[1] 本案录自《丹溪医按·腹痛》篇。

[2] 当归龙胆丸：《卫生宝鉴》方，治风热蕴积，时惊悸，筋惕瘛疭，头目昏眩，肌肉瞤瘦，筋脉拘急等。药用当归、龙胆草、栀子、黄芩、黄连、黄柏、大黄、芦荟、木香、麝香、青黛，蜜丸。

【阐发与临证】此妇为脏躁症。脏躁为五脏阴血虚，虽五脏皆躁，但症状以心肝为著。治法，《金匮》有甘麦大枣汤、百合地黄汤等，但因症因人而异，所以治无定规法。案文中所说"众作心病治"

"此肝受病也"都是对的。防风通圣散加桂(桂枝或肉桂)、姜汁催吐,可能是有大便干、胸脘痞闷等症状;至夏季有热蕴积,所以给予当归龙胆丸清热,都是随证治疗。

11 案[1]　一人中脘作疼,食已口吐血,紫霜色,二关脉涩,乃血病也,跌仆而致。治以生新去陈之剂,吐出片血碗许而安。

【注解】[1] 本案录自《丹溪治法心要·翻胃》篇。

【阐发与临证】跌仆伤引起口吐紫色血块,可能是伤及食道或/及胃内壁小血管。"食已口吐血"提示食道、胃底的可能性大。生新去陈即祛瘀生新,大致以失笑散、延胡索、三棱、莪术、乳香、没药等。

12 案　吴荽山治一妇患脐下虚冷腹痛,用川芎、归身、炙芍、炒延胡丁皮、干姜服之效。

【阐发与临证】妇女下腹冷痛大多为胞宫虚寒,如果再加熟地也无妨,更加乌药似乎更好。延胡索醋制后,其中延胡索乙素转变成四氢帕马丁(罗通定)才有好的镇痛疗效,因此将延胡索轧成碎小块(即"丁")或薄片(即"皮"),同样量的延胡索醋制后转变成的罗通定不是更多了吗。现在有很多药材加工企业加工炮制粗制滥造,如果延胡索在醋制时仍旧是原样颗粒,那真是醋制延胡索"皮"了,里面大量的生药有醋味吗?疗效何从谈起!

13 案　张至和[1],吴郡人,精于医,尝治人腹疾,为庸医误用热药,张知不可疗,辞之。其人别延周济广[2],不再药而愈。[3]乃遣从者市肴羞,故令迂路经张门,张问之,曰:吾主疾愈,置以谢周某者。张笑曰:亟回家,此当大便下脓,若恐不及见矣。果然。

【注解】[1] 张至和:明朝无锡人,精于医。《说听》举一案,大意是说一孩病瘵,他说其疾需多药才可疗,家长疏忽未治。半年后病重,再请张至和治。张未见病孩,仅诊脉就说此患者之脉与半年前之患孩相同,后饮药百剂而疾已。

[2] 周济广:按《无锡县志》,名纮,字济广,疡疹妇人诸科,无不通晓,名满吴中。每诊人脉,预知人生死之期,此案说明他也有失误时。

[3] 不再药而愈:只服了一剂药,就治愈了。

【阐发与临证】从案文说"腹痛""误用热药"以至"大便下脓"而死,可知此患者是肠痈,类似于现代的阑尾炎、阑尾囊肿、结肠某部位的化脓性炎症等急腹症。这类疾病表现为热证,不能用热药,即使寒热错杂,也不能纯用热药,如附子薏仁败酱汤就是针对寒热错杂的。否则化脓、溃入肠道内,大便就下脓了,再加腹膜炎;如果溃入腹腔内肠管外,在古代就必死无疑了。至于周济广所用之药,也可能是清热祛瘀止痛,临时治标而已。

14 案　程明佑治王汝恭,夜御内,诘旦[1]煎寒腹痛[2]。医投五积散,热甚;又投十神汤、小柴胡,遂瞆[3]。程教以饮水,一医曰:病得之入房,内有伏阴,复投以水,必死。及一饮,腹不痛,再饮至一斗,病已(非神明者不能,治法不可为训)。所以知汝恭当饮水而解者,切其脉,阳盛格阴,热入厥阴也。

【注解】[1] 诘旦:诘同翌,诘旦即次日早晨。

[2] 煎寒腹痛:煎,折磨、焦灼痛苦。煎寒腹痛本意是因受寒而腹痛难受。

[3] 瞆:眼瞎。

【阐发与临证】古人认为性交后腹痛或发热都是受阴寒引起,如性交后发热称为夹阴伤寒等。本案文中就有"一医"说"病得之入房,内有伏阴",顺理成章的就是用热药。其实性交时出汗易受寒冷是有的,而且可能较多,否则不会约定俗成而成绳墨。但有的人保暖很好呢,出汗就更多,反而缺水。此时肠胃气机甚至三焦气机紊乱,而致腹痛,类似于肠功能紊乱,尤其是晚饭多进酒肉辛辣之食物后,兴奋汗出,再用热药就会使水电介质更紊乱,而致瞆(一过性或短暂性目盲),所以补充水分就可缓解。《素问·刺热》篇说"诸治热病,以饮之寒水乃刺之,必寒衣之,居止寒处,身寒而止也"。本书五卷第十一篇恶寒第 11 案房伯玉伏热恶寒,张嗣伯以冷水于冬季浇透全身而治愈,也有类似机理。为医者应知识面广、宜灵活处置，此为一例。

15案[1] 汪石山治一人，年五十余，形瘦而黑，理疏而涩，忽腹痛，午后愈甚。医曰：此气痛也。治以快气之药，痛益加。又曰：午后血行于阴分，加痛者，血滞于阴也。以四物加乳没服之，亦不减。汪诊之，脉浮细而结，或五七至一止，或十四五至一止。经论止脉渐退者生，渐进者死。[2] 今止脉频则反轻，疏则反重，与《脉经》实相矛盾。汪熟思少顷，曰：得之矣。止脉疏而痛甚者，以热动而脉速（为病脉属邪盛）；频而反轻者，以热退而脉迟故耳（为本脉属元虚），病属阴虚火动无疑（热动脉速非止疏也，因脉速而止不觉耳，热退脉迟而止脉愈觉频耳。前为邪盛之脉，后为元虚之脉）。且察其病起于劳欲，劳则伤心而火动，欲则伤肾而水亏。以参、芪补脾为君，熟地、归身滋肾为臣，黄柏、知母、麦冬清心为佐，山楂、陈皮行滞为使，人乳、童便，出入加减，惟人参加至四五钱，遇痛进之则愈。或曰：诸痛与瘦黑人，及阴虚火动，参、芪在所当禁，今用之顾效谓何？曰：药无常性，以血药引之则从血，以气药引之则从气，佐之以热则热，佐之以寒则寒，在人善用之耳。况人参不特补气，亦能补血，故曰气血弱，当从长沙[3]而用人参是也（东垣治中汤[4]人参同干姜用，亦谓里虚则痛，补不足也）。所谓诸痛禁用参、芪者，以暴病形实者言耳。若年高气血衰弱，不用补法，气何由行，病何由止，《经》曰壮者气行则愈是也。

【注解】[1] 本案录自《石山医案·附录》。

[2] "止脉渐退者生，渐进者死"：《脉经》中未见原文。《灵枢·根结》篇所说，其意即此（见释按）。

[3] 长沙：指汉长沙太守张仲景。

[4] 东垣治中汤：即治中汤，见二卷第一篇内伤第5案注，但李东垣诸书中无治中汤方。

【阐发与临证】本案汪石山自提自答二个问题，前者是结代脉和腹痛。《灵枢·根结》篇说"所谓五十营者，五脏皆受气……四十动一代者，一脏无气，三十动一代者，二脏无气……不满十动一代者，五藏无气。"结代脉表示脏气虚。代或止数越多，脏气衰虚越重，面越广，所以案文说"止脉渐退者生，渐进者死"。按常规结代脉频发则病情较重。伴发之腹痛，极有可能是冠状动脉及/或腹部某局部小动脉（如肠系膜动脉之某节段、分支）栓塞。这种痛固定于局部，按辨证应为血瘀，但也可能是气阴虚的。本案因阴虚内热而引起脉数，相应的结代脉减少，对气阴虚型患者当然痛重。琇按为邪盛，也是此意。汪石山用知母、黄柏、麦冬、童便清邪热。后者是诸痛及阴虚火旺能否用人参。他提出"药无常性，以血药引之则从血……佐之以寒则寒"之说是对的。药物虽温，但配伍以酸甘，就可养阴，配伍以清热就显不出温热性。人参如此（如生脉散人参配麦冬、五味子，就不温了），大黄也如此（如温脾汤大黄配附子，不寒凉了）。本案所用山楂，既酸可佐麦冬人参养阴，又可活血治痛。童便咸凉，散瘀止痛清热（现代发现其中所含的尿激酶治动脉栓塞是很好的），又有麦冬、知母、黄柏，所以痛和阴虚火旺虽用人参无妨。

16案[1] 一人体弱色脆，常病腹痛，恶寒发热，呕泄踡卧，时或吐虫，至三五日或十数日而止。或用丁沉作气治，或用姜附作寒治，或用削克作积治，或用燥烈作痰治，俱不效。诊其脉皆濡小近驶（数），曰察色诊脉观形，乃气虚兼郁热也。遂用参、芪、归、术、川芎、茯苓、甘草、香附、陈皮、黄芩、芍药服之而安。或曰：诸痛不可用参、芪并酸寒之剂，今犯之，何也？曰：病久属郁，郁则生热，又气属阳，为表之卫，气虚则表失所卫而贼邪易入，外感激其内郁，故痛大作。今用甘温以固表，则外邪莫袭；酸寒以清内，则郁热日消，病由是愈（博按：此案原刻脱误）。

【注解】[1] 本案录自《石山医案·附录》。

【阐发与临证】此患者的脉证形确是脾虚兼肠胃热，体弱、呕泄而踡卧，常病腹痛（三五日或十数日而止，不会是剧痛，可能是隐痛绵绵），恶寒发热（同理也不可能是寒剧热高如疟状，而是形寒低热），大抵属脾虚。呕吐而吐虫，说明胃中热；泄利腹痛而发热，说明肠中热，所以是虚实错杂。

17案[1] 一人面色苍白，年四十六，素好酒色犬肉[2]，三月间，因酒兼有房事，遂病左腹痛甚，后延右腹，续延小腹以及满腹皆痛，日夜叫号，足不能伸，卧不能仰，汗出食阻（此案终无身热表证）。自用备急丸[3]，利二三行而随止，痛仍不减（医见利之痛不止决疑虚症）。汪诊其脉皆细驶，右脉颇大于左，独脾脉弦而且滑。扶起诊之，右脉亦皆细数，恐伤酒肉。用二陈加芩、查、曲、蘗，进之不效；再用小承气汤，仍不利；蜜枣导之，仍不利；乃以大承气汤，利二三行，痛减，未除（凡此治法皆急则治标，不然痛安能减）。令其住药，只煎山楂[4]汤饮之；次日烦躁呕恶，渴饮凉水则觉恶止爽快，诘朝诊脉，皆隐而不见（见此症总属痛伤元气，脉亦不见），四肢逆冷，烦躁不宁，时复汗出，举家惊愕，疑是房后阴证，拟进附子理中汤。汪曰：此治内寒逆冷也。《活人书》云：四逆无脉，当察症之寒热。今观所患，多属于热，况昨日脉皆细数，面色近赤，又兼酒后而病，六脉虽绝，盖由壮火食气也。四肢者，诸阳之末，气被壮火所食，不能营于四肢，故脉绝而逆冷也。此类伤暑之症，正合仲景所谓热厥者多，寒厥者少，急用大承气汤下之之类，向虽下以大承气，其热尚未尽，难以四逆汤症[5]与比，今用附子热药，宁不助火添病耶？如不得已，可用通脉四逆汤尚庶几焉，以其内有童便、猪胆汁[6]，监制附毒，不得以肆其虐也。连进二服，脉仍不应，逆冷不回，渴饮烦躁，小便不通，粪溏反频，腹或时痛；更进人参白虎汤二贴（白虎汤如何敢用），躁渴如旧；更用参、术各三钱，茯苓、麦冬、车前各一钱，五味、当归各五分，煎一贴，脉渐见如蛛丝。汪曰：有生意矣。仲景论绝脉，服药微续者生，脉暴出者死是也。[7]左手足亦略近和，不致冰人，右手足逆冷如旧，但口尚渴，便尚溏，一日夜约十余度，小便不通。汪曰：渴而小便不利者，当利其小便（此非伤寒发热以痛为准，以渴为凭，故曰利其小便。倘伤寒发热而用此案为法，何异痴人说梦）。遂以天水散冷水调服三四剂，不应；再以四苓散加车前、山栀煎服二贴，小便颇通。但去大便而小便亦去，不得独利。汪曰：小便未利，烦渴未除，盖由内热耗其津液也；大便尚溏者，亦由内热损其阳气，阳气不固而然也。遂用参、术各三钱，茯苓钱半、白芍、车前、门冬各一钱，山栀七分，五味五分，连进数服，至第九日，逆冷回、脉复见，诸症稍减，渐向安（琇按：是症外无寒热，因利而渴、而厥而躁汗，遂乃寒热杂进。幸而不死，必其人元气素强，否则参苓麦味缓不及矣）。

【注解】[1] 本案录自《石山医案·卷下》。

[2] 犬肉：咸酸温，厚肠胃，利血脉，补肾，益下焦，壮阳道，治五劳七伤，脾胃虚寒，老年阳衰者食此最宜，但平时气壮多火者不可食。

[3] 备急丸：同名2方。(1)《金匮要略》三物备急丸，治心腹诸卒暴百病，中恶，心腹胀满卒痛，气急口噤，药用大黄、干姜、巴豆；(2)《证治准绳》方，治腹痛，药用木香、大黄、牵牛子，神曲糊丸，食前山楂煎汤下。

[4] 山楂：酸甘微温，能破气消食积、化痰散瘀，补脾健胃，行气活血，治痞满癥瘕、疝气、恶露不尽，发小儿痘疹（宜生用），消乳食肉积（宜炒焦用），疗漆疮，多食则损齿、令人嘈杂易饥。

[5] 四逆汤症：四肢逆冷，下利清谷，脉微细沉等少阴病脉症。

[6] 猪胆汁：苦寒，功能明目、清心、凉肝脾，治目赤、目翳、目盲，伤寒热渴发斑，骨热劳极，小便闭，大便不通。

[7] "脉……微续者生，脉暴出者死"：引自《伤寒论·少阴病篇》第315条。原文是"少阴病……利不止，厥逆无脉，干呕烦者，白通加猪胆汁汤主之；服汤，脉暴出者死，微续者生"。

【阐发与临证】此患者喜食犬肉和酒，因此多火。多火者易患阳证热证，所以房后不易得夹阴伤寒，像前面第14案例那样也不是阴寒证。从开始症状看应明确是阳明腑证肠胃热积，清腑热、下积滞，大承气汤加活血润肠之桃仁、清热解毒之黄芩黄柏丹皮等就可收效。案文说"乃以大承气汤，利二三行，痛减"说明方药有效宜续进，后来的"渴饮凉水则觉恶止爽快"也说明肠胃热盛耗津。由于数次误治（包括备急丸、二陈汤、蜜枣导、山楂汤、通脉四逆汤，甚至人参白虎汤、天水散、四苓散、小承气汤也是误治），而脉细四肢厥逆是热深厥深、气阴二虚，当然用通脉四逆汤附子干姜是错的。尽管有童便、猪胆汁性寒，也难以监制附子干姜之热，所以虽连进二剂，脉仍不应，四逆不回、渴饮烦躁不解，更进一步出现小便不通，津液之虚已到极点，大便反溏且频是肠胃更热引起，恰如热结旁流。此时如用大承气汤加麦冬花粉之属当是对证，加生脉散也可，所以后面的生脉散加四君子汤能复其脉，而且直至最后仍是此方收尾。人参白虎汤治阳明经证，在此当然不可用。此患者能"渐向安"，得益于本人元气素强是其一；前面的服大承气汤利二三行，痛减（虽未除）是其二；后面又服生脉散是其三。

从现在看，该患者初时患肠痈，可能是阑尾炎，转移性腹痛，又发展成腹膜炎，数次误治又发展成水电解质紊乱、末梢循环衰竭。

18案[1] 一妇人年近五十，病腹痛，初从右手指冷起，渐上至头，头如冷水浇灌，而腹大痛则遍身大热，热退则痛止（非石翁不能讲明此症），或过食或不食皆痛，每常或一年一发，近来二三日一发，远不过六七日。医用四物加柴胡、香附，不应；更医用四君、木香、槟榔，亦不应；又用二陈加紫苏、豆蔻；又用七气汤[2]等剂，皆不应。汪诊脉皆微弱似有似无，或一二至一止，或三五至一止，乃阳气大虚也（凭脉断症）。独参五钱、陈皮七分，煎服十数贴而愈。夫四肢者，诸阳之末[3] 头者，诸阳之会。经曰：阳虚则恶寒。[4] 又曰：一胜则一负，阳虚阴往乘之则发寒，阴虚阳往乘之则发热。[5] 今指稍逆冷，上至于头，则阳负阴胜可知矣。阳负则不能健运而痛大作，痛作而复热者，物极则反也。及其阴阳气衰，两不相争，则热歇痛亦息矣。况脾胃多气多血经也，气能生血，气不足则血亦不足。仲景曰：血虚气弱，以人参补之。[6] 故用独参汤服而数年之痛遂愈矣。

【注解】[1] 本案录自《石山医案·卷下》，又收录在《奇症汇·卷五·腹》。

[2] 七气汤：同名8方。(1)《千金要方》方之一，治虚冷上逆，劳气，药用半夏、人参、炙草、肉桂、生姜；(2) 上书方之二，治忧愁、饮食、劳气内伤，气衰少力，膈气，药用人参、半夏、厚朴、干姜、黄芩、瓜蒌根、枳实、芍药、甘草、生地、蜀椒、吴萸；(3)《三因极一病证方论》方，治七情郁发致五脏互相刑克，阴阳反戾，吐利交作，寒热，眩晕，痞满，咽塞，药用半夏、姜厚朴、桂心、茯苓、白芍、紫苏叶、陈皮、人参、生姜、大枣；(4)《理伤续断秘方》方，治积年久损，腰背拘急，咳嗽痰涎，风劳发动，瘦弱，每秋损发，药用青皮、陈皮、三棱、桔梗、肉桂、藿香、益智仁、香附、半夏、乌药、赤芍、炙草、羌活、独活、绛香、生姜、大枣；(5)《全生指迷方》方，治七情相干，阴阳升降，气道壅滞，攻冲作疼，药用三棱、莪术、青皮、陈皮、香附、桔梗、藿香、桂心、益智仁、炙甘草、生姜、大枣；(6)《证治准绳》方，治七情为病，心腹刺痛，外感风寒湿作痛，药用半夏、桂心、延胡、人参、乳香、甘草、生姜、大枣；(7)《类证治裁》方，治梅核气，药同四七汤；(8) 深师方，治七气为患，气寒而热，呕泻痞满，药同(1)方加干姜、吴萸、枳实、橘皮、桔梗、芍药、生地、黄芩。

[3] "夫四肢者，诸阳之末"：《素问·阳明脉解》篇说"四肢者，诸阳之本也"，《素问·逆调论》篇说"四支者阳也"。此处说"四肢者，诸阳之末"是与"头者，诸阳之会"相对而言。

[4] "阳虚则恶寒"：《素问·调经论》篇说"阳虚则外寒"，《素问·疟论》篇说"阳虚则寒矣"，又说"阳虚而阴盛，外无气，故先寒栗也"。

[5] "一胜则一负，阳虚阴往乘之则发寒，阴虚阳往乘之则发热"：《伤寒杂病论·平脉法第二》曰："假令寸口脉微，名曰阳不足，阴气上入阳中，则洒淅恶寒也……假令尺脉弱，名曰阴不足，阳气下陷入阴中，则发热也。"

[6] "血虚气弱，以人参补之"：原文未找到。《十剂》说"人参羊肉，补气补血"，李杲说"补气须用人参，血虚者亦须用之"。

【阐发与临证】本案例文中引经据典阐述甚详，证候为阳气大虚、气不生血所致。阳气大虚，理当温阳，前医用四物汤、四君子汤、七气汤等治之，方不对证，故皆不效。而汪石山温阳为何不用附子、干姜助阳补火？因附子、干姜大辛大热，纯阳之品，其性善走，无益阴之功，且易伤阴劫液，对于文中所说"血亦不足"不利，故汪氏用人参大补元气，使脾胃健，阳气复，气旺能生血，取其"阳生阴长"之意。《别录》曰："疗肠胃中冷，心腹鼓痛"，《本草正》曰"人参，气虚血虚俱能补，阳气虚竭者，此能回之于无何有之乡"，再加陈皮行气，运脾醒胃，补中有通，补而不滞，使阳气复、气血通、寒凝解，则腹痛自愈。那为何用四君子汤加味亦不应呢？如果重用人参，应该是可以有效地，可能是人参用量不足，还有所加的木香、槟榔均为散气耗气之品，抵消人参补气之功，也是原因之一。至于从右指冷起，可能是男左女右、右属血之谓。这病人好像是更年期综合征合并雷诺氏现象。

19案 江篁南治一妇，年四十余，常患腹疼，先从心前痛小腹，既而腰俞尽痛，兼吐清水或吐食，每吐而后愈，合眼则觉麻木（食入反出，是无火也。合眼麻木，阳虚而气不行也），其经水将行之前，腰腹作痛，行或带紫凝结（赤带）兼有白带，或一月再至（虚）。初用二陈合四物，除地黄，加乌药、香附，三服不验；乃投东垣当归附子汤[1]，四服稍愈；遂加分两作丸服之（当归附子汤，治脐下冷痛、赤白带下，当归二分炒、盐三分、蝎梢、升麻各五分、甘草六分、柴胡六分、黄柏少许、附子一钱、干姜六分）。

【注解】[1] 当归附子汤：同名2方。(1) 见案文附方；(2)《兰室秘藏》方，药治同 (1) 方加高良姜。

【阐发与临证】该妇之腹痛和腰痛属更年期痛经。痛经有单纯下腹痛，也有上腹痛至下腹，也有腹痛及/或腰痛，经行前或行经而出现腹、腰痛，经行有瘀血块，都属于血瘀。但也必须区别寒温。一般说经期后延者为胞宫寒，经期超前者为胞宫热，血色或瘀血块色赤为热、色紫黑为寒。本例从兼吐清水、吐而后愈及经色紫黑、带下色白看应为寒瘀。所用当归附子汤附子干姜剂量较其余药量大，则遣药符合辨证。至于一月再至，如月初一行、月末再至则为正常，琇按为虚，其实江君未用补药。

第四篇 中气亏损心腹作痛

1案[1] 薛己治唐仪部胸内作痛，月余腹亦痛，左关弦长，右关弦紧，此脾虚肝邪所乘。以补中益气汤加半夏、木香二剂而愈，又用六君子汤二剂而安。此面色黄中见青。

【注解】[1] 本篇共七案，都录自《内科摘要·脾胃亏损心腹作痛等症》篇。

【阐发与临证】本患者木气太过（两关脉都弦，面色黄中见青），脾虚且寒，所以药以健脾温中、疏肝理气法。此患者原胸内作痛，后延及腹痛，按现代观点可能是心绞痛，较轻的心绞痛不一定表现为真心痛样"青至节""夕发旦死、旦发夕死"。

2案 李仪部常患腹痛，以补中益气加山栀即愈。一日因怒，肚腹作痛，胸胁作胀，呕吐不食，肝脉弦紧，此脾气虚弱，肝火所乘，仍用前汤吞左金丸，一服而愈。此面色黄中见青兼赤。

【阐发与临证】本患者与上例不同的是因怒而发作，胸胁作胀，呕吐，面色还兼赤，所以辨为肝火，因此除用补中益气汤健脾益气以外，再先加用山栀、后更加左金丸治愈，此例也可能是结肠肝、脾曲综合征引起的肠功能紊乱。

3案 太守朱阳山因怒腹痛作泻，或两胁作胀，或胸乳作痛，或寒热往来，或小便不利，饮食不入，呕吐痰涎，神思不清，此肝木乘脾土。用小柴胡加山栀子、炮姜、茯苓、陈皮、制黄连（黄连、吴茱萸等分，用热水拌湿罨二三日，同炒焦，取连用），一剂即愈。

【阐发与临证】本案与上案相同的是怒则腹痛、胁胀、食呆，但更加腹痛而泻，寒热往来，小便不利，吐痰涎。据《伤寒论》说，小柴胡汤的适应证有四：往来寒热，胸胁苦满，心烦喜呕，不欲饮食，而且"但见一证便是，不必悉具"，本患者见往来寒热和胸胁胀痛，所以用小柴胡汤加味，所加山栀清肝，配炮姜及黄连吴萸辛苦并用、疏理三焦气机治泄泻，陈皮理气治肠胃湿阻作泻及理肺消痰，茯苓利小便去肠胃之湿。

4案 阳山之内素善怒，胸膈不利，吐痰甚多，吞酸嗳腐，饮食少思，手足发热十余年矣。所服非芩、连、枳实，即槟、苏、厚朴。左关弦洪，右关弦数。此属肝火血燥木乘土位，朝用六味丸以滋养肝木，夕用六君加当归、芍药以调补脾土，不月而愈。癸卯夏，患背疽，症属虚寒，用大温补之药而愈。乙巳夏，因大怒，吞酸嗳腐，胸腹胀满，或用二陈、石膏治之，吐涎如涌，肌热如灼，旬日，将用滚痰丸下之，脉洪大，按之如无（旧刻讹无力），薛曰：此脾胃（旧刻改中气）亏损而发热，脾弱而涎泛出也。用六君加姜桂，一钟[1]，即睡觉而诸症如失，又数剂而康。

【注解】[1] 一钟：此处之钟，繁体字应为锺，应指茶杯、酒杯，也叫盅，不是钟表（繁体字为鐘錶）的钟。"一钟"，意思是喝的药才一杯，量很少。

【阐发与临证】本案记述同一患者不同时期的三个病案。一为平时善怒引起胸膈不利，痰多吞酸纳呆，四肢发热，肝脉弦洪数，脾脉弦数，所以辨为肝血虚引起肝火旺，再木来侮土。顺理成章用六味地黄丸、当归、白芍滋补肝血，用六君子汤健脾。二为某夏季患阴疽，用温补药而治愈。三为二年后又因大怒而引发原患之症，又因误用寒凉之石膏大黄、祛痰之二陈汤、滚痰丸之类。因过用寒凉而脉芤（脉洪大而按之如无）和肌热，所以薛己说是脾胃中气亏、气虚发热。总之，此妇三次患病都表露出热实的假象，而真象是虚、寒的本质。

5案 儒者沈尼文内停饮食，外感风寒，头痛发热，恶心腹痛。薛用人参养胃加芎、芷、曲、蘗[1]、香附、桔梗一剂而愈。次日，仍作腹痛，以手重按痛即止，此客寒乘虚而作也，乃以香砂（旧刻讹香附）六君子[2]加木香[3]、炮姜，服之睡觉，痛减六七，去二香再服，饮食少进，加黄芪、当归，少佐升麻而愈。

【注解】[1] 蘗：音柏，为黄柏。但此处显然是误字，应为蘖（音 niè），新芽，此处指谷芽或麦芽。

[2] 香砂六君子汤：同名4方。(1)《古今名医方论》方，功能温中益气，行气化痰，药用人参、白术、茯苓、甘草、半夏、陈皮、砂仁、木香、生姜；(2)《增补万病回春》方，治脾虚不思饮食，食后倒饱，药同上方加香附、白蔻、厚朴、益智仁、大枣；(3)《古方八阵》方，治脾胃虚寒，中气虚滞，胀满食少，恶心作呕，药同(1)方去木香加藿香；(4)《张氏医通》方，治气虚痰食气滞，咳嗽痰多，呕泻腹胀，食少乏力，药同(1)方加乌梅、大枣。本案应是用的(2)方。

[3] 木香：疑为香附，或是把木香的剂量加大了。

【阐发与临证】食积且外感风寒而用《和剂局方》之人参养胃汤加味是可以的，但缺乏解表之药，而且应是虚人外感。表寒发散之后腹痛喜按，也可能是胃寒，香砂六君子汤加香附、炮姜，取意是理中汤加味。这里原书是香砂六君加木香、炮姜，即木香再加剂量。但原文后面还有"去二香再服"，此"二香"除木香外，好像还有香附，所以此处是用的《万病回春》方。

6案 徐道夫母病胃脘当心痛剧，右寸关俱无（旧刻改作不应指），左虽有，微而似绝，手足厥冷（痛甚而伏者，手足冷者，未可尽为虚症），病势危笃，察其色眼胞上下青黯（眼胞色青乃肝木乘脾），此脾虚肝木所胜。用参、术、茯苓、陈皮、甘草补其中气，木香和胃气以行肝气，吴萸散脾胃之寒，止心腹之痛，急与一剂，俟滚先服，煎熟再进，诸病悉愈。向使泥其痛无补法，而反用攻伐之剂，祸不旋踵矣。

【阐发与临证】老年妇女胃脘剧痛，六脉微或无，四肢厥冷，眼胞青暗，应该是中焦脾胃虚寒为主，土虚木来乘之。余在《伤寒论条解》第337条中说到手足厥冷（逆）有10种病因病机，此处是既有寒又有气虚又有气郁，但总是阳气不能布达四肢。而且厥而脉微欲绝或无脉者，以寒厥为著，如《伤寒论》之第315、317条。所用吴萸、参术苓草、木香陈皮全符合病机。疼痛一般有瘀血，瘀则不通，不通则痛。所以治疼痛常用活血祛瘀法，文中的"攻伐之剂"即指祛瘀活血之剂。但中焦虚寒也会胃痛，肝郁气滞也会胃痛。所以"痛无补法"一语只是个别人杜撰。

7案 一妇人怀抱郁结，不时心腹作痛，年余不愈，诸药不应，用归脾加炒山栀而愈。

【阐发与临证】本案之重点是"郁结"和"年余不愈"，郁久可生热，但绝非大热、实热。"不时"指"时发"，可能与情绪、饮食不周有关，因而"年余不愈"。病久则易虚。"二阳之病发心脾，有不得隐曲"，心脾同病用归脾汤，且补虚。越鞠丸治六般郁，内有炒山栀治热，也是郁久化生而来之热。好的心情先从肠胃开始，如果饮食状况不好，也可通过情绪变化反映出来。豆类、谷物、蔬菜等植物类食品有助于保持愉快的心情，其他如酸奶、奶酪、巧克力（含复合胺）、梨（提高内啡呔）等也有此作用。河北省广平县南阳堡乡胡堡村125岁的韩张氏抚养7个子女，子女长大后她独立生活。2001年9月报道说她饮食作息都很正常，据说，主要是她心情好，所以长寿。

第五篇 腹 鸣

1 案[1] 陈子直主簿妻有异疾，每腹胀则腹中有声如击鼓，远闻于外，行人过者皆疑其作乐，腹胀消则鼓声亦止。一月一作，经十余医皆莫能明其疾。

【注解】[1] 本案录自《医说》，也收录在《永乐大典》卷20310及《奇症汇·腹》《医部全录·卷三百二十九·怪病门》。在《奇症汇》中，于案文后还有二段按语，用五行学说说明钟鼓二声所以与脾肺有关的道理，为该书编者沈源所作，可参考。

【阐发与临证】本案为经行腹胀，临床一般分为脾虚腹胀和气郁腹胀两大类，治当清补脾胃、和血调经，也有兼湿、兼寒、兼热、兼瘀者，当依据症状脉象细作分辨，随症加减。本病者腹胀时叩之如鼓，说明腹胀较重。经行腹胀以实证肝气郁结为多见，当以调经理气为治。组方用药可仿香砂六君子汤、柴胡疏肝散、四物汤等化裁，健脾疏肝，理气调经，标本兼顾，补泻并用才能治愈。但文中所说之声大"如击鼓，远闻于外"恐为作者文字加工而成。2002年8月20日《临沂广播电视报》转载曰：南非32岁女子玛利一麦克尔莱伊从小放屁"气量十足"，相当于里氏3.2级地震的强度，有"沼气玛利"的绰号。研究人员表示她会积聚无味的气体，放屁时发出隆隆巨响，会把站在她身后的人击倒。但此病是良性的，原因不明。

2 案[1] 一妇人有孕，腹内钟鸣，医莫能治。偶一士人携一方书，其间有一方能治此。用鼠[2]窟前畚[3]土，研罗为末，每服二钱，麝香汤调，其疾立愈。

【注解】[1] 本案录自《医说·卷七·奇疾》篇，又收录在陈自明《妇人大全良方》和薛己《校注妇人良方》，还收录在《永乐大典》卷20310和《奇症汇·腹》。上述《校注妇人良方》和《奇症汇》二书于文末"立愈"后还有"或黄连煎浓汁令妇时时呷之。"

[2]《奇症汇》中为"鼢鼠窟土"。鼢鼠，鼠之一种，前肢爪特别长大，善掘土挖洞，洞居生活。挖洞时挖出的土堆于洞口边，此土即鼢鼠窟土。

[3] 畚：编竹为盛器，如扫进垃圾之器为畚箕。畚土指前注之堆于洞口的土。

【阐发与临证】案文中所说腹内钟鸣即子鸣，又名妊娠腹啼。主要因胎热不安，胎气上逆及气虚所致，前者治当清热安胎，后者当补气。本案例用鼢鼠窟土治疗，显系胎热。该土为阴性，其性寒凉，功能清热，《本草纲目》用其外敷主治肿毒，也说明其性寒凉。借助麝香辛散温通，开窒散结。《本草纲目》也将此案的主要内容收录在"鼢鼠壤土"篇中，说明应是用的鼢鼠窟土。黄连性寒清热，通过清热，也能安胎。如《妇人大全良方》中用黄连末每服一钱，粥饮下治疗妊娠子烦。但黄连苦寒颇甚，用量过大、服用时间长会有损胎元。麝香辛香走窜，能开关利窍下胎，用量宜极少。类似腹中有声的记载，在其他书中也有，如《丹溪治法心要·卷一》云："一人小腹下，常唧唧如蟹声，作阴火处治。"《妇人大全良方》所用是"鼠窟前后土"，《校注妇人良方》所用是"鼠窟中土"，薛己在按语中说"《产宝》云：小儿在腹中哭，其治法亦用空房中鼠穴土，或黄连浓煎饮之，立愈，想即是症"。他也把是症诊为小儿在腹中的哭声。《西部商报》载2003

年 8 月 15 日某记者在甘肃省妇幼保健院见到一李姓女士，因生闷气无处发泄，大睡醒后就开始打嗝，持续至今已 6 年，治疗无效。如外人只闻其声、未见其人，好像也是腹内鼓鸣。另外，此二案例也可能是中气虚弱引起，《灵枢·口问》篇说"中气不足，溲便为之变，肠为之苦鸣"。这二案患者之二便是否有变化，案文未述。

第六篇 腰 痛

1 案[1] 淳于意治济北王侍者韩女，病腰背痛，寒热，众医皆以为寒热也。臣意诊脉曰：内寒，月事不下也。即窜[2]以药，旋下[3]，病已。病得之欲男子而不可得也。所以知韩女之病者，诊其脉时，切之，肾脉也，涩而不属（琇按：气滞血不流而脉涩是为郁病）。涩而不属者，其来难，坚，故曰月不下；肝脉弦，出左口[4]，故曰欲男子不可得也（琇按：脉诀所谓溢上鱼际，唯师尼、室女、嫠妇有之，然今人无论男妇多有此脉，此案又见经水门）。

【注解】[1] 本案录自《史记·扁鹊仓公列传》，本案重见于十一卷第一篇经水第1案。

[2] 窜：更改、筹措。此处应为"更改调配"之意。

[3] 下：意为月经来潮。

[4] 出左口：左关弦脉长至寸口以远，即"琇按"之谓"溢上鱼际"，实际是左寸关脉弦长。

【阐发与临证】月经过期未至，腰背痛甚或伴小腹、少腹痛，辨证为胞宫寒且瘀血，大致不错。淳于意辨脉诊为内寒，月事过期不下为有瘀血，可能脉象是紧（紧脉类似弦长）、涩。所谓"肝脉弦，出左口"就是弦长。至于"欲男子而不可得"，是医者用心体会而已。王者之侍女，年纪轻轻就关在王宫里，整个大院宅范围内就一个老男人，那么多怀春青年女子，当然是欲男子而不可得了。腰痛（包括腰酸），也有称腰脊痛、腰酸痛，临床常分为风寒侵入足太阳经络、寒湿痹阻督带经脉、肾阴不足、肾阳虚衰、扭挫血瘀及久入骨骱六种证型。本案为第2种。

2 案 郝允治殿中丞姚程，腰脊痛，不可俛[1]仰。郝曰：谷，浊气也。当食发怒，四肢受病，传于大小络中，痛而无伤，法不当用药。以药攻之则益痛，须一年能偃仰，二年能坐，三年则愈矣。果然。

【注解】[1] 俛：在此通俯。

【阐发与临证】本案例述症不全，单凭"腰脊痛、不可俯仰"是辨证不出"当食发怒""谷，浊气……传于大小络中"的。从郝允的分析看，很可能还有肠鸣腹胀、左下腹或两胁胀痛阵作的症状。当食发怒，肠道不利，五谷食入所化生的浊气及糟粕滞于肠道中不易排出，引起胁、腹胀痛、腰骶脊不适，所以郝允说痛而无伤。这种肠道功能紊乱可用理气消导法疏解。如"攻之"，引起肠蠕动加快"则益痛"。所谓三年内逐年好转至愈，也就是用情志疗法（抑怒）及调节饮食习惯。所谓江山易改，本性难移，这二种习惯是较难改变的，坚持三年改成也不错了。但无伤而腰脊痛，按现代的腰椎间盘突出症、强直性脊柱炎、致密性髂骨炎、弥散型特发性骨骼肥厚症等都是有可能的。这些病症古时也是有的呀！

3 案[1] 东垣治一人，露宿寒湿之地，腰痛不能转侧，胁搐急，作痛月余。《腰痛论》[2]云：皆足太阳（膀胱）、足少阴（肾）血络有凝血作痛，间有一二证，属少阳胆经外络脉病，皆去血络之凝乃愈。经云：冬三月禁针，[3]只宜服药通其经络，破血络中败血。以汉防己、防风各三分，炒曲、独活（胆）各五分，川芎、柴胡（胆）、肉桂（肾）、当归、炙草、苍术各一钱，羌活（膀胱）钱半，桃仁五粒，作一服，酒煎服愈（配方精妙，后学当触类而长之）。

【注解】[1] 本案录自《兰室秘藏·素问·腰痛门》，本案方名川羌肉桂汤。

[2]《腰痛论》：指《素问·刺腰痛论》篇。该篇提到针刺治疗腰痛用足太阳经穴有7处，足少阴经穴有6处，足少阳经穴3处，而且都提到刺出血。

[3]"冬三月禁针"：文出《素问·八正神明论》篇，原文为"凡刺之法，必候日月星辰，四时八正之气……是故天温日明，则人血淖液而卫气浮，故血易泻，气易行……是以天寒无刺，天温无疑"。原文主要是说天气温暖，人体的气血易流通，用针刺后气血流泻易祛邪外出。天气寒冷则反之。《素问·四气调神大论》篇说"冬三月，此谓闭藏，水冰地坼，无扰乎阳，早卧晚起，必待日光，使志若伏若匿，若有私意，若已有得，去寒就温，无泄皮肤，使气亟夺"。

【阐发与临证】露宿寒湿之地引起的腰痛，既有寒湿之邪侵袭经络，又因僵卧而引起经络瘀血。新病属实，责之足太阳膀胱经；久病属虚，责之足少阴肾经和督脉；不新不久病则虚实相兼，当以活血祛风湿、温通经络为是。因痛引胁肋谓之"间有一二证，属少阳胆经"。

"冬三月禁针"之说可商榷。《灵枢·顺气一日分为四时》篇曰："藏主冬，冬刺井"，即是说冬季可刺井穴。从《素问·四气调神大论》篇的原文看，是说冬季要养阳气，要居深室避寒就温，无泄皮肤，更不能出汗使阳气发泄而为寒气所迫，因为古时无取暖设备，冬季冷，袒露四肢甚或胸腹部易受寒冷而伤身。此由露卧寒湿引起，如再暴受寒冷，病就加重了。

4 案 韩㦃[1]治一人患腰疼痛，以胡桃仁佐破故纸，用盐水糊丸，服之愈。

【注解】[1] 韩㦃：即韩飞霞，见二卷第六篇火热第20案。

【阐发与临证】补骨脂和胡桃仁都是壮腰补肾良药。补骨脂辛大温，恶甘草，得核桃仁良，主治五劳七伤，骨髓伤败，肾冷精流，兴阳事，逐诸冷痹顽。核桃仁甘平温，能润肌黑须发，补下焦益命门。韩㦃本人曾说核桃仁佐补骨脂有木火相生之妙。

5 案[1] 丹溪治徐质夫，年六十余，因坠马腰痛，不可转侧，六脉散大，重取则弦小而长，稍坚。朱以为恶血虽有，未可驱逐，且以补接为先，遂令煎苏木、人参、黄芪、川芎、当归、陈皮、甘草，服至半月后，散大渐敛，食亦进，遂与熟大黄汤[2]调下自然铜等药，一月而安。

【注解】[1] 本案录自《丹溪医按·腰痛》篇。

[2] 熟大黄汤：《三因极一病证方论》方，治坠堕闪挫，腰痛不能屈伸，药用大黄、生姜同炒至焦黄色，水浸一夜，五更去渣顿服。

【阐发与临证】本案明显是瘀血阻络的腰痛，只因年六十余而先用参芪归草等补气血为主，虽也用苏木川芎，但活血祛瘀功效力较差。六脉散大也是气虚的表示。气虚好转后总是要用活血祛瘀方药的，此处用大黄（应是酒制大黄）、自然铜等。自然铜辛平，能消瘀血止痛，破积聚，治产后血邪，骨折。一般入丸散中用，以火煅醋淬、研细水飞过才可用。朱丹溪曾说"自然铜世以为接骨之药……方尽多，大抵宜补气、补血、补胃。俗工惟在速效，迎合病人之意……虽有接骨之功，燥散之祸甚于刀剑，戒之"，对本案之治疗过程也是一个极好的说明。

6 案 王绍颜信效方[1]云：顷年得腰膝痛不可忍，医以肾风攻刺诸药不效，见传相方有此验，立制一剂神效。方以海桐皮二两，牛膝一两，羌活、地骨皮、五加皮、薏苡仁各一两，甘草五钱，生地十两，右净洗焙干细剉，生地黄以芦刀子[2]切，用绵一两，都包裹入无灰酒[3]二斗浸，冬二七日，夏七日，候熟[4]，空心饮一杯，或控干焙末蜜丸亦可。

【注解】[1] 王绍颜信效方：王绍颜，宋朝作王颜，撰《续传信方》。《通志·艺文略》及《政和本草》载王颜为五代人。明代《本草纲目》《引据古今医家书目》中列有王绍颜《续传信方》，为五代后唐人。查《信效方》为元代曾世荣作，《传信方》系唐朝刘禹锡所作，所以王作《续传信方》是可靠的。

[2] 芦刀子：芦竹之杆较芦苇秆长、粗、硬壮，依其外皮削成薄刀，较锋利，似刀，可切割柔软

物。雷敩曰"地黄……勿犯铜铁器"，故不可用铜铁刀切割，而用芦竹刀。

[3] 无灰酒：古时酿酒度数低的米酒含杂质，挥发后留有残渣，似灰。经蒸馏后得透明澄清的酒度高的酒，无沉淀无杂质，挥发或燃烧后无残渣。

[4] 熟：此处意谓浸透。

【阐发与临证】 肾风，此处意为足少阴肾经络受风邪，部分病人因久病引起血瘀阻滞经络，所以说"攻刺"者，即祛风湿，活瘀血，逐痹阻。痹有风、寒、湿、热、瘀、虚等不同。本方除海桐皮、五加皮、羌活等祛风湿除痹阻，牛膝壮腰膝活血，苡仁利湿外，还用地骨皮、生地凉血滋阴，而且生地用量之大异乎寻常，说明前"攻刺诸药不效"是辨证用药有误。

7案 戊戌秋[1]，淮南大水，城下浸灌者连月。王忽脏腑不调，腹中如水吼，数日，调治得愈。自此腰痛不可屈折，虽沐亦相妨，遍药不效，凡三月。此必水气阴盛，肾经感此而得。乃灸肾俞三七壮，服鹿茸丸[2]而愈（《医学纲目》[3]）。

【注解】 [1] 戊戌：按《医学纲目》作者楼英生卒年份（1320—1389）计，戊戌年是1358年，为元朝惠宗至正十八年，也是徐寿辉的天启元年，还是小明王韩林儿龙凤四年，案文中"王"应指小明王韩林儿。

[2] 鹿茸丸：同名27方，(1)《太平圣惠方》方之一，治肾消气虚羸瘦无力，滑数不禁，药用鹿茸、人参、泽泻、赤石脂、石斛、熟地、麦冬、茯苓、萆薢、白芍、甘草、黄芪、桑螵蛸、黄芩、龙骨、牡蛎、桂心、蜂蜜；(2) 上书方之二，治虚劳骨气不足，精清而少，阴痿，脚膝无力，药用鹿茸、牛膝、麦门冬、肉苁蓉、石斛、覆盆子、萆薢、桂心、茯苓、炮附子、人参、黄芪、钟乳粉、熟地、防风，蜜丸；(3) 上书方之三，治妇人久积虚寒，小便白浊，滑数不禁，药用炙鹿茸、椒红、桂心、炮附子、煅牡蛎、补骨脂、石斛、肉苁蓉、炙鸡内金、沉香、桑螵蛸，蜜丸；(4) 上书方之四，治小肠虚冷，小便数多，药用鹿茸、椒红、附子、山茱萸、龙骨、桑螵蛸，蜜丸；(5) 上书方之五，治肾脏风虚，耳鸣，腰脚疼，药用鹿茸、苁蓉、巴戟、五味子、石斛、菖蒲、天雄、桂心，蜜丸；(6) 上书方之六，治膀胱虚冷，面黑，小便不禁、腰脚酸痛，食少肌肤消瘦，药用鹿茸、苁蓉、附子、石斛、茴香、钟乳粉、龙骨、沉香、木香、菟丝子、磁石、桑螵蛸；(7) 上书方之七，治伤寒后虚损，小便如泔，余沥，梦泄，药用鹿茸、韭子、泽泻、茯苓、牛膝、巴戟、石龙芮、龙骨，蜜丸；(8) 上书方之八，治五劳六极七伤衰损，药用鹿茸、菟丝子、苁蓉、山药、熟地、蛇床子、远志、五味子、茯苓，蜜丸；(9) 上书方之九，治虚损，风冷气，腰脚不利，药用鹿茸、菟丝子、腽肭脐、巴戟、附子、苁蓉、石斛、泽泻、远志、山萸、续断、天麻、五味子、枣仁、茴香、柏子仁、汉椒、萆薢、当归、川芎、牛膝、桂心、茯苓、蛇床子、杜仲、枳壳，蜜丸；(10) 上书方之十，治虚劳衰损，小便白浊，药用鹿茸、菟丝子、苁蓉、熟地、山药、茯苓、五味子、蛇床子、远志，蜜丸；(11) 上书方之十一，治虚劳少气，羸弱无力，药用鹿茸、枸杞子、泽泻、白术、杏仁、山药、菟丝子、黄芪、桂心、白芍、附子、阿胶，蜜丸；(12) 上书方之十二，治虚劳膝冷，少气乏力，药用鹿茸、桂心、附子、石斛、蛇床子、补骨脂、熟地、山萸、萆薢、苁蓉、杜仲、牛膝，蜜丸；(13) 上书方之十三，治肾气虚衰，或肾经中风湿，腰痛，药用鹿茸、天雄、杜仲、附子、安息香；(14) 上书方之十四，治妇人赤白带下，药用鹿茸、鹿角胶、桑耳、炮姜、牛角䚡、附子、赤石脂、龙骨、艾叶，蜜丸；(15) 上书方之十五，补虚损，药用鹿茸、磁石、茯苓、熟地、苁蓉、菟丝子、人参、附子、山药、远志、桂心、牛膝、杜仲、续断、巴戟、五味子、山萸、补骨脂、蛇床子、泽泻，蜜丸；(16) 上书方之十六，治下元虚，精髓亏，筋骨弱，腰膝软，药用鹿茸、苁蓉、巴戟、菟丝子、人参、茯苓、五味子、萆薢、桂心、黄芪、远志、续断、木香、山药、熟地、泽泻、石斛、覆盆子、蛇床子、天雄、白蒺藜、柏子仁、附子、丹皮、防风，蜜丸；(17) 上书方之十七，治下元冷痹，风虚劳损，药用鹿茸、巴戟、龙骨、干漆、桂心、牛膝、补骨脂、附子、熟地、苁蓉、菟丝子、阳起石，蜜丸；(18)

上书方之十八，治下元虚惫尿血，药用鹿茸、当归、生地、冬葵子、蒲黄，蜜丸；(19)《三因极一病证方论》方，治同上，药用鹿茸、麦冬、熟地、黄芪、鸡膍胵、苁蓉、萸肉、补骨脂、牛膝、五味子、茯苓、玄参、地骨皮、人参，蜜丸；(20)《济生方》方，治肾虚少气，腹胀食少，腰痛小腹痛，手足逆冷，面黑，药用鹿茸、川牛膝、五味子、石斛、菟丝子、棘刺、炒杜仲、巴戟、山药、阳起石、附子、沉香、川楝子、磁石、官桂、泽泻；(21)《博济方》方，治虚劳，腰脚痛，神怠，食少，药用鹿茸、附子、桃仁、苁蓉、巴戟、茯苓、石斛、当归、补骨脂、牛膝、枣仁、白蒺藜、萆薢、桂心、羌活、木香、防风，蜜丸；(22)《普济方》方，治肾虚腰痛，药用鹿茸炙黄，酒糊为丸，盐汤下；(23)《史载之方》方，治精血虚，药用鹿茸、五味子、山药、青盐，蜜丸；(24)《全生指迷方》方，治足膝无力渐瘦细，不能行步，药用鹿茸、生地、菟丝子、杜仲、牛膝、萆薢、附子、干漆；(25)《丹溪心法》方，治尿血，药用鹿茸、菟丝子、沉香、附子、当归、补骨脂、茴香、葫芦巴；(26)《证治准绳》方之一，治因脚气而脚腕生疮，药用鹿茸、五味子、熟地；(27)上书方之二，治妇女冲任虚衰，风冷乘胞宫，经水多色瘀黑，或崩下，脐腹冷极则汗出如雨，药用鹿茸、赤石脂、禹余粮、艾叶、柏叶、附子、熟地、当归、续断。

[3]《医学纲目》：一为元末明初楼英著，40卷，二为明朝黄武撰。现能看到的是楼英所著。

【阐发与临证】战乱又逢水灾，肝气不舒，水湿浸脾胃，大小肠为之失调，肠鸣如水吼。之后引起的腰痛不可俯屈亦为水湿脾虚及肾，所以要用健脾益肾祛水湿之方药。水湿为阴邪，所以要用鹿茸、人参、附子、熟地等壮阳剂。上述27个方剂中以(12)(13)(16)(17)(20)至(22)(24)等方剂均可加减治之。

第七篇　胁　　痛

1 案[1]　丹溪治一人，年三十六，虚损瘦甚，右胁下疼，四肢软弱，二陈汤加白芥子、枳实、姜炒黄连、竹沥，八十贴安（治虚人有痰此方可法）。

【注解】[1] 本案可能录自《丹溪纂要》。

【阐发与临证】本案虽说是虚损瘦甚，四肢软弱，但治疗方药仍然是实证（痰）的治法，仅二陈汤中有茯苓、甘草二味，实在也算不上补药。按述证说，应该是气阴二虚，可用参脉饮之类。如按用药看，似应有咳嗽及咳唾，呼吸时痛加重的。

胁痛常见有邪入少阳经络、肝气郁结、血瘀阻滞肝胆经络、肝经湿热、胆清净之腑受邪混浊、肝阴血不足、痰饮悬饮内停胸胁、肝脾不和、胃气不降与大肠传导失司、房劳过度等十种证型，本案属于痰饮内停胸胁。

2 案　项彦章治一人病胁痛，众医以为痈，投诸香姜桂之属益甚。项诊之，曰：此肾邪也，法当先温利而后竭之。以神保丸[1]下黑溲，痛止，即令更服神芎丸。或疑其太过，项曰：向用神保丸，以肾邪透膜，非全蝎不能引导。然巴豆性热，非得芒硝、大黄荡涤之，后遇热必再作，乃大泄滞数出，病已。所以知之者，以阳脉弦，阴脉微涩。弦者，痛也；涩者，肾邪有余也，肾邪上薄于胁，不能下，且肾恶燥，今以燥热发之，非得利不愈。经曰：痛随利减，[2]殆谓此也（琇按：虚人恐不胜此）。

【注解】[1] 神保丸：《灵苑方》（合在《苏沈良方》中）方，治心膈痛、腹痛、胁下痛、项筋痛（为膀胱气引起），气喘、气噎、便秘等，药用木香、胡椒、全蝎、巴豆，朱砂衣。随症状不同而用不同药品煎汤送（参见《普济本事方》神保丸项）。

[2]"痛随利减"：原文未找到出处。《金匮要略·杂疗方》云："若中恶客忤，心腹胀满，卒痛如锥刺……服大豆许三四丸（指三物备急丸，药用大黄、巴豆、干姜）……即下便差。"是说肠胃实积而卒痛，用下法，得下便愈。但《儒门事亲·卷一·七方十剂绳墨订一》篇有"诸痛为实，痛随利减"；《儒门事亲·卷一·服药一差转成他病说》篇有"古人云：痛随利减"；《儒门事亲·卷四·痢十五》篇有"《内经》曰：风随汗出，痛随利减"等说法。

【阐发与临证】胁痛而以为痈，可能疑为肠痈。即使如此，投诸香姜桂之属也不妥。此处用巴豆泻寒结、硝黄泻热实、寒热药并用是适证的。毕竟从"温利而后竭之"的治法看，还可能是肠痈，但非实热血瘀之类，相当于附子苡米败酱汤证。服神保丸而下黑溲，非真正的黑酸尿之类的黑尿，而是尿量少、尿液浓、色泽深而然。此也可能是结肠肝曲或脾曲综合征，燥屎内结于该处，一般理气药无能为力。

3 案[1]　虞恒德治一人，年四十余，因骑马跌仆，次年左胁胀痛，医与小柴胡汤加草龙胆、青皮等药不效。诊其脉，左手寸尺皆弦数而涩，关脉芤而急数，右三部唯数而虚。虞曰：明是死血症（脉涩为血少，又云失血之后脉必见芤，又曰关内逢芤则内痈作，论脉固属血病，然断之曰死血，亦因跌仆胁胀痛故耶）。用抵挡丸[2]一剂，下黑血二升许，后以四物汤加减调理而安。

【注解】[1] 本案录自《医学正传·卷四·胁痛》篇。

[2] 抵挡丸：《伤寒论》方，治下焦蓄血，少腹满，药用水蛭、虻虫、大黄、桃仁。

【阐发与临证】病因，在很多情况下是比较直观的，但相当多的患者，其主诉原因与实际情况不一致，似是而非。本案因骑马跌仆而致，次年才觉左胁胀痛。有时，很可能觉得此二者无关连：跌仆受伤而瘀血作痛，中间那有间隔一年之久？因此医与小柴胡加龙胆草、青皮疏肝理气、清肝胆热。但恰恰是似非而是，用抵挡丸祛瘀活血而愈。

4 案[1] 橘泉治一老八十余，左胁大痛，肿起如覆杯，手不可近（实证）。医以为滞冷，投香桂姜黄推气[2]之剂，小腹急，胀痛益甚。翁曰：此内有伏热，瘀血在脾中耳，经所谓有形之肿也（有形之肿宜以削之）。然痛随利减，与承气汤加当归、芍药、柴胡、黄连、黄柏下之，得黑瘀血二升，立愈。

【注解】[1] 本案可能录自李濂《医史》。

[2] 推气：理气。

【阐发与临证】此案亦如此。单辨以左胁大痛，有可能以为滞冷。"医"亦如此辨证即予以香燥理气之品，如考虑到"肿起如覆杯，手不可近"，则不会辨以滞冷的。因为伴有小腹急，所以辨为瘀热夹滞于肠胃中。与第 2 案例一样用承气汤为主下之，痛随利减。此可能是结肠脾曲综合征，由肠内燥屎引起（老人多肠燥便秘），久之则成肠梗阻，香燥理气药当然不管用了。

5 案[1] 张戴人治一人病危笃，张往视之。其人曰：我别无病，三年前，当隆暑时出村埜[2]，有以煮酒馈予者，适村落无汤器[3]，冷饮数升，便觉左胁下闷，渐作痛，结硬如石，至今不散，针灸磨药，殊无寸效。戴人诊之，两手俱沉实而有力。先以独圣散[4]吐之，一涌二三升，气味如酒，其痛即止。后服和脾安胃之剂而愈（《儒门事亲》）。

【注解】[1] 本案录自《儒门事亲·卷八·内积形》篇。

[2] 埜：同野。

[3] 汤器：能用于加热的容器。

[4] 独圣散：同名 14 方。（1）《校注妇人良方》方，治肝经有风，血崩不止，防风为末；（2）《外科精要》方，治气血凝滞生痈疽，药用香附为末；（3）《儒门事亲》方，治诸风痰宿食停滞膈上，药用瓜蒂为末；（4）《世医得效方》方，治过食瓜果致心腹胀痛闷，药用盐水煎服；（5）《卫生宝鉴》方之一，治盗汗虚汗，药用浮小麦为末；（6）上书方之二，治妊娠小便不通，药用蔓荆子研末；（7）《丹溪心法》方，治小儿痘出不爽，药用牛蒡子、僵蚕、紫草；（8）《圣济总录》方，治砂石淋，药用黄葵花及子研末；（9）《古今医鉴》方，治自汗盗汗，药用五倍子为末，津唾调填脐中；（10）《删补名医方论》方，治产后心腹绞痛，药用山楂、童便、砂糖；（11）《简易方》方，治吹乳，药用白丁香；（12）《证治准绳》方，治风痰，药用瓜蒂、郁金等分；（13）《疡医大全》方之一，治麻风，药用桑柴灰滤汁煮冰片，至苦味净为度；（14）上书方之二，治鼓槌风，药用川乌末，葱头和酒煎服。

【阐发与临证】虽然《内经》有"酒者熟谷之液也，其气悍以清，故后谷而入，先谷而液出焉"，饮酒后很快变成小便而"先下"，并且朱丹溪《格致余论》还有"醇酒性大热……理宜冷饮"之论述，但毕竟冷饮数升酒会伤胃。所谓结硬如石，是肌紧张、触痛，胃病，也可能胃肿瘤，也可能幽门梗阻，饮食存胃中不下行，催吐出之气味如酒是因为发酵且合并胃液，难闻。

6 案[1] 张文仲，则天初为侍御医，特进[2]苏良嗣，因拜跪便绝倒，文仲候之，曰：此因忧愤，邪气激也。若痛冲胁则剧难捄[3]。自晨至食时，即苦冲胁绞痛。文仲曰：若入心，即不可疗。俄而心痛，日昳而卒。[4]

【注解】[1] 本案录自《医学入门·卷首·历代医学姓氏》篇。

[2] 特进：官名，唐朝时为正二品的文散官。

[3] 捄：在此为救的异体字。

[4] 日旰：日晚，即傍晚或晚上。

【阐发与临证】跪拜见皇帝，难免感到压抑，所以会邪气激心。老年人过食膏粱厚味，四体不勤，大概代谢综合征中的肥胖、高脂血、高血压、心脑血管病是会罹患的。在邪气激心时，体位忽然下蹲，心脑血管病发作，猝然而昏厥是完全可能的。本患者极可能真心痛（冠心病心绞痛）发作，而且是转移性心绞痛，从原痛处（不详）转移至胁痛，再转移至心前区痛而猝死。

7案[1] 薛己治一妇人胁下肿痛，色赤寒热，用小柴胡，加芍药、山栀、川芎，以清肝火而愈。但经行之后，患处仍痛，用八珍汤，以补气血而安。若因肝胆二经，血燥所致，当用小柴胡加山栀、胆草、芎、归主之，久而脾胃虚弱，补中益气为主。若兼气郁伤脾，间以归脾汤。朝寒暮热，饮食少思，须以逍遥散为主。

【注解】[1] 本案录自《外科枢要·卷一·论疮疡用定痛散》篇。

【阐发与临证】本案例原著列在外科范围内，用以说明患疮疡不一定用止痛的乳香、没药类。患者胁下痛，皮色赤，身有寒热，肝火郁滞且有疮疡初起之嫌，所以用小柴胡汤加山栀疏肝气清肝火。如行经后仍痛为血虚。其实，逍遥散中养血和肝健脾为主，而疏肝理气不足，主要针对肝血虚而肝气不舒者而设。本患症好像是带状疱疹初起，治愈后挟行经之后又痛，是其后遗症肋间神经痛。

8案[1] 庠生马伯进之母，左胛连胁作痛（背胛上胳骨连侧胁是小肠与胆，连胁是肝脾），似疮毒状。薛曰：此郁怒伤肝脾，与六君加桔梗、枳壳、柴胡、升麻。彼另用疮药，其痛甚，乃请治。其脉右关弦长，按之软弱，左关弦洪，按之涩滞，果肝脾之疾，饮食之毒，七情之火也，仍用煎药加以大补之剂，脉症悉退；再加芎、归痊愈。

【注解】[1] 本案录自《外科枢要·卷一·论疮疡未溃用败毒之药》篇。

【阐发与临证】此妇左肩胛连左胁作痛且有疮毒状体征，可能是带状疱疹或带状疱疹的后遗症。肝脉弦洪确体现肝火为患，所以薛谓之七情之火。脾脉弦长软弱实为芤，乃脾胃中气不足为本。所谓大补之剂，也只是六君子汤之类，不可能用附桂八味、鹿茸虫草之属。所加桔梗、升麻、柴胡、枳壳、川芎、当归等当然是和血疏散法，"对疮毒状"是有益的。其实内服这些汤药，外再敷用疮药，只要不是有毒、大辛大温类，疗效更好。

9案[1] 一人年近六十，素郁怒，脾胃不健，服香燥行气，饮食少思，两胁胀闷；服行气破血，饮食不入，右胁胀痛（丹溪云：右胁悉属痰，左胁瘀血），喜用手按，彼疑为膈气，痰饮内伤。薛曰：乃肝木克脾土，而脾土不能生肺金也，若内有瘀血，虽单衣亦不敢着肉（妙别）。用滋化源之药，四贴，诸症顿退。彼以为愈，薛曰：火令在迩，[2]当健脾土以保肺金。彼不信，后复作，另用痰火之剂，益甚，求治，左关右寸滑数，此肺内溃矣。仍不信，乃服前药，吐秽脓而死。

【注解】[1] 本案及下一案均录自《内科摘要·脾肺亏损咳嗽痰喘等症》篇。

[2] 迩：浅、近之义。"火令在迩"意为夏季很快到来。

【阐发与临证】此患者实在是肺痈。既疑为"痰饮内伤"，且后来"吐秽脓"，则必有咳嗽咯痰等证。"素郁怒、脾胃不健、服香燥行气，两胁胀闷以致右胁胀痛"可以是肺痈之诱因和初期症状。老年人反应差，体质弱，因而开始时胸痛不明显，反而胁胀或痛（也可能病灶偏下叶、外带），而且喜手按，所以辨为肝木克脾土、土不生金之虚实夹杂是对的，用疏肝健脾滋肺金也对，但既有痰咳，清肺化痰也是要用的。当然这痰饮并非"温药和之"。薛自己也说"火令在迩"，所以一味健脾保肺，完全排斥治痰火，也有失偏颇。另外，薛说"若内有瘀血，虽单衣亦不敢着肉"之论也并不完全正确。

10案 一妇人饮食后，因怒患疟，呕吐，用藿香正气散二剂而愈。后复怒，吐痰甚多，狂言热炽，胸胁胀痛，手按少止，脉洪大无伦（无伦为虚），按之微细，此属肝脾二经血虚，以加味逍遥散加熟地、川芎二剂，脉症顿退，再用十全大补而安。此症若用疏通之剂，是犯虚虚之戒矣。

【阐发与临证】刚进食后生气发怒，极易影响消化即脾胃气机紊乱，呕吐，胸胁腹胀痛。藿香正气散疏理肠胃气机、消导除胀。如果该患者原本中气虚弱，或此症常发久发，便会脾虚生痰，脾虚及肝而肝脾血虚，脉洪大而按之微细且无伦。文中的"患疟"，只是表示寒热不规律或类似寒热往来。至于"疏通之剂"，也还是要用的，但必须健脾补肝为主。

11案[1] 一男子房劳兼怒，风府胀闷，两胁胀痛。薛作色欲损肾，怒气伤肝，用六味地黄丸料，加柴胡、当归，一剂而愈（琇按：此法移治腹痛门中，石山治一人面色苍白之症[2]，宜收捷效）。

【注解】[1] 本案录自《内科摘要·肝脾肾亏损头目耳鼻等症》篇。

[2] 此案例指本卷第三篇腹痛第17案，但彼如用六味地黄丸，肯定药证不符。

【阐发与临证】如果持续房事过频且作怒抑郁，后脑颈部胀闷且胁胀痛，作肾虚兼怒气伤肝血是可以的，如果体质强壮，偶然房事过频，也不会肾虚的，必然是还有肾虚的症状未记录。柴胡在此既疏泄肝气，又治胁胀痛，更可作引经药。

12案 石山治一人客维扬[1]，病胁痛，[2]医以为虚，用人参、羊肉补之，其痛愈甚。一医投龙会丸，痛减。汪诊弦濡而弱，曰：脾胃为痛所伤，尚未复。遂以橘皮枳术丸加黄连、当归，服之而安。越五年，腹胁复痛，彼思颇类前病，欲服龙荟丸，未决。汪诊之，脉皆濡弱而缓。曰：前病属实，今病属虚，非前药可治也。以人参为君，芎、归、芍药为臣，香附、陈皮为佐，甘草、山栀为使，煎服十余贴，痛止食进。

【注解】[1] 维扬：旧扬州及扬州府的别称。

[2] 本案及下案都录自《石山医案·卷上·胁痛》篇。

【阐发与临证】本案主要是突出汪机的脉诊。其实也不完全是于人参、羊肉补之后痛愈甚，第二医才改投龙会丸的，还是有"实"的症状，汪所说的"脾胃为痛所伤"是说木贼脾土。按说弦脉是有硬、长、直的感觉，濡而弱则完全相反，怎么并论呢？看来该是左关弦、右关濡弱。五年后复发时，脉皆濡弱而缓了，也是另有"虚"的症状的。即使如此，后方也配用山栀，其苦寒次于黄连，更次于第二次服的龙、荟，反之，益气健脾是越用越加重剂量。

13案 黟县县丞，年逾五十，京回，两胁肋痛（肋与胁不同）。医用小柴胡汤，痛止；续后痛作，前方不效。汪诊之，脉皆弦细而濡，按之不足。曰：此心肺为酒所伤，脾肾为色所损，两胁胀痛，相火亢极，肝亦自焚。经曰：五藏已虚，六府已竭，九候虽调者死。[1]此病之谓欤！寻卒。

【注解】[1]"五藏已虚，六府已竭，九候虽调者死"：原文未找到。《难经·八难》曰："寸口脉平而死者，何谓也？然，诸十二经脉者，皆系于生气之原……谓十二经之根本也……此五藏六府之本，十二经脉之根……故气者，人之根本也……寸口脉平而死者，生气独绝于内也。"《脉经·卷四·辨三部九候脉证第一》云："生气之原者……谓肾间动气也，此五藏六府之本……形肉已脱，九候虽调犹死。"《素问·热论》篇云："五藏已伤，六府不通，荣卫不行，如是之后，三日乃死。"这三段《经》文与原文意义相近。

【阐发与临证】此患者仅凭两胁肋痛、脉皆弦细而濡、按之不足，就诊为心肺为酒所伤，脾肾为色所损，而且是相火亢极，肝亦自焚，这样严重的病症，显然还有过去史、饮食生活习惯等等可供参考的情况，现在症状体征也省略许多。这是肝胆癌症？

14案 休宁金上舍《环海自述》云：曾因送殡，忍饥过劳，患腰肋连胁肿痛，不能转侧，医治不效。有一儒者诊视，曰：此肝火也。投龙胆泻肝汤、当归龙会丸而愈。

【阐发与临证】肝火型腰胁肋肿痛，当有疼处拒按，伴烦躁易怒，口苦咽干或目赤尿赤舌红脉弦数等。此可能为缠腰火丹（带状疱疹）初起，或是无名肿毒初起，前者可有局部皮肤刺痛、疱疹，后者即使是漫肿、无根无头、不红不热、时隐痛的类似于风寒外侵型，也是有一比较局限的局部病灶，不大可能腰肋连胁这样大范围。如果是缠腰火丹，龙胆泻肝汤和当归龙荟丸自然适合，即使是无名肿毒属阳证火热型也适合。但无名肿毒属阴证者不可用。

第八篇 膝 肿

1 案[1] 徐可豫治吴兴沈仲刚内子,膝肿痛,右先剧,以热熨,则攻左,熨左攻右,俱熨则腹雷鸣上胸,已而背悉若受万箠[2]者,独元首[3]弗及,发则面黛色,脉罔辨,昏作旦辍,日尪弱甚。医望色辄却,谓弗救。徐视脉竟曰:是湿淫所中,继复惊伤胆,疾虽剧,可治。即令以帛缠胸,少选[4],探咽喉间,涌青白涎沫几斗许。涌定,徐曰:今兹疾发至腹,则弗上面,面弗青矣。至昏膝痛仍加熨,鸣果弗及胸止。三鼓已定,皆如徐言,越三昏不复作,遂痊(痰随气升降作痛,所以一吐而愈)。

【注解】[1] 本案录自《松江府志》及《奉贤县志》。

[2] 箠:音垂,本义是马鞭子。可作鞭打,引申为棍杖打,同捶。

[3] 元首:指头部。

[4] 少选:须臾,一会儿。

【阐发与临证】病人以双膝关节走窜疼痛为特征,故当属行痹。《内经》曰"风寒湿三气杂至,合而为痹",行痹应风胜,但本案膝肿痛,为湿邪困脾,脾失健运,聚湿生痰。痰饮为阴邪,滞于关节则关节肿,滞于肠胃,走窜三焦,故见腹雷鸣上胸,背如受捶,面现黛色。所以本案是为着痹、痛痹,寒湿之邪为患。治疗当以祛痰饮为主,痰去则风无所依。因痰饮在肠胃,用吐法最捷,故吐之即愈。原治法单用热熨肿膝,相对来说力薄,所以热熨左膝则攻右膝,熨右又攻左膝。针灸并用,或加拔火罐,对祛除寒湿疗效较显著,当取穴膝阳关、犊鼻、阳陵泉、梁丘、足三里、阴陵泉等。

按膝关节肿痛看,恰似现代的反应性关节炎,腹雷鸣上胸是肠鸣音亢进,可能还伴有结肠炎,那就是肠病性关节炎了。背悉若受万捶,是背脊部到处痛,可能是伴发脊柱炎,而且除头部外全身都痛,是全身的腱端炎。

第九篇 鹤膝风

1案[1]　州守张天泽，左膝肿痛，胸膈痞满，饮食少思，时作呕，头眩痰壅，日晡殊倦。用葱熨法及六君加炮姜，诸症顿退，饮食稍进；用补中益气加蔓荆子，头目清爽，肢体康健；间与大防风汤十余剂，补中益气三十余剂而消。

【注解】[1] 本案录自《外科枢要·论鹤膝风》篇。

【阐发与临证】鹤膝风主要指膝髌关节肿痛、大小腿瘦削，形如鹤之膝状。前人认为单膝患者轻，双膝患者重。若左膝方愈，复病右膝，右膝方愈，复病左膝者，名过膝风，属险（如上一病案那样，倒也不一定是险症）。《医门法律·风门杂法》中说"鹤膝风者，即风寒湿之痹于膝者也。如膝骨日大，上下肌肉日枯细者，且未可治其膝，先养血气，俾肌肉渐荣，后治其膝可也"。本症虽多见于成年人，但小儿也有患此病的，其病因是先天不足，寒湿阴邪凝聚于膝髌部而发为肿痛。如肾虚为主，宜以八味地黄丸或加淮牛膝、鹿茸等；如以风邪为胜，宜用绀珠丹治之（又名保安万灵丹，《外科正宗》方，治痈疽、发颐、湿痰流注、鹤膝风、半身不遂等，方用苍术、全蝎、石斛、天麻、当归、川芎、炙甘草、羌活、荆芥、防风、麻黄、细辛、川乌、草乌、首乌、雄黄，蜜丸，朱砂衣）。鹤膝风一症在临床常见有气血虚、肝肾亏、寒湿阻滞、湿热蕴结、湿毒内积、热毒盛、血虚火燥等不同证型。本案所述症，确为脾虚生痰，所以用六君子汤加炮姜（理中汤加二陈汤）、补中益气汤等治疗收效。

本案以现代诊断看，可能是反应性关节炎、瑞特综合征。从饮食少思、时时作呕等中虚湿盛症状推测，可能还有腹泻腹胀痛等过去史。谢观认为此证由三阴亏损或立面交媾引起，而患者为军分区司令一角，古时权势颇倾一方。明朝时妓院已较多，所以性病型、肠病型都有可能。

2案[1]　一妇人发热口干，月经不调，半载后肢体倦怠，二膝肿痛。作足三阴血虚火燥治之，用六味地黄丸，两月余，形体渐健，饮食渐进，膝肿渐消，半载而痊。

【注解】[1] 本案录自《女科撮要·经候不调》篇，但原文比本案文要详细得多，而且还有薛己的分析。

【阐发与临证】本患者既诊为肝脾肾血虚火燥，极可能还有心烦易怒、头晕目眩耳鸣、日晡潮热、五心烦热、肌肤甲错、腰膝酸软，甚至眼目干涩、月经量少、白带少、前阴干涩、大便干结等症。薛己原案文是发热口干，月经不调，两腿无力。后服祛风渗湿之剂而出现腿痛体倦、膝浮肿、经事不通，再服六味地黄丸加八味丸而渐好转，可见得用祛风渗湿方药是虚其虚了。《张氏医通》云："妇人鹤膝风证……若肿高赤痛者易治，漫肿不赤痛者难治……误用攻伐，复伤元气，尤为难治也。大要当固元气为主，若食少体倦者，六君子汤；晡热内热，寒热往来者，逍遥散；发热恶寒者，十全大补汤；少寐惊悸者，归脾汤；月经过期者，补中益气汤；月经先期者，加味逍遥散；肾水虚弱者，六味地黄丸；肾虚风袭者，安肾丸、肾气丸参用。"用现代医学诊断要点分析，此患者可能是干燥综合征，70%的干燥综合征患者有关节痛，10%为确诊性关节炎。笔者数十年的临床经验证明干燥综合征用八仙长寿丸加增液汤、石斛等滋肝肾、养阴生津的方药是有效的。

第十篇　脚气　附：肿痛

1案　有人病两脚躄[1]，不能行举。诣佗，佗望见云：已饱针灸服药矣，不须复看脉。便使解衣，点背数十处，相去或一寸，或五分，纵邪不相当。言灸此各十壮，灸疮愈即行。后灸处夹脊一寸上下行，端直均调，如引绳也（《汉书·华佗传》[2]）。

【注解】[1]躄：两足残废为躄，一足残废为跛。

[2]《汉书·华佗传》：《汉书》，东汉班固著，班昭、马续续成，120卷，为中国第一部纪传体断代史。《华佗传》在《后汉书·卷八十二下方术列传·第七十二下》，文内即华佗生平，一般称《华佗传》。《后汉书》系南朝·宋·范晔撰，120篇。

【阐发与临证】本患者两足残废，不能行走，不能抬举（近端肌无力），已用针灸及服中药治疗很久了。是否有过发热、两下肢肌肉皮肤疼痛等症状或过去史，或者有否皮肤结节红斑等不详。从取穴相去或一寸，或五分看，当是督脉、足太阳膀胱经腧穴。"夹脊一寸上下行"指华佗夹脊，《针灸孔穴及其疗法便览》中说"自第一椎之下至十七椎之下为止，每椎下从脊中旁开五分处，左右共三十四穴"，该组腧穴主治虚弱羸瘦的多种疾病，如肺结核、神经衰弱等。本案既是两足躄，又是久经治疗不效，很可能是痿症。以现代医学诊断看，可能是下运动神经元性瘫痪的后遗症，如多发性神经炎，腓骨肌萎缩症及下肢皮肌炎和多肌炎，肌萎缩侧索硬化中的痉挛性瘫痪（下肢明显），但以下肢的皮肌炎和多肌炎的可能性大。

2案　徐之才[1]治一人患脚跟肿痛，[2]诸医莫能识。徐曰：蛤精疾也。由乘舟入海，垂脚水中。疾者曰：实曾如此。之才为剖得蛤子二，大如榆荚（《太原故事》[3]）。

【注解】[1]徐之才：南北朝时期北齐医家，字士茂，丹阳（今江苏镇江）人，尤擅长药剂学，修订《雷公药对》，著有《家传秘方》等。

[2]本案录自《北齐书·徐之才传》及《太原事迹》，还收录在《永乐大典》卷20310和《奇症汇》中，可与九卷第六篇四肢病第22案互参。

[3]《太原故事》：李璋撰。《新唐书》志48谓《太原事迹记》，《四库全书》引《晋志》谓《太原事迹杂记》，《宋史》志157谓《太原事迹》，主要记录异闻逸事。

【阐发与临证】本案例足跟肿痛可能是局部性风湿症，或反应性关节炎、瑞特综合征，或强脊炎的外周关节局部表现，还有可能是节肢动物咬伤。剖得蛤子二枚，可能是足跟部组织内结石类病，因结石形似蛤而误认为蛤。所谓乘船足垂入海水中而得，有可能是"养鱼人肉芽肿"，失治后病变部位逐渐钙化，形成类似结石状。但养鱼人肉芽肿往往急性期起红色块状物，此患处在足跟，皮下结缔组织少，所以肿痛但不发红也是有可能的。该病以前书称"游泳池肉芽肿"，现已改称为"养鱼人肉芽肿"，由海鱼分枝杆菌引起，多发于养鱼人及被海鱼等海水生动物咬伤的人。笔者曾在昆山诊治一例养鲈鱼的人被鲈鱼背鳍棘刺伤后，手指红肿痛，有红线（淋巴管炎）顺手前臂上延至肘，前臂见2个红色肿块、略大于杏仁，诊为养鱼人肉芽肿病及继发红丝疔，予清热解毒祛风中药内服，及湿温敷，三诊时基本治愈了。可以想象：如果此二块略大于杏仁的块状物拖延颇久时日，皮下组织内逐渐纤维化进而钙化、变硬，像胚胎在宫腔内死亡逐渐钙化变成石胎那样变成二小块石块，剖出后是硬的块状物。因得之于垂脚海水中，故附会为蛤精，在古时是极可能的。

3案 有范光禄得脚肿不能饮食，忽有一人不通名，径入斋中，谓曰：佛使我来理君疾也。光禄废衣示之，因以刀针肿上，倏忽间顿针两脚及膀胱[1]百余下，出黄脓水三升许而去。至明，并无针伤，而患渐愈。(《齐谐录》[2])

【注解】[1]两脚及膀胱：两脚指两脚上的阿是穴，即脚上的肿处。膀胱指膀胱经的俞穴。

[2]《齐谐录》：即《齐谐》或《齐谐记》，见五卷第一篇癥瘕第17案。

【阐发与临证】这里所说的"刀针肿上"之刀，应该是有刀形状的针。在九针中，鑱针（今之箭头针）、锋针（今之三棱针）、铍针（又名铍针，今之剑针）、大针（又名燔针）四种针具都有刀样形状，前三种又都可使之出黄脓水。此患者之脚肿，可能是踝关节腔积液，可能是瑞特综合征之急性期。

4案 王虥守会稽，童贯时方用事，贯苦脚气，或云杨梅仁[1]可疗是疾，虥裒[2]五十石献之，后擢待制（《挥麈录》[3]）。

【注解】[1]杨梅仁：杨梅（实）酸甘温，盐藏食，去痰止呕哕、消食下酒，烧灰服治下痢。用盐藏杨梅，连核捣如泥，以竹筒收之，凡遇破伤，研末敷之。核仁辛苦温，入肺脾二经，能宣壅逐湿，主治因湿邪壅阻经络，气血失畅而发的湿脚气，症见足胫肿大，麻木重着、无力、小便不利。《本草纲目》收录王明清《挥麈录》所记之本案以说明之，并载取核仁法。

[2]裒：音剖，原意是聚集，此处应为聚敛、搜括。

[3]《挥麈录》：南宋王明清（字仲言）撰，该书分《前录》《后录》《三录》《余话》，共20卷、450则，记录宋代政事、制度等，对旧闻掌故考辨甚详。成书于约1190年。

【阐发与临证】本案未记录童贯所患脚气的病情，从《本草纲目》等著作中可看出这是湿脚气。脚气分干脚气、湿脚气、寒湿脚气、湿痰脚气、脚气冲心等不同证型。湿脚气于《太平圣惠方》卷四十五指脚膝浮肿的脚气病，多因水湿之邪从下感受，使经络不得宣通而引起，症见足胫肿大，麻大重着，软弱无力，小便不利，舌苔白腻，脉濡缓。治疗宜宣壅逐湿，用鸡鸣散加减。如口渴尿赤，舌苔黄腻，脉数，为湿热偏胜，宜加清利之品，《丹溪心法》用防己饮，方中有犀角、黄柏、生地、苍术、木通等清热燥湿利湿之药。脚气病大致相当于现代的维生素B族（主要是B_1）缺乏症。

5案[1] 道士王裕曰：有忽患脚心如中箭，发歇不时，此肾之风毒，泻肾愈（泻肝即泻肾）。

【注解】[1]本案录自《泊宅编》，还收录在《医说·卷六·脚心如中箭》篇。

【阐发与临证】本案可能是涌泉疽，常因肾经虚损，湿热下注而成。脓浅溃速者为轻，宜服仙方活命饮；脓深溃迟者为重，应兼服桂附地黄丸，均应加清热利湿之品。本案是肾之风毒所致，故泻肾愈，案文中未列具体方药，临证时可参阅上述治法辨证用药。所谓肾之风毒，是说风淫太过成火成毒，而又侵犯足之三阳经，尤以膀胱与胆经受害为主。风毒之气流注于足底或踝、足背，掀赤肿痛、寒热如疟、恶风汗出，因为风邪，可发歇不时，治宜荆防败毒散加减，如加龙胆草、木通、栀子、泽泻，或加四妙汤等。

本案例还可能见于现代医学的痛风、红斑结节等症（忽患脚心如中箭样痛，发歇不时），亦以肾虚兼有下焦湿热为主，治疗以滋肾、利湿等法。

6案 董守约苦脚气攻注，或教之捶数螺[1]，傅[2]两股上，便觉冷气趋下至足，逾时而安。（寒凉法）（《类编》）

【注解】[1]螺：螺蛳、田螺肉甘寒无毒，功能泻热明目，醒酒止渴，下水利二便，化痰，治痔漏脱肛，和盐少许捣泥贴敷疗疮疖、下疳、烫伤，《仇远稗史》载：治水气浮肿，用大田螺、大蒜、车前子等分捣膏摊贴脐上，水从便下。又载用生大田螺捣烂敷两股上治脚气攻注（且具名即本案例），如此则可能是《仇远俾史》转录自《类编》。

[2] 傅：通附、敷。

【阐发与临证】此脚气为湿脚气且湿热为盛，所用螺肉（田螺、螺蛳）甘寒清热下水。另可用羌活导滞汤、当归拈痛汤等加苍术、黄柏、防己、苦参、木瓜、黄芩、白术、赤苓、猪苓、泽泻等。

7案 唐柳柳州纂《救三死方》：元和仲春，得干脚气（脚气有干湿之分），夜半痞绝，左胁有块大如石，且死，因大寒不知人三日，家人号哭。荥阳郑洵美传杉木汤，服半食顷，大下三次，气通块散，用杉木节一大升，橘叶一升，无叶以皮代，大腹槟榔七个，合而碎之，童便三大升，共煮一升半，分二服。若一服得快利，停后服。此乃死病，会有教者，乃得不死（《本事方》）。

【注解】[1] 唐朝柳宗元做过柳州刺史，故又名柳柳州。元和仲春指817年2月，他编纂《救三死方》。《普济本事方》载本案例与本案文相异者有四处：《救三死方》，得脚气，咽塞不知人三日，用杉木节一大片。

【阐发与临证】杉木汤中主药是杉木，本药首载于梁朝陶弘景辑《名医别录》"煮汤洗治漆疮"，《本草纲目》谓辛微温，《唐本草》载内服杉木汤治心腹胀痛，去恶气，煎汤浸治脚气肿满，《日华本草》载内服治奔豚风毒、霍乱上气。苏颂《图经本草》所载亦本案例，且所用大腹槟榔为大腹皮中含槟榔（外皮连子），共碎之。《太平圣惠方》用杉木屑配皂角为末，蜜丸内服治肺壅痰滞引起的上焦不利、咳嗽。《集简方》用杉木炭淋汤取汁频饮治肺壅失音。老杉木烧灰，麻油调敷治臁疮黑烂（《救急方》）、加腻粉清油调敷治小儿阴肿赤痛（《危氏得效方》）。《本草纲目》载治金疮出血、汤火灼伤，用杉树皮烧存性以鸡子清调敷之。

干脚气指脚气之不肿者。因素体阴虚内热，湿热风毒之邪从热化，伤营血，筋脉失养，症见足胫无力、酸痛麻木、挛急、腿脚变细瘦、食少、小便热赤、舌红、脉弦数或细数（本症类似于维生素B_1缺乏症和多肌类、皮肌炎），治宜宣壅化湿、和营清热。《杂病源流犀烛》用加味苍柏散（苍术、黄柏、白术、知母、生地、当归、白芍、木瓜、槟榔、羌独活、汉防己、牛膝、木通、甘草、生姜）。所以本案例是脚气痛绝，不是干脚气，或者是原患干脚气，后发展成脚气痛绝，即原患皮肌炎、多肌炎，因是抗JO-1抗体综合征，并发癌症，发展为"左胁有块大如石，且死"。如此则"会有教者，乃得不死"亦是权宜之治也。

8案 董系治安国军节度使程道济[1]，患腰脚疼痛，将二年，服汤药，皆姜附硫黄燥热之药，中脘脐下，艾炷十数，无效，愈觉膝寒胃冷，少力多睡，食少神减。群医曰：肾部虚寒，非热药不能疗。及自体究，亦觉恶寒喜暖，但知此议为是，因咨于董。董曰：肾经积热，血气不通故也。程不甚见信，试用通经凉药，但见脏腑滑利，伏困愈甚，弃而不服（人情大抵皆然）。后因陈五行造化胜负之理，方始不疑。再用辛甘寒药，泻十二经之积热，日三四服，通利十余行，数十日后，觉痛减，饮食有味，精力爽健，非昔之比，心神喜悦，服药不辍，迤逦[2]觉热。自后服饵，皆用寒凉，数年之间，疾去热除，神清体健（寒凉法）。

【注解】[1] 按《中医古籍文献学》转载：董系和程道济均为刘完素嫡传弟子。按《中国历代医家传录》载：程道济是高官又是董系的病人，又受学于董。

[2] 迤逦：曲折连绵之意。

【阐发与临证】本案是真热假寒证。董系是刘完素弟子，安国（安国虽于宋朝时改称蒲阴，但仍习惯用老称呼也是有可能的）离河间几十公里，看来董系用寒凉药治程道济是极可能的。该两地地处寒冷，程患腰脚痛二年，群医诊为风寒，久且入络，演变成肾阳虚用辛温热药是可能的，结果适得其反。从案文"自体究""因咨于董""试用通经凉药"等措辞看，患者程确是跟随董学过医的。本案例与五卷第十一篇恶寒第11案将军房伯玉所患恶寒证相同，都是真热假寒、外寒内热证，而且都是服用辛温燥热之剂（都有硫黄）而后出现的病症。二者相比，本案用的内服药方法较为稳妥。

9 案[1] 蔡元长知开封，正据案治事，忽如有虫自足心行至腰间，即坠笔晕绝，久之方苏。橼属云：此病非俞山人[2]不能疗。趣使召之。俞曰：此真脚气也，法当灸风市（风市在奇腧经络，在膝上七寸外侧两筋间）。为灸一壮，蔡晏然复常。明日，病如初，再召俞，曰：除病根非千艾不可。从其言，灸五百壮，自此遂愈。

【注解】[1] 本案录自《夷坚志》，还收录在《奇症汇·手足》。

[2] 俞山人：北宋名医，擅长针灸和内科。有俞山人镇心丹。

【阐发与临证】本案例乃脚气病的一种重症——脚气冲心，此为火气逆上心腹所致。常见心悸、气喘、呕吐诸症，甚至神志恍惚、语言错乱。如湿脚气而见攻心者，由于湿毒上攻，多伤阳，急宜温阳散寒，逐湿泄毒，用吴茱萸汤合千金半夏汤（《千金要方》方，药用半夏、桂心、干姜、甘草、人参、细辛、附子、蜀椒）加减；如脚气上干而见攻心者，乃由于湿火上攻，治宜宣壅逐湿，凉血清火，用吴茱萸汤合牛黄清心丸，或用犀角散加减。如体虚者，宜金匮八味丸或四物汤加黄柏，并用附子为末，口津调敷涌泉穴；如体实者，宜金铃子散（延胡索、川楝子）加茴香、黄柏，或用槟榔为末，童便调服；有热者宜犀角散（《太平圣惠方》方，药用犀角、枳壳、沉香、紫苏、防风、木香、槟榔、麦冬、赤苓、杉木节、石膏、竹沥）；无热者宜茱萸木瓜汤（《千金要方》方，药用吴茱萸、木瓜）；疼痛肿满、二便秘者，用沉香导气汤（《张氏医通》方，药用羌活、白芍、槟榔、炙甘草、川芎、香附、枳壳、紫苏、苏子、木瓜、生姜、木香、沉香）；另可用矾石一两，酸浆水一斗五升煎三、五沸，温浸脚。本案用灸风市穴方法治脚气冲心，与一般治法不同且取得较好疗效。风市穴为足少阳胆经腧穴，主治脚气，下肢痿痹，腰腿酸痛。在风市穴斜前上方三寸处有经外奇穴头风，灸五至七壮，主治头风眩晕。脚气冲心类似于维生素 B_1 缺乏症中的晚期或严重的表现，出现多发性神经炎、浆液渗出、水肿、心功能不全、呼吸困难、心动过速等。在亚洲某些地区有一种特别能致命的脚气性心脏病，称为 Shoshin 脚气病，可能与代谢性酸中毒有关，本案例可能为这种病。

10 案 仲兄文安公[1]守姑苏，以銮舆[2]巡幸，虚府舍，暂徙吴县。县治卑湿，旋感足痹，痛掣不堪。服药弗效。乃用所闻灼[3]风市、肩髃（大肠穴，二穴同[4]）、曲池三穴，终身不复作。

【注解】[1] 仲兄文安公：本案录自《洪氏集验方》，但被洪迈收录于《夷坚志》，所以此处以洪迈之身份说话。该书作者洪迈之长兄洪适（音 kuo）为宋孝宗时宰相，仲兄指其二哥洪遵，著《洪氏集验方》。

[2] 銮舆：皇帝出行时所乘的人抬轿子。此处比喻皇帝来到苏州，知府把自己的府第让出来给皇帝住，自己住到县衙。

[3] 灼：灸。

[4] "大肠穴，二穴同"一句应在"曲池"之后、"三穴"之前，因肩髃与曲池是手阳明大肠经腧穴，而风市却是足少阳胆经腧穴。

【阐发与临证】患者受寒湿而患足痹，不一定是脚气病。灸风市可治下肢痿痹、腰腿酸痛。另二穴均为上肢腧穴，用以治下肢痹痛，是腧穴的远治作用，尤其是十二经在肘膝以远的腧穴，不仅可治局部的病症，还可治疗本经循行所及的远隔部位的组织、器官、脏腑的病症，还可治疗全身的病症。如合谷穴除治疗上肢病症外，尚能治疗头面颈部病症，还能治疗外感病表证发热等。肩髃与曲池能治上肢酸痛麻胀及上肢不遂，但未见有治下肢酸痛痿痹的记载。另有经外奇穴斗肘（曲池穴外方之高骨处）、肘俞（曲池穴相隔一骨的突起）两穴能治臂肘痛。

11 案 僧普清苦此[1]二十年，[2]每发率两月，用此[3]灸三七壮，即时痛止。其他验者益众（《夷坚志》）。

【注解】[1] 这个"此"字，指与前案相同的足痹。

[2] 本案录自《夷坚志》。

[3] 这个"此"字指与前案相同的腧穴。

【阐发与临证】从案文文意看，显然这二案是同一来源，且为前后案。

12 案[1]　一人患脚转筋，时发不可忍。灸脚踝上一壮，内筋急灸内，外筋急灸外。

【注解】[1] 本案录自《针灸资生经·卷三·霍乱转筋》篇："岐伯疗脚转筋发不可忍者，灸脚踝上一壮，内筋急灸内，外筋急灸外。"还收录在《普济方·针灸·卷十四·霍乱转筋》篇、《针灸大成·卷八·手足腰腋门》篇，文字同，可能起源于《针灸甲乙经》卷11气乱于肠胃发霍乱吐下第四"转筋于阳，理其阳，转筋于阴，理其阴，皆卒刺之"。

【阐发与临证】脚转筋指踝以下发作性不随意的抽动，发作时脚部不能动作且局部疼痛。因比较局限，一般无伴随全身症状，作局部被动活动及局部按摩后可很快缓解。如果伴全身症状例如伴有发热恶寒、项背强急，则为风邪闭阻证型；如伴发作性抽搐、两目上视、口吐白沫等为风痰挟瘀证型；如伴头眩耳鸣、视物昏花、腰膝酸软、四肢麻木、日晡低热等为阴虚阳亢生风证型；如伴壮热烦渴、面红气粗、角弓反张、神昏谵语等为热极生风证型；如伴四肢逆冷、畏寒、水肿便溏、尿清长等为脾肾阳虚；如伴胸闷不舒、平时叹息、多梦、不宁，为肝郁血虚证型，等等不一。这种局限性脚或小腿肚（腓肠肌）转筋，除真脚气病（维生素B_1缺乏）外，老年人也可能为缺钙、脑血管痉挛。所灸脚踝上即内踝尖（又名吕细）和外踝尖，分别有主治霍乱转筋、脚内廉转筋及脚气、脚外廉转筋、十趾拘挛、白虎历节风痛等病症。

13 案　顾安中，广德军人，久患脚气，筋急腿肿，行履不得。因至湖州附船，船中有一袋物。为腿酸痛，遂将腿阁袋上，微觉不痛。及筋宽而不急。乃问艄人袋中何物，应曰：宣木瓜。自此脚气顿愈（《名医录》）。

【阐发与临证】木瓜酸温涩无毒，主治湿痹脚气，霍乱大吐下、转筋不止，治脚气冲心，能强筋骨、下冷气、去湿和胃，滋脾益肺，治腹胀善噫，心下烦痞。木瓜含皂甙、黄酮类、维生素C、过氧化氢酶等，对动物实验性关节炎有明显消肿作用，有缓和胃肠平滑肌痉挛和四肢肌肉痉挛作用。《本草纲目》转录：脚气肿急用木瓜切片，囊盛踏之；脚筋挛痛用木瓜数枚，以酒水各半煮烂捣膏，乘热贴敷于痛处，冷即换，日三五度；霍乱转筋用木瓜一两和酒一升煎服，不饮酒者煎汤服。仍煎汤浸青布裹其足。木瓜的树枝、树叶、树皮和树根都酸温涩，煮汁饮都能止霍乱吐下转筋、疗脚气。本案所说的治疗经过颇有戏剧性，因此也过分的夸张了。

14 案[1]　衍义治一人嗜酒，后患脚气，甚危。乃以巴戟半两，糯米同炒，米微转色，去米，大黄一两剉炒，同为末，炼蜜为丸，温水送下五七十丸，仍禁酒，遂愈（温利法）。

【注解】[1] 本案录自《本草衍义·卷七·巴戟天》。

【阐发与临证】巴戟天辛甘微温，功能强筋骨、安五脏，补中增志益气，增益肾精，补五劳，能疗头面游风，水胀，阴痿，男子夜梦性交泄精，小腹及阴中相引痛，治脚气。《药性本草》曰："只要病人虚损，就可加而用之。"本案从所用药物看，既用补肺（糯米补肺、蜂蜜润肺）肾，又用炒大黄活血通利。此人嗜酒，原文为每日饮酒五至七杯，很可能此人只饮酒不吃饭（很多酒量大的人经常这样），因此维生素B_1严重摄入不足，加上酒精中毒时对B_1的需求量加大，所以"后患脚气"。开始仅有腓肠肌压痛、痉挛和感觉异常，后即发展至多发性神经炎、水肿、心功能不全、心动过速、呼吸困难等。所以说"甚危"。其临床表现有血瘀阻络的证候和水肿、肾阳虚的证候，所以用补肾利水的巴戟和活血祛瘀的炒大黄有效。巴戟天含植物甾醇和黄酮类化合物，有类皮质激素样作用和抗血管硬化作用，水煎液能显著增加小鼠体重、延长游泳时间、提高免疫力。

15 案[1]　东垣治一朝贵，年近四十，身体充肥，脚气始发，头面浑身支节微肿，皆赤色，足胫赤肿，痛不可忍，手近皮肤其痛转甚，起而复卧，卧而复起，日夕苦楚。春间，李为治之，其人以北土高寒，故多饮酒，积久伤脾，不能运化，饮食下流之所致。投以当归拈痛汤一两二钱，其痛减半；再服，肿悉除，只有右手指末微赤肿；以三棱针刺指爪甲端，多出黑血，赤肿全去。数日后，因饮食湿面，肢体觉痛，再以枳实五分，大黄酒煨三钱，当归身一钱，羌活钱半，名曰枳实大黄汤[2]，只作一服，水二盏煎一盏，温服，空心食前，利下两行，痛止。夫脚气，水湿之为也。面[3]滋其湿，血壅而不行，故支节烦痛。经云：风能胜湿。[4]羌活辛温，透关节去湿，故以为主；血留而不行则痛，当归之辛温，散壅止痛，枳实之苦寒，治痞消食，故以为臣；大黄苦寒，以导面之湿热，并治诸老血留结，取其峻快，故以为便[5]也（下汗法）。

【注解】[1]本案在李东垣著作及《东垣十书》中找不到，在《医学发明》中有"脚气总论"篇，但没有详述及治验案，仅先用当归拈痛汤及治疗后再用导气除湿汤（药用羌活一钱半，当归一钱，枳实五分，大黄五分）治疗的论述，也没有枳实大黄汤的方名和组成。而导气除湿汤的组成与枳实大黄汤同样，只是大黄用量前者少、后者多（也可能是《医学发明》中关于这部分的内容在明代以后佚失了。所以江应宿在编辑时把本案冠以"东垣治"）。本案也收录在《医部全录》199卷四肢门的医案中。本案录自《证治准绳·杂病》，并未注明是李东垣所治，而且未说"朝贵"。

[2]枳实大黄汤：同名4方。（1）《名医类案》方，即本案方；（2）《万病回春》方之一，治胸腹食积，大便不通，药用枳壳、大黄、槟榔、厚朴、甘草、木香；（3）上书方之二，治药同上，去木香；（4）《痧胀玉衡》方，治痧毒结于大肠，药用枳实、赤芍、青皮、桃仁、银花、槐花、黄芩、连翘、麻仁、大黄。

[3]面：此字繁体字为麵。即面粉的面。

[4]"风能胜湿"：文出《素问·阴阳应象大论》篇，原文是"中央生湿……湿伤肉，风胜湿"。

[5]便：应为使。此处刻误。

【阐发与临证】当归拈痛汤载于《兰室秘藏》《医学发明》等，治湿热为病、肩背沉重、肢节痛及遍身痛、下注胫肿痛不忍等。所用药物中无槟榔、木瓜、紫苏等治脚气之要药，再加病人肥胖、头面肢节赤肿，甚至手指末节也赤肿，年近四十（金元时五十岁即为老年了），素嗜酒，所以此病人并非患脚气，而是关节炎、骨痹即原发或/及继发性骨关节炎，可能还是皮肌炎。至于其人数日后因饮食湿面又肢体觉痛，那是受寒（北方春季很冷）所致，这种病哪能几剂药就痊愈了。再说用枳实大黄汤下其利而痛止者，也非脚气然。何况脚气虽水湿之为（尤湿脚气），但缺乏维生素B_1是其中主要原因（有的不是真脚气），而面粉（古时没有现在这样的精白面粉）富含维生素B族，对脚气病来说只有治疗作用而无致病作用，所以它不会引起脚气病发作。酒制大黄确有活血祛瘀作用，但治脚气之久者已引起脚气冲心、瘀血阻络的证候，如同上一案例那样，而本案如为脚气病，的确还不到脚气冲心的程度。

16案[1] 丹溪治一妇足肿，用生地黄、黄柏、苍术（二妙可法）、南星、红花、牛膝、龙胆草、川芎治之（清法）。

【注解】[1]本案录自《金匮钩玄·脚气》及《丹溪心法·脚气》篇。

【阐发与临证】足肿一般指踝以下肿，大多有疼痛。本案例所用药物是三妙汤加味，清下肢下焦湿热、活血祛瘀。下肢肿痛一般分为湿热、寒湿、血瘀、气滞等不同证型。如肿痛局部红肿热触痛为湿热；如肿痛局部遇寒湿加重、皮色不变，有的甚至肌肤苍白或青黯为寒湿；如肿痛局部拒按，皮色紫或有青筋突起为血瘀；如患部为浮肿、自觉胀紧、按之即起，非按之如泥，为肌表气滞。《张氏医通》曰："有湿热者，痛处必肿，而沉重不能转侧，二妙散加羌防升柴术草之类。或除湿汤、渗湿汤选用。"《丹溪心法》云："若肢节肿痛脉涩数者，此是瘀血，宜桃仁、红花、当归、川芎及大黄微利之。"如此则本案应为湿热兼血瘀。以现代医学观点看，本案例可能是痛风、红斑性肢痛症、反应性关节炎、瑞特综合征等。

17案[1] 一人两足酸重，不任行动，发则肿痛。一日在不发中，诊脉三部皆大、搏手如葱管无力，身半已[2]上肥盛，盖其膏粱妄御，嗜欲无穷，精血不足，湿热太盛。因用益精血于其下，清湿热于其上，二方与之（谁谓丹溪法无补于世哉）。或言脚气无补法，故不肯服。三月后痛作，一医用南方法治（汗），不效。一医用北法治之（下），即死于溺器上。吁！业岐黄者，虚实之辨盖可以忽乎哉（补法）！

【注解】［1］本案可能录自《丹溪纂要》。

［2］已：同以。

【阐发与临证】这病人的疾病较重，但是乱治、疾病加重而猝死的。两足酸重不任行动而且时常发两足肿痛，可能是血管炎（静脉炎）、肌炎、多发性神经炎、硬皮病等。上半身腹部以上肥胖，相当于现代称之为中心性肥胖，吃得太好，已患代谢综合征，血管硬化、血栓形成；性交又频繁，情绪激动异常，极易发生中风，心血管栓塞猝死。这人因大便时用力憋气，腹压增高，心脏性猝死，所以死于溺器上。如果死于性交时，谓走阳，有民间称之为马上风，此是精泄不止引起，也可能是心脑血管性猝死。但此人平时朱丹溪给予的益精血之治疗是对的，肝藏血，主筋，肾藏精，主骨，左归丸加减，再加清利湿热。即使是真脚气，也有脚气冲心，心功能不全，心动过速，呼吸困难，因用力憋气解大便或性交过频而猝死于溺器上。某著名演员也颇胖（有代谢综合征），原已伴患心脑血管病，因解大便时很用力憋气（增加腹压，促使大便下行），而猝死于便器上，有类似之处。

18案 项彦章治一人足病，发则两足如柱，溃黄水逾月乃已，已辄发，六脉沉缓（脚气不得疑，脉之沉缓为虚寒）。沉为里有湿，缓为厥为风，此风湿毒，俗名湿脚气是也。神芎丸竭之，继用舟车神佑丸，下浊水数十出而愈（下法）。

【阐发与临证】本患者是湿热为患，如为脚气病，则为湿脚气无疑。两足肿成柱样即上下一般粗，甚至肿得皮肤开裂溃流黄水，可见确是病重，因而名之曰风湿毒（甚于湿热）。六脉沉缓不是虚，而是体现湿在里。如依魏注"脉之沉缓为虚寒"，怎么用神芎丸、舟车神佑丸等峻下水湿法，而且还是清下？

19案[1] 一妇脚底如锥刺痛，或胕肿，足腕亦痛而肿，大便泄滑里急。此血少，又下焦血分受湿气为病，健步丸[2]主之。以生地一两半，归尾、白芍、陈皮、苍术各一两，牛膝、茱萸、条芩各半两，大腹子三钱，桂枝二钱为丸，每服百丸，以白术、通草煎汤，食前下之（温法，琇按：此丹溪案，大腹子原刻误大附子）。

【注解】［1］本案录自《丹溪医按·痛风》篇。

［2］健步丸：同名3方。（1）《兰室秘藏》方，治膝中无力，伸屈不能，腰背腿膝沉重，行步艰难，药用防己、羌活、柴胡、滑石、炙甘草、天花粉、泽泻、防风、苦参、川乌、肉桂，酒糊为丸，葱白煎愈风汤下；（2）《脉因证治》方，治湿热成痿，药用（1）方去天花粉加生姜；（3）《丹溪心法》方，治脚气，药用苍术、陈皮、牛膝、归尾、赤芍、生地、黄芩、吴萸、桂枝、大腹皮，煎白术、木通汤下（此与本案文所列药物三处有异：案文是白芍、大腹子、通草）。

【阐发与临证】本患者有类似脚气之病证，但又确为不同。古时缠足，足骨畸形又潮湿，极易引起足痛；也可能足底患溢脓性皮肤角化病或情人踵引起刺痛，也可能骨刺引起痛，踝关节又肿痛，因此骨痹（骨关节炎）有可能。再加大便泄滑里急，肠病性关节炎、瑞特综合征（肠病型）是很可能的。《医学纲目》说"按东垣论南方脚气，外感清湿，作寒治。北方脚气，内伤酒醴，作湿热治"。丹溪所治为南方患者，用的是"作寒治"。

20案[1] 戴人治一人病腰脚大不伸，伛偻鳖鳖而行，已数年矣，服药无功，止药却愈。因秋暮涉水，病复作。医用四斤丸[2]，其父求治于戴。戴曰：近日服何药？曰：四斤丸。曰：目昏赤未？其父惊曰：目正暴发。戴曰：宜速来，否则失明矣。既来，目肿无所见。戴人先令涌之。药下，忽走三十行，两目顿明；再涌泄，能认字；调一月，令服当归丸[3]，健步而归（吐法）。

【注解】［1］本案录自《儒门事亲·卷六·湿痹》篇。

［2］四斤丸：同名3方。（1）《和剂局方》方之一，又名虎骨四斤丸，治肝肾不足而挟风湿，脚

弱少力，腿膝肿痛，筋脉拘急，行步喘乏及风寒湿痹、脚气，药用木瓜、肉苁蓉、天麻、牛膝各一斤，虎骨一两，炮附子二两，如法服用；（2）上书方之二，又名加味四斤丸，治药同（1）方去附子加川乌、乳香、没药；（3）《医学入门》方，又名加减四斤丸，治药同（1）方去虎骨、附子，加鹿茸、熟地、菟丝子、五味子。

[3] 当归丸：同名13方。（1）《千金要方》方之一，治腰腹痛，月经不通利，药用当归、川芎、乌头、丹参、干漆、䗪虫、人参、牡蛎、土瓜根、水蛭、桃仁，蜜丸；（2）上书方之二，治妇人脐下瘕结刺痛，赤白带下，腰背痛，月经忽前忽后，药用当归、吴茱萸、大黄、附子、葶苈、川芎、黄芩、丹皮、桂心、干姜、秦椒、细辛、柴胡、厚朴、牡蒙（牡荆；王孙之别名；紫参之别名）、甘草、䗪虫、水蛭，蜜丸；（3）上书方之三，治脾胃虚寒，身重不举，语音沉微，疠风伤痛，便利无度，药用当归、干姜、枣仁、天雄、川芎、生地、黄芪、地骨皮、桂心、附子、防风、白术、秦艽、厚朴、甘草、秦椒叶、吴萸、大枣，蜜丸；（4）上书方之四，治小儿胎寒偃啼，腹中痛，舌上黑，青涎下，药用当归、川椒、吴萸、附子、干姜、细辛、狼毒、豉、巴豆，蜜丸；（5）《太平圣惠方》方之一，治妇人血气不和心腹冷痛，药用当归、莪术、硇砂、桂心、没药，如法制作；（6）上书方之二，治经行脐下绞痛及腰痛，药用当归、琥珀、蓳闾子、吴萸、桂心、秦椒、牛膝、川芎、没药、延胡索、水蛭、益母草，蜜丸；（7）《和剂局方》方之一，治产后伤血过多虚竭少气，脐腹腰背拘急疼，面白脱色，唇干心忪烦倦，头重目眩嗜卧，或劳伤冲任、崩漏，药用炒蒲黄、熟地、当归、阿胶、续断、炮姜、川芎、炙甘草、白芷、白术、附子、吴萸、肉桂、白芍，蜜丸；（8）上书方之二，治小儿冷热不调，大便青黄，心腹痛或腹中气满，时呕逆不欲食，药用当归、白芍、人参、川芎、炙甘草、白术；（9）《全生指迷方》方，治血沥腰刺痛，大便黑，小便赤，药用当归、水蛭、桃仁；（10）《素问病机气宜保命集》方，治斑疹，大便秘，药用当归、甘草、黄连、大黄；（11）《卫生宝鉴》方，治妇人血积而经血不调，药用当归、川芎、芍药、莪术、三棱、熟地、神曲、百草霜；（12）《张氏医通》方，治热入血分大便秘结，药用当归、黄连、酒大黄、紫草、甘草；（13）《医垒元戎》方，功能和血，药用四物汤加防风、独活、全蝎、茴香、川断、川楝子、延胡索、木香、丁香。

【阐发与临证】张戴人确是大医家，因为时至21世纪的今天，相当多数的眼科医生和专治颈肩腰腿痛的医生也还不知道腰腿疼痛尤其是腰脚大不伸、伛偻鳖鳖而行与目昏赤的关系。他不仅知道它，而且知道目会失明。这是骨痹的一种，伛偻、跛行，发展下去很可能会以尻代踵、以脊代肩，如以现代医学诊断看，可能是强直性脊椎炎，它有25%～30%伴发眼色素膜炎（虹膜炎），且有眼痛、羞明、流泪、视物模糊、角膜周围充血、虹膜水肿（即目昏赤）等急性发作（正暴发）。其实，作为强脊炎用四斤丸是对症的。用涌泄法甚至药后下利30次而两目顿明，不失为一种治疗方法，但此下利肯定是清下法，主要是针对目暴昏赤肿。后所用的当归丸可能是注解中的第（7）方，即《和剂局方》方之一。笔者用自行研究的强脊合剂、四藤合剂等治疗以强脊炎为代表的脊柱关节病疗效很好。

21 案[1] 子和治息帅腰股沉痛，行步坐马皆不便。或作脚气寒湿治之，或作虚损治之，乌附乳没、活血壮筋骨之药无不用之，至两月余，目赤上热，大小便俱涩，腰股之病如故。诊其两手脉皆沉迟（若据脉经则沉迟为寒，今以凉泻而愈，故脉必当合症而断），沉者在里也，宜泻之。以舟车丸、浚川散各一服，去积水二十余行，至早晨咽白粥一二顿，与之即能矍铄矣（下法）。

【注解】[1] 本案录自《儒门事亲·卷六·湿痹》篇。

【阐发与临证】从病程及治疗经过看，本患者确不是脚气，也不全是虚损，但乌附乳没活血壮筋骨之药是要用的，还不全面，因为药性偏热，所以叠用二月余会产生目赤上热、二便俱涩（尚轻，未至全秘结）。这病人与上一例所患病症相同，也是骨痹，强脊炎的可能性大，腰椎间盘突出也有可能。上一例所谓的涌泄，推测也是用的舟车丸、浚川散，其实是泄，并未作吐。《医学纲目》云："脚气多属肺气实……故戴人治脚气用涌法者，良由此也。"《儒门事亲》"北方下注脚气论"说"盖多饮乳、酪、醇酒，水湿之属也。加以奉养过度"，就说的此类患者。

22 案[1]　魏德新因赴冬选，犯寒而行，真元气衰，加之坐卧冷湿，食饮失节，以冬遇此，遂作骨痹。骨属肾，腰之高骨，坏而不用，两胯似折，面黑如炭（面黑为湿气上侵），前后廉痛，痿厥嗜卧。遍问诸医，皆作肾虚治之。乃先以玲珑灶[2]熨蒸数日，次以苦剂上涌寒痰二三升（汗吐兼用），下虚上实明见矣；次以淡剂，使白术除脾湿，茯苓养肾水，官桂伐风木（然后温补），寒气偏胜则加姜附，否则不加。又刺肾俞（膀胱[3]穴）、太溪（肾[3]穴）二穴，二日一刺，前后一月半，平复如初（熏法）。

【注解】［1］本案录自《儒门事亲·卷一·指风痹痿厥近世差玄说二》篇。

［2］玲珑灶：或用铜特制的炉，可用木炭供热，可加热少量水以产生蒸汽，或以热熨痛处。南方农村老年人于冬季常用的手炉脚炉即此类物。

［3］膀胱、肾：指经络。

【阐发与临证】此人明确为脾肾虚寒又受风寒湿而致骨痹，而且侵蚀到腰椎骨坏而不用，小腿痛而痿弱。前医作肾虚也对，但既受风寒湿而引发，还必须治风寒湿以祛病邪。戴人喜用涌吐、下泄法而且取效明显，旁人当自无话可说。熨蒸热敷法对局部的温通经络散寒止痛作用是很明显的。中药只有官桂温补（温阳。补肾作用差），所以用针刺肾俞、太溪二穴温肾壮筋骨。面色变黑色，按中医辨证是为肾经有湿气上蒸于心，心火得湿气而形成烟气形于面。所以魏注为面黑为湿气上侵，但也有肾虚肾气浮于面的。本案只说面黑如炭，未说全身其他部位如背、小腿、足部皮色如何，可见黑色只表现在或主要表现在面部，按现代医学诊断，首先要考虑黄褐斑、血紫质病、阿狄森氏病、黑色素斑——胃肠息肉病、黑酸尿病、糙皮病、瑞尔（Riehl）黑变病、多发性神经纤维瘤，其他化学物品长期刺激也可。夫该病人长途跋涉到京城，较长期暴露于阳光之下，且心理负担较重，所以出现或加重了阿狄森氏病、黑酸尿、血卟啉病有可能。饮食不周而出现糙皮病（烟酸缺乏）、瑞尔黑变病；长期接触墨（古时的墨是用松树脂烧出的烟制成，也是一种焦油），极个别人也会引起焦油黑变病，也有可能。特别是伴发脊柱前后侧凸、骨损害的多发性神经纤维瘤更有可能，股骨头坏死也有可能（该患者有腰之高骨坏而不用、两胯似折）。

23 案　毗陵[1]有马姓[2]鬻酒为业者，患肾脏风，忽一足发肿如瓠，自腰以下钜细通为一律，痛不可忍，欲转侧，两人扶方可动。或者欲以铍刀决之。张[3]曰：未可。此肾脏风攻注脚膝也。乃以连珠甘遂[4]一两，木鳖子二个，一雄一雌[5]为末，獖猪腰子二个批开，药末一钱掺匀，湿纸裹数重，慢火煨熟放温（煨肾散[6]加木鳖[7]），五更初细嚼，米饮下，积水多则利多，少则少也，宜软饭将息。若病患一脚，切看左右，如左脚用左边腰子，右脚用右边腰子，药末只一钱。辰巳间，下脓如水晶者数升，即时痛止。一月后尚拄拐而行，再以赤乌散[8]令涂贴其膝，方愈。十年相见，行步自若。

【注解】［1］毗陵：古县名和郡名，治所在常州一带，辖今江苏的常州、镇江、无锡、丹阳等地。

［2］本案录自《普济本事方·卷四·治肾脏风攻注脚膝方》，并言是壬子年，即（南宋）1132年许叔微54岁时经治的。

［3］张：应为"许"，即许叔微。

［4］连珠甘遂：苏恭（即苏敬）《唐本草》说"甘遂……其根皮赤肉白，作连珠实重者良"。甘遂苦寒有毒，治大腹、面目浮肿，留饮宿食，破坚癥积聚，泻肾经及隧道水湿、脚气。《御药院方》用甘遂二钱加木香四钱研末，每用二钱，嵌獖猪肾内，湿纸包煨熟，食之，每日一服。温酒嚼下，利黄水，治肾水流注，四肢肿痛。

［5］《本草衍义》曰："木鳖子……其子一头尖者为雄。"

［6］煨肾散：《肘后方》方，治身面洪肿，《证治准绳》方治伛偻。方药都是甘遂末嵌在猪肾中，二书都是湿纸包煨熟，但药量不同。

［7］煨肾散加木鳖：原书名甘鳖散。杨珙《医方摘要》治湿疮脚肿，行履难者，即用本案方，但

用木鳖子仁四两，甘遂半两为末，猪腰子一个破开去膜，内夹药末四钱，湿纸包煨熟，空心米饮送下，服后脚便伸。《普济本事方》即用本案方法治肾脏风气、脚气肿痛，但用甘遂半两，木鳖子仁四个，余同。

[8] 赤乌散：未找到原方出处。《医学入门》云："湿兼风则走注不常，乌药顺气散、地仙丹，甚者用赤芍、草乌等分，酒糊丸服以劫之。"是否即赤乌散？

【阐发与临证】古时卖酒者自酿酒，酒窖阴湿冷，久在内劳作易患寒湿（《普济本事方》原文说该患者卖油。可能油坊也阴冷，卖油郎肩担在外走街串巷，饱受风寒雨淋）。此患者之一侧下肢上下一般粗、肿痛，未说红肿，按辨证应为寒湿侵袭下焦，而且水湿成毒患，治宜利水为主，甘遂就是；加以温通消肿毒，木鳖子就是。许叔微在南方治脚气也是作寒治，而且对局部肿痛不消者也用活血温经散寒的外用药治疗。《医学入门》甚至说"赤裂肿痛甚者，用甘遂为末，水调敷肿处，另用甘草煎汤服之，立消"。反药在这里起了治疗作用。

24 案 商州[1]有人重病，[2]足不履地者数十年，良医殚技，莫能治。所亲置之道傍，以求救者。遇一新罗僧[3]见之，谓曰：此疾一药可救，但不知此土有否。因为之入山采取，乃威灵仙也（灵仙能通行十二经）。使服之，数日能步履。其后山人遂传其事。海上方[4]著其法云：采之阴干月余，捣末酒和服二钱匕，利空心服之。如人本性杀药，[5]可加及六七钱匕，利过两行则减之，病除乃停服。其性甚善，不触诸药[6]，但恶茶及面汤（以甘草、栀子代饮可也）。

【注解】[1] 商州：即今陕西省商州区。

[2] 本案录自《医学纲目》及《海上集验方》。

[3] 新罗僧：新罗，朝鲜半岛上的古国，那时其僧人到中国来学习交流佛法、医学者很多。

[4] 海上方：即《海上仙方》《孙真人海上方》（实为宋朝钱竽撰）。但本案中之"海上方"，应为唐朝崔元亮所著的《海上集验方》（因前者无威灵仙）。

[5] 如人本性杀药：有的人天生就抗药性大。

[6] 不触诸药：与其他药不相反、不相畏、不抵触。

【阐发与临证】造成足不履地的病因可发生在足、下肢、脊柱等骨和关节及下肢肌肉、神经、血管等软组织，结合所用威灵仙治疗的情况，因此此患者所患疾病可能是血清阴性脊柱关节病、诸骨关节炎、多肌炎、硬皮病，还有该地高氟水引起的地方性骨关节病。威灵仙辛咸温，功能祛风湿，通行十二经脉，止痹痛，《本草纲目》转载《海上集验方》云：还能治中风不语，手足不遂，口眼歪斜，言语蹇涩，头风、白癜风、皮肤风痒，痰饮诸病及肠内诸冷病、骨鲠咽喉等。因该药能微利，所以还能治男女气病、噎塞膈气、腹中痞积、大便冷积等。如空腹服则能大便溏薄，所以说"利空心服之"。

25 案[1] 罗治中书粘合公，年四旬，体干魁梧。春间从征至扬州，偶脚气忽作，遍身肢体微肿，其痛手不能近，足胫尤甚，履不任穿，跣以骑马，控两蹬而以竹器盛之，困急。东垣曰：《内经》有云饮发于中，胕肿于上（妙理）[2]。又云：诸痛为实，血实者宜决之。[3]以三棱针数刺其肿上，血突出高二尺余，渐渐如线，流于地约半升许，其色紫黑，顷时肿消痛减，以当归拈痛汤一两半服之，夜得睡，明日再服而愈（针法）。

【注解】[1] 本案录自《卫生宝鉴·卷二十二·北方脚气治验》篇。

[2] "饮发于中，胕肿于上"：录自《素问·至真要大论》篇，原文是"太阴之胜……湿气内郁……饮发于中，胕肿于上"。

[3] "诸痛为实，血实者宜决之"：后半原文未找到。《难经·四十八难》云："痛者为实。"《素问·调经论》篇曰："寒独留，则血凝泣，凝则脉不通……泻实者气盛乃内针。"《素问·缪刺论》篇曰："恶血留内……刺……见血立已。"《灵枢·终始》篇说"刺诸痛者，其脉皆实"。这三段连起来也是说诸痛乃实，痛为血瘀，为实，宜刺血脉，用针泻之则已。

【阐发与临证】此患者原为蒙古人，北方干旱，忽至南方水湿之地，不适应水土，此为湿脚气（未必是真脚气病。寒湿痹或湿热痹均可能）。因体干魁梧，又是新病，辨为实证是对的，而用三棱针刺出血治疗也可。从出血情况看，当然是实证。《灵枢·血络论》篇说："血气俱盛而阴气多者，其血滑，刺之则射；阳气蓄积，久留而不泻者，其血黑以浊。"《难经·二十八难》说："其受邪气，畜则肿热，砭射之也。"虽说的是奇经八脉受邪而肿，但也适于身体的某部分瘀血而肿的病情。

26 案 孙少府治韩彦正[1]暴得疾，[2]手足不举。诸医皆以为风，针手足亦不去痛。孙曰：此脚气也。用槟榔末三钱，生姜三片，干紫苏叶七片，陈皮三钱[3]，水一大盏，煎七分，热服。数服而愈（清）。

【注解】[1] 原文是"孙治少府监韩彦正"或"少府监韩彦正暴得疾……孙兆作脚气治"。

[2] 本案录自《普济本事方·卷四》。

[3] 本方在原文中名"槟榔汤"。

【阐发与临证】病人手足不举且疼痛，不举很可能是近端肌无力，因此这可能是多肌炎且急性进展期。诊为脚气也罢，辨为风邪也好，辨证不清，用药取穴不精，当然不效。方中槟榔辛苦温涩，除五卷第四篇劳瘵第3案所引外，还能宣利五脏六腑壅塞，破胸中气，下水肿，除一切风，下一切气，通关节利九窍，主治风冷气、脚气、寒湿脚气肿痛。《斗门方》载用槟榔为末，酒服一钱治腰重作痛；唐德宗《贞元广利方》载用白槟榔十二分为末，分二次服，空心暖小便五合调下，日二服（或用姜汁、温酒同服）治脚气冲心，闷乱不识人。紫苏叶辛温，能下气除寒中，治一切冷气，心腹胀满，止霍乱转筋，开胃下食，止脚气。《图经本草》且说"与橘皮相宜"。《肘后方》用苏叶与橘皮，酒同煮服，治感寒上气。本患者所用方药全是辛温类，岂是魏注之"清"法？

27 案[1] 薛己治一妇人，腿患筋挛骨痛，诸药不应。脉紧，用大防风汤二剂（大防风汤：八珍加附子、羌、防、牛膝、杜仲、黄芪），顿退，又二剂而安（汗）。

【注解】[1] 本案录自《女科撮要·流注》篇。

【阐发与临证】筋挛骨痛即下肢活动受限而且活动时疼、脉紧，提示里寒。此处所用大防风汤为《和剂局方》方，是以八珍汤加黄芪益气血，以附子温阳散寒，以牛膝杜仲健肾壮腰膝。虽有羌活、防风，而并非以汗为主。按现代医学分析，此妇女可能为下肢（尤膝关节）原发性骨关节炎，肌炎皮肌炎因肌力、肌张力下降而致筋挛也可能。

28 案 江应宿治一婢，春初患脚气，腰脚赤肿，坟[1]起疼痛，难于步履。予曰：此因饮食伤脾，不能运化，湿热下注之所致也。利水行湿，消导食滞，用平胃散加茯苓、泽泻、薏苡、木瓜、山楂、麦芽、神曲，二剂，腰脚消而能步，再以木通白术汤[2]，送保和丸而愈。

【注解】[1] 坟起：高起、凸起、肿起，在皮肤上肿起块状物，像坟包一样。

[2] 木通白术汤：用木通和白术煮汤，非方剂名。

【阐发与临证】青年女子下肢多发性结节状红斑，肿痛拒按，春季发作。肯定湿热为患。一般说像这样病状及辨证，用二妙、三妙、四妙汤是顺手的事。江应宿用平胃散加利湿药及焦三仙消导，可能舌苔脉象显示湿重热不重。后虽用木通清热利小便、保和丸中有连翘，毕竟清热药少。这是白塞氏病或结节性红斑、皮肤血管炎。痛风也有可能，但坟起的赤肿应是单发寡发性的，而且年龄、性别、身份不符合。

29 案 予友人佘近峰、贾秣陵，年五十余，患脚痛，卧不能起年余，胫与腿肉俱消。邑医徐古塘昔患痹疾，治愈，求其成方。初用当归拈痛汤二服效，次用十全大补汤加枸杞子、防己、牛膝、萆薢，朝用六味地黄丸加虎胫骨、牛膝、川萆薢、鹿角胶，服三年，矍铄如初。徐书云：久久服之，自获益，幸勿责效于旦夕。信然。

宿曰：今人谓之脚气者，黄帝所为[1]缓风湿痹也。[2]《千金》云：顽弱名缓风，疼痛为湿痹。[3]大抵脚气无补法，乃风毒在内，不可攻，故当先泻之，皆湿热之为也。

【注解】[1] 所为："为"是"谓"之刻误。

[2] 黄帝所为"缓风湿痹"：原文录自《千金要方·卷七·风毒脚气·论风毒状第一》中。

[3]《千金》云"顽弱名缓风，疼痛为湿痹"：源自同上。

【阐发与临证】按《千金要方》论述，脚气是风毒和湿热引起。虽是实邪，但不能纯用攻法，宜攻补兼施，而且初时多用泻泄之法，主要针对风邪和湿热。本案例所用三个方剂，前者攻泻为主，后二方以补益为主，但防己、牛膝、萆薢显然还是对"皆湿热"而言。缓风和湿痹，都是脚气病的一种证型。缓风是脚气病中不痛而无力的那种，又称脚弱；湿痹除湿邪为甚的痹证外，在脚气病中还指腿脚痛而且不仁的那种。按《素问·平人气象论》篇说"脉滑曰风，脉涩曰痹""滑为阳，阳受病则为风；涩为阴，阴受病则为痹"。这是以脉辨证，宜与"不痛而无力""痛而不仁"相结合才能正确诊治。此二患者因脚痛而卧床不起，以致大小腿肌肉消瘦。如膝关节肿胀，可能为鹤膝风或夏柯氏关节炎，也可能下肢血栓闭塞性脉管炎、皮肌炎、肌炎、严重的骨关节炎等。

第十一篇　脚　　发

1 案[1]　薛己治阁老靳介庵，脚指缝作痒，出水肿焮，脚面敷止痒之药不应，服除湿之药益甚。薛诊之曰：阴虚湿热下注也，用六味地黄、补中益气而愈。

【注解】[1] 本案及以下共6个案例录自薛己《外科枢要·论脚发》篇。

【阐发与临证】用现代医学观点看，此乃过敏，单纯服除湿药、敷止痒药当然无效。用中医辨证观点看，湿热下注是有的，但患者显系年老高官，肝肾不足是主要的，薛己所谓阴虚，即指肝肾阴虚，所以用六味地黄汤有效。用六味地黄和补中益气后身体好了，邪就退了。现在新研究成果显示，过敏现象与人体T淋巴细胞和B淋巴细胞及其分泌的细胞因子失调有关，也是自身免疫性疾病。而补中益气汤、六味地黄汤都有调节作用。该患者也可能是脚癣感染。辨证不对，单纯除湿止痒当然也不效。

2 案　大参李北溪，足赤肿作痛，[1]先用隔蒜灸、饮活命散[2]一剂，痛顿止，灸处出水，赤肿顿消；次用托里消毒散四剂，灸处出脓而愈。

【注解】[1] 薛原文是"左足赤肿作痛"。

[2] 活命散：同名2方。(1)《证治准绳》方，治脾虚、霍乱不吐泻，腹胀如鼓，心胸痰壅，药用丁香、菖蒲根、生姜、甘草、盐，剉散，童便煎服；(2)《奇效良方》方，治霍乱吐泻，药用羌活、独活、防风、干姜、细辛、草豆蔻、肉豆蔻、川芎、吴萸、木瓜、官桂，木瓜汤送。此处应为仙方活命饮（又名活命饮）之刻误。仙方活命饮，《校注妇人良方》方，治疮疡肿毒初起，局部红肿热痛，药用炮山甲、白芷、花粉、皂角刺、当归尾、甘草、赤芍、炙乳香、炙没药、防风、贝母、陈皮、银花。

【阐发与临证】红肿痛为热毒疮疖痈肿初起，仙方活命饮能使之消散，脓已成者可使之外溃，此人服之当然有效。托里消毒汤（散）包含黄芪八珍汤（缺地黄），能托毒外出，治痈疽已成而又不能内消者，佐皂角刺使之透脓，两者相辅使痈肿溃脓而愈。蒜能解毒，现代从中提取出大蒜素能消炎。隔蒜灸是选用较大的独头紫皮蒜或较大的蒜瓣切成约1分厚的蒜片，中间以针刺数孔，置于穴位上，或用蒜泥铺成1分厚于穴位上，放艾炷点燃。每穴可灸5~7壮，隔2~3天灸一次。因蒜性味辛温，属火喜散，本法常用于治疗痈疽疮疡初起及蛇虫咬伤等。《肘后方》用独头蒜隔蒜灸治背肿。李迅《集验背疽方》"论蒜钱灸法"说"痈疽之法，着灸胜于用药……便用大独头蒜切如小钱厚，贴顶上灸之"。《外科精要》"用大蒜十颗、淡豉半合、乳香一钱，细研，随疮头大小，傅二分厚，艾灸之，痛灸至痒，痒灸至痛……与蒜钱灸法同功"。从现代医学诊断方面看，可能是痈疽、痛风急性发作、红斑性肢痛症、反应性关节炎、丹毒、虫咬伤等。最后诊断当然是痈疽，因为出脓了。

3 案　一儒者脚踝肿硬色白，两月余矣。[1]用大防风汤，及十全大补，兼服而消。后场屋不利，饮食劳倦，症复作，盗汗内热，饮食不化，便滑肌瘦，复加头晕，或头痛痰涌，此肾不纳气。[2]用八味丸、益气汤，百余剂，而安。

【注解】[1] 薛原文在此前有"此足三阴经亏损，为外寒所侵"，有了这句话，就可接续后文中

"而命门火不能相生"一句及"用八味丸"了。

[2]"此肾不纳气",在原文中是"此脾土虚寒而命门火不能相生",原文意义详尽,辨证正确,而江应宿所改欠妥,而且江氏改后没有了肾不纳气的见证了。

【阐发与临证】此案中所用大防风汤当以《和剂局方》方为是,因该方可治鹤膝风、膝肿痛、关节拘挛不能屈伸等。本方用八珍汤去茯苓加附子、防风、羌活、黄芪、杜仲、牛膝,方中以川芎、附子为君,说明是温补肾经为主,针对适证而设。本案踝关节肿硬色白,经治能暂缓,稍劳累又复发而且症状加重,出现盗汗内热、饮食不化、便滑肌瘦,一派劳瘵的症状,况且踝关节肿硬而色白,极可能是流痰,阴证、虚证,故用八味丸等扶正为主,本案可能是关节结核。

4 案 一男子脚心发热,作渴引饮。或用四物、芩、连、黄柏、知母之类,腹痛作呕,烦热大渴,此[1]脾胃复伤。先用六君炮姜,数剂而脾胃醒,再用补中益气,加茯苓、半夏,而脾胃健,乃以加减八味丸,兼服半载而愈。

【注解】[1]薛原文是"此足三阴亏损,前药复伤脾胃也",与后文"而脾胃健,乃以加减八味丸……而愈"相呼应。

【阐发与临证】该男子五心烦热、渴饮,重点突出在脚心发热。盖五心烦热常为阴虚。但气虚引起的,用甘温除热法治疗者不在少数(本案即是)。李东垣所谓阴火的也常见。此患者前医用四物汤养阴血,芩连知柏清热或作清热燥湿,即按阴虚或湿热下流治疗,所以反而引起烦热大渴(燥湿药更伤阴)、腹痛作呕(苦寒药伤胃阳)。故知此为脾胃失健中气不足。六君炮姜与四物芩连知柏不正相反吗?

5 案 一儒者脚心发热,作痒搔掐、滚水浸渍而出水,肌体骨立,作渴吐痰[1],用益气汤、六味丸,年余,元气复而诸症愈。

【注解】[1]薛原文在此后有"此脾肾虚而水泛为痰也",对理解薛的辨证更好些。

【阐发与临证】本案与第1案例类似。该案例靳某初起症状也是这样,所不同的一是前案脚趾间作痒,本案脚心(底)作痒;二是前案有了合并证即继发感染,脚发的"发"即指此。本案尚未有合并证。肌体骨立,作渴吐痰仅表示此人为阴虚、湿热而已。除与第一案例相同的过敏、脚癣外,还可能是脓疱性皮肤角化病。

6 案 少宗伯顾东江,面黧作渴。薛曰:此肾经亏损,当滋化源,以杜后患。顾公不信。次年九月,左足面患疽,色黯不痛,脚腿沉重。用隔蒜灸三十余壮,足腿即轻,疮出血水,七日而消,色仍黯。时顾将北行贺万寿。薛诊之曰:脾脉衰急,阳气亏极,不宜远行。公曰:予得梦屡验,向梦群仙待我,此寿征也。至河间驿聚仙堂,病亟。叹曰:数定于此,立斋岂能我留。[1]寻卒。

【注解】[1]原文是"立斋岂能留我"。

【阐发与临证】从患病经过看,此人先患消渴,而且是下消,叙证欠详。因未治疗,年余后又并发糖尿病足,而且足疽疮已出血水,疾患当然不轻了。面色黧黑是肝肾泛色。患足色黯不痛,疮出血水而非流黄稠脓液,当然是阴证了。经络血脉(四肢属脾)不通,虽经隔蒜灸(治疗痈疮初起很有效),难于根本好转。用现代话说,糖尿病已影响肝肾功能,已继发血管炎了。

7 案 江应宿治程文学子,脚腿坟起如瓜瓠,焮赪[1]痛楚难支。予用广胶[2]四两,入麝少许,熔如稠膏,摊油纸贴之,外用好醋煮青绵布三片,乘热贴膏外,轮递更换,腿痒如蛆,顷刻尽消而愈(外治法较张子和法更佳,然二法不可偏废)。

薛己曰:脚发色赤肿痛而溃脓者,属足三阳湿热下注,可治;微赤微肿者、脓清者,属足三阴亏损,难治;若黑黯不肿痛、不溃脓、烦热作渴、小便淋漓者,阴败未传恶症,为不治。其法:湿热下注者,先用隔蒜灸、活命饮以解壅毒,次服益气汤、六味丸以补精气;若赤黯不痛者,著肉灸、桑枝灸以行壅滞,助阳气,更用大补汤、八味丸,壮脾肾,滋化源,多有生者(数种治法皆当熟玩切记切记)。

若专治疮，复伤正气，误人多矣。

【注解】[1] 赪：赤色。

[2] 广胶：黄明胶，牛皮制成。

【阐发与临证】黄明胶系牛皮熬制而成，甘平，能治吐衄下血、风湿走注疼痛，一切痈疽肿毒。《外台秘要》治一切肿毒已成未成者，用水胶（即黄明胶）一片，水渍软，当头开孔贴之，无脓者自消，已成脓者令脓自出。《本事方》治诸般痈肿，用黄明胶一两、水半升化开，加黄丹一两煮匀，以翎扫上疮口。如未成者，涂其四围自消。本案是肿起一片，红肿疼痛，用广胶消肿，麝香少许活血消散。青绵布是用靛蓝染的，蓝即大青叶，染缸中起的泡沫，捞出晒干即是青黛。青绵布用醋煮，能将青黛等有清热解毒作用的有效成分溶出；轮流更换贴敷是局部用药，类似于现代的局部炎症外敷金霉素眼药膏等消炎药。本案仅说"脚腿"红肿痛，估计是小腿（踝上至膝）部位，可能是结节性红斑较大成片，或腘窝囊肿（Baker 囊肿）破裂，内容物下流入腓肠肌——半膜肌滑囊，引起假性血栓性静脉炎综合征，或是囊肿剥离进入小腿肚，出现小腿肚红肿疼痛，踝部红斑水肿。薛己所言可治、难治、不治三种病证分属阳证、半阴半阳证、阴证，所以治疗方法及其疗效就不同了。薛所说的治法中，湿热下注者用隔蒜灸、活命饮是治阳证的；"次服益气汤、六味丸以补精气"之说，理应是与活命饮等共同治疗半阴半阳证，此处是薛己的经验之谈了。

第十二篇 脚 弱

1案 一士人得脚弱[1]病，方书罗列，积药如山，疾益甚。张杲曰：汝当尽屏去，但用杉木为桶濯足。又令排樟脑于两股间，以脚绷[2]系定，月余而安健如初。南方多此疾，不可不知（《遁斋闲览》[3]）。

【注解】[1] 脚弱：《简明中医辞典》说"脚气，古名缓风，又称脚弱"。按：其症先起于腿脚，麻木、酸痛而软弱无力，此时为脚弱，即脚气病之初期也。

[2] 脚绷：即裹脚的绷布。

[3]《遁斋闲览》：《宋史》志159载：此书为陈正敏撰，共14卷。《奇症汇》收录时也说该书是陈正敏撰，但《辞海·应声虫》条目说《遁斋闲览》是范正敏撰。此书记录的是《医说》作者张杲的治疗经验，《医说·卷八》也记录本案。所以本案应录自《医说》，《遁斋闲览》也是录自《医说》的。

【阐发与临证】按《千金要方》云"顽弱名缓风，疼痛为湿痹"及《简明中医辞典》所说（见注1），脚弱即脚气病之初起，此时两脚麻痛软弱无力。脚气即疾病加重为疼痛明显，甚则手足不举，腿肉消瘦，或有肿胀，但非红肿热痛。而脚腿红肿热痛，或只趾缝作痒流水，或溃脓，或患阴疽色黯不痛者，名脚发，即毒发作了。本案是脚弱、脚气病初起，前篇脚气第7案柳宗元《救三死方》《太平圣惠方》等均记述用杉木节、杉木屑煎水浸洗，内服及杉木烧灰麻油调敷等治脚气病的。本案用杉木板做成桶盛热水浸洗双足，也是一种外用方法，比用杉木屑煎水浸洗效力要差些。杉木木质中含挥发油，按《本草纲目》言能提炼冰片，该药能治风湿积聚和骨痛。但杉木实质含雪松醇及α蒎烯、β蒎烯、柠檬烯、α松油醇等，性味辛微温，功能下气降逆、消胀止痛、祛湿消肿，治奔豚气，霍乱，寒湿腹胀腹痛，卒暴心痛及膝疮和脚气肿满。冰片是从龙脑香科植物龙脑香的树脂中加工制成的，称龙脑冰片或梅片。以樟脑、松节油等为原料用化学方法合成的，名合成龙脑，或机制冰片。以菊科植物艾纳香的叶提取的结晶，名艾片。松节油中也含有α蒎烯、β蒎烯、柠檬烯等，所以杉木、冰片、樟脑三样都能治脚气病，也就不足为怪了。樟脑从樟木中提炼出（樟木中还含α蒎烯、柠檬烯等），性味辛热，能通关窍，利滞气，治中恶邪气，霍乱心腹痛，寒湿脚气，散于鞋中能去脚气。王玺《医林集要》用治脚气肿痛，其法用樟脑二两，乌头三两，为末，醋和丸弹子大，每置一丸于足心踏之，下以微火烘之，衣被围覆，汗出如涎为效。

2案[1] 孙琳治一少年，娶妻不久得软脚病，疼特甚。医以为脚气。孙闻之，曰：吾不必诊视，但用杜仲一味，寸断片析，每一两用半酒半水合一大盏，煮六分，频服之，三日能行，又三日而愈。孙曰：第宅寝处高明，衣履燥洁，无受湿之理，乃新婚纵欲致然。杜仲专治腰膝，以酒行之则奏效易矣。

【注解】[1] 本案录自庞元英《谈薮》（见七卷第二十一篇蛇虫兽咬第3案）。

【阐发与临证】软脚病并非病名，仅表示脚膝软弱无力。疼特甚表示酸楚疲乏也，并非疼痛，更不是红肿痛的那种痛。这是房事过频引起的。性交次数因人而异，年轻力壮短时期内每日一次也可，但以短时期为限，长期就不可，只要性交后不感到疲劳、头晕目眩、腰背疼、腰膝酸软即可。杜仲《本经》列上品，性味甘平微辛，能补中益精气，坚筋骨，除阴下痒湿，小便余沥，治腰膝脚酸痛不欲践地。久服则轻身耐老。国内外学者研究杜仲发现它能双向调节血压（高的降低、低的升高），降低血糖（同时使血浆胰岛素、C肽水平显著升高），调节血脂（总胆固醇、甘油三酯降低，高密度脂蛋白升高），抗菌，抗病毒，抑制肿瘤细胞生长，抗氧化，抗衰老。

第十三篇 诸 气

1 案[1] 子和治一妇人，劳苦太过，大便结燥，咳逆上气，时喝喝然有音，唾呕鲜血。以苦剂解毒汤[2]加木香、汉防己煎服，时时啜之。复以木香槟榔丸泄其逆气，一月而安（今人见呕鲜血，以滋阴降火为主，称曰弱症，焉知为气病乎？故曰：风寒燥火六气皆令人吐血）。

【注解】[1] 本案录自《儒门事亲·卷三·九气感疾更相为治衍》篇，原书本案患者是男人书生。本案重见于八卷第一篇血症第14案。

[2] 苦剂解毒汤：该书原文是解毒黄连汤，应是黄连解毒汤，见一卷第一篇中风第52案。

【阐发与临证】此妇人的病症是因为劳苦太过、津血俱虚而变生内热引起，劳苦太过→津液亏、阴血虚→肠燥→大便结燥→肺气不能下降→咳逆上气，另大便结燥→内热→唾血。肺与大肠相表里，大便结燥，必然肺气上逆，所以咳逆上气。大肠燥热也是胃家燥热，而引起吐呕鲜血，所以治以清泻肠胃实热使之热从下去，里热、燥便、呕血，泻热而三疾愈。按说滋阴降火也是对的，张子和也用了黄连解毒汤清火。吐血与呕血实为同一，血都来自胃或食道，按临床症状而辨证为胃热、肝火犯胃、阴虚火旺、胃脘血瘀、胃气不降、心脾不足、脾肾阳虚等证型。魏按"风寒燥火六气皆令人吐血"是不假，但吐血确以胃热（胃本身热，肝火犯胃而热，阴虚而心胃俱热）为多也是事实。此处的苦剂黄连解毒汤也是清胃火的。虽又用木香槟榔丸泻结燥，但不如解毒汤中用大黄为上乘。笔者的大孙子小时候因上感风热而咳嗽，适其大便干结二日未解，呛咳连连，一阵接一阵（实乃咳逆上气），余情急之下叫他连吃二只香蕉（能清肠胃润下通便），肛门口又结秘，再用开塞露灌肠通便。大便一通，呛咳顿时减轻。也是急则治标法。汉防己苦寒疗水肿，去膀胱热，泻下焦血分湿热。下焦湿热流入十二经而引起二便不通。此药含汉防己甲、乙，维生素C，黄酮苷等，现代药理研究证实有明显的解热、镇痛、降压利尿、松弛肌肉的作用。本案中用它是否起松弛肌肉以缓解"咳逆上气，时喝喝然有音"的作用？《儒门事亲》单用汉防己煎服治肺痿喘嗽，《古今录验方》用糯米饮送服汉防己、葶苈各五分末，治肺痿咯血多痰。

2 案[1] 庄先生治喜乐之极而病者，庄切其脉，为之失声，佯曰：吾取药去。数日更不来，病者悲泣，辞其亲友曰：吾不久矣。庄知其将愈，慰之。诘其故，庄引《素问》曰：惧胜喜。[2]可谓得元关者。

【注解】[1] 本案录自《儒门事亲》同上卷、篇，还收录在《针灸大成·卷九·医案》（是作者杨继洲听说的），还收录在《奇症汇》。

[2] "惧胜喜"：出于《素问·阴阳应象大论》篇，原文是"恐胜喜"。

【阐发与临证】本案为过喜而得病，可以表现喜笑不休、狂笑时作，有时也可喜怒无常、高谈阔论。有实证有虚证，而以实证为多见。《灵枢·本神》篇云："心……实则笑不休。"《寿世保元》曰："心火炽盛也。"因心火而气上逆。如用药，宜清心泻火，黄连解毒汤、泻心汤加减，或加六味、天麦冬等滋心肝肾阴，或加温胆汤、礞石滚痰丸等逐痰，或加疏肝、清肝以解郁。《灵枢·本神》篇又说

"心气虚则悲。"庄先生佯诊患者病至不治，以激病者产生悲情，促其心气由实而虚，《素问·举痛论》篇云"悲则气下"，以其悲而下其上逆之心气。本案例与三卷第二篇笑哭不常病症中的第1、2、3案类似，但前述3个案例都有笑哭不常的症状。本案是喜乐过极而致病，但没有说什么症、什么脉。《灵枢·本神》篇曰："喜乐者，神惮散而不藏……"然而情志致病还须情志治，恐为肾志，恐胜喜者，即水克火也，这是利用五行相克原理治病的典范，使患者不药而愈。《说岳全传》中有牛皋抓住金兀术，骑在金身上，大笑而亡。这也是喜乐过极而致病，这种情况往往是发生在老年人身上。如有冠心病史，往往大笑可以引起急性心肌梗死，有高血压史者也可引起脑溢血。清朝陈尚古《簪云楼杂说》记述李大谏连续获中举人和进士，其父因过喜而笑弥甚，遂成痼疾，后宵旦不能休。太医院某医授命其家人骗其父曰大谏已殁，其父恸绝，延续十日而疾渐瘳，与此案都是以情制情之治法。

3案[1] 石山治一妇，瘦弱，年四十余，患走气遍身疼痛，或背胀痛，或两胁插痛，或一月二三发，发则呕尽所食方快，饮食不进，久伏床枕。医作气治，用流气饮[2]，或作痰治，用丁藿二陈，病甚。汪诊之，脉皆细微而数，右脉尤弱。曰：此恐孀居忧思伤脾而气郁也，理以补脾散郁（郁则致火，郁则痛，久则虚，谁曰诸痛无补法哉）。以人参三钱，香附、黄连、甘草、砂仁各五分，黄芪二钱，归身钱半，川芎八分，干姜四分，煎服十余贴。脉之，数而弱者，稍缓而健，诸痛亦减，仍服前方，再用参、芪、川芎、香附、山栀、甘草，以神曲糊丸，服之病除（烺案：石山医案黄连元作黄芩，未知孰是）。

【注解】[1] 本案及下案都录自《石山医案·卷上·气痛气逆》篇。

[2] 流气饮：同名2方。(1)《和剂局方》方，治风热上攻，眼目昏暗，眼前黑花，当风多泪，怕光羞明，眵多赤肿，或生障翳，倒睫拳毛，眼眩赤烂，药用大黄、川芎、菊花、牛蒡子、细辛、防风、栀子、白蒺藜、黄芩、炙甘草、玄参、蔓荆子、荆芥、木贼、苍术、草决明；(2)《沈氏尊生书》方，治小儿风毒眼疾，药用蝉衣、甘草、羌活、天麻、当归、防风、大黄、薄荷、赤芍、杏仁。

【阐发与临证】本案患者为瘦弱寡妇，生活水平不好，又年届更年期，所谓走气遍身疼痛即行痹，疼痛走注不定。按美国风湿病学会的诊断标准，可能是风湿性多肌痛或纤维肌痛综合征，但中医辨证应属行痹无疑。行痹虽以风邪阻滞经络为病因，但亦可夹寒、湿、热，以及气血虚、肝肾虚、血瘀。本案例细察发现除行痹症状外，尚有发作伴呕吐，而且饮食不振，六脉细数且右弱，所以属脾虚肝郁，而且郁而化火。第一方以健脾益气和血散郁理气为主，佐以清郁火，后方则仿越鞠丸加减（无湿去苍术，脾虚加参芪甘草）。烺按芩连之疑，清郁火以黄芩为长，但呕吐以胃热为著，用黄连也可。

4案 萧司训年逾五十，形肥色紫，病气从脐下冲逆而上（肾虚），睡卧不安，饮食少，精神倦。汪诊之，脉皆浮濡而缓。曰：气虚也。问曰：丹溪云气从脐下起者，阴火也，何谓气虚（阴火与元气不两立）汪曰：难执定论。丹溪又云：肥人气虚，脉缓亦气虚，今据形与脉，当作气虚论治。遂以参、芪为君，白术、白芍为臣，归身、熟地为佐，黄柏、甘、陈为使，煎服十余贴，稍安。彼以胸膈不利，陈皮加作七分，气冲上（琇按：陈皮加至七分便复气冲上，细玩之，可知用药之道）。仍守前方，月余而愈。

【阐发与临证】该患者气从脐下冲逆而上，是奔豚气，治疗宜责之于肾。该患者年老，寐艰，食少，神倦，六脉浮濡而缓，确为中气不足。肥胖者气虚，但也痰盛。虽说痰也是脾不健运而产生，但也不尽然。例如现代常见代谢综合征，由肥胖而致高血压、高脂血、心脑血管病、痛风、脂肪肝、二型糖尿病等，辨证处方遣药当然要考虑痰湿，但补气健脾药用得不是太多，更何况此患者形肥而色紫，明显的气血有余，血脂高、血糖高。所以患者提出疑问"阴火也，何谓气虚"，汪也说是"难执定论"。但脉象与其他症状都支持气虚，汪据此而"当作气虚论治"是符合辨证论治原则的。

5案[1] 一人遍身皮底浑浑如波浪声，痒不可忍，抓之血出不止，名气奔[2]。用人参、苦杖[3]（杜牛膝）、青盐、细辛各一两，水二碗，煎取清汁，饮之而愈。

【注解】[1] 本案录自夏子益《奇疾方》第十九方。

[2] 气奔：病名。出于该书《奇疾方》。

[3] 苦杖：即虎杖。

【阐发与临证】此症遍身瘙痒不可忍，搔之出血，应属现代荨麻疹之类，属于过敏性皮肤病，是皮肤黏膜血管扩张，通透性增加而出现的一种局限性水肿反应。其特征为瘙痒性风团，随起随消，消退后不留痕迹，久病不愈则形成慢性荨麻疹。中医认为本病主要是腠理不密，汗出受风，正邪相搏，皮肤风邪挟瘀而肿。日久化热伤阴，气血亏虚则成慢性。治疗以祛风为主，兼散寒，或清热，或凉血，或活血，成慢性则加补气血加活血。

另外，皮肤蠕虫蚴移动症、颚口线虫病第三期幼虫在人体皮下移行、包虫病之囊肿破裂后囊液及包虫囊沙流出，也可引起瘙痒和荨麻疹。盘尾丝虫病微丝蚴在皮肤内移行作痒、蜱虫在皮肤内移行作痒，都是有可能的。再有皮下气肿也可能出现"皮底浑浑如波浪声"。本病是空气积聚于皮下组织所引起的肿胀，局部有胀痛感。扪压时有捻发音（感）。皮下气肿常发生于胸部外伤、手术或产气细菌感染后。外伤性皮下气肿，在空气来源被控制后可自行吸收。但因细菌感染引起的，需要做切开引流，必要时在全身和局部用药外，再作高压氧舱治疗。

虎杖，《本草拾遗》名苦杖，魏玉璜注为杜牛膝是误。还有，本案用人参、苦杖、青盐、细辛各一两，水煎服，而且"饮之而愈"，细辛一两，量也太大，青盐一两，太咸了，喝不下。《奇症汇》收录本案，文曰"以苦杖、人参、青盐、细辛共作一两，作一服，水煎饮尽便愈"。四药平分，计每药二钱半，苦杖太少，人参可以，盐不太咸，细辛久煎能部分失效，量还尚可。

第十四篇 疝 癫

1 案[1] 齐郎中令循病，众医皆以为蹶，入中而刺之。臣意诊之曰：涌疝也，令人不得前后溲[2]。循曰：不得前后溲三日矣。臣意饮以火齐汤[3]（即黄连解毒汤），一饮得前溲，再饮大溲，三饮而疾愈。病得之内。所以知循病者，切其脉时，右口气[4]急（寸口乃气口也），脉无五脏气，右口脉大而数，数者，中下热而涌，左为下，右为上，皆无五藏应，故曰涌疝，中热，故溺赤也（《史记》）。

【注解】[1] 本案及以下两个案例都录自《史记·扁鹊仓公列传》。

[2] 前后溲：溲指小便，《后汉书·张湛传》"遗矢溲便"，这里前后溲指大小便。

[3] 火齐汤：(1) 即伊尹三黄汤，治三焦实热，烦躁便秘，药用黄连、黄芩、大黄；(2) 黄连解毒汤。

[4] 口气：即气口，寸口。

【阐发与临证】本案是因为性交过多，加上喝水不多、饮酒宴会多，内热重，肠胃燥结，大便不通，小便赤涩而致。脉大而数表示内脏热。案文说右寸口脉大而数，右寸口候肺，肺热则津液虚，水道因之而热、津涩，所以小便赤涩；肺热则大肠干燥，大便也秘结。笔者诊治过一例青年人，他新婚后突然患大便干结、小便涩少，以往从未有过类似病史。开始我只按一般情况诊治，无果。后来他自己发现只要他妻子回娘家住上一周，起码有四天大便通润、小便无异常感。再追问他与其妻情笃，每晚至少二次性交，不知为何大便小便艰涩。后来有意试验，果然有此规律。本患者的病可能是前列腺肥大，由慢性前列腺炎转成，而又由脲解支原体感染引起。

2 案 齐北宫司空命妇出于病，众医皆以为风入中，病主在肺，刺其足少阳脉。臣意诊其脉曰：病气疝客于膀胱，难于前后溲，而溺赤，病见寒气则遗溺，使人腹肿，出于病，得之欲溺不得，因以接内。所以知出于病者，切其脉大而实，其来难，是厥阴之动也。脉来难者，疝气之客于膀胱也；腹之所以肿者，言厥阴之络结小腹也。厥阴有过则脉结动，动则腹肿。臣意即灸其足厥阴之脉（宜灸急脉），左右各一所，即不遗溺而溲清，小腹痛止。即更为火齐汤以饮之，三日而疝气散，即愈（《史记》）。

【阐发与临证】这是妇女患同样的病。病因同上案。但可能由微生物感染阴道宫颈，再转成慢性盆腔炎，慢性膀胱炎，当然性交过多是引起感染的主要原因之一。案文也说"出于病，得之欲溺不得，因以接内"。就是说该妇女膀胱内已充盈尿液而欲溺，被迫行性交。这种情况多了，排尿兴奋性减弱，逼尿肌松弛，久而久之，难于前后溲，尤其难于小溲。灸足厥阴肝经是温通法，对证。但火齐汤是苦寒药，不对证，案文也说"病见寒气则遗溺，使人腹肿"。

3 案 安陵阪里公乘项处病，臣意诊脉，曰：牡疝。牡疝在膈下，上连肺，病得之内。臣意谓之：慎毋为劳力事，为劳力事则必呕血死。处后蹴鞠，腰蹶寒，汗出多，即呕血。臣意复诊之，曰：当旦日日夕[1]死。即死。病得之内。所以知项处病者，切其脉得番阳，番阳[2]入虚里处，旦日死；一番一络者，牡疝也（《史记》）。

《索隐》[3]曰：脉病之名曰番阳者，以言阳脉之翻入虚里也。

【注解】[1] 旦日日夕：旦日即明天，日夕即晚上。

[2] 番阳：即反阳脉。

[3]《索隐》：指探求难解文义的注解体裁，如《史记·索隐》，即此处。也作求索隐微解，如《易·系辞上》"探赜索隐"。

【阐发与临证】从病程及结果看，这是主动脉（壁间）瘤破裂、食道憩室破裂、食道癌出血、胃溃疡穿孔或胃癌出血、肝硬化肝癌等引起食道静脉曲张破裂等。因为病史中未述腹痛，所以有的疾病可能性小（虚里，从理论上说是胃之大络；从部位上说，是心搏动处。看来是第一种疾病的可能性较大）。这些病症大都是怕劳累，而且容易呕血。此人为贵族，不会干体力劳动，所谓过度劳累，无非是过度性交（一次满意的性交，其体力消耗相当于一次中等强度体力劳动）、跑马、狩猎或剧烈玩耍。淳于意也看准了这一点。

4 案[1] 罗谦甫治火儿赤怜歹，久患疝气，复因秋间饥饱劳役，过饮潼乳，所发甚于初，面色青黄不泽，脐腹阵痛，搐撮不可忍，腰曲不能伸，热物熨之稍缓。脉得沉小而急。《难经》有云：任之为病，男子内结七疝[2]。皆积寒于小肠间所致也，非大热之剂则不能愈。遂制沉香桂附丸[3]，以沉香、附子、川乌炮去皮脐，炮姜、良姜、茴香炒、官桂、吴萸，汤浸去苦，各一两，醋丸如桐子大，每服五十丸，至七八十丸，空心食前，热米饮汤送下，日二服，忌冷物，间服天台乌药散[4]，以乌药、木香、茴香炒、良姜、炒青皮各五钱，槟榔二个，川楝十个，巴豆七十粒，微打破，同川楝用麸炒，候麸黑色，去麸为末，每服一钱，温酒调下，痛甚者，炒生姜热酒调下，服此二药，旬日良愈。（温法）

【注解】[1] 本案录自《卫生宝鉴·卷十五·疝气治验》篇。

[2] "任之为病，男子内结七疝"：录自《难经·二十九难》，原文为"任之为病，其内苦结，男子为七疝，女子为瘕聚"。

[3] 沉香桂附丸：《卫生宝鉴》方。治寒疝及中气虚、脾胃虚寒积冷、心腹痛、手足厥冷等，药品即本案方。《奇效良方》用治中寒、心腹冷痛、霍乱转筋，药同，用醋煮面糊为丸。

[4] 天台乌药散：同名2方。（1）《医学发明》方，治寒疝、小腹牵引睾丸痛，药品即本案方，温酒或热姜酒调下；（2）《卫生宝鉴》方，药治同，巴豆用十四粒。

【阐发与临证】疝有多种不同的分类和命名，计有冲疝、狐疝、癫疝、厥疝、瘕疝、癀疝、癃疝；症疝、寒疝、气疝、盘疝、腑疝、狼疝；水疝、筋疝、血疝；心疝、肝疝、脾疝、肺疝、肾疝；石疝、阴疝、妒疝。综合上述各种疝的临床症状体征，归述如下：（1）泛指体腔内容物向外突出的病症，多伴气痛症状；（2）指外生殖器、睾丸、阴囊部位的病症，如肿痛、溃疡，可兼腹部症状；（3）指腹部剧烈疼痛，兼有二便不通的病症。脐腹疼痛指脐周痛，有寒凝积冷、肠胃气滞、伤食积滞、湿热蕴结、阳明热结、脾肾阳虚、蛔虫扰乱等七种证型（现在蛔虫性腹痛因生活水平大幅提高而发病率减少很多）。本案例为寒积腹痛，即上述第（3）种情况的疝痛。潼乳为羊乳，其性热，照理不可能为寒证。但天凉时饮的凉羊乳，积而至冬季，极可能又复受冷。

5 案[1] 赵运使夫人，年近六十，三月间，病脐腹冷痛，相引胁下，痛不可忍，反复闷乱，不得安卧。乃先灸中庭穴（任穴），在膻中下寸六分陷者中，任脉气所发，灸五壮，或二七三七壮；次以当归四逆汤[2]，以当归尾七分，炮附子、官桂、茴香、柴胡各五分，芍药四分，茯苓、元胡、川楝子酒煮各三分，泽泻一分，水煎温服，数服而愈。

【注解】[1] 本案录自《卫生宝鉴·卷十八·疝气治验》篇。

[2] 当归四逆汤：同名2方。（1）《伤寒论》方，治血虚而寒厥，脉微细欲绝。现在扩展应用于血虚寒凝而月经不调，寒入经脉，四肢或腰痛，雷诺氏病或现象，药用当归、桂枝、炒白芍、炙甘草、大枣、细辛、木通；（2）《卫生宝鉴》方，治药即本案方。

【阐发与临证】本案是女性的脐腹冷痛，与上案类似。灸中庭穴是温运中焦气机，振复脾阳。当归四逆汤除温中阳、理气机外，有当归炒白芍和血，适于女病人，上案因有积滞而用巴豆、槟榔导其滞。

6 案[1] 许学士治歙县尉宋荀甫，膀胱气作痛，不可忍。医以刚剂与之，痛益甚，溲溺不通，三日。许视其脉，曰：投热药太过。适有五苓散，一分为三，易其名。用连须葱一茎，茴香及盐少许，水一盏半，煎七分，连服之，中夜下小便如黑汁一二升，剂[2]下宽得睡，明日脉已平，续用硇砂丸[3]，数日愈。盖是疾本因虚得，不宜骤进补药。邪之所凑，其气必虚。留而不去，其病则实（妙妙）。[4]故先涤所蓄之邪，然后补之（清法），《本事方》)。

【注解】[1] 本案录自《普济本事方·卷三》。本案对原书文字稍有删减。

[2] 剂：通脐。

[3] 硇砂丸：同名11方。(1)《博济方》方，治食积心腹胀满，胸膈不利，痰实胃噎，药用硇砂、狼毒、鳖甲、芫花、干漆、硫黄、巴豆；(2)《普济本事方》方之一，治一切积聚、停饮心痛，痢疾，药用硇砂、三棱、干姜、白芷、巴豆、大黄、干漆、木香、青皮、胡椒、槟榔、肉豆蔻，如法炮制；(3) 上书方之二，治疝气，药用木香、沉香、巴豆、铜青、青皮、硇砂，如法炮制；(4)《妇人大全良方》方，治妇人食症，瘦弱食少，药用硇砂、青礞石、三棱、穿山甲、干漆、硫黄、巴豆；(5)《证治准绳》方，治妇人疝瘕，瘀血在脏而腹胁攻痛，药用硇砂、芒硝、当归、雄黄、桂心、大黄、三棱；(6)《本草纲目》引《经验方》方，功能祛痰，药用硇砂、苍耳干叶，如法制作；(7) 上书引陈巽方，治元脏虚冷，气攻脐腹疼痛，药用硇砂、川乌、纤霞草末，如法制作；(8)《太平圣惠方》方之一，治肾脏积冷气攻心腹疼痛，面青足冷，药用硇砂、桃仁、酒，如法制作；(9) 上书方之二，治积年气块，脐腹疼痛，药用硇砂、木瓜，如法制作；(10) 上书方之三，治痃癖癥块，药用硇砂、腊月收桑条水，如法制作；(11) 上书方之四，治月经不通脐腹积聚疼痛，药用硇砂、皂角、陈皮。

[4] "留而不去，其病则实"：原文未找到出处。《素问·缪刺论》篇曰：夫邪之客于形也……留而不去，入舍于经脉，内连五藏，散于肠胃，阴阳俱感，五脏乃伤……而生奇病也。"

【阐发与临证】本患者是原为虚寒证，但骤用温补药太过，则邪留蓄之而痛益甚。所以许学士先用淡渗法利其尿，再用攻补兼施的硇砂丸（可能是第②方）攻其留邪又不伤正。《素问·至真要大论》篇有"留者攻之"，这"留"指邪留，所谓"不因气动而病生于内者，谓留饮澼食，血瘀痰结"。其实，邪留不去而引起病实，即病邪实，非体实，更非实症。不管体质虚弱如何，凡积瘀留滞的病症（如气、血、痰、瘀、水饮），应用攻逐之药。当然体虚者宜视具体情况先以、后以或兼以扶正为妥。本案为先祛实邪、后再补益。

7 案[1] 滑伯仁治一妇病寒为疝，自脐下上至心皆胀满攻痛，而胁疼尤甚（此等痛切记作疝治），呕吐烦懑，不进饮食。脉两手沉结不调，此由寒在下焦，宜亟攻其下，毋攻其上。为灸章门、气海、中脘，服元胡、桂椒，佐以怀[2]木诸香、茯苓、青皮等，十日一服温利丸药[3]，聚而散之也。果效。

【注解】[1] 本案录自《医学入门》。

[2] 怀：怀香即茴香，怀木香指茴香和木香。

[3] 古代药肆及医生家中常备有各类功效的丸剂以备不时之需，病人也可以去购买，类似于现代的非处方药。温利丸药是温热性的有攻下作用的丸剂，以巴豆霜为主要成分。上案例许学士家中"适有"的五苓散也是已配好的成药。现在日本国的中药店（汉方药店）就有不少遵古配制的成方药，如小柴胡汤、麻黄汤、桂枝汤等。

【阐发与临证】本案所说的寒疝，也是第4案例释按中所说的第（3）种。因痛于脐下至心口、两胁，胀满，所以灸章门（脾的募穴，八会穴之一脏会，能治肠鸣腹胀、胁痛痞块、呕吐泄泻）、气海（有补气强壮作用，能治小腹痛、疝气及妇科病）、中脘（胃的募穴，八会穴之一腑会，能促进肠胃蠕动，补中气，治肠鸣腹胀胃痛等）。所用温中理气止痛药与第4、5案基本同。聚而散之主要指气滞而聚、则宜散之。

8案[1] 一老人病脐腹疔痛，医为温中散寒，卒无验。诊之，脉两尺搏坚而沉。曰：此大寒由外入也。寒喜中下，故为疝，治宜在下，加沉降之剂，引入下焦，数服寻愈。

【注解】[1] 本案录自王海藏《阴证略例·海藏治验录腹痛》篇，原文是病者一年前发病请宋文之治愈，今年又发且症状加重，再请宋治，用原方法而虽稍苏，但仍痛不已。海藏于该方中倍用芍药而愈，所谓"沉降之剂"即指芍药。

【阐发与临证】本案与上案都说明一个"寒在下焦"的问题。寒喜中下，指的是寒性属沉属里，人受寒邪后较快由表入里，或直中于里。以三焦分则归于中下焦，尤下焦，所以治宜在下，尤其是脉象沉。所谓沉降之剂，上案用桂、椒、温利丸药，本案所用大抵如此。

从第4案以至第8案虽都属于腹部剧痛或伴二便不通，且皆为寒邪所致，细究之，因疼的部位不同而用药也有差别。第4案因久患疝气（可能像现代的肠疝睾丸痛）、又因饮食劳倦引发脐腹痛，所以既用茴香川楝，又用沉香乌药附桂；第5案痛于脐腹又引于胁下，所以除附桂茴楝外，再用归芍柴胡和血疏肝；第7案的一半与第5案相同，灸章门也是和血疏肝的；第6、8案与第7案的另一半都病在下焦，第6案邪在膀胱而先用利尿，第8案与第7案邪在大肠而用温下沉降。

9案[1] 一人病疝气，发则脐下筑筑，渐上至心下，呕涌痛愈，手足青色，喉中淫淫而痒，眉本[2]疼酸，目不欲视，头不欲举，神昏昏欲睡而不寐，恶食气，睾丸控引，小便数而短，年未三十，尪瘠[3]若衰耄人，劣劣不自持。诊其脉，沉弦而涩。曰：是得之忧郁愤怒（内因），寒湿风雨乘之（外因），为肝疝也，属在厥阴，故当脉所过处皆病焉，厥阴肝也。张从正云：诸疝皆属肝，肝欲散，急以辛散之。遂以吴萸，佐以姜桂（辛散）及治气引经药，兼制茴楝（原刻误回陈）等丸，每十日一温利之，三月而愈。

【注解】[1] 本案录自《古今医统大全·卷六十·疝气门治法》篇（是滑伯仁所治案）。

[2] 眉本：指眼眶、眉弓。

[3] 尪瘠：瘦弱且脊背隆起、驼背若尪痹。

【阐发与临证】本案文所说"诸疝皆属肝"，如痛在少腹、睾丸及两胁，言之较确，若第4、6、8等案以肠间有寒、下焦寒积则不一定属肝了。本案文所述的眉本痛、目不欲视、睾丸痛为肝经所过处，脐下攻筑、呕涌、恶食气、手足青色、神昏欲睡而不寐都与肝脉有关，而且是实证，故还用温利药，如第7案。肝欲散，指肝气郁结。辛散药多香燥，尤适于外邪。

10案[1] 丹溪云：予旧有柑橘积，后因山行饥甚，遇橘芋食之，橘动旧积，芋复滞气，即时右丸肿大，寒热，先服平胃散一二贴，次早神思清，气至下焦，呕逆觉积动，吐之复吐，后和胃气、疏通经络而愈。

【注解】[1] 本案录自《丹溪心法·疝痛》篇。

【阐发与临证】丹溪先生所谓"旧有柑橘积"，极可能是巧合，即因过食柑橘而诱发肠疝。此次是"山行"劳累，小肠又嵌入阴囊内，恰巧又是过食柑橘和甘薯。橘性热，多食尿黄；甘薯生食不易消化，食后胃中嘈杂不舒。平胃散有下气和胃作用，所以服后"气至下焦"。续后服的和胃气、疏通经络之剂也能促进肠蠕动，促使未嵌深、嵌牢的尚能回纳的肠管退出阴囊。

外肾偏坠小肠气见之于现代医学的（1）腹股沟疝；（2）男女外生殖器、睾丸、附睾或精索疾病；（3）阴囊疾病如阴囊象皮疝、睾丸鞘膜积液等。还有泌尿生殖系统的疾病如膀胱炎、前列腺炎，某些腹内肿瘤或子宫膀胱疾病，甚至肠道功能紊乱所致的肠痉挛及某些不完全肠梗阻等，虽无外肾偏坠小肠气的表现，却也是属于中医学"疝"的范围。本案例就有肠痉挛或不完全肠梗阻的病症。

11案[1] 一人，虚损潮热，肾偏坠小肠气，四物加小茴香、吴萸、葫芦巴各五分，枳子[2]、青皮、山楂，渐愈。

【注解】[1] 本案可能录自《丹溪纂要》。

[2] 枳子：即枳实。

【阐发与临证】本案因有虚损潮热，故除用小茴香、吴萸、枳实、青皮、山楂等之外，还用四物汤和葫芦巴，阴（血）阳并补。葫芦巴苦温，治元脏虚冷气，能治肾虚冷、面色青黑、腹胁胀满、冷气疝瘕、阴囊肿痛等。

12案[1] 一人病后饮水，病左丸痛甚。灸大敦，以摩腰膏[2]摩囊上，上抵横骨（肾穴），灸温帛复之。[3]痛即止，一宿肿亦消。

【注解】[1] 本案录自《丹溪心法·疝痛》篇。

[2] 摩腰膏：同名2方，(1)《丹溪心法》治老人、虚人腰痛，妇人白带，药用附子尖、乌头尖、天南星各二钱半、雄黄、樟脑、丁香、干姜、吴萸各一钱半，朱砂一钱，麝香五粒。为末，炼蜜为丸，龙眼大，每用一丸，姜汁化开如厚粥状，熬热置掌中摩腰上，烘棉衣包缚定；(2)《医部全录》卷第187方，治药同上少吴萸。

[3] 灸温帛复之：把布叠数层，烘烤温热后盖或包阴囊。

【阐发与临证】文述"病后饮水"后"左丸痛甚"，意即受阴寒起病，所用方法都是温法：灸大敦穴，摩腰膏敷阴囊（病处），把衣服或布重叠数层烘烤温热后包住患处（即现代之热敷法）。从疗效看，也是阴寒致病。大敦穴为足厥阴肝经脉气所出处（井穴），能治疝气、阴肿、阴挺、崩漏、经闭、遗溺等。

13案[1] 汪石山治一人，年二十余，因水中久立过劳，病疝痛。痛时腹中有磊块，起落如滚浪，其痛尤甚。诊之，脉皆细弦而缓，按之似涩。曰：此血病也。考之方书，疝有七，皆不宜下，所治多是温散之药，以气言也。兹宜变法治之（石翁妙处在变法），乃用小承气加桃仁下之，其痛如失。三日复作，比前加甚，脉之，轻则弦大，重则散涩。思之莫得其说，问曾食何物，曰：食鸡蛋二枚而已。曰：已得之矣。令以指探吐，出令尽而痛解矣（下法[2]）。

【注解】[1] 本案录自《石山医案·附录》。

[2] 下法：从治疗经过看，先为下法，后为吐法。

【阐发与临证】气疝系气郁而引起，多用理气温散之剂，如茴香、肉桂、吴萸、青皮、川楝子（苦凉，但合温药则可用）、木香、葫芦巴等。但如以上第7、8、9三案都加用温利沉降丸剂兼治寒结在下焦，也是辨证论治。本案之疝痛看似第4案释按中所指的第（3）种，因过度受寒而引起。但既然是过受寒冷，又为何不用温下而用寒下？所以石山翁之变法并非妥帖。再说年轻力壮之人食鸡蛋二枚就痛成如此、积至如此？也难说清。但既成食积，吐之当愈。其实从"痛时腹中有磊块，起落如滚浪"就可看出，此为积滞在肠胃。余在《临证秘验录》中记述治球部溃疡继发幽门部分梗阻、早食暮吐症，就用缓泻法缓解之，效果很好。那种病人明显地在腹部看到"磊块……如滚浪"（即现代所称胃蠕动波、肠型），就该用泻下法。

14案[1] 一小儿八岁癞疝，阴囊肿胀。核有大小。汪令烧荔枝核灰，茴香炒为末，等分，食远，温酒调服二钱，不过三服。

【注解】[1] 本案及下案都录自《石山医案·卷中·疝肿》篇。

【阐发与临证】癞疝，首先见于《素问·阴阳别论》篇。其状描述为阴囊肿大如斗，或不伴痒痛，或重坠胀痛，或兼伴少腹痛，或兼伴阴茎肿胀。病由受寒湿所致。也有指女性少腹肿痛（《素问·脉解》篇）；张子和在《儒门事亲》中还指女阴中突出某些组织器官如子宫脱出、阴道壁膨出等，又名癞葫芦。本患者为八岁男孩阴囊肿大，不伴痛痒，显系受寒所致。所以用茴香、荔枝核、白酒。这患儿好像是腹股沟斜疝，或鞘膜积水（则可能为炎症、外伤引起）。

15案 一儿六岁，阴囊胀大如盏，茎皮光肿如泡。一医为之渗湿行气，不效。汪诊视，脉皆濡缓。曰：脉缓无力者，气虚也（痛脉皆弦，不弦宜补）。经曰：膀胱者，津液之府，气化则能出焉。气虚不足，无能运化而使之出矣，宜升阳补气可也。遂以人参、黄芪、白术、茯苓、牛膝、升麻、陈皮、甘草梢，煎服一二贴，囊皱肿消，三帖痊愈（补法）。

【阐发与临证】本案与上案相同，都是阴囊水肿，本案还兼有阴茎水肿。按现代医学诊断大致有腹股沟斜疝，精索炎，精索鞘膜囊肿，精索静脉曲张，精索血丝虫结节，精索血肿，精索扭转，附睾的结核、炎症、血丝虫病，睾丸的肿瘤、梅毒、结核、炎症，鞘膜的积水、积血、积脓、积乳糜，阴囊壁的水肿、血肿、象皮肿、丹毒、尿液渗入、蜂窝组织炎、良性肿瘤（皮脂瘤、血管瘤）、恶性肿瘤等。本患儿可能是尿液外渗水肿延及阴茎，还有局部过敏引起血管神经性水肿，还有鞘膜积水也可能。按中医辨证当为水湿潴留，可以由膀胱气化不利、脾虚不能运化水液，湿热下注，中气不足，肾阳衰惫，风水在皮肤经络等引起。本案从脉辨为中气不足，以补中益气汤去柴胡、当归，加茯苓（增强健脾利尿）、牛膝（引药下行增强祛湿作用）。

16案[1] 程比部罗云公乃郎年十五岁，疝痛，何医官按以蕃葱散[2]四服而愈。此童幼之年，从积治（积）。

【注解】[1] 本案至第18案可能是江应宿所收集。

[2] 蕃葱散：原名蟠葱散，同名2方。(1)《和剂局方》方之一，治脾胃虚冷，攻筑心腹胁肋胸膈刺痛，背项拘急，呕逆泄泻，霍乱转筋，睾丸肿痛，妇女血瘀癥块腹痛等，药用延胡、苍术、甘草、茯苓、三棱、莪术、青皮、槟榔、砂仁、肉桂、干姜、丁皮（即丁香皮，功治同丁香实——笔者注），为末，连根葱白同煎；(2)《医学传灯》方，功能散寒利气，药同(1)方去莪术、青皮、槟榔。蕃葱又名蟠葱，原指产自西域之葱，即今名之胡葱。

【阐发与临证】案文说"此童幼之年，从积治"有些含糊，以上第14、15二案还要年幼，一以理气温散治疗，一以升阳补气治疗。从所治方药蕃葱散看，都是理气温散、活血化瘀止痛，(1)方药品全面些，功力大些；(2)方药力小些。从强调"从积治"看，可能用(1)方。

17案 罗山人年四旬，居忧怫郁，致胸膈凝聚，月余，流于胁下，渐下坠入阴囊，不时作痛。漫试诸方，二年余不效。偶捡《奇效良方》[1]聚香饮子[2]，一匕而豁然如失。此七情所伤，从气治。（气）

【注解】[1]《奇效良方》：明朝方贤与杨文翰在董宿汇集素材的基础上共同编纂成的方书。

[2] 聚香饮子：同名2方。(1)《济生方》方，治七情所伤而成七疝，心腹胀，痛连腰胁背，药用檀香、木香、乳香、沉香、丁香、藿香、延胡、姜黄、制川乌、桔梗、桂心、炙甘草、生姜、大枣；(2)《医学入门》方，治七情所伤成疝气，上方川乌改乌药，剂量略有不同。

【阐发与临证】本案实为先后间隔一个月所发生的二个不同的病症，先是因忧郁而引起胸胁膈部闷郁不适，未说痛否；后是阴囊胀痛，未说肿否。聚香饮子用六种香燥理气药及川乌、桂心温阳散寒药，姜黄、延胡索温通活血止痛药，对上述二种病症均有治疗作用。只是如果肝郁化热的话，就不可用了。

18案[1] 祠部黄新阳公，凤有脾泄，便血，脚痛，六脉滑数。曾用酒煮黄连为君，佐以参、术等，而泄血止。越年余，患狐疝，昼出囊中，夜卧入腹，不时疼痛。吴心所[2]投以虎潜丸[3]、还少丹而愈。此始为热中，久为寒中，药物寒热迥别而俱效，久病从虚治也。（虚）

【注解】[1] 本案还收录在《古今医案按·卷三·疝》篇。

[2] 吴心所：明朝医生。

[3] 虎潜丸：同名4方。(1)《丹溪心法》方，治肝肾不足，筋骨痿软，药用知母、黄柏、龟板、熟地、陈皮、白芍、锁阳、虎骨、干姜，酒糊为丸；(2)《医宗必读》方，治同，(1)方加牛膝、当归，并注加附子更佳；(3)《古今医统大全》方之一，治同，(2)方去干姜，酒煮羊肉捣烂为丸，空

心盐汤下，并注冬季加干姜；（4）上书方之二，又名加味虎潜丸，治同并补肾填精生子，药用（3）方去知母、黄柏、熟地、陈皮，加人参、黄芪、山药、补骨脂、菟丝子、五味子、杜仲。

【阐发与临证】狐疝首见于《灵枢·五色》篇，又名小肠气。病发时腹内的一小部分肠管经腹股沟管滑入阴囊。一般情况下能回纳，所以发作时阴囊胀大，胀痛，但平卧时又能回复，所以又平复如初，胀痛消失，如狐之出没无常，故名狐疝。辨证归于肝气不疏，所以治疗常用疏肝理气法，如木香、茴香、川楝子、吴萸等。本患者原患脾泄便血，既用酒黄连清大肠，又用参术健脾固本，这是本虚而标实。后患狐疝先用虎潜丸，为知柏地黄丸加干姜等温药，但仍以清为主，后用还少丹却为温补药。案文说"始为热中，久为寒中"，其实也是本虚标实。

19案 江少微自患狐疝，用八味地黄丸而痛止，继服打老儿丸[1]而愈。时年五十余，此衰弱之躯，正气旺而邪无所容矣。

【注解】[1] 打老儿丸：华佗方，功能壮筋骨，补阴阳，药用石菖蒲、山药、牛膝、山茱萸、远志、巴戟、续断、五味子、茯苓、楮实、枸杞子、熟地、小茴香、肉苁蓉、杜仲、桑枝、黄精、甘草、菊花、蜂蜜、酒，如法制作。

【阐发与临证】此狐疝中之肝肾阴阳不足者，八味地黄丸指附桂八味丸，补肝肾阳，打老儿丸实为八味丸，左归丸、右归丸等加减而成，补阴阳、强筋骨、壮腰髓。

第十五篇 不　　寐

1案[1]　许叔微治四明董生者，患神气不宁，卧则魂飞扬，身虽在床，而神魂离体，惊悸多魇，通宵不寐。更数医莫效。罗[2]诊视之，问曰：医作何病治之？董曰：众皆以为心病。许曰：以脉言之，肝经受邪，非心也。肝经因虚，邪气袭之，肝藏魂者也。游魂为变。平人肝不受邪，卧则魂归于肝，神静而得寐。今肝有邪，魂不得归，是以卧则飞扬，若离体也。肝主怒，故小怒则剧（论症精确）。董生欣然曰：前此未之闻也。虽未服药，似觉沉疴[3]去体矣。愿求药以治之。许曰：公且持此说。与众医议所治之方而徐质之。阅[4]旬日复至云：医遍考古今方书，无与对病者。许乃为处二方[5]，服一月而病悉除。方以珍珠母为君，龙齿佐之（方内以人参为臣，方妙），珍珠母入肝为第一，龙齿与肝同类故也。龙齿、虎睛，今人例以为镇心药，殊不知龙齿定魂，虎睛安魄，各言其类也。东方苍龙，木也，属肝而藏魂；西方白虎，金也，属肺而藏魄。龙能变化，故魂游而不定；虎能专静，故魄止而能守。许谓治魄不宁者，宜以虎睛；治魂飞扬者，宜以龙齿。万物有成理而不失，亦在夫人达之而已。

【注解】[1] 本案录自《普济本事方·卷一》，文字略有出入，也收录在《医学纲目》《奇症汇》。

[2] "罗"应为"许"。

[3] 痾：疴的异体字。

[4] 阅：经历。

[5] 处二方：原书案文为"处此二方以赠"。因原案文的前面是介绍珍珠圆和独活汤，所以应认为此二方是珍珠圆和独活汤。本案中与珍珠、虎睛、龙齿有关的珍珠圆有三方：（1）《普济本事方》方，治肝胆虚风，神魂不安，状若惊悸，药用珍珠母、当归、熟地、人参、酸枣仁、柏子仁、犀角、茯神、沉香、龙齿，蜜丸，朱砂衣，金、银、薄荷煎汤下；（2）《太平圣惠方》方，治虚劳梦泄，镇精，药用珍珠、牡蛎；（3）《杂病源流犀烛》方，又名珍珠丸，治肝虚邪袭，夜不安寐，药同（1）方去珍珠母、龙齿、银，加珍珠、虎睛、冰片、麝香。

【阐发与临证】据案文所述，本病是离魂症，其症状及治疗正如《杂病源流犀烛》中所说"有神气不宁，每卧则魂魄飞扬，觉身在床而魂离体，惊悸多魇，通夕不寐者，此名离魂症。由肝藏魂，肝虚邪袭，魂无所归，故飞扬离体也。宜前后服珍珠母丸、独活汤"，此说与本案例相同。

2案[1]　一人忽觉自形作两，并卧，不别真假，不语，问亦无对，乃离魂也。用朱砂、人参、茯苓，浓煎服，真者气爽，假者即化。

【注解】[1] 本案录自《阮霖经验方》第十五方，还收录在夏子益《奇疾方》《奇症汇》《医部全录》中。

【阐发与临证】魂，旧称所谓能脱离人体而存在的精神。《灵枢·本神》篇云："随神往来谓之魂。"《类经》说"神昏则魂荡"，又曰："魂之为言，如梦寐恍惚，变幻游行之境皆是也。"治疗宜养肝血、宁心神，方中人参、茯苓养心宁神益智，龙齿、朱砂重镇安神，入心肝，引离体之魂入肝。此症现代通称迷幻。五卷第一篇癥瘕第28案刘录事案所述情况大致同。这种迷幻可以因吃某种植物造成。1993年1月《奥秘》报道墨西哥有一种"裸盖菇",人吃后会有一种脱离凡尘、仿佛世界变得虚无缥缈的感觉。还有一种白日梦,当人们不用集中精力做某种工作时,大脑皮层中某一网络系统便活跃起来,意识漫游,这个网络系统包括额上回、脑岛、颞叶的部分区域,在空闲时大脑通过白日梦的形式保持一定的活跃状态。

3案 一老人患虚烦不得睡[1],大便不通,常有一道热气自脐下冲上心,随即昏乱欲绝。医一月不愈。用大黄通利大便,几致殒殆。罗诊之[2],六脉沉缓。遂投竹茹温胆汤[3](十一脏取决于胆也),自午服一盏,热气至心下,而不至心上;晡时一盏,热气至脐下,而不至脐上;戌初又一盏,热气不复上升矣。次日早间,以槟榔疏气(琇按:四字可商)之药调之,大府遂通而愈(此症虚而协热者居多,若因大便不通,热气冲上而用宣通之药,断断不可,况沉缓之脉见乎,沉为里病,缓则为虚,温胆外宜养阴润下为是)。

【注解】[1]本案不知录自何书。

[2]罗诊之:虽说"罗诊之",但在《卫生宝鉴》中找不到本案。

[3]竹茹温胆汤:同名2方。(1)《万病回春》方,治伤寒日数过多,热不退,梦寐不宁,心悸恍惚,烦躁多痰不眠,药用温胆汤方(见二卷第七篇1案)加柴胡、香附、桔梗、黄连、人参;(2)《寿世保元》方,药治同上,加麦冬。

【阐发与临证】此为奔豚气,《灵枢·邪气藏府病形》篇说"肾脉……微急为沉厥奔豚",《伤寒论》第65条说"其人脐下悸者,欲作奔豚",《金匮·奔豚气病脉证治》说"奔豚病从少腹起,上冲咽喉,发作欲死,复还止,皆从惊恐得之""气上冲胸,腹痛,往来寒热""气从少腹上至心"。临床一般见肾阳虚水气上逆、肝气上逆、误发汗心阳虚且外受寒三种证型,可分别用苓桂枣甘汤、温胆汤或奔豚汤、桂枝加桂汤治疗。本患者为老人,常虚烦不得眠、便秘,而患奔豚气,应为肝郁化热,随肝气上冲,《素问·至真要大论》篇说的"诸逆冲上,皆属于火"也包括这种类型的奔豚气病。至于魏按说"槟榔疏气之药"不可用,其实这种病有的虚有的实,这类型是实证热证(并非大热大实),如有大便秘结、腑气不通,可以加重奔豚气上冲,所以用槟榔(非硝黄)轻轻地疏导缓泻也无非不可。

4案[1] 吕沧洲治一人病无睡,睡则心悸神慑,如处孤垒而四面受敌,达旦,目眈眈无所见,耳聩聩无所闻,虽坚卧密室,睫未尝交也,诸医罔效。吕切其脉,左关之阳浮而虚,察其色,少阳之支外溢于目眦(足厥阴,手少阳,手太阳三经之支结目外眦)。即告之曰:此得之胆虚而风。诸公独治其心而不祛其胆之风,非法也。因投禁方乌梅汤[2]、抱胆丸[3],日再服,遂熟睡,比寤,病如失。

【注解】[1]本案录自《宁波府志》或《九灵山房集》"沧洲翁传"。

[2]乌梅汤:同名3方。(1)《千金翼方》方,治大病瘥后虚烦懊憹不得眠,腹痛,药用乌梅、豆豉(《肘后方》名梅豉汤);(2)《丹溪心法》方,治痘疮,药用乌梅、小黑豆、绿豆;(3)《活人书》方,治伤寒后虚烦不得眠,心中懊憹,药用柴胡、黄芩、栀子、炙甘草、乌梅、豆豉、生姜。

[3]抱胆丸:《医学入门》方,治一切癫痫疯狂,室女行经时惊邪郁结,产后血虚惊气入心,药用水银、黑铅、朱砂、乳香,按法作丸,空腹时用井花水或银花薄荷煎汤下。"禁方"二字指此方,是因用了毒药。

【阐发与临证】不寐症有心阴亏、心肾不交、心脾两虚、胆气虚、心火亢盛、痰热扰心、肝经郁热、病后余热未清、胃不和等九种证型。本案描述如人将捕之、心悸神慑、目眩耳聋,符合胆气虚怯证型。但少阳之支外溢于目眦是为风邪旺盛,因而虽用乌梅汤治虚烦懊憹不得眠,还需用抱胆丸之重镇以息风。有2个趣例:(1)2002年12期《老干部之家》(山东省)刊湖南省洞口县黄桥镇三角村时年70岁的尹满妹,因思念死去的丈夫,于1988年10月开始每日中午只吃三两米饭,早晚饭不吃,昼夜不睡觉,天黑就到屋檐下打坐,直到天亮,也不闭眼,每天如此,到报道时已13年。(2)2002年9月24日《临沂广播电视报》登载陕西宝鸡市李忠林已坐着睡了14年。时年49岁的李说因一次偶然地坐着睡，醒后觉得比床上睡觉更舒服，此后便不再躺在床上睡觉。

5 案[1]　汪石山治一女，年十五，病心悸，常若有人捕之，欲避而无所，其母抱之于怀，数婢护之于外，犹恐恐然不能安寐。医者以为病心，用安神丸、镇心丸[2]、四物汤，不效。汪诊之，脉皆细弱而缓。曰：此胆病也。用温胆汤服之而安。

【注解】[1] 本案例录自《石山医案·附录》，还收录在《奇症汇》。

[2] 镇心丸：同名14方。（1）《千金翼方》方之一，治心损不能言语，心下悬急，苦痛，举动不安，药用防风、人参、龙齿、生地、麦冬、远志、干姜、白术、川芎、铁精、黄芪、当归、桂心、柏子仁、雄黄、菖蒲、茯苓、桔梗、朱砂、白鲜皮、钟乳、蜜丸；（2）上书方之二，治风虚劳冷，心气不足，喜忘恐怖，神志不定，药用防风、当归、大黄、人参、炙甘草、白术、干姜、紫菀、泽泻、白蔹、茯苓、茯神、秦艽、菖蒲、桂心、石膏、远志、附子、山药、桔梗、大枣、麦冬、大豆卷、蜜丸；（3）《圣济总录》方之一，治心气虚弱，风热所乘，惊悸不宁，胸中逆气，魇梦参错，谬妄恍惚，药用紫石英、朱砂、茯神、银屑、雄黄、菖蒲、人参、桔梗、炮姜、远志、炙甘草、当归、肉桂、防风、细辛、铁精粉、防己、蜜丸；（4）上书方之二，治诸风痫，药用干漆、朱砂、人参、黄芪、萆薢、麝香、狗胆、醋，如法制作；（5）上书方之三，治心虚惊悸，因忧虑而神气不安，药用茯神、人参、炙甘草、龙齿、升麻、枳壳、银箔、麦冬、蜜丸；（6）《小儿药证直诀》方，治小儿惊痫心热，药用朱砂、龙齿、牛黄、铁粉、琥珀、人参、茯苓、防风、全蝎、蜜丸，薄荷汤下；（7）《圣惠方》方之一，治心风狂言多惊，迷闷恍惚，药用犀角、人参、茯神、天竺黄、朱砂、龙齿、远志、干地黄、龙胆、铁粉、铅霜、牛黄、金箔、蜜丸，竹叶汤下；（8）上书方之二，治心风恍惚，惊恐失常、瞋恚悲愁，情意不乐，药用紫石英、白石英、朱砂、龙齿、人参、细辛、赤箭、天冬、熟地、茯苓、犀角、沙参、菖蒲、防风、远志、蜜丸；（9）《素问病机气宜保命集》方，治药同（7）方去龙齿加冰片；（10）《千金方》方之一，治虚损梦寐惊悸，风邪鬼疰、忧结，腹中积聚，月水不利，药用紫石英、茯苓、菖蒲、苁蓉、麦冬、远志、生地、大黄、当归、细辛、大豆卷、䗪虫、卷柏、干姜、防风、人参、泽泻、秦艽、丹参、石膏、芍药、柏子仁、乌头、大枣、桂心、桔梗、甘草、山药、白蔹、铁精、银屑、前胡、牛黄、白术、半夏、蜜丸；（11）上书方之二，又名大镇心丸，治同上方，一切心病，药同上方去菖蒲、苁蓉、细辛、䗪虫、卷柏、丹参、石膏、芍药、乌头、桔梗、白术、半夏，加羌活、川芎、朱砂、阿胶、桑螵蛸、杏仁、川椒、茯神、黄芪，蜜可；（12）《和剂局方》方，又名平补镇心丸，治心血不足，怔忡多梦，药用菖蒲、麦冬、远志、生地、当归、柏子仁、桔梗、山药、朱砂、茯神、熟地、天冬、龙骨、蜜丸；（13）《古今医鉴》方，又名金箔镇心丸，治一切惊悸，药用琥珀、朱砂、雄黄、天竺黄、胆星、珍珠、麝香、牛黄、金箔，蜜丸；（14）《寿亲养老新书》方，养老人心气，令不健忘，聪耳明目，药用朱砂、肉桂、远志、人参、茯苓、麦冬、石菖蒲、生地、蜜丸，薄荷酒吞。

【阐发与临证】本案所谓心悸，实为善恐。善恐，未遇恐惧之事而产生恐惧之感，是神志不安，如人将捕之。善恐症常见有肝胆不足、肾精不足、气血不足、痰扰胆心四种证型，四证中前三者均为虚证，而临床常见虚证为多。《素问·调经论》篇云："血有余则怒，不足则恐。"本案例属痰火扰心和肝胆不足证型。肝藏血舍魂，胆主决断，为中正之官，若素体虚弱，肝胆不足则肝不藏魂，胆失决断，因而气郁津停为痰，痰扰胆腑则胆气不宁，魂不归舍，故心悸而恐恐然不能安卧，脉细弱而缓。治当理气化痰，养血安神。但单用安神丸、镇心丸之类养心安神或重镇安神，偏了一方，所以不效。而用温胆汤理气化痰、清胆和胃，效用虽大一些，能"安"，但本案既然脉细弱而缓，理应再用养血柔肝之药如四物汤等，以善其后，固其本。

第十六篇 多 梦

1案 钱丕少卿忽夜多噩梦,但就枕便成,辄通夕不止。后因赴官经汉上,与邓州推官胡用之遇,同宿驿中,言近多梦,虑非吉。胡曰:昔尝如此,惧甚。有道士教戴丹砂,初任辰州推官,求得灵砂双箭镞[1]者,戴之不涉旬验,四五年不复有梦,至今秘惜。因解髻中一绛纱囊遗之,即夕无梦,神魂安静。真诰及他道书,多载丹砂避恶,信然(《类编》)。

宿述:梦者,因也。昼之所思,夜之所梦。至人[2]无梦,以其恬澹虚无,少思寡虑,何梦之有?

【注解】[1] 灵砂双箭镞:灵砂,用水银和硫黄锻制而成(详见《本草纲目·金石部·灵砂》篇)。《庚辛玉册》谓之"至神之物"。李时珍云"甘温无毒,主治五脏百病,养神安魂魄,养气明目,通血脉,止烦满,益精神",又能"主上盛下虚,痰涎壅盛,霍乱反胃,心腹冷痛"。但此处应指丹砂即辰砂、朱砂。《本草纲目》在丹砂篇中还收录本案作佐证。箭镞砂是朱砂中之一种(以自然生成之形状名),李时珍说"佳者为箭镞砂"。本案谓"双箭镞"是更佳之品。朱砂,甘微寒,入火则热而有大毒,能杀人(化为水银)。功能镇心,治惊痫,安魂魄,古人多称之为多服有毒。

[2] 至人:指思想道德等方面达到最高境界的人。《庄子·天下》云:"不离于真,谓之至人。"《素问·上古天真论》篇曰:"……中古之时,有至人者,淳德全道,和于阴阳,调于四时,去世离俗,积精全神,游行天地之间,视听八达之外,此盖益其寿命而强者也,亦归于真人。"《庄子》说"不离于真,谓之至人",也即是《素问》所说的"亦归于真人"。

【阐发与临证】1994年版普通高等教育中医药类规划教材《方剂学》中,安神剂二类共8个方剂,其中含有辰砂的有4个方剂,占50%,最多,比安神定志药枣仁、柏子仁、远志等都要多,足见其安神定志镇心作用之优。本案所用的朱砂是佩戴在头上(发髻中),所起的作用有多大?还是心理作用起作用更大些。

本案例为多梦症。临床常见有肝阳偏亢、心胆气虚、心脾两虚、心肾不交、痰火上扰、心火亢盛等六种证型。有统计资料表明做梦者中,文化程度较高的人占多数,而且有相当多数的人存在心理问题。在60岁以上的老年人中,心理障碍发生率接近13%。英国威尔士大学的心理学家们发现读书内容决定做梦内容。调查结果表明:喜欢读小说的人做的梦更奇怪,醒来后也更有可能被记住。喜欢读幻想小说的更易做噩梦,做梦时常处于半梦半醒状态。喜欢读恐怖小说的孩子做噩梦的百分比要比别的孩子多3倍。

案文中江应宿所述"昼之所思,夜之所梦"是有科学根据的。2002年11月19日《临沂广播电视报》登载:动物心理学家马休·威尔逊的实验结果是:将微电极植入鼠脑中的"海马区"(是专门负责记忆和学习的脑区),在鼠入睡后,对它们的大脑神经元进行放电监测,他发现鼠梦与人梦一样,是它们在现实生活中经历的再现。

第十七篇 消　　中

1案[1]　罗谦甫治韩子玉父,年逾六旬,病消渴。至冬添燥热,须裸袒以冰水喷胸腋乃快,日食肉面数四,顷时即饥,如此月余。罗诊得脉沉细而疾,罗以死决之。子玉兄弟跪泣曰:病固危笃,君尽心救之,则死而无恨。罗曰:夫消之为病,其名不一,曰食㑊,曰消中,曰宣疾,此膏粱之所致也。阳明化燥火,津液不能停,自汗,小便数,故饮一溲二,胃热则消谷善饥,能食而瘦。王叔和云多食亦饥虚是也。此病仲景所谓春夏剧,秋冬瘥,时制故也。令尊今当瘥之时反剧,乃肾水干涸,不能制其心火,而独旺于不胜之时。经曰:当所胜之时而不能制,名曰真强,乃孤阳绝阴者也。[2]且人之身,元气为主,天令为客,此天令大寒,尚不能制其热,何药能及?《内经》主胜逆,客胜从,[3]正以此也(琇按:见解超诣宜熟玩之)。设从君治疗,徒劳而已,固辞而归。遂易医与灸,数日而卒。

【注解】[1]本案录自《卫生宝鉴·卷二·主胜客则逆》篇,又收录在《奇症汇》。

[2]"当所胜之时而不能制,名曰真强,乃孤阳绝阴者也":在《内》《难》两经中未找到原文。与此文意相似的有数则,见释按。

[3]"主胜逆,客胜从":录自《素问·至真要大论》篇,原文是"主胜逆,客胜从,天之道也"。王冰释为"客承天命,部统其方,主为之下,固宜只奉天命,不顺而胜,则天命不行,故为逆也。客胜于主,承天而行理之道,故为顺也"。

【阐发与临证】《素问·玉机真藏论》篇说:"真藏见,目不见人,立死,其见人者,至其所不胜之时则死。"又说"故邪气胜者精气衰也……故真藏之气……独见者病胜藏也,故曰死"。《素问·玉版论要》篇曰"脉孤为消气,虚泄为夺血。孤为逆,虚为从"。王冰注曰"孤无所依,故曰逆,虚衰可复,故曰从""行所不胜曰逆,逆则死;行所胜曰从,从则活"。王冰注曰"木见金脉,金见火脉……皆行所不胜也,故曰逆,贼胜不已,故逆则死焉。木见水火土脉,火见金土木脉……皆可胜之脉,故曰从,从则无所克杀伤败,故从则活"。《素问·藏气法时论》篇有一段实例:"病在脾,愈在秋(脾土生肺金,肺金应于秋——笔者注,下同),秋不愈,甚于春(春应肝木,肝木克脾土,脾病理当加重),春不死,持于夏(夏应心火,心火生脾土,故使病能维持),起于长夏(长夏应脾土,自得其位,故复起,病又反复),禁温食饱食湿地濡衣(温饱伤脾气,脾胃恶湿)。"相生传变其病较轻,易治,预后较好,如脾病愈于秋;相乘传变其病较重,难治,预后不良,如脾病甚于春。以上这些都说明疾病的发生发展及其预后都有一些规律,按五行相生相克就是这样。罗所说"春夏剧、秋冬瘥"就是指心肝燥火之病本是脾胃津液虚,春肝木旺,又克脾土,夏季心火加剧,使脾土病持续不愈,故谓剧。秋金为土所生,故当愈;冬应肾水,抑其心火,亦当减轻。"当所胜之时而不能制"是指秋金克肝木、冬水克夏火,此时木火当减缓或愈。不能制则冬季反增燥热为肾水干,不能抑制心肝燥火,所以为孤阳(燥火)、绝阴(肾水)。真强之真,谓真藏之气,强,谓气不和顺。中央脾土以其津液灌四傍,其津虚水绝则令人九窍不通,《内经》谓之重强,故当死。

《素问·奇病论》篇云:"肥者令人内热,甘者令人中满,故其气上溢,转为消渴。"《金匮要略·

消渴小便利淋病脉证并治》载："……气盛则溲数，溲数即坚，坚数相搏，即为消渴""……胃中有热，即消谷引食，大便必坚，小便必数。"消渴症多因房欲不节，喜怒不慎，膏粱厚味或劳神过度、病后荣血虚少等引起燥热在内。如燥热引起胃津不能上承则口渴为上消；如燥热在胃，消谷善饥，引起能食而瘦、多饮而渴则为中消；如燥热在肠胃肝肾，除多饮而渴、能食而瘦之外，尿有脂液甜味则为下消。本案例年高，能食颇甚，燥热乃至冬日需冰水喷胸，脉又沉细数，可谓心火旺而肾水竭，故曰难治。

古时的消渴病中，大部分指现代的糖尿病。从本案例的年龄、症状、体征及预后看，可诊为Ⅱ型糖尿病的晚期。老年糖尿病患者大多是饮食太好、热量高，体力活动少，肥胖等引起。常表现多饮多食多尿，相当多数烦热口渴。此外，老年糖尿病患者并发症多，而且并发症的症状不典型。如并发心肌梗死时半数以上可为无痛性，所以容易发生心衰、室颤、休克、猝死，像本案那样预后不好。

这是病理的"耐寒"。真的"耐寒将军"是上海崇明前哨农场职工顾阿根，他在零下17摄氏度的大冰柜中坐了一个多小时。

2 案 吴茭山治一老人，年逾七十，素有痰火，过思郁结，因得消中之患，昼夜饮食无度，时时常进则可，若少顷缺食则不安，每服寒凉，俱罔效。人皆以年老患消中危之。吴诊其脉，左寸关弦，右寸关弦滑，尺浮，大府燥结。吴疑之，此大肠移热于胃，胃火内消，故善食而不发渴也。断曰：消中善食而饥，肉削消，脉虚无力者不治。此痰火内消，肌色如故，依法治之可生也（妙断，能合色脉可以万全，斯言诚然）。遂用白虎汤倍入石膏服之，胃火渐平，饮食渐减，次以坎离丸、养血四物汤[1]调理，二月而安。

【注解】[1] 养血四物汤：同名3方。（1）《古今医鉴》方之一，治血虚嘈杂，药用当归、川芎、炒白芍、熟地、人参、茯苓、半夏、黄连、栀子、甘草、生姜；（2）上书方之二，治血虚嘈杂，有痰，药同上去人参，加香附、贝母；（3）《寿世保元》方，药治同（1），加白术。

【阐发与临证】本案患者有食多消瘦而无口渴，也是老年糖尿病的一个特点，因为老年人口渴中枢敏感性降低。本案与上案比较，两寸关脉弦，说明病属实证，所以用白虎汤等还能取效。而上案脉沉细数，邪盛津虚（案文说是肾水干涸），所以不能治（"易医与灸"是火上浇油）。一般说消渴病先起时以口渴多见，发展成口渴、多食，再发展成三多。本案患者食多而无口渴且消瘦，加之大便燥结，脉弦滑，故吴诊为胃火内消。因年老而辨为血虚，而且是肝气郁结，所以后用养血四物汤调理。

消渴病典型症状不全的病例，在临床多见，所以临诊时要细心体会。按首发症状分为：（1）眼睛方面的有突发一侧上眼睑下垂，伴眼球运动受限，病前常有同侧前额或眼眶疼痛，视力下降，视物模糊，复视，失明，瞳孔变小，白内障，近视；（2）皮肤方面的有某些细菌和真菌感染如念珠菌性口角炎，甲病，泛发性体癣，红癣，慢性毛囊炎，疖病，霉菌性阴道炎，外阴皮肤瘙痒，黄色瘤，环状肉芽肿，胫前淡红色或暗红色斑丘疹，有的伴发溃疡，四肢毛囊角栓性丘疹，足趾脉管炎继发脱疽，四肢自发表皮下大疱，肢端麻木及/或皮肤蚁行感；（3）老年人肩周炎；（4）顽固性腹泻；（5）慢性肝病；（6）不明原因的腹痛；（7）尿潴留、尿失禁；（8）阳痿；（9）无痛性心肌梗死；（10）快速发展的肺结核；（11）屡发餐后低血糖；（12）产超重胎儿的产妇；（13）腹部肥胖者。

3 案 江汝洁治介塘程溰，六脉举指[1]皆弦长，重指[2]俱大而略实，二尺盛于寸关（脉若沉细必死）。经曰：弦者阳也，长者阳也，实大皆阳也。[3]又曰：下坚上虚病在脾，[4]则知阳胜而阴虚。足阳明（胃）、太阴（脾）俱有火邪，是以土得火则燥，亏生发之源，失转运之机，上焦不行，下脘不通，浊气下流，肌肉消灼，日久失疗，渐成下消之候，良医弗为也。治须滋足阳明、太阴之营气，兼发散土中之火邪，俾得以行乾健之运，[5]则阴阳升降，气血调和也。以甘草六分，白芍二钱，人参三钱（补脾血）、升麻、干葛各一钱半（散阴火），水煎服，数剂而安。

【注解】[1] 举指：浮取。

［2］重取：沉取。

［3］"弦者阳也，长者阳也，实大皆阳也"："长者阳也"见于《难经·第四难》和《脉经·卷一·辨脉阴阳大法第九》，原文为"浮者阳也，滑者阳也，长者阳也""脉大为阳……长为阳……弦为阴"，见于《脉经·卷一·辨脉阴阳大法第九》，未见到"弦者阳也"句。

［4］"下坚上虚病在脾"：录自《脉经·卷一·迟疾短长杂脉法第十三》，原文为"脉下坚上虚病在脾胃（扁鹊云病出于脾胃）"。

［5］乾健之运：《易经》八卦乃至六十四卦的第一卦即乾卦。乾卦在自然界象征天，在人群中象征父亲，属性是健，即刚强勇猛而且又努力不懈地求上进。对此，"象传"以"天行健，君子以自强不息"来说明乾卦。所以"乾健之运"即奋勇上进、生生不息之意，在本案文中代表脏腑气血调和、生命力旺盛。

【阐发与临证】肝气有余候脉象即弦，是阳邪，况且弦脉总是有力的，所以弦脉从脉象来说应"阳"也。但弦脉是肝气有余的象征，又属不正常、病态的范围，与"长""大"脉表示正气充足的"阳"不同，所以又"为阴"。本患者沉取脉象大实，浮取弦长，辨证为木气有余。气有余即为火，火旺而阴虚，"则知阳胜而阴虚"。此案前半部分辨脉测病机，未述证，后半部分述证也略，所以症状体征不详。本案江汝洁辨证为下消，一般说有多尿。当然多尿不一定是糖尿病。即使尿糖阳性，也不一定是糖尿病，如还有慢性肾炎、肾病综合征引起的尿糖阳性（肾性糖尿），患脑血管病、脑炎、脑肿瘤及颅骨骨折引起的尿糖阳性（神经性糖尿），妊娠后期出现的尿糖阳性（妊娠糖尿），在甲亢多吃及长期饥饿突然多吃的人出现尿糖阳性（饮食性糖尿）以及长期用肾上腺皮质激素后出现的尿糖阳性等，就不属于真正的糖尿病。

七 卷

第一篇 诸 虫

1 案[1] 太仓公治一女病甚。众医皆以为寒热笃，当死不治。公诊其脉，曰：蛲瘕。蛲瘕为病，腹大，上肤黄粗，循之戚戚然。公饮以芫华[2]一撮，即出蛲可数升，病已，三十日如故。病蛲得之于寒湿，寒湿气宛笃不发，化为虫。公所以知其病者，切其脉，循其尺，索刺粗而毛美奉发，是虫气也；其色泽者，中藏无邪气及重病（《史记》）（博按：此案已见第五卷癥瘕门）。

【注解】[1] 本案例也收载在本书五卷第一篇癥瘕第2案。

[2] 芫华：即芫花。

2 案[1] 华佗治一人，忽患胸中烦懑，面赤不食。诊之，曰：君胃中有虫，欲成内疽，腥物所为也，即作汤二升，再服，须臾吐出虫三升许，头赤而动，半身犹是生鱼脍，所苦遂愈。

【注解】[1] 本案录自《三国志·魏书二十九·方伎传》，《后汉书·方术传》是转录。原文是佗治广陵（今江苏扬州市东北）太守陈登病。案文后还有"佗曰：此病后三期（期，一周年）当发，遇良医可救。登至期疾动，时佗不在，遂死"。《三国志·华佗传》同此。

【阐发与临证】本案文仅说作汤二升，分二次服，未说明什么方药。查《华佗神医秘传·卷四·华佗内科秘传》载有：（1）华佗治虫臌神方（小腹微痛，面红带黑，方用雷丸、神曲、茯苓、白矾各三钱，车前子五钱，当归、鳖甲、醋炙地栗粉各一两，一剂即下虫无数，二剂虫尽）；（2）华佗治诸虫心痛神方（鹤虱、当归、桔梗、芍药、橘皮各八分，槟榔一钱，人参、桂心各六分，为散，空腹煮姜枣服方寸匕，渐加至二匕）；（3）华佗治九虫神方（伏虫、蛔虫、白虫、肉虫、肺虫、胃虫、弱虫、赤虫、蛲虫为九虫，方用贯众、石蚕各五分，狼牙四分，藜芦二分，炙蜀漆六分，僵蚕三分，雷丸六分，芜荑四分，厚朴三分，槟榔六分，为末蜜丸，空腹暖浆水下三十丸，日三，不知，稍稍加之）；（4）华佗治蛔虫神方（酸石榴东引根二升，槟榔十枚，水七升煮取二升半，去滓，加少米煮粥，平旦空腹食之，少间虫即死）；（5）华佗治寸白虫神方（酸石榴东引根一大握，芜荑三两，牵牛子半两研末，水六升煮得三升，分三服，和牵牛子末，服尽得快利，虫亦尽死出）；（6）华佗治蛲虫神方（芫花、狼牙、雷丸、桃仁为散，宿勿食，平旦以饮服方寸匕）等6方，都可治疗虫积。但从服法看，可能是第（1）方作汤治蛔虫。蛔虫的身体后半段白胖的多，所以"犹是生鱼脍"。

3 案 唐张鷟《朝野佥载》[1]云：洛州有士人患应声，语即喉中应之。以问良医张文仲，张经夜思之，乃得一法，即取《本草》令读之，皆应，至其所畏者即无声。仲乃录取药，合和为丸，服之应时而止。

【注解】[1]《朝野佥载》：为唐朝张鷟撰，笔记，20卷。记隋唐两代朝野遗闻，间有怪诞不经的传说。《新唐书·志四十八·艺文志》载，张鷟自号浮休子。《宋史》志156载有《佥载补遗》3卷。

【阐发与临证】本病为应声虫。《辞海》"应声虫"条谓人云亦云，随别人说什么他也学舌说什么，随声附和，但此处为病名。本案即是《朝野佥载》所收载的奇闻中之一例，可能是该患者确有肠道寄生虫，而且数量较多，病程较久，消化机能较差，肠胃湿热产酸产气多，肠胀气，胃肠功能紊乱，肠鸣音亢进，此时不但患者自己能听到肠鸣音，离之较近的人也能清晰地听到患者腹中发出的叽叽咕咕的声音。他自己觉得好像是腹中有祟，学他说话，别人因解释不清也随声附和，这附和之人也成了"应声虫"了。

4 案[1]　永州通判厅军员毛景得奇疾，每语喉中必有物作声相应。有道人教令诵《本草》药名，至蓝而默然。遂取蓝揿汁饮之，少顷，吐出肉块长二寸余，人形悉具。刘襄子思为永倅，[2]景正被疾逾年，亲见其愈（《泊宅编》）。

【注解】[1] 本案例还收录在《永乐大典》卷 20310、《医部全录·卷三百二十九·诸虫门》《奇症汇·卷五·腹》和《夷坚志》。

[2]刘襄子思为永倅：刘襄为人名，其子名思、姓名是刘思，其时任永州的副职。倅，副职。

【阐发与临证】本案例与上案例相似，为传奇式病案，有待于今后继续探讨。此外，耳科疾病中，也可见到重听患者似有物作声相应，病毒感染或微循障碍等均可出现，而蓝具有抗病毒作用，且能凉血，可以用其治疗重听。至于文中所说"吐出肉块、人形悉具"，若为胃柿石症（或山楂石）类似人形者通过呕吐而排出也有可能。这与台北腹语大师邓志洪表现木偶剧时，代替木偶说话一样，他嘴唇微张但不动，全靠训练，找到了另一种说话的方法，并不是真正的腹腔中发出的声音。还有一位叫白浩义的女学生，也会腹语，好像从她腹中发出话语声。其实也是久经训练、舌部压低，嘴唇虽闭着，用少量吐气靠口角流出而发出讲话声音。

5 案[1]　许叔微精于医，云五脏虫皆上行，唯有肺虫下行，最难治，当用獭爪为末调药，初四、初六日治之，此二日，肺虫上行。

【注解】[1] 本案例可能录自《普济本事方》，但该书卷 7 目录中有"獭肝治鬼疰"及"五脏虫"之说，而文中无獭爪之叙述。

【阐发与临证】用獭肝治病，首见于《金匮要略·血痹虚劳病脉证并治第六附方》，并注明《肘后》（《肘后备急方》），方名"獭肝散"，治冷劳，又主鬼疰一门相染，方用獭肝一具，炙干末之，水服方寸匕，日三服。另《千金要方》有太上五蛊圆治心腹结气、状如鬼祟等，方内用獭肝等，《济生方》用雄黄散治中蛊毒吐血，方内用獭肝等。苏恭《唐本草》谓獭足主治手足皲裂；陈藏器《本草拾遗》说煮汁服治鱼骨鲠，并以爪爬喉下；《本草纲目》曰"为末酒服，杀劳瘵虫"。至于肺虫下行，其余五脏之虫皆上行之说，而且与疗效有关，是否是寄生虫的生物钟规律？或人身生物钟的规律或月球对地球引力有关？

6 案[1]　金州防御使崔尧封有甥李言吉，左目上睑忽生一小疮，渐大如鸭卵，其根如弦，恒掩其目不能开，尧封饮之令大醉，遂与割去，疮既破，中有黄雀飞鸣而去（《闻奇录》[2]）。

【注解】[1] 本案还收录在《永乐大典》卷 20310，以及《奇症汇·目》，该案为"全州"。

[2]《闻奇录》：《宋史》志 159 载为宋朝张固撰，共 3 卷。

【阐发与临证】本案介绍上眼皮患一头大蒂小细之肿瘤，用酒精麻醉而手术切除。西方医学在发明乙醚之前，也用酒精麻醉。根蒂如弦线样细，手术切除操作方便无危险。但"既破，中有黄雀飞鸣而去"，甚不可理解。查《诸病源候论》卷三十四"蝇瘘候""蝼蛄瘘候""蛴螬瘘候""蜣螂瘘候"，都在身体的某部先患疮，后从疮中生出蝇、蝼蛄、蛴螬、蜣螂等节肢动物类昆虫，尤其是"雕鸟鹤瘘候"中，就写明"二年化生鹤、水鸟首而生口嘴是也"，与本文相似。《玉堂闲话》载：唐朝时长安郎中从颜燧之女口中钳出一条长约 20 厘米的蛇。深圳市人民医院李俊民医生从张带娣鼻腔中取出一条 15 毫米长的蚂蟥。从这些事例推理，那"黄雀"在"瘤"中孵化长大，倒也不是不可能。

7 案[1]　一妇人忽生虫一对，于地能行，长寸余，自后月生一对。医以苦参加打虫药为丸服之，又生一对，埋于土中，过数月发而视之，暴大如拳，名子母虫。从此绝根。

【注解】[1] 本案可能录自夏子益《奇疾方》。还收录在《奇症汇·溺孔》，但该书说"以苦杖加打虫药为丸服之",苦杖即虎杖,无驱虫效。

【阐发与临证】阴道内出虫,虽属少见奇症,但也并非绝无。上案例中转录"鼻腔中取出蚂蟥";笔者曾见过妇人因在河水中洗澡,蚂蟥钻入阴道者;五卷第一篇癥瘕第18案曾转载青蛙在人胃中长大之例,均可印证。苦参性味苦寒,燥湿杀虫,能治黄疸癥瘕,逐水肿,杀疥虫恶虫等,治女性下焦湿热致生黄带赤带,阴户搔痒,现代所谓妇科炎症诸症。加驱虫药如雷丸、槟榔、鹤虱之类,所以有效。至于"埋于土中,过数月……暴大如拳",供参考。有数次报道像肉一样的不明生物,2005年10月14日《齐鲁晚报》有报道日照市马洪全在迎宾路路边草丛中发现一不认识的生物,有根长在地上,放在水中能生长,无气味,黄褐色,全身褶皱,正面有一奶咀样小肉赘,背面中间分两层,像口袋一样。它能在地上、草丛中、水中生长。如果它恰巧在埋虫处呢?岂非"暴大如拳"?

8案[1]　青阳夏戚宗阳家素业医,任江阴训导,有生员之父患腹胀,求其诊视,乃曰:脉洪而大,湿热生虫之象,况饮食如常,非水肿蛊胀之证。以石榴皮、椿树东行根加槟榔三味各五钱,长流水煎,空心顿服之,少顷腹作大痛,泻下长虫一丈许,遂愈(《客座新闻》)。

【注解】[1] 本案还收录在《医部全录》卷329"诸虫门"和《奇症汇·卷5·腹》。

【阐发与临证】本案中夏氏所分析得很有理,脉洪大而腹胀、饮食如常,肠道寄生虫很可能。根据案文中描述,所泻下长虫应为绦虫,如《诸病源候论·寸白虫候》曰"白虫相生,子孙转大,长至四、五尺"。《景岳全书·诸虫》对绦虫的形态有进一步的阐述,如"此虫长寸许,色白,其状如蛆,母子相生,有独行者,有个个相接不断者,故能长至一二丈"。由于绦虫栖息于人体肠道,吸食水谷精微,扰乱脾胃运化而引起腹胀,脉洪大等湿热证候。《本草纲目》说"石榴根皮煎浓汁服即吐出活蛊;《崔元亮海上方》用石榴东引根一握,水煎服能下寸白蛔虫"。椿树根(外皮白者嫩,药效大。东引根之说是因东方属木,根枝等向东方生长,其本气充足)苦温,去口鼻疳虫,杀蛔虫疥虫,鬼疰传尸,蛊毒下血,赤白久痢,治女子血崩、产后血不止、赤白带、肠风泻血不止,止滑泄,缩小便,精滑梦遗等。

9案　吴茭山治一妇,产后恶露欠通,寒热时作,小腹结成一块,形大如杯,抽刺疼痛,用聚宝丹[1]、蟠葱等药,俱不效。一日,吴诊其脉洪而紧,以琥珀膏贴患处,二日后其块渐软,其痛如常,倏然阴户中觉如虫行动状,少顷小溲,出虫三条,形长寸许,身红头紫有嘴,出此之后其痛渐缓。过后二次,仍出四条,虫状如前,痛止身安,诸患皆愈。因意[2]病者未产之前,尿胞必有湿热生虫之患,偶因产后去血,况服诸香燥热之剂,及贴琥珀膏,亦是追虫之物,虫不能容,所以因而出也。

【注解】[1] 聚宝丹:《证治准绳》方,治慢惊风,药用人参、茯苓、琥珀、天麻、僵蚕、全蝎、防风、胆星、生白附子、乌蛇肉、朱砂、麝香、蜜丸,菖蒲煎汤送下。

[2] 意:意会、推测。

【阐发与临证】本患者是恶露未尽、甚或胎盘娩出不全,因而胞宫瘀血阻留。所用之药都有活血祛瘀之功,所以瘀血又排出一些,乃至肿块消、疼痛去,所谓阴户中出七条虫(都是红紫色的)乃是瘀血块也。如果真是什么虫寄生于阴道内,如何怀孕生产?膀胱中能否有瘀血倒是有可能的,如膀胱肿瘤。但此症非一日之功,所以平时有膀胱刺激症状。案文说"病者未产之前,尿胞必有湿热生虫之患",这是符合的。但中医辨证还是有瘀血,不过瘀血随小溲出而已。但也有特殊的情况,贵阳医学院附院在给一名6岁男孩做开颅手术切除脑瘤时,脑中出现3条寄生虫,最长的一条有5厘米,这是因吞食未煮熟的蛙、蛇、鸡、猪肉或生水时感染了绦虫,寄生于人脑中,所患疾病称为脑裂头蚴症。本案例如寄生于膀胱中,是否有可能?

10案[1]　陆颙,吴郡人。自幼嗜面食,食愈多而质愈瘦,胡人以药吐一虫,长二寸许,色青,状如蛙,此名消面虫,实天下之奇宝也。其说甚异,不具述(《说渊》[2])。

【注解】[1] 本案还收录在《奇症汇·口》。

[2]《说渊》：该书未查考到。本案节录自《陆颙传》（佚名作。见《四库全书》子部《古今说海》）。原文是一部短篇小说，叙述胡人（群）邀陆颙持吐出之虫入海，找到奇珍异宝，返回陆地后致富发家云云。

【阐发与临证】本案是"嗜面食""食愈多而质愈瘦"（从前后文看，此质瘦是瘦弱无疑），临床有胃热、肝火、虫积、肺阴虚、气血虚等证型之不同，但结合嗜食，则以前四证为多见。本案是用药使患者吐出二寸长的一只蛙形青虫，也有可能是五卷第一篇第18案所举的吞下活蝌蚪在胃中长大成蛙的。《夷坚志》记载吴少师因夏季出征，路途燥渴而饮涧水一杯，似有物入咽，后明医张锐予服泻药加黄土酒，下蚂蟥千余。此二则均能说明活动物在人体内长大是有可能的。

11案 虞花溪[1]治一妇人患尸虫，用花椒二分，苦楝根一分，丸服，其虫尽从大便泄出。

【注解】[1]虞花溪：即虞恒德，自号花溪老人。本案录自《医学正传·卷三·劳极》。

【阐发与临证】尸虫即体内（肠道内）的寄生虫。花椒辛热，能驱虫，外用还能祛风止痒。苦楝根用根皮，取开花结实者用之。性味苦微寒微毒，内服能驱肠道寄生虫，诸如蛔虫、蛲虫、钩虫、绦虫等均有作用，但以前二者效果好。服后如不泻者，最好用些泻药，以促使将虫体排出。该药还可外用苦酒和涂疥癣，煎汤浸洗治游风热毒风疹等，树枝叶取汁涂治蜈蚣蜂蜇伤。但本案所用药量太少，可能与古代所用药材为野生、药效好有关。

12案[1] 一人患脑痛，为虫所食。或教以桃叶枕一夕，虫自鼻出，形如鹰嘴，莫能识其名（《遁斋闲览》）。

【注解】[1]本案还收录在《证治准绳·杂病·第八册·耳》篇，以及《奇症汇·卷二·耳》第10案例的'源按'中。

【阐发与临证】虫侵入鼻腔中是完全可能的，可以引起前额痛，如鼻渊（又名脑漏）即可引起头脑胀痛，且以前额为著。《诸病源候论·卷三十四》就有"鹛鸟鹤瘘候"中写明"二年化生鹤、水鸟首而生口嘴"的记载，与本案所说"虫自鼻出，形如鹰嘴"一样。

13案 一人在姻家过饮，醉甚，送宿花轩，夜半酒渴，欲水不得，遂口吸石槽中水碗许。天明视之，槽中俱是小红虫，心陡然而惊，郁郁不散，心中如有蛆物，胃脘便觉闭塞，日想月疑，渐成痿膈，遍医不愈。吴球往视之，知其病生于疑也。用结线红色者分开，剪断如蛆状，用巴豆二粒，同饭捣烂，入红线丸十数丸，令病人暗室内服之，置宿盆内放水，须臾欲泻，令病人坐盆，泻出前物，荡漾如蛆，然后开窗，令亲视之，其病从此解，调理半月而愈。

【阐发与临证】石槽中存水久则生虫，然而小虫沉于水底，尤夜间如此，口吸槽水仅吸饮上层，一般吸不到底层之虫，即使吸到也只是少许。吴球之所以"知其病生于疑也"，是因为知道此理，心病当用心药医治，此法与杯弓蛇影之解疑法是异曲同工之妙。但吴球用巴豆二粒作丸是量太多，大毒治病，十去其六也。

14案[1] 从政郎陈朴，富沙人，母高氏，年六十余，得饥疾，每作时如虫啮心，即急索食，食罢乃解，如是三四年。畜一猫，极爱之，常置于傍。一日，命取鹿脯，自嚼而哧猫，至于再，觉一物上触喉间，引手探得之，如拇指大，坠于地，头尖匾，类塌沙鱼，身如虾壳，长八寸，渐大俓两指，其中盈实，剖之，肠肚亦与鱼同，有八子胎生，蠕蠕若小鳅，人莫识其为何物。盖闻脯香而出，高氏疾即愈（《类编》）。

【注解】[1]本案还收录于《奇症汇·心神》（该书说是《疮疡经验》云。《疮疡经验》应是宋朝窦汉卿所著《疮疡经验全书》，但实是明朝窦梦麟伪托，刊于1569年以及《永乐大典》。《永乐大典》成书于1408年，该书在本案后注明出自《类编》，则《类编》可能是宋朝曹溶所编。

【阐发与临证】本案文关于所呕出虫之形状有较详细的描述，《奇症汇》所录案文无记载。除"有八子胎生"外，根据本案所述喉中所出之虫为一蛔虫。如《素问·咳论》篇说"胃咳之状，咳而呕，呕则长虫出"。《金匮》说"蛔上入膈，故烦，须臾复止，得食而呕又烦者，蛔闻食臭出，其人当自吐蛔"。蛔虫位于膈上，饥饿时则不安定，骚扰肠胃则心中绞痛，当嗅到馥郁食香时，则顺其香气上行而出，故取之堕地也。类似疾病也有报道，据《怪病怪治》记载：王振民在《健康报》报道，某男久咳，干咳无痰，夜不能寐，食量颇大且食后可止咳一二小时。邻家老妇予一方：杏仁500克，橘红150克，该患者买药回家路上即将500克杏仁吃完，回家后又将150克橘红水煎顿服，又吃三大碗饭。半夜时腹痛，欲解大便，感肛门蠕蠕而动，拉出一虫约17厘米长，形如蜈蚣，色暗红，遍体生毛（必须指出：一次吃完如此多的杏仁易中毒）。

该患者素爱猫。宠物身上有很多寄生虫及其卵，除能传染给密切接触者若干种线虫外，还有弓形体病，可使人患全身皮疹、脑髓炎、淋巴结炎、视网膜脉络膜炎、葡萄膜炎、视神经萎缩、继发青光眼等。肠道寄生虫无胎生者，因此该患者呕出的"虫"也可能是古代的一种不知名小动物，其幼"虫"因某种原因得以进入人胃，渐长大，因在特定环境中长大，所以发生了外形的变异。

在《孙文垣医案》卷四，有孙东宿治叶润斋案，病人男，40岁，心膈嘈杂，好啖肉，一日不可缺，缺则全身不舒，近于死，见肉大吃，吃肉后全身不适即缓，但又腹大痛，伴吐稠酸水。因腹痛吐酸水的痛苦要轻于缺肉时全身不适的痛苦，所以情愿腹痛而吃肉。孙用轻粉合使君子治之，排出大小百余条长蛲（蛔虫），最长的盈尺，全身皆红，疾愈。此二案有相似之处。

15案[1]　赵子山寓居邵武军天王寺，苦寸白虫为挠。医者戒云：是疾当止酒，而以素所耽嗜，欲罢不能。一夕醉于外舍，归已夜半，口干咽燥，仓卒无汤饮，适廊庑间有瓮水，月映莹然可掬，即酌而饮之，其甘如饴，连饮数酌，乃就寝。追晓，虫出盈席，觉心腹顿宽，宿疾遂愈。验其所由，盖寺仆日织草屦，浸红藤根水也（《庚志》）。

【注解】［1］本案和下案录自《夷坚志》的《庚志》，还收录在《奇症汇·肛门》。

【阐发与临证】本案为寸白虫病，即绦虫病。所称寸白虫长寸许，实为绦虫的一个节片，该虫共有800～2000个节片。症见腹痛、腹胀、泄泻或泻出白色节片，治疗以驱虫至头节排出为止，药如槟榔、南瓜子、仙鹤草根、石榴皮、苦楝根皮等。本案所用红藤，为木通科植物大血藤，出《简易草药》，性味苦涩平，能活血通络、祛风除湿、驱虫，主治痛经崩漏、跌打肿痛、寒湿腰痛、肠痈、赤白痢疾、血淋、治麻风、虫积腹痛、小儿疳积等。《常用中草药手册》介绍用大血藤、钩藤、喇叭花、凤叉蕨各9克，水煎服治钩虫。《中药志》介绍治蛔虫腹痛，《湖南药物志》介绍治血丝虫病。

16案[1]　蔡定夫戡之子康积，苦寸白为孽。医者使之碾槟榔细末，取石榴东引根，煎汤调服之，先炙肥猪肉一大脔，置口中，咽咀其津膏而勿食，云此虫唯月三日以前其头向上，可用药攻打，余日即头向下，纵药之无益（肺虫初四日初六日上行，寸白虫唯初三日上行），虫闻肉香咂哝之意，故空群争赴之，觉胸中如万箭攻攒，是其候也，然后饮前药。蔡如其戒，不两刻，腹中雷鸣，急奔厕，虫下如倾，命仆以杖拨之，皆连属成串，几长数丈，尚蠕蠕能动，举而弃之溪流，宿患顿愈，故广其传以济人云（《庚志》）。

【注解】［1］本案还收录在《奇症汇·肛门》。

【阐发与临证】本案所用槟榔、石榴根皆驱绦虫良药，所以用后"虫下如倾"，其连属成串、几长数丈，也符合绦虫的实际情况。至于"惟月三日以前头向上，可用药"尚缺乏科学依据，不必拘泥。值得思考的是，月亮盈亏对地球产生的引力是有变化的，动植物乃至人类的生理、病理情况也会受其影响，这已有研究所证实。至于驱虫药对寄生虫的药效是否会受到影响，现在说不清，待研究。

17案[1]　一人因灼艾讫，火痂便落，疮内鲜血[2]片片如蝴蝶样腾空飞去，痛不可忍。此是血肉俱热，用大黄、芒硝等分为末，水调下，微利即愈。

【注解】［1］本案录自《阮霖经验方》第8方，该书是阮霖所撰之《经验良方》。阮霖，宋朝内科医家，其书中方剂也见录在《永乐大典·卷九百一〇·尸气》。

[2]原文此"血"字应是"肉"字。

【阐发与临证】疮疖之疾多为素体蕴热或兼热毒侵袭，阻于经络，气血运行不畅，日久热化，火毒结聚，肉腐化脓而形成。其特点是热毒炽盛。如误用艾灸，则犯实实、热热之误而使火毒更盛。此症灸后疮内鲜肉片子如蝶状腾空飞去，可能是皮肉为热毒所薰而干裂翘起或脱落，言其如蝶状飞去，应是夸张之词。笔者实习时，曾见一背部有头疽患者，其疮口周围的皮肤一端连着身体，一端像剥脱了一样片片翘起，约有3～5片之多。本案用大黄芒硝通腑泄热，热毒随泄而下。

18案[1]　一人有虫如蟹走于皮下，作声如儿啼，为筋肉之化。用雷丸、雄黄等分为末，糁猪肉上，炙肉食之即愈。

【注解】[1]本案录自《阮霖经验方》第11方。

【阐发与临证】根据所用具有杀虫功效的雄黄、雷丸治本病，本案可能是皮下囊虫结节。这种病乃因绦虫之囊尾蚴在皮下寄生，不断繁生。有的结节用手按压，可产生一种微小的摩擦音。雷丸，《名医别录》说"逐邪气恶风汗出，除皮中热结积，蛊毒，白虫寸白自出不止"。现代研究证实雷丸素能破坏绦虫节片。

有一种莱姆病，是蜱（蛛形纲蜱螨目的昆虫，体长一般2～13毫米，成虫4对足）钻入人（禽、兽及牛羊狗等家畜也感染）的皮下，出现红疱、疼痛，有时红疱还可移行（小虫可引起红斑，莱姆病的特征之一移动性红斑）。1998年5月17日沈阳居民赵、吴等十多人相继感染此虫，医生切开红疱（肿块）时，此虫还是活的。此虫钻入皮下后靠吸食宿主的血液而能快速发育生长增大，如幼虫经4～16天，其体重可增大80～120倍。这种蜱虫侵蚀人体后，由其携带的新型布尼亚病毒，可引起发热出血，名发热伴血小板减少综合征。

19案[1]　一人临卧，忽浑身虱出约五升，血肉俱坏，而舌尖血出不止。用盐醋汤饮下，数次即愈。

【注解】[1]从17案至21案都是病情怪异、描述文意大致相同，都录自《阮霖经验方》或《夏子益奇疾方》，本案录自《夏子益奇疾方》。夏子益，宋代医家，名德懋（又名德）。取其家藏方及师传方编成《卫生十全方》，附以奇形怪证的《奇疾方》共38方。此38方又附见于《传信适用方》中，并散见于《本草纲目》《外科证治全书》《奇症汇》等书中。又大多收录在《永乐大典》卷20310。

【阐发与临证】此为虱瘤症。但《石室秘录·卷四》所载"背脊裂开一缝，出虱千余……服活水止虱丹……蓖麻三粒、红枣三枚捣和为丸，置火熏衣"案，《千金翼方》载"好啮虱，在腹中生长为虱瘕，用败梳、败箅煮汤……调服即下出"案，《奇症汇》载"郡大人项旁起白痕一条，痒，某方士用刀轻开其痕，内出白虱不计其数而愈"案，《夷坚志》载"瘤生颊间，痒不可忍，砭破瘤，小虱涌出无数"案都有一个共同点即虱聚集在皮里（也有虱聚集在腹中胃肠内），且外形凸出（成瘤——故名虱瘤）或有白痕，而本案是"浑身虱出"，虽有"血肉俱坏、舌尖出血不止"，但并无成"瘤"、体表某部位显"白痕"的外形异常，而是"浑身虱出"。盐性味微辛咸寒，能治肠胃结热喘逆，伤寒寒热，吐胸中痰癖，止心腹卒痛，杀鬼蛊邪疰毒气，治下部䘌疮。醋酸苦温（药用米醋即大米制作的醋，汁味浓厚的酽醋。麦醋、柔醋、果子醋、现今的白醋等俱不入药），功能消痈肿，散水气，杀邪毒，治产后血运，除癥块坚积，杀恶毒，外傅治蝎子蜈蚣蜘蛛咬（螫）伤，汤火烫伤等。

活水止虱丹方用熟地、黄肉、杜仲、防己、豨莶草，功能补肾固本，祛风利湿疗毒。《别录》谓"防己散痈肿恶结，诸㾦疥癣虫疮"。《本草纲目》谓豨莶草"治肝肾风气……风湿诸疮"。蓖麻子外用能杀虱。《石室秘录》则又加白术。

20案[1]　一人大肠内虫出不断，断之复生，行坐不得。鹤虱末调服五钱自愈。

【注解】[1]本案录自《夏子益奇疾方》第6方，还收录在《奇症汇》，该处注明为"《怪疾奇方》云"，此书指《夏子益奇疾方》。

【阐发与临证】本案是绦虫病或蛲虫病。因不注意饮食卫生，误食生"米猪肉"或未煮熟的肉，以及卫生习惯差，绦虫卵、蛲虫卵经手从口而入而致病，而小儿特别容易患此两种疾病。绦虫虫体因代谢可节节脱落，故又称寸白虫病，虫头不下，则节片时时可下；蛲虫可以患者自身感染，故见"虫出不断，断之复生"。鹤虱是天名精（又名天蔓青）之子实，性味苦辛，有小毒，能杀虫消积，为驱虫良药，杀五脏虫，治疗绦虫、蛲虫、蛔虫等皆有效。为散，以肥肉臛汁服方寸匕。止疟，敷恶疮。以淡醋和服半匕。治虫心痛。苏颂《图经本草》认为鹤虱是杀虫方中的最要药。

21 案[1]　一人腹中如铁石，脐中水出，旋变作虫行之状，绕身作痒，痛不可忍，扒扫不尽。浓煎苍术浴之，又以苍术、麝香水调服之。

【注解】［1］本案录自《夏子益奇疾方》第5方，文字略有出入，也收录在《永乐大典》卷20310，以及《医学入门·卷八》，《医部全录·怪病门》《医部全录·胸腹门》《奇症汇·腹》。

【阐发与临证】根据案文中症状，患者为瘙痒性皮肤病变，如过敏性荨麻疹、黄水疮、脓疱性皮肤角化病、湿疹等，以后者可能性大。部分病人可累及胃肠道，出现腹痛，剧烈时颇似外科急腹症，可出现似板状腹、腹肌紧张等症状，故形如腹中如铁石。而苍术祛风胜湿，搜肌肤之风，又为瘙痒性皮肤病变之常用药，原文以大剂苍术煎汤外浴，使之直达病所，再以苍术、麝香内服暖水脏、杀虫、透邪外达。至于脐中出水，是皮肤病变的原发灶，"变作虫行之状"是言其病灶浸润扩大。2004年笔者在昆山见一中老年男子患皮肤病。始发于会阴部，剧痒出滋水，渐浸润扩散至下腹部、下臀部，但搔痒遍及全身。历经当地各医院、上海、苏州各医院诊治三年，有诊为皮炎、癣等，均无效。其实他患了三种病：脓疱性皮肤角化病、湿疹和皮肤瘙痒症。笔者分别用中药内服、中药湿温敷和中药粉掺入西药膏外抹，经二个月痊愈。此患者某些部位也有水出，某些部位也如虫行之状痒痛。

22 案[1]　杨勔中年得奇疾，每发言，腹中有小声效之，数年间其声浸大。有道士见而惊曰：此应声虫也，久不治，延及妻子。宜读《本草》，遇虫不应者当取服之。勔如言，读至雷丸，虫忽无声。乃顿服数粒，遂愈。正敏后至长沙，遇一丐者，亦有是疾，环而观之者甚众，因教使服雷丸。丐者谢曰：某贫无他技，所以求衣食于人者，唯借此耳。

【注解】［1］本案录自《遁斋闲览》，也收录在《奇症汇·腹》，还收录在庞元英《文昌杂录》和《永乐大典》卷20310中。

［2］正敏：陈正敏或范正敏，《遁斋闲览》作者，见六卷第十二篇脚弱第1案注解。

【阐发与临证】本案与第4案毛景患应声虫症相类似，也是一种腹语。1982年6期《江西医药》报道甘姓妇女先兆子宫破裂合并宫腔感染而准备剖宫产，此时二次听到腹内有胎儿啼哭声，可能因宫腔内羊水过少、羊水混浊，致使胎儿在宫内啼哭？熊宗立著《妇人良方补遗》载："有人腹中有声似儿哭，急用黄连煎浓汁，每常呷之自愈。"与本案也类似。但此案可能是患者孕后胃肠有湿热，肠鸣音亢进所发出的声音。

23 案[1]　一人头皮内时有蛆行，以刀切破，用丝瓜叶挤汁搽之，蛆出尽绝根。

【注解】［1］本案录自李楼撰《怪症方·耳》第1例。李楼，字小山，明朝安徽祁门人，所以该书又名《小山怪症方》，由王玑校正，本案还收录在《奇症汇·头》。

【阐发与临证】本案很可能是寄生虫寄生于头部皮肤或皮下组织内之盘尾丝虫病、颚口线虫病、特异性蝇蛆病（皮下蝇咀症）等，有破口而虫自破口出。《新医学》1980年12期报道甘肃夏河一位藏族男孩于1978年6月间出现皮下游走性包块，后多处包块破溃后，从溃口钻出蝇蛆共29条。2007年33期《临沂广播电视报》报道美国科罗拉多州男子亚伦—达拉斯曾去中美洲伯利兹旅游，回来后感到头顶附近肿起一个包块，令他头痛欲裂，包块上有个小孔，触摸时能明显感到包块里面有活动，经医生检查发现，在这个2~3毫米的小孔内有5条胃蝇的幼虫。胃蝇的成虫外表像蜜蜂，雌胃蝇常把卵产入螯蝇等吸血昆虫体内，通过它们使幼虫进入牛马等动物体内，这两例报道也说明类似本案的情况也是有的。丝瓜性味甘平，李时珍说"煮食除热利肠，老者烧存性服能祛风化痰、凉血解毒、通经络、行血脉、下乳汁、治大小便下血、疝痛卵肿，还能暖胃补阳"。根藤能杀虫解毒，治齿䘌脑漏，《医学正传》用丝瓜藤近根三五尺烧存性，每服一钱，温酒下，以愈为度，治鼻中时流黄水，脑痛，名控脑砂。叶捣烂外搽能治痈疽、疔肿、癣疮等，还能治头疮生蛆、卵癞。《串雅内编》有此记载。

24 案[1]　汪石山治一妇，每临经时微腹胀痛，玉户淫淫虫出，如鼠粘子状，绿色者数十枚，后经水随至。其夫问故，汪曰：厥阴风木生虫。妇人血海属于厥阴，此必风木自甚，兼脾胃湿热而然也。正如春夏之交，木甚湿热之时而生诸虫是也。宜清厥阴湿热。即令以酒煮黄连为君，白术、香附为臣，研末粥丸，空腹吞之，月余经至，无虫且妊矣。

【注解】[1] 本案录自《石山医案·卷中·调经》篇。

【阐发与临证】本案是阴道霉菌感染，白带黄绿色且成小块状，其人阴必痒，甚至赤带。这种患者平时腰酸少腹胀痛，经前尤甚，一般情况时月经周期规律。鼠粘子即牛蒡子，稍大于大米粒，霉菌性阴道炎的白带呈黄绿色豆渣样块状物，也很像它那样。中医辨证认为肝经湿热所致。可能该妇舌苔厚腻，故兼脾胃湿热，所以以黄连为君，肝胃湿热两清，白术健脾燥湿，香附疏肝理气调经，引药入肝经。如果再用阴道坐药（做成粒状或栓状纳阴道中）或水煎浓汁冲洗阴道则收效更快。

25 案[1]　休宁西山金举人，尝语人曰：予尝病小腹甚痛，百药不应。一医为灸关元十余壮（小腹痛百药不效宜灸），次日茎中淫淫而痒，视之如虫出四五分，急用铁钳扯出，虫长五六寸，连日虫出，如此者七，痛不复作。初甚惊恐，后则视以为常，皆用手扯。此亦偶见也。仲景云：火力虽微，内攻有力。[2] 虫为火力所逼，势不能容，故从溺孔出也。其人善饮、御内，膀胱不无湿热，遇有留血瘀浊，则附形蒸郁为虫矣，经云：湿热生虫，[3] 有是理也。故痨虫、寸白虫皆由内湿热蒸郁而生，非自外至者也。正如春夏之交，湿热蒸郁而诸虫生焉。是矣，此亦奇病，因记之。

【注解】[1] 本案还收录在《奇症汇·溺孔》，并注明"江篁南云"，江篁南即江瓘。

[2] "火力虽微，内攻有力"：录自《伤寒论》第119条，原文是"微数之脉，慎不可灸，因火为邪，则为烦热，追虚逐实，血散脉中，火气虽微，内攻有力，焦骨伤筋，血难复也"。

[3] "湿热生虫"：《内经》《难经》《伤寒论》《金匮要略》中均未查找到原文。在《医宗金鉴》"妇科……前阴诸症门"中有"妇人阴痒，多由湿热生虫……"在《黄帝内经素问集注》中有"湿热则生虫也"，那都是后人所说的。

【阐发与临证】本案可能是前列腺炎致前列腺液增多外溢，扯之有丝，其形如线虫而误作虫。或为某些线虫寄生于尿道内、膀胱内而钻出。1980年第4期《新医学》报道某男，37岁，尿出蛔虫多次。《江苏中医杂志》1981年第4期报道，某女，46岁，多次尿蛆，经诊为铜绿蝇引起泌尿道蝇蛆病。至于本案用灸法治疗是因病久元气亏虚，虽然灸关元对排虫无益，但对元气亏虚来说，却是歪打正着。至于案文中说"故痨虫、寸白虫皆由内湿热蒸郁而生，非自外至者也……湿热蒸郁而诸虫生焉"，是中医辨证的说法，而其实所有的感染人体的虫，皆"自外至者也"的。

26 案[1]　无锡一人，遍身肤肉有红虫如线，长二三寸，时或游动，瞭瞭可见，痒不可胜，医莫能治。一日，偶思食水蛙，蛙至，虫遂不见。乃市蛙为脯，旦晚食之，月余，其虫自消（《五湖漫闻》）。

【注解】[1] 本案还收录在《奇症汇·身》。

【阐发与临证】此病人皮肤内出现红虫如线，且时游动，痒不可当。红虫为湿热所生，寄生于皮肤内且游动，当必作痒。从现代医学观点看，包虫囊破裂后可引起瘙痒，旋毛虫之幼虫移行可引起条纹状出血，类圆线虫幼虫钻入皮肤处可出现红斑，钩虫幼虫引起的地痒疹是一种红疹性皮炎，盘尾丝虫病微丝蚴引起的皮肤类丹毒，皮肤蠕虫蚴移行症等均可出现相似的症状。《中华医学杂志》1980年第十二期报道陕西某15岁女学生于1979年2月发现右口唇角黏膜突起一包块，半月后发现该处有虫爬行感，并绕口唇移行一圈，就诊后在包块处黏膜下找出一条白色美丽筒线虫，说明此类疾病古今都有，但少见。治疗用水蛭，《本草纲目》载："蛭性味甘寒……杀尸疰病虫。"其实，青蛙肉也应该煮很熟才能吃，青蛙肉内发现很多、多种寄生虫。2002年6月19日，宁波市疾控中心叶医生曾在一只青蛙大腿中分离出5条活的曼氏迭宫绦虫的裂头蚴，最长的一条长7厘米。2003年7月6日黄某右眼白内障导致失明，他喜欢吃蛙肉，蛙肉中寄生的曼氏裂头蚴感染了他，隐藏在他右眼上眼皮中有数条。2002年2月22日广东叶某在三九脑科医院开颅，在脑中取出一条裂头蚴。在野生动物如蛙、蛇、穿山甲、猫等体内寄生有弓形虫、绦虫、旋毛虫、肺吸虫。狂犬病、疯牛病、出血热等也可感染猫。吃猫肉、养猫、常与猫狗密切接触也易感染此类疾病。广东中山医科大学曾诊治三例罕见的人类比翼线虫病，怀疑与患者吃龟内脏和生龟血有关。2000年3月12日《齐鲁晚报》报道蓬莱姜某因一次生吃九只活螃蟹，隔几天后他胸前皮肤患一红色肿块，并在手臂、颈部移行，痒而刺痛，经诊治是腭口线虫病。

第二篇 哮

1案 江少微治小儿盐哮[1]，声如曳锯。以江西淡豆豉一两，白砒一钱，研细，拌入精猪肉四两，以泥固济，炭火煅出青烟为度，研细，和淡豉捣匀，为丸如黍米大，每服二三十丸，滚白水送下（此方甚佳，即紫金丹[2]），忌大荤盐酱，一月而愈。

【注解】[1] 盐哮：小时候因偶不慎过食咸味而引发咳嗽哮喘。

[2] 紫金丹：同名11方。（1）《普济本事方》方之一，治喘急响嗽，药用砒石、豆豉，如法制作；（2）上书方之二，治食劳气劳，遍身黄肿，药用胆矾、黄蜡、大枣、醋，如法制作；（3）上书方之三，治十种水气，药用禹余粮、针砂、蛇黄、木香、肉豆蔻、当归、茯苓、羌活、川芎、白蒺藜、肉桂、炮姜、三棱、白术、青皮、茴香、附子、莪术、牛膝；（4）《医学发明》方，治打扑伤损，骨折疼痛，药用川乌、草乌、五灵脂、木鳖子、骨碎补、威灵仙、狗脊、自然铜、防风、地龙、乌药、青皮、陈皮、茴香、黑丑、乳香、没药、红娘子、麝香、禹余粮、醋；（5）《丹溪心法》方，治哮证，药用精猪肉、砒石，如法制作；（6）《医学入门》方，治痰火喘，药用砒石、豆豉、精猪肉，如法制作；（7）《增补万病回春》方，治哮吼，药用白砒、枯矾、豆豉，如法制作；（8）《妇科玉尺》方之一，治产后冲胀噎气，药用代赭石、磋砺石，如法制作；（9）上书方之二，治同上，药用代赭石、桃仁、大黄、薄荷；（10）《伤科补要》方，治跌打损伤，药用没药、乳香、降香、松节、苏木、川乌、蝼蛄、自然铜、血竭、龙骨、朱砂；（11）《疮疡全书》方，治一切痈疽肿毒，药用千金子、五倍子、山慈菇、大戟，如法制作使用。本案用《医学入门》方。

【阐发与临证】盐哮，因偶过食咸味而致，哮喘且伴咳嗽、痰多且黏，泡沫状，也属于喘息性慢性支气管炎，往往受风寒即发作，久之也成肺气肿、肺心病，与过敏性哮喘不同。淡豆豉性味苦寒，能治伤寒头痛寒热，烦躁懊侬，热病发汗，疟疾骨蒸等。白砒即砒石，性味苦酸暖，剧毒，疗诸疟，风痰在胸膈，李时珍说"凡痰疟齁喘用此，真有劫病立地之效"。因砒为剧毒药物，制作必须精细，入丸散服，每次2~4毫克。笔者在20世纪70年代在沂源县工作时，响应周恩来总理的号召，参加防治慢支研制组，曾组方紫金丹，方用白砒、豆豉二味，打压成片剂，在农村送药上门（由于含有毒药，所以片剂做成后，防治组每人首先服一次治疗量，无毒性反应后再给病人用），普治结果近期疗效不错，远期疗效欠佳，所以后来我改为中药汤剂治疗了。

2案[1] 一贵公子患盐哮，年方九龄，每以风寒即发。投以嚼丸药饼，夜卧醒放舌上，任其自化下，随效。方用苦葶苈五钱（隔纸炒）、茯苓五钱、花粉、麻黄、杏仁、款花蕊、桑白皮（蜜炙）、贝母（去心）各三钱，五味子二钱，罂粟壳（蜜炙）一钱五分，右为细末，乌梅肉三钱，枣肉三钱，煮烂如泥，捣和前末为饼，每重一分半，服未半料，永不复发，须忌大荤一两月。

【注解】[1] 本案与上案都出自江少微所治病案。

【阐发与临证】本案因年幼，可能是喘息性支气管炎，但也可能是支气管哮喘。方中泻肺（葶苈、麻黄、杏仁、桑白皮）、宣肺、健脾敛肺气都有。苦葶苈性味辛苦寒，主治癥瘕积聚结气，通利水道，下膀胱水，疗肺壅上气咳嗽，止喘促，除胸中痰饮、面目浮肿。笔者20世纪70年代曾用中药汤剂治疗此类病人百余例，立法肃肺化痰止咳，健脾温肾，先以前者为主，常用方以小青龙汤、《张氏医通》冷哮丸化裁，待痰涎减少、咳喘稍平则改为健脾温肾为主，常用《济生方》人参胡桃汤、《卫生宝鉴》人参蛤蚧散化裁。偶见黄痰，可加黄芩或黄柏。注意生活规律，忌咸食、禁吸烟（详见拙著《临证秘验录》）。

3 案[1]　一小儿盐哮喘嗽，用海螵蛸刮屑研细末，以白糖蘸吃愈。

【注解】[1] 本案录自《叶氏摘玄方》叶氏，明朝人，查不到姓名。（据《本草纲目》乌贼鱼）。

【阐发与临证】此患儿喘嗽，更像哮喘性支气管炎。海螵蛸咸微温，主治女子赤白漏下、阴蚀肿痛，男子阴肿痛，炙研饮服治妇女血瘕，下痢，汤火伤等。《本草纲目》载治小儿痰齁，即本案方，但用米饮送服，但用海螵蛸治喘嗽确少见。

4 案[1]　一富儿厚味发哮喘，以萝菔子淘净蒸熟晒干为末，姜汁蒸饼为丸（即清金丹[2]），每服三十丸，津咽下。

【注解】[1] 本案录自《医学集成》（可能是明朝傅滋所著书，元朝邓文彪所著也有可能，清朝潘旭、熊际昌、刘仕廉各自所著则不可能）。

[2] 清金丹：同名2方。（1）《证治准绳》方，治食哮，药用莱菔子、皂角，姜汁煮糊为丸；（2）《医学集成》方，即本案所用方。

【阐发与临证】本案注明为"富儿厚味发"，厚味易致气滞，易致食滞，易致痰滞，所以应先想到化痰下气消食并用。萝菔子为首选药，该药辛甘平，研汁服能吐风痰，能下气祛痰定喘，消食除胀利大小便，止气痛。朱丹溪说"莱菔子治痰，有推墙倒壁之功"。李时珍说"长于利气，生能升、吐风痰，熟能降、定痰喘咳嗽……利气"。本案所用是熟上加熟，加姜汁，上述功效更进一层。

第三篇 遍 身 痛

1案 周离亨[1]治一人遍身痛，每作殆不可忍。都下医[2]或云中风，或云中湿，或云脚气，治俱不效。周曰：此血气凝滞也。沉思良久，为制一散，服之甚验。方以延胡索、当归、桂等分，依常法治之为末，疾作时温酒调下三四钱，随人酒量频进之，以止为度，盖延胡索活血化气第一品也。其后赵待制霆[3]，导引[4]失节，肢体拘挛，数服而愈。（《泊宅编》）

【注解】[1] 周离亨：宋朝医者。《医说》和《泊宅编》都录有本案。

[2] 都下医：都，为旧时行政区划，范围大小不一。在这区划内的医生，都称为都下医。

[3] 赵待制霆：赵霆，官名待制。宋制于正式官职之外，另以诸阁学士、直学士、待制，加给文臣，作为衔号。

[4] 导引：中国古代的一种养生方法，相当于今日之气功和体育疗法。

【阐发与临证】遍身疼痛有风寒外感、风热外感、温邪感触、风湿入络、寒湿浸淫、湿热蕴身、气血亏虚、阳气虚衰、气滞血瘀等九种证型，时医所谓中风、中湿都可出现遍身疼，脚气很少出现遍身疼。案文未说明脉证，估计周医也是参考前医的治疗教训加上自己的辨证而得出的结论。看用药应该是寒湿浸淫甚至兼挟阳虚，因为方中用肉桂。酒能活血，所以现时的药酒喝了多少都有治筋骨肌肉疼痛的效用，与酒不无关系。本案例从用此四味药而有如此速效看，患的相当于纤维肌痛综合征、肌筋膜痛综合征或原发性骨关节炎之类病症。至于后例赵患者的肢体拘挛，那可能是肘、腕、膝、踝及手足小关节外伤后遗症，腕管、踝管综合征，腰、颈椎间盘突出引起的神经痛，跖、掌筋膜挛缩等病症。

2案 江应宿治休宁程君膏长子，十八岁，遍身疼痛，脚膝肿大，体热面赤，此风湿相搏也。与当归拈痛汤二三服，热退而愈。

【阐发与临证】显然此子之遍身疼痛是由体热引起，由湿热蕴身，引起脚膝肿大，进而引起体热，面赤也是体热。江应宿辨证为风湿相搏，其实应为风湿热相搏或风湿相搏化热。这种病症好像风湿性关节炎、化脓性关节炎、痛风等。

第四篇　身　痒

1案　意菴[1]治一人[2]，因田间收稻，忽然遍身痒入骨髓。用食盐九钱，泡汤三碗，每进一碗，探而吐之，如是者三，而痒释矣。

【注解】[1]意菴：菴是庵的异体字。可能是宋代钱原濬，号愈菴，镇江府人，著《集善方》。

[2]本案录自《古今医统大全·卷九十二·痒入骨髓》篇。

【择按】此案例是稻田皮炎，接触性皮炎的一种，因与稻草叶子密切接触而诱发，或/及是皮肤瘙痒症（秋冬季皮肤干燥）。病突发，又在皮肤，系风邪郁束，因此谓邪在"高"、上焦，因而"越之"。盐九钱，28克，分泡三碗，看来是高渗盐水，主要是催吐。也可能收稻结束，脱离致敏源，因而"痒释矣"。用花椒白矾煎汤温洗，如皮肤干燥，再服养血祛风中药也可治愈。

2案[1]　一小儿遍身作痒，以生姜捣烂以布包擦之而止。

【注解】[1]本案录自《古今医统大全·卷九十二·小儿遍身痒》篇。

【阐发与临证】婴幼儿患病，可能与胎毒有关，还有风邪（本案以风寒为主）、食积。稍大则易接触毒物和寄生虫，还有饮食不调，都会引起过敏反应。生姜汁外敷可治湿热发黄；《千金方》介绍用姜末外敷、干即易，治蝮蛇螫人，炮姜切片外贴治蜘蛛咬人；《扶寿方》介绍用生姜嚼敷治刀斧金疮，敷上勿动，次日即生肉；《并易简》介绍用生姜频外擦治赤白癜风；《本草纲目》介绍用姜汁少许滴耳，使入耳之虫自行退出；腋下狐臭用姜汁频涂能绝根；跌扑损伤用姜汁和酒调生面贴之等。

3案　倪仲贤治吴陵盛架阁内子，左右肩背上下患痒，至两臂头面皆然。屡以艾灼痒处，暂止且复作，如是数年。老人切其脉，曰：左关浮盛，右口沉实，此酒食滋味所致也。投以清热化食行滞之剂，其痒遂止。

【阐发与临证】古代女子外出的机会少，因此接触毒物、过敏源相对也少些，尤其大户人家少奶更如此，反而饮食丰盛的多。如此分析则知该女士上背部、两臂头面都瘙痒，数年不愈，属于饮食不调（食积。致敏的食品进入肠胃发病，也是积滞）、即食品过敏引起，还有也可能是血燥生风致痒。但脉象是浮盛和沉实，非虚，所以断为酒食厚味引起。化食行滞必然，清热为何？食积能生热，试看保和丸中用连翘。此患者饮食谱应该清淡简单，忌辛辣。对于可疑引起搔痒的食物应采取试验性饮食法或排除性饮食法，找出引起过敏的食品。还有，患病已数年，是否有内脏器官严重疾病，如淋巴瘤、其他肿瘤、肝胆疾病、糖尿病、肾炎等。

4案　江汝洁治一妇人，患上身至头面俱痒，刺痛起块，众医皆谓大风等症。江诊得左手三部俱细，右手三部皆微实，大都六脉俱数。经曰：微者为虚，弱者为虚，细者气血俱虚。[1]盖心主血，肝藏血，乃血虚无疑。肾藏精属水，其部见微，乃为水不足，水既不足，相火妄行无制，以致此疾。经曰：诸痛疮痒，皆属心火。[2]右手寸脉实，实者阳也。《脉经》曰：诸阳为热乃热在肺分。[3]火克金故也。且肺主皮毛，皮毛之疾，肺气主之。胸膈及皮毛之疾，为至高之疾也。右关微为实，乃火在土分，土得火则燥，肌肉之间，脾气主之，肌肉及皮毛痛痒，皆火热在上明矣。右尺微实，火居火位，两火合明，阳多阴少。治宜补水以制火，养金以伐木，若作风治，未免以火济火，以燥益燥也。乃以生地黄、白芍各一钱，参、芪各六分，连翘、丹皮各六分，麦冬八分，柏皮、防风、甘草各四分，五味子九粒，黄连四分（配方之妙，笔难尽述），水煎温服，渣内加苦参一两，再煎洗，十数剂而安。

【注解】[1]"微者为虚，弱者为虚，细者气血俱虚"：录自《脉经·卷一·迟疾短长杂脉法第十二》。原文是"脉小者血气俱少，脉来细而微者血气俱虚"；卷十原文为"尺寸俱微厥血，气不足，其人少气""寸弱阳气少；关弱无胃气；尺弱少血"。

[2]"诸痛疮痒，皆属心火"：录自《素问·至真要大论》篇，原文为"诸痛痒疮，皆属于心"。

[3]"诸阳为热，乃热在肺分"：录自《脉经·卷一·辨藏府病脉阴阳大法第八》。原文是"诸阳为热，诸阴为寒……脉来浮大者，此为肺脉也"。

【阐发与临证】本患者气血、肝肾阴俱虚，心肺相火俱旺。全方仅用生脉散益气阴，生地、白芍加黄芪人参补气血，连柏翘丹皮凉血清热，其中清心火黄连生地麦冬，清肺养金用麦冬生地丹皮。因祛风药温燥，仅用燥性较弱的防风。苦参内服外用均有祛湿热止痒的作用，但内服能伤阴，所以用大剂量外洗。该患者上半身和头面痒痛，用现代医学观点看，还是接触毒物、引起过敏性病变，毒性皮炎的多，因案文说是起"块"刺痒痛，所以也可能是荨麻疹。

大风有三，(1) 风邪之大者。《素问·生气通天论》篇说"虽有大风苛毒，弗之能害"；(2) 药名。即大风子之树木；(3) 疠风。《素问·长刺节论》篇说"病大风，骨节重，须眉堕，名曰大风"；《素问·风论》篇说"风寒客于脉而不去，名曰疠风""疠者，有荣气热胕，其气不清，故使其鼻柱坏而色败，皮肤溃疡"。但此处应指疠风，即麻风。中医认为此证多由气血损伤、腠理不密，风寒湿侵入化热，湿热相搏，血随火化而成。眉毛先落者毒在肺也，面发紫泡者毒在肝也，脚底先痛或穿者毒在肾也，遍身如癣者毒在脾也，目先损者毒在心也，麻木不仁者皮死，针刺不痛者肉死，溃烂者血死，指脱者筋死，鼻柱坏者骨死。现代医学认为麻风由抗酸分枝杆菌引起的慢性传染病，可能由在儿童期长期接触有关，成年人感染少见。病变侵犯机体温度较低的组织如皮肤、浅表神经、鼻、咽喉、眼和睾丸等，皮损可表现为直径1～10厘米的苍白、麻木斑疹性损害，散在的直径1～5厘米红斑样浸润性结节，神经障碍表现为神经浸润和变粗，引起感觉异常或缺失，神经炎和营养性溃疡，指趾骨吸收和缩短，最后引起残废和严重毁形。因本病皮损常类似红斑狼疮、结节病、红斑、白癜风等的皮损，而且症状与脊髓空洞症、硬皮病也有相似之处，所以案文说"众医皆谓大风症"，但区别不难。

5案 一男子每至秋冬遍身发红点作痒，[1]此寒气收敛腠理，阳气不能发越，怫郁内作也。宜以人参败毒散解表，再以补中益气汤实表而愈。

【注解】[1] 本案录自薛己《外科心法·卷五·风寒》篇，还收录在《古今医统大全·卷九十二·身红点》篇。

【阐发与临证】因每至秋冬发，辨为寒气；遍身红点，辨为阳气怫郁内作，这是对的。前方治标（表），后方固本。红点，也可能是丘疹样的红斑，这是一种急性或亚急性的皮肤损害。此患者可能是接触性毒性皮炎，例如稻田皮炎，瘙痒症，播散性单纯疱疹，还有皮肤过度干燥，寒冷刺激等。肝胆疾病，糖尿病，自身免疫性疾病也可引起泛发性多形性红斑（丘疹样）。

6案[1] 一女子十二岁，善怒，遍身作痒。用柴胡、川芎、山栀、芍药以清肝火，以生地、当归、黄芩凉肝血，以白术、茯苓、甘草健脾土而愈（配方亦妙）。半载后，遍身起赤痕，或时眩晕，此肝火炽甚，血得热而妄行，是夜果经至（琇按：以上二条俱立斋案）。

【注解】[1] 本案录自《女科撮要·血风疮》篇。

【阐发与临证】遍身作痒并非皮疹斑点引起者，可有风寒、风湿、风热、风盛、血热、血虚、热炽肠胃、肝火内蕴等不同证型，经常兼挟为患。如本篇6个案例依次为风盛、风寒、热积肠胃、血虚、外寒内热、肝火内蕴。这十二岁的小姑娘遍身作痒又素来善怒，辨为肝火内蕴并用丹栀逍遥散加减取效。因肝为血海，肝火内蕴必然引起血热，所以遍身起赤痕（搔后赤色肿块或未搔时也起红紫色肿块）。现代医学所谓荨麻疹和血管神经性水肿均有红紫色肿块，皮肤划痕症也有条状红紫色肿块，本案例也可能即是。至于出现"赤痕"后即初潮月经，可能是巧合，也可能确是热迫血妄行而提前行经。

第五篇 面病 附：䫌腮

1案[1]　罗谦甫治杨郎中之内，年五十余，体肥盛，春患头目昏闷，面赤热多，服清上药不效。罗诊其脉，洪大而有力。《内经》云：面热者，足阳明（胃）病。[2]《脉经》云：阳明经气盛有余，则身已前皆热。[3]况其人素膏粱，积热于胃，阳明多血多气，本实则风热上行，诸阳皆会于头，故面热之病生矣。先以调胃承气汤七钱，黄连二钱，犀角一钱，疏利三两行，彻其本热；次以升麻加黄连汤[4]，去经络中风热上行，则标本之病俱退矣。方以升麻、葛根各一钱，白芷七分，甘草炙、白芍各五分，连、芩酒制各四分，川芎、生犀末各三分，荆芥穗、薄荷叶各二分，右㕮咀，水半盏，先浸川芎、荆芥穗、薄荷作一服，水二盏半，煎至一盏半，入先浸三味同煎（煎法可法）至一盏，食后温服，日三服。忌湿面五辛之物。

【注解】[1] 本案录自《卫生宝鉴·卷九·面热治法并方》篇。

[2]"面热者，足阳明（胃）病"：录自《灵枢·邪气藏府病形》篇。

[3]"阳明经气盛有余，则身已前皆热"：录自《脉经·卷六·胃足阳明经病证第六》篇，原文为"足阳明之脉……气盛则身以前皆热，其有余于胃则消谷善饥，溺色黄。气不足则身以前皆寒栗。胃中寒则胀满"。

[4] 升麻加黄连汤：本方为升麻汤加黄连。升麻汤有同名21方，见一卷第一篇中风第2案，本案方即《卫生宝鉴》方。但《寿世保元》有升麻黄连汤方，治阳明经风热，自觉面热，用药比本方多苍术一味。

【阐发与临证】肥盛之人以常食膏粱厚味者为多，古今中外皆如此。"膏粱厚味，足生大疔"之意是说滋腻生内热，热积于中（概指中焦、肠胃），发于全身为疮痈。现代生活水平普遍提高，许多人山吃海喝，膏粱厚味比古代颇有过之，因此内热之病丛生，所谓代谢综合征、高脂血症、高血压病、心血管疾病（多种）、脑血管疾病（常见脑血栓形成和脑出血）以及Ⅱ型糖尿病、脂肪肝、痛风，无不以肥胖为基础，或与之密切相关。甚至下肢（尤其膝关节）原发性骨关节炎也是肥胖人发病率高。这些现代病大多数表现为"内热"或湿热实证，脉洪大有力者多。此患者于春季发病且头目昏闷、面赤热多，虽是胃热兼春日风热，所用药物也如此类，但加些平肝清肝类药物似乎更妥帖。在煎法中，川芎、荆芥穗、薄荷三味因久煎香气（挥发性油）挥发而后入，其实白芷也可后下。现在做法只是薄荷后下的，荆芥穗、川芎、白芷等就一起混煎了，甚为欠妥。机器煎药则更是不分先煎后入了。

2案[1]　真定府维摩院僧，年六十余，体瘦弱，初冬病头面不耐寒，气弱不敢当风行，诸法不效。罗诊其脉，弦细而微，且年高，常食素茶果而已，此阳明之经本虚，《脉经》云：气不足则身已前皆寒栗，[2]又加诵经文损气，由此胃气虚，经络之气亦虚，不能上达头面，故大恶风寒。先以附子理中丸数服，而温其中气，次以升麻汤加附子行其经络。方以升麻、葛根各一钱，白芷、黄芪各七分，甘草、炙草豆蔻仁、人参各五分，黑附炮七分，益智三分，作一服，连须葱白同煎，数服良愈。或曰：升麻汤加黄连治面热，加附子治面寒，有何依据？答曰：出自仲景云：论杨氏脉，阳明标本俱实，先攻其里,后泻经络中风热,[3]故升麻汤加黄连以寒治热也。尼僧阳明标本俱虚寒,先实其里,次行经络,故升麻汤加附子以热治寒也。仲景群方之祖,信哉!

【注解】[1] 在《卫生宝鉴》中找不到本案原文。但在该书卷九"升麻汤辨"中有"升麻汤加黄连治面热,加附子治面寒,有何根据?答曰:"出自仲景。云岐子注仲景伤寒论中辨葛根汤……"后面一段文即本案"仲景云……加附子以热治寒也"。在《古今医统大全·卷六十六》医案中也是这一段文字,但无原案文字。

[2] "气不足则身已前皆寒栗":见上案注3。

[3] "论杨氏脉,阳明标本俱实,先攻其里,后泻经络中风热":原文出处未找到。

【阐发与临证】本案与上案正相反,上案素食膏粱,体肥盛,面赤热多,脉洪大有力;本案素食素茶果,体瘠弱,头面不耐寒,脉弦细而微。前为内热积于胃,此为胃气虚,所以前案先用调胃承气汤加黄连犀角,后用升麻汤加黄连;此案先用附子理中汤,后用升麻汤加附子,而且标号为升麻汤,实际药,前案用黄芩、犀角、薄荷、川芎、荆芥,此案用附子、人参、黄芪、豆蔻、益智、葱白,何等天壤之别。

3案[1]　有人因灸三里而满面黑气,医皆以为肾气浮面,危候也。有人云:肾经有湿气上蒸于心,心火得湿成烟气形于面(非临症过,不知此语之妙),面属心,故心肾之气常相通,如坎之外体即离,离之外体即坎,心肾未尝相离也。耳属水,其中虚,则有离之象;目属火,其中满,则有坎之象,抑可见矣。以去湿药治之,如五苓散、黄芪、防己之类皆可用(《医余》)。

【注解】[1] 本案还收录在《医说·卷二·因灸满面黑气》篇,而且注明出于《医余》。

【阐发与临证】本案是因湿气上蒸于面而显满面黑气,因是黑,故说是肾经有湿气。三里分手三里、足三里,灸手三里穴有治虚寒性腹痛腹泻的作用,灸足三里穴有温中健脾、补中益气之功效,能治虚寒腹胀胃痛、泄泻呕吐等病症,二者都不可能使肾经湿气蒸腾于面部而使面黑。脾胃与水湿之关系,有湿困脾土和脾虚水湿停留之分,实证和虚证的区别。看来,此一是巧合,二是湿困脾土,健脾来不及使水湿化解的缘故。所以须用去湿药五苓散、防己黄芪汤等治疗。可参阅六卷第十篇脚气第22案。

4案[1]　余杭人和倅将赴官,因蒸降真木犀香[2],自开甑而仆甑,面上为热气所熏,面即浮肿,口眼皆为之闭,更数医,不能治。一医云:古无此证。以意疗之,乃取僧寺久用炊布,烧灰存性,随傅而消,未半月愈。盖以炊布受汤上气多,反用以出汤毒,犹以盐水取咸味耳(即轻粉毒亦以轻粉引之意)。此心法之巧也。

【注解】[1] 此案例还收录在《本草纲目·三十八卷·炊单布》篇,而且注明是《王璆百一选方》云。王璆是南宋医家,曾辑《是斋百一选方》20卷,《永乐大典》卷20310在本案后也注明出自《百一方》。

[2] 降真木犀香:降真香(简称降香)和肉桂。木犀又一说即菌桂,也即肉桂。

【阐发与临证】水蒸气熏于面部引起烫伤,面部浮肿,甚至口眼皆不能睁开,未起水疱,属浅一度烫伤,因此好转较快。至于炊布,按《本草纲目》主治坠马及一切筋骨损伤,未提到能治烫伤。古时的布都用棉花织成,即使夏布葛巾也用野生纤维,属环保产品,绝对无人工合成之化学品,因此烧成灰有收敛作用,而且灭菌,无感染源。该候补官浅一度烫伤,如此敷几次也就消肿了,如果用香油调敷那就消肿更快。

在过饱和盐溶液(盐水)中放入一小粒盐粒,能使盐水中过多的盐(溶质)析出,结晶在此小盐粒周围,越聚越大,而原来的盐水的咸味变得淡些。案文中所说的"以盐水取咸味"是否指此?魏注"轻粉毒亦以轻粉引",笔者无此经验。笔者于2012年2月17日诊到一例因蒸馒头营生,不慎揭蒸笼盖时为笼内热水蒸气熏面部,红肿疼痛,眼胞不能睁开,她硬挺过两天才来诊,红肿尚未消,余以祛风清热凉血药服之才全消。当时也想学此法以取验,可惜患者未找到纯棉的旧炊布。

5案 兴国[1]初有任氏有美色,[2]聘[3]进士王公甫,谓甫不遂寸禄,愁郁不乐,面色渐黑,自惭而归母家求治。一道人曰:是可疗也。以女真散[4]酒下二钱,日两服,数日间面变微白,一月如旧。赂得其方,用黄丹紫菀,俱等分为末尔。(《名医录》)

【注解】[1]兴国:指宋太宗赵光义第一个年号太平兴国,976—983年。

[2]本案还收录在《医说·卷九·任氏面疾》篇,而且注明出于《名医录》。此《名医录》应刊书在976年以后,在1224年《医说》刊书之前,现在找不到此书。在《中国历代医家传录》附录四引用书目的《名医录》末端出现一个"宋"字,说明何时希先生也注意到可能宋朝也有过《名医录》。参见三卷第十一篇痹第2案注。

[3]聘:古时婚礼中的文定,此处应是"许聘"。

[4]女真散:即本方。黄丹即铅丹,主要成分四氧化三铅,本品辛寒有毒,能解毒去腐生肌敛疮,坠痰镇惊,杀虫消积。外用主治痈疽、溃疡、创伤出血、口疮、目赤翳膜、烫伤等,内服治惊痫、疟疾、痢疾等,现外用多,作内服少。现代研究显示本品能直接杀灭细菌、寄生虫,能制止黏液分泌(但密陀僧氧化铅——制造黄丹时,以脚滓可炼成密陀僧——外用能治汗斑、阴汗、湿痒等),《圣惠方》用密陀僧细研,人乳调,夜涂旦洗,治鼻皶赤疱,痘疮瘢靥;《外台秘要》用上方治䵟𪒟斑点;《活人心统》治夏月汗斑,用密陀僧八钱,雄黄四钱,研末,用生姜片先擦热患处,再以姜蘸末擦之。紫菀苦辛微温,功能化痰止咳,利尿,润肌肤。但《本草纲目》载白菀即女菀,辛温无毒,也以温肺化痰利尿治咳嗽痰喘。李时珍认为紫菀治肺经血分,女菀治肺经气分。肺经热则面紫黑,肺清则面白。

【阐发与临证】二卷第一篇内伤第7案(录自《卫生宝鉴》),年轻妇女因忧思而饮食失节而面色黧黑,是水湿之气上溢面部而发生的,用甘温扶中、和荣卫开腠理而治愈。本案也是年轻妇女忧思引起面色渐黑,用密陀僧和女菀内服治愈。现在社会上求美女性颇多,大姑娘小媳妇动辄数千元找人做面膜等使面部皮肤变白。其实药中绝大多数外用汞剂,或像本案这样内服铅丹,有临时速效而后患无穷。《普济方》载牡蛎粉蜜丸,日服一次,如梧子大30丸,并食其肉,治面色黧黑,此法要好于前法。

6案[1] 一人患头面发热有光色,他人手近如火炙。用蒜汁半两,酒调下,吐一物如蛇,遂安。

【注解】[1]本案录自《夏子益奇疾方》第十七方,还收录在《医部全录·卷三二九·怪病门》以及《奇症汇·面部》,原文有"此中蛊也"一句。

【阐发与临证】古时候像这类疾病统称之为中蛊,相当于中了不知名的毒。蛊毒源出《肘后方》。《诸病源候论》将蛊毒分列14候,其中包括吐血、下血、风邪、水毒、消化道传染病、野兽传染病、地方性流行病等,又将其他中毒病列为27候附于蛊毒病下,可见蛊毒主要包括各种中毒,各种传染病、流行病、地方病中的危重症。这些疾病都以发热为主要症状之一,"头面生光,他人手若近之,如火炉者"是发热,因为发热而面部有一层细小汗珠与皮脂腺分泌物的混合物,如油发光。有很多肠道传染病(寄生虫病除外)吃大蒜是很有效的,五卷第一篇瘿瘤第20案例及四卷第五篇噎膈第2案例中已说过,大蒜主要对肠道传染病有效。据报道,适量多食大蒜不但能预防痢疾、肠炎等肠道传染病,而且能预防胃癌。山东省兰陵县(原名苍山县)产优质大蒜,产量丰富,有统计资料表明该地区胃癌发病率很低。大蒜还能辟瘟疫。据说在热带雨林地区及非洲沙漠地区行军,兵士都带着大蒜头以预防当地的某些流行病。笔者在山东沂源县工作时,曾对一位中度孔洞的肺结核患者,除常规治疗外,再嘱其每日吃2次大蒜头(开水烫成半生半熟),每次3瓣,结果孔洞闭合、肺结核好转都较别人快。而肺结核、瘟疫、胃癌等大都也属蛊毒的范畴。至于文后说"吐一物如蛇",这是古人的形容。

7案[1] 一人面肉肿如蛇状,用湿砖上青苔一钱,水调涂(方可用),立消。

【注解】[1]本案例录自《阮霖经验方》第十九方,文字略有不同,还收录在《奇症汇·面》。

【阐发与临证】本案例乃人体内邪毒炽盛,或也可能是中了蛊毒,毒气内攻致身及头面肿胀,言其肿如蛇状,可能是肿处皮肤凹凸不平,或可能是热毒炽盛之荨麻疹,因多个风团连在一起,高于皮肤，以致如蛇状。青苔，《本草纲目》说其气味甘寒无毒，主治浮热在皮肤……治热毒，与本病病机甚为相合。近人有用青苔塞鼻治疗过敏性鼻炎的有效报道，说明青苔具有抗过敏作用，所以治过敏性疾病荨麻疹亦会有一定的效果。

8案 仁宗在东宫[1]时尝患痄腮，命道士赞能治疗，取赤小豆四十九粒咒之，杂他药为末，傅之而愈。中贵[2]任承亮在傍，知然。后承亮自患恶疮濒死，尚书郎[3]傅求授以药，立愈。问其方，赤小豆也。承亮始悟道士之技，所谓诵咒，乃神其术耳。久之，沿[4]官过豫章，或苦胁疽，几达五脏，医者治之甚捷。承亮曰：君得非用赤小豆耶？医惊拜曰：某用此活三十余人，愿勿复宣言。周少隐病，宗室彦符传之曰：善恶诸疮无药可治者皆能治。有僧发背，状如烂瓜，周邻家乳婢腹疽作，用之皆如神。其法细末水调，傅疮及四傍赤肿，药落再傅之（《类编》）。

【注解】[1] 东宫：太子的居住所，后用之以代太子之称呼。

[2] 中贵：即中贵人，皇帝宠信的宦官。

[3] 尚书郎：官名，在皇帝左右处理政务。

[4] 沿：顺水道而过。

【阐发与临证】本案文中列举5例，除患痄腮外，还有恶疮（不一定指癌瘤之类，而是指较大的、较严重的痈）、胁疽、腹疽（非阴症）、发背等。赤小豆甘酸平，功能下水肿，排痈肿脓血，疗热中消渴，止泄痢，利小便，治热毒，散恶血。《药性本草》说"捣末同鸡子白涂一切热毒痈肿，煮汁洗小儿黄烂疮"。《本草纲目》载医案即本案例，并注出于《朱氏集验方》（即朱端章《集验方》），可能《类说》转录自《朱氏集验方》。朱端章，南宋医家，福建长乐人，辑有《卫生家宝方》等四部。

9案[1] 薛立斋治地官[2]陈用之，患痄腮，服发散之剂，寒热已退，肿毒不消，欲作脓也。用托里消毒散而脓成，又用托里散[3]而毒溃。但脓清作渴，用八珍加麦门、五味，三十余剂而愈。

【注解】[1] 自本案至第12案均录自薛立斋《外科枢要·卷二·论痄腮》篇。

[2] 地官：官名。《周礼》分设六官，司徒称地官，掌管土地和人民。

[3] 托里散：同名5方。（1）《医学入门》方，治痈疽气血虚不能起发，腐溃不能收敛、肌肉不生，药用人参、黄芪、白术、茯苓、甘草、当归、熟地、芍药、陈皮；（2）《外科真诠》方，治阴阳毒溃后气血虚，药用黄芪、当归、茯苓、白芍、续断、香附、银花、枸杞子、山甲珠、甘草、福元；（3）《千金要方》方之一，治一切疮肿、发背、疔疮，药用黄芪、厚朴、防风、桔梗、连翘、木香、没药、乳香、当归、川芎、白芷、芍药、官桂、人参、甘草节；（4）上书方之二，治气血虚寒，溃疡不敛，药用黄芪、人参、炙甘草、川芎、当归、肉桂、白芷、防风、桔梗、白芍、天冬、连翘、银花、生姜；（5）《张氏医通》方，治痘毒虚不能溃，药用补中益气汤去升麻加熟地、茯苓、芍药。本案可能用（3）方。

【阐发与临证】痄腮和发颐均指在耳垂下方的肿胀、即腮腺的肿痛。发颐是肿痛，全身寒热，单侧发病为多，局部按之，腮腺管在口腔内的开口处（约颊黏膜平第二白齿上沿处）会出脓液，甚至腮腺之外表部位破溃流脓，相当于现代的化脓性腮腺炎；痄腮也是肿痛、全身寒热，双侧发病多见，一般不化脓，但易并发睾丸肿痛，相当于现代的流行性腮腺炎。薛己说第9、11二案都是痄腮，但都化脓，看来应是发颐或其他病，而第10、12二案可能是痄腮。托里消毒散与托里散有所区别，《医学入门》托里散治气血虚患肿疡溃疡，用人参养荣汤去肉桂，完全是补气血；而托里消毒散则用托里散去熟地加银花、桔梗、白芷、皂角刺、川芎，减轻了补血，增加了清热解毒消散的作用。

10案 上舍卢君患前症，两尺脉数，症属肾经不足，误服消毒之剂，致损元气而不能愈。用补中益气、六味丸料，而愈。

【阐发与临证】两尺脉数而辨为肾经不足，则是尺脉细濡无力，或芤而数。消毒之剂可能指托里消毒散中除补气血部分以外的银花、川芎、白芷、桔梗、皂角刺等，能耗损元气（指肾精），所以薛再用补中益气汤和六味地黄汤。本案文未说"化脓",看来是真痄腮、非发颐。有介绍用醋调冰硼散适量外敷,1~2天换一次,5天可消肿。1999年12月13日《中国中医药报》报道用季德胜蛇药片加注射用水调至糊状外敷,每日4次,2天可消肿痛,4天痊愈。笔者当年在沂源县工作时曾用六神丸内服加外敷,疗效很好,外用醋调适量,涂于患处,干则换。

11案 上舍熊君,颐后患之,脓水清稀,形体消瘦,遗精盗汗,晡热口干,痰气上涌,久而不愈。脉洪大,按之微细,用加减八味丸料,并十全大补汤,不数剂,诸症悉愈。

【阐发与临证】患者形体消瘦、盗汗、日晡热、脉重取微细,加之脓清稀,似为痨病。发于颐后(下颌骨角的后方,也即耳垂下方),看来是淋巴结结核溃后不收口,属阴证,所以久不愈。脉浮取洪大,沉取微细,意味邪实正虚。江南业内有称冷脓疡,宜阳和汤温补之。本案薛用加减八味丸和十全大补汤亦温补剂。

12案 一妇人素内热,因怒,耳下至颈肿痛,寒热,[1]用柴胡山栀散[2],而肿痛消;用加味逍遥散而热退;用八珍汤加丹皮而内热止。

【注解】[1]薛己原文在此处尚有"此肝胆经火燥而血虚"一句。

[2]柴胡山栀散:薛己原文是柴胡栀子散,又名栀子清肝散。《外科枢要》方,治三焦及足少阳经风热,耳内作痒生疮,或出水疼痛,或胸乳间作痛,或寒热往来,药用柴胡、栀子、丹皮、茯苓、川芎、芍药、当归、牛蒡子、甘草。

【阐发与临证】这病人好像是真痄腮。薛己原文说其肝胆经火燥是指"因怒,耳下至颈肿痛"而言,说其血虚是因"素内热"。此妇可能平时口干,与血虚、火燥都有关,与"耳下至颈肿痛"也有关。现代医学诊为干燥综合征的,平时素来口干,常发腮腺部位肿或痛(痄腮),这是二个重要依据,况且妇女多患。只是不知其牙齿如何?

13案 宋朝《类苑》[1]载杨嵎疡生于颊,连齿辅车外肿若覆瓯,脓血内溃,痛楚甚,疗之百方不差。或语之曰:《天官》[2]《疡医》[3]中有名方,何不试用?嵎按《疡医注疏》[4]中法制之,用药注疮中,少损,朽骨连牙溃出,遂愈。《周礼》[5]疡医掌肿疡、溃疡、折疡、金疡之祝药劀杀之齐。凡疗疡以五毒[6]攻之。所谓肿者,壅肿也;溃者,脓血溢也;折者,伤损也;金者,刃伤也。祝读如注,以药傅著之也;劀,刮去脓血也;杀,去其恶肉也;齐与剂同;五毒,五药之有毒者,石胆一,丹砂二,雄黄三,礜石四(礜石有毒,即升药,古方矾石与礜石混写),磁石五,用黄堥[7]寘[8]五石其中烧之三日夜,其烟上著,以鸡羽扫取之,以注疮,恶肉破骨尽出。黄堥,黄瓦器也。此当为后医方之祖(《焦氏笔乘》[9])。

【注解】[1]《类苑》:《四库全书·子·杂家类》载宋朝江少虞编《事实类苑》24册;《明史》志73载凌迪知撰《名臣类苑》46卷,该书志74载闵文振撰《异物类苑》5卷、王世贞撰《类苑评注》36卷,《旧唐史》志27载梁朝刘孝标撰《类苑》120卷。按书名说,应以《旧唐史》所载为是。但该书成书早于宋朝。本案例还载于《本事方》杂病篇,并说"郑康成注云""杨大年尝笔记其事,有族人杨嵎……"郑康成名郑玄,东汉经学家,曾注《周礼》《尚书》《左传》等。杨大年名杨亿,北宋文学家,生卒年月为974—1020年,还撰《谈苑》。本案还收录在《医说》卷十,并且注明出于《本事方》,所以本案应首先记在《普济本事方》。

[2]《天官》:《周礼》设六官,冢宰为天官,为百官之长,此乃官名。此处指一部古书,即《周礼》中的《天官》部分,一般写作《周礼·天官》。

[3]《疡医》:疡医,一指周代的医疗机构中某些科目,如现代的外科、骨伤科等;二指掌管治疗肿疡、溃疡、折疡、金疡的医务人员,即中医分科的外科和骨伤科医务人员,现代医学大致也如此分类;三指几本古医书如《疡医证治准绳》《疡医大全》等,四指《疡医注疏》书,本处指后者。

[4]《疡医注疏》:是历代医学家、史学家对《周礼·天官》中有关疡医的部分做的注疏,即注解

疏理、解释按语等的文章，本处当然指宋朝《类苑》以前出现的有关著作。

[5]《周礼》：亦称《周官》《周官经》，汇编了周朝和战国时各诸侯国的各种制度和儒家政治理想而成。实为战国时汇编而成的，内有《天官冢宰》《地官司徒》《春官宗伯》《夏官司马》《秋官司寇》《冬官司空》等六篇。《冬官司空》早佚，汉时补以《考工纪》，有东汉郑玄著《周礼注》等。

[6] 五毒：有三义：（1）五种毒药，即本案文所述，《周礼·天官·疡医》说"凡疗疡以五毒攻之"，郑玄注"五毒，五药之有毒者……石胆、丹砂、雄黄、礜石、磁石"。（2）五种酷刑。《通鉴》胡三省注"鞭、棰、灼、徽、缠为五毒"。《明史》刑法志三说"全刑者，曰械、曰镣、曰棍、曰拶、曰夹棍，五毒俱备"。（3）五种毒虫。指蝎、蛇、蜈蚣、壁虎、蟾蜍。

[7] 黄垡：垡，土釜。古代炊器和量器叫釜。黄垡即黄土做成的炊器。本案文中不指量器。

[8] 寘：音置，放置，处置。

[9]《焦氏笔乘》：简称《笔乘》，明朝焦竑撰。内容大多是读书摘记，续集中还采集了一些医药故事和药方。六卷，续集八卷。《明史》志74说20卷。从年代看，《焦氏笔乘》应转录自《普济本事方》。

【阐发与临证】丹砂即朱砂，石胆又名胆矾，即硫酸铜矿石，酸辛寒有毒，功能明目治目痛，金疮，痫痉，女子阴蚀痛，石淋，崩中下血。《本草经》谓散癥积，能治鼠瘘恶疮；《名医别录》谓治虫牙，鼻息肉。《本草纲目》转载能治口舌生疮，一切诸毒。礜石又名白礜石，辛大热，有毒，能治鼠瘘，蚀死肌风痹，腹中坚癖邪气，除胸膈中积气，去冷湿风痹，蠚痛痒积年者。李时珍认为礜石性气与砒石相近，亦其类也。矾石与礜石不可相混。磁石辛寒无毒，治风湿周痹，肢节痛，腰痛，补男子肾虚，能消痈肿鼠瘘，颈核喉痛。本案文所言五毒均可治痈肿溃疡。礜石用火煅才可入药，生用则杀人和百兽。所以本案说装入黄瓦器火煅三日夜，而且还是外用。

14案 疡医公孙知叔[1]，记问该博，深明百药之性，创造五毒之剂，取丹砂养血而益心，雄黄长肉而补脾，矾石理脂膏而助肺，磁石通骨液而壮肾，石胆治筋而滋肝，外疗疮疡之五症，内应五脏，拘之以黄垡，熟之以火候，药成傅疡，无不神效。一人须有疽，一夕决溃，势欲殆，以前药傅之，应手而差（《推篷寤语》）。

【注解】[1] 公孙知叔：明朝外科医生。本案录自《推篷寤语》"本医药之术"。

【阐发与临证】本案文实为补充上案。文中所述"丹砂养血而益心"等对五种有毒药物都以补益药的面貌论述，实为片面。五毒药虽有其补益的作用，如磁石补肾，朱砂镇心神等，但此类药绝非等同于参芪归地等补益药，尤其不能量大用久。

15案[1] 一幼女患唇四围生疮，黄脂如蜡，用旋覆花烧灰存性，真麻油调搽愈。又一孩满面生疮，用蛇蜕煅存性，香油调搽愈。

【注解】[1] 本案二例都出于江应宿所治案。

【阐发与临证】此二儿所患可能为黄水疮。疮之溃处出少量淋巴液、组织液，凝结成痂亦为黄色如蜡，此病为风热挟毒感触引起，现代医学认为诸如链球菌感染皮肤即可引起。

旋覆花咸温，有小毒，治结气、胁下胀满，消坚软痞，治噫气、呃逆、食不下，利大肠，消胸上痰结、心胸痰水、膀胱留饮。《本草纲目》载用旋覆花烧研，羊脂和外涂，治月蚀耳疮；用旋覆花、天麻苗、防风等分为末，以油调涂，治小儿眉癣退后引起眉毛不生。蛇蜕咸甘平无毒，主治小儿各种惊痫癫疾、弄舌摇头，辟恶去风杀虫，治成人五邪、言语僻越，止呕逆、明目、退目翳、消木舌，治喉痹、喉风，煎汁敷疔疮、白癜风，研末敷小儿重舌重腭、面疮月蚀、天泡疮、丁肿、漏疮肿毒。《肘后方》载用蛇蜕烧灰，猪脂和敷治小儿头疮、面疮、月蚀。《千金方》用此法并再烧一条温酒服，治恶疮似癞十年不瘥者。上述方法及治疗之靶症与本案的第二例"满面生疮"同。

第六篇 耳

1 案[1] 橘泉治一人，病头眩，两耳鸣如屯万蜂，中甚痛，心挠乱不自持。医以为虚寒，下天雄矣。翁曰：此相火也，而脉带结，是必服峻剂以劫之。急与降火升阳补阴之剂，脉复病愈。

【注解】[1] 本案可能录自李濂《医史》。

【阐发与临证】耳鸣为耳聋之渐。临床常见有风热袭肺，咽喉不利，肝火上炎，肝阳上亢、心火旺盛，膀胱湿热，肝血不足，肾阴虚亏，肾阳不足，气血二虚，心肾不交，脾胃虚弱，痰火上扰，气滞血瘀等十四种证型。《素问·五常政大论》篇说"厥阴司天，风气下临，脾气上从，体重，肌肉痿，食减，口爽，目转，耳鸣"；《素问·六元正纪大论》篇说"厥阴司天，三之气，耳鸣掉眩"；《素问·至真要大论》篇说"厥阴司天，客胜则耳鸣掉眩……厥阴之胜，耳鸣头眩"，这些都是厥阴肝火、肝气之实所患。《灵枢·口问》篇说"耳中宗脉之所聚也，故胃中寒则宗脉虚，虚则下溜，脉有所竭者，故耳鸣……上气不足，耳为之苦鸣"；《灵枢·决气》篇说"脑髓消，胫痠，耳数鸣"。这些都说明虚证。总的说声大，低音调，手按之而鸣愈甚者，暴发，多为实证；渐鸣，久症，高音调，声较小，手按之不鸣或少减者为虚证。实证多因风、热、湿邪为患，虚证则脏腑虚损为多。本案是本虚标实，亦即肝血不足、肝火上炎所引起，四物汤、六味地黄汤等加栀子菊花。2003 年 12 月 17 日《中国中医药报》报道瑞典的研究结果表明在同样噪音环境下，身材矮小的人失聪率比高个子高出一倍，而且是遗传的结果。认为胎儿一旦营养不良或是接触尼古丁、酒精，会使 IGF-1 型激素的生长较慢。该激素对于包括听觉器官在内的人体各器官生长是必不可少的。缺乏该激素的婴儿出生后身材普遍矮小，容易提早出现失聪、高血压、心血管病等病症。

2 案 孙兆殿丞治平[1]中间，[2]有显官權府尹，忘其名氏，一日坐堂决事，吏人环立，尹耳或闻风雨鼓角声，顾左右曰：此何州郡也？吏对以天府[3]。尹曰：若然，吾乃病耳。遽召孙公往焉。公诊之，与药治之，翌日病愈。尹召孙公问曰：吾所服药，切类[4]四物饮[5]。孙曰：是也。尹曰：始虑为大患，服此药立愈，其故何也？孙曰：心脉太甚，肾脉不能归耳，以药凉心经，则肾脉复归，乃无恙。（《青箱记》[6]）

【注解】[1] 治平：宋英宗年号，1064—1067 年。

[2] 本案还收录在《奇症汇·耳》，和《中国医学大辞典》"孙兆"条目。

[3] 天府：指皇家的仓库，意指很僻静之处。

[4] 切类：相同于。

[5] 四物饮：《验方新编》方，治戒鸦片烟瘾，药用赤砂糖、生甘草、川贝母、老生姜、鸦片灰，如法制作和服用，此处可能指四物汤。

[6]《青箱记》：又名《青箱杂记》，一为北宋吴处厚撰，10 卷，多记朝野见闻；另一是《宋史》志 159 所载，由黄朝英撰，也为 10 卷。还有《万卷精华楼藏书记》卷 26 写为《青缃杂记》。

【阐发与临证】本案例是耳鸣症，如闻风雨鼓角声，是钝音。《素问·脉解》篇说"阳气万物盛上而跃，故耳鸣也。"《灵枢·邪气藏府病形》篇载"心脉微涩为耳鸣"。《灵枢·口问》篇载"人之耳中鸣者，何气使然？……故胃中空，则宗脉虚……脉有所竭者，故耳鸣"。又说"上气不足，耳为之苦鸣"。《素问·至真要大论》篇说"厥阴之胜，耳鸣头眩"。《灵枢·海论》篇说"髓海不足则脑转耳鸣"。这六段引文是说人之阳气壅盛于上、经脉不利而耳鸣；心气虚而鸣；血虚而鸣；正气不足而鸣；肝气旺于上而鸣；肾精脑髓虚而鸣。总归为实者肝气郁结与风阳上攻，虚者气虚（包括中气、心气）、血虚、肝肾虚。暴病为实，久病为虚，故《证治要诀》说"肾虚故耳中或如潮声、蝉声"。本案例从病史看是暴病，当属实证。斯患者为显官权臣，膏粱厚味引起风阳上攻可能，但于僻静处能闻到嘈杂声，且为坐堂决事，劳心烦甚，因而血虚最为可能，所以用四物汤是最好。至于说"心脉大盛，肾脉不能归"而用四物汤"凉心经则肾脉复归"，供参考。

3 案[1] 张友夔壮岁常苦两耳痒，日一作，遇其甚时，殆不可耐，挑剔无所不至，而所患自若也。常以坚竹三寸许截之，拆为五六片，细刮如洗帚状，极力撞入耳中，皮破血出，或多至一蚬壳而后止，明日复然。失血既多，为之困悴。适有河北医士周敏道[2]至，询之，曰：此肾藏风虚致浮毒上攻，未易以常法治也。宜买透冰丹[3]服之，勿饮酒啖湿面蔬菜鸡猪之属，能尽一月为佳。夔用其戒，数日痒止，而食忌不能久，既而复作，乃著意痛断，累旬耳不复痒（《类编》）。

【注解】[1] 本案录自《类编朱氏集验医方》，南宋·朱佐辑，本案还收录在《奇症汇》耳部、《医说》卷三。

[2] 周敏道：宋朝医生。

[3] 透冰丹：《和剂局方》方，治一切风毒上攻，头面肿痒，药用蔓荆子、茯苓、茯神、大黄、山栀、益智、威灵仙、天麻、仙灵脾、白芷、麝香、香墨、川乌。

【阐发与临证】耳痒之病名源出于《医贯》。《医学正传》谓"嗜欲无节，劳役过度，或中年之后，大病之余，肾水枯涸，阴火上炎，故耳痒、耳鸣，无日不作也"，《医贯》说"肾脏风虚耳鸣……耳内觉有风吹奇痒"，由此可知耳痒是虚者肾阴虚、阴火上炎，实者肝肾风热上炎。治宜滋肾清肝、祛风止痒，用加减八味丸、丹栀逍遥散等。局部用药可用酒或花椒油滴入以止痒，《苏沈良方》中说用四生散和透冰丹治肾脏风耳痒有良效。《石室秘录》卷四奇治法篇说一案为耳中作痒以木刺之不止痒，必以铁刀刺其底，铮铮有声，始觉快然。此为结成铁底于耳。当然，本案的竹刺于耳，《石》案的铁刀刺于耳，肯定不可能是铁底，也不可能刺入内耳碰到骨头，很可能是一种很硬的耵聍或胆脂瘤栓塞在内，外用糊状药膏后，使其软化而不痒。2002年7月24日《临沂广播电视报》报道希腊雅典一名33岁女子感觉头痛，医生发现她耳中有一只活的蜘蛛，并且已结了一个蜘蛛网。比起来，这更是一例奇怪病例。

4 案[1] 薛立斋治文选姚海山耳根赤肿，寒热作痛，属三焦风热。但中气素虚，以补中益气，加山栀、炒芩、牛蒡子，而愈。

【注解】[1] 自本案以下至第10案，都录自《外科枢要》论耳疮篇，第10案还收录在《口齿类要》喉痛篇。

【阐发与临证】患者耳根红肿疼痛，伴全身恶寒发热，可能是痄腮或发颐，或耳下淋巴结肿胀（臀核），肯定是风热侵袭手足少阳经络，因手少阳三焦经、足少阳胆经均经过耳根部位。此病症实与上篇第12案相似，彼因怒而发，所以除胆经外还涉及肝经。所用柴胡山栀散即栀子清肝散方用栀子、牛蒡子、柴胡、当归、甘草等药二方都用；丹皮、升麻、赤芍等药二案患者也都可以适用，而栀子清肝散本身也适用于手足少阳经风热。因病初起，加之辨证遣药正确，所以很快而愈。

5 案 一儒者因怒，耳内作痛出水，或用祛风之剂，筋挛作痛，肢体如束，此肝火伤血，前药复损所致，非疮毒也，用六味料而愈。

【阐发与临证】耳内作痛出水，因怒诱发，辨为肝火可以，但血虚是因前医用祛风药后引起筋挛作痛、肢体如束而得出的结论。假若未有前医误治，单凭耳内作痛出水，除非脉象舌象都很明显的支持血虚，否则很难辨为血虚的。另外，血虚如何用六味地黄丸？所以"肝火伤血"应改成"肝火伤阴"为妥。而且即使脉舌不很支持，肝火伤肝阴也是顺理的事，用六味地黄丸也对。

6案 一人年二十，耳内出水作痛年余矣，脉洪数，尺脉为甚，属肝肾二经虚热，用加减地黄丸[1]料，一剂而愈。

【注解】[1] 加减地黄丸：《原机启微》方，治聚星障，药用生地、熟地、枳壳、牛膝、当归身、羌活、杏仁、防风。《外科枢要》原文是加减八味丸，即六味地黄丸加肉桂、五味子。但该方治命门火衰，不治肝肾虚热，而该书有加味地黄丸，治肝肾阴虚疮症，或耳内痒痛出水，药用六味地黄丸加柴胡、五味子。

【阐发与临证】洪数脉应为实热，但尺脉洪数不能说是肾经有实热，只能辨为相火，即肾经虚热，而且耳属肾。既如此则加味地黄丸、加减地黄丸、六味地黄丸，甚至知柏地黄丸都可用。一剂汤药能减轻，"愈"是没有那么快的。

7案 一男子每交接，耳中作痛[1]，或作痒，或出水，以银簪探入，甚喜阴凉，此肾经虚火，用加减八味丸而愈。

【注解】[1] 薛己原文无"作痛"二字。

【阐发与临证】夜半清晨时，十男有九个以上有阴茎勃起出现，此为正常阴盛时阳气来复。如果整夜甚或白昼也勃起，此为过度的"阳气"即虚火，相对于肾脏来说则为相火。性交泄精按中医学说为阴精泄出，如果泄得频又多，则为肾精（阴）虚，相火更旺。性交时耳中作痛、作痒或出水，且内中喜凉，当然是相火作祟。此三例都是耳内痛、出水，或耳内作痒，用现代说法是慢性中耳炎发作时。因怒诱发也好，性交诱发也好，患病时间长久也好（青壮年劳动强度大），都有一个原病灶为基础。

本案既然是肾经虚火，又用温补命门火的加减八味丸（此方中生地改成熟地，又加了肉桂），即使是反佐，或是引火归源，温药似乎太多。与上案一样也用加味地黄丸即可，加减地黄丸也可。上案，看来是江应宿编辑时有意改成加减地黄丸的。

8案 一妇人因怒发热，每经行，两耳出脓，两太阳作痛，以手按之，痛稍止。怒则胸胁乳房胀痛，或寒热往来，小溲频数，或小腹胀闷，皆属肝火血虚。用加味逍遥散[1]，一剂诸症悉退；以补中益气加五味，而痊。

【注解】[1] 薛己原文是"先用栀子清肝散二剂，又用加味逍遥散数剂，诸症悉退。又以补中益气……"

【阐发与临证】此妇平时易发怒且伴胸胁乳房胀痛，或小腹胀闷，发热或寒热往来，小便频数。这是肝气郁滞不条达，郁久化热。但每次行经时两耳出脓，两太阳穴作痛而且喜按，此为肝血虚，血作经下行而不能上荣头目，故头虚痛。逍遥散从药味组成来看，其实补血多于疏肝，隐含八珍汤（缺党参和熟地，当然补血功效大减），而疏肝气仅只柴胡和区区薄荷。

9案 太卿魏庄渠，癸卯仲冬月，耳内作痛，左尺洪大而涩。薛曰：此肾水枯竭，不能生木，当滋化源为善。彼不信，仍杂用补胃之剂。薛曰：不生肾水，必不能起。明春三月召治，则昏愦不语，颐耳之分已有脓矣，且阴茎缩入腹内，小便无度。固辞不克，用六味丸料一盅。阴茎舒出，小便十减六七，神思顿醒。薛曰：若急砭脓出，庶延数日。不信。翌日，耳脓出而殁。

【阐发与临证】薛己辨证为肾水枯竭、不能生木，是着眼于左尺洪大而涩。耳内作痛而杂用补胃之剂，一般医生也做不出如此荒谬之举，定是有胃虚脾虚之症状，所谓有是证用是药。但显然未全面考虑辨证。时隔三月后昏愦不语，颐耳之分已有脓，阴茎缩入腹内、小便无度，此是耳内（内耳）病已发展至颅脑，可能原发病是内耳肿瘤。至于仅服六味地黄丸改汤剂一盅就有如此显效，病者为何不继续相信薛己之诊治呢？不可思议。如果是如此之病症，即使服生肾水之药剂，就能治愈吗？

10 案 宪副姜时川，癸卯冬就诊。右寸浮数而有痰，口内如有疮然。薛曰：此胃火传于肺也，当薄滋味，慎起居。甲辰秋，复就诊，尺脉洪数而无力。曰：此肺金不能生肾水，无根之火上炎也。宜静调养，滋化源。彼云：今喉中不时燥痛，肌体不时发热。果是无根之火，[1]无疑矣。退谓人曰：薛谓我病可疑。[2]至乙巳春复往视之，喉果肿溃，脉愈洪大，又误以为疮毒，投苦寒之剂，遂卒（琇按：此案当入咽喉门）。

【注解】[1] 薛己原文此处有"殒"字。

[2] "退谓人曰：薛谓我病可疑"此句，在《口齿类要》中有，在《外科枢要》中无。

【阐发与临证】此案例几乎全凭脉诊，而以症状及病情之变化作为佐证，况且时间跨度1年半，什么病不能新发生、新变化？因此本案例只能说明脉象之重要性，但脉诊并非万灵。《内经》《难经》中早就记载：望而知之为上工，问而知之为中工，脉而知之为下工。"口内如有疮然"是设疑句，并不确定，用以印证右寸浮数而有痰的肺热是胃火传来。九个月后凭尺脉洪数而无力断为无根之火上炎，而病人虽自认为有发热、喉痛，但并不承认薛之分析判断是对的。又隔半年而喉肿溃，这很可能是喉癌。首诊时全身不适，局部症状体征不明显。二诊时局部症状体征已出现，但未引起患者自己重视，薛仅提出辨证，讲病机，无明确诊断。三诊时，病到晚期了。

11 案[1]　一妇人因劳，耳鸣头痛体倦，此元气不足，用补中益气加麦冬、五味而瘥。三年后得子，因饮食劳倦，前症益甚，月经不行，晡热内热，自汗盗汗，用六味地黄丸、补中益气汤顿愈。前症若因血虚有火，用四物加山栀、柴胡；不应，八珍加前药。若气虚弱，用四君子。若怒，耳若聋或鸣者，实也，小柴胡加芎、归、山栀；虚补中益气加山栀。若午前甚作火治，用小柴胡加炒连、炒栀，气虚用补中益气。午后甚作血虚，用四物加白术、茯苓。若阴虚火动，或兼痰甚作渴，必用地黄丸以壮水之主。经曰：头痛耳鸣，九窍不利，肠胃之所生也。[2]脾胃一虚，耳目九窍皆为之病。

【注解】[1] 本案录自《女科撮要·经闭不行》篇。

[2] "头痛耳鸣，九窍不利，肠胃之所生也"：录自《素问·通评虚实论》篇。

【阐发与临证】本案文有三个内容，一为案例治疗经过，二为设一些病情变化及相应的辨证治疗，三为对某些辨证找理论根据。本案例是脾胃气虚引起的，薛所引的《素问》经文也说明中气不足、九窍不利。薛针对耳鸣的症状分析、辨证论治，得出的也有肝血虚、中气不足、气血俱虚、肝肾阴虚等虚证，以及肝火上炎、痰火上炎、肝阳上亢等实证。但薛己对血虚有火证型的治法，是先用四物汤（单纯补血）加山栀柴胡，无效时再用八珍汤（气血双补）加山栀柴胡，也是谨慎的，因补气药能助火。但本篇中所录的薛己案例，都是虚证或本虚标实、虚实夹杂证。

12 案[1]　少宰李蒲汀，耳如蝉鸣，服四物汤，耳鸣益甚，此元气亏损之症，五更服六味地黄丸，食前服补中益气顿愈。此症若血虚而有火，用八珍加山栀、柴胡。气虚而有火，用四君加山栀、柴胡。若因怒就聋或鸣，实用小柴胡加芎、归、山栀，虚用补中益气加山栀。午前甚用四物加白术、茯苓，久须用补中益气，午后甚用地黄丸。

【注解】[1] 本案及下案都录自《内科摘要·肝脾肾亏损头目耳鼻等症》篇。

【阐发与临证】本案例先是辨证失误。血虚用四物汤，血虚有火再加山栀、柴胡；气虚用四君子汤，气血虚用八珍汤；中气下陷用补中益气汤；肝肾阴虚用六味地黄汤；因怒而耳聋耳鸣、实症用小柴胡加芎、归、山栀，虚症用补中益气汤加山栀；午前病甚用四物汤加白术、茯苓，午后病甚用六味地黄丸，久病用补中益气汤。总结用药规律就是如此。本案先前误辨证为血虚耳鸣，而实为肝肾阴虚。

13 案　少司马黎仰之南银台时，因怒，耳鸣吐痰，作呕不食，寒热胁痛，用小柴胡合四物加山栀、茯神、陈皮而瘥。

【阐发与临证】此患者系因怒发耳鸣，有伴随症状吐痰、作呕、纳呆、寒热、胁痛，辨为实症，因此用小柴胡汤加山栀。是年老男性，不用川芎当归。可能午前病甚，加用四物汤加茯苓，有呕吐而不用白术，加陈皮。小柴胡汤能和解少阳治寒热往来，又能疏泄肝气。

14案[1] 石山治一人，年近六十，面色苍白，病左耳聋三十年矣，近年来或头左边及耳皆肿，溃脓，脓从耳出甚多，时或又肿，复脓，今则右耳亦聋，屡服祛风去热逐痰之药不效。汪诊左手心脉浮小而驶，肝肾沉小而驶，右脉皆虚散而数，此恐乘舆远来，脉未定耳。来早[2]脉皆稍敛，不及五至，非比日前之甚数也。夫头之左边及耳前后皆属少阳也，经曰：少阳多气少血，[3]今用风药痰药，类皆燥剂，少血之经又以燥剂燥之，则血愈虚少矣，血少则涩滞，涩滞则壅肿，且血逢冷则凝，今复以寒剂凝之，愈助其壅肿，久则郁而为热，腐肉成脓，从耳中出矣。渐至右耳亦聋者，脉络相贯，血气相依，未有血病而气不病也，是以始则左病，而终至于右亦病矣。况病久血气已虚，且人年六十，血气日涸，而又出外劳伤气血，又多服燥剂，以损其气血，脓又大泄，已竭其气血，则虚而又虚可知矣。以理论之，当滋养气血，气血健旺则运行有常，而病自去矣。否则，不惟病不除，而脑痈耳疽，抑亦有不免矣。人参二钱，黄芪三钱，归身、白术、生姜各一钱，鼠粘子、连翘、柴胡、陈皮各六分，川芎、片芩、白芍各七分，甘草五分，煎服数十贴而愈。

【注解】[1] 本案录自《石山医案·卷下》。

[2] 来早：来日早晨，第二天早晨。

[3] "少阳多气少血"：原文最早见于《素问·血气形志》篇，原文为"夫人之常数，太阳常多血少气，少阳常多气少血……此天之常数"。另见于《灵枢·九针论》篇，原文是"阳明多血多气，太阳多血少气，少阳多气少血"。后见于《针灸甲乙经·阴阳二十五人形性血气不同》篇，原文与上述《素问》相同。

【阐发与临证】汪石山分析此案例时应用望问切诊俱备，而且对与望诊问诊相悖的脉象并不轻易取舍，而是待病人身心都相应安定后再诊。辨证之精细，遣药之用心，对若误治而出现的后果之估计，面面俱到，足可为法。

15案 王万里时患耳痛，魏文靖公劝服青盐[1]、鹿茸煎雄附[2]为剂，且言此药，非谓君虚宜服，曷不观《易》之坎[3]为耳痛，坎水藏在肾，开窍于耳，而水在志为恐，恐则伤肾，故为耳痛。气阳运动为显，血阴流行常幽，血在形如水在天地间，故坎为血卦，是经中已著病症矣。竟饵之而愈（《丹铅续录》[4]）。

【注解】[1] 青盐：又名戎盐、胡盐，咸寒无毒，能益气明目，坚肌骨，治目痛，心腹痛，助水脏，益精气。

[2] 雄附：天雄、附子。

[3] 坎：《易经》中坎卦是二阴夹一阳，在自然现象中属水，方位北，季节冬，在人体上属耳（《周易》"说卦传"中也说"坎为耳"，还有"坎为心病、为耳痛、为血卦"），在脏腑属肾。坎是陷阱，水流到陷阱中出不来，所以象征艰险，在志表现为恐。恐伤肾，肾开窍于耳，就表现耳痛。

[4]《丹铅续录》：明朝杨慎撰《丹铅总录》27卷，《续录》12卷，《余录》17卷，《新录》7卷，《闰录》9卷，《卮言》4卷，《谈苑醍醐》9卷，《艺林伐山》20卷，《墐户录》1卷，《清暑录》2卷。该书考据经传、辩论史实颇丰富，也有疏失处。

【阐发与临证】气属阳，气行于脉外，因此其周行为运动。血属阴，血行于脉中，其周行为流行。运动与流行实质一样。将人身比喻为天地，则血之流行于身体内即如水之流行于天地间。如此推理则坎为水卦在人身为血卦了。盐味咸入肾，鹿茸、附子、天雄等壮阳温肾之剂治肾虚应有效。但本方只温补肾阳，缺少滋补肾水之品，如加六味地黄汤，或直接用附桂八味丸加鹿茸就更全面了。案文中用青盐，但青盐无治耳痛之功效。食盐甘咸寒，《肘后方》载用食盐五升蒸热，以耳枕之，冷则换热，治风病耳鸣、耳卒疼痛。

16案 一人耳内生疔，[1]如枣核大，痛不可动，用火酒滴耳内，令仰上半时，以箝取出绝根，此名耳痔。

【注解】［1］本案还收录在《奇症汇·耳》，并且注明《李楼怪症方》云，可见本案录自《李楼怪症方》。本案原文是"一人耳内生物"，非"疔"字。

【阐发与临证】耳痔，以形态不同又名耳菌、耳挺。病因肝经、肾经火毒凝聚而成，也与瘀血有关。如形如枣核者，应名耳挺。因肿在耳道内可痛引巅顶。内服药可用清肝泻火法，如栀子清肝汤等，外用硇砂散点敷。本案文介绍用火酒滴入，此即局麻法（古时无乙醚等麻醉药时，已知用高浓度酒作麻醉药），再用钳取出，此即手术取除法。从现代医学看，耳痔、耳挺、耳菌可能是耳道息肉、肉芽肿、耵聍、胆脂瘤等。

17 案 江应宿治上舍[1]孙顺吾患耳鸣重听，人事烦冗，杂治半年不愈，逆予视之，脉数滑，以二陈加瞿麦、扁蓄、木通、黄柏，一服知，二服已。

【注解】［1］上舍：古时上等的馆舍为上舍；宋朝设太学生住的地方，因入学年限长短而分别住外舍、内舍、上舍；清朝则称监生为上舍。

【阐发与临证】耳鸣为轻，重听较重，最重是耳聋。由人事烦冗而引起，是心火作祟。但耳是肾的开窍，加之脉数滑，有湿热，是实证，所以清心火须清利膀胱，黄柏坚阴又燥湿清热，瞿麦、萹蓄、木通清心火与膀胱湿热。

18 案 耳暴聋者，用全蝎去毒为末，酒调滴耳中，闻流水声即愈（《说纂》[1]）。

【注解】［1］《说纂》：《新唐史·志四十和·艺文志》载，是李繁撰，4卷。《宋史·志一百五十九》载杨鲁龟撰《唐说纂》，4卷。

【阐发与临证】暴聋属实，可有风热外袭、咽喉不利、心火旺盛、膀胱湿热、肝火上炎、肝阳上亢、痰火上扰、气滞血瘀等八种病因病机。全蝎甘辛平，有毒，能祛风解痉治诸风隐疹、中风半身不遂，口眼歪斜，手足抽掣，小儿惊痫风搐，耳聋，疝气，妇女带下阴脱。还能以毒攻毒。此处所用即风邪引起的耳聋。去毒即去蝎尾梢，实乃浪费药材。《本草纲目》转载周密《志雅堂杂钞》治耳暴聋闭谓"全蝎去毒为末，酒服一钱，以耳中闻水声即效"，与本案文大致相同。另引《杨氏家藏方》治脓耳疼痛，用蝎尾七枚，去毒焙，入麝香半钱为末，挑少许入耳中，日夜三四次，以愈为度，这是外治法，可补周密方之不足。

19 案[1] 耳聋用全蝎四十九枚，用生姜厚片如数，铺锅内，置蝎于姜上，慢火烙姜片至黄色，蝎熟，去毒并头足，研为细末，酒调送下，随量饮醉为度，取汗。

【注解】［1］本案例录自杜壬《医准》。

【阐发与临证】杜壬为孙兆之师，所著《医准》，皆为其平生治人用药之验。《世医得效方·卷十·头痛》篇有干蝎散，用药修治悉同本案文，惟服法为"每服三钱，酒调下。次日耳中有笙簧声即效""治耳虚聋"。本案还收录在《证类本草》卷二十二蝎篇。用全蝎治肾虚耳聋证少见。

20 案 许公子延，耳生蝕[1]疮，用甘蔗煅存性，鸡蛋清调搽愈。

【注解】［1］蝕：同蚀，腐蚀、侵蚀、糜烂、腐烂、破坏之意，缺少了部分正常组织。

【阐发与临证】蚀疮可能是脓耳之类病症，耳中流黄水、脓汁，耳道壁有腐蚀缺损，大致相当于化脓性中耳炎、外耳道炎等。缘由肾经虚，风热之邪随着经脉上入于耳，与血气相搏于耳，故耳中生疮。甘蔗甘平涩，无毒，能下气和中、消痰止渴，泻火热、除心胸烦热，解酒毒，助脾气，治反胃吐食（蔗汁七升，生姜汁一升和匀，日日细呷之）。渣烧存性，研末，乌桕油调，频涂治小儿头疮白秃。治小儿口疮，取蔗皮烧研，掺之。但未见治耳蚀疮的记载，可能是口疳、头疮也是一种"蚀"疮，既能治之，那么耳蚀疮也就能治了。

第七篇 鼻

1 案 狄梁公[1]性好医药,[2]尤妙针术。显庆[3]中应制[4]入关,路旁大榜云:能疗此儿,酬绢千匹。有富室儿鼻端生赘如拳石,缀鼻根蒂如筋,痛楚危亟。公为脑后下针,疣赘应手而落。其父母辇千缣奉酬,公不顾而去(《集异记》)。

【注解】[1] 狄梁公:指狄仁杰,唐朝高宗及武则天(周)时的大臣,从基层官员做起,后至丞相。死后追封梁国公。善医,尤擅针灸。

[2] 本案录自唐朝薛用弱所作传奇集《集异记》。此书收集隋唐时的奇闻逸事(见三卷第六篇人渐缩小第3案注)。还收录在《奇症汇·鼻》《医部全录·卷一百五十二·鼻门》中。

[3] 显庆:唐高宗时的一个年号,656—660年。

[4] 应制:奉帝命写作诗文。

【阐发与临证】本案例可能是鼻息肉、乳头状瘤,生长在鼻腔端且已堕出鼻腔外又肿如拳大,头大蒂细。也可能是长在鼻腔外的囊性腺样上皮瘤、肉样瘤病、纤维肉瘤等。太大的用药点敷可能不会收效,本文介绍用针刺于脑后治疗,但未说取何穴。笔者认为风池、风府、哑门、天柱、脑空等穴都能治鼻出血及耳鼻疾患。经外奇穴衄血穴可治鼻衄,《医说》《神应经》都说"灸项后发际两筋间宛宛中",定穴在哑门下五分,这些俞穴均可试用。另外,曲差、承光穴能治鼻息肉,通天穴能治鼻出血,但不在脑后,供临床参考。至于文中说"疣赘应手而落",笔者只能不可不信,不可全信,因针灸的特殊功效的确有。1988年9月《奥秘》报道巴西的针灸专家马丁斯曾对一些不开花或不结果的老树的树干分叉处扎针,结果使一些老树重新开花。只是不知老"马"如何下针?多粗多长的针?反正现在临床用的毫针是扎不进去的。

2 案[1] 韩懋治一人鼻中肉赘,臭不可近,痛不可摇,医莫能治。韩方以白矾末加硇少许吹其上,顷之化水而消,与胜湿汤[2]加泻白散[3],二剂而愈。此厚味壅湿热蒸于肺门,如雨霁之地,突生芝菌也。凡治病只此理耳。

【注解】[1] 本案录自《韩氏医通·卷下·悬壶医案章第六》。

[2] 胜湿汤:同名2方。(1)《杂病源流犀烛》方,治暑湿下利,及胃家有湿滞而多唾等症,药用苍术、羌活、防风、甘草、黄柏、黄连、猪苓、泽泻;(2)《类证治裁》方,治湿邪搏阳,头额汗出,药用苍术、厚朴、半夏、藿香、陈皮、甘草、生姜。

[3] 泻白散:同名4方。(1)《小儿药证直诀》方,治肺热咳喘,或发热,药用地骨皮、桑白皮、炙甘草、粳米;(2)《济生方》方,治肺脏实热,胸闷,咳嗽,药用桑白皮、地骨皮、炙甘草、桔梗、杏仁、半夏、瓜蒌子、升麻、生姜;(3)《证治准绳》方,治肺痈初起未成脓,药用桑白皮、地骨皮、炙甘草、贝母、紫菀、当归、桔梗、瓜蒌仁、生姜;(4)《杂病源流犀烛》方,治肺热咳嗽,药用(1)方加人参、茯苓、知母、黄芩。

【阐发与临证】此也是鼻息肉,但生长的部位较后,在鼻腔内,可能有糜烂而臭。外用药能软坚化痰、消瘀结，胜湿汤和泻白散治本。

3 案[1] 一士人患鼻渊，脉疾而数，此有内热。遂以黄鱼脑[2]（即石首鱼头中二小石块是也）取二三十枚，煅过存性为末，先以一二分吹入鼻中，以五分酒下，不数服而愈，更不复发。

古方鼻渊，即今之脑漏是也。当别寒热二症，若涕臭者属热，宜用清凉之药散之；若涕清不臭觉腥者，属虚寒，宜温和之剂补之，当审此理。

【注解】[1] 本案来源不详。考《本草汇言》有用黄鱼脑石治鼻渊脑漏的记载，文字基本同本案文。但该书是明朝倪朱谟汇集引录《神农本草经》及明代各家本草著作加以归集、附以验方。所以虽该书刊于1624年，本案所录与《本草汇言》所录是同一来源，可能与十二卷第三十二篇中毒第6案同录自《三元参赞延寿书》。

[2] 黄鱼脑：黄鱼头中的小石子，鱼脑石。石首鱼科的鱼类头中有白石二枚，黄花鱼肉甘平无毒。鱼脑石咸寒无毒，水磨服或烧灰饮服能下石淋，治淋沥、小便不通，外用能治聤耳出脓。煮汁服能解砒毒，野菌毒、蛊毒。《中国医学大辞典》介绍此石研末置壶中熏耳能治脑漏。又说此物为治鼻渊之良品，焙末和辛通之剂用之，功效甚捷。

【阐发与临证】本案按症状实为鼻蚛、鼻渊之重症。鼻渊，鼻中常流浊涕，久则但流黄浊物，如脓，腥臭难闻。大致有酒热归于胆、移热于脑，肺有郁火，风热犯肺三种。本病源出于《内经》。《素问·至真要大论》篇说"少阴之复，烦躁鼽嚏，甚则入肺咳而鼻渊"。《素问·气厥论》篇说"胆热移于脑则辛頞鼻渊，鼻渊者，浊涕下不止也，传为衄"。现代认为是慢性鼻炎或上颌窦炎之类。如久不愈则鼻中淋沥腥秽血水，头眩晕而痛，则名控脑砂，又名脑崩，古人认为是虫蚀脑髓，现代认为可能是上颌窦癌、鼻咽癌之类或萎缩性鼻炎。刘完素《宣明论方》用防风汤（芩参草麦冬芎防风），《医学入门》对风热犯肺者用消风散加发灰，热盛用金沸草散倍黄芩加凤凰壳，肺有郁火用桔梗汤、人参平肺散，胆热移于脑用防风通圣散加薄荷、黄连等。如严重者成控脑砂，虚证用川乌散，外用白牛尾毛、橙叶等分为末吹鼻中，出血加山栀。丝瓜藤凉血解毒、除风化痰，适用于风热型鼻渊。

4 案[1] 一人鼻中毛出，昼夜长一二尺，渐渐粗圆如绳，痛不可忍，摘去更生。此因食猪羊血过多而然也。[2] 用硇砂乳香饭丸，水下十粒，早晚各一服，病去乃止。

【注解】[1] 本案录自《阮霖经验方》第十方，还收录在《传信适用方·卷四》，《普济方·卷二百五十五》，《奇症汇·鼻》等。《四库全书》和《奇症汇》都说本案在夏子益《奇疾方》中。

[2] 按《本草纲目》载：猪羊血均咸平无毒。

【阐发与临证】鼻毛有滤过空气中灰尘的作用，但鼻毛昼夜均长长而达一二尺，粗如绳且疼痛，此为奇疾。注[1]中所列书内的记载，都与此类似，显系互相传抄之故。猪羊血咸平无毒，无促使鼻毛迅速生长的作用。笔者认为此说是否系"发为血之余"蜕化而来？如此则此奇疾是为气血之有余。生乳香有活血祛瘀止痛之功，硇砂能消食破瘀，治癥瘕，去胬肉，鼻中息肉点之即落。如为气血有余成瘀而使鼻毛速长，则两药均可用。另外，本案例很可能是原著者将细长之鼻息肉误认为是鼻毛，因为它"粗圆如绳"，不可能是毛，如此则用硇砂和乳香祛瘀消退是有道理的。

关于毛发的怪病，1992年2期《奥秘》报道前南斯拉夫普里斯廷纳市48岁妇女安德莉亚—贺德莎有一把1.8米长的头发，头发内有神经组织，有数以万计的毛细血管，其中含有血液，因此如果剪断头发时会流血并引起剧痛。

5 案[1] 一人鼻腥臭水流，以碗盛而视之，有铁色虾鱼如米大走跃，捉之即化为水，此肉坏矣。食鸡鱼一日二次，一月而愈。

【注解】[1] 本案例录自《阮霖经验方》第二方，又收录在《奇症汇·口》和《医部全录·卷三百二十九·怪病门》。前述数部书仅述"任意馔食鸡肉自愈"，而非本案文所说"食鸡鱼一日二次"。

【阐发与临证】口鼻出腥臭水，主要是鼻出腥臭水或从口中流出。腥臭水中夹有铁色（铁本色应是银白色的。但此处的铁色为黑色，严格说应该是铁锈色）如米粒大小块状物，可能是陈旧性的瘀血块。鼻中出腥臭水夹有瘀血块那是鼻臭，很可能是鼻藁、鼻渊及控脑砂，相当于现代医学称谓的副鼻窦炎、萎缩性鼻炎、鼻咽癌等。《难经·五十八难》说"毛发焦鼻藁"，指鼻枯如干肉。《素问·气厥论》篇说"胆移热于脑，则辛𩠹鼻渊，鼻渊者，浊涕下不止也，传为衄"，指胆热肺热郁于脑部所致。若积久不愈，鼻中淋沥腥臭血水，为控脑砂或脑崩，辨为虫蚀脑髓，瘀血成小块状流出，刚滴在水中可有流动之状，其色也如铁锈色。所谓"走跃不住"，而"以手捉之即化为水"乃瘀血非固体，一捏即散也。鼻臭、鼻藁、鼻渊初起，大都胆热肺热，故流腥臭黄浊物，或带瘀血，而积久不愈则脾虚为多，故控脑砂以虚证多见。因鸡肉补虚温中止血，故食之有益。

有一种假说，即本病患者实际上从口鼻中流出的是粉末状铁锈的黏聚物。这铁锈从何而来？1991年5月《奥秘》报道苏联有一35岁工人科耶斯基体内含有大量铁质，因而全身体表能分泌出铁锈来。

6案[1] 永贞年东市百姓王布，知书，藏钱千万，商旅多宾之。有女年十四五，艳丽聪悟，鼻两孔各垂息肉如皂荚子，其根细如麻绳[2]，长寸许，触之痛入心髓，其父破钱数百万，治之不差。忽一日，有梵僧乞食，因问布，知君女有异疾，可一见，吾能治之。布大喜，即见其女，僧乃取药，色正白，吹其鼻中，少顷摘去之，出少黄水，都无所苦。布赏之百金，不受，唯乞息肉，遂珍重而去，势疾如飞。（《酉阳杂俎》）

【注解】[1] 本案例还收录在《奇症汇·鼻》。

[2] 绳：音yán，冕前后之垂复，又通线。

【阐发与临证】此病即鼻息肉，为鼻痔之小者，出于《诸病源候论》。由六气七情所感而生，但由肺经风热、湿热、胃火、血热等引起的居多。本案所用白色药粉即第2案所用的白矾、硇砂。用此药外用，消得较快。此方在现代临床也常用。《医学纲目》载治一例鼻息肉，用瓜蒂、细辛等分为细末，以绵布包如豆大，塞鼻孔中，鼻息肉化为黄水。根蒂细的，在古代也有用丝线、细铜丝绞去，即现代的切除术。

7案 江篁南治一壮年患鼻齇，胸膈不利。医用苦寒祛风败血之剂，服之年余，其人倦怠甚，目不欲开。江诊视右寸脉浮洪带结，余部皆沉细而软。曰：鼻齇虽是多酒所伤，然苦寒祛风破血之药岂宜常服？经曰：苦伤气，[1] 又曰：苦伤血，[2] 况风药多燥，燥胜血，服之积久，安得不倦怠耶？且目得血而能视，目不欲开者，血伤倦怠者，气伤也，所谓虚其虚，误矣。治宜化滞血、生新血，四物加炒片芩、红花、茯苓、陈皮、甘草、黄芪，煎服，兼服固本丸，日就强健，鼻齇亦愈。

【注解】[1] "苦伤气"：引自《素问·五运行大论》篇。

[2] "苦伤血"：《内经》《难经》《伤寒论》《金匮要略》中均无"苦伤血"之原文，以"苦伤气"，而推理为"苦伤血"。

【阐发与临证】鼻齇又名齇齄，即酒齇鼻，病名出《魏书·王慧龙传》，古名鼻赤。《素问·热论》篇说"脾病热者，鼻先赤"，鼻部皮肤充血，毛细血管扩张。多饮、久饮酒可诱发，但局部皮肤不洁、螨虫寄生是一重要原因，所以血热瘀血、湿热是其病机，用苦寒祛风活血药是常规。但新病多实、久病多虚，此种药物常用久用易耗血伤气，致使该患者"服之年余，其人倦怠甚，目不欲开"。本案所用方是《医宗金鉴》凉血四物汤去五灵脂、生姜、酒，加黄芪。《医宗金鉴》介绍外揉颠倒散，药用大黄、硫黄等分，水调敷。此二味药实能杀灭螨虫和真菌。

8案 江应宿治友人王晓，鼻塞气不通利，浊涕稠黏，屡药不效，已经三年。宿诊视两寸浮数，曰：郁火病也。患者曰：昔医皆作脑寒主治，子何悬绝若是耶？经曰：诸气𤸇郁，皆属于肺。[1] 越人云：肺热甚则出涕，[2] 故热结郁滞，壅塞而气不通也。投以升阳散火汤十数剂，病如失。

【注解】[1] "诸气𤸇郁，皆属于肺"：录自《素问·至真要大论》篇。

[2] 越人云："肺热甚则出涕"：原文未找到。《千金要方》说"肺中寒者，其人吐浊涕"。《素问·咳论》篇说"此皆聚于胃，关于肺，使人多涕唾"。《素问·评热病论》篇说"劳风为病法在肺下……恶风而振寒……咳出青黄涕，其状如脓"。

【阐发与临证】此患者明显的是风热郁肺，即使舍脉亦如此。应诊为脑漏，但病机是肺热，说风热郁肺也对，说郁火也对。说"脑寒"，诊断病名、病机都不符。如按第3案作者所说的那样"若涕臭者属热……涕清不臭觉腥者属虚寒"辨，本案文仅说"浊涕稠黏"，未说臭不臭，但浊涕稠黏肯定有郁热，是肺寒久则变肺郁热。这与肺受寒后的临床变化也符合。

9案 程文彬治男子，年二十余，鼻流浊涕，名曰鼻渊，已经三年，治不效。程以辛夷薄荷叶各五钱，苍耳子二钱半，白芷一两，为末，水丸如弹子大，每服二钱，食后葱汤送下，或茶化亦可，药完愈。

【阐发与临证】本案与第3、8两案同样是鼻渊症。该症大约分风寒束肺、风热恋肺、湿热壅肺、肺脏燥热、肝胆湿热、气虚肺闭、肺肾二虚、肾阳虚衰等不同证型。本案也属风寒外束，当宜辛温之药散之。所用组方即苍耳子散。浊涕也应分寒热，如浊涕黄稠、稠黏、结块当属风热肺热；如白浊涕、不稠黏，还是风寒，即使辨为风热，也是初起。本案用白芷一两，全方温，况且用葱白汤送下，究其因可能是不稠黏的白浊涕，此也与《千金要方》"肺中寒者，其人吐浊涕"相符。

第八篇　眉

1 案[1]　一人眉毛摇动，目瞪不能视，唤之不应，但能饮食。用蒜三两，取汁，酒调下即愈。

【注解】[1] 本案录自夏子益《奇疾方》第十五方，还收录在《奇症汇·面》，原文及《奇症汇》案文中都有"此亦中蛊而心迷也"。

【阐发与临证】这是意识障碍中的木僵。木僵的意识改变可从不完全至几乎完全丧失，知觉紊乱可从意识不完全混浊至完全丧失。致病因素包括外伤、脑血管意外、药物及其他中毒、代谢障碍、脑膜炎、脑瘤、严重感染等。原文中有"此亦中蛊而心迷"，可能是传染病、流行病、瘟疫等引起中毒致代谢障碍。本文述患者"眉毛动摇，目不能交睫"，即额肌、眼轮匝肌肌力减退，眼不能闭合；"唤之不应，但能饮食"是意识未完全丧失；"心迷"就是意识障碍。木僵也好，心迷也好，实际上还是痿证，痿证中的重证较难恢复，采用药物加针灸治疗是比较有效的。常用穴如肩髃、曲池、外关、合谷、八邪、阳池、养老、后溪、少海、环跳、阳陵泉、悬钟、三阴交、太白、足三里、解溪、八风等穴，宜针、灸并用，补气血、舒经络。

中医学中虽把脑髓作为奇恒之腑，《素问·脉要精微论》篇说"头者，精神之府"。张洁古说："视听明而清凉，香臭辨而温暖，此内受脑之气而外利九窍者也。"但仍以心主神明，始终认为神明是心与脑共同的作用。现代不少材料使我们相信人的五脏以不同方式参与了人的思维活动、精神活动。1993年3月《奥秘》报道英国一位个性文静、害羞的女性，移植了一位不良青年的心脏后，性情大变，变得好动、胡闹，这说明"心"确主神明。另外，1996年2月28日《中国科学报》刊载美国的研究结果：人有两脑，即颅脑和肠脑，它们相互作用与影响。肠脑指肠神经系统，位于食管、胃、小肠、结肠内层组织的鞘中，能独立活动的肠脑含有神经细胞、神经传递质、蛋白质和环行路线，像过敏性结肠综合征等就是它产生的问题。中医学说心与小肠相表里，五行相生相克，这研究结果不就证实了中医学说的正确吗？

2 案[1]　一男子眉间一核，初如豆粒，二年渐大如桃。用清肝火、养肝血、益元气而愈。

【注解】[1] 本案录自《外科枢要·卷三·论瘤赘》篇，原文比本案文详尽，且有用药，是丹栀逍遥散类。

【阐发与临证】如生长在眉毛间或眉毛上边缘，皮脂腺囊肿可能，个别的有发展至小桃那样大，基本不痛。眼上睑（目上胞）则疣可能性大。一般疣虽如豆粒大，但特殊的也可能发展变大。疣是病毒感染，不痛。如是上眼睑睑板腺囊肿，外形也是皮肤面突出，而且不痛（本案估计是无痛感）。本案内服清肝火药等取效，该类药多有抑制病毒、细菌的作用，而且皮脂腺囊肿和疣常可自限或自行缩小。还有一些皮肤良性肿瘤如脂溢性疣、某些痣等都有可能。

第九篇 眉发自落

1 案[1] 张仲景有奇术,王仲宣年十七时过[2]仲景,景曰:君体有病,宜服五石汤[3],若不治,年及三十当眉落。仲宣以为赊远,不治。后至三十,果眉落。其精如此(《小说》[4])。

【注解】[1] 本案例出于魏晋朝皇甫谧《甲乙经》序,也收录在《中国医学大辞典》张机条目中。

[2] 过:经过张仲景官衙处。

[3] 五石汤:《千金要方》方,治烦闷、胃热口干、热病后,药用寒水石、硝石、赤石脂、龙骨、牡蛎、黄芩、天花粉、甘草、石膏、知母、桂心、大黄。

[4] 《小说》:同名三种。(1)《隋书·志二十九》载梁朝殷芸撰,10卷和5卷;(2)《宋史·志一百五十九》载刘𬭎撰,3卷;(3)《旧唐史·志二十七》载刘义庆撰,10卷。

【阐发与临证】此为麻风病。王仲宣初遇张仲景时可能有苍白、麻木、感觉迟钝的圆斑样皮损区域,或有红斑样结节,甚至张仲景早知道某些地区多见这样的病人,而交谈之下了解到王仲宣正是土生土长的那种地区人,根据经验、知识做出预后判断。眉落是因为局部营养不良(在溃疡发生前)及神经障碍引起的。

五石汤显然不符合案文意,所以此处可能是五石散煮汤服(见一卷第七篇第1案注解)。

2 案 一骑军一旦得疾,双眼昏,咫尺不辨人物,眉发自落,鼻梁崩倒,肌肤有疮如癣,皆为恶疾,势不可救。因为[1]洋州骆谷子归寨使,遇一道流[2],自谷中出,不言姓名,授其方曰,皂角刺一二斤为灰[3]蒸晒研为末,食上[4]浓煎大黄汤,调一钱匕,浃旬,鬓发再生,肌肤悦润,眼目倍明。得此方后,入山不知所之(《感应神仙传》[5])。

【注解】[1] 为:任。

[2] 道流:道士。道士僧人都属于三教九流人物。

[3] 灰:粉、粗粉。

[4] 食上:饭前。

[5] 《感应神仙传》:《四库全书·子·道家类》载《神仙传》为晋朝葛洪撰,2卷。《新唐史·志四十九》记为10卷,并载有沈汾撰《续神仙传》3卷。"感应"出《易经·咸》,谓交感相应。《宋史·志一百五十八》载李昌龄著《感应篇》1卷。《隋书·志二十九》载南北朝·宋尚书郎王延秀撰《感应传》8卷。

【阐发与临证】此亦为麻风病,并且又伴发了眼部角膜炎、虹膜睫状体炎,皮肤浅表性神经障碍及皮肤损害,以致溃疡、红斑结节、类白癜风等引起"肌肤有疮如癣",鼻部溃疡和鼻骨重吸收引起鼻梁崩倒。《素问·长刺节论》篇说"病大风,骨节重,须眉堕"。《素问·风论》篇说"风寒客于脉而不去,名曰疠风。疠风者,荣卫热胕,其气不清,故使鼻柱坏而色败,皮肤疡溃"。皂角刺又名天丁,辛温无毒,治疮癣奇效,治痈肿无头不溃,风疠恶疮,乳痈,胎衣不下,《本草纲目》于本条下引《神仙传》所说案例即本案例。大黄苦寒，荡涤肠胃结热，下瘀血，破癥瘕，通一切气滞，泻下焦湿热。《十便良方》载用煨大黄一两，皂角刺一两为末，每服方寸匕，空心温酒下，治大风癞疮。服药后便出恶毒物如鱼脑状，未下再服，即取下如乱发之虫，取尽乃服雄黄花蛇药，名通天再造药。本案所用方又载在《本草逢原》中。现代药理分析认为皂角刺含黄酮苷等，有抗癌作用。大黄含蒽醌衍生物等，有泻下、抗菌、止血、利胆、收敛等作用和抗肿瘤作用。它们是否能抑制分枝抗酸杆菌？大黄苷和大黄苷元可显著降低大鼠脑组织肿瘤坏死因子α和白介素1β水平和脑组织含水量、钙离子水平，促进自由基代谢，减轻脑组织神经损伤，增加正常神经元细胞数目，疗效优于尼莫地平，对脑缺血损伤有保护作用。

3案[1] 薛己治一儒者，因饮食劳役及恼怒，发脱落。薛以为劳伤精血、阴火上炎所致。用补中益气加麦冬、五味及六味地黄丸加五味，眉发顿生如故。

【注解】[1] 本案录自《内科摘要·卷下·脾肺肾亏损遗精吐血便血等症》篇。

【阐发与临证】本案为饮食不周、劳役过度，以致气血阴精虚，又复恼怒、而虚火上炎，饮食不调伤脾胃中气，劳役过度耗散元气，怒伤肝血，肝血虚则肝火上炎、肝阳上亢。眉发为血之余，血虚焉能荣养眉发？故眉发脱落，所以用补中益气汤、八仙长寿丸之类补其气血阴精。

4案[1] 一男子年二十，巅毛脱尽，先以通圣散宣其风热（博按：原刻脱此句），次用六味地黄丸，不数日，发生寸许，两月复旧。

【注解】[1] 本案录自《内科摘要·卷下·脾肺肾亏损遗精吐血便血等症》篇。

【阐发与临证】本案例是头顶部脱发，常见于阴血虚，但也可阴血虚而血热生风。血热生风所以用防风通圣散宣散风热，再用六味地黄丸滋益阴血。此案也可能是斑秃。青年人因情志不舒、恼怒、忧郁而肝气郁结化热，忧思伤脾，恼怒伤肝，肝不藏血，脾不统血，虚火伤血，血虚血热生风。

5案[1] 吴江史万湖云：有男女偶合，眉发脱落，无药调治，数月后复生。

【注解】[1] 本案录自上案原案文后面，实为原文一个案、二个例。

【阐发与临证】作者聪明，用"偶合"借以隐喻事情发生时一对当事人兴奋又紧张、急迫而忧惧的心情，这就有了喜伤心、忧伤脾、恐伤肾的病理变化条件，心血虚、脾津亏、肾阴不足。但这是偶尔发生，无须调治，心态平复后（私情未暴露）自然恢复。如要用药，逍遥散、六味地黄丸亦可。

6案 江应宿见一男子，眉发脱落，遇方士教服鹿角胶，每日侵[1]晨酒化下一二钱，半年眉发长，年余复旧。

【注解】[1] 侵：同清，清晨。

【阐发与临证】脱发常见有血热生风、阴血亏虚、脾胃气虚、气血两虚、瘀血阻滞、肝气郁结、肾阳衰、肾阴不足等不同证型，这病人当是肾阳衰引起。如果系麻风引起，眉毛及部分区域的头发脱落后再长，就极难了。

第十篇　须发不白

1 案　指挥使姚欢，年八十余，须发不白。自言年六十岁，患癣疥，周匝顶肿。或教服黄连遂愈。久服，故发不白。其法以宣连去须，酒浸一宿，焙干为末，蜜丸桐子大，日午临卧[1]以酒吞二十粒（《东坡大全集》[2]）。

【注解】[1] 日午临卧：指中午午睡前。

[2]《东坡大全集》：有三种记载，（1）包括《东坡七集》110 卷、《东坡书传》13 卷、《东坡乐府》2 卷、《东坡志林》5 卷（或 12 卷）在内；（2）《四库全书·子部》载有《东坡全集》56 册；（3）《万卷精华楼藏书记》"卷 111 集部二"载有《东坡大全集》130 卷，本案还收录在《医说·卷十·黄连愈癣》篇。

【阐发与临证】黄连性味苦寒，能清热燥湿泻火解毒，清心胃肝火、治血热妄行，泻痢，治脾胃及皮肤湿热，除疳杀蛔虫，治疗疖痈肿。现代药理试验有广谱抗菌作用，对肺炎球菌，金葡球菌，百日咳、白喉、鼠疫、布氏、变形、伤寒、结核等杆菌以及某些皮肤真菌、流感病毒都有相当的抑制作用。小檗碱还有增强免疫功能、改变细胞内线粒体某些特性的作用。《本草纲目》批斥久服黄连能长生不老之说，认为与药性相悖，是谬误，所以久服黄连能使须发不白之说于书未见。如果久服黄连真能乌黑头发，是否与增强免疫功能、改变线粒体的某些特性有关？

2 案　学正程畿斋翁，年八十余，须发不白。自言三十岁后服六味地黄丸加生脉散，至今五十余年，无一日缺。是以精神完固，康健不衰。服此忌萝葡大蒜。

【阐发与临证】六味地黄丸能滋补肾阴，对肾阴不足引起的腰膝酸软、头目晕眩、耳鸣耳聋、遗精盗汗、消渴、五心烦热等有效，现代药理实验认为对慢性肾炎、高血压病、糖尿病、神经衰弱等有效，但临床认为对上述疾病中的阴虚肾亏者有效。生脉散能益气养阴生津，对热伤气阴所见的气短懒言、肢体倦怠、汗多口渴、舌咽干燥、干咳少痰等症有效，现代临床也用于气阴二虚的心衰、休克、心肌梗死、心动过速、神经衰弱及肺结核久咳等。因此久服此二药而使须发不变白，可能该患者一向是气阴二虚、肾阴不足者。而大蒜辛辣耗气伤阴，萝葡下气，与六味地黄丸及生脉散功能相违，所以忌。

3 案　《抱朴子》[1]云：槐子服之补脑，今人发不白而长生（《焦氏笔乘》）。

【注解】[1]《抱朴子》：《四库全书·子部·道家类》载：《抱朴子·内外篇》8 册都是晋朝葛洪所撰。

【阐发与临证】槐角是连荚用，单用其中之子名槐子、槐豆、槐实。性味苦寒，能清血热、润肝燥，凉血止血，主治心胸烦热，风眩眼热，肠风下血、痔血、血崩、血淋、咳吐鼻衄等。《本经逢原》说"其中核子主明目，久服须发不白，益肾之功可知"。现代药理分析认为含槐属黄酮甙、芸香甙、油酸、亚油酸等。亚油酸有抗衰老作用。常服久服槐子须发眉毛不变白，可能与此有关。

4 案　庾肩吾常服槐实，年九十余，目看细书，鬓发皆黑（《梁书》[1]）。

【注解】[1]《梁书》：唐朝姚思廉撰，56 卷，为纪传体南朝梁代史。

【阐发与临证】须发早白指青少年时或中年时过早地变白，常见有血热风燥、血虚内热、气血不足、肝肾亏损、肝气郁滞等证型。血热风燥、血虚内热型多见于青少年时发病，现在青少年过早地吸烟酗酒，还有环境污染、接触各种毒物，生活不规律熬夜，过多地进食垃圾食品等，都可引起机体内环境失调，所以青少年往往出现血热及血虚内热现象，头发过早变白可能与上述原因有很大关系。中年人则因生活压力等原因引起气血不足、肝肾二亏和肝郁气滞型的居多。反过来说，须发眉毛即使到老年时也不变白，除保持适当营养外，与生活规律、忌烟少酒、心情舒畅也有很大关系。此外，还有遗传因素，但据报道，少白头是遗传概率较低的。

5 案 上舍黄霞壁传染须方，用五倍子一钱半（入锅内炒黄、烟出将尽，起清烟二阵就取起，以手撚试之紫色为度），铜落四分（红铜清水淬末），食盐、生矾各二分，俱为细末，用乌梅三四个，石榴皮（少许）煎水调如稀糊，磁器盛之，重汤顿稠，先将肥皂洗须，拭干，乘热涂上，以薄绵纸贴上，明早，用温水润透洗净，如皮肉黄色，将绢片染油擦去。

【阐发与临证】五倍子酸平，能敛肺止血化痰，止渴收汗，散热毒痈疮，除泄痢湿烂，主治齿宣，痔（匿/虫），风毒流溢皮肤，风湿癣搔痒脓水，小儿面鼻疳疮，五痔下血。《普济方》染乌须发用百药煎、醋炒针砂、荞麦面，以荷叶熬醋调刷，荷叶包一夜，洗去即黑。乌梅酸涩平，能下气，除烦热，安心，止肢体痛，外用蚀恶肉。铜落为红铜的落屑，又名铜末、铜花、铜粉，性味苦平微毒，细研和酒服能接骨，并能疗女人血气痛，明目治风眼，能治腋臭。李时珍说同五倍子能染发，生矾酸寒，能消痰止渴，治阴蚀恶疮，消息肉，《圣济总录》用治眉毛脱落。食盐甘咸寒，多食令人伤肺喜咳、肤色黑、损筋力，经常外擦治酒糟鼻、齿龈宣露出血。石榴皮酸涩温，治下痢漏精，下血脱肛，崩中带下，下白虫。《圣济总录》用针砂、五倍子、百药煎、没石子、诃子皮、皂荚、荞麦面、米醋等染黑须发；《杏林摘要》记用五倍子、红铜末、生矾、诃子肉、没石子、硇砂、乌梅、石榴皮等染黑须发，与本案方大同小异。

第十一篇 目

1 案[1] 东垣治一人，因多食猪肉煎饼，同蒜醋食之，后复饮酒大醉，卧于暖炕。翌日，二瞳子散大于黄睛，视物无的实，以小为大，以短为长，卒然见非常之处，行步踏空，百治不效。曰经云：五脏六腑之精气，皆上注于目而为之精，精之窠为眼，骨之精为瞳子。[2] 又云：筋骨气血之精而为脉，并为系，上属于脑，[3] 又瞳子黑眼法于阴。[4] 今瞳子散大者，由食辛热物太甚故也。辛主散，热则助火，上乘于脑中，其精故散。精散则视物亦散大也。夫精明者，所以视万物者也，今视物不真，则精衰矣。盖火之与气，势不两立，经曰：壮火食气，壮火散气。[5] 手少阴（心）足厥阴（肝）所主，风热连目系，邪之中人，各从其类，故循此道而来攻。头目肿闷而瞳子散大，皆血虚阴弱故也，当除风热、凉血、益血，以收耗散之气，则病愈矣。以滋阴地黄丸[6]。经云：热淫所胜，平以咸寒，佐以苦甘，以酸收之。[7] 以黄连、黄芩大苦寒除邪气之盛为君，当归身辛温，生熟地黄苦甘寒养血凉血为臣，五味酸寒体轻浮，上收瞳子之散大，人参、甘草、地骨皮、天门冬、枳壳苦甘寒泻热补气为佐，柴胡引用为使。忌食辛辣物助火邪，及食寒冷物损胃气，药不能上行也。

【注解】[1] 本案录自《东垣试效方·眼病》篇，还收录在《审视瑶函·卷首》，并说"樱宁生治"。

[2] "五脏六腑之精气，皆上注于目而为之精。精之窠为眼，骨之精为瞳子"：录自《灵枢·大惑论》篇，原文在此文后还有"筋之精为黑眼，血之精为络，其窠气之精为白眼，肌肉之精为约束"。

[3] "筋骨气血之精而为脉，并为系，上属于脑"：引自《灵枢·大惑论》篇。原文是"裹撷筋骨血气之精而与脉并为系，上属于脑，后出于项中"。

[4] "瞳子黑眼法于明"：录自《灵枢·大惑论》篇，原文在此后还有"白眼赤脉法于阳也，故阴阳合传而精明也"。

[5] "壮火食气，壮火散气"：录自《素问·阴阳应象大论》篇。原文是"壮火之气衰，少火之气壮。壮火食气，气食少火。壮火散气，少火生气"。

[6] 滋阴地黄丸：同名5方。(1)《外科大成》方，治血热风燥、肝肾阴虚之眼疾，药用熟地、萸肉、山药、五味子、麦冬、枸杞子、菊花、苁蓉、巴戟、当归，蜜丸。《医学纲目》名济阴地黄丸，药同，治阴虚火燥唇裂；(2)《东垣试效方》方，治血虚风热，头热闷肿，瞳子散大，视物无的，以小为大，以短为长等，药用生熟地、柴胡、天冬、炙甘草、枳壳、人参、黄连、黄芩、地骨皮、五味子、当归身，即本案方；(3)《审视瑶函》方，治肾虚眼目昏暗、内障，药同(2)方少黄连；(4)《证治准绳》方，治肾阴不足，两耳虚鸣，药用熟地、山茱萸、茯苓、菊花、丹皮、首乌、黄柏，蜜丸；(5)《妇科玉尺》方，治妇女虚劳，药用熟地、萸肉、山药、丹皮、茯苓、泽泻、生地、天冬、麦冬、知母、贝母、当归、香附，蜜丸。

[7] "热淫所胜，平以咸寒，佐以苦甘，以酸收之"：录自《素问·至真要大论》篇，原文为"热淫于内，治以咸寒，佐以甘苦，以酸收之，以苦发之"，又说"司天之气……热淫所胜，平以咸

寒，佐以苦甘，以酸收之"。

【阐发与临证】《证治准绳·杂病》篇"视正反斜症和视直如曲症"中说"物本正而目视为邪也，乃阴阳偏胜，神光欲散之候。"《审视瑶函》称"妄见"，《目经大成》叫"视惑"，本案例亦属此。常见有血热风燥、肝气郁结、气滞血瘀、中气不足、心脾血虚、肝肾阴虚等证型。本案因多食猪肉、蒜，又饮酒大醉后卧于暖炕上暴发，属血热风燥。此人有如此好的饮食，当为富豪官僚，很可能还患有心脑血管病。尤其是中老年人起床后突然出现视物模糊变形，甚至有像本案文所说的"视物无的实""卒然见非常之处"，即幻视，或者眼前发黑、暴盲失明、"行步踏空"，休息后大多数可恢复（像本篇第6案例就是休息后好转），这种情况现代医学称视物变形，可能是眼中风，即高血压、动脉硬化、脑动脉痉挛引起。除药物治疗外，一定要注意休息，不能过劳，心情要舒畅，多吃素食，降低血脂。象此患者那样多吃猪肉、油煎饼，酗酒，肯定治不好。案文告诫忌食寒冷物，勿损胃气，用现代话说寒冷食物易引起刺激，促发心脑血管血栓形成或栓塞，引起中风或卒死，像马王堆女古尸辛追那样因吃甜瓜引起胆绞痛，伴发心绞痛卒死。即使未如此严重，出现腹泻失水，血液浓缩，也会加重病情。除此之外，动眼神经、滑车神经、外展神经的炎症，颅内相应部位出血、肿瘤、中心性视网膜病变、黄斑水肿渗出也会引起视物变形。还有该患者头目肿闷，瞳子散大，突发急性青光眼（酗酒引发）也是有可能的。

2 案[1]　一人目翳暴生，从下而起，其色绿，瞳痛不可忍。曰：翳从下而上，病从阳明来也。绿非五色之正，此肾肺合而为病，乃以墨调腻粉合之，却与翳色相同，肾肺为病明矣。乃泻肾肺之邪，入阳明之药为使。既效矣，他日病复作者三，其所从来之经与翳色各异。固悟曰：诸脉皆属于目，肺病则目从之，此必经络未调，故目病未已也。问之果然，治疾遂不作。

【注解】[1] 本案录自《东垣试效方·眼病》篇，还记录在《元史·李杲传》及《审视瑶函·卷首》。

【阐发与临证】此为黄液上冲症。翳非翳，而是黄色脓液，黄之深者为绿。暴生为实，是阳明脾胃实热引起，疼痛不可忍，羞明怕光，不敢睁眼，白睛混紫红，黄色翳（脓液）自下而上。此因过食辛辣炙煿、膏粱厚味、酗酒嗜烟致使脾胃积热，上攻眼目，蒸腐神水成脓。治疗应清泻阳明实火、石膏大黄之属。案文已说是病从阳明来也，又为何用墨汁调白色铅粉呈似绿非绿色而辨为肾肺合病？大凡常食过食醇酒厚味者，其相火易亢、木火刑金而肺金热，而病在瞳仁又属肾经热，所以要泻肾肺之邪（火邪、热邪），对此医者心知肚明，而伪托用黑的墨汁代表肾色、用白色铅粉（实为污白色）代表肺色，调合成绿色（似绿非绿色），用以说明。其实是黄绿色的脓液，用阳明胃热（黄色代表）辨证即可。文中说"诸脉皆属于目"，其实即五轮辨证，不能局限于肾、肺、脾范围。依现代诊断可能为急性虹膜炎、急性青光眼、角膜溃疡、玻璃体混浊等。

3 案[1]　一人病翳眼六年，以至遮瞳仁，视物不明，有云气之状，因用百点膏[2]而效。（《东垣十书》[3]）

【注解】[1] 本案录自《兰室秘藏·内障眼论》篇或《东垣试效方·眼病》篇。

[2] 百点膏：《兰室秘藏》或《东垣试效方》方，治同本案，药用川连、防风、生甘草、归身、玉竹、蜂蜜，如法制作使用。

[3]《东垣十书》：丛书名，此书收集李东垣《脾胃论》《兰室秘藏》《内外伤辨惑论》，朱丹溪《局方发挥》《格致余论》，王好古《此事难知》《汤液本草》，王安道《医经溯洄集》，齐德之《外科精义》，王叔和《脉诀》，崔真人《脉诀》，刘三点《脉诀》。

【阐发与临证】据症状似为目生云翳，目生星翳，疳翳，慢性黄液上冲，圆翳内障，胬肉攀睛，赤膜下垂等病症，需详加识别。如果白睛部位没有一点侵蚀，只是患在黑睛、甚至瞳仁部位，那就以前五种为可能。病已六年，非实证可知，临床以胃阴不足、肾阴亏虚、气血两虚、中气下陷、脾虚湿

4案[1]　一军官六月患眼疾，于上眼皮下出黑白翳两个，隐涩难开，两目紧缩而无疼痛，两手寸脉细紧，按之洪大无力，知是太阳膀胱为命门相火煎熬，逆行作寒水翳，及寒膜遮睛。呵欠善悲，健忘，喷嚏多泪，时自泪下，面赤而白，能食，不大便，小便数而欠，气上而喘，用拨云汤[2]而愈（《兰室秘藏》[3]）。

【注解】[1] 本案录自《兰室秘藏·内障眼论》篇及《东垣试效方·眼病》篇，还收录在《审视瑶函·卷四·睥病——皮急紧小症》篇。

[2] 拨云汤：《兰室秘藏》及《东垣试效方》方，治本案所载脉证，药用炙黄芪、柴胡、细辛、葛根、川芎、生姜、甘草、升麻、藁本、知母、当归、荆芥、防风、羌活、黄柏。

[3]《兰室秘藏》：李东垣著，综合性医书，3卷。

【阐发与临证】上眼皮下病翳，如是白睛和黑睛部位，以痔翳、云翳及星翳中的肝肾亏损为是，或外伤白睛黑睛后生翳日久，也可出现如是症。疱疹性角膜炎、巩膜炎、角膜瘢痕形成也有可能。此患者可能是六月中贪凉为诱因，所以是太阳经为寒邪所遏，肺气失宣。如是睑结膜部位则以结膜炎症溃疡为可能，中医辨证属于风寒束表引起的羞明。

5案[1]　丹溪治一老人，目忽盲，他无所苦。以大虚治之，急煎人参膏一斤，服二日，目稍有见，不信。一医用青礞石药，朱曰：今夕死矣。果然。

【注解】[1] 本案录自《丹溪医按·眼目》篇，还收录在《审视瑶函》卷首，文中并有朱丹溪评"一医用青礞石"之举为"不悟此病得之气大虚，不救其虚，而反用礞石，不出此夜必死"。

【阐发与临证】暴盲，按《证治准绳》说，应为"平日素无他病"，而发生暴盲时"外不伤""内不损"、瞳仁、黑白睛等均无异常。大致有热入营血、血热风燥、肝火上逆、痰气厥逆、气滞血瘀、阴虚火旺、气阴两虚、精气衰败等不同证型。即使像本案文所说"忽盲，他无所苦"，也不能全相信"平日素无他病"，尤其是现在，饮食膏粱厚味，生活酗酒嗜烟，形体大腹便便者，暗风已内动，相火已亢盛。像本篇第1案例那样不是出现视物异常而是出现暴盲，症状相异而实质相同。本案例可能是精气衰败（年老，未说脉象）。另一医以为是痰厥而用青礞石，当然危殆。

6案[1]　一壮年忽早起视物不见，就睡片时，略见而不明，食减倦甚，脉缓大，四至之上，重则散而无力。意其受湿所致，询之，果卧湿地半月。遂以白术为君，黄芪、茯苓、陈皮为臣，附子为使，十余贴愈。

【注解】[1] 本案录自《丹溪医按·眼目》篇，还收录在《审视瑶函》卷首。

【阐发与临证】此患者与上案相似，但因略睡片时有好转，说明病情尚不严重。受湿而致此病者，应以内湿为主，脾虚湿困、痰湿上蒙是可能致病的，此案例应该是这种病机。否则，如是外湿引起，怎不用苍术、厚朴、半夏之类，而用白术为君，黄芪茯苓附子之类健脾益气，还少用回阳药少火生气，充其量祛湿药仅陈皮一味。依现代诊断，除前述辨证外，也可能是视网膜脱离。

7案[1]　一人形实，好热酒，忽目盲脉涩，此热酒伤胃气，污浊血死其中而然也。以苏木作汤，调人参末，服二日，鼻及二掌皆紫黑。朱曰：滞血行矣。以四物加苏木、桃仁、红花、陈皮煎，调人参末服，数日而愈。

【注解】[1] 本案录自《丹溪医按·眼目》篇，还收录在《夷坚志》以及《审视瑶函·卷五·内障-暴盲症》篇。

【阐发与临证】本案与上二案例、第1案例都是眼中风，本案是气滞血瘀加血热证型。病之始，丹溪单以苏木煎汤送人参末，后即以桃红四物汤加苏木、陈皮煎汤送人参末。此因初由饮热酒而诱发，不便用桃红四物（温）。那时，金元四家好像基本不用丹参，绝大多数李、朱二人的案例和处方中不见丹参，否则一开始就可以丹参配合苏木同用了。还有，此二位治这类病即使是血热风燥、气滞血瘀，也还是注重扶正的，第1案李辨血热风燥，用芩连地骨，还用人参甘草；第5案丹溪辨为精气衰败，当然用大量人参；第6案丹溪以外湿侵袭辨证，燥湿药基本未用，却用白术黄芪茯苓，甚至附子；本案丹溪辨为血瘀，虽用苏木、桃仁、红花，却还始终用人参。究现代医学实质，脑中风、眼中风和"心中风"（笔者杜撰名——心冠状动脉的栓塞或血栓形成）是同样的病理变化，所以某种证型用人参是必然。笔者治心绞痛，也常用人参。

8案[1] 吕沧洲治一人，病二目视物皆倒植[2]，屡治不效。曰：视一物为二，视直为曲，古人尝言之矣。视物倒植，诚所未喻也，愿闻其因。彼曰：某尝大醉，尽吐所饮酒，熟睡达曙，遂病。吕切其脉，左关浮促，余部皆无恙，即告之曰：当伤酒大吐时，上焦反覆，致倒其胆府，故视物皆倒植。此不内外因而致内伤者也，法当复吐，以正其胆府。遂换藜芦、瓜蒂为粗末，水煎，俾平旦顿服涌之，涌毕，视物不倒植。

【注解】[1] 本案录自《吕复医案》或《九灵山房集》，原文为"吕沧洲治临川道士萧云泉……"本案还收录在《审视瑶函》卷首和《奇症汇·目部》。

[2] 植：同置。

【阐发与临证】视物倒置、视正为斜、视一为二等症都大同小异，病因病机基本相同，所以《目经大成》都罗列在"视惑"证中。《灵枢·大惑论》篇说"心有所喜，神有所恶，卒然相感，则精气乱，视误故惑"。对本症，《审视瑶函》认为是"气不正，阴阳反覆，真元损伤，阴精衰弱而阳邪上干，虚眩而运掉"，用羚羊角散。至于本案例说因酒醉尽吐而致本症（实为诱因），所以要再用吐法而才能正之，供参考。但类似的治疗方法早有报道。《儒门事亲》记载一盲人偶有钩窗砸在其前额，皮肤裂开三寸长，血流如注，之后几日内盲人复明。2003年10月16日《山东工人报》报道：一眼盲4年的85岁老人被门砸伤前额，3天后双眼复明。有解释说此老人患白内障，晶体成熟后也可能由于外力震动而脱落，使眼睛复明。2005年12月下旬中央电视台1频道播送综合新闻时播出某青年妇女车祸后成植物人，而其已怀孕的胎儿在腹中生长发育良好，在她丈夫悉心照顾和医务人员的尽力治疗下，胎儿成功产下（好像是剖腹产），随后该妇女又苏醒恢复正常。这些可能是猛烈的外力、手术的刺激和昏倒刺激了神经中枢某部分而引起的变化。美国电影《鸳梦重温》中男主角的二次摔倒和旧情景的刺激促使其记忆力的三次变化，虽是电影，但也是有事实根据的。

现代医学对此症的解释，大致与前几案相同。

9案[1] 钱仲阳治一乳妇，因悸而病，既愈，目张不得瞑。[2] 钱曰：煮郁李酒饮之使醉即愈。所以然者，目系内连肝胆，[3]恐则气结胆衡不下，[4]郁李能去结，随酒入胆，结去胆下，目能瞑矣。饮之果验。

【注解】[1] 本案录自《小儿药证直诀·钱仲阳》传，还载于《医学入门·钱乙》条目。

[2] 目张不瞑：即目不瞑闭。出于《灵枢·邪客》篇。目不瞑闭当然也不能睡眠。

[3] 目系内连肝胆：原文未找到。《灵枢·经脉》篇说"肝经……挟胃属肝络胆……连目系"。

[4] 恐则气结胆衡不下："衡"字应为"横"字。原文未找到，《灵枢·论勇》篇说"怒则气盛而胸张，肝举而胆横""酒者……其气慓悍……气上逆，满于胸中，肝浮胆横"。

【阐发与临证】本案例非目疾，因恐而致目张不闭合，也称不寐、失眠。《灵枢·邪客》篇说："夫邪气之客人也，或令人目不瞑，不卧出者，何气使然？……今厥气客于五脏六腑，则卫气独卫其外，行于阳，不得入于阴……阴虚，故目不瞑。"可见因恐惧而使卫气结，结则独行于外，行于阳，未入阴，故目不瞑（这里的"阴虚"是指卫气未入于阴）。目为肝之窍，故目下候胆，《灵枢·师传》篇说"愿闻六府之候……目下果大，其胆乃横"。目张不瞑，与目下也有关，而且由恐则气结而引起，所以说"胆横"。郁李仁润肠泻气，去其气结而愈。不寐有心阴虚、心肾不交、心脾两虚、胆气虚、肝结郁热、心火亢盛、痰热扰心、余热扰膈等证型。本案例系惊恐引起，为胆气虚怯。笔者曾治一妇，因恐而致癫狂，昼夜不眠，圆瞋两目，口中念念有词，精神特别好，如此已二周。用镇静宁心化痰开窍药均无效。后来问得其便秘已十天，用大黄芒硝清泻其肠腑，日下五六次，一日后精神渐萎，当夜即欲睡眠。次日即好多了，三天后基本正常，与本案例异曲同工。

本症是惊恐后肝气郁滞引起的不寐，多是肝郁化火。宜取足少阳胆经、足厥阴肝经、手少阴心经之俞穴，如行间、神门、风池、足窍阴、厉兑、隐白、内关、丰隆等穴，针用泻法。

10 案[1] 石山治一妇，年逾四十，两眼昏昧，咳嗽头痛，似鸣而痛，若过饥恶心，医以眼科治之，病甚。翁诊脉皆细弱，脾部尤近弦弱。曰：脾虚也。东垣云：五脏六腑皆禀受于脾，上贯于目，脾虚则五藏精气皆失所司，不能归明于目矣。邪逢其身之虚，随眼系入于脑则脑鸣而头痛。心者，君火也，宜静，相火代行其令，劳役运动则妄行，侮其所胜，故咳嗽也。医不理脾养血，而以苦寒治眼，是谓治标不治本。乃用参、芪钱半，麦门冬、贝母各一钱，归身八分，陈皮、川芎、黄芩各七分，甘草、干菊花各五分，麦芽四分，煎服二贴，诸症悉除。

【注解】[1] 本案录自《石山医案·卷上·眼目》篇，还收录在《审视瑶函》卷首，原文用药还有升麻、柴胡，而无黄芩、菊花、麦芽。

【阐发与临证】 本症为目昏，《审视瑶函》称为目昏昧，《素问·至真要大论》篇称为"目眛"，常见有风阳上扰、肝火挟痰、肝气郁滞、气滞血瘀、心肝血虚、脾虚、肝肾阴虚、命门火衰等不同证型。本症本为脾虚，又因咳嗽而挟木火刑金。两目昏昧如因风阳或肝火挟痰，可用苦寒药，如脉皆细弱则宜治本时兼用苦寒以泄相火，本方之用黄芩即如此。此人可能是干咳少痰或无痰，依现代诊断可能是屈光不正、角膜混浊、玻璃体混浊、黄斑变性等初起引起的视矇。

11 案[1] 淮安陈吉老，儒医也。有富翁子，忽病视正物皆以为斜，凡几案书册之类，排设整齐必更移令斜，自以为正，以至书写尺牍皆然。父母忧之，医皆不谙其疾，或以吉老告，遂携子求治。既诊脉后，令其父先归，留其子设乐开宴，酬劝至醉，乃罢，扶病者坐轿中，使人昇之，高下其手，常令倾侧，辗转久之，方令登榻而卧，达旦酒醒，遣之归家，前日斜视之物皆理正之。父母跃然而喜，往问治之之方，吉老云：令郎无他疾，醉中尝闪倒肝之一叶，搭于肺上（琇按：肝去肺位甚远，安能上搭？语恐未确），不能下，故视正物为邪。今复饮之醉则肺胀，辗转之间，肝亦垂下矣，药安能治之哉？富翁叹服（《云麓漫钞》）。

【注解】[1] 本案例录自《云麓漫抄》，还收录在《奇症汇·目》《审视瑶函》卷首，但原文是杨吉老，非陈吉老，此处是刻误。

【阐发与临证】 本案例也是视物变形症，用重复刺激的办法，使患者的变异视觉转正过来，这与张子和在《儒门事亲》中记载的以惊治惊有异曲同工之妙。当然本案所述的视正为斜可能是暂时性的、一过性的，病情轻。《历代无名医家验案》中记述一例：病人跌倒后成视正为斜，请某医诊治，该医让八名壮汉将病人反复抛掷，病人劳累后熟睡，醒后即愈，与此案是同样的治疗方法。至于本案中原著作者说肝搭于肺上一叶而造成视正为斜，仅供参考，也许是这种高举抛掷的方法给患者一个突然的刺激而使之自愈，下例其实也是这种方法。1992年5期《奥秘》报道汉阳月湖畔的67岁邹桂英老人，于1991年3月22日深夜3点，突然被一声惊雷炸醒，不由自主从床上一跃而起，开灯时突然发现她患了48年的鸡胸驼背一下子伸直了，这在世界医学史上可以说是奇迹。现代医学称本案此症为"变视症"或"复视"，有数种视网膜炎、玻璃体脱离、视网膜黄斑部病变、肾性视网膜病变均可出现视物变形、变大或变小。

12 案[1] 饶州民郭端友，精意事佛。绍兴之夏，忽两目失光，翳膜遮障，巫医针刮，皆无功。自念唯佛力可救，一日三时礼佛。一夜，梦皂衣告曰：汝要眼明，用獭掌散[2]、熊胆丸[3]则可。明日，市得獭掌散，点之不效。既而于《道藏》[4]获观音治眼熊胆丸方，即依方市药，修制之，服之兼旬，眼明，眸子瞭然，以治人目疾多愈。药方用十七品，南熊胆一分为主，黄连、密蒙花、羌活各一两半，防己二两半，草龙胆、蛇蜕、地骨皮、大木贼、仙灵脾皆一两，瞿麦、旋覆花、甘菊花皆半两，蕤仁三钱半，麒麟竭一钱，蔓菁子一合，同为细末，以羯羊肝一具煮其半。焙干入于药中，取其中生者，去膜烂研，入上件药，杵而丸之桐子大，饭后米饮下三十丸。诸药修制无别法，唯木贼去节，蕤仁用肉，蔓菁水淘，蛇蜕炙云（《夷坚志》）。

【注解】[1] 本案录自《夷坚志》，还收录在《审视瑶函·卷五·内障暴盲症》篇，而且文中未用獭掌散，仅用熊胆丸。

[2] 獭掌散：方书中找不到该方。本草书中未见有用獭掌治目翳的记载。《本草纲目》引《图经本草》说"獭胆苦寒，主治眼翳黑花，飞蝇上下，视物不明，入点药中"。

[3] 熊胆丸：同名6方。（1）本案方，治翳膜遮障，药用见案文；（2）《审视瑶函》方，治药同（1）方，少防己；（3）《圣惠方》方，治小儿蛔疳，药用熊胆、狗脊、芫荑、蛇蜕灰、黄丹、干蟾头，枣肉为丸；（4）《和剂局方》方，治壮热昏愦，呕吐痰涎，颊赤面黄，或盗汗虚惊，药用熊胆、胡黄连、使君子、天浆子、青黛、麝香、墨、寒食面；（5）《银海精微》方，治肝胆火热，目肿痛，药用熊胆、牛胆、石决明、车前子、泽泻、细辛、芜蔚子、龙胆草、干地黄、蜜；（6）《证治准绳》方，治小儿五疳出虫，药用熊胆、朱砂、麝香、蚺蛇胆、蛴螂、瓜蒂，猪胆汁为丸。

[4]《道藏》：道教经典的总集。道经的汇集虽始于六朝，但汇集成书且名曰《道藏》的，宋朝有《崇宁重校道藏》《政和万寿道藏》等。《夷坚志》成书于南宋，上述二部《道藏》均早于《夷坚志》，所以此处的《道藏》可能指上述二部《道藏》。此书除包括道教经典外，还涉及医学、生物、化学、体育、保健、天文、地理等内容。

【阐发与临证】本症是翳障引起暴盲，真正的内障是外观眼无异常、即看不见翳膜，是瞳孔内其他疾病。本案文既说是翳膜遮障，应该是瞳孔内有翳膜，与真正的内障还有不同。《医学纲目》说"内障先患一目，次第相引。两眼俱损者，皆有翳在黑睛内，遮盖瞳子而然"。此症按《审视瑶函》分类在圆翳障症或如银障症的圆翳内障（白内障初起未老结）。所用熊胆丸即治暴盲和翳膜遮障。翳障症于临床常分为脾虚气弱、肝肾阴虚、阴虚火旺、先天胎患及外伤震挫等五种证候。到翳障老结时可用针拨术治疗，现代则用手术摘除混浊的晶状体。用现代医学诊断，本症可能是白内障（晶状体混浊）未成熟，角膜混浊，玻璃体混浊等。

13 案[1]　江陵傅氏家贫，鬻纸为业，性喜云水[2]，见必邀迎，小阁塑吕仙翁[3]像，奉事甚谨，虽妻子不许辄至。一日有客方巾布袍，入共语曰：适有百金，邀傅饮。傅目昏多泪，客教用生熟地黄切，焙椒去目及闭口者，微炒，三物等分为末，蜜丸桐子大，[4]五十丸，盐米饮空心下，傅如方治药，不一月目明，夜能视物，年八九十，耳目聪明，精力如壮（《辛志》）。

【注解】[1] 本案还收录在《审视瑶函·卷五·目泪·无时热泪症》。

[2] 云水：指云水僧、行脚僧、游方道士。"性喜云水"指喜欢接待云游之士即游方道士、云游僧。

[3] 吕仙翁：指吕洞宾。

[4] 此方在《审视瑶函》中名椒苄丸，又名椒黄丸。苄，此处音户，地黄也。

【阐发与临证】此多泪症，临床常见肝经虚寒、肝经风热、阴虚火旺、肝肾精虚等证型。肝肾精虚者往往经常流冷泪，肝经虚寒者为迎风流冷泪，迎风流热泪则为肝经风热、肝胆肾之津液不足，经常流热泪则为阴虚火旺。本案证为阴虚火旺，所以用生熟地滋补肝肾之阴，用花椒从阴引阳。

14 案[1]　唐崔承元因官治一死囚，出活之。囚后数年，以病目致死。一旦崔为内障所苦，丧明逾年，后夜半，叹息独坐，忽闻阶除窸窣[2]之声，崔问为谁，徐曰：是昔蒙活囚，来报恩耳。乃告以用黄连一两，白羊子肝一具，去膜，同于沙盆内研令极细，随手为丸桐子大，每服以温水下三十丸，连作五剂。言讫忽不见，崔依此合服，数月眼复明。凡诸目疾及翳障青盲皆治，忌猪肉冷水（《本事方》）。

【注解】［1］本案录自《普济本事方》，还收录在《审视瑶函·卷首》。

［2］窸窣：形容细小的声音。

【阐发与临证】此乃黄连羊肝丸，治血虚热盛致双目昏暗、羞明等，现在有中成药，在原方二味基础上加黄柏、龙胆草、决明子、密蒙花、青皮、柴胡、木贼、胡黄连、黄芩、夜明沙、茺蔚子，治同。本案例与第12案都是障引起失明，虽本案是内障引起，12案是翳障引起，但都是肝热引起目昏暗，所以都用黄连羊肝有效，此为有同；但12案是平民，数冒风寒，不避暑湿，形成内翳障，而本案是官，劳心，无翳之内障，所以还有异。熊胆丸还含其他清热祛风药以祛翳，而12案是翳障（如白内障），还未老结，服药能减轻症状。本案不是真正的翳障形成而是瞳神以内的其他病变。《审视瑶函》所谓"不红不紫，非痛非痒，惟觉昏矇，有如薄纱笼者，有如雾露中者，有如见黑花者，有如见蝇飞者，有如见蛛悬者，有眉棱骨痛者，有头旋眼黑者……内障之人，二目光明，同于无病者……惟目珠不动，微可辨者"。依现代医学诊断，本症可能是玻璃体混浊、视网膜脱离、血管栓塞、黄斑变性、视神经萎缩等。

15案 一人患赤眼肿痛，脾胃虚弱，饮食难进。诊其脉，肝盛脾弱，凉药以治肝则损脾，饮食愈难进；服暖药以益脾则肝愈盛而加病，何以治之？乃于温平药中倍加肉桂，不得用茶调，恐伤脾也。肉桂杀肝而益脾，故一治两得之。传曰：木得桂而死（《医余》）。

【阐发与临证】肿指上胞下睑肿胀或/及痛，赤眼则指白睛红赤、其人必羞明。此症临床常见有风热、肺胃热积、脾虚湿困、天行时邪、肝胆火旺、湿热积滞、肝肾阴虚等证型。《灵枢·大惑论》篇说"白眼赤脉法于阳"，所以实者多见。此患者可能患病较久或原有脾胃气虚之证，因此饮食难进，脉右关弱、左关盛。因病症论治宜清肝胆火、肺胃热；因脉论治宜健脾利湿兼疏肝木风热之邪，案文说"凉药以治肝则损脾""暖药以益脾则肝愈盛"，如果用《审视瑶函》金丝膏合二术散加减，也是可以的，例如药用龙胆草、生地、苍术、白术、灯芯、竹叶、当归、蝉蜕、防风等。本案例用温平药倍加肉桂以抑肝益脾，连茶水都不能用，说明患者之赤眼肿痛是脾虚湿困而非阳实热证。肉桂甘辛大热，有小毒，补下焦不足，治沉寒痼冷之病，渗泄止渴，去营卫中风寒，表虚自汗，秋冬下部腹痛，益火消阴，治寒痹风喑，能利肝肺气，益精明目，久服通神，轻身不老。《名医别录》说"牡桂（即木桂，薄而味淡)，能治胁痛胁风"。"利肝气""治胁痛"即是抑肝的出处。曾世荣《活幼心书》说"小儿惊风泄泻，并宜用五苓散以泻丙火、渗土湿，内有桂（桂枝）能抑肝风而扶脾土"。

16案 一人患眼疾，每睡起则眼赤肿，良久却愈，百治莫效。师曰：此血热，非肝病也。卧则血归于肝，热血归肝，故令眼赤肿也。良久却愈者，人卧起，血复散于四肢故也。遂用生地黄汁浸粳米半升，渗干，曝令透骨干，三浸三干，用磁瓶煎汤一升令沸，下地黄米四五匙。煎成薄粥汤，放温，食半饱后饮一二盏即睡。如此两日遂愈。生地黄汁凉血故也（《医余》）。

【阐发与临证】白眼赤脉法于阳。眼赤肿（白眼赤、胞睑肿）总是阳盛。每于夜间睡眠时加重，人直立后慢慢消退，则是肝血虚兼血热，不能用山栀、龙胆草、丹皮、紫草之类，仅用生地一味养阴清血热。按五轮辨证，目胞属脾土，胞睑肿是脾经有湿，所以还须培脾土，用米粥养胃气。临床使用也可变通，不必如此繁杂。

17案 钱镠[1]老年，一目失明。闻中朝[2]国医[3]胡姓者善医，上言求之。晋祖[4]遣医泛海而往，医视其目，曰：尚父[5]可无[6]疗此，当延五七岁寿，若决膜去内障即复旧，但虑损福耳。镠曰：吾得不为一目鬼死于地下足矣，愿医尽其术以疗之。医为治之复故，镠大喜，且赂医金帛宝带五万缗[7]，具舟送归京师，医至镠卒，年八十一矣。（《刘颖叔异苑》[8]）

【注解】［1］钱镠：852—932年，五代时吴越国的创立者，封吴越王。

［2］中朝：这里指中央朝廷。

[3] 国医：有本领的御医。

[4] 晋祖：指后晋的第一代皇帝高祖石敬瑭，但石敬瑭建后晋在936年，此时钱镠已死4年，所以实际应指后梁、后唐、闽等国的君主。

[5] 尚父：对年老有地位者的尊称，意谓"可尊敬的父辈"。

[6] 可无：可不必。

[7] 缗：成串的钱，一千文为一缗，亦指串钱的绳子。

[8] 《四库全书》载南朝·宋，刘敬叔，名歆（歆通颖），著《异苑》2卷，这里是刻误，本案也收录在《谈苑》。

【阐发与临证】钱镠患的很可能是白内障，即圆翳内障。因年老体衰，抵抗力差，针拨术虽小手术，但在古代也极易引发感染，所以胡国医不愿做手术。术后果然引发感染，延期也至多一个月即亡。

18案 郭太尉，真州人，久患目盲，有白翳膜，遍服药莫效。有亲仲监税在常州守官，闻张鼍[1]龙之名，因荐于太尉。请视之，曰：此眼缘热药过多，乃生外障，视物不明，医者皆以为肝元损，下虚，补其肝肾，眼愈盲。与药点眼并服之，一月，取翳微消。果一月翳退，双目如旧。其方只用猪胆，微火银铫[2]内煎成膏，入冰脑如黍米大，点入眼中，微觉翳轻。后又将猪胆白膜皮曝干，合作小绳如钗大小，烧作灰，待冷点翳，甚者亦能治之（《名医录》）。

【注解】[1] 鼍：音砣，猪婆龙，扬子鳄。

[2] 铫：大汤勺。

【阐发与临证】有白翳膜且为外障，可能是凝脂翳症、花翳白陷症、冰瑕翳症、聚星障症、垂帘障症等病症。从症状说，可能是目生星翳、目生云翳、成人疳翳等。从现代医学来说，可能是角膜炎、溃疡。猪胆苦寒，能治目赤目翳、明目。《普济方》载用猪胆文火煎稠，丸黍米大，每纳一粒目中，治目翳目盲；又方用猪胆汁一枚，和盐绿五分，点之，治目赤肿痛；《圣惠方》载治火眼赤痛，用猪胆一个，铜钱三文，同置盏中蒸干，取胆丸黍米大，安眼中。三方基本和本案方大同小异。《本草纲目》载用胆皮如本案文所言法制药，治目翳重症，不过三五度瘥。

19案[1] 潭州宗室赵太尉家乳母，苦烂缘风眼，近二十年。有卖药老媪过门云：此眼有虫，其细如丝，色赤而长，久则滋生不已，吾能谈笑除之。入山取药，晚下当为治疗。赵使人阴尾之，见媪沿道掇丛蔓木叶，以手挼碎，入口咀嚼，而留汁渟于小竹筒内，俄复还，索皂纱蒙乳母眼，取笔画双眸于纱上，然后滴药汁渍眼下缘，转盼间虫从纱中出，其数十七，状如前所云。数日再至，下缘内干如常人。复用前法滴上缘，又得虫十数。家人大喜，后传与医者上官彦诚，遍呼邻妇病此者，验试皆差。其药乃覆盆子叶一味，著于《本草》[2]，陈藏器云：治眼暗不见物、冷泪浸淫不止及青盲等，取此草日曝干，捣令极烂，薄绵裹之，以人乳汁浸，如人行八九里久，用点目中，即仰面卧，不过三四日，视物如少年，但禁酒面油。盖治眼妙品也（《癸志》）。

【注解】[1] 本案还收录在《审视瑶函·卷六·迎风赤烂症》篇。

[2]《本草》：指陈藏器《本草拾遗》。

【阐发与临证】烂缘风即《审视瑶函》谓之"风沿赤烂"。睑缘因脓渍而肿烂，中有细小虫，久年不愈，作痒。临床常见有湿热（赤烂痒俱甚）、郁火（赤甚于烂）、脾虚湿困（烂甚于赤）、血虚风盛（痒甚于烂）等证型。《审视瑶函》在覆盆子叶的基础上再加干姜烧灰、生矾、枯矾共四味，用绢片做膏药，贴眼上一夜。次午揭起，其虫自出。如无虫，用芦甘石、飞丹、枯矾、朱砂、铜绿等为细末，敷眼上，敷药前先用荆芥、茶叶煎水洗眼。如用内服药，因是症为风、湿、热，所以用荆、防、羌活祛风，赤芍、黄连、生地清热燥湿；外洗要加杀虫的花椒、轻粉、白矾、芦甘石等。这一类病常是睑缘炎、泪囊类、结膜炎，有细菌性、病毒性、霉菌性、寄生虫性、过敏性及包涵体性脓漏眼，还有非肉芽肿性葡萄膜炎和弓浆虫侵入引起的肉芽肿性葡萄膜炎。从现代寄生虫学诊断看，引起此病的有皮肤蠕虫蚴移行症、盘尾丝虫病、眼丝虫病、腭口线虫病、血管圆线虫病、旋毛虫病等的眼部病变和眼蝇蛆病。从案文介绍当地邻里间多发此病，则以线虫病和眼蝇蛆病为可能。覆盆子叶性味微酸咸平，《本草拾遗》载"按绞取汁滴目中，去赤肿，出虫如丝线"。李时珍说"明目止泪，收湿气"。叶为末掺之能治臁疮溃烂。在墨西哥西马德雷地区一个与外界隔绝的山区，最近发现一个"盲人国"，全部落数百人都是瞎子，而且代代相传。医学考察团发现当地土著人血液中尤其是眼球内有数以亿计的尾线虫，使晶状体混浊而失明。根据考察，当地黑尾蝇极多，蝇体内有大量尾线虫，祸根在此（见1991年4期《奥秘》）。

20案 明州定海[1]人徐道亨，父没奉母周游四方，事之尽孝。淳熙中寓泰州，因患赤眼而食蟹，遂成内障。欲进路不能，素解暗涌《般若经》[2]，出丐市里，所得钱米持归养母，凡历五年。忽夜梦一僧，长眉大鼻，托一钵，钵中有水，令掬以洗眼，复告之曰：汝此去当服羊肝丸[3]百日。徐意为佛罗汉，喜而拜，愿乞神方。僧曰：洗净夜明沙、当归、蝉蜕、木贼去节各一两，共碾为末，黑羊肝四两，水煮烂，捣如泥，入前药拌和丸桐子大，食后温熟水下五十丸，服之百日复旧，与其母还乡，母亡，弃家入道（《类说》[4]）。

【注解】[1]明州定海：明州，旧州府名，辖境相当今浙江甬江流域、宁波、慈溪、舟山群岛等地。定海，旧县名，辖境在今舟山市的南半部分。

[2]《般若经》：即《金刚般若波罗蜜经》，也有称《般若波罗蜜多心经》，按《宋史·志一五八》载为唐朝玄奘译，共1卷。

[3]羊肝丸：同名6方，（1）《普济本事方》方之一，功能镇肝明目，药用羯羊肝、甘菊花、柏子仁、羌活、细辛、官桂、白术、五味子、黄连，蜜丸；（2）上书方之二，治同（1）方，药用白羯羊肝、熟地、车前子、麦冬、菟丝子、玉竹、决明子、泽泻、地肤子、防风、黄芩、茯苓、五味子、枸杞子、充蔚子、细辛、杏仁、苦葶苈、桂心、青葙子、蜜丸；（3）《肘后备急方》方，又名黄连羊肝丸，治诸眼目疾及障翳青盲，药用黄连、白羊肝；（4）《类说》方，即本案方；（5）《圣惠方》方，治冷劳久不瘥，食少泄痢，药用羊肝、枯矾、醋；（6）《异授眼科》方，治风热上攻内障，云雾遮目，药用羊肝、黄连、当归、玉竹。

[4]《类说》：《宋史》志160载：曾慥撰，50卷；《四库全书·子部·杂家类·五杂纂之属》载：宋朝曾慥编，60卷成40册，但此书中并未查找到本案。《医说》收录本案也注明出于《类说》，所以很可能原书是有的，但经过清朝皇帝的监督而删除了，是否有可能？

【阐发与临证】祖居沿海，定居水乡，对吃海蟹、淡水蟹都是习惯的。按说赤眼由火引起的多，蟹是寒性的，烹煮时宜加姜、苏叶等辛温发散物以解鱼蟹寒毒，不可过量。所以因患赤眼吃蟹而成内障，可能是原患症即是内障之初起，食蟹碰巧是诱因。本案方能治目干涩、羞明、眼珠混浊、白膜遮睛，本症可能是白内障之形成过程。

21案 福州人病目，两睑间赤湿流泪，或痛或痒，昼不能视物，夜不可近灯光，兀兀痴坐。其友赵子春语之曰：是为烂缘血风，我有药正治此，名曰二百味花草膏。病者惊曰：用药品如是，世上方书所未有，岂易遽办，君直相戏耳。赵曰：我适见有药，当以与君。明日，携一钱匕，至坚凝成膏，使以匙抄少许入口，一日泪止，二日肿消，三日痛定，豁然而愈。乃往赵致谢，且叩其名物。笑曰：只用羯羊胆去其中脂，而满填好蜜拌匀，蒸之候干，即入瓶研细为膏，以蜂采百花，羊食百草，故隐其名以眩人耳（《癸志》）。

【阐发与临证】本症与第19案例同样为赤烂风缘，但彼有寄生虫在内，未杀虫所以已病20年，此为单纯的风湿热，内有肺胃肝热，外有风邪所郁，风胜则痒甚，风郁化火则睑缘赤痛，湿盛则糜烂流泪，所以又烂又赤、又痒又痛。胆汁清肝，蜂蜜润肺胃、解毒。《医学纲目》治目眦赤烂以三棱针刺目眦外泄湿热，有虫者作痒，以银钗股点还睛紫金丹，内服酒拌防风通圣散（去硝黄）。《古今医统大全》治烂弦风睑，因脾胃积热、风邪相干者用碧云膏涂，再服黄芪汤。《证治准绳》治脾虚湿热者，用小烙铁卷纸蘸桐油烧红烙之。《明目方》治此症用青黛黄连泡汤洗患处。

22 案[1]　荀牧仲常谓予曰：有人视一物为两，医者即作肝气有余，故见一为两，教服补[2]肝药皆不验，此何疾也？予曰：孙真人云：目之系，[3]上属于脑，后出于脑[4]中，邪中于头[5]，因逢身之虚，其入深，则随目系入脑，入于脑则转，转则目系急，急则目眩以转。邪中于睛，所中者不相比，则睛散，睛散则岐，故见两物也。令服祛风入脑药而愈（《本事方》）。

【注解】［1］本案录自《普济本事方·卷五·眼目头面口齿鼻舌唇耳》条目，还收录在《奇症汇·目部》及《审视瑶函》卷首。

［2］补：此字在《普济本事方》及本书为补字，而在《审视瑶函》《奇症汇》皆为泻字。笔者认为按上游文"肝气有余""肝气盛"之意，此应为"泻"字为妥。

［3］此以下这段文字录自《灵枢·大惑论》篇。

［4］脑：《灵枢》原文是"项"字。

［5］头：《灵枢》原文是"项"字，《普济本事方》原文是"颈"字。

【阐发与临证】此病名"视一为二症"，《目经大成》称"视惑证"，《灵枢·大惑论篇》称"视歧"，《证治准绳》将视觉变异类的疾病归为"目妄见"范围。本病有脾虚水饮停留、痰湿上泛、风痰相搏上攻目窍、肝失条达郁而化火、气滞血瘀、用目过度或气血亏虚、肝肾亏虚肝阳上亢或肝火上炎等类别。分别以温阳健脾利水的苓桂术甘汤、祛湿化痰的温胆汤、疏肝清热的丹栀逍遥散、补益气血的人参养荣汤、补益肝肾的驻景丸、滋阴降火的知柏地黄汤等治之。病初以邪盛居多，病久则以虚证为多见。本案例中"医者作肝气有余……服泻肝药皆不应""令服祛风入脑药得愈"等语，实际上是说该"医者"辨证不确。《审视瑶函》对本症的辨证，大致分为伴目赤痛为火壅于络，无目赤痛为肝肾不足精华少。也有介绍配合眼底镜检查，如发现眼底有水肿或渗出的可辨证为痰湿，如发现眼底有充血甚或出血的则辨证为有瘀血等。祛风入脑药大致是以羌活、防风、天麻、羚羊角、白芷、细辛等为祛风，以人参、茯苓、茯神、当归、白术、黄芪、芍药等为入脑药。

23 案[1]　省郎中张子敬，年六十七，病眼目昏暗，唇微黑色，皮肤不泽，六脉弦细而无力。一日出示治眼二方，问可服否？罗谦甫曰：此药皆以黄连大苦之药为君，诸风药为使，且人年五十，胆汁减而目始不明，《内经》云：土位之主，其泻以苦。[2]诸风药亦皆泻土，人年七十，脾胃虚而皮肉枯，重泻其土，使脾胃之气愈虚而不能营运荣卫之气，滋养元气，胃气不能上行，膈气吐食，诸病生焉。况已年高衰弱，起居皆不同，此药不可服，只宜慎言语，节饮食，惩忿窒欲，此不治之治也。张以为然。明年春，除关西路按察使，三年致仕还，精神清胜，脉亦和平，此不妄服寒药之效也。《内经》曰：诛伐无过，是谓大惑。[3]岂不信哉！

【注解】［1］本案录自《卫生宝鉴·卷二十四·解惑》篇。

［2］"土位之主，其泻以苦"：录自《素问·至真要大论》篇，原文在此句下还有"其补以甘"。土位在大暑前一二天。

［3］"诛伐无过，是谓大惑"：引自《素问·离合真邪论》篇，原文是"诛罚无过，命曰大惑，反乱大经，真不可复，用实为虚，以邪为真……夺人正气……绝人长命"。

【阐发与临证】本案是以养生方法治病，不服药，用慎言语、戒怒（七情）、节饮食、少房欲（六欲）来调节，重视扶脾胃。目得血而能视，五脏六腑之精气皆上注于目，而血与精气皆脾土所生化。九窍不利，皆肠胃所生也。罗谦甫以"眼目昏暗，唇微黑，皮肤不泽，六脉弦细无力且年已六十七"来分析患者脾胃虚、皮肉枯，不宜用苦寒药丧其中气。按现代药理实验知：苦寒能抑制免疫力，譬如大黄，服多、服久后动物活动力差、脱毛，毛色变灰暗，易感染疾病。而人如久服大黄（即使剂量不大）后出现四肢清冷、全身恶寒、嗜睡卧、不想活动、易感冒。

24 案[1]　一人眼赤，鼻张大喘，浑身出斑，发如铜铁丝硬，[2] 乃目[3]中热毒，气结于下焦。用白矾、滑石各一两，水三碗，煎至一碗半，不住口饮尽乃愈。

【注解】［1］本案例录自《阮霖经验方》第九方，还收录在《奇症汇·身》。

［2］发如铜铁丝硬：原文是"毛发如铜铁"，既形容硬，又形容色泽枯黄。

［3］目：原文是"胃"，应是。

【阐发与临证】目赤，按临床常见有风热外感、时邪流行、邪热浸润眼络、肝胆火盛、酒毒内蕴、肝肾阴虚火旺、湿热上扰等证型。本案例为邪热浸润，湿热上扰，风热上攻而眼赤；迫肺而鼻张大喘；浑身出斑是热毒外泄；其毛发如铜铁丝者，乃因热结下焦，下焦乃肾为主也，肾主骨生髓，其华在发，发为肾之外候，热壅于肾，肾精亏虚，故使毛发焦枯而黄、似绺，血少不能滋润毛发而变硬。治疗用白矾、滑石者，因白矾内服有清热解毒之效，配以滑石清热利小便，使邪有出路，邪去正安，其病即能愈也。但一天服约30克白矾的水溶液，铝、钾吸收太多暂不说，那个涩味也受不了。

25 案[1]　一人眼前常见禽虫飞走，捉之即无，乃肝胆经为疾[2]。用酸枣仁、羌活、元明粉、青葙子[3]各一两，为末，每水煎至二钱，[4]和渣服，日三服。

【注解】［1］本案录自《阮霖经验方》第六方，一说出于《夏子益奇疾方》，《医部全录》注出于《经验良方》。

［2］疾：疾字是对的，有的书为"痰"字，是刻误。

［3］青葙子：原文是青葙子花。

［4］每水煎至二钱，意不明，原文是"每服二钱，水一大盏煎至七分"是正确的。

【阐发与临证】《银海精微》称此症为"蝇翅黑花"，《证治准绳》称"云雾移睛"，《太平圣惠方》称"眼见黑花"，《圣济总录》称"目见黑花飞蝇"，《一草亭目科全书》称"蝇影飞越"，《目经大成》统称为"妄见"，还有称为"蝇翅黑花内障""飞蝇散乱"等名的。现代医学诊为玻璃体混浊，临床辨证大致分肝肾两亏、气血两虚、阴虚阳亢、肝郁气滞、湿热上泛五种证型，除主要症状外，还有一些全身症状作为辨证依据。本案例为肝郁气滞和湿热上泛二者之合型，除本方外，尚可用丹栀逍遥散和温胆汤加减。《古今医统大全》"枣花"中说"此证头旋脑热，痛痒不休，眼前常见黄黑花，眼中有翳，参差如枣花，宜服参茯还睛丸"；"起坐生花"还说此证眼前黑花簇飞，不痒不痛，无眵无泪，盖是肾肝虚惫，气不充周……可服补肾汤、羊肝丸、益肾丸之属。

原文中本方用的青葙子花很少用，该药性味苦微寒，功能清肝明目治头风、目赤、目翳；能凉肝止血，治吐衄、血崩血淋、视网膜出血等。羌活发表胜湿，能泻肝气、搜肝风。酸枣仁补肝胆，玄明粉能消肿明目。四味合参能泻肝气、清肝热、明目消肿。

26 案[1]　一人眼珠垂下至鼻，大便血出，名肝胀[2]。用羌活水煎数服愈。

【注解】［1］本案录自《阮霖经验方》第七方，还收录在《奇症汇·目部》。

［2］肝胀：有二种，（1）《灵枢·胀论》篇说"肝胀者，胁下满而痛引少腹"，治宜木香调气饮等；（2）指本案所说的疾病。除本疗法外，尚可用防风、黄芩、白芷、川芎、苍术、细辛、生地、甘草、生姜、大枣、葱白等水煎服，服后仰卧片时。

【阐发与临证】本案主要是目睛胀痛、突出眼眶和大便下血二症。《秘传眼科龙木论》名为"突起睛高"者，只有目睛胀痛且高突出眼眶，而无大便下血。"大便下血"可以是肠风。因此本案是严重的"突起睛高"症和"肠风"症。"突起睛高"又名"睛高突起""目珠子突出"，本案所描述的目睛不但突出，而且突出到"垂出至鼻"，那是很严重的。此症有外受风热火毒和肝气郁结而化热、夹杂风痰热毒、上攻于目而引起，《秘传眼科龙木论·突起睛高外障》认为是"五脏毒风"所致。初起时治疗以清热解毒、活血消肿为法；待壮热神昏时，则为火毒逆传心包，以清营汤、安宫牛黄丸等清营解毒、清心开窍法治疗。本症若是目睛慢慢胀出或虽突而未离眼眶、脉络未断者尚可治，若突然胀出或已离眶，或未离眶而脉络已断者，不可救也。

肠风下血为风火熏迫大肠，多为风邪侵袭阳明肠胃，郁而化热，或者因肝经风木之邪内乘于肠胃所引起。治疗当以清热泻肝、息风凉血为法。羌活虽然是归膀胱、肝、肾三经，而且《日华子本草》认为它能治"眼目赤痛"，但其性味是辛苦温。对肝木风火、大肠风火、风热夹毒、风痰热毒等来说，还应配伍清热解毒凉血等药物为是。

另外，"眼生长肉""鸡冠蚬肉"一症，是眼胞之内瘀肉高起，甚至掩盖全目。此症为眼胞之内生瘀肉，虽然突出在眼眶之外，也可以"垂出至鼻"，但终非目睛突出，与本案不同，还有起源于眶部泪腺的肿瘤和炎症。在中晚期可以眼球突出而且偏向鼻下方，最终变为永久性，但最初为暂时性者，可以经治疗而暂时缓解，如肿瘤未治愈，远期疗效不良。球结膜高度水肿时，也可引起眼球突出在睑裂之外。如果是血管神经性水肿或荨麻疹性水肿，消退较快，似乎也符合本案例。还有结膜上皮癌瘤体增大时可突出于睑裂之外，如表面溃破变成棕黑色，也类似于本案所说那样。在《续名医类案·卷十七·目部》中记有一案，可资参考。简述于下："某夫殴其妇，致双睛突出……取手巾水湿盛睛旋转，使其系不乱，然后纳入，即以湿巾裹住……眼好如初。"此"湿巾裹住"类似于现代的湿温敷以及固定。浆液性眼球筋膜炎中较轻病例，经湿温敷及固定眼球，可在2~3周内消退。也可能是外伤性眼球突出，眶内积血所致，"湿巾裹住"也可理解为绷带压迫。还有极呕吐也可引起眼睛突出，实质是颅内压增高引起的呕吐和眼球突出。2007年4期《奥秘》报道：巴西一位名叫克劳迪欧·品托的48岁男子，2个眼球的95%都可从眼窝中弹出，弹出近4厘米。他到医院做过多次检查，都没查出任何疾病。

27案[1] 一人眼内白眦却黑，见物依旧，毛发直如铁条，不语如醉，名血溃[2]。用五灵脂酒调下二钱愈。

【注解】[1]本案录自夏子益《奇疾方》，也收录在王远撰《奇疾方》。该书在本案后注出于《夏子益奇疾方》，名为"血溃"。

[2]血溃：应是血溃，不应出血之处而血出相对较多为血溃。

【阐发与临证】眼内白眦变黑是白睛呈黑色，很可能是白睛溢血后转变成黄褐色或暗紫色，或酒毒内蕴使白睛呈黄红色，近似于淡黑色、深褐色。常见于外伤、肝火实热、阴虚火旺而使白睛溢血，即球结膜下小血管破裂出血，还有风寒、风热、燥热、鸬鹚咳而剧咳使白睛溢血引起。除对症治疗病因外，初起宜兼以止血，渐则宜兼以活血祛瘀以助消散，如选加桃仁、红花、赤芍、丹皮、生地榆、三七粉等。"毛发直如铁条"与第24案"发如铜铁丝硬"一样，是热结于内；不语如醉即嗜睡或浅昏迷，热入营血之兆。《审视瑶函·卷二·血为邪盛凝而不行之病》中说"血病不行……滞则易凝……病环目青黯、重者白睛亦黯"，方兼用红花等活血祛瘀；"为物所伤之病"中说"伤甚者，须倍加大黄，泻其败血"，本案用五灵脂是活血散瘀，但药性偏温，似不妥。五灵脂甘温，治心腹冷气、女子血闭，疗伤冷积，凡血崩过多者能行血止血。治血气刺痛，男女一切心腹胁肋少腹诸痛，疝痛，血痹刺痛及血灌瞳子等。《明目经验方》载用五灵脂、海螵蛸等分为细末，熟猪肝每日蘸食治目生浮翳。

28案[1] 一妇人眼中忽有血如射而出，或缘鼻下，但血出多时即经不行，乃阴虚相火之病。遂用归身尾、生地黄、酒芍加柴胡、黄柏、知母、条芩、侧柏叶、木通、红花、桃仁，水煎，食前服数剂而愈（璂按：此症由三阴火盛迫血上溢，俗名倒经，有从咽喉涌出，有从牙龈泄出者）。

【注解】[1]本案录自《古今医统大全·卷九十二·眼中血出》篇。在此书案文中的所用方有黄连，本案还收录在《医部全录·三二九卷·怪病门》。

【阐发与临证】本案诊为倒经，缘由"血出多时即经不行"一症状。倒经常见行经前后一二天或正值行经时口鼻出血（多见）、大便出血（少见），而且是周期性发生，称为经行吐衄、经行便血。很少见到眼内出血的案例。倒经常见有肝郁化火、胃火炽盛、血热、气滞血瘀、阴虚内热、脾不统血等证型。此患者诊为阴虚内热、相火亢盛引起，自有其症状脉象（未明述）。所用桃红四物汤去川芎加知母芩柏和凉血止血的侧柏叶对证取效。有一眼内分泌彩色丝线之例，1993 年 8 期《奥秘》报道马来西亚一名四年级小学生，右眼下隆起一小团，每隔一段时间便分泌出一条红、黄、蓝、青、白、黑等颜色相间的丝线，长约 8～10 厘米，可以卷成球状。古代可能有眼内长出异物样的人，如我国长江文明的三星堆出土的"纵目人"青铜头像，其两眼就有突出的棒状东西。

29 案[1]　薛己治给事张禹功，目赤不明，服祛风散热药，反畏明重听，脉大而虚，此因劳心过度，饮食失节。以补中益气加茯神、酸枣仁、山药、山茱萸、五味，顿愈，又劳役复甚，用十全大补兼以前药渐愈，却用补中益气加前药而痊。东垣云，诸经脉络，皆走于面，而行空窍，其清气散于目而为精，走于耳而为听，若心烦事冗，饮食失节，脾胃亏损，心火太甚，百脉沸腾，邪害孔窍而失明矣。况脾为诸阴之首，目为血脉之宗，脾虚则五脏之精气皆失其所，若不理脾胃，不养神血，乃治标而不治本也。

【注解】[1] 本案及以下 4 个案例都录自《内科摘要·肝脾肾亏损头目耳鼻等症》篇，本案及第 32 案例还收录在《审视瑶函》卷首。

【阐发与临证】目赤都有火，《银海指南·卷一》"火"症中说"目不因火则不病。白轮变赤，火乘肺也"。但火有虚火、实火之分。虚火是阴虚形成。所以本案重点是目不明，赤为其次，为微赤。本案与第 10 案例同样为脾虚，本案还因劳心过度而兼心血不足，所用以补中益气合归脾汤加减。

30 案　一儒者日晡两目紧涩，不能瞻视，此元气下陷，用补中益气倍加参、芪数剂而愈。

【阐发与临证】本案的目紧涩不能瞻视实乃目昏、目胀、目干涩、目视无神等的混同感觉。常见虚证有心肝血虚、肝肾阴虚、中气不足、肾阳亏乏等证型，实证则以风热上壅、燥热伤肺、肝郁气滞、瘀血阻络、痰湿上扰为多见。但本症大多为虚证，治疗取效很慢。由其他疾病引起时可能为实证，但关于眼睛的症状病程短，治疗较易见效。本案述证不详，可能为看书用目太过而致气血不足。

31 案　一男子亦患前症，服黄柏、知母之类，更加便血，此脾虚不能统血，肝虚不能藏血也。用补中益气、六味地黄丸而愈。

【阐发与临证】本案也述证不详，从前医辨不确、用错药、出副作用可知。至于肝脾两虚用补中益气汤合六味地黄丸，那是薛己善用之方药而已。

32 案　一儒者两目作痛，服降火祛风之药，两目如绯，热倦殊甚。薛用十全大补汤数剂，诸症悉退，服补中益气兼六味丸而愈。复因劳役，午后目涩体倦，服十全大补而愈。

【阐发与临证】按常规分析，疼痛如断续、隐痛、轻痛、不伴红肿热、无明显拒按则为虚痛，如剧痛、连续痛、伴红肿热、拒按甚或明显拒按为实痛，眼痛也如此。眼目虚痛可能为阴虚、血虚、气虚、阳虚；眼目实痛可能为火热、气滞、血瘀、痰湿。此例也像上案那样是虚证而误用克伐药而起副作用，从服降火药可知原有热的证象。但反而出现目如绯、热倦殊甚可知，原出现热的征象是假热真寒。目如绯类似戴阳，《素问·至真要大论》篇说"有病热者寒之而热……诸寒之而热者取之阴"，所以薛己调头用温补之十全大补汤而愈。《奇症汇·目》记一案例与此类似：余姚陈某初春患目痛，医与凉剂，目即突出眶外，剧痛，诊六脉沉微，辨为肝肾受寒、格阳于上，与麻黄附子细辛汤二剂而愈。

33 案　一男子年二十素嗜酒色，两目赤痛，或作或止，两尺洪大，按之微弱。薛谓少年得此，目当失明。翌早索途而行，不辨天日，众皆惊异。与六味地黄丸加麦冬、五味，一剂顿明。

【阐发与临证】两目赤痛的青年人，薛己称他以后会失明，可能是急性青光眼（闭角），结膜弥散充血（目赤），疼痛严重（目痛），明显视矇（不辨天日）。这种病人在发病后 5 天内如不治疗，很可能引致完全的及永久的失明，所以薛己说"目当失明"。这种病很难治疗。薛己给予六味地黄丸加麦冬、五味是因两尺脉虽洪大而按之微弱，又素嗜酒色，性交频则失精多，肾阴亏乏；嗜酒多则内热重，耗津也多，肝阴胃津也虚，所以六味地黄丸滋补肝肾阴精，麦冬生津养肺胃。至于一剂顿明，可能也是暂时缓解。另外，也要惊惕是否患圆锥角膜。该病多见于10～25岁的青少年，是一种原因不明的角膜变性，角膜某一部位甚至中央组织进行性变薄，局部呈圆锥状向前隆起，导致角膜出现不同程度的混浊瘢痕，出现近视和不规则散光且渐加重，视力下降，还可误诊为青光眼、先天性白内障、视神经萎缩等。

34案 孙真人在庙[1]治卫才人患眼疼，[2]众医不能疗，或用寒药，或用补药，加之藏府不和。上召孙，孙曰：臣非眼科，乞勿全责于臣。降旨有功无过，孙乃诊之，肝脉弦滑，非壅热也，乃年壮血盛，肝血并不通。遂问宫人，月经已三月不通矣。用通经药，经行而愈。

【注解】[1] 孙真人指孙思邈，庙指太庙。

[2] 本案录自《古今医统大全·卷六十一·眼科治法》篇或《医学纲目·卷十三·目赤肿痛》篇，还收录在《审视瑶函》卷首，但在二本《千金方》中找不到。

【阐发与临证】从孙思邈用通经药治疗当然属血瘀气滞。本案例眼痛是闭经三个月引起的，众医治眼病（治标）不见效，孙思邈治闭经（治本）随见效，可见中医治病还需全面分析辨证。

35案[1] 子和自病目，或肿或翳，羞明隐涩，百余日不愈。张仲安云：宜刺上星、百会、攒竹、丝空诸穴上血出，及以草茎内两鼻中出血约升许，来日愈。

【注解】[1] 本案录自《儒门事亲·卷一·目疾头风出血最急说》，还收录在《审视瑶函·卷首》。

【阐发与临证】张子和眼疾用放血治疗，甚至刺破鼻腔使出血升许（张子和原文是二升）才愈，可见其眼内有瘀血的征象，那么案文所说的或肿或翳是指似肿似翳，可能是血管翳、翼状胬肉之类，属于赤脉传睛范围，可分三种证型：心火旺则赤脉横贯白睛，血脉粗大；阴虚火旺和阴精亏损二种则赤脉细小。本案例用针刺上星、百会、攒竹、丝竹空并出血，上星穴主治头痛、目痛、鼻衄等，可平刺或点刺出血；百会主治头痛、目眩、耳鸣等，可平刺；攒竹主治头痛、目眩、目视不明、目赤肿痛、流泪、眼睑眴动等，可平刺；丝竹空主治头痛、目赤痛、视物昏花、眼睑眴动等，可平刺。

36案[1] 昔有人家一妾，视物如曲弓，视界尺之直亦如曲钩。俸医亲见，药莫能治。

【注解】[1] 本案录自《梦溪笔谈》，还收录在《永乐大典·卷20310》。

【阐发与临证】《脉诀汇辨·李士材医案》中有一案例与此相同，也是"视直为曲"症，此也属于视惑证，《目经大成》《证治准绳》《审视瑶函》等都有记载。本篇第8、11、22案例尽管症状不尽相同，但实质与此案一样，也有用心理治疗法、祛痰法、祛风法治疗而愈。李士材诊治一例因产后自觉气不舒而逐渐出现是症，所以用柴胡、当归、桃仁、五灵脂、制川军等疏肝活血剂治疗而取效。本案例未经辨治而先定为"药莫能治"，治疗虽是困难的，也可参考李士材验案，因为"妾"常是正房的出气筒，易肝气郁结；又常是泄欲伴侣、性交过多，所以气滞血瘀、肝血不足、肾元亏损在所难免。

37案[1] 一妇病热，目视壁上，皆是红莲花满壁。医用滚痰丸下之愈。

【注解】[1] 本案录自夏子益《奇疾方》，还收录在《奇症汇·目部》。

【阐发与临证】本案所说"见红莲花满壁"与第25案"眼前常见禽虫飞走"相同，都是妄见，可能还有其他症状而辨证为"痰证"，亦即痰火湿热上泛型，适宜用礞石滚痰丸清下化痰热。如果是精神系统的疾病而出现妄见，乃属神志病、轻度癫症。《证治汇补·癫狂》篇说"有视听言动俱妄，甚则能言平生未见闻事，及五色神鬼，此乃气血虚极，神志不足，或挟痰火，壅闭神明"。癫症大致分二类证型：痰气郁结和心脾气血虚。初起多属实，久病多属虚，本病是病热后出现，痰火湿热为患。除用滚痰丸外，还可用调气化痰、清心安神法，取手少阴、手厥阴、足阳明、足太阴、任脉等经之腧穴，针灸并用，补泻兼施，可取事半功倍之效。一般取穴神明、大陵、印堂、膻中、丰隆、三阴交、睛明等。更有可能是发烧引起的一过性幻视，还有可能是无意中吃了某种植物后引起的，中药曼陀罗子、花均可使人昏昏如醉，还可使人妄见、妄言、妄行。世界上有一些植物，人吃后可以产生各种幻觉。墨西哥有一种蘑菇，人吃后大脑里会涌现绚丽的风景和彩色图画；有种野荔枝果仁，人误食后先看见无数昆虫飞来，又变成无数衣着华丽的人唱歌跳舞，因而自己也就跟着跳起来了；还有的使人奔跑。

38案[1]　赵卿，良医也，有机警。一少年眼中常见一小镜子，诸医不效。赵诊之，与少年期[2]，来晨以鱼鲙[3]奉候。少年及期赴之，延于内，且令从容[4]，俟客退方接。俄而设台子，施一瓯芥醋，更无他味，卿亦未出。迨禺中，久候不至，少年饥甚，且闻醋香，不免轻啜之，逡巡又啜之，觉胸中豁然，眼花不见，因竭瓯啜之，赵卿方出，少年以啜醋惭谢。卿曰：郎君先因吃鲙太多，芥醋不快[5]，又有鱼鳞在胸中，所以眼花。适来所备芥醋，只欲郎君因饥以啜之，果愈此疾。烹鲜之会，乃权诈也（《北梦琐言》[6]）。

【注解】[1] 本案还收录于《奇症汇·目》，《审视瑶函·卷首》，《证治准绳·杂病·第七册·光华晕大证》。赵卿，唐朝医生，其事略及本案都记录在《陕西历代医家事略》及《北梦琐言》中。

[2] 期：约定。

[3] 鲙：有二种解释，一指生食之鱼片，一指白鳞鱼。本案所指宜以前者为是。

[4] 从容：稍等候。

[5] 不快：质差、量少。

[6]《北梦琐言》：《宋史·志一五九》载：北宋孙光宪撰，12卷，记载唐及五代的逸闻轶事、社会风俗，偶亦有医案医话。

【阐发与临证】本案说某少年因吃生鱼肉太多而引致目中常见一面小镜子，而且眼花，这和《审视瑶函》《证治准绳》两书所录另一"张子卿案例"很相似。张案是张晚年患目光闪闪，中现白衣人像，后以补心脾药治之而瘥。本案是少年，嗜食膏粱厚味、酒燥类食物以致肝气横逆，出现视物昏花、闪光，也是很有可能的。所以赵卿以常啜醋来收敛肝气，醋能助消化油腻类厚味，也能解酒。现代医学称此现象为"光视"，认为视网膜脱离患者开始时可有闪光感觉，老年人视网膜囊样退行变性患者、老年人玻璃体变性混浊、玻璃体脱离就可罹患。另外，玻璃体液化患者中个别敏感者会有眼前闪光感觉。但本案为少年。飞蚊症的可能性较大。还有眼内肿瘤也可见类似症状，如英国曼彻斯特市3岁女孩格蕾丝在4个月大时，其母发现她右眼经常像猫眼一样闪光，6个月大时在她照片的右眼中又出现白色的反光点，眼科检查为眼癌。

39案[1]　管连云之内，目患沿眶红烂，数年愈甚，百计治之不能疗。为延吴御医诊之，曰：吾得之矣。为治大热之剂，数服，其病如脱，目复明。问之，曰：此不难知也。此女人进凉药多矣，用大热剂则凝血复散，前药皆得奏功。

【注解】[1] 本案录自《上池杂说·正文篇》。

【阐发与临证】本篇第19、21两案例也是睑缘赤烂，湿热郁火、湿盛生虫多见，脾虚湿困和血虚风盛相对较少。本患者患病已数年，非虫即虚。未说痒，则脾虚湿困可能性大。气虚甚则阳也虚，所以吴御医用大热之剂，可能是附子理中汤之类（吴御医善用附子且量大，外号吴附子）。吴说"前药皆得奏功"乃循词，世故话也。

40案　昔有人患内障眼，用熟地黄、麦门冬、车前子三味为细末，蜜丸如梧桐子大（此方尽可用）。《本草》[1]云：三物相杂，治内障眼有效（《东坡仇池记》[2]）。

【注解】[1]《本草》：可能指《开宝新详定本草》。

[2] 本方也收录在《太平圣惠方》，药治均同本案文。

[3]《东坡仇池记》：《仇池笔记》为后人所作，加在《东坡志林》中，托伪苏东坡所作。

【阐发与临证】翳障和内障都是内障病，但翳障外观可见翳膜生成而且渐至遮住角膜瞳仁。而真正的内障是看不见翳膜生成的，并且内服药治疗的疗效也并不很明显、很迅速。正如《审视瑶函》所说"内障之人，二目光明，同于无病者……惟目珠不动"。熟地甘微苦微温，功能补五脏内伤不足，通血脉，利耳目，黑须发，男子五劳七伤，女子伤中胞漏，能填骨髓、长肌肉、生精血。王硕《易简方》说"男子多阴虚，宜用熟地黄……能补精血，用麦门冬引入所补之处"。熟地含梓醇、地黄素、维生素 A 样物质，含赖、组、精、丝、谷、缬、亮、酪及苯丙氨酸。现代药理试验认为熟地有凝血、强心、利尿等作用和降血糖作用。麦门冬甘平，能养阴生津，去心热、虚劳客热，治口干燥渴，清肺中伏火，补心气不足。陈藏器《本草拾遗》谓"久服轻身明目，和车前子、地黄丸服，去湿痹、夜视有光"。含多种甾体皂苷、氨基酸，对正常家兔能升血糖、降血压，对糖尿病兔能降血糖，能提高实验动物的耐缺氧能力。车前子甘寒，利小便、除湿痹，养肺强阴益精，明目疗目赤痛，翳障。含黏液、腺嘌呤、亚油酸、亚麻酸、琥珀酸、胆碱等，药理实验证实有利尿作用；用车前子煎剂少量多次注入兔膝关节腔可使松弛了的关节囊恢复原有的紧张度；有降胆固醇作用。据《圣惠方》说方用车前子、麦门冬、干地黄治内障。干地黄应是生干地黄，非熟地黄。

41 案 梅圣俞[1]《和吴正仲赤目见寄诗》云：暂看朱成碧[2]，难逢扁与和[3]。金篦[4]旧孰在？诃子古方磨。自注云：葛洪治赤目翳膜方：诃子一枚，以蜜磨注目中。(《焦氏笔乘》)

【注解】[1] 梅圣俞：名梅尧臣，字圣愈，北宋诗人，宣州（今安徽）宣城人。

[2] 朱成碧：朱指红色，喻目赤；碧指青绿色、暗绿色，朱成碧也指像血样的红色经较长时间渐渐变成青绿或暗绿色，其出于《庄子·外物》，谓"苌弘死于蜀，藏其血，三年而化为碧"。一般的赤目是充血性的炎症，痊愈过程是红赤色渐消退、变淡，如果是出血性的赤目，在痊愈过程中有变成暗绿色、青绿色的可能。

[3] 扁与和：扁指扁鹊，和指秦时医和。诗原意形容未找到高明的医生，因而"目赤"病拖了很长时间未愈。

[4] 金篦：篦，梳头的工具之一，齿较密。金篦，在此譬喻作排梳掉目翳的工具，治疗的方法。

【阐发与临证】诃子苦酸涩温，破胸膈结气，治心腹胀满，下食，止肠澼久泄、奔豚肾气、肺气喘急、肠风泻血、崩中带下、怀孕漏胎等。苏颂《图经本草》说用诃子"核磨白蜜注目，去风赤痛，神良"。

42 案 江应宿之内产后，患沿眶红烂，杂治不效。意是脾经风热，用槐树枝八两，青盐、食盐各二两，水飞炒燥，早晨擦牙洗之而愈。[1]

【注解】[1] 本案所用方药与《唐瑶经验方》所载相同，但唐方治风热牙痛。

【阐发与临证】实证眼眶红烂以湿热为多，呈散发状。如果病人集中成片分布，可能是风热，甚则疫疠，相互传染。或是眼眶红烂连及目胞红肿，胞属脾，脾经风热。盐有戎盐（分赤盐、青盐）、食盐、光明盐等类别，青盐、食盐溶液外用洗、浸、敷有消毒作用，能消肿。《本草纲目》转载用精制食盐每早揩牙嗽水，并点水洗目，能明目坚齿去翳。还载用盐点目中，治目中泪出，浮翳遮睛，小儿目翳等，还用与本案相同的方法治风热牙痛。青盐咸寒，能明目治目痛，齿舌出血，心腹积聚而痛等。槐树枝苦平，煎汤洗疮及阴部湿痒、痔核，青枝烧沥涂癣，嫩枝煮汁酿酒，治大风痿痹，还能治赤目崩漏。《本草纲目》载用槐枝在铜钵中研麻油，并以之涂目，治胎赤风眼。

43 案 少参昆石容公，为诸生时患两目蒙蒙若雾露，不见物。得歙医吴生方服之，复明。方用女贞子（蜜、水、酒三停拌匀，九蒸、九晒）四两，蜜蒙花（依上拌蒸如数）、谷精（依上拌蒸）、大黄（依上拌蒸）各二两，弱者少减，防风、柴胡、石决明（煅）各二两，荆芥穗一两，川芎、青皮（麸炒）、黄连、连翘各两半，家菊花、枸杞子、茺蔚子各三两，元参四两，当归尾、青箱子、草决明（炒香）各一两八钱，赤芍一两二钱，甘草九钱，细辛四钱，共二十二味，为细末，水一钟，化真熊胆，入黑羊胆、鲤鱼胆、雄猪胆、老米打糊，丸如黍米大，食后，每服二钱，日三服，忌烧酒、大蒜、鸡鹅，数年之疾，一旦复明。此公居刑部时，曾数与予言之，今贡士霖野雷君录其方，且闻服药屏居寂室，内观瞑目静坐，其功尤胜于药矣。及其历任中外，洁己操行，不激不随，不萎不倦，本寂室中瞑目之力也。

【阐发与临证】本案治"两目蒙蒙若雾露，不见物"用两个方法：药物+寂室静坐瞑目。二十二味草药都是祛风明目、平肝清肝类，女贞子、密蒙花、谷精草和大黄四味用蜜、水、酒各一份拌匀后九蒸九晒，使药性更润，四种动物胆以鱼胆用得少。《外台秘要》所载治目盲方用猪胆汁及猪胆囊外皮（即本篇第18案那样用药）、《千金方》用牛胆明目，《太平圣惠方》治眼赤痒涩用犬胆汁注目中，《肘后备急方》载顾含用蚺蛇（即蟒蛇）胆治其嫂目疾失明。

第十二篇 咽喉

1案[1] 张子和治一男子，缠喉风[2]肿，表里皆作，药不能下。以凉药灌入鼻中，下十余行，外以拔毒散[3]傅之，阳起石烧赤，与伏龙肝等分为末，新汲水调扫百遍，三日热始退，肿消。

【注解】[1] 本案与下案均录自《儒门事亲·卷三·喉舌缓急砭药不同解》篇。

[2] 缠喉风：病名，见《圣济总录·卷一百二十二》。

[3] 拔毒散：同名10方。（1）《和剂局方》方，治小儿丹毒，焮热疼痛，药用生寒水石、生石膏、黄柏、甘草；（2）《儒门事亲》方，治诸疮肿毒，药用寒水石，烧赤为末；（3）张焕（北宋名医，著有《小儿医方妙选》三卷，已佚）方，治小儿丹毒，药用朴硝、栀子仁为末醋调外敷；（4）《证治准绳》方之一，治小儿胎毒生癞疥癣疮，药用生黄芩、生黄连、生白矾、雄黄、铜绿、松香；（5）上书方之二，治痈疽肿结，药用天南星、草乌、白芷、木鳖子；（6）上书方之三，治毒疮生于手指，赤肿坚硬，药用乳香、泥蜂窠；（7）上书方之四，治恶疮，药用天花粉、无名异、黄柏、黄芩、木鳖子、大黄、牡蛎；（8）上书方之五，治疔疮，药用蜈蚣、盐白霜、粉霜、胆矾、硇砂；（9）《疡科选粹》方，治痔疮肿痛，药用大黄、黄柏、白及、石膏、黄芩、黄连、白蔹、栀子、朴硝；（10）《中国医学大辞典》方，治一切痈疽肿毒，药用乳香、没药、穿山甲、当归、木鳖子、瓜蒌实、甘草、忍冬藤、皂角、生大黄、熟大黄、连翘、贝母。

【阐发与临证】缠喉风是初起外颈部红肿，发展漫延至咽喉部红肿疼痛、红丝缠绕、局部麻痒痛，颈项强痛（两边颈项同时发，名双缠风，一边发名单缠风，病机治疗相同），甚至痰鸣气急，类似急性、亚急性喉炎、咽喉部脓肿、脓性颌下炎、卢特维氏颈炎、传染性单核细胞增多性咽峡炎等急性炎症。如呼吸急迫、有窒息危险者需行气管切开术。临床常见有风热犯肺、肺胃热盛、疫疠热毒、风痰上壅、肺肾阴虚及温毒症而过服寒凉药引起等证型。如不是红肿热痛明显则不可一味苦寒药，尤其是颈部外敷药不可过用金黄散之类，当用冲和膏、太乙紫金锭之类。本案因表里皆作，又已用凉药灌入鼻中，下十余行，所以不能再过用寒药。先用寒水石烧赤后研末外敷（拔毒散），后又用阳起石、伏龙肝研末外敷，前是寒凉药，后是温药，也相当于冲和膏等之意。用阳起石外敷，在《儒门事亲》卷十二中有阳起石散，与本案所用阳起石方法同。

2案 一贵妇喉痹，盖龙火也。虽用凉剂而不可使冷服，为龙火宜以火逐之。人火者，烹饪之火是也。乃使曝于烈日之中，登于高堂之上，令婢携火炉坐药铫于上，使药尝极热不至大沸，适口时时呷之，百余次龙火自散。此法以热虚，是不为热病扞格[1]故也。

【注解】[1] 扞格：扞音 hàn，扞格是互相抵触，格格不入。

【阐发与临证】喉痹即喉间闭塞不通，病名首见于《素问·阴阳别论》篇。《杂病源流犀烛·卷二十四》说"喉痹，痹者，闭也，必肿甚，咽喉闭塞"。但闭塞有程度不等，一般所说喉痹，咽喉红肿较轻，轻度吞咽不顺，言声嘶哑。如暴发危重则"肿甚"而"闭塞"也。龙火即肾火、命门之火。这里当指龙火亢盛为患，又称肾火偏亢、相火旺盛，由肝肾阴虚或肾水亏损而引起，治宜滋阴降火，所以说"用凉剂"。但既是肾火偏亢、相火旺盛，是阴虚而热，所以虽用凉剂而不可使冷服，"宜以火逐之"是热服。否则，凉剂冷服极易被热病所格拒。《伤寒论》第315条"少阴病，下利，脉微者，与白通汤。利不止，厥逆无脉，干呕烦者，白通加猪胆汁汤主之"，是说阴寒内盛、虚阳在上，下利多又引起阴虚，产生虚热。虚热加虚阳在上，服温热药物可以格拒而引起干呕、烦，因此需加寒凉药物猪胆汁反佐之。本案例是阴虚内热，肾火偏亢，用凉药冷服则扞格，所以用凉药热服避免格拒。

3 案[1]　罗谦甫治梁济民，因膏粱而饮，又劳心过度，肺气有伤，以致气[2]腥臭，唾涕稠黏，口舌干燥。以加减泻白散主之。《难经》云：心主五臭，入肺为腥臭，[3]此其一也。方以桑白皮、桔梗各二钱，地骨皮、甘草炙一钱半，知母七分，麦门冬、黄芩各五分，五味二十粒，煎，食后温服，忌酒面辛热之物，日进二服（《卫生宝鉴》）。

【注解】[1] 本案录自《卫生宝鉴·卷十一·肺热喉腥治验》篇，案文后还有辨证分析。

[2] 原文此处有"出"字，如此则文字更顺。

[3] "心主五臭，入肺为腥臭"：《难经·四十难》说"经言肝主色，心主臭，脾主味，肺主声，肾主液……火者心，心主臭"，《难经·四十九难》说"心主臭，自入为焦臭……入肺为腥臭"。

【阐发与临证】本案是心肺虚（心主血，肺主气，心肺虚是血气虚），又湿热内生（膏粱、饮酒），唾涕稠粘、口鼻出气腥臭，应辨证为肺胃湿热而热盛；口舌干燥应辨为肺胃阴虚内热，所以用《卫生宝鉴》方加减泻白散去青皮、陈皮，加麦冬、五味子，以养阴、敛心肺之阴。五臭指焦臭、香臭、臊臭、腐臭、腥臭。虽心主臭，还要结合其他脏器的症状来辨别，如单纯依据焦、香、臊、腐、腥五种臭，靠嗅觉来区别，似不太可能。依据案文所述症状辨证诊断，此病以肺痈初起为是。还有烂喉风、烂喉痹的慢性者，证属阴虚，因口气也臭，也类似本案症。

4 案[1]　开德府一士人携仆入京，其仆忽患喉风，胀满气塞不通，命在须臾。一人云：惟马行街山水李家善治。即偕往，李骇曰：证候危甚。犹幸来此，不然，难救矣。乃于笥中取一纸撚，着火烟起，吹灭之，令患者张口，刺于喉间，俄出紫血半合，即时气宽能言及啜粥饮，掺药傅之，立愈。士人神其技。后还乡，一医偶传得此术云：咽喉病发于六府者，如引手可探，及刺破瘀血即已；若发于五藏，则受毒牢深，手法药力难到，惟用纸撚为第一。然不言所以用之意。后有人拾取其残者，盖预以巴豆油涂，故施火即燃，借其毒气径到病所（《类编》）。

【注解】[1] 本案录自《医说·卷四·治喉闭》篇。

【阐发与临证】咽者，食道上口，吞咽食物，所以主地气、属脾土，恶湿，湿盛则肿胀。喉者候也，气道上口，呼吸空气出入，上口关口处即声门，所以主天气，属肺金，恶燥，燥盛则塞而闭。若火邪郁于上焦，痰涎气血结聚于咽喉，则肿胀阻塞。如麻痒痛紧为缠喉风，红肿在两旁兼闭塞为喉痹。本患为喉风，按症状似双鹅风，即急性双侧扁桃腺极度肿大阻塞咽部，呼吸困难。《重楼玉钥》治双鹅风之重症，因用常用药未取效的，用消芦散（茜草、狗脊、紫荆皮根、芦根）加巴豆七粒去壳熏患处，可使红肿之乳鹅破溃消肿；治一切喉痹缠喉风、双单乳鹅及叉喉风等重恶症用严氏赤麟散，吹之立吐痰涎消肿，药用血竭、明矾、巴豆；更有火刺仙方治一切喉痹缠喉风胀塞气不通，呼吸困难危急者，即本案所用方。巴豆辛温有毒，泻利一切积滞，荡涤肠胃，破癥瘕积聚，留饮痰癖，治寒积惊痫、心腹痛、风㖞耳聋、喉痹牙痛，水蛊大腹。《千金方》载用巴豆去皮，线穿，内入喉中，气透即可牵出，治喉痹、缠喉风。《本草纲目》在"巴豆油"项内载治喉痹不通方法，即本案之治法。

5 案　一人患喉肿痛，食不得下，身热头痛，大便不通。医之论纷然，皆谓热当服凉剂。有一善医云：脉紧数（诸紧为寒）是感寒气所致。众医不从。善医者曰：我有法验得寒热，浴室中坐火，用炒木葱汤[1]沐浴，若是病热，则此暖处必有汗，而咽喉痛不减；若是感寒，则虽沐浴无汗。患者然之，遂入沐淋洗而无汗，就浴室中服麻黄[2]一服，须臾大汗出，大便通，即时无事，众医钦服。凡辨热病与感寒皆可用此法（《医余》）。

【注解】[1] 炒木葱汤：木葱即汉葱，其茎粗硬，春末开花成丛，色青白，其子味辛色黑，有皱纹，作三瓣状，待冬季即叶枯，属大葱类。略炒后烧成汤水沐浴发汗。

[2] 麻黄：指麻黄汤。

【阐发与临证】本案的喉肿痛显然是以痛为著。如果肿为著，必定以风热或实热、湿热为患，即使初起有恶寒、头痛，也不能用麻黄发汗而即愈的。喉痹喉风中有一类初起时以风寒为患的，如急性单纯性咽炎，恶寒发热无汗，头身疼痛，咽痛干燥涩热，当然可用发散风寒方药，例如荆防败毒散，重则可用麻黄汤。本案例可能身热头痛以外，无典型的风寒外感症状，仅脉紧数，所以诸医辨别不清（脉象也指下难明）。

6 案[1] 罗谦甫治征南元帅不邻吉歹，年七旬，春间东征，南回至楚丘，因过饮，腹痛肠鸣，自利日夜约五十余行，咽嗌肿痛，耳前后赤肿，舌本强，涎唾稠粘，欲吐不能出，以手曳之方出，言语艰难，反侧闷乱，夜不得卧。罗诊得脉浮数，按之沉细而弦，即谓中丞粘公曰：仲景云：下利清谷，身体疼痛，急当救里；后清便自调，急当救表。救里四逆汤，救表桂枝汤。总帅今胃气不守，下利清谷，腹中疼痛，虽宜急治之，比之嗌咽，犹可少缓。公曰：何谓也？答曰：《内经》云：疮发于咽嗌，名曰猛疽。[2]此病治迟则塞咽，咽塞则气不通，气不通则半日死。故宜急治。于是遂砭刺肿上，紫黑血出，顷时肿势大消。遂用桔梗、甘草、连翘、鼠粘、酒黄芩、升麻、防风，等分咬咀，每服[3]约五钱，水煎清，令热漱、冷吐出之，咽之恐伤脾胃，自利转甚；再服，涎清，肿散，语声出；后以神应丸辛热之剂，以散中寒，解化宿食而燥脾湿。丸者，取其不即施行、则不犯其上焦，至其病所而后化，乃治主以缓也。不数服，利止痛定。后胸中闭塞，作阵而痛，复思《灵枢》有云：上焦如雾，宣五谷味，熏肤，充身泽毛，若雾露之溉，是为气也[4]。今公年高气弱，自利无度，致胃中生发之气不能滋养于心肺，故闭塞而痛，经云：上气不足，推之扬之；脾不足者，以甘补之。[5]再以异功散，甘辛微温之剂温养脾胃，加升麻、人参上升以顺正气，不数服而胸中快利痛止。《内经》云：调气之方，必别阴阳，内者内治，外者外治，微者调之，其次平之，胜者夺之，随其攸利，万举万全。[6]又曰：病有远近，治有缓急，毋越其制度。[7]又曰：急则治其标，缓则治其本。[8]此之谓也。

【注解】[1] 本案录自《卫生宝鉴·卷二十二·病有远近，治有缓急》篇。

[2]"疮发于咽嗌，名曰猛疽"：引自《灵枢·痈疽》篇，原文是"痈发于嗌中，名曰猛疽，猛疽不治，化为脓，脓不泻，塞咽，半日死"。

[3] 服：此处等同于"剂"，每服即每剂，再服即再一剂。

[4]"上焦如雾，宣五谷味，熏肤，充身泽毛，若雾露之溉，是为气也"：录自《灵枢·营卫生会》篇和《决气》篇，"上焦如雾"在前篇，后篇原文是"上焦开发，宣五谷味……是谓气"。

[5]"脾不足者，以甘补之"：见于《素问·藏气法时论》篇，原文是"脾病者……用苦泻之，甘补之"。《素问·至真要大论》篇说"土位之主……其补以甘"。

[6]"调气之方必别阴阳……万举万全"：节录自《素问·至真要大论》篇，原文是"调气之方，必别阴阳，定其中外，各守其乡，内者内治，外者外治，微者调之，其次平之，盛者夺之，汗之下之，寒热温凉，衰之以属，随其攸利，谨道如法，万举万全，气血正平，长有天命"。

[7]"病有远近，治有缓急，毋越其制度"：节录自《素问·至真要大论》篇，原文是"气有多少，病有盛衰，治有缓急，方有大小，愿闻其约奈何？……气有高下，病有远近，证有中外，治有轻重，适其至所为故也……无越其制度也"。

[8]"急则治其标，缓则治其本"：原文未找到。《素问·标本病传论》篇曰"小大不利治其标，小大利治其本"，王冰注云："本，先病。标，后病。"又云："本而标之，谓有先病复有后病也。以其有余，故先治其本，后治其标也。标而本之，谓先发轻微缓者，后发重大急者。以其不足，故先治其标，后治其本也。"

【阐发与临证】此老患者是上热下寒、外热里寒。上热、外热者，咽肿痛也。下寒、里寒者，肠鸣自利也。罗的治法是对的。但咽肿痛确是用刺破法消退的，所用含嗽的黄芩、连翘、防风、大力子、升麻等毕竟量小力弱，局部外用也可起些作用。

7案[1]　一人咽喉间生肉，层层相叠，渐渐肿起，有窍出臭气。用臭橘叶煎服而愈。

【注解】[1] 本案录自《阮霖经验方》第五方，还收录在《医部全录·卷三百二十九·怪病门》、《奇症汇·喉》。

【阐发与临证】十四经脉都与咽喉有关，风热上攻于咽，经脉脉气郁滞，咽喉部津液受阻，凝结成痰，痰浊形成后，又成为病理产物，导致局部气血壅塞，互为因果，故咽喉部生肉一块。从现代解剖与病理学角度来看，很可能是慢性扁桃体炎，扁桃体肥大，与肥厚的腭弓长齐，加之咽后壁淋巴滤泡团块状增生，从口腔中看去，好像层层相叠。日久口腔内有腐败物，因而口中有臭气，治宜行气化痰，消肿散结。臭橘即枸橘，小者似枳实，大者似枳壳。臭橘叶辛温无毒，具有行气化痰、消肿散结之功，与萆薢等分炒研，每茶调二钱服，能治下痢脓血后重，能治喉痿，消肿去毒。臭橘细切，麦麸炒黄为末，每服二钱，酒浸少时，饮酒能治白疹瘙痒遍身，并用臭橘煎汤洗患处。

8案[1]　一人但饮食，若别有一咽喉，斜过膈下，径达左胁，而作痞闷，以手按之则历历有声。以控涎丹十粒服之，少时，痞处热作一声，转泻下痰饮二升，再食正下而达胃矣。

【注解】[1] 本案录自《古今医统大全·卷九十二》别有一喉篇，还收录于《医部全录·卷三二九·怪病门》《奇症汇·喉》。

【阐发与临证】根据文中所述，患者可能是一种错觉，与梅核气症状相似，多由肝郁气滞与痰饮相结于咽喉胸膈，阻滞气机，而造成别有一咽喉及痞闷、沥沥有声等的感觉。控涎丹祛痰逐饮作用颇强，随着痰饮去、气机通，幻觉即自动消除，饮食下达于胃之感觉就恢复正常。

胃的生理位置，大部分偏左，比较硬的食物吃进去以后，感觉往偏左方下行进入胃部，是正常的。正巧结肠脾曲胀气，肠蠕动增强，这就出现了案文中所述的一系列感觉症状。此人比较过敏，行事稍粗的人，一般不会感觉到。

9案[1]　范九思不知何许人也，业医善针。有人母患喉生蛾，只肯服药不用针，无可奈何。范曰：我有药，但用新笔点之。暗藏铍针在笔内，刺之，蛾破血出，即愈。可见医者贵乎有机也。

【注解】[1] 本案录自南宋、元朝间针科医家何若愚著《流注指微针赋》。《普济方》及《古今医统大全》均有引载，但案文简要，或无医者姓名，或仅有姓无名。至于范九思，当为北宋针科医家，在北宋嘉裕年间（1056—1063年）治此案。而何若愚、阎明广为南宋时人，二人相距不过百年左右（何前、阎后）。

【阐发与临证】此案例介绍用铍针（小刀）刺破（切开）法排脓泄毒。《素问·五常政大论》篇说"上取下取、内取外取，以求其过"，其中外取即外治法。喉科的外治法多种多样，分药物、手法和其他方法三类。药物应用于穴位的有发疱疗法和贴药饼疗法；应用于病患局部的有喷药（吹药）、含嗽、噙化（药丸、片）、贴药、点药、敷药、蒸气吸入、湿罨包、烟熏等法。喷药是将精选药材研成极细的药粉，用特制的喷粉器喷撒于病患部，一般用药材有蒲黄、甘草、青黛、儿茶、黄柏、冰片、白芷、薄荷、黄连、皂角、血竭、月石、元明粉、僵蚕、生石膏等等。烟熏主要用巴豆油纸卷（如本篇第4案那样）；手法治疗主要是切开和火烙灼（烧灼）法。以前用特制的喉枪，和蘸浓墨汁干后变尖硬的新毛笔（作尖刺）刺破，本案所用是这二法的结合。当然现代所用的手术器械是消毒完备的。

10案[1]　杨立之自广府通判归楚州，喉间生痈，既肿溃而脓血流注，日夕不止，寝食俱废，医者束手。适杨吉老赴郡，二子邀之，至，熟视良久，曰：不须看脉，已知之矣。然此疾甚异，须先啖生姜片一斤，乃可投药，否则无法也。语毕即出，其子有难色，曰：喉口溃脓，痛楚，岂能食生姜？立之曰：吉老医术通神，其言不妄。试取一二片啖我，如不能进，屏去无害。遂食之，初时殊为甘香，稍复加益至半斤许，痛外已宽，满一斤，始觉味辛辣，脓血顿尽，粥食入口，了无滞碍。明日，招吉老谢而问之，曰：君官南方，多食鹧鸪[2]，此禽好啖半夏，久而毒发，故以姜制之。今病源已清，无服他药（《类说》）。

【注解】[1] 本案还收录于《古今医案按·卷七·咽喉》篇。

[2] 鹧鸪：鸟纲雉科，杂食性，食谷粒、豆类、植物种子、蚱蜢蚂蚁等昆虫。其肉甘温无毒，能解野葛、菌子、生金之毒，能利五脏，合毛熬酒渍服之。《南唐书》载丞相冯延巳脑毒，太医诊其为多食山鸡、鹧鸪，因此类禽鸟多食乌头半夏苗，致毒发。令其多喝甘草汤解之。与本案相类同。

【阐发与临证】此病案叙述甚详。用生姜解半夏毒的古案例颇多。《本草纲目》说竹鸡肉甘平无毒，多食益气明目助阴阳，斑鸠肉甘苦咸平无毒，食之能补中益气、强筋壮骨明目，所以这三种禽类是无毒的。可能某些地方盛产半夏乌头，该处的此三种禽鸟多食半夏乌头苗而体内带了半夏乌头的毒性，人多吃了这三种禽鸟肉，因此人也中了毒。以前有一报道说印度一玩蛇者常被毒蛇咬而体内积蓄了相当的蛇毒，某次他不小心又被一毒蛇咬在脚上，结果人无恙，而该条毒蛇爬行了没几步便扭曲而死。是中毒者体内的毒"水平"高于毒蛇的毒"水平"，而且毒"水平"高的玩蛇者体内的毒种类多、复杂，相反中了毒的毒蛇体内仅有一种毒，所以咬人的毒蛇反而中了被咬者的多种复杂的毒而"中毒死亡"。

11 案 《齐东野语》[1]云：辛丑，余侍亲还自福建，途中有喉闭者，老医传一方，用鸭嘴胆矾一味，研细，酽醋调灌之，药甫下咽，大吐胶痰即差。胆矾难得真者，不可不预储以备急也。

【注解】[1]《齐东野语》：南宋周密撰，20卷，笔记体，记南宋史实颇详核。

【阐发与临证】此案之喉闭即喉痹、缠喉风等病的重症，咽喉部闭塞不通，饮食不通、呼吸也不通，如是咽部扁桃体肿大而引起，当可像第6、9案那样切开；如是喉部，现代可作气管切开术急救，在古代看不见、触及不到，只有用吐法，吐出痰涎黏液胶痰，甚至是脓液、瘀血，以减轻局部的肿胀而通气、通水。《重楼玉钥》上卷治喉痹、喉风引起咽喉闭塞不通及单双乳蛾所用的清冰散、碧玉丹都用胆矾。《外科发挥》卷六咽喉部有治喉痹风案用胆矾法与本案相同。胆矾即石胆，硫酸铜的自然矿石，除七卷第五篇面病第13案文所述外，《图经本草》说其"入吐风痰药最快"。

12 案 江应宿治一妇喉痹，用秘方，喜蛛窠二十一片，煅存性，枯矾、灯草灰等分，以鹅管吹入喉中，即时消散。（用之验）

【阐发与临证】枯矾在喉科民间医生中被称之为开门大钥匙，在煅制时有用犀黄化成的水或人乳适量淬入，研细备用。性味酸咸涩凉，有化痰清热治痰热癫痫、中风，生含咽津治急喉痹，祛湿渗湿治湿热带下黄疸，杀虫止痒治疥癣，解毒燥湿治口舌生疮、痈肿疔疮，清热敛血治崩漏便血牙宣，收敛固涩治脱肛阴挺久泻，解毒疗伤治蝎蛇百虫伤。喜蛛又称壁蟢，其窠是附着在墙壁上的白色圆形膜状物，又称壁钱（见本卷第二十一篇蛇虫兽咬第7案），其内有喜蛛所产的卵。连卵烤干燥（不能烤成炭灰）研细备用。其性味酸咸寒，能利咽消肿、凉血止血治鼻衄、金疮出血不止（取虫捻死，用其汁注鼻中、点疮上，也可用喜蛛窠外贴疮面止血）。用喜蛛同人中白等分烧研贴患处，治牙疳、牙蚀腐臭。单用其窠名壁钱幕、喜蛛窠，咸寒，能清热解毒、止血生肌。《本草纲目》载用喜蛛窠七个，活蛛2个，捻作一处，以白矾七分一同化开，烧存性，研末，吹入咽喉中，治喉痹乳蛾。与本案治法大致相同。灯草煅灰称元丹，色黑者入药。其性味甘寒，功能泻肺、治阴窍涩不利，行水，治五淋、水肿、癃闭；治急喉痹烧灰吹之。《重楼玉钥》中治痰涎壅盛之咽喉闭塞症的碧雪散（硼砂、灯心灰）和摩风膏（川乌头、灯心灰），其中都用灯心草灰。

13 案 一仆人患缠喉风，用秘方，透明雄黄一钱，郁金一钱，巴豆七粒，三生四熟，去壳，灯烧存性，三物共研细末，每服一分二厘半，用茶清调服愈。

【阐发与临证】《普济本事方》（名解毒雄黄圆）和《丹溪心法》治急重症喉痹所用之雄黄解毒丸即此方，可能江应宿依据《普济本事方》《丹溪心法》方而治疗或编撰本案。《重楼玉钥》方所用雄黄、郁金均一两，巴豆十四粒；《普济本事方》用前二味各一分，巴豆十四粒；《丹溪心法》用雄黄一两，郁金一钱，巴豆十四粒；本案前二味均用一钱，巴豆七粒，攻下祛涎力大于《重楼玉玥》和《丹溪心法》方而轻于《普济方》方。缠喉风之危急主要在咽喉闭塞不通，不能呼吸、水米不进。此方令吐涎、实质能消肿。郁金辛苦寒，破血积下气，治气滞血瘀引起的血淋、肿块、产后败血冲心、癫狂蛊毒等，研末水调涂患处能消痔疮肿痛。《本草纲目》载经验方治失心癫狂用郁金七两，明矾三两，研末，糊丸如梧子大，每服五十丸，白水下，治妇人癫狂良效。笔者体会此药除活血理气外，还有化痰开郁、清醒开窍之功，笔者常用于治癫痫、抑郁等症。

14 案[1]　一人喉闭不通，用牙皂、白矾、黄连等分，置新瓦上焙干为末，吹入遂通。

【注解】[1] 本案录自《口齿类要·喉痹诸症·孙押班治都知潘元从喉闭案》。

【阐发与临证】皂角、明矾、黄连也是喉科外用散剂的常用药之一，在《重楼玉钥》中治乳蛾风的捷妙丹和除风痰的辛乌散均用皂角。皂角又名皂荚，长而肥厚者最优，小如猪牙者名牙皂或猪牙皂。《伤寒总病论》载黑龙膏（皂角大者40支，煎水取一斗半，入人参末甘草末各半两，好酒一升，百草霜二匕，煎稠，温酒化服一匙或以之扫入喉中）治喉痹、喉风、结喉、烂喉、重舌、木舌，取涎尽为度。《家传秘宝方》治中风口角流涎用急救稀涎散温水调灌，令出稀冷涎一二升（大皂角4支，白矾半钱，共为末）。

15 案　一人喉痹，以鲜射干、山豆根等分，煎汤，灌入即愈。

【阐发与临证】射干苦平有小毒，能下气散结、化痰消瘀，治咳逆上气、喉痹咽痛、通经闭、破症结，利积痰疝毒。《袖诊方》用射干花根、山豆根阴干为末，咽喉肿痛者吹敷之甚效，与本案相同。《外台秘要》用射干一片，含咽汁治喉痹不通、浆水不入。《医方大成》用鲜射干捣汁咽之治喉痹不通，得腹泻即解。山豆根苦寒，消疮毒肿胀，止痛，含汁咽之解咽喉肿痛。《本草纲目》载用山豆根、白药（即白药子，能化痰消肿毒喉痹，治咽喉肿毒热塞不通）等分水煎含口中，徐徐咽之，治喉风急症牙关紧闭，二三口即愈。

16 案　一人悬中下[1]而赤，[2]皆以为热，遍试凉药不效。此中气虚，用补中益气而愈。

【注解】[1] 悬中：又名悬雍垂，小舌，悬壅，蒂丁，蒂钟，喉花。悬中下又名悬雍垂表，悬雍肿，帝中风，小舌落下，悬痛，垂倒，悬疗，悬丁，蒂丁下垂，帝钟风等。

[2] 本案还收录在《古今医案按·卷七·咽喉》篇，案文首说"江应宿治"。

【阐发与临证】悬雍肿可见其过长甚或触及舌面，或紧贴咽壁，令患者有异物感或咳嗽、咽干燥甚或毛辣感。可由风热壅于咽喉、胃火上壅、心火上冲、脾胃气虚引起，现代医学常见继发于急慢性咽炎、扁桃腺炎。也可见于衣被过厚者。

本案是悬雍红肿，"皆以为热"是可以理解的。但如仔细辨别，可能是淡红色，而且不痛，因此属脾气虚、中气下陷。民间有用盐粉直接点敷上去而取效的，可能不属于中气下陷证而是风热一类的。

17 案[1]　一人喉风，牙关紧闭。以牙皂五钱，水一碗，煎三分，加好蜜一杯，徐徐灌入鼻中，其痰自出，即可进药。[2]

【注解】[1] 本案录自《古今医统大全·卷九十三·经验秘方》篇，蜜换成麻油。该篇还有一例"危证缠喉风闭用皂角三支挪水一盏，灌下立愈。"

[2] 即可进药：《古今医统大全》原文是"然后用解散风毒药治之"。

【阐发与临证】这案例可能是急性喉痹、风，加蜜是灌入鼻中感到舒服一些，无干燥感。《本草纲目》治急喉痹塞，用"生皂荚研末，每以少许点患处，外以醋调厚封项下，须臾便破，出血即愈。或鲜品挪出水（干品煎水）灌之，亦良"。与本案同。

第十三篇　口

1案[1]　一人口内生肉球有根，线长五寸余，吐球出方可饮食，以手轻按，痛彻于心。水调生麝香一钱，频服之，三日根化而愈。

【注解】［1］本案录自《阮霖经验方》第十三方，还收录在《奇症汇·口》和《医部全录·卷三二九·怪病门》。

【阐发与临证】口中生肉球，有根（即蒂）而能消退者，说明非恶性岩之类，可能较软。肉球内可能是瘀血、痰饮之类物质，而且不是生长在舌上，而是口底、舌下或口内颊部等处。现代医疗条件好，肿块一般情况下不可能发展到如肉球那样能吐出口腔外这样大、这样严重时才治疗（但2004年夏季笔者在江苏昆山市黄浦南路见到一男性老者舌下长一肉球，要说话时即翻出口外，不说话时，肉球含在齿外二唇间，自述已患数年未治。与本案相同），而古代则很可能出现如本案例所述那样情况。肉球吐出口外能吃食物，说明不是长在舌上。麝香开经络，通诸窍，能消癥瘕，临床可试用之。但价较贵，而且用量太大，应小剂量开始试用。本案例相似于现代医学的皮样和表皮样囊肿以及口腔乳头状瘤，都用手术治疗。

2案　程仁甫治一妇，年近四十，信来求药云：不时悬腭堕下，劳苦即衄血，或遍身作痛。程虽未诊视，按经云喉舌之疾皆属痰火，[1]推察其原又是阴血不足不能制上焦虚火而前症作矣。若能滋下焦阴血，使水升火降，病当不举，若峻用正治之药，上焦之火未去而中寒之疾复生，前病何由得愈？若能依法调治，兼守戒忌，或可痊也。八物汤加桔梗、陈皮、贝母、元参，喉痛甚，加荆芥、薄荷、丸药加减八味丸，加黄柏，久服而安。

【注解】［1］"喉舌之疾皆属痰火"：《内经》《难经》未找到原文。以下录几段经文，大意相近：《素问·五常政大论》篇说"升明之纪，正阳而治……其令热，其主舌"，《素问·六元正纪大论》篇说"…少阳司天之政……三之气……民病热中……喉痹目赤……岁太阴在泉，湿淫所胜，民病……咽肿喉痹……太阴之胜，火气内郁……头痛喉痹项强……少阳司天，客胜则……喉痹……咽肿"，《灵枢·经脉》篇说"肾足少阴之脉，循喉咙挟舌本，是主肾所生病者，口热、舌干、咽肿、上气嗌干及痛"。

【阐发与临证】滋养下焦阴血，常用六味地黄、四物汤等。该妇下焦阴虚、中焦虚寒、上焦虚火，且悬雍下垂、有痰热，所以先用八物汤（生地、当归、白芍、川芎、木香、槟榔、川楝子、延胡）养血和中、祛瘀行气、除痹止痛，加桔梗、陈皮、贝母、元参利咽祛痰火，荆芥、薄荷宣散风热。加减八味丸（附桂八味丸去附子加五味子）加黄柏既滋下焦阴血，又引上焦虚火下降，回归本位。关于"喉舌之疾皆属痰火"之说，《医学入门》中有一段"咽喉病皆属火"之论述颇精妙："咽喉气之呼吸，食之出入，乃人身之门户也。后世有一十八种之名，其类虽繁，同归于火。盖少阴君火，少阳相火，二脉并络于咽喉，君火势缓则热结而为痛为肿，相火势速则肿甚不仁而为痹，痹甚不通而痰塞以死矣。故曰：一阴一阳结，谓之喉痹。一阴肝与心包，一阳胆与三焦，四经皆有相火，火者痰之本，痰者火之标，故言火则痰在其中矣，言咽喉则牙舌亦包在其中矣。"

第十四篇 舌

1案[1] 子和治一妇人木舌胀[2]，其舌满口，诸药不效。令以绯针（针小而锐者）砭之，五七度肿减，三日方平。计所出血几盈斗。

【注解】[1]本案录自《儒门事亲·卷三·喉舌缓急砭药不同解》。

[2]木舌胀：又名木舌、木舌风、死舌。张子和言"热结于舌中，舌为之肿，谓之木舌胀"。症见舌肿胀，木硬满口，不能转动，不痛。初起恶寒发热，宜解毒祛邪，热毒重宜泻火解毒；若心经火盛，舌胀满口，色紫如猪肝，饮食难进，不能言语，坚硬痛，宜清心凉血加外治。

【阐发与临证】本案也是舌肿。舌为心之苗，舌肿胀当为心火。但口总与饮食有关，舌肿与脾胃肠积热不无关联。绯针轻刺放血是急则治其标法，放血后尚可外敷消散祛瘀药散，内服清心泻胃、活血化痰汤剂以消散肿胀。"出血几盈斗"可能那时的斗小。要按晚近的斗，每斗15斤米，米粗估比水重二倍，7斤半水，3750毫升，是断断不可能的。

2案[1] 一妇人产子，舌出不能收。医有周姓者[2]，令以朱砂末傅其舌，仍令作产子状，以二女掖之，乃于壁外潜累盆益置危处，堕地作声，声闻而舌收矣。

夫舌乃心之苗，此必难产而惊，心火不宁，故舌因用力而出也。今以朱砂镇其心火，又使倏闻异声以恐下，经曰：恐则气下。故以恐胜之也。

【注解】[1]本案录自《医学入门》，治法相同而文字类似的案例还收录在《证治准绳·杂病·第八册·舌》中《中国医学大辞典·周真》条目及《奇症汇·舌》。

[2]《医学入门》《中国医学大辞典》都记述是周真治疗的。本案说"医有周姓者"，应指周真（见五卷第十二篇恶热第2案）。《证治准绳》未说明何人所治。《奇症汇》记述是唐朝甄立言（见五卷第一篇癥瘕第6案）所治。

【阐发与临证】本案例是舌纵，是生产时因过度用力，腹压增高，剧烈腹痛或异物过敏而舌出不收。《怪病怪治》介绍上海《新闻报》新中国成立前的报道，苏州某女妊娠9月多，忽腹痛时舌伸出口外二三寸，并不断左右搅动。作剖腹产，腹痛已除，但舌纵症依然，以致登报求医。该书引《辨证奇闻》认为，妇人将产，舌伸不能缩主要是害怕难产，精神紧张所致。此说有理。其实腹压升高，好像是"气"既闭，还有"上"的作用，也有"下"的作用。本案用突然震惊的方法促使病人在不自觉之中收回舌头，与张子和敲木块以惊治惊的办法有异曲同工之妙。不同之处是本案例仍命产妇作产子状，让病人仍处于与发病时的同样环境。《内经》所说"恐则气下"，实质是气泄。人在大恐时有遗尿、遗矢就是气泄，泄也是下的一种。

3案[1] 王况游京师，会盐法忽变，有大贾睹揭示，失惊吐舌，遂不能复入，经旬食不下咽，尪羸日甚。国医莫能疗，其家忧惶，榜于市曰：有治之者，当谢千金。况应其请，见贾之状，忽发笑不能制，心谓难治。其家怪而诘之，况谬咍[2]曰：所笑者，辇毂[3]之大如此，乃无人治此小疾耳。且曰：试取《针经》来。况谩检之，偶有穴与其疾似，况曰：尔家当勒状与我，万一不能治，则勿尤我，我当针之，可立愈。其家从之，急针舌之底，抽针之际，其人若委顿状，顷刻舌遂伸缩如平时。自是名动京师，益究心《肘后》[4]诸书，卒有闻于世。事之偶然有如此（王明清《挥麈余话》[5]）。

【注解】[1] 本案还收录在《奇症汇·舌》和《医部全录·五〇八卷·王况》。本案的王况，当为王贶。王贶为宋朝时名医。本案述其初涉医时的窘相和趣闻。

[2] 谬哈：哈音孩，讥笑，谎说，欺骗。

[3] 辇毂：原指皇帝的车驾。这里指京师、皇城。

[4] 《肘后》：原指《肘后备急方》，这里以《肘后》为例而泛指医书。

[5] 王明清《挥麈余话》：指王明清《挥麈录》中的《余话》，见六卷第十篇脚气第4案，本案录自此书。

【阐发与临证】本案例亦是舌纵，但用针刺疗法。原文只说针"舌之底"，未说明针何穴。《灵枢·终始》篇说"重舌，刺舌柱以铍针也"，舌柱位于舌下之筋如柱上；《千金要方》说"刺舌下两边大脉"；《医心方》说"中矩一名垂矩……主中风舌强不能语"（位于口底与齿龈交界处），《针灸大成》说金津、玉液、海泉三穴治重舌肿出，因此上述五穴均可治疗。原文意为取自《针经》，当以《灵枢·终始》篇之"舌柱"为是。无故而舌伸出的，1980年12期《河南赤脚医生》载：郑州王某，14岁，女学生，于1977年8月9日夜间，突然舌伸出口外，至下颌下缘，舌体强硬，不能回缩入口，针厥阴俞、内关二穴而愈。可作参考。

4案[1] 一士人沿汴东归，夜泊村步，其妻熟寐，撼之，问何事，不答，又撼之，妻惊起视之，舌肿已满口，不能出声。急访医，得一叟负囊而至，用药糁之，比晓复旧。问之，乃蒲黄一味，须真者佳（《本事方》）。

【注解】[1] 本案录自《洪氏集验方·卷四·治舌肿》，也可能录自《千金翼方·卷十一·小儿杂治法第二》"治小儿重舌以蒲黄敷舌上，不过三度愈"。本案还收录在《医方考·舌病方论》。

【阐发与临证】本案也是舌肿，舌肿名见于《诸病源候论》之卷三十和卷五十。该病大致有外感风寒、肠胃积热、心火亢盛、中焦湿热、脾虚寒湿、气血瘀滞、酒毒上壅、中毒等八种证型。本患者沿汴河步行，晓行夜露，受寒湿无疑。舌肿至满口且不能发声，症已非一日可知，故气血瘀凝矣。蒲黄甘平，功能通经脉、活血祛瘀，利小便，止血，治心腹膀胱寒热，吐衄尿便血，止崩中，解心脏虚热。《本草纲目》转载《本事方》验案即本案，但《普济本事方》及其《续本事方》都未找到本案。前者有蒲黄散方，用真蒲黄末二钱，治产后出血太多，虚烦发渴。《本草纲目》转载《芝隐方》云：宋度宗欲赏花，一夜忽舌肿满口，蔡御医用蒲黄、干姜末等分，干搽而愈。本案患者可能伴舌痛，如是则用蒲黄（生）效更佳。经常舌痛可能有冠心病、动脉硬化、各种贫血、营养不良、内分泌紊乱、妇女可能是更年期综合征的症状之一。

5案[1] 一士人无故舌出血，仍有小穴，医者不知何疾。偶曰：此名舌衄，炒槐花为末，糁之而愈（《良方》[2]）。

【注解】[1] 本案录自《泊宅编》，还收录在《洪氏集验方·卷四·治舌衄》篇，并注出于《泊宅编》。

[2] 《良方》：《苏沈良方》中并无本案。《奇效良方·卷六十·口舌通治方》篇有"治舌出血不止，名曰舌衄，治以槐花炒为末外掺"与本案同。

【阐发与临证】本案例为舌衄，且血从舌面上小窍中出，炒槐花研末外敷而止血。炒槐花为凉血止血药，含槐苷A、B、C、芦丁及维生素A等，动物实验证实能使出血时间缩短，有降低毛细血管通透性的作用。《简易备验方》用乌贼骨、蒲黄炒研细末外敷治疗，亦止血法。

6案[1] 一人舌肿胀，舒出口外，无敢医者。一村人云：偶有此药。归而取至，乃纸捻，以灯烧之，取烟熏舌，随即消缩。问之，曰：吾家旧有一牛，舌肿胀出口，人教以草麻油蘸纸捻燃烟熏之而愈，因以治人，亦验。

【注解】[1] 本案录自《医说·卷四·舌胀退场门》，还收录在《医方考·舌病方论》。

【阐发与临证】本案亦舌肿。蓖麻子甘辛平，有小毒。功能通利肠胃，开诸窍，通经络，治小癥；榨取油涂治身体疮痒浮肿，研敷疮疥；涂手足心能催生；炒熟去壳，每卧时嚼服二三粒，能忍受可渐加至十枚，治瘰疬有效。研敷百会穴和丹田治阴挺有效。能治偏瘫口目㖞斜。虽说能治上述诸症，但因该药有毒，李时珍也告诫"内服不可轻率"。《本草纲目》所载本案例，注明出于《经验良方》（可能是宋朝阮霖《经验方》、何偁《经验良方》，载于《宋史·艺文志》）。

7 案　一人伤寒舌出寸余，连日不收。用梅花片脑糁舌上，应手而收。重者用五钱方愈。

本案与一卷第八篇伤寒第100案重复。本案例文字较简洁。

8 案[1]　薛己治一妇人善怒，舌本强，手臂麻。薛曰：舌本属土，被木克制故耳。用六君加柴胡、芍药治之。

【注解】[1] 本案及下案都录自《口齿类要·舌症》。

【阐发与临证】舌本强，病名出于《素问·至真要大论》篇，论曰："厥阴司天，风淫所胜，民病……舌本强。"舌硬且肿为木舌。舌强有肝风夹痰、热入心包、高热伤津、脾虚痰盛四种证型，都可见舌体强硬。上论主要指肝风夹痰。《灵枢·经脉》篇说"脾足太阴之脉……是动则病舌本强"主要指脾虚痰盛。本案舌本强也符合木舌症，由肝风、脾虚、痰盛三结合所致，所以既舌本强又手臂麻。四君子汤健脾，二陈汤化痰，柴胡芍药疏肝散风、和血敛肝。从现代医学角度看本案可能是高血压、动脉硬化、颈椎病椎间孔狭窄压迫臂部神经也可能。

9 案　一男子舌下牵强，手大指（大肠经）次指不仁，或大便秘结，或皮肤赤晕。薛曰：大肠之脉散舌下，此大肠血虚风热。当用逍遥散加槐角、秦艽治之。

【阐发与临证】本案与上案诊断相同，辨证的区别在于大便秘结、皮肤赤晕，所以辨为大肠血虚风热。其实与辨证有关的用药仅前案另有党参半夏陈皮大枣，本案另有当归薄荷槐角秦艽。

第十五篇 牙

1 案[1]　太仓公治齐中大夫病龋齿，为灸其左太阳阳明脉，更为苦参汤[2]，日漱三升，出入五、六日，病已。得之风及卧开口，食而不漱（《史记》）。

【注解】［1］本案录自《史记·扁鹊仓公列传》。

［2］苦参汤：同名9方。（1）《金匮要略》方，治狐惑蚀于下部，咽干，药用苦参水煎外洗；（2）《千金要方》方之一，治小儿疮疡，药用苦参、地榆、黄连、王不留行、独活、艾叶、竹叶，水煎洗；（3）上书方之二，治热病，药用苦参、黄芩、生地；（4）《千金翼方》方，治小儿头面热疮，药用苦参、大黄、黄连、赤芍、黄柏、黄芩、蛇床子、蒺藜，煎汤洗；（5）《外台秘要》方，治暴得心痛如刺，药用苦参、龙胆草、升麻、栀子、苦酒煎服；（6）《圣惠方》方之一，治时气壮热，四肢痛，胸满心烦，药用苦参、乌梅、鸡子清、醋，如法服；（7）上书方之二，治痔，上唇内生疮如粟，腹痛，面色枯白，虫蚀五脏，药用苦参、榆白皮、槐白皮；（8）《外科正宗》方，治痤痱疮痒痛，药用苦参、菖蒲、公猪胆，水煎洗；（9）《疡科心得集》方，治各种疥癞疯癣，药用苦参、蛇床子、白芷、银花、野菊花、黄柏、地肤子、菖蒲、猪胆汁，水煎洗。本案可能是单味苦参煎汤。

【阐发与临证】龋齿之发病，确与"食而不漱"有关。病发作时疼且龈肿，甚至肿及面颊，此常辨为风火，所以案文说"得之风"。"卧开口"即牙易受风邪。牙痛常有风寒、风热、胃火、湿热、虚火、气虚、血瘀、龋齿等不同证型。食而不漱即食物残渣留于齿间缝中或舌下龈根，腐熟酿成湿热。本案用灸法及用苦参汤漱口，应该是辨证为风寒在外、胃火在内。此处灸左侧手太阳经俞穴如后溪、肩贞、阳谷、小海等，可能是左上下齿痛；灸左足阳明经俞穴如巨髎、大迎、颊车、下关（面部穴无灸法）、厉兑、内庭、冲阳（冲阳主上齿痛）等穴，可能也是左上下齿痛；左手阳明经俞穴如商阳、二间、三间、合谷、阳溪、手三里、曲池、肩髃等，可能是右侧上下齿痛。用苦参汤漱口，一日用去1000毫升，就算一日漱口十次，每次100毫升，这是正经的治疗。

2 案[1]　东垣治一妇人，年三十，齿痛甚，口吸凉风则暂止，闭口则复作，乃湿热也。足阳明（胃）贯于上齿，手阳明（大肠）贯于下齿，况阳明多血聚，加以膏粱之味，助其湿热，故为此病。用黄连、梧桐泪[2]苦寒，薄荷、荆芥穗辛凉，治湿热为主；升麻苦辛，引入阳明为使，牙者骨之余，以羊胫骨[3]灰补之为佐，麝香少许入内为引，用为细末擦之（牙痛方妙）。痛减半；又以调胃承气去硝加黄连以治其本，二三行而止，其病良愈，不复作。

【注解】［1］本案录自《东垣试效方·卷六·牙齿门·风热牙痛治验》。

［2］梧桐泪：西域车师国多产梧桐，其树脂滴入土石间则成黄色块状如小石片者，性味咸苦大寒，能清热解毒，治火毒面毒，咽喉热痛，心腹烦满，治风虫牙齿痛。车师国是古西域国名，汉朝及三国时辖今新疆吐鲁番市西部、东南部及吉木萨尔县等地。

［3］羊胫骨：羊之胫骨，入药煅存性，甘温，功能健脾益肾，治虚冷遗滑白浊；除湿热，健腰脚固牙齿。《本草纲目》载擦牙固齿用火煅羊胫骨为末，入飞盐二钱，同研匀，每日频用之。

【阐发与临证】此妇之痛齿恶热喜凉，所以辨为热，又因素食膏粱厚味，所以辨为湿热。除胡桐泪咸苦大寒清湿热火毒外，薄荷辛凉、荆芥辛苦平、升麻苦辛凉均能散风除热。麝香香窜剔络、引入经络，又能活血祛瘀止痛。这些都是治标的。大黄、黄连苦寒才是治本的，清肠胃湿热。

3 案[1]　一人因服补胃热药，致上下牙疼痛不可忍，牵引头脑，满面发热，大痛。足阳明之别络入脑，喜寒恶热，乃是手阳明经中热盛而作也。其齿喜冷恶热，以清胃散[2]治之而愈。

【注解】[1] 本案录自《东垣试效方·卷六·牙齿门·风热牙痛治验》，在该书中，本方的适应证即是本案的案文。

[2] 清胃散：同名8方。(1)《兰室秘藏》方，治阳明热盛，上下牙痛，药用当归、黄连、生地、丹皮、升麻，本案方即此方。《外科枢要》用治唇口肿痛，齿龈溃烂，焮肿连头面，可加石膏；(2)《中国医学大辞典》引张焕《小儿医方妙选》方，治小儿挟热泄利，药用川楝子、黄柏、当归、炙地榆、黄连；(3)《沈氏尊生书》方，治积热，药同(1)方加石膏、细辛、黄芩；(4)《疡医大全》方，治弄舌，药用防风、花粉、黄芩、煅石膏、厚朴、枳壳、黄连、陈皮、甘草；(5)《外科正宗》方，治胃经热、牙龈肿出血，药用黄连、黄芩、生地、丹皮、升麻、石膏；(6)《血证论》方，治脏毒，药同(1)方加甘草；(7)《医宗金鉴》方之一，治小儿目胞内生赘，赤涩泪出，药用车前子、石膏、大黄、柴胡、桔梗、玄参、黄芩、防风；(8)上书方之二，治骨槽风、牙肿痛，药用姜黄、白芷、细辛、川芎，如法使用。

【阐发与临证】胃火型牙痛服补胃（实乃健脾）热药如附子干姜等，可诱发牙更痛、甚或肿胀。此类牙痛应清足阳明胃、手阳明大肠之经热，甚至要泄泻其腑热才可止痛。

4 案[1]　子和治一人忽患牙痛，曰：阳明经热有余也。乃付舟车丸七十粒，服毕，过数知交留饮，强饮热酒数杯，药为热酒所发，尽吐之，吐毕而痛止。三五日又痛，再饮前药百余粒，大小[2]数行乃止。

【注解】[1] 本案录自《儒门事亲·卷六·牙痛》。

[2] 大小：大小便。大小数行是泄泻大便次数、通利小便次数。

【阐发与临证】子和知其阳明肠胃有热，但非经热，而是腑热。如何知？服舟车丸到一定剂量就能泄泻，以泄泻即能排出胃肠腑热。此人第一次服七十粒，又因吐出，残留胃内一小部分起作用，达不到泄热之目的，所以虽止痛而热未除，三五日又痛。再服时服百余粒，加50％的剂量，得利数行，腑热清除乃止，故知其为阳明腑热。

5 案[1]　一妇牙痛，治疗不差，致口颊皆肿。以金沸草散[2]大剂煎汤熏漱而愈（《纲目》）。

【注解】[1] 本案录自《医学纲目·卷二十九·牙齿痛》篇。

[2] 金沸草散：同名4方。(1)《和剂局方》方，治外感风寒、发热头痛、咳喘、痰涎不利等，药用旋覆花、麻黄、前胡、荆芥、甘草、姜半夏、赤芍、生姜、大枣；(2)《类证活人书》方，治疗相同，药同(1)方去麻黄加细辛；(3)《内外伤辨惑论》方，治风热牙痛，药用前胡、旋覆花、赤芍、甘草、赤苓、半夏、荆芥，《万病回春》用治舌肿牙痛；(4)《脉因证治》方，治风寒伤心脾，令人寒热齿浮舌肿，药用金沸草、荆芥、前胡、麻黄、甘草、半夏。

【阐发与临证】按用药看，此妇应为风寒牙痛挟痰湿，所以口颊皆肿。金沸草为旋覆花的草棵即全草（除花外）入药用，性味辛苦咸温，功能疏风化痰，消肿解毒，主治风寒感冒，咳嗽，痰喘，胁痛及疔疮肿毒，跌打损伤（外敷）。

6 案[1]　一老人云：祖上多患齿疼脱落，得一奇方名牢牙散[2]，以槐枝、柳枝（各取四十九根，切碎）、皂角（不蛀者七茎）、盐（四十文重）同入磁瓶内，黄泥固济，糠火烧一夜，候冷取出，研细，用如常法，甚效，数世用之，齿白齐密。

【注解】[1] 本案录自《医学纲目·卷二十九·牙齿痛》篇。

［2］牢牙散：同名7方。（1）《兰室秘藏》方，治胃火上炎，牙齿不固，肿痛，药用羌活、龙胆草、羊胫骨灰、升麻；（2）《圣惠方》方之一，治牙齿动摇欲落，药用五倍子、干地龙；（3）上书方之二，治牙齿脱落，药用颗盐、白矾；（4）《卫生宝鉴》方，治牙齿无力，不能嚼物，药用羊筒骨灰、升麻、生地、黄连、石膏、人参、茯苓、胡桐泪、麝香；（5）《医宗金鉴》方，治齿动摇、疼痛，药用龙胆草、羌活、地骨皮、升麻；（6）《仁斋直指方论》方之一，治牙无力，不能嚼物，药同（4）方去人参加元参；（7）上书方之二，又名刷牙牢牙散，即本案所用方。

【阐发与临证】牙齿脱落常先出现疼痛，久之牙龈宣露、牙齿活动、再则脱落。《诸病源候论·齿动摇候》云："手阳明之支脉入于齿，足阳明之脉又遍于齿，齿为骨之所终，髓之所养，经脉虚，风邪乘之，血气不能荣润，故令摇动。"临床常分阳明胃热（伴牙龈红肿）、胃阴虚（伴牙龈宣露）、肾气虚三种。牙痛初时以实为主，风寒、风热、胃火、湿热、口齿不洁（食而不漱）等，到牙龈宣露、牙齿摇动时已虚为多，齿为骨之余。到了脱落阶段，以虚为主。本案用槐树枝苦平祛风解毒除湿热。有用青槐枝煅黑揩牙去虫，《太平圣惠方》载用槐枝烧热烙患牙可治风热牙痛。柳枝及根白皮用酒煮，漱齿痛。《太平圣惠方》载用柳枝、槐白皮、桑白皮、白杨皮等分煎水热含冷吐，治齿龈肿痛；又方用柳枝、槐枝、桑枝煎水熬膏，入姜汁、细辛末、川芎末，擦牙治齿龈肿痛；《古今录验方》用杨柳白皮卷成手指粗，含咀，以汁渍齿根，治风虫牙痛。盐，《唐瑶经验方》用槐枝煎浓汤二碗，加盐一斤，煮干炒研，日用揩牙，可治风热牙痛；《千金方》载每旦嚼盐或热盐水含百遍，治齿龈宣露；《食疗本草》载用盐半两，皂角二支，同烧赤，研细，每夜揩齿，治齿摇动。

本案是家族性齿痛且最终牙齿脱落，可能是遗传病。据说易患龋齿、易患牙齿横形楔状缺损、易患猖獗性龋齿都有遗传倾向（如果最终是干燥综合征，那肯定有遗传性因素了）。2002年1月12日《工人日报》报道，陕西省旬邑县城东边的某村郑姓家族6代人中有30多人乳牙脱落后竟长不出恒齿，或长出的恒齿很少。最后对致病基因进行精确定位，确定是一种遗传病，命名为"贺—赵缺陷症"，从报道涉及发病的几个人推测，是常染色体显性遗传。

7 案 刘汉卿郎中患牙槽风[1]，久之颌穿，脓血淋漓，医皆不效。在维扬时，有丘经历[2]妙于针术，为汉卿针委中（膀胱穴），及女膝穴[3]（无考），是夕脓血即止，旬日后颌骨脱去，别生新者，完美如故。又张师道亦患此证，用此法针之亦愈。委中穴在腿腘[4]中，女膝穴在足后跟，考之《针经》无此穴。惜乎后人未知其神且验也（《癸辛杂志》[5]）。

【注解】［1］牙槽风：即骨槽风之重症，详见释按。

［2］丘经历：宋代医生，山东益都人，善针灸治病。

［3］女膝穴：足后跟正中线赤白肉际，经外奇穴，主治霍乱转筋、牙槽风、牙痛、齿龈炎、齿槽脓肿、惊悸癫狂等。

［4］腘：音秋，膝弯，腘窝。

［5］《癸辛杂志》：也有写成《癸辛杂识》，宋朝周密著，有前、后、续、别集，本案录自此书。

【阐发与临证】牙槽风即骨槽风之重症，似案文所述口内腐烂、颌腮腐穿落齿，治同牙疳，此时全身寒热不退，形体憔瘦。此证由手少阳、足阳明经风火而起，耳前腮颊颌隐痛，日久外表腐溃而里层漫肿硬痛，牙关拘急。此症硬肿难消，溃后难敛。初起热不盛则内服清阳散火汤、清胃散；壮热改服皂角针、大黄、生甘草、白芷、僵蚕等清胃热、散风祛瘀通经络，大便得利则去大黄加生石膏；硬肿日久不消，脓势将成用中和汤托毒外出，或服阳和汤加二陈汤温消；已溃用阳和汤加犀黄丸；如内有腐骨，宜用推车散吹之，腐骨出尽则外吹生肌散，内服保元汤加附子肉桂当归黄芪生甘草等；如牙关拘急不开，先用隔姜灸颊车穴，针刺口内白齿尽处出血。本患者病已重，颌腮已穿，腐口内已有腐骨，单用针刺委中、女膝而愈，而且腐骨排出，又促生新骨，疗效太好了。

8 案 张季明[1]治一人患牙疼，[2]为灸肩尖（肩尖即肩髃，乃大肠穴），微近骨后缝中，小举臂取之，当骨解陷中，灸五壮即差。尝灸数人皆愈，随左右所患，无不立验。灸毕项大痛，良久乃定，永不发。季明曰：予亲病齿痛，百方治之不效，用此法治之遂差（《良方》）。

【注解】[1] 张季明：即张杲，字季明，宋朝医家，著《医说》。

[2] 本案录自《苏沈良方·卷七·灸牙痛法》篇，还收录在《医说·卷二·灸牙痛法》篇，注明出于《良方》。两书中并无"张季明治"及张季明"予亲病齿痛……用此法治之遂差"之语，可见本案文前冠以"张季明治……"是错了。

【阐发与临证】张季明医生因自身患齿痛，灸肩髃穴五壮后即缓解且永不复发，因此给别人治疗无不立验。医生患病（不可能不患病）从某些方面说也是有好处的，有经验体会。但灸肩髃穴后项部大痛而且良久乃定，不知何故。

9 案[1]　一人牙齿日长，渐渐胀开口，难为饮食。盖髓溢所致，只服白术愈（可见肾虚者不宜服术，《卫生十全方》[2]）。

【注解】[1] 本案录自夏子益《奇疾方》第十八方，还收录在《鸡峰普济方·卷二十二·奇疾》篇和《医部全录·卷一百五十七》。

[2]《卫生十全方》：宋朝夏德（字子益）撰，原书已佚，散见于《四库全书》《传信适用方》以及夏子益《奇疾方》等。

【阐发与临证】人类的牙齿长到一定程度就不长了，但啮齿类动物如老鼠的牙齿就会不停地生长，所以老鼠就喜欢到处啃咬东西，以磨耗其牙齿。如果人的牙齿日长，长到很长而且长出口，就不方便吃食物了。本案用白术煎汤内服而且漱口，反测可能是脾虚。临床如遇此等类似怪病，可以此作参考。2003 年 10 月 16 日《山东工人报》报道湖南长沙市捞刀河镇百岁老人常婆婆于 91 岁时牙掉光了，前不久又长出了四颗新牙，并且前额几缕白发又复黑。据其家人讲，她的饮食一直很好，什么都吃，荤素不挑。长出新牙后能嚼蚕豆、吃腊肉。1988 年 8 期《奥秘》报道原西德 35 岁女秘书莎比尔—基露斯下班回家路上遭雷击昏倒，在医院住了几天后，长出了胡须，手脚毛变密，乳房萎缩，语言也变成男人声。本案例的牙齿日长，是否也是特殊刺激下的变异或是特殊的生理现象？

10 案[1]　叶景夏家一妾病齿，遇痛作时，爬床刮席，叫呼连夕达旦，勺饮不可入口（毒），医药莫效，经年不差。或授一方，取附子尖、天雄尖、全蝎七个，皆生碾碎拌和，以纸捻蘸少许点痛处，随手即止[2]。林元礼云：未足为奇。更有一法，捕蚵蚾[3]大者一枚，削竹篦子刮其眉，即有汁沾其上，约所取已甚则放之，而以汁点痛处，凡疳蚀痛肿、一切齿痛皆效，药到痛定，仍不复作。孙佩云：此名蟾酥膏[4]，先以篦掠眉下，汁未出时，当以细杖鞭其背及头，候作怒鼓帐，则流注如涌，然后以绵经室痛处（《类编》）。

【注解】[1] 本案还收录在《医说·卷四·治齿痛》篇。

[2] 本案例录自《永类钤方》。

[3] 蚵蚾：蚵音河，又音可，是蜥蜴的古称。蚾音播，又音皮，即蟾蜍。蘆虫又名蚵蚾虫。这里应指蟾蜍。

[4] 蟾酥膏：同名 3 方。(1)《医学正传》方，治瘰疬窦道流脓，药用蟾酥、白丁香、寒水石、巴豆、寒食面，蜜丸，纳窦窍中；(2)《医部全录》引叶心仰方，治肉刺，药用蟾酥、腻粉；(3) 本案方。

【阐发与临证】本案二例都是外用局部麻醉止痛药取效。前例是用附子、天雄、全蝎作局麻药。附子、天雄与乌头一样都含乌头碱（生者含量丰），有麻醉作用，麻沸散中就用它。全蝎的药效主要在尾钩部，内含蝎毒及三甲胺、甜菜碱等，蝎毒能抗惊厥，降压，使动物呼吸麻痹。后例用蟾酥作局麻药，蟾酥甘辛温，有毒，功能解毒消肿止痛开窍（见九卷第六篇四肢病第 15 案）。

11 案[1]　祁门汪丞相有妾，平日好食动风物，尤嗜蟹，或作蟹羹，恣啖之。一日得风热之疾，齿间壅一肉出，渐大胀塞，口不能闭，水浆不入，痛楚待毙而已。有一道人云能治之，其法用生地黄取汁一碗，猪牙皂角数挺，火上炙令热，蘸汁令尽。末之，傅痛肉上，随即消缩，不日而愈。后多金赂其方。

【注解】[1] 本案录自《医说·卷四》，还收录在《医部全录·卷一百五十七》《奇症汇·口》。

【阐发与临证】蟹性咸寒，有小毒，能使人动风，所以患风疾之人不可食。本案例为丞相宠妾，多为骨弱肌肤盛，平时嗜动风饮食物及咸寒之物，故其人风痰之体可知。患风热之疾后，龈肿胀塞，口不能闭，显系风热夹痰之疾。夫龈肿有风热、湿热、胃热、气虚之不同。《景岳全书·齿牙》说"凡火病者，必病在牙床肌肉间，或为肿痛……必美酒厚味膏粱甘腻过多，以致湿热蓄于肠胃而上壅于经"（指手足阳明经，即下牙、上牙所属之经），《景岳全书·血证》说"故凡阳明火盛……为牙根腐烂肿痛"，《医宗金鉴·外科心法要诀》说"牙龈宣肿……总由胃经客热积久，外受邪风"。本案文所述用法实为生地汁与牙皂末涂在壅肉上。生地苦微甘寒，能清胃与大肠火，牙皂角辛咸而温，能搜风泄热，外涂能散肿消毒。

12案[1] 洛阳李敏求赴官东吴，其妻病牙痛，每发，呻吟宛转，至不堪忍。令婢辈以钗按置牙间，少顷银色辄变黑，毒气所攻，痛楚可知也。沿途医之罔效。嘉禾僧惠海为制一汤，服之，半年所苦良已。后食热面复作，坐间煮汤以进，一服而愈，其神速若此。视药之标题，初不著方名，但云凉血而已。敏求报之重，徐以情叩之，始知为四物汤。盖血活而凉，何由致壅滞以生疾也？

【注解】[1] 本案录自《泊宅编》，还收录在《医说·卷九·四物汤之功》篇和《奇症汇·口》。

【阐发与临证】牙痛在《内经》中称齿痛，《诸病源候论》将上牙称牙、下牙称齿。牙痛有风热、胃热、血热、血瘀、风寒、虚火、气虚、龋齿等八种证型，而且上牙痛往往属足阳明胃经，下牙痛往往属手阳明大肠经，所以临床辨证必须把病因、经络、病机等结合起来，疗效才会更显著。本案例用四物汤而显效，说明属血热血瘀，所以食热面而又诱发。为何牙痛在一个月左右时间内屡治不减，可能不是一般的牙痛，结合"每发，呻吟宛转，至不堪忍"，很可能是三叉神经痛。该病突然发作，剧烈、锐利的疼痛常因碰触牙齿（扳机点）而反复发作。至于用银钗放在疼痛部位，以其是否变黑色来测试"毒气"，是不可靠的。

13案[1] 一人忽然气上喘不能语言，口中涎流吐逆，齿皆摇动，气出转大，即闷绝，名伤寒并热霍乱。用大黄、人参各五钱，水三盏，煎一盏服（烺按：伤寒并热霍乱何以入齿牙类？疑误）。

【注解】[1] 本案例录自《阮霖经验方》第十二方，还收录在《医部全录·卷三百二十九·怪病门》和《奇症汇·口》。

【阐发与临证】喘有风寒闭肺、风热犯肺、表寒里热、痰浊阻肺、气郁伤肺、肺气阴虚、肾虚痰阻、阳虚水泛、肾不纳气等九种证型。喘证首要辨虚实。《症因脉治·喘症论》篇说"诸经皆令人喘，而多在肺胃二家……喘而呕吐者，胃也"。本案例突发气喘，口中涎流（实为痰涎）是为实，吐逆则在胃；齿皆摇动，气上喘，不能语言是为肾虚，元气无根，故此案例为肺胃实而肾不纳气。因此用人参扶正，用大黄泻胃之实。伤寒泛指多种外感热病。《素问·热论》篇说"今夫热病者，皆伤寒之类也"。又说"人之伤于寒也，则为病热"。热霍乱是霍乱之属于热者。《伤寒论》第382条说"呕吐而利，此名霍乱"。第383条"病发热、头痛、身痛、恶寒、吐利者……此名霍乱"。实际上第383条所说的乃是热邪侵入肠胃，传化失常而吐利，是伤寒并热霍乱，宜桂苓甘露饮。因此本案例之症与是症不同，不能混为一谈。

如果口中涎流不是痰涎，而是唾液，则此为脾虚，用人参也对。唾液对人体来说也是很有用处的，除能帮助消化食物外，还有止血作用。美国科学家斯坦—科恩士发现了唾液中有一种叫EGF的由53个氨基酸组成的多肽类物质，能促进细胞的增殖分化，以新生的细胞代替衰老的细胞，能加速皮肤黏膜创伤的愈合、消炎镇痛、防止溃疡、止血，此物质与生长、衰老也有关（科恩士为此荣获1986年度诺贝尔生理医学奖)。人类有个天生的习惯,手指偶然碰到外伤甚或出血,下意识地把受伤手指放在口中。这是天生的自我保护动作,实际是有治疗作用的。

14 案 宋英宗[1]书齿药方,生地黄、细辛、白芷、皂角各一两,去皮子入瓶中,黄泥固济,炭五六斤煅令尽炭,入僵蚕一分,甘草二钱,为细末,早晚揩齿,并治衄血动摇等疾(《云烟过眼录》[2])。

【注解】[1] 宋英宗:名赵曙,年号治平,1064—1067 年在位。

[2]《云烟过眼录》:《清史·艺文志(志 122)》载《烟云过眼录》(笔者注:疑为刻误)20 卷,周密撰。《四库全书》载:《云烟过眼录》,宋朝周密撰,《续录》为元朝汤允谟撰。另有《须静斋云烟过眼录》1 卷,潘世璜撰(《清史·艺文志(志 122)》载)。

【阐发与临证】此方可能是主治齿痛、龈肿痛,衄血(齿宣)动摇是并治。细辛白芷辛温祛风止痛,皂角祛风化痰、活血通络止痛,生地清热凉血,僵蚕咸辛平无毒,祛风化痰、通络消肿,治小儿惊痫夜啼、口噤发汗,治面黑,灭诸瘢痕,治中风失音、偏枯、风虫牙痛、皮肤风疹,散风痰结核瘰疬。

15 案 江应宿在燕京,见小儿医陈吏目患齿痛,脸腮肿起,痛楚难支。闻一匠夫能治虫牙,试召视之。与五灵脂如米粒者三颗,令咬在痛齿上,少顷以温水漱出,得小白蛀虫三条,痛止肿消。

【阐发与临证】本患者齿痛引起脸腮肿,应是血瘀挟风热。本篇第 11 案生地加皂角,上案生地加细辛、白芷、皂角都是这样治法。第 10 案前例用天雄、附子、全蝎末外敷,后例用蟾酥外敷都是辛温药,仅是辛温祛风止痛麻醉药,好像都无清热解毒凉血之类药品。本案例说是治虫牙,也"真的"得小白虫三条,但五灵脂也是辛苦温药,仅能活血止痛,哪有清热解毒凉血之功?所以以上数例也仅是治标。

第十六篇　瘖

1案　吕元膺[1]治一僧病，诊其脉，独右关浮滑，余部无恙。曰：右关属脾、络胃挟舌本，盖风中廉泉，得之醉卧当风而成瘖[2]。问之而信，乃取荆沥化至宝丹饮之，翌日遂解语。

【注解】[1]吕元膺：即吕复，吕沧州，本案应录自《吕復医案》或《明史·本传》。

[2]瘖：通喑，失音。

【阐发与临证】本案是里热外寒而致瘖。失音有风寒、风热、肺热、肺阴虚、肾阴虚、痰湿上壅、血瘀、受惊及突然过高声呼喊等证型。暴喑实证往往是里有热、外束风寒，通常称寒包火，即外寒郁闭、内热不得宣泄，金实不鸣。《灵枢·忧恚无言》篇说"人卒然无言者，寒气客于厌（指会厌），则厌不能发，发不能下至，其开阖不致，故无音"。酒醉则水谷之道咽喉湿热阻滞，湿热不泄，寒邪不宣。荆沥即取鲜牡荆茎两头架在砖上，中间用火炙之，水液从两头滴出，收集之。其性味甘平无毒，除风热，导痰涎，开经络，行血气，去烦热心闷，头风眩晕，除痰唾，卒失音喉痹，治小儿心热惊痫。牡荆茎同荆芥、荜茇煎水漱口治风牙痛。

2案[1]　一中年男子伤寒身热，医与伤寒药，五七日变神昏而瘖。遂作本体虚有痰治之。人参半两，黄芪、白术、当归、陈皮各一钱，煎汤入竹沥、姜汁饮之，十二日，其舌始能语得一字，又服之半月，舌渐能转运言语，热除而痊。盖足少阴脉挟舌本，脾足太阴之脉运舌本，手少阴别系舌本，故此三脉虚，则痰涎乘虚，闭塞其脉道而舌不能转运言语也。若此三脉无血，则舌无血营养而瘖。经云：刺足少阴脉，重虚出血，为舌难以言。[2]又言刺舌下中脉太过，血出不止为瘖。[3]治当以前方加补血药也（此案不可为训。既云伤寒七日后变神昏而瘖，恐热传少阴心经，即作体虚有痰亦当配清热之品，不得纯用补剂。并下一条俱丹溪翁案）。

【注解】[1]本案录自《医学纲目·卷二十七·舌喑》篇，还收录在《医部全录·卷三二四·声音门》。按魏按：本案及下一案俱为丹溪医案，那可能在《丹溪纂要》中，丹溪余书中均未找到。

[2]刺足少阴脉，重虚出血，为舌难以言：录自《素问·刺禁论》篇。

[3]刺舌下中脉太过，血出不止为瘖：录自《素问·刺禁论》篇。

【阐发与临证】从"其舌始能语得一字……舌渐能转运言语"可看出，该患者是病舌不能运转而失语，非失音，因此辨为有痰是很对。是否本体虚要看其他脉证，因那时还有热。至于前医因辨为伤寒身热而与伤寒药，是否为误诊，舌不能运转而失语也可能是中风舌謇，如是则"与伤寒药"后"变神昏而瘖"就能对口了。手少阴心、足少阴肾、足太阴脾三经脉与舌本有关，舌本不能运转而失语，当辨治此三经脉。魏按因辨证失误（辨为热传少阴心经），故用清热之品。

3案[1]　一男子五十余岁，嗜酒，吐血后不食，舌不能言，但渴饮水（热），脉略数（火）。与归身、芍、地各一两，参、术二两，陈皮两半，甘草二钱，入竹沥、童便、姜汁少许，二十余贴能言。若此三脉，风热中之，则其脉弛纵，故舌亦弛纵，不能转运而瘖；风寒客之，则其脉缩急，故舌卷而瘖，在中风半身不收求之也。

【注解】[1] 本案录自《医学纲目·卷二十七·舌喑》篇，案文中"归身"在原文中是"归、芎"。还收录在《医部全录·卷三二四·声音门》。

【阐发与临证】此案与上案一脉相承："舌不能言"，而且在案文后道出了上案的辨治是对的，嗜酒到引起吐血，可见嗜酒的程度，肯定是引起了中风，其因也是湿热，湿热蕴化成痰热，此处仅说风热、风寒就不全面了。

4 案[1] 丹溪治一人遗精，误服参、芪及升浮剂，遂气壅于上焦而瘖，声不出。乃用童便浸香附为末，调服而疏通上焦以治瘖；又用蛤粉、青黛为君，黄柏、知母、香附佐之为丸而填补下焦以治遗，十余日良愈。

《本草》言尿主久嗽失音，故治瘖多用尿白[2]，能降火故也。

【注解】[1] 本案可能录自《丹溪纂要》，还收录在《医部全录·卷三百二十四·声音门》《古今医案按·卷五·喑》篇。

[2] 尿白：即人中白，咸平，能降相火、消瘀血，治传尸热劳、肺痿、心膈热、羸瘦渴疾，治咽喉口齿疮，肌肤汗血，诸窍出血，烧研敷恶疮。

【阐发与临证】遗精有心火旺、相火亢、湿热盛、精关不固、肾阴虚、肾阳亏。年轻男子精室满则溢，是为实证，毋治。如因心火旺、相火亢，须服清心火、平相火之类，如知柏地黄丸、大补阴丸之类便可。如果肾阴虚、肾阳虚，易成滑精，应用左归、右归之类，一般也不单用人参黄芪。升浮剂主要用在清阳不升等证候，遗精患者除非兼患脾虚中气下陷证，否则很少使用。因为人参黄芪补气力足，气有余便是火，反而会使阴精耗损更多、遗精加重。升浮之剂易使气上壅，对实证更是如此。本患者即因气火有余、上壅而瘖，所以用童便清热引火归元、香附疏通三焦气机。后用知母、黄柏坚下焦阴，蛤粉咸能入肾，共清过旺之相火。

5 案[1] 一人患卒瘖，杏仁三分去皮尖熬，别杵桂一分如泥，和取杏核大，绵裹含，细细咽之，日夜三五次。

【注解】[1] 本案录自《食疗本草·卷上·杏》篇，还收录在《证类本草·卷二十三·杏核仁》篇及《医部全录·卷三百二十四·声音门》单方中。

【阐发与临证】此患者既为卒瘖，又用杏仁和肉桂取效，可见为风寒夹痰引起。因患处为上下通道三岔口，药汁不能久留，所以采用细细咽、慢慢下之法，尽量使药物与患处局部多接触。

6 案[1] 孙兆治曹都使，新造一宅落成，迁入经半月，饮酒大醉，卧起失音，瘖不能言。召孙视之，曰：因新宅，故得此疾耳，半月当愈。先服补心气薯蓣丸[2]，治湿用细辛、川芎。十日其疾渐减，二十日痊愈。曹既安，见上，问谁医，曰孙兆。上乃召问曰：曹何疾也？对曰：凡新宅，壁皆湿，地亦阴多，人乍来，阴气未散。曹心气素虚，饮酒至醉，毛窍皆开，阴湿之气，从而乘心经，心经既虚，而湿又乘之，所以不能语。臣先用薯蓣丸，使心气壮，然后以川芎、细辛去湿气，所以能语也（即仲景法，虚者先固其里后清其表[3]）。

【注解】[1] 本案录自《孙兆口诀》（应为孙兆著《伤寒脉诀》），此书未找到，所以本案可能录自《医学纲目·卷二十七·喉喑》篇，还收录在《医部全录·卷三百二十四·声音门》医案中。

[2] 薯蓣丸：同名12方。(1)《金匮要略》方，治虚劳，眩晕，身重少气，羸瘦纳减，腰背烦痛，药用山药、当归、桂枝、生地、大豆卷、神曲、甘草、人参、阿胶、川芎、芍药、白术、麦冬、防风、杏仁、柴胡、桔梗、茯苓、干姜、白蔹、大枣，蜜丸；(2)《外台秘要》方，治五劳七伤，头痛目眩，手足逆冷，冷痹，阳衰，药用薯蓣、牛膝、菟丝子、杜仲、泽泻、赤石脂、生地、山茱萸、巴戟、茯苓、石膏、白马茎、苁蓉、五味子、远志、柏子仁，蜜丸；(3)《圣惠方》方之一，治胆虚冷，多恐惧，头昏目暗，药用薯蓣、菟丝子、天雄、人参、熟地、决明子、防风、柏子仁、山茱萸、黄芪、远志、桂心、酸枣仁，蜜丸；(4)上书方之二，治虚损不足，饮食无味，四肢羸弱，药用薯

蕨、石龙芮、覆盆子、熟地、五味子、萆薢、远志、石斛、菟丝子、人参、桂心、山茱萸、防风、天雄、狗脊、黄芪、秦艽、白术、石楠、巴戟、麦冬、蛇床子、杜仲、肉苁蓉、五加皮，蜜丸；（5）上书方之三，治虚损，药用薯蓣、石斛、牛膝、鹿茸、茯苓、五味子、巴戟、山茱萸、人参、桂心、熟地、泽泻、杜仲、远志、肉苁蓉、蛇床子、覆盆子、续断、菟丝子，蜜丸；（6）上书方之四，治虚劳肾衰，小便白浊，腰膝无力，药用薯蓣、韭子、菟丝子、桂心、附子、五味子、茯苓、石斛、牛膝、肉苁蓉、熟地、龙骨、车前子、丹皮，蜜丸；（7）上书方之五，治虚劳少气，四肢无力，药用薯蓣、熟地、黄芪、巴戟、远志、五味子、牛膝、桂心、柏子仁，蜜丸；（8）上书方之六，治劳聋，肾虚，羸瘦，腰脚无力，药用薯蓣、熟地、桂心、附子、人参、石斛、肉苁蓉、鹿茸、茯苓、菟丝子、磁石、天冬、钟乳粉，蜜丸；（9）上书方之七，治痟肾，小便滑数，四肢少力，羸瘦，不思食，药用薯蓣、鸡内金、熟地、麦冬、黄芪、天花粉、丹皮、龙骨、茯苓、山茱萸、杞子、泽泻、桂心、附子，蜜丸；（10）上书方之八，治五劳七伤，虚损羸瘦，腰脚无力，肾衰，脾胃气寒，诸虚不足，药用薯蓣、石斛、牛膝、鹿茸、苁蓉、茯神、五味子、续断、巴戟、附子、人参、桂心、山茱萸、杜仲、泽泻、熟地、蛇床子、菟丝子、远志、覆盆子，蜜丸；（11）上书方之九，治虚损，药用薯蓣、肉苁蓉、菟丝子、附子、赤石脂、牛膝、五味子、熟地、泽泻、山茱萸、茯苓、巴戟、桂心、柏子仁、人参、白术、炮姜，蜜丸；（12）上书方之十，治脏腑虚寒，腰脚无力，药用薯蓣、苁蓉、附子、钟乳粉、石斛、熟地、鹿茸、远志、茯苓、人参、五味子、山茱萸、牛膝、蛇床子、黄芪、萆薢、车前子、桂心、天冬、覆盆子、菟丝子，蜜丸。

[3] 虚者先固其里，后清其表：此法指《伤寒论》第93条。

【阐发与临证】患者湿热在内、寒湿束表，此为实；其人心气素虚，此为虚，本虚标实。心主血，心气概指心血。但心血之运行需心气为帅、心气推动，所以也以心气概之。

7 案[1]　一男子年近五十，久病痰嗽。忽一日感风寒，食酒肉，遂厥气[2]走喉，病暴瘖。与灸足阳明（胃）别丰隆二穴（丰隆穴在足胃穴也，丰隆踝上八寸，胻骨外廉陷中）各三壮，足少阴（肾）照海穴（照海穴在足心肾穴也，照海《神农经》[3]云在内踝直下白肉际是穴）各一壮，其声立出。信哉！圣经[4]之言也。仍以黄芩降火为君，杏仁、陈皮、桔梗泻厥气为臣，诃子泻逆，甘草和元气为佐，服之良愈。

【注解】[1] 本案录自《医学纲目·卷二十七·喉喑》篇，还收录在《医部全录·卷三二四·声音门》医案中。

[2] 厥气：此处指邪气，即风寒挟痰湿。

[3]《神农经》：不是指《神农本草经》，而是指《黄帝内经》，尤指其中的《灵枢经》。因尊神农氏为黄帝。

[4] 圣经：不是指基督教的《圣经》。中华民族尊称神农氏为黄帝，为圣，故称《神农经》为《黄帝内经》《黄帝外经》，指为圣经。

【阐发与临证】久病痰嗽，再感风寒，又食酒肉，此为痰湿蕴肺、湿热在脾胃，又风寒外束，与上案相似。咽喉病皆属痰火，也包括牙、舌，但失音症尤其易发于痰热内蕴、风寒外束之人。所以用黄芩泻肺火，用陈皮化痰湿，杏仁桔梗辛温泻肺化痰。

8 案[1]　一人惊气入心络，瘖不能言。以蜜佗僧（即淡底）研细，一匕许，茶调服，遂愈。有人因伐木山中，为狼所逐而得是疾，或授以此方，亦愈。又一军尉，采藤于谷，逢恶蛇而疾，其状正同，亦用此药疗之而愈。

【注解】[1] 本案录自《医说·卷五·惊气入心篇》，注明出于《己志》（指《夷坚志·己志》）。还收录在《奇症汇》心部。

【阐发与临证】本案三例均为受惊引起。《灵枢·忧恚无言》篇说"舌者，音声之机也"，《灵枢·脉度》篇又说"心气通于舌"，说明心脏器功能正常，则言语流利，惊则气乱，心气不和，舌窍不利，故喑不能言。而密佗僧质重去怯平惊气，故能治之。《仁斋直指方》亦曰"大惊入心，则败血顽痰，填塞心窍，故喑不能言，宜密佗僧散、远志丸、茯神散之类"。

9 案[1]　黄帝问曰：人有重身，九月而瘖，此为何也？岐伯对曰：胞之络脉绝也。帝曰：何以言之？岐伯曰：胞络者系于肾，少阴之脉，贯肾系舌本，故不能言也。帝曰：治之奈何？岐伯曰：无治也，当十月复。

【注解】[1] 此原文录自《素问·奇病论》篇。

【阐发与临证】此症为妊娠失音即子瘖。临床常见有风寒、风热、痰热、肺阴虚、肾阴亏而引起，还有妊娠胎热引起、妊娠血虚引起。如后两种，生活调理即可减轻，产后也可自行恢复。如用药，前三种实证以保胎兼疏邪为主，肺、肾阴虚及妊娠血虚当以滋阴养血及护胎为主，而妊娠胎热则清热保胎法可治。

10 案　欧阳公[1]与梅圣俞书，失音记得一方，将槐花于新瓦上炒熟（璜按：火刑肺金者宜之），置怀袖中，随处送一二粒，口中咀嚼之，使喉中常有气味，久之声自通（《焦氏笔乘》）。

【注解】[1] 欧阳公：指北宋文学家欧阳修。

【阐发与临证】槐花苦平，除治肠风下血、皮肤风热、赤白痢、目赤、吐衄血崩中等症外，李时珍说"炒香频嚼治失音喉痹"。危氏《世医得效方》载用炒槐花三更后仰卧嚼咽治中风失音。

第十七篇　皮肤皴裂

1 案[1]　东垣治一人皮肤皴裂，不任其痛，两手不能执辕，足不能履地，停辙止宿，因制润肌膏[2]与之即效。方以珠青[3]四两，白蜡八钱，乳香二钱，于铹[4]铛内，先下沥青，随手下黄蜡、乳香，次入麻油一二匙，俟沥青溶开，微微熬动，放大净水盆于其旁，以搅药，用铍錍[5]滴一二点于水中试之，如硬，入少油，看软硬合宜，新绵滤于水中，揉扯以白为度，磁器内盛，或油纸裹，每用，先火上炙裂口子热，捻合药，亦火上炙软，涂裂口上，纸少许贴之，自然合矣。

【注解】[1] 本案录自《卫生宝鉴·卷十三》。

[2] 润肌膏：同名2方。（1）《卫生宝鉴》方，即本案用方；（2）《外科正宗》方，治同，药用当归、紫草、黄蜡、香油。

[3] 珠青：珠子沥青，即沥青干硬时呈小粒状。

[4] 铹：（1）同夷字；（2）同铁字。此处应同铁字。

[5] 錍：音批，箭镞的一种，这里用以指铁质的带尖头的小物件。

【阐发与临证】皮肤皴裂是因各种原因引起的表皮角质层增厚而且开裂，随部位及裂隙深浅不同而出现程度不等的触痛，甚至引起少量出血。引起的病因概有寒冷、气候干燥、风热、湿热、血虚、血热、局部摩擦等。本患者是驾驭车辕者，两手常用力与鞭革木把等摩擦，而且双手经常暴露于寒冷雨湿中，风吹日晒，故易皴裂，这很可能是血虚风燥证型。老年人指端足跟常于冬季皴裂，也与血虚肌肤不润有关，这些都用润肤滋肌的油膏常敷即可治疗。蜂蜡之色黄者为黄蜡，煎炼后纯净色白者为白蜡，性味甘微温，能益气治下痢白脓，治孕妇胎动，化蜡外敷治冻疮。

《本草纲目》有石脑油（石油）而无沥青。石油辛苦有毒，能化涎，治小儿惊风，可和诸药作丸散，外用涂疮癣虫癞。《特别文摘》2013年11月上半月刊：在阿塞拜疆纳夫塔兰市有石油浴疗养地，该地石油不能燃烧，但具有消炎止痛、扩张血管、促进新陈代谢、加快伤口愈合之功效，能治牛皮癣、关节炎、皮肤过敏、肌肉劳损等70多种疾病。但现代认为沥青（包括天然沥青、石油沥青、煤焦油沥青）有毒，能致癌，而且气味难闻，还是不用为好。现代可用废弃的膏药（其中含有大量的香油，多量的蜂蜡和某些中药成分）化软后嵌入裂隙中，外以胶布固定之，与案文介绍的用润肌膏同样都有润燥作用。

既然石油中的一部分沥青（石油沥青）对人体有如此大毒，足以危害生命，而近现代以来都认为石油乃古代动物在地震陆沉等地壳升降运动中深埋于地下，在高温高压环境下逐渐蜕化变成，那么动物有机体能产生对自身有如此大毒的废物吗？《奥秘》1998年第1期和2003年第7期同样译编转报（自美国《发现》杂志）美南加州沃塞德市中心医院收治一女病人，31岁的格劳利亚·拉默茨，她身上有一层发出大蒜气味的油脂，从她身上抽出的血液也有类似氨气的气味，并在血液的表面漂浮一些彩色的颗粒物质。她入院后31分钟经各种抢救无效死亡，奇怪的是该病房抢救她的医务人员共有23人出现中毒症状，最严重的护士除窒息外，还并发肝炎和胰腺炎，有半数人死亡。此事引起美英德三国科学家的高度重视，最后怀疑是"人类的身体可以发生常理所不能解释的奇怪化学变化，产生出古怪的毒气"。1997年诺贝尔生理学医学奖获得者美国学者斯坦利·普鲁西纳发现了第五种传染因子——毒蛋白，他证明除了细菌、病毒、霉菌、寄生虫以外，还有蛋白质（正确说应该是毒蛋白）也可引起疾病的传染，例如疯牛病、克——雅氏病、新几内亚流行的笑死病等。

2 案 虞天民[1]治仲兄，[2]年四十五岁，平生瘦弱血少，深秋得燥症，皮肤拆裂，手足枯燥，搔之屑起，血出痛楚，十指中厚皮而莫能搔痒。虞制一方，名生血润肤饮[3]，用归、芪、生熟地、天麦二门冬、五味、片芩、瓜蒌仁、桃仁泥、酒红花、升麻，煎服十数贴，其病如脱。大便燥结，加麻仁、郁李仁。此值庚子年，岁金太过，至秋深燥金用事，久晴不雨，乃得此症。（烺按：原刻误作汪石山案）

【注解】[1] 虞天民：即虞抟，花溪恒德老人。

[2] 本案录自《医学正传·卷二》。

[3] 生血润肤饮：《医学正传》方，又收录在《沈氏尊生书》，即本案所方，治血虚皮肤燥涩。

【阐发与临证】本患者瘦弱，按《灵枢·逆顺肥瘦》篇说"年质壮大，血气充盈……瘦人者，皮薄色少……其血清气滑，易脱于气，易损于血"。《灵枢·本藏》篇说"血和则经脉流行，营复阴阳，筋骨劲强，关节清利，气和则分肉解利，皮肤调柔，腠理致密"。血清气滑即气血衰，筋骨分肉不利，皮肤不柔，腠理不致密，加之深秋气候干燥，易得皮肤皲裂症，劳苦之人、老年人，手足尤易患，肥胖之人少患。此方主要是养血清热润燥，主治血虚风燥者，即使仅肠燥便秘而无皮肤皲裂者，亦可用。案文说"十指中厚皮而莫能搔痒"，应该是甲床肥厚，是手癣所致，而手癣也能引起手指掌干燥裂口，足癣同样如此。

第十八篇　骨　　哽

1 案　鄱阳汪友良，因食火肉[1]，误吞一骨如小指大，哽于咽喉间，隐然见于肤革，引手可揣摸，百计不下，凡累日，虽咳嗽亦痛，仅能略通汤饮，举家忧惧。昏睡中见一人衣朱衣者告曰：欲脱骨哽，惟南硼砂妙。恍惚惊寤，谓非梦也，殆神明阴受[2]以方，欲全其命。索笥得砂一块，汲水涤洗，取而含化，终食间脱然如失（《壬志》[3]）。

【注解】[1] 火肉：用火烤熟的肉，即现代的烧烤如烤鸡、烤鸭、烤乳猪等。

[2] 受：同授。实际"受"是被动接受，"授"是主动给予。

[3] 《壬志》：见一卷第八篇伤寒第100案《丁志》，本案还收录在《医说·卷四·鹏砂治哽》篇。

【阐发与临证】硼砂，古也称蓬砂、鹏砂、盆砂，是炼结而成。性味甘微咸凉，功能清热解毒治口舌生疮、鹅口疮、咽喉疳或肿溃、目赤、翳障；清化痰热治痰浊壅肺、癫痫；清热燥湿治湿疹搔痒；能治走马牙疳；化痰止咳消肿破积痰、治一切恶疮、胬肉瘀血、消喉痹。喉中肿痛者初起便用（含化咽津）即不会发展至喉痹。《普济方》载用生姜片蘸硼砂末揩舌，治木舌肿僵。

2 案[1]　吴江县浦村王顺，富人也。因食鳜鱼被哽，骨横在胸中，不上不下，痛楚之甚，饮食不得，几死。忽遇渔人张九，言取橄榄与食，即软也。适当春夏之时，无此果，乃取橄榄核捣为末，以急流水调服之，果安。张九曰：父老传橄榄木作鱼棹篦，鱼若触，即便浮可捉，所以知畏橄榄也。今人煮河豚，须用橄榄，乃知化鱼毒也（《名医录》）。

【注解】[1] 本案还收录在《医说·卷四·渔人治哽》篇。

【阐发与临证】橄榄又名青果，性味酸涩甘温，能生津止渴、治咽喉痛，消酒毒，解鱼毒，嚼汁咽之治鱼鲠。其核甘涩温，磨汁服治诸鱼骨鲠，治食鲙成积，烧存性研末服能治肠风下血，油调敷治耳足冻疮。至于煮河豚时加橄榄是否能解毒，本草有记载，但未试用过，不敢妄言。

3 案[1]　滁州蒋教授名南金，因食鲤鱼玉蝉羹，为肋骨所哽，凡治哽药及象角[2]屑，用之皆不效。或令以贯众，不拘多少，浓煎汁一盏半，分三服并进。连服三剂，至夜，一咯而出。因戏云：此管仲之力也。[3]

【注解】[1] 本案录自王璆《是斋百一选方·卷十·治骨鲠》篇，还收录在《医说·卷四·治哽》篇。

[2] 象角：象牙。

[3] 原文对此句释为："贯仲，一名管仲。"

【阐发与临证】贯仲苦微寒有微毒，能解毒止血软坚散结，能治腹中邪热气，解斑疹毒、漆毒、破癥瘕，除头风，止鼻衄，治崩漏。《普济方》用贯众、砂仁、甘草等分为粗末，绵包少许，含之咽汁，治鸡鱼骨鲠，久则随痰自出。象牙甘寒，《本草纲目》载刮象牙屑和水敷，能使刺入肉中之铁刺、杂物自出；象牙磨水服，能使刺入咽中之诸物立出，能治风痫惊悸。

4 案 礼部王员外言，昔金陵有一士子，为鱼骨鲠所苦，不能饮食。忽见卖白饧[1]糖者，因买食之，顿觉无恙。后见孙真人已有此方[2]，见说略。

【注解】［1］饧：一通糖；二音行，即饴之稠硬者。

［2］用饴饧治骨鲠的记录，在《千金要方·卷十六·胃腑方/噎塞第六》，原文是"饴糖丸如鸡子黄大，吞之，不去更吞"，但是最早的治疗记录在晋朝葛洪《肘后备急方》卷六第五十和第五十一，尤其前者，文字相同。按年代应是《千金要方》引自《肘后备急方》。

【阐发与临证】饴糖甘大温，能健脾益中补虚，止渴润肺。《肘后备急方》载治鱼骨鲠咽不能出，取饴饧丸如鸡蛋黄大吞之，不下再吞。《外台秘要》载治误吞钱钗竹木，取饴糖一斤，渐渐食尽便出。

第十九篇 误吞金错

1案[1] 张成忠，汉上人，有女八岁，将母金错子一只剔齿，含口中，不慎咽下，胸膈痛不可忍，忧惶无措。忽银匠来见，云：某有一药物可疗。归取药至，米饮抄下三钱令服，来早大便取下。后问之，乃羊胫炭一物为末尔。

【注解】[1] 本案录自《名医录》，还收录在《医说·卷七·误吞金》篇和《永乐大典·卷20310》以及《本草纲目·羊胫骨》篇。

【阐发与临证】按李时珍说羊胫骨灰可以磨镜，羊头骨可以消铁，故误吞铜铁者用之，取其相制也。现代如发现误吞金属物，一般都在X线透视下看其在何处，如在胃内，还用油脂类润滑导泻之；梗阻在食道狭窄处，也可用润滑之油脂类，促使其排入胃内。实在下不去，只有手术取出。但对人体损伤太大。此法倒是可以一试。

2案 刘遵道[1]，草窗先生[2]族弟也。有渔人误吞钓钩，遵道令镕蜡为丸，以线贯下，钩锐入蜡，即拽而出。其人德之，日献鱼一尾，至殁乃止。

【注解】[1] 刘遵道：明朝长洲人，当代医生。其兄刘溥供职太医院，本案还收录在《古今医案按》卷六误吞金铁篇。

[2] 草窗先生：刘草窗，明朝医生，曾创立痛泻要方。

3案 咸平[1]中职方魏公在潭州，有数子弟皆幼，因相戏，以一钓竿垂钩，用枣作饵，登陆钓鸡雏，一子学之而误吞其钩至喉中，急引，乃钩以须逆不能出，诸医莫敢措手，魏公大怖。时本郡有一莫都料，性甚巧，魏公召告其故。莫沉思良久，言要得一蚕茧及大念佛数珠[2]一串，公与之。莫将茧剪如钱大，用手揉四面令软，以油润之，仍中通一窍，先穿上钩线，次穿数珠三五枚，令儿正坐开口，渐添引数珠，俟之到喉，觉至系钩处，乃以力向下一推，其钩以下而脱，即向上急出之，见茧钱向下裹定钩线须而出，并无所损。魏公大喜，谢之，且曰：心明者意必大巧，意明者心必善医（《名医录》[3]）。

【注解】[1] 咸平：宋真宗年号，998—1003年。

[2] 念佛数珠：数珠又名念珠、佛珠，信奉佛教的人诵经时用以记数的串珠，最多的108颗，少则54、27颗，最少14颗。

[3]《名医录》：《唐书·艺文志》记为《名医传》。《宋史》作《历代名医录》，唐朝甘伯宗撰。原书已佚。显然，本案为宋朝人增添的。本案还收录在《医说》卷四巧匠取喉钩篇。

【阐发与临证】此二案用不同的奇巧方法治疗同一种奇巧的病。作为现代来说，那就开胸切开食道（或喉部）取出，但这种奇巧治法碰巧时倒是可以一试的。

4案[1] 江应宿在维扬治乡人王姓者，因事犯盐院，惊惧，自吞黄金一二钱，心中愦愦，无可奈何。少顷已获正犯，其事遂平，欲求生，遍求医药不效，逆予往视之。四肢厥冷，六脉沉伏，计无所出。沉思银工镕金必用硼砂，硼能制金，急市硼四钱，为末粥丸，分二次服下，少顷煎承气汤，利下，硼裹金从大便出而安。

【注解】[1] 本案还收录在《古今医案按·卷六·误吞金铁》篇。

【阐发与临证】按李时珍说硼砂性能柔五金而去垢腻，故治噎膈积聚、骨髓结核、恶肉阴癀，取其柔物也。苏颂说其可焊金银。

5 案[1] 凡人溺死者及服金屑未死者，以鸭血灌之可活。

【注解】[1] 本案还收录在《古今医案按·卷六·误吞金铁》篇。

【阐发与临证】鸭血以白鸭血为佳。性味咸冷，功能解诸毒。《本草纲目》说"热鸭血解中生金、生银、丹石、砒霜诸毒，射工毒，又治中恶及溺水死者，灌之即活"。孟诜《食疗本草》谓"热饮解野葛毒，已死者入咽即活"。《太平广记》云"白鸭血热饮之，解百蛊毒"。

第二十篇　误吞水蛭蜈蚣

1案[1]　吴少师在关外尝得疾，数月间肌肉消瘦，每饮食下咽，少时腹如万虫攒攻，且痒且痛，皆以为劳瘵也。张锐为切脉，戒曰：明日早，且忍饥勿啖一物，锐当来为之计。旦而往，天方剧暑，曰：请选健卒趋往十里外取行路黄土一银盉，而令厨人旋治面，停午乃食。才举筯，取土适至，于是温酒二升，投土搅其内，出药百粒进之，肠胃掣痛，几不堪任，急登圊。锐密使别坎一穴，便扶吴以行，须臾大下如倾，秽恶斗许，有蚂蟥千余，宛转盘结，俱已困死。吴亦惫甚，扶憩榻上，移时方餐粥，三日而平。始言去年正以夏夜出师，中途躁渴，命候兵持马盂挹涧水，甫入口，似有物，未暇吐之，则竟入喉矣，自此遂得病。锐曰：虫入肝脾里，势须滋生。常日遇食时则聚丹田间吮啑精血，饱则散处四肢。苟惟知杀之而不能扫尽，故无益也。锐是以请公枵[2]腹以诱之。此虫喜酒，又久不得土味，乘饥毕集，故一药能洗空之耳。吴大喜，厚赠金帛以归（《庚志》）。

【注解】[1] 本案录自《夷坚志·庚志》。

[2] 枵：音消，空虚，在此指空腹。

【阐发与临证】在不经意间误吞昆虫和小动物是完全有可能的。《大明本草》说水蛭"此物极难修治，须细锉，以微火炒，色黄乃熟。不尔，入腹生子为害"。李时珍说："误吞水蛭入腹，生子为害，啑啑脏血，肠痛黄瘦者。惟以田泥或擂黄土水饮数升，则必尽下出也。""盖蛭在人腹，忽得土气而下尔。或以牛羊热血一二升，同猪脂饮之，亦下也。"本案文中叙治甚详。

2案　宁国卫承务者，唯一子，忽得疾，羸瘦如削。医以为瘵疾，治疗无益。医刘大用[1]问其致疾之因，曰：尝以六月饮娼家，醉卧桌上，醒渴求水不得，前有菖蒲盆水清洁，举而饮之，自是疾作。刘默喜，遣仆掘田间淤泥，以水沃濯取清汁两碗，置几上，令随意饮。卫子素厌疾苦，忍秽一饮而尽。俄而肠胃间攻转搅刺，久之始定。续投宣药[2]百粒，随即洞泄，下水蛭六十余条，便觉襟膈豁然，此乃盆中所误吞也。蛭入腹，藉膏血滋养蕃育种类，每黏着五藏，牢不可脱，然去污渠已久，思其所嗜，非以此物致之不能集也。然尪羸，别以药调补。（《类编》）

【注解】[1] 刘大用：宋朝医生。本案还收录在《夷坚志》和《医说》，按年代，可能《类编》是转录自《夷坚志》和《医说》的。

[2] 宣药：即通泻药。古时药肆中备有各种用途之成药，通泻药总是要预备的。

【阐发与临证】同上案。因喝生水污水而误吞小动物的，如《奥秘》1994年9期报道英国一小男孩亨利吞下一只活蝌蚪，七个月后被医生从其胃中取出一只三磅重的活青蛙。

3案[1]　有人因醉，薄暮渴饮道傍田间水，自此忽患胸腹胀闷，遍医不效，人亦莫识其病。因干宿客邸，夜半思水饮，令仆觅之。仆夜扪索，见有缸数只，疑店主以此贮水，遂取一碗饮其主，便觉胸次豁然，再索之，忽觉藏府急，于店傍空地大泻一二行。平明视之，所泻乃水蛭无数，继看夜所饮缸水，乃刘蓝作靛者，其病遂愈。方思前时渴饮田水，乃误吞水蛭在腹，遂成胀痛之疾，乃蛭为害。今人耘田，为此虫所啑，以靛涂之，无不愈者。

【注解】[1] 本案录自《医说·卷五·诸虫又篇》。

【阐发与临证】此亦同前二案例，但用蓝靛水（水面泡沫阴干即青黛）治疗，可谓歪打正着。该药能解诸毒，能止血杀虫。《普济方》载：误吞水蛭，用青靛（青黛）调水（即蓝靛水）饮，即泻出。四卷第五篇噎膈第7案就是用蓝靛化虫成水的。利用水蛭吸血的天性，能治疗某些疾病。19世纪欧洲医生在治疗头痛、咳嗽、流鼻血、闭经、痛风、肥胖症时经常让水蛭在病人身上吸掉一些血。现在因整形外科和断指、肢再植手术中并发静脉瘀血，可能使手术失败，利用水蛭可使血管恢复通畅。这是因为水蛭吸血时会分泌一种水蛭素，既有麻醉止痛作用，又能抗凝血，还能分泌一种分解血栓的酶。现在发明的抗凝血药的疗效远不及水蛭素。

4案 金庄一农夫，夏天昼卧于地，熟寐间，蜈蚣入其口。既寤，喉中介介如梗状，咯不能出，咽不能下，痛痒不定，甚为苦楚。一医用鸡卵劈破，入酒调匀顿服，仍以大黄为末，和香油饮之，顷刻泻出，蜈蚣尚活。盖蜈蚣被鸡卵拘挛其足，不能舒动，以利药下之，故从大便而出。鸡性好食蜈蚣，亦取相制之意耳（《菽园杂记》[1]）。

【注解】[1]《菽园杂记》：《明史》志74载：明朝陆容（字文量）撰，15卷，所以也有写作为《陆菽园杂记》。《四库全书》记载同，《中医古籍文献学》记为陆深撰。

【阐发与临证】蜈蚣钻入咽间主要是因其足乱动刺激而引起痛痒，它的毒（主要是类似蜂毒的组胺样物质及溶血性蛋白质，还有蚁酸等）在于口器中，如不咬，不会中毒（钻入咽间，上呼吸道壁及食道壁有黏液，它咬不着）。鸡善吃蜈蚣，但把鸡毛埋在土里，蜈蚣喜钻入其中；煮鸡肉、炖鸡汤，蜈蚣闻香味亟趋之。动物也是一物降一物。

5案[1] 有村店妇人，因用火筒吹火，不知筒中有蜈蚣藏焉，用以吹火，蜈蚣惊迸，窜入喉中，不觉下胸臆，妇人求救无措。适有过客，教取小猪儿一个，切断喉，取血，令妇人顷饮之，须臾以生油一口灌妇人，遂恶心，其蜈蚣滚在血中吐出，继与雄黄细研水调服愈。

【注解】[1] 本案录自《医说·卷五·误吞蜈蚣》篇。

【阐发与临证】这案例令患者饮用猪血，猪血在胃肠内可凝成块状物，把蜈蚣也包裹在内，与喝生鸡蛋浆是同样起包裹小动物、使之不能活动的固定作用，然后随泻药排出。雄黄能解百虫毒。

6案[1] 一人夜醉，误吞水蛭，腹痛黄瘦，不进饮食。用小死鱼四个，猪脂煎熔搅匀，入巴豆十粒，碎烂，和田中干泥，丸如绿豆大，以田中冷水吞之，一丸泻下为度。[2]

【注解】[1] 本案录自《古今医统大全》之卷七十七解诸虫兽咬伤毒方篇及卷九十二醉吞水蛭篇。
[2] 原文在案文后有"却用八珍汤调理"。

【阐发与临证】本案所用小死鱼和田中干泥是吸引水蛭吮食，巴豆导泻，猪脂既能下水蛭，又是赋形剂。《本草纲目》载"田中泥主治：蚂蟥入耳，取一盆枕耳边，闻及自出。人误吞蚂蟥入腹者，酒和一二升服，当利出"。本篇第1、2案例治蚂蟥入腹中，也是用田中泥或行路黄土的，治疗者且说"此虫久不得土味，乘饥毕集""蛭……去污渠已久，思其所嗜，非以此物致之不能集也"。《奥秘》2011年1期报道"黏土还是非常出色的驱虫剂，进入人或动物的胃肠道就能吸引住寄生虫。因为寄生虫也因为黏土的诱惑而中计，最后被黏土粘住、包裹着被清除掉"。这两种说法是如此的相同，说明古代中医确是高明的，并非不科学的伪医。用田中冷水者，一乃蚂蟥所适应的环境、嗜之；二乃惟恐巴豆作泻太过，冷水可适当减轻巴豆所致的腹泻。

7案 有人蚰蜒[1]入耳，[2]遇其极时，以头撞柱。至血流不知。云痒甚不可忍。蚰蜒入耳，往往食髓至尽，又能滋生。凡虫入耳，用生油灌妙。（无骨之虫见油即死）

【注解】[1] 蚰蜒：俗名草鞋虫，有一对毒颚，吃小动物，中国常见的是花蚰蜒。
[2] 本案录自《医说·卷五·诸虫入耳》篇，并注出于《遁斋闲览》。

【阐发与临证】按李时珍引陈藏器说"蚰蜒……好脂油香，故入人耳及诸窍中，以驴乳灌之，即化为水"。李时珍说"其入人耳,用龙脑、地龙、硇砂单吹之皆效。或以香物引之"。油滴入耳中,隔绝空气,且油性粘腻,困住头尾足,使之不能活动,该虫即死,即使不死,失去活动能力,随油流出耳道。《十便良方》说"百虫入耳,用雄黄烧捻熏之"。2003年12月19日《山东工人报》转载《京华时报》消息,张学明12月17日凌晨4点多突感耳内剧痛,在民航医院急诊室,医生从他耳内取出一只活的小蟑螂。

8 案[1]　一人昼卧,蚰蜒忽入耳,初无所苦,久之觉脑痛,疑其食脑,甚苦之,莫能为计也。一日,将午饷,就案而睡,适有鸡肉一盘在旁,梦中忽喷嚏,觉有物出鼻中,视之,乃蚰蜒在鸡肉上,自此脑痛不复作。蚰蜒状类蜈蚣而细,好入人耳,往往食人脑髓,髓尽人毙,北方多有之(《菽园杂记》)。

【注解】[1] 本案还收录在《奇症汇·耳》第10案之按语中。

【阐发与临证】蚰蜒与蜈蚣都嗜鸡肉之香味,所以趋之。此案蚰蜒入耳中,又从鼻中喷嚏而出,说明该虫已穿破鼓膜,通过咽鼓管进入鼻咽部喷嚏而出。按花蚰蜒的体形,足细长,整条昆虫呈蓬松状,很难钻入人耳内,更不可能穿破鼓膜通过咽鼓管,从鼻腔中喷嚏而出。1996年7期《奥秘》报道,1941年美国伊利诺伊州的威廉·丹尼路在一次打喷嚏时从鼻孔中喷出一颗子弹,这子弹是20年前射入他的头部而未能取出的。子弹是光滑的硬物,能在人体内"旅游"的(但如何穿过筛板筛孔进入鼻甲间隙,倒是费时了)。花蚰蜒是"无骨"软虫,难在人体内"旅游"的。

第二十一篇 蛇虫兽咬

1案 临川[1]有人以弄蛇货药为业,一日为蝮所啮,即时殒绝,一臂忽大如股,少顷遍身皮胀作黑黄色,遂死。有道人方旁观,言曰:此人死矣。我有一药能疗,但恐毒气益深,或不可治,诸君能相与证明,方敢为出力。众咸竦[2]踊观之,乃求钱二十文以往,才食顷,奔而至,命新汲水,解裹中调一升,以杖抉伤者口灌之,药尽,觉腑中撑撑然,黄水自其口出,臭秽逆人,四肢应手消缩,良久复如故,其人已能起,与未伤时无异。遍拜见者,且郑重谢道人。道人曰:此药甚易办,吾不惜传诸人。乃香白芷一物也,法当以麦冬汤调服,适事急不暇,姑以水代之。吾今活一人,可行矣。拂袖而去。郭邵州得其方,尝有鄱阳一卒,夜直更舍,为蛇啮腹,明旦赤肿欲裂,以此饮之,即愈(《夷坚志》)。

【注解】[1]临川:古郡名,在今江西省临川区以南、西部分地区。

[2]竦:在此通怂,即怂恿、劝。

【阐发与临证】白芷除祛风治头风泪出、头眩目痒目赤、头面皮肤燥痒;消肿排脓治痈肿初起、黄带浊带;祛瘀治崩中漏下;治鼻渊、鼻衄齿痛;《本草纲目》引《臞仙神隐书》说"种白芷能辟蛇"。白芷能解蛇毒,所引案例即本案例和第3案例。蝮蛇肉甘温有毒,泡酒能疗癫疾、大风、恶疮、瘰疬、皮肤顽痹,能息风止惊治破伤风口噤、偏枯。蝮蛇蛇毒中已分离出出血因子HR-I、II,蛋白酶B,缓激肽释放酶,缓激肽破坏酶等。蝮蛇毒是神经毒和血循毒的混合毒,人中毒主要是呼吸麻痹和血压下降、中毒性休克。

2案[1] 一人被毒蛇伤,良久已昏困,有老僧以酒调药二钱灌之。遂苏。及以药滓涂咬处,良久复灌二钱,其苦皆去。问之,乃五灵脂一两,雄黄半两,为末尔。有中毒者,用之皆验(《本草衍义》)。

【注解】[1]本案录自《本草衍义·五灵脂》。

【阐发与临证】本案用五灵脂和雄黄研粉内服并外敷治毒蛇咬伤。五灵脂除活血祛瘀止痛外,能杀虫、解药毒及蛇蝎蜈蚣伤。《金匮钩玄》载"凡蜈蚣、蛇、蝎、毒虫伤,以五灵脂末涂之,立愈"。

3案[1] 径山寺僧为蛇伤足,久之毒气蔓延。游僧教以汲净水洗病脚,挹以软帛,掺以白芷末,入鸭嘴胆矾麝香少许,良久恶水涌出,痛乃止。明日净洗如初,日日皆然,一月平复(《谈薮》[2])。

【注解】[1]本案也可能录自《夷坚志》。

[2]《谈薮》:宋朝庞元英撰,1卷,记杂事25条,收编在明朝陆楫编的《古今说海》中,参见九卷第一篇淋闭第12案。

【阐发与临证】此僧人所中之蛇毒可能毒性较小,仅外用药即治愈。鸭嘴胆矾乃鸭嘴色者为上品,即胆汁色。胆矾为硫酸铜矿石。《千金方》用胆矾末和醋灌耳,能使入耳之虫即出;《济急方》用胆矾末外敷治风犬(疯犬、患狂犬病犬)咬毒;《胜金方》用胆矾末和糯米糊如芡实大小,以朱砂为衣,治一切毒,用冷水化一丸服。

4案 赵延禧[1]云:遭恶蛇,所螫处贴蛇皮,便于其上灸之,引去毒气,痛即止。(《太平广记》[2])

【注解】［1］赵延禧：宋朝外科医生。《医说》所引赵，说是"蛇所咬处贴艾柱灸之"（本案重见于十二卷第三十二篇中毒第30案）。

［2］《太平广记》：北宋李昉等编辑的小说总集，共500集。按性质分为92大类，采录自汉至宋初的小说、笔记、稗史等400多种。本案在《朝野佥载·卷一》中有记录，也可能是《太平广记》辑录自《朝野佥载》的。

【阐发与临证】蛇蜕又名蛇皮，除有祛风治惊痫、皮肤病、翳膜，杀虫治恶疮痔瘘、疥癣等外，还能辟恶解毒治蛊毒、恶虫伤等。本案用蛇皮贴在蛇咬伤口上，用艾火灸可引毒外出，也可能是用生蛇皮。搜之《纲目》，见载有乌蛇皮能治风毒气；水蛇皮烧灰油调敷，治小儿骨疽脓血不止，手指天蛇毒疮；蝮蛇皮烧灰疗疔肿、恶疮、骨疽。但未见有毒蛇咬伤处贴蛇皮灸之的治疗方法。

5 案 南海地多蛇，而广府治尤甚。某侍郎为帅，闻雄黄能制此毒，乃买数百两，分贮绢袋囊，挂于寝室四隅。经月余日，卧榻外常有黑汁从上滴下，臭且腥。使人窥之，则巨蟒横其上，死腐矣。于是尽令撤去障蔽，死者长丈许，如柱大，旁又得十数条，皆蟠纠成窠，他屋内所驱放者合数百，自是官舍为清（《类编》）。

【阐发与临证】雄黄除四卷第九篇第21案释按中所述外，尚有杀精物百虫毒（《神农本草经》）、杀诸蛇虺毒（《名医别录》）、治一切虫兽伤（《大明本草》）。《抱朴子》曰："带雄黄入山林，即不畏蛇。若蛇中人，以少许敷之，顿时愈。"苏南沪浙等地郊野蛇多，端午后天热，蛇蝎蜈蚣纷出，所以端午节用雄黄酒喷洒户室内，蛇虫蜈蚣避之，但雄黄气能熏死巨蟒等十数条乃至数百条蛇，好像药力没有如此大。

6 案[1] 浙西军将张韶，为蚯蚓所咬，其形如大风[2]，眉须皆落，每夕蚯蚓鸣于体。有僧教以浓作盐汤浸身，数遍瘥（《朝野佥载》）。

【注解】［1］本案虽录自《朝野佥载》，但该书应转录自《肘后方》卷七第五十九，还收录在《奇症汇》身部第11案例"源按"内。

［2］大风：即疠风、麻风，病名，出《素问·风论》篇，为慢性传染性皮肤病，此处"形如大风"指症状类似麻风，并非真麻风。

【阐发与临证】此病可能感染水中微生物及外受风邪潮湿而引起的皮肤病变如湿疹等，眉须皆落，有可能是严重的斑秃。蚯蚓没法咬人，其鸣叫是什么样声音，考证不详，存疑待考。《奇病方》一案例谓"有人皮肤手足之间如蚯蚓唱歌者，此乃水湿生虫也，方用蚯蚓粪以水调敷患处，约寸厚，鸣即止，"再用白术、苡仁、芡实、甘草、附子、黄芩、防风等水煎服即愈。关于蚯蚓粪，《本草纲目》载"解射网毒，蚯蚓屎末，井水服二方寸匕（《千金方》）"。射网，即因接触水而感染水中微生物所致的一些疾病。蚯蚓粪即蚯蚓泥，甘酸寒无毒，可治热疟、反胃、吐血、赤白热痢、小便不通、小儿阴囊卒热肿痛、热毒疮、蛇犬伤等，所以水湿生虫用蚯蚓泥清热解毒利湿是对症的。《本草纲目》引《经验方》说治蚯蚓咬伤除用盐水洗以外，尚可用鸭血涂抹或石灰水洗患处。盐水疗法和石灰水疗法都出自《肘后方》。

7 案 有人被壁镜[1]毒，几死。一医用桑柴灰汁三度沸，取调白矾为膏，涂疮口，即差。兼治蛇毒。（《太平广记》）

【注解】［1］壁镜：壁茧之谐音，又称壁钱（参见本卷第十二篇咽喉第12案），蛛形纲壁钱科，暗褐色有白斑之蛛形小虫，在墙壁上结扁圆形白色之卵茧，形如古钱，故名。

【阐发与临证】桑柴即桑树枝、桑树木、根等不成材者，烧火后成灰，用水泡，滤取汁。桑柴灰性味辛寒，有小毒。李时珍言"蒸淋取汁为煎，与冬灰等分，同灭痣疵黑子，蚀恶肉，煮小豆食，大下水胀，敷金疮，止血生肌"。《肘后方》治中蛊毒，令人腹内坚痛，面黄青色，淋露骨立，用桑木心锉一斛，着釜中用三斗水淹，煮取二斗澄清，微火煎得五升，空心服五合，则吐蛊毒出也；治狐尿刺人肿痛欲死，用热桑灰汁渍之，冷即易。

8案 张收尝为猘犬[1]所伤，医云宜食蛤蟆鲙，收甚难之，医含笑先尝，收因此乃食，疮即愈（《沈约宋书》[2]）。

【注解】[1] 猘犬：疯犬，即狂犬，咬伤易发狂犬病。

[2]《沈约宋书》：南朝梁朝的沈约撰的《宋书》，100卷。

【阐发与临证】蛤蟆辛寒有毒，能清热解毒活血祛瘀，治百邪鬼魅，痈肿阴疮及热结肿痛。也能治蝮蛇螫伤，《外台秘要》用生蛤蟆一个捣烂敷之。《肘后方》用蛤蟆肝捣烂外敷治蛇咬人、蛇牙在肉中不可出，敷之立出。《名医别录》云"虾蟆，一名蟾蜍"能治"猘犬伤疮"，本案之"蛤蟆"即虾蟆。蟾蜍辛凉微毒，内服外敷治阴疽恶疮、鼠瘘、肿毒，小儿疳积。《袖珍方》治风犬伤，用蛤蟆后足捣烂，水调服之。

9案 彭城夫人夜之厕，虿[1]螫其手，呻吟无赖，华佗令温汤渍手，数易汤，常令暖，其旦则愈。（《太平御览》）

【注解】[1] 虿：音chai，蝎类毒虫。

【阐发与临证】大概螫她手的虫不是很毒，不像蝎子、蜈蚣那样毒性大，所以疼痛几小时后，再用温水热敷后也就慢慢好了。如果热水中放些盐，或者食用碱，效果就会更好些。古人用热敷法治病，如《伤寒论》里就常用熨法发汗。笔者在沂源县工作时，到农村巡回医疗常遇到农民需热敷治关节肌肉疼痛，农民用自制的厚布底的布鞋烤热后烙疼痛的部位，保温性好，热效长（那时热水袋很少见）。

10案[1] 蛇入人窍中，急以手捻定，以刀刮破尾，以椒或辛辣物置尾，以绵系之，即自出，不可拔。

【注解】[1] 本案录自《古今医统大全·卷九十二·蛇入人窍》篇，还收录在《奇方类编》中。

【阐发与临证】此法就是刺激蛇尾、令蛇剧痛而自行退出。用盐置蛇尾刮破处也可，估计蛇之痛感不比置辛辣物差。蛇腹部之鳞片形如坦克之履带，抓住蛇尾往后拔，鳞片会卡住，只能往前，不可滑退。

11案[1] 一室女近窗做女工，忽头疼痛甚，诸药不效。一医徐察之，窗外畜鹅，乃知鹅虱飞入耳中，咬而痛也。以稻秆煎浓汁灌之，虱死而出，遂不痛。

【注解】[1] 本案录自《古今医统大全·卷九十二·鹅虱入耳》篇，《本草纲目·稻》篇载《江湖纪闻》录有本篇，但为"壁虱入耳"。

【阐发与临证】鹅虱是寄生于鹅、鸭等家禽身上羽毛中会飞的昆虫，有喙能叮咬家禽，也能叮人，尤小儿皮肤娇嫩，被叮后奇痒。稻秆辛甘热，烧灰用水淋滴痛处治跌扑损伤，烧灰浸水饮止消渴，淋汁浸痔疮。《圣济总录》载香油合稻秆灰汁滴耳治恶虫入耳，本案用稻秆煎浓汁灌耳，药性功效相同。盖稻秆中含钾盐（如硝酸钾、硫酸钾、磷酸钾等）颇多，稻秆煎浓汁和烧灰淋汁都富含钾盐，碱性颇强（见六卷第三篇腹痛第5案）。昆虫浸泡在强碱性液体中，还缺氧，焉有不死之理。昆虫钻进耳道在现实生活中也不稀奇。2006年7月25日《沂蒙生活报》11版刊载浙江东阳人民医院巍山院区五官科医生从一名5岁小男孩耳朵中取出一只活的小蟑螂。它是小男孩在熟睡中钻进去的。

12案[1] 晋州吴权府佃客，五月间收麦，用骡车搬载，一小厮引头，被一骡跑倒，又咬破三两处，痛楚不可忍。五七日脓水臭恶难近，又兼蛆蚊攒攻不能禁，无奈卧门外车房中。一道人见之曰：我有一方可救，传汝。修合如法制服，蛆皆化为水而出，蝇亦不敢近，又以寒水石为末傅之，旬日良愈，金以为神。其方[2]以蝉蜕、青黛各五钱，华阴细辛二钱半，蛇蜕皮一两，烧存性，右为末。和匀，每服三钱，酒调下。如骡马牛畜成疮，用酒调灌之皆效。如夏月犬伤及诸般损伤，生蛆虫极盛，臭恶不可近，皆可用之。

【注解】[1] 本案录自《卫生宝鉴·卷二十·杂方门蝉花散附案》。

［2］该方在《卫生宝鉴》名蝉花散。

【阐发与临证】本案例为骡马咬破继发感染，卫生条件太差而蝇类在溃疡处滋生蛆，外敷药是寒水石粉末。古时寒水石实乃芒硝之结晶体，主要成分为硫酸钠，杂有硫酸钙、碳酸钙等，性味辛咸寒，功能清热泻火，润肠通便，治温病热在气（腑）分，外用可治丹毒、皮肤热赤，水火烫伤等。内服药是蝉蜕、蛇蜕、细辛、青黛四味。蝉蜕甘寒，能治风热感冒、咽痛音哑，能治麻疹、风疹等疹出不透、风疹湿疹等皮肤瘙痒，用于目赤翳障、息风止惊、小儿夜啼等，《本草衍义》还载有治疗肿毒疮。《医方大成》载用蝉蜕和僵蚕等分研细醋调涂疮周围治疗毒。蛇蜕虽治惊风、皮肤瘙痒、目翳等，但也可解毒消肿，如研碎炒鸡蛋吃可治痄腮。《肘后方》用蛇蜕灰猪脂调和涂治无头肿毒；《圣济总录》载用蛇蜕皮贴局部，治石痈无脓硬如石。青黛泻肝胆实火，治热毒发斑、解诸药毒、热疮恶肿等。细辛除发散风寒温经止痛化痰饮外，《本经》说能除死肌。现代药理试验证实其醇浸液及挥发油有抑菌作用，而本案所用为"酒调下""酒调灌之"。

13 案 江应宿夜被蜈蚣螫其手，立肿，毒甚。偶记一方，取生白矾火化滴上，痛止肿消。

【阐发与临证】本案用白矾外敷治蜈蚣螫伤肿痛。白矾外用能治阴疽、中蛊、蛇虫蜇伤，现代药理试验证实对金葡菌等多种细菌有抑菌作用，有消炎防腐功能。

14 案[1] 峤岭多蜈蚣，动长二三尺，蜇人求死不得，然独畏托胎虫（托胎虫即蜗牛之脱壳者，俗名蜒蚰是也）。多延井干墙壁上，蜈蚣虽大，偶从下过，托胎虫必自落于地，蜈蚣为局缩不得行，托胎虫乃徐徐围绕周匝，蜈蚣愈益缩，然后登其首，陷脑而食之。以故人遭蜈蚣害，必取托胎虫涎，辄生捣涂焉，痛立止（《铁围山丛谈》[2]）。

【注解】［1］本案还收录于《本草纲目》之蜈蚣篇和蛞蝓篇。蛞蝓，又名蜒蚰、鼻涕虫。

［2］《铁围山丛谈》：宋朝蔡絛撰，笔记，共6卷。蔡絛为大奸臣蔡京之子，该书中有为蔡京卖国罪行辩护之内容。该书收录在《古今说海》中。

【阐发与临证】蜒蚰类似蜗牛而无壳，性味咸寒，能治歪僻、惊痫，捣烂外敷解蜈蚣、蝎子毒，以及肿毒焮热、脚胫烂疮。

《名医类案》阐发与临证要诀

（下册）

朱晓鸣　赵洛匀　朱　旌　编著

中医古籍出版社
Publishing House of Ancient Chinese Medical Books

目 录

八 卷

第一篇	血症	610
第二篇	下血	630
第三篇	溺血	637
第四篇	痔 附：肠风脏毒	638
第五篇	脱肛	643
第六篇	肾脏风疮	645
第七篇	臁疮	646
第八篇	前阴病	649
第九篇	痛风	657
第十篇	痿	664
第十一篇	痫	669
第十二篇	鬼疰	673
第十三篇	邪祟	676
第十四篇	癫狂心疾	679
第十五篇	怔忡	686

九 卷

第一篇	淋闭	690
第二篇	秘结	702
第三篇	黄疸	708
第四篇	斑疹	714
第五篇	风瘅	716
第六篇	四肢病	718
第七篇	疠风	728
第八篇	痛肿	735
第九篇	疣赘	736
第十篇	瘤	738
第十一篇	肿瘿	741

第十二篇　疮疡 ⋯⋯⋯⋯⋯⋯⋯⋯⋯⋯⋯⋯⋯⋯⋯⋯⋯⋯⋯⋯⋯⋯⋯⋯⋯⋯⋯⋯⋯⋯⋯ 744
第十三篇　翻花疮 ⋯⋯⋯⋯⋯⋯⋯⋯⋯⋯⋯⋯⋯⋯⋯⋯⋯⋯⋯⋯⋯⋯⋯⋯⋯⋯⋯⋯ 759
第十四篇　疔疮 ⋯⋯⋯⋯⋯⋯⋯⋯⋯⋯⋯⋯⋯⋯⋯⋯⋯⋯⋯⋯⋯⋯⋯⋯⋯⋯⋯⋯⋯ 761

十　卷

第一篇　背痈疽疮 ⋯⋯⋯⋯⋯⋯⋯⋯⋯⋯⋯⋯⋯⋯⋯⋯⋯⋯⋯⋯⋯⋯⋯⋯⋯⋯⋯ 768
第二篇　痈疽 ⋯⋯⋯⋯⋯⋯⋯⋯⋯⋯⋯⋯⋯⋯⋯⋯⋯⋯⋯⋯⋯⋯⋯⋯⋯⋯⋯⋯⋯ 786
第三篇　脑顶疽 ⋯⋯⋯⋯⋯⋯⋯⋯⋯⋯⋯⋯⋯⋯⋯⋯⋯⋯⋯⋯⋯⋯⋯⋯⋯⋯⋯⋯ 791
第四篇　多骨疽 ⋯⋯⋯⋯⋯⋯⋯⋯⋯⋯⋯⋯⋯⋯⋯⋯⋯⋯⋯⋯⋯⋯⋯⋯⋯⋯⋯⋯ 795
第五篇　瘰疬 ⋯⋯⋯⋯⋯⋯⋯⋯⋯⋯⋯⋯⋯⋯⋯⋯⋯⋯⋯⋯⋯⋯⋯⋯⋯⋯⋯⋯⋯ 797
第六篇　鬓疽 ⋯⋯⋯⋯⋯⋯⋯⋯⋯⋯⋯⋯⋯⋯⋯⋯⋯⋯⋯⋯⋯⋯⋯⋯⋯⋯⋯⋯⋯ 801
第七篇　附骨疽 ⋯⋯⋯⋯⋯⋯⋯⋯⋯⋯⋯⋯⋯⋯⋯⋯⋯⋯⋯⋯⋯⋯⋯⋯⋯⋯⋯⋯ 802
第八篇　肺痈 ⋯⋯⋯⋯⋯⋯⋯⋯⋯⋯⋯⋯⋯⋯⋯⋯⋯⋯⋯⋯⋯⋯⋯⋯⋯⋯⋯⋯⋯ 806
第九篇　胃痈 ⋯⋯⋯⋯⋯⋯⋯⋯⋯⋯⋯⋯⋯⋯⋯⋯⋯⋯⋯⋯⋯⋯⋯⋯⋯⋯⋯⋯⋯ 809
第十篇　肠痈 ⋯⋯⋯⋯⋯⋯⋯⋯⋯⋯⋯⋯⋯⋯⋯⋯⋯⋯⋯⋯⋯⋯⋯⋯⋯⋯⋯⋯⋯ 811
第十一篇　悬痈 ⋯⋯⋯⋯⋯⋯⋯⋯⋯⋯⋯⋯⋯⋯⋯⋯⋯⋯⋯⋯⋯⋯⋯⋯⋯⋯⋯⋯ 817
第十二篇　便痈 ⋯⋯⋯⋯⋯⋯⋯⋯⋯⋯⋯⋯⋯⋯⋯⋯⋯⋯⋯⋯⋯⋯⋯⋯⋯⋯⋯⋯ 819
第十三篇　下疳疮 ⋯⋯⋯⋯⋯⋯⋯⋯⋯⋯⋯⋯⋯⋯⋯⋯⋯⋯⋯⋯⋯⋯⋯⋯⋯⋯⋯ 821
第十四篇　肩痈 ⋯⋯⋯⋯⋯⋯⋯⋯⋯⋯⋯⋯⋯⋯⋯⋯⋯⋯⋯⋯⋯⋯⋯⋯⋯⋯⋯⋯ 823
第十五篇　乳痈 ⋯⋯⋯⋯⋯⋯⋯⋯⋯⋯⋯⋯⋯⋯⋯⋯⋯⋯⋯⋯⋯⋯⋯⋯⋯⋯⋯⋯ 824
第十六篇　腹痈 ⋯⋯⋯⋯⋯⋯⋯⋯⋯⋯⋯⋯⋯⋯⋯⋯⋯⋯⋯⋯⋯⋯⋯⋯⋯⋯⋯⋯ 830
第十七篇　囊痈 ⋯⋯⋯⋯⋯⋯⋯⋯⋯⋯⋯⋯⋯⋯⋯⋯⋯⋯⋯⋯⋯⋯⋯⋯⋯⋯⋯⋯ 833
第十八篇　腰疽 ⋯⋯⋯⋯⋯⋯⋯⋯⋯⋯⋯⋯⋯⋯⋯⋯⋯⋯⋯⋯⋯⋯⋯⋯⋯⋯⋯⋯ 835
第十九篇　臀痈 ⋯⋯⋯⋯⋯⋯⋯⋯⋯⋯⋯⋯⋯⋯⋯⋯⋯⋯⋯⋯⋯⋯⋯⋯⋯⋯⋯⋯ 836
第二十篇　腿痈　附：腿肿 ⋯⋯⋯⋯⋯⋯⋯⋯⋯⋯⋯⋯⋯⋯⋯⋯⋯⋯⋯⋯⋯⋯⋯ 838
第二十一篇　脚跟疮 ⋯⋯⋯⋯⋯⋯⋯⋯⋯⋯⋯⋯⋯⋯⋯⋯⋯⋯⋯⋯⋯⋯⋯⋯⋯⋯ 840
第二十二篇　漏 ⋯⋯⋯⋯⋯⋯⋯⋯⋯⋯⋯⋯⋯⋯⋯⋯⋯⋯⋯⋯⋯⋯⋯⋯⋯⋯⋯⋯ 842
第二十三篇　撕扑损伤 ⋯⋯⋯⋯⋯⋯⋯⋯⋯⋯⋯⋯⋯⋯⋯⋯⋯⋯⋯⋯⋯⋯⋯⋯⋯ 845
第二十四篇　死枕愈病 ⋯⋯⋯⋯⋯⋯⋯⋯⋯⋯⋯⋯⋯⋯⋯⋯⋯⋯⋯⋯⋯⋯⋯⋯⋯ 852
第二十五篇　尸厥　附：针验 ⋯⋯⋯⋯⋯⋯⋯⋯⋯⋯⋯⋯⋯⋯⋯⋯⋯⋯⋯⋯⋯⋯ 854
第二十六篇　色诊 ⋯⋯⋯⋯⋯⋯⋯⋯⋯⋯⋯⋯⋯⋯⋯⋯⋯⋯⋯⋯⋯⋯⋯⋯⋯⋯⋯ 859
第二十七篇　霉疮　附：结毒漏烂 ⋯⋯⋯⋯⋯⋯⋯⋯⋯⋯⋯⋯⋯⋯⋯⋯⋯⋯⋯⋯ 861

十一卷　妇人症

第一篇　经水 ⋯⋯⋯⋯⋯⋯⋯⋯⋯⋯⋯⋯⋯⋯⋯⋯⋯⋯⋯⋯⋯⋯⋯⋯⋯⋯⋯⋯⋯ 868
第二篇　热入血室 ⋯⋯⋯⋯⋯⋯⋯⋯⋯⋯⋯⋯⋯⋯⋯⋯⋯⋯⋯⋯⋯⋯⋯⋯⋯⋯⋯ 885
第三篇　崩漏 ⋯⋯⋯⋯⋯⋯⋯⋯⋯⋯⋯⋯⋯⋯⋯⋯⋯⋯⋯⋯⋯⋯⋯⋯⋯⋯⋯⋯⋯ 889
第四篇　带下 ⋯⋯⋯⋯⋯⋯⋯⋯⋯⋯⋯⋯⋯⋯⋯⋯⋯⋯⋯⋯⋯⋯⋯⋯⋯⋯⋯⋯⋯ 896
第五篇　求子 ⋯⋯⋯⋯⋯⋯⋯⋯⋯⋯⋯⋯⋯⋯⋯⋯⋯⋯⋯⋯⋯⋯⋯⋯⋯⋯⋯⋯⋯ 902

第六篇　娠症　附：男女辨验 ………………………………………………………………… 905
第七篇　转胞 ……………………………………………………………………………………… 910
第八篇　交肠 ……………………………………………………………………………………… 912
第九篇　恶阻 ……………………………………………………………………………………… 913
第十篇　胎水胎肿 ………………………………………………………………………………… 916
第十一篇　胎漏 …………………………………………………………………………………… 918
第十二篇　堕胎 …………………………………………………………………………………… 920
第十三篇　胎产并病 ……………………………………………………………………………… 925
第十四篇　胎热 …………………………………………………………………………………… 926
第十五篇　难产 …………………………………………………………………………………… 928
第十六篇　盘肠产 ………………………………………………………………………………… 934
第十七篇　胎肖　附：胎忌 ……………………………………………………………………… 935
第十八篇　胎死作喘 ……………………………………………………………………………… 938
第十九篇　产后 …………………………………………………………………………………… 940
第二十篇　师尼寡妇寒热 ………………………………………………………………………… 958

十二卷　小儿症

第一篇　胎毒 ……………………………………………………………………………………… 962
第二篇　胎晕（1） ………………………………………………………………………………… 968
第三篇　脐风 ……………………………………………………………………………………… 969
第四篇　肾缩 ……………………………………………………………………………………… 971
第五篇　咯血 ……………………………………………………………………………………… 972
第六篇　热症 ……………………………………………………………………………………… 973
第七篇　寒症 ……………………………………………………………………………………… 978
第八篇　癖为潮热 ………………………………………………………………………………… 979
第九篇　汗　附：盗汗 …………………………………………………………………………… 981
第十篇　吐泻 ……………………………………………………………………………………… 983
第十一篇　惊搐 …………………………………………………………………………………… 987
第十二篇　惊风 …………………………………………………………………………………… 993
第十三篇　慢惊 …………………………………………………………………………………… 994
第十四篇　腹胀 …………………………………………………………………………………… 996
第十五篇　腹痛 …………………………………………………………………………………… 998
第十六篇　嗽喘 …………………………………………………………………………………… 1000
第十七篇　嗽痛[1] ………………………………………………………………………………… 1002
第十八篇　赤丹 …………………………………………………………………………………… 1003
第十九篇　癜疹 …………………………………………………………………………………… 1005
第二十篇　瘰疬 …………………………………………………………………………………… 1007
第二十一篇　癖积 ………………………………………………………………………………… 1009
第二十二篇　黄疸 ………………………………………………………………………………… 1010
第二十三篇　口疮 ………………………………………………………………………………… 1011

第二十四篇	吃泥	1014
第二十五篇	痘疮	1016
第二十六篇	疹疮	1027
第二十七篇	嗜卧	1029
第二十八篇	异症	1030
第二十九篇	汤火金疮	1033
第三十篇	食忌	1037
第三十一篇	丹毒	1040
第三十二篇	中毒	1042
第三十三篇	脾风	1054
第三十四篇	疳积	1056
第三十五篇	走马牙疳	1058

附录一 参考书目 1060
附录二 本书涉及的方剂及部分药物 1062
附录三 本书涉及的古籍目录 1093
附录四 本书涉及的医家目录 1099
附录五 本书涉及的《内经》《难经》等经文 1105
后记 1117

第一篇 血 症

1 案[1] 张杲在汝州因出验尸,有保正赵温不诣尸所,问之即云:衄血已数斗,昏困欲绝。张使人扶掖至,鼻血如檐滴。张谓治血莫如生地黄,遣人觅之,得十余斤,不暇取汁,因使生服,渐及三四斤,又以其滓塞鼻,须臾血定。又癸未婢病吐血,有医者教用生地黄自然汁煮服(此治热血妄行),日服数升,三日而愈。有一婢半年不月,见釜中余汁,辄饮数杯,寻即通利。其效如此。

【注解】[1] 本案录自《医说·卷四·鼻衄吐血》篇。原文引自《信效方》。按作者生卒年月,似应《医说》在前而曾世荣《信效方》在后。

【阐发与临证】本案一案三例,都用生地黄治愈。第一例是鼻衄,生吃生地三、四斤而愈;第二例吐血,煮服生地自然汁十余升而愈。此二例都是血热迫血妄行。生地甘苦寒,功能清热凉血止血,如是温病热入营血引起,可与犀角、丹皮、赤芍等同用。如是其他杂病,只要辨证是血热,都可配伍丹皮、赤芍、生侧柏叶、鲜荷叶等同用。第三例是室女停经半年。按说月经后期是胞宫寒居多,喝生地自然汁如何有效?很可能婢女辛劳,营养不良,属血虚停经。生地黄能养阴血生津。《内经》说津血同源,也能补血,况生地汁经过煮,类似熟地了。

2 案[1] 东垣治一贫者,脾胃虚弱,气促,精神短少,衄血吐血。以麦门冬二分,人参、归身三分,黄芪、白芍、甘草各一钱(血脱益气),五味五枚,作一服,水煎,稍热服愈。继而至冬,天寒居密室,卧大热炕而吐血数次,再求治。此久虚弱,外有寒形而有火热在内,上气不足,阳气外虚,当补表之阳气,泻里之虚热。夫冬寒衣薄,是重虚其阳,表有大寒,壅遏里热,火邪不得舒伸,故血出于口。忆仲景《伤寒》有云:太阳伤寒,当以麻黄汤发汗,而不与之,遂成衄,却与麻黄汤立愈[2]。此法相同,遂用之。以麻黄桂枝汤,人参益上焦元气而实其表,麦门冬保肺气,各三分,桂枝以补表虚,当归身和血养血,各五分;麻黄去根节去外寒,甘草补脾胃之虚,黄芪实表益卫,白芍药,各一钱,五味三枚,安其肺气,卧时热服,一服而愈。

【注解】[1] 本案录自《东垣试效方·卷三·衄吐呕唾血门》人参饮子后。

[2] 此处条文约指46条、55条。

【阐发与临证】本案是同一患者前后两次发病的治疗情况。前次发病是中气虚而吐衄血,也是他病之根源。服用当归补血汤合生脉散加白芍甘草而愈;后一次因天冷,室内睡热炕、外出又受寒,故这次的吐血除中气虚以外,还有表寒里热,表寒加麻黄桂枝以解外,加原量一半的麦冬以生津清肺胃之热,加2/3的当归以和血,总的还是和麻桂之辛燥。

3 案[1] 丹溪治一妇,贫而性急,忽衄作如注,倦甚,脉浮数,重取大(大为阳,脉亦有大则为虚,非重取而得之也)且芤,此阳滞于阴,病虽重可治。急以萱草根入姜汁各半饮之(本草云:萱草根同姜汁服乃大热衄血仙方),就以四物汤加香附、侧柏叶,四服觉渴,仍饮以四物十余贴而安。(有形之血不能速生,无形之气所当急固,况症倦甚而衄如注耶。乃先生以为阳滞于阴,不投参术而用四物,后学宜细心别焉)

【注解】[1] 本案在《脉因证治·卷四·杂治》篇中有简述。

【阐发与临证】本患者性急、脉数、血流如注,说明有虚热,不宜用参术芪类温补药;家贫(意为营养不良、虚证为多),倦甚说明虚证,所以要用补药;又加脉芤,身为妇女,血虚居多,宜用补血药。萱草,其花之干者名黄花菜、金针菜。其性味甘凉,能下水气、利湿热、退黄疸,治沙淋。大热衄血时研汁和生姜汁细咽之,亦治大便后血。鼻衄常见有风寒表证欲解(红汗)、风热壅肺、外寒内热、胃火炽盛、肝郁气滞、肝火犯肺、血热(膏粱酒酪、丹石热药)、脾不统血、血虚、肺肾阴虚、阴竭阳脱(上厥下竭)等十一种证型。

4 案[1] 一壮年患嗽而咯血,发热肌瘦(吐血发热,治女人要问经次行否,恐气升而不降,当阅经水。俞子容治案可法),医用补药,数年而病甚。脉涩,此因好色而多怒,精神[2]耗少,又补塞药多,荣卫不行,瘀血内积,肺气壅遏,不能下降。治肺壅,非吐不可;精血耗,非补不可。唯倒仓法,二者兼备,但使吐多于泻耳。兼灸肺俞(左右)二穴(肺俞膀胱穴),在三椎骨下横过各一寸半,灸五次而愈。

【注解】[1] 本案录自《丹溪医按·咳血》篇。

[2] 精神,原文是精血。此处系刻误。

【阐发与临证】该患者发热、消瘦、咳嗽、咯血、脉涩,已数年。用补益药后病情反加重,可知一,有实证的一面;二是不受补,但明确肺脾二虚是对的,肺中痰蕴(无痰不会咳嗽数年)和血瘀(咯血数年而脉涩)也是有的。治法应是健脾补肺和化痰活血同举。倒仓法是多吃黄牛肉浆,撑饱后吐掉,也有稀便。黄牛肉健脾,但上吐下泻也使上下通气,气机顺则瘀血散、痰易出。病在肺故使吐多于泻。灸肺俞则补肺化痰都有效。咳嗽咯血临床常见有风寒外束、风热外感、肺热壅滞、痰热蕴肺、胃火炽、瘀阻肺络、肝气郁结、肺气虚、中气不足、阴虚火旺、脏腑元气皆虚等十一种证型。

5 案[1] 一人咳嗽吐血,四物加贝母、瓜蒌、五味、桑白皮、杏仁、款冬花、柿霜。(今人治血大率如此)

【注解】[1] 本案及第七案都录自《古今医统大全·卷四十二·朱丹溪治案》。

【阐发与临证】此方以贝母、瓜蒌、杏仁、款冬花化痰止咳,五味子桑白皮一敛一泻肺气,以四物汤和血润肺,止血全依柿霜。柿霜甘平涩,功能健脾润心肺,消痰止渴,治反胃咯血吐血,润声喉,化痰止咳,治咽喉、口舌生疮、痔瘘下血。此方治血未用清热、凉血药,可能是辨证属寒虚,所以四物汤中是用熟地(四物汤原方是用熟地,如用生地,要注明"换生地"——与第7案合看)。

6 案[1] 一人年五十,劳嗽吐血。以人参、白术、茯苓、百合、白芍药、红花、细辛(细辛、红花配方甚奇)、黄芪、半夏、桑白皮、杏仁、甘草、阿胶、诃子、青黛、瓜蒌、海石、五味、天门冬。

【注解】[1] 此方录自《丹溪心法·咳嗽》篇中治"劳嗽吐红方"及《丹溪心法·咳血》篇中"入方"二方的合方。

【阐发与临证】此治劳嗽吐血。"劳"即有气虚、脾虚之义,故以四君子汤加黄芪益气补肺健脾,以白芍药、百合、阿胶、天门冬养肺润肺为主,以半夏、杏仁、瓜蒌、海浮石化痰止嗽,细辛散肺气、桑白皮泻肺气、诃子五味收敛肺气,青黛清肝凉血止血,红花活血(劳而吐血,可能常发,就意味着有瘀),祛瘀生新(朱丹溪和李时珍都说红花"多用则行血,少用则养血"),阿胶补血止血。

7 案 一人近四十,咳嗽吐血。四物换生地加桑白皮、杏仁、款冬花、五味、天门冬、桔梗、知母、贝母、黄芩。

【阐发与临证】此案与第5案症药大致相同,但寒热不同。四物汤换用生地,又用天冬、桔梗、知母、黄芩,明显的是血热嗽血。知母贝母为二母丸,适用于木火刑金咳嗽,黄芩配桔梗更是清肺止咳化痰利咽,王硕《易简方》说:"生地能生精血,天门冬引入所生之处。"说是这么说,有些玄,说穿了就是天冬配生地能滋肝肾之阴津,清肾经相火。

8 案 一人不咳吐而血见口中[1],从齿缝舌下来者。药用滋肾水,泻相火,治之不旬日而愈。后二人证同,俱以此法治之效。

【注解】[1] 本案录自《丹溪治法心要·卷五·吐血》篇。（文后注"已见《医要》"）

【阐发与临证】此为齿衄，也可能是牙宣，舌下的血也是齿衄（或牙宣）流去的。齿衄牙宣如伴牙痛甚至龈肿，则为胃火，如无牙痛，则为肾之虚火，即相火。肝血不足而现虚火，肾水亏乏而现虚火均为相火。此处用滋肾水泻相火法当然有效。齿衄牙宣常见有肠胃实热、胃中虚火、肾虚火旺、脾不统血等证型。

9案 一人因忧病咳吐血[1]，面黧黑色，药之不效。曰：必得喜可解。其兄求一足衣食地处之，于是大喜，即时色退，不药而瘥。《经》曰：治病必求其本。又曰：无失气宜[2]。是知药之治病必得其病之气宜。苟不察其得病之情，虽药亦不愈也。

【注解】[1] 本案录自《丹溪治法心要·卷五·咳血》篇。

[2] 无失气宜：录自《素问·至真要大论》篇，原文是"审察病机，无失气宜，此之谓也。"《素问·六元正纪大论》篇也有，原文是"无逆气宜"。

【阐发与临证】本案为情志治法，即精神疗法。因肝气郁结、情志忧思而得病，心病还需心药医，冲喜是有效的，如果没有大的器质性病理变化，一喜即可全恢复正常。但如果确有器质性病，"于是大喜，即时色还，不药而瘥"只是暂时的缓解，药物还是要跟上的，趁热打铁方可真正的痊愈。本患者咳吐血，面色黧黑，可能确是因忧而起病，但不会因喜而全瘥的。面色黧黑，肝肾泛色呀！现代研究发现情绪通过大脑中的生化反应来控制人的激素，喜悦的情绪会触发释放出令人安慰和镇静的化学物质，所患的疾病当然减轻。

10案 滑伯仁治一妇[1]，体肥而气盛，自以无子，尝多服暖宫药，积久火盛，迫血上行为衄，衄必数升余，面赤，脉躁疾，神恍恍如痴。医者犹以上盛下虚丹剂镇坠之。伯仁曰：《经》云：上者下之[2]。今血气俱盛溢而上行，法当下导，奈何实实耶？即与桃仁承气汤，三四下，积瘀既去，继服既济汤，二十剂而愈。

【注解】[1]《中国历代医家传录》言本案录自《十四经发挥》，但该书中未查找到本案及以下三个案例，可能在《明外史·本传》中。

[2] 上者下之：《素问·五常政大论》篇有"气反者，病在上，取之下。"

【阐发与临证】该患者体肥气盛，多患实证。其不孕大多是痰湿、湿热，从现代医学角度看，可能是输卵管受压堵塞不通，体肥之妇患此较常见。暖宫药适于虚寒者、肾虚者，痰湿盛甚或湿热者用之，尤其多用当为实实，火上浇油。该妇之临床表现一如实热证。这时其病机确是"气反者"，所以病（病的表现即症状）在上（面赤、上衄——可能是鼻衄且衄血量多），桃仁承气汤清热泻下、活血祛瘀，血热实证当用。

11案 一人病呕血[1]，或满杯，或盈盆盎，且二三年，其人平昔嗜市利[2]，不惮作劳，中气因之侵损。伯仁视之，且先与八宝散[3]，一二日，服黄芩芍药汤[4]，少有动作，即进犀角地黄汤加桃仁大黄汤[5]，稍间服抑气宁神散[6]，有痰用礞石丸[7]。其始脉芤大，后脉渐平，三月而愈。屡效。

【注解】[1] 本案录自《古今医统大全·卷四十二·血证门》医案，注明滑伯仁治。

[2] 市利：做买卖、交易。

[3] 八宝散：同名2方。（1）《证治准绳》方，治松皮顽癣、风癞久不愈者，药用藿香、补骨脂、槟榔、大腹皮、雄黄、轻粉、硫黄、枯矾为末，香油调涂；（2）《古今医统大全》方，治一切风癣、干癣、湿癣，药用水银、枯矾、蝎梢、大风子、胡粉、雄黄、硫黄、槟榔，研，陈猪脂调膏，先用羊蹄根和醋擂、擦破，再涂药膏。

[4] 黄芩芍药汤：同名3方。（1）《素问病机气宜保命集》方，治泄痢脓血，腹痛后重，药用黄芩、芍药各一两，甘草五钱；（2）《丹溪心法》方，治鼻衄，上药各等分；（3）《河间六书》方，治衄血，药用黄芩、赤苓、白芍、当归、生地、阿胶。

［5］此处是犀角地黄汤加桃仁、大黄作汤即水煎服，不是方名桃仁大黄汤。

［6］抑气宁神散：原方未找到，可能是抑气散和宁神散合方。抑气散同名3方。（1）《济生方》方之一，治妇女气盛血衰，变生诸症，药用香附、茯神、陈皮、甘草；（2）上书方之二，治药同（1）方少陈皮；（3）小乌沉汤之别名，《和剂局方》方，治心腹刺痛，药用香附、乌药、甘草。宁神散同名3方。（1）《普济方》方，治肺虚咳嗽，涎喘，药用葶苈子、木瓜、米壳、乌梅、人参、五味子；（2）《宣明论方》方，治痰嗽，药用米壳、乌梅；（3）《儒门事亲》方，治肺虚痰嗽，药用米壳、人参、葶苈子。

［7］礞石丸：同名5方。（1）《济生方》方，治头风痛挟痰湿，动辄眩晕，药用薄荷、大黄、黄芩、僵蚕、天麻、陈皮、桔梗、半夏、白芷、青礞石；（2）《幼幼近编》方，治惊风痰盛，药用礞石、胆星、天竺黄、青黛、朱砂、芦荟、蜈蚣、僵蚕、甘草；（3）《太平圣惠方》方之一，治食症久不消，药用礞石、硼砂、香墨、干漆、附子、三棱、青皮、巴豆霜、醋；（4）上书方之二，治妇人食症块不消，攻刺心腹疼痛，药用青礞石、粉霜、木香、朱砂、硇砂、巴豆霜；（5）《苏沈良方》方，治诸气症积，饮食所伤，药用硇砂、巴豆霜、青礞石、三棱、大黄、木香、槟榔、肉豆蔻、牙皂、肉桂、干姜、丁香、莪术、芫花、青皮、白豆蔻、墨、胡椒、粉霜、面、酒。

【阐发与临证】呕血是胃或食道出血，幽门以远出血很少从口中呕出。呕血在临床常见有胃热、胃寒、胃有瘀血、肝火犯胃、心肝火盛、脾胃虚寒、心脾血虚、酒酪伤胃、阴虚火旺、肾阳虚衰、胃有湿毒等十一种证型。此患者平时劳累，饮食不周，肠胃受损而且损伤较重（现代诊断可能是溃疡较深，侵蚀较大的血管），所以呕血量较大，历二三年未能好转。从滑伯仁所用方药看，清热凉血、活血止血药物自始至终都有，可能是实热证，至少是本虚少、邪实多。从2005年诺贝尔医学奖获得者Marshal和Warren发现的幽门螺杆菌致使胃部出现炎症、溃疡来看，用清热活血药抑制杀灭幽门螺杆菌是对的（已经有很多报道证实。也有用小檗碱治疗有效的。当然并不排除理气和胃药的疗效）。再说，血得凉则凝，清热活血凉血止血药也有利于止呕血。

12案 一人乘盛暑往途中[1]，吐血数口，亟还，则吐甚，胸拒痛，体热头眩，病且殆。或以为劳心焦思所致，与茯苓补心汤[2]。仁至，诊其脉洪而滑，曰：是大醉饱，胃血壅遏，为暑迫血上行。先与犀角地黄汤，继以桃仁承气汤，去瘀血宿积，后治暑即安。

【注解】［1］本案录自《古今医统大全·卷四十二·血证门》医案，注明滑伯仁治。

［2］茯苓补心汤：同名6方。（1）《千金要方》方，治心气不足，善悲愁恚怒忘恐，衄血，五心热，喉痛舌强，妇人崩中面色赤，药用茯苓、桂心、甘草、紫石英、人参、麦冬、赤小豆、大枣；（2）《三因极一病证方论》方，治心虚善悲怒健忘惊恐，烦热口渴，衄血面黄，心腹痛咽喉痛，舌强眩晕，妊娠恶阻，药用茯苓、人参、前胡、半夏、川芎、紫苏、陈皮、枳壳、桔梗、炙甘草、干姜、当归、白芍、熟地、生姜、大枣；（3）《寿世保元》方，治心虚汗出，药用茯苓、人参、白术、当归、生地、枣仁、陈皮、麦冬、黄连、炙甘草、朱砂、大枣、乌梅、浮小麦；（4）《疮疡全书》方，治一切妒精阴疮，药同（2）方去干姜加葛根；（5）《保婴撮要》方之一，治药同（1）方去赤小豆；（6）上书方之二，治同上，药用茯苓、枣仁、五味子、当归、白术、人参、远志、菖蒲、甘草。

【阐发与临证】胸拒痛、吐血，可能是胃痛、出血，由于旅途劳累，加之暑热，饮食不周，如以往有胃病史则极有可能发作。犀角地黄汤清热凉血可用，但三七白及之类也可合用以治标。

13案 一人病咳血痰。诊其脉数而散，体寒热。仁曰：此二阳病[1]也，在法不治，当以夏月死。果然。

【注解】［1］二阳病：指手阳明大肠和足阳明胃的疾病。

【阐发与临证】《素问·阴阳别论》篇说"二阳之病发心脾，有不得隐曲，女子不月。其传为风消，其传为息贲者，死不治。"这说明二阳病与情志、与中气、与肺都有关。劳累和抑郁其实都与免疫

14案 子和治一书生过劳[1]，大便结燥，咳逆上气，时喝喝然有音，吐呕鲜血。以苦剂解毒汤加木香、汉防己煎服，时时啜之，复以木香槟榔丸泄其逆气，月余而痊。

本案重见在六卷第十三篇诸气第1案。

15案 吕沧州治一人病衄[1]，浃旬不止。时天暑脉弱，众医以气虚不统血（老生常谈），日进芪、归、茸、附，滋甚，求治。吕至，未食顷，其所衄血已三覆器矣。及切其脉，两手皆虚芤，右上部滑数而浮躁（脉浮参以时令），其鼻赤查而色白，即告之曰：此得之湎酒，酒毒暴悍而风暑乘之，热蓄于上焦，故血妄行而淖溢。彼曰：某尝饥走赤日，已而醉酒向风卧，公所诊诚是。为制地黄汁三升许（补其本），兼用防风汤[2]（泻其标），饮之即效。

【注解】[1] 本案录自《九灵山房集》或《鄞县志》（二书中都有《吕復医案》）。

[2] 防风汤：同名22方。（1）《千金要方》方之一，治产后中风、背急短气，药用防风、独活、葛根、当归、芍药、人参、炙甘草、干姜；（2）上书方之二，治偏风，药用防风、川芎、白芷、牛膝、狗脊、萆薢、白术、羌活、葛根、附子、杏仁、麻黄、生姜、石膏、苡仁、桂心；（3）上书方之三，治虚风发热，肢节不随，脚弱，狂言，药用防风、秦艽、麻黄、独活、当归、芍药、人参、甘草、远志、黄芩、防己、升麻、石膏、生姜、半夏；（4）上书方之四，治四肢节解如堕脱，肿按之皮陷，头眩短气，闷乱欲吐，药用防风、桂心、白术、知母、生姜、半夏、芍药、甘草、杏仁、川芎；（5）上书方之五，治风眩呕逆，食辄呕，起则头眩，药用防风、防己、干姜、炙甘草、桂心、附子、川椒；（6）上书方之六，治头目眩转，药用防风、生石膏、人参、赤石脂、白石脂、生姜、寒水石、龙骨、茯苓、桂心、紫石英；（7）上书方之七，治脚气及毒气上冲，宿癖积气，药用防风、麻黄、川芎、人参、当归、芍药、茯苓、半夏、甘草、陈皮、鳖甲、生姜、桂心、杏仁、赤小豆、乌梅、贝子、吴萸、犀角、羚羊角、薤白、大枣；（8）《外台秘要》方之一，治中风发热，恶风烦闷，头痛身疼，药用防风、白术、桂心、川椒、黄芩、人参、芍药、甘草、细辛、麻黄、石膏、大枣；（9）上书方之二，治中风目不开，不能言，短气，药用防风、炙甘草、黄芩、茯苓、当归、杏仁、秦艽、麻黄、生姜、大枣；（10）上书方之三，药治同（5）方加白术；（11）《和剂局方》方，治药同（3）方加白术、麝香；（12）《圣济总录》方之一，治行痹，药用防风、甘草、当归、赤茯苓、杏仁、官桂、黄芩、秦艽、葛根、麻黄、生姜、大枣；（13）上书方之二，治鼻塞流清涕，药用防风、官桂、栀子、升麻、石膏、麻黄、木通；（14）上书方之三，治伤寒腰痛膝痛，药用防风、川芎、当归、芍药、附子、续断、羌活、麻黄、桂枝、杜仲、牛膝、五加皮、丹参、生姜；（15）上书方之四，治脚气痹弱，药用防风、防己、川椒、细辛、桂心、麻黄、石膏、独活、黄芩、茵芋、葛根、川芎、芍药、甘草、生姜、茯苓、乌头、竹沥；（16）上书方之五，治烦热，昏冒肿痛的风疸，药用防风、柴胡、羌活、白芷、当归、木通、附子、麻黄、桔梗、甘草；（17）《普济本事方》方之一，治中风内虚，语謇脚弱，药用防风、川芎、桂枝、独活、麦冬、石斛、熟地、杜仲、丹参、大枣；（18）上书方之二，治风虚多汗怕风，药用防风、泽泻、煅牡蛎、桂心；（19）《宣明论方》方，治鼻渊脑热，浊涕不止，药用防风、人参、炙甘草、黄芩、麦冬、川芎；（20）《素问病机气宜保命集》方之一，治破伤风及伤寒表证，药用防风、川芎、羌活、独活；（21）上书方之二，治产后经水适断，感受风邪，药用防风、苍术、当归、羌活；（22）上书方之三，治小儿斑疹，药用防风、黄芪、芍药、地骨皮、枳壳、荆芥穗、牛蒡子。本案所用可能是《宣明论方》方。

【阐发与临证】此人因酒毒加风暑而衄血，是风热在外、湿热在里，但因天热耗气，所以脉弱，这是临时的，或是假象。众医不察病根，所以误治。地黄汁凉血清热，防风汤祛风清热，也不全是治标。方中有黄芩、麦冬清热养阴，因暑天耗气脉弱，人参可临时应用。

16 案 项彦章治一妇，患衄三年许，医以血得热则淖溢，服泻心凉血之剂，益困，衄才数滴辄昏，六脉微弱，寸为甚。曰：肝藏血而心主之。今寸口脉微，知心虚也，心虚则不能司其血，故逆而妄行。法当养心，仍补脾实其子，子实则心不虚矣（虚则补母有之，虚而补子之说今见此案，信哉！医理无穷尽无方体也，故其命方曰归脾汤）。以琥珀诸补心药，遂安。

【阐发与临证】血得热则溢，理应服凉血泻心（火）之剂，于医理是对的。只是此患妇六脉微弱，寸脉（应为左寸。如是两寸脉，理应候心肺，属气血，也符合辨证）更微弱，所以养心血以止血。魏按以心火生脾土论述养心与补脾的关系，并发挥虚而补子之说。但该妇六脉微弱，也包括脾、肝二脏之虚。肝实可侮脾，肝与脾俱虚则是血虚。心主血、肝藏血、脾统血，对血虚的病，三者都有关系，治疗用药似乎缺一不可，即如归脾汤，哪个脏的药没有？琥珀性味甘平，能入心肝血分，功能镇惊安神、安五脏、通五淋、破结瘕、活血散瘀，治产后儿枕痛。《外台秘要》以琥珀刮屑，酒服方寸匕，或加蒲黄二三匕，日服四五次，治高处坠下、内有瘀血。《本草拾遗》谓其能止血。此妇人是否还有月经不调、痛经甚或倒经之症？抑或鼻衄是与痛经及月经周期有关？如有，则用琥珀消瘀止痛止血更佳。

17 案[1] 许先生论梁宽父病，右胁，肺部也，咳而吐血、举动喘逆者，肺胀[2]也；发热脉数不能食者，火来刑金，肺与脾俱虚也；脾肺俱虚而火乘之，其病为逆，如此者，例不可补泻。若补金，则虑金与火持而喘咳益增；泻火，则虑火不退位而痞癖反甚（真知个中三昧）。正宜补中益气汤，先扶元气，少以治病药加之。闻已用药未效，必病势若逆而药力未到也。远期秋凉，庶可复尔。盖肺病恶春夏火气[3]，至秋冬火退，只宜于益气汤中随四时升降寒热及见有证，增损服之。或觉气壅，间与加减枳术丸[4]，或有饮，间服《局方》枳术汤[5]，数月，逆气少回，逆气回则可施治法。但恐今日已至色青色赤，及脉弦脉洪，则无及矣。病后不见色脉，不能悬料，以既愈复发言之，惟宜依准四时用药，以扶元气，庶他日既愈不复发也。其病初感必深，恐当时消导尚未尽，停滞延淹，变生他证，以至于今，宜少加消导药于益气汤中，庶可渐取效也。

【注解】[1]本案录自王海藏《此事难知·卷下·许先生论关中梁宽甫证》篇。还收录在《医学纲目·卷三·阴阳脏腑部治法通论》篇。

[2]肺胀：病名，见《灵枢·胀论》篇，原文是"肺胀者，虚满而喘咳。"

[3]肺病恶春夏火气：春季木当令，夏季火当令，按正常规律是金克木，火克金。当春夏季木、火旺时金被木反侮、被火乘，所以金（肺）之气不能振发，其病恢复慢。木生火，肝木之气有余也表现为肝火旺，所以说肺病恶春夏火气。至秋季肺金当令，肺气易于恢复。至冬季水当令，且肺金生肾水，所以说至秋冬火退。

[4]加减枳术丸：查无此方名。《脾胃论》《兰室秘藏》中有数个方剂即实际上的加减枳术丸：橘皮枳术丸、半夏枳术丸、木香干姜枳术丸、三黄枳术丸等。

[5]枳术汤：同名4方。（1）《金匮要略》方，治水饮病心下坚如盘，药用枳实、白术；（2）《济生方》之一，治药同（1）方加附子、肉桂、细辛、桔梗、炙甘草、槟榔、生姜；（3）上书方之二，治痰癖、心腹兼冷，药用枳实、白术、柴胡、炙鳖甲、赤芍、槟榔、生姜、炙甘草；（4）《卫生宝鉴》引《本草》方，治药同（1）方，用磨石烧赤，热投酒中饮之。《和剂局方》中无枳术汤方名，可能是《金匮要略》方或《济生方》方（之一）之误。

【阐发与临证】肺胀如以喘咳为主要症状的，是因邪客于肺、肺气胀满，胸闷喘咳，缺盆痛，越婢加半夏汤，小青龙加石膏汤，加味泻白散，正虚者加用生脉散；如以胀满为主的，兼见虚满喘咳，于治胀方中加喘咳药，如桔梗、升麻、白芷等，见《杂病源流犀烛》。"右胁，肺部也"是根据《素问·刺禁论》篇"左肝右肺"之说（原文是"肝生于左，肺藏于右"）。此患者右胁胀（痛），咳嗽吐

（咯）血，动则喘逆，发热纳呆，脉数。从肺脾两虚说，则培土生金法（用补中益气汤，加枳术汤、丸，加消导药）一举两得；从当其时的辨证说，这是心火乘肺金，按生克关系宜清心补肺，标本同治；从症状说，宜泻肺气，症状减轻较快；从子母关系说，脾虚宜补心火。所以说，补心泻心、补肺泻肺，两者都不能用，其病为逆。只有用培土生金法缓图，等秋凉时顺其自然之气恢复。现代的保守疗法也就是这种办法。如果此病人身体可以，倒不妨清心火、泻肺气、健脾土三者同治于一方，也无非不可。案文中许先生所用方药，补中益气及理气和胃及消导药同用，其实也比较杂。

18案[1]　一人膏粱而饮，至今病衄。医曰：诸见血者为热，以清凉饮子[2]投之即止。越数日，其疾复作。医又曰：药不胜病故也。遂投黄连解毒汤，或止或作。易数医，皆用苦寒之剂，俱欲胜其热而已。饮食起居，浸不及初，肌寒而时躁，言语无声，口气臭秽（似热），恶如冷风，其衄之余波则未绝也。或曰：诸见血者热，衄、热也，热而寒之，理也。今不愈而反害之，何耶？《内经》曰：以平为期。又言下工不可不慎[3]也。彼惟知见血为热而以苦寒攻之，抑不知苦泻土。土，脾胃也。脾胃人之所以为本者，今火为病而泻其土，火未尝除而土已病矣。土病则胃虚，虚则荣气不能滋荣百脉，元气不循天度，气随阴化而无声肌寒也。噫！粗工嘻嘻以为可治，热病未已，寒病复起，此之谓也。

【注解】[1] 本案录自《卫生宝鉴·卷二·泻火伤胃》篇。

[2] 清凉饮子：同名5方。(1)《和剂局方》方，治小儿血脉壅实、脏腑生热，颊赤多渴，五心烦热，四肢惊掣，或壮热不歇，欲发惊痫，头面疮疖，目赤咽痛，药用大黄、炙甘草、当归、赤芍；(2)《卫生宝鉴》方，治药同(1)方，加薄荷；(3)《古方八阵》方，治上焦积热，口舌咽鼻干燥，药用黄芩、黄连、薄荷、玄参、当归、芍药、甘草；(4)《内外伤辨惑论》方，治消中能食而瘦，口舌干，大便结，小便数，药用羌活、柴胡、防风、升麻、黄芪、生甘草、黄芩、黄柏、龙胆草、知母、炙甘草、生地、防己、桃仁、杏仁、当归、红花、石膏，水二酒一煎服；(5)《婴童百问》方，治小儿百病，变蒸客忤，惊痫壮热，痰涎壅盛，口干烦渴，颈项结热，头面疮疖等，药用大黄、当归、芍药、甘草、连翘、羌活、防风、山栀。

[3] 下工不可不慎也：录自《灵枢·根结》篇，原文是"上工平气，中工乱脉，下工绝气危生。故曰下工不可不慎也。"

【阐发与临证】本案案文就说明治病"以平为期"，用实例讲述用药中病即止的道理，还有治病无效时必须审慎再正确辨证施治。其实不管什么"工"，治病不可能开始就百分之百的正确。再就是《素问·五常政大论》篇早说过"大毒治病，十去其六，常毒治病，十去其七，小毒治病，十去其八，无毒治病，十去其九，谷肉果菜，食养尽之，无使过之，伤其正也"。而药都是有毒的，中西药概莫能除外。中药讲功效、主治外，还讲升降性味，还讲用药之温凉寒热以纠正疾病凉温热寒的偏差。本案初用清凉饮子有效，后旋反复，说明尚须调整药味。

19案[1]　吴球治一少年，患吐血，来如涌泉，诸药不效，虚羸瘦削，病危亟。脉之，沉弦细濡[2]，其脉为顺。血积而又来，寒而又积，疑血不归源故也。尝闻血导血归[3]，未试也。遂用病者吐出之血，瓦器盛之，俟凝，入铜锅炒血黑色，以纸盛放地上出火毒，细研为末，每服五分，麦门冬汤下，进二三服，其血遂止。后频服茯苓补心汤数十贴。以杜将来，保养半年复旧。

【注解】[1] 本案录自吴球著《诸证辨疑》，也收录在《冷庐医话·卷四·吐血》篇。

[2] 沉弦细濡：濡为软，弦脉不软，因此这里应理解为沉取弦而浮取则细濡。

[3] 原文是："尝闻以血导血归元"。

【阐发与临证】虚羸瘦削、脉细濡是形脉相符，故说其脉为顺。脉沉弦是里有寒积，吐血又来如涌泉，所以脉弦也与病相符。用病人吐出之血，凝后再炒黑研细服，用以止血，此做法现在确很少用。《圣济总录》载用白纸一张，接衄血令满，于灯上烧灰，作一服，新汲水下，治衄血不止。《儒门事亲》载治衄血不止，用本人衄血，以纸捻蘸点眼内，左点右，右点左。《千金方》治金疮内漏，取疮内所出血，以水和，服之。从现代医学角度看，此少年出血量大，血管反应性收缩的止血机制肯定不起作用，而且是血液中其他参与止血的成分也缺乏，古时缺什么补什么（即吃什么）的观点是对的。白白吐掉的血液中含有丰富的止血成分（多达二十多种），再吃下去，虽然这些止血成分是蛋白质，要经过分解成氨基酸才能吸收，但至少补充这些成分的原料，对合成这些止血成分还是有好处的。

20案 徐德占[1]治一人患衄尤急，灸项后发际两筋间宛宛中，三壮立止。盖血自此入脑，注鼻中，常人以线勒颈后尚可止衄，此灸宜效。

【注解】[1] 徐德占：宋朝针灸医生。本案录自《苏沈良方·卷七·治鼻衄》篇。

【阐发与临证】项后发际两筋间宛宛中是风府，是督脉经腧穴，主治头痛项强，鼻衄咽痛，中风不语，癫狂等。除风府外，还可针刺上星、合谷，用泻法，清泄诸经和督脉之热以止血。如热在肺加少商，热在胃加内庭。如外伤引起鼻衄不止者，可指压昆仑、太溪四穴。

21案[1] 秀州进士陆迎忽得疾，吐血不止，气蹶惊颤，狂躁跳跃，双目直视，至深夜，欲拔户而出，如是两夕。诸医尽用古方及单方，极疗不瘳。举家哀祷事观音，梦授一方，但服一料，当永除根。用益智一两，生朱砂二钱，青皮半两，麝香一钱，为细末，灯芯汤下（治惊狂吐血方莫过于此）。陆觉！取笔记之，服之乃愈。

【注解】[1] 本案录自洪迈《夷坚志·庚志》。

【阐发与临证】此为心肝火盛、火盛生风、风火上逆，迫血上行而吐血不止。观音梦授方药之事，当为心有灵犀一点通。朱砂甘寒，能清热解毒，镇心安神，能治心火亢盛之心神不宁，惊狂躁厥。益智仁虽性味辛温，但芳香能开通心窍。李时珍说："治心气不足、热伤心系，吐血血崩诸证，用益智仁炒研细，米饮入盐服一钱能治妇人崩中；用益智仁半两、砂仁一两为末，每服三钱，日二次，能治漏胎下血。"灯芯甘寒，除行水治淋和除阴窍涩不利外，《圣济总录》载用灯芯一两为末，入丹砂一钱，米饮每服二钱，治衄血不止。

22案[1] 一人劳瘵吐血，取茜草一斤（璙按：后云翦草状如茜草，则此处当作翦草），净洗碎为末，入生蜜一斤和成膏，以陶器盛之，不得犯铁器，日一蒸一曝，至九日乃止，名曰神传膏。令病人五更起，面东坐，不得语言，用匙抄药如食粥，每服四匙，良久呷稀粟米粥压之，药只冷服，粟米饮亦不可太热，或吐或下，皆无害。凡久病肺损，咯血吐血，一服立愈。翦草状如茜草，又如细辛，婺台二州有之，惟婺可用。

【注解】[1] 本案录自《普济本事方·卷五·治劳瘵吐血损肺及血妄行神传剪草膏》。还收录在《本草纲目·剪草》篇。

【阐发与临证】翦草与茜草类似，性味苦凉，酒浸服治疥癣恶疮、风瘙，主一切出血，另治风虫牙痛。《中藏经》治牙痛用剪草、细辛、藁本等分煎水热嗽。《和剂局方》治浑身瘙痒致生疥疮（实际是皮炎或搔痕——笔者注），用剪草七两为末，轻粉一钱，和匀，外搽痒处，皮肤干燥用麻油调敷。劳瘵吐血，用凉血止血药可收效，但收效即止，后应以清补法固其本、益肺气。本案再用粟米粥是和胃气的。

23案[1] 饶州市民季七，常苦鼻衄，垂困。医授以方，取萝葡自然汁和无灰酒饮之则止。医云：血随气运转，气有滞逆，所以妄行。萝葡最下气而酒导之，是以一服效。经五日，复如前，仅存喘息。而张思顺以明州刊王氏单方刮人中白置新瓦上，火逼干，以温汤调下即止（按人中白能去肝火、三焦火、导膀胱火下行故也，且不多用火力，则清凉矣），今十年不作。张监润之江口镇，适延陵镇官曾棠入府，府委至务同视海舶，曾著白苎毛背子，盛服济洁。正对谈之次，血忽出如倾，变所服为红色，骇曰：素有此疾，不过点滴耳。今猛来可畏，觉头空空然。张曰：君勿忧，我当为制一药。移时而就，持与之，血止不复作。人中白者，旋盆内积碱垢是也。盖秋石之类，特不多用火力，治药时，勿令患人知，恐其以为污秽不肯服。此方可谓奇矣。

【注解】[1] 本案录自张杲《医说·卷四·鼻衄》篇。原文为李七，后文之张监润与张思顺为同一人。

【阐发与临证】人中白咸寒，能降相火及心肝肺膀胱火；凉血止血、能治诸窍出血、肌衄，能清虚热治骨蒸、内热、肺痨；散瘀消肿治牙疳口疮等。《圣惠方》载用人中白一团鸡子大，绵五两，烧研，每次温水送服二钱，治大衄久衄；鼻衄五七日不止者，用人中白新瓦焙干，加麝香少许，温酒调服可立止。

24案[1] 魏华佗善医，尝有郡守病甚，佗过之，郡守令佗诊候。佗退谓其子曰：使君病有异于常，积瘀血在腹中，当极怒呕血即能去疾，不尔，无生矣。子能尽言家君平昔之愆，吾疏而责之。其子曰：若获愈，何谓不言。于是具以父从来所乖谋者尽示佗，佗留书责骂之。父大怒，发吏捕佗，佗不至。即呕血升余，其疾乃平（《独异志》）。

【注解】[1] 本案最初录自《三国志·魏书二十九·方技传》，《后汉书》和《独异志》为转录。

【阐发与临证】本案之治法与第9案同样是情志（精神）疗法。但前案是使病人高兴快乐而使疾病（咳吐血）不药而愈，较易做到；本案相反，用责骂病人使他发怒，怒则吐血，而使疾病（瘀血积于腹中——可能是胃中）痊愈。具体实施也易做到，只是判别病情和掌握分寸比较难于把握。以前看到一则报道，说是天津某工厂一位老师傅患食道癌，食物咽不下，又痛，想求死了之。车间内有桶煤油，他倒了一些带回去喝。喝第一次后，觉得胸间难受极了，大呕吐一次，竟然吐出几块血块样物，觉得松快些，喝了一碗稀面糊。他想反正是死，一不做二不休，连喝了几天煤油，竟然能吃烂面条（未再见到后续报道）。本案的结尾是"其疾乃平"，"平"字其含意较宽泛。《吕氏春秋》载：齐闵王病发，使人召文挚，文挚诊断是"怒则愈"，对太子说需用激怒的办法治疗，但激怒国王将被杀死。王后和太子答应救他。后文挚经常来见国王，不脱鞋就登国王的床，对国王非常不礼貌。国王果然大怒，捉住文挚将煮死他。王后和太子虽叩头求饶文挚。国王病虽好了，但文挚还是被杀（《医方考》载则是齐威王病，且王后和太子道出真相后，国王病愈，也赦免文挚）。这也是以怒治病的古案例之一。但发怒和极度紧张会持续释放应激激素，损伤大脑中支配学习和记忆的关键部位海马，损害智力，易做出失智的行动。文挚被齐闵王杀害，华佗被曹操杀害，可能就是这样造成的。

25案[1] 蔡子渥传云：同官无锡监酒赵无疵，其兄衄血甚，已死。入殓，血尚未止（琇按：血未止则生气犹存），一道人过之，闻其家哭，询之，道云：是曾服丹或烧炼药，予药之，当即活。探囊出药半钱匕，吹入鼻中，立止，得活。乃栀子烧存性末之。

【注解】[1] 本案录自《普济本事方·卷五》。

【阐发与临证】本案与第10案也相似。前案妇人体肥气盛，再多服煖宫药，火盛迫血上行为衄。本案是富贵人常膏粱厚味，又过服丹石热药，也是火盛迫血妄行为衄。治法也类似。炒栀子苦寒，凉血清热、活血止血。

26案[1] 一人鼻衄，大出欲绝。取茅花一大把，水两碗，煎浓汁一碗，分二次服，立止。（《良方》）

【注解】[1] 本案录自《苏沈良方·卷七·治鼻衄》。

【阐发与临证】茅花甘温，煎饮止吐血衄血。茅根甘寒，也能治小便出血、鼻衄不止、吐血不止。茅草初生嫩苗名茅针，性味甘平，水煎服能治鼻衄及暴下血。一家三种药，分属三个部位，性味不同。笔者以为如病属寒，宜用茅花；病属热宜用茅根；二者均可用茅针。

27案[1] 一人指缝中因瘙痒遂成疮，有一小窍，血溅出不止。用止血药及血竭之类，亦不效。数日，遂死。复有一人于耳后发际瘙痒，亦有小窍出血，与前相似，人无识者。适有道人云：此名发泉，但用多年粪桶箍晒干烧灰敷之，立愈。使前指缝血出遇之，亦可以无死矣。

【注解】[1] 本案二例录自《医说·卷十·搔发际成窍出血》篇。前一例还收录在《医学入门·

卷五》。

【阐发与临证】本案有二例，症状大同小异，都因皮肤瘙痒、抓破后形成一小疮口（小窍）出血不止。本病大致可属于肌衄，多因气血亏虚、血随气散所致。治宜补益气血，常用当归补血汤、保元汤等。有阴虚火旺者宜养阴清火，用凉血地黄汤；有胆热而致者，用河间定命散。本案前一例用止血药和血竭等治疗未收效，所以流血数日而死。这一例可能是血液病、严重再障，血小板极少，或是白血病，引起出血不止。如果辨证正确，临时效果还是有可能的。后一例是耳后发际部皮肤挠破出血，症状类似而实质不同，所以用炭类药止血。中药止血药一般都用炒炭存性，止血效果好。笔者以前曾治一崩漏病人，处方药物全同，先三剂药房因炒黑茯苓暂缺而给付白茯苓，三剂后血出仍然量多，病人携余药来问：怎么不止？余检药后嘱咐将白茯苓炒炭存性。再煎服，一剂后血少，再剂后血止。可能这是巧合。设前一例如果真是严重再障等病，即使用粪桶箍烧灰外敷，恐怕也无济。现在这种物件在偏远农村、江南水乡可能还有。《本草纲目》载此物主治脚缝瘙痒，成疮有窍，出血不止，烧灰敷之。年久者佳。可能与此案来源于一。《奇病方》载"有人指缝流血不止，有虫如蜉蝣之小钻出，少顷即能飞去……方用黄芪、熟地、苡仁各五钱，当归、白芍、茯苓、白术各三钱，人参、柴胡、荆芥、川芎各一钱，水煎服，四剂痊愈。此方全不在杀虫，而但补气血，佐用去湿去风"。指缝流血不止是实，有虫……少顷即能飞去是夸张。作者心知肚明，所以有"全不在杀虫而但补气血"之说。

28案 邵村张教官患衄血多，诸治不效，首垂任流三昼夜不止，危甚。一道人教用生藕一枝捣贴颅囟，更以海巴[1]烧存性为末，鹅管吹入鼻内，二三次即止。（海巴俗名压惊螺，即云南所用肥也）

【注解】[1] 海巴：即海贝、贝齿、贝子、肥、蚆、贝同义。云南人称贝为海巴。性味咸平，主治目翳、五癃、利水道，鬼疰蛊毒，腹痛下血。李时珍说"治鼻渊出脓血，下痢，男子阴疮，射网毒等"。

【阐发与临证】生藕捣成泥绞汁服，凉血止血作用大些，外敷任何部位恐怕无效，最多颅囟部位起一个冷敷的作用。过去少量鼻衄都用冷湿毛巾敷前额以止血，效果可以。但现在有人认为此法效果不佳，也无科学性。我等未作临床试验及/或统计，不知古今孰为是。李时珍说贝子烧研，每生酒服二钱，日三服，治鼻渊脓血。但本案用烧研敷鼻腔出血处以止血，类似于民间随手撮一小把香灰掩在少量出血处并紧压之以止血。

29案[1] 一人毛窍节次出血，少间不出即皮胀如鼓，口鼻眼目俱胀合，名曰：脉溢[2]。以生姜汁并水各一二盏，服之愈。

【注解】[1] 本案录自夏子益《奇疾方·第十六方》。

[2] 脉溢：亦称毛窍出血。《医学入门·卷八》曰："毛窍血出，节次若血不出，皮臟胀如鼓，须臾眼鼻口被气胀合，此名脉溢。饮生姜汁、水各一二盏即安。"与此案同。

【阐发与临证】毛窍出血不止为肌衄，又称汗血，出于《证治要诀》。临床常见有气血虚、阴虚火旺、肝胃火炽、心经火盛、肺热怫郁等五种证型。本案例皮胀如鼓，口鼻被气胀合，为肺热怫郁、肺气不降，因肺主皮毛，故热迫血从皮毛而出。服生姜汁是宣散肺气，急则治标，而非治本。应同时服清肺凉血之剂如当归六黄汤合泻白散等加减。《中国医科大学学报》1981年第6期、《浙江中医杂志》1982年第5期、《湖南医药杂志》1983年第2期、《浙江中医学院学报》1982年第6期报道，分别用固表敛汗的玉屏风散、补益心脾的归脾汤、凉血清热益气的犀角地黄汤合清暑益气汤、清胃养阴凉血法等治愈。

30案[1] 人有灸火至五壮[2]，血出一缕，急如溺，手冷欲绝。以酒炒黄芩一二钱，酒下则止。

【注解】[1] 本案录自《李楼怪症方》，还收录在《奇症汇·身部》。

[2] 灸火至五壮：指用灸法治疗，灸五壮。

【阐发与临证】本案例因疮病而误用火灸致血出不止。急如溺，形容血出急、量大，如解小便一样。盖疮疡多由热胜肉腐而成，以灸法治疗，犯实实之戒，以致热毒炽盛，热胜动血，血溢脉外而血出不止。《灵枢·百病始生》篇说"阳络伤则血外溢",主要是指热盛而出血。气随血泄,气血骤亏,所以手冷欲绝,亦即气虚血虚厥。黄芩苦寒,具有清热止血,又善治疮毒痈肿。

31案 一妇人三阴交(脾穴)无故出血如射[1],将绝。以手按其窍,缚以布条,昏仆不知人事。以人参一两,煎灌之愈。

【注解】[1]本案录自《古今医统大全·卷九十二·三阴交出血》篇。

【阐发与临证】本案为血箭,属肌衄的一种特殊表现,指皮肤易于出血的一种病症。常见皮肤红斑及毛孔出血,甚至血射出如箭。多由心经火盛、迫血妄行所致,治宜滋阴降火,内服凉血地黄汤。若出血过多,症变虚证,宜服当归补血汤。外用桃花散冷开水调敷患处,并加以压迫止血。本病常见于现代医学的凝血酶原缺乏、毛细血管病变、血友病等。据《浙江中医药》1977年第6期报道:曾治一例,6年来左手指及手掌部经常出血似箭,每隔4~5天一次,需包扎止血。出血前一天,局部先出现如芝麻大的紫红点,面色微红,口渴,舌质红,苔薄黄,脉浮数。诊断为血箭,证属心肺火盛、血热妄行。服凉血地黄汤,用生地、玄参、当归、黄芩、生栀子、黄连、生甘草,服药三剂血即止,随访8个月,未复发。《奇病方》中有一病案与此类似:有人足上无故忽毛孔标血如一线,流而不止即死。用米醋煮热浸泡两足即止血,再用人参一两、当归三两、炮山甲一片,研末调饮,固本除根。并说该病乃酒色不禁、恣意纵欲所致。因酒色不禁,恣意纵欲,致肾阴亏虚,肾水不能上济心火,心火旺盛,迫血妄行而成血箭,用热醋浸泡双足,引火下行,泻其火则血自止。再用人参当归益气养血,加炮山甲通络活血,祛离经之血,防其瘀血内停而变生诸症。本案虽未说明,而且是女患者,但也不能除外酒色不禁所为。

32案[1] 陈斗岩治薛上舍高沙人,素无恙,骤吐血半缶。陈诊之,曰:脉弦急,此薄厥也[2]。病得之大怒,气逆,阴阳奔并。群医不然。检《素问·通天论》篇[3]示之,乃服。饮六郁[4]而愈。

【注解】[1]本案录自《医学入门·卷首·陈景魁》。

[2]薄厥:古病名,出于《素问·生气通天论》篇,指因暴怒等精神刺激致阳气亢盛、血随气分逆上、郁积于头部而出现卒然厥逆、头痛、昏仆等的晕厥或昏厥的重症,中医属中风、厥证等范围。现代医学属于脑血管病变、蛛网膜下腔出血等。薄通搏。

[3]《素问·通天论》篇:指《素问·生气通天论》篇。原文是"阳气者,大怒则形气绝,而血菀于上,使人薄厥。""怒则伤肾,甚则气绝,大怒则气逆而阳不下行,阳逆故血积于心胸之内矣。阴阳相薄,气血奔并,因薄厥生,故名薄厥。"《素问·举痛论》篇曰"怒则气逆,甚则呕血。"

[4]六郁:指六郁汤。有同名8方。(1)《丹溪心法》方之一,治气郁,胸胁痛,脉沉涩,药用香附、苍术、川芎;(2)上书方之二,治湿郁周身走痛,关节痛,遇阴寒则发,药用白芷、苍术、川芎、茯苓;(3)上书方之三,治痰郁,动则气喘,药用海浮石、香附、天南星、瓜蒌;(4)上书方之四,治热郁,瞀闷,小便赤,药用炒栀子、青黛、香附、苍术、川芎;(5)上书方之五,治血郁,四肢无力,能食便红,药用桃仁、红花、青黛、川芎、香附;(6)上书方之六,治食郁嗳腐,腹胀不能食,药用苍术、香附、山楂、神曲、针砂;(7)《医学入门》方,解诸郁,药用陈皮、半夏、川芎、苍术、赤茯苓、栀子、香附、砂仁、甘草、生姜;(8)《杂病源流犀烛》方,治郁证,药用香附、苍术、神曲、栀子、连翘、陈皮、川芎、赤苓、贝母、苏叶、枳壳、甘草、生姜。本案可能用(4)方。

【阐发与临证】此患者之骤吐血乃心肝火盛引起,是肝气郁结,久则化热,所以用六郁汤解郁清肝火。

33案 有患衄出血无已,医以为热,沈宗常投以参、附,或惊阻之。沈曰:脉小而少衰,非补之不可。遂愈。

【阐发与临证】此患者之鼻衄因脉小、少衰,用参附温补,此可辨为脾阳虚、脾不统血。人参大补元气,少加附子以少火生气。如是"为热",不管风热、外寒内热、胃火、肝火犯胃、血热等,脉应数。

34 案 有佐酒女子，无苦也，王敏[1]视其色赤而青，曰：此火亢金也，不可以夏。果呕血死。

【注解】[1] 王敏：字时勉，明朝苏州人，名医，患先天性耳聋。本案录自《苏州府志》，还收录在《中国医学大辞典》王敏条目中。

【阐发与临证】面色赤而青，实为青紫暗黄，这是肝硬化（酒精性）的面色。火亢金指木火刑金，即火克金。从五行生克关系，应为心火克肺金。但心火为肝木之子，肝木旺则心火也盛。肝木春当令，心火夏当令。春季肝木生发，渐积至夏，生发之气过剩则夏季过热，心火盛越，亢则害，火克金、木克土。呕血，脾土之败也。所以夏季火令司天，其殆矣。

35 案[1] 薛己治一童子年十四，发热吐血，薛谓宜补中益气以滋化源。不信，用寒凉降火愈甚。始谓薛曰：童子未室，何肾虚之有。参、芪补气，奚为用之？薛曰：丹溪云：肾主闭藏，肝主疏泄，二藏俱有相火，而其系上属于心。心为君火，为物所感，则易动心，心动则相火翕然而随[2]。虽不交会，其精暗耗矣。又精血篇云[3]：男子精未满而御女，以通其精，则五藏有不满之处，异日有难状之疾。遂用补中益气及地黄丸而差。

【注解】[1] 本案录自《内科摘要·卷下·脾肺肾亏损遗精吐血便血等症》篇。

[2]肾主闭藏……心动则相火翕然而随：录自《丹溪心法·附录·丹溪翁传》。原文与本案文基本相同，文字略有倒装。

[3]《精血篇》：引自《妇人良方大全·卷一·精血篇第二》。该书原文是"精未通而御女以通其精，则五体有不满之处，异日有难状之疾"。

【阐发与临证】其实此少年并非"为物所感而动心、精暗耗"而吐血，是其证为虚。薛己依据脉证辨为气虚、心脾不足，阴虚火旺。实际上补中益气汤所滋的化源是健脾，滋运化之源，并非治肾虚、滋肾精。后来加六味地黄丸是因他医又用了寒凉克伐药。再说既然肝肾阴虚而相火妄动，用六味地黄丸滋补肝肾之阴而使相火有依恋而不致妄动，是最好的遣药。案文说男子精未满而御女通其精，异日有难状之疾。在《医学入门》中，李梴说"精败竭者，童男精未盛而御女，老人阴已痿而思色，以降其精，则精不出而内败，茎中痛涩为淋……大小便中牵痛，愈痛则愈欲大小便，愈便则愈痛"，有些类似现代的前列腺肥大、慢性前列腺炎等。《医宗必读》中李中梓说"少年天癸未至，强力行房，所泄半精半血"为血精，类似现代精囊炎、慢性前列腺炎等。这些疾病都较难治，而且确为"难状"。精囊炎、前列腺肥大、前列腺炎也确实与性交过频、不洁性交等有关。

36 案[1] 汪石山治一人，形实而黑，病咳，痰少声嘶，间或咯血，诊之，右脉大无伦，时复促而中止；左比右略小而软，亦时中止。曰：此脾肺肾三经之病也。盖秋阳燥烈，热则伤肺；加之以劳倦伤脾，脾为肺母，母病而子失其所养；女色伤肾，肾为肺子，子伤必盗母气以自奉，而肺愈虚矣。法当从清暑益气汤例而增减之。以人参二钱或三钱，白术、白芍、麦门冬、茯苓各一钱，生地、当归身各八分，黄柏、知母、陈皮、神曲各七分，少加甘草五分，煎服，月余而安。

【注解】[1] 本案录自《石山医案·附录》。

【阐发与临证】此为秋燥病，而且是温燥伤肺阴。《素问·脉解》篇说："面黑如地色者，秋气内夺，故变于色也。"脉大无伦且时促而中止，是心气血虚。在本案方中，除茯苓外，无论辨证或论治均未涉及心。虽辨证涉及肾，治疗亦非重点。清暑益气汤方以补益气阴为主，本案方也类同。薛己有人参补肾之说法，从人参大补元气方面看，有些关系，但不专司。肺主气，脾胃主中气，本方还是补益肺脾为主。

37 案[1] 一人形瘦而苍，年逾二十，忽病咳嗽咯血兼吐黑痰。医用参、术之剂，病愈甚。诊之，两手寸关浮软，两尺独洪而滑，此肾虚火旺而然也。遂以四物汤加黄柏、知母、白术、陈皮、麦冬之类，治之月余，尺脉稍平，肾热亦减，依前方再加人参一钱，兼服枳术丸加人参、山栀以助其脾，六味地黄丸加黄柏以滋其肾，半年而愈。

【注解】[1] 本案录自《石山医案·附录》。

【阐发与临证】20岁就形瘦而苍，脾阴虚也，肝肾阴不足。忽病咳嗽咯血，土不生金，水不涵木、木火刑金。参术之剂不是不可用，而是适用时间不对，配伍不行，单用温补肯定不可。本案方前后都不离清肝肾虚火，养肺肝肾之阴。前期咯血时还养阴清肺和血，后期咯血已止，即使加参术温中健脾，还不忘用山栀清肝胃之热。此案和上案可能都是肺结核。

38案[1] 一人形魁伟，色黑。善饮，年五十余，病衄如注，嗽喘不能伏枕。医以四物汤加麦冬、阿胶、桑白皮、黄柏、知母进之，愈甚。诊之，脉大如指，《脉诀》云：鼻衄失血，沉细宜；设见浮大，即倾危[2]。据此，法不救。所幸者，色黑耳。脉大非热，乃肺气虚也。此金极似火之病，若补其肺气之虚，则火自退矣。医用寒凉降火之剂，是不知亢则害承乃制之旨。遂用人参三钱，黄芪二钱，甘草、白术、茯苓、陈皮、神曲、麦冬、归身甘温之药进之，一贴病减，十帖病愈。

【注解】[1] 本案录自《石山医案·附录》。

[2] 鼻衄失血，沉细宜；设见浮大，即倾危：《脉经·卷四》"吐血衄血，脉滑小弱者生，实大者死……金疮出血，脉沉小者生，浮大者死"；卷五"病若吐血复鼽衄者，脉当得沉细，而反浮大牢者死"。《脉诀》说"大凡失血，脉贵沉细，设见浮大，后必难治"。《脉诀乳海》说"鼻衄吐血沉细宜，忽然浮大即倾危"。

【阐发与临证】嗽喘可脉大，年老（古时五十岁为老年）且鼻衄如注则为虚，脉应细濡为顺，脉大且如指则为"大则病进"（见《素问·脉要精微论》篇）。前医设四物汤加麦冬、阿胶、知母、黄柏等是着眼于形魁伟、善饮，加上脉大，而辨为肺热（湿、痰），所以用清泻相火（肝木之火）和养阴清肺、凉血止血法，常理如此。如是芤脉，当为极虚。前医辨为实脉。汪石山吸取前医之教训"愈甚"，而辨为虚。

39案[1] 一人形近肥而脆，年三十余，内有宠妻，三月间因劳感热，鼻衄久而流涕不休，鼻秽难近，渐至目昏耳重，食少体倦。医用四物凉血，或用参、芪补气，罔有效者。诊之，脉濡而滑，按皆无力。曰：病不起矣。初因水不制火。肺因火扰，流涕不休。《经》云肺热甚则出涕是也。况金体本燥，津液日泄，则燥者枯矣。久则头面诸阳之液因以走泄。《经》云枯涩不能流通，逆于肉里，乃生痈肿是也[2]。月余，面目耳傍果作痈疮而卒。后见流涕者数人，多不救。（琇按：是症即鼻渊，多龙雷之火上升于脑，臭秽流溢，余以滋水生肝兼养肺金之剂愈者多矣。惟一人服苍耳、辛夷、白芷、薄荷等药已百余剂者不救。此条当入鼻案）

【注解】[1] 本案录自《石山医案·卷上·鼻衄流涕》。

[2] 枯涩不能流通，逆于肉里，乃生痈肿是也：源出于《素问·生气通天论》篇，原文是"营气不从，逆于肉理，乃生痈肿"。《灵枢·刺节真邪》篇说"虚邪之中人也……搏于脉中，则为血闭不通，则为痈"。

【阐发与临证】按案文描述，此症为鼻渊，诱因是感热时邪，病因是房事不节、劳累过度、体质虚弱（肥、脆）。流秽涕久不休，而且带血，臭秽人难近其身，以至全身虚弱症状叠起，以现代医学角度看，好像是鼻咽癌、上颌窦癌，再过月余则耳傍淋巴结转移肿大了。水不制火、肺因火扰指房事不节、肾精匮乏、心火亢、火烁肺金。津液日泄指流涕带血不休，因此肺金更燥，肺阴更虚。"肺热甚则出涕"，查《内经》《难经》《伤寒论》《金匮要略》等均未找到原文，解释可见七卷第七篇鼻第8案例注解。肺热可能出涕，是黄浊涕，但肺寒更可能出涕而且更多。但如其人脉数，肺金被火所克，热胜则肉腐，易患肺痈，为难治。琇按所说鼻渊、臭秽流溢，以滋水生肝，兼养肺金之剂愈者多矣，可能是萎缩性鼻炎，浊涕不多，不带血，无全身虚弱症状。其中一人服苍耳子散百余剂反而不救的，可能是不治之症。

40案[1] 一人年逾四十，面色苍白，平素内外过劳，或为食伤，则咯硬痰[2]而带血丝。因服寒凉清肺药、消痰药至五六十贴，声渐不清而至于哑，夜卧不寐，醒来口苦舌干而常白胎，或时喉中阁[3]痛，或胸膈痛，或嗳气，夜食难消，或手靠物久则麻，常畏寒，不怕热，前有癫疝，后有内痔，遇劳则发。初诊左脉沉弱而缓，右脉浮软无力，续后三五日一诊，心肺二脉浮虚，按不应指，或时脾脉轻按阁指，重按不足，又时或驶或缓，或浮或沉，或大或小，变动无常。夫脉不常，血气虚也。（琇按：脉变动无常为虚，宜记此语）譬之虚伪之人，朝更夕改，全无定准。以脉参证，其虚无疑。虚属气虚为重也，盖劳则气耗而肺伤，肺伤则声哑。又劳则伤脾，脾伤则食易积。前疝后痔遇劳而发者，皆因劳耗其气，气虚下陷，不能升降故也。且脾喜温恶寒，而肺亦恶寒，故曰形寒饮冷则伤脾，以已伤之脾肺，复伤于药之寒凉，则声安得不哑，舌安得不胎。胎者，仲景谓胃中有寒，丹田有热[4]也。夜不寐者，由子盗母气，心虚而神不安也。痰中血丝者，由脾伤不能裹血也。胸痛嗳气者，气虚不能健运，故郁于中而嗳气，或滞于上则胸痛也。遂用参、芪各四钱，麦冬、归身、贝母各一钱，远志、酸枣仁、牡丹皮、茯神各八分，石菖蒲、甘草各五分，其他山楂、麦芽、杜仲随病出入，煎服年余而复。益以宁志丸[5]药，前病渐愈矣。且此病属于燥热，故白术尚不敢用，况他燥剂乎！

【注解】[1] 本案录自《石山医案·卷下·咯痰》篇。

[2] 硬痰：成块状的稠黏痰，是肺热、痰热的症状之一。

[3] 阁：通合、阖。

[4] "胎者，仲景谓胃中有寒，丹田有热"：录自《金匮要略·痉湿暍病脉证》篇。原文是"舌上如胎者，以丹田有热，胸上有寒，渴欲得饮而不能饮，则口燥烦也"。

[5] 宁志丸：同名4方。(1)《是斋百一选方》方，治心气不足，精神恍惚，喜怒不常，语无伦次，药用人参、茯苓、当归、石菖蒲、乳香、酸枣仁、朱砂、猪心、枣肉；(2)《丹溪心法》方，治心虚血虚，多惊，药同(1)方去猪心、枣肉加茯神、柏子仁、琥珀、远志；(3)《普济方》方，治同(2)方，药用人参、茯苓、茯神、远志、柏子仁、琥珀、当归、酸枣仁；(4)《医学入门》方，治痰迷心膈，心气不足，惊悸怔忡、恍惚健忘，药用人参、茯苓、远志、石菖蒲、郁金、琥珀、朱砂。

【阐发与临证】此患者按脉证辨证确是肺脾二虚，又有阴虚燥热。案文分析甚详尽，遣方归脾汤去白术、木香等燥药、元肉之温药，代之以麦冬养肺胃之津、贝母润肺止咳、丹皮清肺凉血止血。

41案[1] 一人年三十余，形瘦神瘁，性急作劳，伤于酒色，仲冬吐血二盥盆，腹胀肠鸣，不喜饮食，医作阴虚治，不应。明年春，又作食积治，更灸中脘章门，复吐血碗许，灸疮不溃，令食鲜鱼，愈觉不爽，下午微发寒热，不知饥饱。诊之，左手涩细而弱，右尤觉弱而似弦。曰：此劳倦饮食伤脾也。宜用参、芪、归身、甘草甘温以养脾，生地、麦冬、山栀甘寒以凉血，陈皮、厚朴辛苦以行滞，随时暄凉，加减煎服，久之庶或安。三年病愈。后他往，复纵酒色，遂大吐血顿没。

【注解】[1] 本案至第51案都录自《石山医案·卷中·吐血咳血》篇。

【阐发与临证】壮年男子能纵酒色，都是有钱人，生活无规律，生物钟紊乱；而且性乱之处饮食很不洁。酒又为熟谷之液，其性热、其气悍，能伤胃也，尤饮多更伤胃气。挨到形瘦神瘁、大量吐血，可见胃溃疡很严重，也很可能继发胃癌。前医作阴虚治、食积治是可以的，但要和胃健脾、凉血止血。汪石山之处方既有益气健脾，也有养胃阴、也有理气和胃，配方较全面，所以有效，暂时稳定病情。此病人也只有如此调护、如此治疗了，注意生活规律重于治疗。

42案 一人年二十余，形瘦色脆，病咳血。医用滋阴降火及清肺之药，延及二年不减。又一医用茯苓补心汤及参苏饮，皆去人参，服之，病益剧。诊之，脉细而数，有五至。汪曰：不可为也。或曰：四五至平和之脉，何为不可为？曰：《经》云：五脏已衰，六腑已竭，九候虽调犹死是也。且视形症，皆属死候。《经》曰：肉脱热甚者死[1]。嗽而加汗者死[2]。嗽而下泄上喘者死[3]。嗽而左不得眠肝胀，右不得眠肺胀，俱为死症[4]。今皆犯之，虽饮食，不为肌肤，去死近矣。越五日，果死。凡患虚劳，犯前数症，又或嗽而声哑喉痛，不能药，或嗽而肛门发瘘，皆在不救，医者不可不知。

【注解】[1]"肉脱热甚者死"：引自《灵枢·玉版》篇，原文是"咳，脱形身热，脉小以疾，是谓五逆也。"《灵枢·论疾诊尺》篇说"安卧脱肉者，寒热，不治。"《素问·玉机真藏论》篇说"身热脱肉破䐃（音 jiǒng，肉䐃也），真藏见，十月之内死。"

[2]"嗽而加汗者死"：原文未找到。《伤寒论·辨脉法》有相似条文，原文是"身汗如油，喘而不休，水浆不下……此为命绝也……若汗出发润，喘不休者，此为肺先绝也。"

[3]"嗽而下泄上喘者死"：引自《灵枢·热病》篇，原文是"热病已得汗出……喘且复热……喘甚者死。"

[4]"嗽而左不得眠肝胀，右不得眠肺胀，俱为死症"：源自《素问·刺禁论》篇"肝生于左，肺藏于右"之说。肝胀有二种，一为《阮霖经验方》第7方所述"目睛脱垂至鼻，大便出血"；二为《灵枢·胀论》篇说"肝胀者，胁下满而痛引少腹"。此处当指后者。上书还说"肺胀者，虚满而喘咳"。但都未找到原文。

【阐发与临证】此患者病咳血、消瘦已二年，虽治疗不减轻，反而发展至形肉已脱，即恶液质的体形，当然"去死近矣"。况案文说"患虚劳"，虚劳，古时又称痨瘵，相当于现代的肺结核之类。古代虽对症治疗之方剂颇多，但只能暂缓，根治办法不多。如果经常咳嗽甚至咯血、甚至咳至声哑，喘息不能卧，甚至下泄（结核性肠炎）肛旁出现瘘管（结核性脓肿引起），说明结核病情严重，已经血行播散，即使现代有颇高的科技手段、先进的药物，也难治了。

43案 一人年三十余，时过于劳，呕血甚忧，惟诊之脉皆缓弱，曰：无虑也，由劳倦伤脾耳。遂用参、芪、归、术、陈皮、甘草、麦冬等煎服之，月余而愈。越十余年，叫号伤气加以过饱，病膈壅闷，有痰，间或咯血，嗳酸，饮食难化，小便短赤，大便或溏，有时滑泄不止，睡醒口苦，梦多或梦遗。医用胃苓汤，病甚。汪诊脉或前大后小，或驶或缓，或细或大，或弱或弦，并无常度，其细缓弱时常多。曰：五藏皆受气于脾，脾伤食减，五藏俱无所禀矣，故脉之不常，脾之虚也，药用补脾，庶几允当。遂以参、术为君，茯苓、芍药为臣，陈皮、神曲、贝母为佐，甘草、黄柏为使，服之泻止食进。后复伤食，前病又作。曰：再用汤药，肠胃习熟而反见化于药矣，服之何益？令以参苓白术散加肉豆蔻，枣汤调下。又复伤食，改用参术芍苓陈皮砂仁丸服，大便即泻。曰：脾虚甚矣。陈皮砂仁尚不能当，况他消导药乎。惟节饮食以养之，勿药可也。

【阐发与临证】此患为脾虚胃不和，十余年间的病均如此，尽管反复，症状也有变化，无他。胃苓汤中无健脾补中的人参、益气补肺的黄芪之类，一药之差，作用大不相同了。"脉之不常，脾之虚也"与第40案例"脉不常，血气虚也"其实质是一样的，《灵枢·营卫生会》篇说"血之与气，异名同类"。脾虚，实际为中气虚，中焦化水谷之精微以化生血液。本案患者脾虚之甚，用参术芍苓陈皮砂仁作丸服尚不能消化吸收而作泻，可见脾虚之甚。汪石山不予服药而改为节饮食以调养，这也不是好办法，也可用七味白术散加四神丸加涩敛药水煎少量频服以治之。再说，前药中加芍药作何用？它是养血敛阴平肝的，与中气虚弱关系不大。汤药比较好吸收。药粉、水丸药含大量粗纤维，当然不易消化吸收。此患者有脂肪泻之可能吗？

44案[1] 一人五十，形色苍白，性急，语不合则叫号气喊[2]呕吐。一日，左妳[3]下忽一点痛，后又过劳恼怒，腹中觉有秽气冲上，即嗽极[4]吐，亦或干咳无痰，甚则呕血，时发如疟。或以疟治，或从痰治，或从气治，皆不效。诊之，脉皆浮细略弦而驶[5]。曰：此土虚木旺也。性急多怒，肝火时动，故左妳下痛者，肝气郁也；秽气冲者，肝火凌脾而逆上也；呕血者，肝被火扰不能藏其血也；咳嗽者，金失所养又受火克而然也；呕吐者，脾虚不能运化食郁为痰也（琇按：呕吐亦属肝火上逆。《经》曰：诸逆冲上皆属于火。责之脾虚，疑非是）。寒热者，水火交战也。兹宜泄肝木之实，补脾土之虚，清肺金之燥，庶几可安。以青皮、山栀各七分，白芍、黄芪、麦冬各一钱，归身、阿胶各七分，甘草、五味各五分，白术钱半，人参三钱，煎服月余，诸症悉平。

【注解】[1] 本案也收录在《奇症汇·腹》。

[2] 喊：《奇症汇》为减。从症状看，气喊好像是形容大口喘气、同时发出粗大声音并且不时呕吐的一种复杂的症状，似乎符合病情及患者性格。

[3] 妳：是你（指女性）或奶的异体字。在此指奶、乳房。

[4] 极：《奇症汇》为"及"，"及"字较妥。

[5] 驶：引申为疾数。

【阐发与临证】根据案文中症状，左乳房（男性也有乳腺、乳房）下忽一点痛，呕血等，此病当属鬼击，或肝经瘀血，但鬼击之病多无寒热。本病出现寒热，可能是肝经瘀血不去，瘀而化热。从现代医学解释，很可能是出血后无菌性坏死物质的吸收热或合并细菌性感染所致。由于失血后气血虚弱，而且有形之血生于无形之气，故在治疗上本着健脾养血、泻肝清肺的治法，以人参、白术、黄芪、甘草健脾益气，白芍、当归养血柔肝，阿胶、麦冬润肺并能增强肺金肃降、制约肝火，而且止血，青皮、山栀泻肝清热，还能防止补益药物的滋腻壅滞，五味子甘酸收敛，诸药合用，补而不腻，清肝而不过于苦寒，药性平和，不急于求成，所以连服一个多月诸症悉平。针灸治疗本病，也有显著疗效，如中庭、脾俞、肝俞、期门、侠溪等都有良效，其他如耳针，取穴胸、神门、肝，取患侧2~3穴，实证用强刺激，虚证用轻刺激，或用水针，也都能收到显著疗效。

关于呕吐，临床常见有风寒外感、暑湿蕴胃、胃寒、胃热、食积、肝气犯胃、肝火犯胃、胃阴不足、痰饮内停、血瘀阻胃、胆气横逆等不同证型。《素问·至真要大论》篇说"诸逆冲上，皆属于火"是指胃热及肝火犯胃而引起的呕吐，并不能包含全部呕吐病证，大概急性的呕吐属热（火）的多，而慢性的呕吐，反复发作的呕吐或其他疾病引起的呕吐（属于症状）归属脾虚的较多。魏之琇的看法也有片面。

45案 一人年逾三十，形色清癯，病咳嗽吐痰，或时带红，饮食无味，易感风寒，行步喘促，夜梦纷纭，又有癫疝。医用芩连二陈，或用四物降火，或用清肺，初服俱效，久则不应。诊之，脉皆浮濡无力而缓，右手脾部濡弱颇弦。曰：此脾病也。脾属土为肺之母，虚则肺子失养，故发为咳嗽；又肺主皮毛，失养则皮毛疏豁而风寒易入，又脾为心之子，子虚则窃母气以自养而母亦虚，故夜梦不安；脾属湿，湿喜下流，故入肝为癫疝，且癫疝不痛而属湿。宜用参、术、茯苓补脾为君，归身、麦冬、黄芩清肺养心为臣，川芎、陈皮、山楂散郁去湿为佐。煎服效。后以人参四钱，黄芪三钱，白术钱半，茯苓一钱，桂枝一钱，常服而安。

【阐发与临证】患者易感风寒、行步喘促、咳嗽吐痰、食纳乏味、夜梦多，结合脉象濡缓则为气虚中气不足无疑。因时痰中带血，所以兼以清肺金而用黄芩、麦冬。其实此患者还有营卫不和、表卫不固。案文中脾（母）虚则肺（子）失养也虚，此好理解。而脾（子）虚则心（母）也虚，从理上说似乎不大通，但从五行相生相克来说，五行（五脏）中任一行（脏）虚，都会引起其他行（脏）不足，如脾虚>肺虚>肾虚>肝虚>心虚>脾虚，所以任一脏（行）虚，其余四脏（行）都会虚的，从疾病的病机病理变化来说，这只是患病的时间问题。

46案 谢大尹年四十，因房劳病咳血，头眩脚弱，口气梦遗，时或如冷水滴于身者数点。诊之，脉皆濡缓而弱，右关沉微，按之不应。曰：此气虚也。彼谓房劳、咳血、梦遗，皆血病也；右关沉微，亦主血病；且肥人、白人病多气虚，今我色苍紫，何谓气虚？曰：初病伤肾，《经》云：肾乃胃之关也。关既失守，胃亦伤矣，故气壅逆、血随气逆而咳也。又《经》云：二阳之病发心脾，男子少精，女子不月。二阳者，肠胃也。肠胃之病必延及心脾，故梦遗亦有由于胃气之不固也。左手关部，细而分之，虽属肝而主血；概而论之，两寸主上焦而察心肺，两关主中焦而察脾胃，两尺主下焦而察肝肾，是左关亦可以察脾胃之病也。古人治病，有凭症，有凭脉者，有凭形色者，今当凭症凭脉而作气虚治焉。遂用参、芪各三钱，白术、白芍、归身、麦冬各一钱，茯神、栀子、酸枣仁各八分，陈皮、甘草各五分煎服，朝服六味地黄丸加黄柏、椿根皮，夜服安神丸，年余而安。越十年致政归，再诊之，右手三部皆隐而不见，身又无病，此亦事之异也。世谓太素脉法片时诊候能知人终身祸福，岂理也哉！

【阐发与临证】40岁时头眩、脚力弱、身时畏寒，脉濡弱缓沉，再有梦遗，肯定脾肾两虚，咳血可能是饮酒太多（高官不能少饮了！）引起，口有浊气、面色苍紫即是佐证。汪用归脾汤加六味地黄丸调理脾肾，加黄柏、栀子、麦冬清其虚火、止咳血。实在说，这还是治标。根本病症是口有浊气、面色苍紫，饮酒抽烟是关键。十年后患者的右脉切不到。从案文所述病初头眩，下肢无力，面色苍紫，身体局部经常有冷感，右关（关部比寸、尺更易切到脉搏）脉象原来就沉微、按之不应，可见其时右寸、尺部脉象很微沉了，应该考虑有血脉的病，相当于现代的无脉症。《内经》早就说过"脉而知之谓之下工"，所以"太素脉法片时诊候能知人终身祸福"之说，也是很片面的。

47案 一人形瘦色悴，年三十余，因劳咳吐血，或自汗痞满，每至早晨嗽甚，吐痰如腐查乳汁者一二碗，仍复吐尽所食。稍定，医用参苏饮及枳缩二陈汤[1]，弥年弗效，人皆危之。诊脉濡弱近驶。曰：此脾虚也，宜用参芪。或曰：久嗽肺有伏火，杂著[2]云：咳血呕血，肺受火邪，二者禁用参、芪[3]。今病犯之而用禁药，何耶？曰：此指肺嗽言也。五藏俱有嗽，今此在脾。丹溪曰：脾具坤静之德而有乾健之运[4]，脾虚不运则气壅逆，肺为之动而嗽也。故脾所裹之血，胃所藏之食，亦随气逆而呕吐焉。兹用甘温以补之则脾复其乾健之运，殆必有壅者通，逆者顺，肺宁而嗽止，胃安而呕除，血和而循经，又何病之不去哉？遂以参、芪为君，白术、茯苓、麦冬为臣，陈皮、神曲、归身为佐，甘草、黄芩、干姜为使，煎服，旬日而安。

【注解】[1] 枳缩二陈汤：二陈汤加枳实、砂仁，治气滞痰盛。

[2] 杂著：指《明医杂著》（见一卷第八篇伤寒第108案注）。

[3] 咳血呕血，肺受火邪，二者禁用参、芪：引自《明医杂著》。该书卷一发热论篇原文是"凡酒色过度，损伤脾肾真阴，咳嗽吐痰，衄血、吐血、咳血、咯血等症，误服参、芪等甘温之药，则病日增，服之过多则不可治。盖甘温助气，气属阳，阳胜则阴愈消，前项病症，乃阴血虚而阳火旺，宜服苦甘寒之药以生血降火。世人不识，往往服参、芪以为补，予见服此而死者多矣。"该书卷一劳瘵篇说"咳血、吐血……此名劳瘵……此病大忌服人参，若曾服过多者，亦难治。"

[4] "脾具坤静之德而有乾健之运"：录自《格致余论·鼓胀论》。

【阐发与临证】吐痰如腐渣乳汁，有痰血，早晨咳嗽加重，虽为脾虚，也有肺火。脾为生痰之源，肺为贮痰之器，痰多，与脾肺都有关。汪虽说该症为脾虚，需用甘温，但实际药方中也还用黄芩和麦冬。如果单纯脾虚，麦冬尚可说得过去，黄芩焉能用。汪用黄芩、麦冬清肺热，但又因黄芩碍脾虚，所以再加干姜以佐之，化解黄芩用于本案之弊。至于咳血，总与肺热有关。肺热有标本之差别、有轻重之程度不同，所以参、芪也不是一概不能用。此病可能是肺痈或支气管扩张症。

48案 一人形色颇实，年四十余，病嗽咯血而喘，不能伏枕。医用参苏饮及清肺饮[1]，皆不效。诊之，脉皆浮而近驶。曰：此酒热伤肺也。令嚼太平丸六七粒而安。（太平丸方：天冬、麦冬、款冬、知母、贝母、杏仁、桔梗、阿胶、生地、熟地、川连、炒蒲黄、京墨、薄荷、蜜、当归）

【注解】[1] 清肺饮：同名12方。（1）《证治准绳》方之一，治肺受风邪咳嗽，喘促，痰壅鼻塞流涕及时行疹毒，烦渴，药用柴胡、杏仁、桔梗、赤芍、荆芥、枳壳、桑白皮、五味子、麻黄、半夏、旋覆花、人参、甘草、生姜、葱；（2）上书方之二，治渴而小便不利，乃肺经有热，药用茯苓、猪苓、泽泻、琥珀、瞿麦、通草、木通、扁蓄、车前子、灯草；（3）《证治汇补》方之一，治因肺脾气燥而生淋，药用茯苓、黄芩、桑白皮、麦冬、栀子、泽泻、木通、车前子；（4）上书方之二，治药同上，去泽泻；（5）《症因脉治》方之一，治肺热咳嗽，药用栀子、黄芩、薄荷、甘草、桔梗、连翘、竹叶；（6）上书方之二，治药同上去竹叶加花粉、玄参；（7）上书方之三，治肺经咳嗽，药同（5）

方去竹叶加花粉、杏仁；（8）上书方之四，治外感短气，伤燥热，药同（5）方去竹叶加杏仁、桑白皮、枳壳；（9）上书方之五，治湿热伤肺之上消症，药用石膏、桔梗、栀子、知母、连翘、黄连、甘草、麦冬、杏仁、枇杷叶；（10）上书方之六，治肺燥热咳嗽，药用地骨皮、桑白皮、桔梗、知母、黄芩、玄参、薄荷、甘草；（11）上书方之七，治肺热咳嗽，药用地骨皮、桑白皮、甘草、黄芩、桔梗；（12）《疡医大全》方，治痧症余热留于肺胃，咳嗽热不退，药用石膏、生地、麦冬、玄参、桔梗、黄芩、当归、知母、柴胡、陈皮、僵蚕、竹叶、甘草。

【阐发与临证】此患者有酗酒史颇久，致酒热伤肺、咳嗽、喘息、咯血，病情绝对不单纯，较复杂。因此即使服太平丸有效能安，也是暂安，不可能久安。需较长时服用或可久安。

49案 村庄一妇，年五十余，久嗽咯脓血，日轻夜重。诊之，脉皆细濡而滑。曰：此肺痿也。平日所服人参清肺饮[1]、知母茯苓汤[2]等剂[3]，皆犯人参、半夏，一助肺中伏火，一燥肺之津液，故病益加。乃以天麦门冬、阿胶、贝母为君，知母、生地、紫菀、山栀为臣，桑白皮、马兜铃为佐，款冬花、归身、甜葶苈、桔梗、甘草为使，五剂而安。

【注解】[1] 人参清肺饮：《医学入门》方，治肺胃热，咳喘，肺痿劳嗽，吐血腥臭等，药用人参、阿胶、地骨皮、杏仁、桑白皮、桔梗、炙甘草、知母、乌梅肉、蜜炙粟壳、大枣。

[2] 知母茯苓汤：《丹溪心法》方，治咳嗽，往来寒热，自汗，肺痿等，药用知母、茯苓、甘草、五味子、人参、半夏、薄荷、柴胡、白术、款冬花、桔梗、麦冬、黄芩、川芎、阿胶、生姜。

[3] 原文是"平日所服非人参清肺饮、乃知母茯苓汤等剂"。意义相同。

【阐发与临证】此妇可能患肺痈，包括肺脓肿和支气管扩张症都可能咯脓血。古时肺痈与肺痿区分并不严格，如《金匮要略·肺痿肺痈咳嗽上气病脉证治》篇说"其人咳，口中反有浊吐涎沫者，为肺痿之病"；《医学发明》用人参平肺散治疗的咳嗽喘呕、痰涎壅盛等也属肺痿。这些症状都可能在肺痈初期出现。《外台秘要》说"传尸……气急咳者，名曰肺痿"，这就明确肺痿有传染性，与肺痈又有明显的差别了。

案文中汪石山说人参助肺中伏火，半夏燥肺之津液。人参性温，能助火，但配伍得当还能养阴，如生脉散益气阴生津液。半夏温燥，能燥湿，如无湿阻，或湿邪轻药量重，用之过量则伤津液，如加养阴补血之剂，也是无妨的，如金水六君煎等。

50案 一人年逾三十，形近肥，色淡紫，冬月感寒咳嗽，痰有血丝，头眩体倦。医作伤寒发散不愈。更医用四物加黄柏、知母，益加身热自汗，胸膈痞闷，大便滑泄，饮食不进，夜不安寝。诊之，右脉洪缓无力，左脉缓小而弱。曰：此气虚也。彼谓痰中有红，或咯黑痰，皆血病也。古云黑人气实，今我形色近黑，何谓气虚？曰：古人治病有凭色者，有凭脉者。丹溪云：脉缓无力者，气虚也。今脉皆缓弱，故知为气虚矣。气宜温补，反用寒凉，阳宜升举，反用降下；又加以发散，则阳气之存也几希。遂用参、芪四钱，茯苓、白芍、麦冬各一钱，归身八分，黄芩、陈皮、神曲各七分，苍术、甘草各五分，中间虽稍加减，不过行滞散郁而已，服百剂而安。

【阐发与临证】此案与46案相类似，年龄、面色、主要症状、脉象都相似。前者还有头眩、脚弱无力、梦遗、身时冷如冷水滴身；后者有大便滑泄、纳呆寐艰、胸膈痞闷。方药绝大多数相同。所不同的是随不同症状而加减，前者有梦遗而加枣仁、栀子清心宁神，后者胸膈痞闷、大便滑泄而用苍术、陈皮、神曲、黄芩。本案文中汪批前医用四物汤加知柏是反用寒凉，但他自己也用归芍，也用黄芩麦冬。但他关键的是用了参、芪、苍术、茯苓、陈皮、甘草的配伍，所以随症加减配伍用药很重要。

51案 一人形色苍白，年三十余，咳嗽咯血，声哑，夜热自汗。诊之，脉濡细而近驶。曰：此得之色欲也。遂以四物加麦冬、紫菀、阿胶、黄柏、知母，三十余贴，诸症悉减。又觉胸腹痞满，恶心畏食，或时粪溏。诊之，脉皆缓弱，无复驶矣。曰：今阴虚之病已退，再用甘温养其脾胃，则病根去矣。遂以四君子汤加神曲、陈皮、麦冬，服十余贴而安。（琇按：此与前案症治略同，则前之用四物知柏不

应，非矣）

【阐发与临证】本案与上案作比较，看汪石山的辨证论治思路：50案原脉证：面色紫、咳血、头眩体倦，用药：四物加知母、黄柏，第一次治疗后变化：原证加重加身热自汗、纳呆、寐艰、胸膈痞闷、大便滑泄、脉缓无力；第二次诊治：汪辨气虚，用甘温补中、补中益气汤加减；结果：治愈。51案原脉证：面色苍白、咳血、声哑、夜热自汗、脉濡细数，用药：汪辨为阴虚、相火，用四物加知柏、麦冬、阿胶、紫菀，第一次治疗后变化：原证减，纳呆、胸腹痞满、大便溏、脉缓无力；第二次诊治：汪辨中气虚、用甘温补中、四君子加味；结果：治愈。可知：（1）咳嗽痰血、如脉象濡缓无力或芤，或前医曾用寒凉药后无效甚或加重的，或有纳呆、便溏、胸腹痞闷、自汗等，汪都辨为脾胃虚中气不足，以四君子汤、补中益气汤加减治疗。如36、38、40、41、43～47、50、51等案例。（2）如脉象带数、洪、滑、弦，或前医曾用温中燥药无效的，往往辨证为阴虚、虚火、肺热，用天冬、麦冬、栀子、黄芩、生地、知母、黄柏等，如37、48、49等案例。即使在辨证为脾虚、气虚、肾虚等案例中，有部分肺热之症状，脉象带弦、细数、洪、滑，主药是人参、黄芪、白术、当归、白芍、甘草等温中益气和血药，还要配伍以生地、麦冬、黄芩、栀子凉血清热，如41、44、45等案例。

52案 江汝洁治程石峰乃尊吐血，六脉俱浮大而无力。江曰：浮而无力则为虚。又《经》曰：浮而无力为芤[1]。又曰大则病进[2]。又曰：血虚脉大如葱管[3]。据此则知心不主令，相火妄行，以致痰涎上涌，火载血而上行，且岁值厥阴风木司天，土气上应，眚[4]在于肾，肾水既虚，相火无制，灾生无妄。治当滋血则心君得以主令，泻火则痰涎可以自除。以甘草四分，黄芪三钱，白芍、生地黄各一钱，川归五分，水煎热服，一二剂而愈。

【注解】[1]"浮而无力为芤"：《脉经·卷一》"芤脉浮大而软，按之中央软，两边实。"

[2]"大则病进"：录自《素问·脉要精微论》篇。原文是"脉大必病进"。见六卷第二篇心脾痛第15案注解。

[3]"血虚脉大如葱管"：录自《四言举要·脉诀》。《脉经》有类似条文"芤脉脉形即如葱管"。见四卷第八篇痞满第9案注解。

[4]眚：胜字的另一种写法，音腥，胜是腥的古字。犬膏、鸡膏臭了、坏了谓之胜。这里是坏了，不健康，病在于肾。

【阐发与临证】浮大无力即芤脉，即如葱管，按之两边实、中央虚软，与"脉大病进"的大脉不同。芤脉的大是无力，病进的大脉是有力的实脉，而且是数急紧弦。所以"大则病进"在此不可套用。《金匮要略·消渴小便利淋病脉证并治》篇原文是"寸口脉浮而迟，浮即为虚，迟即为劳，虚则卫气不足"，和《脉经》都有类似"缓而无力为气虚，大而无力为血虚"之说法。其实补血必须重用补气药，当归补血汤重用黄芪轻用当归，即如本案所用也是当归、白芍、生地三味之药量还轻于黄芪一味。所以浮缓大而无力的脉象统称为虚，包括气、血虚是对的，不必细分气虚抑或血虚。另案文说"泻火则痰涎可以自除"而用生地，此说似可商榷。但本案病情有虚火上炎而吐血，所以用生地凉血止血，而非"泻火"以除痰。

53案 江篁南治休古林黄上舍，春初，每日子午二时呕血一瓯，已吐九昼夜矣。医遍用寒凉止血之剂，皆弗效，且喘而溺。诊之，告曰：此劳倦伤脾，忧虑损心，脾裹血，心主血，脾失健运，心失司主，故血越出于上窍耳。惟宜补中，心脾得所养，血自循经而不妄行也。医投寒凉，所谓虚其虚，误矣。遂以人参五钱，白芍、茯苓各一钱，陈皮、甘草各七分，红花少许，煎加茅根汁服之，至平旦喘定，脉稍缓，更衣只一度，亦稍结，是日血未动，惟嗽未止。前方加紫菀，贝母。又次日五更，衄数点，加牡丹皮，寝不安，加酸枣，夜来安静。血不来，嗽亦不举，既而加减调理两月而安。

【阐发与临证】此案是既气虚，又血热。前医遍用寒凉止血之剂是辨证错了。子时阳气生发、午时阴气初旺，气虚又血热者不耐受，所以呕血。单用寒凉显然片面。江瑾虽用大量人参，也用白芍收敛、茅根凉血止血，但药力似乎不够重，从以后衄数点时更加丹皮，可知过用温热药也不行、凉血止血药太少了也不可。

54案 予[1]治第五弟患嗽血，初一二剂用知贝母、天麦门冬、归、芍清肺之剂；夜加胁疼，继用人参钱半，胁疼减；后加参至二钱，左脉近大而快，右略敛，少带弦而驶，每嗽则有血，大便溏，一日三更衣，以人参三钱，白术、紫菀各一钱半，茯苓、白芍各一钱，甘草九分，牡丹皮八分，加茅根，小溲、脉弦快稍减；加黄芪二钱，百部六分，是日嗽止，血渐少，既而血亦止；然便溏，乃倍参、芪、术、山药、陈皮、甘草、薏苡、白芍等药，兼与健脾丸[2]而愈。

【注解】[1] 予：江应宿自称。

[2] 健脾丸：同名3方。(1)《千金方》方，治虚劳羸瘦，脾胃冷，食不消，雷鸣腹胀，泄痢，药用钟乳粉、赤石脂、神曲、麦芽、人参、茯苓、干姜、附子、肉桂、当归、花椒、细辛、龙骨、黄连、石斛、蜜丸；(2)《证治准绳》方，治脾胃不和，饮食劳倦，药用人参、白术、茯苓、甘草、陈皮、木香、砂仁、肉豆蔻、山药、神曲、黄连、炒麦芽、焦山楂，蒸饼为丸，陈米煎汤下；(3)《医方集解》方，治脾胃虚弱，消化不良，药用人参、白术、陈皮、枳实、山楂、神曲、麦芽。

【阐发与临证】本案与上案的患者症脉基本相同，都有咳嗽咯血、大便溏薄、脉数。前患者咳致喘，后患者咳致胁痛。用药也基本相同，以人参（前例人参用大剂量，故加陈皮；后例人参用小剂量，故加白术辅以健脾）、茯苓、白术、甘草健脾，茅根、丹皮凉血止血，白芍和血，紫菀贝母化痰止咳，其他则是随症加减调理。子承父学，往往受拘束，不易突破框框。

第二篇 下 血

1 案[1] 东垣治一人，宿有阳明血症[2]，因五月大热，吃杏，肠澼下血，唧远散漫如筛[3]，腰沉沉然，腹中不和，血色黑紫，病名湿毒肠澼，阳明少阳经血症也。以芍药一钱半，升麻、羌活、黄芪各一钱，生熟地黄、独活、牡丹皮、甘草炙、柴胡、防风各五分，归身、葛根各三分，桂少许，作二服。

【注解】[1] 本案录自《东垣试效方·泻痢肠澼·升麻补胃汤治湿毒肠澼》。

升麻补胃汤，同名2方，都是《东垣试效方》方。方之一，即本案方；方之二，治因内伤，服牵牛、大黄致泻五七行，腹中大痛，药用升麻、柴胡、归身、半夏、干姜、甘草、黄芪、草豆蔻、红花。

[2] 阳明血症：指手阳明大肠、足阳明胃即肠胃病引起的便血症。

[3] 唧远散漫如筛：便血时呈喷射状，且靶处呈点状散漫。

【阐发与临证】此人素有下血症。虽血色黑紫，但因便血时呈喷射状出血，喷撒距离较远，着靶处呈点状，故是近血，而且可能是内痔，在出血前已淤积在痔核内，经大便时用力，腹内压增高，大便一摩擦，内痔核破裂出血。所以既"色黑紫"，又"唧远散漫"。如果是远血，色呈黑紫，但不会唧远散漫，而便后血是一摊。这里的肠澼下血，非《素问·至真要大论》篇中的"肠澼下脓血"，彼指热利下脓血，即现代的痢。这里的肠澼下血应是肠风下血，而且是大肠湿热蕴毒便血。此症临床常见有大肠湿热、风火熏迫大肠、肝肾阴虚、脾肾阳虚、中气下陷、肝郁气滞、肠胃血瘀等不同证型。本案与四卷第三篇痢第3案"东垣治一人肠澼下血……用升阳去热和血汤"大同小异。

2 案[1] 罗谦甫治真定总管史候男，年四十余，肢体本瘦弱，于至元辛巳，因收秋租，佃人致酒，味酸不欲饮，勉饮数杯，少时腹痛，次传泄泻无度，日十余行，越旬，便后见血红紫之类，肠鸣腹痛。医曰：诸见血者为热，用芍药柏皮丸[2]，治之不愈。仍不欲食，食则呕酸，形体愈瘦，面色青黄不泽，心下痞，恶冷物，口干，时有烦躁，不得安卧。罗诊之，脉弦细而微迟，手足稍冷。《内经》云：结阴者，便血一升，再结二升，三结三升[3]。又云：邪在五藏则阴脉不和，而血留之[4]。结阴之病，阴气内结，不得外行，无所禀，渗肠间，故便血也。以苍术、升麻、黑附子炮一钱，地榆七分，陈皮、厚朴、白术、干姜、白茯苓、干葛各五分，甘草、益智仁、人参、当归、神曲、炒白芍药各三分，右十六味作一服，加姜枣煎，温服食前，名曰平胃地榆汤[5]。此药温中散寒，除湿和胃，数服，病减大半。仍灸中脘三七壮，乃胃募穴，引胃上升，滋荣百脉，次灸气海百余壮，生发元气，灸则强食生肉[6]；又以还少丹服之，则喜饮食，添肌肉；至春，再灸三里二七壮，壮脾温胃，生发元气，此穴乃胃之合穴也；改服芳香之剂，良愈。

【注解】[1] 本案录自《卫生宝鉴·卷十六·结阴便血治验》篇。

[2] 芍药柏皮丸：同名2方。(1)《儒门事亲》方，治脏毒下血，湿热恶痢，里急后重，药用芍药、黄柏、当归、黄连；(2)《素问病机气宜保命集》方，治大肠泻，便脓血，药用芍药、黄柏。

[3] "结阴者，便血一升，再结二升，三结三升"：录自《素问·阴阳别论》篇。

[4] "邪在五藏则阴脉不和,而血留之":录自《难经·三十七难》,原文是"邪在六腑则阳脉不和,阳脉不和,则气留之,气留之,则阳脉盛矣。邪在五脏,则阴脉不和,阴脉不和,则血留之,血留之,则阴脉盛矣"。《灵枢·脉度》篇有"邪在府则阳脉不和,阳脉不和则气留之,气留之则阳气盛矣。阳气太盛则阴脉不利,阴脉不利则血留之,血留之则阴气盛矣"。从此句可推测:阴脉不利为邪在脏。

[5] 平胃地榆汤:《卫生宝鉴》方,即本案所用方。

[6] 强食生肉:纳食增加、人也胖一些、肌肉丰满些。

【阐发与临证】元朝时的酒,还分清酒、无灰酒,无灰酒相当于蒸馏酒,即现时的白酒。清酒即家酿酒,类似现时江浙等地的糯米酒,酒度低,味香甜,色乳白,易发酵而味酸,即馊了,好像夏季剩粥隔一天后变味一样。元朝时的佃户,穷苦人家,有点酒留着待客,自己不舍得喝,易留置过久而坏。喝变质变酸的米酒后,腹痛泄泻无度是水泻、暴泻,即现代的急性肠炎。湿热邪盛于肠胃,此时用平胃散加芍药柏皮丸、藿香正气散等加减,倒是可以的。半月后转为慢性肠炎、远血,就不是湿热了。从脉证辨是寒湿内蕴。

3案 丹溪治一人[1],嗜酒,因逃难,下血而痔痛,脉沉涩似数,此阳滞于阴也。以郁金、芎、芷、苍术、香附、白芍药、干葛、炒曲,以生姜半夏汤调服愈。(浮数大芤为阳滞于阴,沉涩似数亦曰阳滞于阴,但用药不同,想衄血与下血不同,毋混治也。且此数味俱皆升阳之药)

【注解】[1] 本案录自《脉因证治·卷下·杂治》。

【阐发与临证】此是紧张劳累、饮食不周加酒伤湿热内蕴,发为痔。痔分内痔、外痔、哨兵痔、血栓痔、混合痔等不同。此患者可能是内痔而且比较大。内痔常见有湿热蕴结肛肠、风热燥结肛肠、气滞血瘀肛肠、气虚下陷肛肠等四种证型。阳滞于阴意为阴中有阳邪,此处沉涩脉为阴,但似数为阳;浮数为阳,芤脉为阴,芤脉中时见浮数脉为阳滞于阴。本案在《脉因证治》中,无"以生姜半夏汤调服愈"一句。

4案[1] 一老妇,性沉多怒,大便下血十余年,食减形困。心摇动,或如烟熏,早起面微浮,血或暂止则神思清,忤意则复作,百法不治,脉左浮大虚甚,久取滞涩而不匀,右沉涩细弱,寸沉欲绝(肺主诸气)。此气郁生涎,涎郁胸中,心气不升,经脉壅遏不降,心血绝,不能自养故也。非开涎不足以行气,非气升则血不归隧道,以壮脾药为君,诸药佐之,二陈汤加红花、升麻、归身、酒黄连、青皮、贝母、泽泻、黄芪、酒芍药,每贴加附子一片,煎服四帖后,血止,去附,加干葛、丹皮、栀子,而烟熏除,乃去所加药,再加砂仁、炒曲、熟地黄、木香、倍参、芪、术(用药圆转),服半月愈。

【注解】[1] 本案录自《丹溪医按·便血》。

【阐发与临证】此妇脉象提示心肝血虚、肝气郁滞,肺气不足,脾运不健,与证候相符。另大便下血,面色如烟熏,早起面浮肿,此又有湿热,引起血瘀,瘀血瘀阻经脉,血不归经。所以丹溪翁初四剂是益气养血、清理湿热、疏肝健脾、活血化瘀药都有,少加附子则少火生气。血止去附子,加重清湿热、凉血剂,以巩固止肠风下血。最后以健脾养血调理固本。魏按为"用药圆转",实为治病急则先治标、缓则固本法,治标以祛邪为主,固本以健脾为主。此妇之大便下血可能为远血。远血往往以病在小肠、胃府为多发,多由劳倦、饮食不周、脏腑阴阳失调等为病因,因此以脾虚、脾肾阳虚、肠胃寒湿、肝肾不足等证型为多见。但远血(先便后血)也有血色鲜红者,此时应结合脉证辨别,可能属本虚标实、虚实夹杂。

5案[1] 一人虚损,大便下血,每日二三碗,身黄瘦。以四物加藕节汁一合,红花、蒲黄一钱,白芷、升麻、槐花各五分,服之愈。

【注解】[1] 本案也收录在《古今医统大全·卷四十二·下血医案》。其上下文都是朱丹溪医案,所以本案很可能是朱丹溪的医案,在《丹溪纂要》中。

【阐发与临证】此人大便下血可能也是远血。虚损指血虚，所以用药以补血凉血止血为法。白芷、升麻与前数例的升麻、葛根、白芷同样，都是针对阳滞于阴的用药。所谓肠风下血，也必须用祛风药。藕节涩平，捣汁饮主治吐血、口鼻出血，能止咳血唾血，血淋溺血，下血血痢血崩。

6 案[1] 虞恒德治一男子，四十余，素饮酒无度，得大便下血症，一日如厕二三次，每次便血一碗。以四物汤加条芩、防风、荆芥、白芷、槐花等药，连日服之，不效。后用橡斗[2]烧灰二钱七分，调入前药汁内服之，又灸脊中对脐穴[3]，血遂止（灸法妙！下血之症，切记、切记），自是不发。

【注解】[1] 本案录自《医学正传·卷五·血证》。

[2] 橡斗：即橡树种子的壳，又名橡碗。富含单宁。性味温涩，作散或煮汁服可治下痢止肠风崩中带下，烧存性研末可治下痢脱肛。《仁斋直指方》载：治下痢脱肛，用橡斗子烧存性研末，猪脂和敷；又方用橡斗壳烧存性研末，猪脂和擦，并煎汁洗之。《李楼奇方》治痔疮出血，用橡子粉糯米粉各半，炒黄做成小块，蒸熟食之，不过四五次，效。

[3] 脊中对脐穴：脊中应指脊骨正中线，脊中对脐应在第2腰椎棘突点上，即悬枢与命门两穴之正中间，经外奇穴称为血愁。《针灸孔穴及其疗法便览》谓"血愁，奇穴。第十四椎骨上。灸三至七壮，主治便血、衄血、吐血及一切血症"。还有竹杖穴，也位于平脐之脊骨上。灸三至七壮能治小儿脐肿、脏毒肠风及下血不止、慢性肠炎、痔疾、脱肛等。

【阐发与临证】虞治此人于辨证也相符，但为何不效？和血凉血、祛风、止血都有。黄芩虽苦寒燥湿，但走上焦肺经，不如黄柏、栀子、黄连、苦参等；饮酒无度大便下血，清湿热药不足；祛肠中之风邪，但也要升脾气，升麻葛根之类不可缺。一日如厕二、三次，收敛无药。

7 案[1] 林回甫病小便下血，医用八正散[2]与服，服后不胜其苦，小腹前阴痛益甚（八正散通利药服之而前阴痛益甚，虚可知）。一医俾服四君子汤，遂稍差。后服菟丝子山药丸，气血渐充实而愈。

【注解】[1] 本案及下案都录自《续医说·卷八·诸血援古证今》篇。

[2] 八正散：《和剂局方》方，治心经邪热、烦躁、目赤痛、口舌生疮、小便赤涩、癃闭不通、血淋，药用木通、车前子、扁蓄、瞿麦、滑石、栀子、大黄、炙甘草、灯芯。

【阐发与临证】小便下血临床常见有膀胱湿热、湿热阻蕴肝胆、心火亢盛、膀胱瘀血、脾气虚、脾肾阳虚、肝肾阴虚等证型。八正散以其组成药物为清利小肠湿热、清心火和活血祛瘀，如为中气不足之尿血，当然用之反受其害。四君子汤对脾虚中气不足能治本，但对下血的"标"，还应适当加些性平或微温的收敛养血止血药。菟丝子山药丸此处是菟丝子研末、山药煮熟捣烂糊为丸。山药能健脾补虚，菟丝子辛甘平，补肝肾，得山药为使。《本草纲目》说"补五劳七伤，治鬼交泄精、尿血、溺有余沥，腰膝冷痛"，并能治阳气虚损。

8 案 张太守纲病脏毒，下血十余载，久服凉剂，殊无寸效。服小菟丝子丸，尽药而痊（不愈责之肾）。

【阐发与临证】脏毒下血十余载，可能是时愈时发，例如发作时服药（是凉血清湿热等）可能会缓解，但过后又发作。否则药后不缓解、持续出血的话，医患双方都是必然会另谋良方的。至于服小菟丝子丸而尽药而痊，也可能是暂时缓解，不可痊愈的。即使不是内痔肛裂出血（如是当然用外科方法治疗为好），不是直肠癌出血（也可能是），如息肉等，哪能尽药而痊、永不发作了？

9 案[1] 周辉患大便下血，百药俱尝，止而复作，因循十五年。或教以人参平胃散[2]，逐日进一服，至月余而十五载之病瘳。（凡血症治用四君子收功，斯言厥有旨哉）

【注解】[1] 本案录自《续医说·卷八·诸血平胃散治便血》篇。文后注为引自《清波杂志》。《清波杂志》由南宋周辉撰，笔记体，12卷，别志3卷。所记多宋朝名人轶事、制度、风俗、诗文。作者为江苏泰州人，寓居钱塘（今杭州）清波门。

[2] 人参平胃散：平胃散加人参。

【阐发与临证】此患者十五年之大便下血，很可能是远血，所尝之百药也有效，但很可能见效即止后剂，所以止而复作，无长效。这次是连服月余而取得较久之效。与前述大便下血十余年之老妇相比，脏腑所伤之本，也是脾虚湿阻、不统血。

10 案[1]　　王庭，王府长史也。病大便下血，势颇危殆。一日昏愦中，闻有人云：服药误矣。吃小水[2]好。庭信之，饮小水一碗，顿苏，逐日饮之而愈。

【注解】[1] 本案录自《续医说·卷八·诸血轮回酒》篇。文后注为引自《菽园杂记》。

[2] 小水：尿液的别称，又名溺、溲、前溲、水泉、下泉、童便、轮回酒。

【阐发与临证】尿液中含尿素、尿激酶、尿胰蛋白酶抑制剂（culinary trypsin inhibitor）等，尿素的高渗液可使脑实质及周围组织脱水，降低颅内压，消除脑水肿等，可用于脑疝、脑水肿、青光眼等。尿激酶可使纤维蛋白溶酶原转变为纤维蛋白溶酶，使血栓溶解，临床可用于急性心肌梗死、肺栓塞、脑血管栓塞、周围动脉或静脉栓塞、视网膜动脉或静脉栓塞等。尿胰蛋白酶抑制剂（商品名乌司他丁）能广谱、高效地抑制多种蛋白酶、脂水解酶、糖水解酶和不良刺激所引起的炎性因子的释放，能减轻水解酶对组织器官的损害，阻断全身的炎性反应综合征/多脏器功能障碍综合征的发展进程（《医学综述》2006 年 16 期）。尿性味咸寒，功能明目益声、润肌肤、利大肠、活血祛瘀，治久嗽上气失声，瘀血在内运绝，血闷热狂，止瘀血引起的吐血鼻衄。本案患者是富贵人，平日膏粱酒酪不绝于口，湿热内蕴自不待言，日久可转变为气血瘀滞（现代很多人生活好了，大吃大喝、肥胖，最后引起心脑血管、中风、心肌梗死、糖尿病血管炎，不就是湿热变成气血瘀滞了吗），而引起大便下血。例如肠壁血管内凝血可引起肠腔出血、大便下血。脑水肿当然会昏愦、势颇危殆。喝尿溶解血管内栓子，消除脑水肿，每日喝也就好了。这里"巧"在：（1）本身尿激酶的主要副作用是出血，有出血倾向者慎用。但因是血管栓塞引起的出血可用，中医理论是祛瘀生新、引血归经，消去了血栓，也就不出血了。（2）尿（素）的脱水作用虽快而强，但维持时间短。而本案所用是内服，通过肠道慢慢吸收，可以使药效维持时间较长，而且每日喝一碗，作用就持久了。而尿胰蛋白酶抑制剂能阻断全身的炎性反应综合征/多脏器功能障碍综合征的发展进程，当然原发疾病也就减轻和逐渐好转了。

11 案[1]　　一人患下血，诸治不效。或教以老丝瓜去向里上筋，烘燥，不犯铁为末，空心酒下二三匙，连服数朝愈。（此方用过，效）

【注解】[1] 本案录自《脉因证治·卷下·痔漏》，"治酒痔下血不止方"。

【阐发与临证】丝瓜入药用老丝瓜，性味甘平，烧存性服能去风化痰、凉血解毒、通经络、行血脉、下乳，治大小便下血、崩中、痔疮、疝肿痛。《普济本事方》用霜后干丝瓜烧存性为末，空心酒送服二钱治肠风下血。《普济方》治下血危重者，用老丝瓜烧存性、槐花（用量是丝瓜的一半）为末，每空心米饮服二钱。《脉因证治》所用是干丝瓜一枚，连皮子烧存性为末，酒下二钱，与本案所记大同小异。

12 案[1]　　薛立斋治一儒者，素善饮，不时便血，或在粪前粪后，食少体倦，面色萎黄，此脾气虚不能统血。以补中益气加吴茱萸、黄连各三分，神曲一钱五分，四剂而血止。减去神曲、茱萸，三十剂而安。

【注解】本案录自《外科枢要·论便血》篇。本案文"各三分……减去神曲、茱萸"几句，原文没有。

【阐发与临证】此儒者所患可能为内痔，也可能部位较高之内痔（肠壁静脉充血扩张、突出在肠腔中，类似内痔那样变化），也可能肠道息肉、溃疡，所以便血可发生在便前或便后。由于便血反复发作则面色萎黄、食少体倦，呈脾虚不统血样。此与素善饮有关，饮酒多则发作。按薛己《外科枢要》论便血说"粪前见血者，益气汤加吴茱萸，粪后见血者加黄连。"此人为粪前、后均时有，故以补中益气汤加吴茱萸、黄连。按远血近血辨证，粪前出血为近血，近血湿热为多，薛反用吴茱萸温肝胃；

粪后出血为远血，远血寒湿、虚寒为多，薛反用黄连清肝胃。结合后面的第17、19案例可知，薛己有自己的经验体会。

13案[1] 一男子每饮食劳倦便血，饮食无味，体倦口干，此中气不足。用六君子汤加芎归而脾胃健，又用补中益气而便血止，再不复作。

【注解】[1] 本案可能录自《外科发挥·痔漏便血》篇，以二个脏毒下血案例缀合而成。

【阐发与临证】此案为脾胃气虚而引起的便血。薛己原文有"丹溪云：芎归汤一剂，又调血之上品，热加茯苓、槐花，冷加白茯苓、木香，此则自根自本之论也。虽然精气血出于谷气，惟大肠下血，以胃药收功，以四君子汤、参苓白术散，以枳壳散、小乌沉汤和之，胃气一回，血自循经络矣"（丹溪原文及所述方剂见于《丹溪心法·卷二·肠风脏毒》篇）。

14案[1] 一男子每怒必便血或吐血，即服犀角地黄汤之类。薛曰：当调理脾胃[2]。彼不信，仍服之，日加倦怠，面色萎黄。又用四物芩连丹皮之类，饮食少思，心烦热渴，吐血如涌，竟至不起。此症久服寒凉损胃，必致误人。其脾虚不能摄血，不用四君芎归补中益气之类，吾未见其生者[3]。

【注解】[1] 本案录自《外科枢要·论便血》篇。

[2]"薛曰：当调理脾胃"，原文是"余曰：此脾虚不能摄血，恐不宜用此寒凉之药"。

[3]"此症久服寒凉损胃……吾未见其生者"一段，原文是"若用四君、芎、归、补中益气汤，多有得生者"。

【阐发与临证】每怒必便血或吐血，是木气过旺使然。木气过旺可化火迫血妄行，也可克脾土，脾虚不统血，要依据其他脉证、舌象辨别之。他医辨为前证，故用犀角地黄汤之类凉血以止血。如果能省悟，则见日加倦怠、面色萎黄之时再改弦易辙也可不致"不起"。四物可用，芩连丹皮可酌加为佐使，但都必须以健脾益气和胃止血为君臣。

15案[1] 一孀妇年六十，素忧怒，胸痞少寐，所食枣栗面饼少许，略进米饮则便利腹痛，十年矣。复大怒，两胁中脘或小腹作痛，痰有血块。用四君加炒黑山栀、茯苓、神曲，少佐以吴茱萸，十余剂，及用加味归脾汤二十余剂，诸症渐愈。后因子忤意，忽吐紫血块碗许，次日复吐鲜血盏许，喘促自汗，胸膈痞闷，汤水不入七日矣。六脉洪大而虚，脾脉弦而实，此肝木乘脾不能统摄，其血上涌，故其色鲜，非热毒所蕴（辨证精确），以人参一两，炮黑干姜一钱（理中汤妙，不然痞闷如何能除），服之即寐，觉而喘汗稍缓；再剂，熟寐半日，喘汗吐血俱止。若脾胃虚寒，用独参汤恐不能运化，作饱或大便不实，故佐以炮姜。

【注解】[1] 本案录自《校注妇人良方·卷七·妇人吐血方论第六》。

【阐发与临证】该老妇平时肝郁气滞，以致食纳不馨，时腹痛稀便，类似现代的慢性非特异性结肠炎。因复大怒而病情加重，化火刑肺金致痰有血块，用四君子汤健脾胃，加炒黑山栀佐吴茱萸泄肝气清肝火，最后以加味归脾汤健脾益气而收功（未用疏肝理气药剂）。后来的变化与上案相仿，只是全凭六脉洪大而虚、喘促自汗而辨为脾虚不统血，阳虚虚阳浮越，重用人参、黑干姜温中焦之阳，以振奋脾运化之功能，又能收敛止血。

此案宜移至前篇血症中。

16案[1] 一产妇小便下血，面色青黄，胁胀少食，此肝乘脾土之症。用加味逍遥散、补中益气汤，数服而愈。后为怀抱不乐，食少体倦，惊悸无寐，血仍作。用加味归脾汤二十余剂，将愈。惑于众论，用犀角地黄汤之类，一剂，诸症复作。仍服前药而愈。

【注解】[1] 本案录自《校注妇人良方·卷二十三·产后小便出血方论第八》。

【阐发与临证】此案与上案的前半都是由肝乘脾土引起的血症及胁胀痛、少食等症。但用法全不同。此案以疏泄肝气、和血、补益中气为主，上案例以健脾清肝为主，未用疏肝药剂。两者之区别主要在于病变的程度，此案以肝郁而脾尚未虚，故以加味逍遥散类疏肝健脾。后来全是脾虚症状（食少体倦),惊悸无寐则涉心血虚,所以用加味归脾汤;上案病已十年,就诊时肝郁气滞尚存而以脾虚为主,所以用四君子汤健脾加黑山栀清肝止血。后来全是治心脾虚(少寐则涉心血虚)用加味归脾汤。

17案[1] 一产妇粪后下血,诸药不效,饮食少思,肢体倦怠,此中气虚热[2],用补中益气加茱炒黄连五分,四剂顿止。但怔忡少寐,盗汗未止,用归脾汤而愈。

【注解】[1] 本案及以下3案都录自《女科撮要·产后便血》篇。

[2] 此"热"字,原文是"弱"字。

【阐发与临证】从饮食少思、肢体倦怠看,确为中气虚。吴茱萸炒黄连是以黄连为主、用量大,吴萸则是反佐药而已。此处中气虚热之"热"字是否另有含义,如李杲提出"阴火"一词,火是阳性的,与"阴"性截然相反,但又连在一起,指气虚虚热,甘温补气以除热。此处可能指中气虚而产生的虚热,用补中益气汤甘温除热,以黄连清肠胃热。限于黄连苦寒之性,易耗气伤阴,故用吴茱萸炒过(即反佐)。

18案 一妇但怒便血,寒热口苦,或胸胁胀痛,或小腹痞闷,此怒动肝火而侮土[1]。用六君子加柴胡、山栀而愈。用补中益气、加味逍遥二药,乃不复作。

【注解】[1] 此怒动肝火而侮土:薛己原文是"此木乘土"。

【阐发与临证】但怒即便血,而且有寒热口苦,胸胁胀痛,小腹痞闷,确为肝郁化火、木来乘土。山栀宜炒黑用,而且似应加当归。

19案 一妇人久下血在粪前,属脾胃虚寒,元气下陷。用补中益气加连炒茱萸一钱(茱萸炒连、连炒茱萸,用法妙),数剂稍缓,乃加用生吴茱萸三分,数剂而愈。

【阐发与临证】以近血、远血分辨实证虚证、太过简单,毕竟要详察其他全身证候。此案是粪前便血而辨为脾胃虚寒、中气下陷,可见还另有虚的症状、体征。此案所用黄连炒吴萸,以吴萸为主、用量大,黄连为反佐。这黄连用得虽少而并不妥帖,数剂才暂缓。而加用生吴茱萸(不用黄连炒)才三分,数剂却愈。从15案后半用人参、炮姜温补止血所描述的文字看,专指出"其色鲜,非热毒所蕴";而18案特指出"怒动肝火"用山栀。这17、19案却并未说明寒或热,由此推测可能是病人脉象还带数。薛己是仔细人,用药很周到,况且血得凉(寒)则凝(止),所以二案都是脾虚而都用黄连。

20案 一妇人产后便血,口干饮汤,胸胁膨满,小腹闷坠,内热晡热,饮食不甘,体倦面黄,日晡则赤,洒淅恶寒,此脾肺虚,先用六君子加炮姜、木香,诸症渐愈;用补中益气将愈;用归脾汤痊愈(先后用药可法)。后饮食失节,劳役兼怒,发热血崩,夜间热甚,谵语不绝,此热入血室,用加味小柴胡[1]二剂而热退;用补中益气而血止;用逍遥散、归脾汤,调理而安。

【注解】[1] 加味小柴胡汤:同名8方。(1)《女科撮要》方,治妇女经行发热、热入血室,寒热如疟,药用小柴胡汤加生地;(2)《外科发挥》方之一,治耳下肿,胁痛,药用小柴胡汤加青皮、木香、红花、桃仁;(3)上书方之二,治颈肿不消,药用小柴胡汤加青皮、枳壳、贝母;(4)上书方之三,治项下肿痛结核,肝脉弦涩,药用小柴胡汤加川芎、当归、芍药;(5)《苏沈良方》方,治伤寒胁痛,药用小柴胡汤加枳壳、牡蛎粉;(6)《疮疡全书》方,治肾囊痈溃烂,日晡发热,药用小柴胡去生姜大枣加当归、川芎、黄芪;(7)《医学衷中参西录》方,治久疟不愈、脉弦无力,药用小柴胡汤加知母、鳖甲、草果、常山、酒制神曲;(8)《证治准绳》方,治肝胆经风热,耳前后肿痛,或寒热耳聋口苦,或结核焮痛,药用小柴胡汤去大枣加栀子、丹皮。

【阐发与临证】此案为同一病人前后不同的病症。前症产后便血,虽有内热晡热、日晡面赤等热(虚热)的症候,胸胁膨满、小腹闷坠等气滞证候,但脾虚是根本,所以参、术、芪、苓等总是要用的;木香、陈皮也是必用的(否则胸胁腹闷满如何能除)。其余则是洒淅恶寒(畏寒)用炮姜、甘温除内热虚热、当归和其血以止便血收功。后症是此妇血虚尚未完全恢复,又饮食劳役失调,怒火化肝火而热入血室致血崩。其实很可能在劳役时受风寒,肝火只是诱因,风寒因肝火而化热入血室才是热入血室之邪热。

21 案 江应宿治一友人朱姓者，患便血七年，或在粪前，或在粪后，面色萎黄，百药不效。每服寒凉，其下愈多。诊得六脉濡弱无力，乃中气虚寒，脾不能摄血归经。用补中益气汤加灯烧落荆芥穗[1]一撮，橡斗灰一钱，炒黑干姜五分，二剂而血止；单用补中益气十余服，不复作矣。

瑾按：丹溪有曰：精气血气，出于谷气。惟大便下血，当以胃气收功[2]。厥有旨哉！故薛立斋之诸案，多本诸此。

【注解】[1] 灯烧落荆芥穗：药用荆芥穗上有很多小花蕾（轮伞花序），每一花蕾有一细蒂连在穗梗上，灯火一烧，先着花蕾外壳和烧断细蒂，外壳烧焦的花蕾即掉落，恰似炒黑存性。如果将荆芥穗直接放在铁锅内炒黑存性，穗内梗粗还是生的，穗外的花蕾已成炭了，药用价值不大。古人用灯火烧落，此法更妙，虽然工作效率不高，但药效大。

[2] 汪瑾所引用"丹溪曰"这一段，录自《丹溪心法·肠风脏毒》，文字略有不同。

【阐发与临证】炒黑存性的荆芥穗能止肠风下血，其性味辛苦微温，橡斗也是性温，加炒黑干姜，都能温涩止血。此人便血用寒凉药已七年，如是血热便血，早已治愈了，况眼下面色萎黄、六脉濡弱无力，肯定是脾虚不统摄，血不归经了。

第三篇 溺　　血

1案　薛立斋治一妇人小便血[1]，因怒气寒热，或头痛，或胁胀，用加味逍遥，诸症稍愈。惟头痛，此阳气虚。用补中益气加蔓荆子而痊。后郁怒，小腹内疗痛，次日尿痛[2]热甚，仍用前散加龙胆草并归脾汤，将愈，因饮食所伤，血仍作，彻夜不寐，怔忡不宁，此脾血尚虚，用前汤而愈。

【注解】[1] 本案与下案都录自《女科撮要·小便出血》篇。

[2] 此"痛"字，原文是"血"字，血字为是。

【阐发与临证】此案例与上篇第16案相似。先是肝气横逆尿血，而且尿血无痛（非淋！），用逍遥散疏肝气和肝血，少加生地、黑山栀以治标（尿血）；但病本为脾虚中气不足，故用补中益气汤治本，加蔓荆子治标（头痛）；后又肝郁化火尿血，再用逍遥散、归脾汤合方治本，加生地、黑栀子、龙胆草清肝火兼治标本；最后辨证为心脾血虚用归脾汤收功。治疗经过层次分明，都以辨证为准则。此妇按现代医学诊断，可能是泌尿系结石。开始辩证是治本、而实际是治标，因此收效仅是'稍愈'。后则因怒而膀胱部位绞痛，应是结石嵌顿、尿血多。

2案　一妇人尿血，久用寒凉止血药，面色萎黄，肢体倦怠，饮食不甘，晡热作渴，三年矣。此前药复伤脾胃，元气下陷而不能摄血也。盖病久郁结伤脾，用补中益气以补元气，用归脾汤以解脾郁，使血归经。更用加味逍遥以调养肝血，不月诸症渐愈，三月而痊。

【阐发与临证】此案与上篇第20案妇人产后便血、21案便血七年的病机类似。尽管病不同而全身的证基本相同，所以论治也相同。

第四篇　痔　附：肠风脏毒

1案　一妇产后痔作疮[1]，有头如赤豆大，或下鲜血，或紫血，大便疼，与黑神散[2]。又多食肉太饱，湿热在大肠所为（此非虚症）。以郁李仁去皮、麻仁、槐角各七分，枳壳、皂角仁各五钱为末，苍术、归尾、生地各三钱，大黄炒一钱，分六剂服。

【注解】[1] 本案录自《丹溪医按·疮疡》篇。

[2] 黑神散：同名17方。（1）《丹溪心法》方，治下血，药用百草霜；（2）《和剂局方》方之一，治恶露不尽，胞衣不下，血晕神昏，眼黑口噤，产后瘀血诸疾，药用炒黑豆、熟地、当归、肉桂、炮姜、炙甘草、芍药、蒲黄、酒、童便；（3）上书方之二，治产后流血多、血虚血晕，药同（2）方加生地；（4）《博济方》方，治肠风痔疾，药用羌活、黄芪、蔓荆子、狗脊、枳壳、槟榔、瓜蒌、荆芥子、白芜荑、木香；（5）《证治准绳》方之一，治产后血块痛，经行后腹痛，药用熟地、生姜、乌梅；（6）上书方之二，治诸疮，药用龙胆草、青胆矾、麝香；（7）上书方之三，又名催生如圣散，功能瘦胎，治逆产横生，并治胎前产后崩漏，药用白芷、百草霜、童便、米醋；（8）《圣济总录》方之一，治肠滑久痢，药用酸石榴；（9）上书方之二，治阴毒伤寒，药用附子、麻黄、肉桂、蜜；（10）上书方之三，治吐血，药用瓜蒌一个，地坑内烘干；（11）上书方之四，治鼻耳出血不止，药用白刺皮、人中白；（12）上书方之五，治久下血，药用乌头、皂荚、密佗僧、藁本；（13）上书方之六，治妊娠内挟寒冷，腹中痛，药用杉木节、干姜；（14）上书方之七，治难产气欲绝，药用铛墨、白芷、童便、酒、醋调下；（15）上书方之八，治产后血运眼花，不见物，药用赤龙鳞、乱发、海螵蛸、肉桂、干姜、延胡索、水蛭、丹皮、芍药、川芎、诃子皮、生地、当归；（16）《幼科全书》方，治妇人痘出逢产，兼小腹急痛，药同（2）方加木香、青皮、香附；（17）《中国医学大辞典》方，治堕胎，药同（2）方去芍药加川芎、香附。本案用（1）方可能性大。

【阐发与临证】产后大便干结是常见病，更易使痔疮复发甚或新患。内痔便血多，鲜血紫血均有。但一般大便时不痛或轻痛。此妇大便痛，下鲜血，也可能是大便干结引致肛裂或有外痔、混合痔等。此因大便干结引起，故除活血止血外，以润肠通便为主药。该方系《兰室秘藏·卷下·痔漏门》当归郁李仁汤去秦艽、泽泻加槐角而成，原方主治功效也如此。百草霜辛温，能消积化滞、止上下诸出血、崩中带下。《本草纲目》载治脏毒下血，用百草霜五钱，以米汤调，露一夜，次早空心服。《普济方》载治脱肛痔疾用五倍子、百草霜等分为末，醋熬成膏，外敷脱出的痔核上，即入。

2案[1]　峡州王及郎中克西路安抚司判官，乘驴入骆谷，及素有痔疾，因此大作，其状如胡瓜[2]，贯于肠头，热如溏灰火。至驿僵仆，主驿吏曰：此病某曾患之，须灸即差。用柳枝浓煎汤，先洗痔，便以艾炷灸其上，连灸三五壮，忽觉热气一道入肠中，因大转泻，鲜血秽物一时出，至痛楚，泻后失胡瓜所在，乘驴而驰（灸法）。

【注解】[1] 本案录自《普济本事方·卷七》。《医部全录》载患者是唐朝王文显。

[2] 胡瓜：即黄瓜。

【阐发与临证】此为嵌顿的内痔或混合痔，也可能是血栓痔。经灸治后"大转泻""鲜血秽物一时出"是痔疮的表层破裂，痔核内容物（瘀血、炎性分泌物、水肿组织液等）流出后，痔核减压缩小，又回纳进去了，所以"泻后失朋瓜所在"。艾炷灸"其"上，词意是直接灸在痔核上。但这样是受不了的，很可能隔姜、蒜片之类，也可能是无瘢痕灸（可能性很小），或用艾条灸（烧着熏烤）。此灸能促进肠蠕动，能行气活血，补中益气，治阳虚气虚的久泻痢、脱肛、阴挺、崩漏、遗尿等，此人的情况似也符合。在此前应用柳枝煎浓汤熏洗，是祛风清热活血消肿止痛。柳枝性味苦寒，煎汤浴洗治风肿瘙痒。葛洪《肘后方》用柳枝、皮、根治痈疽、肿毒、乳痈等。韦宙《独行方》以柳枝叶煎汁作膏外涂治疗疮、反花疮等。柳枝水提取物中含有水杨酸能解热止痛，所以本方又能治牙痛、走注气痛等。陆画村《经验良方》载先以槐柳枝汤洗过，后以艾灸七壮，治野鸡痔病取效，与本案治法完全相同。《梅师集验方》载治漏疮肿痛用柳根红须煎水洗；又方用杨柳条入罐内烧烟熏之，出入即效。

3 案[1]　陆大参文量，在宣府时患痔疾，甚为所苦，久不能愈。太监弓胜用苦蘼菜，或鲜或干，煎汤沸，熟烂为度，和汤置新桶中坐熏之，汤温即揉频洗，汤冷则止，日洗数次，至明日果效，他方不及也。蘼一作苣，一名苦遮菜，徽郡人当蔬，性苦寒，无毒，其色赤如荞麦，冬月不凋。《月令》苦菜秀是也，《本草》名败酱。（洗法）

【注解】[1] 本案录自《续医说·卷九·苦处疗痔》篇。

【阐发与临证】严格意义说败酱草应为黄花败酱，生于山冈岭间，头状花序，花色黄，茎叶揉之有一股陈酱气味。苏恭重注《唐本草》所说即是。李时珍所说是苦菜、苦荬菜，所开花是白色的。山东沂源县俗谓之酱碟子，陈酱气味很淡，几乎没有，春夏季常采集叶茎作凉拌菜，能清火。现菜市场也常有出售。现时药店（包括医院药房）真正用黄花败酱作败酱草用的很少，而用苦荬菜充作败酱草用的反而很多。败酱草性味苦平，能清热解毒活血排脓，治痈肿结热、疥癣疮疖、痔瘘丹毒、肠痈腹痛、赤白带下。用作治病，以张仲景薏苡附子败酱汤最有名。本案用之熏洗痔疮，也可内服，内服外治同用更好。《摘玄方》治痔疮肿痛，用苦葫芦、苦荬菜煎汤先熏后洗，再敷胆矾、密陀僧、熊胆、冰片末，良。

4 案[1]　王涣之知舒州，下血不止。郡人朝议大夫陈宜父，令其四时取其方柏叶，如春取东方之类，烧灰调二钱服而愈（方亦妙）。王后官赣上，以治贰车吴令昇亦效。提点司属官陈逸大夫偶来问疾，吴倅告以用陈公之方而获安，陈君蹙额曰：先人也。但须用侧柏为佳。道场慧禅师曰：若释子[2]恐难用此，灼艾最妙。平直量骨脊与脐平处椎上，灸七壮，或年深，更于椎骨两傍各一寸，灸如上数，无不除根者。（灸法佳，下血不效者宜此）

【注解】[1] 本案录自《泊宅编》。《百一选方》也录自该书。原文是"米饮调服"。

[2] 释子：僧徒的通称。

【阐发与临证】此案与本卷第二篇第6案"虞恒德治一中年男子因饮酒无度后患大便下血症"基本相同。那案是素饮酒无度后得，便血量大。以收敛止血的橡斗灰加和血凉血止血的祛风汤药及灸脊骨对脐穴位而愈。本案是知府等二官员（酒能少喝吗？）下血，量是"不止"，以凉血止血的侧柏叶炭治愈，如再不愈则灸"平直量骨脊与脐平处椎上"，二个案例取穴法实则是同一个奇穴，名血愁。而且如年久病深，则在此奇穴之两傍各一寸（相当于佗脊穴）处再灸七壮。便血和下血当然不一定是痔引起，凡是肠道出血或全身性出血性疾病而表现在肠道出血的，都是下血或便血，所以侧柏叶炭在此主要是止血。侧柏叶性味苦微温，功能止血、黑发、祛寒湿痹，主治吐血、衄血、崩中、血痢、尿血，久服轻身益气，治冷风历节痹痛，捣取汁外敷治烫火伤，涂头能黑发。

5 案[1]　刘向为严椽，患脏毒，凡半月，瘦瘠，自分必死。或教以干柿烧灰，饮下二钱（方可用），二三次即愈，更不复作。《本草》云：柿治肠澼，解热毒，消宿血。《素问》云：肠澼为痔[2]。

【注解】[1] 本案录自《泊宅编》，并说患者刘椽是方勺之外兄。

[2]"肠澼为痔"：录自《素问·生气通天论》篇，原文是"因而饱食，筋脉横解，肠澼为痔"。

【阐发与临证】患脏毒（大便下血、血色浊黯、肛门肿痛——痔瘘病、直肠癌等可能）半月而消瘦，而且自分必死，极可能是直肠癌，当然严重的混合痔等也是很可能的。干柿，《本草纲目》认为生霜之前的晒干的柿为干柿，干柿生霜即为白柿，性味甘平涩，补虚劳不足，消腹中宿血，治反胃咯血，血淋肠澼，痔漏下血，润心肺治吐血。

6案[1]　洛阳一女子年十七，耽饮无度，多食鱼蟹，蓄毒在脏，日夜二三十次，大便与脓血杂下，大肠与肛门痛不堪任。医以止血痢药，不效。又以肠风药，则益甚，盖肠风则有血而无脓。如此已半年余，气血渐弱，食渐减，肌肉渐消。稍服热药则腹愈痛，血愈下；稍服凉药则泄注气羸，粥食愈减；服温平药则病不知，将期岁。医告术穷，待毙而已。或教服人参散[2]，病家不敢主，谩试之，一服知，二服减，三服脓血皆定，不十服而愈。乃求其方云：治大肠风虚，饮酒过度，挟热下痢，脓血疼痛，多日不差，樗根白皮、人参各二两为末（可通治痢疾），二钱匕，空心温酒调下，不饮酒，以温米饮下，忌油腻湿面青菜果子甜物鸡鱼蒜等。

【注解】[1]本案录自寇宗奭《本草衍义·樗根白皮》条目。原文是该患者"年四十六七"。此处"年十七"为误，因"耽饮无度"不可能是十七岁的小女子所为。

[2]人参散：同名23方。（1）《千金要方》方，治胃虚寒，骨节痛，药用人参、甘草、细辛、当归、麦冬、桂心、干姜、远志、吴萸、川椒；（2）《千金翼方》方，治虚冷饮食不消，劳倦噫气胀满，药用人参、白术、茯苓、厚朴、吴萸、神曲、麦芽、槟榔；（3）《圣惠方》方之一，治脾虚心腹胀满，纳少无力，药用人参、草蔻、丁香、木香、枳实、白术、炙甘草、生姜、大枣；（4）上书方之二，治肺伤风冷，咳嗽多涕，药用人参、诃子、半夏、炮姜、白术、茯苓、炙甘草、五味子、肉桂、黄芪、陈皮、生姜、大枣；（5）上书方之三，治痰浊壅肺，气逆咳嗽，药用人参、麻黄、葶苈子、枳壳、木通、桔梗、紫菀、款冬花、桑白皮、赤苓、炙甘草、乌梅、生姜；（6）上书方之四，治伤寒大汗后，烦渴热不解，药用人参白虎汤加生姜；（7）上书方之五，治伤寒咳嗽呕逆，食少，药用人参、白术、赤苓、陈皮、紫苏、前胡、紫菀、半夏、炙甘草、生姜；（8）上书方之六，治时气大下后，胃气虚，呕逆不止，药用人参、麦冬、草蔻、黄芪、陈皮、炙甘草；（9）上书方之七，治霍乱呕吐不止，药用人参、白术、厚朴、陈皮、半夏、炙甘草、生姜、大枣；（10）上书方之八，治霍乱吐泻不定，四肢逆冷，大渴欲饮，药用人参、附子、白术、炮姜、麦冬、炙甘草；（11）上书方之九，治膈气，噎塞不能下食，药用人参、厚朴、沉香、白术、紫苏、陈皮、生姜、大枣；（12）上书方之十，治痈疽内虚，药用人参、茯苓、杞子、白术、黄芪、熟地、当归、芍药、桂心、炙甘草、生姜、大枣；（13）上书方之十一，治小儿呕吐不止，心神烦闷，恶闻食气，药用人参、丁香、菖蒲、生姜；（14）上书方之十二，治小儿霍乱，吐泻不止，药用人参、陈皮、厚朴、黄连；（15）上书方之十三，治小儿卒吐下，腹痛不止，药用人参、当归、炙甘草、炮姜、黄芪、细辛；（16）上书方之十四，治小儿寒热往来，食少羸瘦，药用人参、黄芪、柴胡、茯苓、炙鳖甲、木香、诃子、白术、桃仁、炙甘草；（17）《普济本事方》方之一，治胆虚畏恐如人捕状，药用人参、枳壳、五味子、桂心、山茱萸、菊花、茯神、杞子、柏子仁、熟地；（18）上书方之二，治邪热客于经络，肌热痰嗽，盗汗，骨蒸虚劳，药用人参、白术、茯苓、柴胡、半夏、黄芩、当归、赤芍、葛根、炙甘草、生姜、大枣；（19）《校注妇人良方》方，治妇人脾胃虚寒吐泻，腹痛，饮食不入，药用人参、厚朴、橘红、当归、炮姜、炙甘草；（20）《小儿药证直诀》方，治肾疳溃槽，药用人参、胡黄连、杏仁、肉豆蔻、炙甘草；（21）《证治准绳》方，治风惊闷乱恍惚，药用人参、炙甘草、龙齿、犀角、生地、茯苓、麦冬；（22）《活人书》方，治脚气呕逆，心烦不能饮食，药用人参、赤苓、橘红、麦冬、槟榔、肉桂；（23）《名医类案》方即本案方，药用人参、樗根白皮。

【阐发与临证】此人是饮酒无度、膏粱厚味引起的脓血便，估计轻的病症可能是混合痔，较重的可能是直肠溃疡，最重的可能是直肠癌。还有肠道寄生虫也可能，因多食鱼蟹，未煮熟而感染。因本虚而用人参，因标实而用樗根白皮。该药能治疳䘌及蛔虫等肠道寄生虫，能治赤白久痢、蛊毒下血、肠风泻血不止。

7案[1] 薛立斋治王侍御之子患痔，作渴发热，尺脉洪数，按之无力。薛曰：此肝肾阴精亏损，虚火妄动，当滋化源。彼不信。后吐痰声嘶，面赤倦疲而殁。

【注解】[1] 自本案以下至第12案都录自《外科枢要·论痔疮》篇。

【阐发与临证】薛己治病辨为肝肾脾肺虚证多，常用六味地黄丸、附桂八味丸、十全大补汤、补中益气汤、归脾等方。而痔疮实证多见、虚证少，所以病家不信。痔疮而致死，也实在少见，可能性也不大，按现代医学看大概是癌症。薛己辨证是对的，但诊断也还不清。如按他的辨证用六味地黄汤服下去，恐怕也不会治愈，至多多活一段时间。这也相当于我国中医界目前治疗各种癌症的现状，调理（健脾、益气、和血、滋肝、补肾）加上某些药理试验被证实对肿瘤细胞有抑制作用的药物和一些活血化瘀、理气解滞、软坚散结的药物，尽量延长病者的生命期。这是好的。而个别自不量力的中医同道，却能大言不惭地说"没有不能治的病"。癌症，能治愈几个？糖尿病，你能治愈几个？慢性胆囊炎又能治愈几个？就是感冒，你治三、四天能治愈多少？不复发了？应该说，中医能治很多病。但是治好的病人中，有相当多数是临床治愈或缓解。特别是器质性疾病更如此。说"中医没有不能治的病"，言过其实了。言过其实就是否定自己。

8案 一进士周素有疝痔，劳则小腹上疗作痛，茎出白津，痔则肿痛。若饮食劳倦，则发寒内热，体倦吐痰。服十全大补，诸症皆愈。犹欲速效，乃易药攻之，肌体骨立。薛用补中益气、地黄丸，元气渐复。

【阐发与临证】此患者明显系不劳动、久坐读书引起，所以稍劳累即小腹绞痛、寒热、体倦、痔疮发作。这是虚证，当补。但痔疮还要另法治疗，单靠温补恐怕不能根治，本虚标实（痔肿痛），标本兼治。

9案 一士人患痔，脓血淋漓，口干作渴，晡热便血，自汗盗汗。薛曰：此属肾[1]阴虚也。彼不信，乃服柏、知、连翘以致食少泻呕。乃先用补中益气加茯苓、半夏、炮干姜，脾气渐醒。后用六味丸，与临卧服，两月而愈。

【注解】[1] 原文在"肾"与"阴"之间有"肝"字，是"此属肾肝阴虚也"。

【阐发与临证】此案与第7案例相同的辨证为肝肾阴虚，也都是病家不信而耽误治疗。除前述原因外，肝肾阴虚证型的痔疮也少见。但如因误治、特别是误服药物治疗而引起肝肾阴虚症状，还是很可能的。

10案 一男子误服寒凉之剂，虚证悉具，每晨去后稀溏，食少体倦，口干无津液，时觉下坠，此元气下陷也。用补中益气汤而下坠断止，投四神丸而食进便实，用六味丸而津生疮愈矣。

【阐发与临证】此案是误服寒凉药后引起的脾肾阳虚、气阴两亏。晨泄以脾肾阳虚为多，主方是四神丸。因长期稀便、食少，所以脾气虚、脾阴也不足，进而肝肾阴虚。案文最后说"疮愈"，很可能是久泄后引起的脱肛暂愈。

11案 一膏粱酒色之人，患痔作痛。服寒凉之药，竟臀肿硬，又加大黄，腹胀头痛。[1] 为用补中益气汤，升补阳气，加参、苓、半夏、木香，以助行气，数剂而愈。

【注解】[1] 此处原文尚有"此足三阴亏损，而药复伤"。

【阐发与临证】很明显，此处的臀部肿硬是过用寒凉药后，原痔疮病情加重引起局部肿硬。或肛周肿硬，臀指局部，非指整个臀部。此时辨证应是阴证。第9案中笔者说道痔疮肝肾阴虚证型少见，脾肾阳虚证型也少见。但因误服药物治疗而出现脾肾阳虚的症状，很是可能的。

12案 陆上舍冬患痔作痛，右寸浮大（肺金生化之源已绝），左寸口[1]洪数（心火燎原于天，非壮水不可)。薛曰：冬见夏脉，当壮水之主，以镇阳光。彼以为迂，别服芩、连之剂。薛谓其侄曰[2]：令舅氏肾水不能生肝木，殁于春，验矣。今令叔肾水不能制心火，当殁于夏。至甲辰六月，薛复视之，痰涎上涌，日夜不寐，脉洪大而数，按之无力，左尺全无，足膝肩膊逆冷。薛曰：事急矣。彼云：但求少延数日，以待嗣子一见。姑用参、芪、归、术、炮姜之类，及六味丸料加肉桂，至本月而殁。五行之理，信然。

【注解】[1]"左寸口"三字，原文为"左尺"。

[2]"薛谓其侄曰……当殁于夏。"一段文字原文缺如。可能薛的原始记录是有的，后人在编辑《外科枢要》时删去的。

【阐发与临证】此案与第7案一样，都依脉辨证。左寸洪数是心火旺，因肾水虚弱而不能制心火，心火过旺则肺金被乘。如同时见右关濡细则为脾土虚弱。再右寸浮大，则辨为肺有虚火、肺金生化之源绝。案文说右寸浮大、左寸洪数，仅是想提示夏脉见于冬季，很可能六脉尤其是两尺脉按之无力，因而薛说"壮水之主，以镇（制）阳光"。当以六味地黄、大补阴丸之类服之，此与第7案例治法相同。这两患者都可能是患癌症（直肠癌），最后都可能是肺转移，吐痰声嘶，痰涎上涌。

13案 孔华峰[1]治一人患痔，浓[2]血淋漓。用黄连去毛为细末，蜜调，空心服二三钱，立效。

【注解】[1]孔华峰：明代医生。其余查考不详。

[2]浓：应为"脓"。

【阐发与临证】此人痔疮发作而脓血淋漓，证属湿热下注。黄连苦寒燥湿是对症良药。《本草纲目》转引《范汪方》治湿热水病，用黄连末，蜜丸。与本案用法相同。治酒痔下血，用酒浸黄连煮熟为末，酒糊丸梧子大，每服三四十丸，白汤下。

14案 江应宿述：予年四十有六，盛夏北上，途中酷暑，鞍马之劳，饮烧酒，食葱蒜（火毒），抵燕，患痔如荔枝大，每更衣脱出，移时渐上，后重胀闷。以川连一斤去毛，无灰酒七斤，慢火煮黑，滴稠如蜜，加清酒调服，脱然如失。后二年六月出塞，复患如前，再服黄连煮酒一匕而愈，永不复发。

宿述《经》云：饮食饱甚，筋脉横解，肠澼为痔[1]，多起于房劳心苦，饮食不节。初起则易为力，久而成漏，宜禁炙煿饱食，或房劳忧怒，内观自养可也，幸勿妄用穿针挂线烂药，内病不除，徒伤正气，致损天命，慎之。

【注解】[1]"饮食饱甚，筋脉横解，肠澼为痔"：原文是"因而饱食，筋脉横解，肠澼为痔"。见本篇第5案注。

【阐发与临证】这是因暑季路途劳累，多饮酒、多吃葱蒜引起痔疮发作，在日常生活中常见。《和剂局方》载治肠风酒毒、赤白痢、泄泻、伏暑发热等，用酒煮黄连，焙干研末糊丸，名酒煮黄龙丸；《卫生宝鉴》治消渴尿多，用酒浸黄连并煮，晒干为末，水丸（见五卷第七篇便浊第8案），与本案相同，但治症不同。江应宿是内科医生无疑，可能由于当时的门户之见而否定挂线疗法、结扎疗法等外治法治痔，是不对的。

第五篇 脱 肛

1 案[1]　东垣治一女子脱肛，用糯米一勺，浓煎饮，去米，候温，洗肛温柔，却先以砖一片火烧通红，用醋沃之，以青布铺砖上，坐肛于青布上，如热，则加布令厚，其肛自吸入而愈。（方可法）

【注解】［1］在李东垣医书中未见本案例。本案还收录在《古今医案按·卷八·脱肛》篇。在《世医得效方·卷十二》中有治脱肛不收，"用新砖一片烧红……"除用脚布而非青布外，案文基本与本案后半条相同。但未说东垣治。

【阐发与临证】糯，古称稻，糯米又称稻米，性味甘温，能补中益气，缩小便，收自汗，止虚寒泄利，发痘疮。糯米煮稀汤滋肺而气下行，黏滑温柔能使肠管爽滑，利于蠕动收进。醋能收敛，李时珍说"大抵醋治诸疮肿积块……无非取其酸收之义，而又有散瘀解毒之功"。《千金方》治乳痈坚硬，以罐盛醋，烧热石投之二次，温渍之。与本案醋沃热砖上熏肛口，有同功之妙。青布能解诸毒，盖因青布为蓝靛染白布而成。《本草拾遗》治疮伤风水，用青布烧烟于器中，以器口熏疮，得恶汁出则痛痒瘥。本案用青布垫于热砖上，除青布有解毒疗疮除痛痒之作用外，尚可减热作湿温敷，促使脱出之肛管回纳。

2 案[1]　一人大肠头出寸余，候干，自退落，又出，名截肠病。用芝麻油器盛坐之，饮大麻子汁，数升愈。

【注解】［1］本案录自夏子益《奇疾方》第二方，还收录在《永乐大典》卷20310，又收录在《串雅内编》和《奇症汇》，文字略有出入。

【阐发与临证】截肠，实际就是脱肛，是直肠或直肠黏膜脱出于肛门外的一种疾病，为小儿和老年人的常见病症之一。常见有中气下陷、湿热下注及肛门损伤等，其临床表现初起仅大便干结、排便用力时脱出，便后能自行回复，正因为它时脱出时回复，所以才有"候干，自退落，又出"的假象，实际上并不"自落"，而是"回复"后看不见了。

凡大肠燥结，便时脱肛带血、局部红肿疼痛者，用盆盛麻油坐浸，可收润肠消肿止痛之功效，可使脱出之直肠回复。如果便秘严重，可内服含丰富油脂的火麻仁润燥滑肠，使大便通畅，脱肛回纳。如果脱肛因由中气不足，气虚下陷，不能收纳，致使肛门括约肌松弛所致者，或因肛门损伤后遗症的，非本法所能治疗。前者可服补中益气汤之类，也可于百会穴敷蓖麻子仁泥；后者可用手术治疗。大麻子汁应该是麻仁榨取的油，但此法繁杂、量少。又法以麻仁捣烂水煎取汁，量多，也含油脂，功效相同。广西山区居民常在居处周围荒地种植大麻，茎皮织布制衣，种子水煎取汁代油，保持大便通畅。保持大便通畅也是该地老人长寿的经验之一。

3 案　张景周先生守广信，患脱肛，四旬余不收，诸治不效，苦甚。有医士林者，用天花粉一味为末，以豚脂鸭羽涂上，即润泽如有物抽吸，俄顷收入。求其法，乃出《千金方》也（方可法）。[1]

【注解】［1］本方法见于《千金要方·卷廿四·脱肛第六》。

【阐发与临证】天花粉苦寒，能清热养津，治消渴解虚热，消肿毒、乳痈、发背、痔瘘、疮疖，能祛瘀排脓、生肌长肉。葛洪《肘后方》载治大肠脱肛，用生瓜蒌捣汁温服之；并以猪肉汁洗手（实则手上似涂了一层猪油，令手肤滑），接之令暖，自入。20世纪六七十年代有用天花粉做成条状物，消毒后插入宫颈，能引产。此因天花粉有刺激子宫肌促使收缩。本案用天花粉的粉涂于脱出的肠管上，"如有物抽吸，俄顷收入"，也是刺激肠管肌促使收缩蠕动而收缩进去的。

4案[1]　薛立斋治举人余时正，素有痔。每劳役脱肛，肿痛出水，此中气下陷。用补中益气加茯苓、芍药十余剂，中气渐复，痔症悉愈。后复脱肛作痛，误服大黄丸，以致腹鸣恶食几殆。薛用前汤，加炮姜、酒炒芍药，诸症悉除，乃去炮姜，加熟地、五味，三十余剂而脱肛渐上，亦愈。

【注解】［1］此案及以下两个案例都录自《外科枢要·论脱肛》篇。

【阐发与临证】此中气下陷脱肛，误服大黄丸攻下，伤脾阳中气更虚，所以恶食，脱肛更甚。腹鸣是大黄等泻药所致。所加炮姜祛中寒煖脾阳，芍药缓急。

5案　一男子脾胃素弱，或因房劳，或因劳倦，肛门即下，肿闷痛甚。用补中益气加麦冬、五味，兼六味丸而愈。[1]

【注解】［1］原文在此后还有一段文字。

【阐发与临证】以方测证，所加麦冬、五味子连补中益气汤中的党参为生脉散，益气养阴，又兼用六味丸。因此此患者可能还有日晡热、口干、心烦、腰膝酸痛、耳鸣头晕等阴虚证。

6案　一儒者面白神劳，喜热极饮，食多必吞酸作泻，吸气觉冷，便血盗汗。薛以为脾胃虚寒，用补中益气加炮姜、肉桂，五十余剂，八味丸斤许，诸症悉愈。

【阐发与临证】本案辨证精确，尤其"面白""喜热极饮""吸气觉冷""食多必吞酸作泻"等为典型症状。

第六篇　肾脏风疮

1案[1]　薛立斋治钦天薛循斋,六十有一,两臁如癣,搔痒成疮,脓水淋漓,发热吐痰,四年矣。用六味丸、四生散[2]而差。年余复作,延及遍体,日晡益甚,痰渴盗汗,唇舌生疮,两目皆赤,此肾经虚火,兼水泛为痰,用八味加减而愈。三年之后,小便淋漓,茎中涩痛,此阴痿思色,精不出而内败。用前丸及补中益气,加麦冬、五味子而痊。

【注解】[1] 本案录自《外科枢要·论肾脏风疮》篇。

[2] 四生散:同名3方。(1)《和剂局方》方,治肝肾风毒上攻,目赤痒痛,脚膝生疮,遍身风癣,药用黄芪、羌活、沙苑蒺藜、生白附子,如法制作;(2)《银海精微》方,治眼被物刺伤,药用生地、薄荷、艾叶、当归、朴硝,捣烂外敷;(3)《外科枢要》方,治臁疮不愈或目昏花,药同(1)方去羌活加独活。

【阐发与临证】肾脏风疮简称肾风。此肾风与《素问·风论》篇的肾风不同,该论说"肾风之状,多汗恶风,面痝然浮肿,脊痛不能正立,其色炲,隐曲不利,诊在肌上,其色黑。"《素问·奇病论》篇说"有病痝然如有水之状,切其脉大紧,身无痛者,形不瘦,不能食,食少……病生在肾,名为肾风。"显然这两段描述的面部急性浮肿为主要症状的病症,是水肿病的初起,相当于现代的急性肾炎初起时的风水证型。本案所说的肾风,从症状看如果仅局限在小腿伸侧,可能是臁疮初起(静脉曲张性溃疡多见),此病极易反复发作而成慢性,下肢内外臁皮肤变黑。如果病损发展延及遍身,有可能是皮肤苔藓、不典型的银屑病(白疕)、风邪挟湿的风疹、风瘙痒及自身免疫性疾病(如胆汁淤积性肝硬化)的皮肤表现,如多形红斑等。本患者开始4年局限在小腿胫前内外侧,反复发作。年余复作则延及遍体,而且有阴虚症状出现,所以辨证为肾阴虚、有虚火。

2案　一男子患两足时热[1],脚跟作痛,此足三阴虚证。用加减八味丸、补中益气加麦冬、五味而愈（琇按:此条当入虚损门）。

按[2]:肾风属肾虚,风邪乘于臁胫,以致皮肤如癣,或渐延上腿。久则延及遍身,外症则搔痒成疮,脓水淋漓,眼目昏花;内症则口燥舌干,腰脚倦怠,吐痰发热,盗汗肌瘦。治法见案中。

【注解】[1] 本案录自《外科枢要·论臁疮》篇,由数个案例综合而成。

[2] 按:肾风属肾虚……治法见案中:录自《外科枢要》"臁疮"的论述部分。

【阐发与临证】此患者除患臁疮外,尚有足热、足跟痛。与上案年余复作、延及遍体后又出现的痰、渴、盗汗,目赤、唇舌生疮且日晡益甚一样,是臁疮迁延日久后变生的诸症,随症辨证。如此则说明肾脏风疮很可能是臁疮迁延不愈后形成的一种证型。

第七篇 臁 疮

1案[1] 鸿胪翟少溪，两臁生疮，渐至遍身，发热吐痰，口燥咽干，盗汗心烦，溺赤足热，日晡益甚，形体日瘦，此肾经虚火也。用六味丸，不月诸症悉退，三月元气平复。（按外臁属足三阳可治，内臁属足三阴难治）

【注解】[1] 本案录自《外科枢要·论臁疮》篇。

【阐发与临证】从本案描述的病程及上篇肾脏风疮的二个案例看，臁疮是肾脏风疮的初起急性病症之一种，两臁"如癣"或/及"生疮"。臁疮常以湿疹、破损为基础病症而失治而发展成的慢性溃疡。窦汉卿《疮疡全书》说"里外臁疮，三里之旁，阴交之侧，生之者因肾经寒气攻于下焦，内因风邪之所攻，外有冷气之所搏，或因撞损而致生此疮，渐至溃烂。脓水不干，盖因湿热风毒相搏而致然也。"《外科枢要》说"盖因饮食起居，亏损肝肾，或因阴火下流，外邪相搏而致。"《医学入门》说"初起礨肿作痛，寒热者，属外邪，湿热……漫肿不痛或不肿不痛，属三阴虚也……脾虚挟表邪者，补中益气汤加桔梗、白芷。脾虚湿热流脓，口干少食者，补中益气汤加茯苓、芍药……若患处黑黯，肢体恶寒，饮食少思，属肝肾虚败，宜八味丸……肾脏虚风，四生散、黄芪丸。"《外科正宗》说"外臁多服四生丸（地龙、僵蚕、白附子、五灵脂、草乌等分，糊丸），内臁多服肾气丸，妙。"本案例是由两臁生疮急性开始，渐至遍身而出现肾经虚火，即《医学入门》所说"肾脏虚风"、薛己自己所说的"亏损肝肾，或因阴火下流"、《外科正宗》归于"内臁"。

2案[1] 一妇人患之，四畔微赤，作痛重坠，脓水淋漓，胸膈不利，饮食少思，内热口苦，夜间少寐，此属脾虚郁伤。用归脾解郁结而生脾血，用补中益气加茯苓、半夏补脾气而除热湿，寻愈。

【注解】[1] 自此案及以下共6个案例都录自《女科撮要·臁疮》篇。

【阐发与临证】此妇人所患臁疮局部微红、不肿、疼痛、脓水淋漓，显系急性期已过、尚未进入慢性期，亚急性炎症，用一般疮疡辨证属半阴半阳证（半实半虚）。局部重坠作胀，胸膈不利，纳少，口苦，这是肝郁气滞、脾虚挟湿。薛己在《外科枢要·论臁疮》篇中说"若脓水淋漓，体倦食少，内热口干者，属脾虚，用补中益气，加茯苓、酒炒白芍药……若郁结伤脾而甚，用归脾汤加柴胡山栀。"本案所用方药正相符合。加半夏是配伍茯苓除湿。臁疮在临床常见有湿热下注、脾虚湿盛、瘀血阻滞、肝肾阴虚、肝郁气滞、肾气虚乏等证型。大凡初起肿痛、滋水或脓汁多的为湿热盛，有小腿筋脉怒张者为瘀血阻滞，常情怀郁结致小腿酸痛肿胀者为肝郁气滞等实证。拖延时久渐生纳呆倦怠、下肢酸重、皮肤虚胀、疮面溃疡色淡或浅黑而脓汁稀薄者，易发展为脾虚中气不足、疮面黯黑、久不收口，则为肝肾阴虚甚或肾气虚乏。临床常以患在外臁症属足三阳，治疗较易取效；患在内臁症属足三阴，治疗较难。此因经脉所循行之不同也。外用药以金黄膏加九一丹外贴，久不收口者用类纸膏加缠缚法，或用细白砂糖撒满疮口，胶布贴。现代医学认为是小腿的慢性溃疡。

3案 一妇人臁疮久不愈。色赤微热，日晡焮肿，形体虚弱，饮食少思，劳则喘渴，恶寒发热，此脾虚下陷，用补中益气汤而愈。

【阐发与临证】此妇臁疮局部色虽赤、而按之微热，日晡焮热而肿（肯定作痛）；全身形体虚弱，纳少，劳则喘（气急）而口渴，此时的恶寒发热肯定伴随日晡焮肿作痛而出现午后发热，这是气虚发热，亦即李东垣所谓阴火，宜用甘温除热法治之。

4 案[1]　一人臁疮三年矣，色黯肿硬，恶寒发热，饮食少思，形体消瘦，作渴，饮食稍多，或腹胀，或泄泻，或作呕，或吞酸，此脾气虚寒。用补中益气加干姜、肉桂，五十余剂而愈。

【注解】[1] 此处原文是"一妇人"。

【阐发与临证】按薛己自己的论述，若患处黑黯，肢体畏寒，饮食少思，属脾肾虚败，用八味丸治疗。本患者色黯肿硬，饮食少思，形体消瘦，恶寒发热，用补中益气汤合八味丸加减是合乎辨证。但该妇饮食稍多则腹胀、泄泻、呕吐、吞酸，则是脾阳虚衰，所以不用八味丸中的六味地黄，而取其中的肉桂，另加干姜合补中益气汤治之。

5 案　一妇人因怒，寒热头眩，或耳项胸胁胀痛，或少腹阴道闷坠，或小便频数下血，此属肝火血热。先用小柴胡汤加炒黑山栀、川芎、当归、车前，二剂诸症顿退，又用加味逍遥散，补其阴血而愈。后因饮食劳倦，前症复作，疮口出血，用补中益气汤治之而愈。

【阐发与临证】按《伤寒论》小柴胡汤证，见寒热、头眩、胸胁胀痛，都可用小柴胡汤。此妇少腹阴道坠闷是肝气滞，耳项及胸胁胀痛也是，小便频数且尿血，那是肝郁化火致血热，所以用小柴胡汤加川芎、炒山栀。薛己自己说"若怒动肝火而甚，用补中益气汤加川芎、山栀、黄芩"挫抑肝火，再用加味逍遥散清肝解郁。至于补"阴血"的作用，仅当归、白芍、炒白术、茯苓、炙甘草（《校注妇人良方》方），作用寥寥。

6 案　一妇人患之将两月，焮赤肿痛，小便频数，饮食如常。用活命饮[1]二剂，诸症不作，又用八珍汤而愈。

【注解】[1] 活命饮：即仙方活命饮。

【阐发与临证】仙方活命饮治一切疮疡，未成脓者用之能消，已成脓者用之即溃，并可排脓止痛。本案红肿热痛，说明疮疡初起未溃；饮食如常，说明未兼湿、胃气很好，用仙方活命饮祛风活血、清热解毒、托毒排脓。本案仅用活命饮二剂，红肿热痛不可能全消退，又接用八珍汤，似乎太早些。又合用八珍汤，就好了。

7 案　一妇人患之焮痛，恶寒发热，用槟苏败毒散[1]而寒热退，用仙方活命饮而焮痛止，用补中益气汤而形气健。

【注解】[1] 槟苏败毒散：《外科枢要》《女科撮要》方，治臁疮初红肿痛，恶寒壮热，属湿热，药用即人参败毒散去人参加槟榔、紫苏叶、木瓜、香附、陈皮。

【阐发与临证】薛己说："若初起恶寒壮热，肿焮作痛，属湿热，用槟苏败毒散（《外科枢要》论臁疮）"，又说"若初起发肿赤痛，属湿毒所乘，用人参败毒或槟苏败毒散"（《女科撮要》臁疮），可见此为臁疮初起。疮疡初起红肿热痛而有恶寒发热者，是有表证，如兼湿，常用荆防败毒散（即人参败毒散加荆芥、防风，如无气虚，酌去人参），或槟苏败毒散解其表。本案文说"用槟苏败毒散而寒热退"即此意。

8 案　江应宿治金上舍患两臁焮赤痛痒，疮口无数，脓水淋漓，四畔小白黄水泡如铺黍状，上至三里，下至胫，殊苦污浊沾裳袜。予得方生所验之方，用猪板油熔化一两，铅粉、黄蜡各五钱，收起，用时摊在油单纸上，少加轻粉扫面（妙方），先以花椒葱水洗净疮口，拭干贴之，外用绢包裹，旬日愈。

【阐发与临证】本症应为小腿伸侧表皮糜烂，或为皮肤念珠菌感染、其他化脓性细菌感染。其上游病可能是外伤、血液循环障碍如静脉曲张引起的溃疡、代谢紊乱如糖尿病引起的溃疡等，就诊时应为急性炎症状态。《陆氏积德堂方》用黄丹一两，黄蜡一两，香油五钱熬膏，先以葱椒汤洗，贴之，治血风臁疮。《孙氏集效方》治远近臁疮，用黄丹飞砂，黄柏酒浸七日，焙，各一两，轻粉半两，各别研细，以苦茶洗净，轻粉填满，次用黄丹护之，外以黄柏末摊膏贴之，勿揭动，七日见效。本案所用方是上述二方法之合用。

9案 予自昔患外臁，肿溃出紫黑血，屡月不愈，疮口多岐，焮紫痛楚。得族叔授一方，以嫩白松香一两，乳没各五分，同入铜铫溶化，倾水中候冷，研为细末，用真麻油调（妙方），取箬一片，大如疮口，用针刺小眼无算，将药涂箬皮外，隔箬贴疮，洗如前法，更用油纸盖在药上，以软帛包裹，旬日愈。此方生肌止痛，神良。勿以浅近而忽之。

【阐发与临证】《本草纲目》载小金丝膏治一切疮疖肿毒，药用松香、白胶香各二两，乳香二钱，没药一两，黄蜡三钱，又以香油三钱，同熬至滴下不散，倾入水中，捞出晾干收贮，每捻作饼贴之。《刘涓子鬼遗方》载治疥癣湿疮，用松香研细，少入轻粉，先以油涂疮，掺末于疮面上，一日便干，顽者三二度。本案所用法类同。松香性味苦甘温，主治痈疽恶疮，头疡白秃，疥瘙风气，外用贴诸疮脓血瘘烂，能生肌止痛。久服能轻身、不老延年。

第八篇 前 阴 病

1 案[1] 东垣治一人前阴臊臭，又因连日饮酒，腹中不和，求治。曰：夫前阴者，足厥阴肝之脉络，循阴器出其挺末。凡臭者，心之所主，散入五方为五臭，入肝为臊。当于肝经中泻行间（行间在足大指、次指夹缝中间动脉），是治其本，后于心经中泻少冲，乃治其标。如恶针，当用药除之。酒者，气味俱阳，能生里之湿热，是风燥热合于下焦为邪，故《经》云下焦如渎[2]，又云在下者引而竭之[3]。酒是湿热之物，亦宜决前阴以去之。治以龙胆泻肝汤。又治阴邪[4]热痒，柴胡梢二钱，泽泻二钱，车前子二钱，木通五分，生地黄、当归梢、草龙胆各三分，作一服水煎，以美膳压之。（凡下部药皆宜食前服，压法，不特有桂附为然也）

【注解】 [1] 本案录自《兰室秘藏·阴痿阴汗门》。还收录在《奇症汇·溺孔》。

[2] 下焦如渎：录自《灵枢·营卫生会》篇。

[3] 在下者引而竭之：录自《素问·阴阳应象大论》篇，原文是"其下者，引而竭之。"

[4] 邪：原文是"部"字，即"阴部热痒"。

【阐发与临证】 前阴臊臭是临床常见症状，东垣谓"臭者心之所主，散入五方为臭，入肝为臊臭"，是据《素问·金匮真言论》篇"东方青色，入通于肝，开窍于目……其臭臊"而言。因患者又连日饮酒，湿热内生，结于下焦而为病。故治当清利下焦湿热。针刺泻行间、少冲能泻肝热心火，恶针者用龙胆泻肝汤主之，皆可取效。案文中所列方药是龙胆泻肝汤去栀子、黄芩、甘草，可能该患者湿邪重而热邪轻，又可能该患者胃气弱，不胜苦寒药伤胃，所以既去苦寒药，又以美膳压之。

2 案[1] 丹溪治一人，年少，玉茎挺长，肿而痿，皮塌常润，磨股不能行，二胁气上冲。先以小柴胡加黄连，大剂行其湿热，次又加黄柏降其逆上之气，挺肿渐收及半，但茎中有一坚块未消，遂以青皮为君，佐以散风之剂，为末服之，外以丝瓜汁调五味子末（一作五倍子），敷之而愈。（外治法佳）

【注解】 [1] 本案录自《丹溪医按·杂病》。还收录在《奇症汇·溺孔》。

【阐发与临证】 此案所述乃阴纵症及治法。阴纵症指阴茎痿而挺长不收，或肿胀而痿之症，见《医学纲目》肝胆部，又称茎纵。多由肝经湿热所致，阴虚火旺以及湿滞痰瘀等为因。本案例为肝经湿热，故用小柴胡汤加黄连、黄柏。此外也可用龙胆泻肝汤等方，甚者用三一承气汤（《宣明论方》方，治大便结滞，药用大黄、芒硝、厚朴、枳实、甘草、生姜），外用朴硝、荆芥煎汤浸洗。本患者玉茎挺长，还可能是由多种原因引起的阴茎水肿，如毒虫叮咬、全身水肿等。丝瓜汁甘平，《本草纲目》载治玉茎疮溃，用丝瓜连子捣汁和五倍子末频搽之，而且注明为"丹溪方"。朱丹溪《脉因证治》疝癞篇说"天罗筋烧灰，治疝妙"。天罗筋即老丝瓜穰。

3 案[1] 沧州治陈枢府内人病，切其脉，左手弦而芤，余部皆和，即起密告陈曰：夫人病当阴中痛而出血，且少阴（心午）对化在玉泉[2]（肾子），心或失宁，则玉泉应心痛，痛则动血，而与经水不相关，盖得之因内，大惊神慑而血菀。陈曰：公诚良医也，致病一如公言。乃为制益荣之剂，且纳药幽隐[3]，再剂而愈。

【注解】[1] 本案及以下二案都录自《明外史·本传》或《九灵山房集》《宁波府志》。

[2] 玉泉：即口津、唾液也，但此处显然不是。其表面托指玉泉穴，即中极穴，而暗中实指该穴的内部脏器即女性内生殖器。余见下文。

[3] 幽隐：指隐私处，即女性阴户内。

【阐发与临证】手少阴心、足少阴肾；心属火、时辰在正午，肾属水，时辰在子夜，所以说手少阴心对化在足少阴肾。性交时男女两性性器官都充血，阴茎粗壮，阴道扩张，阴道壁相应变薄。骤然受惊，阴道括约肌猛烈收缩，阴道壁容易破裂出血。还有，陈枢府如新纳年少小妾、阴道窄短？虽为老妻、阴道黏膜萎缩摩擦出血？宫颈癌接触出血？严重阴道炎出血？新近生产后阴道未恢复正常、猛烈性交出血？都是有可能的。《千金要方·卷三·杂治第八》载治"妇人胞落颓（即阴挺、子宫及/或阴道壁脱出）灸玉泉五十壮。"卷廿四阴颓第八载治"男阴卵大颓病，灸玉泉百壮。穴在屈（曲）骨下阴，以其处卑，多不灸之。"如此则玉泉穴、男子应在阴茎根部与阴囊之间，女子应在尿道口与阴道口之间。

4 案[1]　一人色苍黑，年五十余，素善饮，忽玉茎坚挺，莫能沾裳，不能屈腰作揖，常以竹篦为弯弓状拦于玉茎之前，但小溲后即欲饮酒，否则气不相接，益湿热流入厥阴经而然也。专治厥阴湿热而愈。

【注解】[1] 此案亦吕沧州所治。还收录在《奇症汇·溺孔》。

【阐发与临证】本案例乃阳强，亦名强中病。《诸病源候论·消渴病诸候》说"强中病者，茎长兴盛不痿，精液自出。"常由于服食金石丹药，火毒内盛，或因肾气衰弱，虚阳妄动所致。因火毒内盛者，治宜泻火解毒，用石子荠苨汤、黄连猪肚丸。火盛阴虚者，加玄参、麦冬、生地，或用倒阳汤。因肾气衰弱、虚火妄动者，治宜温补肾元，用鹿茸丸等。本案例所述与前论不同，乃因嗜饮酒浆使湿热内盛，注于下焦，流入厥阴经，肝经绕阴器，故出现强中。治宜清利肝胆湿热，用龙胆泻肝汤加减。阴茎勃起坚挺时，尿道受压不通。解小便可反射性使勃起之阴茎变软。即使阳强不痿，也总是痿软一些，所以该患者解小便后坚挺之阴茎可相应变软一些。可能他此时反觉不适，再喝酒则又坚挺了（习以为常了）。所以此人必须戒酒。

针刺治疗对本病有快速简便、疗效好的特点，如病人不恶针，可作为首选。常用穴位有涌泉、大敦、八髎、关元等，宜采用强刺激手法。

5 案[1]　一宠妾，年三十余，凡交感则觉阴中隐痛，甚则出血。按其脉，两尺沉迟而涩。用补血散寒之剂不愈。因思药与病对，服而不效，恐未适至其所也。偶检《千金方》，用蛇床子散[2]绵裹纳其中，二次遂愈。

【注解】[1] 此案亦吕沧州所治。还收录在《奇症汇·溺孔》。

《2》蛇床子散：此处指单用蛇床子作散。

【阐发与临证】本案是妇人交接出血，多因肝火妄动不能藏血、脾虚不能摄血、交媾损伤所致。可见于现代医学之宫颈炎、宫颈糜烂、某些血液病、性交损伤等。可用龙胆泻肝汤、归脾汤以及外用药治疗。如是性交损伤，可能尚需手术治疗。本案所述与前面所说的有所不同，诊脉两尺沉迟而涩，是下焦虚寒所致。下焦虚寒则血凝滞，血不循经则外溢而出血。蛇床子温阳散寒，使寒气散去，血脉通而不滞，血归于经，故其证痊愈。本患者为三十余岁之宠妾，肯定性交较频繁，生殖道炎症可能性大。蛇床子性味苦平，能治男子阴痿湿痒、妇人阴中肿痛，能壮暖男子阳气和女人阴气。《儒门事亲》载用蛇床子、枯矾等分为末，醋面糊丸，绵裹纳阴道可治赤白带下。《金匮要略》用蛇床子为末，入粉少许和丸如枣大，绵裹纳阴道中治子宫寒冷不孕。《千金要方·卷三·杂治第八》载治产后阴中痛及产后阴下脱用蛇床子布裹灸熨局部。

6 案[1]　一人在山亭裸体而卧，其阴茎被飞丝缠绕，阴头肿欲断。以威灵仙捣汁入水浸洗而愈。

【注解】[1] 本案录自《李楼怪症方》。

【阐发与临证】患者裸体卧于野外，毒蜘蛛或其刚抽出之蜘蛛丝碰感到阴茎，使其中毒过敏而水肿。这种过敏水肿往往不痛或作痒，所以案文未说疼痛。此亦可排除蜈蚣、蛇、蝎蜇咬。威灵仙性味苦温，能祛诸风，泻心膈痰水，散久积癥瘕、痃癖气块，能消积滞。《外科精义》载用威灵仙三两、水一斗煎汤，先熏后洗，冷再温之，治痔疮肿毒，与此大致相同。另外尚可用花椒、明矾、芒硝、黄柏、生甘草等水煎，候温以肿物浸入药液中，数次也能治愈。

7 案[1] 一人茎头肿大如升，光如水泡。以二陈加升麻、青黛、牡蛎二剂而愈。

【注解】[1] 本案录自《赤水玄珠》。还收录在《奇症汇·溺孔》。

【阐发与临证】阴茎头肿大如升，可见于现代医学之阴部静脉回流受阻、包皮嵌顿等。据症状可分寒湿、湿热、痰瘀等证型。可分别应用温散寒邪、化湿、清热利湿、化痰逐瘀等法治疗。本案属湿痰下注，所以用二陈汤治疗，所加升麻能祛风清热解毒，青黛清热解毒，牡蛎软坚。另外，本病还见于虫蚁毒虫所伤，毒气内攻，治疗以解毒为主法，根据具体情况，选用特异的解毒方法，如蜈蚣蜇伤用公鸡涎涂之，松毛虫蜇伤用王不留行煎浓水涂之，花蜘蛛咬伤用黑豆糊涂之等。

8 案[1] 一少年新婚欲交媾，女子阻之，乃逆其意，遂阴痿不举者五七日。以秃笔头烧灰酒下二钱而起。

【注解】[1] 本案录自《证类本草·卷十七·笔头灰》篇。

【阐发与临证】这是心因性、反射性阳痿。古时新婚夫妇在成婚、进入洞房前互未谋面，更未曾接触过异性身体肌肤，所以第一次亲密接触时害羞，尤其女子。因此成婚之时往往男人主动要求性交。此时兴致甚高，情绪强烈而带有神秘感。如果遇挫、情绪一下跌入冰谷，极易引起反射性阳痿。案文中的少年即如此。秃笔头指用旧了的毛笔笔头。李时珍说惟兔毫所作者能入药，而且"笔不用新而用败（即旧残）者，取其沾濡了胶墨。胶墨能利小便、胎产故耳。"可见兔毛和胶墨二者都要紧。笔头灰性味微寒，水服治小便数难淋沥、阴肿脱肛。《胜金方》圣妙寸金散用败笔头一枚烧灰、生藕汁一盏调下，立产；若母虚弱及素有冷疾则温汁服之。

9 案[1] 一妇产后，因子死，经断不行者半年。一日，少腹忽痛，阴户内有物如石硬，塞之而痛不禁。众医不识。青林[2]曰：此石瘕病[3]也。用四物加桃仁、大黄、三棱、槟榔、元胡索、附子、泽泻、血竭为汤，二剂而愈。

【注解】[1] 本案录自《怪疴单》（周履靖撰），还收录在《奇症汇·溺孔》。

[2] 青林：元朝妇科医生。

[3] 石瘕病：《灵枢·水胀》篇说："石瘕生于胞中，寒气客于子门，子门闭塞，气不得通，恶血当泻不泻，衃以留止，日以益大，状如怀子，月事不以时下。皆生于女子。可导而下。"

【阐发与临证】本案是症名石瘕，多因经期、产后胞宫空虚，寒气乘虚而入，以致血为寒凝，日久结聚成块，逐渐增大。治宜温经行气、活血逐瘀，可用桂枝茯苓丸加减。此症近似于现代医学之子宫口粘连、宫腔积血，必要时应以手术治疗。本案也可能是双胎的第二胎由于宫腔中自然生存竞争的机制而萎缩成畸胎瘤，并且在宫腔内机化干缩成类瘤状物。东轩主人《述异记》载一例：清康熙时，绍兴周山吴公弼妻章氏，病痿十余年，忽变淋漓，小便不通，隔年余至康熙三十七年五月产一石卵，大如鹅蛋，光滑有细纹，章氏前症霍愈。此是该妇怀孕后胎死腹中，在子宫内纤维机化、干缩成石样包块，因其压迫膀胱尿道而引起小便淋漓不通，产后外因压迫解除而其症霍然自愈。本书五卷第一篇癥瘕第 11 案阐发中所引案例，也是石胎，可参阅。2002 年 8 月 13 日和 10 月 15 日《临沂广播电视报》分别转载了福建漳州市医院有一产妇生下一蛋形胎儿和湖南桃源县沙评镇吉集在家中生下龙凤胎的第二胎是一蛋形胎儿。前者到达医院时，护士在其裤内抱出一灰白色椭圆形透明物，形似鸭蛋，可看到里面有一个胎盘和浸在羊水中的胎儿，人工破膜取出 1.75kg 重的男婴；后者产妇先生下一男婴，接着

10案[1]　一人玉茎硬不痿，精流不歇，时如针刺，捏之则胀，乃为肾满漏疾。用韭子、破故纸各一两为末，每三钱，日三服，即止。

【注解】［1］本案录自《阮霖经验方》第四方，文字略有出入。《本草纲目·菜部·韭》篇引《夏子益奇疾方》，内容与本案相同。

【阐发与临证】本案例也是强中症。参见本篇第4案例。或因肾阴虚衰、肝经湿热引起。因肾阴虚衰、虚火妄动引发者，用知柏地黄丸、大补阴丸等；因肝经湿热引发者，用龙胆泻肝汤；还有因肾阳虚衰而引发者，用右归丸加味。亦可用外治法，芒硝握掌中，硝化则阳自痿。本案用补骨脂、韭子二味益肾壮阳药，可见属肾阳虚衰型。

11案　薛立斋治一妇人[1]，胸膈不利，内热作渴，饮食不甘，肢体倦怠，阴中闷痒，小便赤涩，此郁怒所致。用归脾加山栀[2]、芎、归、芍药而愈。但内热晡热，用逍遥散加山栀亦愈。后因劳役发热，患处肿胀，小便仍涩，用补中益气加山栀、茯苓、丹皮而愈。

【注解】［1］自本案以下至19案例都录自《女科撮要·阴疮》篇。

［2］原文是"用归脾汤加山栀而愈。后因怒，患处并小腹胀痛，用小柴胡加山栀、芎、归、芍药而愈。"

【阐发与临证】此案是同一病人以主证及病情变化而分四个阶段治疗。首先是肝郁气滞并化热、下焦湿热，按常规辨证用丹栀逍遥散加疏肝理气药是对的，所以薛说"但内热晡热，用逍遥散加山栀亦愈。"但薛己善用补药，尤喜用以四君、四物、六味地黄三个基本方组合成的各个方剂如补中益气汤、归脾汤、八味汤、十全大补汤等方。其次是因怒而症加重，阴部及小腹胀痛，再用小柴胡汤加味，又因肝郁化热引起日晡内热而用丹栀逍遥散，实际很可能是过早地用补益气血心脾的归脾汤而引起的气郁及其郁热未能清解而致变生诸端。最后虽因过劳而致发热，但阴部肿胀、小便赤涩却还是实证。纵观此妇，本未很虚，标却颇实，并不宜过早、过多地使用补气血剂。

12案　一妇人阴中突出如菌，四围肿痛，小便频数，内热晡热，似痒似痛，此肝脾郁结之病，盖肝火湿热而肿痛，脾虚下陷而重坠也。先以补中益气加山栀、茯苓、车前、青皮以清肝火升脾气，渐愈。更以归脾汤加山栀、茯苓、川芎调理，更以生猪脂和藜芦末，涂之而收。（外治法妙）

【阐发与临证】此妇阴中突出如菌是阴挺，子宫及/或阴道壁下坠脱出。这是本虚（中气下陷）标实（肝郁气滞、湿热下注）之证，治疗稳妥。藜芦又名憨葱，性味辛寒有毒，能治蛊毒咳逆，泄痢肠澼，外用治头疮疥癣恶疮，祛诸虫毒。《圣济总录》治反花恶疮、白秃虫疮、疥癣，用藜芦末猪脂和敷（即本案所用外治法）。阴挺常见有肝气郁滞、湿热下注、中气下陷、气血两虚、肾虚五种证型。

13案　一妇阴中挺出一条，五寸许，闷痛重坠，水出淋漓，小便涩滞，夕与龙胆泻肝汤分利湿热，朝与补中益气汤升补脾气，诸症渐愈，再与归脾加山栀、茯苓、川芎、黄柏间服，调理而愈。后因劳役或怒气，下部湿痒，小水不利，仍用前药而愈。亦有尺许者，亦有生诸虫物者，用此法治之。

【阐发与临证】此妇也患阴挺，而且脱出较严重，说明中气很虚。好处是新近患病，因此症（标）还实。薛己此案所用早晚分治虚、实，也是一种好方法。但如"生诸虫物者"不能单用内服药，宜仿上案那样再予外用药就更全面了。如苦参适量煎水熏洗；苦参、黄柏、白芷、蛇床子、枯矾等适量煎水熏洗；乌梅、五倍子煎汤熏洗；五倍子、石榴皮水煎熏洗；枳实、枳壳适量水煎熏洗等。

14案　一妇人腐溃，脓水淋漓，肿痛寒热，小便赤涩，内热作渴，肢体倦怠，胸胁不利，饮食少思，三月余矣。薛以为肝脾亏损[1]，用补中益气加柴胡、升麻、茯苓各一钱，炒栀二钱，数剂少愈，又与归脾加山栀、川芎、茯苓三十余剂，诸症悉退。惟内热尚在，再与逍遥散倍炒栀而愈。

【注解】[1] 薛己原文无"薛以为肝脾亏损"句。

【阐发与临证】此妇是阴疮溃疡，相当于阴蚀、阴户湿肿、阴户风肿、阴户肿痛或外阴痈肿，大致有湿热下注、肝经热积、脾胃湿热、肝肾阴虚、外伤邪毒等不同证型。初起往往肿痛，再则破溃流脓。此妇从所述症状体征如恶寒发热、阴部肿痛、溃疡、脓水淋漓、小便赤涩看，全是实证。只是肢体倦怠、纳少是脾虚的症候。实际此妇所患是本虚标实，宜扶正祛邪。虚是脾虚，因患部在女阴，属肝，所以谓之肝脾虚；实是肝经湿热。从"薛以为肝脾亏损"而用补中益气汤，但却加柴胡、升麻各一钱，药量大于人参各四倍，大于黄芪（按最大用量说是一钱）各1/3，又加山栀二钱，此药量等于补中益气汤全方药量的5/8。所以可见薛虽用补中益气，但还是用比较大剂量的柴胡、升麻、栀子，所以此案其时是虚少实多。其实，最后"惟内热尚在"还是实证、肝经湿热未清，所以不得不于最后还是用丹栀逍遥散（"倍炒栀"三字，可看出原方内有栀子），而且用大剂量栀子而愈。从全文不难看出，补中益气、归脾汤用得太早了，至少早期不能补药用得太多。

15案 一妇人素性急，阴内或痛，小便赤涩，怒则益甚，或发寒热（此肝经湿热所致），治以芎、归、炒栀、柴胡、苓、术、丹皮、泽泻、炒芍、车前、炒连、生甘草，数剂渐愈，乃去黄连、泽泻，数剂而痊。

【阐发与临证】素性急暗指肝失条达而且易化火，与怒则益甚相合。阴痛、小便赤涩伴寒热是肝经湿热。下面的药方活脱一个丹栀逍遥散再加芩连川芎。此治实证。上案也用此等方药，可能取效快，至多是少加党参、升麻即可，不必拘泥于"三月余矣"。

此案以下三妇，都是阴内痛痒，与上案阴肿痛不同，是阴蚀。《女科证治准绳·阴蚀》云："名曰蜃疮，或痛或痒如虫行状，淋露脓汁，阴蚀几尽者，此皆由心神烦郁、胃气虚弱致气血流滞……治之当补心养胃，外以熏洗坐导药治之乃可。"单纯补心养胃是不可的。临床常见肝胆湿热、中焦热积、外伤邪毒、肝肾阴虚、中气不足、脾湿下注、血虚肝旺、肾阳不足等证型。如果单纯阴内痛，可能是嫁痛或小户嫁痛，多由肝郁化热、湿热下注、脾虚湿注、中气下陷、风邪客于下焦、气滞血瘀等。本案也可能是嫁痛的肝郁化热证。

16案 一妇人素郁闷，阴内痛痒，不时出水，饮食少思，肢体倦怠（此肝脾气虚、湿热下注）。用归脾加丹皮、山栀、芍药、柴胡、生甘草主之愈。

【阐发与临证】素郁闷、阴内痛痒、不时出水，还表示有肝经湿热实证，故所用方药包含丹栀逍遥散。本案比第十五案例应该湿热实证程度还轻些，所以用归脾汤还是可以的。

17案 一妇人阴内痛痒，内热倦怠，饮食少思（此肝脾郁怒，元气亏损，湿热所致）。用参、芪、归、术、陈皮、柴胡、炒栀、车前、升麻、芍药、丹皮、茯苓，治之而愈。若阴中有虫痒痛，亦属肝木，以桃仁研，和雄黄末，纳阴中以杀之，仍用清肝解郁。或以鸡肝纳之，取虫之法也。

【阐发与临证】这患妇比上一患妇实性的症状还要少，仅阴内痛痒，而且肝脾郁怒的症状也并未鲜明，因此用补中益气汤加丹栀逍遥散合方是很符合辨证理法。薛己说若阴中有虫痛痒，则白带多，如上案所说不时出水。若带色黄绿如米泔状或脓状，此为湿毒，宜清热解毒、除湿止带，可用黄柏、栀子、茵陈、赤芍、丹皮、牛膝、银花、连翘、败酱草、苦参、猪苓、赤茯苓、车前子等。如见黄带或赤白带下，是为肝经湿热下注，用龙胆泻肝汤加苦参、白头翁等。如为赤色似血非血，多为肝郁化热、脾运失司，用生地、当归、白芍、丹皮、黄柏、牛膝、香附、阿胶等。也可能由霉菌引起，古时就说有虫，雄黄杀虫；桃仁除祛瘀外，能杀三虫，如《肘后方》治妇人阴痒，用桃仁杵烂，绵裹塞之。《外台秘要》方治男子阴肿作痒，用桃仁炒香研为末，酒服方寸匕，日二服，并捣烂敷之。生鸡肝有腥味，虫闻而喜吮食之。《医宗金鉴·妇科心法要诀·前阴诸证门》曰："妇人阴痒多由湿热生虫……外以桃仁研膏，合雄黄末，鸡肝切片蘸药纳阴户中。其虫一闻肝腥，皆钻肝内吮食，将肝提出，其病即愈。"鸡肝性味甘微温，《医林纂要》认为"鸡肝杀虫，治小儿疳积"。现在看，妇女阴中痛痒如滴虫、霉菌感染，鸡肝能杀灭它们吗？

18案 一妇人每交接，出血作痛，发热，口渴，欲呕，误服寒凉之药，前症益甚，不时作呕，饮食少思，形体日瘦，此症属肝火[1]，而药复伤脾所致也。先用六君子加山栀[2]（旧刻脱山栀）柴胡，脾胃健而诸症愈，又用加味逍遥散而形气复。（烺按：此案旧刻稍改，今依原本）

【注解】[1] 薛己原文无"形体日瘦"。"肝火"是"肝经"。

[2] 薛己原文无"山栀"。即未用山栀，则上文是"此症属肝经"，非肝火，是辨证用药相符合了。

【阐发与临证】此案及下案都是交接出血。性交时或毕后阴道中流血，除性交动作过剧摩擦破阴道壁出血外，还有心肝火旺、肝经湿热（包括原患阴疮、恶疮）、脾不统血、肝不藏血、肝肾阴虚等证型。临床治疗时除擦破、阴疮、恶疮外，湿热以清肝燥湿为主，兼顾健脾补肝；肝火旺盛以清肝火外，也宜补肝血佐以健脾，不能过用寒凉、一味克伐。此二案薛己都主张如此。本案因发热口渴、出血作痛，显然既虚又实。虚是脾虚，实是肝火或肝经湿热，但用寒凉药作呕。六君加山栀、柴胡是先复脾胃中气的。《女科撮要》原文"此症属肝经"，"先用六君子加柴胡"，也可以。但毕竟肝经热邪或湿热之邪还是存在的，最后还必须用加味逍遥散（逍遥散加丹皮、栀子）。

19案 一妇人每交接，则出血作痛，敷服皆凉血止痛之剂，不时出血甚多，此肝伤而不能藏血，脾伤而不能摄血也。用补中益气、济生归脾[1]二汤而愈。或用熟艾帛裹入阴中。或用乱发、青皮[2]烧灰敷之，而血自止。若血出过多而见他症，但用前药调补肝脾，诸症悉愈。

【注解】[1] 济生归脾：指《济生方》所载的归脾汤方，药用人参、白术、黄芪、炙甘草、茯苓、酸枣仁、木香、龙眼肉、生姜、大枣。比通用的归脾汤（《内科摘要》方）少当归、远志。

[2] 薛己原文是"青布"。

【阐发与临证】此案虽有出血"作痛"，与上案相比无发热口渴。包括外用凉血止痛药都使出血更多，可见为寒虚之证。所以栀子、丹皮之类更不可用了。熟艾即陈艾叶入石臼内木杵捣熟去叶梗及渣，取白者再捣至柔烂如绵绒状，可散寒止血。乱发烧灰即血余炭，青布虽含有靛蓝，性寒凉，但烧灰后加血余炭即凉亦微。况薛己原文中此外用方药并不是治本案患者的。《千金要方》治女人交接出血用桂心、伏龙肝各二两为末，酒服方寸匕，立止。治童女交接及他物所伤出血不止，也有用"烧青布并发灰敷之，立愈。"

20案[1] 一妇人阴门不闭，肿痛发热恶寒，用十全大补加五味，四剂，肿消而敛。若初产肿胀，或焮痛而不闭者，当用加味逍遥散。若肿既消而不闭，当用补中益气汤，切忌寒凉之剂。

【注解】[1] 本案及以下四个案例都录自《女科撮要·交骨不开阴门不闭子宫不收》篇。

【阐发与临证】产后阴门（阴道口）肿痛，多由生产时会阴未保护好（旧时接生婆没有好的助产技术）而撕裂损伤，甚至继发感染。如此案以下3个案例那样肿痛寒热、肿溃、肿及于臀等都是。尤其初产更易如此，本案文说"若初产肿胀，焮痛"即是，当然阴道口不能闭合了。虽产后宜温，是症初起时仍当清肝经湿热，当然不能重剂苦寒、大剂清热，丹栀逍遥散最符合。拖延时日则虚症显现，或肿已消，当用温补。另外，阴道口不闭合还可能由阴道壁及/或子宫颈轻度膨垂，尚未脱出阴门外，不属阴挺，但已引起阴门不闭。此种证型当然也用补中益气、十全大补了。

21案 一妇人脾胃素弱，兼有肝火，产后阴门肿痛，寒热作渴，呕吐不食，敷大黄等药，服驱利之剂，肿及于臀，虚症蜂起，此真气虚而邪气盛也。先用六君子以固脾胃，乃以补中益气以升阳气，不数剂而痊愈。

【阐发与临证】产后阴门肿痛除产时裂伤又感染风邪时毒外，还可有外风乘生产后气血虚入侵经络（肝经），郁怒伤肝、肝气不舒，脾运不健、脾湿下注，体肥痰盛、痰湿流注等证型。此妇是脾湿下注为本、郁怒伤肝为标。虽有肝郁化火，但非实火，不能用大苦大寒纯阴之剂驱热利湿。但薛认为此真气虚而邪气盛,仅用六君子、补中益气升阳固脾,既重视真气,也可能于处方中略加丹栀之类,此薛氏之善用也。如由经络血虚、外风入侵,可按陆成一《女界须知》用荆防桑菊等煎汤熏洗,还可用枳壳、陈皮研末,炒热外敷。湿热而痒肿,带黄,可内服龙胆泻肝汤,萆薢渗湿汤,外用蛇床子、苦参、地肤子、黄柏、防风等煎汤熏洗。

22案 一产妇患此失治,肿溃不已,形体消瘦,饮食少思,朝寒暮热,自汗盗汗半年矣。用补中益气加茯苓、半夏以健脾胃,脓水渐少,饮食渐进,用归脾汤解脾郁,五十余剂,元气复而愈。

【阐发与临证】此妇失治已半年,形症全为气血虚了。很可能漫肿无根、溃不收口,脓汁清稀,是一种阴症、虚症,有痰湿。补中益气汤中陈皮、炙甘草,加茯苓、半夏,组成二陈汤方消痰化湿。朝寒是中气、元气不足;暮热是阴血虚少的虚热;自汗盗汗乃气虚阴虚,所以补中益气汤补气可而益阴血不足,应该加四物汤才更好。至于解脾郁用归脾汤,是扶脾(正)抑邪法。

23案 一产妇阴门不闭,小便淋沥,腹内一块,攻走胁下,或胀或痛,用加味逍遥散加车前子而愈。

【阐发与临证】第20案例已叙述产后单纯阴门不闭多由轻度的阴脱引起。但如果系多产妇阴道宽者产后,易致阴道前壁膨出,易引起小便淋沥。或因助产不慎,损伤胞络或阴户者,也可引起小便淋沥。前者以中气下陷、肾元虚衰、肝肾阴虚为主;后者则可能虚实夹杂,肝血既虚、湿热也见。本案可能属后者。另患者可能有情怀不舒、肝气郁结,三焦气滞而腹内攻走胀痛,所以用加味逍遥散加车前子利湿,此方应为《校注妇人良方》方,其中药物是八珍汤的一半(补气血肯定不足);丹皮栀子用量很少(目的不在于清热);而舒肝解郁仅用一味力逊的柴胡而已。

24案[1] 一妇人子宫肿大,二日方入,损落一片,殊类猪肝,已而面黄,体倦,饮食无味,内热晡热,自汗盗汗,用十全大补,二十余剂而愈,仍复生育。

【注解】[1] 本案还收录在《奇症汇·溺孔》。

【阐发与临证】在清代曾懿《妇科良方》中有一病名"产后肝萎",与之极符。述于下"产后失血过多,遗下一物如脂膜状,乃气血素亏,产前劳伤,肝之脂膜随血崩堕,名曰肝萎。治宜大补气血,略加升提"。既然产后流血如崩时随血下一类肝之脂膜状或红紫或白物,按现代看是残留之胎膜胎盘(胎盘娩出不全)引起大失血,好在最终还是排出来。本案也是如此。如在未排出前,当用温补加活血祛瘀,已排出则大补气血、略加升提了。

25案 薛己曰:余奉侍武庙[1]汤药[2],劳役过甚,饮食失节,复兼怒气,次年春,茎中作痒,时出白津,时或痛甚,急以手紧捻方止(虚),此肝脾之气虚也。服地黄丸及补中益气加黄柏、柴胡、山栀、茯苓、木通而愈。丁酉九月,又因劳役,小便淋沥,茎痒窍痛。仍服前汤加木通、茯苓、胆草、泽泻及地黄丸而愈。

【注解】《1》武庙:指明武宗。

[2] 本案录自《内科摘要·脾肺肾亏损小便自遗淋涩等症》篇。还收录在《古今医案按·前阴病》篇。

【阐发与临证】按薛己原文"余奉侍武庙汤药"是甲戌年七月,时隔半年后茎中作痒痛,与半年前的饮食失节、劳役、怒气相联系,有些勉强。但茎中痒痛出白津时以手紧捻方止,应辨虚证。虽如此,还是于补益方剂中加黄柏山栀木通,苦寒清热燥湿利湿除淋,却也说明本虽虚标还是实的,症状表现湿热下注。又隔23年后再发作,还是按本虚标实治疗而愈,可见此患者实在应该治以清热利湿之龙胆泻肝汤为主,至多略加升麻党参茯苓等。阴茎中痛痒可见于淋浊、癃闭、强中、遗精、湿毒外感等不同病症,有湿热下注、瘀血阻滞、湿毒外感、肾虚、气虚、砂石阻滞等不同证型。此人应是湿热下注夹杂气肾不足型的淋浊症。

26案[1] 司厅张检斋阴囊肿痛,时发寒热,若小腹作痛则茎出白津。用小柴胡加山栀、胆草、茯芪、芎、归而愈。

【注解】[1] 此案及下案录自《内科摘要·脾肺肾亏损遗精吐血便血等症》篇。

【阐发与临证】此案比上案多了阴囊肿痛，发寒热，实质还是肝经湿热下注，所以虽是小柴胡汤加味，也可说是龙胆泻肝汤加减。有恶寒发热，故冠名小柴胡汤。另本案与上案相比，用人参，还是小柴胡汤中的配药。若单纯阴囊肿痛，以寒湿、湿热、热毒、血瘀引起者多见。但阴囊肿痛往往与睾丸胀痛并见，如后者引起前者则还有阴寒与肝气郁滞二证型。

27 案 一男子茎中痛，出白津，小便秘，时作痒，用小柴胡加山栀、泽泻、炒连、木通、胆草、茯苓，二剂顿愈，又兼六味地黄丸而差。

【阐发与临证】本患者更是小便秘，时茎中作痒，所以还加木通、炒黄连清泻心火。

28 案[1] 一男子阴肿大如升，核[2]痛，医莫能治。捣马鞭草涂之而愈。

【注解】[1] 本案录自《外台秘要·卷二十六·阴肿方六首》篇，注出于《范汪方》（即《范东阳方》，晋朝范东阳撰）。又见于《崔元亮海上集验方》《医说·卷六阴肿如升》篇。

[2] 核：指睾丸。

【阐发与临证】如阴囊肿大如升斗，且睾丸胀痛，则应名为阴癞，以寒湿或热毒侵着为多。此患者为热毒引起，很可能阴囊红肿热痛且呈水肿状。马鞭草性味苦辛寒，能清热解毒燥湿，治湿热黄疸、痢疾、痈肿；活血祛瘀治癥瘕、跌打损伤、妇人疝肿等。此案用其清热燥湿解毒消瘀肿。《千金要方》卷廿四阴癞第八有治此病（病情文字描述全同此案），方用雄黄一两、矾石二两、甘草一尺，以水五升煎减半，外洗。《集疗方》治阴肿如斗，用生蔓菁根捣封（涂）之。

29 案[1] 一小儿阴囊忽虚肿痛，以生甘草调地龙粪涂之。

【注解】[1] 本案录自《医说·卷六·小儿阴肿》篇。

【阐发与临证】小儿阴囊虚肿痛，指外观肿胀，按之柔软，但痛。是疝，可能是狐疝。蚯蚓泥性味甘酸寒，《日华本草》载以生甘草汁入轻粉加蚯蚓泥调涂治小儿阴囊忽虚肿热痛。《世医得效方》载用地龙粪以薄荷汁和涂之，治小儿卵肿。钱乙治阴卵肿硬成疝，用干蚯蚓粪不拘多少，以津调涂，涂前先用葱椒汤洗（名蚯蚓散）。《古今录验方》以此治小儿阴大如斗。

30 案[1] 一妇人阴肿坚硬，用枳实八两，碎炒令热，故帛裹熨，冷则易之。

【注解】[1] 本案录自《医说·卷六·妇人阴肿坚硬》篇。该方源出于唐朝许仁则《子母秘录》。原书已佚，现见《外台秘要·卷三十四·阴中肿痛方四首》篇"炙枳实以熨之"。

【阐发与临证】此症非疝、非阴疮、非阴部痈肿，因患者不痛，而且按之坚硬。可能患处在大、小阴唇之内外侧。枳实性味苦酸寒，能除寒热结，消痰癖，消胀满，破结实，主上气咳逆，消食破败血。按现代医学诊断，可能是前庭大腺囊肿慢性感染，前庭大腺腺管远端狭窄、近端扩张，大的皮脂腺囊肿，汗腺瘤，少见的前庭大腺或腺管癌，大的尿道口肉阜或是其肉芽肿的恶性变，原发性尿道癌、外阴癌，尿道或尿道旁腺结石或良性肿瘤。本案及上案案文未说明"愈""痊""瘥""消"等代表疗效之用语，可见疗效并非显著。

第九篇 痛 风

1 案 唐甄权治一人患风，手不得引弓，诸医莫能疗。权曰：但将弓箭向垛，一针可以射矣。针其肩髃一穴，应时愈。贞观中，权年一百三岁，太宗幸其家，访以药性，因授朝散大夫，赐几杖衣服。所著《脉经》[1]《针方》[2]《明堂人形图》[3]各一卷。(《旧唐书》[4])

【注解】[1]《脉经》：西晋王叔和撰于公元三世纪。《新唐书·艺文志》载甄权著有《脉经》，已佚。

[2]《针方》：据《中国医学大辞典》载，唐朝甄权撰，1卷。

[3]《明堂人形图》：据《新唐书·艺文志》载，甄权撰，1卷。已佚。

[4]《旧唐书》：又名《唐书》《旧唐史》，见二卷第八篇颐养第5案。本案录自《旧唐书·列传一百四十》。

【阐发与临证】痛风，原是中医病名。自元代朱丹溪《丹溪心法》首次提出此病名后沿用至今。其主要症状是疼痛剧烈、局部红肿灼热、疼痛有定处；也有可四肢百节走注不定，故又名白虎历节（象白虎咬骨头那样疼痛，并且可以侵犯几个关节）。前者确与现代医学之痛风类似，后者却是标准的中医风痹（行痹）。也有认为属痛痹。《金匮要略·中风历节病脉证并治》虽提出历节，并有症状的描述和治法，有些内容与现代的痛风病类似，但未正式提出痛风病名称。本患者，从严格意义上讲，无论中、西医学的痛风，与之都相距甚远，归属于痛风篇，太不典型了。倒像现代的肩痹（中医）、肩关节周围炎（西医）。此病针灸治疗是事半功倍。肩髃穴在肩峰端，是手阳明大肠经穴，能祛风活血通经络，是治肩痹、肩痛、半身不遂（偏枯）的要穴。至于现代医学的痛风病，差别就大了，是风湿免疫病中的代谢失调类疾病之一，由于血尿酸升高引起的趾、指关节（以足大趾趾跖关节最多发）突发肿痛为典型症状。西医师们抱怨中医病名不科学、不规范、混淆，哪知道恰恰是他们的中国鼻祖把原版西医学翻译成中文时，随手"借"用了一个症状类似的中医固有病名来"搪塞"一下，这一"借"，就成固有的了。因此造成了某些混乱。像心肝脾肺肾脏腑器官名称、发热、感冒、疟疾、痢疾等等，都是"西"借"中"而来的，不胜枚举，都造成了一定的混淆。常碰到一些似懂非懂、甚至不懂装懂的人跑来问：你给看看，我最近腰痛，是风湿病还是肾虚？

2 案[1] 《南史》：解叔谦，雁门[2]人。母有风疾，夜于庭中，稽颡祈告，闻空中云：得丁公藤治即瘥。访医及《本草》皆无，至宜都山[3]见一翁伐木，云是丁公藤疗风，乃拜泣求得之，及渍酒法，受毕，失翁所在，母疾遂愈。(《本草》)

【注解】[1]本案录自《医说·卷三·丁公藤愈风》篇，还收录在《谈薮》及《类说》。

[2]雁门：唐朝时置方镇，领今山西北部的忻、代二州。

[3]宜都山：宜都即今湖北省宜都市。宜都山在该境内。

【阐发与临证】本案以神话故事形式介绍丁公藤治疗风湿痹症。丁公藤性味辛温，有小毒，功能祛风除湿、舒筋活络，消肿止痛，治疗风湿痹痛，跌打肿痛，半身不遂及现代称之为坐骨神经痛、腰肌劳损等。但丁公藤毒副作用有汗出不止、四肢麻痹。实验分析含有东莨菪素、东莨菪苷、包公藤甲素等，前二种有消炎、消肿、止痛作用，后一种有缩瞳作用，类似毛果芸香碱。丁公藤是治风湿痹痛的要药，山东省临沂市中医院根据我的处方曾将此药配合其他药物制成风湿骨痛药，后又发展成强脊合剂（后改名益肾愈痹合剂），治强直性脊柱炎为主的几种风湿病（痹症），已数十年了。成医院的制剂前，该配方曾经已故山东名老中医、山东中医药大学教授周凤梧老先生审核推荐。

3 案[1] 张杲尝病两臂痛，服诸药不效。一医教取桑枝一小升，细切炒香，以水三大升，煎取二升，一日服尽，无时服，数剂寻愈。（《本事方》）

【注解】[1] 本案录自《普济本事方·卷七·杂病》。但该书原文说"政和年间予尝病两臂病……"，言之意应是该书作者许叔微自己所患疾病及治疗经验，非张杲病。张杲《医说》引自《普济本事方》，江应宿编辑时弄错了。

【阐发与临证】痹症治疗除辨别风、寒、热、湿何邪侵袭为主，如疼痛走注不定、游走疼辨为风邪胜；疼痛剧烈、遇冷更加重、肿且皮色不红为寒邪胜等，还有些随症用药，如上肢疼痛加桑枝、桂枝、羌活，下肢痛加独活、牛膝等。许叔微即是两臂痛而用桑枝。《本事方》原文中有引《图经本草》"桑枝性平……可以常服，疗体中风痒干燥、脚气风气，四肢拘挛，上气眼晕，肺气咳嗽，久服轻身，聪明耳目"等。

4 案[1] 东垣治一人，时冬忽有风气暴至，六脉弦甚，按之洪大有力，其证手挛急，大便秘涩，面赤热，此风寒始至于身也。四肢者，脾也，以风寒之邪伤之，则搐而挛痹，乃风淫末疾而寒在外也（此外有寒邪，若内有流饮则肿，今不肿，湿热乘肠胃，故便秘面赤）。《内经》曰：寒则筋挛[2]，正谓此也。素饮酒，内有实热乘于肠胃之间，故大便秘涩而面赤热。内则手足阳明受邪，外则足太阴脾经受风寒之邪。用桂枝二钱，甘草一钱，以却其寒邪而缓其急缩；黄柏二钱，苦寒滑以泻实，润燥急，救肾水；升麻、葛根各一钱，以升阳气，行手阳明之经，不令遏绝，桂枝辛热，入手阳明之经为引用润燥；复以[3]甘草专补脾气，使不受风寒之邪而退贼邪，专益肺经也；佐以人参补气，当归和血润燥，作一贴，水煎服[4]，令暖房中摩搓其手，遂安。

【注解】[1] 本案录自《兰室秘藏·卷下自汗论》。

[2] "寒则筋挛"：录自《素问·皮部论》篇，原文是"寒多则筋挛骨痛"。

[3]《兰室秘藏》原文在此处有"芍药"。

[4]《兰室秘藏》原文方名是活血通经汤，共8味药：芍药、升麻、葛根、人参、当归身、炙甘草、酒黄柏、桂枝。

【阐发与临证】冬季暴风寒侵袭手而手指挛急；素饮酒、湿热阻滞肠胃而便秘面赤，外寒内热；脉弦甚、洪大有力表示实热证。东垣的辨证及魏按均符合病情。但既为实证，当归和血润燥可用，人参似恐不妥。至少要等大便通、面赤热消退即肠胃实热已消才可用人参以补卫气，"使不受风寒之邪而退贼邪"。

5 案[1] 丹溪治一老人，性急作劳，两腿痛甚，此兼虚证，宜温补，与四物汤加桃仁、陈皮、牛膝、生甘草，入生姜研潜行散[2]热饮（潜行散，黄柏酒浸为末，入汤药调服）三四十贴而安（虚）。

【注解】[1] 本案及以下二案都录自《格致余论·痛风论》篇。

[2] 潜行散：《格致余论》方，治湿热痛风，足膝肿痛，药用单味黄柏酒浸后焙干，为末，生姜汁调服或生姜同研服。

【阐发与临证】此案的关键是"老人、作劳、腿痛甚"，可能还有别的有利于辨证的脉证，凭老人、作劳而辨为虚寒证，凭两腿痛甚而辨为瘀血痛痹。惟因平素性急，有肝气郁结化热之嫌，又且病在下焦，故用黄柏。即使如此，仍用酒浸、生姜研、热饮。

6 案 一妇性急味厚，痛风挛缩数月，此挟痰与气，当和血疏气导痰。以潜行散，入生甘草、牛膝、炒枳壳、通草、桃仁、姜汁，煎服半年而安（痰）。

【阐发与临证】此妇与上案不同的是味厚，膏粱厚味易生痰热。痛风初发红肿热痛，变成筋挛缩已数月，此血瘀挟痰。其实川芎、当归等和血祛风通经络还是可用的，祛经隧之痰也不可缺。现代医学之痛风症多发于平素嗜食膏粱厚味者，有遗传背景。按辨证论治观点，急性发作时为痰瘀化热，平时治疗笔者也责之痰与瘀血。

7案 一少年患血痢，用涩药取效，致痛风叫号，此恶血入经络也。血受湿热，久必凝浊，所下未尽，留滞隧道，所以作痛，久则必成枯细。与四物汤加桃仁、红花、牛膝、黄芩、陈皮、生甘草，煎入生姜研潜行散，入少酒饮之，数十贴，又刺委中出黑血三合而安（瘀血）。

以上三人，正所谓病有数种，而治法少异已。

【阐发与临证】痢必有积滞，无积不成痢。治痢必用消积滞行气之类，血痢尚须用清热凉血祛瘀。涩药用后，即使痢可暂止而腹胀难受下重加甚。此少年可能以往有"痛风"症，以致反复发作。也可能此少年患肠病性关节炎。该病的关节炎发病前，常有肠炎或痢疾史。关节炎初起时常1~2个关节的肿热痛，而以膝踝关节多发，病久则逐渐侵及骶髂关节及脊柱。如果膝关节肿痛反复发作，该侧大小腿可以枯细而膝踝关节则肿大不消。本案的有关病症、病机描述，倒是与之极相似的。

8案 本案例与三卷第十三篇喘症第6案重复。

9案[1] 一人患背胛缝一线痛起，上胯骨至胸前侧胁而止，昼夜不住。脉弦而数，重取左豁大于右。意其背胛小肠经，胸胁胆经也，必思虑伤心，心藏未病而小肠府先病，故痛从背胛起；及虑不能决，乃归之胆，故痛至胸胁，乃小肠火乘胆木，子来乘母，是为实邪。询之，果因谋事不遂而病。用人参四分，木通二分，煎汤，使吞龙胆丸，数服而愈。

【注解】[1] 本案录自《丹溪医按·胁痛》篇，还收录在《奇症汇·背》。

【阐发与临证】据本案例所述分析，为胁痛证。本病是以一侧或两侧胁痛为主要表现的病证。出《素问·缪刺论》篇："邪客于足少阳之络，令人胁痛不得息。"《灵枢·五邪》篇说："邪在肝，则两胁中痛。"《景岳全书·杂证谟》："胁痛之病本属肝胆二经，以二经之脉皆循胁肋故也，然而心、肺、脾、胃、肾与膀胱亦皆有胁痛之病。"常见证候有肝气郁结、瘀血停着、肝胆湿热、肝阴不足等，分别治以疏肝理气、祛瘀通络、清热利湿、养阴柔肝，方药用柴胡疏肝散、旋覆花汤、龙胆泻肝汤、一贯煎等。本案例为胆经有热，属肝胆湿热型，兼有小肠经有热，故用龙胆泻肝丸合人参、木通治之。肝胆位于胁部，其脉分布两胁部，肩胛部为小肠经分布，所以原著者说是小肠火乘肝木，除内服药外，临床用针刺法更有效。此为肝胆湿热兼瘀血，小肠有火，故取期门、日月、肝俞、胆俞、侠溪、行间、支沟、阳陵泉、下巨虚，配以局部取穴，用强刺激、泻法。

本病常见于现代医学肝胆病如急、慢性肝炎、肝癌、肝囊肿、胆囊炎、胆结石、胆道蛔虫等，以及十二指肠球部溃疡、胸膜炎、神经官能症、肋间神经痛、带状疱疹后遗症等。特别是胆囊炎、十二指肠球部溃疡，其疼痛可通过神经反射至肩胛下区。另外，如疼痛时间较短，亦可能见于冠心病、心绞痛，其通过神经反射出现左肩背区疼痛。临证时应注意鉴别，以利于辨证论治。

10案[1] 一壮年厚味多怒，秋间于髀枢左右发痛一点，延及膝骭，痛处恶寒，昼静夜剧，口或渴，膈或痞。医用补血及风药，至次年春，痛甚，食减，形瘦，膝肿如碗。脉弦大颇实，寸涩甚，大率皆数，小便数而短，作饮食痰积在太阴（脾肺）阳明（肠胃）治之。以酒炒黄柏一两，生甘草梢、犀角屑、盐炒苍术各三钱，川芎二钱，陈皮、牛膝、木通、芍药各五钱，遇暄热，加黄芩二钱，为末，每三钱，与姜汁同研细，煎令带热，食前服之，日夜四次。半月后，脉减病轻，去犀角加牛膝（春夏用叶，秋冬用根，取汁尤妙）、龟板、归身尾各五钱，如前服。又半月，肿减食增，不恶寒，惟脚痿软，去苍术、黄芩，夏加炒柏一两半，余依本方内加牛膝，中年人加生地黄五钱，冬加桂枝、茱萸，病遂愈。仍绝酒肉湿面胡椒。

【注解】［1］本案录自《丹溪医按·痛风》篇。

【阐发与临证】此患者从症状分析是痰湿血瘀并化热，与厚味多怒颇相关。丹溪所治紧扣辨证。按现代诊断好像是性病型瑞特氏综合征。笔者治此类病某关节肿痛发热恶寒，除苍术黄柏外，多用小柴胡汤、水牛角、赤白芍等。

11 案[1]　一村夫背伛偻，足挛，成废疾。脉沉弦而涩。以煨肾散（甘遂末一钱，入猪腰内煨食之）与之，上吐下泻（琇按：非实痰不可轻用）。过一月，又行一次，凡三四贴而愈。

【注解】［1］本案录自《丹溪医按·项背痛》篇。

【阐发与临证】此患者好像患尪痹，脊以代头，尻以代踵，日常生活难以自理，生活质量不好了。这样的病用甘遂催吐导泻后能背腰不伛、足不挛？葛洪《肘后备急方·治卒身面肿满方第二十四》有"用甘遂一分为末，猪肾一枚劈为七窍，入甘遂末在内，火炙令熟，日一服，至四五服当觉腹鸣、小便利。不尔更进"。《本草纲目》引《御药院方传》说，治肾水流注、腿膝挛急、四肢肿痛，上方加木香四钱，每用二钱，煨熟，温酒嚼下，当利黄水为验。此与本案有些类似。山东沂源民间有用芫花棵煮绿豆（喝汤）治关节痛。后新华药厂用此民间验方通过系列运作，适当加工，正式生产了消络痛药片治关节肌肉疼痛。芫花棵也有利水作用（功效差于芫花），是否与甘遂治痹症有某种联系？

本案很像强直性脊椎炎一类的脊柱关节病。这类疾病有常染色体隐性遗传的因素，也有衣原体、肺炎克雷白杆菌及肠道细菌等感染的炎症诱发因素，是一种以骶髂关节炎为标志的、侵犯中轴骨的慢性炎症，炎症还累及滑膜关节、软骨关节，出现肌腱端炎，引起纤维性和骨性强直。

12 案[1]　一人因湿气，右手疼痛挛拳。以二陈加金毛狗脊、杜仲、川芎、升麻。

【注解】［1］本案录自《丹溪纂要》。

【阐发与临证】四肢的拘挛、挛急不外风寒侵袭筋肉、寒湿蕴结、痰湿入络、瘀血阻络、热盛阴津亏虚、热入营血、血不养筋等。上案是实痰，此案以湿邪为主。《丹溪心法》中湿篇说"二陈汤中加酒芩、羌活、苍术散风行湿……下部湿，宜升麻提之"。所以用二陈汤加升麻。也有肾虚，还有血瘀的因素。狗脊性味苦平，功能补肝肾、祛风湿、强筋骨，治寒湿腰膝疼、软弱、背脊强急。《普济方》有四宝丹用狗脊、生川乌、苏木、草薢等治男子诸风。此患者可能是类风湿关节炎的严重指间关节的晨僵或指间关节蛇颈样、纽扣样的畸形变化；也可能是掌筋膜挛缩（Dupuytren 氏挛缩）；红斑狼疮、硬化病、复发性多软骨炎、骨髓瘤、甲亢、血色素沉着病、焦磷酸钙沉积病急性发作（急性假痛风综合征）、骨关节炎等引起的指间关节病变；嗜酸性筋膜炎初期、血清阴性脊柱关节病伴发的指间关节肌腱端炎症，因关节变形，虽辨证为湿气，也加用狗脊、杜仲、川芎等补肾壮骨活血通络药。

13 案[1]　一人项强，动则微痛。脉弦而数实，右为甚。作痰热客太阳经治之，以二陈汤加酒洗黄芩、羌活、红花而愈。

【注解】［1］本案录自《丹溪医按·项背痛》篇。

【阐发与临证】项强在临床常见有风寒、风湿、血虚、津伤、邪热、风毒等不同证型。《素问·至真要大论》篇说："诸痉项强，皆属于湿。"《杂病源流犀烛·颈项病源流》说"颈项强痛，肝肾膀胱病也，三经受风寒湿邪则项强。风热胜，宜加味小柴胡汤，湿胜宜加味逍遥散。"本案以湿热侵入足太阳膀胱经为辨证靶的，所以，以二陈汤加黄芩羌活为主要药物，黄芩祛上焦湿热，羌活祛上半身及太阳经风寒之邪。红花活血祛瘀止痛为配伍药。虽简要倒也全面，也符合朱丹溪的一向观点（见第 12 案例）。按现代医学诊断可能是颈椎病。

14 案　一人湿气[1]，脚挛拳，伸不直。用当归拈痛汤加杜仲、黄柏、川芎、白术、甘草、枳壳愈。

【注解】［1］本案录自《丹溪纂要》。

【阐发与临证】此人是手足指、趾挛，伸不直，比第 12 案更像是类风湿性关节炎、红斑狼疮及系统性局限性硬化病的指间关节残毁性病变，也可能是掌筋膜及跖腱膜挛缩，或是大脑炎后遗症。以方测证，本患者所患是新病，病程短，湿热风邪等实邪多，因为羌活、葛根、升麻、苍术、知、柏、苦参等祛风利湿、清热燥湿药占2/3，益气和血、补肾健筋壮骨药不多，所以朱丹溪冠以"湿气"。

15案 巢元方[1]治开河都护麻叔谋[2]，患风逆，起坐不得。元方视之，曰：风入腠理，病在胸臆，须用嫩羊肥者，蒸熟，和药食之则瘥。叔谋取羊羔杀而取腔以和药，药未尽而病痊。

【注解】[1] 巢元方：隋朝炀帝时太医令。著《诸病源候论》。

[2] 本案录自《开河记》。此书为传奇小说。《唐人说荟》说此书为韩偓所作，其实是宋朝时人所作。关于本案的上游故事，是说隋炀帝时的大总管麻叔谋，奉隋炀帝旨督办开凿运河，患了风湿病，隋炀帝命太医令巢元方治疗。治疗经过即本案。

【阐发与临证】此人王命在身，延误时日则性命难保，所以日风夜露是常事，又是富贵人，因此患风湿侵入腠理，病属虚寒。本案未详说药物，而强调羊肉。羊肉乃有形之物，能补有形肌肉之气。人参能补气，羊肉能补形。元代《饮膳正要》载用木瓜汤治腰痛脚气，用羊肉一脚，草果五枚，粳米二升，胡豆半升，木瓜二斤，取汁，入砂糖四两，盐少许，煮肉食之。

16案 卢砥镜[1]治何侍郎之女[2]，适夫，夫早逝，女患十指拳挛，掌垂莫举，肤体疮疡栗栗然，汤剂杂进，饮食顿减，几半载。卢诊之，谓非风也，乃忧愁悲哀所致，病属内因。于是料内因药，仍以鹿角胶辈，多用麝香熬膏，贴痿垂处，渐得掌得举，指能伸，病渐近安。《经》云：神（心）伤于思虑则肉脱，意（脾）伤于忧怒则肢废，魂（肝）伤于悲哀则筋挛，魄（肺）伤于喜乐则皮槁，志（肾）伤于盛怒则腰脊难以俛[3]仰也[4]。

【注解】[1] 卢砥镜：宋朝医家，名卢祖常，别号砥镜老人，永嘉人，著《续易简方》。

[2] 本案录自《古今医统大全·卷八·中风门》。

[3] 俛：俯的异体字。

[4] 神（心）伤于思虑则肉脱……志（肾）伤于盛怒则腰脊难以俛仰也：节录于《灵枢·本神》篇。原文是"心怵惕思虑则伤神，神伤则……脱肉……脾愁忧……则伤意，意伤则……四肢不举……肝悲哀……则伤魂，魂伤则……挛筋……肺喜乐……则伤魄，魄伤则……皮革焦……肾盛怒……则伤志，志伤则……腰脊不可以俯仰屈伸……"。

【阐发与临证】古时官宦人家千金守寡不能再嫁，因此生理上和心理上都不能得到满足，情志不畅、肝郁不条达，极易变生疾病，内因致生也。用现代话说内分泌紊乱，免疫系统不平衡，也容易患自身免疫性疾病。此女病到十指拳挛、掌垂、肤体疮疡，说明病程很久，肝血已虚，而经脉有瘀血阻滞，所以内服用血肉有情之品的鹿角胶等补肝血肾精，外用麝香疏通经络，能做到"病渐近安"就很好了。此病好像是红斑狼疮或类风湿关节炎伴发Felty综合征。

17案[1] 薛立斋治一妇人自汗盗汗，发热晡热，体倦少食，月经不调，吐痰甚多，已二年矣。遍身作痛，天阴风雨益甚。用小续命汤而痛止（阴炽而阳郁耳，可见治病亦先用温散），用补中益气，加味归脾汤，三十余剂诸症悉愈。此皆郁结伤损，脾不能输养诸藏所致。故用前二汤，专主脾胃。若用寒凉降火，理气化痰，复伤生气，多致不起。

【注解】[1] 本案及以下共五个案例都录自《女科撮要·历节痛风》篇。

【阐发与临证】此妇是本虚标实。自汗盗汗联用，实质是出汗易且多、动则汗出、表卫不固。发热晡热实际是自身觉低热，下午加重些，但还不是真正意义上的发热，类似阴火发热。遍身作痛、阴雨益甚是气虚及阳，经络空虚（本虚），风寒湿邪侵袭（标实），但决非历节痛风，也分不清行、痛、着三痹中之何种痹症。薛己对病机之分析有理。

18案 一妇人因怒，月经去多，发热作渴，左目紧小，头项动掉，四肢抽搐，遍身疼痛。此怒动肝火，肝血虚而内生风，用加味逍遥加钩藤数剂，诸症渐愈；又用八珍汤，调理而安。

【阐发与临证】此妇因大怒后发作，发热、头项及四肢痉搐，故辨为肝火、内风；又因月经量多、渴、目紧小、遍身痛，而辨为肝血虚不养筋。丹栀逍遥散加钩藤治肝火加内风，肝血虚则用八珍汤后期调理（逍遥散中也有一半八珍汤）。

19案 一妇人历节作痛，发热作渴，饮食少思，月经过期，诸药不应，脉洪大，按之微细，用附子八物[1]，四剂而痛止，用加味逍遥而元气复，六味丸而月经调。

【注解】[1] 附子八物：同名2方。(1)《丹溪心法》方，八物即八珍汤，加附子即是；(2)《医学纲目》方，治历节风、四肢痛，药用附子、干姜、芍药、茯苓、半夏、桂心、人参、白术。

【阐发与临证】此妇的脉证显然是虚寒，用附子八珍汤温阳补气血治历节痛，不用祛风湿药，确是辨证遣药精当。用六味地黄丸调治月经后期，可能系肝肾精血虚引起。虽然方中无当归芍药，也可理解。但用加味逍遥散复元气，既与该方的适应证不符，又与本身的辨证用药相悖。

20案 一妇体胖，素内热，月经失调[1]，患痛风，下身微肿，痛甚，小便频数，身重脉缓，症属风湿，而血虚有热。先用羌活胜湿汤（东垣羌活胜湿汤：羌活、独活、炙草、蒿本、防风、蔓荆、川芎、苍术、黄柏，加制附子二分行经）四剂，肿渐愈；用清燥汤[2]数剂，小便渐清；用加味逍遥十余剂，内热渐愈。为饮食停滞，发热仍痛，面目浮肿，用六君子加柴胡、升麻而愈。又因怒气，小腹痞闷，寒热呕吐，此木侮脾土，用前药加山栀、木香而安。惟小腹下坠，似欲去后[3]，此脾气下陷，用补中益气而愈。后因劳役怒气，作呕吐痰，遍身肿痛，月经忽来，寒热[4]。用六君子加柴胡、山栀以扶元气、清肝火，肿痛呕吐悉退，用补中益气以升阳气健营气，月经寒热渐瘥。

【注解】[1] 失调：薛己原文为"先期"，即月经先期。

[2] 清燥汤：《脾胃论》方，治湿热致腰以下痿软瘫痪、两足不正，药用黄连、黄柏、柴胡、麦冬、升麻、人参、茯苓、陈皮、白术、泽泻、苍术、黄芪、当归、生地、炙甘草、猪苓、神曲、五味子。

[3] 似欲去后：似要解大便，即轻度里急后重。

[4] 月经忽来，寒热：行经期间忽然恶寒发热。

【阐发与临证】从"小便渐清"，可知原来小便频数，还有小便色黄，与素内热相符合，为中气不足、阴火所致。血虚有热，实应是气虚有热，在最后不还是用甘温除热而月经寒热渐瘥吗？气虚脾运不健，风湿外加，薛己先用羌活胜湿汤祛风湿治其标（实），向用的清燥汤、加味逍遥散及以后用健脾益气时加柴胡、升麻、山栀、木香等，都是标本同治，而最后反复所用的六君子汤、补中益气汤却是治本。从此妇的治疗过程看，虚中有实、实中有虚，反反复复，不离"中气不足"四字。按现代诊断，该胖妇可能患痛风、反应性关节炎、肌筋膜痛综合征等。

21案 一妇人饮食少思，畏见风寒，患痛风，呕吐寒热，脉弦紧（诸紧为寒）。用附子八物，四肢痛愈，用独活寄生[1]，腰痛亦痊，惟两膝肿痛，用大防风汤而消，用加味归脾、逍遥而元气复。

【注解】[1] 独活寄生汤：同名2方。(1)《千金要方》方，治肝肾气血都不足，又受风寒湿邪引起的腰膝冷痛、肢节屈伸不利或麻木不仁，药用独活、桑寄生、杜仲、牛膝、细辛、秦艽、茯苓、桂心、防风、当归、川芎、炒白芍、生地、人参、甘草；(2)《卫生宝鉴》方，治药同上方，去生地加熟地、生姜。

【阐发与临证】此人的"痛风"主要是四肢痛、两膝肿痛和腰痛，遇风寒阴雨加重，发热，所以用附子八物汤，与第19案相似。起始症状可能是两膝肿痛，所以缠绵难愈。用现代诊断，可能是反应性关节炎、瑞特综合征，甚至已伴发了骶髂关节炎。

22案[1] 古朴翁治一人，病左脚痹痛，医作风治不愈。翁诊之，曰：人身之血犹溪河之水也，细流则阻滞，得冷则凝聚。此病得于新娶之后，未免血液劳损而凝碍，加以寒月涉水，益其滞，安得不痹？滞久不散郁而为热，致成肿毒。若能预加滋养，庶几毒溃，可免后患。遂令服四物汤加牛膝、红花、黄柏等四五十贴，其家见病不退，复疑，欲用风药。翁曰：补药无速效。病邪不退，药力未至也。令守前方，每贴加人参四五钱，痹除而肌亦易长。后觉左脚缩短四五寸，众以为躄。翁曰：年尚壮，无虑也。候血气充足则筋得所养而自伸矣。后果平复如初。

【注解】[1] 本案录自《石山医案·附录》。

【阐发与临证】此患者新婚又寒月涉水，后左脚肿痛，局部肿热痛（余以为是红肿热痛，从案文说"郁而为热，致成肿毒"可知），好像现代之痛风。新娶性生活频繁，又婚期酒酪膏粱多食。西方医学古时称痛风是性生活过度和酒肉过度而引发，患者是爱神和酒神祭台上的牺牲品。与中医学的观点相类同。寒月涉水刺激局部是诱因。痛风病灶好发在足大趾跖关节，常发则骨质遭尿酸盐侵蚀缺损，关节痛而跛行，以致"觉左脚缩短"，而实际上并未缩短。所以汪古朴认为"无虑也"。此病与一般的痹症不同，所以不可按常规用祛风药。况且已成热肿毒，所以方中用黄柏。

23 案[1]　汪石山治一妇，年逾五十，病左脚膝挛痛，不能履地，夜甚于昼，小腹亦或作痛。诊其脉，浮细缓弱，按之无力，尺脉尤盛（虚脉），病属血衰。遂以四物汤加牛膝、红花、黄柏、乌药，连进十余贴而安。

【注解】[1] 本案录自《石山医案·附录》。

【阐发与临证】江南民间俗呼膝以下为脚，脚以下再分具体的部位，如脚趾、脚底、脚膀（指小腿肚即腓肠肌部位）、脚膝（指膝关节部位）等。上案案文中说"觉左脚缩短"、本案文说"左脚膝挛痛"都是此意。此老妇左膝痛，夜间加重，辨治同上案。只因有时小腹作痛而加乌药。按现代诊断，未说肿痛发热，痛风不可能。骨关节关、半月板劳损、致密性髂骨炎都有可能。

24 案[1]　韩飞霞治一都司，因哭弟成疾，饮食全绝，筋骨百节皮肤无处不痛，而腰为甚。一云肾虚宜补，或云风寒宜散。韩曰：此亦危证。其脉涩，正东垣所谓非十二经中正疾，乃经络奇邪也，必多忧愁转抑而成。若痰上，殆矣。补则气滞，散则气耗，乃主以清燥汤（琇按：《经》云：悲伤肺[2]，故润之而愈，不尔必成痿症）。连进三瓯，遂困睡，至五鼓无痰，觉少解，脉之减十之三。遂专用清燥汤加减与之，十剂而愈。

【注解】[1] 本案录自《韩氏医通·卷上·家庭医案第五》。

[2] 悲伤肺：源自《素问·举痛论》篇，原文是"悲则气消"。气消指肺气消，肺主气也。《素问·刺法论》篇说"悲伤则肺动，而真气复散也。"

【阐发与临证】此患者因情志的剧变，魂（肝）伤于悲哀则筋挛，是肝血不足，无以养筋；神（心）伤于思虑则肉脱，意（脾）伤于忧则肢废，肉脱和肢废都是心脾血虚无以营养四肢百骸和胃府，所以既绝饮食又筋骨百节皮肤无处不痛。既是情志内伤引起，与风寒湿等六淫侵袭经络无关。此症好像皮肌炎。这种病如按中医学辨证倒也是与六淫侵袭经络无关。"若痰上，殆矣"是病又及肺脏。既已涉及心肝脾，腰又痛甚，腰为肾府，可想而知肾脏也病及，所以说是"危证"。如果再病及肺脏，五脏俱病，当然"殆矣"。而皮肌炎最易并发肺癌。殆乎？殆矣。

第十篇 痿

1案[1]　东垣治一人壮年，病脚膝痿弱，脐下尻臀皆冷，阴汗臊臭，精滑不固，或以鹿茸丸治，不效。李诊之，脉沉数而有力，即以滋肾丸治之，以寒因热用，引入下焦，适其病所，泻命门相火之胜，再服而愈。

【注解】[1] 本案录自《东垣试效方·杂治阳盛拒阴》篇。

【阐发与临证】本卷第八篇前阴病第1案与此案类似。五臭中，心主臭、肝主臊。故前阴臊臭总与肝及心经湿热有关。其实前阴部位闷、湿、不透气，性器官的分泌液加尿液余沥之混合味不得散发，哪能不臊臭，男女都如此。如果该部出汗多，精滑常出，臊臭味更浓重。治疗也只能针对阴部出汗多、小便淋沥余滴未尽、精液滑出等。此案是肾虚且肝经湿热。滋肾丸中知柏清下焦肝之湿热及肾经相火。

2案[1]　丹溪治一人，形肥味厚，多忧怒，脉常沉涩。春病痰气，医以为虚寒，用燥热香窜之药，至夏，足弱气上冲，食减。朱曰：此热郁而脾虚，痿厥之证作矣（韩飞霞以脉涩而用清燥汤，丹溪以脉沉涩断为热郁，可见涩脉属血虚有火）。形肥而脉沉，未是死症。但药邪并火旺（夏月）难治。且与竹沥下白术膏尽二斤，气降食进。至一月后，仍大汗而死。书此以为误药之戒。（此案又见第三卷痰症门）

【注解】[1] 本案与三卷第一篇痰症第6案重复。

3案[1]　滑伯仁治一妇，始病疟，当夏月，医以脾寒胃弱，久服桂附等药（久服则偏胜），后疟虽退而积火燔炽，致消谷善饥，日数十饭犹不足，终日端坐如常人，第目昏不能视，足弱不能履，腰胯困软，肌肉虚肥。至初冬，伯仁诊之，脉洪大而虚濡。曰：此痿症也，长夏过服热药所致。盖夏令湿当权，刚剂太过，火湿俱甚，肺热叶焦，故两足痿易而不为用也。遂以东垣长夏湿热成痿之法治之，日食益减，目渐能视，至冬末，忽下榻行步如故。

【注解】[1] 本案录自《明外史·本传》（滑伯仁条目）。

【阐发与临证】此妇长夏湿令时过服温热药、补气药而致消谷善饥、腰足软痿、目昏虚肥。温热之如附桂、益气之如参芪甘草，久服多服都可能出现此等变症。现代药学研究得出久服多服甘草也可出现消谷善饥、虚胖多尿等。《灵枢·本藏》篇认为"五脏脆"则易患消谷善饥。药太偏了，一脏虽足，其余脏器不脆吗？此妇热药太过而肺热叶焦，肺脏脆了。"东垣长夏湿热成痿之法"，《兰室秘藏》除湿补气汤（又名清神补气汤）治两腿麻木、沉重无力、身重如山、语声不出、多汗、口中涎下，肺脉洪大，药用知母、黄柏、苍术、陈皮、升麻、柴胡、黄芪、当归、生甘草、五味子、藁本等，可以加减应用。此妇好像是温热药服用过久过多诱发的2型糖尿病，相关症状有肥胖、眼底血管病、血管炎甚或梗死引起下肢废用。这种病还就是要用清热化湿、活血消瘀、祛痰通络法。

4案[1]　祝仲宁治一人病脚膝痹痛，医皆以为寒湿，率用乌附蛇酒之药，盛暑犹服绵，如是者三载。其人梦有神人书祝字以示，因请祝。祝诊视良久，又检诸医案，怃然曰：此湿热相搏而成，经所谓诸痿生于肺热者也。即日褫其绵，取清燥汤饮之。曰：此疾已深，又为热药所误，非百贴不效。盖服三月余，病良已。

【注解】[1] 本案及下案可能录自李濂《医史》。

【阐发与临证】膝以下痹痛有风寒湿、湿热、瘀血、血虚、肾阳虚、痰湿等不同证型，但总是痹症。痹由外因引起，关节疼痛或/及肿胀，与痿症不同，痿由内因五脏不足引起，无关节痛胀。此案文中将二者混为一谈了，显系疏误。即使寒湿入络、肾阳虚亏，盛暑犹棉服的症状也少见，何况已三载，已然服乌附等大热药物！不过湿热证与寒湿虚寒证差之何止一二？三载中会辨不出究竟？清燥汤中除黄连黄柏外，还含有补中益气汤。此前三载所治以乌附蛇酒御寒湿，是否缺乏补气及补血药剂？这倒是应该反思的！

5 案 南昌太守王诏病筋痿，给事中徐峰病气痿，皆为医所误，祝一以清燥汤起之。

【阐发与临证】痿症有湿热、湿痰、中气虚、血虚、肺津虚、瘀血、肝肾阴虚、肾阳不足等证型。朱丹溪总以黄芩、黄柏、苍术、牛膝、茯苓为基础分别加健脾丸，二陈汤，竹沥，四君子汤，四物汤，桃红四物汤，清燥救肺汤，大补阴丸，附桂八味丸等治疗。临床常以关节枢纽如折、不相提挈；筋急爪枯；胃干而渴、肌肉不仁；腰脊不举、骨枯髓减分别归之于心热、肝热、脾热、肾热，而热皆薰于肺、肺气虚。所以治法以益气清肺热，李东垣有清燥汤、清暑益气汤等，总以补中益气汤加生脉散加知母黄柏等。另外还有湿热下注引起的痿症，李东垣、朱丹溪以健脾丸（羌活、防风、防己、柴胡、川乌、肉桂、苦参、泽泻、滑石、炙甘草、天花粉、生姜）治疗。清燥汤中养肝柔肝药还少一些。

6 案[1] 一妇年二十余，脑生一窍，口中所咳脓血与窍相应而出，此肺痿也。用参、芪、当归，加退热排脓之剂而愈。

【注解】[1] 本案录自《古今医统大全·卷九十二·脑窍》篇。还收录在《奇症汇·头》。

【阐发与临证】与本案大致相同的一个案例是十卷第八篇肺痈第1案"丹溪治一少妇"案。按常理咳唾脓血者为肺痈，肺痿之咳血乃血丝或少量鲜血。但也有肺痿而咳唾脓血者，尤其是虚劳肺痿。咳吐脓血常见有肺热壅盛、木火刑金、胃热薰肺、肺络瘀阻、肺脾气虚等不同证型。本案咳嗽吐脓血伴头部有一溃口，溃口随咳嗽而排出脓血。因为重点是咳嗽吐脓血，而且已气血虚，故用益气血、退热排脓之剂而治愈。此例头部溃口极可能是体虚抵抗力减弱而引起的并发症，与肺痿肺部的病变无关。其随咳嗽而排出脓血，完全是咳嗽振动引起的。还可参阅十卷第八篇肺痈第1案例。

7 案[1] 石山治一人，因久坐腰痛，渐次痛延右脚，及左脚，又延及左右手，不能行动。或作风治而用药酒，或作血虚而用四物，一咽即痛，盖覆稍热，及用针砭，痛甚，煎服熟地黄或吞虎潜丸，又加右齿及面痛甚。季秋，汪诊之，脉濡缓而弱，左脉比右较小，或涩，尺脉尤弱。曰：此痿症也。彼谓痿症不当痛。汪曰：诸痿皆起于肺热，君善饮则肺热可知。《经》云：治痿独取阳明[2]。阳明者，胃也。胃主四肢，岂特脚耶？痿兼湿重则筋缓而痿软，兼热多者则筋急而作痛。因检橘泉传[3]示之，始信痿亦有痛。又《经》云：酒客不喜甘[4]。熟地味甘，而虎潜丸益之以蜜，则甘多助湿而动胃火，故右齿面痛也。遂以人参二钱，黄芪钱半，白术、茯苓、生地黄、麦门冬各一钱，归身八分，黄柏、知母各七分，甘草四分，煎服五贴，病除。彼遂弃药，季冬复病，仍服前方而愈。

【注解】[1] 本案录自《石山医案·附录》。该患者原是酒中受辱而病癫狂症者，经治休发，后又病此症。

[2] 治痿独取阳明：录自《素问·痿论》篇。

[3] 橘泉传：指祝仲宁遗留的医案及其本人的传记。祝号橘泉，明朝永乐（公元1403－1424年）时人。汪石山生卒年代是公元1463－1539年，故有可能汪看到祝仲宁遗留的材料。上述第4、5案即祝治痿症的医案。

[4] "酒客不喜甘"：录自《伤寒论》17条。

【阐发与临证】汪石山从足阳明胃与痿症的关系及湿热引起筋急疼痛来解释本案是疼痛型痿症，所说牵强。痿症不应疼痛（《素问·痿论》篇的五藏痿哪有疼痛？），与痹症的区别即在此（痹症有不痛的。《素问·痹论》篇最后述五种痹是不疼痛的)。本篇痿症中大多数案例无疼痛。第4、7、13三案是痹症，但是下焦湿热兼气虚证型的痹症，用李杲清燥汤治疗、药证相符而见效，所以以为是痿症，其实不然。同一方可治数病症，同一病症也可用数方治疗（当然要加减），全凭辨证。即如本案所用也不是清燥汤的原方，而是加减方，也不是独取阳明胃药，也有知母黄柏生地麦冬，只因本患者脉症表现是气虚且有胃肠热（右齿、面痛）、下焦风湿热（腰足游走痛、盖覆稍热则痛甚等）。至于服熟地和虎潜丸疼痛反加重，则是因为熟地、锁阳、干姜、虎骨性温热，与该患者之胃热、下焦风湿热病机相反，自然症状就要加重了。倒不是那一点点蜂蜜和熟地之甘引起，所服方剂中不也有甘草、人参、黄芪的"甘"吗？按现代医学诊断，这种像痿症的痹症疼痛，好像多肌炎、皮肌炎，尤其本案例盖覆稍热及用针砭而疼痛甚，更像皮肌炎了。

8案[1]　一人形肥色黑，素畏热而好饮，年三十余，忽病自汗如雨，四肢俱痿，且恶寒，小便短赤，大便或溏或结，饮食亦减。医作风治，用独活寄生汤，小续命汤，罔效。仲夏，汪视之，脉沉细而数，约有七至。曰：此痿症也。丹溪云：断不可作风治[2]。《经》云：痿有五，皆起于肺热[3]。只此一句，便知其治之法矣。《经》又云：治痿独取阳明。盖阳明，胃与大肠也。胃属土，肺属金，大肠亦属阳金[4]，金赖土生，土亏金失所养而不能下生肾水，水涸火盛，肺愈被伤，况胃主四肢[5]，肺主皮毛。今病四肢不举者，胃土亏也；自汗如雨者，肺金伤也。故治痿之法，独取阳明而兼清肺经之热，正合东垣清燥汤。服百贴果愈。

【注解】[1] 本案录自《石山医案·附录》。

[2] 丹溪云"断不可作风治"：录自《丹溪心法·痿》篇。

[3] 痿有五，皆起于肺热：出自《素问·痿论》篇，原文是"五藏因肺热叶焦，发为痿躄"。

[4] 大肠亦属阳金：《素问·藏气法时论》篇说"肺主秋，手太阴阳明主治，其日庚辛"。庚辛属金，分为庚属阳金，辛属阴金。手阳明大肠属阳，故为阳金，手太阴肺属阴，故为阴金。

[5] 胃主四肢：《素问》《灵枢》中均找不到原文。出于《素问·太阴阳明论》篇，原文是"四支皆禀气于胃"，要者胃以水谷资四肢，所以说胃主四肢，是说胃为津液之主，但要靠脾运行布化水谷精津，营卫于四肢。故脾主四肢亦胃主四肢也。

【阐发与临证】此案汪之分析很到位，肺胃同病、气阴两伤，益气补中、清肺热相火。

9案[1]　一老人痿厥，累用虎潜丸不愈。后于虎潜丸加附子，立愈。盖附子有反佐之功也。

【注解】[1] 本案录自《医学纲目·卷二十八·足痿软不收为痿厥》篇。为楼英所治之案例。

【阐发与临证】痿是四肢萎废不用，厥是四肢经脉中气不相续接。二者病理病机不同、症状不同、治法也不相同。本案所说痿厥是指痿症而且伴有四肢厥冷。既然前后医都用虎潜丸，而且后医用虎潜丸加附子很有效，则知该患者之痿应该是肾阴阳俱不足、相火旺、筋骨弱。厥分气郁厥、血虚厥、气虚厥、阴虚厥、阳虚厥、血瘀厥、痰湿厥、水饮厥、热厥、寒厥等不同。此处加附子后立愈，主要因伴有四肢逆冷（寒厥）。原方虎潜丸用干姜，又加附子，四逆汤成矣。《丹溪心法》补损中关于虎潜丸，说"治痿，与补肾丸同。"而关于补肾丸，说"治痿厥之重者……此冬令之正药，春夏去干姜"，可知。

10案　一人软风[1]不能行[2]，以草乌（温以行湿）白大者去皮脐、木鳖（攻毒）去壳、白胶香（行湿)、五灵脂（行瘀）各三两半，斑猫[3]（攻毒）一个，去头翅足，醋（微收）煮为末，用黑豆（凉血）去皮生杵取粉一斤（此方治软风瘫佳），醋糊洩杵为丸，如鸡头[4]大，每服一丸，温酒磨下，不十日立效。专治心肾肝三经，通小便，除淋沥，通荣卫，滑经络（柔风脚气为外因，故无内症）。此方传自净因寺圣僧得之，兼治筋骨痿，但未曾针伤损者，三五服奇效。

【注解】[1] 软风：四肢不举称之为软风，又名软瘫风。证属脾经气血虚弱，肌肉疏缓，腠理不密，风邪乘虚入骨，久而化热，壅遏经络，气血不能运行，筋无所养则酸痛不已、手足无力，难以屈伸，治宜搜风顺气丸、正阳丹等。

[2] 本案录自《医学纲目·卷二十八·足痿软不收为痿厥》篇，所列药物及制法均与本案全同，方名为左经丸。是治筋骨诸疾，手足不遂，行动不得及遍身风疮。但无"软风"之说。《三因极一病证方论》卷二活络通经丸治中风半身不遂、瘫痪诸风，药物除本案方6味外，还有川乌、白花蛇、乌蛇、当归、墨，制丸方法也不同。《本草纲目》乌头篇中的左经丸仅含本案方的草乌、斑蝥、黑豆三味，制丸法也不同。

[3] 斑蝥（猫）：辛寒（《本草纲目》）、辛温（《中医百科全书》），有大毒。功能攻毒、逐瘀，（1）酒浸液涂患处，治神经性皮炎、牛皮癣等；（2）内服可治瘰疬、结核、恶疮，需经特制后入丸散，每日用量0.03～0.06克；（3）近来用于治疗肝癌、食道癌、肺癌、乳腺癌等。

[4] 鸡头：指鸡头米，即芡实。如果指真的鸡头那样大，每次一丸，所含的斑蝥、草乌、木鳖子，剂量太大了。

【阐发与临证】此方剧毒，适当剂量能活血祛瘀、温通经络，除寒湿、壮筋骨。木鳖（土木鳖、木鳖子）苦微甘温，小毒，能消肿散结治恶疮，能生肌止腰痛。白胶香辛苦平，除五卷第四篇劳瘵第3案所说外，还能活血生肌、止痛解毒，《本草纲目》说外敷能治金疮断筋。本案用黑豆，性味甘平，主要是祛风治风毒脚气，中风脚弱，风痹瘫缓，能解乌头、斑蝥毒。

11 案[1] 薛己治其师金宪高如斋，自大同回，谓己曰：余成风病矣。两腿逸则痿软而无力，劳则作痛如针刺，脉洪数而有力。己曰：此肝肾阴虚火盛而致。痿软无力，真病之形；作痛如锥，邪火之象也。用壮水益肾之剂而愈。高曰：向寓宦邸，皆以为风（丹溪断不肯作风治），恨无医药。若服风剂，岂不殆哉！吾之幸也。窃谓前症，往往以为风疾，辄用发散而促其危者多矣。

【注解】[1] 本案与下案二例都录自《内科摘要·元气亏损内伤外感等症》篇。

【阐发与临证】自北疆得病，且劳则两腿刺痛，所以前医及患者本人都以为是受风寒得风寒痹症。两腿痿软无力（劳时肯定更痿软无力）则肯定是痿症。李东垣倡益中气，治痿症还有清燥汤、益气阴清相火；朱丹溪力主阳常有余阴常不足、治痿以滋肝肾之阴，且言"断不可作风治"。薛己治此病常用六味地黄丸和补中益气汤，宗上述二人之法多矣。

12 案 一男子足痿软，日晡热。薛曰：此足三阴虚，当用六味滋肾二丸补之；一妇人腿足无力，劳则倦怠。薛曰：四肢者，土也，此属脾虚，当用补中益气及还少丹主之，俱不从其言，各执搜风天麻二丸，并愈风丹而殒。

【阐发与临证】此案二例俱是痿症而作中风症治疗而病死。痿症宜用滋补肾水、清相火、补中益气等法，祛风发汗、燥湿化痰及温阳法断不可用。此处二例都是用附子（天麻丸），半夏、陈皮、荆芥、僵蚕、白矾（搜风化痰丸），羌活、麻黄、白芷、细辛、南星（愈风丹）等，当然是越治越坏了。如果必须用这类药物，也必须以养血祛风法而用大量的滋血养心肝脾，再加健脾益气药。

13 案 江篁南治一妇，年近四十，寡居数年，因劳役倦怠，忽项强难转，既而手不能运上头，渐次足疼，莫能移步，不嗜食，呕恶，微咳稠痰，肌体清癯，经事不甚愆期。屡医经年不效，春初，江诊之，右脉浮濡损小而数，或三五不调，左稍大而涩，按之无力。曰：此痿症也。《经》云：诸痿起于肺热[1]。又谓治痿独取阳明，盖肺主气，病则其气膹郁，至于手足痿弱不能收持，由肺金本燥，燥则血液衰少不能营养百骸故也。阳明者，胃也。胃主四肢，又五藏六府之海也，主润宗筋，能束骨而利机关也，阳明虚则宗筋弛纵，故手足痿而不用也（琇按：此段纯钞石山）。痿兼湿重者则筋缓而痿软。兼热多者则筋急而作痛，状与柔风脚气相类，柔风脚气皆外所因，痿则内藏不足之所致也。此妇聪慧勤劳，孀居多忧，血液虚耗，故致此疾耳。丹溪云：断不可作风治。此正合东垣清燥汤症，但脉体甚虚，多为杂治所误。乃以芪、参、归、术、茯苓、生地、麦冬、香附、黄柏、知母、甘草，煎服，二十余日稍愈。间服清燥汤，两月而安。

【注解】[1] "诸痿起于肺热"：见本篇第8案注3。

【阐发与临证】本案叙述病史和分析病机都颇详尽。所用方药与清燥汤近似，而是健脾为主，益气养阴清相火。此患者寡居，上山下河、耕作家务，劳动辛苦可想而知。按现代诊断，骨质疏松、脊椎骨质增生、颈椎病、颈椎和腰椎椎间盘突出等全是可能的。这类疾病非风寒湿邪引起，大多不是实症（可能有血瘀），血虚不能营养四肢百骸，经络不通。从这方面说，中西医学倒是相通的。

14案 江应宿北游燕，路过山东，孙上舍长子文学病瘵，逆予诊视，曰：无能为矣。《经》云：大肉已脱，九候虽调犹死[1]，而况于不调乎。时夏之半。六脉弦数，既泄且痢，脾传之肾，谓之贼邪侵脾，病已极矣。不出八月，水土俱败，至期而逝。敢辞。孙曰：内人请脉之。形容豫顺，语言清亮，不显言何证。诊毕，孙问何病，予曰：寸关洪数，尺微欲绝，足三阳脉逆而上行，上实下虚，此痿症也。病虽久，可治。孙曰：何因而得此？予曰：《经》云悲哀太过则胞络绝，胞络绝则阳气内动，发则心下崩，数溲血也[2]。大经虚空，发为肌痹，传为脉痿[3]。有所失亡，所求不得，则发肺鸣，鸣则肺热叶焦[4]。发为痿躄，此之谓也[5]。孙曰：果因哭子忧伤，两脚软弱无力，不能起者七越岁矣。或以风治而投香燥，或认虚寒而与温补，殊无寸效。予曰：湿热成痿，正合东垣清燥汤例，但药力差缓，难图速效。以独味杜仲空心酒水各半煎服，日进清燥汤，下潜行散，兼旬出房门。无何，病瘵子死，哀伤复作。

【注解】[1] 大肉已脱，九候虽调犹死：录自《素问·三部九候论》篇。原文是"形肉已脱，九候虽调，犹死"。

[2] 悲哀太过则胞络绝，胞络绝则阳气内动，发则心下崩，数溲血也：录自《素问·痿论》篇。

[3] 大经虚空，发为肌痹，传为脉痿：录自《素问·痿论》篇。

[4] 有所失亡，所求不得，则发肺鸣，鸣则肺热叶焦：录自《素问·痿论》篇。

[5] 发为痿躄，此之谓也：录自《素问·痿论》篇，原文是"五脏因肺热叶焦，发为痿躄，此之谓也。"

【阐发与临证】痨瘵病在古代是九死一生的疾病，即使链霉素、异烟肼等抗痨药未出现前的近代、20世纪三、四十年代，单靠中药，也确实难以治愈，最好的结果是拖延时日、延长生命。况且形肉已脱之患者，后果可想而知。后例因悲哀而起痿症，二阳之病发心脾。二阳者胃与大肠也，因悲伤思虑而伤，心脾气血虚，肺肾阴虚，相火旺，阳明虚则宗筋弛纵，故足痿而不用。杜仲性味甘微辛温，除六卷第十二篇第2案所说的功效外，还有补益肝肾治肾虚腰痛、遗精、五更泄、安胎，治肢体痿弱尤其下肢痿软。此适应证正合本案。

第十一篇 痫

1 案 许智藏[1]，梁人也。秦王俊有病，上驰召之[2]。俊夜梦其亡妃崔氏泣曰：本来相迎，今闻许智藏将至，当必相苦[3]，为之奈何？明夜，俊又梦崔氏曰：妾得计矣。当入灵府[4]中避之。及智藏至为俊诊脉，曰：疾已入心，即当发痫，不可救也。果如言，后数日而薨。

【注解】[1]按《隋书》记载：许智藏，高阳人，在陈朝为官至散骑侍郎，后在隋朝时，因其母病而究极医书且日精，世号名医。陈、隋朝时皇帝有病都迎其诊视，很有效。本案例录自《隋书·卷七十八》，还收录在《奇症汇·心》，及《中国医学大辞典》。

[2]上驰召之：皇帝派快骑去召请许智藏。

[3]相苦：加害、为难。

[4]灵府：指神明之府，即心脏。

【阐发与临证】痫是一种发作性神志异常的疾病，其主要特征是突然仆倒，昏不知人，口吐涎沫，口中发出类似猪羊的叫声。主要病机是肝、脾、肾损伤，脏气不平，痰浊流窜经络，蒙蔽心窍。心为君主之官，五脏六腑之大主，疾已入心，病位深，无可救药，所以发作时可因窒息而死亡。本案例与《左传》"秦医缓和"中"公梦疾为二竖子"的典故相似，虽然看来荒诞不经，但从医学角度看，却反映出了许智藏在诊断方面的准确性。

2 案[1] 丹溪治一妇人，有孕六个月，发痫，手足扬掷，面紫黑，合眼流涎，昏聩。每苏，医与镇灵丹[2]五十贴，时作时止，至产后方自愈[3]。其夫疑丹毒发，求治，脉举弦按涩，至骨则沉滞数。朱意其痫必于五月复作，应前旧时，至则果作。皆巳（脾）午（心）时，乃制防风通圣散减甘草，加桃仁、红花，或服或吐，四五剂渐轻，发疹而愈。

【注解】[1]本案录自《丹溪医按·风痫》篇。

[2]镇灵丹：即震灵丹，又名紫金丹（此与七卷第二篇哮第1案的紫金丹不同），《和剂局方》方，治男子真元衰，劳伤，脐腹冷痛，上盛下虚，中风瘫痪，四肢不遂，久泻不食，崩漏带下属虚寒者，药用禹余粮、代赭石、紫石英、赤石脂、乳香、没药、五灵脂、朱砂。

[3]至产后方自愈：从案文推敲知是产后暂时缓解之意。

【阐发与临证】面紫黑应是有血瘀，但怀孕时不敢用活血祛瘀，虽有"有故无殒"之说。至产后虽暂时缓解，但脉浮弦，重取涩滞，还是血瘀未尽，因此朱丹溪料其会再发。于五月复发，发作在巳午时，皆是阳气升发隆兴之时，说明心脾有热，所以用桃红活血祛瘀通心经，防风通圣散散风（痫是风）、清肠胃热积。肠胃热得泄，则心火也得泄，实则泻其子。发疹而愈是热邪清得还不够，部分从表而解。

3 案 一妇人，积怒与酒[1]，病痫，目上视，扬手掷足，筋牵，喉响流涎，定则昏昧，腹胀疼冲心，头至胸大汗，痛与痫间作，昼夜不息。此肝有怒，邪因血少而气独行。脾受刑，肺胃间久有酒痰，为肝气所侮郁而为痛。酒性喜动，出入升降，入内则痛，出外则痫，乘其入内之时，用竹沥姜汁参术膏等药甚多，痫痛间作无度，乘痛时灸大敦（肝穴，在足大指甲后一韭叶）、行间（泻，肝穴，在足大指次指锐缝间动脉)、中脘(任脉，在脐上四寸)，间以陈皮、芍药、甘草、川芎汤调膏与竹沥，服之无数，又灸太冲(肝穴，在足大指本节后三寸，或云一寸半动脉陷中)、然谷(肾穴，在足内踝前大胸[2]下陷中)、巨阙(任穴，在脐上六寸)及大指半甲肉(鬼哭穴)。且言鬼怪，怒骂巫者。朱曰：邪乘虚而入，理或有之。与前药佐以荆沥除痰，又用秦承祖救鬼法(即鬼哭穴，以两手大指相并缚定，用大艾炷骑缝灸之，务令两甲角及甲后肉四处著火，一处不著即不效)，哀告我自去。余症调理而安。

【注解】[1] 本案录自《丹溪医按·腹痛》篇，原文与本案文有很多不同处。还收录在《医部全录·痫病》内(极详细)，该处注为《丹溪心法》。

[2] 胸：应是骨字，即大骨下陷中。此处是刻误。

【阐发与临证】积怒与酒，即病在痰、气，而且酒积久则化热，热盛则内风，言脏腑则在肝、脾胃与心。患者之病状也确如此。所用药陈皮、芍药、甘草、川芎、竹沥均妥，好像不虚，人参可不用。白术健脾化痰，不如胆星、菖蒲。荆沥是牡荆茎中段经火烤后，两端流出的汁沥，性味甘平，功能去风热、开经络、导痰涎、行血气，治心闷烦热、头风眩晕目眩、心中欲吐、小儿心热惊痫、去痰唾。朱丹溪认为气虚纳呆用竹沥，气实能食用荆沥。《延年秘录》认为热多用竹沥，寒多用荆沥。大敦为肝经井穴，行间为肝经荣穴，太冲为肝经输、原穴，都能治癫痫、惊痫；巨阙为心经募穴，能治癫狂、痫症；中脘为胃的募穴，又是八会穴之一的腑会，能健脾理气，治腹胀胃脘痛。然谷为肾经荣穴，能治小儿脐风口噤，对成人惊痫也有作用。上述六个俞穴，四肢的四个都是肝经肾经的经气所出、所经过、和灌注之处，太冲更是肝经原气所在处，巨阙是心经气汇集处，中脘是胃经气聚汇之处，所以取此六个俞穴，治疗作用应该强些。鬼哭穴主治癫狂、胎痫、妳痫、惊痫。《太平圣惠方》载"秦承祖灸狐魅神邪及癫狂病……小儿胎痫、妳痫、惊痫，依此灸一壮，炷如小麦大。"

4 案[1] 一少年夏间，因羞怒发昏，手搐如狂，时作时止，发则面紫黑，睾丸能动，左右相过。医与金箔镇心丸[2]、抱龙丸[3]、妙香散[4]、定志丸，不效。脉微弦六至，轻重有，断之曰：此内素有湿热，因激起厥阴相火，又时令相火，不宜服麝香之药，况肝病先当救脾土，诸药多燥血坏脾者，遂以黄连为君，人参为臣，酒浸芍药和白陈皮为佐，生甘草为使，生姜一片，煎服，八贴而安。

【注解】[1] 本案录自《丹溪医按·风痫》篇。

[2] 金箔镇心丸：同名2方。(1)《和剂局方》方，治风壅痰热心神不宁、惊悸烦渴，夜卧不安，谵语狂妄，药用紫河车、山药、牙硝、甘草、人参、茯苓、朱砂、冰片、麝香、金箔，薄荷汤化下；(2)《古今医鉴》方，治癫痫，惊悸怔忡，气郁，痰火症，药用胆星、朱砂、琥珀、天竺黄、牛黄、雄黄、珍珠、麝香、金箔，薄荷汤下。

[3] 抱龙丸：同名10方。(1)《圣济总录》方之一，治暑毒，药用黄芩、大黄、生地、黄药子、板蓝根、炙甘草、雄黄、冰片、麝香，牛胆汁和丸；(2) 上书方之二，治风毒壅滞，凉心压惊，药用牛胆星、薄荷、朱砂、冰片、麝香、竹叶汤化下；(3)《三因极一病证方论》方，治肝肾虚、风湿进袭、流注腿膝，渐成风湿脚气，药用赤小豆、五灵脂、白胶香、补骨脂、地龙、狗脊、木鳖子、海桐皮、威灵仙、草乌、朱砂；(4)《百一选方》方，治小儿惊，药用人参、雄黄、郁金、白茯苓、藿香、甘草、山药、朱砂、金箔；(5)《小儿药证直诀》方，治伤风瘟疫，身热，痰嗽，蛊毒，中暑热，药用牛胆星、天竺黄、雄黄、朱砂、麝香；(6)《幼幼新书》方，治风痫，惊痫，阳毒狂躁，心热惊悸，胸膈壅痰，药用生南星、朱砂、紫石英、白石英、犀角、牛黄、阿胶、藿香、雄黄、麝香、金箔，胆汁和丸；(7)《幼幼近编》方，治惊风惊骇悸动，痰热风痰惊痰，药同(5)方加牛黄、僵蚕、全蝎、天麻、钩藤、珍珠、甘草膏丸；(8)《丹台玉案》方，治风痰身热，惊风发搐，药同(5)方加琥珀、全蝎、甘草；(9)《和剂局方》方，药治同(6)方去紫石英、生南星，加银箔、胆南星；(10)《医学纲目》方，即十一卷第九篇恶阻第2案列方。

[4] 妙香散：同名4方。(1)《苏沈良方》方，治心气不足，惊悸，虚烦，盗汗，头目晕眩，喜

怒无常，药用麝香、木香、山药、茯苓、茯神、黄芪、人参、远志、桔梗、炙甘草、朱砂；（2）《杂病源流犀烛》方，治心气不足，神不定而惊，药同（1）方去山药；（3）王荆公方，功能安神闭精，定心气，药用龙骨、益智仁、人参、茯苓、远志、茯神、朱砂、炙甘草；（4）《证治准绳》方，治产后心神颠倒、言语错乱，药用生地、当归等分煎服。

【阐发与临证】羞怒肝火上炎，适逢夏季，热盛动风。发则面紫黑，是血菀于上，类薄厥。此应清肝敛肝。但因夏季，清肝与清心并用，故以黄连为君。朱丹溪以知肝传脾当先实脾法，所以以人参为臣。陈皮配伍黄连清热燥湿。

5 案[1]　一女八岁，病痫，遇阴雨及惊则作，羊鸣吐涎，知其胎受惊也，但病深不愈。乃以烧丹丸[2]，继以四物汤入黄连、生甘草，随时令加减，且令淡味以助药力，半年而愈。

【注解】[1] 本案录自《格致余论·慈幼论》篇。

[2] 烧丹丸：原文是烧丹元，《格致余论》方，治胎痫，药用玄精石、轻粉、粉霜、硼砂。如法制作服用。

【阐发与临证】古时的胎受惊，相当于现代的先天性疾病，包括遗传（基因）方面和孕胎期药物饮食起居及所受刺激而产生的变异（基因突变）。朱丹溪在《格致余论》中专列一篇"慈幼论"，讲述16岁以前小儿衣服不可过厚，饮食不可精细、各种食物都要吃；孕妇及哺乳期尤宜谨节调养，包括性生活；"胎孕致病，事起茫昧""儿之在胎，与母同体，得热俱热，得寒则寒，病则俱病，安则俱安"，笔者加一句"药则俱药，食则俱食"。本案的病痫，与遗传（先天）有关，古代说与胎受惊有关，现代则也不能完全排除孕胎期所受刺激这一因素。黄连、生甘草清心清肝，四物汤养血是因孕胎期受惊，厥阴相火偏亢而燥血，虽患儿之母病，但"病则俱病"也。笔者尝治数例第一胎新生儿患黄疸夭折，后续第二胎妊数月即自然流产者，有某妇幼保健院疑诊为"ABO血型不合"，予儿的病母服药，药用茵陈蒿汤加减，一周三剂，持续至临产（其间常去作产前体检，确保平安）停药，后都母女平安。

6 案[1]　汪石山治一人，年三十余，久病痫症，多发于晨盥时，或见如黄狗走前则昏瞀仆地，手足瘛疭，不省人事，良久乃苏。或作痰火治而用芩连二陈汤[2]，或作风痰治而用全蝎僵蚕寿星丸[3]，或作痰迷心窍而用金箔镇心丸，皆不中病。汪诊之，脉皆缓弱，颇弦[4]，曰：此木火乘土之病也。夫早晨阳分，而狗，阳物、黄土色，胃属阳，土虚为木火所乘矣。《经》曰：诸脉皆属于目，故目击异物而病作矣。理宜实胃泻肝而火自息。《本草》云：泄其肝者、缓其中[5]。遂以参、芪、归、术、陈皮、神曲、茯苓、黄芩、麦冬、荆芥穗，煎服十余贴，病减，再服月余而安。

【注解】[1] 本案录自《石山医案·附录》。

[2] 芩连二陈汤：同名4方。（1）《外科正宗》方，治马刀、瘰疬结核，药用二陈汤、黄芩、黄连、桔梗、连翘、牛蒡子、天花粉、木香、夏枯草、生姜；（2）《重订通俗伤寒论》方，治发热有汗不解，痰涎壅盛，呕黏、酸、苦水，食则脘腹胀痛，药用黄芩、黄连、竹茹、半夏、陈皮、枳实、赤苓、碧玉散、生姜汁、竹沥；（3）《医学入门》方治胃热挟痰呕哕，药用二陈汤、黄芩、黄连；（4）《嵩崖尊生全书》方，治伤食内热，药用二陈汤加芩、连、枳实、神曲、炒麦芽。

[3] 寿星丸：同名3方。（1）《济生方》方，治因病惊扰、谵语妄言，药用生天南星、琥珀、朱砂、生姜汁和丸，人参菖蒲煎汤送；（2）《和剂局方》方，治同上，药用制南星、琥珀、朱砂、生姜汁和丸；（3）《杂病源流犀烛》方，治痰迷心窍，如痴健忘，药用四君子汤加远志、黄芪、当归、生地、白芍、陈皮、肉桂、胆星、琥珀、朱砂、五味子，猪心血和姜汁糊丸。

[4] 脉皆缓弱，颇弦："脉皆缓弱"与"颇弦"是矛盾的，颇弦可能是左关弦。

[5] 泄其肝者、缓其中：录自《难经·十四难》，原文说"损其肝者，缓其中。"损也是泄。《素问·藏气法时论》篇说"肝苦急，急食甘以缓之"。王冰注曰"肝苦急，是其气有余。"气有余，就是泄其肝气，缓其中即缓脾，就是实脾、健补中气。肝苦急，急食甘以缓之，这句话就是既泄其肝气，

又实其脾。知肝传脾，当先实脾。

【阐发与临证】本案例发病特点是：1. 早晨发病；2. 见黄物如犬样在前面走即仆地，四肢抽搐、不省人事。已作痰火及痰迷心窍治疗无效。脉缓弱但左关弦，肝脉独旺。晨发为气虚，见黄色物即发作为胃气虚，《素问·诊要经络论》篇说"阳明络者，口目动作，善惊妄言，色黄，其上下经盛，不仁，则终矣。"此木火乘脾土无疑，所以用实脾胃、泻肝之法治疗。此方为补中益气汤去升阳之升麻、柴胡及甘草，加茯苓、神曲健胃，黄芩、麦冬清上焦热，荆芥穗祛风镇惊（抽搐总与风有关）。

此症用针灸疗法效果更好。根据泻肝补脾胃的法则，应用息风化痰、降火宁神、补益心脾之法，可取本神、身柱、鸠尾、丰隆、太冲（泻法）、通里、肾俞、三阴交、足三里、阳陵泉（补法）。发作时加人中、颊车、神门、申脉等。耳针可取胃、皮质下、心、枕、脑、神门等，用强刺激。

7案[1]　忠懿王之子有癫疾，忽遇一僧投抱胆丸，空心新汲井花水送下一丸，令卧定，使勿动觉，如发来，再进一丸，遂愈。其方水银二钱，黑铅一钱五分，先将铅化开，次下水银炒成砂子，再下朱砂细末、乳香各一钱，柳木槌研为丸如鸡头子大。

【注解】[1] 本案录自《奇效良方·卷三·抱胆丸》篇。

【阐发与临证】本案所说的癫疾，恐是痫之误，或病状类痫又类癫，姑以癫疾名之。抱胆丸即本案方，治一切癫痫、疯狂、惊气入心。井花水为平旦第一汲之井水，花同华，能镇心定神，治人大惊。方用水银，辛寒大毒，功能祛风镇惊、除热、坠痰逆，治反胃呕吐，安神镇心，治恶疮疥瘘白秃，杀皮肤中虱，堕胎。《本草纲目》载用水银小豆许，安盏中，沉汤内煮一食顷，服治小儿痫疾（水银有毒，不可随便用！）；用水银、生南星、麝香为末，入石脑油同捣，和丸绿豆大，每服一丸，薄荷汤送下，治急惊坠涎。黑铅甘寒有毒（古称无毒是误解），能镇心安神、明目固牙，治风痫吐沫、反胃呕逆、噎膈消渴、鬼疰；《普济方》载治风痫吐沫、反目抽掣，用黑铅、水银结砂，制南星等分为末，糯米饭和绿豆大，一岁一丸，乳汁下。乳香苦辛微温，功能活血通经，治中风口噤不语，妇人血气，心腹痛疰气。现代药理分析乳香具有镇痛和消炎防腐作用，此处主要是活血通心经。

第十二篇 鬼 疰

1 案[1] 罗谦甫治入国信副使许可道，到雄州诣罗诊候。罗诊之，脉中乍大乍小，乍长乍短，此乃气血不匀，邪气伤正。本官云：在路到邯郸驿中，夜梦一妇人著青衣，不见面目，用手去胁下打了一拳[2]，遂一点痛往来不止，兼之寒热而不能食，乃鬼击[3]也。罗曰：可服八毒赤丸。本官言尝读《明医录》中见李子豫八毒赤丸为杀鬼杖子。遂与药三粒，临卧服，明旦下清水二斗，立效。又进白海青陈庆玉子，因昼卧于水仙庙中，梦得一饼食之，心怀忧虑，心腹痞满，饭食减少，约一载余，渐瘦弱，腹胀如蛊。屡易医药及师巫祷之，皆不效，不得安卧。罗诊之，问其病始末，因思之，此疾既非外感风寒，又非内伤生冷，将何据而治？因思李子豫八毒赤丸颇有相当，遂与五七丸服之，下清黄之涎斗余，渐渐气调，而以别药理之，数月良愈。此药有神验，合时必斋戒沐浴，净室澄心修合。方以雄黄、矾石、朱砂、附子炮、藜芦、牡丹皮、巴豆各一两，蜈蚣一条，八味为末，蜜丸如小豆大，每服五七丸，冷水送下无时。

【注解】[1] 本案录自《卫生宝鉴·卷二十·杂病门篇·八毒赤丸治鬼疰病》。还收录在《医部全录·卷三二八·中恶门》《奇症汇·心神》。

[2] 上述诸书都说是患者用拳打所梦见的青衣妇，却实际上是打了自己胁部。

[3] 鬼击：指突然胸腹绞痛或出血的疾病。《肘后备急方·卷一》曰："鬼击之病，得之无渐卒著，如人力刺状，胸胁腹内绞急切痛，不可抑按。或即吐血，或鼻中出血，或下血，又名鬼排。"

【阐发与临证】根据文中脉症分析，患者因中阳不足，痰饮内停，致气血失和，心气不宁，心血不足，故多梦，脉来乍大乍小，乍长乍短，做梦时拳打自己胁肋引起局部疼痛，是气血瘀滞。寒热、不能食非外感引起。八毒赤丸中雄黄燥湿化痰，朱砂镇心安神、解毒，矾石化痰稀涎燥湿，附子助阳行水，藜芦吐痰开闭，巴豆逐水祛痰，丹皮和血消瘀，而且性寒凉能反佐，蜈蚣开痰散结、解毒破坚。综观本方化痰行水之功甚强，故使患者下清水而愈。陈青玉之子案，梦中吃饼是诱因，实则忧虑后腹痞胀，纳少，瘦弱，腹胀如蛊，实为臌胀，水邪也，故逐水化痰而愈。《医学纲目》也有一案为鬼击病，致人一点痛不可忍，昏闷一时许，所不同之处是，未用八毒赤丸，服神精丹3粒痛止神清而愈。本案前例是梦中自打自为鬼击，着重写前半部分的症状、体征，第二例着重阳虚水饮停蓄为蛊胀，是后半部分的症状、体征。所以服同样的药，同样泻下青黄涎水而好转。

我们于1988年曾收治一冠心病患者胸闷胸痛，每并发心房纤颤则脉来乍大乍小、乍短乍长、乍疏乍数，入卧必梦，所梦繁杂不一，用生脉散合瓜蒌薤白桂枝汤治疗，心律复常脉缓，亦不再做梦，半年后病情又做梦如前，再用上方治愈。还收治一例风心病患者，每心衰发作则快速性心房纤颤，寐则多梦，偶有拳打自胸，以真武汤合苓桂术甘汤治之，心律复常后多梦亦好转。此两例都是房颤患者，因心脏射血量减少，脑部供血不足而多梦纷纭，随着心脏病情好转，多梦亦随之消除。

冷水送药丸，是因巴豆性热致泻，可饮冷水解。此处则是预防泻下太过。

2 案 潘温叟治贵江令王霁，夜梦（心）与妇人（肾）讴歌（脾）饮酒，昼不能食，如是三岁。温叟治之，疾益平。则妇人色益沮，饮酒易怠[1]而讴歌不乐，久之，遂无所见。温叟曰：疾虽衰，然未愈也。如梦男子青巾（肝）白衣（肺）者则愈矣。后果梦此能食。（《能改斋漫录》[2]）

【注解】[1] 饮酒易怠：应为饮酒益怠。

[2] 本案录自南宋吴曾撰《能改斋漫录》，也收录在《奇症汇·心神》。

【阐发与临证】本案例是多梦证，临床常见有肝阳偏亢、心胆气虚、心脾两虚、心肾不交、痰火上扰、心火亢盛等六种证型。本案由于脾胃虚弱，气血不足，心神失养所致心气不宁，故多梦。潘温叟治疗后，脾胃阳气渐复，但仍未阴平阳秘，因肺金与脾土为母子关系，脾虚则肺气亦虚，肺气虚则全身之气不足，而肝主疏泄，具有促进消化吸收的功能，《素问·宝命全形论》篇曰："土得木而达"。若肝气不和，疏泄不及，不能对脾胃进行正常疏泄，即所谓木不疏土，则食少艰化，不欲饮食。因此，必须肝脾肺三脏功能恢复正常协调状态，才能病愈。从五行学说来分析，脾主歌，坤土为阴，故梦见青白色之物是肝肺之气复常之征兆，所以梦见青巾白衣时方瘥、能食。但以笔者看，此等说法颇为勉强。实际上患者是县令，平时酒肉歌舞是不断的，日有所思所见则夜有所梦，所以梦与妇人讴歌饮酒，而且白天酒肉多进，夜间睡眠不宁（胃不和则卧不安），那能再多吃食物。温叟之治很可能是归脾健脾之类。至于梦男子青巾白衣者而病愈，则因那时读书人都如此穿戴。白天多与读书人打交道，断绝酒肉歌舞，则病当然好了。日有所思所见，夜有所梦，中医学认为是用神太过，神不能静，故有是梦。但并不是说今日白天想什么见什么，今晚就梦见什么，也不是说梦中见到的就与白天所想所见的一模一样。做梦也不一定是坏事，有许多发明创造就是从梦境中得到启发。众所周知的苯环，就是从梦中见到6条蛇互相咬着尾巴形成圆圈而发现的。本案患者王霁很可能其老婆不会饮酒讴歌，而平时所见闻中有一妇女长得漂亮，酒与歌均佼佼，某次忽想自己的老婆要如此多好呀！由是就出现"假借"现象，实质是希望自己妻子能变成像梦中所见的能歌善舞之美人但他终究说不出口唉。

3 案 韶州南七十里古田有富家妇陈氏[1]，抱异疾，常日无他苦，每遇微风吹拂则股间一点奇痒，爬搔不定手，已而举体皆然，逮于发厥，几三日醒，及坐有声如咳，其身乍前乍后，若摇兀之状，率以百数，甫少定，又经日始困卧不知人，累夕愈，至不敢出户。更十医不效，医刘大用视之曰：吾得其证矣。先用药一服，取数珠一串来，病家莫省其用，乃当妇人摇兀时，记其疏数之节，已觉微减，然后云：是名鬼疰[2]，因入神庙为邪所凭，致精气荡越。法当用死人枕煎汤饮之。既饮，大泻数行，宿痾脱然。大用云：枕用毕当送还原处，如迟留使人癫狂。盖但借其气耳。（《类编》）

【注解】[1] 本案录自《类编》，该书录自《夷坚志》。本案还收录在《奇症汇·手足》。

[2] 鬼疰：十疰之一，一般指瘰疬，即结核病。与本案所述症状不同，故疑为"鬼祟"之误，祟病即癫症或痫症之类。

【阐发与临证】据本案所述症状应为中医学中的癫症，本病属精神失常的疾病，多因思虑忧郁、损伤心脾，或瘀阻包络、痰热蒙蔽心窍所致。常见症状有精神抑郁、表情淡漠、神志常昏眩，或默默不语，或多言漫说，或言语无序，或歌笑哭泣，动作怪异。治疗首分虚实，实症宜以豁痰开窍、泄火化瘀为主，宜用滚痰丸、癫狂梦醒汤、清心丸等。虚者以调补为主，宜归脾汤、人参养荣汤等。本病类似于躁狂抑郁性精神病、反应性精神病及精神分裂症，另外也指神志清楚但手足动摇、言语謇涩的病症。《医林绳墨》云："癫者行动如常，人事亦知，但手足战掉，语言謇涩，头重身轻，其脉浮滑而疾。"多因心气、心血不足，痰郁气滞所致，治宜益气养血化痰为主，方用二陈汤加全蝎、白附子、防风、黄芪、当归等，本病可见于老年性震颤、帕金森氏病、脑动脉硬化及脑血管意外后遗症等。本案例属于前者实证，故用泻法祛痰而治愈。现在无人用死人枕骨，多用癫狂梦醒汤、滚痰丸等加减治疗。此富家妇很可能患的是场所恐惧症。平常人家姑娘自小就不出门，哪里见过富家的那么多规矩，嫁入富家后已是战战兢兢过日子，如果再有过几次违犯家规，受过夫家长辈的斥责说教，更是提心吊胆，逐渐抑郁，继则形成条件反射，害怕到夫家。一听说要回夫家就发厥，渐至不敢出户（在娘家）。也可能新婚初次性交时害怕又疼痛，适逢股间奇痒（如跳蚤叮咬），过于紧张而晕厥，以后每逢股间奇痒则害怕，形成条件反射晕厥。

4 案[1]　一人被鬼击，身有青痕，作痛。以金银花水煎服愈。

【注解】［1］本案录自《李楼怪病奇方》。

【阐发与临证】像本篇第1案例，虽名鬼击，但是自己打自己，也很用劲（打鬼，肯定用劲）。本案局部有青痕，而且作痛，也可能梦游时摔伤，也可能因某种原因被人误打，又说不出口，谎称鬼击，还有可能是某种无名肿毒初起。金银花性味甘寒，能治寒热身肿及诸肿毒。本案既有如此好的疗效，则说明患者是患了肿毒。

第十三篇 邪　　祟

1案[1]　丹溪治一少年人，暑月因大劳而渴，恣饮梅浆，又连大惊，妄言妄见，病似邪鬼。脉虚弦而带沉数，数为有热，虚弦是惊，又梅浆停郁中脘，宜补虚清热，导去痰滞，乃可。遂与参、术、陈皮、茯苓、芩连[2]，并入竹沥、姜汁，旬日未效。乃虚未回，痰未导也。以前药入荆沥，又旬日而安。

【注解】[1] 本案及以下二个案例都录自《格致余论·虚病痰病有似邪祟论》。

[2] 原文于"芩连"后还有"等浓煎汤"。

【阐发与临证】暑月、大劳、口渴都提示津伤。虽梅浆酸甘养阴，而且酸味入肝，但过酸伤脾，津多成湿，妨脾伤胃，又逢大惊，成郁、化热、痰涎，前面用六君子汤加减合芩连竹沥姜汁，以健脾胃、清暑热、去痰涎。如药量相当，也不会太寒凉，不至于太伤脾胃气。但本案与六卷第二篇心脾痛第5案朱丹溪治许文懿案例、与三卷第一篇痰第8案例治一妇四月间多吃青梅案例都相似，饮食不节，损伤脾胃，痰湿内生，都用化痰法。该二案例更用催吐法。但本案是少年人，而且也是癫病。《素问·奇病论》篇说"人生而有病颠疾者，病名曰何？安所得之？……病名曰胎病，此得之在母腹中时，其母有所大惊，气上而不下，精气并居，故令子发为颠疾也"。王冰注曰"始生有形，未犯邪气，已有颠疾，非邪气所伤……颠谓……头首"。两千多年前的古人已知癫痫病是胎中带来的先天性疾病，病在头（脑）中。

2案　一人醉饱后，病妄语妄见。家人知其痰所为也[1]，灌盐汤一大碗，吐痰一二升，大汗困睡而愈。

【注解】[1] 原文是："乃叔在旁叱之，曰非邪。食腥与酒太过，痰所为耳"

【阐发与临证】此案是醉酒发酒疯，妄言妄见之内容，原文是其亡兄生前之事，一般，他当弟弟的当然知道较详细。酒生痰热，荤腥也生痰热，此痰热蒙蔽心窍。其实他心里很清楚，所谓醉酒不醉心。食盐性味咸、微辛、寒，能泻肠胃结热，杀鬼疰邪蛊。用盐汤能探吐，吐胸中痰癖。本案主要用它催吐、吐痰涎。

3案　一妇暑月赴筵[1]，坐次失序，自愧而成病，言语失伦，脉弦数。法当导痰、清热补脾，其家不信，用巫治之，旬余而死。此妇痰热殆甚，乃以法尺惊其神，使血不宁；法水逆其肤，使汗不得泄，不死何俟。

【注解】[1]《格致余论》原文很详细。

【阐发与临证】此妇原已患病，不过未充分暴露而已，否则即使冷水（法水）浇泼其身，在暑月也不算多大的外寒（水量不多！）而使其汗不得泄；法尺最多像惊堂木那样拍响，不会直接击打其身体，所以不致其旬余而死。自愧只是诱因而已。反之，此妇脉弦数，导痰、清热，还要疏泄肝气，清心宁神、开窍镇静。补脾，最多白术、茯苓而已。况且既是痰热殆甚，谈何补脾。

4案　丹溪治浦江郑姓者[1]，年二十余，秋间大发热，口渴，妄言妄见，病似邪鬼。七八日后，请朱治之，脉之，两手洪数而实，视其形肥，面赤带白，却喜露筋，脉本不实，凉药所致，此因劳倦成病（此伤寒内伤之症），与温补药自安。曰：柴胡七八贴矣。以黄芪附子汤，冷与之，饮三贴后，困倦鼾睡，微汗而解，脉亦稍软；继以黄芪白术汤，至十日，脉渐收敛而小，又与半月而安。

【注解】（1）本案与二卷第一篇内伤第16案重复。

5案[1] 蒋仲宾，江阴人，来吴中，人未知奇。有老兵行泣道上，问之曰：吾儿为鬼魅所凭，医莫能治，今垂笃矣。仲宾往视之，其子方裸体瞠目，大诟且殴，人不可近。仲宾即令其家取蚯蚓数十条捣烂，投水中去泥，以水遥示病者，病者见水，遽起持饮，未尽，帖然安卧，更与药泻之而愈。由是名著吴下。

【注解】[1] 本案录自《王止仲文集》（也名《半轩文集》）。

【阐发与临证】此患者裸体瞠目，大诟且殴，显系实证阳证，是痰热蒙蔽心窍。蚯蚓功能清热解毒、平肝息风，起了现代药理作用所说的解热、镇静、抗惊厥作用。本案所用就是针对惊风抽搐，或高热狂躁。

6案[1] 徐之才治武城，酒色过度，恍惚不恒，每病发，自云初见空中有五色物，稍近变成一美女，去地数丈，亭亭而立。之才云：此色欲多，太虚所致。即处汤方，服一剂便觉稍远，又服还变成五色物，数剂而愈。

【注解】[1] 本案录自《北齐书·徐之才传》。还收录在《奇症汇·目》。

【阐发与临证】本案例发作性恍惚，并有视觉变异和光视，可参见七卷第十一篇目第38案例，但与该案不同的是本案例因色欲过度引起，所以在幻视时出现美女的形象。此同《红楼梦》贾瑞看魔镜中只见到王熙凤（大观园中美女多的是！），为何？因他朝思暮想、与之亲热的就是一个王熙凤，所以心之所想、目之所见也。《证治准绳·杂病篇·视正反斜证》说"物本正而目见为斜也，阴阳偏胜，神光欲散之候。阳胜阴者因恣辛嗜酒……阴胜阳者因色欲"。文中未出方药，当以补益肝肾为是，可选用明目地黄丸、滋阴降火汤等。

7案[1] 虞恒德治一妇，年近三十，有姿色，得一症如醉如痴，颊赤面青，略有潮热，饮食不美，其脉乍疏乍数而虚。每夜见白衣少年与睡。一医与八物汤[2]，服数十贴不效。虞往诊之，见其家有白狗卧枕户阈，虞曰：必此所为。命杀狗，取其心血及胆汁丸安神定志之药，以八物汤吞下。服药十数贴，丸药一料，以安其神。丸药用远志、石菖蒲、川归、黄连、茯神、朱砂、侧柏叶、草龙胆等药也。（苏合丸亦佳）

【注解】[1] 本案录自《医学正传·卷五·邪祟》篇。

[2] 八物汤：见二卷第三篇第14案注2八物。

【阐发与临证】既然该妇如痴、潮热、纳呆，前医如用八物汤，可能不会单纯用八珍汤之类，疑是二卷第三篇第14案注2中的八物定志丸，该方能补益心神，安神定志，祛胸中邪热，药用人参、白术、茯苓、菖蒲、远志、麦冬、牛黄、朱砂，甚符合见症。但为何无效呢？从虞所用的丸药料看，他加重了当归、川连、龙胆草、侧柏叶，以及狗胆汁、狗心血，即清心清肝的药物。狗胆汁性味苦寒，功能清肝明目、泻火解毒、散瘀消肿，本案用其清泻肝胆实火。狗心性味甘酸咸温，有宁心安神、祛寒通痹、活血止血止痛，本案用其宁心安神作用。狗血咸温，能宁心安神、息风止惊、益气补血、解毒、催生，治癫病发作、热病发狂，本案用其宁心安神息风止惊治癫狂抽搐。此等功效以白狗血为良。

8案[1] 国医陈易简治韩宗武寓洋洲得异疾，与神物遇，颇不省人事，神志恍惚，或食或不食。陈教服苏合香丸，后数月，所遇者忽不至。

【注解】[1] 本案录自《医说》（该书转引自《类编》），还收录在《奇症汇·心神》。

【阐发与临证】根据文中症状特点，本案例属厥证或郁证之类，相当于癔症或精神分裂症等疾患，一般分为虚实两大类：虚证常见有气虚、血虚、阴虚肝旺；实证则以血气上逆、痰浊上蒙等证型为常见，分别以回阳救急汤、生脉散、知柏地黄汤、通瘀煎合逍遥散、导痰汤等方加减治之。而本案例则为气郁闭阻、痰蒙心神所致神志恍惚、不省人事，与上述常见证型有所不同，故以苏合香丸芳香开窍、行气解郁、健脾化浊。

第十四篇 癫狂心疾

1 案 开元中有名医纪朋者[1]，观人颜色谈笑[2]，知病浅深，不待诊脉。帝闻之，召于掖庭中看一宫人，每日昃[3]，笑歌号若狂疾，而足不能履地。朋视之曰：此必因食饱而太竭力，顿仆于地而然。乃饮以云母汤[4]，令熟寝，觉而失所苦。问之，乃言因太华公主载诞，宫中大陈歌吹，某乃主讴，惧其声不能清且长，吃豚蹄羹[5]饱，而当筵歌大曲，曲罢，觉胸中甚热，戏于砌台上，高而坠下，久而方苏，病狂足不能步也。

【注解】[1] 纪朋：唐朝名医（713—741年间成名），吴（今江苏苏州地区）人。

[2] 本案录自《明皇杂录》，也收录在《古今医统大全》。《医部全录》据《明皇杂录》言：本案是纪朋之徒周广所治。

[3] 昃：音仄，太阳西斜。

[4] 云母汤：《本草纲目》载有云母粉之提取法，对云母汤仅一言而过。云母性味甘平，有小毒，功能除邪气安五脏，疗五劳六伤，虚损少气，久服轻身延年。

[5] 豚蹄羹：猪蹄熬的浓汤。

【阐发与临证】此也是狂症。该症临床常见有阳明肠胃热积、痰火扰心、肝胆郁火、瘀血内阻、外伤神明失聪等证型。这是外伤头部后引起的，是脑损伤后皮层功能重新调整，以往被日常习惯了的生活规律抑制的大脑神经功能及其所属的皮层中枢被强力的刺激复苏、恢复了。现摘录数例以资佐证。2001年11月20日《临沂广播电视报》报道山东牟平姜格庄镇初老汉，时年67岁，患腰腿痛7年，需扶拐行走。某次上吊轻生，经几天抢救苏醒，后其腰腿痛症状若失，扔掉拐杖，能担水浇菜园。2006年8月2日报道：8年前遭雷击的俄罗斯妇女克拉拉-祖尔基纳治愈后，未再恢复正常睡眠。这两例也是大脑皮层经强有力的刺激后，其功能经过调整，都发生了变化。2002年9月18日《山东工人报》报道山东省德州市德城区农村妇女王某于该年9月6日被汽车撞伤头部，流血昏迷，四肢抽搐，大小便失禁，连续二次昏迷后醒来时，记忆不清，但她原来只会讲的当地口音改成了很标准的普通话（其家人证实她原来不会讲普通话）。这是很少见的外地口音综合征（FAS），世界上首次报道是1919年，国外文献报道都是继发于脑中风后。1987年4月《奥秘》报道非洲一名16岁少女莫隆谷艾立克昏倒七小时后苏醒时，能说一口流利标准的英语，但却听不懂自己故乡的语言了。

2 案[1] 罗谦甫治丑厮兀阑病五七日，发狂乱弃衣而走，呼叫不避亲疏，手执潼乳与人饮之。时人皆言风魔了，巫祷不愈而增剧。罗诊之，脉得六至，数日不更衣，渴饮潼乳。罗曰：北地高寒，腠理致密，少有病伤寒者，然北地比夏初时乍寒乍热，因此触冒寒邪，失于解利，因转属阳明症，胃实谵语，又食羊肉以助其热，两热相合，是谓重阳，狂阳胜宜下。急以大承气汤一两半，加黄连二钱，水煎服之，是夜下利数行，燥屎二十余块，得汗而解。翌日再往视之，身凉脉静。众皆喜曰：罗谦甫医可风魔的也。由此见伤寒非杂病之比，六经不同，传变亦异。诊之而疑，不知病源，互相侮嫉。吁！嗜利贪名而耻于学问（今时医通病），误人之生，岂鲜浅哉！（外感伤寒）

【注解】[1] 本案录自《卫生宝鉴·卷六·发狂辨》篇。

【阐发与临证】此患者也是发狂症，属于阳明肠胃热积证型。罗既认为北方"少有伤寒"病，又说是"触冒寒邪、失于解利、因转属阳明症，胃实谵语"，其实"触冒寒邪"者中严重的就是患伤寒病的；"失于解利"就是误治；"转属阳明，胃实谵语"就是传变为阳明府证，肠胃热积，大承气汤证。加黄连是清心火。

3 案[1]　许叔微《本事方》云：军中有一人犯法，褫衣将受刀，得释，神失如痴。与惊气丸[2]一粒，服讫而寝，及觉，病已失矣。江东张提辖妻，因避寇，失心已数年，授以方随愈。又黄山沃巡检妻，狂厥逾年，更十余医不愈，亦授其方，去附子，加铁粉，不终剂而愈。铁粉非但化痰镇守，至如推抑肝邪，特异，若多恚怒，肝邪太盛，铁粉制之。《素问》言阳厥狂怒，治以铁落[3]。金制木之意也。

【注解】[1] 本案录自《普济本事方·卷二·心小肠脾胃病》篇。

[2] 惊气丸：《普济本事方》方，治惊忧积气、心受风邪，发则牙关紧急，涎潮昏塞，醒则精神若痴，药用附子、木香、僵蚕、白花蛇、橘红、天麻、麻黄、全蝎、苏子、制南星、朱砂、麝香，蜂蜜丸。

[3] "阳厥狂怒，治以铁落"：节录自《素问·病能论》篇，原文是"有病怒狂者……病名曰阳厥……使之服以生铁洛为饮"。

【阐发与临证】此一案三例都是用惊气丸治愈。第3例用惊气丸方去附子加铁粉煎汤治愈，可见此种癫症证型不同，常见有肝气郁结、过思气结、心脾两虚、心经蓄热、痰迷心窍、阴虚痰盛、心气不足等七种证型。铁粉乃钢铁飞炼而成者，性味咸平，功能安心神、坚骨髓、化痰镇心、抑肝邪。《圣惠方》载用铁粉水调少许服之，治惊痫发热。《杨氏家藏方》载治急惊涎潮、壮热闷乱，用铁粉二钱、朱砂一钱为末，每服一字，薄荷汤调下。

4 案　邝子元由翰林补外十余年矣，不得赐还，尝侘傺无聊，遂成心疾。每疾作，辄昏瞶如梦，或发谵语，有时不作，无异平时。或曰：真空寺有老僧，不用符药，能治心疾。往叩之，老僧曰：相公贵恙起于烦恼，生于妄想。夫妄想之来，其几有三：或追忆数十年前荣辱恩仇，悲欢离合，及种种闲情，此是过去妄想也；或事到跟前，可以顺应，即乃畏首畏尾，三番四复，犹豫不决，此是见在妄想也；或期望日后富贵荣华，皆如所愿，或期功成名遂，告老归田，或期望子孙登荣，以继书香，与夫不可必成、不可必得之事，此是未来妄想也。三者妄想，忽然而生，忽然而灭，禅家谓之幻心；能昭见其妄，而斩断念头，禅家谓之觉心。故曰不患念起，惟患觉迟。此心若同太虚，烦恼何处安脚？又曰：相公贵恙亦原于水火不交，何以故？凡溺爱冶容而作色荒，禅家谓之外感之欲；夜深枕上思得冶容，或成宵寐之变，禅家谓之内生之欲。二者之欲，绸缪染著，皆消耗元精，若能离之，则肾水滋生，可以上交于心。至若思索文字，忘其寝食，禅家谓之理障，经纶职业，不告勤劳，禅家谓之事障。二者之障，虽非人欲，亦损性灵，若能遣之，则心火不致上炎，可以下交于肾，故曰尘不相缘，根无所偶，反流全一，六欲不行。又曰：苦海无边，回头是岸。子元如其言，乃独处一室，扫空万缘，静坐月余，心疾如失。

【注解】[1] 本案不知录自何书。但其简缩文字见于《冷庐医话·卷一·慎疾》篇。

【阐发与临证】此案例是由过度思虑而发展成的抑郁症，而且有昏瞶如梦，或发谵语，中医诊为癫疾。"二阳之病发心脾，有不得隐曲"。所以又说是"心疾"。真空寺老僧的一番解析，虽说是佛门禅理，但与现代的抑郁症的治法是相同的，即心病由"心药"医治，确是有效。但"独处一室""静坐"的办法，现在社会、生活等各方面的情况变了，有时也无效。然而老僧嘱其少作性爱的办法是对的。本案患者由过思引起，伤脾、气结不行，三焦痞塞，纳呆，好卧昏瞀又不眠，有时咽喉不利、梅核气。"人欲"与"非人欲"皆抛弃，改守"皆空"即"扫空万缘"就可以了。

5 案　滑伯仁治一僧病发狂谵语[1]，视人皆为鬼。诊其脉，累累如薏苡子，且喘且搏。曰：此得之阳明胃实。《素问》云：阳明主肉[2]，其经血气并盛，甚则弃衣升高，逾垣妄詈。遂以三化汤三四下。复进以火剂（琇按：火剂子和谓是黄连解毒汤）乃愈。（下法）

【注解】[1] 本案录自《明·外史本传（滑寿）》。

[2]"阳明主肉"：原文未找到。《素问·阴阳应象大论》篇说"脾生肉"；《素问·五藏生成》篇说"脾之合肉也，其荣唇也"；《素问·宣明五气》篇说"脾主肉"；王冰注为"脾主肌肉，外应四肢"，脾主肌肉已肯定，但《素问·血气形志》篇说"足……阳明与太阴为表里"，所以说"阳明主肌肉"。

【阐发与临证】此也是发狂症。喘是气盛上逆，《素问·经脉别论》篇说"有所惊恐，喘出于肺，淫气伤心"。脉象实滑、搏手，以累累如薏苡子来形容之，而且表示伤心（《素问·玉机真藏论》篇说"真心脉至，坚而搏，如循薏苡子累累然，色赤黑不泽，毛折，乃死。"）肯定还有大便干结等阳明腑证的症状，否则不会"得之阳明胃实"。三化汤内有大黄、厚朴、枳实（小承气汤），所以服后可轻微泻下。其实本案与第2案都是阳明腑实证，按理都可用大承气汤加黄连（黄连清心火），但本案所用三化汤之清热作用逊于大承气汤加黄连，所以泻下三、四次后再用火剂汤。朱丹溪《脉因症治·热病》篇中火剂汤也是黄芩、连、柏、山栀。

6案 沧洲治一人，因恐惧，遂惊气入心[1]，疾作如心风，屡作，逐逐奔走，不避水火，与人语则自贤自贵，或泣或笑。切其脉，上部皆弦滑，左部劲于右，盖溢膻中，灌心包，因惊而风经五藏耳。即投以涌剂，涌痰涎一頮[2]器，徐以惊气丸服之，尽一剂病瘳。（内伤实痰吐法）

【注解】[1] 本案录自《医学入门·卷首·历代医学姓氏》篇吕复条目中。

[2] 頮：音huì，洗脸。

【阐发与临证】本案是惊恐引起，惊可伤神、气乱、出现痰涎，痴癫不省人事；恐可伤肾，气不行。而且两手上部（心肺）皆弦滑，左脉（主要指心肝部）盛于右肺脾部，所以说痰盛于膻中心胞、病在膈上，治以涌吐法果有效。惊气丸能治惊气入心若痴呆、痰涎壅塞，药中有苏子、制南星、橘红、僵蚕等祛痰药。2002年11月26日《临沂广播电视报》报道"一位东北女子受到惊吓后突然晕倒，清醒后不会说普通话了，说出的话有些像广东话。"当地某院精神科诊为癔症，表现为反常的语言行为，出现了急性应激障碍。本案患者不避水火，与人语则自贤自贵，也是这两种病症中的某一种或两种兼具吧！

7案 庞安时[1]治一富家子[2]，窃出游倡，邻有斗者，排动屋壁，富人子大惊惧，疾走惶惑，突入市，市方陈刑尸，富人子走仆尸上，因大恐，到家发狂，性理遂错，医巫百方不能已。庞为剂药，求得绞囚绳烧为灰，以调药，一剂而愈。

【注解】[1] 庞安时：北宋著名医家，1042—1099年在世，湖北蕲水人。著有《伤寒总病论》《难经介义》《本草补义》等。

[2] 本案录自张耒《明道杂志》。张耒（1046—1106年），北宋官吏，字文潜，楚州淮阴（今江苏淮阴）人，曾从苏辙学。

【阐发与临证】本案与第3案的一、二例及上案同样都是过度惊恐引起的狂（也有癫）。实在是这富人子太倒霉了，偷香窃玉性交时屋壁因斗殴而震动；惊惶奔走时跌仆于无头尸体身上，焉得不惊恐？"医巫百方"可能是一般镇惊安神剂。"庞为剂药"则吸取经验教训，必用大剂重剂、镇剂，也可能有些前医未曾用的药掺入。绞囚绳治卒发狂癫，烧末，水服三指撮（《本草拾遗》）。

8案 一人患心疾[1]，见物如狮子。伊川[2]先生教以手直前捕之，见其无物。久久自愈。

【注解】[1] 本案录自《古今医统大全》卷九十二奇病续抄。也可能收录在《二程全书》。还收录在《奇症汇·目》，文字有些出入，在最后有"此乃痰也。继服牛黄清心丸以除病根。"

[2] 伊川：指程颐。学者称程颐为伊川先生。北宋哲学家、教育家，字正叔。河南洛阳人，现墓

在洛阳伊川县。与其兄程颢并称"二程",为北宋理学的奠基者。

【阐发与临证】本案例非目疾,原文也说是"心疾"。《审视瑶函》说是"疑疾"。这种"心疾""疑疾"属于癫症范围。癫症实者为痰气郁结,虚者为心脾两虚。本案例说是痰为患,除用心理治疗法外,继用牛黄清心丸清心化痰巩固疗效。其实,本案例所举的医者伊川也是用的"信心疗法"。你"见物如狮子"吗?你就去抓"捕之",这就是让患者树立信心:如果有,就能抓到;如果"无物"当然抓不到,结果是"无物""久久"也就"自愈"了。1991年2期《奥秘》报道:美国《星期六晚邮报》报道,一位中年男子20年前得了癌症,当时他妻子正好怀孕,他决心设法活到孩子出生那一天。结果这位男子过了20年还活着。医生帮助患者运用信心疗法,使患者懂得自己身体里有强大的抵御疾病的力量,让患者放松精神、神经,解除顾虑,正确对待疾病。这种信心疗法在中国早已有之。中医就讲究这一点。

本案例是妄见为主,所以针灸取穴宜以清肝平肝、清心豁痰为主,宜取手厥阴、任脉、督脉、足少阴经俞穴为主,取穴如人中、劳宫、上脘、大钟、百会、风池、曲池、解溪、承山等,针宜泻法。还可用耳针如取心、皮质下、肾、神门、额、枕等,用轻刺激。

9案 齐州有人病狂毒[1],歌曰:五灵华盖晓玲珑[2],天府由成汝府中(一作'天府由来是此中')。惆怅此情(一作'闷怀')言不尽,一丸莱菔火吾宫。又歌曰:踏阳春,人间二月雨和尘。阳春踏尽秋风起,肠断人间白发人。后遇一道士,作法治之,乃云:梦中见一红裳少女,引入宫殿,皆红紫饰,小姑令歌。道士曰:此正犯大麦毒。女则心神,小姑脾神也。按医经,萝葡治面毒,故曰火吾宫。即以药并萝葡食之愈。

【注解】[1] 齐州是北魏以前的区域名称。毒可解释为暴。本案例录自《涵芬楼本说郛卷七十五洞微志》,《医说》卷五犯大麦毒篇收录本案时,也注明出于《洞微志》。本案还收录在《奇症汇·心神》。

[2] 五灵华盖晓玲珑:五灵:杜预《春秋左传序》说"麟、凤五灵,王者之嘉瑞也"。孔颖达疏"麟、凤与龟、龙、白虎五者,神灵之鸟兽,王者之嘉瑞也"。华盖:古代帝王所乘车子上伞形的遮蔽物。玲珑:精巧细致。

【阐发与临证】狂毒歌词大意是:楼阁上的麟凤精致玲珑,天府原来在此之中,伤感滋味难说清,一味萝卜愈心病。第二首歌词为残缺句,大意是:阳春三月去踏春,春天过后秋来临,多愁善感的人头发容易变白。此患者为一精神分裂症。该症常见有痰火上扰、阳明热盛、肝胆郁火、瘀血内阻等证型。本案例属心火亢盛,心脾不和所致,道士作法,实为暗示疗法、精神治疗,梦红衣女子是因五行中心脏应赤色,心火亢盛,心神不藏,所以多梦而且梦见为红色,至于梦见女子,男性患者梦见年轻女子是自然的生理现象。脾主歌,小姑(也是女子)令歌是脾神不藏的表现,这都说明患者病机是心火亢盛、心脾不和。其病因是麦毒所致。《灵枢·五音五味》篇说:"谷麦……脏心,色赤,味苦,时夏",张介宾注曰:"麦,火之谷也"。《素问·五常政大论》篇说:"其类火,其气热,其藏心,其谷麦",王冰注为"色赤也"。许慎《说文解字》说:"麦金也,金旺而生,火旺而死。"苏颂曰"大小麦秋种冬长,春秀夏实,具四时中和之气……然比秋种者,四气不足,故有毒。"李时珍说"新麦性热,陈麦平和。食麦面过多,故心火亢盛,而萝卜能治麦毒。"苏颂曰"莱菔……能制面毒。"萝卜能消化各种食品,尤能消化面食。面食吃多则易腹胀,萝卜能下气除胀。人参能补气,萝卜能消减人参补气的作用,萝卜还能化痰清咽。有一偏方叫青龙白虎汤,即青果和白萝卜各适量同煮,连喝带吃,通肠胃气,化痰利咽,消食。苏南地区民谚曰:"冬吃萝卜夏吃姜,不劳医生开药方。"因人的秉性是冬季贪暖,但外出时即易受冷,极易患外寒内热型外感,咽痛、咳嗽有痰,而且人活动减少,易食积腹胀,多吃萝卜则清热利咽,化痰下气,止渴消食。现代药理分析萝卜中富含多种氨基酸、葡萄糖、果糖、钙、莱菔甙,醇提取物有抗菌作用,尤对革兰氏阳性菌较敏感。人在夏季则贪凉,易感外寒而引起风寒型外感，或中阴暑，此时发汗倒是必需的。平时多吃些生姜，出出汗，人反而舒适。

10 案[1]　王中阳治一妇，疑其夫有外好，因病失心，狂惑昼夜，言语相续不绝，举家围绕，捉拿不定。王投滚痰丸八十丸，即便伴睡[2]，是夜不语。次夜再进一服，前后两次，逐下恶物，患人觉知羞赧，遂饮食起坐如常，五七日能针指，终是意不快。王虑其复作，阴令[3]一人于其前对傍人曰：可怜某妇人[4]，中暑暴死。患者忻然，问曰：汝何以知之？说者曰：我适见其夫备后事也。患者有喜色，由是遂痊。王再询其家人曰：患者月水通否？其姑曰：近来月余不进饮食，瘦损羸劣，想不月也。如血稍鲜时，即来取药。既而报曰：血间鲜红矣。即令服婚合门中滋血汤[5]止之，再服增损四物汤[6]，半月全安，更不举发。（内伤实症）

【注解】[1] 本案录自《泰定养生主论·卷十五·妇人失心治法》。

[2] 伴睡：此处指嗜睡但睡不熟，不指假睡。

[3] 阴令：暗中、私下地叫另一人在患者面前故意说。

[4] 某妇人：即患者疑自夫在外面的情妇、第三者。

[5] 滋血汤：同名5方。（1）《和剂局方》方，治妇人冲任气虚、崩中下血，淋漓不断，药用煅赤石脂、乌贼骨、侧柏叶；（2）《三因极一病证方论》方，治归人血风、血热、血虚而月经涩滞，四肢麻木，全身疼痛倦怠，药用马鞭草、荆芥穗、桂心、当归、枳壳、赤芍、川芎、丹皮、乌梅；（3）《证治准绳》方之一，治妇人心肺虚损，月经过期，药用人参、山药、黄芪、茯苓、川芎、当归、白芍、熟地；（4）上书方之二，治妇人血海久冷，药用当归、川芎、麦冬、丹皮、人参、芍药、琥珀、半夏曲、肉桂、阿胶珠、枣仁、甘草、生姜；（5）上书方之三，治脏腑冲任气虚以致崩中淋漓，药用（2）方去枳壳加牛膝。

[6] 增损四物汤：同名2方。（1）《和剂局方》方，治气血不足、产后下血过多，药用当归、川芎、人参、炮姜、白芍、炙甘草；（2）《卫生宝鉴》方，治妇人血积，药用当归、川芎、熟地、白芍、桂、莪术、三棱、干漆。

【阐发与临证】本案也是思虑过度而病癫狂，所愿不遂，痰迷心窍。狂惑昼夜是狂症，言语相续不绝即喋喋不休，是癫症。滚痰丸中有大黄，八十丸泻不下，但已有些作用，所以伴睡。再加剂量后便泻下了，痰涎得下，心窍遂开。"心药"尚未到位，所以终是意不快。"阴说某妇人暴死"，此举虽属欺骗，而且有些缺德，但当时有效，属于"心药"。此妇与第4案例同属思虑过度、所愿不遂而引起，但患者身份不同、文化水平及思想境界差异甚大，所用的"心药"当然也要不同了。

11 案[1]　汪石山治一人，年逾三十，形肥色白（肥白多虚），酒中为人所折辱，遂病心恙，或持刀，或逾垣，披头大叫。诊其脉，濡缓而虚，按之不足，此阳明虚也，宜变例以实之（妙理），庶几可免。先有医者已用二陈汤加紫苏、枳壳等药进二三贴矣，闻汪言，即厉声曰：吾治将痊，谁敢夺吾功乎？汪告归。医投牛黄清心丸如弹丸者三枚，初服颇快，再服燥甚，三服狂病倍发，抚膺号曰：吾热奈何？急呼水救命。家人守医戒，禁不与。趋楼，见神前供水一盆，一呷而尽，犹未快也，复趋厨下，得水一桶，满意饮之，狂势减半，其不死幸耳。复请汪治之。以参、芪、甘草甘温之药为君，麦冬、片黄芩甘寒之剂为臣，青皮疏肝为佐，竹沥清痰为使，芍药、茯苓随其兼症而加减之，酸枣仁、山栀子因其时令而出入，服之月余，病遂轻。然或目系渐急，即瞀昧不知人，良久复苏。汪曰：无妨。此气血未复，神志昏乱而然。令其确守前方，夜服安神丸，朝服虎潜丸，年余，熟寝一月而安。（内伤虚）

【注解】[1] 本案录自《石山医案·附录》。

【阐发与临证】从"持刀、逾垣、披头、大叫"看是实证，但形肥色白中气不足、痰盛湿阻，脉濡缓而虚更说明心脾两虚。前医所用燥湿理气，如适加健脾养心的归脾汤及清心化痰药就好了，因其实本患者是虚实相兼之证。可以说汪石山后来之所以用麦冬、黄芩、栀子、芍药、茯苓、枣仁，既是补原医的不足，更是受病者狂饮凉水的启发。如果此时仍由前医治疗，说不定他也能醒悟而加用此等药，只是他受"将痊""初服颇快"的假象所惑，又无后续的用药机会。原本这样的疾病治疗过程较长，会反复，不易根治。即使汪石山治疗，也是"服之月余病遂轻"，后又经常"瞀昧不知人"，连治一年才"安"、而非"愈"。

12 案[1] 一妇瘦长色苍，年三十余，忽病狂言，披发裸形，不知羞恶。众皆为心风，或欲饮以粪清，或吐以痰药。汪诊其脉浮缓而濡，曰：此必忍饥或劳倦伤胃而然耳（以缓濡之脉，断为胃虚。汪公真开后学无数法门）。《经》云：二阳之病发心脾。二阳者，胃与大肠也。忍饥过劳胃伤而火动矣，延及心脾则心所藏之神，脾所藏之意，皆为之扰乱，失其所依归矣，安得不狂？内伤发狂，阳明虚竭，法当补之。遂用独参汤加竹沥饮之而愈。（内伤气虚）

【注解】[1]《医部全录·卷五百一十四》介绍张机时摘引《医学入门》内容曰"张机，明人"，所举治例有本案。但查《医学入门》中是汪机所治。在《石山医案·附录》中有本案。可知《医部全录》是刻误。《中国历代医家传录》中亦误矣。

【阐发与临证】本案与上案同样，也是症实脉虚，舍症从脉，因古时脉案较简，也可能有一些"虚"的症状未提及。即使用独参汤大补中气，也仍用竹沥清化痰热，以解其"实"的症状。本案也是虚实相间的病证，即虚的中气、实的痰热。

13 案[1] 吴茭山治一女子，瘦弱性急，因思过度，耗伤心血，遂得失志颠疾，或哭或笑，或裸体而走，或闭户而多言，父母忧疑，诸疗罔效。吴诊其脉浮而涩，思虑过伤，神不守舍也。用紫河车二具，漂洗如法，煮烂如猪肚，切片任意啖之，二次即愈（缓濡则用参，浮涩则用河车，症同而脉异，随脉用药，神乎技矣）。后服定志丸一料，日煎补心汤[2]一服，调理百日后，乃毕婚，次年生子，身肥壮。（内伤血虚）

【注解】[1] 本案录自吴球《诸症辨疑》。

[2] 补心汤：同名 10 方。（1）《千金要方》方之一，治惊悸胸满，饮食不下，朝差暮剧，药用人参、茯苓、远志、龙齿、当归、炙甘草、枳实、桔梗、桂心、半夏、黄芪、茯神、生姜、大枣、粳米；（2）上书方之二，治心气不足，心痛惊恐，药用人参、茯苓、远志、蒲黄；（3）上书方之三，治心气不足，苦满，汗出，烦闷善恐，多梦心惊，药用麦冬、紫石英、紫菀、炙甘草、桂心、茯苓、赤小豆、大枣；（4）上书方之四，又名茯苓补心汤，治药同（3）方少紫菀加人参；（5）上书方之五，又名半夏补心汤，治心虚寒，心中胀满悲忧，药用半夏、生姜、茯苓、枳实、陈皮、桂心、白术、防风、远志；（6）《千金翼方》方之一，治心气不足，惊悸汗出，烦闷短气，喜怒悲忧，药用人参、茯苓、茯神、远志、当归、炙甘草、紫苏叶、紫石英、麦冬、赤小豆、大枣；（7）上书方之二，治药同（6）方少紫苏叶加紫菀；（8）上书方之三，又名大补心汤，治心气弱悸，时妄语，面色不荣，药用黄芩、附子、生地、甘草、麦冬、茯苓、桂心、阿胶、生姜、半夏、远志、石膏、大枣、饴糖；（9）《世医得效方》方，治阴中生疮，或痛或痒如虫行状，药用茯苓、人参、前胡、半夏、川芎、橘皮、枳壳、紫苏、桔梗、炙甘草、干姜、当归、白芍、熟地、生姜、大枣；（10）《沈氏尊生书》方，治络痛，药用人参、当归、茯神、远志、地黄、甘草、柏子仁。

【阐发与临证】本案患妇比上一妇示实的症状更少，示虚的症状更多，脉也虚，因此用药也是补多。紫河车性味甘咸温，功能补精益阳，益气养血，安神定志，主治精血不足，肾阳虚亏，阳痿早泄遗滑精，不孕不育症，腰膝酸软，头晕耳鸣，肺肾虚喘，虚劳，崩漏下血等。本案作者说其治虚劳，癫痫，失志，恍惚，安心养血，益气补精。定志丸、补心汤中有远志、龙齿、茯神、紫石英、朱砂、菖蒲、郁金、琥珀等药物，能安神定志镇心宁神。

14 案 方印山[1]治休宁泰塘一童子，十二岁，患癫症，口渴发热，不能睡，常赤身行走，命人重手拍击其两股，稍拍轻则不快。时当六月，方至，先用白虎汤，不效。继用抱龙丸、至宝丹，亦不效，渴不止。乃用泉水调牛胆天花粉，加蜜少许，调一大碗，作二次服之，使人以手揉其胸，自上而下，一时许（妙法）乃安卧而愈。

【注解】［1］方印山即四卷第三篇第48案之方荫山。

【阐发与临证】此少年两组症状：1. 口渴不止，发热（无恶寒），不能睡（极可能是不能入眠）、常赤身行走；2. 常须重手拍击其两股才舒。中医学之发热，无恶寒（也可能发热重、恶寒很轻微），现代的测体温多少无所谓，只要是自觉发热，就是发热。此少年肯定发热而且津液虚，六月暑天，津液损伤、口渴不止。具体癫症症状如或哭或笑、狂言、逾墙或闭户多言等则未见。因此此少年实乃胃津亏虚而引发，所以清以泉水（夏季泉水凉）、牛胆汁，滋以天花粉、蜂蜜则能解。以手自上而下揉其胸是按摩疗法，能宽胸理气、镇静、助消化。牛胆汁性味苦大寒，功能清肝明目、解毒消肿、清热生津、利胆通肠，主治小儿惊风痰热、风火目赤肿痛，治痈疖痔疮、退黄疸、治消渴、通便秘。

《奇症汇》载一热痹案例："王姓士人，仲春肌体大热，如有物在身行走之状，口干唇燥，小便黄赤，此即热痹也"。《张氏医通》云："热痹，脏腑移热，复遇外邪，客搏经络，留而不行，阳遭其阴，故麻痹熻然而闷，肌肉热极，体上如鼠走之状，唇口反裂，皮肤色变。治宜升麻汤而愈。"此案好像也是热痹，该少年周身不适、经络不通而欲拍击。

热痹是痹证的一种，出于《素问·四时刺逆从论》篇。有二种概念：其一指热毒流注关节或内有蕴热，复遇寒湿外邪客搏经络，留而不行所致，症见关节红肿热痛，身热、口渴，相当于现代医学之风湿性关节炎、类风湿性关节炎和痛风等病症中之属热者，以及化脓性关节炎，一般用桂枝芍药知母汤等加减；其二是指脉痹，《张氏医通·卷六》说"脉痹者，即热痹也……其证肌肉热极，皮肤如鼠走，唇口反裂，皮肤色变。"即是本案例除癫症以外的症状描述。可治以升麻汤，方中升麻、犀角、羚羊角清热解毒、凉血祛风，羌活、防风祛风外出，配茯神、人参、官桂扶正，正盛邪衰则安。如热势较盛，则人参、官桂可去之或减量应用，再加竹沥、生姜以清热涤痰、通络。另外，《简明中医辞典》脉痹条云"实证用五痹汤（其中桂枝、红花为主，加茯神、远志、麦冬、广角）；虚证用人参汤（《千金要方》方：人参、黄芩、知母、玉竹、茯苓、白术、栀子、陈皮、芦根、石膏）加减。"供临床参考。正常人特别怕热也不少见。天津市大港区东树深村12岁男孩刘子涛，不会说话，但整天不穿衣服，喜欢吃生肉和活物，喜欢水，刚会走路时就能游泳。冬天在冰冷的河里也能游泳，虽经体检也正常。还有缺汗性外胚层器官发育不良症，没有汗腺、头发稀少、牙齿不健全。是母亲缺陷的X染色体遗传给子女，但男孩发病比女儿及母亲发病会严重。身体无法散热，病人特别怕热，天气凉爽时就感到舒适，所以患者喜欢冷。常需用手拍打身体（两股）才觉舒服的，现代有一例：2006年第3期《奥秘》报道长春刘某因先天性心脏病，在长春某院做背部激光射频消融术后，留下一条伤口不愈合，疼痛剧，一天24小时不停地用铁棍打击背部才觉舒适，入睡时更需要捶打。

15 案 张天池[1]治苏州一人，年近三旬，患狂疾，奔走骂詈，不避亲疏。投丸药七粒，吐黑色痰二三碗，随定，调理而愈，不复发。方用生白砒一钱，巴豆霜一钱，朱砂一钱，面糊为丸（非此种药则不效），每服七八丸，新汲井花水送下，忌大荤油盐一月，看人虚实大小，以丸数加减用。（癫病当审外感内伤）

【注解】［1］张天池：明朝医生。

【阐发与临证】本案患者是寒痰实积蒙蔽心窍。白砒主要成分是三氧化二砷，性味辛酸热，剧毒，外用蚀疮杀虫、除烂肉，常用于痔疮、瘰疬、走马牙疳等，内服能劫痰截疟，用于痰浊阻肺之寒哮（如紫金丹）。本案中用白砒主要是祛痰。

第十五篇　怔　忡

1 案[1]　丹溪治一人，形质俱实，因大恐，患心不自安，如人将捕之，夜卧亦不安，耳后常见火光炎上，食虽进而不知味，口干而不欲饮，以人参、白术、归身为君，陈皮为佐，少加盐炒黄柏、元参，煎服半月而安。

【注解】[1] 本案录自《丹溪医按·杂病》篇。

【阐发与临证】本案患者病善恐病，又名善畏。善恐是指未遇到可恐惧之事物而产生了恐惧之感觉而且颇强烈，神志不安，好像有人将抓捕他，惶惶不可终日。虚证为多。临床常见肝胆不足、气血双亏、肾精虚乏、心气血虚等证型。《素问·生气通天论》篇说："俞气化薄，传为善畏，及为惊骇。"《素问·调经论》篇说："血有余则怒，不足则恐。"所以善恐与善怒正相反。此患者是气血双亏，因形质俱实，又耳后常见火光（肾有虚火即相火），食不知味、渴不欲饮而加黄柏、元参、陈皮，走肾经而少加盐炒。

2 案[1]　一人虚损，心中常如有官事不了之状，以四君子加参、术、黄芪、茯苓，多服愈。

【注解】[1] 本案可能录自《丹溪纂要》。

【阐发与临证】此患者是气虚，重点是心气虚。四君子汤而加参、术、茯苓，是四君子汤原方剂量再增加人参、白术、茯苓的剂量。

3 案[1]　滑伯仁治一人，病怔忡善忘，口淡舌燥，多汗，四肢疲软，发热，小便白而浊（有形，有形作血论），众医以内伤不足，拟进茸附等药，未决。脉之虚大而数（数则为火）。曰：是由思虑过度，厥阴之火为害耳。夫君火以名，相火以位，相火代君火行事者也。相火一扰，能为百病，百端之起，皆由心生。越人云：忧愁思虑则伤心[2]。其人平生志大心高，所谋不遂，抑郁积久，致内伤也。服补中益气汤，朱砂安神丸，空心进小坎离丸，月余而安。

【注解】[1] 本案录自《医学入门·卷首·历代医学姓氏篇》滑寿条目中。

[2] 忧愁思虑则伤心：录自《难经·四十九难》。因《难经》是托名秦越人撰，故此处冠以"越人云"。《医学入门》该案中并无此等文字。

【阐发与临证】此人怔忡、善忘都患，由思虑过度、气机郁结、相火上亢而致心气血不足，进而引起怔忡。怔忡日久，心烦难眠，火不生土，中气日衰而致善忘，口淡，多汗，四肢疲软，发热（阴火发热），小便白而浊，所以服补中益气汤、朱砂安神丸益气宁神。小坎离丸应该是炒熟黑豆，熟红枣为丸，以食补治一切虚劳，尤治脾肾两虚。《医学入门》说："怔忡久则健忘，皆心脾血少，神亏清气不足，证属浊气上攻，引神归舍丹主之。"

4 案[1]　一人病胸膈胀痛，心怔忡呕逆，烦懑不食，情思悒悒不暂安，目眈眈无所睹。伯仁视之，六脉皆涩结不调（涩为气滞血少，结则为痰），无复参伍，甚怪之。既徐察之，其人机深[2]，忧思太过，加之脾胃内伤，积为痰涎，郁于上膈然也。《素问》曰：思则气结[3]。又云：阴气者，静则神藏，躁则消亡[4]，饮食自倍，肠胃乃伤。其是之谓乎！为制祛痰顺气服之平。

【注解】[1] 本案录自《明外史·本传（滑寿）》。

[2] 机深：心机太深沉、城府很深，善谋而外表不露。

[3] 思则气结：录自《素问·举痛论》篇，原文是"思则气结……思则心有所存，神有所归，正气留而不行，故气结矣"。

[4] 阴气者，静则神藏，躁则消亡：录自《素问·痹论》篇，王冰注云："阴谓五神藏……人安静不涉邪气，则神气宁以内藏，人躁动触冒邪气，则神被害而离散，藏无所守，故曰消亡。此言五藏受邪之为痹也。"关于"饮食自倍，肠胃乃伤"，是说"六府受邪之为痹也"。

【阐发与临证】本患者不是患痹证，虽借用讲五藏、六府受害而患痹证的经文，但也说明忧思太过伤心、心阴气消亡；又脾胃内伤而痰湿内生，二者合而为患。怔忡症以虚为多，《难经》说："损其心者益其荣。"《济生方》说："夫怔忡者，此心血不足也。"《丹溪心法》说："怔忡者血虚。"《证治要诀》说："怔忡久思所爱……虚耗真血、心血不足，宜益荣汤……因感风寒暑湿闭塞诸经而怔忡……因痰饮而怔忡宜导痰汤。"《医学入门》说："怔忡因惊悸久而成，痰在下火在上故也。"除心血不足外，又提出了实证怔忡。实证中以痰引起的居多，本案即是。

5案[1] 一人因事恐怖，心常惕惕，如畏人捕之状。诊其脉，豁豁然虚大而浮，体热多汗（前案亦发热多汗，但前案有形，此案无形）。曰：凡病得之从高坠下，惊仆击搏，恶血留滞，皆从中风论，终归厥阴，此海藏之说也[2]。盖厥阴多血，其化风木故也。有形当从血论，无形当从风论（定评）。今疾是走，无形也，从风家治之，兼化痰散结，佐以铁粉朱砂丸[3]愈。

【注解】[1] 本案可能录自《明外史·本传（滑寿）》。

[2] 此段文字在王好古著作中找不到。

[3] 铁粉朱砂丸：（一）可能指铁粉与朱砂二味等分为丸；（二）指铁粉丸中含有朱砂的丸剂，有（1）《小儿药证直诀》方，治涎盛潮搐，吐逆，药用水银、朱砂、铁粉、制南星、轻粉，生姜汁和丸；（2）《全生指迷方》方，治忽然瘛疭，瞑目不语，闻人声则惕然而惊，药用铁粉、朱砂、牛黄、天竺黄、铅粉、天南星、姜汁为丸；（3）《圣惠方》方之一，治产后体虚，血邪攻心，狂语，或见鬼神，药用铁粉、天竺黄、珍珠、蛇黄、牛黄、朱砂、麝香、竹叶汤下；（4）上书方之二，治小儿惊热，药用铁粉、猪粪烧灰、朱砂、麝香、蛇黄、金银汤下；（5）上书方之三，治小儿惊热，化涎除烦渴，药用铁粉、牛黄、朱砂、黄芩、犀角、大黄、银箔；（6）上书方之四，治小儿惊热，心神烦闷，多啼，药用铁粉、朱砂、青黛、茯神、羚羊角、蛇黄；（7）上书方之五，治小儿惊痫，壮热，睡中多汗，心神烦躁，多惊，药用铁粉、麝香、朱砂、天竺黄、青黛、蛇黄。本案可能用《全生指迷方》方。

【阐发与临证】这是恐惧症。心悸与怔忡都有心跳心慌，悸则心跳较快；怔忡是心跳较慢但心跳强烈，如跑步后即时心跳快、心慌，应为心悸；稍停一会儿，心跳变慢了，但心跳强烈，谓之怔忡，遇恐惧事时也如此。王肯堂说："怔忡者，本无所惊，自心动而不宁。惊者，因外有所触而卒动。"张子和说："惊者为自不知故也。恐者为自知也。盖惊者闻响即惊，恐者自知，如人将捕之状……必须人为伴侣，方不恐惧，或夜……无灯烛亦恐惧者是也。"本篇第1、2案例也如此。《素问·举痛论》篇"恐则精却，却则上焦闭，闭则气还，气还则下焦胀，故气不行矣""恐则气下"，《素问·玉机真藏论》篇"恐则脾气乘矣（肾气伤而脾气乘于肾）"。这些都说明恐易致怔忡，与心悸不同，与惊不同。此人因从高处坠下，跌仆，瘀血留滞经络，又事发突然，恐惧而致心惕惕，所以用化痰散结、镇心宁神法。

6案 吴菱山治一妇，气盛血少，火旺痰多，因事忤意，得怔忡之患，心惕惕然而惊，时发时止，清晨至晚，如此无度。每服镇心金石之药，愈不安。吴诊其脉，左弦而大，知血少火旺；右浮滑不匀（弦滑为痰），气盛痰多也。遂以温胆汤入海粉苏子，数服而安。次以安神丸常服，痊愈。

【阐发与临证】因事忤意即肝郁气滞，心胆不宁。脉左弦大是心肝火旺，右脉浮滑是肺痰脾湿。

温胆汤中竹茹清胃热，枳实疏降气机，其实汤中化痰燥湿尚可而清火不足。《本草纲目》引吴球云："凡用蛤粉，取紫口蛤蜊壳，炭火煅成，以熟瓜蒌连子同捣，和成团，风干用，最妙。"如此用法少见，但也是一种方法，将海蛤壳和全瓜蒌同用也就可以了。该二药前者性偏燥、还能软坚利湿，后者性偏润、还能利气宽胸润燥，配伍同用确有益处。

九卷

第一篇 淋 闭

1 案[1] 壶仙翁治瓜洲赵按察病膜胀不能食,溲遗血。众医以为热,下以大黄之剂,神乏气脱而不能寐。召翁诊其脉,告曰:病得之劳伤心血,久则脾胃俱受伤耳。所以知按察之病者,切其脉左寸沉,右寸过左一倍,两关弦涩,尺反盛。盖烦劳不胜则逆郁而不通,不通则不能升降而作膜胀,膜胀则不食;肉沸而不下则关橐闭而溲且不输,故溲遗血。乃和以八补之剂,兼五郁之药,不数日而愈。越三月复作,如前治,立除(此案重见第四卷肿胀门)。

【注解】[1] 本案与卷四第九篇肿胀第 15 案重复。

2 案[1] 陕人高文病淋一日,口噤厥逆(见症奇,一日之淋而口噤厥逆耶)。他医以为风,翁曰:误矣。此热客膀胱,故难溲耳。投以八正散二服而溲大行,病且愈。所以知文之病者,诊其脉尺沉而大,按之而坚,知病之在下也。膀胱者,津液之府,气化则能出。此盖由于热淋而更接内,故移热于膀胱而使溲难也。

【注解】[1] 本案录自《仪真县志》殷矩《本传》(见《医部全录·卷五百一十三·殷矩》)。

【阐发与临证】口噤,厥逆,按常理当辨为"风",病在肝。但病淋症一日后发,按一元化诊断的准则,结合淋症的具体症状,当知其热淋难溲。尺脉候肾,其表为膀胱,大为实证,所以诊为膀胱热实证。热淋病原是心火下移小肠,与肾和膀胱无关。但因患病期间性交,相火妄动,所以小肠之火转移至膀胱。临床常见淋症有热淋、膏淋、血淋、砂石淋、气淋、气虚淋、冷淋等不同。气淋则小肠气滞作胀,小便常有余沥;血淋则瘀血阻滞作痛;热淋则小肠蕴热尿痛;败精结滞为砂淋、金石结聚为石淋;精瘀滞而未成结者为膏淋。气虚淋病以老年人、大病后多见,即使健脾益中气,也要清利小肠之热,如《丹溪心法》用人参、白术、木通、山栀治老人气虚而淋者。还有参苓琥珀汤、清心莲子饮等也是既补气又清利。冷淋是阴寒壅滞于膀胱,或肾气虚弱,先寒战而后溲便,《丹溪心法》用生附汤(附子、半夏、生姜配滑石、瞿麦、木通、灯芯)、沉香散(沉香、陈皮、配石苇、滑石、王不留行等)、木香汤(木香、大茴香、陈皮配木通、泽泻、槟榔等),也是既温散寒邪又清利小肠。

八正散用车前、瞿麦、扁蓄、滑石、木通、生甘草、灯芯清利小肠之热,山栀通泻三焦之火,更用大黄通腑清胃肠之热。为什么清心经和小肠、甚至膀胱之热也还要用大黄?因为五腑(除三焦之外)的实性的病变是相通的。《伤寒论》第 185 条说:"阳明之为病,胃家实是也。"他说"胃家",而不说"胃",字义是"胃"的"一家",《灵枢·本输》篇说:"大肠小肠,皆属于胃,是足阳明也。"因为水谷入胃,只是暂时性停留在胃,而胃满则肠虚,肠满则胃虚,水谷入胃后,必然移行于小肠、大肠,所以小肠、大肠也是藏水谷之处。《难经·三十五难》说:"小肠谓赤肠,大肠谓白肠,胆者谓青肠,胃者谓黄肠,膀胱者谓黑肠。"五腑都是肠,胃也是肠,肠与胃是一家。这从五腑的生理功能来说,都是泻而不藏,都是"下焦之所治",因而也都是相通的。从这五者的病变性质来说,本质上也是相同的。这五者的实热可以互相影响、互为因果。例如小肠的分清别浊失职,那么必然影响大肠的变化传导;胆腑湿热蕴结,发为实热黄疸,二便也会发生变化。至于膀胱与大小肠的关系,胃与大小肠的关系，那就更明显了。

"实"与虚相对而言。成无己说"邪传入胃，热毒留结，则胃家为实。"这"热毒留结"，包括了无形邪热或/及有形实积。有形实积当然是"实"的，无形邪热也是实的，二者之结合，更是"实"的。所以阳明经腑证都有相同的"实"的一面。

从这五腑病变的治疗法则来说，也有相同之处。试看用药：胃与大肠实热，当以大黄等清泻，如承气汤、枳实导滞丸、大黄牡丹皮汤等。属于有形实积者如此，属于无形邪热者，亦可用大黄清泻，大黄也是清泻胃火的。如临床常用的牛黄解毒片，能治胃火口舌生疮，就以大黄为主药。故王维新氏所言［江苏中医杂志（4）：10，1982］诚为所见。胆腑实热，也以大黄清泻，如大柴胡汤、茵陈蒿汤。小肠实热，有金匮泻心汤清心火，方中亦以大黄为首。导赤散清心火、清利小肠，虽方中无大黄，但《医宗金鉴》说得好："若心经实热，须加黄连，甚者更加大黄。"膀胱实热则患淋症，八正散中亦用大黄。可见这五腑的病变"实"也是相通的。所以，"胃家实"乃指整个消化道的"实"性病变，非但指"胃"而已。

3 案[1] 东垣治一人病小便不利，目睛突出，腹胀如鼓（非鼓胀，因小便不出而胀），膝以上坚硬，皮肤欲裂，饮食且不下，服甘淡渗泄之药皆不效。李曰：疾深矣，非精思不能处。思之半夜曰：吾得之矣。《内经》有云，膀胱者，津液之府，必气化乃能出焉[2]，今服淡渗之药，而病益甚者，是气不化也。启元子[3]云：无阳则阴无以生，无阴则阳无以化。甘淡气薄，皆阳药，独阳无阴，其欲化得乎？明日，以滋肾丸群阴之剂投之，再服而愈（方见丹溪）。

【注解】[1] 本案录自《东垣试效方·卷八·小便淋闭论》。

[2]《素问·灵兰秘典论》篇及《灵枢·本输》篇原文是："膀胱者，津液之府，气化则能出焉。"

[3] 启元子：即王冰，唐朝医家，自号启玄子，玄通元。继全元起注《黄帝素问》后，又一次注该书。见二卷第一篇内伤第32案注[1]。

【阐发与临证】此是癃闭症，临床常见有下焦湿热、尿道瘀阻、肝气郁结、肺气壅滞、痰气闭塞、中气不足、阴血虚少、肾气不足、产道受伤等证型。该患者因癃闭、尿潴留，水分渗入腹腔、皮下及一切疏松之组织内而使腹胀、膝以上皮肤鼓胀变硬而欲裂，目睛突出。病症很重。甘淡渗泄是利尿药的一种作用机制。中药讲究君臣佐使、四气五味及升降配伍。甘淡渗泄利尿对某些癃闭有效，有时候加理气药、开肺气药，甚至补气药、升提药，疗效倍加。水液属阴，气化后才能变成小便而排出。同样单用阳药，无阴药相配也不能气化，所以案文说"甘淡气薄，皆阳药，独阳无阴，其欲化得乎？"滋肾丸又名滋肾通关丸，主药用知母、黄柏，配伍少量肉桂反佐。三味药本身就体现了王冰所说的"无阴则阳无以生，无阳则阴无以化"。所以滋肾丸并非"群阴之剂"。该方出处为《兰室秘藏》，按原书立方之意是治热蕴膀胱而尿闭不通、尿道涩痛的，所以用一两知母、一两黄柏。而本案原用甘淡渗泄之品无效，改用知母黄柏佐少量肉桂后疗效显著，说明本案可能就是热蕴膀胱，前医用甘淡渗泄药是误治。再说，从案文看，李东垣虽说"甘淡……独阳无阴"，而"明日，以滋肾丸群阴之剂投之"之时，并未合用甘淡阳药。

4 案 长安王善支[1]，病小便不通，渐成中满，腹大，坚硬如石，壅塞之极，腿脚坚胀，裂出黄水，双睛凸出，昼夜不得眠，饮食不下（独为关），痛苦不可名状。伊戚赵谦甫诣李求治。视归，从夜至旦耿耿不寐，究记《素问》有云：无阳则阴无以生，无阴则阳无以化。又云：膀胱者，州都之官，津液藏焉，气化则能出矣。此病小便癃闭，是无阴而阳气不化也。凡利小便之药，皆淡味渗泄为阳，止是气药，阳中之阴，非北方寒水，阴中之阴所化者也。此乃奉养太过，膏粱积热，损北方之阴，肾水不足，膀胱肾之室，久而干涸，小便不化，火又逆上而为呕哕，非膈上所生也，独为关，非格病也。洁古云：热在下焦，填塞不便，是关格之法[2]。今病者内关外格之病悉具，死在旦夕，但治下焦可愈。

随处以禀北方寒水所化大苦寒之味者，黄柏、知母[3]，桂为引用，丸如桐子大，沸汤下二百丸。少时来报，服药须臾，如刀刺前阴火烧之痛，溺如瀑泉涌出，卧具皆湿，床下成流，顾盼之间，肿胀消散。李惊喜曰：大哉圣人之言！岂可不遍览而执一者也！其症小便闭塞而不渴，时见躁者是也，凡诸病居下焦皆不渴也。（非先生不能道此语）二者之病，一居上焦，在气分而必渴；一居下焦，在血分而不渴，血中有湿，故不渴也，二者之殊至易别耳（治下焦）。

【注解】[1] 本案录自《医学发明·卷三》。原书病人名王善夫。本案例与上案例实为同一案。

[2] 洁古云"热在下焦，填塞不便，是关格之法。"：张洁古的三本著作中均找不到原文。文出于《兰室秘藏》和《东垣试效方》的"小便淋闭论"，原文是"易上老云：寒在胸中，遏绝不入，热在下焦，填塞不便，须用感北方寒水之化，气味俱阴之药，以除其热，泄其闭塞。"又说"《难经》云：病有关有格，关则不得小便。"

[3] 原书是黄柏、知母各二两。

【阐发与临证】本案病情用药一如上案。从案文"此乃奉养太过，膏粱积热，损北方之阴，肾水不足……火又逆上……热在下焦"及服用知母黄柏配伍少量肉桂后"如刀刺前阴火烧之痛"看，此患者也是热蕴膀胱无疑。

5案[1] 罗谦甫治刘太保淋疾，问曰：近夏月来，同行人多有淋证，气运使然，抑水土耶？罗曰：此间别无所患，独公所有之，殆非气运，水土使然。继问公近来多食何物，曰：宣使赐木瓜百余对，遂多蜜煎之，每客至，以此待食，日三五次。曰：淋由此也。《内经》曰：酸多食之令人癃[2]（凡治小便不利，不可用酸），夺饮则已[3]。曰：醋味致淋，其理安在？曰：小便主气，《经》云：酸入于胃，其气涩以收，上之两焦，弗能出入也。不出则留胃中，胃中和湿则下注膀胱之胞，胞薄以懦，得酸则缩蜷，约而不通，水道不行，故癃而涩，乃作淋也[4]。果如言而愈。

【注解】[1] 本案录自《卫生宝鉴·卷二·酸多食之令人癃》。

[2] 酸多食之令人癃：录自《灵枢·五味论》篇，原文是"酸走筋，多食之，令人癃。"

[3] 夺饮则已：是编者加上的治疗方法。

[4] "酸入于胃……故癃以涩，乃作淋也"：录自《灵枢·五味论》篇，原文止于"故癃"。

【阐发与临证】宣使赐木瓜是宣州地方官送给太保的宣州特产木瓜，佳品，性味酸温，主治湿痹脚气，霍乱大吐下，转筋，能消食，治腹胀善噫，心下烦痞。但多食则损齿及骨，致癃。《素问·藏气法时论》篇说"心苦缓（即心气虚），急食酸以收之""肝欲散……酸泻之（酸性收敛。肝欲散，酸味收敛故为泻）""肺欲收，急食酸以收之，用酸补之（酸性收敛，对肺，故为补）"。《素问·宣明五气》篇说"膀胱不利为癃，不约为遗溺"，是指膀胱经气实和虚，实则膀胱不利为癃，虚则膀胱不约为遗溺。木瓜吃得太多，太酸了，膀胱经气太实，不能通利而为癃而且涩，排尿不畅，故为淋。因此用"夺饮"即甘淡渗泄法，结合理气、疏通下焦气机。

6案[1] 黄明之六月中小便淋，茎中痛不可忍，相引胁下痛。以川楝子、生甘草一钱，元胡索七分，人参五分，茯苓四分，琥珀、泽泻、柴胡、当归稍各三分，作一服，名曰参苓琥珀汤[2]，用长流水三盏，煎至一盏，温服，空心食前，大效（此方可法）。

【注解】[1] 本案录自《卫生宝鉴·卷十七·淋痛治验》篇。

[2] 参苓琥珀汤：《卫生宝鉴》方，治小便淋漓，茎痛，引胁下痛，药用人参、茯苓、川楝子、延胡、生甘草、琥珀、泽泻、柴胡、当归尾。

【阐发与临证】案文中所述症状为肝气滞郁作淋，或兼血瘀，或为泌尿系结石（尚未排出过，故不能名之曰砂石淋）。川楝子、柴胡疏肝理气止痛，延胡、琥珀、当归尾活血化瘀止痛，人参、茯苓益气（益气通淋法，见本篇第2案释按），生甘草、泽泻通淋。

7案[1] 中书右丞合剌合孙，病小便数而少，日夜约至二十余行，脐腹胀满，腰脚沉重，不得安卧。至元癸未季春，罗奉旨治之。诊视，脉得沉缓，时时带数。常记小便不利者有三，不可一概而论。若津液偏渗于肠胃，大便泄泻而小便涩少，一也，宜分利而已。若热搏下焦津液，则热湿而不行，二也，必渗泄则愈。若脾胃气涩，不能通利水道、下输膀胱而化者，三也，可顺气，令施化而出也（分利、渗泄、顺气三法治之，不可不记）。今右丞平素膏粱，湿热内蓄，不得施化，膀胱窍涩，是以起数而见少也，非渗泄分利，则不能快利。遂处一方，名曰茯苓琥珀汤[2]。《内经》曰：甘缓而淡渗[3]。热搏津液内蓄，脐腹胀满，当须缓之泄之，必以甘淡为主。遂以茯苓为君；滑石甘寒，滑以利窍，猪苓琥珀之淡，以渗泄而利水道，故用三味为臣；脾恶湿，湿气内蓄则脾气不治，益脾胜湿，必用甘为助，故以甘草、白术为佐；咸入肾，咸味下泄为阴，泽泻之咸以泻伏水；肾恶燥，急食辛以润之，津液不行，以辛散之，桂枝味辛，散湿润燥，此为因用，故二物为使。煎用长流甘烂水，使下助其肾气，大作汤剂，令直达于下而急速也（此方尤妙于五苓散，五苓散加滑石、琥珀，君、臣、佐、使用法不同）。两服减半，旬日良愈。

【注解】[1] 本案录自《卫生宝鉴·卷十七·小便数而欠》篇。

[2] 茯苓琥珀汤：同名2方。(1)《卫生宝鉴》方，治湿热内蓄，小便频数，脐腹胀，腰脚沉重，药用茯苓、琥珀、白术、泽泻、滑石、猪苓、桂心、炙甘草；(2)《医学纲目》方。治小便涩数，上方茯苓改赤苓。

[3] 甘缓而淡渗：语出《素问》若干篇。但均无如此的全文。如《素问·藏气法时论》篇说："肝苦急，急食甘以缓之""脾欲缓，急食甘以缓之"，王冰注云："甘性和缓"；《素问·五常政大论》篇中王冰注曰："甘之化薄而为淡也。味以淡亦属甘，甘之类也。"《素问·至真要大论》篇说："风淫于内……以甘缓之……湿淫于内……以淡泄之"，王冰注云："淡利窍，故以淡渗泄也。"同篇又说："淡味渗泄为阳"。所以"甘缓"和"淡渗"是二种治疗方法。

【阐发与临证】此为小便不利，轻于癃闭，病因病机基本与癃闭相同。案文中罗谦甫分析小便不利有三：水分偏渗大肠、治以利小便则实大肠；下焦膀胱湿热、治以清利下焦，应该说不单纯是淡味渗泄，还应该清利下焦湿热；肝气郁结克脾土，中焦气滞，气不行则水道不利，治以疏肝理气、健脾利水。本案罗辨为湿热内蓄、膀胱窍涩，而方用五苓散加琥珀、滑石、甘草，基本未用清利膀胱湿热类药物。反证患者的症状脉象，也未见有膀胱湿热的证据。小便数且少，脉沉缓，应该是中焦气滞、水道不畅，所以用五苓散健脾利水，加滑石滑以去涩、琥珀消瘀血、通五淋。《普济方》载用琥珀末二钱加麝香少许，白汤服之，老人虚人以人参汤送下，治小便淋沥，说明琥珀也能治小便不利，不完全是治尿血。

8 案[1] 丹溪治一老人，因疝疼二十年，多服苍术、乌、附等药，疝稍愈，又患淋十余年，其间服硝黄诸淋药，不效。忽项右边发一大疽，连及缺盆，不能食，淋痛愈甚，叫号困惫。时当六月，脉短涩，左微似弦，皆前乌、附积毒所致。凝积滞血，蓄满膀胱，脉涩为败血（涩为血虚而断为败血亦合症而云），短为血耗，忍痛伤血，叫号伤气，知其溺后有如败脓者，询之果然。遂先治淋，令多取土牛膝根茎叶，浓煎汤（行瘀），并四物汤大剂，与三日后，痛与败脓渐减，五七日淋止，疮势亦定，盖四物能生血也。但食少疮未收敛，用四物加参芪白术熬膏，以陈皮、半夏、砂仁、木香煎取清汁，调膏与之，遂渐能食，一月疮安。（先行瘀生新，后调元补胃、行气开痰，故曰非开痰不足以行气也）。

【注解】[1] 本案录自《丹溪医按·疮疡》篇。

【阐发与临证】大毒治病，十去其六。此老年患者虽服乌、附等药疝稍愈，但毕竟长期服大毒药，积毒颇深而致膀胱湿热，进而热胜肉腐，血瘀阻滞而既发淋症又发疽疽。疝是阴症，不会因长期服乌头附子而发病。所以此处应是痈而不是疽。乌头附子热毒盛而诱发痈是可能的。土牛膝苦酸平，有活血散瘀、清热解毒、祛湿利尿作用，能治产后腹痛、血瘀经闭、癥瘕、跌打损伤、痈肿、丹毒、白喉、咽喉肿痛、痢疾、风湿痹痛、脚气水肿、血淋等病症。与本案例相符的是祛湿利尿治血淋、痈肿。此案是否为前列腺癌转移？治疗的结果也并未说"病愈""病安"等，而仅说模糊的"疮安"。

9案[1] 一人小便不通，医用利药益甚。脉右寸颇弦滑。此积痰在肺，肺为上焦，膀胱为下焦，上焦闭则下焦塞。如滴水之器，必上窍通而后下窍之水出焉。以药大吐之，病如失。

【注解】[1] 本案录自《丹溪心法·附录》。

【阐发与临证】《灵枢·营卫生会》篇说："上焦如雾，中焦如沤，下焦如渎"，原本指上焦肺敷布水谷精气至全身，"若雾露之溉，是谓气"；中焦胃是将食物沤渍熟腐后下传大肠；下焦灌渗水液。但扩大、引申后可理解为肺中的气加水液后变成了如雾一样的湿润之气，可以润泽、充养全身肌肤百骸；到了中焦，雾一样的湿润之气聚集成水滴，再聚集成为水泡、小水汪、小水池塘；到了下焦更汇聚成为江河样的大川，可以排出体外。在人身上，膀胱确可以比拟为自然界的大川。这是指水液的产生积聚过程。还有上焦肺还主气、贮气，肺气闭阻则影响下焦气化失司，出现水道不利、肿满、喘促。气机开则下焦通，所谓提壶揭盖法。至于"以药大吐之，病如失"，应该指中焦，虽说邪在上、因而越之，停痰阻塞咽喉妨呼吸，宿食停滞胃脘胀痛，误服毒物尚在胃中，都是邪在上，可用吐法去除，但邪还是在胃中或胃的上口之下（还包括在胃的范围内），与滴水器、提壶揭盖、开肺气等无关。大吐，是使中焦之气机通畅，这样上中下三焦气机通畅了，雾露能顺利地聚积为水泡（沤），更可汇聚成川（渎）。实际上此患者是痰积在中焦，阻隔了中焦气机。只是因为脉右寸弦滑而辨为肺有积痰。

10案[1] 一妇脾疼，后大小便不通，此痰隔中焦，气聚下焦，二陈加木通，煎服，再一服，探吐之。

【注解】[1] 本案录自《金匮钩玄·卷二·小便不通》篇。其余书也收录。

【阐发与临证】此也是痰积隔在中焦，只是因为除引起小便不通外，还引起了大便不通，所以开始时不用吐法，但效果不佳，所以再一服时探吐之。这里的脾痛，实际表现为胃脘痛。

11案 沈宗常治黎守溺不下，或窜以药[1]，益闭。常曰：结络不解，痰成癖，法当吐。果吐而溲如故。

【注解】[1] 窜以药：用通利药、泻下药。这里指通利药、利尿药。

【阐发与临证】痰结聚成癖，阻塞经络，是指中焦胃络，与前二案例一样，也需用吐法。

12案 孙琳路[1]钤本殿前司健儿[2]，善医[3]。宁宗为郡王，病淋，日夜凡三百起，国医罔措。有荐者，光宗时在东宫，亟召之至。孙求二十钱买大蒜、淡豉、蒸饼三物烂研，合和为丸，令以温水下三十丸，且曰：今日进三服，病当退三分之一，明日再进如之，三日则病除。已而果然。奏官右列[4]。或问其说，孙曰：小儿何缘有淋，只是水道不通利。蒜、豉皆通利，无他巧也。

【注解】[1] 路：宋、金、元朝时的地方区划名。如宋朝初时将全国划分为21路，后有时分为15路、19路、23路等。路钤是官名，掌管一路之印章。

[2] 殿前司健儿：殿前司是宋朝统率军队的机构。健儿即青壮年的军士。

[3] 本案例录自爱竹翁《谈薮》，本案例还收录在《医部全录·卷四百三十八·医案》及《本草纲目·蒸饼》篇中。爱竹翁为宋朝庞元英。

[4] 右列：本义横排为列。但古时上朝时文官武官都纵队排列，文官在右、武官在左，官大在前。孙琳治皇孙病愈有大功，所以封大文官列在右。

【阐发与临证】淋，往往排尿伴有频急痛，相当现代的尿路感染。孙琳说"小儿何缘有淋"，一般讲是对的，尤其古时人口相对固定在原籍居住地，流动性不大，小儿更很少患淋症。此患儿系皇孙，属重点保护对象，所以孙琳能肯定患儿所患非淋症，但又说患儿是"水道不通利"。水道不通利有瘀血、砂石、肝气郁结、肾气不足、肾阴虚亏、肺气壅滞、中气下陷、下焦湿热、心火亢盛等不同证型。按其症状也可出现排尿伴有频急痛。像此案"日夜凡三百起"，肯定频数，所以也是淋症。孙琳所说小儿何缘有淋症，应指瘀血、砂石、肝气郁结、肾气不足、肾阴虚亏、下焦湿热等病因病机可以排除，而肺气壅滞（外感引起）、中气下陷（饮食偏好、肠寄生虫等引起）、心火亢盛（过食膏粱厚味引起）等病因病机引起的水道不利、尿频数也是可以有的。所以孙琳所答其实是玩了一个概念游戏。本案很可能是肺气壅滞，失于肃降，水道通调不利，累及下焦小便不通，而且外感为原发病。试看方用淡豆豉，能下气治伤寒表证寒热、时疾热病发汗；蒜能下气除风邪毒气，治时气温病初起。蒸饼是溲面（即发酵面）所制，甘平无毒，能消食化滞养脾胃、利三焦、通水道。

13案[1] 滑伯仁治一妇，病艰于小溲，中满喘渴。一医投以瞿麦、栀、苓诸滑利药，而秘益甚。诊其脉，三部皆弦而涩。曰：《经》云：膀胱者，州都之官，津液藏焉，气化则能出矣。所谓水出高源者也。膻中之气不化，则水液不行。病因于气，徒行水无益也，法当治上焦。乃制朱雀汤[2]（朱雀汤：雄雀肉一只，赤小豆一合，人参一两，赤茯苓一两，大枣肉一两，小麦一两，紫石英一两，紫菀五钱，远志五钱，丹参五钱，甘草三钱，和匀为粗末，每服三钱，水煎，食远温服。河间朱雀丸[3]：茯神二两，沉香五钱，朱砂五钱，参汤下），倍以枳、桔，煎用长流水，一饮而溲，再饮气平，数服病已（东垣案渴，此案不渴[4]，分在气在血。合前东垣案看之，方知其妙）。

【注解】[1] 本案录自《医学入门·卷首·历代医学姓氏》篇滑寿条目。

[2] 朱雀汤：同名2方。(1) 滑伯仁方，即本案方；(2)《外台秘要》方，因引自《深师方》，故又名深师朱雀汤，治久病癖饮、停痰不消、时头眩痛，胁下支满引痛，药用甘遂、芫花、大戟、大枣。

[3] 朱雀丸：同名4方。(1) 河间朱雀丸，即本案方；(2)《丹溪心法》方，治怔忡不止，药用茯神、沉香、蜜丸，人参汤送下；(3)《类证治裁》方，治心火不降、肾水不升、神明不定、健忘，药用茯神、沉香、人参、蜜丸；(4)《千金要方》方，治惊悸怔忡，药用茯苓、沉香。

[4] 东垣案渴，此案不渴：东垣案，指本篇第3案以及第4案例"长安王善夫病小便不通"。据案文看，该二案案文中未说口渴，而本案案文中有中满喘"渴"。魏按搞错了。

【阐发与临证】本案4个症状，小便不通、中满、喘、口渴，辨证是病因于气即肺气不肃降、中焦气滞，除紫菀、远志利肺气化痰涎平喘外，倍用桔梗宣肺气开上窍，提壶揭盖；倍用枳实（壳）疏理三焦气滞兼治中满。本案口渴、中满、喘，辨证上焦肺气壅滞，所以说"在气"；但第3、4案是病在下焦膀胱，可以不渴。至于第4案案文说"一居下焦，在血分而不渴"，是把气、津、血分别与上、中、下三焦对应来说的。

14案[1] 一妇年六十余，病小溲闭，若淋状，小腹胀，口吻渴。诊其脉，沉且涩。曰：此病在下焦血分，阴火盛而水不足，法当治血，血与水同，血有形而气无形，有形之疾当以有形法治之。即以东垣滋肾丸[2]服之而愈（两案一弦而涩，一沉而涩，以渴者属气分，不渴者属血分）。

【注解】[1] 本案录自《医学入门·卷首·历代医学姓氏》篇滑寿条目。

[2] 东垣滋肾丸：即《兰室秘藏》的通关丸，治热蕴膀胱、尿闭不通，小腹胀满，尿道涩痛，药用知母、黄柏、肉桂。《医学发明》和《卫生宝鉴》也有通关丸，药味相同而三味药的剂量不同。

【阐发与临证】此案有淋症的症状而实为小便闭。口吻渴是口唇干燥而无口渴的感觉，这是病在下焦血分。与本篇第4案"长安王善夫病小便不通"案一样，小便不通而无口渴，是病在下焦血分，用知母黄柏肉桂取效。

15案[1] 韩懋治一人淋，素不服药，教以专啖粟米粥，绝他味，旬余减，月余痊。

【注解】[1] 本案录自《韩氏医通·卷下·药性裁成章第七》。

【阐发与临证】粟米即小米，性味咸、微寒，益气、养肾气，去脾胃中热，治胃热消渴，利小便。李时珍说"渗利小便，所以泄肾邪也。"如此看来，此人脾胃有热，是胃热引起的消渴，淋是消渴病的症状，而非真正的淋症。

16案[1] 虞恒德治一人年七十，秋间患小便不通，二十余日，百方不效。后得一方，取地肤草捣自然汁服之遂通（地肤草单方叶名铁扫帚）。虽至微之物，而有回生起死之功。故并载之。

【注解】[1] 本案录自《医学正传·卷六·淋闭》篇。

【阐发与临证】地肤草的种子名为地肤子，性味苦寒，能清利膀胱，利小便，也治妊娠患淋；能去皮肤中热气，使皮肤润泽；外洗治阴囊癫疾；能补中益精气，治阳痿。地肤草性味也苦寒，捣汁服治赤白痢，利小便诸淋，煎水洗目治雀目涩痛。《太平圣惠方》用此草一大把水煎服，治小便不通。李时珍评为"此物能益阴气、通小肠……亦李东垣治小便不通，用黄柏、知母滋肾之意"，"无阴则阳无以化"也。

17案 吴荽山治瘦妇患淋沥，数而疼痛，身烦躁。医以热淋治之，用八正散，莲子饮[1]，服之愈剧。吴诊脉沉数无力（沉数为热在血，无力为虚在气，总归虚热，不得用八正散），知气与火转郁于小肠故也。遂与木通、菱稿节[2]、车前子、淡竹叶、麦冬、灯芯、甘草梢、大腹皮之类，服之而安。盖小肠乃多气少血之经，今病脉系气郁，反用大黄栀芩味厚苦寒之药，故寒极伤气，病转加矣。殊不知血中有热者，乃有形之热，为实热也；气中有热，乃无形之热，为虚热也（同一热也，而分在气在血，血中之热为实，气中之热为虚，大有至理。可悟建中老人治痘之法）。凡气中有热者，当行清凉薄剂，无不获效，更分气血多少之经，须辨温凉厚薄之味，审察病机，斯无失也。

【注解】[1] 莲子饮：可能是清心莲子饮。本案所用可能是《明医杂著》方（见五卷第八篇遗精第17案注(1)）。

[2] 菱稿节：即菱茎上的节。稿同茎。功同菱茎，性味甘涩平，功能润肤消疣，治各种皮肤疣；健脾和胃，治脾胃虚弱嗳气。现代有说治胃溃疡。

【阐发与临证】此妇所患确是热淋，但与气淋相夹杂。而且因故（如素体脾虚、病久、产后失血等）而脉无力，或病轻而药重，不宜用大黄、黄芩等苦寒重剂，甚至苦寒伤胃，所以服之愈剧。按案文吴荽山自述乃热在气分，又说气火有余郁于小肠而发为淋症，所以用导赤散加味，以甘寒为主、苦寒为辅，助以通气理气。至于魏按所说"沉数为热在血，无力为虚在气"，也是用的"医八股"，不切实际。连吴荽山自己都否认"热在血"（只说"气中有热，乃无形之热，为虚热也"）、"虚在气"（未用参术芪之类。仅用区区菱稿节健脾和胃）。

18案[1] 程沙，随苦血淋，百药无效。偶阅《本草》[2]，因见白冬瓜治五淋，于是日煮食之，至七日而愈。

【注解】[1] 本案录自《续医说·卷八·冬瓜治淋》篇。

[2]《本草》：《圣济总录》云："治小便少者，用冬瓜白瓤水煎汁，淡饮之"。甄权《药性本草》曰："绞汁服……利小肠治五淋"。《兵部手集》云："治水病危急用冬瓜不拘急少，任意吃之，神效无比"。

【阐发与临证】本案主要介绍连食七天白冬瓜，治愈血淋。冬瓜又名白瓜，以其经霜后皮上有一层白粉，其子亦白，故名白冬瓜。性味甘微寒，能利尿除水胀，止消渴，除心胸满，消热毒。孟诜《食疗方》载每食后吃三二两冬瓜，治积热消渴。冬瓜瓤甘平，绞汁服止烦躁热渴，利小肠，治五淋。既是血淋，则是尿中有血（或血色尿，或尿中有血块）而且排尿痛，伴尿频急。常见膀胱湿热、膀胱血瘀、心火亢盛、肝胆湿热等实证，偶见脾肾阳虚和肝肾阴虚的虚证夹杂其中，即本虚标实证。现代医学认为血尿而且伴有膀胱刺激症状（淋沥）的有膀胱炎、膀胱结石、肾和输尿管结石、肾盂肾炎、尿道炎、前列腺增生、泌尿系结核、膀胱肿瘤、肾外伤等。如果本案例是膀胱炎、尿道炎、轻度的肾盂肾炎、膀胱结石，那么连吃七天的冬瓜（连瓤）也是可以有效的。

19案 唐与正[1]治吴巡检[2]病不得前溲，卧则微通，立则不能涓滴。医遍用通小肠药不效，唐因问吴常日服何药，曰：常服黑锡丹。问何人结砂，曰：自为之。唐洒然悟曰：是必结砂[3]时铅不死，硫黄飞去，铅砂入膀胱，卧则偏重，犹可溲，立则正塞水道，以故不能通。令取金液丹三百粒，分为十服，煎瞿麦汤下之，膀胱得硫黄，积铅成灰，从水道下，犹累累如细砂，病遂愈（《夷坚志》）。

夫硫黄之化铅，经方所载，苟不察病源而以古方从事，未见其可也。

【注解】[1] 唐与正：宋朝名医，不知何处人氏。善治奇病，疗效好。

[2] 本案录自《夷坚志》，还收录在《医说》（二卷唐与正治疾篇）、《医学入门》和《中国医学大辞典》。

[3] 结砂：制作黑锡丹时，须先将黑铅熔化，再将硫黄加入，此时结成小颗粒，谓之结砂，实为硫化铅颗粒。

【阐发与临证】铅中毒为重金属中毒，铅对体内很多系统都有毒性作用，主要是干扰卟啉代谢、造成平滑肌痉挛、损害神经系统。早期表现为类似神经衰弱的症状，典型者有肠绞痛、贫血和肌肉瘫痪，严重的可发生脑病，威胁生命。现代医学治疗以排铅为主，可用依地酸二钠钙、喷替酸钙钠等药物。中医则辨证治疗。铅主要由肾脏排出。本病经过治疗，一般预后较好。

本案例病人因服用未制妥的黑锡丹过量造成铅中毒，其小便不通，是膀胱平滑肌痉挛以及神经功能异常所致。至于唐说"铅不死、铅砂入膀胱，卧则偏重犹可溲，立则正塞水道，以故不能通"，在当时能想到此道理，确难能可贵。但该官自己制作黑锡丹，投入硫黄剂量不足，铅未完全制成硫化铅，有余，部分吸收后经血液、肾脏、入膀胱，当pH适宜时是否可能析出而堵塞尿道口？内服金液丹（硫黄）可在肠道内变成硫化氢，当$pH>5$时，能与铅形成硫化铅。有可能通过小便（肾）与大便将硫化铅排出体外，加用瞿麦汤利尿，可加速其排泄。

另外，前列腺肥大、膀胱内结石、息肉、肿瘤、结核等疾病也可能出现类似症状，神经官能症患者也常见此类表现。尤其是膀胱结石，由于重力关系，立则正好堵住尿道内口，"故不通"；卧则堵不住尿道内口，所以"尤可溲"。据说江苏省海门县患膀胱结石较多，男少年患此症站立时排尿，往往被动尿流中断，站在原地跳跳，又能继续排尿。这是跳跳能使堵住尿道内口的结石暂时移动而能继续排尿。本案后服瞿麦汤又排出"细沙"，可见很可能是膀胱结石。

20 案[1] 鄞县尉耿梦得妻，苦砂石淋十三年，每溺时，器中剥剥有声，痛楚不堪。一医命采苦杖根俗呼为杜牛膝者，净洗碎之，凡一合，用水五盏，煎耗其四而留其一，去滓，以射乳香[2]末少许，研调服之，一夕愈（《本事方》）。

【注解】[1] 本案录自《普济本事方·卷十·治诸般淋方》中。

[2]《普济本事方》为麝香、乳香。

【阐发与临证】杜牛膝又名土牛膝，性味苦酸平，除功能活血散瘀治产后腹痛、血瘀经闭、癥瘕、一切损伤以及清热解毒治白喉、痢疾、痈肿、咽喉肿痛外，还能祛湿利尿治湿热下注膀胱引起的血淋。《岭南采药录》载"用土牛膝连叶，以酒煎服数次，治血淋尤验。"

21 案《元戎》[1]载：一人小溲不通，一切利小溲药不效。以其服附子太过，消尽肺阴，气所不化。师[2]用黄连芩解毒而得通。

【注解】[1]《元戎》：指《医垒元戎》，元朝王海藏（好古）撰，王好古是元朝著名医学家，赵州（今河北赵县）人，曾随李东垣学医。著有《汤液本草》《伤寒辨惑论》《医垒元戎》《阴证略例》《此事难知》等。本案和下案在他著作中都找不到。

[2] 师：指王好古的老师李东垣。

【阐发与临证】此患者因多服附子而继发小溲不通，说明其原来还有阳虚阴盛之证疾。附子主要壮肾、脾、心之阳，即使针对此三脏（经）阳虚而多用附子，也要适当护肝、肺阴，如金匮肾气丸、附桂八味丸中萸肉、山药即有此等作用。既已"消尽肺阴"，必然"无阴则阳无以生"，即气所不生。但案文说"师用黄连芩解毒而得通"，只是清热解附子毒（应该还要用甘草梢），可见此人小溲不通系热淋甚或无水之上源，是热伤阴津的小便不通，像平时劳动太过、出汗太多又喝水太少而小便不通一样。还必须养肺胃之阴津。这是过用热药伤阴而小便不通。

22案 刘子安病脑疽，服内托散[1]，后泄不止，小便大不通，亦消肺阴之过，诸药不效。郭子明辈用木通五苓导之，愈秘。刘[2]用陈皮、茯苓、生甘草之类，肺气下行遂通。若止用利小便药，其不知本甚矣（《医垒元戎》）。

【注解】[1] 内托散：同名3方。（1）《普济本事方》方，治一切痈疽恶疮方，药用绿豆粉、乳香，浓煎甘草汤下；（2）《证治准绳》方之一，治诸肿毒恶疮，药用大黄、牡蛎、瓜蒌、甘草；（3）上书方之二，治小儿痘疮不起发，根窠不红，寒战咬牙，药用人参、黄芪、甘草、川芎、当归、防风、白芷、桔梗、白芍、厚朴、木香、肉桂、生姜、大枣。本案可能用（2）方。

[2] 刘：从案文意思看，此处"刘"字不可能指文首患者刘子安。

【阐发与临证】利小便能实大便，利（通）大便也能实（不通）小便。这是水分偏走小肠或大肠的缘故，亦即阴津耗与不耗、耗多耗少之故。肺为水之上源，所以说"消肺阴之故"，其实肺胃阴津都被消耗了。五苓散中也有利气药如桂枝，但温通阳气，所以不效，改用陈皮疏利肺气、和胃，能止泄。这是药致后泄不止伤阴而小便不通。

23案[1] 王仲阳治一士人，弱冠未婚，病遗沥日久，每作虚寒脱泄治之，益甚。王诊得六脉弦数，难记至数，形骨立不能支。王曰：此三焦不利，膀胱蓄热为五淋也。患者曰：膏血砂垢，每溺则其痛不可言。乃用《局方》五淋散加山栀子、赤芍药、川木通、瞿麦穗、蚵蚾衣草、滑石末作大剂，入灯芯二十茎，煎服五七日痊愈。无奈频发，既而九日便溲俱不通，秘闷欲死。王即令用细灰于患人连脐带丹田作一泥塘，径如碗大，下令用一指厚灰，四围高起，以新汲水调朴硝一两余，令化，渐倾入灰塘中，勿令漫溢，须臾大小便迸然而出，溺中血条皆如指大。若非热解气使，则其如龟窍之小，何由连出三四日恶物，复得回生？再令服黄连解毒丸，前后二三载，不下三四斤矣，至今安然不发。

【注解】[1] 本案录自《泰定养生主论·卷十五·黄连解毒丸治法》篇。

[2] 蚵蚾衣草：即荔枝草，俗名蛤蟆皮草。其性味辛苦凉，功能凉血止血，常用于肺热咳血、黄痰带血；胃热吐血；实热血尿，血热及阴虚内热崩漏；清利湿热治白浊；清热解毒治咽喉肿痛、痔疮、痈肿；利水消肿治水肿。

【阐发与临证】此士人因病久而被诊为虚寒证，王仲阳因其脉弦数，虽形骨立不能支而诊为膀胱蓄热，其实患者溺则疼痛、尿中有膏血砂垢，还是实证。《和剂局方》五淋散有2个方，功治相同，都能清热利湿通淋，都用栀子、赤芍、甘草、赤苓，一方还用木通、滑石、竹叶、茵陈，另一方还用当归、灯芯，显然前方清热通淋药力较大。本案王仲阳因其病久而且六脉弦数、膀胱蓄热颇重而更加木通、瞿麦、干蟾皮，更加重栀子、赤芍、滑石、灯芯。此处之"细灰""灰"应指稻草灰，含多种碱性物质，镁、钠盐能致泻，钾盐能利尿（见六卷第三篇腹痛第5案例及七卷第二十一篇蛇虫兽咬第11案例），再加朴硝浓水溶液，由脐部渗入而使大小便俱通利。当然硫酸镁、硫酸钠、硝酸钾等都是辛凉的，所以能清热下气。

24案[1] 一男子患淋久，囊大如球，茎如槌，因服利药多，痛甚，脉微弱如线。以参、芪、归、术加肉桂、元胡各一钱，木通、山栀、赤芍、赤茯苓、甘草梢等药，一服痛稍减，二服小溲利，四服愈。

【注解】[1] 本案可能录自《丹溪纂要》，因《古今医案按》说本案系丹溪所治，但丹溪所有著作中并未找到。

【阐发与临证】此案本虚（病久、脉微弱如线）标实（囊大如球、茎如槌，排尿又痛甚），所以用参芪归术益气补血、肉桂温下焦，用木通、栀子、赤芍、赤苓、甘草梢（仿《和剂局方》五淋散而制小其剂）清膀胱蓄热又通其淋。

25案 程明祐治昌江一人，新娶，夏日患淋浊涩痛。投药清利，遂苦楚眼痛。再服泻心凉肝，口苦下泄，久之，盗汗潮热。程诊之，脉缓弱无力，左涩而微。曰：脉之缓而弱，脾虚也；涩而微者，血不足也。投以益元气养血之剂，病良已。

【阐发与临证】这是碰鼻子拐弯的又一例案。据实证治疗二次而病症反而加重，再辨脉发现是虚证。按"淋浊涩痛"确应辨为实证，但淋有新久，浊有浓淡，涩有轻重，痛有隐剧。"新娶、夏日患"可能意为新病、淡浊、轻涩、隐痛。新娶当然房事频频，青年肾气足，新娶房事一度频繁也不致于肾气如何虚，但结婚前后必然劳顿、烦心，因此心脾两虚却是常常出现，左脉涩微指心肝血虚，缓弱必指右肺脾气虚。

26案[1]　薛立斋治大尹刘天锡，内有湿热，大便滑利，小便涩滞。服淡渗之剂，愈加滴沥，小腹[2]腿膝皆肿，两眼胀痛，此肾经虚热在下焦，淡渗导损阳气，阴无以化，遂用地黄、滋肾[3]二丸，小便如故。更以补中益气加麦冬、五味，兼服而康。

【注解】[1]　本案与下案都录自《内科摘要·卷下·脾肾亏损小便不利肚腹膨胀等症》篇。

[2]　小腹：指阴茎。

[3]　指六味地黄丸、滋肾通关丸。

【阐发与临证】既然"内有湿热"，服淡渗之剂而症状加重、变症丛生，可见不是中焦之湿热，无相关症状故而也非上焦之湿热。湿热与虚热的热象都可能不高盛，也能延绵日久，但舌苔应该可以区分。大便滑利而小便涩滞，真要误辨为湿热了。大便滑利能用六味地黄丸和滋肾通关丸治愈乎？可能是后来的补中益气汤治愈的，那二丸只是治了小便涩滞。"肾经虚热在下焦"，用六味地黄丸、滋肾通关丸是适证的，"导损阳气，阴无以化"用此二药就不行了，应该用济生肾气丸（加滋肾通关丸），而且肉桂的剂量可适当加大一些。

27案　一儒者失于调养，饮食难化，胸膈不利，或用行气消导药，咳嗽喘促；服行气化痰药，肚腹渐胀；服行气分利药，睡卧不能，两足浮肿，小便不利，大便不实，脉浮大，按之微细，两寸皆短。此脾肾亏损，朝用补中益气加姜附，夕用《金匮要略》肾气丸加骨脂、肉果各数剂，诸症渐愈，再佐以八味丸，两月乃能步履，却服补中、八味，半载而康（博案：以上二案旧刻前案佚其尾，后案佚其首，并作一案）。

【阐发与临证】饮食难化指消导运化俱差，是胃不纳、脾运弱，也包含大便不实，因此需用健脾消导。此处连用三个行气，而症状愈加重，可见是脾虚无疑，所谓"行气"可能是破气了，"分利"则有可能是硝黄泽泻、枳实厚朴之属，脾气愈弱，阳虚及肾。

28案[1]　石山治一人形肥苍白，年五十余，病淋，沙石涩痛。医用五苓或琥珀八政散[2]之类，病益加。汪诊，脉皆濡弱而缓近驶。曰：此气血虚也。《经》曰：膀胱者津液之府，气化出焉。今病气虚，不惟不能运化蒸溽，而亦气馁不能使之出也。《经》又云：血主濡之[3]。血少则茎中枯涩，水道不利，安得不淋，医用通利，血愈燥，气愈伤矣。遂用大补汤[4]加牛膝煎服，月余病减。仍服八味丸，除附子，加黄芪，服半月余安。

【注解】[1]　本案录自《石山医案·卷上·淋》篇。

[2]　琥阳八政散：即《和剂局方》八正散合《济生方》琥珀散，实乃八正散加琥珀。

[3]　"血主濡之"：录自《难经·二十二难》，原文是"气主呴之，血主濡之，气留而不行者，为气先病也，血壅而不濡者，为血后病也，故先为是动，后所生也"。

[4]　大补汤：此处指十全大补汤。

【阐发与临证】小便淋涩、排出沙石而且涩痛，一般总是实证，但不一定是热证。患者老年，形肥、面色苍白，脉濡弱缓，更加用八正散泻热通淋后病益加，所以汪石山断为气血虚。关于"气化"，不一定补气就是气化，佐用理气药也是气化，佐用温阳药也是气化。譬如五苓散中用桂枝也是气化作用；十全大补汤中加用肉桂也是气化作用，下案例倍加的肉桂也是气化作用。气化药也有通利作用。老年人相对气血虚，茎中（应该是阴中。否则，女患者呢？）血枯津液少，容易患淋闭。此人五十多，形肥，好像患现代名之曰前列腺肥大。现在有些西医，看了两天中医书，就自诩为中西医结合医生，也有一些所谓中医，中医不精，改看两天西医书，也号之曰中西医结合。他们中医学术浅薄，西医学术不精，治这类病用大量清热解毒药谓之消炎，用大量活血祛瘀药谓之消肿。真该好好看看此案了。

29 案 程仁甫治孚潭汪尚新之父，年五十余，六月间，忽小便不通。更数医，已五日矣。予诊其六脉沉而细。曰：夏月伏阴在内，因用冷水凉药过多，气不化而愈不通矣，用五苓散倍加肉桂（桂属龙火，使助其化也）。外用葱白煎水热洗，一剂顿通。

【阐发与临证】这是阴寒内盛而气化不利而引起的癃闭，表现为虽夏季但六脉沉细。肉桂温阳散寒，力宏于桂枝，对于阴寒内盛者也是促进气化。葱白辛温，功能发汗解表、温中散寒、利尿、解毒消肿、散风寒祛痹痛，主治风寒感冒、脏腑虚寒腹痛、风寒外邪水肿、痈疮肿痛、风寒痹痛等病症。本案用葱白取其辛温温中散寒，宣降肺气，通调水道，下输膀胱而利尿通癃闭。《普济本事方》用葱白三斤，切碎炒热，分二份，布包趁热互熨小腹，治小便闭胀，气透即通。《经验方》用赤根葱近根处一寸安脐中以艾灸七壮，治小便淋涩或有尿白浊者。《普济方》用葱白一把加郁金一两，水煎温服，一日三次，治小便溺血。

30 案 江篁南治一人，年三十余，患淋数年，每饮酒或劳役即发，小溲红，日夜数十行，点滴频数且痛，素嗜酸，久药不效。诊左手，浮小而快，右沉大近涩。曰：此气血虚也，《经》曰：膀胱者，津液之府，气化出焉，今病气虚，不惟不能运化蒸溽，而亦气馁不能使之出也。《经》又云：血主濡之。血少则茎中枯涩，水道不利，安得不淋？况多服通利，血愈燥，气愈伤矣[1]。又素嗜酸，酸入于胃，其气涩以收，上之两焦，弗能出入也。不出则留胃中，胃中和湿则下注膀胱之胞，胞薄以濡，得酸则缩卷，约而不通，水道不行，故癃而涩。《内经》曰：酸多食之，令人癃是也[2]。为用大补汤加牛膝煎服，数剂稍愈。乃制八味丸除附子，加黄芪[3]，更以生甘草、川楝子、人参、延胡、茯苓相间服而愈（瑬按：此全袭石山谦甫两案为一）。

【注解】[1] 此气血虚也……气愈伤矣：全同本篇第 28 案。

[2] 酸入于胃……令人癃是也：全同本篇第 5 案。

[3] 为用大补汤加牛膝……加黄芪：全同本篇第 28 案。

【阐发与临证】从症状看不出辨为虚证的理由，脉象也说明不了非用十全大补汤、附桂八味丸、人参、黄芪等不可。饮酒后发作可能与湿热有关。仅患淋数年、劳役即发、右脉沉大涩才有虚证的可能。酸性食物中含大量草酸、与钙结成草酸钙，因而形成泌尿道结石。年轻患淋、发则点滴频数痛、小便红有血尿，还是符合的。

31 案[1] 张文学道卿传治血淋方，独蒜一枚，山栀子七枚，盐少许，三物共捣如泥，贴患人脐上。所亲患血淋二年余，殊甚，诸医治之罔效。一日张过视，漫试以前方，即时去紫黑血片碗许，遂愈。

【注解】[1] 本案录自《奇效良方·卷三十五·诸淋通治方》篇。方治小便不通。

【阐发与临证】血淋是淋病的一种。《诸病源候论》把淋病分为石淋、气淋、膏淋、劳淋、热淋、血淋、寒淋七种。血淋则尿液紫红暗或夹有血块。临床常见有膀胱湿热、肝胆湿热、心火亢盛、膀胱血瘀、肾阴亏虚等不同证型，但以实证为多见，本案即膀胱湿热血瘀为患。栀子苦寒，入心肝肺胃肾膀胱六经，功能清热透三焦郁火、清热燥湿、解毒、凉血止血、消肿止痛，主治表证误治后热郁三焦心烦懊憹、湿热黄疸、膀胱湿热血淋、热淋、热毒血痢、血热妄行、跌打外伤肿毒、火毒炽盛之高热烦躁谵语等，本案用其治膀胱湿热血淋。独头蒜功同大蒜，辛温，功能行气消滞、温中健脾、辟秽祛风、解毒杀虫、主治食积气滞腹胀、脘腹冷痛、中寒泄泻、痢疾、霍乱、疟疾，捣烂外敷或隔蒜片灸治痈肿、秃癣、疣赘。《本草纲目》说："捣膏敷脐，能达下焦，利大小便；贴足心能引热下行，治泄泻。"本案所用即此义。《素问·气厥论》篇说"胞移热于膀胱，则癃溺血"。胞同脬，指膀胱。此句是说热灼津液、影响膀胱则小便不通，甚则热伤络脉而溺血。此案苦寒与辛温并用。

32案[1]　濮阳传云：有便血淋者，取旱莲草水煎服，随愈。

【注解】［1］濮阳传不是指一本书，而是说"在濮阳地区民间传说"，谓之"濮阳传云"，与上案"张文学道卿传治血淋方"一样。濮阳，有县名、古国名、古郡名。本书成书于明朝万历年间，所以按年代、濮阳应是古郡名。濮阳古郡辖今河南濮阳、滑县、范县、山东省郓城、鄄城等地。

【阐发与临证】旱莲草有红黑二种，功用迥异。此处当用墨旱莲。该药性味甘酸凉，功能滋肝肾阴、乌须发、凉血止血、祛湿止痒，主治阴虚火旺及肝火上逆引起的迫血妄行、咳唾呕衄血、尿血、血热及血虚的白发早生，皮肤湿疹糜烂瘙痒等。本案所用当指肝肾阴虚尿血。《医学正传》载治小便溺血，用鲜墨旱莲和车前草各等分，捣取自然汁，每日空心服三杯，愈乃止。

33案　少微述季父守信州时，年五十余，值忧劳，患身热作呕，月余，脱肉破䐃[1]，小便淋沥，白如膏饴。官医凌生捡一按，名曰膏淋，用六君加远志，一服有奇功。果依方一匕而起。

【注解】［1］䐃：音jùn，肌肉的突起处，王冰注谓"肘膝后肉如块者"。

【阐发与临证】《素问·玉机真藏论》篇说"身热脱肉破䐃，真藏见，十月之内死。"本案患者具此二证，而且还有作呕、膏淋，因此其症不轻。案文用意是反衬此方的功效。膏淋临床常见膀胱湿热、小肠湿热、脾虚、肾虚等证型，但多兼膀胱或小肠气化不利、清浊不分。本案是脾虚有湿，小肠气化不利而清浊不分，六君子汤治前者，远志针对后者。余治膏淋乳糜尿多用萆薢分清饮合四君子汤、补中益气汤等，因来诊治者多为病久气虚脾虚患者。然有一老年妇女患者，已反复发作过数次，来治后按常法治之，好好发发，初服一方有效，续服又复发；再更方亦如此，前后历时3个月，百思不得其解。尿检也无红细胞。后发现其脸面有呈红色略紫的细缕隐约可见，遂于原方中加丹参一味，服二剂药后即止，数剂巩固。此后至今已二十余年未发。所以说膏淋也有小肠膀胱血瘀的。

第二篇 秘 结

1 案[1] 丹溪治一老人，因内伤挟外感，自误汗后，以补药治愈，脉尚洪数。朱谓洪当作大论，年高误汗后，必有虚症。乃以参、术、归、芪、陈皮、甘草等。自言从病不曾更衣，今虚努，迸痛不堪，欲用利药。朱谓非实秘，为气因误汗而虚，不得充腹，无力可努。仍用前药，间以肉汁粥、琐阳粥啜之（《丹溪本草》谓琐阳味甘可食者，煮粥尤佳，补阴气治虚而大便结燥，又谓肉苁蓉峻补精血，骤用，动大便滑），浓煎葱椒汤浸下体，下软块五六枚，脉大未敛，此气复，又与前药二日，小便不通，小腹满闷烦苦，仰卧则点滴而出。朱曰：补药未至。倍参、芪，服二日，小便通，至半月愈。（虚秘用补法）

【注解】本案与二卷第一篇内伤第17案重复。

2 案[1] 一妇产后秘结，脉沉细。服黄柏、知母、附子愈。

【注解】[1] 本案录自《脉因证治·卷下·结燥》篇。

【阐发与临证】一般说，胎前用药宜凉，产后用药宜温。产后大便秘结多由血虚津少肠燥引起，加之脉沉细，多用补气益血、温润大肠为主，大都不用附子，更不会用黄柏、知母（虽然知母有润肠通便作用）。但本案是阴结，脉沉细。丹溪解释是阴结寒证，用附子或干姜，阳药中少加苦寒以去热燥。如此说来，本案方以附子为主，以黄柏知母为佐。

3 案 丹溪治其母[1]，年老多痰饮，大便燥结。时以新牛乳、猪脂和糜粥中进之，虽得暂时滑利，终是腻物积多。次年夏时郁为黏痰，发为胁疮，作楚甚困。苦思而得节养之说，时进参术等补胃补血之药，随天令加减，遂得大府不燥，面色莹洁。因成一方，用参、术为君，牛膝、芍药为臣，陈皮、茯苓为佐，春加川芎，夏加五味、黄芩、麦冬，冬加当归身倍生姜，一日一贴或二贴，小水才觉短少，便进此药，小水之长如旧，即是却病捷法。

【注解】[1] 本案录自《格致余论·养老论》。

【阐发与临证】此案是老年人气虚便秘。因素患痰饮，所以以六君子汤为基本方加减，平时调理。观前后案文知，先出现小便少，然后再有大便燥结，因此其中气不足、肺有痰饮，肺与大肠相表里，又肺通调水之上源失司，所以《灵枢·口问》篇说"中气不足，溲便为之变，肠为之苦鸣"。按现代医学角度看，丹溪为该时名医，收入不会少，其母生活优裕，可能体态发福，又加素有痰饮，基本不活动，这也易致大便燥结。多吃猪脂后黏痰更多而且发胁疮，推测可能还有糖尿病。

4 案[1] 一妇年五十，患小便涩，治以八正散等剂，小肠胀急不通（治里不效），身如芒刺。朱以所感霖淫雨湿，邪尚在表（此症脉必浮濡而不数，不然身如芒刺属湿火居多，何以断之为湿邪在表耶？立斋一案，时或身如芒刺，亦作湿治），因用苍术为君，附子佐之，发表，一服即汗，小便随通（汗法）。

【注解】[1] 本案与下案都录自《丹溪治法心要·卷五·小便不通》篇。

【阐发与临证】此老妇患小便涩，属淋症、癃闭症。如果证属热淋，八正散应当有效。丹溪虽因其身如芒刺而辨为湿邪在表，但用苍术燥湿为君，似非表湿，附子温阳助气化为佐，是温散中焦之寒湿。其实身如芒刺是腠理肌肉的病症，应属中焦脾胃，脾主肌肉。如系湿邪在表，也可用苍术，但缺少人表分药如羌活等，而附子似宜用桂枝走表发汗为佳。

5案 一人年八旬，小便短涩，分利太过，致涓滴不出。盖饮食过伤其胃，气陷于下焦，用补中益气汤，一服即通[1]。（升法。琇按：此当入淋秘）

【注解】[1] 原文在此后尚有"因先服多利药损其肾气，遂致通后遗溺，一夜不止息，补其肾然后已"。

【阐发与临证】八旬老人小便短涩，虽有实证也不宜多用分利药通利。况且老人虚人常见是中气下陷。此老者可能患前列腺肥大。还有一些现代病症名如泌尿系炎症，泌尿系结石、结核，前列腺炎，膀胱肿瘤等都可出现淋闭的症状。用中药必须用中医理论辨证，不能硬套。

6案 史载之治蔡元长苦大便秘，国医用药，俱不能通利，盖元长不肯服大黄故也。时史未知名，往谒之。阍者龃龉，久之乃得见。既而诊脉，史欲出奇，曰：请求二十文钱。元长问：何为？曰：欲市紫菀耳。史遂以紫菀末之而进，须臾大便遂通。元长惊异问故，曰：大肠，肺之传送。今之秘结无他，以肺气浊耳。紫菀能清肺气，是以通也。自是医名大著（气秘用清法）（《北窗炙輠》[1]）。

【注解】[1]《北窗炙輠》：全名《北窗炙輠录》。《四库全书》载谓宋朝施德操（字彦执）撰，2卷。

【阐发与临证】紫菀蜜炙，其功能温肺止咳、润燥化痰止血，益气平喘，解毒利咽，常用于风寒犯肺、凉燥伤肺等咳嗽有痰，肺燥咳痰带血，久病气喘等症。因苦能清热，治风热引起口鼻咽喉干痛、大便秘结等。案文说能清肺气，肺与大肠相表里，也能润大肠。《千金方》有用紫菀末以井华水服三撮，治妇人小便卒不得出者，即通。小便血者服五撮立止。

7案[1] 饶医熊彦诚，年五十余，病前后闭。便溲不通，五日腹胀如鼓，同辈环视，皆不能措力。与西湖妙杲僧慧月善，遣书邀致诀别。月惊驰而往，过钓桥逢一异客，丰姿潇洒，揖之曰：方外高士，何孑孑走趋如此？月曰：一善友久患秘结，势不可疗，急欲往问耳。客曰：此易疗也。待奉施一药。即脱靴入水，探一大螺而出，曰：事济矣。持抵其家，以盐半匕，和壳生捣碎，置病者脐下一寸三分，用宽布紧系之，仍办触器，以须其通。熊昏不知人，妻子聚泣，曾未安席，君然暴下而愈。月归访异人，无所见矣。（热秘用清法）（《类编》）

【注解】[1] 本案录自《类编》，也收录在《医方考》。原文开始为"宋季饶医熊彦诚……"，但《医方考》著于1584年，故《医方考》是转录《类编》的。

【阐发与临证】医生自患大小便不通，其同道们也无能为力。脐下一寸三分为气海穴，此为下焦气机不通，故刺激气海穴。如不敷药物，针灸气海穴可能也有效。淡水田螺肉甘咸寒，能清热利水，捣烂敷脐引热下行，下水气淋闭，治癃闭、水肿。《本草纲目》也引此案。捣烂外敷局部，能解毒消肿，治目赤肿痛，痔疮肿痛等，也能生津止渴、凉血止血。

8案 王克明[1]治胡秉妻，便秘腹胀，号呼逾旬。克明视之，时秉家方会食。王曰：吾愈之使预会[2]，可乎？以半硫丸碾生姜调乳香下之，俄起对食如常。（冷秘用温法）

【注解】[1] 王克明：南宋时名医，《宋史》载：字彦昭，祖籍饶州乐平。自小体弱多病，后自学医术，自己诊疗而愈。乃行医，尤精于针灸。本案例录自《宋史·本传》。

[2] 预会：参与全家一起吃饭，即全家聚餐。

【阐发与临证】此案为肠寒冷秘，主要用半硫丸，且以硫黄服用为主。生姜去半夏毒，而且能和胃、理气除胀。乳香一味，《本草拾遗》谓能理风冷、止大肠泄澼；大明《日华本草》谓能冲恶中邪气、心腹痛疰气。《伤寒全生集》有乳香硫黄散治阴寒呃忒，用乳香、硫黄、艾叶三味为细末，好酒一盏同煎，乘热气，令病人嗅之，外用捣烂生姜擦胸前。《伤寒蕴要全书》治阴证呃逆用乳香同硫黄烧烟，令患者嗅之。二书所用基本相同。

9案[1] 虞恒德治一妇，年五十余，身材瘦小，得大便燥结不通，饮食少进，小腹作痛。虞诊之，六脉皆沉伏而结涩。作血虚治,用四物汤加桃仁、麻仁、煨大黄等药,数服不通,反加满闷。与东垣枳实导滞丸[2]及备急大黄丸等药,下咽片时即吐出,盖胃气虚而不能久留性速之药耳。遂以备急大黄丸[3]外以黄蜡包之,又以细针穿一窍,令服三丸。盖以蜡匮者,制其不犯胃气,故得出幽门达大小肠也。明日,下燥屎一升许。继以四物汤加减作汤,使吞润肠丸。如此调理月余,得大便如常,饮食进而安。(血秘用下法)

【注解】[1] 本案及下案都录自《医学正传·卷六·秘结》篇。

[2] 东垣枳实导滞丸:即枳实导滞丸,见二卷第一篇内伤第19案注。

[3] 备急大黄丸:又名备急丸、三物备急丸,《脾胃论》方,治心腹百病卒痛如锥刺及胀满气急,药用大黄、干姜、巴豆霜,蜜丸。

【阐发与临证】血虚肠燥便秘用四物汤加麻仁、柏子仁等则很妥当,加用桃仁也可,不宜量大。用制大黄治其标,偶而为之勉强,最好不用。至于枳实导滞丸、备急大黄丸等既不合病情,又不易化解(即崩解度),更因体虚不耐攻泻药(案文称"胃气虚不能久留性速之药耳")。从总体看,恒德老人用先治标(通下燥屎)、后治本(补血),又因大黄等攻下药刺激胃府,而又不得不用攻下药而用蜡皮包攻下药丸,使之在胃中不化而直达肠中起作用,好像现代的肠溶性缓释剂型、糖衣片、胶囊剂型。明代的医生如此讲科学,真了不起。

10案 一男子,因出痘大便闭结不通。儿医云:便实为佳兆。自病至痘疮愈后,不如厕者凡二十五日,肛门连大肠痛甚,叫号声彻四邻。用皂角末及蜜煎导法,服以大小承气汤及枳实导滞丸、备急丸皆不效,计无所出。虞曰:此痘疮余毒郁热,结滞于大小肠之间而然。以香油一大盏令饮,自朝至暮亦不效。乃令婢者口含香油,以小竹筒一个套入肛门,以油吹入。过半时许,病者自云:其油入肠内,如蚯蚓渐渐上行。再过片时许,下黑粪一二升止,困睡而安。(毒秘)

【阐发与临证】这是五百年前的保留灌肠法通大便。现在用肥皂水灌肠、开塞露,肯定是步其后尘。对燥屎干结在肛门口、直肠内,口服通大便药肯定是取效不大,局部用润肠通便药如猪胆汁、香油、蜜煎导、开塞露、肥皂水、液状石腊等都是快效的。那时能想到用嘴顺竹管将芝麻香油吹进肛门去,已经很先进了。

11案[1] 薛己治一儒者大便素结,服搜风顺气丸[2]后,胸膈不利,饮食善消,面戴阳色,左关尺脉洪大而虚。薛曰:此足三阴虚也。彼不信,乃服润肠丸,大便不实,肢体倦怠,与补中益气、六味地黄丸,月余而验,年许而安。若脾肺气虚者,用补中益气汤。若脾经郁结者,用加味归脾汤。若气血虚者,用八珍汤加肉苁蓉。若脾经津液涸者,用六味丸。若发热作渴饮冷者,用竹叶黄芩汤[3]。若燥在直肠,用猪胆汁导之。若肝胆邪侮脾者,用小柴胡加山栀、郁李、枳壳。若膏粱厚味积热者,用加味清胃散[4]。亦有热燥风燥,阳结阴结者,当审其因而治之。若复伤胃气,多成败症。

【注解】[1] 本案例及以下共七个案例都录自《内科摘要·卷下·脾肺肾亏损大便秘结等症》篇。

[2] 搜风顺气丸:同名2方。(1)《校注妇人良方》方,治风热秘结、肠风痔瘘,药用大黄、郁李仁、牛膝、麻仁、车前子、枳壳、菟丝子、山药;(2)《医学入门》方,治肠胃积热、胸膈痞闷、手足瘫痪、言语謇涩,药用比(1)方多槟榔、萸肉、防风、独活,蜜丸。

[3] 竹叶黄芩汤:《千金要方》方,治实热目视不明,齿焦发落,药用竹叶、黄芩、茯苓、大黄、甘草、麦冬、生地、芍药、生姜。

原文是用竹叶黄芪汤。显然本案不能用竹叶黄芩汤,是本书刻误。

附竹叶黄芪汤:同名7方。(1)《千金翼方》方之一,治发背,药用竹叶、黄芩、前胡、生姜、黄芪、芍药、山栀、麦冬、枳实、茯苓、大枣、川芎、知母、生地、人参、石膏、升麻、甘草、小麦;(2)上书方之二,治痈疽发背、往来寒热,药同(1)方去山栀、人参、石膏,加当归、通草;(3)上书方之三,治痈疽发背,药用竹叶、黄芪、芍药、当归、大黄、升麻、黄芩、前胡、知母、麦冬、甘草；(4)《卫生宝鉴》方，治发背发渴，及诸疮大渴，药同(1)方去前胡、生姜、山栀、枳实、茯苓、大枣、知母、升麻、小麦，加当归；(5)《医宗金鉴》方，治痈疽发背，各种疔毒，表里不实，热盛大渴，药用人参、生黄芪、煅石膏、制半夏、麦冬、白芍、甘草、川芎、当归、黄芩、生地、竹叶、生姜、灯芯；(6)《精秘方》方，治痈疽发背，各种疮疡疔毒，气阴虚兼热毒、口渴，药用黄芪、人参、竹叶、麦冬、石膏、生地、白芍、当归、川芎、半夏、甘草；(7)《医部全录》方，治气血虚、胃火盛而作渴，药用比《卫生宝鉴》方多半夏。本案所用是《卫生宝鉴》方。

[4] 加味清胃散：同名2方。(1)《证治准绳》方，治热毒在表，药用升麻、白芷、防风、白芍、葛根、甘草、当归、川芎、羌活、麻黄、紫背浮萍、木贼；(2)《张氏医通》方，治斑疹，口舌生疮，齿龈腐烂，药用生地、升麻、丹皮、当归、黄连、犀角、连翘、甘草。

【阐发与临证】薛己将大便秘结分成脾肺气虚、脾经郁结、气血虚弱、脾津不足、肺与大肠实热、直肠燥结、肝木侮脾土、胃经郁热等八种证型（临床常见还有脾肾阳虚便秘，如第19案例用锁阳治疗即是；还有表寒里实、表热里实的表里同病，须用解表通里法及少阳阳明同病须用和解攻下法的证型）。本案辨为脾肺气阴二虚，所以用搜风顺气丸、《正体类要》润肠丸（包括《卫生宝鉴》润肠丸、《兰室秘藏》润肠丸）等因都含有大黄、桃仁等攻伐药，服后有副作用，因而不宜应用。即使《济生方》润肠丸和《丹溪心法》润肠丸，也仅用养血润肠药，无健脾益气成分，因而也不宜应用。

12 案 一老儒素有风热，饮食如常，大便十七日不通，肚腹不胀，两尺脉洪大而虚，此阴火内烁津液。用六味丸二十余剂，至三十二日始欲去，用猪胆润而通利如常。

【阐发与临证】大便半月以上不通，饮食如常而肚腹不胀，按辨证应为虚证，而且是胃热善消。但两尺脉虚大，则为肾阴不足、相火亢盛，致使肠燥，所以按薛己辨证分类则为脾经津伤，实为肝肾不足。六味丸虽能治本，而直肠燥结只能润而通导，当自觉"始欲去"时，即欲解大便时润而通导之。也可能此老儒素来食精细，粗纤维少，加上年龄大，肠蠕动缓慢而大便量少。

13 案 一妇年七十三，痰喘内热，大便不通两月，不寐，脉洪大重按微细，此属肝肺肾亏损。朝用六味丸，夕用逍遥散，各三十余剂，计所进饮食百余碗，腹始痞闷，乃以猪胆汁导而通之，用十全大补调理而安。若间前药，饮食不进，诸症复作。

【阐发与临证】大便不通，迨计所进饮食百余碗后，腹始痞闷，73岁，脉虽大而重取微细，所以还是虚证。肠燥，肝肾不足。用逍遥散可能与两月不寐有关。后再用十全大补汤调理则可能与素体气阳俱虚之痰喘、内热（阴火）有关。

14 案 一男子年五十余，因怒少食，大便不利，服润肠丸，大便秘结，胸胁作痛，欲兼服脾约丸，肝脾肾脉浮而涩。薛曰：此足三阴精血亏损之症也。东垣先生云[1]：若人胃强（强为邪强）脾弱，约束津液不得四布，但输膀胱，小便数而大便难者，用脾约丸。若人阴血枯槁，内火燔灼，肺金受邪，土受木伤，脾肺失传，大便秘而小便数者，用润肠丸。今滋其化源，则大便自调矣。如法果验。

【注解】[1] "东垣先生云"这一段，在李东垣书中找不到原文。仅在《东垣试效方·卷七·大便结燥门》中有类似文。

【阐发与临证】所谓胃强即容纳水谷力强量多，也相当于大小肠吸收水分及肾小管重吸收水分力量强，因此胃肠中水液都进入膀胱成小便而排出了。这就小便数（次多、量也多），大便也就干结。所谓脾弱，即指脾运化津液功能减弱，相当于大小肠所得水分减少，大便也相应干燥。所以用小承气汤大黄厚朴枳实消降胃气通大便，使水分在大小肠中少吸收一些，从大肠中排出得多一点。也有可能是肾小管重吸收水分少一点。此处薛己分析不能用润肠丸，并引用李东垣所说。也有可能是指《兰室秘藏》的润肠丸，即治脾伏火的大便秘涩，药用桃仁、麻仁、当归、熟大黄、羌活、蜂蜜，薛己认为是阴血虚肠燥便秘而小便数（次多、量多），因而用当归和血补血，加麻仁、桃仁润肠通便，大黄熟用仅用其润肠作用。

15案 一儒者怀抱忧郁,大便秘结,食少[1],乃伤脾之变症也(博按:薛氏原本[2]云:一儒者怀抱郁结,复因场屋不遂,发热作渴,胸膈不利,饮食少思,服清热化痰行气等剂,前症益甚,肢体倦怠,心脾二脉涩滞,乃郁结伤脾之变症也),遂用加味归脾汤治之,饮食渐进,诸症渐退,但大便尚涩,两颧赤色,此肝肾虚火,内伤阴血,用八珍汤加苁蓉、麦冬、五味至三十余剂,大便自润。

【注解】[1]此案文中"大便秘结,食少"二症,在原文中有"发热作渴,胸膈不利,饮食少思",见博按。

[2]薛氏原本:指《内科摘要》。

【阐发与临证】按薛氏原文所述,情志不畅而发热(自觉发热,可能是内热。湿遏中焦也可引起),胸膈不利,饮食少思都可因三焦气机不畅、中焦湿滞所致。行气化湿、健脾、疏通三焦气机是正法,清热化痰欠妥。薛先用加味归脾汤治疗即此法。后面颧色赤、肝肾虚火、血虚肠燥便秘,那就另当别论了。

16案 一男子患症同前,服大黄等药泄泻便血,遍身黑黯。薛视之,曰:此阴阳二络俱伤也。《经》云;阳络伤则血外溢,阴络伤则血内溢[1]。此不治也,已而果然。

【注解】[1]"阳络伤则血外溢,阴络伤则血内溢":录自《灵枢·百病始生》篇。原文为"卒然多食饮则肠满,起居不节,用力过度,则络脉伤,阳络伤则血外溢,血外溢则衄血,阴络伤则血内溢,血内溢则后血。肠胃之络伤,则血溢于肠外"。

【阐发与临证】口鼻齿龈舌出血为衄血,推而广之,皮肤内出血也是衄血。本案遍身黑黯,应视同皮内衄血,是为阳络伤则血外溢则衄血;其人便血,是为阴络伤则血内溢则后血(便血)。况且肠胃之络伤而血溢于肠外。这是因虚证用大黄寒泻而致变症。此患者大便秘结,服大黄等泻药后便血,继之遍身黑黯(皮内出血。也可能黑斑、色素沉着),后又不治。按现代医学诊断可能是阿狄森氏病、黑色素斑·胃肠息肉病等能引致皮肤色素沉着的疾病合并出血的病如再生障碍性贫血、白血病、血友病、恶性组织细胞病等,总之是"不治"之症,又因误用大黄等使肠道出血而加速"不治"。

17案 职方陈莪斋年逾六旬,先因大便不通,服内疏等剂后,饮食少思,胸腹作胀,两胁作痛,(琇按:胁痛必由内疏所伤)形体倦怠,两尺浮大,左关短涩,右关弦涩(尺当沉,今浮大,右关当微洪而反弦涩,左关当弦而反涩,症断不起)。时五月,请治。薛曰:此命门火衰,不能生脾土,而肺金又克肝木,恐金旺之际难起矣。果然。

【阐发与临证】此老人大便不通,服内疏剂(指润肠丸、脾约丸等大黄制剂)后反出现腹胀胁痛、倦怠纳呆等,确是脾肾火衰。肾脉应沉而反浮大,是反常;右关脾脉弦涩是肝木侮脾土,如此则左关肝脉当弦而反短涩,此肝血不足是肺金乘肝木(虽然案文未说明肺脉如何,但从五行相生相克关系以及肝脉短涩来推测即可知)。脾肾火衰、肝血又不足,到秋季肺金当令,肝脾肾更虚。肝病传至肺金当令之时即其所不胜,病易不起。《素问·玉机真藏论》篇说"病之且死,必先传行至其所不胜""肝受气于心,传之于脾,气舍于肾,至肺而死"。《素问·藏气法时论》篇说:"病在肝,愈于夏,夏不愈,甚于秋,秋不死,持于冬,起于春"。当然,这样的推测,还必须详细看患者全身情况,单纯如案文所说那样,也不能推定"难起"。

18案[1] 汪石山治一妇,因改醮乘轿劳倦,加以忧惧,成婚之际遂病小腹胀痛,大小便秘结不通。医以硝黄三下之,随通随闭,病增胸膈胃脘胀痛,自汗食少。汪诊之。脉皆濡细近驶,心脉颇大,右脉觉弱。汪曰:此劳倦忧惧伤脾也。盖脾失健运之职,故气滞不行,以致秘结。今用硝黄,但利血而不能利气。遂用人参二钱,归身钱半,陈皮、枳壳、黄芩各七分,煎服而愈。

【注解】[1]本案录自《石山医案·卷上·秘结》篇。

【阐发与临证】此妇长途坐姿且颠簸,劳倦可知,外阴部肯定不清洁;又因古时寡妇改嫁,自己不能做主,所以忧惧。接着成婚,性交时自然会引起膀胱、尿道炎症,以及肠胃道神经失调、功能紊乱，所以小腹胀痛、大小便秘结不通。此时不宜用大黄芒硝清下（虽有八正散治热淋，也用大黄，但与单用硝黄攻下不同）。像此案脉濡细，右弱，即为脾虚，中气不足，溲便为之变。此妇如果单从新婚引起二便不通，不考虑脉象，还会辨证为气滞、心火，或肠燥。今从脉象辨为脾虚气滞，所以用参归陈皮枳壳。一味黄芩，既对肝郁化热，又对脉象近驶，妙哉！

19案 江汝洁治一人，患前后闭三四日，且不能食，甚危急。江视之，曰：头痛耳鸣，九窍不利，肠胃之所生也。《经》曰：北方黑色，入通于肾，开窍于二阴，藏精于肾，精不足则二便难[1]。以琐阳三钱，酒洗焙干为末，煮粥，强与服之，是晚二便俱利，饮食亦进。

【注解】［1］"北方黑色，入通于肾，开窍于二阴，藏精于肾，精不足则二便难"：录自《素问·金匮真言论》篇。但"精不足则二便难"一句，非原文。

【阐发与临证】此人头痛、耳鸣、纳食不进，小便癃闭、大便秘结已三四日。这是实证，是因大小便闭而致，只要二便通，饮食即能进，诸症当自减。《素问·五藏别论》篇说："夫胃大肠小肠三焦膀胱，此五者，天气之所生也，其气象天，故泻而不藏，此受五藏浊气（即糟粕——笔者注），名曰传化之府，此不能久留输泻者也。魄门亦为五藏使，水谷不得久藏……六府者，传化物而不藏，故实而不能满也……水谷入口，则胃实而肠虚；食下，则肠实而胃虚。"由于大小便闭，府气不通，肠实，胃也实，所以不能进食，浊气上行，干于清阳之府头部，所以头痛耳鸣。琐阳甘温，功能补肾阳、益肾精、利大便，治阳痿、遗精、男性不育、阳虚及血虚津亏便秘。本案所用从补益肾精来说是琐阳的治疗阳虚便闭，但琐阳的通大便，对非阳虚而是肠燥引起的便闭，也是很有效的。

20案 江应宿治从侄妇患秘结，因产后月余，如厕，忽跨痛如闪，大小便不通，已经四五日，杂进通利淡渗之药，罔效。予适归，仓煌告急云：前后[1]胀肿，手不敢近，近之则愈痛。虽不见脉，知其形气病气俱实，与桃仁承气汤加红花，一剂暴下而愈。

【注解】［1］前后：指前后阴。

【阐发与临证】产后大便秘是常见症，大多是血虚肠燥便秘。产后小便癃闭，气虚肾虚为多。两便秘同见，肯定以气血虚为多。但除此之外尚有因产后血虚津亏引起肠胃燥实热而大便秘结，产后气滞小便不通，恶露不行而二便俱闭。此妇前后阴肿胀痛，按之则甚，所以知气滞血瘀为患。

第三篇　黄　疸

（琇按：是病多谓湿热蒸郁脾胃而成，然有肝热传胆者，肝热移脾者，又有燥火便秘宜下者）

1案[1]　东垣治一人年六十二，素有脾胃虚损病，目疾时作，身面目睛俱黄，小便或黄或白，大便不调，饮食减少，气短上气，怠惰嗜卧，四肢不收。至六月中目疾复作，医以泻肝散[2]下数行而前疾增剧。李谓大黄、牵牛虽除湿热而不能走经络（妙），下咽，不入肝经，先入胃中，大黄苦寒重虚其胃，牵牛其味至辛（味辛者为金，用克肝木则可。经曰：肺病无多食辛），能泻气，重虚肺本，嗽大作，盖标实不去，本虚愈甚；加之适当暑雨之际，素有黄症之人，所以增剧也。此当于脾胃肺之本脏，泻外经中之湿热，制清神益气汤[3]主之，茯苓、升麻各二分，泽泻、苍术、防风各三分，生姜四分（泻湿热而补脾胃）。此药能走经，除湿热而不守，故不泻本脏（经脏二字妙绝，当熟玩），补肺与脾胃本脏中气之虚弱（琇按：江氏元本止此，今考东垣《脾胃论》，此方凡分作三段，江或误认为三方，故节去下二段耳。为补刊于后）。青皮一分，橘皮、生甘草、白芍药、白术各二分，人参五分。此药皆能守本而不走经，不走经者不滋经络中邪，守者能补脏之元气。黄柏一分，麦冬二分，人参二分，五味子三分（琇按：第二段已用人参五分，此段复用人参二分，似误。然观后发明云，救以生脉散则配方本意如此，非重出也，江氏或缘此误认为三方耳）。此药去时令浮热湿蒸。右件剉如麻豆大，都作一服，水二盏煎至一盏，去渣稍热空心服。火炽之极，金伏之际而寒水绝体于此时也。故急救以生脉散，除其湿热以恶其太甚，肺欲收，心苦缓，皆酸以收之，心火盛，则甘以泻之，故人参之甘，佐以五味子之酸。孙思邈云：夏月常服五味子以补五脏气是也[4]。麦门冬之微苦寒，能滋水之源于金之位而清肃肺气，又能除火刑金之嗽而敛其痰邪，复微加黄柏之苦寒以为守位，滋水之流以镇坠其浮气而除两足之痿弱也。

【注解】［1］本案录自《脾胃论·卷下·调理脾胃治验》篇。

［2］泻肝散：同名11方。（1）《圣惠方》方，治肝实热，心膈壅滞，虚烦，药用甘菊、决明子、黄芩、升麻、枳壳、防风、山栀、黄连、大黄、犀角、炙甘草、马牙硝、冰片、麝香、麦冬；（2）《银海精微》方之一，治小眦赤脉传睛，药用桔梗、黄芩、大黄、芒硝、栀子、车前子；（3）上书方之二，治暴风客热，药同（2）方去栀子、车前子加羌活、玄参、地骨皮；（4）上书方之三，治花翳白陷，药同（3）方去地骨皮加知母、车前子、龙胆草、当归；（5）上书方之四，治胃中热，玉翳遮睛，药同（2）方加当归尾、知母、充蔚子、防风、赤芍、连翘、薄荷；（6）上书方之五，治天行赤眼外障，药用知母、桔梗、充蔚子、大黄、玄参、羌活、细辛；（7）上书方之六，治肝虚雀目，药用防风、黄芩、桔梗、芍药、炒大黄、芒硝；（8）《证治准绳》方之一，治药同（6）方加黄芩；（9）上书方之二，治旋胪泛起，药用升麻、大黄、赤芍、黄芩、薄荷、栀子、木贼、陈皮、黄连、朴硝、菊花、甘草、防风、五灵脂、葶苈、细辛；（10）上书方之三，治肝热目赤肿痛，药用栀子、荆芥、大黄、甘草；（11）《沈氏尊生书》方，治乌风障，药用大黄、甘草、郁李仁、荆芥。

［3］清神益气汤：《脾胃论》方，功效、组成同案文。

[4] 孙思邈云"夏月常服五味子以补五脏气是也"：录自孙真人《千金月令》。原文言"五月常服五味，以补五脏之气"。

【阐发与临证】此老年患者之黄疸是肺脾气虚、湿滞中焦所致，所以用清神益气汤健脾益气、化湿利湿。方中重用人参、苍白术是以补益肺脾本脏的中气为主。

2 案[1] 罗谦甫治兀颜正卿，二月间，因官事劳役，饮食不节，心火乘脾（火生土，火甚亦能侮土），脾气虚弱，又以悲怒，气逆伤肝，心下痞满，四肢困倦，身体麻木（热伤气故麻木），次传身目俱黄，微见青色，颜黑（初起颜黑故可治，色黑湿也），心神烦乱，怔忡不安，兀兀欲吐，口生恶味，饮食迟化，时下完谷，小便癃闭而赤黑（湿热故小便秘），辰巳（胃脾）间发热，日暮则止，至四月尤甚。罗诊其脉浮而缓，《金匮要略》云："寸口脉浮为风，缓为痹。痹非中风，四肢苦烦，脾色必黄，瘀热已行""趺阳脉紧为伤脾，风寒相搏，食谷则眩，谷气不消，胃中苦浊，浊气下流，小便不通，阴被其寒，热流膀胱，身体尽黄，名曰谷疸[2]"（谷疸，寒热不食，食则头眩，心胸不安，小便难，久久发黄。此风寒相搏，谷气不消，胃中苦浊，小便不通，热流膀胱所致）。以茵陈叶一钱，茯苓五分，栀子仁、苍术去皮炒、白术各三钱，生黄芩六分，黄连、枳实、猪苓去皮、泽泻、陈皮、汉防己各二分，青皮去白一分，作一服，以长流水三盏煎至一盏，名曰茯苓栀子茵陈汤[3]，一服减半，二服良愈。《内经》云：热淫于内，治以咸寒，佐以苦甘[4]。又湿化于火，热反胜之，治以苦寒。苦泄之，以淡渗之[5]。以栀子、茵陈苦寒，能泻湿热而退其黄，故以为君。《难经》云：苦主心下满[6]。以黄连、枳实苦寒，泄心下痞满。肺主气，今热伤其气，故身体麻木，以黄芩苦寒泻火补气，故以为臣。二术苦甘温，青皮苦辛温，能除胃中湿热，泄其壅滞，养其正气，汉防己苦寒，能去十二经留湿，泽泻咸平，茯苓、猪苓甘平，导膀胱中湿热，利小便而去癃闭也。

【注解】[1] 本案录自《卫生宝鉴·卷十四·谷疸治验》篇。

[2]《金匮要略》云"寸口脉浮为风……瘀热已行""趺阳脉紧为伤脾……名曰谷疸"：谷疸病症名首见于此。此二段均录自《金匮要略·黄疸病脉证并治第十五》。原文是"瘀热以行"。

[3] 茯苓栀子茵陈汤：《卫生宝鉴》方，治谷疸，药同案文。原文也用枳壳。

[4] 热淫于内，治以咸寒，佐以苦甘：录自《素问·至真要大论》篇。原文为"佐以甘苦"。

[5] 湿化于火……以淡渗之：节录自《素问·至真要大论》篇。原文是"湿化于天，热反胜之，治以苦寒，佐以苦酸""湿司于地，热反胜之，治以苦冷……以苦平之""湿淫所胜……以苦燥之，以淡泄之"。

[6]《难经》"苦主心下满"：《难经》中无此原文，仅《六十八难》有"井，主心下满"。《素问·五运行大论》篇说"苦伤气"，所以苦能破气疏通气机。又《素问·至真要大论》篇说"酸苦涌泄"。涌泄者，是以能主心下满也。

【阐发与临证】此患者为气郁化热伤肝、饮食不节加过劳伤脾，滋生湿热，郁而成黄疸。方中重用苍白术以健脾燥湿，栀子、茵陈、茯苓、黄芩清热泄肝火、燥湿利胆退黄为次，其余小剂量的理气燥湿利湿药都是各对其症。虽说"苦主心下满"，并非单纯苦味，而是有理气作用的苦味药才能除心下满。本案原文是治谷疸的。谷疸是饮食不节、湿热食滞而致，属阳黄范畴，用茵陈蒿汤加味，还有用《三因极一病证方论》的谷疸丸（苦参、龙胆草、栀子——三味药总剂量四两半，人参——仅三分，猪胆汁加蜂蜜为丸）。

3 案[1] 至元丙寅六月，时雨霖霪，人多病湿瘟。真定韩君祥因劳役过度，渴饮凉茶，及食冷物，遂病头痛，肢节亦疼，身体沉重，胸满不食，自以为外感内伤，用通圣散二服，添身体困甚。医以百解散发其汗（汗），越四日，以小柴胡汤二服，复加烦热燥渴。又六日，以三一承气汤[2]下之（下），燥渴尤甚。又投白虎加人参、柴胡饮子之类（清），病愈增。又易医，用黄连解毒汤，朱砂膏[3]至宝丹之类，至十七日后，病势转增，传变身目俱黄，肢体沉重，背恶寒，皮肤冷，心下痞硬，按之则痛

（心下痛，按之硬，手少阴受寒，足少阴血滞，执按之而痛为实，则误），眼涩（眼涩为湿毒）不欲开，目睛不了了，懒言语，自汗，小便利，大便了而不了（此痞痛，按之痛为阴证，故小便利，大便了而未了，理中汤佳），罗诊其脉紧细（寒），按之空虚（下焦无阳也），两寸脉短，不及本位。此证得之因时热而多饮冷，加以寒凉寒药过度，助水乘心，反来侮土，先囚其母，后薄其子，《内经》云："则薄所不胜，而乘所胜也[4]"。时值霖雨，乃寒湿相合，此为阴证发黄明也（身无汗，际颈而还，小便不利则发黄。今身自汗，小便利而发黄，明属寒湿），罗以茵陈附子干姜汤[5]主之（茵陈附子干姜汤：附子、干姜、半夏、草豆蔻、白术、陈皮、泽泻、枳实、茵陈、生姜使）。《内经》云："寒淫于内，治以甘热，佐以苦辛"；"湿淫所胜，平以苦热，以淡渗之，以苦燥之[6]。"附子、干姜辛甘大热，散其中寒，故以为主；半夏、草豆蔻辛热，白术、陈皮苦甘温，健脾燥湿，故以为臣；生姜辛温以散之，泽泻甘平以渗之，枳实苦微寒，泄其痞满，茵陈苦微寒，其气轻浮，佐以姜附，能去肤腠间寒湿而退其黄，故为佐使也，煎服一两，前症减半，再服悉去。又与理中汤服之，数日，气得平复。或者难曰：发黄皆以为热，今暑隆盛之时，又以热药治之而愈，何也（此一辨不可少）？罗曰：主乎理耳。成无己[7]云：阴证有二，一者始外伤寒邪，阴经受之，或因食冷物伤太阴经也；一者始得阳证，以寒治之，寒凉过度，变阳为阴也。今君祥因天令暑热，冷物伤脾，过服寒凉，阴气太胜，阳气欲绝，加以阴成寒湿相合发而为黄也。仲景所谓当于寒湿中求之[8]。李思顺云[9]：解之而寒凉过剂；泻之而逐寇伤君，正以此耳。圣贤之制，岂敢越哉！或曰：洁古之学有自来矣。

【注解】[1] 本案录自《卫生宝鉴·卷二十三·阴黄治验》篇。

[2] 三一承气汤：即三乙承气汤，见三卷第十四篇疟第41案注。

[3] 朱砂膏：同名2方。（1）《证治准绳》方，治五心烦热，痰壅惊风搐搦，烦躁，睡眠不宁，口疮，药用朱砂、牙硝、硼砂、玄明粉、麝香、金箔、银箔、白附子、枳壳、川芎、甘草、人参、黄芩、薄荷、蜜丸，麦冬煎汤化服；（2）《沈氏尊生书》方，功治同上，药用朱砂、乳香、枣仁、人参、赤苓、琥珀，灯心大枣煎汤调服。

[4] 薄所不胜，乘所胜也：录自《素问·六节藏象论》篇，原文是"求其至也，皆归始春，未至而至，此谓太过，则薄所不胜，而乘所胜也。命曰气淫"。

[5] 茵陈附子干姜汤：同名2方。（1）《卫生宝鉴》方，治同本案所述，药物比本案多茯苓；（2）《活人书》方，治阴黄冷汗不止，药用茵陈、干姜、附子。

[6] 寒淫于内，治以甘热，佐以苦辛；"湿淫所胜……以苦燥之"：二段都录自《素问·至真要大论》篇。前段原文是"寒淫于内，治以甘热，佐以苦辛，以咸泻之，以辛润之，以苦坚之"。后段原文是"湿淫所胜，平以苦热，佐以酸辛，以苦燥之，以淡泄之"。

[7] 成无己：金朝医学家，山东聊城人。著有《注解伤寒论》《伤寒明理论》《伤寒论方》等。

[8] 仲景所谓当于寒湿中求之：出于《伤寒论》阳明病篇第260条。原文是"伤寒发汗已，身目为黄，所以然者，以寒湿在里不解故也。以为不可下也，于寒湿中求之。"

[9] 李思顺：元朝医生。《卫生宝鉴》曾引录其名言"证者证也，病状于中，证形于外。凡学医道，不看《内经》，不求《病源》，妄意病证，又执其方，此皆背本趣末之务。其误多矣，宜慎思之。"

【阐发与临证】此是病发于长夏季节，外湿浸淫，适逢患者脾胃中气虚弱，又过食冷饮食物、过服寒凉药剂而引致的阴黄。张仲景在《伤寒论》阳明篇中列出此第260条治寒湿阴黄，列出第200条治寒湿阴黄谷疸。《伤寒论》虽未出方，按王好古《阴证略例》指出可用五苓散加附子；按《景岳全书·黄疸》可用茵陈术附汤、茵陈四逆汤等。阴证都可由阳证传变而来，如《伤寒论》第269条少阳证传变为厥阴证、第270条阳证传变为阴证；也可由阳证误治而来，如第168条桂枝人参汤证是太阳表寒证误用寒下剂而成虚寒利、279条太阳表寒证误用寒下剂而转成太阴证（还比较轻），腹满时痛用桂枝加芍药汤治疗。也可由寒邪直中而成阴证。凡由阳证传变成阴证及寒邪直中成阴证的，概由患者自身里虚寒的内因。伤寒病的三阴证都符合此规律。当然，造成患者里虚寒，除本身中阳肾阳虚以外，过食寒凉饮食、过用苦寒下剂、过用寒凉药剂折伐阳气也是原因。案文中成无己所说及李思顺所言即此意。

4案 刘宗厚[1]治赵显宗病伤寒[2]，至六七日，因服下药太过，致发黄，其脉沉细迟无力，皮肤凉，发躁（阴极发躁），欲于泥中卧，喘呕，小便赤涩。先投茵陈橘皮汤（次第用药之法），喘呕止；次服小茵陈汤[3]半剂，脉微出（脉微出者生），不欲于泥中卧；次日又服茵陈附子汤半剂，四肢发热，小便二三升（用附子而小便长），当日中大汗而愈。似此治愈者，不一一录。凡伤寒病黄[4]，每遇太阳或太阴司天岁，若下之太过，往往变成阴黄。盖辰戌太阳寒水司天，水来犯土；丑未太阴湿土司天，土气不足。即脾胃虚弱，亦水来侵犯，多变此证也。

【注解】[1] 刘宗厚：明朝医家，名刘纯，字宗厚。著有《伤寒治例》《玉机微义》《医经小学》等。

[2] 本案在《景岳全书》引《伤寒微旨论》书中，韩祗和自述"曾治赵显宗病伤寒六七日……多变此证也。"全案从始至案末全与本案同。而在"韩祗和"后面单列"刘宗厚"中，并未看到本案。故本案应为《伤寒微旨论》所载，为韩祗和所治。韩祗和为宋朝医生，《伤寒微旨论》约成书于公元1086年。再说，赵显宗是宋朝皇帝，明朝医生哪能治得着宋朝人。

[3] 小茵陈汤：《伤寒微旨论》方，治发黄，脉沉细，四肢及遍身冷，药用附子、炙甘草、茵陈。

[4] 凡伤寒病黄……多变此证也：此一大段，完全录自《伤寒微旨论》（《景岳全书》转录）。

【阐发与临证】此案符合《伤寒论》第168条、第279条的发病机理。该二条文是因伤寒表寒证（太阳证）误用寒下剂而转变成里虚寒的桂枝人参汤证及太阴病的桂枝加芍药汤证。不同的是本案病伤寒误服寒下药致发黄，因脉沉细迟无力、皮肤凉而诊为阴黄，又因虚阳浮越、阴极似阳而出现躁、喘呕、小便赤涩、欲卧于泥水中等证候，所以先用茵陈橘皮汤（应该是《伤寒微旨论》方，见一卷第八篇伤寒第81案），方中并无附子、干姜、肉桂等大温大热药，但能治阴黄烦躁，喘呕不渴，不会引起温阳药与阴寒证出现的格拒。服后虚阳浮越稍好转，接服小茵陈汤半剂，计茵陈一两、附子半个、炙甘草半两，虚阳浮越更好转。如果直接服全剂小茵陈汤，可能温热药不受，出现格拒，反为不美。再接服茵陈附子汤（应该还是《伤寒微旨论》方）半剂，即生附子一个、炮姜一两二钱半、茵陈七钱半。此种治疗方法，循序渐进，稳妥。

5案[1] 虞恒德治一人年三十余，得谷疸症，求治。以胃苓汤去桂加茵陈，数十贴黄退。自以为安，不服药。十数日后，至晚目盲不见物。虞曰：此名雀目，盖湿痰盛而肝火有余也。用羯猪肝[2]煮熟和夜明砂[3]作丸服之，目明如故，来谢。虞曰：未也，不早服治肝补脾消痰之剂，必成蛊胀（疸成蛊胀）。伊不信，半月后腹渐胀痞满，复求治。仍以胃苓汤倍二术，加木通、麦冬，煎汤下褪金丸[4]，一月而安。

【注解】[1] 本案录自《医学正传·卷六·黄疸治验》篇。

[2] 羯猪肝：阉割即去势的公猪叫羯猪。羯猪肝性味甘苦温，能补肝明目，治肝虚浮肿、雀目不能远视、血虚萎黄、冷泄久滑、赤白带下，纳入阴道中治阴痒。本案原书原文是猪肝。

[3] 夜明砂：即蝙蝠屎，性味辛微苦寒，功能活血软坚消积，治小儿疳积、瘰疬；明目祛翳，治目赤肿痛、小儿青盲、雀目、心肝火盛所致内外障；镇惊悸，去面上黑皯。《太平圣惠方》治青盲不见，用糯米炒黄夜明砂一两，柏叶一两，俱为末，牛胆汁和丸如梧子大，临卧服20丸，竹叶汤下，至五更用米饮服20丸。《直指方》治内外障翳，用夜明砂末，化入猪肝内，煮食饮汁。

[4] 褪金丸：《医学正传》方，治黄肿病，药用针砂煅红醋淬、香附童便浸、苍术、白术、陈皮、神曲、麦芽、厚朴、甘草，曲糊和为丸。有块加三棱莪术醋煮。

【阐发与临证】谷疸，小便不通，身体发黄，如二便秘者，当然阳黄，用茵陈蒿汤；如虚，也属阳黄，可用补中益气汤加栀子、黄柏、黄连、泽泻、茵陈等。《三因极一病证方论》的谷疸丸，药用苦参、龙胆草、栀子、人参，苦寒药太重。寻常者可用《济生方》谷疸丸，药用苦参、龙胆草为末，牛胆汁加少量蜂蜜为丸。此患者是黄疸肝病（很可能是慢性肝炎、肝硬化），引起夜盲症，服猪肝、夜明砂和牛胆汁即补充了维生素A，雀盲也就好转了。至于后来出现蛊胀即单腹胀、肝硬化腹水，也是慢性肝病后肝硬化的常见继发性并发症。褪金丸中可加三棱莪术治"块"，即活血化瘀治肝脾肿大。

6案 江篁南治一人，夏月患食疸，面目俱黄如金，头痛如破，小溲涩难，多汗。用车前草[1]捣汁，调益元散服之，小溲即利（先泻湿热）；乃与补中益气汤一贴，汗少止（后补元气）；继以人参白虎汤、竹叶石膏汤合服之，头痛亦止，诸症多平；惟黄未尽退，乃以流气清热之剂治之愈。

【注解】[1]车前草：性味甘咸寒，功能利水通淋，治水肿、淋症、血尿；能清热解毒，治痈肿、热痢、目赤肿痛，煎水内服、鲜草捣烂外敷；化痰止咳，治痰湿蕴肺、咳嗽痰多。

【阐发与临证】在"五疸""九疸"甚至"三十六黄"中均未见到食疸之名。《本草经疏》说："胃热食疸，栀子水煎饮之"。《素问·平人气象论》篇说："已食如饥者，胃疸"。《仁斋直指方论》用茯苓加减汤（药用赤苓、陈皮、桑白皮、赤芍、白术、人参、官桂、石膏、姜半夏、生姜，如病甚者加大黄、朴硝）治胃疸积热，食已辄饥，面黄瘦，胸满胁胀，小便秘赤。《河间六书》说："食已如饥，胃热能消谷，阳明脉络，心火上行，心憎烦，面黄小便赤涩也，茯苓加减汤主之。"谢观也说："为胃热消谷，食多喜饮，宜栀子仁，或补中益气汤加猪胆汁、川连、酒黄柏、泽泻。"所以，看来食疸即胃疸。本案治食疸，与杨仁斋、刘完素、谢观等人所用方药基本一致，不外利尿、清胃热、退黄，又顾护胃气。

五疸有黄汗、黄疸、谷疸、酒疸、女劳疸。黄汗，见《金匮要略·水气病脉证并治》，主要症状是发黄、口渴、身体肿而胫冷，汗出粘衣色黄，胸中寒，不能食，暮躁不得眠，脉沉。此证因脾热汗出，入水浸浴，水入毛孔而成，宜黄芪芍药桂枝苦酒汤。还有一些变证。黄疸，见《素问·平人气象论》篇《素问·玉机真藏论》篇《灵枢·经脉篇》《灵枢·论疾诊尺》篇，以及《金匮要略·黄疸病脉证并治》等，主要症状是皮肤眼目都发黄，小便黄赤不利，或有发热、胸满、不能食等。此证由湿热交结、胆液受热而泄出，与胃之浊气相并，重蒸郁遏，侵犯脾肺，流于膀胱。若身目黄而鲜明为阳黄，晦暗为阴黄。病情有湿胜、热胜、脾胃虚、肾虚等。用药有茵陈蒿汤、茵陈五苓散、化疸汤、四君子汤、茵陈附子干姜汤等随症加减。酒疸，见《金匮·黄疸病脉证并治篇》，证有心中懊憹而热，或无热谵言，不能食，小腹满，时欲吐，小便不利，此因饮酒过多或醉而受风邪水湿，蒸郁而黄，面有赤斑，腹如水状，胫肿，小便黄。实者用茵陈蒿汤、栀子大黄汤、当归白术汤等。女劳疸，见《金匮·黄疸病脉证并治》，症见恶寒，身黄，额上黑，手足日晡热，膀胱急，少腹满，腹胀如水状，大便黑而时溏，也类似黑疸。此因房事过多及醉酒过频引起血蓄小腹，用硝石矾石散、猪膏发煎、石膏散、肾疸汤、四君子汤、滑石散等随症加减治之。如酒疸、女劳疸误下，脾肾虚，血瘀，额黑面黑，甚至周身渐黑，目青，身面微带黄色，大便黑，膀胱急，腹胀如水，足热，小便利，皮肤不仁，这是邪盛正虚的黑疸，宜急用硝石矾石散（硝石、矾石、等分研末，大麦粥汁和服），待瘀血消尽，再用桂苓归芍等扶正调理。《三因方》治黑疸用白术汤（白术、桂心、枳实、豆豉、葛根、杏仁、炙甘草）。《千金方》治黑疸用土瓜根捣汁一小升，顿服，日一次，平旦服。诸疸都有因湿热而引起的遍身发黄。谢观说通治诸疸宜用当归、桂心、大枣、麦冬、大黄、茵陈、黄芩、黄芪、干姜、茯苓、芍药、黄连、石膏、人参、甘草，水煎服。

九疸即肝、心、肾、脾、胃、肉、舌、膏、髓疸。肝疸多见于胃热渴饮，宜加用白术健脾。心疸多见心烦心热，重用黄连，加茜草根。肾疸的全身发黄、黄如金色，小便赤涩，用肾疸汤（升麻、苍术、防风、独活、白术、柴胡、羌活、葛根、茯苓、猪苓、泽泻、甘草、人参、神曲、黄柏）。肉疸患者小便色白，谢观言用凝水石（即寒水石）研末煎汤服。舌疸多口渴小便数，治宜清心降火。膏疸者饮水多、小便多，谢观介绍用花椒、瓜蒂。髓疸患者目昏暗，视物不清，嗜卧，用牡蛎泽泻汤主之。脾疸是湿热与食积相搏，善食而瘦，面黄无力，《儒门事亲·卷六·黄疸七十一治脾疸》案，先服涌吐剂去积痰宿水，次用攻下药泻下四五十次，再服冰水，最后服平胃散合槟榔丸，五日而愈，并说"谓之食劳黄。"另外，《济生方》用茵陈五苓散治湿疸小便不利，可能是黄疸而湿盛，以病因名之；《医部全录》疸门有用加味四君子汤（四君子汤加炙黄芪、炒白扁豆、炒白芍、生姜、大枣）治色疸，可能指女劳疸。

7 案 犹子[1]三阳患疸症，皮肤目睛皆黄，小溲赤，左脉弦而数，右三部原不应指，今重按之，隐隐然指下，证见午后发热（湿热变疟），五更方退（兼阴疟）。以茵陈五苓散除桂，加当归、栀子、黄柏、柴胡，数服；继用人参养荣汤，乃八物除芎，加芪、陈皮、五味、姜、枣，兼人乳、童便，热退三日，已而复作，间日发，于午后肌热灼指，脉近弦，乃作疟治之而愈。后数年，复患目睛黄，午饭难克化则小溲黄。以黄芪建中汤除桂，加白术、陈皮、茯苓、半夏、神曲、麦芽、姜少许，而退。

【注解】[1] 犹子：侄子。

【阐发与临证】此气血虚为本，证见右肺脾命脉颇沉，午后低热，至五更方退；湿热为标，证见小便赤、皮肤目睛皆黄。所以先用清热燥湿、利湿除黄，继用人参养荣汤。但皮肤目睛黄除了黄疸以外，久疟、重的疟疾也可见，因疟原虫大量破坏红细胞，造成溶血、贫血（古时认为是湿热变疟，已经很先进了），最后以"作疟治之而愈"。可能患者在此次诊治之前的近期内，曾患疟疾颇严重，后数年又发目睛黄，还是疟疾引起的可能性大。

8 案 兖山汪兖渠之内，年十八，因以冷水洗澡，带湿卧簟，坐冷石，致腹痛甚（腹痛为寒）。医疑经滞，用破血行经之药，不效。更医用附子理中汤加桂，痛稍定。次日躁扰谵言，不知人。医以补中加寒凉药二三服，乃觉身热，面目发黄，头晕，小溲黄如金色（湿），月事如常，但少耳，所苦午后发热，咽喉不清，常作声咳嗽。初秋，江诊之，脉左右皆浮大而驶，而右尤躁疾。方以苍白术、茵陈、泽泻、茯苓、猪苓、柴胡、黄檗、栀子、姜皮等药，次日脉稍平，以陈皮、桔梗、元参并前方出入增损，数服而愈。

【阐发与临证】能以冷水洗澡，肯定是夏季。暑热被寒湿所遏，破血行经药既不效，附子肉桂干姜等温热药也太偏，毕竟暑热在里，所以腹痛虽稍定，但旋即躁扰谵言不知人。里热外寒有湿变为湿热，发为黄疸、小便赤、午后潮热、咽喉不清是有痰、咳嗽不爽。江应宿所用仍是茵陈五苓散去桂，而加重了栀子黄柏清热燥湿退黄。

9 案 扬州吴世德，患胸腹作滞，小溲黄涩，目睛黄甚，恶风鼻塞，饮食作恶。暑月，江诊左脉沉小而缓，右颇大而弦，脾部带滑，乃食伤太阴，为食疸症也，兼风寒外袭。法宜疏利消导，以防风、苍术、茵陈、苏叶、陈皮、茯苓、猪苓、泽泻、枳实、姜、葱煎服，夜来小溲颇长。早因惊悸，出汗一时许，乃用五苓去桂，加滑石、茵陈合平胃散，四服，胸膈宽，小溲色渐淡而长，面目皮肤黄渐退。临卧喉口作干，大便燥，口臭，前方减厚朴、苍术，加白术，数服而愈。

【阐发与临证】胸腹作滞、饮食作恶，脉象右关滑，说明肠胃有湿阻，加之风寒外袭，所以不能过用苦寒清热燥湿的栀子黄柏，只能用苍术陈皮枳实以及后用的厚朴等燥湿理气消导药。本案的食疸与第6案的食疸治法完全不同。

第四篇　斑　疹

1案[1]　丹溪治一乳孩，因胎毒，两腋生疖，后腹胀，发赤疹如霞片。以剪刀草[2]汁调原蚕沙[3]敷之愈。

沧州翁二条，滑伯仁一条，见伤寒类[4]。

【注解】[1]本案录自《金匮钩玄·赤瘤》篇，并与十二卷第一篇胎毒第6案例部分重复。

[2]剪刀草：(1)又名山薄荷：性味苦辛凉，能疏风清热、治风热外感，清热解毒，消肿止痛，治痈肿丹毒等，能祛风止痒治各种皮炎，能凉血止痢，能治跌打损伤，能治妇女崩漏。与八卷第一篇血症第22案的剪草是否同一药材？(2)又名野慈菇：性味辛甘寒，有小毒，功能解毒疗疮，治一切恶疮肿毒、瘰疬、蛇咬伤，又能清热利胆治黄疸。(3)《证治准绳·疡医·卷二·表里》说："地丁即大蓟也（一云剪刀草），开黄花者名黄花地丁，开紫花者名紫花地丁。"本案所用者以又名山薄荷者为是。

[3]蚕沙：性味甘辛温，功能祛风止痒，与清热凉血药同用能治风热瘙痒，能祛风除湿治风湿痹痛，能活血散风治肢体不遂，能和胃化浊治湿浊内阻、霍乱吐泻等。

[4]沧州翁二条、滑伯仁一条：指一卷第八篇伤寒第33案、34案、73案。上述三案都是以伤寒症为始诊、后确诊为斑疹的。

【阐发与临证】乳孩，一般在一岁之内，所患的热毒之类疾病，往往归于胎毒，包括本案文所说的疖、疹等，所以用剪刀草清热解毒，配伍蚕沙祛风除湿止痒。赤疹而如霞片，说明该疹热邪深重，所以引起了两腋的生疖，实际上是臀核，即现代医学的淋巴结炎、肿痛。元朝危亦林《世医得效方》在"疮肿科"中提出"臀聚结热，疼痛肿赤"，宋朝张杲《医说》说："凡人血行而壅则疮疖，于虚处则生核，谓之疊瘍（同臀瘍）。"疹大致分风寒郁闭、风热在卫、风热挟湿、热郁气分、热入营血、气血虚弱等证型，而乳孩以外邪以及外邪传变为主。本案以风热挟湿为是。如果是虚证或热入气、营血，外敷行吗？以现代医学诊断，此患儿是小儿风疹的可能性最大，因为风疹可出现枕部、颈部、腋窝、腹股沟等部位的淋巴结肿大，与本案文描述一致。风疹发热较轻，案文中也并未说到发热否，估计即使发热也较轻。但麻疹也可能，因为麻疹也可有轻度的上述部位淋巴结肿大。麻疹的皮疹比风疹较严重，案文说"赤疹如霞片"，就是说疹发较严重。而麻疹的发热较高，案文就以"胎毒"一词带过了。

本案所用的方药，也记录在《脉因证治·丹疹症》中。

2案[1]　完颜小将军病，寒热间作，腕后有斑三五点，鼻中微血出，两手脉沉涩，胸膈四肢按之殊无大热（无大热），此内伤寒也。问之，因暑卧殿角伤风，又渴饮冰酪水[2]，此外感者轻，内伤者重，从内病俱为阴也（见瘀鼻衄断为阴甚妙），故先瘀衄，后显内阴。寒热间作，脾亦有之，非往来少阳之寒热也。与调中汤[3]数服而愈（调中汤治内伤外感而发阴瘀，苍术一钱五分，陈皮一钱，砂仁、藿香、白芍、炙甘草、桔梗、半夏、白芷、羌活、枳壳各一钱，川芎、麻黄、桂枝各五分，生姜三片，水煎服。方见《玉机微义》）。

【注解】[1]本案录自《阴证略例》海藏治验录：外阳内阴。也收录在《玉机微义》卷四十四疹门。

[2] 冰酪水：酪指奶酪，用冰镇过又化成水。

[3] 调中汤：同名13方。（1）《千金要方》方之一，治曾伤四月胎者，预服保胎，药用白芍、生姜、白术、柴胡、续断、川芎、甘草、当归、乌梅、枳实、厚朴、生李根白皮；（2）上书方之二，治小儿春秋季早晚间忽暴冷，引起壮热下痢，或妇女小腹胀痛、赤白带下，药用葛根、黄芩、白术、白芍、茯苓、大黄、藁本、桔梗、甘草；（3）《外台秘要》方之一，治虚劳乏力，药用当归、芍药、麦冬、炙甘草、肉桂、茯苓、大枣；（4）上书方之二，治胃气虚不欲食、短气，药用薤白、枳实、陈皮、大枣、粳米、豆豉；（5）《和剂局方》方，治产后饮冷当风而腹痛、水谷不化、肠鸣泄泻，下痢赤白，药用当归、川芎、白芍、附子、肉桂、高良姜、炙甘草；（6）《太平圣惠方》方，治小儿痢不止、羸瘦腹胀不欲食，药用厚朴、黄连、木香；（7）《丹溪心法》方，治内伤外感发阴斑，方药见本案文；（8）《幼幼全书》方，治痘后吐泻，药用人参、黄芪、白术、炙甘草、白芍、木香、陈皮、生姜；（9）《救偏琐言》方，治先吐泻致里虚，随后感时邪而患痘，神困倦，目眶低陷，药用人参、陈皮、蝉蜕、川芎、甘草、谷芽、扁豆、枸杞、生姜、大枣；（10）《婴童百问》方，治伤食泻，药用人参、炒白术、茯苓、木香、炮姜、藿香、制香附、砂仁、炙甘草、丁香、生姜、大枣；（11）《卫生宝鉴》方，健脾调中，药用茯苓、干姜、白术、甘草；（12）《沈氏尊生书》方之一，治风疹，药用藿香、枳实、砂仁、甘草、苍术、茯苓、青皮、陈皮、半夏、厚朴；（13）上书方之二，治一切浮肿，药用茯苓、陈皮、白术、当归、白芍。

【阐发与临证】中医学认为斑点大成片，不高出皮肤，抚之不碍手；疹稀时呈琐碎小粒，密时如云头隐隐，常高出皮肤，抚之碍手（也有不高出皮肤、抚之不碍手的）；痘初起为红色丘疹，渐成米豆大水泡。现代医学认为斑疹与皮肤平，压之褪色为充血性，压之不褪色为出血性；丘疹是高出皮肤的，顶面或平或尖或呈脐形；水疱是小米粒至豆大的水泡。因此现代医学的斑疹包括中医学的斑和部分疹；中医学的疹包括现代医学的丘疹和部分斑疹；中医学的痘包括现代医学的水疱和后来变成水疱的丘疹。中医学的斑还分阳斑和阴斑，前者属实热，后者属虚寒。临床常将瘾分为风寒挟湿、风热挟湿、湿热蒸郁、热入营血、血热风燥、血虚风燥、阴虚火旺、气滞血瘀、中焦寒湿、脾不统血、阳虚等证型。本案是风寒挟湿、寒湿中阻，辨证在病前有外感风寒、内伤寒湿史，身不发热，瘾发不多（三五点），鼻中微出血，六脉沉涩，所以应为寒湿阴斑，并非是斑和鼻衄同见而断为阴。此小儿身上可能还有斑尚未被察觉。从现代医学诊断看，此患儿可能是血小板减少或功能不全症。"数服而愈"也可能是暂时缓解。

3 案 江篁南治章祁一人，年五十，因伐木受湿，夏间裁遇热汗衣则皮肤发红疹，隐隐如布粟状，少取凉汗收，则疹渐没，素有鸣肠之症，自患前恙则肠不复鸣矣。江曰：此症虽有阴阳轻重，俱从火化，此无根失守之火，聚于胸中，上独熏肺。盖肺主气，主皮毛，遇热汗衣伤之则传于皮肤而为疹矣。取凉汗收而疹没者，火散而疹自退，承乃制之义也。腹中鸣，乃火击动其水。昔有而今无者，火从中达外也。若不节食绝欲，早拔其根，他日恐成疠风也。其人食欲不能节，已而果成疠风，不治。

【阐发与临证】此患者乃湿热郁肺，由皮毛受湿，久而蕴郁传变成。肺与大肠相表里则肠鸣，肺主皮毛，湿热由皮肤外泄（红疹）则邪有出路而不肠鸣。所以治出疹要用发散透疹即此义。如果湿热久郁于肺，可能会患肺痈；蕴聚于肌肤不得透达，久之皮肤出癣湿疮疡，流滋水，甚则变疠风。疠风，病名出《素问·风论》篇，论曰："疠者，有荣气热胕，其气不清，故使其鼻柱坏而色败，皮肤疡溃，风寒客于脉而不去，名曰疠风，或名曰寒热。""寒热"与"疠风"的关系，王冰注谓"始为寒热，热成曰厉风"。疠风，又名大风、麻风，初起患处麻木不仁，次成红斑，继则肿溃，无脓，久之延至全身肌肤，眉落、目损、鼻柱崩坏、唇裂、足底穿等。张仲景《伤寒杂病论·平脉篇》说："脉浮而大……风气相搏，必成隐疹。身体为痒，痒者名泄风，久久为痂癞。"这是讲的卫气虚、风邪盛，先出隐疹，慢慢发展为痂癞（即疠风）。而疠风之前确有先发瘾疹的。此人伐木深山中，易感受疫疠风毒。

第五篇　风　瘅

1案[1]　唐与正治侄女年数岁，得风瘅疾，先发于膺[2]，迤逦延上，赤肿痛痒。医以上膈风热治之（亦不远），不效。唐诊之，曰：是肝肺风热盛极耳。以升麻、羌活、荆芥、鼠黏子、赤芍药、淡竹叶、桔梗、干葛八物治之，自下渐退而肿聚于顶。其高数寸，虽饮食寝处无妨而疾未去也。唐母吴夫人曰：此女乳母好饮热酒，至并啜其糟，疾殆因是欤？唐方悟所以至顶不消之由，思之惟干葛消酒，且能疗火毒，乃以先方加葛三倍，使服之，二日肿尽去。（《夷坚志》）

【注解】[1]本案还收录在《医说·卷二·唐与正治疾》篇，和《奇症汇·头》。

[2]膺：胸骨处部位。

【阐发与临证】《诸病源候论·风痒候》说："邪与卫气相搏……逢热则痒，逢寒则痛。"但皮肤赤肿痛痒则是风热、风湿为患。瘅与疸同，应该是皮肤发黄、湿热内蕴所致。本案文并未说明此患者是否发黄疸。风疸即疸病之属于风者，风湿热为患，由胸部向上发展，是风湿热之邪蕴郁于肺胃肝三经，所以用散风清热利湿兼以凉血法治疗。因为喂哺小儿乳汁的乳母喜饮热酒、嗜食酒糟，酒毒湿热郁积于患儿体内，乘风邪壅于头部，聚积于头顶，所以风瘅引起的赤肿痛痒之疹愈后，由酒毒湿热所引起的头顶高肿"疾未去"，加用大剂量葛根而消。本案是乳母通过乳汁将某些致病因子传染给小儿。

2案　齐王太后病，召臣意入诊脉，曰：风瘅客脬（注云：脬，膀胱也。言风瘅之病客居在膀胱），难于大小溲（肾主二便，与膀胱为表里），溺赤（湿生热）。臣意饮以火齐汤（即黄连解毒汤，或云川连一味为火齐汤），一饮即前后溲，再饮病已溺如故。病得之流汗出㴋[2]（音巡）㴋者，去衣而汗晞[3]也（去衣汗晞，风湿应肺受之，盖肺主通调水道而移于膀胱，故曰客也）。所以知齐王太后者，臣意诊其脉，切其太阴之口（肺部），湿[4]然，风气也。《脉法》曰：沉之而大坚，浮之而大紧者，病主在肾[5]。肾切之而相反也，脉大而躁，大者，膀胱气也；躁者，中有热而溺赤。（《史记》）

【注解】[1]脬：音抛。民间俗称膀胱为尿脬。

[2]㴋：《史记·扁鹊仓公列传》原文是潖，与此字同音，音巡。㴋在《康熙字典》为潖，音巡，并注明出《史记·仓公列传》，注明"按字汇补作㴋误"。潖、潖意是汗出如浴水。

[3]晞：干燥。

[4]湿：此处指涩。脉象有涩脉，而没有湿脉。此处系刻误。

[5]《脉法》是1973年在湖南长沙马王堆三号汉墓出土的帛书之一，是残卷书，缺字太多。但其中找不到本案文所述的"沉之而大坚，浮之而大紧，病主在肾"等字。本案此处是说沉取脉实有力、浮取脉紧，是肾有病。《脉经·卷六·第九》说："肾脉沉之大而坚，浮之大而紧，若……心下有水气，时胀闭……得之浴水中，身未干而合房内及劳倦发之。"又说："汗出如浴水则伤肾。"

【阐发与临证】汗出如浴水则伤肾；浴水中身未干而合房则更伤肾。大汗出时因热而去衣，汗干燥，即皮肤受湿热，肺合皮毛，主通调水道而移湿热于膀胱，所以难于二便而溺赤。也可能如《脉经》卷六·第九所说是"得之浴水中，身未干而合房内，及劳倦发之"。因诊治对象是太后，不便明说。《脉经·卷一》说："脉来疾者为风也……脉来滑躁者病有热也，脉来涩者为病寒湿也。"脉躁也有急、疾之意。淳于意切太阴寸口脉涩，肾脉大而急躁，故如此诊断。

第六篇 四 肢 病

（璜按：《经》曰：脾病则四肢不用。诸案所列类多疡症）

1案 《华佗别传》[1]曰：琅琊[2]有女子，右股上有疮，痒而不痛，愈而复作。佗曰：当得稻糠色犬，系马顿走出五十里，断头向痒。乃从之，须臾有蛇在皮中动，以铁横贯引出，长三尺许，七日愈。（《独异志》）

【注解】[1]《华佗别传》：《华佗三传》包括《后汉书·华佗传》（作者范晔，398—445年）、《三国志·华佗传》（作者陈寿，233—297年）、《华佗别传》（作者不详，其佚文首见于《三国志》裴松之注所引。裴为372—451年人）。本案在《华佗别传》（佚文）中的原文，在患者、诊断、治疗经过等方面记述颇详尽。另，本案也记述在孙思邈注《华佗神医秘传·华佗治膝疮要诀》中，比《别传》记述更详尽，并说明用黄色狗的血来治疗的理由、药理作用（见释按）。本案也收录在《永乐大典》卷之20310。

[2]琅琊：《华佗别传》为琅邪，孙思邈注《华佗神医秘传》为琅琊，与本案同。三者其实相同，邪、琊都发ya音。琅琊，古邑名、古县名、古郡名，都在今山东省胶南市琅琊台西北。琅琊郡秦置。东汉时改琅琊国，移治开阳（今山东临沂市北），北魏时移治即丘（今临沂市西）。

【阐发与临证】按《华佗神医秘传》"治膝疮要诀"说"凡蛇喜血腥……犬之黄色者其血尤腥，使之用力于足部（即系犬于马后，跟着马速奔三十里，再人牵着走二十里），其血郁闷已久，有直冲之性（即犬奋力长距离奔跑五十里后，血管极度扩张，血管内血流速度快，一旦血管破裂，血即喷涌而出），待女患者饮麻沸散昏睡时，在犬之近后足前剖腹（实际是在股三角处切断股动脉），血出如泉涌，凑近女患者之左膝（本案文说是右股）疮口处，距二三寸（三国时一寸约合现在的2.4cm），片刻即有像蛇一样的动物蜿蜒从疮口中钻出来，以铁锥刺穿其颈部，待"蛇"不动、死了，再拉住铁锥慢慢拖出来，再用药膏敷于疮面，七日后愈合。该"蛇"有眼球而无瞳孔，鳞片是倒逆着生的，有三尺长（约合70cm）。藏在肌肤内，有可能吗？

2案[1] 罗谦甫治真定张大年，近三十，素嗜酒，至元辛未夏间，病手指节肿痛，屈伸不利，膝膑亦然，心下痞满，身体沉重，不欲饮食，食即欲吐，面色萎黄，精神减少，病近月余。罗诊其脉沉而缓，缓者脾也，《难经》云：腧主体重节痛，腧者脾之所主，四肢属脾[2]。盖其人素饮酒，加之时助湿气大胜，流于四肢，故为肿痛。《内经》云：诸湿肿满，皆属脾土[3]。仲景云：湿流关节，肢体烦痛[4]，此之谓也。宜以大羌活汤主之，《内经》云：湿淫于内，治以苦温，以苦发之，以淡渗之[5]，又云：风能胜湿。羌活、独活苦温，透关节而胜湿，故以为君；升麻苦平，威灵仙、防风、苍术苦辛温，发之者也，故以为臣；血壅而不流则痛，当归辛温以散之，甘草甘温，益气缓中，泽泻咸平，茯苓甘平，导湿而利小便，以淡渗之也，使气味相合，上下分散其湿也。

【注解】[1]本案录自《卫生宝鉴·卷二十三·肢节肿痛治验》篇。

[2]"腧主体重节痛，腧者脾之所主，四肢属脾"：本段文字中"腧主体重节痛"录自《难经·六十八难》；"腧者脾之所主"录自吕广（三国时医家，又作吕博，所著述均佚）所言"俞者土，土者脾，脾主体重也"；《素问·太阴阳明论》篇说"四支皆禀气于胃，而不得至经，必因于脾，乃得禀也"；《灵枢·本神》篇说"脾气虚则四肢不用"。这是说胃的水谷精气要靠脾气布化而乃至四支，四支才能禀受。脾气虚，四支不能禀受而不用。这就是"四肢属脾"。而《难经》《内经》中均无单独说"四肢属脾"。

[3]诸湿肿满，皆属脾土：录自《素问·至真要大论》篇，原文是"诸湿肿满，皆属于脾"。

[4]仲景云"湿流关节，肢体烦痛"：《桂林古本伤寒杂病论·湿病脉证并治第九》说："湿气在外，因风相搏，流于经络，骨节烦痛。"《金匮要略·痉湿暍病脉证第二》云："太阳病，关节疼痛而烦，脉沉而细者，此名湿痹。湿痹之候，小便不利，大便反快，但当利其小便。"但都未说到"湿流关节"。成无己说："《金匮要略》曰：雾伤皮肤，湿流关节"。尤在泾说："风寒伤于肌腠，而湿则流入关节。"张令韶说："此论湿流关节也……故关节疼痛而烦也。"

[5]"湿淫于内，治以苦温，以苦发之，以淡渗之"：引自《素问·至真要大论》篇，原文是"湿淫于内，治以苦热，佐以酸淡，以苦燥之，以淡泄之""湿淫所胜，平以苦热，佐以酸辛，以苦燥之，以淡泄之，湿上甚而热，治以苦温"。

【阐发与临证】此患者指间关节及膝关节都肿痛，心下痞满，不欲饮食，欲吐，身体沉重，脉沉缓，可能不是红肿热痛，确是寒湿，与痰瘀相挟而流注经络关节。《金匮要略·痉湿暍病脉证第二》说"此病伤于汗出当风，或久伤取冷所致也"。也与素嗜酒有关，酒亦致内湿，所以心下痞满、不欲饮食、食则欲吐。案文中引《难经》所言，既是辨证遣药用羌独活、苍术、茯苓、泽泻等祛风利湿健脾，也与配合五行，说明井、荥、俞、经、合五穴与内脏的关系，辨证取穴针刺治疗有关，如心下满为肝病的症状，取足厥阴肝经的井穴大敦作针刺，疗效较好。所谓"时助湿气大胜"，乃指夏季湿胜，暑必挟湿。

此病可能是原发性骨关节炎，素嗜酒会影响钙质吸收。也可能是既有类风湿关节炎，又有膝关节的骨关节炎，也可能是瑞特综合征的初起急性关节炎阶段。元朝连年战争，兵荒马乱，能素嗜酒者不会是穷人，患性病型的瑞特综合征是有条件的。治疗很慢，所以在案文最后并未对疗效有一个明确的说法。

3 案[1]　一人两足心凸如肿，硬如钉，胫骨生碎孔流髓，身发寒战，惟思饮酒（症见寒战，饮酒亦奇），此肝肾气冷热相吞。用川乌炮为末傅之（温以行之），内煎韭菜汤服之愈（行瘀温散）。

【注解】[1]本案例录自《阮霖经验方》第三方，也有说录自《夏子益奇疾方》。《本草纲目·草部·附子（乌头）》篇亦载此案，还收录在《奇症汇·手足》。原书所说在"硬如钉"前面还有"上生黑豆疮"五字。

【阐发与临证】本案例相当于现代医学之慢性骨髓炎，因细菌侵入骨组织后引起化脓性感染，常见患处有数个窦道，流脓不止，疮口久不愈合，伴发热、疼痛等。X线片可见骨质破坏、死骨等。中医诊为附骨疽，病因病机是邪毒感染、正气不足，邪毒内侵筋骨而发病。治疗宜扶正与祛邪相结合，扶正重在滋补肝肾、益气养血；祛邪则用清热解毒法，还可加化痰逐瘀、活血利湿药以增强效果。如配合病灶清除手术则疗效更好。本案例病变处质硬色黑、髓流不止，伴寒战，而且思饮酒，故为阴证可知。外用乌头末敷治，川乌辛温，通经除湿，破坚疗毒，能治痈疽不敛，诸积冷毒；内服韭菜汤，活血温阳通经。

4 案[1]　一人四肢节脱，但有皮连，不能举动，名曰筋解（症奇）。用黄芦[2]，酒浸一宿，焙为末，酒下二钱，多服而安。

【注解】[1]本案录自夏子益《奇疾方》第四方，又收录在《永乐大典·20310卷》。

[2] 黄芦：芦为"栌"之误。黄栌为漆树科植物黄栌的叶及嫩枝，性味苦、微寒，功效清热利湿，解酒疸、目黄。

【阐发与临证】据本案症状等分析，筋解病即痿症。《证治准绳》说："痿者，手足痿软而无力，百节缓纵而不收也。"病因病机有肺热伤津、湿热浸淫、气血不足、肝肾阴虚等证型，亦有兼见血瘀、痰滞。治疗可分别用清热润燥、清热燥湿、益气健脾、滋阴养血、补益肝肾、化痰祛瘀等法，常用方药如清燥救肺汤、四妙散、参苓白术散、补中益气汤、虎潜丸等。还可配合针灸、推拿等治疗。本病见于现代医学中枢或周围神经、肌肉、内分泌以及其他系统的器质性或功能性病变。也像类风湿关节炎指间关节纽扣样、蛇颈样病变。本案例属湿热浸淫，所以用清热利湿的黄栌治疗。另有《圣济总录》用黄栌木（用新汲水浸半月，焙干研）、苏方木、乌麻子、天麻、丁香、乳香为末，以赤黍米用浸黄栌水煮米粥，捣和为丸，治大风癞疾。说明它有祛风通络作用。针灸取穴以手足阳明、太阴经穴为主，兼取足少阴、足厥阴经穴，用泻法。如肩髃、曲池、合谷、阳溪、髀关、足三里、解溪等。湿热可加阴陵泉、脾俞；肺热可加尺泽、肺俞；肝肾阴虚可加肝俞、肾俞、悬钟、阳陵泉等。

5 案[1]　一人手指弯曲，骨节间痛，不可忍，渐至断落。以蓖麻子去壳二两，碎者不用，黄连四两，贮瓶内，水二升浸之，春夏三日，秋冬五日，每早面东，以此水吞下蓖麻子一粒，渐加至四五粒，微泄无害，忌食动风物，屡效（症奇治亦奇）。

【注解】［1］本案录自杜壬所著《杜壬医准》。杜壬，宋朝医生，所著《杜壬医准》系本人医案，已佚。

【阐发与临证】手指骨节间关节疼至不可忍，而且手指弯曲，极像尪痹，可能是现代医学的类风湿关节炎，或涉及类风湿关节炎的重叠综合征、混合性结缔组织病，也可能是银屑病性关节炎的手指足趾病变。"渐至断落"，如果不是夸张或是猜想以后可能会"渐至断落"的话，那是麻风病了。《本草纲目》在蓖麻子篇中摘引《杜壬方》，用蓖麻子和黄连二味等分，似本案所用方法炮制，治疠风鼻塌、手指弯曲、痛不可忍，渐至断落，即本案。在服法中并说服用蓖麻子两月后吃大蒜、猪肉试试，如不发是效也，若发动再服，直候不发乃止。这与本案所说忌食动风物是相对应的。

6 案　葛可久[1]治同郡富人女[2]，年可十七八，病四肢痿痹，不能自食，目瞪，众医莫能治。葛视之，笑曰：此不难治。乃令悉去房中香奁流苏之属，发地板掘土为坎，舁[3]女子其中，扃[4]其扉，戒家人俟其手足动而作声，当报我。久之，手足果动而呼。投药一丸，明日自坎中出矣。盖此女平日嗜香，而脾为香气所蚀[5]故也（《吹剑续录》[6]）。

【注解】［1］葛可久：字乾平（1305—1353 年），平江路（治所今苏州，辖境今苏州市及上海市的嘉定、宝山）人。幼承家学，治病多奇验。著《十药神书》。

［2］本案录自《吹剑续录》，还收录在《奇症汇·身》，症名"香蚀"。

［3］舁：音余，抬、携。

［4］扃：音炯，在此为关闭、围起来。

［5］脾为香气所蚀：辛香温燥之品可耗伤脾阴。

［6］《吹剑续录》：《吹剑录》《续录》《三录》《四录》均为南宋俞文豹撰，现汇成《吹剑录全编》印行。笔记体，内容多评说诗文、史事等。《万卷精华楼藏书记·卷九十三》说：俞文豹尚作《吹剑录外集》一卷。

【阐发与临证】脾主运化，有消化饮食和运送水谷精微的功能，四肢百骸皆靠其营养。芳香气味性疾滑利，可使气血散失、精气滑脱、骨节松懈，引起晕厥。本案例即是由香气熏陶而引起的"四肢痿痹、目瞪、不能自食"，符合此机理。脾为香气所蚀，运化功能失健，故不能自食；四肢、肌肉失于濡养，运动失常而四肢痿痹，目瞪视、不能眨眼。治疗之先，以去除香源；次则置患者于地穴内，使脾得土气而健；再投以丸药（可能是健脾、醒脾之类），促愈。也可以针刺合谷、人中、足三里等穴，甚至劳宫、十宣重刺激，以促其苏醒。由于香味长期熏陶而患病的案例，《怪病怪治》转载沈仲圭氏报道，新中国成立前扬州某男子睡房中由于熏香异烈而致昏迷、四肢冰冷松软，唯胸部微温。后用臭气熏陶而苏醒。与本案真像。

7案 赵宜真[1]曰：予一故人曾患鼓椎风[2]，往来寒热，数月伏枕，诸药不能疗。最后一医士诊之，曰：虽成痼疾，而有客邪在少阳经未解，若曾服五积散，则误矣。询之，果然。因投小柴胡汤数服，寒热顿除，却用本料追风丸[3]等药，理其风证而全瘳矣（赵宜真，明初人）。

【注解】[1] 赵宜真：《河南通志》载赵乃明代外科名医，浚仪人，出家为道士，号原阳子。《明史·艺文志》载：赵著《济急仙方》《外科集验方》等。此书汇集在《青囊杂纂》中。该书又名《秘传经验方》。天顺三年，东吴邵以正后序。序说其师刘真人于明洪武年间集成《济急仙方》《徐氏胎产方》《仙传济阴方》《仙传外科方》《秘传外科方》《理伤续断方》《紫庭追痨方》《小儿痘疹方》等。刘真人告诉邵以正说是他的老师赵真人委托刘代为汇集。《济急仙方》《秘传经验方》（即《通妙真人方》）、《青囊杂纂》等书，李时珍曾作为参考书，现已佚。邵以正，明代道士，云南人，其师刘真人名刘渊然，当地著名道士。刘的老师赵真人，可能即赵宜真。

[2] 鼓椎风：又名鼓槌风，一是鹤膝风，二是腕痛焮赤肿痛而不溃，其肿处及其附近形似鼓槌，故名。

[3] 追风丸：同名8方。(1)《杂病源流犀烛》方，治白癜风，药用制首乌、苦参、苍术、荆芥为末，皂角水煎成膏和丸；(2)《普济方》方之一，治中风口㖞，药用磁石、石硫黄、蓖麻子、干菌苣根，如原法炮制应用；(3)上书方之二，治风不仁，营卫滞涩，筋脉缓纵，药用萆薢、马蔺花、骨碎补、狗脊、黄芪、五灵脂、枫香脂，米丸；(4)《圣济总录》方之一，治药均同(2)方加芸苔子；(5)上书方之二，治药同(3)方加地龙、草乌、乳香、没药，醋和丸；(6)《圣惠方》方之一，治破伤风，筋脉拘急，腰背强直，牙关急硬，药用雀瓮内虫、桑螵蛸、蝎尾、半夏、芦荟、天南星、川乌、大蜘蛛、乌蛇肉、枣肉为丸，豆淋酒下，更纳一丸于疮口中；(7)上书方之二，治小儿急惊风，药用川乌、干蝎、僵蚕、白附子、干姜、天南星；(8)赵宜真《外科集验方》方，治男女冷痹血气，手足顽麻，流注经络，成鼓椎风，药用沉香、牛膝、当归、苡米、白芷、川芎、羌活、防风、川乌、赤芍、天麻、草乌、肉桂、干姜、丁皮、乳香、没药、木香、木瓜。

【阐发与临证】鹤膝风是膝关节部位的焮赤肿痛而不溃，与腕关节部位的焮赤肿痛而不溃病理变化应该相同。从往来寒热角度辨证，确是邪客少阳，用小柴胡汤也应该有效。但后续应该清热解毒、利湿消痰、活血散风为法，可外敷白芥子泥，回阳玉龙膏。如果日久变成色白漫肿，则宜温阳散湿扶正祛邪，可用大防风汤、独活寄生汤加乳香。临床常见有湿热蕴结、热毒内攻、湿毒积聚、寒湿阻滞、气血虚损、肝肾不足等六种证型（可参看六卷第九篇鹤膝风第1、2案例）。本案是用追风丸为主的"等药"，不全是"理其风证"。从现代医学看，风湿性关节炎、瑞特综合征、化脓性关节炎等急性发作期都可能出现。

8案 徐文中[1]以医名吴中[2]，镇南王妃卧病不可起，文中入诊视，王曰：疾可为乎？对曰：臣以针石加于玉体，不痊，其安中臣？遂请妃举手足，妃谢不能。文中因请诊候，按手合谷曲池而针随以入，妃不觉知。少选，请举如前，妃复谢不能。文中曰：针气已行，请举玉手。妃不觉为一举，请举足，足举。王大悦。明日，妃起坐，王大设宴赐，声震广陵[3]。

【注解】[1] 徐文中：字用和，元朝医生，安徽宣城人，善针灸。本案录自《稗史集传》，还收录在《中国医学大辞典》。

[2] 吴中：以苏州为中心的苏南地带，泛指春秋时的吴地。

[3] 广陵：古时的郡名、国名、县名，治所都以今扬州市为中心。

【阐发与临证】元朝的官吏大都为蒙古人，因迁徙南方，不适应水湿闷热天气，而病风湿痹症者

9案[1] 一女子十六岁,四腕软皮处生恶物如黄豆大,半在肉内,红紫色,痛甚,诸药不效。方士教买水银四两,以白绵纸二张揉熟,蘸水银擦之,三日愈。

【注解】[1] 本案录自《李楼怪症方》,又收录在《本草纲目·水银》篇、《奇症汇·手足》。

【阐发与临证】本案例病名为恶肉。《肘后方·卷五》说"恶肉者,身中忽有肉,如赤小豆粒突出……亦宜服漏芦汤,外以烧铁烙之,日三烙,令稍焦,以升麻膏敷之。"按案文所述本案为红斑性结节(风湿性关节炎伴发的风湿小结、白塞氏综合征伴发的红斑结节等),辨证应为热毒挟瘀。漏芦汤同名8方。(1)《千金方》方之一,治痈疽发背初起皮肤壮热、头痛烦渴、肢体疼痛、大便秘结等,药用漏芦、白蔹、黄芩、麻黄、枳实、升麻、芍药、炙甘草、大黄、朴硝;(2)上书方之二,治药同,去芍药加连翘;(3)上书方之三,治药同(1)方去朴硝、白蔹加白及、白薇;(4)上书方之四,治乳汁不下,药用漏芦、通草、石钟乳、黍米;(5)《肘后方》方,治药同(1)方去朴硝加白薇;(6)《素问病机气宜保命集》方,治头上恶疮并脑疽,药用生黄芪、连翘、沉香、漏芦、甘草、大黄、生姜、大枣;(7)《卫生宝鉴》方,治时毒头面红肿、咽喉闭塞,或素有脏腑积热、发为肿毒,药用漏芦、升麻、大黄、黄芩、青木香、蓝叶、元参、牛蒡子、桔梗、连翘、苦参、甘草、薄荷;(8)《医宗金鉴》方,治脚气痒痛流水,药用漏芦、生甘草、槐白皮、五加皮、白蔹、白蒺藜,水煎淋洗。本案可能用《千金方》。升麻膏有同名8方,(1)《千金方》方,治丹毒疮肿热赤,药用升麻、白薇、漏芦、芒硝、黄芩、连翘、枳实、蛇含草、栀子、蒴藋、猪油煎药成膏;(2)《圣惠方》方,治小儿各种丹毒,药用升麻、大黄、景天、蛇含草、栀子、寒水石、芒硝、蓝叶、生地、芭蕉根、梧桐皮、羚羊角,用竹沥浸药一夜,猪油熬成膏,用竹沥化服并外用;(3)张涣《小儿医方妙选》方,治小儿赤丹,药用升麻、白蔹、漏芦、芒硝、连翘、栀子、猪油熬成膏;(4)《证治准绳》方之一,治诸热风毒、皮肤瘾疹,生疮有黄水结脓,药用(1)方加玄参、犀角屑、蓝叶、大黄,竹沥浸一宿,猪油熬膏;(5)上书方之二,治小儿头面身体赤肿,药用升麻、犀角屑、射干、赤芍、玄参、黄芩、栀子、大黄、大青、蓝子、羚羊角、生地,猪油熬成膏;(6)上书方之三,治小儿赤丹,药同(1)方去白薇加白蔹;(7)上书方之四,治小儿赤丹或痒或肿,药用羚羊角水煎取汁加猪油和匀;(8)《疡医大全》方,治疗疮痈疽、瘰疬痰核,药用升麻、香油浸一宿,煎枯,加黄丹收膏。本案用水银擦肿物能使之自落或自消,也是奇症奇治,水银辛寒有毒,能以毒攻毒。

10案[1] 一人发寒热,四肢坚硬如石,击之有钟磬声,目黄瘦[2]。用茱萸、木香等分,水煎一二服愈。

【注解】[1] 本案录自《阮霖经验方》第一方,有说是出于夏子益《奇疾方》。也收录在《奇症汇·手足》。《本草纲目·果部·吴茱萸》篇收载。

[2] 目黄瘦:原文是"日渐瘦恶"。

【阐发与临证】在《奇症汇》中,本案案文后还有该书撰者沈源的长篇按语,他认为此症为寒邪客于少阳厥阴,所以用吴茱萸。因四肢坚硬如石,击之有钟磬声,谓之土器有气则鸣,所以用木香通其壅滞之气,使其气通寒散,则木平土安。据本案所述,可能是现代医学之系统性硬化症。本病可出现全身皮肤硬化、骨骼肌萎缩变硬,还可涉及心、肺、肾及消化系统,伴有低热消瘦。其所谓击之有声,可能指较硬而言。目前认为病因病机是肾阳不足、营卫不和,气血凝滞,闭塞不通而成。常用二仙汤合金匮肾气汤加减治疗,其他如当归四逆汤、补阳还五汤等亦可随症加入。余曾治多例四肢的局限性硬化病,辨证大多数是寒邪郁于肌肉腠理。曾用吴茱萸量至12克、附子肉桂量至15克,患者毫无内热、燥热等反应。虽《内经》有"用热远热"之戒,夏季照用,并无不良反应。可见其寒邪客于肌腠之深。

11案[1] 有人患人面疮,多在股上,其形似人面,有口眼,敷药上,即食之,与饮食亦然。一日将贝母末敷，即密口不受，遂拉之疮口，数次遂愈。

【注解】[1] 本案录自《古今医统大全·卷九十二·奇病续抄》。

12 案[1] 江左有商人，左髆上有疮如人面，亦无他苦。商人戏滴酒疮口中，其面亦赤色，以物食[2]之，亦能食，食多则觉膊内肉胀起。或不食[2]之，则一臂痹。有善医者教其历试诸药，金石草木之类，悉无所苦。至贝母，其疮乃聚眉闭口，其人喜曰：此药可治也。因以小苇筒投其口灌之，数日成痂，遂愈（《本事方》）。

【注解】[1] 本案录自《酉阳杂俎》。《图经本草·贝母》篇云：颂曰贝母治恶疮。《唐人记其事》云"江左商人……"案文悉与本案同。此《唐人记其事》即指《酉阳杂俎》。本案还收录在《普济本事方·卷七·杂病》篇、《医说·卷七·奇疾》篇、《永乐大典·卷20310》、《本草纲目·贝母》篇等书。

[2] 连续四个"食"字，首尾二个音、解应作"饲"，中间二个仍为"食"。

【阐发与临证】明朝徐应秋《玉艺堂说荟》载："世间固有一种奇疾……有生人面疮者，诸药饲之，俱下咽。"《疮疡经验全书·卷六》："此证生于两膝之上，形如人面。"《中医大辞典》："据各书所载特点，相当于肘膝部结核性或化脓性关节炎之溃孔多、排列很似头面五官者，故而有眉目口眼皆全等说法，治疗参见流痰、附骨疽各条。"本案例用象贝母治疗，因其有化痰散结的功效。《大明本草》说"贝母……傅人畜恶疮，敛疮口"。《医部全录·卷三六六》载治痈疽肿痛无头，用贝母、穿山甲、天花粉共为末，每服三钱，水煎服，一日四服。另载治一切无名肿毒、疮疖，贝母一味去心，一半生晒，一半微炒，和匀为末，病在上食后服，病在下食前服，酒调一二钱，名消毒散。痈疽疮毒单用大贝母一味，疗效恐难保证。治痈疮疖初起的名方仙方活命饮中，就有象贝母，但还配伍散风清热活血化瘀等药品。案文说"一日将贝母末敷""历试诸药"，是一种试探性治疗。即使现代科技颇发达，也还是有用这一方法的。"至贝母，其疮乃聚眉闭口""密口不受"，是因试用剂量较小，但有效，病灶出现有效果的反应。"遂拉之疮口""因以小苇筒投其口灌之"，既出现有效的迹象，扩创、加大药量治疗。"敷药上，即食之""戏滴酒疮口中，其面亦赤色""以物食之，亦能食"，是说无效的药面敷在疮面上，被疮口分泌的滋水溶掉、流掉或被衣裤等异物粘掉了、消失了，甚至滴低度的酒（古时只有低度酒）也流掉了，但因酒的刺激也局部充血发红，只是酒精浓度不足以引起很疼痛。"食多则觉髆内肉胀起"表示疮口局部因各种食物或咸味的刺激而引起局部水肿。同一现象、症状，用医学术语叙述和用浪漫的文艺、神话故事手法描述，相差何其大！《华佗神医秘传》治人面疮（种种描述与本案全同），用雷丸三钱、轻粉一钱、白茯苓一钱，研极细和匀敷上即消。

13 案[1] 薛立斋治一妇人，素清苦，四肢患血风疮[2]，误用败毒寒凉，哺热内热，自汗盗汗，月经不行，口干咽燥，此郁结伤脾，四肢者脾主之。用归脾汤数剂，后兼逍遥散，五十余剂而愈。

【注解】[1] 本案录自《疠疡机要》之上卷类症治验篇和中卷续治诸症篇中。但该书案文中未说是血风疮。

[2] 血风疮：病名出于《疮疡经验全书》，多由肝经血热、脾经湿热、肺经风热交杂而形成。初起形如粟米，搔痒，抓破出滋水，浸淫成片，全身都可发生。后则逐渐出现心烦、咽干、大便干结等全身症状。初起实证多，消风散加减等可治；日久血虚生风，则用补血凉血、活血散风法如地黄饮等，外用杀虫止痒、解毒清热之散剂。

【阐发与临证】"素清苦"一句，指平常时生活条件差，寓意脾虚，饮食劳倦则伤脾也。前医以为凡疮则风热、湿热、实热多，故用寒凉清热解毒，所以脾更虚。此处"败毒"主要指解毒。如指败毒散，荆防败毒散药性偏温，人参败毒散也不寒凉。《华佗神医秘传》治法认为先须戒酒，内服补气血、消风湿，外用膏药敷。白术、当归、柞木枝、苡米各五钱，茯苓、萆薢、泽泻、生甘草各二钱，肉桂、红花各一钱，黄芪一两，水煎服。外用：蚯蚓粪、马齿苋各一两，黄柏五钱，朱砂四钱，血竭、乌柏根、胡粉各三钱,潮脑二钱,轻粉一钱,麝香三分,为末,豚脂调为膏,贴油纸上外敷于疮面,外包扎,任其出水。换药时先用银花汤洗。

14 案[1] 一人手十指断坏,惟有筋连无节,肉内虫出如灯芯,长数尺,遍身绿毛,名血余。用茯苓胡黄连煎服愈(作湿热治,兼杀虫)。

【注解】[1] 本案录自夏子益《奇疾方》第十方,又收录在《奇症汇·手足》。《本草纲目·木部·茯苓》篇内亦收载此病案。

【阐发与临证】"十指断坏,惟有筋连"可能是手部感染后皮肉腐烂,其中出虫,可能是蝇蛆寄生或线虫寄生。遍身绿毛可能是绿脓杆菌或霉菌感染。也可能是严重的类风湿关节炎,手指纽扣样、蛇颈样变,指间关节囊肿样增生太显著,而原来的肌腱等残毁,形成"十指断坏、唯有筋连"。至于"肉内虫出……长数尺",夏子益《奇疾方》及《奇症汇》所载案文均说是虫"长数寸"。

15 案[1] 有人患脚疮,冬月顿然无事,夏月臭烂,疼痛不可言。一道人视之,曰:尔因行草上,惹著蛇交遗沥,疮中有蛇儿,冬伏夏出,故疼痛也。以生蛤蟆捣碎敷之,日三四换,凡三日,有一小蛇自疮中出,以铁钳取之,其病遂愈。(《摭青杂记》[2])

【注解】[1] 本案录自《摭青杂记》。还收录在《医说》和《奇症汇·手足》。

[2]《摭青杂记》:又名《摭青杂谈》,可能是北宋小说家刘斧所撰的《摭遗》和《青琐高议》《翰府名谈》的合本,书名也混合。书中都是轶闻、俚俗记述。

【阐发与临证】本案例脚疮,即脚气疮,是足趾间及足底部的一种癣症。因夏季温度和湿度适宜真菌生长,故臭烂、有裂口,糜烂则疼痛。冬季干、寒,真菌生长不活跃,当然"顿然无事"。本病由脾胃经湿热下注或由传染所得。初起时,脚趾间出小水泡,瘙痒,搓破表皮后流少量滋水,因反复发作,趾间糜烂,揉掉白色腐败的表皮,显露鲜红色的糜烂面。如继发感染,则肿烂疼痛,流淌脓水,可引起足踝及小腿浮肿,甚则下肢出现红丝疔。还有一种为趾间干痒,皮肤粗糙脱屑及皲裂。糜烂流水者服萆薢渗湿汤,染毒(继发感染)肿痛流脓者服黄连解毒汤。外治法:糜烂出滋水者用六一散加枯矾外敷;干燥、皲裂者用雄黄膏外搽,化脓时掺九一丹。本案例以湿热邪毒为主,蛤蟆"辟百邪鬼魅,涂痈肿热结肿"(《药性赋》)。所谓"小蛇自疮中出",很可能是线虫、大的蛆之类,误以为蛇。在动物界,蛇和蟾蜍是天敌,二物的毒素足以致对方于死地,所以二物二败俱死。《外台秘要》治风热邪病,狂言鬼语,用蟾蜍烧灰,酒服方寸匕,日三次。或加朱砂等分为末,每服一钱,酒服,日三次。治腹蛇咬伤,用生蟾蜍一只,捣烂外敷,还能治瘰疬溃烂。蟾蜍皮中含蟾酥,主要成分是蟾蜍二烯内酯、蟾蜍毒素、华蟾蜍素、蟾蜍苷元等几十种,有强心作用,升高血压,兴奋呼吸中枢、局麻、镇痛、消炎等作用,有一定的抗肿瘤和白血病的作用。但毒性很强。

16 案[1] 一人左手无名指爪角生一小疮,初起麻粒大,用小刀挑开疮头,血出如溺不止。一日长出肉瘤,如菌裹指,顶内开一孔,如眼目转动,此疔毒也。以艾灸四十壮,不知疼痛痒,复烙之,剪去肉瘤,敷拔疔散[2],外以膏药贴之,内服解毒,七日痊愈。

【注解】[1] 本案录自《古今医统大全·卷九十二·奇病续抄疮血如溺》篇。

[2] 拔疔散:同名4方。(1)《疮疡经验全书》方,治疗疮,药用面粉、麝香、人耳中膜;(2)《外科全生集》方,治疗毒,药用番砂、白丁香、轻粉、乳香、蜈蚣、血竭、麝香、金顶砒、蟾酥;(3)《外科证治全书》方,治疗疮,药用硫黄、蟾酥、葱汁、蜜;(4)《医宗金鉴》方,治牙疔(牙缝中肿一粒如粟),药用白矾、硇砂、朱砂、食盐。本案用(1)方。

【阐发与临证】疮疖初起不知疼痒,这是疔,本案是蛇眼疔、蛇头疔。不可骤用刀针,更不可切开。尤其指端,皮薄肉少,筋膜肌腱多,血供丰富,所以切开即出血多,创口不易敛,"长出肉瘤、如菌裹指,顶内开一孔"就是创口外翻、走黄。艾灸后火烙局部,剪去翻花的肉瘤。古时有如此好的医治手段,确不简单。至于创孔内如眼目转动,那是筋膜肌腱色白,创口未闭合,形象比喻罢了。此疗疮相当于现代医学之脓性指头炎、化脓性肌腱炎等，常由外伤感染或脏腑火毒郁发所致。宜用清热解毒、活血化瘀为治法，如仙方活命饮、银花解毒汤、蟾酥丸等。指端可用雄黄白芷为细末，猪胆一个，倒掉一半胆汁，加药末调匀，套在指头上，扎牢，能消散。还有，外敷蛇头疮方，药用雄黄、蜈蚣、全蝎各一钱为细末，用香油调敷疮上。

17案[1] 一人手足甲忽然长倒生肉刺如锥，食葵菜自愈。

【注解】[1] 本案录自夏子益《奇疾方》，还收录在《本草纲目·葵》篇。

【阐发与临证】这是鸡眼。鸡眼易生长在经常摩擦的部位。有的人容易长，新鞋子紧一点，脚趾即长鸡眼，疼痛难忍。但有的人四肢端末经常受挤、摩擦，却不长，据说也与遗传基因有关。葵菜（参见六卷第一篇首风第9案、卷五第二篇积块第4案），根茎能除客热、散脓血恶物，嫩苗能除客热、利肠胃，治热毒下痢，无本案所说的功效。但《医部全录》有用枯矾、黄丹、朴硝等分为末擦之，日浴二三次，效佳。《乾坤秘韫》治法是将鸡眼割破出血，用血见愁草捣烂傅之。

18案 荆州处士[1]侯又元，尝出郊，厕于荒冢上，及下，跌伤其肘，创甚。行数百步，逢一老人，问何所苦也，又元具言，且见其肘。老人言偶有良药，可封之，十日不开，必愈。如言，及解视，遂落。又元兄弟五六人互病，病必出血，月余，兄两臂忽病疮六七处，小者如榆钱，大者如钱，皆成人面（《酉阳杂俎》）。

【注解】[1] 处士：有才德而隐居不仕之人。

【阐发与临证】本案含二例二种病症。前者是外伤成创面，外敷药散（可能性大，估计是清热解毒、活血收敛），封（即包扎）十天后，痂脱落。创甚是创口较大。这疗效是相当好的。后者是兄弟五六人互病，部位在四肢臂腿，患疮而出血，而且一条手臂可出现六七处疮，疮面直径约1～3cm大小，估计与遗传有关。按案文所述（不详尽）好像是银屑病。

19案[1] 程山人孺文，见一人手生丫枝，痛苦无奈。一医用通草为末，以鸡蛋清调涂上即消。

【注解】[1] 本案可能也录自《酉阳杂俎》。还收录在《奇效简便良方·卷二》、《验方新编·卷二》和《奇症汇·手足》。

【阐发与临证】本案例是皮角症。因经常持物、劳作，与其他物件摩擦而疼痛。此为痰湿火热、瘀血为患，通草利湿泻热、鸡蛋清清热解毒。如加活血祛瘀药效更好。可用手术切除。笔者曾见一男青年阴茎冠状沟右侧长一皮角，约5cm长，末端已角化、粗糙，据说已长出6年，怕羞而未就诊过。这次是因结婚不能性交而来诊，只能请外科医生切掉。2002年1月16日《临沂广播电视报》转摘自《北京日报》：深圳市人民医院从刚出生的一个多指并指（两只小手的手指都比正常人多，左手拇指多指并粘连，双手中指、无名指、小指粘连）男婴，追溯发现其家庭四代人当中，每代人都有一个"多指并指"。这是遗传基因起作用而非皮角症了。

20案 马嗣明[1]从驾往晋阳[2]，至辽阳山中，数处见榜云：有人家女病，若有能治瘥者，购[2]钱十万。名医多至，问病状，不敢下手，惟嗣明独治之。其病由云：曾以手持一麦穗，即见一赤物长三寸似蛇，入其手指中，因惊怖倒地，即觉手臂疼肿，渐及半身俱肿，疼不可忍，呻吟昼夜不绝。嗣明为处方服汤，比嗣明从驾还，女平复（《北齐书》[4]）。

【注解】[1] 马嗣明：南北朝至隋朝初的名医，曾当御医。河内（今河南）人。精于诊脉。本案例记录在《北齐书》列传中。

[2] 晋阳：古邑名、古县名，治所在今山西太原市西南晋源镇。

[3] 购：悬赏。

[4]《北齐书》：原名《齐书》，宋朝时加"北"字，以区别于萧子显的《南齐书》，原书是唐朝李百药撰，50卷，纪传体，成书于唐朝贞观十年，北宋后散佚很多，后人据《北史》等书补足。

【阐发与临证】在手持麦穗（该动作很用劲，单一而且重复无数次），短时间内手臂（单侧！）疼肿，渐及半身（同侧）俱肿痛，可能是风湿热挟瘀为患。夏暑挟湿，在动作过程中突然出现为瘀（看似突然发作，然病根已深，动作只是促发的条件）。按现代医学看，可能是颈椎病、椎间孔狭窄压迫臂神经根、交感神经营养不良综合征、肩手综合征。至于见一赤物长三寸似蛇，入其手指中，完全可能是静电，甚或极轻微型的条状球形闪电（辽阳附近山中铁矿多）。麦收期间雷电多发，自然界的天气条件极易产生此种情况。还有也可能是人体辉光现象，苏联放射性工程师基里安夫妇发明的基里安照相法拍摄下，患者的皮肤与电极之间出现的闪光等，苏联科学家称之为生物等离子体能量。

本案无治法。马嗣明尤擅长针刺治疗，可能诊病时已为之针灸，临别时再为之处方汤药治疗。汤药不外乎祛风燥湿、活血化瘀、通络消痰。针灸取穴以着痹痛痹为重点，如肩颙、肩髎、曲池、尺泽、天井、合谷、外关、阳池、阳溪、腕骨、身柱、腰阳关、环跳、风市、阳陵泉、外丘、光明、悬钟、足临泣等，可将相应部位俞穴分成2~3组，每日轮流取穴，用泻法。

21 案 正德[1]间，神乐观陆道士生人面疮，在足外廉，疮口似唇而有舌无齿，能言，且索食，但开口时必大痛垂绝，口闭复苏，饮之以酒则四周皆红，唼以脂膏亦能消烁，食毕则闭，疼乃稍可，但流脓血不止，每日一度或二度，其发无常，权受苦楚，贝母亦不能疗，如是者一年。人问故，答曰：年十七时，夜与本房老仆忿争，殴之死，房后地旷而风烈，吾师急聚薪焚之，天明无知者。今经十年，疮自言仆也[2]。忽七日不言，以为将瘥矣。有兄在牛首寺为僧，因往访之，在寺几半月，忽复言，痛绝尤甚。曰：我才出数日，汝即避我，使我寻之苦也。虽然，冤亦解矣[3]。汝明日下山，遇一樵者，可拜求治之。明日，果遇樵者，恳焉。樵者厉声怒曰：业畜[4]！敢言我也。去，半夜疗汝。忽不见，恍然回观。夜梦金甲神人，胸挂赤心忠良四字，谓曰：药在案上，可煎汤服，以左手持药渣出水，西门外第二十家门首有妇人泼水者，即弃于道而返。觉起视案，有物如乱发而无端者。（江云[5]如乱发者疑是青），遂如戒，果见妇人，弃之归，疮遂愈。自后屡探本妇[6]，竟无他，不知此何故也（《见闻纪训》[7]）。

【注解】[1] 正德：明朝武宗年号，1506—1521年间。

[2] 疮自言仆也：患者做了极大的亏心事，思想苦闷，压力极大，总觉得冤死者老仆阴魂不散，找他报复，使他患难治的毒疮。有这种心理，可能睡眠中会做类似的梦：疮开口说话，自称是老仆，来报复他。所以后有"虽然，冤亦解矣。"

[3] 冤亦解矣：此话表示冤死者老仆"作弄"他已十年多，使他尝尽苦楚，报了仇恨，也就解了冤仇。

[4] "业畜"：是樵者（金甲神人之化身）骂老仆的鬼魂。按古时迷信说法：鬼魂怕神。正人君子、清官、好人都有神相助以渡难关。

[5] 江云：是魏之琇按指江瓘或江应宿所言。

[6] 探本妇：指探听那位泼水的妇人是否有发生什么疾病。传说清代吴中名医叶天士走过某处，见路上有倾倒的药渣，辨认后，又去访问该患者，知道该患者已服药而且疗效不甚佳，所以略改变药味，后患者再服药后，疗效明显。自此盛行把已服过的中药渣倒在路旁（显然，本案不是此意）。但民间有传说：把药渣倒在道旁，是托行人将患者的疾病带走。这就有违道德良心了（虽然是"带不走"的！）。本案的患者遵嘱也办了此事，却也担心自己把顽疾转嫁给那位无辜的泼水妇人，因此"自后屡探本妇"，直至"竟无他"才休罢！此患者还是有道德有良心的！

[7]《见闻纪训》：明朝陈良谟撰，笔记体。

【阐发与临证】此与本篇第11、12案例相同。所谓开口时大痛，实乃疮口周围充血水肿，当然痛加剧。涂敷（饮之）以酒则四周皆红（充血），过后充血、水肿减轻，"口"闭了，疼乃稍可。敷油脂也能减轻水肿，因此疮口也缩小些。因为周围组织水肿减轻，窦道通畅，深部的脓血等分泌物就能排出来。疮口的疼痛程度，依当时体质的状态不同，时而上午、时而下午会有轻重不同的改变（痛阈也会改变)。本案疮疖患处在足外廉,当然疼痛程度强烈些,也不易愈合。况且患者心理负担重,更是火上加油了。

22 案 吴江[1]一农夫,两股赤肿,痛甚,不能坐立。一医与之剖开,中有小蛤蜊四个,取出遂愈(《五湖漫闻》)。

【注解】[1] 吴江:位于江苏苏州市南部,东凭淀山湖,西临太湖,属苏州市辖。五代时吴越置县。因吴淞江(又名吴江)源于本地而且贯境,因此得名。

【阐发与临证】本案与六卷第十篇脚气第 2 案例的疾病症状相同,仅患病部位不同。这种疾病(极可能是养鱼人肉芽肿失治后机化变硬,形成如结石样块状物)是 1500 年前南北朝时就已有的古老的病种。同时也说明《五湖漫闻》及作者张斯植(见第二卷第八篇颐养 1 条)工作活动在太湖地区,该书主要记述该地区的异闻轶事。2014 年 5 月 28 日《报刊文摘》报道:杭州时年 70 岁的叶老太,三天前左手被小龙虾(蝲蛄虾)钳了一下,傍晚左手红肿,次日上午发高烧昏迷,送医院抢救无效死亡。据杭州市中医院皮肤科主任推测,患者死于厌氧菌感染。小龙虾喜生长在污水中,带有各种细菌,包括厌氧菌,钳伤人手后在伤口中繁殖,伤者抵抗力弱者,毒素扩散迅速,就易致死。这是水生动物致病的严重病例。

23 案[1] 有人腋下体气,五更时用精肉二片,以甘遂末一两拌之,挟腋下至天明,以生甘草一两煎汤饮之,良久,泻出秽物,须在荒野之处,恐传他人,依法三五次即愈,虚弱者间为之。外用搽药,枯矾一两二钱,轻粉五钱,麝香一钱,蜜佗僧二两,童便一碗浸煅,便尽为度,各为细末,津液调敷两腋下,无轻粉,以海蟆蛸代。

【注解】[1] 本案录自《卫生易简方·卷六·腋气》篇。也收录在《口齿类要》《万病回春》《医部全录·卷一百七十一·腋门》。《万病回春》:综合性医书,明朝龚廷贤撰于 1587 年。龚廷贤,字子才,号元林,江西金溪人,随父学医,曾任太医院吏目,著述颇多,有《万病回春》《寿世保元》等。

【阐发与临证】此为腋臭、又名狐臭、胡臭、体气,多为先天湿郁、进而郁久成湿热、湿热化成臭气引致。本案所用甘遂逐水泻下,也是治湿热。甘遂反甘草,但不在一同煎水内服,而是一外用、一内服,匠心独具,毒性减少。外敷的是蜜佗僧散加减。关于外用药散,《奇效良方》有数方供参考:(1)枯矾、蛤粉、轻粉、密佗僧、麝香,等分为细末,研匀,每用少许擦之;(2)白矾、密佗僧、黄丹各二钱半,麝香五分,研极细,醋调搽患处,2 时辰后用白芷煎汤洗去,每日一次;(3)密佗僧一两、白矾七钱、硇砂、麝香各少许,研细,先用皂角煎汤洗患处,再敷药粉;(4)辛夷、细辛、川芎、青木香等分,研细外敷局部。前三方与本案所用方大同小异,而且轻粉、密佗僧都有毒,也有人对此过敏。第(4)方纯草药,外用肯定无毒。

第七篇 疠 风

1 案[1]　李东垣治一人，病疠风，满面连须极痒，眉毛脱落，须用热水沃之稍缓，或砭刺亦缓。《风论》中云：夫疠者，荣卫热胕，其气不清，故鼻柱坏而色败，皮肤疡溃，风寒客于脉而不去，名曰疠风[2]。当刺其肿上（先刺），以锐针刺其处，按出恶气，肿尽乃止。宜蔬食粝饭[3]，用药当破血去热、升阳去痒泻荣，以辛冷[4]散之，甘温升之，行阳明经，泻心火，补肺气，乃治之正也[5]。升麻、连翘各六分，苏木、当归、全蝎、黄连、地龙、黄芪各三分，生黄芩四分，甘草五分，人参二分，生地黄四分，桃仁三枚，桔梗五分，麝香少许，胡桐泪[6]一分，虻虫去翅足微炒，水蛭二个，炒令烟尽（去子杵碎，用石灰炒紫黄色，去灰用之。水蛭慎用，制不得法，入腹生子）。右剉，除连翘另剉，胡桐泪研，白豆蔻二分为细末，二味另放，麝、虻虫、水蛭三味为细末另放，外都作一服，水二大盏，酒一匙，入连翘，煎至一盏六分，再入白豆蔻二味，并麝等三味，再煎一二沸，去渣，稍热，早饭后午饭前服，忌酒湿面生冷硬物（博按：此案旧刻脱误）。

【注解】[1] 本案录自《东垣试效方·脉风成疠》篇。

[2] 此段，《素问·风论》篇在"名曰疠风"下，还有"或名曰寒热"。王冰注解："始为寒热，热成曰疠风。"

[3] 蔬食粝饭：蔬食即素食；粝为粗米，即粗饭。原文无此句。但有"常食如素食，勿食他食。如以药治之，当破血去热"。下同案文。

[4] "冷"字原文为"温"字，即"辛温散之"。

[5] 李东垣原文在此下有"补气泻荣汤"，下列药物，即本案文所述。

[6] 胡桐泪：即梧桐泪。见七卷第十五篇牙第2案。

【阐发与临证】古时疠风多指现代的麻风，也有部分似是而非。始受风寒湿或疫疠之气，或禀赋有异，或失治、郁而不去，郁热渐成，荣卫热腐，其气不清，鼻柱坏，皮肤疡溃。所以《素问·风论》篇说"风寒客于脉而不去"，应该说是"名曰寒热"，也即王冰所谓"始为寒热"，此时之痒，用热水湿温敷可稍缓。但"热成曰疠风"，就要"皮肤疡溃""鼻柱坏"了。麻风病发病与饮食膏粱厚味或素食粗饭似乎关系不大，但既已发病，而且辨证为风湿热而且热腐，当然要蔬食粝饭了。

2 案[1]　张子和治一人病疠风，十余年，曰：足有汗，尚可治，当发汗，其汗当臭，涎当腥。以三圣散[2]吐之。大吐，汗果臭，痰腥如鱼涎。次以舟车丸、浚川散下五七次，数服乃安。

【注解】[1] 本案录自《儒门事亲·卷六·癞六第2案》"阳夏张主簿……"。

[2] 三圣散：同名8方。(1)《儒门事亲》方之一，治癫风及中风闭证脉实滑，癫痫痰浊阻滞胸中等催吐，药用防风、瓜蒂、藜芦，以法煎煮；(2) 上书方之二，治臁疮发背搭手，药用马齿苋、葱白、石灰等量，捣烂外敷；(3)《太平圣惠方》方之一，治骨蒸劳热、盗汗瘦弱，药用胡黄连、银柴胡、生鳖甲等分，细末生姜汤下；(4) 上书方之二，治小儿洞泄，下痢羸困，药用炙地榆、诃子皮、厚朴，粥饮调下；(5)《外科正宗》方，治新老偏正头痛，受寒则发作，药用闹羊花、槿树花、大枫

子仁（去油），为末，葱酒调下，药后洗浴发汗；（6）《类证治裁》方，治顽痰饮癖，呕酸嘈杂，药用半夏、陈皮、黄连，曲糊丸，生姜汤下；（7）《证治准绳》方，治手足拘挛，骨节疼痛，口眼歪斜，半身不遂及一切风疾，药用当归、肉桂、延胡索等分为末，临卧温酒调下二钱；（8）《河间六书》方，治呕逆不食，药用半夏、丁香、胡椒为末，生姜汁调下。本案当然用（1）方。

【阐发与临证】张子和治实证总是吐下为先。三圣散瓜蒂、藜芦催吐，舟车丸、浚川散泻下，疠风发展到相当时，湿热瘀血总是明显，所以催吐法、方药以及清热燥湿活血等是主要治疗手段。至于汗是臭的、涎是腥的，可能与久病和药物的性味都有关。

3 案[1]　一人病风，爬搔不已，眉毛脱落。刺其面，大出血如墨，刺三次，血变色。每刺，自额至颐，鈹针上下俱刺，间日一次，至二十余日方已。

【注解】[1] 本案录自《儒门事亲·卷六·肾风十五》，原案文详述，本案文简摘。

【阐发与临证】本案张子和认为不是疠风，而是肾风。肾风，《素问·风论》篇说"以冬壬癸中于邪者，为肾风""肾风之状，多汗恶风，面痝然浮肿，脊痛不能正立，其色炲，隐曲不利，诊在肌上，其色黑"。《素问·奇病论》篇归结为：有水状，脉大紧，身无疼痛，不瘦，纳少，善惊。《素问·评热病论》篇说"虚不当刺""面胕痝然壅"。是说冬季多发，受风寒后引起，面及足踝部浮肿，恶风，多汗，腰背痛甚至不能站立，面色黑，纳食少，脉紧。如果并发了心慌，病就严重。看来相当于现代的急性肾炎，或慢性肾炎急性发作，甚至是肾病综合征。结合本案：皮肤瘙痒、眉毛有脱落，刺皮肤所出血为黑色，那就是尿毒症、肾功能衰竭、血氧减少。眉毛脱落当然常见于麻风病（麻风病引起全身毛发脱落的，眉毛脱落占77%），但慢性肾炎也可引起毛发脱落或呈斑秃。本案文表示出：张子和用鈹针上下俱刺，仅只减轻患者的瘙痒症状（尿毒症）。原案文说"但不服除根下热之药，病再作……无能治者。"

4 案[1]　吕沧洲治一女子病疠，诊其脉来疾去迟，上虚下实，盖得之酒醉接内而风毒乘之。今虽发秃眉堕，然鼻根幸未陷，肌肉幸未死。遂以防风通圣散加以下药，下瘀血数升及虫秽青黑等物，并进蕲蛇、长松[2]等汤丸，复佐以雄黄、大枫子油作膏摩之，逾月瘥。

【注解】[1] 本案可能录自《明外史·本传（吕复）》，或《九灵山房集》。

[2] 长松：又名仙茆，山草类，生于古松下，叶似松叶；根九蒸九晒用，甘温无毒，功能温中、祛风、生眉发，久服延年益寿，治风冷宿疾，精气虚寒，腰膝痹痛，阳痿，四肢百骸腐溃。与甘草合用能解诸毒。陈藏器说"治大风恶疾，眉发脱落，百骸腐溃。每以一两，入甘草少许，水煎服，旬日即愈。"

【阐发与临证】吕复先用祛风活血药；再用虫类药治麻风；用专科药雄黄、大枫子油调成膏外用；用单方长松温补祛风。蕲蛇（即白花蛇之产于湖北蕲州者，为最优）、雄黄、大枫子仁及油都是治麻风之专药。麻风病是由麻风分枝杆菌感染而成病，人与人之接触，最亲密的要数二性之间的性交，所以本案吕谓之"盖得之酒醉接内"。传染性大的是瘤型麻风病。结核型麻风病传染性很小。传染性大与儿童期长期接触有关，成年人感染少见。所以此女可能患瘤型，而且不太可能得之某次的酒醉接内。

5 案[1]　丹溪治一贫妇，寡居病癞。曰：是疾世号难治者，不守禁忌耳。是贫妇而无厚味，寡而无欲，庶几可疗也。即自具药[2]治之，后复投四物汤数百剂，遂不发动。

【注解】[1] 本案录自《丹溪心法·疠风六十四》和"丹溪翁传"。

[2] 自具药：即朱丹溪用自己的药自己制作、免费给贫妇治病。

【阐发与临证】丹溪翁以此案表明：麻风病是难治的，但经长久治疗是有效的（古时治到如此即算治愈），丹溪所谓"遂不发动"，关键是要忌荤辛动风发物，性生活不可过多，否则极易复发（实际是暂时缓解后疾病发展又加重）。食和性的过度确能使病情加重，但主要是症状缓解后误认为病已瘥，而未再"追穷寇"。

6案 一人面浮油光，微肿色变，眉脱痒，二世疠风，死者三人。与醉仙散[1]，出涎水如盆而愈。（琇按：此赵以德[2]案）

【注解】[1] 醉仙散：《博济方》方，治麻风及遍身瘾疹瘙痒。药用胡麻仁、牛蒡子、枸杞子、蔓荆子、苦参、防风、花粉、白蒺藜、轻粉。此方在《卫生宝鉴》和《丹溪心法》都有记载。《丹溪心法》有详细的调剂法和药后注意事项。

[2] 赵以德：名良仁、字以德，元末明初医家，从朱丹溪学医，著有《金匮方论衍义》等。本案魏之琇注为赵以德医案，可能是赵以德随朱丹溪所诊。本案及以下二案，在《丹溪心法》中曾提及，朱丹溪说："某曾治五人矣，中间惟一妇女得免（指上案）……余四人三两年后皆再发。"此三例皆属其中（可能录在《丹溪纂要》中）。

【阐发与临证】此患者二代人中患麻风的共死亡三人，密切接触的传染机会更大。醉仙散能祛风杀虫止痒及滋补肝肾。《丹溪心法》说："人得之……在上者，以醉仙散使臭涎恶血从齿缝中排出，又浑身觉疼、昏闷如醉，利下臭屎为度。"书中认为是药力已达到，但轻粉是升炼汞时得到的结晶粉，内服可致的腹泻、齿龈糜烂出血、全身酸痛、精力体力均减退，正是汞中毒的表现。是否服汞剂类药物必须达到轻度中毒才能起效？安全度不高。当然，同用的黑芝麻、枸杞子、天花粉是否能减轻中毒？实际上所有药物都是有毒的，没有毒性的物品也治不了病。药品与毒物、毒品之间没有十分明确的界线，同样剂量的药品在张三身上可能起效，也即有了中毒的表现（当然不至于影响人体的组织结构机能），而在李四身上可能一点作用也不起，也即没有丝毫中毒的表现。所以药品与毒物之间的区别就是一个剂量问题。朱丹溪掌握了很好的剂量，使毒物发挥了治病作用、又不使病人损害了身体。不愧"大家"。用砒霜治白血病，现在更传到了欧美，美国FDA还批准了这种药物，不是一个很好的佐证吗？忆起前几年国外闹得沸沸扬扬的马兜铃酸肾中毒，遂禁用一切含有此成分的中药，首当其冲的就是马兜铃、青木香、天仙藤，诛连到木通、防己等，真可悲！中国数千年来都用，怎不见出现中毒？按《本草纲目》载治肺气喘急，用马兜铃二两，去壳膜（能去壳膜，看来是鲜品），酥半两，入碗内拌匀，慢火炒干，炙甘草一两，为末，每服一钱，水一盏煎六分，慢呷或噙之。二两马兜铃去壳膜，再用酥油炒干，能剩一两二（估算含马兜铃一两），加炙甘草一两，共二两二，每服一钱，占4.55%、1.70克。其根青木香、注明有毒，多用于捣烂外敷治诸毒热肿。如果内服用一两煎汤，只用于中毒，并且是服后令病人呕吐出，所剩有多少？如果治食物中毒，虽每服用三两三，但用酒（碱性）煎1小时以上，马兜铃酸也就中和失效了吧？再说治食物中毒和毒蛇咬伤，你说让患者立即死亡还是先救死要紧？木通，每次只用一钱，折算到现代是3.73克，现代炙马兜铃、青木香常用量是3~9克（9克蜜炙马兜铃相当纯马兜铃6.67克），而且也不是很长日子连续使用。所谓出现中毒，说到底是既不懂中医、又不懂中药的无知之徒不懂装懂地大剂量又长时间乱用中药而造成的。还是一个剂量问题。

7案 一人面肿，色变黑，燥痒，眉发脱落，手足皮燥，厚拆，痛痒无全肤，有时痒入骨髓，爬至血出，稍止复作，昼夜不眠。与醉仙丹[1]、再造丸[2]二药而愈。

【注解】[1] 醉仙丹：《中藏经》方，治偏枯不遂、皮肤不仁，药用水炙麻黄、制南星、附子、地龙、各研细粉，麻黄用酒熬膏，和成丸。

[2] 再造丸：《医方考》方，治痘中有赤黑斑、狂言烦躁，药用生玳瑁、片脑、蜈蚣、水蛭、麻黄、猪尾血和丸。另：《外科大成》有再造丹方，治大麻风，药用生漆、松香、雄黄、蛇蜕、川乌、草乌、人参、天麻、鲜蟹，如法制作和服用。

【阐发与临证】瘤型麻风多见眉落，是因麻风杆菌毒素作用使内分泌失调而出现。用苦参治麻风，唐代孙思邈就已应用，近代用得也较多，尤其对结核型麻风疗效较好。但长期应用也有副作用，如抑制白血细胞生长等。苏颂《图经本草》用苦参五两，泡好酒三斗、三十日，每饮一合，日三服，常服不绝，治大风癞疾；《和剂局方》治大风手足坏烂，用苦参31两、荆芥穗16两，水和为丸梧子大，每服30丸，茶下。都是以苦参为主药的。《疡医大全》再造至宝丹用苦参、荆芥穗（同《和剂局方》方），还有大枫子仁、雄黄、白蒺藜、防风、胡麻仁等也是治麻风病的要药。

8案 一妇两足胫疮溃，眉落。与再造散[1]一服，愈。年少不能断欲忌口，一年复发。其前二人不发者，亦非能如法调摄，由病得之未深，鼻柱未坏，疮未溃腐故耳。故人抱病，不可不早治也。

【注解】[1] 再造散：同名4方。（1）《丹溪心法》方，治麻风，药用大黄、皂角刺、郁金、白丑为末，如法服用及禁忌；（2）《外科大成》方，治大麻风、眉落、脚烂底穿，药用苦参、干漆、甘草、山甲、鲜蟹；（3）《伤寒六书》方，治伤寒恶寒无汗、用发汗药二、三剂不出汗者，药用黄芪、人参、桂枝、甘草、附子、羌活、细辛、防风、川芎、煨生姜、大枣，水煎将成时加炒白芍一撮，再三沸；（4）《张氏医通》方，治药同（1）方，皂角刺用五钱，但研末后每次服五钱散。《三因极一病证方论》有通天再造散方，治药同（1）方，皂角刺用一两，但每次服五钱散，皂角刺的含量几达（1）方的2倍

【阐发与临证】在三个同样药的再造散方中，《三因极一病证方论》方中的皂角刺每次服用量比《丹溪心法》方用量大一倍，比《张氏医通》方用量大两三倍。皂角刺和皂角是治麻风病的常用药，明代沈之问《解围元薮》是一本麻风病专著，治麻风病共249个方，其中用皂角刺和皂角的有33个方。《直指方》治大风诸癞用长皂角20条炙，去皮子，以酒煎稠，加入雪糕（用白粳米粉蒸成的糕，形容像雪样白，黏性大）丸如梧子大，每次酒下50丸；神效散治大风疠疮用黄柏末和皂角刺灰各三钱研匀，空心酒服，取下虫物，食白粥二三日，补气药数剂。

9案[1] 罗谦甫治段库使，春初病大风，满面连颈极痒，眉已脱落，须以热汤沃之则稍缓，昼夜数次沃之，或砭刺亦缓。先师曰：脉风者[2]，疠风也。荣卫热附，其气不清，故使鼻柱坏，皮肤色败。大风者，风寒客于脉而不去。治之当刺其肿上，以锐针针其处，按出其恶气，肿尽乃止。泻心火补肺气。（方见《东垣治案》）

【注解】[1] 本案与第1案相同，为第1案的简要重复。

[2] 脉风：《素问·脉要精微论》篇说"脉风成为疠"。故脉风的严重即疠风，是因风邪侵犯血脉，留而不去，酝酿而成，故名之。

【阐发与临证】《素问·风论》篇说"疠者，有荣气热附，其气不清，故使其鼻柱坏而色败，皮肤疡溃""风寒客于脉而不去""名曰疠风，或名曰寒热"。前文是说疠的病机病理、症状体征；其次是说病因；后文是说疠风的初起阶段叫寒热，始为寒热，热成曰疠风。成，古时也通盛。"脉风成为疠""始为寒热，热成曰疠风"，二个"成"都是"盛"、加重之意。

10案 释普明[1]，齐州人。久止灵岩，晚游五台，得风疾，眉须俱堕，百骸腐溃，哀号苦楚。忽有异人教服长松，明不知识，复告之云：长松，生古松下，取根饵之，皮色如茺苃，长三五寸，味微苦，类人参，清香可爱，无毒，服之益人，兼解诸虫毒。明采服旬日，毛发俱生，颜貌如故。今并代间土人多以长松杂甘菊、干山药为汤，煎服甚佳。然本草及诸方书皆不载，独释慧祥作《清凉传》[2]始序之。（《渑水燕谈》[3]）

【注解】[1] 释普明：姓释，法号普明的僧人。释，原为对释迦牟尼的简称，后适用于对佛教的称呼如释教。晋朝时有僧人以释为姓，冠于法号前代其俗名，本处即是。按《本草纲目》纪录，本案是录自《张天觉文集》。

[2]《清凉传》：五台山又名清凉山，有五座山峰共有58座寺庙，是佛教名山之一。释普明发病及异人教服长松之奇闻轶事可迅速传遍各寺院。文化水平颇高的释慧祥作五台山各寺庙的传记，谓之《清凉传》。该书序记中记录此事。余情查考不到。

[3]《渑水燕谈》：全名《渑水燕谈录》，北宋王辟之撰，是书十卷，记录北宋朝野遗事360多则。是书书目记载在《宋史》志159。王辟之字圣涂，山东临淄人，渑水就在临淄北部。《名医类案》自

《浥水燕谈录》收载。《张天觉文集》及《浥水燕谈录》都采自释慧祥《清凉传》。

【阐发与临证】此患僧是山东人，居住在灵岩寺（泰山西北麓），发病是在山西五台山。僧寺都在深山，松柏环绕，无污染，因此长松能生长，且得常绿的松柏荫庇，故是物久服能延年益寿。

11 案[1]　泉州有客卢元钦，染大风，惟鼻根未倒。属端午，官取蚺蛇[2]胆欲进，或言肉可治风，遂取一截蛇肉食之，三五日顿渐可，百日平复。（《朝野佥载》）

【注解】[1] 本案及下案录自《朝野佥载·卷一》。本案还收载在《本草纲目·蚺蛇》篇。

[2] 蚺蛇：蟒蛇。

【阐发与临证】麻风病如果鼻骨腐坏、鼻梁塌陷，病已深久，治疗更难。所以第4、8案及本案文都说"唯鼻根（柱）未倒（陷、坏）"。蛇肉治麻风是要药，前例的白花蛇，下例的乌梢蛇俱是。蟒蛇肉甘温，有小毒，能除痔疮，辟瘟疫瘴气，除手足风痛，去死肌，治皮肤风毒疠风、疥癣恶疮。李时珍《集简方》蚺蛇酒治诸风瘫缓、筋挛骨痛、痹木搔痒、疠风疥癣恶疮，用蚺蛇肉一斤、羌活一两、绢袋盛，放缸底，糯米二斗蒸熟，和曲放蛇肉上，酿成酒后，蛇肉羌活仍浸酒中。酒随量温饮数杯。

12 案　商州[1]有人患大风，家人患[2]之，山中为起茅舍。有乌蛇坠酒罂[3]中，病人不知，饮酒渐瘥。罂底见蛇骨，方知其由。

【注解】[1] 商州：古州名，治今商州区。地处秦岭山脉。本案亦录自《朝野佥载》。

[2] 患：此"患"字是指恐惧、害怕，与"患大风"的"患"不同义。原文是"恶"。家人恶之，是家中人厌患他、害怕传染而避开他。

[3] 罂：小口腹大的瓦器，盛酒。

【阐发与临证】乌蛇又名乌梢蛇，南方水莽草丛中多见。其肉甘平无毒，治诸风顽痹，皮肤不仁，瘾疹风瘙疥癣，疠风眉落等。《本草纲目》另载用乌蛇三条蒸熟，取肉喂乌鸡，肉尽杀鸡烹熟，取鸡肉焙干研末，酒服一钱。《圣济总录》用乌蛇卵和诸药为丸服，治癞风，功同乌梢蛇肉。

13 案[1]　一僧得病，状如白癜[2]，卒不成疮，但每旦取白皮一升许，如蛇蜕。医者谓多啖炙煿所致，与《局方》解毒雄黄丸[3]三四服愈。

【注解】[1] 本案录自《三因极一病证方论·大风治法》。还收录在《医说·卷三·白癜病》篇。

[2] 白癜：病名，见《诸病源候论》。病由恶风侵袭皮肤血分之间，郁遏化火，耗伤营血而成，或由接触传染而得。症初起皮肤渐变白，四肢顽麻，发热，手足无力，患部肌肉针刺样痛，声音嘶哑，视物不清，类似结核型麻风。

[3] 解毒雄黄丸：同名2方。（1）《和剂局方》方，治缠喉风、急喉痹、卒中风不省人事，药用郁金、雄黄、巴豆去油，如法制作服用；（2）《医部全录·卷一六二》方，治同，药中雄黄郁金各用一两，制法服法同上。

【阐发与临证】《和剂局方》解毒雄黄丸原为治缠喉风、卒中风等症，显系化痰解毒作用，《医部全录》方更如此。但本案用治皮肤干燥蜕皮屑，虽辨因为多啖炙煿所致，辨证当为血燥生风，痰热是因、滋血清热祛风化痰当为法，因此似乎缺少些药物。郁金燥药，雄黄燥药，巴豆峻下、岂非燥药乎？燥干者，金肺之本，肺藏气，以血液内损、气血虚而皮肤皱揭。风能胜湿，热能耗液，皆能成燥。中寒吐泻亡液也能成燥。故诸涩枯涸干劲皱揭，皆属于燥。诸痒为虚，血不荣肌肤，所以痒也。当以滋养阴血，血和肌润则痒自不作。僧人如以素食为主，某些营养缺乏，在所难免。因此可以用炙蜂房、蝉蜕等分研末，每次服一钱，日服二三次；鳗鱼、鸽子烤干研粉，每次一二钱，日服二三次；乌蛇肉烤干研末，每服一二钱，日服二、三次，又能祛风，又能营养。还能用苍耳草、蒺藜、莽草、牛蒡子、浮萍、茵陈等煎汤洗浴。《肘后备急方》治疗白癜用五斤苦参泡三斗酒，常饮，并取苦参皮根为末服。

本案脱皮屑，是白疕（银屑病）吗？

14 案[1]　赵瞿病癞，历年医不愈，乃赍粮送弃于山穴中，瞿自怨不幸，呼嗟叹泣。经月，有仙人经穴，见而哀之，具问其详。瞿知其异人，叩头自陈乞命。于是仙人取囊中药赐之，教其服百余日，疮愈，颜色悦，肌肤润。仙人再过视之，瞿谢活命之恩，乞遗其方。仙人曰：此是松脂[2]，彼中极多，汝可炼服之。长服身转轻，力百倍，登危涉险终日不困，年百岁，齿不堕，发不白，夜卧常见有光如镜。（《抱朴子》）

【注解】[1] 本案还收录在葛洪《肘后备急方》及《本草纲目·松》篇。原书《抱朴子》注明患者是上党（山西）人。

[2] 松脂：俗名松香。

【阐发与临证】松脂是松柏树的津液精华，位于老松树皮内的自然聚脂最好。根下有伤处、自然流出而结成的、不见日月光为阴脂，则更好。如凿伤树干而流出收集的较差。凡用松脂，先须治炼。松脂似应优于长松。《外台秘要》治恶风疾，将松脂炼投冷水中20次，蜜丸服二两，饥即服之，日三，断盐及房室。此服用量太大。即使可大量服，也宜由小剂量开始，逐渐加大。

15案 高骈[1]镇维扬之岁，有术士之家延火烧数千户，主者录之，当死，临刑谓监刑者曰：某之愆，一死何以塞责。然某有薄技，可以传授一人，俾其救济后人，死无恨矣。时骈延待方士如饥渴，监刑者即缓之，驰白于骈。骈召入亲问之，曰：某无他术，唯善医大风。骈曰：何以覈之？对曰：但于福田院[2]选一最剧者，可以试之。遂如言，乃置患者于隙室中，饮以乳香酒数升则懵然无知，以利刀开其脑缝，挑出虫可盈掬，长仅二寸，然后以膏药封其疮口，别与药服之，而更节其饮食动息之候，旬余疮尽愈。才一月，眉发已生，肌肉光净如不患者。骈礼术士为上客。（《玉堂闲话》）

【注解】[1] 高骈：821—887年，唐末幽州人，历任节度使、刺史、都统等，曾镇守扬州（案文中说镇维扬），信神仙，重用方士。

[2] 福田院：类似现代的麻风村。

【阐发与临证】本案因收录在记录朝野异闻佚事的《玉堂闲话》，故可信度不甚高。但案文中的男二号高骈确有其人，而且他的秉性也如此。但一千二百年前即有颅脑手术治麻风，而且从脑中挑出二寸长的虫、数量可盈掬，此事尚需存疑待考。虽然比之更早数百年的华佗用麻沸散、刮骨疗毒、开腹切脾（脾半腐——见六卷第三篇腹痛第1案）、预备给曹操开颅等记录，现在也尚未完全复原证实。1999年1月《奥秘》报道古埃及人在4500年前做过大脑手术，缘由是对吉萨金字塔附近埋葬的工匠骸骨，X线检测6具，其中一个工匠生前曾接受过脑瘤切除手术。2005年5月《奥秘》报道美国新奥尔良市图兰恩大学法医考古学家约翰·范拉诺研究了从秘鲁到玻利维亚地区的700个被环钻术钻洞的头骨，时间跨度从公元前400年到公元1500年，手术是在活人身上进行的，在洞旁有治愈的骨头痕迹，而且钻的洞越来越小，说明古代的脑外科手术确有，而且也是不断发展进步的。1988年11月和1998年7月两期《奥秘》都报道苏联一医师到菲律宾实地考察了三次无痕手术（白内障摘除，腹囊结石取出，肠癌肿块摘除，还有子宫癌、脑瘤、肾囊肿摘除等），又称为生物能手术。手术不须麻醉，不用手术器械，有少许出血，手术时间一般1～10分钟，手术前后、手及衣服都无须消毒，术中无不适。经治医师中的一位在1974年被邀请到瑞士接受医学专家的研究。这些能治病者有一个协会，其成员都生在一个离赤道很近的山区，那里的地磁异常强烈。本案的术士还用麻醉剂乳香酒、手术刀及术后创口还外敷膏药以封疮口。

16案 真腊国[1]人，寻常有病，多入水浸浴及频频洗头，便自痊可。然多病癞者，比比道途间。土人虽与之同卧同食，亦不校。或谓此中风土有此疾，曾有国主患此疾，故人不之嫌。以愚意观之，往往好色之余便入水澡浴，故成此疾。闻土人色欲才毕，入水澡洗，其患癞者十死八九。亦有货药于市者，与中国不类，不知其为何物。更有一等师巫之属，与人行持，尤可笑（说选[2]。江云，南人或因纵酒，居处卑湿，或以盖酒瓮被以盖身，一夜遂成是疾者有之，不可不知也。）

【注解】[1] 真腊国：中南半岛古国名。原在老挝南部、泰国东南部直到柬埔寨广大区域，建都吴哥。后被暹罗（泰国）攻占，迁都至金边，即今之柬埔寨（《明史·真腊传》记。明朝万历朝已改名柬埔寨）。本案录自元代周达观《真腊风土记》病癞。现代有夏鼐作《真腊风土记校注》。

[2]《说选》：明朝陆楫辑《古今说海》，其中第一部是《古今说海·说选》部。其第一部分收载小录家二家，第二部分收载偏记家十五家，包括周达观的《真腊风土记》一卷。

【阐发与临证】麻风病流行于热带、亚热带地区，儿童期长期接触病人感染机会大，成人通过文身用具也能感染。中南半岛气候符合多发病条件，且当地居民普遍喜欢带鼻环、耳环、文身刺青等，也容易感染。如果患者盆澡浸浴后洗澡水不换，后浴者身上皮肤有创口，就容易感染了。尤其瘤型麻风，皮损内有大量麻风杆菌。性交后洗澡也是散播麻风抗酸杆菌的有利条件之一。况且"患癞者十死八九"也指传染性强的瘤型麻风。纵酒可能损害免疫系统，更容易感染。

第八篇 痈 肿

1案[1]　汪石山治一人，肥短紫淡，年逾三十，因劳感湿，两腿膝间结核，痛甚。医用蒜片艾灸，又针大敦（肝穴），三阴交（脾穴），又以药水洗之，遂致阴囊肿胀如升，茎皮肿如水泡，复进人参败毒散，皆不中病。汪诊之，脉皆濡缓而弱，略驶（濡缓弱为阳为虚，驶为热，宜石山之变例治也。若见弦数大之脉，又当别论，不可执此一案为法也）。曰：此湿气乘虚而入，郁而为热成结核也。理宜补中行湿，可免后患。月余，左腿内臁厥阴经分，肿痛如碗，恶寒发热，复用蒜灸。六日后，肿溃脓出，体倦，头面大汗，手足麻木，疮下又肿如碗，寒热大作，始信。用人参三钱，黄芪三钱，白术钱半，归身尾、牛膝、茯苓各一钱，青皮、黄柏各七分，甘草节五分，煎服五六贴。右额羊矢穴分[2]肿痛，长五寸许，亦作寒热。医谓补塞太过，欲改前方，彼不信，锐意服前药月余，肿皆脓溃，成痂而愈。唯左脚委中，筋急短缩，艰于行步，彼以为蹙，汪曰：脓血去多，筋失所养故也。药力足日，当不蹙矣。果验。后觉阴囊肿绽，他医加茴香、吴茱萸治疝等药，不效。汪适至彼，令守前方，减去治疝等药，加升麻一钱，服一二贴，囊即缩。彼愿详言之，汪曰：《经》云：营气不从，逆于肉理乃生痈肿[3]。又云：受如持虚[4]。盖谓气馁行迟，血少留滞则阻逆肉理，乃作痈肿也。久则郁而为热，化肉腐筋而成脓矣。肿在厥阴，虽曰多血，亦难供给，日之所耗，夜之所损，故邪乘虚，留结不散，如持虚器而受物也。身之气血，如风与水，风疾水急则颓陂溃堤，莫之能御；风息水细则沙障石壅，多所阻碍矣。故今补其气血，使气壮而行健，血盛而流通，又何肿之不散，结之不行哉！彼曰理也。

【注解】[1]本案录自《石山医案·卷中·痈肿》篇。

[2] 羊矢穴分：应该是阳白穴、丝竹空穴区域（丝竹空也写作矢竹空）。分，区域、分野、部位。

[3] 营气不从，逆于肉理乃生痈肿：录自《素问·生气通天论》篇。所指为外邪侵袭，血脉中营气运行不畅，瘀阻于肌腠之间，血郁则热聚，腐肉蚀筋而作脓。

[4] 受如持虚：录自《素问·生气通天论》篇。原文为"膏粱之变，足生大丁，受如持虚"。膏粱之人内多湿热；汗出之人淋洗，使人外湿侵袭。外湿内热相感，如持虚（中空为虚）器（器具）以受邪毒，故谓之受如持虚。

【阐发与临证】体形肥短表示脏腑湿热，面色紫淡表示有血瘀，用现代话说，该患者是肥胖综合征、血循障碍、三高症（血压高、血脂高、血糖高）易患者。但脉濡缓弱，中气还不足。隔蒜片艾灸，增其邪热，故肿痈叠起而且溃脓。汪用黄柏七分，对肿痛溃脓似乎太少。茴香、吴茱萸确为治疝要药，但应是寒疝，况且本患者之阴囊肿绽并非疝，而是囊痈之将起初起，所以加升麻而消散。加升麻尚可助参芪白术茯苓甘草等补气的，按二者言，似乎也太少了一点。

第九篇 庞 赘

1 案 狄仁杰，并州太原人，性好医药，尤妙针术。显庆中应制入关，路傍有榜云：有儿鼻端生赘，如拳石缀鼻，根蒂如筋，痛楚危亟。能疗之者，酬千金。狄公为脑后下针，疣赘应手而落。其父母辇千缣为寿。（此条已见前鼻门）

【注解】本案与七卷第七篇鼻第1案重复。

2 案[1] 薛己治一老儒，眉间患此，二年后，其状如紫桃，下坠盖目，按之如水囊。刺出脓血，目即开张，以炒黑胆草、山栀、芎、归、芍药、柴胡、白术、茯苓等类而愈。

【注解】[1] 本案录自《外科枢要·论瘤赘》。原文在"按之如水囊"下，有"此肝脾之症，脓瘀内溃而然耳。"

【阐发与临证】本案所生的"赘"不同于上案。薛己原文虽入"庞赘"中，但明确说"脓瘀内溃而然"。用现代话说好像是血管瘤继发感染。因为该"赘"与目无关，所以刺出脓血、使之缩小，目即能挣开。所用即丹栀逍遥散去丹皮加龙胆草。薛己自述"若劳役火动，阴血沸腾，外邪所搏而为肿者，其自肌肉肿起，久而有赤缕，或皮俱赤（本案是状如紫桃）名曰血瘤""大凡属肝胆二经结核，八珍加山栀、胆草……若属肝火血燥，用四物、生地、丹皮、酒炒黑胆草、山栀"。

3 案[1] 一妇左项肿如鸡卵，不作痛，不变色，劳则发热，怒则寒热，经候不调三年矣。用加味逍遥散、加味归脾汤间服（间以削之），佐以海藻散坚丸[2]，年许而消。

【注解】[1] 本案录自《校注妇人良方·卷二十四妇人结核方论第四篇》。是其中数案缩合而成，但有一个案例与之基本相同。本案还收录在《医部全录·卷一百六十九·颈项门医案》中（颇详细）。

[2] 海藻散坚丸：同名2方。（1）《外科枢要》方，治肝经瘿瘤，药用海藻、昆布、小麦、龙胆草，蜜丸；（2）《校注妇人良方》方，治药同上方加柴胡。

【阐发与临证】本案妇患瘿，不作痛、不变色。至于劳则发热、怒则寒热、伴月经不调，则是瘿的常见并发症。海藻昆布软坚化痰、消瘿瘤作用明确。除地方性甲状腺肿以外，甲状腺囊肿也可用。中医辨证则应是怒动肝火、血热，阴血虚不养筋而筋挛肿，外邪痰湿所搏为肿。此类疾病如于颈项、胸胁等处发生，好像马刀、侠瘿、失荣之类，初起为痰瘀、化热，久则成气虚或肝肾阴虚，成虚实夹杂证，所以本案所用是标本兼治。

4 案[1] 一男子郁怒房劳，左胁肿赘如赤桃，服流气化痰之药，其大愈甚，虚症悉具，此肝肾过虚也。用前药及地黄丸而消。

【注解】[1] 本案基本录自《外科枢要》《内科摘要》，也是数案缩合而成。也有一例基本相同的案例收录在《医部全录》之卷169颈项门医案及卷375外科瘿瘤疣痣门医案中。

【阐发与临证】怒动肝火血热，久则阴血虚；房劳伤肾之阴精。本案患者胁部肿如赤桃为血瘤。血瘤非痰湿凝滞，而是血溢脉外成瘀。过服理气化痰药物，香燥更虚其阴血，肝肾更虚。本篇6个案例中的瘤、瘿，第一例狄仁杰于患者脑后针刺，能使疣赘应手而落，"根蒂如筋"，这蒂如何可断？第二例"紫桃（血管瘤）"的外皮只能干瘪皱缩而不能全消，但病症已愈。第五例手背的疣服药也能缩小，但不能全消。所以上述三案文说"愈"。第三例、第四例、第六例可以消，但不会全消。

5 案[1] 儒者朱宏仁，年二十余，右手背近中指患庞[2]五枚，中一大者如黄豆，余皆如聚黍，拔之如丝，长三四寸许。此血燥筋缩，用清肝益荣汤[3]，五十余剂而愈。

【注解】[1] 本案及下案都录自《外科枢要·论疣子》篇。

[2] 此"庞"字在原文中是"疣"字。

[3] 清肝益荣汤：同名2方。（1）《外科枢要》方，治肝胆、小肠经风热血燥，筋挛结核，或耳项胸乳胁肋作痛，或作瘰子，并一切肝火之症。药用柴胡、当归、茯苓、芍药、白术、炙甘草、山栀、龙胆草、木瓜、川芎、熟地、生姜；（2）《证治准绳》方，治药同上方加薏苡仁。

【阐发与临证】手背属阳，筋多肉少，此处患疣，除痰滞皮里膜外，还有肝经热，肝热——血燥——筋缩，薛氏所用方即丹栀逍遥散加减，又含八珍汤加减，疏肝清肝、健脾养血。相较而言，《证治准绳》方更妥。现代诊断可能是寻常疣，中一大者为丝状疣，如聚黍者可能是指状疣。

6 案 一妇人左手背并次指，患五六枚如熟椹，薛曰：此因肝经血热也。果月经素不及期，当生血凉血为主。不信，乃用艾灸，手胀发热，手指皆挛，两腋项兼胸乳间皆患庞[1]，经行无期。薛用加味逍遥散，加黄连十余剂，各患渐愈，乃去黄连，百余剂，经行如期，再用地黄丸，三料而全消[2]。

【注解】[1] 此处"庞"字在原文中是"疣"字。

[2] 此处原文是"三料而痊"。

【阐发与临证】同样疣在手背，本案患者所患疣色如熟的桑葚，即色黑而有些光泽，故薛氏辨为肝经血热。不及期是前期，经行无期是前期而不规律，患者本人也不知道多少天行经一次，但都不足一个月。因血热，当然艾灸是热其热。此可能是血管角化瘤，多发性小的静脉血管瘤。用艾灸后局部血管扩张，手胀发热是必然的。

7 案[1] 有人患此，用蜘蛛丝缠，七日消烂，屡验。（《焦氏笔乘》）

【注解】[1] 本案录自《焦氏笔乘·续集》。《外科枢要》论瘤赘、论疣子二篇中也有记载，但薛氏都持否定态度。

【注解】因《焦氏笔乘·续集》中有一些医疗的奇闻轶事，但作者并非医生，所以用蜘蛛丝缠疣子等赘生物使之消烂的办法也记录在案。《外科枢要·论疣子》篇中就告诫"若用蛛丝缠、螳螂啖、毒药蚀、芫花线缠、艾灸，必致多误"，因如此治，则必"精血愈虚，肝筋受伤，疮口翻突开张，卒成败症"。并举"一妇人患之，用蛛丝缠……大溃肿痛，发热出血……而殁。"无论古今，病要早治，治要正规，不可用左道旁门之法。

第十篇 瘤

1案[1] 临川有人瘤生颊间，痒不可忍，每以火烘炙则差止，已而复然，苦甚。一医告之曰：此真虱瘤也，当剖而出之。取油纸围顶[2]上，然后施砭，瘤方破，小虱涌出无数，最后一白一黑两大虱皆如豆壳，中空空无血。与颊了不相干，略无瘢痕，但瘤所障处正白耳。（《丁志》）

【注解】[1] 本案录自《夷坚志》丁志，见一卷第八篇伤寒第100案注。本案及以下二个案例还收录在《奇症汇》及《永乐大典》卷20310。

[2] 顶：为"项"之刻误。

【阐发与临证】此是虱瘤。这种情况都是不注意卫生，虱子聚在一处，或是因皮肤患疮，虱子聚在疮口内，外表又因某种原因而愈合，变成皮肤内虱子，再繁殖成团。刘道清《怪病怪治》记载：上海新中国成立前有一男孩，卫生条件极差，虱布满头，头上生疮而奇痒，用针将疮挑开，疮内虱子成团。也是虱瘤。

2案[1] 浮梁李生得背痒疾，隐起如覆盆，无所痛苦，唯奇痒不可忍，饮食日减。无能识其为何病。医秦德立[2]见之，曰：此虱瘤也，吾能治之。取药敷其上，又涂一绵带绕其围，经夕瘤破，出虱斗许，皆蠢濡能行动。即日体轻。但一窍如箸端不合，时时虱涌出不胜计，竟死[3]。唐小说载贾魏公镇滑台[4]日，州民病此，魏公云：世间无药可疗，惟千年木梳烧灰及黄龙[5]浴水乃能治耳。正与此同[6]。

【注解】[1] 本案录自《医说·卷六·李生虱瘤》篇。

[2] 秦德立：五代至宋初外科医生。其治案（即本案）见于《稽神录》。

[3]《稽神录》所记录本案，案文到此为止。

[4] 贾耽在唐朝贞元二年任检校右仆射兼任滑州刺史、义成军节度使时，驻于滑台城，即今滑县东旧滑县城（《新唐史·列传第九十一》《旧唐史·列传第八十八》）。

[5] 黄龙浴水：指黄龙汤水浴疗法。黄龙汤同名13方。（1）《新修本草》方，功能清脏腑实热，药用人粪贮久成水，又名金汁；（2）《本草纲目》引陶弘景方，治瘟病垂死，用空瓶塞口纳粪中，积年得汁；（3）上书引《大明本草》（见《证类本草》）方，治天行热疾中毒，腊月取淡竹留二头节，去青皮，浸粪中取汁，名粪清；（4）上书引《千金要方》方，治五色丹毒，服黄龙汤并敷上佳；（5）《肘后方》方，治伤寒热盛如见鬼状、狂言，用人粪汁；（6）《本草纲目》引朱丹溪方，以竹筒入甘草末，竹木塞二头，冬月浸粪缸中，立春取出，阴干取甘草末晒干，名人中黄；（7）上书引汪机方，治天行热疾热狂、中毒、蕈毒、恶疮、热毒湿毒、解五脏毒，用棕皮绵纸上铺黄土，浇粪汁淋土上，滤取清汁，入新瓷内，碗覆定，埋土中。另有6方见一卷第九篇瘟疫第3案。本案所用是金汁、粪清或人中黄，水煎浴水，以杀灭虱子。

[6]《医说》记载本案案文到此为止。

【阐发与临证】此也是虱瘤。治疗仅用药外敷，可能是升降丹之类。因其只治标、未治本，故出虱不止而死。与前述虱瘤形成对照，可为后世医者借鉴。本案文后段说唐小说载……千年木梳治疗。

唐代小说很多，不知所指。但《新唐史·列传》记载唐代贾耽所著《备急单方》及《医牛经》都有用千年木梳和黄龙浴水治虱瘤的案文。贾既是唐代医生，又是兽医及地理学家，并且担任宰相13年，又封为魏国公。本案文说"唐小说载"可能指贾所著的上述二本书。此案又收载在《千金翼方》。陈藏器《本草拾遗》中即以梳篦煮汁服治虱病，并指出虱病是活虱入腹。这种情况也是有可能的。另外，虱能传染疾病，诸如现代的肝炎，古时的症瘕，都有可能因虱而被传染。《本草纲目》载用旧的木梳（篦同）煎水能治虱病，认为与篦烧研服治虱症；烧灰酒调服治误食蚂蟥和发哽咽中、霍乱转筋同样作用。民间有用梳子梳乳房，从根部梳至乳头，治乳汁不通，实际是物理疗法，使乳络通开。《中国医学大辞典》提出以黄杨木和石楠木制作之梳为良，因黄杨木能清火、石楠木能理风，而且要用陈旧及有油的。至于千年的木梳，哪里找？

3 案[1] 处士蒯亮言其所知，额角患瘤，医为剖之，得一黑石棋子，巨斧击之不伤缺。复有足胫生瘤者，因至亲家为猘犬所断，正啮其瘤，其中得针百余枚，皆可用，疾亦愈。(《稽神录》)

【注解】[1] 本案录自《稽神录》。

【阐发与临证】本文所说的二个案例，都是皮下患瘤，瘤中有硬物。第一例是瘤中有黑石样硬物，如围棋子大小。古人有谓"黑砂瘤"者，其瘤中有黑砂，用三棱针刺破，剔去黑砂而后能治愈。如果黑砂颗粒更大些，不就与本案文所述如"黑石棋子"样大小？皮下结石症很少见，可能系局部的钙化物沉积形成，或者是砂粒在局部外伤时侵入，沉积在皮下，再层层包裹以钙化物所形成。还有如在大趾跖关节处，可能为痛风石。在额角皮下，此处皮层下即额骨，似应不可能是痛风石。关于体表体内出现结石，以往已有数例报道，如1980年2期《山西医药杂志》报道某男童于鼻腔内取出一850毫克重的硬结石；1996年4月15日《报刊文摘》报道天津市第三医院收治一名支气管结石、肺结石患者杨某，30年来常咳出如绿豆至蚕豆大小的结石，近一月内咳出50多块，其肺内还有20多块。据分析是甲状旁腺功能亢进，血钙过高使钙沉积引起；1982年10月11日《参考消息》报道土耳其有一儿童眼睑内平均每天掉下五六块小结石；1987年11期《奥秘》报道日本少妇美智子于当年5月从子宫内剖出一颗1.35公斤重的珍珠。本案文第二例是瘤中"有针百余枚""皆可用"。如果"针"很少，一、二根，很可能是在受伤时由皮肤外刺进去、留在皮内或皮下的，但"百余枚"就说不清了。2003年4月1日《临沂广播电视报》报道：3年前刘某在广东打工时，突发癫痫样症状，近半年来发作频繁，有时一天发作三四次。经三九脑科医院检查发现其后脑右枕骨处有一根缝衣针没根而入。后该院把这根已生锈的缝衣针取出，癫痫也好了。25岁的小伙子刘某和家人完全不知针是何时、怎样插进脑内的。2008年2期《临沂广播电视报》报道重庆开县7岁男孩陈小军，断筷子插进左眼内引起左眼浮肿，关键是断筷是在不经意之中插入的，而且无明显疼痛和不适，仅浮肿。

4 案 薛己治一男子[1]，小腹患此，脓水淋漓。用补中益气加麦冬、五味，以培脾土；六味地黄丸以生肾水，更用芦荟丸[2]以清肝火而敛。

【注解】[1] 本案录自《外科枢要·论瘤赘》篇。原文在"脓水淋漓"下有"此足三阴之症"。

[2] 芦荟丸：同名14方。(1)《圣惠方》方，治小儿疳积萎黄、脘腹虚胀、青筋暴露，药用芦荟、胡连、丁香、木香、麝香、牛黄、牛蒡子、熊胆、狗胆、猪胆、炙蟾头、鸡胆、刺猬皮、冰片；(2)《和剂局方》方，治疳气羸瘦、萎黄腹胀、嗜食泥土、口臭齿龈烂黑，药用芦荟、麝香、皂角、干蟾、青黛、朱砂；(3)《普济方》方，治伤中赤白带下，药用芦荟、禹余粮、阿胶、赤石脂、樗皮、地榆、牛角鳃、侧柏叶；(4)《卫生宝鉴》方，治小儿脾疳瘦弱萎黄，药用芦荟、蟾酥、黄连、槟榔、鹤虱、使君子、肉蔻、麝香、朱砂；(5)《外科正宗》方，治下疳烂痛，妇人阴蚀作痒，小儿肝积发热，口鼻生疮，牙龈蚀烂，药用芦荟、胡连、黄连、芜荑、青皮、雷丸、鹤虱、麝香、木香；(6)《证治准绳》方之一，治疳癖潮热、消瘦纳呆或肝疳食积、口鼻疮龈烂，药用芦荟、胡连、黄连、木香、芜荑、青皮、当归、茯苓、陈皮、炙甘草；(7)上书方之二，治脊疳，药用芦荟、青黛、朱砂、

麝香、熊胆、胡连、贯众、地龙、黄连、蝉蜕、雷丸、炙干蟾、蜗牛肉；（8）上书方之三，治诸疳羸瘦，药用芦荟、木香、赤芍、没石子、使君子、胡连、肉豆蔻、人参、麝香；（9）上书方之四，治内疳痢，药用芦荟、雄黄、没石子、蝉蜕、丁香、熊胆、蛇蜕、麝香、蟾酥、黄连；（10）上书方之五，治小惊热、疳不思食，药用芦荟、熊胆、朱砂、青黛、诃子、麝香；（11）上书方之六，治蛔疳，药用芦荟、安息香、胡连、枳壳、使君子、芜荑、定粉、麝香、獭猪胆汁；（12）上书方之七，治同上，药用龙胆草、黄连、芜荑、芦荟；（13）上书方之八，治黑水凝翳内障，头眩脉涩，药用芦荟、甘草、人参、牛胆、柏子仁、细辛、羚羊角；（14）《沈氏尊生书》方，治五疳，药用芦荟、牛黄、蝉蜕、腻粉、粉霜、硫黄、麝香、田父、青黛、巴豆、蛇蜕。

【阐发与临证】本案仅述小腹患瘤赘而脓水淋漓，并未说清患什么瘤赘，因此按患部部位经络辨证，薛所说足三阴之症是对的。芦荟丸似用（12）方为妥，能清肝火，而使脓水清、疮口敛。

第十一篇 肿 瘤

1案 安康[1]伶人[2]刁俊朝，其妻巴妪[3]，项瘿初若鸡卵，渐巨如升，积五年，大如数斛之鼎[4]，重不能行，有声如音乐。积数年，瘿外生小穴如针芒者不知几千亿，每天阴欲雨则穴中吹白烟，霏霏如丝缕，渐高布散，结为屯云，雨则立降。其家少长惧之，咸[5]请远送岩穴。妻惧送，请决拆[6]之。俊朝即淬利刃，将及之，中轩然有声，遂四分披裂，有一大猱[7]跳跃而去，即以白絮裹之，瘿疾顿愈。时大定中[8]也。后犹有说，不具论[9]。(《续玄怪录》[10])。

【注解】[1] 安康：陕西省东南部。此处与古巴国所在地域相近。

[2] 伶人：杂技戏曲演员。

[3] 巴妪：姓巴的老妇。也可能指原籍今重庆市及湖北省西南部地域的妇女，因该处古时有巴子国，巴妪指巴地的老年妇女。

[4] 鼎：古代煮食物的器物，三足两耳。

[5] 咸：全、都。

[6] 决拆：全部、彻底、快速的切去。

[7] 猱：猿类，身体便捷，善攀缘。

[8] 时大定中：是说此事发生于"大定"朝代。但"大定"分别是南朝后梁宣帝年号（555—562年）、北周静帝年号（581年）、金世宗年号（1161—1189年）。而李复言作官是在唐朝顺宗至文宗期间即805—840年间，所以李复言可能记载南朝后梁宣帝时的奇闻。

[9] 后犹有说，不具论：从此时后还有某些说法，在此则不再论述了。从《幽怪录》本案案文后还有：瘿中猱变成人来告诉患者巴妪，他本是老猴精，并送起云膏给她，用来外涂患处创口使之愈合，等等。这就是"后犹有说，不具论"的内容。

[10]《续玄怪录》：又名《续幽怪录》，与《幽怪录》都是唐朝李复言所撰，属志怪、传奇小说集，记录唐代及以前的奇闻轶事。

【阐发与临证】从案文中所描述的症状分析，与现代的畸胎瘤相似。1987年2期《奥秘》报道墨西哥某马戏团有一双头怪人名叫巴斯卡，从32岁至47岁登台演出，二个头之间可以哥、弟相称，并经常聊天谈话。以上杂志1993年1期报道，印度塔米尔纳多邦一位名叫纳德拉贾的40岁男子，从腰内长出另一个有手有胸的人，有45磅重，成为他的沉重负担。如果夸张一点，真是"大如数斛之鼎，重不能行"了。这个寄生人与他是双胞胎，一直寄生在他身体中，直到发育完全成熟时才分离（应该说是半分离）出来。

2案 汝州[1]人多病颈瘿[2]，其地饶风沙，沙入井中，饮其水则生瘿，故金房人家[3]井，以锡为栏，皆以夹锡钱镇之，或沉锡其中，则饮者免此患。

【注解】[1] 汝州：古时州名，治、辖境相当今河南汝州市及北汝河、沙河流域各县市地域。

[2] 本案与下一案都录自《夷坚志》。本案也可能录自《医说·卷六·井锡镇瘿》篇。

[3] 金房人家：官绅、富贵、房屋好的人家。

【阐发与临证】汝州是内陆地区，饮食中缺碘，所以病瘿（地方性缺碘甲状腺肿）。风沙多，指土地贫瘠、植被差，更缺碘。金房人家用锡制作井栏、镇以锡钱、沉锡块于井水中，其实是巧合，因为富贵人家可以经常到外地购买食品，其饮食成分复杂些，这样，营养要素不会缺乏、片面，所以碘也就能经常得以补充吸纳了。锡性味甘寒微毒，主治恶毒风疮，能解毒止痛收敛，研磨粉末调敷创面。《本草纲目》引《济急仙方》说"用锡器于粗石上磨水服，解砒霜毒"（供参考）。虽锡为人体必需营养微量元素，但有毒。用治瘿瘤缺乏科学依据。

3 案 华亭[1]有一老僧，昔行脚河南管下[2]，寺僧童仆，无一不病瘿。时有洛僧[3]共寮[4]，每食取携行苔脯[5]同餐，经数月，僧顶[6]赘尽消，若未尝病。寺徒仆叹诃，乃知海崖咸物[7]能除是疾。（《癸志》）

【注解】[1] 华亭：古县名和古地名都指今上海市松江；隋朝置华亭县，指今甘肃省东北部的华亭县。本案应指后者。

[2] 管下：指今河南郑州市地域，周文王曾封该地为管国。

[3] 洛僧：概称洛阳某些寺庙的僧人。洛阳有中国最早的佛寺白马寺。而北魏时全洛阳城有一千三百余所佛寺，名称繁杂。

[4] 共寮：同一房间居住。

[5] 苔脯：用苔类植物做成的干燥能久贮的食品。如用浒苔晒干叫苔条，生长在岩石的潮湿处；紫菜等制成即食品也叫海苔。此处指生长于浅海潮间带的所有苔类植物，以紫菜为主，富含碘。咸寒无毒，治瘿瘤结气、痔疮及霍乱呕吐，下一切丹石，杀诸药毒，消茶积。孟诜《食疗本草》说"食多发疥疮，令人萎黄少血色。"

[6] 顶：应是项。此处刻误。

[7] 海崖咸物：生长于海岸边、海水中崖石上的咸味植物。

【阐发与临证】河南中原地域寺僧也缺碘。但僧人中有很多知医懂药者，对海产之植物能防治瘿心领神会，所以云游时带着此物。这种知识的传播普及，云游僧人能起到很大作用。自古以来，中医就用海藻昆布之类海产咸味植物治瘿瘤，咸能软坚化痰。

4 案[1] 倪仲贤治顾显卿妻，年五十余，患瘿，始生如块，近三年如盆，一首痛楚不可忍。群医视之，投药不效。老人曰：是少阳经为邪所攻耳。即投以其药，服之月余而愈。

【注解】[1] 本案录自《明外史·本传》或《苏州府志》《吴县志》。原文是"顾显卿右耳下生瘿……"

【阐发与临证】手少阳三焦经上肩后在颈部交出足少阳胆经后入缺盆布膻中，其支者从膻中上缺盆、上项、系耳后直上。足少阳胆经在肩上交出手少阳之后入缺盆，其支者……下颈合缺盆以下胸中……。所以倪仲贤说（患在颈部的瘿）"是少阳经为邪所攻"。所投之药，除疏三焦、利胆气之外，少不了"海崖咸物"之类。本病在临床常见有痰气郁结和气滞血瘀二种证型。按中医辨病则大致有血瘿、肉瘿、气瘿三种。

5 案 江应宿治一妇人颈瘿，知其为少阳厥阴肝胆因郁怒痰气所成。治以海藻三两，昆布一两五钱，海带一两，俱水洗净，半夏制，小松萝、枯矾、蛤粉、通草各一两，龙胆草洗三两，小麦面炒去湿四两，共为细末，食后用酒调下三钱，去枕睡片时，或临卧服，以消止药，不必尽剂，一月愈。

【阐发与临证】除手足少阳经循行经过颈部以外，足厥阴肝经也由胁肋上循喉咙之后上入颃颡。所以肝经气郁也能成痰的。奇怪的是肾经足少阴之脉也循喉咙挟舌本，而且其在颈部的位置与瘿之部位更密切。为何不说肾也"郁怒痰气"呢？纵观中医学说，脏腑、经络、八纲、阴阳、三焦等辨证，肾只有虚，没有实。即使肾的火，也说是相火，是虚火。知柏八味丸确是清肾热的，但只能说清相火。

除肾以外的其余脏腑，都是有虚有实的。因瘿是痰气（多）挟瘀（少），所以就不提肾（经）了。关于痈疽患生于少阳、厥阴经，朱丹溪说"惟少阳、厥阴经生痈疽，理宜预防，以其多气少血，肌肉难长，疮久未合，必成死症"。"人中年以后，不可生痈，才有痈肿，参之脉证，但见虚弱，便与滋补气血，可保终吉"（《丹溪心法》）。薛己与此理法相承，亦主张补益为先。

本案及第3案所用的海藻、昆布、海带都是海生植物，海藻性味苦咸寒，能治瘿瘤结气及其余颈项瘰疬、痈肿癥瘕坚气、皮间积聚、疝气下坠、睾丸肿痛等；海带咸寒，昆布咸寒滑，紫菜甘寒，都功同海藻。松萝是寄生于松树上的长松萝、破茎松萝的丝状体，又名女萝、龙须草，性味苦甘平，能治虚汗头风，头痛目赤，女子阴寒肿痛，痈疽疮疖，胸中痰涎，瘿瘤及崩漏、便血、外伤出血等。

第十二篇 疮 疡

1案[1] 东垣治一人，家贫，形志皆苦。时冬寒，于手阳明大肠经分出痈，第四日忽肿，幼少有癞疝，其臂外皆肿，痛甚。先肿在阳明，脉左右寸皆短，中得之皆弦，按之洪缓有力，此痈得自八风之变，以脉断之，邪气在表。然其症大小便如故，饮食如常，腹中知饥，口知味，知不在里也；不恶风寒，止热燥，脉不浮，知不在表也；表里既和，邪气在经脉之中。故凝于经络为疮痛，出身半已上，故风邪上受之，故知是八风之变为疮，止经脉之中也。治其寒邪，调和经脉中血气，使无凝滞则已也。炙甘草一分，升麻、桔梗五分，白芷七分，当归尾、生地一钱，生芩一钱五分，连翘一钱，黄芪二钱，中桂、红花各少许，酒水各半同煎，至稍热，临卧服，二服而愈。

【注解】[1] 本案录自《兰室秘藏·疮疡门》。案中所用方名白芷升麻汤。

【阐发与临证】本案主要是辨证分析。第一步是经络辨证：病在手前臂外侧手阳明大肠经；第二步是八纲辨证：脉洪缓有力而寸皆短，是邪在表。但脉不浮、不恶风寒，非风寒表证；纳食和而二便平，非里实，所以知病邪在经络。所谓八风之变，出于《灵枢·九宫八风》篇。论言"风从其所居之乡来为实风，主生，长养万物。从其冲后来为虚风，伤人者也，主杀主害者。"今时冬寒，理应是北方或西北方之风，其气主为寒。但现在病在手臂大肠经，说明是"风从东北方来，内舍于大肠，外在于两胁、腋骨下及肢节；风从西南方来……外在于肌；风从东南方来……外在肌肉"。因为邪凝滞于经络中，所以说是治其"寒邪"（血得寒邪则凝滞）。但已经化热（案文也说"止热燥，不恶风寒、脉不浮"）为痈肿了。所以黄芩、连翘、生地、升麻等寒凉药物为主、用量大。《兰室秘藏》原方除生黄芩一钱五分外，还用酒黄芩二钱、连翘也用二钱，并说"一服而愈"。

2案 吕沧洲治一僧[1]，偶搔腘中疥，忽自血出，汩汩如涌泉，竟日不止，医治之不效。请吕往视，履时已困极，无气可语。及持其脉，惟尺部如蛛丝，他部皆无，即告之曰：夫脉，血气之先也。今血妄溢，故荣气暴衰，然两尺尚可按，惟当益荣以泻其阴火。乃作四神汤[2]加荆芥穗、防风，不间晨夜并进，明日脉渐出，更服十全大补一剂，遂痊。

【注解】[1] 本案录自《医学入门》，或《明外史·本传》《浙江通志》《宁波府志》《鄞县志》等。

[2] 四神汤：《疡医大全》方，治悬痈及一切肿毒不红不肿、但气血虚者，药用当归、黄芪、银花、甘草，水酒各半煎服。本案《医学入门》方是四逆汤。四神汤符合案文中的辨证。

【阐发与临证】本案与八卷第一篇血症第27、29、31三案例类似，都属于肌衄范围。但本案辨证似属于阴血虚而有虚火者，用四神汤补血（当归补血汤）、用银花甘草清热解毒。也可能腘中那个小疥是较大的血管痣，所以血出不止。

3案 罗谦甫治牛经历[1]，病头面赤肿，耳前后尤甚，疼痛不可忍，发热恶寒，牙关紧急，涕唾稠粘，饮食难下，不得安卧。一疡医于肿上砭刺四五百针，肿赤不减，其痛益甚，不知所由。罗诊视其脉浮紧，按之洪缓，此症乃寒覆皮毛郁遏经络，热不得升聚而赤肿。经云：天寒则地冻水冰[2]。人气在身中，皮肤致密，腠理闭，汗不出，血气强，肉坚涩，当是之时，善行水者不能行冰，善穿地者不能凿冻，善用针者不能取四厥，必待天温冰泮冻解，而后水可行，地可穿，人脉亦如是也。又云：冬月闭塞，用药多而少针石也[3]。宜以苦温之剂，温经散寒则已。所谓寒致腠理，以苦发之，以辛散之，宜以托里温经汤[4]。麻黄苦温，发之者也，故以为君；防风辛温，散之者也，升麻苦平，葛根甘平，解肌出汗，专治阳明经中之邪，故以为臣；血留而不行者则痛，以香白芷辛温，当归身辛温，以和血散滞，湿热则肿，苍术苦甘温，体轻浮，力雄壮，能泻肤腠间湿热，人参、甘草甘温，白芍药酸微寒，调中益气，使托其里，故以为佐。依方服之，以薄衣覆其首，厚被覆其身，卧于暖处，使经血温，腠理开，寒乃散，阳气发，大汗出，后肿减八九分。再服，去麻黄、防风，加连翘、黍粘子，痛肿悉去。《经》言：汗之则疮愈[5]，信哉。（《卫生宝鉴》）

【注解】[1] 本案录自《卫生宝鉴·卷十三·汗之则疮已》篇。

[2] 天寒则地冻水冰：语出《素问·离合真邪论》篇，原文是"天寒地冻，则经水凝泣""夫邪之入于脉也，寒则血凝泣"。

[3] 冬月闭塞，用药多而少针石也：录自《素问·通评虚实论》篇，原文是"春亟治经络，夏亟治经俞，秋亟治六府，冬则闭塞。闭塞者，用药而少针石也"。又《素问·八正神明论》篇说"天寒日阴，则人血凝泣而卫气沉……是以天寒无刺"。

[4] 托里温经汤：《卫生宝鉴》方，治症及方药见本案文。

[5] 汗之则疮愈：录自《素问·五常政大论》篇。原文是"是以地有高下，气有温凉，高者气寒，下者气热，故适寒凉者胀，之温热者疮，下之则胀已，汗之则疮已"。

【阐发与临证】本案主要症状是头面赤肿、发热恶寒，脉浮紧缓，所以罗说此症乃寒覆皮毛郁遏经络，热不得升聚而赤肿，俗称是寒邪包火、外寒内热。外寒则皮肤致密，腠理闭，汗不出，也就是下文的寒致腠理，以苦温之剂温经散寒。内热则气在身中，血气强，肉坚涩，以升麻苦平、葛根甘平解肌出汗，当归白芷和血散滞、苍术散肌腠湿热。汗之则疮愈，原本指东南地卑、湿热之地，腠理开多而闭少。开多则阳发散，所以至（之）温热则皮必疮、汗之则阳气外泄而疮愈。

4 案 丹溪治一人[1]，年近五十，质弱忧患，右（一作左）膊外侧生核，红肿如栗，脉浮大弦数，重似涩。此忧患伤血，宜用补以防变症，以人参膏下竹沥。他工以十宣[2]五香[3]间与，后值大风，核高大有脓，中起红线，过肩脊及左（一作右）胁下，急作参膏入芎术汤[4]姜汁饮之，尽参三斤，疮溃；又多与四物加参、术、芎、归、陈皮、甘草、半夏、生姜，服之而愈。

【注解】[1] 本案录自《格致余论·痈疽当分经络》篇。《丹溪治法心要》有简述。

[2] 十宣散：同名4方。(1)《济生方》方，治痈疽化毒，未成速散、已成速溃，药用黄芪、人参、当归、川芎、厚朴、桔梗、防风、白芷、桂心、甘草，木香煎汤下；(2)《普济方》方，治冷瘤痈毒，肿起难消，药用人参、黄芪、当归、川芎、桔梗、白芷、甘草、木香、赤芍、陈皮、大腹皮；(3)《中国医学大辞典》方之一，即引《证治准绳》方，治痈疽不溃，或溃后感冒风邪，或痘疹内陷，药用(1)方加紫草、木香；(4)上书方之二，即引朱丹溪方，治痈疽溃疡，药用人参、黄芪、银花、甘草、远志、丹皮、当归、川芎、陈皮、大枣。本案可能用(1)方。

[3] 甲，五香（汤）：同名3方。(1)《千金要方》方，治毒热痈疖肿痛，症见寒热头痛等，药用青木香、藿香、沉香、丁香、乳香，等分；(2)《千金翼方》方，治恶气肿毒，药同(1)方去藿香加麝香；(3)《沈氏尊生书》方，治痈疽，药用木香、丁香、沉香、乳香、麝香、甘草、人参、黄芪、犀角。本案可能用(1)方。

乙，五香（散）：同名8方。(1)《千金要方》方，治岭南毒气射工中人、暴肿疮疖，药用甲香、乳香、丁香、沉香、青木香、黄芩、黄连、黄柏、犀角、羚羊角、鳖甲、牡蛎、升麻、甘草、射干、吴茱；(2)《证治准绳》方之一，发散邪热肿痛结核，药用青木香、丁香、沉香、乳香、藿香；

（3）上书方之二，治咽喉肿痛、气急不通，药用木香、沉香、鸡舌香、乳香、麝香；（4）上书方之三，治恶核、恶肉、瘰疬、风毒肿、疔疮阳证，药同（3）方加射干、紫葛、升麻、独活、桑寄生、连翘、甘草、大黄；（5）上书方之四，治食鱼伤、泄泻不止，妊娠泻痢，胎动腹痛，药用乌药、白芷、枳壳、白术、高良姜、甘草、莪术（孕妇减量）；（6）上书方之五，治小儿脾胃虚、食减羸瘦，药用麝香、丁香、沉香、木香、藿香、白术、茯苓、陈皮、黄芪、诃子、甘草、大枣、生姜汁、蜂蜜；（7）《圣惠方》方，治毒肿，药同（3）方去沉香加藿香、黄芩、升麻、当归、大黄、芒硝；（8）《外科正宗》方，治狐臭，药用沉香、檀香、木香、零陵香、麝香，外用。

[4] 芎术汤：同名3方。（1）《博济方》方，治中湿、眩晕头重、呕逆不食，药用川芎、白术、半夏、炙甘草、生姜；（2）《济生方》方，治药同上加大枣；（3）《奇效良方》方，治伤湿眩晕头痛，药用（2）方去半夏加生附子、肉桂。此处可能指用川芎、白术二味煎汤。

【阐发与临证】朱丹溪治痈肿的理法，在《丹溪心法》中说得很清楚，只要有虚弱脉证，便与滋补气血（见上篇第5案）。虽然在十宣散中也有人参、黄芪、当归、甘草，但有那么多的辛温、苦温发散药，就会虚虚实实。此案是"质弱忧患"伤血，朱丹溪所用药中没有辛温发散或温阳的防风、白芷、桔梗、肉桂、厚朴等。甲香，又名水云母，咸平无毒，功能理气止痛、清热解毒、通淋，治心腹满痛，痢疾，淋病，肠风痔疮，疥癣等。鸡舌香即母丁香，性味辛温，功能温中降逆，祛寒疗疝，治恶核肿毒。紫葛用根皮，性味甘苦寒无毒，功能生肌散血通小肠，治热毒风，瘫痪挛急，痈肿恶疮，金创伤损。

5 案[1] 一人面白神劳，胁下生一红肿如桃。或教用补剂，不信。乃用流气饮、十宣散杂进，血气俱惫而死。

【注解】[1] 本案录自《格致余论·痈疽当分经络》篇。

【阐发与临证】此案以患者"面白、神劳"为辨证的要素而主张用补药。但患者拒治而改用流气饮（清热解毒、发散风邪）、十宣散等治疗。虽然十宣散中也含人参黄芪当归甘草，但毕竟不是补气血的，所以以血气俱惫而死。与上案"质弱、忧患"伤血而走过误治的弯路，后再用大剂补气血药而治愈作对照。

6 案[1] 一人左丝竹空穴，壅出一角如鸡距[2]，此少阳经气多血少。朱戒其断酒肉，解食毒，须针灸以开发壅滞。他工以大黄、硝脑等冷药贴之，一夜裂开如蚶肉[3]，血溅出长尺余而死。此冷药外逼，热不得发故也。

【注解】[1] 本案可能录自《丹溪纂要》，在其余丹溪医著中未找到原文。清代《冷庐医案·卷四·杂病》中，作者引丹溪治郑经历案，即本案。

[2] 鸡距：雄鸡爪后突出的像脚趾的那部分，角质。

[3] 裂开如蚶肉：即翻花，菜花样突起。

【阐发与临证】清朝的《冷庐医话》记载74岁沈妪头上右偏发中生一角，历三年，渐长大。还记述数例同样的病症。又引"丹溪治郑经历"案（即本案）以说明在数百年前，即已有类似或相同的病症出现并做了记载。按病情，此为"头皮角"症。因庸医误治而致形成皮肤裂开，如菜花样突起，出血而死。至于"一夜"间即开裂，可能是形容其变化发展迅速而已。此病戒断酒肉，尤其戒酒是应该的。但肿瘤（皮角也是肿瘤之一种）的病因，有气滞血瘀、痰湿结聚、正气虚损三种，而且都能日久化热，所以治疗应辨证施治。本案例很可能是气滞血瘀又正气虚损，不宜用清热攻泄之类药物，所以出现危症变化。按朱丹溪、薛己等说法，患部在少阳经、厥阴经等经络循行部位，治疗都理应温补，尤其是少阳经部位，该经络多气少血，应该用温补气血而以滋营补血为主。

此病是皮角的一种，屡见报道。如1981年第3期《湖南医药杂志》报道一老年患者，右头顶部长出一角（头皮角）三年多，碰破可流血（与本案相似）。1981年第11期《山东医药》报道一例龟头

7案[1] 一士人于背臀腿节次生疽，用五香连翘汤[2]十宣散而愈。后脚弱懒语，肌上起白屑如麸，脉洪稍鼓。时冬月，朱作极虚处治，令急作参芪归术膏，以二陈汤化下。尽药一斤半，白屑没大半，呼吸有力。其家嫌效迟，自作风病治之，服青礞石等药，因致不救。故书以为戒。

【注解】[1] 本案录自《丹溪心法·总论证治》内。

[2] 五香连翘汤：同名3方。(1)《肘后方》方，治恶疮、瘰疬、风毒结肿等，药用木香、沉香、乳香、雌丁香、麝香、大黄、射干、紫葛、升麻、独活、桑寄生、连翘、炙甘草、竹沥［即本篇第4案五香散(4)方加竹沥］；(2)《千金要方》方之一，治小儿风热肿毒，肿处色白、恶疮瘰疬、附骨疽等，药用上方去紫葛、独活、桑寄生，加麻黄、黄芩、海藻、枳实；(3) 上书方之二，药治同(1)方去紫葛、甘草，加通草。另有《仙授外科集验方》五香连翘散，治药同(3)方去通草加木通、羌活、甘草、芒硝。此四方基本大同小异。

【阐发与临证】本案患者脚弱、懒语，表现为虚证，肌肤起白屑如麸，如兼见热证如心烦、口干、便秘、尿赤涩等，为血热风燥；如兼见皮肤干燥、眩晕、乏力、面色㿠白、萎黄，可能是气血虚证。老年人冬季肌肤干燥，或在久病之后，常见此类血虚脱屑。

8案[1] 一老妇，形实性急，嗜酒，脑生疽十五日，脉紧急且涩。用大黄细切，酒炒为末，以人参酒炒，入姜煎汤，调末一钱服，少时再服，得睡，上身汗出而愈（用大黄、人参以汗解，奇。此案重见脑顶疽门）。

【注解】[1] 本案录自《丹溪心法·痈疽》篇，《脉因证治》亦载。

【阐发与临证】丹溪在《脉因证治·三十七痈疽》篇中载此案，并在"脉"中说"脉紧而数，脓为未成"，说明此老妇（年七十）脑疽尚未化脓。该患者形实性急，素嗜酒，湿热内生，脉切之尚涩，血且虚。酒炒大黄（炒得很透）清热燥湿活血，用人参益其荣血。表面上看朱丹溪是用大黄加人参发的汗，魏之琇也称奇，实际上酒炒大黄和酒炒人参（等分），是用姜汁煎的（《脉因证治》语），二钱药得用多少生姜汁煎煮呢？三两生姜能否挤出这些生姜汁？可知，发出这些汗是因这些生姜汁的作用。

9案[1] 橘泉翁治一人，年八十余，有疡发左耳后，寒热间作，昼夜呼不可忍。疡医欲与十宣散补托之，翁曰：此有余之火，无俟于补。与防风通圣散加柴胡、白芷下之，肿消痛止。

【注解】[1] 本案可能录自李濂《医史》。

【阐发与临证】八十老翁左耳后疮疡，寒热间作而昼夜呼痛，可见还是实证，所以用既补又托又消散的十宣散并不恰当，反而是疏风消散、活血清热的防风通圣散妥帖，主要是该老翁既外有风邪又里有邪热（寒热间作）而且血瘀（昼夜呼痛）。此二案主要说明老年人也有患实证的，一切以脉证为凭。

10案 皇佑[1]中学究任道，腿间患一疮，始发赤肿，复绝便变黑，后穴则有黄水出，四边浮浆起，累治不瘥。医王通[2]看之，此疮狭长，似鱼脐下疮[3]也。遂以大针针四向并中，随针有紫赤水汁，出如豆汁。言此一因风毒蕴结而成，二因久坐血气凝涩而至，三因食肉，有人汗落其间[4]也。道曰：某素好读书而久坐，此疾数岁前，夏月道中，买猪脯味水饭，疑似人肉，食已后得此疾。通曰：与误食人汗不远矣。以一异味散子，用鸡子清调敷其疮，日三易，数日得愈。道坚求其方，通曰：止用雪元[5]一味。自后累访名医，皆莫识雪元为何物。道因至许郑间，会医郝老[6]，曰：尝记圣惠[7]有一方治此疾，用腊月猪头[8]烧灰，以鸡子清调敷，此方是也。雪元之名，非郝老博学多记，后医岂不惑耶？（《名医录》[9]）

【注解】[1] 皇佑：应是皇祐。宋仁宗年号，1049—1054年。

[2] 王通：宋朝外科医。

[3]《本草纲目》原文此句是"此鱼脐疮也"。

[4]《本草纲目》原文此句是"误食人汗"。

[5] 雪元：又有载为"雪玄"。

[6]《本草纲目》指名为郝允。《中国历代医家传录·郝允》条目中也收录此案后半部分。

[7] 圣惠：《本草纲目》指名为《圣惠方》。

[8] 腊月猪头：夏优12月中，生猪头盐渍腌制后风干。

[9] 本案所录自的《名医录》，应是宋朝周守忠作《历代名医蒙求》（又名《名医大传》）。也可能录自《医说》，因本案文字与《医说》都相同。《医说》也录自《名医大传》。本案还收录在《奇症汇》手足部。《本草纲目》豕篇也收载。

【阐发与临证】鱼脐疮，即疫疔。《诸病源候论·卷三十一》说"疮头黑深，破之黄水出，四畔浮浆起，狭长似鱼脐，故谓之鱼脐丁疮"。《疡医准绳·卷二》谓"若因开割瘴疫牛、马、猪、羊之毒，或食其肉，致发疔毒，或在手足，或在头面，或在胸腹，或在胁肋，或在背脊……或起紫泡，或起堆核肿痛创人，发热烦闷，头疼身疼，骨节烦疼"。与现代之皮肤炭疽相同，好发于头面、颈项及手臂等暴露部位。初起时皮肤出小疹，形如蚊蚤叮咬之斑迹，迅速发为水泡，继则出血坏死，干燥结黑痂呈凹陷状形如脐，周围肿胀蔓延，身发寒热。可用丝瓜叶、连须葱茎叶捣烂，以酒和服，再按疗疮治疗。早期如五味消毒饮、黄连解毒汤，晚期可用内托安神散。若脓成可用五五丹撒疮口提脓去腐（面部忌用升丹之类制剂），腐去可用生肌散以收口。同时要清理环境、隔离患者，深埋死畜，平时加强屠宰管理。本案例用腊月猪头灰和鸡蛋清调敷治疗，其疗效尚须临床验证。

11 案[1]　南丰市民严黄七，两足生疮，臭气溃脓，众皆驱斥不容迹，出货角器于村野，而旅舍又不容。至京，潜投宿于五夫人祠下，夜半遭黄衣吏诃逐曰：何人敢以腐秽脚触污此间？谢曰：不幸缠恶疾，无处见容，冒死来此。纷挐次，夫人出，抗声令勿逐，且呼使前曰：吾授汝妙方，用漏蓝子[2]一枚（本草又名野兰），生干为末，入腻粉少许，井水调涂，当效。严拜谢，依而治之，果愈。（《类编》）

【注解】[1] 本案录自《类编》，还收录在《本草纲目·漏蓝子》篇。此故事发生地南丰，在江西省东部地区。

[2] 漏蓝子：毛茛科乌头的子根细小者，苦辛有毒（《中华药海》谓辛热无毒——可能笔误，或同名异物。）主治恶痢、冷漏疮、恶疮。《本草纲目》引《直指方》"凡漏疮年久者，复其元阳，当用漏蓝子辈"。

【阐发与临证】本案所述两足生疮、溃脓，未说详情，估计是年久虚寒阴证。按辨证应该是内服阳和汤、十全大补汤等。外用也是阳和膏等。漏蓝子苦辛治漏疮、恶疮，能温阳（应与附子、乌头同效）。但此药如内服多入丸散，本案所用是外敷。腻粉也是外用的。《卫生宝鉴》载百岁丸治恶痢、休息痢，药用漏蓝子大者一枚，阿胶、木香、黄连、米壳各半两，俱炒焦存性，加乳香少许，研末，糊丸梧子大，每一岁一丸，米饮下。

12 案[1]　陈斗岩治金台僧嗣真，遍体生痞癗[2]，岁久药罔效。陈曰：此太阴之经蕴风邪，风化为虫病也。初犹未信。翌日，僧持疮痂数片，内有虫如虱，泣拜求治。乃教以百部、蛇床子、草乌头、楝树叶煎汤一缸，令僧坐汤中浴，一二时，落疮痂虫无数，一月凡数浴，僧遍体如白癜风状而愈。

【注解】[1] 本案录自《医学入门》，或录自《句容县志》。

[2] 痞癗：又名隐疹（现代名荨麻疹），病名，出《素问·四时刺逆从论》篇。病因为内蕴湿热、外感风寒，郁于肌腠皮肤而发，或由禀赋异常（相当于现代的过敏现象）触感异物而发。发作时皮肤出现大小不等的风团块，一日内可数隐数现，发作时剧痒。临床常见风寒、风热、风湿、气血虚及肠道有虫等证型，常可合并为患。

【阐发与临证】本案诊为瘾瘤，但在疮痂内有虫如虱，那就不是瘾瘤了。因为瘾瘤不会出现疮痂，更不可能在痂中有如虱样的虫。因此该患僧可能身患疥疮、衣虱、阴虱三种混合性的皮肤病。该僧也可能是多毛体型的人，更有利于全身的阴虱生长。疥疮虽以手指两侧和腕屈面多患皮损为特征，但全身可广泛发生，而且可伴发脓皮病，类似疮。阴虱也可泛发，尤其是体毛密多者，并且也伴发明显的抓痕和脓皮病。这样就可能有"疮痂"脱落了，而且也可能痂中有如虱样的虫。

百部苦甘微温，能润肺止咳、杀肠虫、灭头体阴虱、解毒治脓疮、治疥癣、治肺热咳嗽，肺痨久嗽，消痰止喘。《千金要方》用鲜百部捣汁煎如饴，或加蜂蜜收膏，噙咽或内服治三十年之久的咳嗽。钱仲阳用百部丸治小儿寒嗽，即用百部、麻黄、杏仁、蜜丸。楝树叶苦寒，有小毒，功能理气止疝痛，驱蛔虫，能杀虫治皮肤湿疹瘙痒（煎汤洗），捣烂外敷治肿毒。楝树花治疗同叶，但治疝力弱，焙干研粉外敷还能治热痱。楝树根及树皮治疥癣、湿疹、游风热毒，比叶花功力更大。

13 案 吴荛山治一男子，年近三十，病后遍发疖毒。医以败毒散久服，其毒遂收，惟有疮疡而已。忽一日食羊肉，遂呕，过一夜，满口发疮，状如脓枣，寒热时作，羸瘦憔悴。诸医皆曰：早间毒败不尽故耳。仍行败毒凉剂，渴热转生，越数旬，饮食减少。因请吴治，曰：脉浮无力，此乃虚阳，若用凉剂，不久危矣。遂用附子理中汤服之，少顷，躁烦口开，举家归咎于附子。曰：此无妨，彼人虚甚，况热药热服故躁耳。仍进一服（此理可以贯通服药之法），其症遂安。连进二次，次早口疮俱收，寒热已定，病遂愈。此盖虚阳染患，不可不察也。

【阐发与临证】这壮年男子病后遍身发疖毒，虽用清热解毒发散的败毒散而疮疡不敛，何况脉象浮无力，可见此壮年男子体弱，而且所患疖毒疮疡遍身发作也显示正气虚、不是阳实热证。所以再用败毒散后渴热转生、饮食减少。为何吃羊肉会呕逆、满口发疮、寒热？羊肉太温热、油腻，而且吃时都是吃热的（冷的羊肉不好吃），像上述热服附子理中汤那样，格拒不受，如此推理，那是虚阳外越。后来的连进三次附子理中汤，肯定是冷服的了。或像通脉四逆汤、白通汤那样加些猪胆汁、童便同服。

14 案[1] 赵子固先生母刘氏，年近八十，左足面一疮，下连大趾，上延外踝，以至臁骨[2]，每岁辄数发，发必屡月，昏暮痒甚，爬搔移时，出血如泉，呻吟痛楚，殆不可忍，夜分即渐已，明日复然。每一更药则疮转大而剧，百试不验，如是二十余年。淳熙[3]间，赵为大府丞。一夕，母病大作，相对悲泣无计，困极就睡，梦四神僧默坐一室，旁有长榻。先生亦坐，因而发叹。一僧问其故，先生答之以实。僧云：可服牛黄金虎丹[4]。又一僧云：朱砂亦可。既觉，颇惊异。试取药半粒强服之，良久，腹大痛，举家且悔，俄而下礧磈物如铁石者数升，是夕疮但彻痒，不痛而无血，数日成痂，自此遂愈。朱砂之说，竟不复试。先生因图僧像如所梦者而记其事。金虎丹方出《和剂》，本治中风痰涎壅塞，所用牛黄、龙胆、腻粉、金箔之类，皆非老人所宜服，今乃服奇效，意此疾积热藏府而发于皮肤，岁久根深，未易荡涤，故假凉剂以攻之，不可以常疮论也。神僧之梦，盖诚孝感所致。（《百一选方》）

【注解】[1] 本案录自《是斋百一选方·卷十二·治足疮》篇。

[2] 臁：音浅，原指髂脊以上、肋骨缘以下的软肉及腰椎骨以前的凹处，但与本案文不符。因此可能同骸（音谐），指胫骨（下端）。

[3] 淳熙：南宋孝宗年号，1174—1189年。

[4] 牛黄金虎丹：《和剂局方》方，治急中风、不省人事，口噤身强，汗出如油，痰涎壅盛，药用牛黄、雄黄、天雄、天竺黄、枯矾、胆星、冰片、腻粉，蜜丸，金箔为衣。先以新汲水和灌1丸，良久后再用薄荷汁和灌1丸。

【阐发与临证】80岁老妇左足背有一溃疡20余年，入暮瘙痒，搔破出血，至夜间缓解。每日一发作，而且溃疡面进行性扩大。屡治无效，后用治急中风痰盛实证的牛黄金虎丹而收功。此药从药性剂量看并不太凉，按原剂量一料能作486粒，每粒含雄黄0.3钱，枯矾、天竺黄、胆星各0.05钱，天雄

0.026钱，牛黄0.005钱，腻粉、冰片各0.004钱，金箔未计。其致泻是多种药物的作用，也与凉水、薄荷汁有关。但肯定此药能化痰涎。案文说此可能是"积热藏府而发于皮肤，岁久更深，未易荡涤……不可以常疮论也"，余有深感。约20年前曾诊治一男青年患皮肤紫癜（过敏性），尿中有红细胞，在某地屡用泼尼松、脱敏药以及凉血清热、益气血等数种类型中药，均可暂缓，而数天后又如此，已历数月。余细问他曾吃蝲蛄虾后发的病，平时大便偏干，但一日一解，因此主要用醋制大黄，配伍少量栀子、防风、薄荷、茅根等，大黄剂量调节至一日二次稍稀的大便为度。服后逐渐减轻至痊愈。也是"假凉剂以攻之"。

15案[1]　有人遍身生热毒疮，痛而不痒，手足尤甚，至颈而止，粘着衣被，晓夕不得寐，痛不可忍。有人教以石菖蒲三斗剉，日干之，舂罗为末，布席上，使患者恣卧[2]其间，仍以衣被覆之，既不粘着，又复得睡，五七日间其疮如失。后以此治患此者，应手效。其石菖蒲，根络石生者，节密，入药须此等。（《本草衍义》）

【注解】[1] 本案录自《本草衍义·卷七·菖蒲》篇。还收录在《奇症汇·身》。

[2] 恣卧：任意姿势地睡卧。意即患者在睡眠过程中，身上任何部位都可沾上石菖蒲粉。

【阐发与临证】本案例患热毒湿疮，脓水淋漓，因而易粘着衣被致疼痛不可忍，妨碍睡眠。治疗应以清热解毒、吸湿毒为主。石菖蒲生水石溪涧之间，根瘦节密，善吸水湿，其味清香，有开心气、通九窍、吸湿邪之功，做成粉末撒布于席上（穷苦人家直接睡在席上），是沾在身上糜烂流滋之处，可吸去水湿，使之不粘衣被而愈。这种皮肤糜烂，多数是过敏、中毒引起，初起时痒，待皮肤糜烂流滋水时可能会疼痛而不作痒了，也可能是湿疹引起的糜烂流滋水。这两种糜烂出水，都应该用吸湿之粉剂外敷，效果较好。这是局部用药。在第二次世界大战时，磺胺类药被广泛用于局部以治疗创伤，对于治疗创伤、预防感染有极好的作用。本案用石菖蒲粉也是起如此的作用。石菖蒲性味辛苦温，芳香清爽，功能豁痰开窍、宁心安神，治痰湿蒙蔽心窍引起的神志不清、癫痫、失眠多梦、健忘、失聪等；能化湿和胃、除胀消食，治胃脘胀闷、饮食无味、舌苔腻等；能除风寒湿痹、能去湿止痒，外用涂敷能去湿疗疮、杀虫止痒。现代药理试验证实，石菖蒲有镇静作用、对某些真菌有抑制作用（在试管内），这些都对本案患症有治疗作用。《药性本草》说："杀诸虫，治恶疮疥瘙"。《法天生意》用菖蒲末油调敷治头疮；《证治要诀》用生菖蒲根捣敷治便毒；《济急仙方》用石菖蒲和蛇床子等分为末，日搽二三次，治阴汗湿痒。本病于夏季、梅雨季节常见，尤其在南方稻田中劳作的农民，两小腿常易患，主要是蚊虫叮、水中小虫咬，搔痒抓破又受污水感染，伤口溃烂流滋水。

16案[1]　有人患遍身风热细疹，痒痛不可任，连胸胁[2]脐腹，及近阴[3]处皆然，痰涎亦多，夜不得睡。以苦参末一两，皂角二两，水一升，揉搅取汁，银石器熬成膏，和[4]参末为丸梧桐子大[5]。二三丸，温水下食后，次日便愈。（《本草衍义》）

【注解】[1] 本案录自《本草衍义·卷九·苦参》篇。

[2] 该书原文"胁"字为"颈"字。

[3] 该书原文"阴"字为"隐"字。阴处也是隐处，但女性乳房也属隐处，因此"隐"字包含范围大。但从原文看，此处应该是"阴"处为妥，乳房部位包括在"胸"部了。

[4] 该书原文是"苦参末"。

[5] 以下该书原文是"食后温水服二十至三十丸，次日便愈"。

【阐发与临证】按案文所述，该疹高于皮面、红、热、痒、密，而且痒而搔、搔后痛，黏痰涎多，说明风热挟湿为患居多。苦参功能清热燥湿，与本案有关的是祛风湿杀虫、治皮肤瘙痒、湿疹、疥癣、脓疱疮、麻风等。苦参含苦参碱及其多种衍生物、靛叶碱、野靛碱、黄酮，能抑制痢疾杆菌、大肠杆菌、乙链球菌、金葡菌及某些皮肤真菌。皂角功能祛风化痰、燥湿杀虫，与本案有关的是治痈肿疥癣。皂角含多种皂甙、皂荚碱，能抑制某些肠内致病菌和皮肤真菌。皮肤风疹又名隐疹、瘖瘟，轻则散在，重则融连成片，高出皮面。临床常见有风寒、风热、血热、血瘀、肠胃积热、湿热、痰热、气血两虚等证型。虽然湿热郁结型者兼见水疱，但本案有痰涎，还是辨证为风热挟湿者为妥。

17案[1] 有妇人患脐下腹上，下连二阴，遍满生湿疮，如马爪疮[2]，他处并无，痒热而痛，大小便涩，出黄汁，饮食已减，身面微肿。医作恶疮治，用鳗鲡鱼[3]、松脂、黄丹之类药涂上，疮愈热，痛愈甚。治不对，故如此。问之，此人嗜酒贪啖，喜鱼虾发风之物。急令用温水洗，拭去膏药，寻以马齿苋四两，烂研细，入青黛一两，再研匀，涂疮上，即时热减，痒痛皆去。仍服八正散，日三服，分散[4]客热，每涂药得一时久，药已干燥，又再涂新湿药，凡如此二日，减三分之一，五日，减三分之二，自此二十日愈。或问曰：此疮何缘至此？曰：中下焦蓄风热毒气，若不出，当作肠痈内痔，乃须当禁酒及发风物。然不能禁，后果患内痔。(《本草衍义》)

【注解】[1] 本案录自《本草衍义·卷十·青黛》篇。又收录在《本草纲目·青黛》篇。

[2] 马爪疮：该书原文是"状如马瓜疮"。马瓜疮，确切的定义查考不到。尿道口又名马口；生于肾囊旁、大腿根里夹缝中、肿如鹅卵、陨坠、赤色焮肿谓之跨马痈；生于肛门前、前阴根近后阴两相交界之处、初起如细粒、渐如莲子、数日大如桃李、色红焮痛者名骑马痈。这些带"马"字的痈都指男性患病。妇女前后阴间距较短、前阴两侧有大阴唇，平时夹在两腿间犹如瓜状隆起。按本案女性所患之症状近似骑马痈，因俗名之马瓜疮，以有别于男性患者，也是有可能的。《诸病源候论》卷四十阴疮候说阴疮者，由三虫九虫动作侵食所为也……若劳伤经络，肠胃虚损，则动作侵食于阴，轻者或痒或痛，重者生疮也"。阴疮亦称阴蚀、阴䘌，为阴道或外阴部多发丘疹疙瘩、流滋水，溃烂成疮，或痒或痛，局部肿胀，多有赤白带下、小便淋漓等症，状如马瓜疮者。也有说法认为马瓜疮即黄瓜疮，因为黄瓜遍身生小刺，刺尖有黄色晶状物，极像湿疹搔破后滋水所结的小痂。

[3] 鳗鲡鱼：即鳗鱼。见五卷第四篇劳瘵第5、6案。

[4]《本草衍义》原文"散"字是"败"字。从文义看应该是"败"字。

【阐发与临证】从现代说，所患是阴部湿疹继发感染，鳗鱼功能敛疮生肌，用治疮疡久溃不敛。松香（见八卷第七篇臁疮第9案例）苦甘温，也能消肿解毒、祛风燥湿止痒。黄丹（见三卷第十四篇疟第55案例）也能拔毒生肌、收湿敛疮、杀虫疗癣。而此患者是因嗜酒、喜食鱼虾发风之物而引发的，用现在说法属过敏性疾病，它似（状如）马瓜疮而非，所以用鳗鱼（岂非更易过敏！）等"治不对"。马齿苋酸寒，功能清热利湿，治湿热痢疾、湿热淋症、湿热赤白带下；能凉血解毒，治疮肿、丹毒、血淋、瘕瘕，治湿热疥癣湿疹；能清热养阴治消渴。配以青黛的清热解毒凉血消肿治丹毒痈疮，所以能治本案的湿热疮癣。《本草纲目》又说青黛马齿苋外敷能治未溃的瘰疬、阴肿、痔疮、疔疮、小儿脐疮等，也可并用马齿苋煮食、汤熏洗坐浴。马齿苋能治皮肤病及某些浅表溃疡，可能与其含有丰富的维生素A有关。

18案[1] 一人遍身忽然肉出如锥，痒痛不能饮食，名血壅[2]。用赤皮葱烧灰水淋汁洗，内服淡豆豉汤，数盏而愈。

【注解】[1] 本案录自夏子益《奇疾方》第二十二方，还收录在《奇症汇·身》和《外科证治全书·卷四》。

[2] 原文在"血壅"下还有"不速治，必溃脓血"一句。

【阐发与临证】血壅，《奇效良方》为血注，《中国医学大辞典》为血摊，而且所引内容与本案相同。肉出如锥，意为扪之碍手，有尖头之感，痒而且痛，为热郁或风热。《素问·至真要大论》篇中说："诸痛痒疮，皆属于心"即此谓也。从上述症状看，血壅病实际是皮肤红疹或粟疹。本症常见有风寒、风热、湿热、血热、热毒等证型。本案例属热毒型，因为本案文描述为忽然肉出如锥，痒而且痛，不能饮食，而且不速治则必溃脓血。《素问·至真要大论》篇说"少阴司天，客胜则丹胗外发"，又说："少阴之复，热气大行，病痱疹"；《疫疹一得》名为"疫疹"，都是指热胜。本案例用赤皮葱烧灰水淋汁洗和饮淡豆豉汤而愈，《奇症汇》编者沈源按释为疏表通气于外、清热解毒于内。但葱烧灰后水淋汁洗，作用寥寥，豆豉煎汤清热解毒也很一般。赤皮葱又名楼葱、龙角葱、羊角葱、龙爪葱，根及近根处外皮赤色，《杨氏集验方》治小儿秃疮，以羊角葱捣泥，入蜜和涂之。《经验方》治小便淋涩或有白者，以赤根楼葱近根截一寸许安脐中，以艾灸七壮。

19 案[1]　一人浑身生泡，如甘棠梨[2]，破则出水，内有石一片如指甲大。其泡复生，抽尽肌肉，不可治矣。急用三棱、莪术各五两，为末，分三帖服，酒调下。

【注解】[1] 本案录自《阮霖经验方》第十四方。《世医得效方》《外科证治全书》《奇症汇》都收录此案。

[2] 如甘棠梨：棠梨中甜的、色白的谓甘棠梨，色赤味涩的叫杜梨。棠梨如小楝子大，圆或近圆形，经霜后可食。性味酸甘涩寒，烧食可止滑泻、治咳嗽。

【阐发与临证】因外邪客于皮肤肌肉之间，邪盛则卫气逆滞，致营气流行不畅，瘀于脉外肉间，渐化成硬块，类石而非石也。用三棱、莪术破其血瘀，散其邪毒，使营卫流畅，不再产生"硬如石"的结核。至于已成的"石片"，则将泡刺破出水后将石片取出即可。本篇第33案例"生天泡疮遍体……每泡中放出石子一个"，也是同样的病症、同样的对症治疗。重症用重药、大剂量药才有效。三棱、莪术各五两为末，分三次服，每次（算一天剂量吧！）每味药日服62克多，剂量极大。如果以现代惯用剂量对比宋、金朝代的惯用剂量（看本篇第1案例李东垣用炙甘草一分、升麻五分，当归生地黄芩等只用一钱，而现代用当归黄芩之类起码9~15克）放大了2~4倍，那么那时一天各用三棱莪术62克，现代就可能用到125~250克。即使如《外科证治全书》所载是"各二两"，也是每日服25克，按现代习惯用剂量放大2~4倍，则可能用到每天50克~100克，也绝对是超大剂量了。这么大的剂量，有可能治好如此的奇症顽疾，也可能治死病人。特别是现在，医患纠纷如此繁多，有谁敢使用？本病症状可见于现代医学之痛风石、皮肤内结石、皮肤结核等症，因有结石刺激，造成局部炎症，充血水肿，炎性渗出，故破溃后可见出水。本卷第十篇瘤第3案额皮内生如黑色棋子一样的石块，与本案同样，可互参阅。另外五卷第一篇癥瘕第11案腹中癥块如石，取出后遇三棱而化成水，虽言词夸张，但三棱能消癥块之实，却是跃然纸上。

20 案[1]　一人顶上生疮如樱桃，有五色，疮破则顶皮断[2]。逐日饮牛乳自消。

【注解】[1] 本案录自夏子益《奇疾方》第一方。还收录在《永乐大典·卷20310》，和《奇症汇》、《外科证治全书·卷四》。

[2] 原文是"破则自顶分裂，连皮剥脱至足，名曰肉人"。

【阐发与临证】肉人，在此为病名，另指多肉之人。出于《灵枢·卫气失常》篇。从症状看，本案症如果仅局限于头部，可能是蝼蛄疖。但蝼蛄疖不可能有"连皮剥脱至足"。这种脱皮当然不可能是连真皮甚至皮下组织一起剥脱，一定是表皮的剥脱，像猩红热的手套样脱皮一样。本症"生疮五色，如樱桃状"，而且累及全身，未说疼痛，可能是寒湿阻络结节、疫气浸淫结节之类，此类结节可发于面部、四肢，新生者色浅红或红黄色，陈旧者色深红或红褐色、紫暗色，无疼痛，与本案文描述相近。而且这类结节破溃后很难收口，需要用补气养血之品。牛乳甘微寒，养心肺，润大肠，治风热毒气。羊乳甘温，润五脏，益精气。《中国医学大辞典》谓"牛乳汁"与"黄羊乳水煎饮治肉人怪病，病后虚弱"，可谓症治贴合。也可能是天疱疮、接触性皮炎等，可有大片状脱皮。脱皮后新生表皮呈粉红色，似新肉，"肉人"之名是否由此而起？

21 案[1]　一人患此疮，脚膝挛痛。有人取蛤蟆，治如食法，令食之（败毒）而挛痛自愈。此亦偶中也。

【注解】[1] 本案录自《石山医案·卷中·杨梅疮》篇。本案及以下二案的"此疮"都指杨梅疮。

【阐发与临证】古人治疮疖痈肿所用的蛤蟆，多指蟾蜍。而不是现代用以作补益药的蛤蟆（例如蛤士蟆油等）。蟾蜍肉能食，但不能多食，而且必须去皮，因皮中有蟾酥，食之易中毒。即便肉中也含相当量的蟾酥，多吃也会中毒。但食蟾蜍治病，靠的也还是蟾酥，没有蟾酥也无作用。此人的脚膝挛痛是因患恶疮引起。恶疮日久，滋生湿浊，湿浊漫延，侵入经络筋腱，便成挛痛。所以用蟾酥治疮痈是从根本上治病。由清朝吴世昌抄录前人所辑成的《奇方类编·卷下》载"治大麻风用蛤蟆一个重半斤者，酒煮烂，去蛤蟆，饮酒醉出汗，连食三个立效"。《外科正宗·卷三》治杨梅疮不论新久轻重，也用酒煮蛤蟆，饮酒醉并出汗治疗。此法的吃蛤蟆方法符合本案文"治如食法"之一。《医部全录》之366卷引《经验方》载：治一切痈疽发背恶疮，用虾蟆（即蛤蟆）一个，同老鸦眼睛草（即乌蔹莓）茎叶捣烂外敷即散，神效。乌蔹莓性味酸苦寒，能凉血解毒、利小便，捣根茎叶敷治疮疖痈肿虫咬、风毒热肿游丹风，如捣烂冲酒服，消疖肿尤效。用茎叶阴干为末，每服二钱，白开水送下，治尿血。

22 案[1]　又一人患此疮，脚痛而肿。或令采马鞭草煎汤熏洗（此方妙），汤气才到患处，便觉爽快，后温洗之，痛肿随减。

【注解】[1]本案录自《石山医案·卷中·杨梅疮》篇。《本草纲目》所载是引自《本草蒙荃》。

【阐发与临证】脚痛而肿，也是湿肿。《医部全录》366卷引《崔氏方》载治发背痈毒、痛不可忍，用马鞭草（又名龙芽草。因马鞭草形类马鞭，故名之，但与仙鹤草也名龙芽草不是同一植物，其花色、叶形都不同。）捣汁饮之，以渣敷患处（《本草纲目》引《集简方》所治，案文均同此）。《本草蒙荃》马鞭草篇原文是治杨梅恶疮。

23 案[1]　一人患此疮，愈后数年，通身筋骨疼痛。遇一道流[2]，问曰：神色憔悴，有病耶？曰：因疮遍身痛也。道流曰：轻粉毒也[3]。遂示一方，药味不过数品，但每贴入铅五钱，打扁，同煎服之，果验[4]。

【注解】[1]本案录自《石山医案·卷中·杨梅疮》篇。

[2]道流：指道士。流指三教九流，古代道士、僧尼、医生都入九流。

[3]原文此下还有道人自述也中过轻粉毒。

[4]原文此下还有汪石山用"萆薢二三两随症加入他药治杨梅疮久不愈者，罔有不效。"

【阐发与临证】此患者是"疮"愈后数年才发作的通身筋骨疼痛。因此诊为中轻粉毒，是因为治杨梅疮也只有用轻粉，而且长久地、剂量较大地用，内服外敷都要用的，所以中毒的可能性颇大。上二案例的疮可能是尚未治愈时并发或暂缓时并发，说明用轻粉的日子不久，就很有可能是疮继发的，所以用蛤蟆解毒、马鞭草清热解毒治疮，而不是用铅解轻粉毒。《普济方·卷二百五十一·中药毒》篇中载"治中毒，众药不能解者用黑铅井水磨下"，与本案治法如出一辙。《医方摘要》和《外科证治全书》治轻粉中毒方法是：黑铅五斤打壶一把，盛烧酒15斤、土茯苓半斤、乳香三钱，封固，重汤煮一日夜，埋土中出火毒，每日早晚任性饮数杯，后用瓦盆接小便，自有粉出为验。服至筋骨不痛乃止。全文与本案文大致相同。《外科正宗》治杨梅疮结毒及用轻粉后中毒引起筋骨酸痛时，可用在铜勺内烧熔的半斤铅焠浸水中，反复操作，待铅消融后，取水中的沉淀物干燥磨粉加等量硫黄，按法服用，可治疗之。《先醒斋广笔记》载缪仲淳治李行甫患徽疮误用水银等药后舌烂齿脱喉溃，诊为水银中毒，用黑铅1斤分作百余块加大剂甘桔汤加银花四两、甘草四两水煎取三四碗，徐灌之，二日后始安，再用败毒散等后愈。用此法连治数人都愈。与本案法也是相同的。

24 案[1]　薛己治四明屠寿卿，孟夏[2]，当门齿[3]如有所击，痛不可忍，脉洪大而弦。薛曰：弦洪相搏，欲发疮毒也。先用清胃散加白芷、金银花、连翘一剂，痛即止。至晚鼻上发一疮，面肿黯痛，更用前药加犀角一剂，肿至两额，口出秽气，脉益大，恶寒内热。此毒炽血瘀，药力不能骤敌，乃数砭患处出紫血，服犀角解毒之剂，翌日，肿痛尤甚。又砭患处与唇上，并刺口内赤脉，各出毒血，再服前药至数剂而愈。若泥[4]尻神不行砭刺[5]或全仗药力，鲜不误矣[6]。

【注解】[1] 本案录自《景岳全书》之卷四十六论针法篇和用针勿忌尻神篇。在薛己所有著作中找不到此案。本案还收录在《奇症汇·口》。

[2] 孟夏：孟是四季的第一个月，孟夏指农历四月。

[3] 当门齿：指中门齿，这里指上牙门齿。

[4] 泥：指拘泥于。

[5] 尻神不行砭刺：尻指尾骶部，神指面部。一般说尾骶部有神经纤维从骶孔中出，面部血管丰富，所以该二部不可砭刺，这是古人谨慎行医的一种说法。

[6] "若泥尻神……鲜不误矣"：此句在《景岳全书·论针法第十三》中是没有的，该篇到"再服前药至数剂而愈"止。"若泥尻神不行砭刺"的意思全在"用针勿忌尻神"篇中。"或全仗药力，鲜不误矣"是编撰者加的。看来，这一个医案是魏之琇加进去的。

【阐发与临证】本案例是牙痛，可参考七卷第十五篇牙第12案。本案脉洪大而弦，脉大病进，所以薛己辨为欲发疮毒。此显然属胃热证型，所以用清胃散等有效。但因瘀血热毒炽盛，药力不敌，故鼻上发疮、面肿痛（显然，此瘀血热毒聚于门齿之上方、鼻端之下方，此部位血管丰富，稍有不慎即可引起鼻部、面部红肿，甚至引起昏迷）。此症也可叫牙痛，由脾胃二经火盛所致，生于牙龈又浸淫发展到鼻、面部，红肿高热，身有寒热，宜用小刀点破，再服清胃散等清热解毒散风剂。砭刺出瘀血能泄热毒，但一般面部用砭刺的较少，所以说"尻神不行砭刺"。临床时当然要灵活应用。

25 案[1] 翰林屠渐山年逾四十，患湿毒疮，误用轻粉之剂，亏损血气，久不愈。一日将晡[2]，诊其肝脉忽[3]洪数而有力。薛告之曰：何肝脉之如此？侵晨疮出紫血三四碗许，体倦自汗，虽甚可畏，所喜血黯而脉静。此轻粉之热，血受其毒而妄行，其毒亦得以泄矣，但邪气去、真气虚也，当急用独参汤主之。屠惑于他言，以致邪气连绵不已，竟不起。

【注解】[1] 本案录自《外科枢要·论疮疡出血》篇。

[2] 将晡：指将近日晡。

[3] 薛己原文是：诊之肝脉急洪，数而有力。

【阐发与临证】患湿毒疮疾可能指患杨梅疮。杨梅疮，古时常用轻粉治疗，但剂量因人因病而异，如多用久用重用则"亏损元气、久不能愈"。"肝脉急洪、数而有力"表示轻粉性热；"清晨疮出紫血三四碗"表示迫血妄行；出血后"体倦自汗""血暗（非鲜红色！）而脉静"表示轻粉之毒亦得以泄而真气虚（轻粉之毒因血出三四碗而得以泄，是不可能的，只能"热"得以泄！）。薛氏在《外科枢要》论疮疡出血中说"疮疡出血，因五脏之气亏损，虚火动而错经妄行也"，并区分为肝热血妄行，肝虚不藏血，心虚不主血，脾虚不统血，脾经郁结，脾肺气虚，气血俱虚，阴火妄动等。如因血出而情急，则"大凡失血过多，见发热作渴等症，勿论其脉，急用独参汤以补气……生心肝之血。"其所以强调血出后脉静，是因"若发热脉大者，不治"。此患者之死，不完全是血出气虚，轻粉中毒、湿毒疮之毒都有关。当然，用独参汤可以延缓生命。

26 案[1] 一妇人性躁，寒热口苦，胁痛耳鸣，腹胀溺涩逾年矣。症属肝火，用四君加柴胡、炒山栀、炒龙胆数剂，乃与逍遥散兼服而疮愈。又与六味丸及逍遥散，七十余剂诸症悉退。若有愈后身起白屑，搔则肌肤如帛所隔，此气血虚不能营于腠理，用大补之剂。若有愈后发热，身起疙瘩痒痛，搔破脓水淋漓，经候不调，此肝火血热，用四物加柴胡、山栀、白术、茯苓、丹皮、甘草（此二种亦要知之）。

【注解】[1] 本案与下案都录自《女科撮要·卷上·血风疮》。

【阐发与临证】单从这案文看，不知何症，所以必须先知所患是血风疮。血风疮，病名出《疮疡经验全书》，素体肝经血热挟湿、脾经湿热，外又感受风邪，郁于肺经，致使遍体生疮，也有仅生在小腿两臁（即胫前内外侧），是症初起如粟，瘙痒日轻夜重，搔破流滋水、浸淫成片，包括现代医学的丘疹性湿疹、痒疹、皮肤瘙痒症、自身免疫性小疱疹样皮炎、伴下肢溃疡的血管炎等。病初烦躁口渴，宜服消风散，外敷雄黄解毒散；如风邪郁于皮肤，瘙痒加重、搔破流血、失寐、心烦咽干而不渴，宜服地黄饮，外搽黄连膏、润肌膏等；也可用土茯苓一两、猪脂一小块、威灵仙、白术、红花、银花、苍术、生地、僵蚕、荆芥、猪苓、泽泻各一钱，水煎服。

27案　一妇人日晡身痒，月余口干，又月余成疮，服祛风之剂，脓水淋漓，午前畏寒，午后发热，殊类风症。薛谓此肝经郁火，外邪所搏。用补中益气（肝火未平参芪宜缓）加山栀，钩藤，又以逍遥散加川芎、贝母而愈。

【阐发与临证】薛己在上案中已说过"若愈后发热……搔破脓水淋漓，此肝火血热，用四物加柴胡、山栀、白术、茯苓、丹皮、甘草"。但在本案中是用补中益气加山栀、又以逍遥散加川芎、贝母，所以魏按说是"肝火未平、参芪宜缓"。如果既有肝火加外邪，又有气虚，山栀丹皮龙胆草之类用足，参芪也未尝不可用。本案中患者午前畏寒、午后发热，薛氏是否认为中气不足而用参芪，当以当时的脉象来定。

28案[1]　一男子年十六，夏作渴发热，吐痰唇燥，遍身生疥，两腿尤多，色黯作痒，日晡愈炽，仲冬腿患疮，尺脉洪数。薛曰：疥，肾疳也，疮，骨疽也，皆肾经虚症。针之脓出，其气氤氲，薛谓火旺之际，必患瘵症。遂用六味地黄、十全大补，不二旬诸症愈，而瘵症具，仍用前药而愈。抵冬娶妻，正春其症复作，父母忧之，俾其外寝，虽其年少谨疾，亦服地黄丸数斤，煎药三百余剂而愈。

【阐发与临证】[1] 本案录自《内科摘要·脾肺肾亏损虚劳怯弱等症》篇。

【阐发与临证】夏季发热、唇燥、疥作痒日晡愈炽，冬季腿患疮而尺脉洪数，薛可能据此而辨为肾阴虚、相火（肝火）旺，因为肾阴虚、水不涵木、木旺反侮肺金，薛断之必患瘵症，但瘵症之具体症状并未述具。此主要用六味地黄丸治之。但与上案相同的是肝火引起的疥、疮尚未治愈时，即肝火未平，用十全大补而且尺脉洪数，似乎并不妥当，虽合用了六味地黄丸。

29案[1]　石山治一人，色苍黄瘦，年三十余，病遍身恶疮。因服轻粉而脚拘挛，手指节肿，额前神庭下肿如鸡卵大。方士令服孩儿膏[2]，谓能补也。汪诊视脉皆濡缓而弱（虚协湿热）。曰：病已三年，毒已尽矣，但疮溃脓血过多，以致血液衰少，筋失所养，故脚为之拘挛，况手指节间、头上额前，皆血少运行难到之处，故多滞而成肿。理宜润经益血行滞散肿，今服孩儿[3]，猛火炮炙，燥烈殊甚，且向所服轻粉，性亦燥急，丹溪曰：血难成易亏，今外被疮脓所涸，内被轻粉所熯[4]，以难成易亏之血，其何以当内外之耗？不惟肿不能消，恐天年亦为之损也[5]。时正仲夏，乃用十全汤去桂附[6]，加红花、牛膝、黄柏、薏苡仁、木香、火麻仁、羌活，煎服百贴；空心常服东垣四神丹[7]加黄柏，又少加蜀椒，以其能采水银[8]，然后脚伸能行，指肿亦消。惟额肿，敷膏而愈。（烺按：此案并下案，当依石山医案入杨梅疮门）

【注解】[1] 本案录自《石山医案·卷中·杨梅疮》篇。

[2] 孩儿膏：《石山医案》原文是孩儿骨。在此下还有一段用死孩子制骨灰及其服用方法。

[3] 孩儿：汪石山原文是孩骨。

[4] 熯：音汉。干燥。

[5] 原文在此下还有数段以问答形式解释轻粉的燥烈及毒性危害；杨梅疮的传染途径；治疗方法及误治（用轻粉）后的后遗症等。这些论述应该是有史记载中最早的。

[6] 十全汤去桂附：十全汤，《普济方》方，药用大麻子、赤小豆二味，无附桂。《石山医案》原文是十金汤，未查找到十金汤，应是十全汤。十全大补汤中无附子，十全散中也无附子。此处显系刻误。

[7] 东垣四神丹：应为东坡四神丹，与第31案同。方出《苏沈良方》，也载于《丹溪心法》。治大风，药用羌活、玄参、当归、熟地。

[8] 以其能采水银：指蜀椒。《本草纲目》《中国医学大辞典》都载椒红能收水银。椒红指蜀椒去椒目及闭口者，微炒使出汗，乘热入竹筒中，以细棒捣去里层黄壳，只取红的一层用。若水银撒失在地，以椒红末撒上即可收取。蜀椒秉火金之气而生，属阳，为散寒逐湿补火之良品，而水银属大阴寒，实则以火、阳之物消散水银之阴寒。因为轻粉、又名水银粉，是水银炼制时升华而成，水银、轻粉性味相同，服在人体内，久服多服则中毒，用蜀椒红解之，也好像是蜀椒将水银收采去的意思。如服蜀椒水煎液将水银或轻粉再从人体组织器官内收取出来，直观可见水银或轻粉的原物，这大概是不可能的。

【阐发与临证】 这是梅毒用轻粉水银制剂治疗后出现毒副作用。陈藏器《本草拾遗》说"人服水银病拘挛""水银……入肉，令百节挛缩"；《本草纲目》说"轻粉……若服之过剂，或不得法，则毒气被蒸，窜入经络筋骨……变为筋挛骨痛，发为痈肿疳漏，或手足皲裂，虫癣顽痹……遂成废痼"。但本案脉象濡缓弱，汪氏辨证为血虚，因血虚而经脉瘀滞，故拘、故挛、故肿。又用热远热，仲夏季节虽用十全大补而去肉桂加黄柏、薏仁、牛膝，实含四妙散去下焦湿热（脚拘挛），既有补益气血、去湿热，加红花羌活活血祛风，以消额肿、指节肿。东坡四神丹也是养血祛风的，但不燥。

关于对杨梅疮的论述，《石山医案·卷中·杨梅疮》说了三个要点：（1）轻粉燥烈。包括水银、朱砂，大毒杀人，入耳蚀脑，入肉百节拘挛。（2）患病原因：①淫夫淫妇发为奸疮，流注茎头；②同厕，为秽气所蒸，邪气乘虚而入；③共床为疮汁所渍，邪气也乘虚而入。（3）治疗：①不能用水银轻粉等，虽其能速效，但中毒易致筋骨关节挛曲痼废。相反，还在用四神丹时少加蜀椒，因蜀椒能吸收水银；②初起时体气壮，用防风通圣散，如体气虚、大便溏用四物加玄参、连翘、射干、皂角针、甘草节，上体多加黄芩防风，下体多加黄柏牛膝；如有不愿服汤药者，壮盛病人用三补丸加大黄生地，加猪胆汁丸服；体弱病人用三补丸加玄参生地，加猪胆汁丸服。严重的可用本案及下二案方以及东坡四神丸，还有单方如萆薢、马鞭草、蛤蟆、蟾酥之类。如果轻粉中毒，每剂中药中加铅五钱打扁加入水煎服。

笔者查阅了明朝（从1370年至1534年）的十余部医学著作，如《元机启微》《玉机微义》《普济方》《卫生易简方》《证治要诀》及其《类方》《奇效良方》《外科集验方》《仙传外科集验方》《明医杂著》《婴童百问》及在明代刊印的《丹溪心法》《丹溪治法心要》等著作中都没有提到广疮、广东疮、棉花疮、杨梅疮等病名。1515年刊的《医学正传》在破伤风中附："翻花疮（一名棉花疮、广东疮）用川芎、天花粉、轻粉、雄黄、辰砂、麝香，蒸饼丸"治疗。《续医说》（有说1522年刊、1534年刊、1545年刊不同）有"弘治（1488年—1505年）末年民间患广疮、杨梅疮，血虚者用轻粉致杨梅结毒，用土茯苓治疗"的记载。《韩氏医通》（1522年刊）书中述"作《杨梅疮论治方》一卷"。《汪石山医案》1522年成书，嘉靖二年四月即1523年刻板印。可见广疮、杨梅疮之病名始于明朝弘治末年即1500年前后出现，而杨梅疮之正式记录在医学书籍中，则《韩氏医通》（及韩懋所著《杨梅疮论治方》）、《石山医案》为先。广东疮之记录首见于《医学正传》。至于《中医大辞典》说"杨梅疮……见《薛氏医案》"，《薛氏医案》其中《内科摘要》撰于1529年、《外科枢要》撰于1547年，比汪、韩二氏则都晚了。

30案[1] 一人年三十余，因患此疮，服轻粉，致右腹胁下常有痞块，右眼黑珠时有疔子，努出如雀屎许，间或又消，身有数疮未瘥。一医为治疮毒而用硝黄，一医为治痞块而用攻克，一医为治眼疔而用寒凉，诸症不减，反加腹痛肠鸣，大便滑泄，胸膈壅闷，不思饮食，嗳气吐沫，身热怠倦，夜卧不安。季冬，汪往视，脉皆浮濡近驶。曰：误于药也。前药多系毒剂，胃中何堪。遂令弃去，更用人参四钱，黄芪二钱，白术三钱，茯苓、炒芍药各一钱，陈皮、神曲、升麻各七分，甘草、肉豆蔻各五分，煎服五贴，为之[2]痛定；减去升麻，又服五贴，膈宽食进；减去豆蔻，再服五贴，诸症皆除，月余痞块亦散，眼疔亦消。

【注解】[1] 本案录自《石山医案·卷中·杨梅疮》篇。

[2] "之"字原文是"泄"字。但其注中说是"为泄"二字是误加的。其实"为之泄、痛定"也对。

【阐发与临证】本患者是因患杨梅疮服轻粉后中毒，又因误治（用硝黄、寒凉、攻克诸药）反而出现中气不足、肠胃不和诸证。疔指皮表显露不著而根脚颇深之肿疡，在眼角膜上可能指翼状胬肉或角膜溃疡。因轻粉中毒，湿浊滞留、肝脾肾俱虚所致，现代所谓汞中毒，抑制其他微量元素及维生素类吸收，而出现的角膜溃疡也是可能的。汪所说"前药多系毒剂"，主要是泛义的毒剂。轻粉当然是毒药，对于虚寒证而用硝黄、寒凉药、攻克药，当然也可说是毒剂。

31 案[1]　一妇瘦长面紫，每遇春末夏初，两脚生疮，脓疱根红，艰于行步，经水不调。汪诊视，脉皆濡弱而驶，两尺稍滑。曰：血热也。医用燥剂居多，故疮不瘥。合用东垣[2]四神丹加黄柏，蜜丸服之，疮不复作。

【注解】[1] 本案录自《石山医案·卷中·脚疮》篇。

[2] 东垣四神丹：原文是东坡四神丹。

【阐发与临证】瘦长体型易气虚、阴虚；面色紫者易血热、湿热、肝火旺；夏初生疮而且根红、脉数滑，更是血热。东坡四神丹虽有熟地，但有玄参，又加黄柏，故能清血热。春末夏初两脚生疮、有脓疱、根红，可能是湿疹、癣，癣也是湿热为患，黄柏清热燥湿极为贴合。虽燥湿，但清热，与前医单纯燥不同。患者两脚生疮，脓疱根红，艰于行步，也可能是瑞特综合征伴发的足底（因此艰于行步）脓疱性皮肤角化病。

32 案　江篁南治旃田张氏子，年二十余，因坐卧湿地，遍身发疮如血风状。医与宣热败毒祛风之剂过多，疮虽稍愈，而气血侵损多矣。身发寒热，步履艰难。秋间，舆来就治。脉濡弱，不任寻按，尪瘠殊甚，腹内作膨作泻，午后发寒热，至五更汗出而退。初为滋补气血兼扶脾清热消导，二剂膨去泻止，四服寒热退。但脾伤气虚，四肢无力，泄泻时作，乃以参、芪、归、术、陈皮、枳实、黄柏、麦冬等药，出入加减，遣归，二月而愈。因以煮酒水洗手足，致疮瘊复大发，脉浮细而数，初与防风通圣散二服，及与去风湿药洗之，疮瘊渐瘳；继与托里健脾清热之剂，月余而安。

【阐发与临证】此男青年所患虽类血风疮，但系湿毒浸淫而成，毒虫、毒汁、毒草及禀赋不调（过敏）引起的都有可能。前治有效，但可能体质原阴血气津虚亏，或治疗药物偏颇致成。江所治气血脾均补，但有枳陈柏麦冬佐之，不腻、不滞、不热、不燥，平稳妥帖。煮酒水是酿酒成熟后蒸馏过程中所得的热水，水中不含酒。

33 案　淞江[1]一人，生天疱疮遍体[2]。越数日，每疱中放出石子一个；随其疱形为之大小。

【注解】[1] 淞江：指吴淞江流域即今苏州、上海一带，也可能指今松江区一带。其实二者从地域来说也吻合。

[2] 本案可能也录自《五湖漫闻》。本案同本篇第 19 案例。

34 案[1]　吴城一人，腰间生一疔，脓中流出蛔虫四条，医亦甚骇，耳目所未经者。疔后自愈，不致伤生。枫桥疡医龚生，目睹人小腹生疔，流出蛔虫二条，俱长六七寸，后亦自愈。（《五湖漫闻》）。

【注解】[1] 本案此处的吴城，不可能指江西省永修县的吴城镇，应指吴地的某城池如吴县、吴江等地。

[2] 本案还收录在《奇症汇·身》。

【阐发与临证】本案二例都是疔中流出蛔虫，前例是疔生腰间，后例是小腹生疔。很可能这类蛔虫不是很大，在饮食失当或服用某些药物时，使蛔虫激惹，可以发生蛔虫游走现象，因而蛔虫可以被咳出、呕出，从鼻孔钻出，或肠道中蛔虫穿出而从外表溃疡中钻出来，也可能是蛔虫卵感染于肌肤中，日久成虫，局部形成疖肿，亦可能是蝇蛆之大者或其他线虫、类圆线虫之大者误以为是蛔虫。《江西医药》1981年第一期报道：26年前九江市一名43岁妇女患背痈（有头疽），清疮口时发现坏死组织中有两条长2.5厘米的小蛔虫。

第十三篇 翻 花 疮

1案[1] 薛己治判官张承恩,内股患痈,将愈,翻出一肉如菌。薛曰:此属肝经风热血燥,当清肝热、养肝血。彼不信,乃内用降火,外用追蚀,蚀而复翻,翻而复蚀,其肉益大,元气益虚。始信薛言[2],治之而痊。

【注解】[1] 本篇四个案例都录自《外科枢要·论翻花疮》篇。

[2] 薛氏原文在此句下尚有"遂内用栀子清肝散,外用藜芦膏而痊"。

【阐发与临证】翻花疮,病名出《诸病源候论》。由肝火血燥生风而成。症可见疮溃后,疮口胬肉翻出如菌,头大蒂小,触之流血。本案薛氏所说亦如此。除养血清肝外,可用消瘀化瘀法,但不能用销蚀药物外敷。如用腐蚀法,必用大量养血滋肝清肝药内服,方不致体虚而愈翻愈大。本病中有部分是皮肤癌。

2案 一男背疮,敛如豆许,翻出肉一寸余。恪用销蚀药并系法,屡去屡大,三寸许矣。[1]用加味逍遥散三十余剂,外涂藜芦膏[2]而消。疮口将敛,乃用八珍散倍用参、芪、归、术,峻补而敛。

【注解】[1] 三寸许矣:《外科枢要》原文无此四字,而有"此肝经血虚风热"。

[2] 藜芦膏:同名3方。(1)《外科枢要》方,治一切疮疽,胬肉突出,不问大小长短,用藜芦一味为末,以生猪脂和研如膏,涂患处,周日易之。《杂病源流犀烛》用治阴挺;(2)《千金要方》方,治小儿头疮日久,瘑癣,浅疮经年抓搔成痒孔者,药用藜芦、黄连、雄黄、黄芩、松脂、矾石为末,猪脂调敷;(3)《外台秘要》方,治药同(2)方去黄芩加苦参。

【阐发与临证】外用销蚀药除藜芦膏外,尚有马齿苋煅灰用猪油调敷,千金散、平胬丹外敷。但内服养肝血清肝热药剂不可少,系法指用药线扎蒂细小处,使翻出之头因缺血而坏死脱落。

3案 一妇人素善怒,臂患痈,疮口出肉长二寸许[1]。用加味逍遥散,[2]藜芦膏而愈。后因怒,患处胀闷,遍身汗如雨,此肝经风热,风能散气而然耳。仍用前散并八珍汤而愈。

【注解】[1] 原文在此下有"此肝脾郁怒,气血虚而风内动。"一句。意更切。

[2] 原文在此处有"涂"字。应该有。

【阐发与临证】翻花疮原本就是肝经风热致血燥而引起的。现在因怒,原本已治愈的翻花疮又复发,致病的肝经风热又起作用,所以还是用原药治疗。又因毕竟是疾病反复,正气愈虚、气血两亏,所以并用八珍汤。

4案 一儒者顶患肿硬,乃用散坚行气、化痰破血之剂[1],肿硬愈甚,喘气发热,自汗盗汗,形体倦怠,饮食少思。薛曰:此属足三阴亏损,当滋化源。彼惑众论,乃用追蚀,患处开翻六寸许,巉岩色赤,日出鲜血,三月余矣,肝脉弦洪紧实。薛用十全大补汤加麦冬、五味,五十余剂,诸症稍得,血止三四。复因怒,饮食顿少,血自涌出,此肝伤不能藏血,脾伤不能摄血。乃用补中益气为主,加五味、麦冬,饮食渐进,其血顿止;再以六味丸加五味常服,疮口渐敛[2]。

【注解】［1］原文此句是"一男子项患肿，痰涎涌甚，用软坚行气等剂"。

［2］原文此句以下还有"至寸许。遂不用药，且不守禁而殁"。

【阐发与临证】这是病情反复而且未连续治疗、又未戒禁忌而病情加重至死亡。说明翻花疮确是难治的。现代的皮肤癌等就是。

第十四篇 疔　　疮

1 案[1]　徐嗣伯尝闻屋中呻吟，徐曰：此疾甚重。乃往视之，见一姥姥称体痛，而处处有黯黑无数。张[2]还，煮斗余汤送令服之。服讫，痛势愈甚，跳投床者无数，须臾，所黯处皆拔出钉长寸许，以膏涂疮口，三日而复，云此名钉疽[3]也。

【注解】[1] 本案录自《医说·卷六·钉疽》篇，还收录在《证治准绳·疡医·卷二·疔疽》篇。二书均是"张嗣伯……"。

[2] 张：应是"徐"。

[3] 钉疽：病名，首见于《诸病源候论》，原文为"钉疽发两髆，此起有所逐恶，血结留内外，荣卫不通，发为钉疽。三日身肿痛甚，口噤如痓状。十一日可刺。不治，二十日死。疽起于肉上，如钉盖，下有脚至骨。名钉疽也。"髆同髆。逐恶即感受毒邪。内外指血脉内外。

【阐发与临证】本案所说钉疽色黯黑而且全身遍发，按《诸病源候论》应是无黑色、发两髆。色黑的是黑疽。该书说"黑疽发肿，居背大骨（指脊椎骨）上，八日可刺也。过时不刺为骨疽。骨疽脓出不可止者，出碎骨，六十日死。"而且其预后也很差。黑疽发掖渊、发耳中、发髆、发缺盆中、发腓肠、发膝膑、发跗上，都是死症。发肘上下的是"不死可治"，发膝膑的黑疽中，濡（软）的还可治，那就预后很差了。所以本案所说的好像也是黑疽。也可能指疔疽，因为疔本来疮形如钉。疔疮是因醇酒炙煿、膏粱厚味或误食自死牛马肉、隔宿陈茶、剩菜陈肴等引起，生于两腮及鼻下，初起即焮肿、恶血淋漓、按之如钉着骨，痛不可忍，三日后即可发展成口噤如痓、角弓反张、呕吐不食、昏迷躁乱谵语等险恶危症。这是疔疮走黄。现代所说的脓毒血症扩散引发脑膜炎了。至于本案文说患者服药后痛势增重以至于"跳投床者无数"，倒是有可能的。某些中药如治风湿痛的青风藤，笔者曾遇到过数例，初服其水煎剂后痛反增剧，停药又缓减，后再续服，止痛效果颇佳。但服药后"所黯处皆拔出钉长寸许"，未见过，不敢妄言。

2 案[2]　《郭氏治验》[1]云：一妇年近六十，右耳下天窗穴间（小肠）患一疔疮，其头黑靥，四边泡起，黄水时流，浑身麻木，发热谵语，时时昏沉，六脉浮洪。用乌金散[3]汗之，就以铍针先刺疮心，不痛，周遭再刺十余下，紫黑血出，方知疼痛。就将寸金锭子[4]纴入疮内，外用提疔锭子[5]放于疮上，膏药贴护，次日汗后，精神微爽，却用破棺丹[6]下之，病即定。其疔溃动，后用守效散[7]贴涂，红玉锭子[8]纴之。八日，其疔自出矣。兹所谓审脉症汗下之间，治以次第如此。视彼不察脉症，但见发热谵语，便投凉药与下，或兼以香窜之药，遂致误人者径庭矣。

【注解】[1]《郭氏治验》：此书查找不到。《中国历代医家传录》载有明代外科医家郭氏，并录有《痈疽效方》，载有神效乌金散治一切疮毒、青金锭子治发背痈疽等方，可能即是本书。《证治准绳》卷二载有万应夺命丹等方治一切痈疽疔疮，与本案吻合。

[2] 本案录自《玉机微义·卷十五·疮宜发汗论》篇，也收录在《证治准绳·卷二·疔疮》篇。

[3] 乌金散：同名 15 方。（1）《疮疡经验全书》方之一，治疔疮肿痛，药用皂角、制信石、蟾

酥、麝香、血余炭、蛇蜕炭、蜂房炭、蝉蜕、血竭、乳香、没药、僵蚕、朱砂、雄黄、山甲、全蝎、蜈蚣、川乌，红砂糖调葱头酒下；（2）上书方之二，治睾丸痈疮，药用麸炭、苏叶；（3）《圣惠方》方之一，治产后血晕、恶血不止，腹痛，药用当归、红花、赤芍、延胡、桂心、羚羊角、麝香、香墨、水蛭、䗪虫、皂荚、黑豆芽、麦芽、猪脂衣、鲤鱼鳞，依法制作；（4）上书方之二，治产后血晕，药用赤鲤鱼皮、灶突墨、猪胎、乱发、腊月乌鸦、延胡、没药、当归、桂心、琥珀、蒲黄、香墨、小麦芽、麝香，依法制作，豆淋酒下；（5）上书方之三，治产后血晕，逐恶血，药用赤鲤鱼鳞、油头发、败蒲、水蛭、䗪虫、桂心、琥珀、当归、麝香；（6）上书方之四，治产后恶血，心腹疼痛，药用赤鲤鱼鳞、兔头、乱发、棕榈皮、干漆、香墨、水蛭、䗪虫、狗胆、麝香，依法制作；（7）上书方之五，治妇人脏腑风冷，宿瘀血不消，黄瘦，药用鲤鱼鳞、乱发、槐蛾、桑蛾、芫花、水蛭、䗪虫、大黄、硇砂、牛膝、麝香，依法制作；（8）上书方之六，治恶疮，药用附子、干姜、蛇蜕、骨碎补、黄丹、大黄、蚤休、藜芦、槟榔、旧棉絮、血余、铅粉、蓼叶、榆皮、楸皮、麝香、冰片，依法制作外用；（9）《洪氏集验方》方之一，治崩漏，药用棕榈皮、乌梅、干姜；（10）上书方之二，治痔疮，药用黄牛角䚡、乌金子、五倍子、紫河车、威灵仙、炒枳壳，依法制作；（11）《和剂局方》方，治产后血晕，恶血淋漓不止，脐腹疼痛，崩漏，药用血竭、百草霜、乱发灰、松墨、鲤鱼鳞、延胡、当归、赤芍、肉桂；（12）《证治准绳》方，治肿毒痈疽，药用木鳖子仁、半夏、草乌、陈小粉；（13）《三因极一病证方论》方，治外感燥热或内伤肥腻致热中，多食数溲，药用炒黄丹、烧细墨；（14）《博济方》方，治久病肠风下血，药用炒枳壳、羊胫骨炭；（15）《郭氏治验》方，名郭氏神效乌金散，治痈疽疔毒附骨疽等，药用苍耳头、草乌头、火麻头、木贼、蛤蟆头、桦皮节、麻黄去根节，依法炮制服用。本案可能用（15）方。

[4] 寸金锭子：同名 2 方。（1）《郭氏治验》方，治疗毒恶疮，药用朱砂、黄丹、枯矾、砒霜、轻粉、花碱、白及、蟾酥、冰片、麝香；（2）《外科精义》方，治脱肛，药用牡蛎粉、红藤根、干漆、藤黄、雄黄、雌黄、硫黄、轻粉、粉霜、麝香、砒霜、黄丹，依法制作和应用。本案可能用（1）方。

[5] 提疔锭子：《郭氏治验》方，治疗疮危症、发昏，兼治瘰疬，药用雄黄、朱砂、青盐、砒霜、白丁香、斑蝥、轻粉、蟾酥、麝香、黄蜡、蓖麻子，依法制作和应用。

[6] 破棺丹：同名 3 方。（1）《卫生宝鉴》方，治疮肿，药用大黄、芒硝、甘草，蜜丸；（2）《医部全录》引方之一，治疮气入腹危重，药用山栀、二丑、大黄、甘草、三棱，蜜丸；（3）上书引方之二，治疗疮走黄，上方加当归、赤芍、连翘、牡蛎、银花、紫地丁。本案用（1）方。

[7] 守效散：《郭氏治验》方，治疗疮恶肉，药用砒霜、白丁香、松香、轻粉、川乌、生明矾、蜈蚣，依法制作和应用。

[8] 红玉锭子：《郭氏治验》方，去歹肉生肌，药用干胭脂、枯矾、轻粉、砒霜、黄丹、冰片、麝香。

【阐发与临证】按案文所述疮头黑䶌、四边泡起、黄水时流、麻木不痛，像雌雄疔疮。雄疔疮乌䶌，四畔泡浆，刺之不痛；雌疔疮向里䶌，四畔泡浆多汁，肿而不痛。至于发热谵语、时昏沉，乃是走黄，病势沉重。《诸病源候论》说"毒入腹则烦闷，恍惚不佳，或如醉"，重则"二三日便死"。

3 案[1]　薛己治一妇左手指患疔，麻痒，寒热恶心，左半体皆麻，脉数不时见。曰：凡疮不宜不痛，不可大痛，烦闷者不治，今作麻痒，尤其恶也。用夺命丹[2]二服，不应；又用解毒之剂，麻痒始去，乃作肿痛。薛曰：势虽危，所喜作痛，但毒气无从而泄。乃针之，诸症顿退，又用解毒之剂而瘥。

【注解】[1] 本案还收录在《证治准绳·疡医·卷二·疔疮》篇和《医部全录·卷一百九十九·医案门》，但在《薛立斋医学全书》中找不到此案。

[2] 夺命丹：同名 16 方。（1）《和剂局方》方之一，治肠疝偏坠肿硬，药用吴茱萸、泽泻、酒、醋、童便，如法炮制；（2）上书方之二，治药同上去泽泻；（3）《东医宝鉴》方，治哮喘，药用煅砒

石、煅白矾、白附子、南星、半夏、朱砂、姜汁；（4）《外科全生集》方，治痈疽疔毒，药用黄连、蚤休、赤芍、银花、甘草、细辛、蝉蜕、僵蚕、防风、泽兰、羌活、独活、青皮；（5）《伤科补要》方，治重伤脏腑蓄瘀血，药用归尾、桃仁、血竭、土鳖虫、儿茶、乳香、没药、自然铜、红花、大黄、朱砂、骨碎补、麝香、黄明胶；（6）《外科发挥》方，又名飞龙夺命丹，治疗疮发背脑疽，药用蟾酥、轻粉、枯矾、寒水石、铜绿、乳香、没药、麝香、朱砂、蜗牛；（7）《郭氏治验》方之一，治药同（6）方加制白砒、血竭、雄黄；（8）上书方之二，又名郭氏万灵夺命丹、延寿济世膏，治一切疮肿疔疽，药用轻粉、朱砂、明矾、麝香、雄黄、盐花（海边或近海低洼地中积水干后，结成细小松散的盐，像花样，谓之盐花）、枫香、赤石脂、黄丹、琥珀、巴豆、蓖麻子、冰片；（9）《外科精要》方，治疗疮恶心及诸恶疮，药同（6）方去乳香、没药；（10）《瑞竹堂经验方》方之一，治疗疮、发背、脑疽、附骨疽、一切无头肿毒恶疮，药比（6）方少枯矾加血竭、雄黄、冰片、胆矾、蜈蚣、葱白，如法制作服法；（11）上书方之二，治疗疮大便秘实，药用巴豆仁、大黄、轻粉、郁金、雄黄、乳香、朱砂、黄丹、麝香、蟾酥；（12）《医学纲目》方，治恶疮痈疽发背，药用生大黄、乳香、没药、牡蛎、生姜；（13）《女科撮要》方，治产妇瘀血入胞、胀满难下，药用附子、丹皮、干漆、大黄、醋；（14）《证治准绳》方，治痘疮黑陷不起，药用麻黄、升麻、山豆根、红花子、大力子、连翘、蝉蜕、紫草茸、人中黄，酒蜜丸，朱砂衣；（15）《中国医学大辞典》引谢氏方，治小儿急惊、不省人事、眼定不动、牙关不开，药用南星、朱砂、半夏、真珠、巴豆、轻粉、麝香、金箔、银箔、生姜汁；（16）《保婴撮要》方，治破伤风头痛、角弓反张，药用南星、防风。本案用（7）或（8）方。

【阐发与临证】在江南苏州地区，老年人都知道凡患肿块外形不大，摸之根盘较大、深而有麻木感、疼痛轻，极可能是疔疮，切忌抓挖挤捏，赶快治疗，以防走黄。薛己是当地人，当然深谙此，所以案文中说"凡疮不宜不痛，不可大痛……今作麻痒，尤其恶也。"薛氏在《外科枢要》论疔疮中说"其毒多生于头面四肢，形式不一，或如小疮，或如水泡，或疼痛，或麻木，或作寒热，或呕吐恶心，或肢体拘急，并用隔蒜灸，并服解毒之剂。若不省人事，或牙关紧急者，以夺命丹为末，葱酒调灌之。"本案所治亦即此规律。

4 案[1] 苏庠盛原博，掌后患疔，红丝至腕，恶寒发热，势属表证，与夺命丹一服，红丝顿消；又用和解之剂，大势已退。彼又服败毒药，发渴发热，红丝仍见，脉浮大而虚，此气血受伤而然，以补中益气汤主之而愈（红丝再见而用补亦须细审）。盖夺命既服[2]，疮邪已散，而复用败毒之剂，是诛伐无过，失《内经》之旨矣。

【注解】[1] 本案及以下二案都录自《外科枢要·论疮疡轻症用重剂》篇，文字略有出入。

[2] 此句以下，原文是"盖夺命败毒，性尤猛烈。疮邪已散而复用之，是诛伐太过，失《内经》之旨矣"。

【阐发与临证】患疔之疔是原发灶，红丝谓之红丝疔，继发感染淋巴管炎。服夺命丹后红丝顿消表示解毒有效，再服的败毒药，看来解毒作用太轻而伤正的作用太大，所以出现发渴发热、脉浮大而虚。薛氏之辨脉诊病遣药确是精当，试看本案，当红丝疔又出现时，只因脉浮大而虚而用补中益气汤主之而愈，确胆识过人。现在有些中医药大学毕业的，戴了一顶主任中医师的帽子，招摇过市，开中药方都不切脉，狂言"脉生来就此，不会变"。如果脉证不符，可舍证从脉，也可舍脉从证，但一棍子把切脉废除，对照薛氏的辨脉遣药，不知作何想？

5 案 一儒者患疔，元气素弱[1]，薛补其气血，出脓而愈。后因劳役，疮痕作痒，乃予服败毒散一剂，以致口噤舌强、手足搐搦、痰涎上涌、自汗不止（虚症悉见），此气血复伤而复痉也，用十全大补加附子一钱，灌服而苏。

【注解】[1] 薛己原文是"一儒者元气素弱"，未说"患疔"。"患疔"可能是江应宿加的。

【阐发与临证】他医以为劳役时感受外风而致作痒，所以予服败毒散。因方内有荆芥、防风、羌活、独活、柴胡、生姜等辛温发散药，因此该患者自汗不止，又因辛温耗散气血、血不养筋而口噤舌强、搐搦，何况其人原即气弱。薛已因为早知其人气血虚而又复伤，气虚及阳，所以用十全大补加附子。

6案 一男子患疗，服夺命汤[1]，汗不止、疮不痛、热不止、便不利，此汗多亡阳，而真气伤矣[2]，用参芪归术芍防五味二剂，诸症悉退，惟以小便不利为忧。薛曰：汗出不利小便[3]，汗止则阳气复而自利矣。仍用前药去防风加麦冬，倍用黄芩、当归[4]，四剂而便行，疮溃而愈。

【注解】[1] 夺命汤：同名3方。(1)《普济方》方，治喉风，药用皂角、甘草、蜜；(2)《外科全生集》方，治红丝疗，药用羌活、独活、防风、青皮、黄连、赤芍、细辛、甘草、蝉蜕、僵蚕、草河车、银花、泽兰；(3)《医宗金鉴》方，治冲疝、脐悖、奔豚气，药用吴萸、肉桂、泽泻、茯苓。

[2] 原文此句是"毒气盛而真气伤矣"。

[3] 原文此句是"汗出不宜利小便"。与案文意更合适。

[4] 原文此句是"倍用当归、黄芪"，更妥当。

【阐发与临证】本案也是症轻用重剂（夺命汤）而汗出不止、热发不止、小便不利、疮不痛。此是汗多伤气亡阳，汗多津少小便不利。薛已所用都是益气血、健脾生津、固表敛汗。

7案[1] 一老妇手大指患疗，为人针破，出鲜血，手背俱肿，半体俱痛，神思昏愦，五日矣。用活命饮二剂，始知痛在手，疮势虽恶，元气复伤，不宜大攻。用大补汤及活命饮各一剂[2]，外用隔蒜灸，喜其手指皆赤肿[3]而出毒水。又各一剂，赤肿渐溃；又用托里药而瘥。

【注解】[1] 本案录自《外科枢要·论疮疡出血》篇。

[2] 原文此句是"再用大补汤，又各一剂"。

[3] 原文此句是"喜此手背赤肿"，无"手指"。案文开始就是"手背俱肿"，应该包括手指和手背。

【阐发与临证】因有风邪毒邪，所以肿时能用仙方活命饮发散消肿。痈疮疽疗初起只能消散、解毒、消肿，非疮溃不能贸然切开、刺破，否则仅出鲜血、无脓液排出，易翻花、扩散，疗疮更易走黄。此案即是疗疮走黄。薛已善用补益剂，六味、十全、补中益气之类是普遍应用的。在治疗疮走黄时，"疮势虽恶，元气复伤，不宜大攻"。在用仙方活命饮时再夹用大补汤，是胆大心细的。魏之琇再三评论曰"明眼""细审""非翁不能"。

8案[1] 表甥居富，右手小指患疗，色紫，或云小疮，针刺出血，敷以凉药，掌指肿三四倍，黯而不痛，神思昏愦，烦躁不宁，此真气虚而邪气实也。先以夺命丹一服，活命饮二剂，稍可。薛因他往，或遍刺其手，出鲜血碗许，肿延臂腕，焮大如瓠，手指肿数倍，不能溃。薛用大剂参芪归术之类，及频灸遍手而肿渐消。但大便不实，时常泄气，以元气下陷，以补中益气加骨脂、肉豆蔻、吴茱萸、五味子，大便实而气不泄。又日以人参五钱、麦冬三钱、五味二钱，水煎代茶饮之，又用大补药五十余剂而渐愈。此证初若不用解毒之剂，后不用大补之药，欲生也难矣。

【注解】本案及下案都录自《外科枢要·论疗疮》篇。文字略有出入，但意义相同。

【阐发与临证】治不得法，疗疮走黄，肿而不痛，神昏烦躁，与上案相同的都是针刺出鲜血引起走黄。用解毒药稍减缓又复误治，因此气虚重及脾胃，除补中益气汤、四神丸之外，再用生脉散益气养阴。

9案 一人年二十，唇患疗四日矣，有紫脉自疮延至口内，将及于喉。薛曰：此真气虚而邪气实也，若紫脉过喉，则难治矣，须针紫脉并疮头出恶血，以泄其毒则可。乃别用解毒之剂，头面俱肿，求治甚笃。薛曰：先日之言不诬矣！诊其脉洪数，按之如无，口内肿胀，针不能入，为砭面与唇，出黑血碗许，势虽少退，略进汤，终至不起。

【阐发与临证】唇疗或反唇疗更易走黄，所以薛主张用针刺泄毒法，针刺紫脉（相当于红丝疗之红丝）出血，是治红丝疗之一法。针刺疗疮头有危险，可引起走黄，即现代说法的血运扩散导致脓毒血症。但如情况紧急也可用。看此患者是求稳而失去治疗时机。案文中"别用解毒之剂"指寒凉清热解毒，不是夺命丹那样的解毒剂。

10 案[1]　都宪张恒山，左足指患之，痛不可忍。急隔蒜灸三十余壮，即能行步。欲速愈，或用凉药敷贴，遂至血凝肉死，毒气复炽。再灸百壮，服活命饮，出紫血，毒才得解。脚底通溃，腐筋烂肉甚多。将愈，误用生肌药反助其毒，元气亏损而不能愈。薛治以托里药，喜其禀实客处，三月余方愈。大凡疗患于肢节，灸法有回生之功。设投以凉剂，收敛腠理，隧道壅塞，邪气愈甚，多致不起。若毒未尽骤用生肌，轻者反增溃烂，重者必致危亡。（琇按：与热病新愈，骤用温补之误同）

【注解】[1] 本案还收录在《证治准绳·疡医·卷二·疗疮》篇及《医部全录·卷一百九十九·医案门》。《薛立斋医学全书》中无与此案大致相同的案例。在《外科发挥·脱疽》篇中有三个案例与本案有些类同。

【阐发与临证】薛立斋在案文后半部分已说清了，疗毒患于肢节宜用灸法温阳通经，也能解毒。如案文说"再灸百壮、服活命饮、出紫血"，使"毒才得解"。中医外科用生肌散，必须疮面干净，脓液没有或基本干净，腐烂之组织已清除并且不再长出，有新鲜鲜红的肉芽，自己也不感到怎么疼痛。这就是毒邪尽。如毒未尽而用生肌，毒遏于里，疮面反增溃烂脓液，病情又加重。魏之琇按语说"与热病新愈用温补"是同样的错误。其实意思是这样，用词还欠妥，因为新愈是"愈"，而"毒未尽用生肌"是毒根本没有"尽"。

11 案[1]　一男子足指患疗，肿焮痛赤。用隔蒜灸、人参败毒散加金银花、白芷、大黄，二剂痛止。又用十宣散加天花粉，金银花，去桂，数剂而愈。《外科枢要》有论，宜考。

【注解】[1] 本案录自《外科发挥·论脱疽》篇及《外科枢要·论脱疽》篇。

【阐发与临证】本案比前几个案例治疗过程顺利，原因是未经误治和反复。从用药看是正虚邪实，初用人参败毒散加银花、白芷、大黄，扶正相对于祛邪，药力要弱一些，后用十宣散加银花、天花粉、去桂，扶正力度加大，同时减少温阳力度。案文说"《外科枢要》有论"，指论脱疽篇中的总论部分，内容要点是：一是脱疽是疗患于手足指；二是色赤而痛，是元气虚而湿毒壅盛，先用隔蒜灸、活命饮、托里散，再用十全大补汤、加减八味丸；三是色黯不痛，属肾气败而虚火盛，可用隔蒜灸、桑枝灸、十全大补汤、加减八味丸；四是如内服克伐药，外用寒凉药，损伤脾胃，多致死；五是重者可用手术截指。明代中医也用截指手术，太了不起了。

12 案　濮阳传云[1]：万历丁亥，金台有妇人，以羊毛遍鬻于市，忽不见，继而都人身生泡瘤，渐大，痛死者甚众，瘤中惟有羊毛。道人传一方，以黑豆、荞麦为末，涂擦，毛落而愈。名羊毛疗[2]。

【注解】[1] 濮阳传云：本案还收录在《证治准绳·疡医·卷二·疗疮》篇和《奇症汇·身》。

[2] 羊毛疗：从症状、体征看，是温病热入营血引起的红疹，尤其是温病初起即逆传心包的更危险。古时用针挑破疹点，再用烧酒擦，服用清热解毒剂及护心散等。此症类似现代医学的华佛氏综合征、DIC等。用上述治法也是有道理的。

【阐发与临证】疗疮多因饮食不节、外感风邪火毒及四时不正之气而发，治宜清热解毒。本案例名羊毛疗，但见症不同于一般疗疮，可参见注[2]，尤其是本案例所描述的症状、体征，古时称羊毛疗瘤，治法同羊毛疗。文中未说明内服药。《奇症汇》编者沈源（清朝乾隆年间名医）认为"此症近年间江南、山东患者颇众……初起发热，或似疟或似伤寒……遍身皮肉胀痛不可忍，满身红点如疹……俗称羊毛疹子，用针挑破疹点，挑去羊毛，出其血。如是者或患一二月或三五月，至身上起白泡，遍身痒作才愈。还有一种无红疹，治法同前。或有不用针挑，内服葛根、升麻、柴胡、防风、荆芥、大力子、蝉蜕、银花、连翘、黄芩、羚羊角、西河柳等；再用黑豆、荞麦粉外擦，其痛渐平。沈源明确"此是疫毒"，说明古人已认识到此症的病因了。按现代医学诊断，本案例的羊毛疗病初发热恶寒，后遍身红疹，全身肌肉关节疼痛而且有些部位胀痛，病程 1~5 个月，服辛凉解表、清热解毒的药物能治疗，而且由羊毛及其货主（都极可能是传染源）引发传染，严重者死亡，羊型布鲁氏菌病最可能［羊型布鲁氏菌病最需要与伤寒、疟疾（恶寒发热、身痛）、风湿性关节炎（肌肉痛、关节痛）作鉴别］。此病有少数可见出血疹（红疹）。此病 20 世纪 60 年代病死率约 2%，明朝那时肯定是很高的。其次钩端螺旋病也很像，该病病程长至 2~3 个月，可以反复发作，除恶寒发热、全身肌肉疼痛（腓肠肌胀痛最重）以外，也可有出血疹（皮肤黏膜瘀点瘀斑），我国 20 世纪 60 年代病死率约 10%，在明朝那时就"甚众"了。还有新疆出血热（我国西北西南地区有广泛的疫源，寒战高热、黏膜皮肤出血点，20 世纪末病死率约 25%）。Q 热（我国有十几个省发病，牛羊等家畜是主要传染源，尤其 Q 热肺炎有寒战高热、肌肉疼痛，20% 病人出现紫癜性皮疹，Q 热肺炎病程约半个月，但慢性 Q 热发热可持续数月，如产生并发症，病死率也相当高）。还有皮肤黏膜淋巴结综合征也很像。还有一种羊毛痧，是天热时卧露风中树下，为游丝黏着，钻入肉里，发时满身刺痒痛，应该是桑毛虫皮炎。沈源所说无红疹的，可能指此，也可能指上述一些疾病的轻症。

第一篇 背痈疽疮

1 案 宋户部尚书沈诜,为人仁厚,一兵卒患背疽乞假,亲为合药治之。时旱蝗,当致斋圜邱[1],犹丁宁[2]料理,药内用酒,恐市酤不中用,自取酒入药,服之即愈。其法用瓜蒌子一枚[3],乳香、没药各一钱,甘草三钱,用醇酒九盏,临服嚼没药一块,饮此酒极妙。(《苇航纪谈》)[4]

【注解】[1] 圜丘:古时祭天的坛,是圆形的高台。圜同圆,丘为土之高者。

[2] 丁宁:即叮咛,嘱咐。

[3] 瓜蒌子一枚:一指全瓜蒌一个,瓜蒌是植物瓜蒌的果实,也有呼瓜蒌子的;二指一个瓜蒌的瓜蒌子(仁)。

[4]《苇航纪谈》:此书未查找到是宋朝人著的一本有关国学的书,作者佚名。清朝陈来章(名丰)撰《苇航集》,是综合性医书。本案还收录在《证治准绳·卷一·内消》篇,并注明《苇航纪谈》云。

【阐发与临证】此方君药应是瓜蒌。按李时珍说"栝楼古方全用,后世乃分子瓤各用"。可见此处瓜蒌子是全瓜蒌。该药性味甘苦寒,能润肺消痰止咳,利咽,治胸痹,消痈肿疮毒。初起微赤时用栝楼捣末,每次水送服三钱;李仲南《永类方》治便毒初发,用瓜蒌一个、黄连五钱,水煎,连服数天。《梅师方》治诸痈发背初起微赤,用瓜蒌捣末,井华水服方寸匕;《子母录》治乳痈初发用成熟瓜蒌大者一个熟捣,以白酒一斗煮取4升,去滓温服1升,日三服。本方乳香没药能活血化瘀,虽剂量小,但嚼服用酒送,药力就相应增大。《仁斋直指方》治痈疽寒战用乳香半两、熟水研服;《奇效良方》治金刃所伤未透膜者,用乳香、没药各一钱,以童便和酒各半盏温化服之。甘草解毒而且剂量较大,助药力不可或缺,用现代药理说法,其含甘草酸,功似泼尼松,增助消炎药作用。宋朝李嗣立(名迅)《集验背疽方》用绿豆粉一两、乳香半两和灯心同研和匀,以生甘草浓煎汤调下一钱,时呷之,以治痈疽肿毒,使毒气外出,免生变证。该方名护心散(又名内托散、乳香万全散)。本案用方与此类似,比此方效果应好。

2 案[1] 罗谦甫治一人,年逾六旬,冬至后数日,疽发背,五七日,肿势约七寸许,痛甚。疡医曰:脓已成,可开发矣。病者恐,不从。三日,医曰:不开恐生变症。遂以燔针开之,脓泄痛减。以开迟之故,追二日,变症果生,觉重如负石,热如燖火,痛楚倍常,六脉沉数,按之有力,此膏粱积热之变也。邪气酷热,固宜以寒药治之,时月严寒,复有用寒远寒之戒,乃思《内经》云:有假者反之。虽违其时,从证可也(琇按:脉实症实必用凉解,舍时从症,夫复何疑)。急作清凉饮子,加川黄连一两五钱,作一服服之。利下两行,痛减七分。翌日复进前药,其证悉除,月余平复。

【注解】[1] 本案录自《卫生宝鉴·卷十三·凡治病必察其下》篇。

【阐发与临证】本案例主要说明:只要辨证清楚疾病的寒凉温热,不管什么季节,冬季还是夏季患病,都是热性疾病用寒凉药物、寒性疾病用温热药物。本患者虽年老而且叫九季节患发背,脓已成、疮已熟,理应开刀排脓毒,拖延时日则热毒更甚,所以清热解毒药是必须用的,此案用清凉饮子(很可能是《和剂局方》方，用大黄、当归、赤芍、炙甘草）就是，不存在用寒远寒了。《素问·六元正纪大论》篇说："有假者反之，此其道也。"也就是此理。如太阳司天……民病寒湿，虽是夏季，也必须用热药，不能因时处夏季而不用热药。这就是"有假者反之"即"反其常规"。用药是如此，进饮食也如此。本案因热毒尤甚而一剂药用川黄连一两五钱，确是有假者反常了。

3案[1] 京师人司仲父患背疮，若负火炭，昼夜呼叫。司仲泣于途，遇道人，曰：子何忧之深也？子当求不耕之地，遇野人粪，为虫鸟所残，即以杖去其粪，取其下土，筛而敷之。乃如其言，用之立愈。父曰：岂以冰著吾背耶？吾五脏俱寒矣。

【注解】[1] 本案录自《医说·卷六·背疮》篇，注明出于《类编》。

【阐发与临证】本案是间接用人类的粪便之汁水外敷治发背痈疽，类似金汁。野人属于灵长类，基本的食物习性、身体组织结构与人类极相近，况且类似于野人的大猩猩，其基因组与人类的相似度高达99%。所以其排泄物的作用也应该与人类的相似。人类的粪便、粪清性味都是苦寒，能清痰火、解热毒、疗痈肿发背。粪坑底泥阴干为末，新汲水调敷能清热解毒，治发背及诸恶疮肿毒。此案是用野人粪便底下的泥土，外敷于痈疮，与粪坑底泥是同样的作用，实际是该处的泥土吸收了粪便中的汁水，含有与粪便同样的成分，取其清热解毒。再说，该粪便也不一定是野人的，说不定还是真正的人类或动物的粪便，屙在野外了吧。《肘后方》治发背欲死，烧人屎灰，醋和外敷，干即易。《医部全录·卷一百七十八》载：有人患背疽，已溃如碗面大，用大鲫鱼一尾去肠脏，以羯羊粪入其中，烘焙焦黑，研细干掺，疮口遂收。《瑞竹堂经验方》用燕窝内外泥粪研细，油调搽，治一切恶疮。《普济方》用地上新粪内生的大乌壳硬虫，新瓦焙焦研末，醋调外敷治疗肿恶疮。《本草衍义》治一切痈肿未溃，用干人尿末与麝香各半钱研匀，以病人津调贴疮头外，以醋面作钱护之，脓溃去药。《千金方》治疗肿初起，刮破，以热屎尖敷之，干即易，不过15遍，即根出立瘥。上书治鱼脐疮用腊月鱼头灰与发灰等分，用鸡溏屎和涂之。《太平圣惠方》治疗疮恶肿和马鞍疮，用牡狗屎烧灰涂敷，数易之。上书治疗疮肿，用马屎炒熨疮上五十遍，极效。《普济方》则用驴屎治上症，用法同上。引这些用人及动物的粪便及其相关物治疗肿痈疮，说明古代有此疗法。人及动物的粪便中杂有尿素、氨、硫化氢、甲烷、甲硫醇、甲硫二醇、吲哚、胺类、胨、陈、氨基酸，以及占粪便总量20%～30%的大量活、死细菌。其中不少物质可使人中毒（例如腐胺），还可以使人产生过敏反应、发黄疸、发绀、头痛头晕、记忆力下降、免疫功能降低、神经衰弱、自主神经功能失调等，甚至引起肺癌。古时候，用粪便外敷及内服（如人中黄、金汁）也是一种不是办法的办法。所以现代是不可能用的了。

4案[1] 房州虞候张进，本北方人，因送郡守还，逢道人，饮之酒，得其治痈疽方。文录曹子病背疮，医不能疗，闻进有此方，索之。进元[2]无手诀[3]，但以成药敷之，旬日而愈。一儿五岁，鬓边生疮，继又发于脑后，症候可忧，亦以敷进。凡所用皆一种，不过三岁，二患皆平。其方但择阿胶透彻者一两，水半升，煎令消，然后入虢丹[4]一两，慢火再熬，数数搅匀，俟三五沸乃取出，摊令极冷，贮磁瓶中。用时以毛扫布疮四面，而露其口。如疮未成，则遍涂肿处。良久自消，切勿犯手，更无他法。一切恶疮皆可敷，不特痈疽也。（《类说》）

【注解】[1] 本案录自《医说·卷六·治痈疽》篇，注明出于《类说》。

[2] 元：通原，指本来、原先、原来。

[3] 手诀：记录。此处指处方。

[4] 虢丹：即铅丹、黄丹之别称。

【阐发与临证】阿胶性味甘平，功能补虚安胎、养肝气、坚筋骨，和血滋阴、除风润燥，治血虚各种血证、经血不调，胎前产后诸疾，治男女风病、骨节疼痛、虚劳喘嗽以及痈疽肿毒。《仁斋直指方》说"阿胶乃大肠要药，有热毒留滞者则能疏导，无热毒留滞者则能平安"。但该药治便毒初起，用水胶熔化，涂之即散。《本草纲目》说治一切痈疽肿毒的，推牛皮胶（黄明胶）为最。《外台秘要》

治一切肿毒已成未成的，用水胶（即黄明胶）一片，水渍软，当头开孔贴之，无脓则自消，有脓则溃之。《普济本事方》治诸般痈肿，剂量配伍都同本案方，但用黄明胶而不是阿胶。《杨起简便方》治乳疖初起，用醋化黄明胶涂之即消等。黄丹配伍其他药物煎膏用，能止痛生肌。

5案[1]　虞奕侍郎背中发小疮，不悟，只以药调补。数日，不疼不痒，又不滋蔓，疑之，呼外医灸二百壮，已无及。此公平生不服药。一年来，唯觉时时手脚心热。疾作，不早治，又误服补药，何可久也？盖发背无补法。谚云：背无好疮。但发于中正者，为真发背。（《泊宅编》）

【注解】[1]本案还收录在《医部全录·卷一百七十九·医案门》，以及《医说·卷六·发背无补法》篇。

【阐发与临证】本案主要说明发背等痈疮疖肿证属阳实热证者，不能用温补法，温补则变。更不能用艾灸，何况连灸二百壮。"此公平时不服药"，说明其身体壮实、正气充盈。"觉时时手足心热"指其阴津可能有虚。总之是不能用温补法的。"发背无补法""背无好疮"，主要是背部多患有头疽，有头疽是阳实热证，红肿大、疮大，而且疮口内呈莲蓬样，多个脓头（脓栓），治疗费时，拖延时日。

6案[1]　扬州名医杨吉老，其术甚著。有一士人，状若有疾，厌厌不聊，莫能名其为何苦，往谒之。杨曰：君热症已极，气血消铄且尽。自此三年，当以疽死，不可为也。士人不乐而退。闻茅山观中一道士，医术通神，但不肯以技自名，未必为人致力。士人心计交切，乃衣童仆之衣，诣山拜之，愿执役左右。道士喜，留置弟子中，诲以诵经，日夕只事，颇旨如意。经两月余，觉其与常隶别，呼叩所从来，始再拜谢过，以实告之。道士笑曰：世岂有医不得的病？当为子脉之。又笑曰：汝便可下山，吾亦无药与汝，但日日买好梨啖一颗，如生梨已尽，则取干者，泡汤饮之，仍食其滓，此疾自当平。士人归，谨如其戒，经一岁，复往扬州。杨医见之，惊其颜貌腴泽，脉息和平，谓之曰：君必遇异人。不然，何以至此？士人以告。杨立具衣冠，焚香望茅山设拜，盖自咎其术之未至也。（《类编》）

【注解】[1]本案还收录在《医说·卷六·预疗背疽》篇。

【阐发与临证】本案以某士人治热症的经过说明四点：一是虽为名医的杨吉老，也有治不了的病症，他虽能明确诊断，苦于无治法。但他既能明确该病人至少有三年的生存期。为何不出处方治疗？古时的医生如感自已无治疗方法，是决不出方的，不愿既浪费病人钱财，又耽误病人时月，这是好的一面。但也应该想方设法、尽心尽力善待生命。毕竟还有三年时间；二是杨吉老当自知技术不如人时，能虚怀若谷，难能可贵；三是治热症除清热解毒之外，还有养阴以除热的方法，即《内经》所谓"壮水之主以制阳光"。每日嚼食生梨，能养阴清肺除热；四是中医学向来主张以食物治病，认为药食同源。《素问·藏气法时论》篇中就有"毒药攻邪，五谷为养，五果为助，五畜为益，五菜为充"，就是说以食物治病或辅助治疗。甚至其禁忌内容、适宜季节及辨证食用也与药物相同，如《素问·六元正纪大论》篇说的"用热远热，用寒远寒"时，也应该"药食同宜"。此病症可能是消渴，因此其可以症状不明显。而失治后数年可患痈疽，如疮疡患在足部，就是现代所说的糖尿病足了。此病因有糖尿病作为基础性疾病，而难治了。梨甘寒微酸，功能治风热、凉心润肺、消痰降火，养阴清热解毒，解疮毒酒毒。《北梦琐言》记一案例与本案相似，是风热已深，后多吃梨而愈。

7案[1]　程明佑治槐克胡妪，年六十，疽发背，大如盂头如蜂巢，呕逆，咽不下。疡医药之，毒虽杀而胃寒泄。程曰：病必分阴阳虚实，胃伤于寒，令人呕逆，温补则荣卫充而气血周贯，则毒随脓出而肌肉渐生。依方投药四五剂，咽遂下，呕止，已痈溃，体渐平。

【注解】[1]本案还收录在《医部全录·卷一百七十九·医案门》，以及《证治准绳·疡医·卷四·发背》篇。

【阐发与临证】老妪发背，热毒虽盛而脾气已虚，所以疡医治其发背，毒已解而胃伤于寒（药之副作用）。程明佑是在此基础上用温补脾胃法益其荣卫，荣卫充而气血周贯，脓毒俱解而肌肉渐生。设若初起时即清热解毒和扶正并用（因为此老妪是标虽实热而脾胃本虚之人），也就不会出现"呕逆、咽不下"了。

8 案[1] 陈斗岩治王主政，福建人，臂患一痈，痛甚，发咳逆，十余日水谷不下，脉伏如绝，医皆不治。陈视之曰：此寒凉过甚，中气下陷，以四珍[2]加姜桂，三进而病如失，痈亦渐愈。

【注解】[1] 本案还收录在《证治准绳·卷四·发背》篇及《医部全录·卷一百七十九·医案门》。

[2] 四珍：原文是四君，即四君子汤。此处是刻误。

【阐发与临证】此也是寒凉药太过，反成毒害。对原是脾胃虚及/或寒的病人，或甚至是中焦阳虚、肾阳不足，虽患热毒疮痈，用药时也应顾护胃气、阳气；对原是阴虚者患热毒疮痈，用药时宜顾护其津液、血分，此是辨证治疗中应注意的，否则极易出现出力不讨好的结果。

9 案[1] 丹溪治一人，背痛径尺，穴深而黑，急作参芪归术膏饮之，三日，略以艾芎汤洗之，气息奄奄，然可饮食，每日做多肉馄饨，大碗与之，尽药膏五斤、馄饨三十碗，疮渐合。肉与馄饨补气之有益者也。

【注解】[1] 本案可能录自《丹溪纂要》，还收录在《古今医统大全·卷八十·内托》篇（云："丹溪治"）。

【阐发与临证】痈疮根盘直径尺许，似于漫肿；疮口深似于脓液稀、腐肉多；流出多、脱落多；疮口黑意为虚寒。所以"急"作温补之剂，再用艾叶、川芎等温运散寒行血之剂外洗，以助药力。本案的特殊之处在于让病人尽量多吃肉馅馄饨，而且肉要多。朱丹溪的看法是猪肉（馄饨馅）（如是其他动物肉，肯定会说明）和小麦面粉（馄饨皮）有补气作用，而且该患者食纳好。麦面粉性味甘温，功能养气补虚，久食实人体肤、厚肠胃、补五脏、强气力。李时珍认为敷治痈肿损伤，能散血止痛。猪肉性味苦微寒，又说辛平、有小毒，陶弘景说"猪……惟肉不宜多食，令人暴肥，盖虚风所致也"。与现代科学研究所得结论一样，多吃猪肉易使人肥胖，易患中风病等肥胖五项综合征。但朱丹溪认为猪肉补气且补阳，但他也承认肉入胃便作湿热，热生痰，痰生则气不降而诸证作。所以猪肉有益，但多吃则为害。

10 案[1] 一老人背发疽，径尺，已与五香十宣散数十贴，呕逆不睡，素有淋病。急以参芪归术膏，以牛膝汤[2]入竹沥饮之，淋止思食。尽药四斤，脓自涌出而愈。

【注解】[1] 本案及下案录自薛己《外科心法》马益卿先生痈疽论，还收录在《古今医统大全·卷八十一·背疽》篇。从此书编排及文字内容看，很可能《外科心法》录自《丹溪纂要》。

[2] 牛膝汤：同名5方。（1）《千金要方》方，治胞衣不下，药用牛膝、瞿麦、滑石、当归、通草、冬葵子；（2）《外台秘要》方，治筋挛缩、腰背不能伸、强直，药用牛膝、防风、甘李根皮、丹参、前胡、石斛、杜仲、川断、秦艽、鳖甲、陈皮、火麻仁；（3）《证治准绳》方，治小便不通、茎中痛，妇女血结腹硬痛，药用牛膝根叶、当归、黄芩；（4）《竹林寺女科全书》方，治经来小便痛如刀割，药用土牛膝二两、乳香一钱水煎，并冲服乳香、麝香各一分磨服；（5）《沈氏尊生书》方，治血瘀痛经或胞衣不下，药用牛膝、当归、延胡，黄酒煎服。本案可能用（1）方。

【阐发与临证】本案与上案相似处是虚，服五香、十宣等攻伐宣散药而出现呕逆不睡，此与素有淋病有关。中医学的辨证是全身性的，原患疾病的病机必须考虑、统一用药。所以除参芪归术膏外，以牛膝汤加竹沥活血祛瘀、化痰消结即更快收效。此处之淋病可能不是急性的下焦湿热血瘀等引起的，而是与患者年老有关，相似于现代称为的前列腺肥大引起尿不爽、尿不尽等症状。

11 案 一人发背痈疽，得内托十宣多矣。见脓，呕逆发热（发热决非如炳火），又用嘉禾散[1]加丁香，时天热，脉洪数有力，此溃疡尤所忌。然形气实，只与参膏竹沥饮之，尽药十五六斤，竹百余竿而安。后不戒口味，夏月醉坐水池中。经年余，左胁旁生软块，二年后成疽，自见脉症呕逆如前。仍服参膏等而安。若与十宣，其能然乎？

【注解】[1] 嘉禾散：《和剂局方》方，治脾胃不和，脘腹满、刺痛，噎膈痞满，胁肋胀，药用枇杷叶、苡仁、茯苓、人参、砂仁、槟榔、随风子、杜仲、石斛、藿香、木香、沉香、陈皮、丁香、五味子、谷芽、白蔻、青皮、桑白皮、半夏、炒白术、神曲、炙甘草、生姜、大枣。

【阐发与临证】嘉禾散理气和中益胃健脾，对呕逆有效，但对发背疮疡不宜，该患者已排脓而且发热，脉洪数有力，所以要用热远热，更避夏季。丹溪予人参膏十五六斤，熬制竹沥用去百余竿竹子，量甚大而且颇持久。按说人参用如此多，怎么不用热远热呢，关键是竹沥甘寒。口味太浓、膏粱油腻易致湿热，脏腑生热、积热，血脉不流，毒气凝滞，热搏于血，血聚则肉溃，易于多患痈疽。

12 案[1] 一妇因得子迟，服神仙聚宝丹[2]，背生痈，甚危，脉散大而涩急。以加减四物汤百余贴补其阴血，幸其质厚，易于收救。

【注解】[1] 本案录自《丹溪治法心要·卷七·子嗣》篇，还收录在《医部全录·卷一百七十九·医案门》。

[2] 神仙聚宝丹：《和剂局方》方，治妇女血海虚寒、外感风冷而引起的积聚癥瘕，腹胁疼胀或月经不调、崩漏带下，药用没药、琥珀、木香、当归、朱砂、麝香、乳香，如法制作和服用。

【阐发与临证】本案是服药治他病后患背痈，按此方的组成及剂量折算成现代的克数（按每日一两做成15粒计）：没药、琥珀、木香、当归每日各服8.86克，朱砂、麝香每日各服0.886克，乳香每日服0.0886克。这是吞服，因此没药、琥珀、朱砂、麝香都是超大剂量，很可能有毒副作用，那么该患者患背痈后出现血虚而"甚危，脉散大而涩急"也是与之有因果关系的。但按《证治准绳》该方项下服法，每服1丸，即一两作15丸，每次只服一两的十五分之一，那么有毒副作用的没药、琥珀、朱砂、麝香就不会出现毒副作用了。

13 案[1] 一人形实色黑，背生红肿，近髀骨下痛甚，脉浮数而洪紧。正冬月，与麻黄桂枝汤[2]加酒柏、生附子、栝楼子、甘草、人参、羌活、青皮、黄芪、半夏、生姜，六贴而消。

【注解】[1] 本案录自《脉因证治·痈疽》篇。

[2] 麻黄桂枝汤：同名2方。(1)《三因极一病证方论》方，治外因心痛，恶寒发热，内攻五脏，拘急不得转动，药用麻黄、桂心、白芍、细辛、炮姜、半夏、香附、炙甘草、生姜；(2)《素问病机气宜保命集》方，治疟疾，头痛项强，无汗，药用麻黄、桂枝、炙甘草、黄芩、桃仁。

【阐发与临证】形实色黑，脉浮数而洪紧，应该意会为正气充实、感外邪风寒，符合于正冬月发病，又髀骨下痛甚（此处距生红肿之背部不近！），所以遣药用麻黄桂枝汤、羌活附子青皮瓜蒌仁等，因内托加人参、黄芪，总因背部患红肿而加酒炒黄柏，只此一味，也就不必顾忌用寒远寒了。

14 案[1] 一男子年五十余，形实色黑，背生红肿，及胛骨下痛甚，脉浮数而洪紧，食亦呕（琇按：与前案同，只多此三字）。正冬月，与麻黄桂枝汤加酒黄柏、生附子、栝楼子、甘草节、羌活、青皮、人参、黄芩、半夏、生姜，六贴而消，此亦内托之法也。

【注解】[1] 本案录自《丹溪心法·痈疽》篇。

【阐发与临证】本案与上案的区别，关键在于红肿生于背部而肩胛骨下疼痛，此痛肯定是"红肿"所引致，而且此"红肿"邪毒盛而犯胃引起食后呕吐。虽然因年龄及发病季节，需用内托法，但也仅用人参。与上案差别是疼痛部位上下不同，病疼部位在上，实症多，用黄芩；病疼部位在下，虚症多，用黄芪益气，体会本案邪盛又正实。还有本案比上案多了"食亦呕"，原本加了半夏，又加黄芩，辛苦开降而止呕。

15 案[1] 周评事观患背痈，疮口久不合，召疡医徐廷礼[2]疗治，恒以托里十宣二散与服，不效。徐谓周曰：更请盛用美[3]来，共事料理则可，否则吾技穷矣。既而盛至，按脉用药，率与徐类，但多加人参五钱，附子稍行功耳。服后两足俱暖，自下而上。谓其子曰：今之药何神哉！顿觉神爽快。服之旬日，而宿口平复。俞子容[4]曰：国初，吾吴中老医多见其用附子，往往治病如庖丁解牛。近医者多弃而不用，何耶？（近日则以附子为常服之品，所谓过犹不及）

【注解】[1] 本案录自《续医说·卷九·痈疽治验》篇。

[2] 徐廷礼：明朝外科医生。可能在吴地行医，或是吴地人。

[3] 盛用美：明朝内科医生，长洲（今苏州）人。明朝吴江县名医盛寅之子名盛僎，僎子名盛旷字用敬，次子名盛皑，字用美。

[4] 俞子容：名弁，字子容，吴县人，明朝医家，编纂《续医说》《脉证方要》等。

【阐发与临证】疮口久不愈，可能气血虚、阳虚、阴虚，概由气血虚多见。托里药是必需的，但补气血药是否足量是关键。盛医技高一筹，在于用足人参，而且遵《内经》"少火生气"之言而加附子以"稍行功耳"。俞子容所曰："吾吴中老医多见其用附子，往往治病如庖丁解牛"，就是气虚之症用"少火生气"。当然魏言所针砭的时弊，也必须纠正。这案例中更应该树立的是徐医的医德风格。

16 案[1] 一人患发背，肠胃可窥，百药不差。一医教以楸叶膏[2]敷其外，又用云母膏[3]作小丸子，服尽四两。不累日，云母透出肤外，与楸叶膏相黏着，疮口遂平，功亦奇矣。其方立秋日太阳未升之时，采楸叶熬为膏，敷疮疡，一切恶疮肿毒立愈（瑽按：此方简而神，疡医罕用，何也），谓之楸叶膏云。（葛常之《韵语阳秋》[4]）

【注解】[1] 本案录自《续医说·卷九·楸叶膏》篇。并注明出于《韵语阳秋》。

[2] 楸叶膏：楸树之叶，性味苦小寒，功能下气，解毒消肿，治咳逆上气，捣烂涂敷治疮肿痈毒、秃疮。

[3] 云母膏：同名3方。(1)《证治准绳》方，治一切痈疽疮疖等，药用云母、川椒、白芷、没药、赤芍、肉桂、当归、盐花、菖蒲、血竭、黄芪、白及、川芎、木香、龙胆草、白蔹、防风、厚朴、麝香、桔梗、柴胡、松香、人参、苍术、黄芩、乳香、附子、茯苓、高良姜、合欢皮、硝石、甘草、桑白皮、槐枝、柳枝、柏叶、水银、陈皮、黄丹，依法用清油熬膏、黄丹收膏，可内服可外贴；(2)《苏沈良方》方，治同(1)方，但适应证详尽，药品同(1)方加胡椒、合欢花，去花椒、合欢皮（而从治疗痈疽角度说，应用合欢皮，而非花）；(3) 魏玉璜在十卷第十篇肠痈第1案按语中说"云母膏即阳起石"，治肠痈。

[4]《韵语阳秋》：南宋葛常之（名立方）撰，葛为江苏丹阳人，该书为诗话，又名《葛常之诗话》，有20卷，《宋史》志162亦载。

【阐发与临证】患发背而溃腐到从疮口能见到肠胃，确是极重的疾病。而这两种药内外合治能立竿见影，却也是奇功。

17 案[1] 《南史》曰：薛伯宗[2]善徙痈，公孙太患发背，伯宗为气封之，徙置斋前柳树上，明日而痈消，树边倏起一瘤如拳大，稍稍长，二十余日，瘤大脓溃烂，出黄赤汁升余，树为之痿损。（此祝由法）

【注解】[1] 本案录自《南史》列传22。本案还收录在《医说》卷二徙痈篇，并注明出于《太平御览》。

[2] 薛伯宗：南北朝时期医生，常以巫术治病，尤擅长治外科病。

【阐发与临证】薛伯宗把病人的发背疮先用气功封住，再搬徙到房门前的柳树上，而且能使病人背上的痈消失，柳树上的瘤却长大、溃烂出黄赤色水。这应该是神话传奇，但世界上超能力是有的。1984年5月3日，美国中央情报局在伦敦进行了一次实验，具有超能力的人名叫艾格，他人在伦敦与中情局两个特工在一起，在2分43秒的时间内神游到比利时布鲁塞尔某旅馆的休息室里看四个人穿什么颜色、式样的衣服，带什么样的行李，并且又返回伦敦。又在2分31秒的时间内，从伦敦神游到塞浦路斯岛某戒备森严的研究所内，在墙上画了一个小孩脸，切断了电源，然后又神游返回伦敦。此二处当时都经测试者电话证实。（1995年10期《奥秘》）美国德克萨斯州休斯敦的生物学家们利用经过特别基因改造的植物（克隆树），长出了人类的四肢，并且在2000年5月23日成功地将树上长的胳膊移植到失去右臂的残疾人身上。之前曾利用基因工程技术在鼠背上长出人耳。（2001年2期《奥秘》）

18案 一方士尝货药淮西，值兵变，窜入深山，遇老姥[1]年二百许岁，自谓金亡避兵来此，元完颜氏之医姥也。传以背疮方，用鲜射干一味，[2]每用三钱，研细，温酒调服，干者为末，每服一小钱许，酒下，在上即微吐，在下即微利，功效如神，仍用膏药收口[3]。又传寿星散[4]治恶疮痛莫当者，糁之不痛，不痛者知痛，大天南星一味为末。（《养生主论》[5]）

【注解】[1] 老姥：即姥母，表示老年妇女。

[2] 鲜射干一味：原书方名为地扁竹散，未言用鲜射干，只说射干为末。

[3] 用膏药收口：原书是"用前膏药收敛疮口"。前膏药指麒麟竭膏，治一切痈疽并发毒疮，各依常法烘开，候冷贴之，生者即散，熟者即穿，逐败生肌，首尾皆可。药用当归、木鳖子仁、知母、五倍子、细辛、白芷、槐条、柳条、血竭、轻粉、乳香、没药、雄黄、麝香、松香、沥青，依法炼膏。

[4] 寿星散：原书于方后有一案例（乃十二卷第二十九篇汤火金疮第8案例），是此方药治愈一严重的外伤后继发感染创口化脓者；《古今医统大全》载本药另作炮制，用于恶疮疼痛难忍。

[5] 《养生主论》：即《泰定养生主论》，是元代王珪（字中阳）著。本案录自此书地扁竹散及寿星散篇。

【阐发与临证】射干苦寒，功能清热化痰止咳、化痰消结、解毒利咽，用于肺热痰多咳嗽、瘰疬结核、咽喉肿痛等症，此处主要用其清热解毒消结。天南星性味苦辛温、有毒，功能燥湿化痰、消肿散结、祛风镇惊，用治中风、痰盛眩晕、小儿惊风、破伤风、癫痫、瘰疬、痈肿等，此案主要用其消肿散结治痈肿之功效。

19案[1] 古朴翁治一人患背痈，有医者已为驱热拔毒，痛肿已炽，告技穷。翁诊之，曰：此易易[2]耳，无用药也。遂煎醋一碗，入盐少许，以纸数重溃塌肿上[3]，再以铜斗盛火熨之，不数易而病如失。

【注解】[1] 本案录自《汪石山医案·附录·古朴先生行状》篇。

[2] 易易：前"易"为容易，后"易"为变易。

[3] 以纸数重溃塌肿上：用薄软吸水的纸，数层重叠，浸透醋后覆盖贴在肿疡上。

【阐发与临证】痈疮已经过治疗，肿、痛已减轻，甚或仅留不痛的肿块未消，这种现象常见。一般都用活血祛瘀、化痰消肿法消散之。本案所用醋盐溶液湿热敷，醋酸敛，能消肿块，盐也能散瘀消肿，用现代术语，盐能消炎；一般细菌不耐酸，醋的酸度很高，当然能消毒灭菌。盐醋湿热敷还能使局部脱水消肿。

20案[1] 汪石山治一老人患背痈，请汪诊视，脉洪缓而濡，痛肿如碗，皮肉不变，按之不甚痛，微发寒热。乃语之曰：若在髀胛，经络交错，皮薄骨高之处，则难矣。今肿去胛骨下掌许，乃太阳经分，尚可治。遂用黄芪五钱，当归、羌活、甘草节各一钱，先令以被盖暖，药熟热服，令微汗，寝熟肿消一晕，五服遂安。

【注解】[1] 本案录自《石山医案·附录》。

【阐发与临证】皮肉不变、按之不甚痛、脉缓而濡，此为阴证。但肿起如碗，高凸状，脉尚洪，高年老人，又可是半阴半阳证，所以按气血虚治。又因肿处位于太阳经，况且患者微发寒热，所以用羌活微发其汗，以解散太阳经外邪。至于汪说经络交错、皮薄骨高之处难治，因是若患在髀胛，向内则易溃穿至内脏，向外则易溃腐至皮肤，像以上第16案例那样"肠胃可窥"，故难治。

21案[1] 薛己治进士张德宏，背疽微肿微赤，饮食少思，用托里药，脓成而溃；再用大补汤之类，肉生而敛。忽寒热作呕，患处复肿，其脉浮大，按之若无，形气殊倦，薛谓之曰：此胃气虚惫，非疮毒也。彼云：侵晨登厕，触秽始作。仍用补药而敛（立斋名重一时，所治俱膏粱富贵之家，故每以温补取效。若执此法以治背疽，是痴人说梦）。

【注解】[1] 本案录自《外科枢要·论疮疡欲呕》篇。

【阐发与临证】该富贵人背疽微肿微赤，显系半阴半阳证，所以用托里药、再用大补汤而治愈。但是否完完全全十全大补汤？也难说。托里药中也有消散药也有解毒药。病者云"触秽始作"，就否定（不完全）了纯粹的"胃气虚惫"。所以魏按的前一半说的是事实。而后一半则也是一面之词。

22 案[1]　一人大背患疽年余，疮口甚小，色黯陷下，形气怯弱，脉浮缓而涩，此气血虚寒也，用十全大补，加附子少许，数剂而元气渐复；却去附子，又三十余剂痊愈。

【注解】[1] 本案录自《外科枢要·论疮疡用生肌之药》篇。

【阐发与临证】本案患者却确是阴证虚证了。在补益气血药中加附子少许，意义与第 15 案例同。此外，阴证用附桂干姜等温阳药也是必需的。当然用量多少也要与其虚寒的程度相匹配。

23 案[1]　一妇年五十余，四月初，背当心生疽如栗大，三日渐大，根盘五寸许，不肿痛不寒热。薛诊其脉微而沉，曰：脉病而形不病者，忌也。实则痛，虚则痒，阴证阳证之所由分也。不发不治，溃而不敛亦不治。乃与大补阳气之剂，色白而黯，疮势如故。至十二日，薛复诊其脉沉，疮势不起，神疲食减，小便淋涩，乃与大补气血加姜桂二剂，疮亦不起。十五日，因怒，呕泻并作，复大补药一剂，疮仍不起。薛留药二剂而去，病者昏愦不服。或劝之，省悟，依方连进七剂。十六日，疮起而溃，色红而淡，脓亦如之。十九日，薛至，喜曰：疮已逾险处，但元气消铄，尚可忧，连与大补二十余剂。五月十一日，病者因劳，自汗、口干、舌强，太阳发际脑顶俱胀。复延薛至，诊之曰：此气血俱虚，肝胆火上炎。用补中益气汤加山栀、芍药，顿愈。但内热少睡，手足发热，不时霍热。用逍遥散加山栀，热退，复用归脾汤，疮乃愈。计疮发及敛，四十二日。

【注解】[1] 本案录自薛己《校注外科精要·卷中·体察爱护论》篇，还收录在《证治准绳·卷四·发背》篇及《医部全录·卷一百七十九·医案门》。

【阐发与临证】此案经治颇详，又是严重的阴证一度转危，薛己持续用温补剂而转危为安。至于背疽溃破后出现内热虚热，虽用栀子，但主方仍为温补。

24 案[1]　内翰杨皋湖，孟夏患背疽，服克伐之剂，兼旬，漫肿坚硬，重如负石，隔蒜灸五十余壮，背遂轻快（先服克伐，又灸，则毒尽矣！且无壮热，故温补而愈）；乃以六君子加砂仁二剂，涎沫涌出，饮食愈少，此脾虚阳气脱陷，又用温补，反呕不食，仍用药，作大剂，加附子、姜桂；又不应，遂以参、芪各一斤，归、术、陈皮各半斤，附子一两，煎膏服，三日而尽，流涎顿止，腐肉顿溃，饮食顿进；再用姜、桂等药托里健脾，腐脱而疮愈。（此等治法，非明眼不能）

【注解】[1] 本案录自《外科枢要·论疮疡阳气脱陷》篇。

【阐发与临证】本案又是阴证虚证（漫肿坚硬），隔蒜灸（温阳散寒）五十余壮后稍缓，尤可说明之。薛己用如此大剂量的人参、黄芪每天服 200 克，当归、白术、陈皮每天服 100 克（附子每天剂量 12.5 克，剂量不算大），可见主要是气血虚。但此患者夏季患阴证虚证，在夏季用如此大剂量补益温阳之剂，又如此不受变证的影响而坚持，确是"非明眼不能"。

25 案[1]　儒者顾大有，年几六旬，仲冬，背疽初起，入房，患处黑死五寸许，黯晕尺余，漫肿坚硬，背如负石，发热作渴，小便频数，两耳重听，扬手露体，神思昏愦，脉沉而细，右手为甚（以脉为主症，属假阳证），便秘二十七日，计进饮食百余碗，腹内如常。众欲通之，薛曰：所喜者此耳。急用大剂六君子加姜、附、肉桂三剂，疮始焮痛，自后空心用前药，午后以六味丸料加参、芪、归、术五剂，复用活命饮二剂（看他先温补，后解毒），针出黑血甚多，瘀脓少许，背即轻软，仍用前药，便亦通利。薛他往四日，神思复昏，疮仍黑陷，饮食不进，皆以为殆，薛以参、芪、归、术各一两，炮附子五钱，姜、桂各三钱，服之，即索饮食，并鸭子[2]二枚，自后日进前药二剂，肉腐脓溃而愈。

【注解】[1] 本案录自薛己《校注外科精要·卷中·用药温凉须防秘泄论》篇，还收录在《证治准绳·卷四·发背》篇及《医部全录·卷一百七十八》。

[2] 鸭子：鸭之子即鸭蛋、鸭卵。孟诜《食疗本草》呼鸭蛋（卵）为鸭子。

【阐发与临证】本案与上案用药相似，症状相似，不同的是患者年老、发于冬季，又在背疽病发后同房，因此背疽局部黑死五寸许、黯晕尺余，而全身症状多了发热作渴、扬手露体（阳脱于外，用大剂参芪姜桂附子，附子一日用19克）、小便频数、两耳重听、神思昏愦（肾肝两虚而加六味丸改汤）。鸭蛋性味甘凉，功能滋肺阴、清肺火、泻火解毒，治肺热咳嗽、湿热泻痢、热毒痈疮等。本案是病人好转后索饮食，不是用鸭子以治病的。

26案[1] 少参史南湖之内，夏患疽，不起发[2]，脉大而无力，发热作渴，自汗盗汗，用参、芪大补之剂，益加手足逆冷，大便不实，喘促时呕，脉微细，按之如无，惟太冲不绝（太冲乃肝俞，在足大指本节后二寸半或一寸半。初大而无力，用补而反见虚症并见细脉，所谓真虚。若投凉解之剂，脉必愈大搏指，此中玄机识者有几），仍以参、芪、归、术、茯苓、陈皮，计斤许，加附子五钱，煎膏作二服，诸症顿退，脉息顿复。翌日疮起而溃，前药仍用四剂后，日用托里药，调理两月而愈。

【注解】[1] 本案录自《外科枢要·论疮疡阳气脱陷》篇。

[2] 不起发：没有大发作，即局部的症状体征不明显。如漫肿不高凸、不红肿、疼痛轻、肿而不溃等。

【阐发与临证】此亦虚证阴证，而且用补益剂后气虚阳虚证候并未减轻反而加重，此是药力不足以抵御毒力，温补剂不足以回阳散阴寒，所以把参芪归术茯苓等补益剂每日用量加大至300克（附子量不大，每日9.4克），二服即见大效。与第24案例一样的是用热不远热（夏季）了。

27案[1] 操江都宪伍松月背疽愈后，大热，误为实火，用苦寒药一盅，寒热益甚，欲冷水浴身，脉浮大，按之全无。薛曰：此阳气虚浮在肌表，无根之火也，急用六君加附子一剂，即愈。

【注解】[1] 本案录自《外科枢要·论疮疡发热烦躁》篇。

【阐发与临证】疮疡愈后发热，概由余邪未清、阴血虚发热、原阳气虚而更虚发热三种，这时舌苔、脉象对辨证很重要，案文中说前医误为实火用苦寒药，就是因为未弄清脉象、舌苔、舌质。本案也是大虚大寒证而虚阳外越，表虽热而里实寒。

28案[1] 一男子背疽不敛，焮肿发热，小便赤涩，口干体倦，脉洪数而无力。用参、芪、归、术、熟地黄、芎、芍、陈皮、麦冬、五味、炙草、肉桂，补元气，引虚火归经，脉症益甚，此药力未能及也；再剂顿退，却去肉桂，又数剂而愈。此症因前失补元气故耳。

【注解】[1] 本案录自《外科枢要·论疮疡发热烦躁》篇。

【阐发与临证】单从焮肿不敛、小便赤涩、口干体倦来看，即使从虚证看，至多辨证为气阴两虚，那么生脉散是正确的。就算薛氏擅长温补，再加八珍汤就足了。但薛氏确实高人一等，能从脉象虽洪数但无力这一点，加肉桂（只是肉桂的用量到底多少？）引虚火归元，并且在用此药后脉症反益甚的情况下坚持用温补而使热退、余症都减轻。前几例都用附子回阳，这次用肉桂退热是引火归元。肉桂甘辛大热，入肾、脾二经血分。徐之才《雷公药对》说："桂得人参、甘草、麦冬、大黄、黄芩调中益气。"王好古《汤液本草》也说："与人参、麦冬、甘草同用则调中益气，便可久服"，而且李时珍还说桂心功能"内托痈疽痘疮"。现代药理分析得肉桂主要含桂皮醛，是其镇静、镇痛、解热的有效成分，证实肉桂对冠状动脉和脑血管有短暂的扩张作用，能扩张外周血管，使外周血管阻力下降、血压下降；对鼠有明显的镇静作用和解热作用；对胃黏膜有缓和的刺激作用，使胃分泌增加、蠕动增强，促进胃机能，呈芳香性健胃作用；桂皮醛对真菌有强大的抑制作用，可使家兔白细胞增加，有抗放射作用。附子含次乌头碱、乌头碱、附子脂酸等，现代药理分析认为附子对垂体—肾上腺皮质系统有兴奋作用，能提高大白鼠和小鸡的抗寒能力，能兴奋迷走神经中枢，有强心作用；附子注射液能提高小鼠体液免疫能力。中医理论认为附子与肉桂虽同样是辛甘大热之温里回阳药，但附子走而不守、能升能降、温肾助阳、回阳救逆；肉桂守而不走，温肾补阳，偏于下焦，能引火归元；现代药理则认为附子有兴奋作用，肉桂则有镇静作用。因附子能抗寒和兴奋迷走神经中枢，所以它不能用于热证。而本案是焮肿发热，小便赤涩，脉洪数（虽然这些都是薛氏认为的虚火上炎），要引火归元而不是回阳救逆，所以不用附子而用肉桂。

29案[1]　宪副陈鲁山，年五旬，居官勤苦，劳伤元气，先口干舌燥，后至丙午仲夏背发疽，漫肿，中央色黯，四畔微赤，微痛，脉举之浮大，按之微细，左寸短而右寸若无，十余日，肿未全起。薛曰：此属病气元气虚寒，当舍时从症。朝用参、芪、姜、桂、归、术、陈皮、半夏、炙草，温补其阳，夕用加减八味丸，滋其肝肾，各四剂而腐溃。但脓水清稀，盗汗自汗，内热晡热，脉浮而数（用补而见数浮）。改用八珍汤，复发热而夜阳举，此肾虚而火妄动，仍用加减八味丸料煎服而安。又因怒动肝火，疮出鲜血二盏许，左关弦数，右关弦弱，此肝木侮脾，致肝不能藏血，脾不能统血也。用十全大补兼用前药料各二剂而血止，再用前药调理而痊。

【注解】[1] 本案录自薛己《校注外科精要·卷上·疗发背痈疽灸法用药第一》。

【阐发与临证】该患者年老勤苦体虚，背疽漫肿色黯微痛，脉轻取浮大，重取微细，证属虚寒无疑。夏季发病，《内经》有"用热远热"之戒，所以说"当舍时从症"。当怒作时疮出鲜血，而肝脉弦数、脾脉弦弱时辨为肝不藏血、脾不统血，加用肉桂黄芪（八珍变十全），此胆大心细。

30案[1]　一人仲夏疽发背，黯肿尺余，皆有小头如铺粟状，四日矣，此真气虚而邪气实也。外用隔蒜灸，内服活命饮二剂，其邪稍退；仍纯补其气，又将生脉散代茶饮，疮邪大退。薛因他往三日，复视之，饮食不入，中央肉死，大便秘结，小便赤浊。曰：此间断补药之过也。盖中央肉死，毒气盛而脾气虚；大便不通，胃气虚而肠不能送；小便赤浊，脾土虚而火下陷；治亦难矣。急用六君加当归、柴胡、升麻，饮食渐进，大便自通；外用乌金膏[2]，涂中央三寸许，四围红肿渐消，中央黑腐渐去，乃敷当归膏[3]，用地黄丸料，与前药间服，将百剂而愈。

【注解】[1] 本案录自《外科枢要·论疮疡大便秘结》篇。

[2] 乌金膏：同名7方。（1）《证治准绳》方之一，治胎痈，药用乌梢蛇、蚕纸、蝉蜕、全蝎、朱砂、金箔、冰片、麝香，蜜丸，人参薄荷汤化下；（2）上书方之二，治因感风寒而痘不起发，或红紫或惊搐，药用僵蚕、全蝎、紫草、甘草、白附子、麻黄、炮山甲、蝉蜕、红花、蜂蜜，如法制作；（3）上书方之三，治一切恶疮，药用桑枝、槐枝、榆枝、桃枝、枸杞枝、柳枝、黄丹、黄蜡，如法制作；（4）《张氏医通》方，治牙齿动摇、须发黄赤，药用生姜汁、生地（酒浸捣汁）、皂荚，如法炮制使用；（5）《疡医大全》方，治目外障，风痒，胬肉攀睛，药用晋矾、米醋、蜂蜜，如法制作使用；（6）王汉东家宝方（王汉东，宋朝儿科医生，著有《小儿形证方》），治痔气入阴，药用通草、黄皮（黄皮果，酸平，功能顺气消食除暑，治呕逆痰水、胸膈满痛、蚘虫上攻心下痛）、大黄、獖猪胆汁，如法制作使用；（7）《外科发挥》方，治溃疡发背，肉死不腐，药用巴豆、降香，如法制作使用。本案可能用（7）方或（3）方。

[3] 当归膏：同名2方。（1）《外科枢要》方（《正体类要》《疠疡机要》名神效当归膏），治痈疽发背，破溃疼痛，汤火烫伤，药用当归、生地、黄蜡、香油，如法制作使用；（2）《疡医大全》方，治药同上，加白蜡。

【阐发与临证】这是有头疽，半阴半阳证，也即正虚邪实证。因为治疗中断而出现变证，邪更盛，用补中益气汤和六君子汤合方，并间服地黄丸改汤，外敷药先用去死肉的乌金膏，黑腐去后再用当归膏生肌而愈。

31案[1]　中翰郑朝用背疽溃，发热吐痰，饮食无味，肌肉不生，疮出鲜血。薛曰：此脾气亏损，不能摄血归源也。法当补脾。朝用不信，用消毒凉血，加恶寒呕吐，始悟其言。用六君加炮姜、半夏、茯苓数剂，诸证悉退矣。又用十全大补，疮口渐敛。后因饮食稍多，泄泻成痢，此脾胃虚寒下陷。用补中益气送四神丸而痢止，继以六君子汤而疮愈。

【注解】[1] 本案录自薛己《外科心法·服姜桂附子补益药》篇。

【阐发与临证】薛氏辨证是脾虚，主要着眼于吐痰、饮食无味、肌肉不生，顺推之则疮出鲜血也是脾虚不统血之故。误治以用清热解毒凉血药，反加恶寒呕吐，更证实原先即是脾虚。不但脾虚，还有肾虚。在背疽将敛之际，因饮食过多而出现泄泻，顺理当然辨证为脾胃虚寒、中气下陷。所用补中益气汤加四神丸，显然是指脾肾两虚。此处之成"痢"，也就大便稀，清晨为著，一天一两次，不可能出现里急后重，更不可能有脓血便，最多有轻度的虚坐、大便不成形而已。案文中说用六君加半夏、茯苓，指半夏、茯苓用量加重，可能其人舌苔白腻而厚，脾肾既虚，又有湿阻，故稍多食即泄泻，饮食无味。

32案[1] 御医王介之之内，年四十，背疽不起，泄泻作呕，食少厥逆，脉息如无（纯是虚寒），属阳气虚寒。用大补剂，加附子、姜桂而不应，再加附子二剂，泻愈甚；更以大附子一枚，姜、桂各三钱，参、芪、归、术各五钱，作一剂，腹内始热，呕泻乃止，手足渐温，脉息遂复；更用大补而溃，托里而敛。十年后，终患脾胃虚寒而没。

【注解】[1] 本案录自《外科枢要·论疮疡大便泻利》篇。

【阐发与临证】本案与第24、26案例同样是虚寒证，但用温阳益气补剂而一度诸症状反加重，在辨证正确的基础上，坚持温阳补益，附子、干姜、肉桂的剂量再三增加而最终收效。至于十年后因脾胃虚寒而殁，也可能与此时的脾胃虚寒有关，但极可能是另患重症。

33案[1] 职方王的塘背疽溃后，小便淋沥[2]，作渴引饮，烦热不寐，疮口焮赤如灼，时或小便自遗[3]（溃后不寐自遗，虽焮赤，亦属无根之火）。此肾虚之恶症，用加减八味丸加麦冬、五味[4]，数剂而痊。

【注解】[1] 本案与以下三案都录自《外科枢要·论疮疡小便淋漓频数不利》篇。

[2] 薛氏原书在此后尚有"或时自遗"四字，意指小便淋漓而且常小便自遗。此四字对辨证为肾虚很关键。

[3] 薛氏原书此句是"时或便遗"，是指大便自遗。大小便经常自遗，那不是肾虚了吗？

[4] 薛氏原书无五味。

【阐发与临证】本案单纯"时或小便自遗"，也能辨为肾虚，如按薛氏原文还有大便自遗，当然更符合"肾虚"之辨证了。疮口溃后有作渴引饮、烦热不寐、疮口焮赤如灼、小便淋漓等热在上下焦的症状，如无二便自遗，脉舌再不支持，不可辨为肾虚，当是余毒未清。当然本案的小便淋漓，必无小便热赤刺痛、频数、里急后重等症状。

34案 太守朱阳山患背疽，漫肿色黯，微痛作渴，疮头数十。左尺脉数，按之有力，此肾经之症[1]，先用活命饮二剂，以杀其毒，午前加参、芪、归、术之类壮胃气[2]，午后以加减八味丸料固肾气。喜其未用败毒之药，元气未损，故脓出肉腐而愈。

【注解】[1] "左尺脉数，按之有力，此肾经之症"，在薛氏原文是"左尺洪数，按之无力，此肾虚之症"。这是符合辨证及用加减八味丸的论治原则的。按现有的文字，搞不清该病人是"肾经"的何症，又如何要用加减八味丸。

[2] 薛氏原文是"壮气血"。

【阐发与临证】薛氏原文更符合治则治法。活命饮（仙方）也并不是败毒之猛剂，所以先用活命饮杀其毒邪，并不会损伤元气。而辨其肾虚以及用加减八味丸，也并不是用二剂活命饮而引起的，是患者原有的体质之故。

35案 驾部林汝玉，冬不衣绵，作渴饮冷，每自喜壮实[1]，诊其脉，数大无力。薛谓：至火令当发毒[2]。不信[3]。三月间，果背热，便秘，脉涩，用四物加芩、连、山栀数剂，大便始和；却去芩、连，加参、术、茯苓，二十余剂，及八味丸[4]半斤许，（琇案：此等症必舍六味而用八味，其义何居？）渴减六七，背热亦退，至夜背发一疽[5]，纯用托里之剂而愈。

【注解】[1] 薛氏原文在此句下有"晒余衣绵"。

[2] 薛氏原文是"至火令当求余也"。

[3] 薛氏原文中无"不信"二字。

[4] 薛氏原文是"及前丸半斤许"。前丸，从案文看当指四物汤作丸，或前面所用的"四物""加参、术、茯苓"（等于八珍汤）做成丸剂服，约半斤。

[5]"至夜背发疽"在薛氏原文是"至夏背发一疽"。"至夏季发背疽"符合原案文的一贯思路。

【阐发与临证】从薛氏原文中可看出患者与薛氏是老朋友。患者冬季不穿棉衣，还经常口渴而饮冷水，自认为体质强健。据此，患者常取笑薛氏穿棉衣、体质差。而薛氏切患者的脉象数大无力，认为患者是阴虚血虚体质，冬不衣棉、渴而饮冷是虚热，预见其至夏季要发痈疽等热病，因此反而警告患者到夏季时你要来找我治病的。四物汤加黄芩、黄连、山栀是养阴血、清热解毒，收初效则减轻苦寒燥湿之芩连（苦寒燥湿能解毒清热，但也能耗阴），加四君子汤合前四物汤成八珍汤补其气血。至夏季火当令时果然发背疽，至此时已经气血较充盈了，所以"纯用"托里之药。江应宿改薛氏案文有误，而魏之琇加按时也未核对薛氏原文，故此发出"其义何居？"之疑。

36案 封君袁怀雪，背疽发热作渴，脉数无力。用四物加黄柏、知母、玄参、山栀、连翘、五味、麦冬、银花，脉症[1]渐退；又加白芷、参、芪，腐肉悉溃。因停药且劳，热渴仍作，乃与参、芪、归、芷、炙草、山药、山萸、茯苓、泽泻、肉桂而安；又以六味地黄丸及十全大补而敛。

【注解】[1] 薛氏原文是"背疽"渐退。

【阐发与临证】薛氏初即用四物汤、麦冬、五味子，辨证的重点口渴而脉数无力，是阴血虚。如果脉症渐退，辨证为阴血虚的"证"已无据，再用四物汤加麦冬、五味，又加人参黄芪就不宜了。为了证明药证相符，案文说"因停药且劳，热渴仍作，乃与参芪归……"，甚至肉桂，说明患者初用药后仅减轻而"脉"未退，因此薛氏原文"背疽渐退"是对的。

37案[1] 一男子背疮出血，烦躁作渴，脉洪大，按之如无，此血脱发躁。用当归补血汤二剂，又以八珍加黄芪、山栀，不数剂而愈。

【注解】[1] 本案与下案都录自《外科枢要·论疮疡出血》篇。

【阐发与临证】从第33案至本案共五个案例都有作渴，王案溃后二便自遗是肾虚，虽疮口焮赤如灼、小便淋漓，而是虚火，所以用加减八味丸治肾虚，加麦冬治口渴（标）；朱案疽漫肿色黯，微痛，左尺脉洪数但按之无力，为肾虚作渴，也以加减八味丸固肾；林案虽脉数大无力，但渴欲冷饮、冬不衣棉、背发热、大便秘，虽气血虚、肾气虚，但未发痈疽，热又实，所以用四物汤及八味丸、四君子汤治其虚而用芩连山栀清其实热；袁案虽脉数无力但发热作渴是实热，与林案都是本虚邪实，所以与林案治疗基本相同，而且是在发背疽后出现的，甚至用十全大补加六味地黄（也相当于加减八味丸）；本案是背疮出血后烦躁作渴，又脉洪大无力（芤！），血脱引起，所以用当归补血汤、进而用八珍汤加黄芪补其气血、山栀治其标（虚烦）。这些"渴"都与虚有关，四个肾虚都用八味丸、一个血虚用八珍汤、当归补血汤；有热邪实的用山栀等清热药三例，二例仅只虚热，不能用山栀芩连等清热败毒剂。

38案 一妇人背疮溃后[1]，吐鲜血三碗许，薛用独参汤而血止，用四君、熟地、芎、归疮愈。此血脱之症，当补其气，使阳生阴长。若用降火凉血沉阴[2]之剂，则脾胃生气复伤，不惟血不归源，而死无疑矣。

【注解】[1] 薛氏原文虽并无"背疮"二字，但案例归入"疮疡出血"篇。

[2] 沉阴：此处应指用降火凉血之剂将阴邪沉滞于中下焦各脏腑，所以使脾胃生气复伤。

【阐发与临证】此疮溃后吐鲜血而且量较大，可能另有内脏病如胃病等，而患者还有脉苔症未述及，否则不用止血药甚或不少佐寒凉（血得寒则凝）以治标是治疗的缺点。所以薛说"此血脱之症……若用降火凉血沉阴之剂……而死无疑矣"。

39案[1] 都宪周宏岗，在南京刷卷时，背患疽，肿而不溃，脉大而浮，此阳气虚弱，邪气壅滞。

用托里消毒散，溃而色欠红活，此气血俱虚也[2]。用托里散，倍用参、芪，反内热作渴，脉洪大鼓指（溃而脉洪大鼓指，所谓阴盛格阳[3]），用前散加肉桂，脉症顿退，仍用托里而愈。若误为热毒而用寒凉，则殆矣。

【注解】[1] 本案与40案、42案、43案、44案均录自《外科枢要·论发背》篇。

[2] 本案文"用托里消毒散……此气血俱虚也"一句，在薛氏原文中并无。

[3] 薛氏原文在此下有"此虚火也"四字。

【阐发与临证】背疽肿而不溃、脉浮大，确是气虚邪实，用托里消毒散后，溃而疮色不红活、色偏黯，也是气血虚。前者有实邪、后者纯虚，两次所用方共同的药物有人参、黄芪、白术、茯苓、当归、白芍，前者只用一钱，补药剂量轻，而且用川芎、银花、连翘、白芷、炙甘草，清热解毒活血，以治实邪；后者补气血药用一钱半，人参黄芪用至三钱，而且加熟地，补药剂量加重。

40案 太仆王的塘，初起大劳，又用十宣散之类，加喘[1]渴内热，脉大无力。此阳气自伤，不能升举，下陷于阴分而为内热。以补中益气加酒炒芍药、麦冬、五味治之而愈。

【注解】[1] 薛氏原文"喘"字为"烦"字。

【阐发与临证】本案患者因病初大劳而致中气不足、升举无力，所以烦渴内热、脉大无力。用十宣散因方内有人参、黄芪、当归、炙草，虽有桔梗、白芷、防风、厚朴，还不至于致使下陷。本案文是喘渴内热，此"喘"字与气伤不能升举、下陷于阴分相悖，还是薛氏原文的"烦"渴为之相顺。

41案[1] 秋官高竹真患之色黯坚硬[2]，重如负石，神思昏愦。遂以蒜杵烂，置疮头，以艾如钱大，灸二十余壮，竟不知。又以蒜随摊黯处，以艾铺蒜上灸，亦不知。乃著肉灸，良久方知，再灸方痛（灸法可师），内用大温补剂而起[3]。

【注解】[1] 本案录自薛己《外科心法·服姜桂附子补益药》篇，还收录在《医部全录》之卷178和179中。

[2] 原文此后有"不痛不起，脉沉而细，四肢逆冷"。

[3] "内用大温补剂而起"一句，薛氏原文是"与六君子汤二剂，每剂入附子二钱，不应，后剂又加肉桂二钱，始应"。

【阐发与临证】发背有头疽如色黯坚硬，寒证居多，隔蒜泥艾灸能泄邪毒（隔蒜灸疽法，初见宋代李氏，《外科精要》引《玉府极观碑》载）。薛己《外科发挥·发背》篇说"焮痛，或不痛及麻木者，邪气盛也，隔蒜灸之。不痛者灸至痛，痛者灸至不痛，毒随火而散。再不痛者，须明火灸之"。隔蒜灸而不应，艾柱由小到大，竟至着肉灸而收效，此案最为典型。内服药也是如此，先用人参（含在六君子汤中），再加附子、都不效，后再加肉桂才有效。

42案 上舍张克恭，涂贴寒凉及服败毒之类，遍身作痛，欲呕少食，晡热内热，恶寒憎寒[1]。薛曰：遍身作痛，荣卫虚而不能营养肉理也；欲呕少食，脾胃虚寒而不能消化饮食也；内热晡热者，阴血内虚，阳气下陷于血分[2]也；恶寒憎寒[1]，阳气外虚，不能护卫肌肤腠理也，皆脾胃之气不足所致。治以补中益气汤，诸症悉愈[3]；更以十全大补汤，腐肉渐溃；又以六君，芎、归，肌肉顿生。

【注解】[1] 憎寒：薛氏原文是畏寒。畏寒与恶寒不同，恶寒表示外感寒邪，怕冷的程度较重，有的伴随体温升高；畏寒表示卫阳虚、肾阳虚，怕冷的程度较轻，不伴体温升高。

[2] 血分：薛氏原文是"阴分"。"阳气陷于血分"不如"阳气陷于阴分"为顺，而阴分比血分范围更广泛。

[3] 诸症悉愈：薛氏原文是"诸症渐退"。确以"渐退"为好。既"悉愈"，后何又用药？

【阐发与临证】本案是叙述误用寒凉及败毒之类药剂引起恶化、变成虚证。薛氏又逐证分析，归纳得出（辨证分析、归纳总结）是中气虚为主，也有阳虚血虚、为次；先后按序治疗，逐步收效。

43案[1] 儒者周在鲁，怀抱久郁，背患疽，宛然如一栗，有数头如黍，五日矣，肝脉弦洪，脾脉浮大，按之微细，以补中益气加桔梗、贝母，少用银花、白芷，二剂，肝脉顿退，脾脉顿复，肿起色淡。乃以活命饮二剂，脓溃肿消，肝脉仍弦，此毒虽去，而胃气复伤，仍用补中益气加半夏、茯苓而愈。夫脉纵有余[2]，当认为不足（此句非先生不能道，亦非先生不能如此用补）。故先用前汤，补脾解郁怒，则脾气既充，肝脉自退。若不审其因，遽用败毒以伐肝，非惟无以去毒，而反害之。前汤所用银花、白芷，非取其治疮，特解患者之疑耳。

【注解】[1] 本案还收录在《校注外科精要·卷上·疗发背痈疽灸法用药第一》。

[2] 薛氏原文并无"肿起色淡"四字。按案文之下文，此四字应有，否则下文用活命饮及脓溃肿消就无来由了。

[3] "夫脉纵有余……特解患者之疑耳"一大段，薛氏原文并无。《校注外科精要·卷上》所录之本案仅有最后一句，即"前汤所用银花、白芷，非取其治疮，特解患者之疑耳"。

【阐发与临证】这是有头疽、邪实本虚，辨脉辨证遣药，以补脾胃中气为主，以疏肝化痰、少用银花、白芷清热败毒而取初效。所加的桔梗、贝母、银花、白芷也是治发背痈疽初起的常用药，如《医学纲目》的二仙散治发背痈疽已成未成、已溃未溃的，仅用白芷、贝母二味；治发背痈疽初期的内消沃雪汤、内消散、仙方活命饮等，都用银花、白芷、贝母。本案实在也应该用银花、白芷、贝母、桔梗等，因肝脉弦洪。而薛己向来用此类药甚罕，而且他很不主张用。再有"脉纵有余，当认为不足"一段话，如何把用银花、白芷等药解释妥帖，可能当时有人责疑，乃为之托词也未可知。何况他后面又确用仙方活命饮。

44 案 上舍蔡东之，年逾五旬，患背疽，用托里之药而溃，但疮口少许久不收敛，时值仲冬，兼咳嗽不止。薛曰：疮口未敛，脾气虚也。咳嗽不止，肺气虚也。盖脾为母，肺为子，治法当补其母。一日与蔡同会宴，见其忌食羊肉，因谓羊肉性与人参同功，误以为毒可乎？自是更不忌，不旬日而疮口敛，嗽亦渐愈。嗣后每岁至冬，虽常膳亦不撤，嗽亦不复发矣[1]。

【注解】[1] 本案文与薛氏原文大同小异，文意全同。

【阐发与临证】这是用食补治疗，肺脾二虚食用羊肉。《本草纲目》引李昇（查无李昇该人。疑《海药本草》作者李珣之误）曰："羊肉有形之物，能补有形肌肉之气。故曰补可祛弱，人参、羊肉之属。人参补气，羊肉补形。凡味同羊肉者，皆补血虚，盖阳生则阴长也。"《金匮要略》用羊肉汤（羊肉、当归、黄芪、生姜。《千金方》另加芍药）治产后心腹疝痛、寒劳虚羸。《胡洽百病方》（胡洽，南北朝时北齐医生，原名胡道洽，广陵人，该书已佚，《外台秘要》《医心方》等有引录。）大羊肉汤（羊肉、当归、芍药、甘草）治产后大虚，心腹绞痛，厥逆。《食医心鉴》治产后虚劳腹痛、冷气不调、脑中风汗自出，用白羊肉煮熟平时食之（当菜肴平时佐膳）。

45 案[1] 顾色泉老医，年六十有五，因盛怒，疽发于背，大如盂，四围色黑。召疡医治之，用冷药敷贴，敷已觉凉，约曰：七八日后，为用刀去瘀肉，顾俟其去，曰：四围色黑，乃血滞（妙理），更加冷药，非其治也。乃更治热敷药，去旧药敷之，觉甚痒，终夜。明日色鲜红，焮肿亦消，惟中起数十孔如蜂房。一日许，又觉恶心作哕，视一人头如两人头，自诊曰：此虚极症也。用参附大剂进二服，视已正矣。不数日竟愈。

【注解】[1] 本案录自《上池杂说·正文》篇，还收录在《证治准绳·疡医·卷四·发背》篇，以及《医部全录·卷一百七十九》。

[2]《上池杂说》本案原文后还有"顾色泉云：凡疮毒属阴者，必用热药，如天雄、附子之类，皆生用，庶可起死回生。余（《上池杂说》作者冯时可自称）问其证，曰：如对口阴发，伏疽扪不知痛，疽不起泡，四围如墨黑者，是老人虚弱之症，尤宜用之"。

【阐发与临证】古时有医不自治之说，实乃非。自已知症更详细，只要辨证准确、用药符合，好得也更快，此案即是。但顾老医确是辨证遣药精细，虽有视一人头为两人头，但患处色鲜红、恶心作啰，而且是有头疽，用大剂参附，也是有胆量的。原书本案原文后顾色泉所说的那段话，可谓经验之谈（见注2）。

46案[1]　一人患肿毒，溃后，不时出一细骨。用生桐油调密陀僧如膏，绢摊贴妙。

【注解】[1] 本案录自朱权（臞仙）著《寿域神方》治多骨疽，还收录在《古今医统大全·卷九十二·剩骨痈》篇，以及《本草纲目·卷四·百病主治药下痈疽溃疡》篇。

【阐发与临证】本案是多骨疽（《古今医统大全》名剩骨痈），又名附骨疽、朽骨疽，名出《肘后方》。多发生在腮腭牙床、眼胞颏下手足腿膊等处。初起寒热往来，局部漫肿无头，皮色不变，继则筋骨疼痛，郁而化热，肉腐成稀脓，色灰白腥秽，淋漓不尽，疮口久不收口，成窦道，有死骨（即本案文称细骨）脱出，包括现代称为骨结核、骨髓炎等。初期服仙方活命饮加犀黄醒消丸；化脓时服黄连解毒汤加穿山甲、皂角刺等；气血虚用八珍汤加虎挣散；已成脓者外用推车散，脓水将尽用生肌散收口，有死骨则钳出。有密陀僧外用如本案，附子饼艾灸等。密陀僧即粗制的氧化铅，性味咸辛平，有毒，功能收湿敛疮口、坠痰镇惊、截疟（治此等症，与樟丹类同），收敛止血，临床常外用治湿毒疮、溃疡不收口、惊痫、痔疮便血等。现代药理研究，有抑制多种真菌的作用，还能收敛局部黏膜血管，减少黏液渗出分泌，保护溃疡面。桐油是用油桐种子榨出的油，性味甘辛寒，有毒，外敷能收湿敛疮、杀虫止痒、解毒消肿，治浸淫溃疡、趾缝湿烂、疥癣皲裂、疮疡肿毒、丹毒流火、疱疹火丹、烫伤冻疮等。服少量能涌吐。治痰蒙狂躁。《谈埜翁试验方》治搭手发背用蚬壳一个，密陀僧一钱，共为细末，桐油调搽，内服托里散。

47案[1]　马嗣明治杨令患背肿，以练石涂之，便差。作练石法，以粗黄石鹅鸭卵大，猛火烧令赤，内醇醋中自屑，频烧至石尽，取石屑曝干，捣下筛，和醋以涂肿上，无不愈。（《北齐书》）

【注解】[1] 本案还收录在《本草纲目·麦饭石》篇，以及《医部全录·卷一百七十八·背脊门单方》篇，在麦饭石膏条后附，并说刘禹锡《传信方》谓之炼石法。

【阐发与临证】本案所用的粗黄石即麦饭石。《救急方》用麦饭石膏（药用麦饭石、鹿角、生白敛，如法炮制成膏）涂细布上贴治病久肌肉烂落，见出筋骨者。本案所用的麦饭石膏与《救急方》的麦饭石膏有些不同，前者主要是单用麦饭石；后者是以麦饭石为主的复方，适应证范围广一些。

48案　山阴余南桥[1]治上虞葛通议公，年九十余，患背疽，初进仙方活命饮，穿山甲（蛤粉炒黄）、甘草节、防风、真没药、赤芍、白芷（各六分），当归尾、乳香（各一钱），贝母、花粉、皂刺（各八分），金银花、陈皮（各三钱），作一服，酒煎服；继服蜡矾丸[2]，黄蜡熔化，入细矾末，等分为丸，百沸汤下八十丸；次服忍冬丸[3]，金银花晒干一斤，同粉草二两，共为细末，无灰酒打糊为丸，酒下八九十丸，日三服。若以金银花趁湿捣烂，水酒各半熬成膏，丸前末，尤效。毒未溃，以麦饭石膏[4]围之，白麦饭石二两（火煅、米醋淬十二次、水洗），白敛二两，鹿角灰四两，三味各研极细末，用经年米醋入砂锅内调匀如稀酱，文武火熬，以槐枝不住手搅起鱼眼泡，取出入大磁瓶封固，勿使尘垢，顿井水中一昼夜，先将猪蹄汤[5]洗净，雄猪后蹄约二斤半，不用盐，井花水瓦罐煨烂，其肉取出，着盐少许，与病者下饭，其汤吹去油，以鹅翎蘸汤洗患处，以抿子涂麦饭石膏，但有红晕处尽涂遍。毒既尽，以神异膏[6]贴之，玄参（五钱不见铁）、黄芪（三两）、杏仁（去皮尖，一两）、全蛇脱（五钱，盐水洗、焙干）、男乱发[7]（五钱，洗净、焙干）、露蜂房（一两有蜂多者）、黄丹（五六两，水飞，罗细）、真麻油一斤，同乱发入铜铫中，文武火熬，候发溶尽，以杏仁投入，候黑色，用布滤去渣，再后入玄参、黄芪，慢火熬一二时，取出，稍冷，旋入露蜂房、蛇蜕，将槐枝急搅，却移火上，慢火熬至紫黄色，用布滤去，复入铫，乘冷投黄丹，急搅片时，又移火上熬，候油变色，滴水成珠，再熬少时，候将冷倾入水中，三日，退其火毒，取出置器内封收，待用。前药品皆临时制备，效亦随手而应，脓干肉长，百日奏功。其孙太守葛焜刻而传布，名曰广仁编（此法《千金方》亦有，《本草纲目》言之甚详，有中流一壶，钞本竟挟前人之美为己有秘本，岂非欺人）。

【注解】[1] 余南桥：明朝外科医生，山阴（今浙江绍兴）人。

[2] 蜡矾丸：又名黄矾丸，同名2方。(1)《疮疡全书》方，治痈疽疮疡，药用黄蜡、白矾、蜂蜜，贵人加木香，富人加沉香，平人加苏叶；(2)《景岳全书》方，治同，药用融化黄蜡和细白矾末为丸。

[3] 忍冬丸：《外科精要》方，治痈疽发背，药品制法均同本案文。另本书有忍冬酒，药用忍冬藤和生甘草，水煎取汁，再加酒煎十数沸，取饮。酒也挥发掉了，实际是忍冬甘草汤，与忍冬丸类同。《卫生宝鉴》有金银花散，治发背恶疮，药用金银花、生甘草为粗末，水酒各半煎服。与忍冬丸全同。

[4] 麦饭石膏：《千金方》方（本案语）、吕子华秘方（《本草纲目》语）、《疮疡全书》方（《中国医学大辞典》语），主治一切痈疽疮毒，药品及制作等均同本案文。

[5] 猪蹄汤：同名4方。(1)《外科精要》方，即本案方；(2)《梅师方》方，治痈疽发背，用母猪蹄一对，通草六分，绵裹煮羹食之；(3)《古今医鉴》方，治一切发背，药用白芷、黄芩、赤芍、露蜂房、当归、生甘草、羌活、地骨皮，先煮雄猪前蹄一只熟，取汁去油，加前药煮三四滚，用软物蘸汤洗疮；(4)《外科枢要》方，治药同(3)方，去地骨皮。

[6] 神异膏：同名3方。(1)《外科精要》方，治痈疽发背恶疮，药品比案文少黄芪，而且用血余，未指明男性头发；(2) 本案方；(3)《保命集》方，治同前，药用雄黄、滑石为末，洗后掺疮上，外用绵子覆盖相护。

[7] 男乱发：《外科精要》等方均未注明用男发或女发。除神异膏用发外，《苏沈良方》治疮口不合用乱发、露蜂房、蛇蜕皮各烧存性一钱，用温酒食前调服，实质即神异膏中的主要药物。用男性头发，是否因男性头发极少涂油，少污染？

[8] 露蜂房：性味甘辛平，解毒治疗肿乳痈，除内风治惊痫瘛疭，祛外风治风疹瘙痒、行痹、癣湿。

【阐发与临证】余南桥所用治法及步骤是正规的而且收效快。魏按所述非余南桥医所为，乃患者之孙利用权势所作。也可能该太守不知此等方古已有之，只想传布叫百姓草民都知晓，遇病照方应用，以免贻误性命，况且经其祖应用确效佳。如从此点出发，倒还是一个好官。

49案 余姚史嗣元祖母，年六十余，三月，背心偏右四五分生一核如栗大，上一白头仅如绿豆，初不为异，但痒甚，令婢摩擦，数日，白头内出脓少许，痒如故，旬日，满背焮肿，周迥阔尺许，日夜呻吟，背若负石米，非壮妇莫能扶起。迎外科马医视之，云毒已成，非药所能，必开刀乃可。举家犹豫不忍，马曰：譬之救焚，火在屋下，必穴其顶[1]，否则不尽不止[2]。若复一日，必内溃不可为矣。不得已从其说。马举刀用麻扎，露刃止四分[3]，曰：外科不得已用刀针，唯背上不宜针，缘肉薄，破其膏肓即死矣。刀亦不敢深用，但破其腐肉。举家惧甚。马举刀纵横审视，各寸许，去腐肉若鸡卵大，脓血迸流，随以米醋煎滚，用羊毛笔蘸洗之。人人遑惧不忍视，而病者称快，且云：背上轻若干矣。马云：毒势正甚，疮口即当合，合则不可再破。即用桃枝竹[4]，以瓦镰[5]去其上青皮，取次层竹衣，揉擦若软绵[6]，以香油润湿，塞在疮口，朝夕一易之，易时仍以滚醋洗，有腐肉黑色者，用竹枝摘起，剪刀剪去，乃日服十全大补之剂，又十余日，方见长肉。嗣元年十四，日侍汤药，颇得其详，因述其颠末，以仁后世，恐畏惧刀针而坐视其毙也。

【注解】[1] 必穴其顶：屋内着火，火势上窜，把屋顶烧穿、成一孔洞状。

[2] 否则不尽不止：火势烧穿屋顶后烧到外面去了，屋内的火势会相应减轻些，否则就在屋内到处烧，不尽不止。此二句譬喻疮疖痈疽毒盛脓成，只有开刀放出脓毒，内部毒势才会减轻。

[3] 露刃止四分：为了进刀的深度好掌握，预先用麻布或麻线把刀尖以下扎住，只露出尖刃四分长，也就是进刀最多只四分深。

[4] 桃竹枝：竹的一种，又名桃笙，节长而皮软、篾青可织席。《本草纲目》说"竹……其性或

柔或劲，或滑或涩……滑者可以为席，谓之桃枝簟"。桃枝簟即桃笙。

[5] 瓦镰：瓦片折断后，断面边沿较锋利，像镰刀，可用以刮削。

[6] 揉擦若软绵：本案用这锋利的瓦片断面刮去桃枝竹的青衣（表皮），再刮取次层（即竹茹）。刮下来时就很薄，就可以揉软了。如果用刀削下来的就较厚，不易揉软。作为填充物，类似现代用的油纱布。

【阐发与临证】本案叙述痈疽疮疖已化脓（俗名已成熟），开刀排出脓液，再用香油浸润的填充物引流，一面内服药物，使疮脓腔内的腐肉逐渐切去、脓液减少，肉芽慢慢生长，达到愈合。明朝以前就有这样的技术就不易了。本案主治医师马医，按《中国历代医家传录》，是否是《绍兴医药史略》中所载的马氏外科？

50案 武昌张启明[1]述其父治江西商人，背左偏中疮起，根红肿，头白点，痒甚。张取蕲艾隔蒜灸三七壮，愈而不发。此上策也。

【注解】[1] 张启明：按《中国历代医家传录》所载，张启明及其父均是明朝外科医生。查该书及《医部全录》，明朝在武昌附近的外科医有张子儿（《沔阳县志》），人传其乳名，善治发背。是否是张启明之父？

【阐发与临证】本案叙述痈疽疮疖初起时，于其上用艾柱隔蒜灸可消。果如此，则确是上策。但此疮可能是疖肿，较小而且较轻，又为初起时。

51案 楚[1]梦山沈君回楚[1]，有谢张医[2]文，略曰：予疽发于背，初如粟，渐如盘。先生至，以忍冬草三饮[3]之，调剂活命有散[4]，护心有丸[5]，既溃，洗有法[6]。予获更生，实先生赐也。与前余南桥治法同。

【注解】[1] 楚：泛指湖北省，甚至武汉荆州一带，因事发在明朝，俗指楚地。毛泽东《水调歌头·游泳》中"极目楚天舒"的"楚天"也指此处。

[2] 从《名医类案》编纂惯例看，某医的治验案例都编排在一起。因此，此"张医"以及下两案的两个"张"、上案的张启明之父，应该是同一个"医"。

[3] 忍冬草三饮之：用忍冬藤或金银花水煎服。这里意喻金银花散、忍冬丸等。饮、散、丸是泛意，不一定某方必是饮、某方必是丸（下同）。

[4] 调剂活命有散：配制、配伍仙方活命饮或做成散剂。"活命有散""护心有丸""洗有法"中的三个"有"都插在"活命散""护心丸""洗法"三个专用名词的中间，是散文（指"谢张医文"）的一种写法，能起到烘托文意的作用。

[5] 护心有丸：指护心丸等，能防止毒邪攻心。

[6] 洗有法：指猪蹄汤、热醋等洗疮用的液体。

【阐发与临证】本案由病者简要叙述外科张医给其治病的经过及所用方剂，并表示深深的感谢。

52案 挥使郭君，为人魁肥，右背疽发，腐溃遍体。张用刀割四围，忽败肉块下如拳。既愈，明年左背再发，亦张活之。

【阐发与临证】本案与第49案相似，但割下的腐肉很大如拳，而且两年发两次，都用刀割腐肉而治愈。

53案 袁姓者，躯肥胖，疽发于背，止红晕，遍背硬肿，无白黍米点，肉紧皮厚，若负巨石然。张云：阳中阴症，不可药。不得已，用大针寸许，入皮有声，不知痛，竟不起。

按：《素问》云：痈疽不得顷时回[1]，言不得治法，则顷刻殒命也。然痈疽之名虽多，而要不出阴阳二症而已。发于阳者为痈，为热，为实；发于阴者为疽，为冷，为虚。故阳发则皮薄色赤肿高，多有椒眼而痛；阴发则皮厚色淡肿硬，状如牛皮而不痛。又有阳中之阴，似热而非热，虽肿而实虚，若赤而不燥，欲痛而无脓，既浮而复消，外盛而内腐；阴中之阳，似冷而非冷，不肿而实，微赤而燥，有肿而痛，外虽不盛而内实烦闷。阳中之阴，其人多肥，肉紧而内虚；阴中之阳，其人多瘦，肉缓而内实。而又有阳变为阴者，凉剂之过也；阴变为阳者，热药之骤也。然阳变阴者，其证多，犹可返于阳，故多生；阴变而阳者，其证少，不复能为阳矣，故多死。然间有生者，必得明医调治合法，百中得一耳。痈疽有寒热虚实，皆由气郁而成，当委之明医，量人虚实，察病冷热，推其因，究其原，而后治之，则内外相应而无失误矣。

【注解】[1]"痈疽不得顷时回"：录自《素问·通评虚实论》篇。

【阐发与临证】疽分有头疽、无头疽两种。无头疽为阴证，江应宿按中谓之阴发者即是，现在说治宜温经散寒、活血化瘀，内服阳和汤，外敷冲和膏等；有头疽分阳证和半阴半阳证两种，阳证治法同痈，内服仙方活命饮、黄连解毒汤等，腐肉不易去则用五五丹，如疮面大、腐肉难脱则手术切除，49案、52案即是。但半阴半阳证是本虚标实，疮形平塌、漫肿、色黯、痛轻、成脓迟、脓清稀等。但本虚宜分气血虚或阴血虚为主，气血虚的宜服托里消毒散；阴血虚的宜用四物汤加人参黄芪黄芩石膏麦冬甘草等，前者相当于江按中的阳中之阴、后者相当于江按中的阴中之阳。本案属无头疽中的气血虚，可能由于初期即失治，使毒邪内陷，此患者宜用托里消毒散。

"痈疽不得顷时回"在《素问》原文，其前有"……冬则闭塞。闭塞者，用药而少针石也。所谓少针石者，非痈疽之谓也"，其意为冬季治疗痈疽，少用针砭开刀等，因其经气闭塞。但因痈疽气烈，内作大脓，不急泻之，则烂筋腐肉腐骨，故虽冬月，亦宜针石以开除之，即病情该用针即用针，该用刀即用刀，否则痈疽病于顷时回转之间，若过而不泻，则肉烂筋骨，穿通藏府。所谓冬月用药而少用针石者，不适于痈疽病。

54案[1]　濮阳传云：凡患肿毒无名者，用长青草酒煎服，出柤贴患处，屡验。其草四季常青，似菘菜叶，一名雪里青，一名荔枝草。

【注解】[1]本案可能录自《本草纲目·草部·天名精》篇。该书李时珍曰"天名精又名蛤蟆蓝、蚵蚾草、皱面草"，并引孙天仁《集效方》云"乳蛾喉咙肿痛……以皱面草取根洗净捣烂，入好酒绞汁灌之……仍以渣敷项下"。该《集效方》治疗疮肿毒用此草叶和酒糟同捣敷之立效，与本案相同。

【阐发与临证】此草学名筋骨草，别名雪里青、散血草，唇形科。俗名荔枝草、蛤蟆皮草，是指其叶片有水泡样鼓起，凹凸不平，形如荔枝果皮、蟾蜍皮那样。案文说"似菘菜叶"，菘菜即大白菜，其叶也是凹凸不平的。性味苦寒，功能清热解毒凉血，治风热外感、咽喉肿痛、各种疮疖，除水煎服外，还可用鲜草捣烂外敷局部。山东临沂荒野地头水沟边到处都有。

55案　濮阳传云：有一人患对口疮，甚急。遇方士，取鹅子[1]初出时收黄不尽，死在壳内者，用新瓦焙干为末，以好酒调服愈。

【注解】[1]鹅子：幼鹅、鹅雏。

【阐发与临证】对口疮是疮疖痈长在颈后枕骨下两筋之间凹陷中，前面遥对口，谓之对口疮。该部位肉薄，内是枕骨大孔、延髓生命中枢部，所以"甚急"。某些脊椎动物如蛇、龟、鸟类的卵内幼体喙或前上颌顶中央有一种突起物，称卵齿或破卵齿，用以顶破卵壳。幼体出壳后，破卵齿就脱落，这过程即收黄。鸡鸭鹅等家禽属鸟纲，也有此过程。如果顶不破卵（蛋）壳，蛋（卵）内幼体就出不来，闷死在蛋壳内，即收黄不尽。这好像是孵小鸡的喜蛋，营养很好。鹅的喜蛋的作用，应该包括雏鹅、蛋、蛋壳等全部的作用，有鹅膏、鹅肉、血、胆、蛋、毛、壳等。鹅膏性味甘微寒，能消痈肿；肉甘平，能治射工（一些有毒虫类）毒，但李时珍说鹅肉气味俱厚，发风发疮，莫此为甚；血咸平，治射工毒和药毒；胆苦寒，解热毒，外敷治痔疮初起；卵（蛋）甘温，补中益气，多食发痼疾；毛治麻风、噎膈、小儿惊痫、喉癣、发背、疔疮、肿毒、对口疮、风毒、瘰疬初起及射工水毒；蛋壳治痈疽无头。

第二篇 痈 疽

1案[1] 齐王侍医遂病，自炼五石服之。臣意往过之，遂谓意曰：不肖有病，幸诊遂也。臣意即诊之，告曰：公病中热。《论》曰：中热不溲者，不可服五石，石之为药精悍，公服之，不得数溲，亟勿服，色将发臃。遂曰：扁鹊曰：阴石以治阴病，阳石以治阳病。夫药石者，有阴阳水火之剂，故中热，即为阴石柔剂治之；中寒，即为阳石刚剂治之。意曰：公所论远矣。扁鹊虽言若是，然必审诊，起度量，立规矩，称权衡，合色脉，表里有余不足，顺逆之法，参其人动静与息相应，乃可以论（千古明眼，治法无出于此）。《论》曰：阳疾处内，阴形应外者，不加悍药及镵石。夫悍药入中，则邪气辟矣，而宛气愈深。《诊法》曰：二阴应外，一阳接内者，不可以刚药。刚药入则动阳，阴病益衰，阳病益著，邪气流行，为重困于俞，忿发为疽。意告之后百余日，果为疽，发乳上（胃热），入缺盆死。此谓论之大体也。必有经纪，拙工有一不习，文理阴阳失矣。（《史记》）（璜按：此案已见中热门）

【注解】[1] 本案与一卷第七篇中热第1案重复。

2案 齐侍御史成，自言病头痛。臣意诊其脉，曰：君之病恶，不可言也。即出，独告成弟昌曰：此病疽也。内发于肠胃之间，后五日当痈肿，后八日呕脓死。成之病得之饮酒且内。成即如期死。所以知成之病者，臣意切其脉得肝气，肝气浊而静，此内关之病也。《脉法》曰：脉长（胃）而弦（肝）不得代四时者，其病主在于肝和，即经主病也。代则络脉有过[1]。经主病和者，其病得之筋髓里（肝肾），其代绝而脉贲者，病得之酒且内。所以知其后五日而痈肿、八日呕脓死者，切其脉时少阳初代，代者经病，病去过人，人则去络，脉主病。当其时，少阳初关一分，故中热而脓未发也，及五分则至少阳之界（肝心相去五分，故曰五日尽也），及八日则呕脓死。故上二分而脓发，至界而痈肿，尽泄而死。热则上薰阳明，烂流络，流络动，则脉结发，脉结发，则烂解，故络交，热气已上行，至头而动，故头痛。（《史记》）

【注解】[1]《脉法》曰："脉长而弦不得代四时者……代则络脉有过。"《脉法》是1973年湖南长沙马王堆3号汉墓出土的帛书之一，在其残卷中并未发现与此相符的文字，可见本案的《脉法》不是指这本书的。这段文字在《脉经》《玉函经》《太素脉秘诀》《脉学辑要评》《脉说》《脉诀》等书中均未找到。

【阐发与临证】《脉说》云："弦脉在时为春，在人为肝"，意即弦脉在春季出现是平脉。但不是在春季出现，而且弦而和顺，即为肝经络的病。弦脉总是长的，所以说"脉长而弦"。肝经病而且弦脉而和顺，是劳伤筋、甚至是房劳伤髓，是肝血不足，甚至是肾水不涵肝木。代脉是脉五来一止，是络脉的病。《脉学辑要评·络脉》中说："三部九候论，其脉代而钩者，病在络脉。"《脉经·扁鹊诊诸反逆死脉要诀第五》说："脉五来一止，不复增减者死，经名曰代。何谓代脉，五来一至也。脉七来是人一息半时，不复增减，亦名曰代，正死不疑。"所以脉弦而且代而脉贲急，是酒醉后房劳，伤髓，肾水不足，水不涵木，火邪旺，变生痈肿，患在肠胃之间，溃而呕脓血。火邪已引致痈肿而尚未溃破，此时邪热上行到头部，就引起头痛。淳于意从头痛和弦脉且代，而且不是在春季发病，辨证出肠胃间有内痈、预知八日后内痈溃、呕吐脓血而死，是了不起的。至于是否因酒醉后房劳引起，淳于意所诊治的患者是国王的近臣，太有这种可能了，所以患者是不会争辩否认的。

3 案 唐李勣[1]尝疾，医诊之云：得须灰服之方止。太宗遂自剪须烧灰赐服之，复令敷痈疮，立愈。故白乐天云：剪须烧灰赐功臣。

【注解】[1] 李勣：唐初李世民的名将。本案录自宋朝唐慎微《证类本草》，还收录在《本草纲目·卷五十二·髭须》篇中。该书在案文前说"慎微曰"。

4 案 仁宗皇帝赐吕夷简[1]：古人有语，髭可治疾。今朕剪髭，与卿合药，表朕意也。

【注解】[1] 吕夷简，北宋大臣，任宰相15年。本案也录自《证类本草》，还收录在《本草纲目·卷五十二·髭须》篇中，与上案合成一案。

【阐发与临证】髭须烧灰（存性）敷治痈疮，内服效果差。但内服还能止血（妇女小便下血、心衄、内崩、吐血、舌衄、鼻衄等），功同头发灰，即血余炭。

5 案[1] 一人渊疽[2]之发于肋下，久则一窍有声如婴儿啼。灸阳陵泉二十七壮，声止而愈。

【注解】[1] 本案录自《古今医统大全·卷九十二·窍有声如儿啼》篇，还收录在《奇症汇·身》，而且注明是"《夏子益奇疾方》云"，但在《奇疾方》中找不到。

[2] 渊疽：指发于两肋下近腋窝处的疽。

【阐发与临证】此病可能创口较深，而且位于两腋下，形成反活瓣效应，未产生气胸，但在人呼吸时或肢体活动时可能带动活瓣而发出一些声音。至于如婴儿啼，则可能是声调尖锐而以婴儿啼喻之。治此疾用艾灸阳陵泉者，艾能温阳行气兼能杀虫外，更因两肋属足少阳胆经，阳陵泉乃胆经合穴，经气汇聚之处，以艾灸之能激发经气，疏通经络，使气血运行通畅而促进渊疽痊愈。如兼服护膜散（白蜡、白及）效果可能更佳。《奇症汇》撰者沈源认为疮久不愈则内生虫，因而出声如婴儿啼。疮"久"不愈是因该患者血气冷，故用艾灸以温其内，使气血得行，其疽自愈。沈源说此疮因血气冷而不消不溃，既然案文说"久则一窍"，说明已溃，所以是已溃不敛。

6 案[1] 向友正淳熙中为江陵[2]支使摄公安令，痈发于胸臆[3]间，拯疗半岁，弗愈。尝浴罢，病甚，委顿而卧，似梦非梦，见一丈夫[4]，微揖而坐，传药方与之曰：用没药、瓜蒌、乳香三味酒煎服之。且言桃源[5]许诊知县亦有此方，但不用瓜蒌，若用速效，宜服此。向即如所戒，不终剂而愈。后诣玉泉祷雨，瞻寿亭关王[6]像，盖所感梦者。因绘事于家。（《类编》）

【注解】[1] 本案录自《医说·卷六·疗痈毒》篇，该书是转录自《类编》的。

[2] 江陵：府名，辖今湖北枝江以东、潜江以西、荆州以南地区。

[3] 胸臆：臆即胸部。

[4] 丈夫：指气宇轩昂的男子。

[5] 桃源：桃源县，县治所在漳江镇。宋朝置县。

[6] 寿亭关王：关羽、三国蜀汉大将，被曹操俘后封汉寿亭侯。死后被神化为关公、关帝、关王。

【阐发与临证】没药苦平，能治诸恶疮痔漏，多与乳香合用；乳香微温，功能治恶疮而且使之内消，消痈疽诸毒、托里护心；瓜蒌苦寒，治胸痹，消痈肿疮毒，三药合用能使痈疽内消，但须初起时。该患者已历半年，而且病痛甚而委顿，但服用后不终剂而愈，可能与患者体质有关。

7 案[1] 丹溪治一人性急味厚，尝服热燥之药，左胁一点痛，脉之轻弦重芤，知其痛处有脓，作内疽治（明眼），与四物汤加桔梗、香附、生姜，煎十余贴，痛微，微肿如指大，令针之，少时，屈身而脓出，与四物调理而安。

【注解】[1] 本案录自《脉因证治·痈疽》篇。

【阐发与临证】内疽是因饮食辛辣炙煿、七情无常郁结，内火燔灼相郁而发生在胸腹腔内、脏腑之外。凡多服热燥壮阳丹石类药物亦易患，总是血燥阴虚为本，火热为标。

8案[1]　薛己治一儒者，患流注，发热作渴，头痛自汗，脉洪数，按之无力，此气血虚也。用十全大补加麦冬、五味治之，益甚；仍用前药加附子一钱，四剂诸症悉退；却去附子，加肉桂二十剂，气血渐复；又因劳心，发热恶寒，饮食减少，此脾胃复伤，元气下陷，用补中益气加附子一钱，二剂热止食进，仍用大补元气而安。后因考试不利，怀抱不舒，更兼劳役，饮食日少，形气日衰，吐痰作渴，头痛恶寒，或热或止，仍用补中益气数剂，诸症渐愈，元气渐复，乃去附子，再加肉桂五分，百余剂而愈。

【注解】[1] 本案录自《外科枢要·论疮疡发热烦躁》篇。

【阐发与临证】本案是患流注，与以前的疮疡疗发背等数例同样，也因脉洪数而按之无力辨证为气血虚、用十全大补汤却症状加重。薛氏坚守辨证论治，再先后加附子、肉桂（此药为加重剂量）而好转。此也说明应用中药治病首要的是辨证准确、用药恰当。由此则同病能异治、异病能同治。

9案[1]　东侍御左胁下近腹，肝胆经部分结一块，四寸许，漫肿不赤，按之即痛。薛曰：此当补脾胃。彼谓肿疡宜表散，乃服流气饮[2]，胃气顿虚，七恶[3]并臻。薛乃用四君加芎、归、酒炒芍药、姜、桂治之，胃气平而恶症退，乃去干姜加黄芪数剂，疮赤微痛。又三十余剂，脓成，针之，用补中益气、加减八味而愈。[4]盖肝胆属木，因肾水虚弱，不能滋生，况肝胆之血原少，岂可复行消散？且肿疡内外皆壅，宜托里表散为主，盖先于补气而佐以行散，非专攻之谓也。

【注解】[1] 本案及以下两个案例都录自《外科枢要》论流注篇。

[2] 流气饮：见六卷第十三篇诸气第3案例注。但（1）（2）（4）三方都不治痈疽实证，也不完全是表散肿疡的。结合第13、14案可知应是方脉流气饮［即（3）方］或疮科流气饮。疮科流气饮也是薛己《外科发挥》方，治流注及一切怒气肿痛，或风寒湿毒结成阴证肿块，药品同方脉流气饮方，去青皮、茯苓、半夏、枳实、陈皮、大腹皮，加人参、肉桂、厚朴、白芷。从药物组成看，本案似应以方脉流气饮为是。

[3] 七恶：判断疮疡预后的方法之一，出自《太平圣惠方》。内容为："烦躁时嗽，腹痛渴甚，或泄利无度，或小便如淋，一恶也；脓血大泄，肿焮尤甚，脓血败臭，痛不可近，二恶也；喘粗短气，恍惚嗜睡，三恶也；目视不正，黑睛紧小，白睛青赤，瞳子上视者，四恶也；肩项不便，四肢沉重，五恶也；不能下食，食不知味，服药而呕，六恶也；声嘶色脱，唇鼻青赤，面目四肢浮肿，七恶也。"这些逆证如出现四项即危重难治。

[4] 自此以下至案文末，《外科枢要》中并无。

【阐发与临证】病症患处在肝胆经，而且漫肿不赤，此是半阴半阳证，先补再表散也好，且补且表散也好，总是离不开补气血。薛氏谓此当补脾胃，后又说肾水虚弱，不能滋生，实际是补气血为本，表散治标。但因已纯用表散药出现了逆证，所以后来就不能再用表散药了。

10案　一男子元气素弱，臀肿硬，色不变，饮食少，将年余矣。此气虚而未能溃也，先用六君为主，加芎、归、芍药治之，元气渐复，饮食渐进，患处渐溃；更加黄芪、肉桂、并日用葱熨之法，月余脓熟，针之。以十全大补汤，及附子饼[1]灸之而愈。

【注解】[1] 附子饼：《外科发挥》方，治气血虚不能收敛的溃疡，药用炮附子去皮脐，研末，以唾液调和成饼状，置疮口处，将艾壮于饼上灸，每日灸数次，只使患处微热，勿使疼痛。如附子饼干燥，再用唾液调和成饼。

【阐发与临证】本案也是阴证虚证。因为饮食少，可能舌苔腻或厚、滑，所以用八珍汤而不用地黄，加半夏、陈皮。后再加芪桂即十全大补汤了。外用葱熨及附子饼灸，都是温阳散寒的辅助疗法。

11案　一男子胁肿一块，日久不溃，按之微痛，脉微而涩，此形症俱虚，当补不当泻。乃以人参养荣汤，及艾炒热熨患处。脓成，以火针刺之，更用豆豉饼[1]、十全大补汤，百剂而愈。

【注解】[1] 豆豉饼：《外科发挥》方，治疮肿硬而不溃或溃而不敛，及一切顽疮恶疮。药用江西豆豉为末，用法同上案附子饼。

【阐发与临证】本案与上案相同，也用十全大补汤，上案用葱熨、隔附子饼灸；本案用艾熨和隔豆豉饼灸。全国很多地方都制作豆豉，浙江、山东、湖北、陕西、湖南、山西等省较有名。《本草纲目》载湖北蒲州（北周时置蒲州，清升蒲州府，辖境相当于今山西永济、河津、临猗、闻喜等地）豆豉味咸；陕西陕州（北魏置陕州，治境相当于今河南三门峡、陕县、洛宁、渑池、灵宝等地）豆豉味淡；湖北襄阳（东汉建襄阳郡，宋建襄阳府，辖境相当于今湖北襄樊、襄阳、南漳、谷城、宜城等地）、浙江钱塘（辖境相当于今杭州、余杭等地）豆豉味香浓；山东临沂豆豉味偏咸辣等等。唯独查不到江西豆豉有何特点。药用淡豆豉苦寒，主治伤寒头痛寒热，瘴气恶毒，时疾热病发汗，研末塗治阴茎生疮，《千金方》载治发背痈肿已溃未溃，用淡豆豉加少量水捣成泥涂满肿处，厚三分，疮孔勿覆，铺艾于豉饼上灸之，使温之，如觉热痛即易之。一日二次灸，如有疮孔，以汁出为妙。此与本案法相同，但未说用江西豆豉。

12 案[1]　一妇人左臂患之，年许不溃，坚硬不痛，肉色不变，脉弱少食，月经过期，日晡益热，劳怒则痛。与参、芪、归、术、川芎、芍药[2]、贝母、远志、香附、桔梗、丹皮、甘草，百余剂而消。

【注解】[1] 本案录自《女科撮要·流注》篇。

[2] 薛氏原文在芍药下还有"熟地"。

【阐发与临证】本案臂痛也属虚证、阴证，年许不溃也与痰瘀有关，所以薛氏用八珍汤而加贝母、远志、香附、桔梗等，突出补虚和化痰，阳和汤不就有熟地吗？而江应宿编撰时去熟地，可能是突出祛瘀的作用。此妇所患是流注，也确是痰瘀为患，这种病症只能设法消散，如破溃，则难以收敛了。

13 案[1]　一妇人因怒，胁下肿痛，胸膈不利，脉沉滞。用方脉流气饮[2]，数剂少愈；以小柴胡对[3]二陈，加青皮、桔梗、贝母，数剂顿退；更以小柴胡汤对[3]四物汤，二十余剂而瘥。

【注解】[1] 本案及下案录自《外科发挥·流注》篇，《女科撮要·流注》篇也载。

[2] 方脉流气饮：见上述第9案注（2）。

[3] 对：即"加"，小柴胡汤加二陈汤，小柴胡汤加四物汤。

【阐发与临证】本案与11案都是胁下肿痛，前为气血虚证，此为妇人因怒而发，而且胸膈不利、脉滞，所以先后用疏肝理气、活血消散及化痰、扶正、补血、疏泄等药物治之。小柴胡汤虽为《伤寒论》治少阳病方，但考其用药则有疏肝、辛苦开降、调和营卫、补气等作用，故《伤寒论》也说见四证（往来寒热、胸胁苦满、心烦喜呕、不欲饮食）之一即可应用。本案胁下肿痛、胸膈不利（当然有发热恶寒），应可用。

14 案　一妇人因闪朒[1]，肩患肿，遍身痛，遂以黑丸子[2]二服而痛止；以方脉流气饮，二剂而肿消；更以二陈对四物，加香附、枳壳、桔梗而痊愈。

【注解】[1] 朒：通朒，音衄。不宽伸，拧伤，闪朒即拧伤。《女科撮要》原文是"胸"字，即"胸肩患肿"。但《校注妇人良方·卷二十四》原文是"闪朒"。看来，本案是录自《校注妇人良方》。

[2] 黑丸子：同名4方。（1）《济生方》方，治食积、吞酸、嗳腐、积聚飧泄，药用百草霜、乌梅肉、杏仁、巴豆、半夏、砂仁；（2）《理伤续断方》方，治打仆损伤，骨折筋断，瘀血肿痛，风寒肢痛，流注初起等，药用白蔹、赤小豆、芍药、百草霜、骨碎补、南星、牛膝、白及、当归、川乌，醋糊丸；（3）《世医得效方》方，治年久痔漏下血，药用百草霜、干姜、木莲子、乌梅、陈棕边、侧柏叶、血余炭、桂心、白芷，醋糊丸；（4）《证治准绳》方，治脾胃弱、食滞不化成痢，药同（1）方，剂量不同。本案所用乃（2）方，《外科发挥·流注》篇方用蜜丸、盐汤或酒下。

【阐发与临证】这是闪挫拧伤肩胸肿痛。薛氏《正体类要》治跌仆损伤所用黑丸子，又名和血定痛丸，药品都同注解（2）方，而方中各药用量，骨碎补少四分之一，南星少一半，白及和当归都增加一倍，减轻了理伤药量，增加了和血药量。其《女科撮要》治妇人流注（即本案）也如此用，说明本案不是流注而是闪肭。

15案[1] 汪石山治一司训，年近六十，长瘦色苍，赴福建考试回，病背腿痈肿，一肿愈，一肿作，小者如盏，大者如钟，继续不已，俗曰流注是也。医皆欲用十宣散、五香汤、托里散。汪诊之，脉皆濡弱。曰：此非前药所宜也。夫以血气既衰之年，冒暑远涉热瘴之地，劳伤形、热伤气矣。《经》云：邪之所凑，其气必虚。理宜滋补，使气运血行，肿不作矣。遂用大补汤[2]减桂，倍加参、芪、归、术，佐以黄柏、黄芩、红花，服至二三十帖，视肿稍软者，用砭决去其脓，未成者果皆消释，仍服二三十贴，以防后患。

【注解】[1] 本案录自《石山医案·卷中·痈肿》篇。

[2] 大补汤：看上下文意，此处应是十全大补汤。

【阐发与临证】流注，病名出于《素问·五常政大论》篇。其特点是由于毒邪走窜不定，因而随处可生，多发者多，单发者少。常因气血虚而使病从肢体深部组织发病、化脓，因部位深，故肌表虽呈结块但漫肿。该病往往兼挟湿痰、瘀血，或先受暑湿等，故流注往往本虚邪实。初起邪实为主，用药宜辨证以祛邪（湿、痰、瘀、暑湿等不同）为主，佐以消散，辅以扶本（如健脾）；中期当以扶正为主，促使早溃泻毒；后期补益气血，生肌敛疮。本患者年龄大、体质虚，又加劳累后发病，所以虽在早期，仍以十全大补汤为主，去肉桂而加清热解毒之芩柏，考虑到毕竟还是痈肿，而且患于暑天。

16案 江应宿治刑部正郎昆石容公，肋下近腰软处患痈肿，外科用消毒药，既溃月余，疮口不敛，肌瘦神瘁。诊得六脉缓弱无力，乃用补中益气，人参加作三钱，黄芪五钱，时值七月，少加黄柏以救肾水，麦冬、五味以滋养化源（亦可法），食进而疮敛，三十余剂而痊。

【阐发与临证】清热解毒、活血化痰、消解邪毒的药在痈肿初期有用。等到已成肿疡就不易消解了，溃后更不能消解。所加麦冬、五味，加上原有人参合成生脉散，这是针对暑必伤气、暑热耗津而设。但药加黄柏虽是坚阴，而客观上也是清热解毒，即是在补中益气促使疮口收敛时仍用些清热解毒药以消散邪毒，与上案十全大补汤去肉桂加芩柏是同理。

第三篇 脑 顶 疽

1 案[1]　东垣治一人，因饮酒太过，脉沉数，脑之下、项之上有小疮，不痛不痒，谓是白[2]疱，慢不加省，二日后，觉微痛，又二日，脑顶麻木，肿势外散，热毒焮发，又三日（七日矣），痛大作。一医以五香连翘汤。又一医云：此疽也，然而不可速疗，须四月可愈。果如二子言，可畏之甚也。乃请东垣视之，谈笑如平时，且谓疮固恶，可无虑耳。且膏粱之变，不当投五香，疽已七八日，当先用火攻之策，然后用药。午后，用火艾炷如二核许者攻之，至百壮，乃觉痛，次为处方云：是足太阳膀胱之经，其病逆，当反治。脉中得弦紧（阴），按之洪大（阳）而数（阳中之阴），且有力，必当伏其所主而先其所因，其始则同，其终则异。可使破积，可使溃坚，使气和则已，必先岁气，毋伐天和。以时言之，可收不可汗，经病禁下（太阴经不可下），法当结者散之，咸以软之。然寒受邪（紧脉）而禁针，[3]以诸苦寒为君，为用甘寒为佐，酒热为因，用为使，以辛温和血，夫辛以散结为臣，三辛三甘，益元气而和血脉，淡渗以燥湿，扶持秋令，以益气泻火，以入本经之药以和血，且为引用。既以通经，以为主用，君用芩、连、黄柏（君）、生地黄、知母（佐）酒制之，本经羌活、独活、防风、藁本、防己、当归、连翘（和血散热）以解结，黄芪、人参、生甘草（补元）、陈皮（佐）、苏木、泽泻（使）、桔梗配诸苦寒者三之一，多则滋荣气补土也。生甘草泻肾之火，补下焦元气；人参、陈皮以补胃；苏木、当归尾去恶血；生地、归身补血；酒制汉防己除膀胱留热；泽泻助秋令；去酒之湿热，必以桔梗为舟楫，乃不下沉（此方可通治太阳经毒）。服后疽当不痛大折，精气大旺，饮啖进，形体健，投床大鼾，日出乃寤，以手扪疮，肿减七八矣。李疑疮适透喉，遽邀视之，惊喜曰：疮平矣。不五七日，作痂而愈。

[4]东垣又曰：凡疮皆阴中之阳，阳中之阴，二证而已。我治此疮，阳药七分，阴药三分，名曰升阳益胃散，胜十宣也。老人宜之，亦名复煎散[5]。

【注解】[1] 本案录自《东垣试效方·卷三·疮疡门》，还收录在《医部全录·卷三百六十七医案》。

[2] "白"：原文是"曰"字。

[3] 此以下至案文末，《医部全录》是"遂制黄连消毒饮治之而愈"。而本案文中所载方药即黄连消毒饮之方。在薛己《外科发挥》及《外科枢要·脑疽》篇中均名为黄连消毒散（用法中不是作散服的，而是水煎服的，所以还是饮而不是散）。

[4] 原文此下没有文字，而有患者自述病愈后的喜悦及感谢之情，并有名黄连消毒饮之方剂，药物与本案文相同。方后注中还有本方药再加山栀、五味子、麦冬、枳壳、猪苓，名消毒溃坚汤，治八发痈肿、瘰疬、奶痈。

[5] 复煎散：同名6方。（1）《普济方》方之一，治痈疽发背，无名肿毒恶疮等，药用羌活、独活、防风、藁本、黄芩、黄连、黄柏、知母、生地、连翘、当归身、黄芪、人参、炙甘草、生草梢、陈皮、麦冬、苏木、当归尾、猪苓、山栀、五味子、防己、泽泻、枳壳、桔梗；（2）上书方之二，治痈疽肿毒，药同（1）方去独活、黄连、炙甘草、麦冬、猪苓、山栀、五味子、枳壳，加防风梢、全

蝎、芍药；（3）上书方之三，又名黄连独活散，治脑背疽，一切恶疮，药同（1）方去麦冬、猪苓、山栀、五味子、枳壳，加防风梢；（4）《外科集验方》方，药治同（1）方，去枳壳；（5）《外科大成》方，治癣，药用当归、川芎、生地、玄参、羌活、荆芥穗、豆豉、葱白；（6）《杂病治例》方，治诸疮肿势已过，药用地骨皮、黄芩、茯苓、人参、芍药、白术、肉桂、甘草、防己、当归、防风。

【阐发与临证】李东垣自谓本方名升阳益胃散，实乃益气升阴、清热解毒、活血散结。

2 案[1]　陈录判母年七十余，亦冬至后脑出疽，形可瓯面大。疡医诊治曰：俟疮熟以针出脓。因怒笞侍妾，疮辄内陷凹一韭叶许，面色青黄不泽，四肢逆冷，汗出身清，时复呕吐，脉极沉细而迟（温补无疑，身不热而清可想）。盖缘衰老之年，严寒之时，病中苦楚，饮食淡薄，已涤肥腻之气，独存瘦瘁之形，加之暴怒，精神愈损，故此有寒变也。病与时同。速制五香汤一剂，加丁香、附子各五钱，剂尽疮复大发，随症调治而愈。《内经》曰：凡治病必察其下[2]，谓察时下之宜也。诸痛疮疡，皆属心火[3]，言其常也。如疮盛形羸，邪高痛下，始热终寒，此反常也，固当察时下之宜而权治。故曰：经者常也；法者用也；医者意也。随所宜而治之，可收十全之功矣。

【注解】[1] 本案录自《卫生宝鉴·卷十三·凡治病必察其下》篇。

[2] "凡治病必察其下"：录自《素问·五藏别论》篇。原文在此后还有"适其脉，观其志意，与其病也"。《太素》作"适其脉候""与其病能"。《素问·方盛衰论》篇说"诊无常行，诊必上下""度事上下，脉事因格"，此中的"下"与"治病必察其下"的"下"，应该是相同的。

[3] "诸痛疮疡，皆属心火"：此句与《素问·至真要大论》篇的原文意相差太大了。原文是"诸痛痒疮，皆属于心"，未说"心火"，而且王冰注谓"心寂则痛微，心躁则痛甚，百端之起，皆自心生"。与"心静自然凉"同样。"痒"也是如此，是指痛的疮、痒的疮都是如此。

【阐发与临证】罗氏的解释是"下"指"时下"，即眼前的现症，不是人身上下的"下"。诸痛疮疡，皆属心火是指热证实证，疮疡属实热是常规。但如邪实本虚以及初起属热实证、后又转变为虚寒证，甚或初起即是阴寒证，那就是反常的，与诸痛痒疮皆属心火之常规相反，其实也是疮疡的发病规律之一。区别病症的属性，这就是"治病必察其下"，也即"察时下之宜""随所宜而治之"。五香汤（藿香、青木香、丁香、沉香、乳香）温中活血散瘀，主治三焦气滞，郁结不消，热毒结核，似痈非痈。加附子五钱是因脑疽已变为寒证，加重丁香剂量是因丁香能治风毒诸肿。《肘后方》治毒肿入腹用丁香、青木香、乳香、麝香各一两水煎服，即本案所用五香汤的加减方。［附：《素问·玉机真藏论》篇："凡治病，察其形气色泽，脉之盛衰，病之新故，乃治之，无后其时。"《证治准绳》："凡看伤寒，必先察其色。"《石室秘录》："看病必须察色。"］

3 案[1]　石山治一人，形肥色紫，年逾五十，颈项少阳之分痛肿如碗。诊之，脉浮小而滑。曰：少阳多气少血之经，宜补。若用寻常驱热败毒之药，痈溃之后，难免他患。遂煎参芪归术膏一二斤，用茶调服，无时。盖茶能引至少阳故也。旬余，痈溃而起。

【注解】[1] 本案录自《石山医案·附录》。

【阐发与临证】本案着重在经络辨证，少阳多气少血之经，宜补血，所用参芪归术膏即此四味药水煎取汁，再浓缩成稠膏。但本患者形肥脉滑，应有痰湿；色紫是有瘀血，尽管要用益气补血药物，也应佐以化痰活血。

4 案[1]　丹溪治一妇，年将七十，形实性急而好酒，脑生疽才五日，脉强，紧急且涩。用大黄酒煨细切，酒拌炒为末，又酒拌人参炒，入姜煎调一钱重，又两时，再与，得睡而上半身汗，睡觉，病已失。此内托之法也。（烺案：此案已见疮疡门）

【注解】[1] 本案与九卷第十二篇疮疡第8案例重复。

5 案[1]　一人患脑疽，面目肿闭，头揪如斗。此膀胱湿热所致，以黄连消毒散[2]二剂，次以槐花酒[3]二碗，顿退。以指按下肿即复起，此脓成也。于颈额肩颊各刺一孔，脓并涌出，口目始开。更以

托里药加金银花、连翘,三十剂痊愈。(正治法)

【注解】[1] 本案录自《外科心法·卷六·槐花酒治验》,还收录于《医部全录·卷一百二十九》。

[2] 黄连消毒散:薛氏原文和《医部全录》都是黄连消毒饮,二方药物相同。

[3] 槐花酒:《外科发挥》方,治发背及一切疮毒、疥疮、肠风、痔瘘,不问已成未成,但焮痛者。药用槐花四五两,微炒黄,乘热入酒二盏,煎十余沸,热服。

【阐发与临证】此患者头肿、面肿,而眼、口均不能睁开,可见不但膀胱经湿热,胃经也有湿热,从所用黄连消毒饮方药看,归膀胱经的药物有七味(防风、藁本、黄柏、羌活、独活、防己、泽泻),归胃经的有黄芩、黄连、知母、甘草四味。

6案[1] 薛己治阁老翟石门子,耳中作痛,内服外敷,皆寒凉败毒,更加[2]项间坚硬,肉色如故,焮连于胸,[3]寒热欲呕,饮食少思。薛视之,肿虽坚而脉滑数,此脓内溃也,虽属手[4]三阳热毒之症,然其元气已伤[5],寒凉凝结,不能外溃。先用六君子汤、补中益气各二剂,调补脾胃,升发阳气,患处赤软,针出脓秽[6]甚多,仍服数剂而愈。

【注解】[1] 本案录自《外科枢要·论疮疡围寒凉之药》篇。

[2] 薛原文是"更加肿痛,项间肿硬"。

[3] 薛原文并无"寒热欲呕,饮食少思"。

[4] 薛原文是"足三阳"。其实手太阳、手少阳、足阳明、足少阳四条经络都密切或较密切地经过耳部(前、后)。

[5] 薛原文并无"元气已伤"。

[6] 薛原文是"瘀脓"。严格地讲"瘀脓"比"脓秽"更恰当些。

【阐发与临证】此人项间深部脓疡虽已脓内溃而且引起寒热欲呕、纳呆、焮连于胸,但仍以肿硬、肉色如故,证虽属手足阳经的热毒,然而前医所用内服外敷皆寒凉药,元气已伤,致使寒凉凝结于局部,脓内溃而外皮色未变,这是阳证误治变成本虚寒而标实、半阴半阳证。薛凭脉滑数而辨为脓已内溃,进而认定是因所用凉药太多、寒凝结,使热毒之邪不能外溃,值得我等所学。

7案[1] 一武职河南人,年逾五十,患脑疽内溃,热渴,头面肿胀如斗,胸背色焮如涂丹,烦热便秘,此表里俱实。时虽仲冬[2],若非苦寒之剂内疏外泄,不救[3]。遂针周顶出脓,及用清凉饮[4],内加大黄五钱,再用消毒散而愈。(正治)

【注解】[1] 本案录自薛己《校注外科精要》卷上疗发背痈疽灸法用药第一,也收载在《医部全录》外科痈疽疔毒门医案中。

[2] "时虽仲冬"一句,说明了用寒远寒并非铁律,还需辨证论治。

[3] "若非苦寒之剂内疏外泄,不救":此句如此,极易引起误解。《医部全录》原文是"若非苦寒之剂,内疏外泄,则不救",这就通顺而且能表达原意了。

[4] 清凉饮:同名2方。(1)《外科枢要》方,治药均同清凉饮子(1)方;(2)《小儿药证直诀》方,治药均同清凉饮子(3)方,(见八卷第一篇血症第18案例注)。

【阐发与临证】本案着重说明不管什么季节,用药的原则是辨证论治。《内经》虽有用热(药)远热(季节)、用寒(药)远寒(季节),而且药食均宜,但首要原则是辨证。季节的问题只是参考,在符合辨证的原则下,适当考虑。像本案,用清凉饮,原有大黄,再加重大黄剂量,绝非用寒远寒了。

8案[1] 一人脑患疽,发热口渴。医用苦寒药,脓水益多,发热益甚,面目赤色,唇舌燥裂,小便淋痛,昼夜不寐(阴虚),死在反掌。请薛治之。乃以加减八味丸料(从治)加参、芪、归、术、麦冬、甘草煎服之,熟睡半日,觉来诸症悉退,不数剂而疮愈。薛曰:病虽愈,当固其本元。彼不经意,且不守禁,次年患中风,后患背疽而殁。

【注解】[1] 薛氏著作中未找到原案。在《外科枢要》论脑疽、《校注外科精要》脑疽灸法篇中有类似案例。本案还收录在《医部全录》案129头门医案中。

【阐发与临证】本案未说脉象，所以魏按说"阴虚"。按薛氏用药规律，应该是脉无力，或轻取虽洪而重取无力，所以用加减八味丸加参芪归术甘草，麦冬大约应是针对唇舌燥裂、小便淋痛而设。加减八味丸用六味地黄丸加五味子二两半、肉桂半两、山药、萸肉、丹皮各一两，茯苓、泽泻各半两，熟地用八两，所以此方以补肾阴精为主，肉桂是敛其上炎之火（相火、心火）。宋朝陈自明《外科精要》载"患疽虽云有热，皆因虚而得之，愈后作渴，或先渴后疽，非加减八味丸不能治"。

9 案[1]　锦衣叶夫人患脑疽，口干舌燥，内服清热[2]，外敷寒凉，色黯不焮，胸中气噎，证属阳气虚寒[3]。彼疑素有痰火，不受温补。薛以参、芪各五钱，姜、桂各二钱，一剂顿然肿溃，又用大补药而愈。

【注解】[1] 本案与下案都录自《外科枢要·论脑疽》篇。

[2] 该书原文是"内服清暑"。

[3] "症属阳气虚寒"一句，原文是"此因内寒而外假热也。"

【阐发与临证】本案虽无小便淋痛，但主要有口干舌燥，所以还是肾水亏损、虚火上炽，内真寒而外假热，脉象还应是洪数而无力，还应用加减八味丸等。前医用清热剂内服外敷，促使阳气更虚寒，所以薛氏直接用大剂量参、芪、姜、桂以回阳救逆。

10 案　一妇冬患脑[1]肿痛，热渴，用清热消毒溃之而愈。次年三月，其舌肿大，遍身发疔如紫[2]葡萄，不计其数，手足尤多，乃脾胃受毒。各刺出黑血，服夺命丹七粒，出臭汗，疮热益甚，便秘二日，与大黄、芩、连各三钱，升麻、白术[3]、山栀、薄荷、连翘各二钱，生草一钱，水煎三五沸，服之。大小便出臭血甚多，下体[4]稍退，乃磨入犀角汁再服，舌本及齿缝出臭血，诸毒乃消，更以犀角地黄丸[5]而愈。

【注解】[1] 原文意是"患脑疽"。

[2] 原文只是"如葡萄"，不如本案的"如紫葡萄"更恰当。

[3] 原文是白芷，是正确的。不应是白术。

[4] "下体"，应指"便秘"，即便秘稍好转。

[5] 犀角地黄丸：即《济生方》犀角地黄汤改丸。（见一卷第一篇中风第52案例注）

【阐发与临证】此妇去年冬季患过脑疽，经治而愈。今年春患症不是脑疽。舌肿，遍身红斑色紫，热毒无疑。所用夺命丹虽可解疔毒，但清热凉血解毒药太不足，因而反引起便秘。后用黄连解毒汤合凉膈散加减就对路了。因热入血分，故再加犀角地黄丸。从现代医学角度看，结节性红斑发于四肢、舌肿大、白塞氏病、结节性脂膜炎、结节性红斑病、过敏性紫癜、天疱疮等都有可能。

11 案[1]　一男子素善怒，左项微肿渐大如升，用地黄[2]补中益气而愈。

【注解】[1] 本案录自《内科摘要·肝肾亏损血燥结核等症》篇。

[2] 原文是"六味地黄"。

【阐发与临证】本案还收录在《医部全录·卷一百六十九·颈项门医案》中。该书原文在"渐大如升"之后有"用清痰理气，大热作渴，小便频浊，余谓肾水亏损，用六味地黄补中益气而愈。亦有胸胁等处，大如升斗，或破而如菌如榴，不问大小，俱治以前法"。本案全文又收录在《奇症汇·项》。本案全文确比本案简文要高明、清晰。于项、胸、胁等处发生肿块，破后如菌如榴，好像是马刀、侠瘿、失荣之类。此类疾患的确初起属痰或兼化热，但久则或气虚，或肝肾阴虚，成了虚实夹杂证，所以初起宜化痰清热，后期宜标本同治。本案例因病久善怒则肝郁化热，阴精暗耗，木旺克土，脾胃虚弱，气机失调，所以治应补肝肾、益脾胃、调气机，而前医却墨守痰郁化热，治用清痰理气，以辛香而燥之品，进一步耗伤正气，气阴愈亏，故大热作渴，小便频浊。薛己辨证排除了痰热，以六味地黄丸滋补肝肾，补中益气汤益气升阳，调理气机，使肝肾阴阳平衡，肝脾协调，左项肿大的局部气机升降复常而治愈。此案非脑顶疽，宜入瘿瘤篇。

第四篇 多 骨 疽

1 案[1] 薛己治一男子,年将三十,上腭肿硬,年余方溃,半载未愈。内热作渴,肢体消瘦[2]。用补中益气、六味地黄治之,元气渐复,出骨[3]一块。仍服前药,诸症悉去,疮口亦敛。

【注解】[1] 本案录自《外科枢要·论多骨疽》篇。

[2] 原文在此下有"六脉洪大、左手尤甚"一句。

[3] 原文是"出腐骨一块"。

【阐发与临证】多骨疽是疮疡溃久不敛,局部经脉受阻,气血不能营行,外邪更乘机侵袭,因此疮疡局部腐烂尤甚,筋肉烂、骨腐而脱出。该病初起可能属实证,但腐溃至一年以上,气血肝脾肾俱虚是当然的。本案说年余方溃,半载未愈,内热作渴,肢体消瘦,可见脾胃、肝肾俱虚。多骨疽又名附骨疽、朽骨疽、股胫疽、咬骨疽、疵疽,病名出《肘后方》。相当于现代的骨髓炎、慢性骨髓炎、骨结核。初起局部漫肿无头、皮色不变,全身寒热往来,继则患肢筋骨疼痛、难以屈伸。久则肉腐成脓,稀脓不尽,色白腥臭,不易收口,有窦道,死骨脱出。

2 案[1] 一男子自十四岁闪足肿痛,服流气饮,外敷寒凉,腐溃而至十六,疮口开张[2],足背漫肿黯,骨黑露出[3],形体消瘦,盗汗不止,发热,口舌干燥,天真已丧[4]。用十全大补汤、六味地黄丸各五十余剂,[5]元气渐复,患处渐赤,脱落骨一块,又各服五十剂愈。

【注解】[1] 本案录自《外科枢要·论多骨疽》篇,文字大同小异。本案文有"自十四岁闪足肿痛"的病史描写,原文中并无。

[2] "服流气饮……疮口开张"几句,在原文中并无。但如此描述病史,更妥。

[3] "足背漫肿黯,骨黑露出"二句,在薛氏原文中叙述不详。

[4] 天真已丧:指童贞已丧,即该小青年已有过性生活或已结婚。

[5] "元气渐复"至结束,薛氏原文并无。但有"不然,多变瘵症,或沥尽气血而亡"一句。

【阐发与临证】该少年因闪足而肿痛始,经用寒凉药内服外敷引起腐溃,已二年,是误治。同时,用现代话说,这"闪足肿痛"是诱因,有了这个诱因,就比别的正常部位容易患病。薛氏在那时能认识到这一点,是难能可贵的。案文描述诸症状都说明是气血阴阳俱虚,再加上该小青年可能是已结婚,性生活未能适度控制,因此消瘦盗汗。所用十全大补汤加六味地黄丸确是包含了补益气血、肝肾、阴阳了。本案与上案相比,可能上案是慢性骨髓炎而本案是骨结核,即薛氏原书"不然,多变瘵症"的瘵症。此处强调年龄,从14岁开始患病的过程,可能与《妇人良方大全·精血篇第二》的名言"男子精未满而御女,以通其精,则五脏有不满之处,异日有难状之疾"有关,薛氏原文的"多变瘵症,或沥尽气血而亡"和江应宿编纂强调"天真已丧",都是暗示。

3 案 一妇人年二十余,素清弱,左手背骨[1]渐肿,两年后溃而脓水清稀,患处色黯,连背[2]发肿,形体愈瘦,内热晡热,自汗盗汗,经水两月一至[3]。朝用归脾汤,夕用逍遥散,患处并肿背[2],频用葱熨,两月,诸症渐愈,疮出一骨[4]。仍服前药,又三月,前后用三百余剂。喜主母体恤,得愈。

【注解】［1］本案也录自《外科枢要·论多骨疽》篇。原文无"骨"字。患者的年龄及病程与原文不同。

［2］连"背"发肿之"背"、患处并肿"背"之"背"，确有误。因为手背患疮引起背部也肿，可能性不大，薛氏原文是连"臂"肿黯，手背肿累及手臂是可能的。

［3］薛氏原文在此后有"此肝脾气血亏损"，这是对的。

［4］薛氏原文是"疮出腐骨"，"腐"骨更妥。

【阐发与临证】本篇所录三案，四肢骨骨髓炎多见，患在手足诸骨有可能。第一案例患处在上腭，此处患骨髓炎颇少见。治疗也难，至少外敷药很难应用。

第五篇 瘰 疬

1案[1]　薛立斋治阁老杨石斋子，年十七，发热作渴，日晡颊赤，脉数而虚[2]。用补阴八珍汤[3]五十余剂，又加参、芪、归、术为主，佐以熟地、白芍、麦冬、五味，脓水稠而肌肉生。更服必效散[4]一剂，疬毒去而敛。

【注解】[1] 本案与下案都录自《外科枢要·论瘰疬》篇。

[2] 薛氏原文是"左关尺脉大而浮，此肝肾阴虚"，比本案文述证好。

[3] 补阴八珍汤：《外科枢要》方，治瘰疬等疮属足三阴虚者，药用八珍汤加知母、黄柏。

[4] 必效散：同名7方。（1）《证治准绳》方，治口糜，药用白矾、大黄，等分为末，涂患处；（2）《外科精义》方之一，治瘰疬气血不虚而内有疬核未去者，药用硼砂、轻粉、麝香、巴豆、槟榔、斑蝥、鸡蛋，如法制作与服用；（3）上书方之二，治蜘蛛咬痛，药用盐豆豉为末，油调涂；（4）《外科发挥》方，治瘰疬，未成脓自消，已溃者自敛，药用同（2）方，但不用鸡蛋；（5）《医宗金鉴》方，治顽癣，药用川槿皮、海桐皮、大黄、巴豆、百药煎、斑蝥、雄黄、轻粉，为末外用；（6）《沈氏尊生书》方，治月经不调、崩漏不止，药用棕皮炭、木贼炭、麝香；（7）《外科正宗》方，又名防风必效散，治杨梅疮湿热太盛，元气素实者，药用防风、防己、荆芥、白芷、白藓皮、银花、连翘、苍术、槐花、皂角针、风藤、木通、花粉、木瓜、翻白草、土茯苓、甘草，初起加大黄。

【阐发与临证】瘰疬、马刀、失荣等疾病大同小异，基本相当于现代的颈淋巴结结核，部分是颈部的原发性或继发性恶性肿瘤（如失荣）。病程长，慢性消耗，所以往往是本虚，初起还具有标实的症状，所谓疬毒即是标实。所谓肝肾阴虚仅只一方面，还有气血也虚，否则何以用八珍汤、又何以加参芪术归地芍等？必效散中多数是剧毒药，是以毒攻毒之剂，更说明邪盛。

2案　容台张美之善怒，患之。时孟春，或以为肝经有余之症[1]，用克伐之剂，不愈。薛以为肝血不足，用六味地黄、补中益气，以滋化源，至季冬而愈。此症果属肝火风热[2]，亦因肝血不足。若主伐肝，则脾土先伤，木反克土。此症或延于胁腋，或患于胸乳，皆肝胆三焦之经也，亦当以前法治之。

【注解】[1] "或以为肝经有余之症"：此句在原文中并无，有了更好。

[2] "此症果属肝火风热"以下至文末，在薛氏原文中并无。

【阐发与临证】薛氏在论瘰疬篇首即说"夫瘰疬之病，属三焦肝、胆二经怒火风热血燥，或肝肾二经精血亏损，虚火内动，或恚怒气逆、忧思过甚，风热邪气内搏于肝"。所以即使前医以为本患者是肝经有余即肝胆经怒火风热而起，但也是已伤了肝血，或者是肝血不足而使肝胆经因怒火风热而血更燥、更虚，所以不能先用克伐之剂，即使要用也必先补或同时补肝血，本案六味地黄与补中益气先用，以补为主而治愈；上案以补阴八珍汤加必效散同用，补本伐标兼顾亦治愈，即是薛氏在本案叙述病机的佐证。

3案[1]　一儒者，缺盆间结一核。薛谓此肝火血燥筋挛，法当滋肾水，生肝血。彼反服行气化痰，外敷南星、商陆之类，渐如覆碗。仍用前药[2]，以滋化源，间与芦荟丸以清肝火。年余，元气复而肿消。

【注解】［1］本案录自《外科枢要·论瘰疬》篇，以及《内科摘要·肝肾亏损血燥结核等症》篇。

［2］薛氏原文是"余用补中益气汤、六味地黄丸"。

【阐发与临证】如瘰疬成串生长，形长、质坚硬，或生于耳下延至缺盆，或生于肩上延至腋胁，名马刀。其实马刀和瘰疬只是患处部位及形状稍有不同，并无多大区别，治疗以滋补肝肾阴血，以及清肝火消疬毒同治为好，本案即是。

4案 一男子颈间结核大溃[1]，年余不愈。又一男子鬓间一核[1]，初如豆粒，两年渐大如桃。又一妇人左眉及发际结核[2]，年余矣。皆与清肝火养肝血益元气而并愈。此症亦有大如升斗者，治以前药，无不取效。

【注解】［1］本二案录自《外科枢要·论瘰疬》篇及《内科摘要·肝肾亏损血燥结核等症》篇。

［2］本案录自《外科枢要·论瘰疬》篇。

【阐发与临证】此案是三个病例，讲的是同一病都已经一两年，有的已大溃年余，有的渐大如桃两年，《外科枢要》除"以清肝火、养肝血、益元气"之治则外，还"用栀子清肝散、海藻散坚丸"治疗。栀子清肝散又名柴胡栀子散，同名3方。（1）《外科枢要》方，治三焦及胆经风热、耳内生疮出水等，药用丹栀逍遥散去白术、生姜，薄荷加牛蒡子、川芎，明显的是养血清肝散肝胆风热；（2）《外科正宗》方，药治同（1）方去茯苓加煅石膏、黄芩、黄连；（3）《沈氏尊生书》方，治聤耳，药用栀子、菖蒲、柴胡、当归、丹皮、生草、牛蒡子、黄芩、黄连、生猪脂、地龙、百草霜、葱汁，如法制作和应用。海藻散坚丸既清肝又软坚，见九卷第九篇庞赘第3案例注。

5案[1] 一妇人瘰疬久不愈，或以木旺之症，用散肿溃坚汤[2]代[3]之，肿硬益甚。薛以为肝经气血亏损，当滋化源，用六味地黄丸、补中益气汤，至春而愈。此症若肝经风火暴病，元气无亏，宜用前汤（散肿溃坚）。若风木旺而自病，宜用泻青丸；虚者，用地黄丸。若水不能生木，亦用此丸。若金来克木，宜补脾土生肾水。大凡风木之病，壮脾土，则木自不能克矣。若用伐肝，则脾胃先伤，而木反克土矣。

【注解】［1］本案至第10案都录自《女科撮要·瘰疬》篇。

［2］散肿溃坚汤：同名4方。（1）《外科枢要》方，治瘰疬气血不亏，药用升麻、龙胆草、连翘、黄芩、黄柏、知母、桔梗、炙甘草、昆布、当归尾、炒白芍、三棱、花粉、葛根、柴胡、木香；（2）《兰室秘藏》方之一，治瘰疬马刀疮已溃未溃，药同上方去木香，加黄连、莪术；（3）上书方之二，治同（1）方去当归、白芍、葛根、木香，加黄连、莪术；（4）《校注妇人良方》方，药治同（1）方去木香加莪术。

［3］代：薛氏原文是"伐"字。

【阐发与临证】本案关键是"久不愈"。即使久不愈属实证，也宜辨证是风木旺自病，还是肝经风火暴病。前者泻肝，即泻青丸，当解散肝经肌表、疏通内热；如后者，则以"火挟风"而暴病，当以散肿溃坚，即清热解毒、散邪活血、软坚消肿。还有"见肝之病，必先实脾"，还是《金匮》之言。此即薛氏在案后所述的要义。

6案 一妇患之，恐不起，致少寐[1]，年余疬破，脓水淋漓，经水或五十日或两月余一至，误服通经丸，辗转无寐，午前恶寒，午后发热。薛以为思虑亏损脾血，用归脾汤作丸，午前以六君[2]送下，午后以逍遥[2]送下，两月余得寐，半载后经行如期，年余疮愈。

【注解】［1］恐不起，致少寐：担忧自己因病而死亡，所以引起失眠。

［2］指六君子汤、逍遥散改汤。

【阐发与临证】此妇因惊恐忧愁而少寐，是二阳之病，手阳明大肠、足阳明胃不足，中气虚，心脾受之，心受之则血虚，脾受之则运化无力，因此女子不月是气血虚之故。本应补益心脾气血兼用疏肝解郁，但前医用通经丸（此处应是《普济本事方》方或《卫生宝鉴》方，见三卷第十四篇疟第20案例），都是活血祛瘀、温经通络药物，显系治寒实之证，与病发心脾二虚是风牛马，所以服后恶寒发热，少寐变无寐。薛氏所用归脾汤作丸本是补益气血心脾，又用六君子汤送下增其健脾、又用逍遥汤送下添其解郁。

7案 一妇病瘰后，发热烦躁作渴，脉大而虚。以当归补血汤[1]，六剂而寒热退，又以圣愈汤[2]（圣愈汤：生地、熟地、川芎、归身、人参、黄芪），数剂而痊。更以八珍加贝母、远志，三十余剂而敛。

【注解】[1] 当归补血汤：同名7方。（1）《原机启微》方，治衄血便血崩漏等亡血过多引起目睛涩痛羞明，药用当归、熟地、川芎、白芍、生地、牛膝、炙甘草、白术、防风、天冬；（2）《兰室秘藏》方，治妇人肌热燥热，目赤面红，烦渴引饮，脉洪大而虚，药用黄芪、酒当归；（3）《证治准绳》方，治金刃跌仆损伤亡血，药用当归、川芎、白芍、生地、熟地、羌活、独活、防风、白芷、连翘、乳香、没药、续断、杜仲、童便，气虚加人参、白术、黄芪；（4）《医宗金鉴》方，治经来目痛，药用当归、白芍、川芎、生地、薄荷、羌活、茺蔚子、蒺藜、菊花、防风、柴胡、甘草；（5）《沈氏尊生书》方，治诸血，药用当归、生地、熟地、川芎、赤芍、荆芥、黄芪、陈皮、大枣、乌梅；（6）《傅青主女科》方，治年老性交不慎损伤血崩，药用当归、生黄芪、桑叶、三七粉；（7）《古今医鉴》方，治血虚头痛，药用当归、生地、川芎、白芍、黄芩、防风、荆芥、柴胡、蔓荆子、藁本。本案可能用（2）方。

[2] 圣愈汤：《兰室秘藏》方，治诸恶疮出血多而心烦不安、不得眠，药用生地、熟地、当归、川芎、人参、黄芪。《女科撮要》用此方增大黄芪、当归药量，治所有血虚引起心烦不眠或五心烦热。

【阐发与临证】疮疡瘰疬溃后发热烦躁口渴，脉大而虚，这三个方基本药物类似，但以八珍汤最全面，而圣愈汤药力强，单味药则以当归补血汤中黄芪剂量最大。

8案 一妇人项结核，寒热头痛，胁乳胀痛，内热口苦，小便频数，症属肝火血虚。用四物加柴胡、山栀、胆草（妙方）而愈，又用加味逍遥散而安。

【阐发与临证】此妇人瘰疬未溃而见寒热头痛，胁乳胀痛，口苦，薛氏辨证为肝火血虚，实乃血虚为本，肝火为标。急则治标或标本同治。加味逍遥散无论补血或清肝火都不如四物汤加柴胡、栀子、胆草药力大。

9案 一妇瘰疬后[1]，遍身作痒（诸痒为虚），脉大按而虚，以十全大补加香附治之而愈。大凡溃后，午前痒作气虚，午后痒作血虚。若作风症治之，必死。

【注解】[1] 后：指溃后。

【阐发与临证】痒，《灵枢·经脉》篇说"虚则暴痒""虚则痒搔"，虽指的是经络，但也指经脉中流行的气或/及血虚。《灵枢·刺节真邪》篇说"虚邪……搏于皮肤之间，其气外发，腠理开，毫毛摇，气往来行，则为痒"。虚邪就是指人身正气虚，而外邪侵袭，正气一般应包括气血。溃后而全身作痒、脉大而虚，肯定是气血虚。午前痒或午后痒，仅指偏重于午前或午后，所以薛氏给予十全大补汤。如果作血虚生风治，也可，并不"必死"。

10案 一妇人项核肿痛，察其气血俱实，先以必效散一服下之，更以益气养荣汤[1]补之，三十余剂而消。常治此症，若必欲出脓，但虚弱者，先用前汤，待其气血稍充，乃用必效散，去其毒，仍用补药无不效。未成脓者，灸肘尖调经解郁，及隔蒜灸多日，稍[2]有脓即针之。若气血复而核不消，却服散坚之剂，月经[3]不应，气血不损，须用必效散，其毒一下，即多服益气养荣汤，如不应，亦灸肘尖。如疮口不敛者，更用豆豉饼、琥珀膏。若气血大虚，或不慎饮食七情者不治。然此症以气血为主，气血壮实，不用追蚀之剂，亦能自腐。但取去使易于收敛耳，血虚而用追蚀，不惟徒治，适以取败耳。

【注解】［1］益气养荣汤：同名3方。（1）《伤科汇纂》方，治伤后气血两虚，药用人参、炙黄芪、当归、川芎、白芍、熟地、香附、贝母、陈皮、白术、甘草、桔梗、生姜；（2）《证治准绳》方，治抑郁及气血虚而四肢颈项肿块、瘰疬结核流注，或溃或未溃，药同（1）方加柴胡、茯苓；（3）《疮疡全书》方，治同（2）方，药同（1）方加茯苓。

［2］"多日"及以下"稍"三个字，薛氏原文是"多自消"。

［3］月经不应：薛氏原文是"月许不应"。

【阐发与临证】本案是实证，所以用解毒散坚之剂。但因此类病日久必虚，所以邪毒去后还不能消散，必须复养其气血而才能消散。案后薛氏所言结合10个案例可知：薛氏治瘰疬，如气血虚必先补益气血，如圣愈汤、十全大补汤、归脾汤或加六君子汤、补中益气汤加六味地黄丸等，如溃后按此长服。如未成脓，则气血充实后再用解毒散坚之剂，如必效散、散肿溃坚汤等，毒去再用补益气血之剂。如气血充实，而脓已成未熟，可用必效散去毒，再用补益气血药待其溃，溃后再补使敛。如气血充实而肝火旺，可用加味逍遥散。

11案 江应宿治休宁吴氏子，年十七，患瘰疬三年矣。疡医用烂药刀砭破取，疮口甫平，即复肿，累累如贯珠，遍体疮疥，两胁肿核如桃。予诊之，微弦而数，即语之曰：肝肾虚热则生疬矣，当从本治内消（可法可师）。以柴胡、当归、连翘、黄芩、黄连、牛蒡、三棱、桔梗、花粉、红花十余剂，再与黄连、海藻、昆布、干葛、石膏、山栀、龙胆、连翘、花粉为丸，以清其上，更令空腹服六味地黄丸，以滋化源（二者兼治，药无遗憾）。未尽一料，疬消疮愈，不复作矣。

【阐发与临证】江氏给该病人所用的两个方，合起来与散肿溃坚汤类似。该汤多莪术、白芍、知母、黄柏、升麻、甘草。而前述两个方多红花、牛蒡子、海藻、栀子、石膏。瘰疬以肝肾虚而肝经有火、标实本虚为主，用现代话说，颈淋巴结结核的本虚主要是肝肾阴虚，标实也就是木火刑金，所以再加六味地黄丸滋补肝肾之阴。此症溃也不易，敛更难，如体虚则更难了。

第六篇 鬓 疽

1案[1]　薛立斋治侍御朱南皋患鬓疽。肿痛发热,日晡尤甚。此肝胆二经血虚火燥。用四物加元参、柴胡、桔梗、炙草而愈。又因劳役,发热畏寒,作渴自汗,用参、芪、归、术、炙草、陈皮、五味、麦冬、炮姜[2]而瘥。

【注解】[1] 本案和下案都录自《外科枢要·论鬓疽》篇。

[2] 薛氏原文是"用补中益气汤去柴、升,加五味、麦冬、炮姜而瘥",并未列出药名。

【阐发与临证】所谓鬓疽,疮肿患在太阳穴附近鬓角发际边,所以症属肝胆二经邪热、风(属肝胆)热为患,但肝血不足为本。按经络部位辨证而言,鬓疽与瘰疬都属于肝胆经,所以辨证论治遣药大致相同。一般说本病初起时如寒热交作,头眩痛甚于太阳穴痛,宜柴胡清肝汤(《医宗金鉴》方,柴胡、生地、赤芍、牛蒡子、当归、川芎、连翘、黄芩、栀子、天花粉、防风、甘草);如初起时热多寒少,口干饮冷,二便秘涩,六脉沉实有力,则宜鼠粘子汤(《外科正宗》方,牛蒡子、桔梗、甘草、当归、赤芍、连翘、玄参、地骨皮、天花粉、防风、木通、制大黄);如由暴怒伤肝、忧思郁结而致肝火上炎,宜清肝解郁汤(《疡医大全》方,当归、熟地、白芍、白术、茯苓、贝母、栀子、丹皮、人参、半夏、陈皮、柴胡、川芎、香附、甘草、生姜);如痛甚连及颈项胸乳,日晡寒热,口苦咽干,肝火风热上攻,宜栀子清肝汤(《外科正宗》方,栀子、当归、川芎、白芍、柴胡、丹皮、牛蒡子、煅石膏、黄芩、黄连、甘草);如脓已成,宜托里消毒散,外敷拔毒散;如坚而不溃或溃而不敛,气血俱虚,纳呆、消瘦、脉细,宜参芪内托散(《外科正宗》方,十全大补汤加山药、陈皮、附子、丹皮、地骨皮、生姜、大枣);如根盘坚,色紫,焮痛,宜加味逍遥散。

2案　州守胡廷器,年七十,有少妾[1],患前症。肿焮作痛,头目俱胀,此肾水不足,肝胆火盛血燥。用六味丸料四剂,疮头出水而愈。两年后,七情失宜,饮食劳役[2],仍肿痛、烦热喘渴,脉洪大而虚[3],用补中益气以补脾胃;用六味地黄以补肾肝而愈(如此症而纯用滋化源之药,非先生不能,不如江案之可法也)。

【注解】[1] 薛氏原文无此三字。此处隐喻患者极易肾水不足,与用药相当。

[2] "二年后,七情失宜,饮食劳役"之句,薛氏原文概括为"后因调养失宜"。江氏编纂时隐喻与用药相匹配。

[3] 薛氏原文在此后有"此脾胃之气伤也"。

【阐发与临证】七十老阳配妙龄少阴,因而肾水不足,相火亢旺而阴血燥,所以薛氏用六味地黄汤而治愈。二年后又因七情失宜,包括前因,所以仍要用六味地黄补肝肾。再有饮食劳倦则伤脾胃中气,所以再加补中益气汤。魏按说"如此症而纯用滋化源之药",意思是没用散坚、清肝火等药,而纯用六味,后又加补中益气汤,不合情理。孰知"年七十,有少妾"六字,便可知端倪了。"不如江案之可法",那上篇第11案患者才十七岁,体质壮实呢!不可比。

第七篇 附 骨 疽

1案[1] 东垣治一男子，于左大腿边近膝股内，出附骨疽，不辨肉色，漫肿，皮泽坚硬，疮势甚大，其左脚乃胫之髀上也，更在足厥阴肝经之分（阴包穴），少侵足太阴脾经之分（血海穴）。其脉左三部细而弦，按之洪缓，微有力。用生地一钱，黄柏二分，肉桂三分，羌活五分，归梢八分，土瓜根三分，柴胡梢一钱，连翘一钱，黄芪二钱[2]，作一服，酒一盏，水二盏，煎至一盏，去渣，空心热服。

【注解】[1] 本案录自《兰室秘藏·疮疡门》（方名内托黄芪汤）以及《东垣试效方》。也收录在《医部全录·卷三百六十八·外科附骨流注门》医案。该文说明患者十岁，患症是"四月，天气大热"。

[2] 此方在《医部全录》该卷"医案"中少羌活，但在"方"中有羌活。

【阐发与临证】附骨疽即多骨疽。古时如《薛氏医书》《医学入门》《证治准绳》《外科正宗》等书之所以分列为两种病，可能是前篇多骨疽都有腐死骨脱出，而此篇附骨疽前八例都无腐死骨脱出，而且好像部位深。如本案不辨肉色、漫肿、坚硬。本篇九个案例中有八个案例都患在肌肉最厚的大腿、臀部、髋关节（髀股之枢）及臂膊三角肌等部位。《疮疡全书》谓"附骨痛者，即贴骨痛也，皆附骨贴肉而生"；《外科精义》曰"附骨疽者，以其毒气深沉附着于骨也"；《丹溪心法》说"环跳穴痛，防生附骨疽"；《外科枢要》说"附骨疽有因露卧，风寒深袭于骨者"，都是说该病患在肉深部位、所谓附骨、贴骨处。但《医林集要》说"附骨疽，乃流注之败证也"，是说附骨疽是重症、败证，较难治疗。与薛氏相同的都应用理脾益气，不能用寒凉药。

2案[1] 一老人年七十，因寒湿地气，得附骨痛于左腿外侧，足少阳胆经之分（中渎穴），微侵足阳明分（阴市穴），阔六七寸，长一小尺，坚硬漫肿，不辨肉色，皮泽深，但行步作痛，以指按至骨，大痛。与药一贴[2]，立止（照前案方）。再日，柔软而肿消，与内托黄芪酒[2]煎汤愈（汤见《集成》）。

【注解】[1] 本案录自《东垣试效方》内托黄芪酒煎汤，还收录在《医部全录·卷三百六十八·外科附骨流注门》医案。该处案文下有"酒煎服，少时以早膳压之。药下咽，疼痛立止。二日后，柔软而肿消矣"。在同卷同门"方"中也收录，方名内托黄芪酒煎汤。

[2] 本案未出方，但《医部全录》医案中出方药而无方名，药物与《兰室秘藏·疮疡门》黄芪肉桂柴胡酒煎汤相同，药物是内托黄芪汤去生地、羌活、天花粉，加牛蒡子、甘草、升麻。该处方下也注明"治附骨痛，坚硬漫肿，不辨肉色，行步作痛，按之大痛"。与本案文相同。煎法是"好糯酒一大盏半，水一大盏半，同煎至一大盏，去粗，空腹温服，少时便以早饭压之，不致大热上攻中上二焦也。"此处也无"与内托黄芪酒煎汤愈"一句。

【阐发与临证】这案所患之疮是深部脓肿，所以要很重按才能觉大痛，因而与上案相比，减去生地、天花粉、羌活而加升麻、牛蒡子、甘草。

3案[1] 孙彦和治一人，年逾五旬，季夏初，患右臂膊肿盛，上至肩，下至手，指色变，皮肤凉，六脉沉细而微，此乃脉症俱寒，疡医莫辨。孙视之，曰：此乃附骨痛，开发已迟。以燔针启之，脓清稀，解次日[2]，肘下再开之，加呃逆不绝，孙与丁香柿蒂散[3]两服，稍缓。次日，呃逆尤甚，自利，脐腹冷痛，腹满，饮食减少，时发昏愦。于左乳下黑尽处灸二七壮（千金妙法），又处托里温中汤[4]，用干姜、附子、木香、沉香、茴香、羌活等分，㕮咀一两半，欲与服。或者曰：诸痛痒疮疡皆属心火[5]，又当盛暑之时，用干姜、附子可乎？孙曰：法当如是。《内经》曰：脉细、皮寒、泻利前后、饮食不入，此谓五虚[6]。况呃逆者，胃中虚寒极也。诸痛痒疮疡皆属心火[5]，是言其常经也。此症内外相反，须当舍时从症，非大方辛热之剂急治之，则不能愈。遂投之，诸症悉去，饮食倍进，疮势温，脓色正。复用五香散数剂，月余平复。呼！守常者，众人之见；知变者，智者之事。知常而不知变，奚以为医。

【注解】[1] 本案录自《卫生宝鉴·卷十三·舍时从证》篇，也收录在《医部全录·卷三百六十七》医案中。原文是《卫生宝鉴》著者罗天益自述"予举疡医孙彦和视之……"。孙彦和，元朝外科医生，即疡医。

[2] 原文是"脓解清稀，次日……"。

[3] 丁香柿蒂汤：同名4方。（1）《证治准绳》方，治寒呃或阴证呃逆，药用丁香、柿蒂，等分为末，生姜煎汤调下，虚证用人参汤调下；（2）《卫生宝鉴》方，治诸证呃逆，呕吐痰涎，药用丁香、柿蒂、青皮、陈皮等分为末水煎服；（3）《类证治裁》方，治脾胃虚寒气滞呃逆，药用丁香、柿蒂、高良姜、人参、半夏、陈皮、茯苓、甘草，为末；（4）《世医得效方》方，治吐利及病后胃中虚寒呃逆相连，药同（3）方加生姜一两半，为末水煎服，调苏合香丸服亦妙。

[4] 托里温中汤：同名2方。（1）《卫生宝鉴》方，治疮因寒变为内陷，脓稀清，身冷，呃逆，气促，时昏愦，药用丁香、益智仁、陈皮、炮姜、炙甘草、生姜、附子、木香、沉香、茴香、羌活；（2）《疡医大全》方，药治同上方去沉香、茴香，加白术、人参、半夏、白蔻、茯苓、大枣。

[5] 原文引自《素问·至真要大论》篇。但原文无"疡"字、无"火"字，是"诸痛痒疮，皆属于心"。

[6] 原文引自《素问·玉机真藏论》篇。原文是"脉细、皮寒、气少、泄利前后、饮食不入，此为五虚"。

【阐发与临证】本案主要说明治病必须辨证论治。虽病发于夏季，况且又是疮疡，但脉症俱寒，必须舍时（夏季）从症、舍外（疮疡）从内（寒症），艾灸、托里温中汤等都是温"药"。但在"诸症悉去，饮食倍进，疮势温，脓色正"时，复用五香散（《千金方》中黄芩、黄柏、黄连、犀角、羚羊角、射干、升麻等均为清热解毒类药物，丁香、木香、沉香、吴萸、乳香等均为温热类药物）寒温并用，以彻底治其附骨疽。此症从疮痈本身说是热症，但因部位深、年龄大，却又表现为寒症，所以先用温药治其寒，寒去再治其热。

4案[1]　南司马王荆山腿肿作痛，寒热发渴，饮食如故，脉洪数而有力。此足三阳经湿热壅滞，用槟苏败毒散一剂而寒热退，再剂而肿痛消，更用逍遥散而元气复。两月后，因怒，肿痛如锥，赤晕散漫，用活命饮[2]二剂而痛缓；又用八珍加柴胡、山栀、丹皮而痛止。复因劳役，倦怠懒食，腿重头晕，此脾胃气虚[3]也。用补中益气加蔓荆子而安。

【注解】[1] 本案及以下两案都录自《外科枢要·论附骨疽》篇。

[2] 活命饮：即仙方活命饮。

[3] 薛氏原文在此下有"而不能升举"。

【阐发与临证】此患者生了三次病，第一次的结束只是元气复，未说疾病如何，肯定是病未愈；第二次是痛止，病还是如故，因此，其实是腿仍肿，只是不痛了。又因劳、倦、少食而腿重头晕。从字面上看，是两个病。第一次、第二次患的病不一定是外科痈疽类病。腿肿作痛、肿痛如刺，也可能其外表的赤晕（皮肤局部的充血）并不局限，辨证为足三阳经湿热壅滞，现代的风湿类疾病中就有此等症状如肠病性关节炎。两个月后复发，可能还有诱因，不单纯是因怒。前治是纯用祛风燥湿解毒法；后治先用散邪解毒消肿，再用清热解毒、益气补血，半补半消。第三次患病则纯粹是健脾补中了。发病次数越是多，就越是要用补法。

5案 一膏粱酒色之人，患四日而入房，两臀[1]硬肿，二便不通（不可为实）。肾开窍于二阴，此属肝肾亏损。用六味丸料加车前子、牛膝而便利；用补中益气而肿硬消。

【注解】[1] 薛氏原文是"两臂硬肿"。但因辨证为肝肾亏损，所以还是"臀"字为妥。

【阐发与临证】本案辨证主要在于患病四日后又同房而出现二便不通。理论是肾开窍于二阴，患病部位是两臀，所以辨证为肝肾两虚。但用六味地黄汤加车前子、牛膝（济生肾气去附、桂）之后，为何又用补中益气汤而硬肿消退呢？从另一角度说，此人也有饮食劳倦则伤脾。再说，患处硬肿不消又不溃，也是气血虚之故。

6案 一上舍内肿[1]如锥，外[2]色如故，面黄体倦，懒食，或呕[3]，痛伤胃也。用六君汤以壮脾胃，更以十全大补以助其脓，针之，用前汤，倍加参、芪、芎、归、麦冬、五味、远志、贝母而疮敛。

【注解】[1] 内肿，在薛氏原文为"内痛"。如锥是痛如锥刺，因此"内痛如锥"是对的。

[2] "外"字，在薛氏原文是"肉"字。"肉色如故"比"外色如故"更易理解。

[3] 或呕，薛氏原文是"痛甚作呕"，此与下文的"痛伤胃也"互相呼应，更妥。

【阐发与临证】此人疼痛颇剧而引起呕吐，加之面黄、体倦、纳食不馨，所以辨证为脾虚。脾虚不一定呕吐，是疮痛引起胃气上逆。脾胃中气充足，能促使已成而未熟之脓成熟，但毕竟六君子汤健脾燥湿，要促疮脓早日成熟而开刀（或针刺——此处疮痛部位深，开刀更不易）排脓，尤宜补益气血（见本卷第四篇多骨疽第2案例阐发与临证）。就是敛疮，也用十全大补汤倍加补气血之参、芪、归、术、川芎、麦冬等，真是大补了。看来，此患者真是大虚了。

7案[1] 丹溪治一壮年，骰骨疼[2]，以风药饮酒[3]一年，乃以防风通圣散去硝黄，加生犀角、浮萍，与百余剂，成一疽，近皮革[4]脓出而愈。后五六年，其处再痛。朱曰：旧病作，无能为矣，盖发于新娶之后，多得香辣肉味。若能茹淡，远房劳，犹可生也。出脓血四五年，沿及腰背皆空，又三年而死。此纯乎病热者。

【注解】[1] 本案及以下两案可能录自《丹溪纂要》，朱丹溪其余诸书中均未找到，还收录在《医部全录》之卷253、254医案中。本案中所用药物也出现在《脉因证治》《丹溪手镜》中。

[2] 骰骨：原名叉骨，指骶骨。因人身体从此骨以下分开叉（指叉开成两条腿）。此骨是地方俗名，不见于《中国医学大辞典》《中医大辞典》《康熙字典》《辞海》等书。

[3] 以风药饮酒：用散风祛湿药泡酒，饮用一年。

[4] 皮革：本指用动物之皮加工制成既有韧性不易破、不易腐烂，而又按之柔软的物品。此处指整层皮肤包括表皮、真皮。也可读成"近皮、革脓出而愈"，此处之"革"，是"除去""破除"之意。

【阐发与临证】本患者腰骶痛，按风寒湿痹诊治是极有可能的。朱丹溪诊为时毒热毒而用防风通圣散加减、祛风活血、清热解毒。前后两医共治疗一年零四个月才成疮出脓，因此此症初起时并不是"疽"，确是痹症。而是后来延误，或是无法根本治愈的某种痹症，才变成的"疽"，也极有可能。还有一种可能是相当于现代的腰骶椎骨结核，这种阴证疽，经治能好转，以后五六年其处再痛，又数年后出脓血，共十余年而死，也颇符合。

8案 一女髀枢穴[1]（无考）生附骨疽，在外侧廉[2]少阳之分[3]，始末悉用五香汤、十宣散。一日，恶寒发热，膈满，犹大服五香汤，一夕喘死。此升散太多，阴血已绝[4]，孤阳发越于上也。

【注解】[1] 髀枢穴：无此穴名。但"穴"可作凹陷解。而髀枢指髋臼部位，《灵枢·经筋》篇说"足阳明之筋……上结于膝外廉，直上结于髀枢"。《医宗金鉴·正骨心法要旨》载"髀骨，上端如杵，入于髀枢之臼"。髀骨、股骨也；枢、股骨活动的支点也。人站直时，在大转子部位的后缘可扪及一凹陷处，该凹陷处之后方即肌肉丰厚处。

[2] 廉：通廉。

[3] 在外侧廉少阳之分：上述该凹陷处之外侧靠近少阳经，那是靠近环跳穴，即髀枢与环跳穴之间。

[4]《医部全录》无此四字。

【阐发与临证】在股骨大转子、股骨颈及髋臼外侧部位患附骨疽，以阴证为多，按常规多用温阳药。但温阳药偏香燥。如果配伍时方中缺少和血益血之药品，也极易使阴血耗损。十宣散中有人参、黄芪、当归、川芎，补气益血，虽有肉桂、白芷、厚朴等香燥，尚可避免。而患者多用之五香汤（青木香、沉香、丁香、乳香、麝香或藿香）却是大量的香燥药，毫无和润益血之功，所以阴血易耗散。恶寒发热，一般提示表证，还有提示阳虚或气虚证；膈满提示肠胃不和、肝胃不和，结合已患附骨疽，当辨证为中气不足、脾不健运。再用香燥升散当然阴血更虚了。还有，原本少阳经、少阴经是多气少血之经，多用香燥耗血伤气，是以阴血更少了。

9 案　一少年天寒极劳，骹骨痛，两月后生疽，深入骨边，卧两年，取剩骨而安。此寒转[1]热者也[2]。

【注解】[1] 转：原文是"搏"，寒搏热是对的，即外寒郁遏里热，里热不得发散，腐肉为脓，生疮生痈。寒转热，外寒入里转热，好像不太通，勉强。

[2] 原文在此后还有取剩（朽）骨的方法，录于后："取久疽及痔漏中朽骨，用乌鸡胫骨以砒实之，盐泥固济，火煅红，地上出火毒，去泥，用骨研细，饭丸如粟米大，以纸捻送入窍内，更以膏贴之。"

【阐发与临证】极"劳"时里热生、汗出。天寒则外寒，外寒包里热，里热不得发散，郁遏腐肉，生疮生痈。深入骨边，腐骨。骨腐蚀半许，所剩即剩骨，即朽骨。朽骨极宜取出，不取出则所溃之处不敛，终日流脓不尽。

第八篇 肺　　痈

1案[1]　丹溪治一少妇，胸膺间溃一窍，脓血与口中所咳相应而出。以参、芪、当归加退热排脓等药而愈。一云，此因肺痿所致。

【注解】[1]本案录自《丹溪心法·咳嗽》篇和《丹溪治法心要·肺痈》篇，还收录在《奇症汇·头》《中国医学大辞典》肺痿条目。

【阐发与临证】在《丹溪心法》本案文之前有"肺痿治法，在乎养血养肺，养气清金"。此与本案文所用"以人参、黄芪、当归补气血之剂，加退热排脓等药而愈"上下呼应。而《中国医学大辞典》肺痿条目中则出方"党参、生黄芪、当归、金银花各三钱，生甘草、连翘各一钱五分，官桂一钱，清水煎服"。用银花、连翘当然"清金"，生甘草养气、清金、解毒，官桂一钱既是少火生气、又是温肾纳气，与参芪归草同用还有甘温除热之功。还可参阅八卷第十篇痿第6案例。

2案　项彦章治一人病胸膈壅满，昏不知人。项以杏仁、薏苡之剂，灌之立苏。继以升麻、黄芪、桔梗消其脓[1]，服之逾月瘳。项所以知其病者，以阳明脉浮滑，阴脉不足也。浮为风，而滑为血聚，始由风伤肺，故结聚客于肺，阴脉之不足，则过于宣逐也。诸气本乎肺，肺气治，则出入易，菀陈除，故行其肺气而病自已（已见前痞满门）。

【注解】[1]本案与四卷第八篇痞满第8案例重复。但该处此"脓"字按痞满篇本案是"胀"字。按案文意，此应为"胀"即"壅满"。因为从全案文中看不出肺痈的病症，而宜诊为"肺胀"。所以本案文应归入"痞满"篇。

3案[1]　石山治一妇，年近三十，形色瘦白，素时或咳嗽一二声，月水或前或后，夏月取凉遂咳甚，不能伏枕者月余，嗽痰中或带血或兼脓，嗽急则吐食。医用芩连二陈，不效；复用参、芪等补药，病重。汪视左脉浮滑，右脉稍弱而滑，幼伤手腕，掌不能伸，右脉似难凭矣。乃以左脉验之，恐妊兼肺痈也。遂以清肺泄肺之剂进之，三服而能着枕，痰不吐，脓不咯，惟时或恶阻。汪曰：此妊之常病也。教用薏苡仁（苡仁胎前禁用，有肺痈亦不禁，可见有病病受如此）、白术、茯苓、麦冬、黄芩、阿胶煎服，病减。月余复为诊，脉皆稍缓而浮，曰：热已减矣，但吐红太多，未免伤胃。教用四君子加陈皮、黄芩、枳壳煎服调理，妊至六月，食鸡病作，却鸡而愈。至九月病又复作，声哑，令服童便获安。汪曰：产后病除，乃是佳兆。病若复作，非吾所知。月足而产，脾胃病作，加泄，竟不救。

【注解】[1]本案录自《石山医案·卷中·肺痈》。

【阐发与临证】此是肺痈病为先、妊娠恶阻病为后。痰中有脓当为肺痈，如带少量血也可（但也可能是肺痿）。清肺泄肺之剂而病缓，还是肺痈可能性大。案文说"吐红太多"，那就还真是伤胃（胃出血）了。所以在治恶阻时还用阿胶以止血。在后面有"伤胃"、食鸡"病"作、"病"又复作、产后"病"除、"病"若复作、脾"胃""病"作，连着两个"胃"、五个"病"，说明此妇不但患肺痈、妊娠，而平时还有"胃""病"，加上形色瘦白、平时轻咳、夏月取凉咳甚，意为肺脾两虚。加上肺胃出血，妊娠呕吐，再产后大便稀泻，所以难治。

4案[1] 一儒者鼻塞流涕，咳吐脓血，胸膈作胀[2]。先用消风散[3]乱发灰，二服而鼻利；又用四君芎、归及桔梗汤而愈。后因赴选劳役，咳嗽吐脓，小便滴沥，面色黄白，此脾土不能生肺金，肺金不能生肾水。用补中益气、六味地黄而愈。

【注解】［1］自本案以下共5个案例都录自《外科枢要·论肺疽肺痿》篇。薛氏原文是"鼻流清涕"。

［2］薛氏原文在此句下有"此风邪外伤也"。

［3］消风散：同名8方。（1）《和剂局方》方，又名人参消风散，治风热瘾疹、瘙痒发热，或头皮肿痒，头目昏眩，鼻流清涕等，药用荆芥、炙甘草、人参、僵蚕、茯苓、防风、川芎、蝉衣、陈皮、厚朴、羌活、藿香，茶水送下；（2）《洪氏集验方》方，治小儿口疮、重舌鹅口，药用雄黄、硼砂、甘草、朱砂、冰片，外敷；（3）《医宗金鉴》方，治风湿浸淫血脉，疥疮瘙痒，或风热瘾疹，遍身云片斑点，药用当归、生地、防风、蝉衣、知母、苦参、胡麻仁、荆芥、牛蒡子、苍术、石膏、生甘草、木通；（4）《类证治裁》方，治热伤风咳嗽，咽痛，鼻塞吐痰，药用苍术、麻黄、荆芥、白芷、甘草、陈皮、葱白、生姜；（5）《济生方》方，治妊娠肝热上攻，胸膈涎壅，头目晕眩，视物不见，腮项肿核，药用煅石膏、防风、羌活、菊花、川芎、羚羊角、当归、大豆卷、荆芥、白芷、炙甘草，加茶叶水煎；（6）《沈氏尊生书》方之一，治脾热风湿，药同（1）方去陈皮、厚朴、羌活；（7）上书方之二，治疠风，药用白芷、人参、全蝎；（8）《胎产须知》方，治孕妇两目忽失明，头痛眩晕，项腮肿满，不能转颈，药用四物汤加荆芥、防风。本案用（1）方。

【阐发与临证】此患者肺痈兼外感，所以用药也是兼顾。后来的劳累复发，中气不足、肝肾虚亏与肺痈拖延时日、慢性变化也有关。但单用补中益气、六味地黄而治愈肺痈，却也是里手。

5案 一儒者，素善饮，咳痰[1]项强，皮肤不泽，此肺痈也[2]。盖肺系于项[3]，故项不能转侧（非风痰而项焉能强，断之肺痈，见亦神）；肺气虚弱，故皮肤不泽。先用桔梗汤以治肺，后用八珍补肺汤[4]以补脾土生肺金而痊[5]。

【注解】［1］咳痰：薛氏原文是"咳脓"。

［2］薛氏原文是"此脾肺气虚，外邪所乘而成肺痈也"。

［3］薛氏原文此句以下至"故皮肤不泽"全无。

［4］八珍补肺汤：在《中医古籍大全》《医部全录》《中国医学大辞典》《简明方剂辞典》等中均找不到该方。

［5］薛氏原文是"先用桔梗汤，后用人参补肺汤而痊"。

【阐发与临证】皮肤不泽可领会是干枯、甚至轻度甲错，候肺。咳痰而项强，又素善饮，好像《伤寒论》之结胸证"结胸者，项亦强，如柔痉状""实症宜下之"。但本案属虚证，"结胸证，其脉浮大者，不可下。"据此而诊为肺痈，算是"痈之初起"，也非不可。好像治小结胸病的小陷胸汤，黄连、半夏、瓜蒌，用于肺痈初起，也可。魏按言"非风痰而项焉能强"（指柔痉症类）也是片面。此恰说明薛氏医道阅历广泛，经验多。至于江应宿改为八珍补肺汤，应该是二方药味基本相同，或是笔误。

6案 一男子吐脓血，饮食少思，胸腹胀，脾肺心脉皆洪数[1]（洪数脉不佳）。此火不能生土，土不能生金。用桔梗汤为主，佐以补中益气而愈。

【注解】［1］薛氏原文是"一男子咳吐痰脓，胸腹膨胀，两寸与右关脉皆洪数"。

【阐发与临证】薛氏原文患者咳吐"痰脓"比江氏改为"脓血"要好，因为痰脓属初期，而咳吐脓血，病情要严重。而以桔梗汤为主治疗，显然力不能及。可参看第4案。

7案 一男子不时咳嗽，作渴自汗，发热便数。彼恃知医，用清肺降火、理气渗利之剂，[1]小便不通，面目赤色，唇裂（似火），痰壅，肺脾胃[2]三脉浮大，按之而数。此足三阴亏损，不能相生，当滋化源，否则成痈。彼不信，仍用分利之剂，后果患肺痈，始悟其言，用桔梗汤及滋化源[3]而愈。

【注解】[1] 此处薛氏原文有"反"字，意更明显。

[2] 此处薛氏原文是"肺脾肾三脉浮大"，此与下文"足三阴亏损"相符。

[3] 此处"滋化源"三字，薛氏原文是"六味丸"，更明确。

【阐发与临证】本案述症不详，无舌象、脉象。因为单从不时咳嗽、口渴、自汗、发热、小便数来看，渗利之药用之失当（冬瓜子也可适时用），清肺、降火、理气之类还是可以用的，至少可以治标。但如足三阴肝脾肾三脏都有虚损症状，舌脉俱支持，必要用治本之法。因是肝脾肾俱虚，单是六味地黄丸也太偏。从此角度看，江应宿改"六味丸"为"滋化源"，倒是宽泛些、包容些、启示些，促后学者遐想得多些。

8案 一男子面赤吐脓，发热作渴，烦躁引饮，脉洪数而无伦次。此肾火伤肝[1]。先用加减八味丸加麦冬（妙法），大剂一盅[2]，热渴顿止，久睡，觉而神爽索食，再剂，诸症又减六七。仍用前药，更以人参五钱、麦冬二钱五分、五味二钱，水煎代茶，日饮一剂，月余而安。此症面赤者，当补脾肾[3]；面白者，当补脾肺，故用此药。

【注解】[1] 薛氏原文无此五个字。江加此，辨证结论也颇妥。

[2] 大剂一盅：一大杯。

[3] 脾肾：薛氏原文是"肺肾"。

【阐发与临证】肾火，指相火，一般都以相火代指肾火，即肝肾阴虚而产生的虚火。人身的火主要有心火（又名君火）、肾火（又名相火）。心火居上焦，主宰全身，主后天；肾火居下焦，温养脏腑，主先天，即真阳、肾阳。而且以与肾阴相恋守而潜藏于肾为宜。在生理时，肾阴肾阳平衡。肾阴虚而肾火亢，常时称相火亢。实际上，相火与肾火还有些区别。如肾火只寄于肾、命门，而相火还寄于肝、胆、三焦。即使寄于肝、胆、三焦的相火，其根源也还在肾、命门。所以无论治肾火偏亢、相火上亢，都要补肝肾阴。本案面赤、发热、口渴、烦躁引饮，加脉洪数，是肾火上炎，肝肾肺阴俱虚；脉无伦次是阴血虚。因本案列入肺痈，此处吐脓、渴饮、烦躁当是肺阴也虚，所以再用生脉散。面赤而补脾肾是错的，"补脾肾"一词，当指阳虚；补肺肾金水之虚是对的。面白是脾肺气虚也对。

9案 江应宿治贡士汪宾篁，患滞下赤白月余，逆予诊视，投药数剂而愈，六脉洪数不减，即告之曰：公年高，足三阴虚损，不能相生，当滋化源，否则恐生他病。与六味地黄丸加生脉散，因循半月，未及修制，遂觉右乳旁牵痛，面赤，吐痰腥臭，脉洪大浮数，按之无力。予曰：脉数不时见，此肺痈也。次日，吐脓血甚多，投以桔梗汤加羚羊角，未应；再与升麻汤（升麻汤：升麻、桔梗、苡仁、地榆、赤芍、生甘草、丹皮、黄芩）十余剂，更以前丸滋其化源而愈。

【阐发与临证】此升麻汤即《普济本事方》升麻汤，主治肺痈吐脓血腥臭，并胸乳皆痛（见一卷第一篇中风第2案）。该患者患赤白痢月余已治愈而脉洪数不减，应该是肠胃湿热炽盛，此时不应单用滋生化源的六味地黄、生脉散，还应该用清热燥湿。此人之肺痈是前症肠胃湿热母病传子而形成的。如果在用六味地黄加生脉散时并用清热燥湿药剂，说不定或极有可能肺痈就不会发生了。

第九篇 胃 痈

1案[1] 薛立斋治一膏粱之人，寒热作渴，不时咳吐，口内血腥，又五日，吐脓血[2]，皮毛错纵[3]。用射干汤[4]四剂，脓血已止，但气壅痰多，以甘桔汤二三剂而愈。

【注解】[1] 本案及以下两个案例都录自《外科枢要·论胃脘痈》篇。薛氏原文无"膏粱之人"字样。

[2] 薛氏原文是"吐脓"，无"血"字。

[3] 薛氏原文是"身皮甲错"，其意更确。

[4] 射干汤：同名9方。（1）《圣济总录》方之一，治热聚胃口、胃脘成痈，药用射干、栀子、赤苓、升麻、赤芍、白术、生地汁；（2）上书方之二，又名圣济射干汤，治痈疽发背，诸疮肿痛，脉洪实者，药用射干、犀角、元参、升麻、黄芩、麦冬、大黄、山栀、竹叶、芒硝；（3）《千金要方》方，治小儿发热咳喘、咽喉如水鸡声，药用射干、麻黄、紫菀、甘草、生姜、桂心、半夏、大枣、蜂蜜；（4）《外台秘要》引《小品方》，治四季寒冷咳嗽，曲拘不得息，喉鸣，药用射干、麻黄、杏仁、干姜、甘草、紫菀、陈皮、肉桂、吴萸、独活、当归、半夏；（5）《外台秘要》引《古今录验方》方，治喉痹不得饮食，药用当归、白芷、升麻、射干、犀角、杏仁、炙甘草；（6）《外台秘要》方，治脾实舌本肿硬，咽干口燥，药用射干、大青、石膏、蜂蜜；（7）《全生指迷方》方，治肝咳恶风，药用射干、麻黄、五味子、半夏、款冬花、生姜；（8）《证治准绳》方，治肝经病多汗恶风，善悲咽干，善怒，药用射干、芍药、苡仁、桂心、牡蛎、石膏；（9）《幼幼新书》方，治咽喉肿痛，热痰壅盛，药用射干、升麻、马勃、芒硝。

【阐发与临证】胃痈亦名胃脘痈，病症名出《素问·病能论》篇。是书云："诊此者（指胃脘痈）当候胃脉，其脉当沉细，沉细者气逆，逆者人迎甚盛，甚盛则热，人迎者胃脉也，逆而盛则热聚于胃口而不行，故胃脘为痈也。"《圣济总录》曰："胃脘痈，由寒气隔阳，热聚胃口，寒热不调，故血肉腐坏。以气逆于胃，故胃脉沉细；以阳气不得下通，故人迎甚盛，令人寒热如疟，身皮甲错，或咳或呕，或吐脓血。"该病实指痈生于胃脘。初起中脘穴隐痛微肿，胃脉沉细，身热皮肤粗糙，局部逐渐坚硬，疼痛连心。若热退痛止者顺；若脓毒蔓延、腐烂肠胃者逆（可见此病还可腐烂穿透至腹膜、胃肠，形成窦道）。初起宜通腑泄热、祛瘀散结，用大黄牡丹皮汤、《医宗金鉴》清胃射干汤［药品同射干汤（2）方］、《圣济总录》射干汤、麦门冬汤、芍药汤；脓成则行瘀排脓，用赤小豆薏苡仁汤（赤小豆、苡仁、防己、甘草）；排脓后宜补气，宜补中益气汤。本案尚未腐烂至胃肠，但从吐脓血后又出现气壅痰多，则已影响到肺及气管，似乎有肺痈初起之可能。《圣济总录》又说："观伏梁之病，亦有侠（通挟）胃脘内痈者，以其裹大脓血，居肠胃之外故也。"如此看来，胃脘痈确是可以腐烂至腹腔，形成窦道，并且在腹腔（脏壁腹膜间——下同）甚或胸腔中形成包裹性脓腔（伏梁），但尚未穿透至肠管内、肺内。

2案 一男子用射干汤之类乍愈[1]，但气喘体倦，发热作渴，小便频数。[2]用补中益气加山药、山茱萸、麦冬、五味。时仲夏，更以生脉散代茶饮而愈。

【注解】［1］薛氏原文是"将愈"。意义虽差不多，但结合案文末，应是"将愈"为妥。

［2］薛氏原文此处有"此肺气不足"五字。

【阐发与临证】本病的治疗方法，在排脓后宜补益中气（见上案释按）。况且又出现了气喘、体倦、发热、小便频数等气虚症状，所以用补中益气汤。但因是仲夏（农历五六月间），气候炎热又作渴，所以先后加麦冬、五味子。

3案 一老妇素味厚，吐脓已愈，但小便淋沥[1]。用补中益气加麦冬、五味及加减八味丸而愈。膏粱之人，初起清胃散亦可用。

【注解】［1］薛氏原文在此有"此肺肾气虚"，对辨证用药更清晰。

【阐发与临证】本案与上案类似，是胃脘痈愈后，或是脓排出后用补中益气汤恢复其正气。但本案因小便淋沥，所以辨证为肺（补中益气汤）肾（加减八味丸）气虚。膏粱之人胃热尤甚，所以初起可用清胃散，见七卷第十五篇牙第3案例注解8个方中第（1）（2）（4）（7）方。

4案 江应宿治上舍汪中宇，患喉肿不进饮食，腹中不饥，但日饮清茶数盏，召予视之。诊得气口紧数，此胃痈也。脓已成，宜引下行（可法）。投以凉膈散，稍稍利一二度，次早吐脓血，再服射干汤一剂，即知饿索饮食，六剂痊愈。

【阐发与临证】咽喉肿而不能进饮食，仅只每天饮清茶数盏（小杯），确是有热结积聚。此处用凉膈散稍下利，与上案薛氏说"清胃散亦可用"是理同样、药类似。本案，不一定是胃痈，即使吐脓血，也可能是咽喉肿处脓成破溃而出。

第十篇 肠 痈

1 案[1] 丹溪治一女子腹痛,百方不治,脉滑数,时作热[2],腹微[3]急。曰,痛病脉当沉细,今滑数,此肠痈也(妙、妙)。以云母膏一两(云母膏即阳起石),丸梧子大,以牛皮胶[4]溶入酒中[5],并水下之,饷时服尽,下脓血一盆而愈。

【注解】[1] 本案录自《丹溪手镜·卷下·肠痈》篇。

[2] 时作热:丹溪原文无此三字。见注3。

[3] 丹溪原文是"腹皮急"。《金匮要略》薏苡附子败酱散治肠痈,"身甲错,腹皮急……身无热,脉数",所以此处应为腹皮急。同理,朱丹溪原文无"时作热"三字是对的。而且下文"痛病脉当沉细,今滑数,此肠痈也"之分析也是有《金匮要略》原文为佐证的。

[4] 丹溪原文是"阿胶烊入"。今阿胶是黑驴皮胶,非牛皮胶。但古时阿胶(如《神农本草经》,亦用牛皮熬制,故通用)。今牛皮胶又名黄明胶,性味甘平,能治吐衄下血、妊妇胎动血下,另有活血止痛,治一切痈疽肿毒。

[5] 朱丹溪原文是"酒下之"。见释按。

【阐发与临证】《本草纲目》引《名医别录》说"阳起石生齐山(齐国的诸山统称。齐指今泰山以北黄河流域及胶东半岛地域。)山谷及琅琊或云山,云母根也""此所出与云母同,而甚似云母,但厚异尔"。所以魏注语焉不详。应是云母根(阳起石)碾成细粉,用阿胶烊化调入,成稠膏,温热未硬时作丸如梧子大,谓之云母膏。阳起石是咸微温,功能补肾温阳,治阳痿、茎头寒、腰膝冷痹,还能治冷症寒瘕、丹毒肿痒。《儒门事亲》用阳起石煅研,新水调涂,治丹毒肿痒。牛皮胶、阿胶都能治一切痈疽肿毒,肺痿吐脓血。所以本案所用之云母膏治肠痈,乃所用之两味药物(阳起石、阿胶或牛皮胶)的共同作用。按现在的化学成分看,云母和阳起石不是同一物品。

2 案[1] 一妇以毒药去胎后,当脐右结块,块痛甚则寒热,块与脐高一寸(有形之块),痛不可按,脉洪数。谓曰:此瘀血流溢于肠外肓膜之间,聚结为痈也。遂用补气血、行结滞、排脓之剂,三日,决一锋针,脓血大出,内如粪状者臭甚,病妇恐。因谓气血生肌,则内外之窍自合,不旬日而愈。

【注解】[1] 本案录自《推求师意·卷上·肠痈》篇,还收录在《证治准绳·肠痈》篇和《古今医案按·肠痈》篇中。

【阐发与临证】案文认为此结块是瘀血流溢于肠外肓膜之间,聚结腐肉为痈,乃是用毒药打胎后,血流经脉之外而引起。但既是去胎即流产(中医称小产)后,所以用补气血法与行结滞、排脓(脓已成时)法同用。《世医得效方》磨积丸的适应证是治肠胃虚,气癖积于肓膜之外……久则荣凝,一旦败浊,溃为痈脓。此与本案的病症类似。而该丸的组成仅胡椒、木香、全蝎,用陈皮汤送服。没有补气血、排脓而仅行结滞。可能适应治疗的阶段不同。若真的如案文所说决锋针后大出之脓血中有如粪状者臭甚,那真是形成了腹壁肠瘘,在古时仅靠内服汤药使"内外窍自合",而且是"不旬日而愈",此技术水平很高很高了,须知即使现代手术缝合也至少还要四层缝合呢!

3 案[1] 羽林妇病，医者脉之，知其肠中有脓，为下之即愈。盖寸口脉滑而数，滑则为实，数则为热；滑则为荣，数则为卫（脉法佳），卫数下降，荣滑上升，荣卫相干，血为浊败，小腹痞坚，小便或涩，或时汗出，或复恶寒，脓已成。设脉迟紧，聚为瘀血，下之即愈。

【注解】[1] 本案录自王叔和《脉经·卷八·平痈肿肠痈金疮浸淫脉证第十六》。

【阐发与临证】本案以脉论病机。寸口候心肺、主血气。滑脉是实脉，如痰滞、血瘀；数脉基本也是实脉，如热。但热为无形之邪，表现为气之热；痰滞是热煎熬津液而成痰，荣血得邪可成瘀，所以总与荣血有关。卫性轻扬，居上为多，荣性重滞，居下为多。如气之热下降、荣之瘀上升，两相结合则瘀血得热邪而为肉腐化脓成痈。在肠则为小腹痞满坚痛，到人感到恶寒发热时，则痈已成熟、脓已成，非刀针排脓则快不可，或用薏苡仁汤排脓。如脉仍为迟而紧，则是尚未化热，仍是瘀血结滞，未成脓，按薛己在"论肠痈"篇总论中所说"脉迟紧者，未有脓也，用大黄汤下之祛瘀血"。

4 案[1] 沧州治郡守李母庞，病小腹痛，众医皆以为瘕聚，久药不效。吕诊循其少阴脉，如刀刃之切手，胞门芤而数，知其阴中痛，痈结小肠也。告之曰：太夫人病在幽隐，不敢以闻，幸出侍人语之。乃出老妪，吕曰：苦小肠痈，以故脐下如瘕聚。今脓已成，痛迫于玉泉，当不得前后溲，溲则痛甚。妪拜曰：诚如公言。遂用国老（甘草）、将军（大黄）为向导，麒麟竭[2]、琥珀之类攻之，脓自小便溃，应手愈。

【注解】[1] 本案录自《医学入门》吕复条目，还收录在《医部全录·卷一百八十五》。

[2] 麒麟竭：即血竭。

【阐发与临证】本案主要是小腹痛而肾脉弦硬、胞门脉芤数而诊为肠痈，脓成，疼痛迫于膀胱直肠，反射性引起大小便刺激性疼痛。胞门原指子门，即子宫口，原出《金匮·妇人杂病脉证并治》，原文是"妇人之病……胞门寒伤"；又指经外奇穴，在关元旁二寸，左名胞门穴，右名子户穴。但此处是指脉象，应该是尺脉。王叔和、李时珍、张景岳三个时代的大家，都认为左寸心、右寸肺，左关肝胆、右关脾胃，左尺肾膀胱、右尺肾命门，那胞门理应在尺部。芤脉如按葱管，但张锡三等认为是"指下浮大而无力"，是"失血过多"。《脉学辑要评》说"其按之中央空，为两条者，即是双弦之脉，于常患瘕聚人间见之耳。《诸病源候论》积聚候诊得心积，脉沉而芤，时上下无常处。此盖以中央空而两边有为义者"。该候巢氏说"心之积，名曰伏梁。起于脐上，大如臂……病腹中热，而咽干心烦，掌中热，甚则唾血……唾脓血者死"。本案以"胞门芤而数"知其病，源于此。

5 案[1] 虞恒德治一人得潮热，微似疟状[2]，小腹右边有一块，大如鸡卵作痛，右脚不能伸缩（琇按：俗名缩脚肠痈）。一医作膀豚气治，十余日不验。虞诊其脉，左寸芤而带涩，右寸芤而洪实（积血未成脓，故寸芤，若脓已成，则洪数），两尺两关俱洪数。曰：此大小肠之间欲作痈耳。幸脓未成，犹可治。与五香连翘汤，加减与之，间以蜈蚣炙黄，酒调服之，三日愈。

【注解】[1] 本案录自《医学正传·卷六·疮疡》篇。

[2] 微似疟状：表示有轻度的恶寒发热。

【阐发与临证】缩脚肠痈是因为肠痈的部位在髂窝，引起患侧下肢伸展时疼痛加剧，所以患者常以屈曲患侧下肢以减轻疼痛。《外科大成》还有缩脚流注的病名，也是如此状况。此类患者常有寒热。本案是右侧小腹有包块、作痛，右脚不能伸展。明朝人虞恒德于公元1515年给出诊断是在大肠与小肠之间患痈，实在是了不起的。此即现代名阑尾炎及与之相近部位的脓肿。《本草纲目》引《济生秘览》治便毒初起，药用黄脚蜈蚣一条，瓦焙存性为末，酒调服，取汗即散。此与本案相近。《本草衍义》治丹毒瘤肿，用蜈蚣一条，白矾一皂子大，雷丸一个，百部二钱，研末醋调敷。

6 案[1] 儒医李生治一富家妇有疾，诊之，曰：肠胃间有所苦耶？妇曰：肠中痛不可忍，而大便从小便出（琇按：交肠症[2]亦如此）。医皆谓古无此症，不可治。李曰：试为筹之。若服我之药，三日当瘥，下小丸子数十粒，煎黄芪汤下之，下脓血数升而愈。其家喜问治法，李曰：始切脉时，觉芤脉见于肠[3]部。《脉诀》[4]云：寸芤积血在胸中，关内逢芤肠里痈。此痈在内，所以致然。所服者，乃云母膏为丸耳。切脉至此，可以言医矣。(《王仲言余话》[5])

【注解】[1] 本案收录在《医说》卷六云母膏愈肠痈篇，并言录自《王仲言余话》，还收录在《医部全录·卷一百八十五》和《脉诀乳海·卷三·又歌曰》篇。

[2] 交肠症：病证名，出《世医得效方》。主要症状是大小便易位而出。此症因大怒、醉饱致脏气乖乱，不循常道，治法宜宣吐以开提其气，使阑门清利，得司泌别之职。治疗法有：五苓散加木香，五苓散加调气散加阿胶粉，黄连阿胶丸加木香，补脬散，虚证用八珍汤等。清朝董西园《医级》说"肠穿膀破而后尿溺得以易位而出也"，那就有解剖学的基础了，更符合实际。本案是妇女交肠症，多为产伤引起的产后交肠病。《济阴要旨》说："产后交肠病，又谓之差经，大小便易位而出。如大便秘结则用润肠汤，桃红四物汤去香附、川芎、白芍，加升麻、麻仁、大黄、生熟地；如大便溏薄而且从小便出，用五苓散、调气散加阿胶粉。"此病即产伤尿道阴道直肠瘘。

[3]《医部全录》为阳部。

[4]《脉诀》：(1)《王叔和脉诀》的简称，实非王叔和所撰，乃六朝高阳生撰；(2) 宋朝崔嘉彦撰《崔氏脉诀》的简称，又称《崔真人脉诀》《紫虚脉诀》；(3) 南宋刘开撰《刘三点脉诀》简称，又名《复真刘三点先生脉诀》；(4) 清朝刘璞、叶盛、董西园、朱铭石、陈璞等都撰写过《脉诀》。

[5] "寸芤积血在胸中，关内逢芤肠里痈"：录自《王叔和脉诀》芤脉，还收录在元朝戴启宗《脉诀勘误·卷上·七表》篇。

[6]《王仲言余话》：南宋王明清，字仲言，撰《挥麈录》，也有称《王仲言挥麈录》，其中《余话》部分也有人称《王仲言余话》(参见六卷第十篇脚气第4案例注)

【阐发与临证】本案虽是妇女交肠症，但不是产伤，而是肠痈溃破大肠与膀胱，即是《医级》所说"肠穿膀破"，直肠与阴道与尿道三者间互相都有瘘道，或直肠与膀胱二者间有瘘道互相交通，所以大便从小便出。本案用云母膏为丸、黄芪煎汤送服，主要是治肠痈(交肠病可参见卷十一第八篇交肠三个案例)。

7案[1] 薛己治一男子，里急后重，下脓胀痛[2]，用排脓散[3]、蜡矾丸而愈。后因劳，寒热体倦，用补中益气而安。

【注解】[1] 本案及以下至第12案，都录自《外科枢要·论肠痈》篇。

[2] 薛氏原文在此句下有"此脾气下陷"。

[3] 排脓散：同名4方。(1)《金匮要略》方，治内痈、脓从便出，药用枳实、芍药、桔梗、鸡子黄；(2)《千金要方》方，治乳痈，药用铁粉、芍药、桂心、川芎、人参、肉苁蓉、细辛、黄芩、干姜、防风、当归、炙甘草；(3)《证治准绳》方之一，治肠痈小腹胀痛，或里急后重，或时时下血，药用当归、黄芪、银花、连翘、白芷、防风、山甲、瓜蒌、甘草；(4) 上书方之二，治肺痈吐脓，药用黄芪、白芷、人参、五味子、蜜汤调下。本案可用(1)(3)方，(3)方为佳。

【阐发与临证】单纯按"里急后重、下(指大便)脓胀痛"则可理解为痢疾。痢疾也是邪热与瘀血、湿浊相结于肠，但无小腹重、强按之痛，腹皮急，即相当于现代所述之无腹痛拒按、无板状腹、无反跳痛，无腹膜刺激症状。如是痢疾也可清热燥湿、活血祛瘀。也可能是结肠癌、直肠癌的初起。这患者的肠痈，有可能部位在乙状结肠、直肠及其贴近的部位。

8案 一妇人小腹胀痛，小便如淋[1]，此毒结于内[2]。先以神效瓜蒌散[3]，二剂少愈，更以薏苡仁汤[4]而安。

【注解】[1] 薛氏原文在此句后有"时时汗出"。

[2] 薛氏原文此句是"此瘀血凝结于内"。结合用药看辨证，江应宿将"瘀血"改成"毒"，似乎更妥，因为脓已成，是毒。

[3] 神效瓜蒌散：同名2方。(1)《外科集验方》方，治痈疽、瘰疬、乳痈、乳疽、乳岩等，药用黄瓜蒌、当归、生甘草、乳香、没药（另方有穿山甲、贝母）；(2)《和剂局方》方，治痈疽生于脑髭背腋孔、肠痈、便毒等，药同上方去当归，以红酒煎服。

[4] 薏苡仁汤：同名6方。(1)《外台秘要》方，治诸风，药用薏仁、玉竹、茯神、生姜、犀角、乌梅、麦冬、竹沥、白蜜；(2)《圣济总录》方，治肠痈，药用薏仁、瓜蒌仁、丹皮、桃仁；(3)《张氏医通》方，治中风湿痹、关节痛，药用薏仁、当归、芍药、麻黄、桂枝、苍术、炙甘草、生姜；(4)《类证治裁》方，治着痹，药同(3)方去芍药加川芎、羌活、独活、防风、川乌；(5)《外科枢要》方，治风热唇口瞤动，或浮肿或结核，药用薏苡仁、防己、赤小豆、炙甘草；(6)《千金方》方，治筋挛不可屈伸，药用薏仁、白蔹、芍药、桂心、酸枣仁、干姜、牛膝、甘草、附子（一方有车前子）酒浸煎服。本案用(2)方。

【阐发与临证】按薛己引孙思邈所言：强按之则痛（腹痛拒按），腹皮急如肿，甚者腹胀大，转侧有水声（移动性浊音），绕脐生疮或脓从脐出，大便中有脓排出，小便如淋等都是有时或间有人出现的，不会全部在一人或全病程都看到。以现代术语讲，那可能是腹膜炎板状腹、腹腔渗出液颇多，甚或是毒内结于膀胱附近影响膀胱尿道出现小便如淋。

9案 一妇人小腹胀痛而有块，脉芤而涩，此瘀血为患。以四物加元胡索、红花、桃仁、牛膝、木香二剂，血下而愈。

【阐发与临证】本案比上案病情稍轻点，至少病变局部脓尚未成，还是瘀血，所以不用瓜蒌、薏苡仁、乳香、没药、贝母、山甲等。

10案 一妇人小腹胀痛，大便秘涩，转侧有水声，脉洪数[1]。以梅仁汤[2]一剂下瘀血，诸症悉退；再以薏苡汤[3]二剂而瘥。

【注解】[1] 薛氏原文此句下有"此脓瘀内溃也"。

[2] 梅仁汤：《外科枢要》方，治肠痈壅痛，大便秘涩，药用梅核仁、大黄、丹皮、芒硝、冬瓜子、犀角屑（另吞）。

[3] 此应为薏苡仁汤。因另有薏苡汤，《证治准绳》方，治手拳不展，药用薏苡、当归、秦艽、防风、羌活、枣仁、麝香、荆芥（如用前六味等分蜜丸，后二味煎汤化下，名薏苡丹）。

【阐发与临证】本案也是瘀血滞结肠间，但因大便秘结，所以先用大黄芒硝兼下瘀血、兼通大便，最后再用薏苡仁汤排脓。梅仁汤中含大黄牡丹皮汤。梅核仁性味酸平，功能明目、益气，祛暑清络，清热化湿。《肘后方》用治指头肿痛，捣烂和醋敷之。

11案 一妇人脓成胀痛，小便不利，脉洪数[1]，服太乙膏[2]三钱，下脓甚多；胀痛顿止[3]，以瓜蒌散[4]、蜡矾丸及托里[5]而安[6]。

【注解】[1] 薛氏原文在此句下有"此脓毒内溃也"。

[2] 太乙膏：同名5方。(1)《卫生宝鉴》方，治疬子疮，药用冰片、轻粉、乳香、没药、麝香、黄丹、清油熬膏外贴；(2)《证治准绳》方之一，治瘰疬，药同(1)方去冰片加藜芦；(3)上书方之二，治创伤、痈疽、疖毒，药用白芷、苍术、石膏、白胶香、没药、黄丹、黄蜡、麻油熬膏外贴；(4)《外科正宗》方，治发背痈疽，恶疮，湿痰流毒，跌打损伤，烫火伤，药用肉桂、白芷、当归、玄参、赤芍、生地、大黄、土木鳖、阿魏、轻粉、血余、乳香、没药、槐枝、柳枝、黄丹、麻油熬膏外贴；(5)《和剂局方》方，又名神仙太乙膏，治痈疽疮疖，虫兽咬伤，烫火刀斧伤，红肿疼痛或已溃破，药用玄参、白芷、当归、肉桂、生地、赤芍、大黄、黄丹、蛤粉、麻油熬膏，可外贴，也可作丸，蛤粉为衣，依法内服。《外科枢要》用治一切疮疡，不用蛤粉为衣，内服外贴并用。

[3] 薛氏原文并无"胀痛顿止"。

[4] 用的应是神效瓜蒌散。

[5] 托里应指托里散。

[6] 薛氏原文在此下还有"如用云母膏尤妙"。

【阐发与临证】本案与上案都有脓毒或脓瘀内溃，脉洪数，所以都用大黄；本案有赤芍、上案有丹皮。

12案 一妇人产后，恶露不尽，小腹作痛，服瓜子仁汤[1]，下瘀血而瘥。凡瘀血停滞，宜急治之，缓则腐化为脓，最为难治。若流注关节，则为败症。

【注解】[1] 瓜子仁汤：同名2方。（1）《全生指迷方》方，治肠痈、肛痈、小便如淋，药用瓜蒌子、薏苡仁、桃仁、丹皮，与前第8案例《圣济总录》之薏苡仁汤相同。《外科枢要》及《女科撮要》用治产后恶露不止、小腹作痛或肠痈瘀血停滞作痛；（2）本书十一卷第十九篇产后第45案例魏注方，治产后瘀血内溃为脓，而小腹作痛，药用甜瓜子、西瓜子（均压去油）、当归身、蛇蜕。

【阐发与临证】本案与前第9案类似。前案瘀血停滞腹内，本案恶露（也是瘀血）停滞腹内。从第8案至第12案共5个案例作一比较，可得出：第9、12、8案，三个案例属于同一类型，基本是瘀血内结，但从症状、病机及用药看，后案病重于前案是肯定的。第10、11案，两个案例属同一类型，都是脓及瘀血内溃，也是后案病重于前案。而且后两个案例病重于前三个案例。分析如下：9案：共同症状（以下简称共症）：小腹胀痛；特殊症状（以下简称特症）：小腹有块，脉涩；病机：瘀血停滞腹内；方名：桃红四物汤加减；主药：桃仁、赤芍、生地；配药：当归、川芎、红花、牛膝、玄胡、木香；预后：下瘀血而愈。12案：共症：小腹痛；特症：产后恶露不尽；病机：瘀血停滞腹内；方名：瓜子仁汤即薏苡仁汤；主药：桃仁、丹皮、瓜蒌子、薏苡仁；预后：下瘀血而瘥。8案：共症：小腹胀痛；特症：小便如淋；病机：瘀毒结于内；方名：神效瓜蒌散、薏苡仁汤；主药：桃仁、丹皮、瓜蒌子、薏苡仁；配药：当归、乳香、没药、生甘草；预后：前汤少愈、后汤而安。10案：共症：小腹胀痛；特症：大便秘、腹中有水声、脉洪数；病机：脓瘀内溃；方名：梅仁汤、薏苡仁汤；主药：桃仁、丹皮、瓜蒌子、薏苡仁、大黄；配药：犀角、冬瓜子、芒硝、梅仁；预后：前汤下瘀血而好转、后汤而瘥。11案：共症：小腹胀痛；特症：小便不利、脉洪数；病机：脓毒内溃；方名：太乙膏、神效瓜蒌散、蜡矾丸；主药：大黄、赤芍、生地、瓜蒌子、蜡、矾；配药：当归、乳香、没药、生甘草、白芷、玄参、肉桂；预后：前膏下脓多、胀痛止，后汤而安。

13案 江汝洁治一男子，病小肠痈初起，左小腹近胁下一块如掌大，甚疼。江以蜂蜜调大黄末敷于痛处，再以生姜一大块，切片置于大黄之上，以火熨之（妙法可师），四五度，痛即止，逾半月而块自消。

【阐发与临证】巴掌大的块在近左胁下，那就不是左小腹部位。痛而有块，血瘀为主、兼痰滞，大黄能活血燥湿，醋制者尤佳，外敷再隔姜灸，热力加药力，隔皮透达，活血消散止痛。如脓已成则不可为了。此病肠痉挛、肠套叠、结肠脾曲综合征，甚或脾肿大都有可能，倒也不一定是小肠痈。

14案[1] 一人胁破，肠出臭秽。急以香油抹肠送入，即不出。又以人参、枸杞子煎汤[2]淋之，皮自合，吃猪肾粥[3]十日愈。

【注解】[1] 本案录自《世医得效方》，但文末是吃羊肾粥，还收录在《古今医统大全·卷九十二·胁破肠出》篇。

[2]《古今医统大全》是"服，又淋"。

[3]《古今医统大全》此处还有羊石脂。羊石脂，拟为白石脂，如羊之白。白石脂性味甘酸平，功能养肺气、排痈疽疮痔，厚肠收敛止泻。

【阐发与临证】本案与肠痈无关，乃创伤性疾病。胃气下降为顺，促使肠动而排污物。肠既可自动，就会从腹壁皮肉创伤破口中脱出。腹中肠间有秽浊之气，正常健康者也概如此。香油润滑，促使肠管顺下滑动，不易再从破口中脱出。人参、枸杞扶正气长肌肤，《素问·藏气法时论》篇说"气味合而服之，以补精益气"。猪肉米粥富含营养，"五谷为养、五畜为益"。原文是"吃羊肾粥"，羊肉是肉类中的人参，当然更补精益气了。李杲说："羊肉有形之物，能补有形肌肉之气。人参补气，羊肉补形。"徐之才说："补可去弱，人参、羊肉之属。"

15 案 江应宿治汪上舍之内，当脐结痛，发热恶寒，脉洪数，此肠痈也。投以仙方活命饮、五香连翘汤[1]、瓜蒌散，俱不应。过七日，小便间有脓血，乃制云母膏为丸，十数服而愈。可见药之对病，其验如此。

【注解】[1] 指五香连翘汤。

【阐发与临证】本篇治肠痈共 11 个案例（外治及论脉者除外），用云母膏者 3 案。薛己治 6 案，其中用排脓散加蜡矾丸者原已怀疑可能是急性痢疾，而且用银花、连翘、山甲、瓜蒌等清热消散，余五案用桃仁、丹皮、瓜蒌、薏苡仁者三案，用赤芍、生地、加桃仁、当归者一例，加大黄、瓜蒌、当归者一例；余下吕沧州治老妇小肠痈用大黄、甘草，虞恒德治右缩脚肠痈（欲作痈）用五香连翘汤加十条蜈蚣。仙方活命饮、五香连翘汤是内有清热解毒药、也有辛温消散药，治痈之初起。瓜蒌散中缺乏清热解毒药，只是排脓活血消肿，薛己所用者，两案都与桃仁、丹皮、薏仁或大黄、赤芍、生地同用，可见单用疗效不佳。本案发热恶寒、脉洪数，当脐结痛，显然痈已成，当然仙方活命饮、五香连翘汤、瓜蒌散等就无效了。与本案类似的药物堕胎案，用补气血、行结滞、排脓之剂，也与五香连翘汤、瓜蒌散类似，也无效，最后用针刀切开排脓。所以本案初期用药就应该无效。

第十一篇 悬 痈

1案 谷道外肾[1]之间所生痈毒，名为悬痈[2]，医书所不载，世亦罕有知者。初发唯觉痒甚，状如松子大，渐如莲实，四十余日后始赤肿如胡桃，遂破。若破，则大小便皆自此去，不治。其药用横纹大甘草一两，截长三寸许，取山涧东流水一大碗，井水河水不可用，以甘草蘸水，文武火慢炙，不可性急，须用三时久，水尽为度，譬视甘草水中润为透，却以无灰酒两碗煮，俟至一半，作一服温饮之，初未便效验，二十日始消。未破者不破，可保平，虽再进无害。兴化守姚康朝，正苦此痈，众医拱手，两服而愈。

【注解】[1] 谷道外肾：谷道指肛门，外肾指阴囊阴茎。

[2] 本案录自李迅《痈疽方》。本案还收录在《外科精要·卷下·痈疽经验杂方》篇，以及《医学纲目·卷十九·便毒》篇。李迅，南宋医家，字嗣立。今福建泉州人。原为官，以医著名，尤精于外科。此书于公元1196年编成。也有说李迅著《集验背疽方》，但此书中未找到本案。《本草纲目》《医说》都说此方乃宋朝韶州医刘从周出方治愈兴化姚康朝的。但韶州位于广东省北部，离韶州最近的兴化府是在福建沿海治今莆田仙游一带，直线距离也太远了，韶州医不可能去兴化治病的。所以说该方是李迅从刘从周处收集后，在泉江为官时给姚治疗的。

【阐发与临证】悬痈指患于会阴穴（阴囊根部与肛门中间，女则大阴唇后联合与肛门中间）的痈，又名骑马痈（骑马时的着力点）、海底痈。由于阴分（包括三阴经）都由任脉统一调节，故任脉又为阴脉之海。所以悬痈阴分亏损而又湿热下注是病因；局部松软，易于成结扩散；位近肛门又易于感染，所以难愈且可成瘘。初起用龙胆泻肝汤清利湿热，后则清热解毒消散，脓成则针刀排脓、解毒。因阴分亏损，不宜过于寒凉。本案用水炙甘草以蒸馏酒煮服，取其解毒和活血。炙的过程达三个时辰，达到炙透的目的。本案的甘草制剂在《外科枢要》《外科发挥》中名制甘草。井水（硬）、河水（软）都不用，而取山涧水，是用纯净的而且是不硬不软的水耶？用甘草治痈疽法很多，《外科精要》用甘草捶碎水浸，揉取浓汁滤过，慢火熬成膏（《证治准绳·疡医》中谓之甘草膏即此），每次服一二匙，无灰酒或开水送服，能预防一切痈疽诸发，即使发病也能减轻。小痈疽发热时，用甘草节晒干研粉，热酒服一二钱，连服数次，痛热皆止。《图经本草》用甘草粉一份、大麦面三份，加少量酥油和匀做成饼状，沸水烫成外面熟，热敷于疮肿上（用绸片旧纸隔），冷则换，可使已成者脓水自出、未成者肿疡内消，再吃黄芪粥。《千金方》治阴头生疮用蜜煎甘草粉频涂。

2案[1] 薛己治赵州守，脓[2]多作痛，五月余矣。晡热口干，盗汗食少，体倦气短，脉浮数而无力。[3]用补中益气加制甘草、五味、麦冬，三十余剂，食进势缓。又以六味丸料五十余剂，脓溃疮敛；后因怒[4]，作痛少食，胁痛发热，仍用前汤而安。喜其禀实、慎疾而得愈。

【注解】[1] 本案录自《外科枢要·论悬痈》篇。

[2] 薛氏原文"脓"字是"肿"字。病位组织疏松，肿势易扩散，况且病程已五个月多，脓尚未成熟，所以"肿多"为是。否则已"脓多"，再用药三个月才脓溃，似不好衔接。

［3］薛氏原文在此处有"此足三阴气血亏损"一句。极是！

［4］薛氏原文是"后因脓作痛少食"。既疮敛，不可能再因脓而作痛，否则敛而又溃了。所以因"怒"作痛为是。

【阐发与临证】制甘草即水炙甘草，即上案中的制过后的甘草，解毒又益气。足三阴既亏损，六味地黄丸是薛氏之常用药。因食少体倦气短而用补中益气汤加生脉散之时，特意加制甘草，足见悬痈之用水炙甘草（如法炮制）是很有效的。

3 案　江应宿治族弟应楚，在燕京患悬痈，气短咳逆，面赤，口期期不能成语，素有痔漏，多服寒凉解毒，大伤中气，脉浮数而无力。用补中益气，一服而咳逆定，数剂而脓血溃，五十余剂而愈。

【阐发与临证】本案与上案薛氏的治法一脉相承。脓成不溃或者肿而久不成脓，气虚挟血虚者居多，所以补中益气汤或八珍汤是必用之物。

第十二篇 便　　痈

1案[1]　薛立斋治一儒者，年二十，左患便痈[2]。用托里药，溃而将愈。入房，发热作痛[3]，右边亦作，脓水清稀，虚症悉具，脉洪大，可畏[4]。用十全大补加附子一钱，脉症顿退[5]，继用大补汤，三十剂而敛。

【注解】[1] 本案及以下4个案例都录自《外科枢要·论便痈》篇。

[2] 薛氏原文在此下有"余以肝肾阴虚"，有助于辨证。

[3] 薛氏原文是"发热作渴"，更说明肝肾阴虚。

[4] 薛氏原文是"脉洪大而无力，势甚可畏"。

[5] 薛氏原文在此下有"再剂全退"。

【阐发与临证】便痈又名便毒、横痃。便毒名首见于《刘涓子鬼遗方》（晋末刘涓子撰，成书于五世纪，外科专著）。横痃是梅毒发于两腿合缝间，溃后左名鱼口、右名便毒（也有说溃后名鱼口、未溃坚硬者名便毒）。横痃又名痃疬，病名首先于《外科正宗》（明朝陈实功撰，刊于公元1617年，外科专著）。综合各种说法，可以认为此症由传染杨梅疮即梅毒而患者不少，但也有不是梅毒而患者。祖国医学认为由强力入房、忍精不泄致精搏血留、壅结于精道，或暴怒伤肝、气滞血瘀，或肝经湿热。这些证型的便痈与梅毒而致的便痈症状体征类似，而梅毒血清学检测阴性，或者是普通疮疖发生在该部位，所以薛氏所治的患者似属于这种类型。中医辨证部位属肝肾经络，于腿根与阴器之间的摺缝中，初如杏核、渐如鹅蛋，坚硬木痛，微热不红，脓少血多，使人寒热往来。初起宜荆防败毒散，山甲内消散，红花散瘀汤，如不应，用九龙丹，劳倦过度用补中益气汤，肝肾不足用六味地黄丸，湿热壅滞用龙胆泻肝汤。脓将成者宜黄芪内托散，托里透脓汤；既溃宜八珍汤、十全大补汤等。如是由梅毒引起，则参照梅毒治法。

2案　一儒者肿痛便涩，用八正散，清肝火导湿热，二剂而肿痛愈；再用小柴胡加芎、归、泽泻、山栀二剂，以清肝火、补脾血而小便利。

【阐发与临证】按治疗法则，局部发热肿痛、小便数者，用加减龙胆泻肝汤清利湿热、泄肝经热，但如大小便闭涩则用八正散。此患者便（小便以及大便）涩，所以用八正散，中有大黄可通大便。

3案　一男子肿痛不止[1]，用活命饮一剂而痛止，再剂而肿消。

【注解】[1] 薛氏原文是"溃而肿痛不止，此余毒未解"。

【阐发与临证】一般用仙方活命饮的都在痈疖初起。未成脓者能自消，如已成脓者，可使之溃破。溃破后则不再用此方。本案是溃后又肿痛不止，所以薛氏辨证为余毒未解。仙方活命饮清热解毒散风消肿，能使肿痛消散，但对溃后的病情，此方并不完全适宜。所以案文也到消肿为止，溃后如何情况并未述及。

4案　一男子痛甚发热，用前饮一剂痛止；再以神效瓜蒌散加山栀、柴胡，二剂而消。

【阐发与临证】本案也是痈肿初起疼痛发热。痈肿初起发热是十之八九会出现的，仙方活命饮是很适合的方剂。神效瓜蒌散中除全瓜蒌以外的药物，全包含在仙方活命饮中，但前方剂量要大五倍，再加栀子、柴胡，所以消肿快。

5 案 一男子肿而不溃[1]，用参、芪、归、术以补托元气，用白芷、皂角刺、柴胡、甘草，以排脓清肝，数剂而溃，复以八珍加柴胡，补其气血而愈。

【注解】[1] 薛氏原文在此下有"余谓此因阳气虚弱"。

【阐发与临证】薛氏所谓"阳气虚弱""补托元气"用参芪归术，实际是补气益血。肿而不溃不单是气虚，往往是气血俱虚。因肿而不溃，所以用白芷、皂角刺消肿排脓，而溃后就不用了。

6 案 江应宿治一男子患便毒，两胯骱间坟起焮赤，大如鹅卵。服败毒散及消毒利药不应。过予求治，投以知母、贝母各五钱，僵蚕、穿山甲俱各炒一钱，大黄三钱（妙方）作一服，利下，脓血从大便出，痛肿减半，再剂而已。后治人皆验，大黄以强弱加减。

【阐发与临证】本方知母、贝母各用五钱，在明朝是少见的重剂量（神效瓜蒌散也是大剂量），所以清热解毒、化痰消结肿效果显著。加上僵蚕解毒消肿、山甲透脓消肿、大黄清热解毒攻下，使脓出而肿痛减轻，此方配伍确良。但脓血从大便而出，如果是肠痈尚可，而本案是便痈，该部位的脓液怎么到了肠道中？此脓血是肠黏液，用大黄是可以引起大便中挟带肠黏液的。大黄的泻下作用也是一种解毒消散功效起作用的形式，也有可能是该便毒患处贴近直肠肛口，溃口在直肠内肛口上方，脓血从溃口流到直肠，再从肛门排出。

第十三篇 下疳疮

1案[1] 薛立斋治庶吉士刘华甫，茎中作痛，或出白津，或小便秘涩。先用小柴胡加山栀、泽泻、黄连、木通、胆草、茯苓二剂，以清肝火导湿热，诸症渐愈。因劳倦，忽寒热[2]，用补中益气汤治之而安；又用六味丸以生肝血、滋肾水，诸症痊愈。

【注解】[1] 本篇4个案例都录自《外科枢要·论下疳疮》篇。

[2] 薛氏原文此句下有"此元气复伤也"。

【阐发与临证】下疳疮即下疳，始见于《丹溪心法》（"下疳"始见于《儒门事亲》，张子和曰"俗呼臊疳"），又名疳疮、妒精疮。是梅毒发于阴茎、龟头、包皮、女子大小阴唇、阴道等处。分硬下疳（初起豆粒大硬结，不疼、不溃）和软下疳（初起小疮，很快溃破）。下疳是杨梅疮（即梅毒）的初起阶段，治宜清血解毒法，张子和治法是"先以导水禹功，先泻肝经，外以木香散敷之……然后服淡粥"。朱丹溪治法是用蛤粉、蜡茶、苦参、密陀僧（《丹溪治法心要》有青黛）为末，河水洗净（疮面），腊猪油调敷。或米泔水洗净疮，用头发以盐水洗净去油，晒干烧灰敷。《医宗金鉴》用杨梅一剂散（麻黄、威灵仙、大黄、羌活、白芷、皂角刺、银花、山甲、蝉蜕、防风）内服，外用鹅黄散（轻粉、黄柏、石膏）。其病因除不洁性交感染梅毒外，还有忍精不泄，败精浊血留滞于精道，结滞而肿。初起小便淋漓涩痛，次为流出黄脓，外生硬结色紫，再后肿痛腐烂，除《医宗金鉴》方外，可用八正散、龙胆泻肝汤等。薛己《外科枢要》说："本症属肝经湿热下注，但以肝经阴虚为本。如肿痛发热为血虚有热，以四物汤加柴胡、山栀；如日晡热甚则以小柴胡汤加参芪术归；如伴恶寒发热则为肝经湿热，宜小柴胡汤加龙胆草、黄连；如小便涩用龙胆泻肝汤或八正散加龙胆草；如肿痛腐溃为气血虚有火，宜八物汤加柴胡、山栀；阴虚火燥宜六味地黄丸，气虚宜补中益气加山栀、龙胆草。"本篇4个案例都在此范围。下疳应是梅毒之一种，与便毒同。但薛氏所治者疗效极好而且快速，是否也是症状体征与梅毒初起的下疳类似而梅毒血清检测属阴性者，或者是似是而非的一些发生在该局部的溃疡、小疮疖。本案先是肝经湿热；后因劳倦复发属气虚；最后回归肝经阴虚为本，用六味地黄丸收功。

2案 一儒者茎中作痒，发热倦怠，外皮浮肿二年矣。此肝肾阴虚[1]，用八珍加柴胡、山栀，及六味丸而愈。有兼阴毛间生虫作痒，当以桃仁研烂涂之。

【注解】[1] 薛氏原文无"此肝肾阴虚"句，但加此句点明亦佳。

【阐发与临证】本案不像下疳症，倒像湿热生虫，现代医学谓之尿道滴虫及/或阴虱（案文说："阴毛间生虫"）。滴虫治法宜外用，蛇床子、苦参、鹤虱、花椒、白矾、土槿皮、芦荟等水煎坐浴，配合现代甲硝唑（冲洗阴道）疗效更好。阴虱除上述外，尚可加用百部、狼牙大戟、芫花等煎汤洗，再用鲜白果仁、轻粉等捣烂涂之。

3案 一人因劳而患焮痛，寒热体倦，头痛，小便赤涩。用补中益气加车前、山栀[1]而消。

【注解】[1] 薛氏原文还有"牛膝"。

【阐发与临证】 薛氏辨此患者为气虚，按其治法规律，当用补中益气汤加山栀、龙胆草，但此患者小便赤涩，所以加车前子、山栀。而不用龙胆草者，可能是肝经湿热并不甚，仅用山栀即可。

4 案 一士人患下疳，寒药伤胃，腐溃肿痛[1]，日晡热甚，口干体倦，食少欲呕[2]。先用六君加柴胡、升麻，脾胃醒而诸症退；更以补中益气加炒黑山栀，肝火退而肿痛痊。

【注解】[1] 薛氏原文是"阴茎腐烂、肿痛不止"，无"寒药伤胃"。如结合以下案文"食少欲呕""脾胃醒"二语，则加"寒药伤胃"也可。

[2] 薛氏原文在此后有"此肝脾血虚也"。

【阐发与临证】 阴茎腐烂是下疳疮的晚期，《医宗金鉴》用清肝解毒燥湿法。但日晡发热、肿痛、腐溃是气血虚有火，薛氏原文有"此肝脾血虚"的辨证结论是对的，用六君子汤加柴胡、升麻，补中益气汤加炒山栀都符合辨证，但是健脾尚可而养肝血不足，尤其是用六君子汤加柴胡、升麻，更显补肝血差太远。如用加四物汤或六味地黄汤则好了。《丹溪心法》治下疳腐烂用圣粉散（蜜炙黄柏、密陀僧、黄丹、高末茶、乳香、轻粉、麝香少许为末），用葱汤洗净疮后贴药粉。或用黄柏、黄连、当归、白芷、独活、防风、朴硝、荆芥等分，铜钱五十文，乌梅五个，盐一匙水煎温洗，日五七次。再用木香、槟榔、黄连、铜青、轻粉、枯矾、螵蛸、麝香等分为末，至夜敷上。内服薛己汤药，外用朱丹溪方药，是否更好？

第十四篇 肩 痈

1 案[1]　丹溪治一人肩井后肿痛，身热且嗽，其肿按之不坚，此乃酒痰流结也。遂用南星、半夏、瓜蒌、葛根、芩连、竹沥作煎饮之，烧葱根爔[2]肿上，另用白芥子、白矾作小丸，用煎药吞二十丸，须臾痰随嗽出，半日约去三四碗而愈。

【注解】[1] 本案录自《推求师意·卷之上·肩痈》篇。

[2] 爔：熏烤。

【阐发与临证】从咳嗽、其肿按之不坚，以及饮酒史（可能量还不小）诊为酒痰流结。朱丹溪治痰善用南星、瓜蒌。葛根可能是引入太阳经（肩井后）。此处用白芥子和白矾作小丸是一新治法。朱丹溪对白芥子有一说法，即胁部有痰块非白芥子不可。一般说白芥子能消散皮里膜外之痰。

2 案　薛己治一妇卧床十二年矣，遇回禄[1]，益加忧郁。甲辰[2]三月，右肩下发一块，焮肿如瓯，中赤外白。用凉药一剂，不解，次用十宣散四剂（十宣散方：人参、黄芪、当归、甘草、白芷、川芎、桔梗、厚朴、防风、桂），加痛，略红。迎徐医[3]视之，连投参、芪、丁、桂、防风、白芷之类，脓溃。徐云：无患矣。辞后，眩晕呕逆，恶寒战栗，顶陷脓清。其夫检《外科发挥》，至发背门云[4]：若初起一头如黍，不肿不赤，烦躁便秘，四五日间，生头不计其数，疮口各含一粟，名曰莲蓬发云云。始骇为恶症，治法虽详，不谙于行[5]，迎薛至，诊云：辛凉解散，气血两虚者忌之，连投参、芪、归、术、地黄、姜、附大剂，肿高脓稠，兼纴[6]乌金膏。数日果腐落筋如脂膜者数斤[7]，仍用前剂，每服人参加至八钱，日进二服，逾两月平复。

【注解】[1] 回禄：原指火神，本案代指火灾。

[2] 甲辰：按薛己的生卒年代，当指公元1544年。

[3] 徐医：本案录自《外科心法》（还收录在《医部全录·卷一百七十九》）。原文徐医姓名为徐南楼，明朝外科医生，与薛己同时代。

[4] 此段文字见《外科发挥·发背》中所录之一案例。

[5] 治法虽详，不谙于行：书上写的治疗方法很详细，但病家及其亲属都对医道不通、不知，所以还是不可操作。

[6] 纴：通任，此处为"用"之意，是把乌金膏涂在疮口内。

[7] 薛氏原文是数"片""斤"字是误刻。

【阐发与临证】三个医生都用温补气血、散风解毒消肿法。第一医用药全面，补药用参芪归草，温药用桂，散风解毒消肿用白芷、防风、川芎、桔梗、甘草；第二医用参芪为补，温药用桂、丁香，散风解毒消肿用防风、白芷，因为已溃脓，虚症多见，所以第三医补药多多，大剂参、芪、归加熟地、白术，温药重，干姜附子回阳药剂也用上了，外用了巴豆解毒化腐，就不必再用散风解毒消肿的防风、白芷、桔梗了。

第十五篇 乳　　痈

1 案[1]　天宝中有陇西李生,自白衣[2]调选桂州参军。既至任,以热病旬余,觉左乳痛不可忍,及视之,隆若痈肿之状,即召医验其脉。医者云:脏腑无他,若臆[3]中有物,以喙攻其乳,乳痛而痈,不可为[4]也。又旬余病甚,一日痈溃,有一雏自左乳中突而飞出,不知所止[5],是夕李生卒。(《宣室志》)

【注解】[1] 本案还收录在《奇症汇·胸》。

[2] 白衣:平民,无功名的人,给官府当差之人。

[3] 臆:在此当指胸部。

[4] 不可为:不能治疗。

[5] 不知所止:不知飞到何处。

【阐发与临证】本病案为一传奇式病案。据案文所述,李生是患乳房部炎症或痈肿而致。至于文中所说有雏自左乳中突出来飞走了,可能为一雏状良性肿瘤或畸胎瘤以及囊肿之类并发感染后溃破而出。但突而飞去,这说明是有生命之物,此能飞之动物是需氧的,怎能在皮下、肌肉之间生长存活?案文中李生之死,很可能是溃后气血大虚,或因败血症加感染性休克,未能及时回阳固脱而致一脱不复。关于治疗,在发热乳痛时可用消散的方法,方用瓜蒌牛蒡汤加减;溃破前可用透托法,方用透脓散加减并结合补法治疗。溃后虚脱时,应用大补气血、回阳固脱法,然后再用益气补血法以生肌敛口可愈。

本案例可参阅九卷第十篇瘤第3案。

2 案[1]　一妇形脉稍实,性躁,难于后姑[2],乳生隐核。以本草单味[3]青皮汤,间以加减四物汤,加行经络之剂,治两月而安。

【注解】[1] 本案录自《格致余论·乳硬》篇,及《丹溪治法心要·乳痈》篇。

[2] 后姑:古代称婆婆为姑,后姑即后婆婆。

[3]《格致余论》原文是"以《本草》单方青皮汤",在《丹溪治法心要》中是"以青皮单煮汤与之"。反正都是用青皮一味煮汤服。

【阐发与临证】乳房中生核而且隐(皮肤表面未见到肿块),形脉实而未见虚症,很可能是乳癖,即现代谓之乳腺小叶增生之类。此症性躁而且常有抑郁不舒畅之事的中年妇女易患。女性以血为主,所以用四物汤,隐核在内当然要用疏通经络、行气活血之剂,所以四物汤中必用活血药。此案非乳痈。青皮即青橘皮,性味苦辛温,气味比陈皮芳烈。功能破坚癖、散滞气,治胸膈气逆;能疏肝胆积气,治胁痛,小腹疝痛,消乳肿。还能增加胆汁的排泄,使胆道、胆囊结石的排出机会加大。所以此案用青皮极合适。

3 案[1]　一后生作劳,风寒夜热,左乳痛有核如掌,脉细涩而数,此阴滞于阳也。询之已得酒,遂以瓜蒌子、石膏、干葛(阳明胃经)、台芎、白芷、蜂房、生姜,同研入酒服之,四贴而安。

【注解】[1] 本案录自《古今医统大全·卷八十·乳痈》篇，可能转录自《丹溪纂要》。

【阐发与临证】风寒夜热意示恶寒发热而且夜热甚，有阴血虚、湿热留恋之意。"已得酒"可能指病前及病程中有过量饮酒或醉酒史，或这次就诊前刚饮了酒。平时少量饮酒大概不会患乳中结核（尤其男青年）吧！酒是湿热之物，所以辨证为"阴滞于阳"。葛根既走阳明胃经（乳房属胃经），又有解酒功能（虽是葛花解酒，但葛根总也有作用的），还能解肌退热。

4案 时康祖为广德宰[1]，事张王甚谨，后授温倅[2]，左乳生痈，继又胸臆间结核，大如拳，坚如石，荏苒半载，百疗莫效。已而牵掣臂腋彻于肩，痛楚特甚。亟祷王祠下，梦闻语曰：若要安，但用姜自然汁制香附服之（妙方）。觉呼其子，检《本草》视之，二物治证相符，访医者亦云有理，遂用香附去毛，姜汁浸一宿，为末二钱，米饮调，才数服，疮脓流出，肿硬渐消，自是获愈。（《庚志》）

【注解】[1] 广德宰：宋朝太平兴国四年（公元979年）分宣州置军，治今广德县，辖境相当今安徽广德、郎溪等地。宰指卿大夫所属私邑的长官、卿大夫总管家务的家臣。此处似指后者。下文说"事张王甚谨"即是颇谨慎地为张王服务、管理家务。

[2] 温倅：温是古国名，原称苏，建都于温，亦称温，故城在今河南省温县西南，倅，指副职。

【阐发与临证】本案可能有事实依据，但传闻过程中掺入了神话成分。本案是老年男性左乳房患疮疖，因组织疏松而扩散成痈，继发左腋窝肿块（淋巴结肿大），或是老年男性左乳腺癌（可能是炎症性癌），外表症类似痈，红肿疼痛，又继发左腋窝部肿块（淋巴转移）。前者能脓溃、之后渐消散；后者也可脓出、肿块暂缓。从"才数服……获愈"看来，是前者可能性大。但从"荏苒半载，百疗莫效"看来，又像是后者。本案治疗方法见于南宋陈自明《外科精要》卷下论痈疽成漏脉例第五十四，但该书是收录南宋李迅的《集验背疽方》及/或《上古得效方论要诀》等书。而洪迈辑成《夷坚志》在稍后数年，从时间上看是吻合的。本方在陈自明书中名独圣散，具体制作方法是：用香附子姜汁淹一宿，焙干研碎，以白汤无时调服二钱。

5案[1] 薛立斋治一儒者，两乳患肿，服连翘饮[2]，加坚硬，食少内热，胸胁作痛，日晡头痛，小便赤涩，此足三阴虚而兼郁怒，前药复损脾肺。先用六君加芎、归、柴、栀，四十余剂，元气复而自溃，乃作痛恶寒，此气血虚也，用十全大补、六味地黄而愈。

【注解】[1] 本案及以下两案都录自《外科枢要·论乳痈乳岩结核》篇。

[2] 连翘饮：同名5方。（1）《类证活人书》方，治小儿发热，药用连翘、防风、栀子、炙甘草；（2）《外科精要》方，治痈肿疮疖，药用上方去栀子，加荠苨、白芍、黄芩、玄参、人参、茯苓、前胡、桔梗、生黄芪、桑白皮；（3）《证治准绳》方之一，治目涩羞明，眥紧昏花、迎风流泪，药用连翘、当归、红葵花、蔓荆子、人参、生甘草、生地、黄芩、黄芪、防风、羌活、柴胡、升麻；（4）上书方之二，治诸恶疮，红赤痛痒，妇女血风疮痒痛溃流黄水，药用连翘、当归、天花粉、生地、荆芥、黄芩、赤芍、麦冬、瞿麦、木通、牛蒡子、栀子、防风、川芎、甘草；（5）上书方之三，治乳痈，药用连翘、川芎、瓜蒌、皂角针、青皮、橘叶、桃仁、甘草节。本方在薛氏《外科发挥》乳痈篇中治乳内结核，名连翘饮子。本案所用应为（2）方或（5）方。

【阐发与临证】本案所说某成年男子两乳房肿痛并且掣引胸胁作痛，名乳疬，现代医学称为男性乳房异常发育症。此症外在表现有两种，一为乳晕下之扁圆形肿块，一为乳房隆起。本文所述为后者。明朝李梴《医学入门》对本病的病因病机说得较详："盖因怒火房欲过度，以致肝虚血燥，肾虚精怯，不得上行，痰得凝滞，亦能结核。"本病大致有郁怒伤肝、房劳损伤肾精、脾失健运而水湿成痰三种证型。本案前医用清热散瘀化痰消肿之连翘饮，但药后肿乳更坚硬，而且全身症状更加重，所以药不对症。薛已辨证为肝脾肾俱虚为本，而前药已损伤脾肺，又有肝火，所以先用六君健脾扶正、芎归和血活血消肿、栀子柴胡清泻肝火，服至40余剂始疮溃。后用十全大补汤加六味地黄汤是滋补肝脾肾的，以收功。如此则三种证型在本案俱体会到了。如说"乳房属胃、乳头属肝"指妇女，则男子乳房属肾。临床男子常见先天性睾丸发育不良或睾丸功能性障碍者，每见并发乳病，这与"男子乳房属肾"是本质一致的。现代医学认为本病与雌激素水平绝对或相对过高以及乳腺组织对雌激素敏感有关，这与"男子乳房属肾"也是本质相一致的。但本案除乳房增大以外，后又化脓溃破，所以除"属肾"以外，还有肝火、痰结为患，相当于现代医学所谓的继发感染了。其他几例男子乳房肿块如核或痛肿溃脓如第4案、第7案与此类似；第3案、第6案则多与痰结有关。早期及时用药，也就消散了。

6案 封君袁阳泾，左乳内结一核，月余赤肿，此足三阴虚兼怒气所致。用八珍加柴、栀、丹皮四剂，赤肿渐退，内核渐消；又用清肝解郁汤而愈。时当仲秋，两目连劄，肝脉微弦，此肝经火盛而风动也，更加龙胆草五分，并六味地黄丸而愈。若用清热败毒，化痰行气，鲜不误者。

【阐发与临证】 患结核月余后始现赤肿，这说明该结核不是热毒引致，而是阴血虚。但终归是乳内结核，而且已赤肿，所以清肝解郁、凉血消散是必需的。至于后来出现的两目连劄，也是肝血不足为本，所以仍以六味地黄为主，清肝火之龙胆草用很少量。

7案 一儒者，两胁作胀，两乳作痛，服流气饮、瓜蒌散[1]。半载后左胁下结一块如核，肉色不变，劳则寒热，[2]此郁结气伤而为患，虚而未能溃也。八物[3]加柴胡、远志、贝母、桔梗，月余色赤作痛，脓将成矣。又服月余，针之出脓碗许，顿然作呕，此胃气虚而有痰也，令时吃生姜、服六君子汤，呕止，加肉桂而疮愈。彼后出宰[4]，每伤劳怒，胸乳仍痛，并发寒热，服补中益气加炒山栀愈。

【注解】［1］流气饮、瓜蒌散：应指疮科流气饮、神效瓜蒌散。方脉流气饮似乎有些区别。

［2］薛氏原文无此句，但加了此句，辨证更通俗易懂。

［3］八物：薛氏原文为八珍，实际也是用的八珍汤。

［4］出宰：薛氏原文用的是出仕，意同。

【阐发与临证】 本案与第5案例类似。脓溃后作呕，是中气虚，所以用六君子汤加生姜而愈。以后每遇劳怒而胸乳仍痛并发寒热者，也是气虚，所用补中益气汤在益气这方面其实与六君子汤大致类同。从半年后左胁下结一块如核，可知此病人可能患乳痨。乳痨又名乳痰，多由肝气郁结、胃经痰浊凝滞所致。初时乳房生肿块如梅子，硬而不痛，皮肤色不变，数月后肿块逐渐增大，隐痛，并与皮肤粘连，皮肤色变微红，肿块渐变软而且成脓，溃后脓汁清稀，腐肉不脱，周围皮肤暗红色，病变范围可扩展至胸胁腋下。治疗早期宜疏肝解郁、化痰散结，用加减逍遥散，化脓则用透脓散，溃后以补气血为主。与现代所说的乳腺结核类似。

8案[1] 一妇人内热胁胀[2]，两乳不时作痛，口内不时辛辣，若卧而起急，则脐下牵痛，此带脉为患[2]，用小柴胡加青皮、黄连、山栀二剂而瘥。

【注解】［1］本案及以下4案例都录自《外科发挥·乳痈》篇，及《女科撮要·乳痈乳岩》篇。

［2］《外科发挥》原文无"内热胁胀""带脉为患"等字，而《女科撮要》有。

【阐发与临证】 本案非乳痈症，"卧而起急则脐下牵痛"虽为带脉之症，也与三焦气滞有关，结合胁胀、两乳作痛，则与肝气郁滞也有关。《灵枢·四时气》篇、《素问·奇病论》篇、《杂病源流犀烛》《血证论·口舌》篇等都有论述口苦、口甘、口咸、口酸、口淡等病因、病机的，唯独未论及口辛。辛是肺金之味，口中有辛辣之气则是肺金热所致。肺主一身之气，又以津液朝百脉，所以肺之热除痰热蕴肺为实证外，往往是气阴之虚，故用药除黄芩、地骨皮、桑白皮（类泻白散）外，尚应用生脉散等益气养阴。但舌觉辣痛，还宜注意心脏，往往冠心病人有部分患者舌尖或舌前半有辛辣疼的感觉。笔者曾接诊一老年体胖患者，舌尖及舌前半经常辣痛。查了很多次血，找过很多医院诊治，均未明确诊断。我也查不出什么结论。我就详细问病人，发现他舌上觉得辣痛时多数有胸闷感。考虑他较肥胖，作心电图看看，发现T波低平或倒置，ST段鱼钩样改变。予服地奥心血康、丹参滴丸等后，舌辣痛与胸闷同步消失。本患者胁胀、乳房部位疼痛、平卧时突然坐起来时脐下牵痛（肠系膜动脉狭窄、供血不足，即肠中风。）、口舌常辣痛，也很可能是冠状动脉（及肠系膜动脉）供血不足，而柴胡、半夏、黄芩、青皮等也经常应用于心绞痛病有效。乳腺只痛不肿的，还有乳头皲裂，这病人也可能是乳腺发育不良症，是一种慢性囊性病，其乳房疼痛可"不时"出现。

9案 一妇人久郁，右乳内肿硬。用八珍汤加远志、贝母、柴胡、青皮，及隔蒜灸，兼服神效瓜蒌散，两月余而消。

【阐发与临证】本案是乳癖、乳核症，即现代名乳腺小叶增生、乳腺纤维腺瘤、硬化性乳腺病等。乳腺良性肿瘤确与抑郁、情志不遂有关，现代女青年生活不规律、晚睡晚起、黑夜当白天，夜生活丰富以致睡眠不足。饮食营养过剩、辛辣肥腻刺激，甚至未婚先孕数次堕胎，再加工作繁重、节奏紧张，都会造成肝气郁结。笔者发现以前常见于40岁左右的乳腺小叶增生症，现在发病年龄大幅提前了。此症柴胡、青皮、贝母、瓜蒌、乳没、当归等都是常用而且有效的药物。本案可能气血不足而用八珍汤，所以也可能是乳痨（乳房结核病）、乳岩（乳腺癌）等病。

10案 一妇人左乳内肿如桃，不痛不赤，发热渐瘦。用八珍加香附（生姜汁制）、远志、青皮、柴胡百余剂；又兼服神效瓜蒌散三十余剂，脓溃而愈[1]。

【注解】[1]《外科发挥》于此下还有"尝见患者，责效太速，或不戒七情，及药不分经络虚实者，俱难治。大抵此症，四十以外者尤难治，盖因阴血日虚也。"此段文字未见于《女科撮要·乳痈乳岩》篇。

【阐发与临证】本病好像是半阴半阳证，肿块大，发热，渐瘦，但不痛不赤。因有虚而用八珍汤，因有实，用瓜蒌散、青皮、柴胡、姜汁制香附（此药同第4案例、症也相似）等。此病有些像乳房纤维腺瘤中的叶状囊肉瘤、脂肪坏死。

11案 一妇人禀实性躁，怀抱久郁，左乳内结一核，按之微痛。以连翘饮子[1]二十余剂，少退；更以八珍加青皮、香附、桔梗、贝母，二十余剂而消。

【注解】[1] 连翘饮子：《外科发挥》方，治乳内结核，药味同本篇第5案连翘饮第（5）方。

【阐发与临证】本案与第9案同，乳内结块按之微痛与不痛也无多少区别，只是挤按时用力的程度稍有差别而已。神效瓜蒌散与连翘饮子二方，从活血散瘀消肿止痛甚或清热解毒方面，柴胡远志与香附桔梗从疏肝理气解郁化痰方面都没有多少差别。

12案 一妇人发热作渴，至夜尤甚，两乳忽肿[1]，肝脉洪数，乃热入血室也。用加味小柴胡汤，热止肿消。

【注解】[1] 薛氏原文在此下有"服败毒药，热反炽"一句。

【阐发与临证】既是热入血室，那就正值行经期而且于发热之时经行适断，所以发热至夜尤甚。两乳忽肿是因为血下行为行经，经适断而反上行，又不能为乳汁，致使两乳忽然肿胀，其实以作胀为主，"肿"则是张紧性肿，自觉胀满，外形乳房比之于平常时饱满感，好像肿而实际不肿，并非痈肿。所以本案例非乳痈。

13案[1] 一妇因怒，左乳作痛[2]发热，表散太过，肿热益甚。用益气养荣汤数剂，热止脓成，不从用针，肿胀热渴，针，脓大泄，仍以前汤，月余始愈。[3]此症若脓未成未破，有薄皮剥起者，用代针之剂其脓自出，不若及时用针，不致大溃，若脓血未尽，辄用生肌，反助其邪，慎之。

【注解】[1] 本案录自《女科撮要·乳痈乳岩》篇。

[2] 薛氏原文是"肿痛"。

[3] 本案的上半部分与《外科发挥·乳痈》篇某案的上半部分相同。从此以下至文末的内容文字与《外科发挥》该案的下半部分完全不同。

【阐发与临证】妇女乳痈，历来医家分为外吹和内吹。外吹是指哺乳期间乳头损伤，如乳儿吸吮乳汁时咬破乳头等引起感染而发；内吹是指怀孕期间或并无乳儿吸乳而患乳痈，如抑郁发怒、朱丹溪所说"难于后姑"等。男子患乳痈，看来应属于内吹了。此妇如非哺乳期，那应该属内吹乳痈，本案的前后诸案也都如此。本案的下半部分是强调只要脓已长成，就要及时开刀（薛己那时是用针，实际是类针样的狭长形刀）排脓，即使用内服药方法促使自溃（薛曰"代针之剂"）以排脓，易使疮内脓腔向深广二度扩散（薛谓之"大溃"），而且脓液不易排清（薛曰"脓血未尽"），此即妨碍用生肌散促敛。

14 案[1]　一妇人脓清肿硬，面黄食少，内热晡热，自汗盗汗，月经不行，此肝脾气血俱虚。用十全大补加远志、贝母及补中益气各三十余剂，外用葱熨患处，诸症寻愈。

【注解】[1] 本案录自《女科撮要·乳痈乳岩》篇。

【阐发与临证】阳证的痈，成熟溃（切开或自溃）破流出脓应是黄而微绿色且稠，或中挟少些血，如在周边稍加用力挤压，则随脓出的血稍多一些，脓液流尽，根盘还有一些硬，但肿硬均基本消散。如果流出的脓清灰而稀薄，根盘肿硬肯定不消散，甚至更显根盘扩大、漫肿状，那就是虚症阴证了。此妇出现面黄食少、发热日晡加剧、汗出多，连规律的月经也受影响，所以要用补气血之剂（虚证）、葱熨患处（阴证）。

15 案[1]　一妇人脓成胀痛，欲针之，不从。数日始针，出败脓三四碗许，虚证蜂起，几至危殆。用大补两月余而安。若元气虚弱不作脓者，用益气养荣汤补之，脓成即针。若肿痛寒热，怠惰食少，或至夜热甚，用补中益气兼逍遥散，补之为善。

【注解】[1] 本案和下案录自《女科撮要·乳痈乳岩》篇，及《外科发挥·乳痈》篇。

【阐发与临证】本案与第13案类似，也是不从用针、延误排脓而致大溃。本案延误数日，所以出败脓三四碗，虚证蜂起而几至危殆。

16 案　一产妇因乳少，服药通之，致乳房肿胀，发热作渴[1]，以玉露散[2]补之而愈。夫乳汁乃气血所化，在上为乳，在下为经，若冲任之脉盛，脾胃之气壮，则乳汁多而脓，衰则淡而少，所乳之子，亦弱而多病，又有屡产无乳，或大便涩滞，乃亡津液也[3]。当滋化源[4]。

【注解】[1]《外科发挥》在此下有"状伤寒"三字。

[2] 玉露散：同名6方。(1)《小儿药证直诀》方，治小儿热证中暑等引起吐泻黄瘦，药用寒水石、石膏、甘草；(2)《婴童百问》方，治心经热口燥咽干，烦躁，小便闭，药同(1)方，用麦冬泡汤化下；(3)《儒门事亲》方，治中暑烦渴，药同(1)方加滑石、天花粉；(4)《妇人大全良方》方，治产后乳脉不行，壮热头痛，大便秘涩，药用人参、茯苓、甘草、川芎、桔梗、白芷、当归、芍药，便秘加大黄；(5)《校注妇人良方》方，药治同(4)方去川芎、当归、白芷；(6)《普济方》方，又名芙蓉膏、芙蓉散，治流火丹毒疮疖热毒未破者，药用干芙蓉叶、菊花露或茶露、白蜜，按法制作应用。

[3] 薛氏原文在此下还有一段文字，叙述乳汁不下之治法有补、疏二法。

[4]《外科发挥》无此四字。

【阐发与临证】薛己所说若气血虚、冲任脉衰、脾胃之气不足则乳汁淡而少，多育多产也这样。这是对的。乳痈初起确有恶寒发热等症状。但服通乳汁之药物引致乳房肿胀、发热作渴、状若伤寒，则不对了。本案是因乳汁少，乳儿用劲吸吮乳汁时咬乳头紧，咬破乳头皮肤，中医认为乳儿口中热气、未清之胎毒等感应致外吹乳痈，绝不是服通乳之剂而引起。当然通乳有疏通乳络及补气血通乳络二法。

17 案[1]　一妇人右乳内结三核，年余不消，朝寒暮热，饮食不甘，此乳岩[2]。以益气养荣汤百余剂，血气渐复；更以木香饼[3]熨之，年余而消。

【注解】[1] 本案录自《外科发挥》和《女科撮要》。

[2]《外科发挥》原文在此下还有"乃七情所伤肝经，血气枯槁之症，宜补气血、解郁结药治之"。

[3] 木香饼：《外科发挥》方，治乳中结核、一切气滞结肿疼痛，药用生地、木香，如法制作和

应用。

【阐发与临证】古时之乳岩，言其结块坚硬、经年不消，也包括现代呼之的乳腺癌、乳腺增生，本案好像是乳腺增生的可能性大。木香以辛温行气为主，以其为君药治疮疖痈疽恶疮的较少。《和剂局方》用木香、黄连、槟榔等分为末，油调频敷治痈疽恶疮、溃后恶汁臭败不敛，好像木香也不是君药。《妇人良方大全》对乳岩的描述则可说是现代之乳癌："若初起内结小核，或如鳖棋子，不赤不痛，积之岁月渐大，巉岩崩破，如熟石榴，或内溃深洞，血水滴沥，此属肝脾郁怒，气血亏损，名曰乳岩，为难疗……乳岩初患，用益气养荣汤，加味逍遥，加味归脾，可以内消；若用行气破血之剂，则速其亡。"薛氏所论悉同此。

18案[1]　一妇人年二十有五，素虚弱，多郁怒，时疫后，脾胃愈虚，饮食愈少，又值气忿，右乳胁下红肿，应[2]内作痛。用炒麦麸熨之，肿虽少散，内痛益甚，转侧胸中，如物悬坠，遂与加减四物汤，内肿如鹅卵、外大如盘，胸胁背心相应[3]而痛，夜热势甚，时治者皆以攻毒为言，薛云：此病后脾弱，而复怒伤肝，治法惟主于健脾气，平肝火，则肿自消，而病自愈矣（病后治法）。惠方以八物加陈皮、黄芪、柴胡、山栀、白芷，服八剂，病减六七，去白芷加青皮、木香、桔梗，又六剂而痊愈。[4]若用攻毒之剂，病胡能瘳？

【注解】[1] 本案录自《女科撮要·乳痈乳岩》篇。

[2] 应：薛氏原文是"膺"，为是。

[3] 应：薛氏原文是"引"，为是。

[4] 薛氏原文无以下此句，彼处乃是患者家属感激之言。

【阐发与临证】本案例如按照"右乳胁下红肿，膺内作痛""内肿如鹅卵、外大如盘，胸胁背心相引而痛，夜热势甚"等字面看，倒是一派阳证、实证，但该病人"素虚弱、多郁怒""时疫后"发病，现症与这些过去史结合起来看，就应该辨证为虚实相挟、（脾）虚为本而（肝火）实为标的病症。

19案[1]　一妇产后忽两乳细小，下垂过小腹，痛甚，名乳悬。用芎、归各一斤，[2]内用半斤水煎，余用烧烟熏口鼻，二料乃效[3]。

【注解】[1] 本案录自夏子益《奇疾方》和《阮霖经验方》20方，还收录在《医部全录·怪病门》《医学入门》等著作中。

[2] 在此前有"以半斤锉碎，用水浓煎，不拘多少频服"。

[3]《医学入门》在文后还有详细的治疗方法：再用蓖麻子一粒，贴其顶心，则乳头自复。

【阐发与临证】乳悬症主要因产后乳房纤维、脂肪组织及乳腺导管组织增生，增生的导管延长、变粗。这种病虽可治愈，但往往在过度劳累或月经期后复发。临床以产后瘀血上攻，胃虚血燥，产后气血两虚、肝失所养，肝火外泄、气散不收，肝经弛张等四型为常见，本案属瘀血上攻类型。根据产后多瘀及多虚的特点，散瘀不忘养血，故用川芎、当归。《医学入门》在案文后还有用蓖麻子捣烂敷百会穴促其收缩。蓖麻子外用，是因其具有消肿拔毒、通滞止痛的作用，并对因病变而致组织器官下垂者有促使其复常的作用。如《福建民间草药》用蓖麻子和少量食盐、稀饭捣烂外敷患处治疗疮肿毒；《卫生家宝方》用蓖麻子、巴豆、麝香研贴脐心催生并治死胎不下；《活幼心书》蓖麻膏外贴囟上治脱肛；民间偏方用蓖麻子捣烂敷百会穴治子宫脱垂，本案例则用此法使悬垂之乳房收缩并复常。也可用《外科证治全书》卷三方解悬汤，其组成为：人参、川芎各二两，当归四两，荆芥三钱，益母草一两三钱，麦冬一两，炮姜一钱，水煎服。至于用川芎、当归烧烟熏口鼻，吸进一些此二药的挥发油成分，如油性状生物硷、亚丁基苯酞、多种烃类内酯等。这有好处，因为水煎时挥发油就容易挥发丢失，而挥发油成分能使血压轻度升高，对延髓的血管运动中枢、呼吸中枢、脊髓反射具有兴奋作用，转而促进患部血运丰富，对患部神经肌肉兴奋性增强、促使恢复。

第十六篇 腹　　痈

1案[1]　吕沧洲治一小儿十二岁，患内痈，腹胀脐凸而颇锐。医欲刺脐出脓，其母不许，请吕视之。见一僧拥炉炽炭，燃铜箸一枚烈火中，瞪目视翁曰：此儿病痈发小肠，苟舍刺脐，无他法。吕谕之曰：脐，神阙也，针刺所当禁。矧[2]痈舍于内，惟当以汤丸攻之。苟如而[3]言，必杀是子矣。僧怒，趋而出。吕投透脓散[4]一匕，明日脓自气合[5]溃，继以十奇汤[6]下万应膏丸[7]而瘥。

【注解】[1] 本案可能录自《明史·本传·方伎》或《九灵山房集》，还收录在《医部全录·卷一百八十五医案》。

[2] 矧：音审，此处作："况且"解。"矧痈舍于内，惟当以汤丸攻之"，是说况且痈发生在腹内，只能以（服）汤药丸药攻克它。

[3] 而：《医部全录》案文是"尔"，即吕对该僧所言：你，为是。

[4] 透脓散：同名2方。(1) 吕复方（吕复之著作均佚，该方现最早见于《外科正宗》，治痈疽诸毒，内脓已成而不溃，药用黄芪、川芎、当归、山甲、皂角刺，水煎服或兑酒一杯；(2)《医学心悟》方，药治同上加白芷、牛蒡子、银花。

[5] 气合：应该是"气舍"。《医部全录》案文是"脐"字。气舍即脐中穴之别名，位于脐凹正中，又名神阙穴。脐与气舍是同一部位。

[6] 十奇汤：十奇散煎汤服。同名2方。(1) 即十宣散，见九卷第十四篇疔疮第11案；(2)《疮疡经验全书》方，治发背伤于肾，用桔梗、人参、归身、天花粉、五味子、芍药、乌药、香附、枳壳、木香。

[7] 万应膏丸：此应是用万应膏做成丸内服。万应膏亦吕复方，现见于 (1)《医宗金鉴》，但该方不能内服；(2)《医方类聚》方，治痈疽肿毒等，可外贴可内服，药用黄丹、乳香、没药、血余、紫矿、槐角、木鳖子、蛤蚧、白及、白敛、当归、官桂、白芷、杏仁、麝香、柳枝、血竭、麻油；(3)《瑞竹堂经验方》方，治恶疮，刀斧伤，蛇虫犬伤，牙痛心痛腹痛，药用当归、白芍、白敛、白及、白芷、木鳖子、杏仁、轻粉、乳香、没药、黄芪、巴豆、雄黄、蓖麻子、黄丹、白矾、血余、麻油，可外贴，可作丸内服治心痛肚痛。

【阐发与临证】腹痈又名腹皮痈，指生发于腹部的痈，一般由部位分为幽痈、胃疽、冲疽、脐痈、小腹痈、缓疽等。本案是脐痈。此症生发在脐内，因食生冷油腻之物，积聚于气海之间，聚结成痈，或心经火毒流入小肠积聚而成。现在常见脐部搔破继发感染而成。若不速治即易内溃，穿透腹膜，脐内出脓。也可形成漏管，即脐四周坚硬、出血水臭脓者，即灸治不愈也。《疮疡经验全书》曰"如未溃破，按之有脓，将治肠肚痛行药，从大便中出，甚妙"。《证治准绳》曰"按脐为神阙穴，禁针之所，早消散之，免使见脓为上"。本案吕所用之透脓散、十奇汤、万应膏作丸服，都是托里消散，如脓已成则使之透脓的。

2案[1]　薛己治给事钱南郭，腹内患痈，已成而不见，欲用托里之药发之，彼用行气破血，以图内消。形体甚倦，饮食益少，患处顿陷，色黯坚硬，按之不痛，仍用大补之剂，色赤肿起，脓熟针之；再用托里，肿溃渐愈而消。

【注解】［1］本案及下案录自《外科枢要·论疮疡用汗下药》篇，还收录在《医部全录·卷一百八十五·医案》中。

【阐发与临证】薛己宗张仲景治伤寒（疮家虽身体疼痛，不可发汗），及李东垣治疮疡（虽面赤身热，不得攻里，里虚则下利）之治则，用足了李氏治疮疡三法：疮疡肿硬木闷，烦热便秘，脉沉实，辨为邪在内，以疏内邪下之；㶸肿作痛，便利调和，脉浮洪，脉在表，以托里汗之。本案在用行气破血（广义亦攻下法）剂后出现种种虚证，虽然不知道在用攻下剂之前病症如何，但也至少可知，此时病人已是荣卫俱虚而疮肿内陷，疮毒不能外发，所以又复用大补之剂而瘳。

3案　一男子腹内作痛，腹外微肿，或欲药汗之。薛曰：肉色如故[1]，脉数无力，此元气虚损，毒不能外发。遂与参、芪、归、术之类，数剂渐发于外；又数剂脓成，而欲针之；彼惑于人言，用大黄、白芷、穿山甲之类，引脓从便出，以致水泻不止，患处平陷，自汗盗汗，热渴不食。仍用前剂加半夏、陈皮、姜、桂四剂，形气渐复；又数剂，针去其脓；仍用补剂，幸幼未婚，故得痊也。

【注解】［1］薛氏原文是"外无形色"。江应宿改为"肉色如故"，改得好。

【阐发与临证】本案也是虚证而用大黄攻下，以致水泻不止。白芷、穿山甲可用，但虚证必须合用参、术、芪、归等益气补血剂方可。大黄则不可用。实在需要用，剂量也要适当小，久煮之、用其清热，不可使泄利。

4案[1]　鸿胪苏龙溪，小腹内肿胀作痛，大小便秘结作泻[2]，欲饮冷，脉洪数而实。用黄连解毒散[3]二剂，热痛顿止，二便调和，用活命饮而愈。

【注解】［1］本案录自《外科枢要·论疮疡泥用定痛散》篇，还收录在《医部全录·卷一百八十五·医案》中。

［2］作泻：薛氏原文是"作渴"，为是。既大便秘结，又如何作泻？还能热结旁流？此处是刻误。

［3］黄连解毒散：即黄连解毒汤第（1）方做成散剂，每次用五钱水煎服。见一卷第一篇中风第52案注解。

［释泻］此实热证。黄连解毒散用连柏芩栀清热解毒，但不能泻其便秘。还应结合小腹内肿胀作痛、大便秘结而适当加用大黄。

5案[1]　大司马李梧山，腹痛而势已成，用活命饮一剂，痛顿退。用托里消毒散，肿顿起，此脓将成。用托里散补其元气，自溃而愈。

【注解】［1］本案及以下二案都录自《外科枢要·腹痛》篇。

【阐发与临证】这病人是元气已虚、邪毒已炽，肿疡决然是不能消散的了（势已成），所以先用仙方活命饮，使未作脓者内消，已成脓者即溃，消毒止痛排脓三功效都有。此时疼痛为主，虽是标，却是受不了，因此只要痛止便可改药；托里消毒散八珍去地黄加黄芪，另添银花、连翘、白芷，大量补气血又有消毒，促使肿疡加快化脓成熟，药后肿起即是脓将成；最后用托里散，差不多是上方去了消毒的金银花、连翘、白芷，完全补其正气而脓成自溃。如不自溃亦可针刺或开刀排脓。此案分三步治疗的前提，在于肿疡已不可能消散，所以用托里散或托里消毒散促使脓加快成熟。

6案　锦衣掌堂刘廷器，仲夏，腹患痛，溃而脓水清稀，发热作渴，腹胀作呕，饮食不入。诸医以为热毒内攻，皆用芩、连、大黄之剂，病加剧。邀薛诊[1]。投以参、芪、姜、附等药一剂，呕止食进而安；再用托里补剂而疮愈。

【注解】［1］薛氏原文在此句后有"余曰：当舍时从症"。

【阐发与临证】本案发生时正值仲夏，三伏热天，《素问·六元正纪大论》篇对热天用药有"用热远热"之戒，而且还是"食宜同法"，所以薛氏诊后说"当舍时从症"。其实"脓水清稀"即是辨证关键，说明正气虚寒，是阴证。如果"诸医"考虑"脓水清稀"，同时对"发热、作渴，腹胀作呕"不能明辨是虚证引起，还认为热毒未清，那么辨为半阴半阳证，既用托里又用消毒的托里消毒散，倒也是可以的。

7案 进士边云庄，腹痛恶寒，[1]作湿痰食积治之益甚，脉浮数。薛曰：浮数之脉更[2]恶寒，疽疮之症也。彼不信，旬余，复请视之，左尺洪数，知内有脓矣。仍不信，至小腹肿胀，连及两臀，始悟。薛曰：脓溃臀矣，气血俱虚，何以收敛。服活命饮一盅，臀溃一孔，出脓斗许，气息奄奄，势诚可畏。用大补药一剂，神思方醒，每去后[3]，粪从疮出，且出血甚多[4]，痛不可忍，欲求死而不可得。时小腹间若觉有物上拄，即发痉，牙关紧，不省人事，发热，烦躁，脉洪大，举按皆实。省[5]而诊之，脉仍洪大，按之如无（大则为虚，况出脓之后耶）。此气血虚极，以十全大补，内用参、芪至四斤余，加附子二枚而痉止，又用大补汤五十余剂而疮敛。

【注解】[1]薛氏原文无"作湿痰食积治之益甚"句。

[2]薛氏原文是"反恶寒"，意义更明确。

[3]"去后"意指"解大便后"。

[4]薛氏原文无"且出血甚多"句。

[5]"省"而诊之：是指"发痉、不省人事"之发作期过去后，人清醒时诊之。

【阐发与临证】本案是患者择医不妥、乱治而延误治疗，病情加重而引起的。"臀溃一孔""粪从疮出"，可推测溃疡在乙状结肠以下，而且此疮孔应位在肛门附近，如齿线以上的肛门痈，应该这也是肠痈，如直肠痈等，但与寻常的肠痈部位不同。案文为了说明该患者是"气血虚极"之证而以"不省人事""烦躁"之时的"脉洪大、举按皆实"与"省而诊之"时的"脉仍洪大，按之如无"相比较来说明，反证前医之误诊以延误治疗。

第十七篇 囊 痈

1案[1] 薛己治给事陆贞山,肿赤胀痛,小便涩滞,寒热作渴[2],法当清肝火除湿毒。遂用柴胡、炒黑龙胆、吴茱、炒连、当归、银花、角刺、赤芍、防风、木通、生草节,一剂,肿痛顿退三四,少加防风、木通、川芎、茯苓作饮,下滋肾丸,热肿亦退。但内见筋一条不消[3],此当滋肾水,养肝血,用山茱、山药、熟地、丹皮、泽泻、五味,二剂,其筋消矣。复用补中益气加茯苓,送滋肾丸而愈。

【注解】[1]本篇共4个案例,都录自《外科枢要·论囊痈》篇。

[2]薛氏原文在此句下还有"此肝肾阴虚湿热下注也"。

[3]薛氏原文在此句下还有"此肝经血虚气损也"。

【阐发与临证】囊痈即阴囊痈,病名首见于《脉因证治》。宋朝陈自明《外科精要》有"痈疽入囊者死"之说,但未直接起名囊痈。《疮疡经验全书》有肾痈、阴囊毒(即外肾痈)之病名,辨证论治十分清楚、规范,但也未直接称之为囊痈或阴囊痈。此症最严重时阴囊可大部甚至全部腐烂而睾丸悬露,但精心治疗仍可全部复原。朱丹溪《脉因证治》说:"囊痈,乃湿热下注也。有作脓者,此浊气顺气,将流入渗道,因阴气亏、水道不利而然。脓尽乃安。"这说明囊痈是肝肾阴虚、湿热下注引起的。《外科枢要》除此两证型外,还有肝经血虚,气血俱虚,脾气虚热,热毒壅盛等证型,各用六味地黄,木通、茯苓、甘草节,四物加参、术,十全大补汤,补中益气汤,清肝养荣汤、托里消毒散及针刺泄毒等法治疗。

2案 朱京兆患囊胀痛,彼以为疝症。夜诊其脉数而滑,曰:此囊痈也[1]。脓已成,服活命饮一剂,黎明而脓溃,更用补阴托里而敛。

【注解】[1]薛氏原文在此句下还有"因肝肾二经阴虚湿热所致"。

【阐发与临证】本案的症状是阴囊胀痛,脉是数滑。数候热,滑候痰湿、水积、结肿,故辨为脓已成。脓成而局部胀痛(应有发热红肿)则为痈。因服活命饮一剂即溃脓,说明此前非虚证,至少证据不足,所以江应宿选取本案时把薛氏原文"因肝肾二经阴虚湿热所致"一句弃而不用。上述两点回顾性分析概如此。

3案 一儒者考试不利,一夕饮烧酒而入房不遂,[1]至夜半寒热烦渴,小便不利。翌早,囊肿胀㶿痛。与除湿热、清肝火之剂,城暮闭,不得归服。翌早报云:夜来囊悉腐,玉茎下面贴囊者亦腐,如半边笔帽[2]。仍以前药,加参、芪、归、术四剂,腐肉尽脱,睾丸悬挂,用大补气血,并涂当归膏,囊茎悉复而愈。

【注解】[1]薛己原文并无"至夜半……小便不利"句。

[2]薛氏原文并无"如半边笔帽"句,而有"此肝火挟酒毒而湿热炽盛也"。

【阐发与临证】案文描述"夕饮烧酒,入房不遂",是提示有湿热(烧酒)成毒、败精(未能性交射精)瘀阻精道,二者相结合则成阴囊肿胀㶿痛。江应宿编撰时增添"至夜半寒热烦渴,小便不利",可能因夜半间才有起因、而至次日早晨即阴囊肿胀㶿痛,似乎太突兀。现入夜有病因,加上夜半起病，至早晨肿胀焮痛，又过一天即阴囊悉腐、阴茎也腐去一半（如半边笔帽），如此铺叙既突出疾病发展的快速，也有疾病恶化发展的阶段，就顺理成章了。薛氏原文在此下辨为"此肝火挟酒毒而湿热炽盛也"，用除湿热、清肝火之剂当然对，但加参、芪、归、术似乎药出无名，江感到说不通而弃去不用，是对的。薛氏善用补益之剂，连魏玉璜在多次校注时也说如此用药只有薛己能任之。但也可能是薛氏记录此案时未将该患者原先的气虚体质描述出来，实为本虚标实，而给读者本实邪盛的假象。

4案 一男子醉后入房，囊肿大如斗，小腹胀闷，小便淋赤，发热口渴，痰涎壅盛[1]，命在须臾。此肾水虚弱，阴亏难降，津液浊败。用六味丸料加车前、牛膝作饮，下滋肾丸，诸症顿退。再加五味、麦冬，二剂而愈[2]。

【注解】[1] 薛氏原文在此句下并无"命在须臾……津液浊败"，一小段，而有"此膀胱阴虚酒毒所乘也"。

[2] 薛氏原文在此句下还有"却以补中益气加麦门、五味，调理而康。若用淡渗，复损真阳，决致不起"。

【阐发与临证】若按症状应是实热证，最多从口渴辨出肾阴虚。薛氏原文辨证为膀胱阴虚、酒毒所乘，是对证的，但所用药物中，六味地黄丸不大好说，所以江应宿编撰时不用此句辨证结论，改为"肾水虚弱，阴亏难降，津液浊败"，这就都符合了。而且薛氏原文还有用补中益气汤加生脉散益气养阴固其本。还有用淡渗药会复损真阳之说，可见该患者原本为气阴两虚之质或有气阴两虚之症。

第十八篇 腰 疽

1案[1] 金宪张碧崖腰患疽，醉而入房，脉洪数，两尺为甚。薛辞不治，将发舟，其子强留，顷间吐臭血五六碗。此肾经虚火，恶血妄行，必从齿缝出。将合肉桂等补肾制火之药，各用罐另煎熟听用，血止拭齿视之，果然。遂合一盏，冷服之，热渴顿止。少顷，温服一盏，脉息欲脱，气息奄奄，得药则脉少复，良久仍脱。其子疑内有脓，欲针之，薛曰：必无也。乃以鹅翎管纴内，果无。次日脉脱，脚冷至膝，腹内如水[2]，急服六君加姜、附始温（琇按：真阴大损之病，呆用燥热治，亦未善），脓始溃，疮口将完。又患小便秘结，此因爱妾侍疾思色，以致精不出而内败茎道然也，用加减八味丸料加参、芪、白术一剂，小便虽通，疮口不敛而殁。

【注解】［1］本案录自《外科枢要·论疮疡出血》篇。

［2］薛氏原文是"腹内如冰"，为是。

【阐发与临证】齿缝出血有肾火、胃火之别，胃火为实，肾火为虚火上炎，肝肾阴虚、阴不恋阳；肾阳衰败、虚阳外脱，都可出现虚火，此为后者。本案主为老人，又醉酒后入房，脉洪数而两尺为甚，故为肾虚火上炎无疑，又因原患腰部痛疽，故宣血臭味。热药冷服、引火归原，虚火虽降、真阳仍亏，故出现一系列虚阳外脱之证，再加肾精已虚、强力做爱且频，败精不出，终致不起。

2案[1] 一妇人暴怒，腰肿一块，胸膈不利，时或气走作痛。与方脉流气饮（方脉流气饮：紫苏、槟榔、川芎、当归、白芍、乌药、茯苓、枳实、桔梗、生姜、半夏、青皮、枳壳、黄芪、防风、陈皮、甘草、木香、大腹、大枣），数剂而止；更以小柴胡对四物，加香附、贝母，月余而愈。

【注解】［1］本案录自《女科撮要·流注》篇。

【阐发与临证】腰疽，又名腰痛、肾俞发，生发于肾俞穴或腰俞穴部位。一个部位单生者（指一侧肾俞穴或腰俞穴部位），多由酒色湿热而成；两个部位双发者（指两侧肾俞穴部位），多由房劳过度、暴怒郁结而发。若疮形红活高肿，约半个月脓成黄稠为顺；若疮形紫黑坚硬平塌，半个月脓不成或脓成稀薄，阳气血俱虚。虚者初起即宜服人参养荣汤、加减八味丸等以救其逆。本案于暴怒后腰间肿块，时或气走作痛，胸膈不利，属流注。流注有暴怒忧郁气滞，肝脾不和，劳役，产后血瘀于肌肤脉络，外伤跌仆血瘀于经络关节，湿痰流注于腠理等不同病因。本案以气滞血瘀痰湿共同成因。

第十九篇 臀　　痈

1案[1]　薛己治巡抚陈和峰，脾胃不健，常服消导之剂，左腿股及臀患肿。薛曰：此脾虚下注，非疮毒也。当用补中益气，白术倍之（白术，本草消脐腹水肿胀满）。彼惑于众论，云白术溃脓，仍主散肿消毒。其肿益甚，体益倦。始悔前药。用白术一味煎饮而消。盖白术腐溃生肌之主药也。

【注解】［1］本篇共5案，都录自《外科枢要·论臀痈》篇，还收录在《医部全录·卷二百一〇·后阴门》医案。

【阐发与临证】臀痈，病名出于《疮疡经验全书》。如该书系后人伪托，则首见臀痈病名者应属朱丹溪《格致余论》痈疽当分经络论篇。是病概由膀胱经湿热凝结而成，形大如盘、高肿根浅，因臀部肌肉丰厚，所以臀痈之肿溃收敛都迟缓。此部位虽有肾脉、足太阳、足少阳经经过，但阴脉虚、阳脉实，而朱丹溪说："其道远，其位僻，虽曰多血，气运不到……血亦罕来……但见虚弱，便与滋补，血气无亏，可保终吉。若用寻常驱热拔毒纾气之药，虚虚之祸，如指诸掌。"薛己全宗朱丹溪之说治疗。

2案　一儒者，左臀患之，敷贴凉药，肿彻内股，服连翘消毒[1]，左体皆痛[2]。用补中益气以补脾肺；用六味丸加五味以补肝肾，股内消而臀间溃；又用十全大补而疮口敛。[3]盖此症原属足三阴虚弱。三阴者，少阴肾、太阴脾、厥阴肝也。胆者，肝之府，行人身之侧故耳。不治本而治末，未见其愈也。

【注解】［1］连翘消毒：薛氏原文是连翘消毒散。《外科枢要》中有名无方，本方见之于薛氏《外科心法》卷七附方，无主治，药用甘草、连翘、大黄、栀子、黄芩、薄荷、朴硝。组成药与《和剂局方》凉膈散主药全相同，仅少竹叶、蜂蜜。但凉膈散大黄、朴硝、甘草用量最大，连翘用量最小；而本方甘草用量最大，其次是连翘，朴硝最少。可见本方以扶正解毒为主，清热解毒为次；但凉膈散却以泻腑清热为主。

［2］薛氏原文在此下有"余以为足三阴亏损"句。

［3］"盖此症原属足三阴虚弱……未见其愈也。"：薛氏原文未见此段文字。"不治本而治末，未见其愈也"乃指前医"敷贴凉药，肿彻内股"及"余以为足三阴亏损"而言。

【阐发与临证】前医因其患痈而敷贴凉药，虽足太阳经多气多血，但此处为膀胱湿热凝结在肾脉虚亏之处，故虽邪实而本已虚，所以宜补益扶正为先，这是治本。如先治邪实、药以寒凉，则为治末。案文最后应该强调肾经虚，与足太阴脾经、足厥阴肝经关系不大。

3案　一男子漫肿而色不变，脉滑数而无力，脓将成矣。薛欲托里而用针，彼畏针而欲内消。乃用攻伐之剂，顿加发热恶寒自汗。用十全大补汤数剂，肿起色赤，针之，仍以大补而愈。

【阐发与临证】"薛欲托里而用针"一句，薛氏原文是"余用托里而欲针"，本意是托里补法之剂已内服，针刺排脓术欲用而尚未用，所以托里补剂与针刺排脓是两个治疗方法。在此，江应宿改为"欲托里而用针"，即用针刺法是为托里补益，用针并不是排脓的治法，而是托里的补法，用针与托里是同一个治疗方法了。显然江并未体会到薛氏的本意。"针之，仍以大补而愈。"一句，在薛氏原文为

"仍外针内补而愈。"原文的意义既明确又与前面的"用托里而欲针"呼应之。本案也见于《外科发挥》，案文后还有论述各种见症及治疗方法，如"凡疮毒气已结，不起者，但可补其气血，使脓速成而针去，不可论内消之法……"

4案 一人年三十，脉如屋漏如雀啄，肿硬色夭[1]，脓水清稀，此凉药复损脾气[2]。薛用六君子加归、芪、附一钱，二剂肿溃色赤；后数剂附子五分[3]，元气复而疮愈。

【注解】[1] 色夭：薛氏原文是"色赤"。江改"色夭"是对的，符合"脓水清稀"。

[2] 此句薛氏原文是"误服败毒之药。余曰：此足三阴亏损而药复伤也。"

[3] 附子五分：薛氏原文是"减附子"。"减附子"既可领会成减少附子的剂量，又可领会成减去附子，即不用附子了。

【阐发与临证】从薛己用六君子汤加当归、黄芪、附子看，本案应该是气虚脾虚，而且阳气也虚，是阴寒之症，而不是"足三阴亏损症"这么轻描淡写，所以江应宿把"此足三阴亏损而药复伤"改成"凉药复损脾气"。改得对。那么附子只用二剂显然不足，后数剂附子改成五分，继续用，是对的。

5案 上舍患痔，外敷寒凉，内服消毒，攻溃于臀，脓水清稀，脉洪大而数，寒热作渴。薛辞不治，果殁。此三阴亏损之症[1]。

【注解】[1] 薛氏原文在此句后还有"失滋化源，以致真气益虚，邪气愈甚矣"。

【阐发与临证】本案是内痔翻脱于肛门外，或是外痔，肛口外的癌肿，皮肤腺瘤等。还有也可能是靠近齿线的直肠癌、菜花状翻脱出在肛口外，误作痔疮。所以能用外敷药。因过用寒凉而变成阴证而且"溃于臀"，也很可能该病症原本就不是阳证。虽然有脓水清稀，但脉洪大而数、寒热、作渴，所以也有人作阳证治之而上当了。

第二十篇　腿痈　附：腿肿

1案[1]　薛己治地官李北川腿痈，内外用败毒寒凉，因痛极，刺出脓瘀，方知为痈。疮口开张，肉黯冷陷，外无肿势，此阳气虚寒不能收敛，用豆豉饼、六君加藿香、砂仁、炮姜，饮食进而患处暖；再以十全大补汤，元气复而疮口愈。

【注解】[1] 本案与下案都录自《外科枢要·论疮疡围寒凉之药》篇。

【阐发与临证】本案是阴寒之症，脓未熟而行针或开刀则疮口非裂开不可，加之阳气虚寒，饮食少进，所以疮口难敛。六君子汤、藿香、砂仁都是健脾温胃、理气馨谷之剂，炮姜则既能温胃促进食欲，又能温阳散寒治阴寒之症，如阳和汤，所以服后能饮食进而患处暖。先调脾胃，能进食后再大补气血。

2案　一男子腿肿一块，经年不消，饮食少思，强食作胀，或作泻，肢体消瘦，两尺脉微细，此命门火衰，不能生土，以致脾胃虚寒。与八味丸，饮食渐进，肿患亦消。

【阐发与临证】本案也是脾胃虚寒，但从"经年不消""两尺脉微细"可知是命门火衰，不能生土引起，故用八味丸。能用阳和汤加味吗？

3案[1]　银台郑敬斋腿患痈疽，愈[2]而不敛两月矣。时薛考绩京师，请治，谓薛曰：治者皆用十宣散（亦是温补剂）之类。云旬日可敛，今未应，何也？面色萎黄[3]，脉浮大，按之微细，此脾气虚弱也。遂用补中益气加茯苓、半夏，壮其脾胃，数日而疮敛。

【注解】[1] 本案录自《外科枢要·论疮疡用生肌之药》篇。

[2] "愈而不敛"：薛氏原文是"疮口不敛"，为是。既已愈，那就应该全敛了，矛盾！

【阐发与临证】薛氏原文无"面色萎黄"，但加上后对辨证有助，结合脉浮大、按之微细，确为脾气虚弱。十宣散虽为温补剂，但非健脾补气之剂。

4案[1]　一男子腿患痈，因服克伐，亏损元气，不能成脓。为之托里而溃，大补而敛，但大便秘结，用十全大补加麦冬、五味而润，月余仍结，彼惑于人言，自服润肠丸而泻不止。用补中益气送四神丸，数服乃愈。

【注解】[1] 本案录自《外科枢要》之论疮疡大便秘结篇，以及论臁疮篇。

【阐发与临证】本症为患痈，经治疮敛收口后大便秘结。薛氏因其患痈之初过用克伐之剂，亏损元气，所以用补益之剂使之成脓、溃破、收敛。因而其大便秘结仍归之于元气虚、肠液燥，用八珍汤加芪桂补气益血，用生脉散益气阴润肠。月余后大便又结，无其他原因、又无新加病证，按前述病程治疗经过思考辨证，应该再用前法治疗即可。润肠丸除《济生方》方（沉香、肉苁蓉、麻子仁汁）以外，《卫生宝鉴》方、《兰室秘藏》方、《正体类要》方中都有大黄、桃仁、麻仁、蜂蜜，有的还有槟榔、枳实，有的还有秦艽（能利大便）、皂角刺。《丹溪心法》方通大便作用较前三方都轻，尚有麻仁、桃仁、蜂蜜、枳壳，所以本案中另医给患者服的润肠丸，很可能致泻、活血祛瘀作用都较强（所谓"泻不止"），与补气益血则正相反，所以薛要加用四神丸。

5案[1]　一男子左腿肿痛，肉色如故，寒热恶心，饮食少思，此脾气不足，而感外邪。用六君，加藿香、桔梗、川芎，而寒热止；又用补中益气，而肿痛消（江云：《外科枢要》仍有余症方法）。

【注解】[1] 本案录自《外科枢要·论臁疮》篇。

【阐发与临证】本案以肉色如故、恶心、饮食少思辨"脾气不足"，以寒热辨"感外邪"。

6案[1]　一男子遍身生疮，似疥非疥，时或脓水淋漓，两腿为甚，肢体倦怠，作痒烦躁[2]，年余不愈。薛作肾经虚火，用加减八味丸而痊。

【注解】[1] 本案录自《外科枢要·论臁疮》篇，及《疠疡机要·类症治验》篇。

[2] 烦躁：薛氏原文是"烦热"。"热"比"躁"妥帖。

【阐发与临证】此非痈疔疽，倒像风疽（病名，出《诸病源候论》，由湿热阻滞肌肤，生于胫部、踝部，痒痛，破流黄黏水，可浸淫成片，缠绵难愈，甚则焮肿寒热，伴腹股沟瘰核，相当于慢性湿疹）、血风疮（病名，出《疮疡经验全书》，由风热、湿热、血热交感而成，可生于遍体，初起形如粟米，瘙痒夜重，搔破流黄黏水，浸淫成片，缠绵难愈，相当于丘疹性湿疹、痒疹、皮肤瘙痒症等）、浸淫疮（病名，出《金匮要略》，由湿热复感风邪、郁于肌肤而成，初起形如粟米，瘙痒，破则流黄黏水，可浸淫成片，甚则寒热，相当于急性湿疹、传染性湿疹样皮炎等）、臁疮初起（病名，出《疮疡经验全书》，多由湿热与血瘀凝滞下肢经络，初起痒痛红肿，破流黄黏水，重则腐烂，久不收敛，现代称小腿慢性溃疡）、腿游风［病名，出《兵部手集》，也瘙痒。该书有赤游风肿，即游风之一种，另有白游风。风热相搏于肌肤而成，起如云片，游走无定，浮肿焮热，痒痛相兼，有高如粟，邪滞气分为白游风（肿），邪滞血分为赤游风（肿），发于腿部名腿游风。相当于现代的血管神经性水肿等］，某些病状也可能像本案之症。

7案[1]　一男子腿内作痛，用渗湿化痰药，痛连臂[2]肉，面赤吐痰，脚跟发热。曰：乃肾虚阴火上炎，当滋化源。不信，服黄柏知母之类而殁。

【注解】[1] 本案录自《内科摘要·卷下·脾肺肾亏损虚劳怯弱等症》篇。

[2] 臂：薛氏原文是"臀"，为是。

【阐发与临证】本症也不像痈疽。腿内作痛可为风寒湿痹、肾虚痹症、肝肾阴虚痹症、痰湿流注等，可分别用五积散、独活寄生汤、健步虎潜丸、二陈汤加活血祛瘀药等加减治之。本案初诊可能为流注而用渗湿化痰药。肾虚阴火上炎可用加减八味丸少加知母、黄柏。单用知母、黄柏当然不可。

8案[1]　一男子腿患肿，色不变，痛不作，真气虚也。以补中益气加半夏、茯苓，为少用枳壳、木香饮之；以香附饼[2]熨之。彼谓：气无补法，乃服流气饮，胃气愈虚，复求治。以六君加芎归数剂，饮食少进，再用补剂月余而消。[3]夫真气夺则虚，邪气胜则实，今真气既虚，邪气愈胜，苟不用补法，气何由而行乎？

【注解】[1] 本案录自《外科枢要·论流注》篇。

[2] 香附饼：同名2方。（1）《外科发挥》方，治瘰疬、流注、肿块，或风寒袭于经络，结肿或痛，用香附为末酒和作饼应用。如风寒湿毒宜用姜汁和作饼；（2）《疡医大全》方，治乳吹并敷一切痈疽，药用香附、麝香为末，蒲公英酒煎浓汁调敷。

[3] "夫真气夺则虚……气何由而行乎？"：此段文字，薛氏原文并无。

【阐发与临证】本案是气阳两虚证，即阴证。补中益气汤和六君子汤益气健脾，宜加附子更好。

第二十一篇 脚 跟 疮

1案[1]　薛立斋治大尹陈汝邻，两腿酸软，足跟肿，或赤或白，或痛或痒，后破而或如无皮，或如皴裂，日晡至夜，胀痛焮热。用补中益气、加减八味丸[2]而愈。

【注解】[1] 本案及以下两案都录自《外科枢要·论足跟疮》篇。

[2] 薛氏原文是"用补中益气汤加八味丸料，补其肝肾而愈"。

【阐发与临证】本案类似于脚气、足诸骨骨质增生、下肢静脉炎、甲状腺功能低下、瑞特综合征，或兼有冬季老年人常见的皮肤皴裂。中医辨证应是本虚标实，即肝肾虚、下焦湿热。如此则补中益气汤加八味丸这一方药与下焦湿热有些差距，倒不如江应宿改成加减八味丸妥帖。因为经过开方者"加减"后，可能增加了清热利湿方面的药物，不一定是用加减八味丸原方了。

2案　一妇所患同前，亦用前丸及逍遥散加熟地、川芎，百剂而愈。

【阐发与临证】按辨证规律，妇女易肝郁、易血虚。老年人易患的前述这些疾病，求本说，男性往往归纳于肝肾不足及/或气虚，女性则多归于肝血不足及/或肝气郁结。所以八味丸加减都用，上案男患者再用补中益气汤，本案女患者再用逍遥散，再加上熟地、川芎，凑齐四物汤，增加益血之剂。

3案　一男子足跟作痛，热渴体倦，小便如淋，误用败毒散，致头痛恶寒，欲呕不食，咳嗽吐痰[1]。薛用十全大补汤、加减八味丸，各五十余剂而愈。

【注解】[1] 薛氏原文在此下有"此足三阴亏损，而药复伤"。

【阐发与临证】本案与第1案例类似，但因初治即误用败毒散引起一些变症，所以易补中益气汤为十全大补汤。

4案[1]　一男子足跟肿痛，发热体倦，用补中益气六味丸而瘥。后劳役盗汗、发热，遗精，吐痰如涌，仍服前药而愈。

【注解】[1] 本案录自《内科摘要·卷下·肝脾肾亏损下部疮肿等症》。

【阐发与临证】本案亦薛己所治案，但取自某案中之部分，经江编纂后成。综合以上1、3两案可知，足跟痛而且有发热、体倦、吐痰咳嗽者，用补中益气汤可治；兼有盗汗、遗精者用六味地黄丸滋肝肾即可。与以上两案不同的是本案偏于肝肾阴精虚。

5案[1]　一男子患前症，乃服消毒散[2]，搽追蚀药，虚症迭出，其形骨立，自分死矣。薛用十全大补，加山茱、山药，两月余而瘥。

江应宿曰[3]：足跟乃督脉发源之所，肾经所过之地。因饮食失节，起居失宜，元气亏损足三阴所致。若漫肿寒热，或体倦少食，此脾虚下陷，宜补中益气。若晡热作痛，头目不清，此属脾虚阴火，用前汤并六味丸。若痰涎上升，或口舌生疮，属肾水干涸，用前汤并加减八味丸主之。此皆亏损之症，当滋其化源。若治其外，则误矣。

【注解】[1] 本案录自《外科枢要·论足跟疮》篇。

[2] 消毒散：同名9方。(1)《太平圣惠方》方，治时气未解，壮热烦渴，药用大青叶、山栀、

朴硝、葛根为散，加豆豉50粒，水煎去渣后加生地汁；（2）《小儿药证直诀》方，治疮疹未出或出而不匀，咽痛，药用牛蒡子、荆芥穗、甘草；（3）《中国医学大辞典》引张仲景方（《伤寒论》《金匮》都未载；《串雅内编》《石室秘录》都有载），治多骨疽及一切痈疽疮毒，药用芙蓉叶、大黄、五倍子、藤黄、生明矾、冰片、麝香为末醋调敷；（4）《和剂局方》方，治急惊风毒，赤紫丹瘤，壮热狂躁，咽喉肿毒，血妄行，痘疹发迟，一切疮疖，药用防风、甘草、荆芥穗、牛蒡子（另方有薄荷无防风），加生犀角尤妙；（5）《证治准绳》方之一，治睑生风粒，药用大黄、牛蒡子、荆芥穗、甘草；（6）上书方之二，治乳吹、乳痈，药用青皮、银花、天花粉、柴胡、僵蚕、贝母、当归、白芷；（7）上书方之三，治一切疮疖、无名肿毒，药用贝母，一半生用、一半微炒，研末温酒调下；（8）《沈氏尊生书》方，治眉疽，药用绿豆、五倍子、醋调搽；（9）《疡医大全》方，治遍身痒疥，药用银花、连翘、白蒺藜、荆芥、白芷、防风、牛蒡子、白藓皮、赤芍、甘草。

[3]"江应宿曰……若治其外则误矣。"：全为薛氏所论足跟疮之总论。见《外科枢要》论足跟疮篇首。

【阐发与临证】本案与上述第3案例类似，也是虚证而误用治实证的克伐药后，虚的症状更加重。此外薛氏用十全大补汤加茱萸肉、山药二味，实则是十全大补与八味丸两方中去了丹皮、泽泻二味泻邪药（六味丸中三补三泻实为四补二泻，茯苓应该也是补药）。既虚甚，故去之。

第二十二篇 漏

1案[1] 时康祖大夫患心漏[2]，二十年，当胸数窍，血液长流，医皆莫能治。或云：窍多则愈损，闭则虑穴他岐[3]，当存其一二，尤为上策。坐此形神困瘁，又积苦腰痛，行则伛偻，不饮酒，虽鸡鱼蟹蛤之属，皆不入口。淳熙[4]间，通判温州，郡守韩子温见而怜之，为检[5]《圣惠方》，载腰痛一门冷热二症示之，使自择。康祖曰：某年老久羸，安敢以为热？始作寒症治疗，取一方用鹿茸者服之，逾旬痛减。更觉气宇和畅，遂一意专服，悉屏他药，洎[6]月余，腰屈复伸，无复呼痛，心漏亦愈。以告医者，皆莫能测其所以然。后九年，康祖自镇江通判满秩造朝[7]，访子温，则精力倍昔，饮啖无所忌。云：漏愈之后，日胜一日。子温书吏吴弼亦苦是疾，照方服之，浃旬而愈。其方本治腰痛。用鹿茸去毛，酥炙微黄，附子炮去皮脐，皆二两，盐花三分为末，枣肉丸三十丸，空心酒下。（《已志》[8]）

【注解】[1] 本案例还收录在《奇症汇·胸》。
[2] 心漏：心漏出《疡科心得疾·卷中》，即井疽成漏者。
[3] 闭则虑穴他岐：意为：如果外窍闭合，恐怕里面的窦道通到别处去。
[4] 淳熙：南宋孝宗年号，公元1174-1189年。
[5] 检：选择、查阅。
[6] 洎：音记，此处作"到""至"解。
[7] 满秩造朝：即任期届满，回到朝廷述职复命。
[8] 《已志》：天干序列中无"已"字，应是"己"字，即"己志"。

【阐发与临证】《灵枢·痈疽》篇曰："发于胸，名曰井疽。"为痈疽发于胸部鸠尾穴（脐上七寸，剑突下半寸）、中庭穴（膻中穴下1.6寸）或两者之间，多为心经火毒而发。久则穿溃成瘘，属无头疽范畴。而本案所说患心漏已二十年，又无红肿热痛等阳证表现，因而属无头疽范畴，治当温经散寒补肾阳、活血化瘀为主，而鹿茸壮元阳、补气血、益精髓，正适合治疗本症。如《本经》曰"主漏下恶血"，《别录》曰："破留血在腹，散石淋，痈肿，骨中热，疽痒。"阳和汤中用鹿角胶也是因有此等作用。现代药理研究证实鹿茸对长期不易愈合和一时新生不良的溃疡和创口能促进再生过程，并能促进骨折的愈合。附子回阳补火，散寒除湿，治疗阴疽疮漏及一切沉寒痼冷之疾。盐花即浓盐水静置后、在容器边缘析出结成之雪花状晶状体，质轻而纯，性味同盐，咸甘寒，咸能入肾。《本草纲目》谓其能治一切虫伤、疮肿、火灼伤；《外台秘要》用盐烧赤为末，每服一钱，治一切漏疮。诸药合用，使气血充、肉芽长、漏孔愈而血出自止。另外，本症也可用阳和汤治疗。但原方中有肉桂与麻黄，用量宜少些，因肉桂入血助热，恐有"迫血妄行"之嫌；麻黄对已溃之痈疽忌用。

该患者在数年至十余年之前，曾患乳痈及胸臆间结核，后服姜制香附而脓出愈合，是半阴半阳证。看来，两次病在同一部位，前轻后重。是前病并未全愈合好？又发展了？见本卷第十五篇乳痈第4案。

2案[1] 天圣中[2]，工部尚书忠肃公家有媪病漏[3]十余年。一日，有医过视之，曰：此可治也。即取活鳝一，竹针五七枚，乃掷鳝于地，鳝困屈盘，就盘以竹针贯之，覆疮良久，取视，有白虫数十，如针著鳝，即钳置杯水中，蠕动如线，复覆之，又得十余枚，如是五六。医者曰：虫固未尽，然余皆小虫；请以常用药敷之。时得槟榔、黄连二味，即为散敷之。明日，乃以干艾作汤，投白矾末二三钱，先洗疮口，然后敷药。盖老人血气冷，必假艾力以佐汤[4]，而艾性亦能杀虫也。如是者再，即生肌，不逾月愈。医曰：疮一月不治则有虫，虫能蠕动，气血亦随之，故疮漏不可遽合，合则结毒，实虫所为。又曰：人每有疾，经月不瘥则必虚虑，妇人则补脾血，小儿则防惊痫，二广[5]则并治瘴疠。由此医名大著。(《良方》)

【注解】[1] 本案还收录在《奇症汇·胸部》。

[2] 天圣：北宋仁宗年号，公元1023-1032年。

[3] 漏：此处非指痔瘘病的瘘管。

[4] 如果是"作汤"，文句通顺的，说明艾之力能温阳散寒；"佐阳""佐热"也能通顺。

[5] 二广：指广东、广西。以前在岭南、二广、云贵等地都是山高谷深、树木茂盛，瘴气多，疟疾多，毒蛇虫兽多，所以瘴气中人。

【阐发与临证】漏内有虫寄生，医者用鳝鱼外覆，是借虫喜鳝鱼腥味、嗜鱼肉之好，将虫吸引而出、并黏着。本法在《本草纲目》中亦有记载，所不同之处是再抹香油、增加馥郁浓香，迅速引虫外出。文中所说虫为白虫，指白色的线虫之类，非寸白虫。古代寸白虫长寸许，实为现代所说的绦虫的一个节片，故本案文所说不可能是绦虫。因蛲虫寄生于肠道末端，也不可能是蛲虫，结合"医曰：疮一月不治则有虫"，所以有可能是蛆。该患者是仆妇，生活条件较差，很可能久患之疮口长蛆，也可能是某些线虫感染，如麦地那龙线虫病、盘尾丝虫病等。所用槟榔、艾叶、白矾都能杀虫；年老之人气血虚，用艾叶散寒；黄连清湿热，因疮漏不敛，创面总有湿热；白矾还能收敛。

3 案[1] 有人脚肚上生一疮，久遂成漏，经两年，百药不效。自度必死，一村人见之，云：此鳝漏耳。但以石灰二三升，白沸汤泡，熏洗，如觉疮痒即是也。如其言，用灰汤淋洗，果痒，三两次遂干。

【注解】[1] 本案录自《医说·卷六》，还收录在《外科证治全书》。

【阐发与临证】鳝漏，病名，出于《医说》。病因是风邪外感，湿热内搏；病机是风邪湿热阻滞于肌肤，留郁于血脉。该病常发于小腿肚。初时如湿疮，痒痛相兼，溃破则流黄黏水，继则疮口深如钉钻，再则缠绵难愈。若疮口受寒则局部肌肤发冷。常规治疗宜清热利湿祛风，用消风散或三妙丸，外用艾叶老葱煎汤先熏后洗，待疮口发热觉痒时，再用《医宗金鉴》黄蜡膏调敷。本案用单方。石灰有燥湿疗疮、杀虫解毒之功效。《本草经疏》说："石灰……其主疽疡疥瘙，热气恶疮，癞疾死肌，髓骨疽者，皆风热毒气，浸淫于骨肉皮肤之间，辛温能散风热毒气，且能蚀去恶肉而生新肌……辛而燥，故又能杀虫。"《医林纂要》谓石灰能"杀虫解毒"。用石灰治疮肿，古来就有。如《普济方》用石灰半斤，荞麦秸灰半斤，淋汁熬成霜，以针划破痈疽恶肉以搽之，可自愈。用石灰半夏等分研末涂之治疗疔恶肿。《救急仙方》治多年恶疮，用多年石灰研末，鸡蛋清和成块，煅过再研，姜汁调敷。《摘元方》治丹毒，用醋调和石灰涂之，甚可加青黛。《外台秘要》治风疹，用醋调石灰涂之。

4 案[1] 一妇项下忽生一块，肿渐缘至奶上，肿起莫知何病。偶用刀刺破，出清水一碗，日久疮不合。有道人见之，曰：此蚁漏耳，缘用饭误食蚁得此耳。询之果然。道人云：此易治。但用穿山甲数片，烧存性，灰为末，敷疮上遂愈。盖穿山甲蚁之畏也。

【注解】[1] 本案录自《医说·卷六》，还收录在《奇症汇·项部》。

【阐发与临证】蚁漏又名蚁瘘，病症名，出于《诸病源候论》，曰："由饮食有蚁精气，毒入于五脏，流出（于）经络，多著颈项，戢戢然小肿核细，乃遍身体。"参考蚍蜉瘘候、蝼蛄瘘候、蛴螬瘘候、鹘鸟鹤瘘候等的描述，应有皮肤生孔数个不等之症候。《中国医学大辞典》谓："此证脚底生疮，上有细孔，日久不愈。宜穿山甲14片，烧枯研末，猪油调敷，并参照瘰疬各方治之。"现在辨证多由郁怒忧思、气滞血瘀郁久化热，或感染热毒，蕴结日久，气血亏损，先痈疮后溃破成瘘。穿山甲性味咸微寒，能治惊啼、小儿惊邪，疥癣痔漏，蚁瘘，下乳汁，烧灰敷恶疮、消肿排脓，疏通经络。《本草纲目》即用此法治蚁瘘。从本案文描述"项下忽生一肿块，渐缘至奶上肿起""刺破，出清水"看，这是囊肿，从皮下疏松结缔组织中缘下去的。《千金要方》《千金翼方》治蚁漏，孔容针（说明孔很细小），亦有三四孔者，用死蛇腹中鼠、腊月猪脂煎使焦，去滓敷之；猥皮肝心灰末，酒服一钱匕；半夏末与鸭脂和敷；鲸鲤（鲮鲤即穿山甲之误）甲二七片烧末，猪脂和敷等。

5案 柳休祖者，善卜筮。其妻病鼠瘤，积年不瘥，垂命，休祖遂卜，得颐之复[1]，按卦合得石姓人治之，当获鼠而愈也。既而乡里有奴姓石，能治此病。遂灸头上三处，觉佳。俄有一鼠迳前而伏，呼猫咋之，视鼠头上有三灸处，妻遂瘥。（《拾遗记[2]》）

【注解】[1]颐之复：颐、复都是六十四卦中的卦名。颐是震下艮上，意为正当、常规、保养；复是震下坤上，意为一阳初生复来，生生不息。颐之复意义是按常理治疗就可康复。

[2]《拾遗记》：又名《王子年拾遗记》，神仙志怪小说集。东晋王嘉（字子年）撰，19卷（见《宋史·志一百五十九》），后经南朝·梁·萧绮整理为10卷（见《新唐书·志四十八》）。主要记述东晋以前的异闻和昆仑山、蓬莱等仙山事物。

【阐发与临证】鼠瘤（即鼠疮）是鼠瘘（漏）之早期病变，鼠疮溃后脓汁不止，又外感风寒，即成鼠瘘。鼠瘘（漏），病名，出于《诸病源候论》。该书说："鼠瘘者，由饮食不择，虫蛆毒变化，入于脏腑，出于脉（流于经脉），稽留脉内而不去，使人寒热，其根在肺。出于颈掖之间，其浮于脉中，而未内著于肌肉，而外为脓血者易去也。"这是说鼠瘘是吃进虫蛆毒，流于经脉而成。发于颈腋之间皮肉疏松之处的，未与肌肉相连，在肉外皮内。即使皮肤处已溃为脓血者也易治。此与本案所描述的鼠瘤内一鼠作祟，艾灸患处头部、直接达到鼠头，鼠逃走后疮即瘥之说法不同。《肘后备急方》治鼠瘘用石南、生地、雌黄、茯苓、黄连等分为散敷疮上。《删繁方》则用矾石三分烧、斑蝥一分炙去头足，共捣细醋和服半匕，须臾，瘘虫从小便中出。这二则治法有些正规。《千金翼方》治鼠漏用死鼠一只、乱发如鸡子大一团，以腊月猪膏微火煎，鼠及发俱消尽即膏成，涂疮上，又以酒服半分。鼠从疮中出。最后一句与本案相似。

第二十三篇 撷扑损伤

1案[1]　葛可久善武艺，一日见莫猺[2]桑弓[3]，可久挽之而彀[4]，归而下血，亟命其子煎大黄四两饮之。其子恶多，减其半，不下。问故，其子以实对。可久曰：少耳，亦无伤也，来年当死，今则未也。再服二两愈。明年果卒。

【注解】[1]本案录自《明外史本传》《异林》《霏雪录》《古今医统大全》。

[2]莫猺：莫瑶是部分瑶族的古称，宋以后称徭。"猺"字是对徭族的污蔑称呼，已废除。

[3]桑弓：桑通搡，用力推。桑弓即用力推弓。一般都说拉开弓，实际上拉的是弓弦，另一只手则确是"推弓"。一只手推弓、另一只手拉弓弦，才能开弓。

[4]彀：音 gou，张满弓弩。

【阐发与临证】葛可久善用武术手法治病，是当时一名家。一处记载他强力后受内伤，次年即死。同本案；另一处说他受朱丹溪之邀到朱处治一患者，治好后朱催他快回家，以免路上不测，结果回去即亡故。葛活了48岁。本案主要说明人到一定年纪，不能强力作劳，此一；第二，大黄尤其是酒制后能活血祛瘀。

2案　松阳县[1]民有被殴，经县验伤，翊[2]日引验，了无瘢痕。宰[3]怪而诘之，乃仇家使人要归，饮以热麻油酒，卧之火烧地，觉而疼肿尽消。（《吹剑续录》）

【注解】[1]松阳县：在浙江省西南部、松阴溪沿岸、长松山之南，因得名。东汉置县。

[2]翊：此处通翌解，即明日。

[3]宰：主持工作的长官。此处指县令。

【阐发与临证】酒为熟谷之液，辛辣能行气活血。但需患者元气充实方可，虚者不可使。《医部全录》记述一患者夜归坠马，腹内作痛，饮酒数盃，大便自下瘀血即安。用酒作药与他药同用治跌打损伤者更多，如《千金方》治蹉跌损伤用鹿角末酒送服；《备急方》用虻虫、丹皮为末、酒送服，治扑坠瘀血；《谈野翁方》用松节煎酒服治颠扑伤损等。

3案[1]　丹溪治一老人坠马，腰痛不可转侧，脉散大，重取则弦小而长。朱曰：恶血虽有，不可驱逐，且补接为先。用苏木、参、芪、芎、归、陈皮、甘草，服半月，脉散渐收，食进，以前药调下自然铜等药，一月愈。

【注解】[1]本案录自《丹溪医按·腰痛》篇。

【阐发与临证】朱丹溪认为跌仆损伤后某局部疼痛，虽有瘀血，但也是气血虚（本案用参芪归草）之故。他在《丹溪心法·跌仆损伤八十二》中说："跌仆损伤……在下者，可先补接，后下瘀血"，即是其后说"切不可饮冷水，血见寒则凝。但一丝血入心即死。"其中"但一丝血入心即死"是经验之谈，又符合现代医学的病理变化。损伤后瘀血在原患处不动，虽疼而慢慢吸收就可，如小瘀血块（小血栓）顺动脉血管流向心肺脑，引起心肌梗死、肺栓塞、脑血管梗死，古代虽有喝童便治疗而且效果很好（尿激酶能"化瘀"，解肺栓塞），但也非常危险的了。

4案[1] 虞恒德治一人，因劝斗殴，眉棱骨被打破，得打伤风[2]，头面发大肿，发热。虞适见之，以九味羌活汤取汗，外用杏仁捣烂，入白面少许，新汲水调傅疮上，肿消热退而愈。后累试累验。

【注解】[1] 本案录自《医学正传·卷六·破伤风》篇。

[2]《医学正传》原文是"破伤风"。

【阐发与临证】杏仁性味甘苦温，有小毒。功能化痰止咳，下气平喘，润肠通便，还能消肿治头面诸风气。《千金要方》治头面风肿用杏仁捣膏，鸡子黄和，涂布上厚裹之，干则换；治破伤风肿（外伤后继发的肿胀），用杏仁杵膏厚涂患处，保温（原文是燃烛遥炙之）。《必效方》治金疮中风、角弓反张，用杏仁杵碎水蒸，出蒸气溜身体；另绞汁服一小升（切忌大剂量，避免中毒！）；另用杏仁杵成膏或绞汁摩疮上。孟诜《食疗本草》用杏仁去皮捣成泥，用鸡子白调和，夜涂患处、白天以暖酒（温热的米酒）洗去，治面上皯疱。《本草纲目》载用杏仁去皮研成泥加少量轻粉、麻油调成膏，外敷治诸疮疥癣肿痛。苦杏仁含苦杏仁甙、苯甲醛、氢氰酸、苦杏仁油。氢氰酸剧毒，有镇静呼吸中枢作用。苦杏仁油能驱蛔、钩、蛲虫，能杀死伤寒、副伤寒杆菌。本案是眉棱骨被打破后肿胀（虞谓之破伤风），用杏仁研成泥外敷取效。

5案[1] 一人因结屋，坠梯折伤腰，势殊亟，梦神授以乳香饮[2]。其方：用酒浸虎骨、败龟、黄芪、牛膝、萆薢、续断、乳香七品。觉而能记，服之二旬愈。（《巳志》[3]）

【注解】[1] 本案录自《夷坚志·己志》。《医说·卷三》将本案方名为神授乳香饮。

[2] 乳香饮：同名2方。（1）本案方；（2）《丹台玉案》方，治久痢肠滑，药用乳香、人参、肉豆蔻、白术、地榆、当归、防风、甘草、大枣。

[3] 巳志：巳为地支之一，己为天干之一，所以此处是"己志"。此为刻误。

【阐发与临证】本案以神话形式介绍用乳香饮治跌仆伤腰疼痛。方中虽有乳香、牛膝活血止痛，但大部分是壮阳益阴补气的虎骨龟板黄芪，续断是两种作用兼备的。因此还是朱丹溪所说"先补接……后下瘀血"的治疗法则，此则改为攻补兼施罢了。续断又名接骨草，性味苦微温，能治金疮折伤、损伤恶血腰痛，补五劳七伤，接续筋骨。牛膝性味苦酸平，能治寒湿痹、腰脊痛。龟板能治骨中寒热，四肢重着湿痹，补阴血，续筋骨，治腰膝酸痛。虎骨辛微热，治筋骨邪风挛急，去骨节风毒肿，定痛健骨。《活法机要》说："虚人不禁下者，或以四物汤加穿山甲煎服妙。"

6案[1] 许元公入京师赴省试，过桥坠马，右臂臼脱。路人语其仆曰：急与按入臼中，若血渍臼则难治矣。仆用其说，许已昏迷，不觉痛，遂僦轿舁归邸。或曰：非录事田马骑，不能疗此疾。急召之。至已入暮，秉烛视其面，曰：尚可治。乃施药封肿处，至中夜方醒，达旦痛止，去其封，损处已白，其青瘀乃移在臼上。自是日日易之，肿直至肩背，于是以药下之，泻黑血三升，五日复常，遂得赴试。盖用生地黄研如泥，木香为细末，以地黄膏摊纸上，糁木香末一层，又再摊地黄，贴肿上，此正治打扑伤损及一切痈肿未破，令内消云。（《类说》）

【注解】[1]《普济本事方》记录本案颇详，是"元祐（公元1086－1090年）中宋人""过兴国寺桥""舁至景德""录事巷田马骑"，医患双方以疗效议价，最后还有患者感谢语等，可见《普济本事方》所记案是首记案，《类说》可能是转录《普济本事方》的，或许曾双方同时采自第三人的原材料。本案还收录在《本草纲目·草部·地黄》篇，及《医说·卷七·扑打伤》篇。但所用本方是《博济方·卷五·疮科》方，原方治痈疮未破疼痛，令内消。

【阐发与临证】从"肿直至肩背"看，患者右臂脱臼可能是右肩关节。肩关节活动度极大，其脱臼可能是肩胛骨肩峰端骨折、锁骨肩端骨折引起，一般的脱臼如肘关节，大约不可能致昏迷至少5～6小时。生地也治跌仆损伤、骨折筋伤等病症。

7案[1] 台州狱吏悯一囚将死，颇怜顾之。因感，语曰：吾七犯死罪，苦遭讯拷，坐是肺皆控损，至于呕血，适得神方，荷君庇祔之恩，持此以报，只白及一味，米饮调耳。其后凌迟，剑者剖其胸，见肺窍间皆白及填塞，色犹不变。洪贯闻其说，为鄞州长寿宰，规之赴洋州任。一卒忽苦呕血，势绝危。贯用此救之，一日即止。

【注解】[1] 本案录自《夷坚志·癸志》，还收录在《本草纲目》《医说》等著作中。

【阐发与临证】本案是古代的医疗和病理解剖案例，如属实，乃为世界上首例记录。《夷坚志》虽为记录宋代及以前的朝野掌故、趣闻、奇闻轶事，其中尚有部分涉及现代看来尚不能解释之事，所以要慎重对待。但考虑到洪迈三兄弟都为知识分子出身、官位高，又是文章好手，作品严谨，似不可能道听途说、荒诞不经之事都作记录，所以可信度颇高。肺窍间皆白及填塞，可能是白色及/或灰色或略显白色的组织，极有可能是纤维组织形成的瘢痕。白及始终填塞、镶嵌在肺组织之间是不可能的。除肺出血外，胃出血、胃溃疡、肺结核空洞均可用白及治疗，笔者都有临床验证案（见拙著《临证秘验录》）。本案后一案"呕血"，就可能是苦力轿夫走卒因饮食不周引起的胃溃疡呕血治验案。白及一味为散，临卧时糯米汤送服，《医方集解》名为独圣散。

8案[1] 一人腕折伤，筋损，疼痛不可忍。或教宜用生龟。寻捕一龟，将杀，患人梦龟告言勿相害，吾有奇方可疗。用生地一斤切，藏瓜姜糟[2]一斤，生姜四两切，右都炒令均热，以布裹奄伤折处，冷则易之，奇效。（《本事方》）

【注解】[1] 本方录自《太平圣惠方·卷六十七·治折破骨伤筋诸方》。《普济本事方》也转录，该书有方名为梦龟散，有主治适应证等，但无"龟托梦"之轶事奇闻。

[2] 藏瓜姜糟：糟是酒渣，即酿酒蒸馏后所剩的渣，还含有一定量的酒及曲、粮食。瓜姜鱼肉禽蛋等食品原料经过适当处理后，加酒糟封藏，经一定时间成熟后食用，比其他方法加工出的成熟食品有适当的酒香味，这叫糟渍法，亦即本案文中用糟藏瓜姜的方法。待瓜姜成熟后，其用过的糟即"藏瓜姜糟"。

【阐发与临证】本案方按《普济本事方》名梦龟散。酒糟性味甘辛温，能活血行经消肿止痛，外敷治跌打闪挫骨折损伤有效。《圣济总录》有糟米涂方治伤折恶血不散疼痛，用酒糟二斤、糯米半斤，混合，酒煮稀稠，乘温涂患处，外封裹，日再易。

9案[1] 长安石史君尝至通衢，有从后呼其姓第者曰：吾无求于人，念汝将有难，故来救汝。出一纸卷授石，曰：有难则用之。乃治折伤内外损方书也。明年，因趋朝，坐马为他马所踢，折足坠地，又踏一臂折。家人急合此药，且灌且裹，至半夜痛止，后手足皆坚全，如未伤时。方本出《良方》，用川归、铅粉各半两，硼砂二钱，同研细，浓将苏木汁，调服一大匙，损在腰以上，先食淡粥半碗，然后服药；在腰以下，即先药后食，仍频频呷苏木汁，别作糯米粥，入药末拌和，摊纸上或绢上，封裹伤处。如骨碎，用竹木夹定；仍以纸或衣物包之，其妙如神。

【注解】[1] 本案录自《苏沈良方·卷九·伤折内外损神授散》篇，又收录在《卫生易简方·卷九·折伤》篇中，其中一方铅粉为淀粉，余药全同本案方。

【阐发与临证】本案是一臂一足骨折，用接骨方（即神授散）既内服又外敷后，痊愈如未伤时。案文说如骨碎用竹木夹定，在《外台秘要·卷二十九·筋骨俱伤方》篇中说"疗腕折、四肢骨破碎及筋伤蹉跌，捣烂生地黄熬之，以裹折伤处，以竹片夹裹之，令遍病上，急缚勿令转动"。此书撰于公元752年，在此前就已有用夹板固定骨伤的治疗方法了。此方又收录在《洁古家珍》中（多半两钱币一味）。苏木性味甘咸平，李时珍曰"少用则和血，多用则破血"。《普济方》有独圣散，方用苏木为散三钱，治破伤风病（非现代的破伤风），酒服立效。铅粉又名粉锡、解锡、水粉、胡粉、定粉、锡粉、流丹、鹊粉、白膏、铅白、光粉、白粉、瓦粉、铅华、官粉、宫粉、英粉。成分主要是碱式碳酸铅，常含铁、铜、银、锡、砷等。性味辛甘寒，有毒。功能疗癥瘕，恶疮，痈肿屡烂，疥癣狐臭，《千金方》治干湿癣疮、腋下狐臭、阴股常湿用胡粉外敷。《太平圣惠方》治反花恶疮，用胡粉、胭脂等分为末，盐汤洗净敷之。《集简方》治阴疮用胡粉二钱，银杏仁7个，铜铫内炒至杏黄色，去杏取粉，出火毒，研搽效。《本草纲目》转录名接骨方，治折伤接骨，用铅粉硼砂等分为末，每服一钱，苏木汤调下，另频饮苏木汤。与本案神授散比，少了当归。《救急方》治杖疮肿痛用铅粉一两、生赤石脂一钱、水银一分，用麻油杵成膏，摊油纸贴。

10案[1] 汀州[2]市民陈氏，事佛甚谨。庆元[3]初出行，擗折一足，痛楚，念佛不置。夜梦一僧，挂杖持钵，告曰：接骨膏[4]可治此。可取绿豆粉，于新铁铫内炒令真紫色，旋汲井水调成稀膏，然后厚敷损处，须教遍满，贴以白纸，将杉木缚定，其效如神。陈寤，如方修治，用之良愈。

【注解】[1] 本案录自《医说·卷七·扑打伤》篇，《澹寮集验方》也转录。

[2] 汀州：唐开元（公元736年）置州，元代改路，治今长汀县。

[3] 庆元：宋宁宗年号，公元1195—1200年。

[4] 接骨膏：同名9方。（1）本案方；（2）《太平圣惠方》方，治折伤筋损骨，疼不可忍，药用猕猴项骨、水獭骨、猫项骨、龟壳，细捣烧为灰研为末，加腽肭脐末，以小黄米粥和摊油纸，裹伤折处，三日一换；（3）《博济方》方，治一切伤折伤坠、打扑闪肭，药用没药、乳香、川椒、芍药、川芎、当归、自然铜，如法制作和服用；（4）《圣济总录》方，治一切打扑伤坠、脱臼损折，兼定疼痛，药用续断、桂、附子、白及、白蔹、当归、桑白皮、独活、黑狗背脊、黄米，如法制作服用；（5）《普济方》方之一，治折手足，兼治疼，药用官桂、没药、干姜、龙骨、白芷、穿山甲、乳香、接骨草，如法制作外贴；（6）上书方之二，治同，药用乌鱼骨、木鳖子、白及、白蔹，为细末水调外敷；乳香、没药、自然铜、古老铜为细末内服每次二钱；（7）上书方之三，治同，药用赤小豆、草乌、南星、白蔹、桂、黄丹，生姜汁调膏；（8）《少林真传伤科秘方》方，治同上，药用当归、川芎、赤芍、杜仲、白芷、僵蚕、银花、川乌、草乌、羌活、独活、荆芥、防风、山甲、大黄、黄芩、黄柏、蝉蜕、管仲、龟板、皂角、连翘、五倍子、蜈蚣、松节、荸荠、三七、东丹、乳香、没药、冰片、蟾酥、桂心，如法制作外贴；（9）《伤科方书》方，治一切跌打损伤，药用当归、羌活、骨碎补、牛膝、木香、威灵仙、桂枝、川芎、川乌、五加皮、杜仲、细辛、防风、香附、乳香、没药、桃丹、松香、四叶对、土茯苓、海风藤，如法制作外贴。

【阐发与临证】绿豆粉性味甘凉平，能解热、解酒食毒，治发背痈疽疮肿及汤火灼伤，解砒石毒，治打扑损伤。《本草纲目》引《生生编》治杖疮疼痛，用绿豆粉炒研，以鸡子清调和涂之。杉木在此处是当小夹板固定的，但杉木也有治疮、脚气肿满及金疮血出、汤火灼伤等症之功能。

11案 绍熙[1]初，湖口[2]人林四，日暮骑马，颠坠折一足，骨断经旬，痛甚。偶一道人来视，曰：续筋接骨，非败龟壳不可。林召众医议之，皆云：一足所敷，多少龟壳灰可办。兹去五里许，江畔有大龟，身阔二尺，常踡[3]伏泥中，捕而脱其壳，烧灰敷损处，计其收功，贤于小者数倍也。时属昏暮，未暇往捕。半夜，邻人张翁梦乌衣人来访，自通为江畔老龟，云：林四折足，医欲杀吾取壳以疗伤，望一言救获。张谢曰：老夫何能为力？乌衣人云：只烦丈人诣林氏谕众医曰：往日曾有龟传一方于人而赎命者，用淹藏瓜糟奄断处，次将杉木板夹缚定。方书亦尝记载。如更增赤小豆一味拌入糟中，然后夹板，不过三日即十全安愈。愿翁告之，后当图报。黎明，张如所戒，林与医皆喜而从之，果验。（《类编》）

【注解】[1] 绍熙：宋光宗年号，公元1190－1194年。本案录自《类编》。《医说·卷七》也收录。

[2] 湖口：在江西九江市东北部，鄱阳湖通长江出口处。五代南唐置县。

[3] 踡：音全，踩踏、蹲伏。

【阐发与临证】本案假龟托梦于张翁，用酒糟、赤小豆粉拌和后外敷于患处治跌仆骨折，并用杉木板固定。不用龟壳灰则保护了野生动物（身阔60厘米以上的大龟是很稀少的千年大龟，理应保护!），这也是佛教宣扬的"不杀生"。现代宣扬人和动物和谐相处于共同的地球上，也是不杀生。

12 案[1]　崔给事顷在泽潞[2]与李抱真作判官，李相方以球杖按毬子，其军将以杖相格，乘势不能止，因伤李相拇指，并爪甲擘裂。遽索金疮药裹之，强坐频索酒，饮至数杯，已过量而面色愈青，忍痛不止。有军吏言取葱新折者，便入溏灰火煨熟，剥皮擘开，其中有涕取奄损处，仍多煨取，续续易热者，凡三易之，面色却赤，斯须，云已不痛，凡易十数度，用热葱并涕裹缠，遂毕席笑语。(《本事方》)

【注解】[1] 本案录自《普济本事方·卷七·杂病》。但该书是录自唐代刘禹锡《传信方》。

[2] 泽潞是唐代方镇名，又名昭义。镇设节度使，统领地方和军队。其属下也有称其为"相"。他可在京官中选择某些官员充任判官，以助其管理。本案例是崔给事亲历后说给刘禹锡听的。

【阐发与临证】葱白和葱叶、葱汁均能外敷一切肿毒、刺疮金疮，叶不易捣烂，故用溏火灰煨熟研烂，也可取叶中(葱管)中的葱涕敷患处。本案即是。李时珍说葱汁"散瘀血、止衄止痛"。

13 案[1]　定州人崔务坠马折足，医令取铜末和酒服之，遂瘥。及亡后十余年改葬，视其胫骨折处有铜末束之。(《朝野佥载》)

【注解】[1] 本案还收录在《本草纲目》。

【阐发与临证】本案为骨折内服赤铜细粉而治愈。赤铜屑即打铜落下屑，或以红铜火煅水淬落下屑，性味苦平微毒。《本草拾遗》说"赤铜屑……能焊人骨，及六畜有损者，细研酒服，直入骨损处。六畜死后，取骨视之，犹有焊痕"。《证类本草》所言即本案。《日华诸家本草》说赤铜"明目、接骨焊齿"。自然铜实非铜，乃黄铁矿石，辛平无毒，功能散瘀止痛，续筋接骨，治跌打损伤骨折。李时珍认为"自然铜接骨之功与铜屑同……但接骨之后不可常服"。现在跌打损伤接骨的内服外用处方，用自然铜颇多。至于"骨折处有铜末束之"，甚至死亡后十余年其骨折处仍可见铜末之焊痕，那可能是夸大之说。

14 案[1]　宣和[2]中有一国医，忽承快行[3]宣押，就一佛刹[4]医内人[5]，限日今便行。鞭马至，则寂寞有人。须臾，卧轿中扶下一内人，快行送至，奉旨取军令状，限日下安瘥。医诊视之，已昏死矣。问其从人，皆不知病之由。良久，有二三老内人至，下轿环泣。乃云：因蹴秋千自空而下坠死。医者云：打扑损伤，自属外科。欲申明又恐后时，参差不测。再视之，微觉有气，忽忆药箧中有苏合香丸，急取半两，于火上焙去脑麝，酒半升，研化灌之，至三更方呻吟，五更下恶血数升，调理数日得瘥。予谓正当下苏合香丸。盖从高坠下，必挟惊悸，血气错乱，此药非特逐去瘀血，而又醒气，医偶用之，遂见效。此药居家不可阙[6]，如气逆鬼邪瘴瘵传尸、心痛时疾之类，皆治。《良方》载甚详，须自合为佳耳。(《本事方》)

【注解】[1] 本案录自《普济本事方·卷六》。

[2] 宣和：宋徽宗年号，公元1119—1125年。

[3] 快行：宋朝宫廷中吏役，供奔走使令、传达命令诏书之役。

[4] 佛刹：指佛塔、佛寺，此处指后者。

[5] 内人：古时男性称自己的妻妾为内人(也有称为内子的)；也指宫女。唐代歌舞伎进入宜春院(王宫内的一个院子，专供歌舞伎居住)的也称内人，这里可能指此。

[6] 阙：此处通"缺"。

【阐发与临证】古时的秋千大概不会蹴(盪)得很高(制作的技术、秋千架的高度)，尤其是妇女力气小，蹴不高，否则从五六米高掉下来，早就摔死了。因此这病人可能属于气厥，无骨折、无内脏破裂出血(可能有皮肤挫伤，国医也不能看!)。气厥用苏合香丸芳香疏通气机、开窍法促进苏醒。苏合香丸中含有苏合香、麝香、冰片、白檀香、安息香、荜拨、沉香、丁香、木香等芳香开窍、理气通气机，有乳香活血祛瘀，较全面。

沈括的《良方》和苏轼的《苏学士方》成书都在"宣和年间"之前二十多年，《普济本事方》成书在"宣和年间"之后二十多年。《普济本事方》书上说"《良方》载甚详",是指《良方》中叙述苏合香丸的首载书、组成、服法有特别之处。如《良方》不主张多用酒送服,多用酒送效果不好;古方组成中无牛黄;以及沈括亲自用苏合香丸的三例治验等。此方在《外台秘要》名吃力伽丸。

15案[1] 道人詹志永,信州人,初应募为卒,隶镇江马军,二十二岁,因习骑坠马右胫折为三段,困顿且绝。军帅命异归营医救,凿出败骨数寸。半年稍愈,扶杖缓行,骨空处骨皆再生,独脚筋挛缩不能伸,既落军籍,沦于乞丐。经三年,遇朱道人,亦旧在辕门,问曰:汝伤未复,初何不求医?曰:穷无一文,岂堪办此。朱曰:实不费一文,但得大竹管长尺许,钻一窍,系以绳,挂腰间,每坐则置地上,举足搓滚之,勿计时日,久当有效。如其言,两日便觉骨髓宽畅,试猛伸之,与常日差远。不两月,筋悉舒,与未坠时等。予顷见丁子章以病足故,作转轴踏脚用之,其理正同,不若此为简便。(《癸志》)

【注解】[1] 本案录自《夷坚志·癸志》。

【阐发与临证】本案例主要说明四肢筋挛缩、伸不直,可以用自制器械锻炼,久则恢复或基本恢复。脚筋挛缩不能伸,可病脚搓竹管、啤酒瓶等圆柱形的物件,直径适当大些便可。现代的功能锻炼器材有空蹬自行车,车轮不着地、空转,即案文最后所说"作转轴踏脚用之"。可见北宋时(一千年前)我们的老祖宗就已发明了。朱道人系唐代伤骨科医生。"予顷见丁子章……不若此为简便"之句,可能是洪迈所述,他也遇类同之病者丁子章,作转轴踏脚用作锻炼病足。此行为及比之"大竹管"要精细得多的小医疗器械,符合洪迈的知识及技能水平,但他也承认不如朱道人的大竹管简便。

16案[1] 张七政[2]荆州人也,善治伤折。有军人损胫,张饮以药酒,破肉去碎骨一片,大如两指,涂膏封之,数日如旧。经二年,胫忽痛。张曰:前为君所出骨寒则痛,可递觅也。果获于床下。令以汤洗,贮絮中愈。

【注解】[1] 本案录自《太平广记》。

[2] 张七政:系张士政之误。《太平广记》引《逸史》案文与此同,作张士政;《医部全录》引《湖广通志》作张仕政(士通仕)。唐代伤骨科医生。

【阐发与临证】唐代的伤骨科医生已能口服麻醉药动手术切去碎骨,术后创口涂以药膏封口、生长愈合,说明那时的科技水平已很高。三国时华佗给关云长刮骨疗毒,要给曹操开颅(曹未同意),也是高水平的。现在只有文字记载,也还原不出那时的手术方法以及麻醉配方。是不是那时某些人如华佗、张士政等人有特异功能?《奥秘》1989年12月载:路透社报道,苏联一名心理治疗师在500公里外通过电视向一位39岁的女护士洛保芙催眠,女护士在基辅一家医院作乳房肿块切除手术,患者看着荧光屏,然后闭上眼睛,不久进入催眠状态,在手术进行时,患者能感到手术刀在移动,但不痛。20世纪60年代曾报道过的巴西名医乔治-阿里戈(他没学过医),不用仪器检查就能看到病人腹腔内的肿瘤,不用任何消毒、麻醉,站着就能用钝的甚至生锈的水果刀给病人动手术,挖出肿瘤或病变部分的组织后,用手在刀口上一抹,不用缝合包扎,也不会出血,过几天就长好了,患者无疼痛感。美国派了一个医学专家组带了各种仪器去他那里研究了一个多月,毫无结果。至于案文中说因早已切去的碎骨丢在床底下,受了冷,引起原病灶部痛,将碎骨找出洗净并裹上棉絮就不痛了。可能是原病灶部位受了冷,用棉絮包裹温暖就不痛了。

17案 吴太医治孙和宠夫人[1],常醉舞如意,误伤邓颊,血流娇婉弥苦。命太医合药,言得白獭髓,杂玉与琥珀屑,当灭此痕。和以百金购得白獭,乃合膏,琥珀太多,及瘥,痕不灭,左颊有赤点如痣。(《酉阳杂俎》)

【注解】[1] 按《集异记》说:"吴王舞弄玉如意,误伤其妻邓姓夫人之面颊……"说的是三国时东吴孙氏帝王之事。按年代推测可能是录自南朝·宋·郭季产所撰《集异记》。《酉阳杂俎》可能录自郭氏《集异记》。如果是唐朝薛用弱所著的《集异记》,那就可能是薛氏和唐朝段成式(《酉阳杂俎》作者）同时取材于第三者的素材，因二人出仕为官年代重叠。

【阐发与临证】 白獭之骨髓功能祛瘢痕。玉性味甘平，功能滋养五脏，润心肺，除胃热，滋毛发，久服轻身长年。《圣济总录》云：面身瘢痕，真玉日日磨之，久则自灭。上二味为君药。瘢痕乃血瘀而成，琥珀虽能活血祛瘀，但灭瘢痕作用不及白獭髓和玉。琥珀太多则主药量太少，因此痕不灭。但瘢痕可继发于创伤，可有隆起的发红硬结。该患者为误伤，所以瘢痕也小，所以案文说"如痣"。过几个月或几年后可逐渐消色，而且硬结渐平。也可能是局部皮肤外伤后接触了某些金属制剂（如玉中就含铝、铁、铜、锰、镁等稀有金属），引起皮肤炎症及色素改变，形成"赤点如痣"。

18 案 江少微治一商人，被杖皮破血流。以真麻油一斤，熬滴水成珠，入黄丹飞过再熬，试软硬加入铅粉、黄蜡，收起摊膏药贴患处，血止肿消，数日而愈。

【阐发与临证】 本案是打伤后皮破，估计出血不多不成流，否则膏药也贴不住。黄丹、铅粉都能外敷治金疮消肿止血止痛、拔毒生肌。黄蜡即黄色蜂蜡，性味甘淡平（有说微温，主要含软脂酸蜂花醇酯），功能解毒止痛，收敛生肌，熬制药膏外敷能治疮口久不收敛，烧烫伤，血风臁疮，金疮外伤破皮，配丸能预防痈疽瘰疬疔内溃，治下痢脓血，补中，治外伤金疮，《本草纲目》引《王仲勉经验方》治诸般疮毒，臁疮，金疮，汤火伤等，用黄蜡一两、香油二两、黄丹半两同化开，冷后摊贴，与本案基本相同。

19 案 予[1]因凿银，损破小指，肿大灌脓。亦以前膏贴上，痛止肿消，不复有脓。三日一换，三换而愈。

【注解】［1］予：指江少微自己。

【阐发与临证】 这进一步说明上方有解毒止痛消肿之功，能治诸般疮毒。

20 案 游让溪翁云：被廷杖时[1]，太医用粗纸，以烧酒贴患处，手拍血消，复易之。又用热豆腐铺在紫色处，其气如蒸，其腐紫色即换，须待紫色散后，转红为度，则易愈矣。

【注解】［1］本案录自元朝杜思敬《济生拔萃》。

【阐发与临证】 豆腐性味甘咸寒，功能宽中益气、和脾胃、消胀满，外用清热散血。《本草纲目》引《拔萃方》说："杖疮青肿，豆腐切片贴之，频易；另法以烧酒煮豆腐贴之，色红即易，不红乃已。"《普济方》治休息痢，食醋煎豆腐。如食豆腐太多，中毒，以莱菔汤下药则愈。此因食豆腐太多不消化，脘腹胀闷，莱菔能宽中下气消胀。

第二十四篇　死　枕　愈　病

1案[1]　《齐书》[2]曰：徐嗣伯，常[3]有妪患滞冷，积年不瘥。嗣伯诊之，曰：尸注也。当得死人枕煮服之乃愈。于是往古冢中取枕，枕已一边腐阙，服之即愈。秣陵人张景，年十五，腹胀面黄，群医莫能治，以问嗣伯。此石蚘[4]耳，极难疗。当得死人枕煮服之。依语取枕，以汤投之，得大利，并蚘虫头坚如石者五升，病瘥。后沈僧翼患眼痛，又见多鬼物，以问嗣伯。嗣伯曰：邪气入肝，可觅死人枕煮服之，服竟可埋枕于故处。如其言又愈。王晏问之曰：三病不同，而用死人枕俱瘥，何也？曰：尸注者，鬼气伏而未起，故令人沉滞。得死人枕促之，魂气飞越，不得复附体，故尸注可瘥；石蚘者，久蚘也，医疗既癖，蚘虫转坚，世间药不能遣，所以须鬼物驱之，然后可散，故令用此也；夫邪气入肝，故使眼痛而见魍魉，应须邪物以钩之，故用此，气因枕去，故复埋于冢间也。

【注解】[1] 本案共3个案例，都是收录在唐朝陈藏器《本草拾遗》中，后2个案例还收录在《奇症汇》。《南史·张邵传》中也有收录。《齐书》和《南史》同为唐朝贞观年间修撰，差不多同时代，故也可能互相引录。还收录在《永乐大典》卷20310。

[2]《齐书》：见九卷第六篇四肢病第20案《北齐书》。

[3] 常：应为"尝""曾经"解。"常"为刻误。

[4] 蚘：是蛔的异体字，发回、尤两个音。石蛔就是蛔虫头坚如石、形体大些的蛔虫。

【阐发与临证】死人枕即死人的枕骨。《雷公炮炙药性解》（明朝李中梓辑注）说是死人的脑后骨。古冢中取出之朽骨有毒。徐嗣伯用这种东西治病，案文用徐嗣伯的话说是使"魂气飞越""鬼物驱之""邪物以钩之"，都是以鬼力制鬼邪之意。当然是迷信。古时就有很多医药学家驳斥、批评这种"药物"，如北宋医家陈承就说"禁术之流、奇怪之论耳""近见医家用天灵盖治传尸病，未有一效。残忍伤神，殊非仁人之心"。

尸注又名尸疰，病症名，出于《诸病源候论》，该书云："尸注病者，则是五尸内之尸注，而挟外鬼邪之气，流注身体，令人寒热淋漓，沉沉默默，不知所苦，而无处不恶……积月累年，渐就顿滞，以至于死，死后复易傍人，乃至灭门。"看来这是一种传染病，家庭内部更易传染。该书"诸注候"中说"此由阴阳失守，经络空虚，风寒暑湿劳倦之所致也。其伤寒不时发汗，或发汗不得真汗"，这较明白的说人患这种病是太过疲劳，再感各种外邪，使经络空虚，阴阳正气失守（抵抗力减退）而致病。症状是像伤寒那样恶寒发热，不时出汗而又发汗不得真汗，即出汗后暂退热而又反复发作，不是真正的汗出邪解，而且也不像伤寒那样服药出热汗退热，而是出冷汗（盗汗），所以不是"真汗"。石蚘即蚘虫头较硬而且形体大些，可能是徐嗣伯认识偏差而起此名，古代医家无用此名者。目痛有如下数种，治疗亦各不相同。（1）目痛而赤：《灵枢·热病》篇说："目中赤痛，从内眦始，取之阴蹻。"此症由肝经血热所致。细分则有时气流行、天行赤热，可互相传染；有伴头痛、头面肿胀；有伴头痛寒热。（2）目痛而不赤：有肝肾阴虚、内热炽盛、肝火犯上、肝阳上亢等，往往都伴头痛、视力下降、瞳神散大，可见虹视。本案例所述目痛而见鬼物（实际上是瞳神散大后视力下降、模糊，或见虹视），好像是后者。可分别用清肝泻火、平肝潜阳、滋阴降火等法治之。从现代医学观点看，可能是青光眼。

迷信之事，并非国人或古人才有。1986年英国泥土占卜者和民俗研究专家尼吉尔·派尼克出版《房屋保护的古代实践》一书，内中就收录了用头盖骨和干猫尸（猫的木乃伊）藏在屋顶的空间、天花板上方空间中以避邪，而且即使发现了还要放回原处。四五百年前人如此，现代人也如此。可见古今中外人类有些习俗是共有的。

第二十五篇 尸厥 附：针验

1案[1] 赵简子疾五日不知人，大夫皆惧，于是召扁鹊。扁鹊入视病，出，董安于[2]问扁鹊，扁鹊曰：血脉治也，而何怪！昔秦穆公尝如此，七日而寤。寤之日，告公孙支[3]与子舆[4]曰：我之帝所甚乐。吾所以久者，适有所学也。帝告我，晋国且大乱，五世不安[5]。其后将霸，未老而死[6]。霸者之子，且令而国男女无别[7]。公孙支书而藏之，秦策于是出。夫献公之乱[8]，文公之霸，而襄公败秦师于殽而归，纵淫[9]，此子之所闻。今主君之病与之同，不出三日必间[10]，间必有言也。居二日半，简子寤，语诸大夫曰：我之帝所甚乐，与百神游于钧天，广乐，九奏万舞[11]，不类[12]三代之乐，其声动心。有一熊欲援我，帝命我射之，中熊，熊死。有罴来，我又射之，中罴，罴死。帝甚喜，赐我二笥，皆有副[13]。吾见儿在帝侧，帝属[14]我一翟犬[15]，曰：及而子之壮也，以赐之。帝告我：晋国且世衰，七世而亡。嬴姓将大，败周人于范魁[16]之西，而亦不能有也。董安于受言，书而藏之。以扁鹊言告简子，简子赐扁鹊田四万亩。（《史记》）

【注解】[1] 本案及以下三个案例都录自《史记·扁鹊仓公列传》。赵简子：赵鞅，又名孟，简子是他的谥号。

[2] 董安于：赵简子的家臣，公元前496年自杀而死。

[3] 公孙支：秦国的大夫。

[4] 子舆：秦国的大夫，又名子车。

[5] 五世不安：指晋献公、奚齐、卓子、惠公和怀公五代国君在位时国内都不安定。

[6] 未老而死：称霸不长久，霸主就要死去。

[7] 男女无别：男女不会离别，概指晋襄公释放战俘之事。一说男女关系混乱，《赵世家》谓指晋襄公纵淫事。《史记志疑》谓无从查考。

[8] 献公之乱：晋献公时为立太子而出现的一场混乱。

[9] 襄公败秦师于殽而归纵淫：公元前627年，秦军犯滑晋边境，襄公在崤山灭秦军，并俘虏孟明视等三员秦将，自后第三年秦国派孟明视率军伐晋报仇。

[10] 间：苏醒。

[11] 万舞：文舞与武舞兼有的各种舞蹈。

[12] 类：类似。

[13] 赐物二笥，皆有副：据《史记·赵世家》记载：这是特指赵简子消灭代国和智伯的事迹。笥：盛饭食或衣服的一种方形竹器。

[14] 属：委托、交付。

[15] 翟犬：翟族地区所特产的一种狗。据《史记·赵世家》载：特指代国的祖先。

[16] 范魁：今河南省范县境内。

【阐发与临证】根据前后内容，本案所说赵简子及秦穆公所患之病，实乃离魂症，与六卷第十五篇不寐第2案类似，是一种神情不宁，有虚幻感觉的病证。多因肝虚邪袭，神魂离散所致，其症状如《辨证录·离魂门》中所说"人有心肾两伤，一旦觉身分为两，他人未见而已独见之，人认为离魂之症也，谁知心肾不交乎"。据《史记·赵世家》记载，赵简子病在晋定公十二年（公元前500年），赵简子病案少涉医理，多及神话，清代史论家郭嵩焘认为，该案是"托之前兆，以诳其民，史公文奇，因并取而录之"。实为谶言，但事出与赵武灵王革政胡服骑射有关。笔者认为案文中所说先帝之告，实乃幻觉及作者艺术加工而成，然而却从不同侧面说明了扁鹊之诊疗医术高明。

2案 扁鹊过虢，虢太子死，扁鹊至虢宫门下，问中庶子喜方[1]者曰：太子何病，国中治穰[2]过于众事？中庶子曰：太子病血气不时[3]，交错[4]而不得泄，暴发于外，则为中害[5]。精神[6]不能止邪气，邪气蓄积而不得泄，是以阳缓而阴急[7]，故暴厥而死。扁鹊曰：其死何如时？曰：鸡鸣至今[8]。曰：收[9]乎？曰：未也，其死未能半日也。言臣，齐勃海秦越人也，家在于郑，未尝得望精光[10]、侍谒于前也。闻太子不幸而死，臣能生之。中庶子曰：先生得无诞之乎？何以言太子可生也？臣闻上古之时医有俞跗[11]，治病不以汤液醴洒，镵石挢引[12]，案扤[13]毒熨，一拨见病之应，因五藏之输，乃割皮解肌，诀脉结筋[14]，搦髓脑[15]，揲荒爪幕[16]，湔浣肠胃，漱涤五藏，练精易形。先生之方能若是，则太子可生也；不能若是而欲生之，曾不可以告咳婴[17]之儿。终日，扁鹊仰天叹曰：夫子之为方也，若以管窥天，以郄视文。越人之为方也，不待切脉、望色、听声、写形、言病之所在。闻病之阳，论得其阴；闻病之阴，论得其阳。病应见于大表，不出千里，决者至众，不可曲止也。子以吾言为不诚，试入诊太子，当闻其耳鸣而鼻张，循其两股以至于阴，当尚温也。中庶子闻扁鹊之言，目眩然而不瞚，舌挢然而不下，乃以扁鹊言入报虢君。虢君闻之大惊，出见扁鹊于中阙，曰：窃闻高义之日久矣，然未尝得拜谒于前也。先生过小国，幸而举之，偏国寡臣幸甚。有先生则活，无先生则弃捐填沟壑，长终而不得反。言未卒，因嘘唏服臆，魂精泄横，流涕长潸，忽忽承睫，悲不能自止，容貌变更。扁鹊曰：若太子病，所谓尸厥者也。夫以阳入阴中，动胃缠缘，中经维络，别下于三焦、膀胱，是以阳脉下遂，阴脉上争，会气闭而不通[18]，阴上而阳内行，下内鼓而不起[19]，上外绝而不为使，上有绝阳之络，下有破阴之纽[20]，破阴绝阳之色已废[21]，脉乱，故形静如死状。太子未死也。夫以阳入阴支兰藏者生，以阴入阳支兰藏者死。凡此数事，皆五藏厥中之时暴作也。良工取之，拙者疑殆。扁鹊乃使弟子阳[22]厉针砥石，以取外三阳五会（五会谓：百会、胸会、听会、气会、臑会也）。有间，太子苏。乃使子豹为五分之熨，以八减之，齐和煮之，以更熨两胁下。太子起坐，更适阴阳，但服汤二旬而复故。故天下尽以扁鹊为能生死人。扁鹊曰：越人非能生死人[23]，此自当生者，越人能使之起耳。（《史记》）

【注解】[1] 中庶子喜方者：名中庶子，爱好药方医技的人。

[2] 治穰：烧香拜佛祈禳，求神保佑。

[3] 血气不时：血气运行不畅。

[4] 交错：错乱。前面讲了气血，这里应该指阴阳。

[5] 中害：中指内脏，中害即内脏损害。

[6] 精神：精气、神气。

[7] 阳缓而阴急：缓即弱、急即暴，指阳衰阴盛。

[8] 今：现在、现时。

[9] 收：收敛。

[10] 精光：指国君的颜面俊美有光彩。"得望精光"意为朝拜国王。

[11] 俞跗：有记载的最早的古代名医，治病多用外科手术，能作开腹手术。

[12] 镵石挢引：用砭石刺穴，用拉伸肢体、作牵引。

[13] 案扤：扤原意是摇动，即在床上作推拿。

[14] 诀脉结筋：疏通经络血脉。

[15] 搦髓脑：搦原意是按、摩、捏，按摩拿捏头部和脊椎骨，藉以刺激脑髓。

[16] 揲荒爪幕：揲原意是椎物，爪通抓，压迫、拿以刺激肓膜。

[17] 咳婴：咳通孩，咳婴之儿即婴儿。

[18] 阳脉下遂，阴脉上争，会气闭而不通：阳气反而下行，阴气反而上升，阴阳气交结在三焦，壅塞不通。

[19] 阴上而阳内行，下内鼓而不起：鼓通鼓。阴气上行，则阳气向内脏并下行，不能鼓动起发。

[20] 上有绝阳之络，下有破阴之纽：在上焦有隔绝阳气的络脉，在下焦有损耗阴血的机制所在。

[21] 破阴绝阳之色已废：阳气隔绝不能下行，阴血损耗不能营行全身，阴阳不能交会，气血不能运行，所以患者脉乱形静，状如死人。

[22] 弟子阳：《史记》原文是"弟子子阳"。"子阳"是对"阳"的尊称。

[23] 《史记》原文在"人"字后有"也"。

【阐发与临证】尸厥是厥证的一种，病名，出于《素问·缪刺论》篇等。概指突然昏倒不省人事甚则昏迷，可见四肢厥冷、头面青黑、口噤、脉微细等，但大多数能逐渐苏醒。治宜芳香开窍如苏合香丸等。针刺疗法有特效。本案扁鹊即用针砭治疗。临床常见有阴阳失调、气血逆乱、痰浊闭阻、食积、身体暴痛、突受暴寒、邪热乖张等不同证型和病机。与上案相比，这患者病情比赵简子要严重得多。"以取外三阳五会"，外三阳指足太阳膀胱经、足少阳胆经、督脉经。五会应指上述三种阳经中督脉之百会，膀胱经的骨会大杼、血会膈俞，胆经的筋会阳陵泉、髓会绝骨。如按《中国医学大辞典》所言（与魏按一致），也无胸会和气会之名，气会膻中、臑会都不是阳经。针砭之与骨会、血会、髓会、筋会所起的作用不同。

3案 故济北王阿母自言足热而懑，臣意告曰：热厥也，则刺足心各三所。案之无出血，病旋已。病得饮酒大醉。（《史记》）（瑢案：已见厥案）

【注解】本案与三卷第三篇厥第1案重复。

4案 菑川王病，召臣意诊脉，曰：厥上（厥逆气上也），为重头痛，身热，使人烦懑。臣意即以寒水拊其头，刺足阳明脉，左右各三所，病旋已。病得之沐发未干而卧。诊乎前，所以厥，头热至肩。（《史记》）

【注解】本案与六卷第一篇首风第1案重复。

5案[1]　程约字孟博[2]，婺源人，世攻医，精针法。同邑马荀仲，自许齐名，约不然也。太守韩瑗尝有疾，马为右胁下针之，半入而针折，马失色曰：是非程孟博不可。约至，乃为左胁下一针，须臾而折针出，疾亦愈，由是优劣始定。

【注解】[1] 本案例录自《古今医统大全》和《婺源县志》。

[2] 程约字孟博：宋朝针灸科、内科名医，尤精于针灸。著作有《医方图说》。本案还收录在《医部全录》各代医家事迹介绍中。

【阐发与临证】本案不是厥证。因患者病症情况未介绍，不能估计左右胁下取何俞穴，但可肯定的是不是长针，而且不是直刺。笔者的针灸学老师陆瘦燕、杨永璇、李鼎等亦是沪上名噪当时的针灸大家，未尝听说过他们有如此之手段，能一针使人体对侧皮肉中之异物断针自动排出。

6案[1]　张济[2]，无为军人，善用针，得诀于异人，能观解人而视其经络，则无不精。因岁饥疫，人相食，凡视一百七十人，以行针无不立验。如孕妇因仆地而腹偏左，针右手指而正；久患脱肛，针顶心而愈；伤寒反胃呕逆，累日食不下，针眼眥，立能食，皆古今方书不著。

【注解】[1] 本案录自《邵氏闻见后录》。

[2] 张济：宋朝针灸名医，所用俞穴均为古代医书未记载者。

【阐发与临证】张济之所以视经络、针术尤精，是因为观解人体170人。其中第12案为孕妇仆地后腹部向左凸起，所针俞穴可能有：合谷——能治腹痛、滞产，《神应经》谓孕妇不宜针，可见针合谷能促进子宫收缩，但适度的针刺激应能促使凸起的腹部略收缩，好像是"正"了过来；经外奇穴五经纹——调五脏六腑气不和，穴位在1～5指第一二指骨间掌侧横纹中；五指节——与五经纹相对应的手背侧，主治腹痛，气血不畅。脱肛针顶心，可能取穴百会，能升提阳气，治子宫下垂、脱肛等；奇穴螺纹即头顶过发正中点，可治小儿脱肛、痔出血等。伤寒反胃呕吐、纳呆针眼眥，可能取丝竹空，该穴能治头痛、目赤痛、目昏花，眼睭动，齿痛，癫痫；瞳子髎，能治头痛，目赤痛，目翳，青盲，这些病症都有可能引起呕吐、反胃、纳呆；这两条三焦经和胆经能主肝胆热、散风邪，所以这些俞穴有如是的作用。经外奇穴太阳穴，主治偏正头痛，头风，歪斜，目眩，与前述都有关，还可取脑静，穴位于睛明穴之上、眼眶边缘之外，主治流脑。此穴很符合案文说"伤寒反胃呕逆，食不下"；流脑似或同伤寒，呕吐或喷射性常见。

7案[1] 郭玉[2]者，广汉雒人也。和帝时治中贵人，时或不愈。帝乃令贵人羸服变处，一针即瘥。召问其状，玉曰[2]：医者意也，腠理至微，随处用巧，针石之间，毫芒即乖，神存于心手之际，可解而不可言也。夫尊贵者，处尊高以临臣，臣怀怖慑以承之，其为疗也，有四难焉：自任意而不用臣，一也；将身不谨，二也；骨节不僵，不能使药，三也；好逸恶劳，四也。针有分寸，时或有破漏，重以恐惧之心，加以裁慎之志，臣意且犹不尽，何有于病哉！此疾所以不愈也。帝称善。

【注解】[1] 本案录自《三国志·魏书二十九·方技传》。本案也收录在《华佗神医秘传》华佗治头风要诀以及华佗治胸背诸疾要诀。

[2] 郭玉是东汉时针灸学家，广汉（今四川广汉）人，曾任汉和帝太医丞。

[2] 郭玉所言，《三国志·魏书》及《后汉书》原文为"医之为言意也……随气用巧……可得解而不可得言也……自用意而不任臣……骨节不强……"（与本案文不同处列出，相同的省略）。

【阐发与临证】医生给患者（同一疾病而且是同一患者本人）先后治了两次，第一次因患者住在皇宫中穿着华丽名贵服装，侍卫众多，还未见过病人面，结果无效。第二次改住在很一般的房屋内，衣着劣旧，结果一针即瘥。究其因，医生回答是第一次面对高贵傲倨之患者，心情紧张，心不守神，神不守舍，持针之手怖而慑，因此针之际或有破漏，加上皇家高贵者自任意（自以为是）不遵医嘱，所以无效。第二次身份变了，双方的高低关系没有了，所以心神安定，也没有怖慑之感，所以也就见效了。这种情况是有的，所以古时候的御医难当。

8案[1] 督邮徐毅得病，华佗往省之。徐谓佗曰：昨使医曹吏刘租，针胃管讫便苦咳嗽[2]，谓何？佗曰：[3]此误中肝也[4]，五日当不救。果然。

【注解】[1] 本案录自《三国志·魏书二十九·方技传》，还收录在《华佗神医秘传·华佗治胃管要诀》。

[2] 上书原文在此下有"欲卧不安"，更形象些，更逼真些。

[3] 上书原文在此下有"刺不得胃管"。

[4] 上书原文在此下有"食当日减"。

【阐发与临证】这是针刺太深，刺破肺脏引起气胸的症状，由此而引起"针……讫便苦咳嗽""欲卧不安""食当日减"。气胸如果胸膜腔中积气太多，压缩肺叶太多，手术切开修补能治疗。案文中华佗只说"五日当不救"，可见华佗尚不能作此手术。笔者曾于1977年和1978年治两例气胸，以培土生金法、四君子汤加味，获效很快。有一例也是针刺后引发单纯性气胸，左肺压缩50%，住院服中药（未用其他药），4天全吸收（见拙作《临证秘验录》）。

9案 魏时有句骊客善用针，取寸发斩为十余段，以针贯取之，言发中虚也，其妙如此。（《酉阳杂俎》）

【阐发与临证】头发中空确是，但用针将头发从中空处穿贯十余段（共长1寸），因针比头发粗，很难办。然而古人也有极精巧的，真能把针制作成远比头发细的。当学生时看过一报道（忘了什么杂志），言古时候有一位名工匠，用钢丝制作成一只跳蚤，与真跳蚤同样大小，用放大镜能看到跳蚤脚上有颇密的用钢丝制成的毛。这样的脚毛难道不比头发还细吗？十余年前听说本地区平邑县石井村有一能吞缝衣针的老李，他能连续吞进三四十支针，再用缝衣线在嘴里把针穿起来再吐出来，不用手，不用看，全凭咀和舌头。后来遇到一位他附近村庄的人，问起此事，说是真的能吞缝衣针，但是否能穿线不详。后来看到《奥秘》（2006年4期）也登载了此事。尽管这是缝衣针，但其难度甚于穿头发。

第二十六篇 色 诊

1案[1] 扁鹊过齐，齐桓侯客之。入朝见，曰：君有疾在腠理，不治将深。桓侯曰：寡人无疾。扁鹊出，桓侯谓左右曰：医之好利也，欲以不疾者为功。后五日，扁鹊复见，曰：君有疾在血脉，不治恐深。桓侯曰：寡人无疾。扁鹊出，桓侯不悦。后五日，扁鹊复见，曰：君有疾在肠胃间，不治将深。桓侯不应。扁鹊出，桓侯不悦。后五日，扁鹊复见，望见桓侯而退走。桓侯使人问其故。扁鹊曰：疾之居腠里也，烫熨之所及也；在血脉，针石之所及也；其在肠胃，酒醪之所及也；其在骨髓，虽司命[2]无奈之何。今在骨髓，臣是以无请也。后五日，桓侯体病，使人召扁鹊，扁鹊已逃去。桓侯遂死。使圣人预知微，能使良医得早从事，则疾可已，身可活也。人之所病疾多，而医之所病病道少（所病犹疗病也）。故病有六不治：骄恣不论于理，一不治也；轻身重财，二不治也；衣食不能适，三不治也；阴阳并[3]，藏气不定[4]，四不治也；形羸不能服药，五不治也；信巫不信医，六不治也。有此一者，则重难治也。扁鹊名闻天下。过邯郸，闻贵妇人，即为带下医；过雒[5]阳，闻周人爱老人，即为耳目痹医；来入咸阳，闻秦人爱小儿，即为小儿医，随俗为变。秦太医令李醯[6]自知伎不如扁鹊也，使人刺杀之。至今天下言脉者，由扁鹊也。（《史记》）

【注解】[1]本案录自《史记·扁鹊仓公列传》，又《永乐大典》卷20311录自《刘子·贵言篇》，谓骨髓疾，文字简要。

[2] 司命：管寿命、生死的神仙、阎王。

[3] 阴阳并：阴阳偏胜，有阳盛阴衰体质的，有阴盛阳衰体质的，也有阴阳错乱的。

[4] 藏气不定：内脏即五脏六腑之气不充，血不足，扩大说也包括经脉之气血、精、神、津等不足的。

[5] 雒：通洛。

[6] 醯：音希，同醯，即醋。

【阐发与临证】这一案例是通过扁鹊四次见齐桓侯的过程，提出对疾病要早诊断早治疗，而关键还是在病人有六种身体、心理、思想、理念方面的不足而失去治疗的机会。最后是介绍扁鹊精通内外妇儿各科的技术水平，所谓随俗为变。这一段在《史记》原文中是另列一节的。

2案 扁鹊见秦武王[1]，示之病，扁鹊请除左右，曰：君之病在耳之前，目之下，除之未必已矣[2]。将使耳不聪，目不明。[3]扁鹊怒而投[4]石曰：君与知之者谋之而与不知者败之[5]。（《国策》[6]）

【注解】[1]《战国策》原文是"武王示之病"。

[2]《战国策》原文"矣"是为"也"。"也"语气好。

[3]《战国策》原文在此下有"君以告扁鹊"。

[4]《战国策》原文是"投其石"。

[5]《战国策》原文在此下还有"使此知秦国之政也，则君一举而亡国矣"。

[6]《国策》：是《战国策》的初起几本书之一，其初起时有《国策》《国事》《事语》《短长》

《长书》《修书》等名称和书本。以后的《战国策》有：(1)《隋书》志28《经籍志》二载33卷，西汉末刘向编订。(2) 21卷，东汉高诱撰注。(3) 元朝吴师道撰《战国策》校注，10卷。(4)《国策·地名考》20卷，程恩泽撰，狄子奇笺，《清志》121。(5) 高诱注、宋朝姚宏续注。《四库全书》收录的是第(5)种。本案收录在该书卷四"秦二"中。

【阐发与临证】本案是扁鹊在给秦武王用砭石治病时谈到秦国的国策时，扁鹊对秦武王对待张仪的瓦解齐楚联盟、支持秦国称霸的策略，与其父惠文王相反，而使张仪离开秦国、入魏为相。扁鹊对秦武王此政策有不同看法，所以有上述一段话"君一举而亡国矣"。那么扁鹊是如何知道秦武王政策之变化？从武王之病及"君以告扁鹊"即秦武王与扁鹊交谈之中得知的。所以扁鹊对秦武王既失望又愤怒，把给武王治病用的砭石也掷掉了。从此案的上、下原文可知，秦武王不信任、不重用张仪及其联横的策略，会导致秦国势单力薄，在春秋战国众多诸侯国中陷于孤立。此本是论国策的，是政治方面的议题，扁鹊有关的事是一小插曲。所以本案不属于"色诊"的范围。

3 案[1] 东坡曰：士大夫多秘所患[2]以验医能否，使索病于溟漠之中[3]。吾平生求医，必尽告以所患，然后诊之[4]，故虽中医[5]，治吾疾常愈。吾求疾愈而已，岂以困医为事哉。

宿按：望而知之谓之神，望见颜色而知其病者，上也。《经》曰：大肉已脱，九候虽调犹死。予见儒生汪巽山善风鉴，断人生死祸福无不奇中，家贫，不肯以术自售，予素慕其为人。一日患呕血，召予诊视，叩其占五脏生死法，汪曰：脾之死色，唇之四白，青如马牙（琇按：木克土也），红唇上起黑斑，譬如木朽而生菌耳，死期在半年。语未毕，呕血数口。予视其色，正合死脾之色，果如期而逝。惜乎未竟其说。后遍访，未闻相术有如汪君者。

【注解】[1] 本案录自《苏沈良方·卷一·脉说》。

[2] 原文在此下还有"以求诊"，更妥。

[3] 原文在此下还有一段论述"用药无效"的两个方面是"医"和"病者"都有责任。

[4] 原文在此下还有"使医了然知患之所在也……虚实冷热先定于中，则脉之疑不能惑也"。

[5] 故虽中医：这里"中医"不是一个专用名词，而是指中等水平之医生。

【阐发与临证】中医师看病是讲究望闻问切，在"望（包含闻）而知之谓之神"的基础上还需问。苏东坡是一代文豪，尚且就诊时"必尽告以所患"，因此尽管找了水平不很高的医生治病，还是"吾疾常愈"。这是一种正确的诊疗疾病的方法。问诊要详细，生活起居饮食习惯也可能提供诊断依据。只有对与病情（症状、体征）有关的各种疾病（西医）、各种证型（中医）都熟悉了，胸中有数，才能有的而问，否则你医生问了两句话，就再也不知道问什么了，没得问了。水平高的医生靠详细地问和双手做体检，就能诊断疾病，八九不离十，然后再有针对性地作一些必要的检验、辅助检查即能确诊。笔者常遇到：手一伸、"评评脉！"在解释后还是不通，也可切脉。其实脉舌形态等参合起来，对病机也可估计，但切脉要很仔细，三关六部必须分辨清楚，力求病机辨清辨准，否则无从遣药。当然患者的症状，你是讲不完整的，开方用药也是用不全面的。案文中江应宿述一仅用望诊看面相断人生死的风鉴先生（相面、看风水者）所言唇紫黑的病人属病危者，在古代是水平颇高的，在现代则也要医生（不管中西）仔细观察才行。所以一个比较好的医生，最好是中医学和现代西医学两方面的知识都要具备。中医师以中医学理论为主，兼通西医学基本知识，西医师以西医学理论为主，兼通中医学基本知识。遇到病人心中有数，不会互相"惑"，至少是一些解剖名称、疾病名（从西洋文翻译成中文时，借用了相当多的中医词汇）就不会"惑"了。

第二十七篇　霉疮　附：结毒漏烂

1案[1]　邵文泉仆者患杨梅疮。遍体疼痛。遇友人传示一方，用胡黄连五钱，银柴胡、人参、当归、牛膝各一钱，甘草五分，作三服，每服加土茯苓、猪肉各四两，水煎服，痛止，其疮亦渐愈。

【注解】[1] 本篇所列治霉疮9个案例（除江应宿治案以外），大约是录自《卫生杂兴》（该书找不到）。也可能是江应宿云游采风、到处收集病案时听说的医疗故事，未标明出处。

【阐发与临证】杨梅疮即梅毒，又名霉疮、广疮、时疮、棉花疮。病名出于《韩氏医通》。该书卷下"悬壶医案章"说"别著《杨梅疮论治方》一卷"。又说"近时霉疮，亦以膏（指霞天膏）入防风通圣散治愈"。该书刊于公元1522年。其后1534年吴旻《扶寿精方》有鱼口疮、下疳疮等。该书中有三黄败毒散治杨梅疮；有加味仙遗粮散治远年杨梅风、漏，筋骨疼。《本草纲目》说"近时弘治（公元1488—1505年）正德（公元1506—1521年）间，因杨梅疮盛行……"。（《简明中医辞典》谓见于《薛氏医案》）、下疳疮（《简明中医辞典》谓见于《霉疮秘录》）、鱼口疮（《简明中医辞典》谓即横痃，而横痃见于《外科正宗》。横痃中的便毒应见于《刘涓子鬼遗方》）。此病应是15世纪末由欧洲人传入我国广东，再渐北传。胡黄连苦平，功能明目、治骨蒸劳热，痈疽疮肿已溃未溃皆可用。《孙探玄集效方》用胡黄连末以鹅胆汁调涂痔疮肿痛不可忍者。《简易方》用胡黄连、穿山甲等烧存性，等分为末，以茶或鸡蛋清调涂。胡黄连含胡黄连素等，对皮肤真菌有抑制作用，有抗菌作用。土茯苓甘淡平，功能健脾胃强筋骨、去风湿利关节，治拘挛骨痛、恶疮痈肿，能解轻粉毒，邓笔峰《卫生杂兴》方治杨梅疮用土茯苓四两、皂角子七个水煎代茶饮，病轻的用半个月即见效。该书另方用土茯苓一两，五加皮、皂角子、苦参各三钱，银花一钱，好酒煎，每日一剂，治同样病。《类证治裁》《本草正义》《本草会编》都主张用土茯苓治杨梅疮结毒，而且是主药。土茯苓含皂甙、生物碱、植物甾醇等，能杀死各种螺旋体，对小儿先天性梅毒口腔炎（患儿日服二钱、患儿母亲日服三钱，水煎分三次服）及现症梅毒均有效。该患者可能是第二期梅毒，已有第二期早发梅毒疹。

2案　任柏峰[1]传沈状元所得二苓化毒汤：白茯苓、土茯苓、金银花各八两，当归尾四两，紫草二两，甘草节五钱，分作十服，水酒各半，煎服。任云屡试之辄效。

【注解】[1] 第2、3、4、6案传方者任柏峰、程鲁斋、李心田、潘养源都查找不到。

【阐发与临证】本方以茯苓、土茯苓利湿热为主，以银花、紫草清热凉血，配合甘草更解毒。甄权《药性本草》说紫草"治恶疮瘑癣"。紫草含多种紫草醌紫草烷等，对京科68-1病毒及流感病毒、金葡球菌、灵杆菌、化脓菌、大肠杆菌、真菌都能抑制。《本草纲目》认为银花能治杨梅恶疮，引载治恶疮不愈，轻粉毒痛，用忍冬藤一把捣烂，加雄黄五分，用煎药时的蒸气对疮熏三时，大出黄水，再用生肌药取效。《证治要诀》用忍冬藤浸酒常饮，治疮久成瘘。大家张景岳也认为银花为治霉疮要药。银花含黄酮类及皂甙，能抑制金葡球菌、白葡球菌、甲溶链、乙溶链球菌、伤寒杆菌、结核杆菌、肺炎双球菌等。

3案　程鲁斋传霉疮用苦参三钱，牙皂二钱，红花五分，当归二钱五分，土茯苓四两，水酒各半，煎服。

【阐发与临证】《本草经》《名医别录》《药性本草》等认为苦参能治癥瘕积聚、除痈肿、疗恶疮、下部匿、皮肤干燥生疮、赤癞眉脱等。《本草衍义》治肺热生疮，胸颈脐腹近阴处皆是，用皂角二两水煎取汁熬膏，和苦参末一两为丸梧子大，每食后温水送服30丸。《仁斋直指方》治下部漏疮用苦参煎汤每日洗患处。《儒门事亲》治大风癞疾也以苦参、皂角为主，加以防风、麻黄、荆芥祛风邪，人参、归、芍、首乌扶正。这些唐宋以前的方治此类癞、匿、恶疮，大量用苦参。苦参含多种苦参碱及多种黄酮，能抑制痢疾杆菌、大肠杆菌、变形杆菌、乙型链球菌、金葡球菌、某些皮肤真菌，能抗滴虫、阿米巴原虫，对移植性小鼠肉瘤S180有明显的抑制作用。上案之用金银花、忍冬藤，用现代话说也起解毒消炎作用，与现代用大剂量青霉素治梅毒不也一样吗？牙皂辛咸温，有小毒，能辟瘟疫邪湿，治风痹疥癣。《袖珍方》治便毒肿痛用皂角炒焦研末，热醋调敷贴患处，还可温酒每服五钱。《仁斋直指方》治便毒痈疽用皂角醋熬膏外敷；还用皂角炙去皮子，以酒煎稠，滤过候冷，加雪糕丸梧子大，每酒下50丸，治大风诸癞。《普济方》治丁肿恶疮用皂角去皮，酥炙焦为末，加麝香少许，人粪（粪中各种细菌都颇多，因此由细菌产生的具有抗病原体微生物或其他活性物质的即抗生素也颇多，且种类也多）少许，和涂。皂角中含三种皂甙和甾醇，对某些革兰氏阴性肠内致病菌及皮肤真菌有抑制作用。

4案 李心田传授治霉疮用防己、苦参各一钱五分，水酒煎服。

【阐发与临证】木防己祛风邪、汉防己利水湿，都能散痈肿恶结，治诸瘸癣虫疮。杨梅疮是湿毒为患，十二经有湿热壅塞不通，湿毒下注为阴疮，从表泄为皮肤疮疡。所以应用汉防己利湿毒为是。汉防己含粉防己碱、乙素等，能消炎、抑制或杀灭痢疾杆菌、某些真菌、阿米巴原虫，可抑制小鼠艾氏腹水癌细胞、大鼠腹水肝癌细胞。木防己含木防己碱、异木防己碱等，功似降压降温。

5案 蔡上舍春楼云：曾一人患霉疮，取枳子黄熟时采，阴干扎碎，连皮带核炒黑存性，为细末，每服二三钱，无灰酒调下愈。

【阐发与临证】枳子即枳实（小）、枳壳（大）。枳实能除胸胁痰癖、消食、散败血、破坚积；枳壳能散留结于胸膈的痰滞，消肌中恶疮、破癥结痃癖。《子母秘录》以枳实碎炒、帛裹熨患处，冷即易，治妇人阴肿坚痛。枳子含挥发油和黄酮甙、新橙皮甙、柚皮甙。枳壳取自将成熟的枳子，枳实取自幼果，所以枳实中新橙皮甙多、柚皮甙少；枳壳则相反。本案文要枳子黄熟时采则是枳壳，新橙皮甙消失而柚皮甙多了，其药理作用有升高血压、抑制过敏介质释放，对兔子宫有兴奋作用，能阻止受精，高浓度能抑制兔鼠肠管运动，低浓度则先抑制后兴奋。

6案 潘养源曾传一单方治霉疮殊验。取兔耳草[1]不拘多少，捣取汁一碗，对头生酒[2]一碗，露一宿，热服，热水洗浴透，絮被奄取汗透，次取蛇梦草[3]六瓣者，搓二丸塞鼻孔，另搓一大丸不住手搓，待倦卧去，拔去鼻中塞药，不过两次痊愈。

【注解】[1] 兔耳草：兔耳草之误。

[2] 头生酒：酿酒时蒸馏出的头一遍酒。含酒精度数高，味香，现时行话叫头曲。

[3] 蛇梦草：查找不到。可能是蛇莓草之误，梦和莓音近。

【阐发与临证】兔耳草为兰科植物龙头兰，叶苞片状，药用块根，性味甘微温，功能温肾壮阳，治肾虚腰痛，阳痿遗滑；还能疏肝散寒止痛，治寒疝。并无解毒治疮疡之功。案文药用其草，鲜取汁，不知其功用。有兔耳伞，菊科植物，药用全草，功能消肿杀虫，治头耳诸疮，便毒，阴茎湿癣等，可内服外敷。还有白兔藿，功治蛇虫诸毒，鬼疰风疰，可内服外敷。蛇莓果实功能清热解毒燥湿，活血消肿，但全草可捣烂取汁治白喉，咽喉肿痛；加黄酒内服治痈疽初起，还可外敷；内服还可治癌肿。还有蛇含，用全草，可内服外敷，功能清热解毒，治湿痹痈疽癣疮。蛇莓小叶通常3枚，少数5枚；蛇含小叶3～5枚。蛇梦草注明要六瓣叶者是稀少的。物以稀为贵，是否疗效更好？

7案 江应宿治苍头[1]患霉疮在下部，用铜绿、杏仁去皮焙熟，研如泥涂疮上，干加醋点。又一人用虾蟆子，即科斗，取入磁瓶[2]内化为水，点效。一用杏仁、胆矾、轻粉，研如泥搽（用过效），三方俱效。

【注解】[1]苍头：古时私家的老年奴隶。后统称老仆、老家人。

[2]磁瓶：瓷瓶。

【阐发与临证】第一方用铜绿杏仁研如泥外敷梅毒阴部皮损处。铜绿性味酸平微毒，主含碱式碳酸铜，功能去息肉、吐风痰，醋调涂治腋臭，醋煮研末、烧酒调搽（极痛出水，次日即干）治杨梅疮、恶疮（或加白矾等分）。《笔峰杂兴》用铜绿七分研，黄蜡一两化熬，薄涂于纸面，另用纸盖覆贴，治臁疮顽癣杨梅疮，虫咬。与杏仁研敷，主要是铜绿的作用。第二方用蝌蚪化成水后涂疮面。蝌蚪是蟾蜍、蛙的幼虫，其功用同二者，治热疮、疥疮、月蚀疮、癌疮、痈肿、阴疮等。主要是捣烂外敷，或入瓶中化水后外敷。第三方用杏仁、胆矾、轻粉研外敷。胆矾是含结晶水的硫酸铜，性味酸辛寒、有毒，功能散癥积、治鼠瘘恶疮，女子阴蚀痛，解诸邪毒气，催吐风痰。黎居士《简易方》治腋下狐臭，用胆矾半生半熟加腻粉少许为末、生姜自然汁调涂，十分热痛乃止。数日一用，以愈为度。《刘氏经验方》治杨梅毒疮，用醋调胆矾末搽之，痛甚者加乳香没药，出恶水，一两次即干。又方用胆矾、白矾、水银各三钱半，研不见星，加香油、唾液各少许和匀，取药涂两足心，以手心对足心摩擦，良久再涂再擦，药尽则卧，以出汗或大便去垢或口出秽涎为验，每一次强壮者用四钱，体弱者用二钱，连用三日，再内服疏风散，并洗澡。硫酸铜能催吐，对局部黏膜有收敛（稀液）、腐蚀（浓液）作用，对常见化脓性球菌、伤寒副伤寒、痢疾杆菌、沙门氏菌等都有较强抑菌作用。轻粉性味辛寒，有毒，功能杀疮疥癣虫，治痈疽、下疳阴疮、杨梅疮、癣。《岭南卫生方》治梅毒皮损下疳等用轻粉、大风子肉等分为末涂之；《医方摘玄》用轻粉二钱、杏仁42个去皮，共捣烂成泥（太干加鹅胆汁调），疮洗净拭干再涂。疮面有渗液用轻粉干粉掺之。轻粉含氯化亚汞，水煮或曝光则轻粉生成氯化汞和汞，有剧毒。外用能杀菌，对数种皮肤真菌有抑制。还能利尿通大便。此患者可能是第一期梅毒的下疳疮。

8案 江会川云：家僮患霉疮结毒已屡年，肿块遍体，得方士煮酒药服之愈。当归、牛膝各一钱，杜仲、川芎各二钱，真桑寄生、地蕨[1]、金银花各一两，土茯苓四两，取头生酒十五斤，入药悬胎[2]煮三炷香，置泥地上，三日后任服。

【注解】[1]地蕨：有蕨（凤尾蕨科蕨的嫩叶）、蕨根（凤尾蕨科蕨的根茎）、蕨菜（凤尾蕨科蕨菜的根茎）、地耳蕨（三文蕨科地耳蕨的全草）等。蕨根能清热利湿、蕨菜能清热解毒、地耳蕨能清热解毒。

[2]悬胎煮：将药壶悬挂起来、在壶下面生火煮。

【阐发与临证】此患者可能是第二期梅毒出现丘疹型梅毒疹或第三期梅毒或晚期梅毒出现结节型梅毒疹或梅毒瘤。地蕨中的蕨嫩叶无相应的功效。蕨根甘寒无毒，功能清热利湿，治痈肿、咽喉肿痛、湿疹及筋骨疼痛等。蕨菜性味微涩平，功能清热解毒消肿，治痈肿疮毒，可内服外敷。地耳蕨性味涩甘温，有清热解毒、活血通络功效。后三种都能适应本案。《本草纲目》收载的蕨，为蕨的蕨根，可治毒气壅塞经络筋骨间，与此案符。真桑寄生之谓，是因为槲寄生和毛叶桑寄生也作桑寄生用。本案强调寄生于桑树上常绿色小灌木，含槲斗皮素，对脊髓灰质炎病毒和肠道病毒、伤寒杆菌、葡萄球菌有抑制作用。《本草经》谓其能治痈肿，助筋骨治腰痛。当归苦温微甘微辛，功能养血活血调经外，还治诸恶疮疡、破恶血治癥瘕，治痈疽、排脓止痛。含的挥发油中有十多种成分，多种烃类、谷甾醇、多种肽内酯、苯酞、阿魏酸、维生素B_{12}、维生素A等。除调整子宫功能状态、降血压、降低心肌兴奋性、降血脂保护主动脉外，还能抑制伤寒杆菌、痢疾杆菌、大肠杆菌、溶血性链球菌等。川芎辛苦温，功能行气开郁，祛血中之风，活血止痛，消肿排脓。治胸胁胀痛，风寒痹痛，各种血瘀经闭疼痛，妇女痛经，癥瘕，痈疽肿痛。《普济方》治诸疮肿痛用煅研加轻粉，麻油调敷。含挥发油中有川芎内酯、酚性物质、阿魏酸等，能降血压、镇静中枢神经，能收缩受孕子宫，对大肠、痢疾、绿脓、变形、伤寒副伤寒等杆菌以及霍乱弧菌有一定抑制作用（见六卷第一篇首风第15案）。牛膝有川牛膝、淮牛膝之分。川牛膝功能祛风利湿、治风寒湿痹、腰膝疼痛；能利尿通淋、治血淋；能活血祛瘀、治经闭癥瘕。含生物碱、多种甾酮，对犬子宫不论妊娠情况或现收缩或现弛缓作用不定。淮牛膝活血祛瘀、利尿通淋同川牛膝，但补肝肾强筋骨以治痿痹、腰膝酸软的作用不同于川牛膝。川牛膝治实证痹、淮牛膝治虚证痹。淮牛膝生用还能泻火解毒祛瘀消肿治恶疮，《千金方》用生牛膝捣敷治恶疮；用牛膝末酒服方寸匕，日三服，治风瘙瘾疹、骨疽癞病。综合本方，治梅毒有效的还是土茯苓、银花、地蕨。

9案 陈萤窗患霉漏，用炉甘（煅以黄连，水淬七日）、水银各三钱，大枫子油三钱、肉[1]须用六钱，蓖麻子油二钱、肉[1]三钱，二物各研如泥，用白柏油四两，入铜锅熬化，先入炉甘石、水银煎数沸，再大枫、蓖麻煎数沸，以真韶粉[2]六钱收之，油纸摊贴患处。先以葱椒水洗净贴药，再不可洗，任其臭秽，三日一换，以好为度。

【注解】[1]肉：前肉指大枫子肉，后肉指蓖麻子肉。

[2]韶粉：又名胡粉、粉锡。粉锡产于广东韶州府（相当于今韶关市、英德市等地）的，称韶粉，即铅粉。

【阐发与临证】霉漏即杨梅漏。初起似肉泡，上起薄皮，可层层揭去，终可穿破成溃疡。初可服人参芪苓汤，已破者贴梅（霉）漏膏。杨梅漏是二期梅毒的皮肤黏膜损害，即脓疱、痘疱样梅毒疹。广泛分布于口唇、咽、生殖器、肛门，乃至全身和手掌、足跖部，可为溃疡和癣样皮损，还有晚期的结节型梅毒疹，病灶内有大量螺旋体，有高度传染性。所以在皮损处先用葱椒水（类似于消毒杀菌液体）洗净（清创），再用清热解毒除湿收敛的药物贴敷。炉甘石性味甘平涩，能明目去翳、解毒收涩，治疗目赤障翳，治肿毒溃疡不敛、皮肤湿疮、脓水淋漓等。《本草纲目》引《通妙邵真人方》（即邵以正《秘传经验方》）治下疳阴疮，用炉甘石火煅醋淬五次，与孩儿茶为末，麻油调敷；引《杂病治例》治漏疮不合，用童尿制炉甘石、牡蛎粉，外塞之；再内服滋补药。炉甘石主含碳酸锌及铁锰镁钴的碳酸盐，煅炉甘石含氧化锌，有抑菌收敛防腐作用。水银辛寒有毒，能治恶疮痈疥，《肘后方》治一切恶疮，用水银、黄连、胡粉等分，研匀敷之。《本草纲目》治杨梅疮用水银、黑铅各一钱结砂，黄丹一钱，乳香、没药各五分为末，以纸卷作小捻，染油点灯照疮，每日照三次，七日见效。蓖麻子甘辛平有毒，功能消肿追脓拔毒，研敷疮痍疥癞。《肘后方》治一切肿痛，用蓖麻子仁研敷。《儒门事亲》治瘰疬恶疮用白胶香溶化，加蓖麻子仁研烂，混匀，可加油调成软膏，摊贴。蓖麻子及油中含蓖麻酸、蓖麻酸酯、蓖麻毒蛋白等，做成油膏可用于烫伤、溃疡、皮肤黑热病的溃疡等。大枫子辛热有毒，功能祛风燥湿、攻毒杀虫，治麻风、风癣、梅毒及其他湿毒疮，疥疮、酒渣鼻、秃疮等。《岭南卫生方》治梅毒、麻风疮裂，用大枫子烧存性，和麻油、轻粉研涂（先用大枫子壳煎汤洗净）。大枫子主含大枫子油酸、大枫子烯酸及油酸甘油酯等，药理作用有抑制结核杆菌、其他抗酸杆菌等。白柏油即柏树干渗出的树脂，性味甘平，能祛风解毒生肌，用于风热感冒，外用治痈疽疮疡，可研末撒布，也可熬化加其他药粉成膏外敷，即如本案所用。

10案 江应宿传授慈溪罗伯成黄华酒治霉疮、顽癣、疥癞，不拘远近。曾在祁门治一商贩，患癣，遍身如癞，服此酒一料，痊愈。方用乌梢蛇酒浸，去头尾皮骨，取净肉一两，木香、人参、川乌、川芎、白芷、花粉、麻黄、防风、天麻、朱砂、当归、金银花各三钱，白蒺藜、僵蚕、白藓皮、连翘、苍术、荆芥、独活、羌活各二钱，沉香一钱，皂角刺、川草薢各五钱，两头尖[1]一钱，麝香二分，核桃肉、小红枣各四两，好头生酒十五斤，烧酒五斤，以绢袋盛入坛，悬胎煮三炷香，取出置泥地，过七日服之。另熬苍耳膏[2]，每服加一匕。后以治诸顽癣疮疥，积年不愈者，俱效。

【注解】[1]两头尖：即乌喙的别名。

[2]苍耳膏：苍耳鲜棵连根茎叶子洗净切碎煮烂取汁滤过，再熬成膏。治白驳风（即白癜风）。

【阐发与临证】乌喙即草乌头棵长两个块根，两个块根的外端是尖的，中间两头连着处长茎成棵，外端两个尖头，所以俗名两头尖。又外形似乌鸦嘴喙，故名乌喙。性味辛苦温大毒，功能散寒湿、温经脉，治风湿顽痹，阴寒腰痛，疗痈疽脓肿属阴寒者。本方中俱是散风祛湿、清热解毒、活血祛瘀、治疮癣肿毒等症之药物（与以上诸案用药相同的有人参、当归、银花、川芎）。苍耳茎叶性味苦辛微寒，有小毒，功能祛风除湿清热解毒，治伤寒头风头痛，癫痫，牙痛，骨节腰膝风湿痹，赤白痢，疗肿恶疮翻花疮，解毒蛊，蛇虫毒，蜘蛛毒等。《集简方》用此膏敷贴治痈疽发背、恶疮肿毒、一切风痒。牙痛即敷牙上。《太平圣惠方》治风瘙瘾疹，用苍耳茎叶子等分，为末，每服二钱，豆淋酒调下。《摘玄方》治面上黑斑，用苍耳叶焙为末，食后米饮调服一钱。苍耳含苍耳甙、黄质宁，根含糖甙，有抗癌作用，能延长接种艾氏腹水癌小鼠的寿命。白藓皮性味苦咸寒，功能清热利湿，清肺止咳，祛风燥湿，清热解毒，治黄疸，淋证，皮肤瘙痒，风湿痹痛，疥癣湿疹，妇女阴肿痛，热毒风疮等。内含白藓碱、白藓内酯等，对多种致病真菌有抑制作用。

11案 程文彬治一人，杨梅结毒十余年。蜀中传一方云：轻粉毒必须仍以轻粉引出其毒，真轻粉四分半，朱砂一分二厘，雄黄八厘，三味为细末，炼蜜为丸，金箔为衣，分作九丸，每日三丸，作三次服，三日服尽。一日鲜鱼汤送下，二日羊肉汤送下，三日鲜鸡汤送下。至四日，牙肿，遍身作胀，肚中作泻。至十日，其毒尽出。再服黄芪、肉桂、茯苓、甘草、当归、麦门冬、五味，数服，果获痊愈，永不再发。

【阐发与临证】轻粉有毒，治梅毒是以毒攻毒。《疮疡经验全书》说："……宜用汗药、宜用服药（指汤药）、宜用搽药，不可服丸剂，恐内藏轻粉易愈故也。但轻粉乃水银升者，腐肠烂骨，害不旋踵。"《外科枢要》说："若误用轻粉等剂，反为难治。"（《保婴撮要》有类似语）《证治准绳》也说"一忌轻粉及冷水"。古人认为用轻粉治梅毒是有效的，可速愈，但毒邪被压制在内，日久可致脏腑筋骨腐烂，反为危害最深。因此主张用"湿胜先导湿，表实先解表，里实先疏内……表虚者补气，里虚者补血"。本案说"轻粉毒必须仍以轻粉引出其毒"，那是欠妥的。已经轻粉中毒了，再用"真轻粉"内服，必然会中毒更甚。轻粉之毒那会"引出"来呢？《中国医学大辞典》载：如因梅毒而服轻粉中毒者，通治宜红枣丸（红枣用杉木煮熟去皮核，取烧过的杉木枯灰磨细末，和枣肉捣匀为丸，每日任意食），再用土茯苓、苡米、银花、防风、白藓皮、木瓜、皂荚子，气虚加人参，血虚加当归（此即《类证治裁》搜风解毒汤去木通），水煎日三服。如由因别的原因服轻粉中毒者，可用去目川椒，清晨白汤送下，不拘多少；捣萝卜汁饮之，不拘多少；麻油、蜜、红砂糖搅匀服之；多吃生荸荠。

十一卷　妇人症

第一篇 经 水

1案[1] 太仓公治一女，病腰背痛（少阴病兼太阳），寒热（厥阴病兼少阳），众医皆以寒热治。公诊之，曰：内寒（内寒当作阴病解）月事不下也。即窜以药，旋下，病已。病得之欲男子不可得也。所以知其病者，诊其脉时切之肾脉也，涩而不属。涩而不属者，其来难坚（气郁血滞而脉结），故曰月不下；肝脉弦，出左口（相火炽盛，脉乃上溢），故曰欲男子不可得也（琇按：以上《史记》本文下所增入只泛论无病之人，乃以弦出左口为血盛之脉，与原文相背，何耶）。[2] 盖男子以精为主，妇人以血为主。男子精盛则思室，女子血盛则怀胎。夫肝，摄血者也。厥阴弦出寸部，又上鱼际，则阴血盛可知矣。（烺按：此案已见腰痛门）

【注解】[1] 本案与六卷第六篇腰痛第1案重复。

[2] 自此以下，《史记》原文无，是江应宿所加。女子血盛则怀胎，故血盛应以肝血、脾血之盛，尤以肝血为主，即血海满也。太仓公因辨以血海盛满，故窜以下药而使经行。但要根治则必使之怀胎才可，况且怀胎后其脉必异样，故其病是欲男子而不可得。至于涩脉，在此并非指血虚，而是示之月不下。

2案[1] 东垣治一夫人病寒热，月事不至者数年矣，又加喘嗽。医者悉以蛤蚧、桂、附等投之。李曰：不然。夫人病，阴为阳所搏，大忌温剂，[2] 以凉血和血之药服自愈。已而果然。

【注解】[1] 本案录自《东垣试效方·妇人门》，也可能录自《元史·列传九十·方技李杲传》。该病人在原文中是裴泽之之妻。本案还收录在《医部全录·卷三百八十三》。

[2] 此句在《元史》原文中是"投以寒血之药，则经行矣"。

【阐发与临证】月经后延有胞宫寒、血瘀阻滞、气虚、血虚、气滞、痰湿阻络等不同证型。本案是数年未行经，伴憎寒发热（可能是病人自觉，或低热，而不会大热、壮热），喘咳，那就血瘀、气滞、痰湿都可能。李东垣说"阴为阳所搏"，阴指阴血，阳指气，搏指阻滞，意即气滞而血瘀，可能患者消瘦、舌红、脉细数，所以用凉血和血法，可能还用疏肝理气的香附、青皮之类。该患者是否结核病引起闭经即干血痨之类？

3案[1] 一妇人年三十岁，临经预先脐腰痛，甚则腹中亦痛，经缩二三日。以柴胡钱半，羌活一钱，丁香四分，蝎一个，当归身一钱，生地一钱，都作一服，水二盏，煎至一盏，去渣，食前稍热服。（丁香，《本草》言其辛散苦降，养阴，治阴痛诸气）

【注解】[1] 本案录自《兰室秘藏·半产误用寒凉之药论》。

【阐发与临证】经前脐周腹痛、腰痛，月经周期提前2～3天，症状加重时腹痛范围扩大而且疼痛加剧（所谓"甚则腹中亦痛"），未说经血色泽及是否有瘀块，未说经前乳房乳头和少腹是否作胀甚至胀痛。按照症状推测，该妇属痛经，有瘀块，经前少腹胀痛，应是气滞血瘀型痛经。方中柴胡、丁香疏肝理气止痛，全蝎活血通经止痛，当归生地和血调经，羌活独活本是一物，因产于西羌（今甘肃）等地者为羌活，气味较独活猛烈，性味辛苦温，功能祛风散寒胜湿止痛，除疏风解表、祛风寒湿痹痛外，尤能治女子疝瘕痛，此处用其辛温疏经络之寒以治腹痛。丁香辛温，能温胃止呃嗳呕吐，能温肾治阴冷阳痿腰膝冷痛，能行气止痛治胸脘腹疝诸痛。本方用量仅四分。全方既有温经散寒止经行腹痛，又不致温散太过而使月经更提前。本案方即柴胡丁香汤，《兰室秘藏》另方有防风。可能江应宿觉得发散太过无必要而不用防风。

4案[1] 一妇年三十余，因每洗浴后，必用冷水淋通身，又尝大惊，遂患经来时必先小腹大痛，口吐涎水，经行后，又吐水三日，其痛又倍，至六七日，经水止时方住，百药不效（久病）。诊其脉，寸滑大而弦，关尺皆弦大急，尺小于关，关小于寸，所谓前大后小也（前大后小之故，恐有表邪）。遂用香附三两，半夏二两，茯苓、黄芩各一两半，枳实、元胡索、牡丹皮、人参、当归、白术、桃仁各一两，黄连七钱，川楝、远志、甘草各半两，桂三钱，吴茱萸钱半，分十五贴，入姜汁两蚬壳，热服之。后用热汤洗浴，得微汗乃已。忌当风坐卧，手足见水，并吃生冷，服三十贴痊愈。半年后，因惊忧，其病复举（新发，故不用参术），腰腹时痛，小便淋痛，心惕惕惊悸。意其表已解（冷水淋身之表），病独在里。先为灸少冲（手少阴心）、劳宫（心包络）、昆仑（膀胱）、三阴交（足太阴脾），止悸定痛。次用桃仁承气汤大下之。下后，用醋香附三两，醋蓬术、当归身各一两半，醋三棱、元胡索、醋大黄、醋青皮、青木香、茴香、滑石、木通、桃仁各一两，乌药、甘草、砂仁、槟榔、苦楝各半两，木香、吴茱萸各二钱，分作二十贴，入新取牛膝湿者二钱，生姜五片，用荷叶汤煎服，愈。

【注解】[1] 本案及下案都录自《医学纲目·卷三十四·调经篇》，本案还收录在《医部全录·卷三百八十三》。

【阐发与临证】本案是同一病人前后两次病、同中有异的治疗过程。前病是寒湿胃痛加血瘀痛经，但又久病，所以除香附、当归、吴萸、生姜、延胡、金铃子、桃仁、甘草等活血调经、温经止痛外，重点用四君子汤加半夏、肉桂温中健脾治寒湿胃痛，用黄连加肉桂、黄芩加半夏、吴萸加丹皮及枳实疏通三焦气机，以治吐水并治胃痛。后病并非复发，而是与前不同的单纯血瘀痛经，但因惊忧而心悸惊惕、小便淋痛、除以灸治止悸定痛外，先用桃仁承气汤大下活血祛瘀，后再加用三棱、莪术、醋军、牛膝、槟榔、木通大队活血祛瘀止痛，木香、青木香、青皮、茴香、乌药、砂仁温胞宫散寒止痛（此方类似《医学正传》治厥阴病舌卷卵缩厥逆的异功散方的配伍组合）。以方测证，前病月经可能提前，后病月经可能延后。

5案 一妇头痛，口干，经行后身痛，腰甚痛。以生地黄一钱，白术、芍药各一钱，川芎、归身尾各五分，炒柏、炙甘草各三分[1]。

【注解】[1] 原文在此后有"水、少酒，煎服"。

【阐发与临证】本案患者为阴血虚，故以四物（重用生地、白芍）加白术、炙草健脾运津；小剂量盐水炒黄柏坚阴以治口干；中剂量川芎、归尾活血通经络；芍药加炙甘草和血缓急止痛。此妇月经可能稍前期。此妇可加炙黄芪起码三钱同煎服，以增强滋阴补血功效。

6案[1] 一妇年二十余，经闭二年，食少乏力。以黄连二钱，白术钱半，陈皮、滑石各一钱，黄芩五分，木通三分，桃仁十一个，炙甘草少许。

【注解】[1] 本案录自《丹溪医按·经水篇》，还收录在《医学纲目·卷三十四·经闭》篇，文后注是"丹溪治痰结胸腹而经闭之法，皆用轻剂导痰降火也"。

【阐发与临证】经闭有气虚血虚、血瘀、胞宫寒、痰湿阻滞、气滞等。食少乏力有湿阻脾胃、中焦气滞、脾胃虚弱等。参合看，此患者乃湿（痰）阻血瘀为患，湿重而且化热，故重用黄连清燥中焦湿热，白术健脾燥湿，陈皮化湿理气。桃仁11个，差不多一钱半，活血祛瘀。该少妇在经闭前可能有经色紫黑、瘀块多，平时白带稠多甚至黄带，舌苔白厚腻或黄腻等。按《医学纲目》说"月经……紫黑色者，滞而挟热也""脉证热者，四物加芩连"。

7案[1] 滑伯仁治一妇，年三十，每经水将来三五日前，脐下疠痛如刀刺状，寒热交作，下如黑豆汁，既而水下，因之无娠。脉二尺沉涩欲绝，余部皆弦急。曰：此由下焦寒湿（尺沉涩属下焦寒湿），邪气搏于冲任（冲任俱奇经），冲为血海，任主胞胎，为血室，故经事将来，邪与血争而作疗痛，寒气生浊，下如豆汁，宜治下焦。遂以辛散苦温理血药为剂，令先经期十日服之；凡三次而邪去经调，是年有孕。

【注解】[1] 本案录自《医学入门》之滑寿治案。

【阐发与临证】经前三五日始小腹剧绞痛（因痛致自觉寒热交作，可见是痛剧），先见黑水状经血，已30岁未曾妊娠，可见胞宫寒而且有瘀血阻滞胞络。如是则经期必后延。经前服药温散下焦胞宫之寒邪是事半功倍之举。

8 案[1]　吕沧洲治一女在室，病不月，诸医疗皆不得其状。视之，腹大如娠，求其色脉即怪。语之曰：汝病非有异梦，则鬼灵所凭耳。女不答，趋入卧内，密语其侍妪曰：我去夏追[2]凉庙庑下，薄暮，过[2]木神心动，是夕梦一男子，如暮间所见者，即我寝亲狎[3]，由是感病。我惭赧[4]不敢以告人，医言是也。妪以告吕，吕曰：女面色乍赤乍白者，愧也；脉乍大乍小者，祟也。病因与色脉符，虽剧无苦[5]。乃以桃仁煎[6]，下血类豚肝者六七枚，俱有窍如鱼目，病已。

【注解】[1] 本案录自戴良《九灵山房集》，《医学入门》《明外史·本传》也可能，还收录在《奇症汇·心神》。

[2] 追：原文是"过"。过：原文是"遇"。

[3] 狎：亲近而态度不庄重，此处指青年男女之间的调笑、亲近、性交。

[4] 赧：羞愧脸红。

[5] 虽剧无苦：指症状虽重而病不危。

[6] 桃仁煎：《千金要方》方，治经闭，药用桃仁、虻虫、朴硝、大黄、醋。如法制作和服用。

【阐发与临证】本症是经闭。临床常见有气血虚、心脾两虚、肾气虚、血海空虚、痰湿阻滞、瘀血阻络、肝郁气滞等七种证型。本案为一未婚女子，很少与外界及男子接触，见到彩妆木神，成为心目中男子的偶像，于是产生思男情结，"思则气结"，《素问·阴阳别论》篇曰："二阳之病发心脾，有不得隐曲，女子不月。"说明情志因素、所思不遂，气机郁结，不能行血，瘀血内阻，冲任不通而不行月经。血不养心则心气不宁，所以多梦，脉来乍大乍小。其病因是思男所致，所以梦见与男子亲狎。因未见过陌生的英俊的男子，仅见一位彩妆神像，所以情思就寄托在该神像身上。情志不遂，冲任经脉不通，瘀血内结，出现假孕情况，所以腹大如妊娠。治当以破血通经散结。桃仁煎治经闭，能破血祛瘀、消癥瘕通经水，所以服后下紫黑血块而病愈。本案与本篇第1案例太史公治一女类似。

9 案[1]　汪石山治一妇，年逾三十无子。诊视其脉近和，惟尺脉觉洪滑耳。曰：子宫有热，血海不固也。其夫曰：然。每行人道[2]，经水即来。乃喻以丹溪大补丸加山茱萸、白龙骨止涩之药，以治其内；再以乱发灰、白矾灰、黄连、五倍子为末，以治其隐处。果愈且孕。

【注解】[1] 本案录自《石山医案·附录》。

[2] 行人道：性交。

【阐发与临证】汪辨证子宫有热即血海冲任血热。但他实际上已认识到该妇外生殖器有炎症，其丈夫的坦言也说明了这一点：每次性交都会流血。所以汪之治法既有清下焦热（知母、黄柏、生地、龟板）、又有收涩药（萸肉之酸涩、白龙骨之固涩）之内服，加以清热燥湿收敛杀虫药之外用（按现代说法有消炎杀菌作用）。

10 案[1]　丹溪治一妇，年二十岁，两月经不行，忽行，小腹痛，有块血紫色。以白芍、白术、陈皮各五钱，黄芩、川芎、木通各二钱，炙甘草少许。

【注解】[1] 本案至第16案都录自《丹溪医按·经水》篇。

【阐发与临证】本案少妇是痛经有瘀血。两月经不行应是胞宫寒，有紫色血块是血瘀。本案方仅用川芎、木通活血通瘀，似乎不足。另外温经药不够。用白芍、炙甘草以缓急止痛，治瘀血腹痛似乎力不从心。本案也可能是早孕自然流产。

11案 一妇气滞血涩，脉不涩，经不调，或前或后，紫色，苦，两大腿外廉（少阳经）麻木，有时痒，生疮，大便秘滞。以麻子仁、桃仁去皮尖、芍药各二两，生枳壳、白术、归头、威灵仙、诃子肉、生地、陈皮各五钱，大黄（治血涩）煨七钱（大黄配诃子亦奇），为末粥丸。

【阐发与临证】该妇患气滞血瘀月经不调，而且有大腿外侧胆经湿热，其局部皮肤作痒与生疮，可能是癣湿疮疥。该方是和血调经、活血润肠。威灵仙疏经祛风湿。酒大黄是活血祛瘀、通便、清热燥湿，一药而多用焉。诃子肉不是配伍大黄的，该药苦温酸涩，同陈皮、厚朴用功能下气、能下宿物。《千金方》治一切气疾及宿食不消，用诃子三枚，湿纸包，煨熟去核，细嚼以牛乳下。所以该药既能配伍陈皮、枳壳下气治气滞，又能防大量润肠通便药之过。威灵仙祛少阳胆经之风湿以治痒、麻木和癣湿疮疥。

12案 一妇年四十八岁，因有白带，口渴，月经多，初来血黑色，后来血淡，倦怠食少，脐上急。以白术钱半，红花豆大，陈皮、白芍各一钱，木通、枳壳各五分，黄芩、砂仁、炙甘草各三分，共九味煎汤，下保和丸三十粒，抑青丸二十粒。

【阐发与临证】该妇已到更年期，平时有白带、口渴、倦怠食少、经量多、行经后期血色淡，说明脾虚血虚；初来月经色黑，气虚继发血瘀，血虚继发虚热，故独大白术剂量。黄芩仅三分，红花仅豆粒大小一撮、三分都不到。也可能行经期提前而用黄连（抑青丸）。

13案 一女年十五，脉弦而大，不数，形肥，初夏时倦怠，月经来时多，此禀受弱，气不足摄血也。以白术钱半，生芪、陈皮各一钱，人参五钱，炒柏三分（虚而协热）。

【阐发与临证】室女行经量多，不伴腰腹疼痛，经行无瘀块，经前也无胸胁乳房小腹胀垂痛，形肥是气虚痰湿盛。初夏天气渐热时即感倦怠，是因暑热（之初）耗气，缘由原本气虚。初夏是春气即将尽而余气未退，夏气初临而力弱，故弦大还属正常脉象。此方燥湿化痰药不足，如没有半夏，似乎有违丹溪翁肥人多痰之说。

14案 一妇年四十余，月经不调，行时腹痛，行后又有三四日淋漓，皆秽水，口渴面黄，倦怠无力。以白术一两，归身尾六钱，陈皮七钱，黄连三钱，木通二钱，生芪、黄芩各二钱，炙甘草一钱分作八贴，下五灵脂丸[1]四十粒，食前服。

【注解】[1]五灵脂丸：同名8方。（1）《圣惠方》方之一，治妇人食症，体瘦成劳，心腹胀痛，不能饮食，常吐酸水，药用五灵脂、硫黄、硇砂、木香、芫花、巴豆去油、生姜、陈皮，如法制作服用；（2）上书方之二，治小儿积滞，寒热便秘，心腹气胀，药用五灵脂、木香、陈皮、大黄、巴豆霜；（3）上书方之三，治小儿慢惊风，四肢抽搐，药用五灵脂、南星、全蝎、蝉衣、生附子、醋，如法制作；（4）《玉机微义》方，治血崩不止，药用五灵脂、神曲；（5）《小儿卫生总微论》方，治小儿久嗽渐成羸弱变疳劳，药用五灵脂、蟾头、蝉蜕、款冬花、青黛、雄黄、糯米、人参，如法制作服用；（6）《婴童百问》方之一，治慢惊风痰搐，药同（3）方去蝉衣、生附子，加白附子、木香、僵蚕、朱砂、生半夏，如法制作服用；（7）上书方之二，治脾疳食疳，药用五灵脂、白蔻、炒麦芽、砂仁、青皮、橘红、莪术、使君子、蟾蜍；（8）《圣济总录》方，治室女月经不利，药用五灵脂、乌头、当归、川芎、芍药、生地、丹皮、海桐皮、红花子、紫葳、防风。本案可能用（4）（8）方。

【阐发与临证】本案与第12案类似，都是中年妇女月经不调，在古时已属老年范围，与更年期有关，痛经、月经后又淋漓三四天，有瘀有虚，虚则有白术、黄芪、归身，瘀则有归尾、五灵脂、木通等。也可能经期提前而用黄连。

15案 一妇月经不匀，血紫色，来作痛，倦怠恶寒，为人性急。以青皮五分，川芎、黄芩、牡丹皮、茯苓各二钱，干姜一钱，炙甘草五分。

【阐发与临证】月经不匀即经期前后不定期,因有瘀血痛经,经期提前,可能是血热;经期拖后可能有寒,性急易肝气郁滞。此方与其余各例不同之处是用青皮疏肝理气,用黄芩、干姜调其经期前后。

16案 一妇年二十岁,月事不匀,来时先腹隐疼,血紫色,食少无力。以白术四钱,黄连、陈皮各二钱半,牡丹皮二钱,木通、黄芩、人参、茱萸各钱半,炙甘草五分,分作四贴,水二盏,煎取小盏,食前服。

【阐发与临证】本案妇也是有脾虚而少瘀,都以食少无力或倦怠食少作脾气虚的表示。所以这三案都以白术为君药,以黄连清其热,以陈皮理中气。本案妇特殊的是刚行经时腹隐痛,瘀血不多,所以不用活血祛瘀的五灵脂等或红花,而改以人参;而调其月经周期不规律的则用丹皮和吴茱萸。

从朱丹溪所治七个案例看:第10、12、14、16四案例都有血瘀痛经,后三案都有脾虚。首例是经停两个月后来潮,所以都用白术、陈皮、木通、黄芩、炙甘草;有瘀块的用川芎,重则用桃仁、大黄、五灵脂;气滞用枳壳、轻则用陈皮;血热用黄连或黄芩,重则用大黄;下焦胞宫有寒用吴茱萸;气虚用黄芪、重则用人参;血虚用当归。第11案也有瘀血痛经,而且气滞较著,所以用白术、陈皮,不用木通、川芎、红花、黄芩,而改用大黄、桃仁、枳壳。

17案[1] 一妇年二十余,形肥,痞塞不食,每日卧至未[2],饮薄粥一盏,粥后必吐水半碗,仍复卧,经不通三月矣,前番通时黑色,脉辰时寸关滑,有力,午后关滑,寸则否。询之,因乘怒饮食而然。遂以白术两半,厚朴、黄连、枳实各一两,半夏、茯苓、陈皮、山楂、人参、滑石各八钱,砂仁、香附、桃仁各半两,红花二钱,分作十贴,每日服一贴,各入姜汁二蚬壳,间三日以神佑丸、神秘沉香丸[3]微下之,至十二日吐止,食渐进,四十日平复如故。

【注解】[1] 本案及下案都录自《医学纲目·卷三十四·经闭》篇。
[2] 未:原文是"未牌",即未时。
[3] 神秘沉香丸:滚痰丸之别名。

【阐发与临证】怒后进食,怒则肝火旺、气滞、木侮土;形肥懒动,食少、食后吐水,脉滑,此为痰湿、食积、气滞;经闭三月,经来色黑尚有瘀热。方中药味大量燥湿化痰、理气活血、少量清热。因有积(食、痰),位在中焦(关脉滑、食后吐水),吐之不出(每食后吐水,历三月尚不能解),故用轻下法。从现代医学看,如该妇多毛,面部易起痤疮,可能是多囊卵巢症。

18案 一妇年三十余[1],形瘦,亦痞不食,吐水,经不通。以前药方加参、术、归为君,煎熟,入竹沥半盏,姜汁服之,但不用神佑丸下之,亦平复。或咳嗽寒热而经闭者,当于咳门湿痰条求之。(《医学纲目》)

【注解】[1] 本案原文是"五十余岁"。

【阐发与临证】本案与上案症相同但形瘦,湿还有,但是脾胃虚不能健运水湿,所以以参术为君健脾、以当归为君调经,因脾虚不能用下药。第三种经闭是咳嗽伴恶寒发热。此种也有痰湿,但肺蕴痰为主因,与食积、湿痰伴瘀血或脾虚湿蕴都不同。

19案[1] 子和治一妇人,月事不行,寒热往来,口干颊赤,喜饮,旦暮间咳一二声。诸医皆用虻虫、水蛭、干漆、硇砂、芫青、红娘子、没药、血竭之类,子和不然,曰:古方虽有此法,奈病人服之必脐腹发痛,饮食不进。乃命止药,饮食稍进。《内经》曰:二阳之病发心脾。心受之则血不流,故不月也。既心受积热,宜抑火升水,流湿润燥,开胃进食,乃涌出痰一二升,下泄水五六行,湿水上下皆去,血气自然周流,月事不为水湿所隔,自依期而至矣,不用虻虫、水蛭有毒之药。如用之,则月经纵来,小便反闭,他证生矣。凡精血不足,宜补之以食,大忌有毒之药偏胜,而成夭阏[2]。

【注解】[1] 本案录自《儒门事亲·卷六·妇人二阳病》篇。
[2] 夭阏:阏音e,遏止、摧折之意。

【阐发与临证】口干、面颊赤、喜饮、旦暮间咳一二声，寒热往来，这是肺胃有热，所以诸医们用大队祛瘀活血药是不对的。张子和在此解释"二阳之病发心脾"，说血上行至心则不能下行为月经，心受热则火易上升，所以病人出现肺胃热而月事不行，所以用吐法去上热、又用泄法下水。此说与通常的解释"二阳之病发心脾"不同。胃恶燥，心胃有热则出现该妇的诸症，所以要用清泻法抑火（即清心胃之热），又要用涌吐法，借上行之势使津液上行以润心胃，胃热（燥）得津液滋润则开胃进食。此即"宜抑火升水（津液），流湿润燥"之意。"二阳之病"之治法，在这里又变成了清心火、润胃燥，则心主血，脾统血之功能又被激活而月事以时下。

20 案[1]　一妇人年三十余，经水不行，寒热往来（痰能作寒热），面色萎黄（无表症），唇焦颊赤，时咳三两声。向者所服之药黑神散、乌金丸[2]、四物汤、烧肝散[3]、鳖甲散[4]、建中汤、宁肺散[5]、针艾百计[6]转剧，家人意倦，不欲求治。子和悯之，先涌痰五六升，午前涌毕，午后食进，余症悉除。后三日复轻涌之，又去痰一二升，食益进。不数日，又下通经散[7]，泻讫一二升，后数日去死皮数重，小者如麸片，大者如苇膜，不一月，经水行，神气清健。

【注解】[1] 本案录自《儒门事亲·卷六·月闭寒热》篇。

[2] 乌金丸：同名7方。（1）《中国医学大辞典》引用方，治妇人抑郁气滞，纳呆口苦咽干，五心烦热，胸胁刺痛，崩中带下，产后恶露多，药用香附、大黄、木香、乳香、没药、肉桂、五灵脂、桃仁、玄胡、乌药、莪术、全当归、益母草、蚕茧为末，红花、苏木、黑豆煮水加蜂蜜为丸；（2）《太平圣惠方》方之一，治风毒攻注皮肤，遍身瘙痒，烦热多汗，药用羌活、白附子、天麻、枳壳、皂角、麻黄、乌蛇、胡桃仁、槐莪、羊踯躅花、腊月乌鸦、腊月狐肝、麝香，如法制作，荆芥汤下；（3）上书方之二，治偏头痛，药用皂角、石膏，如法制作，薄荷汤下；（4）《圣济总录》方之一，治泻血、血痢，药用乌药，如法制作服用；（5）上书方之二，治赤白痢，药用巴豆、大枣、轻粉、黄连、当归，如法制作服用；（6）《杨氏家藏方》方之一，治大风疾，须眉堕落，鼻柱坏，语不利，药用人参、朱砂、乳香、藕节、羊蹄根、竹茹、乌贼骨、炙甘草、川芎、草乌、胭脂、松烟墨，面糊丸，茶清下；（7）上书方之二，治产后血晕，恶露未尽，腰腹刺痛，或胞衣不下而腹胀喘满，药用斑蝥、血竭、没药、五灵脂、硇砂、麝香，如法制作服用。

[3] 烧肝散：同名2方。（1）二十四味烧肝散之简称；（2）《圣济总录纂要》方，治口疮久不瘥，药用茵陈、犀角屑、石斛、白术、柴胡、芍药、吴萸、紫参、桔梗、防风、肉桂、人参、白芜荑、葱白、白羊肝，如法制作服用。

[4] 鳖甲散：同名13方。（1）《太平圣惠方》之一，治肝劳虚寒胁痛、胀满气急，纳呆，药用炙鳖甲、五味子、槟榔、桔梗、陈皮、桂心、柴胡、炙甘草、半夏、赤苓、白术，为末，加生姜水煎服；（2）上书方之二，治伤寒后肺痿劳嗽，涕唾稠黏，骨节烦闷，寒热，药用鳖甲、柴胡、知母、乌梅、赤苓、栀子、款冬花、桑白皮、炙甘草，为末加葱白生姜，水煎服；（3）上书方之三，治时气寒热，肢节疼痛，如疟状，药用鳖甲、知母、黄芩、乌梅、柴胡、常山、地骨皮、赤芍、牛膝、炙甘草，为散；（4）上书方之四，治脾劳四肢烦痛，纳呆，药用鳖甲、柴胡、黄芪、人参、当归、白术、赤芍、赤苓、川芎、木香、炙甘草，为散，加生姜；（5）上书方之五，治虚劳症瘕，乏力纳呆，药用鳖甲、柴胡、大黄、三棱、桃仁、木香、川芎、干姜、陈皮、赤苓、诃子、生姜；（6）上书方之六，治左胁肥气，坚硬，纳呆，药用鳖甲、大黄、当归、三棱、桃仁、诃子、吴萸、枳壳，为散，加生姜；（7）上书方之七，治劳黄，烦热，小腹拘急，肢节痛，虚汗，药用鳖甲、柴胡、茵陈、地骨皮、黄芪、赤芍、麦冬、山栀；（8）上书方之八，治妇人疝瘕，血瘀气滞，心腹痛，药用鳖甲、干漆、当归、琥珀、肉桂，为散，温酒调下；（9）上书方之九，治妇女劳热，口渴壮热，烦痛，心胸躁闷，药用醋炙鳖甲、柴胡、麦冬、知母、大黄、地骨皮、赤芍、人参、黄芩、黄芪、桑白皮、炙甘草，为散加生姜、葱白、豆豉，水煎；（10）《证治准绳》方，治脚气、心腹胀满、小便不利，药用醋炙鳖甲、槟榔、赤

苓、木通、郁李仁；（11）《丹溪心法附余》方，治虚劳发热，瘦，烦热口渴，心悸盗汗咳血，纳呆，药用醋炙鳖甲、桑白皮、半夏、知母、赤芍、黄芪、生地、天冬、紫菀、甘草、秦艽、柴胡、茯苓、地骨皮、人参、肉桂、桔梗；（12）《千金方》方之一，治伤寒后因虚盗汗、乏力、日晡憎寒，药用醋炙鳖甲、附子、炙甘草、肉苁蓉、人参、黄芪、熟地、桃仁、枳壳、杜仲、五味子、煅牡蛎、柴胡、牛膝、苍术，为散加生姜大枣，煎服；（13）《医学入门》方，治坏证诸药不效，药用鳖甲、犀角、前胡、黄芩、生地、枳壳、乌梅，为散水煎服。

[5] 宁肺散：《儒门事亲》方，治寒痰而嗽，药用蜜炒罂粟子、甘草、干姜、当归、陈皮、白矾等分为末，煎齑汁调三钱。

[6] 百计：原文是"百千"。

[7] 通经散：同名2方。（1）《儒门事亲》方，治月经不通，药用甘遂、橘红、当归为末，每服三钱；（2）《医宗金鉴》方，治妇女逆经、目睛赤涩，药用黄芩、黄连、栀子、大黄、生地、赤芍、当归、川芎、苏木、红花、羌活、薄荷、香附、木贼、甘草。本案用（1）方。

【阐发与临证】前医所用各方都是从某一方面辨证，不全面，或补益气血，或祛瘀活血，或软坚化痰。宁肺散虽是《儒门事亲》方，也仅是针对"时咳两三声"而设。子和所治先去膈上之痰饮，再用和血及利膈下之水邪，主要治水湿痰饮。

21案 吴茭山治一妇，行经时著气恼，经过半月后，得心腹腰胁痛不可忍。医作气治，以香燥止痛之剂服之，愈不安。诊其脉弦急不匀。早间行经着恼，乃瘀血作痛也。遂以四物入桃仁、红花、延胡索、莪术、青皮之类，数服血通，其患已矣。

【阐发与临证】此妇是气滞血瘀引起的心（脘）腹胁痛不可忍。单用疏肝理气药当然不可，本案方用青皮即是疏肝理气的，但大量的活血祛瘀药是治"痛不可忍"即瘀血的。还可以加醋炒香附。

22案 一女子经水过多[1]，行后复行，面色萎黄，人倦无力。遂以归身、炒芍、熟地、川芎、荆芥、续断、煨干姜、炙甘草，数服而安。

【注解】[1] 本案及以下四个案例都是吴茭山所治。

【阐发与临证】本案是崩漏症，经量过多至"行后复行"，即是崩漏。面色萎黄、倦怠，提示虚证。荆芥宜炒黑，四物汤再加炙黄芪似乎更好。煨干姜是干姜煨炭存性（还能收涩止血），提示有寒，即虚寒。

23案 一妇经事欲行，脐腹绞痛，临行血涩。以四物入延胡索、槟榔、青皮、香附子之类，数服痛除。

【阐发与临证】经前或行经初时伴脐腹绞痛，况且临行经时又血涩难下，肯定是瘀血痛经，像上述第21案例那样，加桃仁红花莪术或生蒲黄、五灵脂岂不更好？

24案 一妇行经色淡若黄浆，心腹嘈杂（嘈杂为痰饮），此脾胃湿痰故也。以二陈汤合四物入细辛、苍术，数服即止。

【阐发与临证】心腹嘈杂固然有痰湿证型，但也其中不排除胃气不舒。细辛易木香岂不更佳？经色淡黄应以血虚为主，虽有四物汤，不如再加炙黄芪，苍术易炒白术。

25案 一女子经水下如黑豆汁，此络中风热也（经如黑豆汁，络中风热。妙断！亦有下焦寒湿而经水如豆汁者，但症当寒热腹痛、尺沉涩寸关弦，一为寒湿，一为风热，须细辨）。以四物加黄芩、川连、荆芥穗、蔓荆子（治以辛凉苦寒理血之剂），数服血清色转。

【阐发与临证】月经血色黑而稀如黑豆汁，临床常见有血热、胞宫寒湿两种证型，应以行经超前或延后、是否伴腰痛小腹痛、是否伴有瘀血块等作辨别，还有脉象迟数、紧沉等。单凭经色如黑豆汁即诊为血热而用芩连，实在欠妥。

26案 一妇经来适断，寒热往来。以小柴胡汤二服，寒热即止，继以四物汤数服而安。

【阐发与临证】《伤寒论》149条说："妇人中风，七八日续得寒热，发作有时，经水适断者，此为热入血室……小柴胡汤主之。"本案症状与之相同。但《伤寒论》服用小柴胡汤后寒热退即不再续治了，主要是《伤寒论》讲的是外感表证的治疗方法，而本案讲的是妇科月经不调，所以尚需继续服用药物四物汤治其经水不调。余治此类病，如月经适行或适断伴寒热往来，都用小柴胡汤加当归；伴腹痛瘀块多，以小柴胡汤加桃红四物汤；如有高热用桃仁承气汤加柴胡或小柴胡汤，当然芒硝是不用的。近来治一例经净半月起每日未时始微恶寒，不发热，测体温37.2℃～37.4℃，行经时无腹痛，经血正常，舌苔薄白舌质平，六脉和，面颧部有毛细血管充血，用柴胡桂枝汤加丹参数剂，恶寒好转，口渴，舌质稍红，舌苔薄，原方桂枝改5克，加麦冬10克，三诊时基本不恶寒，日晡体温37℃，用柴胡四物汤收功。不过是《伤寒论》治热入血室的变法而已。

27案[1]　一妇经血过多，得五心烦热，日晡潮热，诸药不效。以四物加胡黄连，三服而愈。

【注解】[1] 本案是吴篪山治案，还收录在《医部全录·卷三百八十三》医案中。

【阐发与临证】本案患者与我所治者（见上案）不同，彼为经血多，我所治者不多；彼为日晡潮热，我所治者为微恶寒不发热，所以他用四物加胡黄连、偏凉，而我用柴胡桂枝汤、偏温。

28案[1]　俞子容治一妇，寡居，郁结成疾，经事不行，体热如炙，忽吐血若泉涌，医用止血药不效。俞以茅草根捣汁，浓磨沉香，服至五钱许，日以酽醋贮瓶内，火上炙热，气冲两鼻孔（外治法佳），血始得降下，吐血不复作，经事乃行。（吐血如泉，止而不效，他人必用血脱益气之说，今用降而愈，亦以寡居而经不行，气升而不降，治法甚奇。当玩体热如炙四字，盖吐血涌泉，当四肢冷，未有体热如炙者）

【注解】[1] 本案录自《续医说·卷九·吐血行经》篇。

【阐发与临证】魏按所说是对的，如果是气血脱而吐血如泉涌，当出现四肢冷，甚至气虚及阳、冷汗出，那就不能用沉香降气（用茅根止血是可以的）。此妇是气郁化火、火迫血上行。况且"体热如炙"在"吐血若泉涌"之前出现，与魏按中所说正好倒过来，所以用茅根捣汁磨沉香汁服，用茅根凉血止血，沉香降上逆之气。

29案　莫强中[1]一侍人[2]，久病经阻，发热咳嗽，倦怠不食，憔悴骨立。医往往作瘵疾治之，势甚危。莫曰：妇人以血为本，血荣自然有生理。因谢众医，专服四物汤，其法㕮咀，每慢火煮取清汁，带热以啜之，空腹日三四服，两月余经通，疾如失。

【注解】[1] 莫强中：按《医部全录》莫士英条文（引《浙江通志》）说"一女命将绝，自以为瘵，士英曰：非瘵也，可愈"。与本案文内容一致。因此莫强中可能即莫士英，如此则为明朝浙江名医。

[2] 侍人：富贵人家之妾。

【阐发与临证】此妇应是劳瘵。中医是辨证论治，同一种疾病不一定用同样方法治疗有效，劳瘵也是这样。"二阳之病发心脾，有不得隐曲，女子不月。其发为风消，其传为息贲者，死不治"。手足阳明大肠与胃发病，由隐曲肝气不舒而引起，发展至血虚，心不能主血，脾不能统血，女子月经停闭；久则消瘦（消）或伴发寒热、潮热（风），进而传（风消为"发"、息贲为"传"!）至肺而为息贲，则死不治。但劳瘵初传为肺时用补血法是有可能缓解或临床治愈的，至少月经能通。本案说"两月余经通、疾如失"，半年后、二年后如何？还有，侍人的"隐曲"已减轻了呢？

30案　潘璟字温叟，名医也，诊屯田郎中张溵妻，年四十余而天癸不至。潘察其脉曰：明年血溃乃死。既而果然（博按：此条已见积块门）。

【注解】本案与五卷第二篇积块第18案例重复。

31案[1]　石山治一妇，瘦小，年二十余，经水紫色，或前或后，临行腹痛，恶寒喜热，或时感寒，腹亦作痛。脉皆细濡近滑，两尺重按略洪而滑。汪曰：血热也。或谓恶寒如此，何谓为热。曰：热极似寒也。遂用酒煮黄连四两，香附、归身尾各二两，五灵脂一两，为末粥丸，空腹吞之而愈。

【注解】[1] 本案及以下四个案例都录自《石山医案·卷中·调经》篇，本案及第35案例还收录在《证治准绳》。

【阐发与临证】本案患妇行经周期或超前或后衍，行经前即伴腹痛，经血色紫，两尺脉重按滑，都表示有瘀血但不严重，因无瘀血块。至于行经时伴恶寒喜热或有时感寒而伴腹痛，这也可能是行经时的一些身体不适而已。再看用药，黄连虽寒，用酒煮后寒性减弱。五灵脂性温，当归身、当归尾均性温，香附性平，因经期或前或后，所以用药有寒有温。并且因行经时恶寒略显为著，故温药剂量较多。理气活血、调经和血、温中有清、清而有温，药味虽少而配伍全面。至于汪说热极似寒，也是一种托词。如果真是"热极"，为何还用五灵脂、当归身、当归尾呢？可用赤芍、丹皮等呀！

32案 一妇经行，必泻三日，然后行，诊其脉皆濡弱。曰：此脾虚也。脾属血[1]，属湿[2]，经水将动，脾血已先流注血海，然后下流为经。脾血既亏，则虚而不能运行其湿。令作茯苓白术散[3]，每服二钱，一日米饮调下二三次，月余，经行不泻矣。

【注解】[1] 脾属血：此处应理解为脾统血、脾裹血。属血，按字面解释为属于血，或属于血的脏器。但统血实乃气之功能，脾统血是脾之中气使然。《灵枢·本神》篇说"脾藏营"，是指营血是脾胃消化运行水谷之精微而化生为血液。而《难经·四十二难》说"脾裹血"指藏纳营血。

[2] 脾……属湿：此处应理解为脾主运化水湿，反过来，湿盛则易伤脾阳而出现乏力、困乏、纳呆或泄泻等病症，即《素问·宣明五气》篇所说的"脾恶湿"之意。本案经前泄泻三天（可能是稀便，不太可能是水泻！）就是湿盛伤脾阳引起，所以是"脾恶湿"。

[3] 茯苓白术散：同名2方。(1)《杂病源流犀烛》方，治中暑霍乱吐泻后津液暴亡致烦渴，药用茯苓、白术、人参、桂枝、滑石、寒水石、石膏、泽泻、甘草，生姜煎汤调下；(2)《外台秘要》方，此方又名茯苓术散，治白发、脱发，药用茯苓、白术、猪苓、泽泻、肉桂。两方中，案情与(2)方药相符，但本案不是治白发脱发。本案"令作茯苓白术散"是指用茯苓、白术二味做成散，而不是茯苓白术散方。

【阐发与临证】汪石山说"脾血既亏，则虚而不能运行其湿"，此理论似可商榷。脾虚主要是中气不足，进而成脾阳衰，形成的后果一是脾不统血，脾不藏血；二是湿盛中焦。后者可影响前者的功能。湿盛则脾虚、伤中气、伤脾阳，进而使脾不统血、脾不藏血。用茯苓、白术二味是健脾利湿，振奋中气、进而调理月经。

33案 一妇产后经行不止，或红，或白，或淡，病逾八月，面色黄白，性躁头眩脚软。医用参、芪补药，病益加；用止涩药不效。汪诊之，右脉濡弱无力，左脉略洪而驶。曰：右脉弱者，非病也，左脉偏盛，遂觉右脉弱耳。宜主左脉，治以凉血之剂。遂以生地、白芍、白术各一钱，黄芩、阿胶、归身各八分，陈皮、香附、川芎、椿根皮、茯苓各六分，柴胡、甘草各五分，煎服二十余剂而愈。

【阐发与临证】本案是产后恶露不止，血色红、白、淡不等，面色黄白，头眩脚软，这些都与流血时间长、失血有关；性格暴躁，脉左略洪数、右濡弱无力，未说腹痛和瘀块。脉左洪数是心肝血热，与性格躁也有关；脉右濡弱无力，是脾血不足。但因已用过参芪等健脾益气药而不效，故可排除。所以宜清肝凉血为主，方以逍遥散为主，既加黄芩生地凉血、川芎活血，又加阿胶补血止血、椿根皮涩血止血。汪石山所说"用止涩药不效"，并非不能用止涩药，而是凉血药是使用前提，血热耳！

34案 一妇年逾四十，形长色脆，病经不调，右脉浮软而大（虚），左脉虚软而小近驶（以症合脉所以用参术），尝时经前作泄。今年四月，感风咳嗽，用汤洗浴汗多，因泄一月。六月，复因洗浴发疟六七次，疟虽止而神思不爽。至八月尽而经水过多，白带时下，泻泄，遂觉右脚疼痛。旧曾闪肭脚跟，今则假此延痛（阳虚不能健运），臀腿腰胁、尻骨、颈项、左边筋皆掣痛（血凝滞而作痛），或咳嗽一声则腰眼痛如刀扎，日轻夜重，叫号不已，幸痛稍止，饮食如常（胃气在）。今详月水过多，白带时下，日轻夜重，泻泄无时，亦属下多亡阴，宜作血虚治。然服四物止痛之剂益甚。九月，汪复诊视，始悟此病乃合仲景所谓阳生则阴长之法矣。夫经水多，白带下，常泻泄，皆由阳虚陷下而然，命曰阳脱是也。日轻夜重，盖日阳旺而得健运之职，故血亦无凝滞之患而日故轻也；夜则阴旺而阳不得其任，失其健运之常，血亦随滞，故夜重也。遂以参术助阳之药，煎服五七贴，痛减。此亦病症之变，治法殊常，故记之。

【阐发与临证】病妇40多岁属中老年，八月末因经量过多伴稀便而汪诊治，此病后并发右脚疼痛、左臀腿腰尻甚至胁颈部痛如有筋掣引，日轻夜重，咳嗽时左腰眼处引痛，脉软，右浮大、左虚小，以往每行经前即伴腹泻；4个月前因外感风邪而咳嗽，因热水洗浴汗出较多而腹泻，2个月前热天时又因洗浴而发疟，经治疟止。汪辨证为下多亡阴而血虚，以四物汤加止痛药而病益甚。其实此妇行经腹泻是脾虚，表卫不固，脾不统血带脉不固，此一症；旧曾闪胁脚跟，而延及左臀腰腿尻疼痛如有筋掣引痛是腰椎间盘突出引起的坐骨神经痛（左），此二症；原患带下病及腹泻后引起右脚痛，日轻夜重，是瑞特氏综合征（性病型及/或肠病型），此三症。后二症是阳虚寒湿，与第一症中气脾阳虚弱也不无关联。但后二症辨证虽对而治疗也确是不易的，五七贴药能痛减就很不错了。

35案 一妇年二十一岁，六月经行，腹痛如刮，难忍，求死。脉得细软而驶，尺则沉弱而近驶。汪曰：细软属湿，数则为热，尺沉属郁滞也（妙断）。以酒煮黄连半斤，炒香附六两，五灵脂半炒半生三两，归身尾二两，为末粥丸，空心汤下三四钱，服至五六料（琇按：黄连服至三斤，亦仅见此，要之后来病情实由苦寒偏胜，救以桂附而愈），越九年，得一子，又越四年，经行两月不断，腹中微痛，又服前丸而愈。续后经行六七日，经止则流清水，腹中微痛，又服前丸而痛亦止。又经住只有七八日，若至行时，或大行五六日，续则适来适断，或微红，或淡红，红后常流清水，小腹大痛，渐连遍身，胸背腰腿骨里皆痛，自巳（脾）至酉（肾）乃止，痛则遍身冷热汗大出（脾肾虚而大汗出，则气虚而不能运行血滞，用桂以行瘀血，而用参补气），汗止痛减，尚能饮食。自始痛至今历十五年，前药屡服屡效，今罔效者何也？汪复诊之，脉皆洪滑无力，幸其尚有精神。汪曰：此非旧日比矣，旧乃郁热，今则虚寒（断尤妙，洪大为虚者有之，若洪滑为实。今以无力断为虚寒，可见滑而无力亦虚症所有，不得滑宜从实治也，然必合外症神情。然有脉滑为血聚者，不得作痰与食积断）。东垣曰：始为热中，终为寒中是也[1]。《经》曰：脉至而从，按之不鼓，乃阴盛格阳，当作寒治[2]。且始病时而形敛小，今则形肥大矣。医书曰：瘦人血热，肥人气虚[3]，岂可同一治耶？所可虑者，汗大泄而脉不为汗衰[4]，血大崩而脉不为血减[5]耳。其痛日重（投温在此）夜轻，知由阳虚不能健运，故亦凝滞而作痛。以症参脉，宜用助阳，若得脉减痛轻，方为佳兆。遂投参、芪、归、术大剂，加桂、附一贴，来早再诊，脉皆稍宁，服至二三十贴，时当二月，至五月病且愈。盖病有始终寒热之异，药有前后用舍不同，形有肥瘦壮少不等，岂可以一方而通治哉？（此症石翁先生投桂附，人所不知，亦不能）

【注解】[1]"始为热中，终为寒中"：(1)源自李杲《脾胃论·卷中·饮食劳倦所伤始为热中论》，原文并非如此，而是汪石山从几段原文中节录并拼凑而成的，但文意与李东垣所言相同。原文是：补中益气汤"加减，是饮食、劳倦、喜、怒不节，始病热中，则可用之。若末传为寒中，则不可用也""《素问·调经论》篇云：血并于阳，气并于阴，乃为炅中（即热中——笔者注）。阴盛生内寒，厥气上逆，寒气积于胸中而不泻，不泻则温气去，寒独留，寒独留则血凝泣，血凝泣则脉不通，其脉盛大以涩，故曰寒中"。(2)源自《兰室秘藏·自汗论》。原文是"《内经》云：气虚则外寒，虽则热中，蒸蒸为汗，终传大寒。知始为热中，表虚亡阳，不任外寒，终传寒中，多成痹塞矣"。(3)《兰室秘藏·中满腹胀论》篇引《素问·调经论》篇说"因饮食劳倦，损伤脾胃，始受热中，末传寒中，皆由脾胃之气虚弱，不能运化精微而制水谷，聚而不散，而成胀满"。

[2]"脉至而从，按之不鼓，乃阴盛格阳，当作寒治"：源自《素问·至真要大论》篇。原文是"脉至而从，按之不鼓，诸阳皆然。"王冰解释为"言病热而脉数，按之不动，乃寒盛格阳而致之，非热也"。即：病人病热，脉至而从热为数，但按之脉不鼓劲即虽数而无力，此为真寒假热，非真热病也。

[3] "医书曰：瘦人血热，肥人气虚"；朱丹溪《脉因证治·杂证》说肥人血多湿多，瘦人气实热多，白者（指肥白之人——笔者注）肺气弱、血不足；《丹溪心法·中风》说："肥白人多湿""瘦人阴虚火热""肥人……以其气盛于外而歉于内也。"《丹溪心法·中湿》说："凡肥白之人沉困怠惰，是气虚……凡黑瘦而沉困怠惰者，是热。"《丹溪心法·诸疮痛》说："面黑瘦，血热之人……"《丹溪心法·拾遗杂论》说："面白人不可多发散，以其气虚而又亏之也。"《中国医学大辞典》说："瘦人多火多血虚""肥人多湿多痰多气虚。"

[4] 汗大泄而脉不为汗衰：源自《素问·评热病论》篇、《灵枢·热病》篇、《脉经·第十八》。原文是"脉不为汗衰者死""汗出而脉尚躁盛者死"。意思是：病温者，汗出则邪却，邪却则精当胜，精胜则能食，而不复热。如汗出而复热不退，脉不因汗出而衰，反躁盛，则精不胜、邪不却，所以病不退，故曰脉不为汗衰则人易死（实为病加重）。

[5] 血大崩而脉不为血减：未找到原文和典出于何处。此句之意与上句相同，都是指阴津液（津汗血同源）损耗太多而脉仍数急鼓指，是反常现象，也是《素问·脉要精微论》篇所说的"脉大必病进"的具体表现。《素问·平人气象论》篇说："安卧脉盛，谓之脱血"，王冰注为"卧久伤气，气伤则脉诊应微，今脉盛而不微，则血去而气无所主乃尔。盛，谓数急而大鼓也。"又说"泄而脱血脉实……皆难治"。《素问·玉机真藏论》篇说："泄而脉大，脱血而脉实……皆难治。"与此句意相同。

【阐发与临证】本患者青年女性，自21岁至36岁间，行经腹痛，脉细软数，辨证为湿热兼血瘀。初用酒黄连清燥湿热，五灵脂、归尾活血化瘀，当归身香附和血理气调经有效。以后的十五年间行经始终伴腹痛，而且淋漓不绝，最多时持续2个月，流血如清水样，更引起腰背四肢酸痛。此应为气血虚，不能用前方，但汪石山仍以前方治疗。因能暂缓而间断用药，此由实证变虚证，是失误。至此，他总算醒悟：始为热中，终为寒中。至于病人流血多而脉仍为细软而数，也并非脉大病进（石山说是血大崩而脉不为血减、汗大泄而脉不为汗衰），数不一定是热，细软也不是轻取脉边洪大弦而沉取中空（即芤）。当然，此病人在流血多时适当用些生地炭、黄芩炭也是可以的，可清虚热以助止血。还有，此妇初起时行经腹剧痛，是否性交时正值行经未净、俗名撞红？此有湿热兼血瘀，但不能常用清热祛瘀药。她以后的十五年内经常不定期流血，是否患性交时即伴流血的血海热崩症？此血海胞宫有热，但以冲任不摄血、带脉不固血为主，也不是非用黄连清实热、五灵脂祛瘀血，更不能常用。似应用滋阴降火、固涩冲任之治法。

36案[1] 一妇年逾四十，形色颇实，常患产难倒生，经水不调，或时遍身骨节疼痛，食少倦怠，自汗。汪诊之，两手脉皆不应，惟右关轻按，隐隐然微觉动也。疑脉出部，以指寻按经渠列缺穴分亦不应，甚怪之。乃叩其夫，曰：有孕时医诊亦言无脉，后服八物汤，幸尔易产而得一子。汪曰：此由禀赋本来脉不应也，无足怪。可见天下事变出无穷，果难一一以常理测也。如《脉经》所谓，但道其常而已，两手无脉，不伤其生，又不妨于胎孕，岂《脉经》所能尽耶？脉或两手出部，或一手出部，见之多矣。两手无脉而人如故，此亦理之所无，事之大变，故记之。

【注解】[1] 本案与下案都录自《石山医案·卷中·出部脉》。

【阐发与临证】本案主要记述一妇六脉均不能按及。这种情况是生来就有的，虽并不多见，但确有。一是生理性的双脉都是反关，而且反关脉又很沉细。案文中汪也说"惟右关轻按，隐隐然微觉动也"。二是此妇有遍身骨节疼痛、自汗多、食少倦怠、左脉更弱等症，是否现代所说的风湿病动脉炎（高安氏动脉炎）引起的无脉症？该妇跌阳脉、太溪脉不知能否切到？

37案 一妇有病，汪诊之，右脉缓濡而弱，左手无脉，再三寻之，动于腕臂外廉，阳溪（大肠穴）偏历之分。乃语之曰：左脉离其部位，其病难以脉知。以右脉言之，似属于脾胃不足也，尚当言其病焉。告曰：每遇经未行前，咯血数口，心嘈不安，食少懒倦。汪以四君子加山栀、陈皮、麦冬、牡丹皮，煎服数贴而安。

【阐发与临证】本案是左反关脉。反关脉是先天生来就有的，不作辨脉依据。汪仅以右脉缓弱以及现证经前咯血、心嘈不安、食少懒倦作辨证为脾胃中气不足为主，用四君子汤为主是对的。至于加山栀、丹皮、麦冬，乃是针对经前咯血而设。

38案[1] 薛己治一妇人发热口干，月经不调，两腿无力，服祛风渗湿之剂，腿痛体倦，双膝浮肿，经事不通。薛作肝脾肾三经血虚火燥（妙断），症名鹤膝风，用六味、八味二丸，兼服两月。形体渐健，饮食渐进，膝肿渐消，不半载而痊。前症若脾肾虚寒，腿足软痛，或足膝枯细，用八味丸。若饮食过多，腿足或臀内酸胀，或浮肿作痛，用补中益气加茯苓、半夏主之。

【注解】[1] 本案及以下至第48案，以及第53、54案，都录自《女科撮要·经候不调》篇。

【阐发与临证】发热口干、腿膝无力、月经不调可有气虚、血虚、脾虚、肾虚、湿阻经络、湿热之不同，要看月经如何不调、舌脉如何才可定。前医以祛风利湿剂治疗后反病加重，腿无力加重变腿痛、膝浮肿，所以薛改弦为肝脾血虚、肾精不足论治。治疗对证，但非鹤膝风。鹤膝风之肿不是按之如泥的浮肿；全身可发寒热，局部可红肿热痛或色白漫肿，属本虚（阳虚）标实（风湿或湿热蕴滞），治以扶正祛邪、温阳除湿。本案治疗缺乏渗湿祛风治标治外因的药剂。从本案的病程及治疗过程看，好像是寒湿痹。现代医学能诊为瑞特综合征。

39案 一妇人经候过期，发热倦怠。或用四物、黄连之类，反两月一度，且少而成块，又用峻药通之，两目如帛所蔽。薛曰：脾为诸阴之首，目为血脉之宗，此脾伤，五脏皆为失所，不能归于目矣[1]。遂用补中益气，济生归脾[2]二汤，专主脾胃，年余寻愈。

【注解】[1]"脾为诸阴之首……不能归于目矣"：引自《兰室秘藏》"诸脉者皆属于目论"。该书原文是"脾者，诸阴之首也，目者，血脉之宗也，故脾虚则五脏之精气皆失所司，不能归明于目矣"。

[2] 济生归脾：归脾汤乃宋朝严用和《济生方》首载方。

【阐发与临证】发热倦怠、经候过期乃气血虚、胞宫寒所致，不会是血海热、瘀血阻络引起。用四物汤可以，但黄连苦寒不可用，药性与病机矛盾。所以服后反更延后至两个月一行经，经量更少而且有瘀块，此时宜用温补略佐川芎等温通，不可用活血祛瘀剂。脾运水谷精微，变化而赤是为血，气虚首要是中气虚，脾失健运、血不足，目失血而不能视。

40案 一妇人两眉棱痛，后及太阳，面青善怒。薛作胆经风热（妙断），用选奇汤[1]（防风、羌活、黄芩、甘草）合逍遥散，加山栀、天麻、黄芪、半夏、黄芩而愈。此症失治，多致伤目，或两耳出脓，危矣（琇按：此案不应入经水门）。

【注解】[1] 选奇汤：同名2方。(1)《兰室秘藏》方，治眉棱骨痛，药用甘草（夏用生，余时炙）、防风、羌活、酒黄芩（冬季不可用）；(2)《中国医学大辞典》方，治药同上加生姜，另一方有半夏。

【阐发与临证】本案与第43、44案同样，案文中无月经的病状。魏按认为本案不应编入"经水"篇中。薛原文中此三案也没有月经的病状，但都编在"经水"篇中，可能是这三案的主症都发生在行经前或行经期或主症出现时伴发月经不调。本案述证按经络辨证确是胆经风热，但与肝经有关，好像与血分热关系不大，故丹栀逍遥散去丹皮，加重黄芩清热。黄芩清上焦热，与风有关。案文最后说"此症失治，多致伤目，或两耳出脓，危矣"，此确是薛氏的经验丰富。按现代诊断看，可能是筛窦、蝶窦有化脓性炎症，病灶邻近眼眶壁，又有上颌窦炎症、咽部炎症、由咽鼓管通内耳。如炎症一旦扩散，倒真是影响眼睛和耳道，而且还很"危"矣。

41案 一妇人年四十，素性急，先因饮食难化，月经不调。服理气化痰药，反肚腹膨胀，大便泄泻；又加乌药、蓬术，肚腹肿胀，小便不利；加猪苓、泽泻，痰喘气急，手足厥冷，头面肢体肿胀，指按成窟（此症今人指为不治），脉沉细，右寸为甚（若脉洪大，又当作虚中有实治）。薛曰：此脾肺之气虚寒，不能通调水道下输膀胱，渗泄之令不行，生化之气不运，即东垣所云：水饮留积，若土之在雨中，则为泥矣，得和风暖日，水湿去而阳化，自然万物生长[1]。喜其脉相应，遂以金匮加减肾气丸料服之，小便即通，数剂肿胀消半，四肢渐温，自能转侧，又与六君加木香、肉桂、炮姜，治之痊愈。后不戒七情、饮食，即为泄泻，仍用前药加附子五分（博按：旧刻误香附子）而安。

【注解】[1] 此句未找到出处。《素问玄机原病式》说"水得燥则消散，得湿则不消以为积饮也……土过湿则为泥"。此句即脾喜温恶寒恶湿，脾为湿困，可用温药、利小便药、祛风药、燥湿药之意。

【阐发与临证】本患者先后因饮食难化、月经不调；腹胀便泻；腹肿胀、小便不利而相应的用理气化痰；再加乌药、莪术；再加猪苓、泽泻，病非但未减轻，反而气急痰喘、手足厥冷、头面肢体肿胀按之如泥，此时应考虑非实证而是气虚，是上中下三焦都气虚而且气虚及阳，所以薛己引李东垣之譬喻：土在雨中成泥，得阳光和暖风可使泥渐干燥（湿去而阳化），然后万物可自然生长。亦即脾胃因蕴湿太多而运化功能更弱，必须借助健脾药、温中药（少火生气）、燥湿药、利湿药、佐以祛风药（祛风能燥湿）而使湿去脾健，运化功能恢复。但要注意上中下三焦功能都要恢复，即补肺以通调水道、健脾以运化水湿、温肾以主水即温化水液。

42案 一妇人素有头晕，不时而作，月经迟而少。薛以中气虚，不能上升而头晕，不能下化而经少，用补中益气汤而愈。后因劳而仆，月经如涌，此劳伤火动，用前汤加五味子一剂，服之即愈。前症虽云亡血过多，气无所附，实因脾气亏损耳。

【阐发与临证】此妇的头晕可能无旋转感、不伴呕恶；其月经迟而少可能不伴腹胀腹痛、无瘀块，经色淡，即二症都体现出气虚之义。中气不足即可引发上气（清阳）空虚而头晕；中气不足即可不能帅血下行而月经量少。后因劳月经量多如涌，也是气不摄血，加五味子是敛气而摄血的。

43案 一妇人年四十，劳则足跟热痛。薛以阴血虚极，急用圣愈汤而痊（生熟地归芎参芪）。后遍身瘙痒，误服风药，发热抽搐，肝脉洪数，此肝家血虚火盛而生风，以天竺、胆星为丸，用四物、麦冬、五味、芩、连、炙草、山栀、柴胡煎送而愈。

【阐发与临证】此妇先发的"劳则足跟热痛"可以是阴血虚引起，但不是"虚极"，而且有"热"，也可能是虚热、肾阴虚，故用圣愈汤时可适当加炒黄柏、六味地黄汤。以后的瘙痒是血虚生风引起，也应该养血祛风而且要带清散风热。单纯祛风，显然药剂太辛温燥热，所以继发发热抽搐。

44案 一妇人两足发热（阴虚），日晡益甚，小便自遗，或时不利。薛以为肝热阴挺不能约制，午前用白术、茯苓、丹皮、泽泻各五分，干山药、山萸、麦冬各一钱，熟地四钱，酒炒黑黄柏七分，知母五分，不数剂而诸症悉愈。若用分利之剂，益损真阴，必致不起。

【阐发与临证】阴挺有二意：一为妇科疾病，又名阴脱、阴下脱等，相当于现代的子宫脱垂、阴道壁膨出等；二为阴纵的另一名，又名茎纵，源出自《灵枢·经筋》篇，原文是"伤于热则纵挺不收"。后者还有两种症：一是阳强不痿，另一是阴茎肿胀而痿。阴脱有气虚下陷、肾气不足、湿热下注等证型。阳强不痿有肝经湿热、相火亢盛、肾阴亏损三证型。阴茎肿胀而痿主要有下焦湿热、外伤、虫咬伤、风毒之邪外袭等。此处应是阴脱，是肝肾阴虚、相火亢盛。所以薛氏以知柏地黄汤加麦冬。阴药太多而且有小便自遗或时不利，又加白术，山药和山萸萸剂量增大，熟地剂量奇大。从用药及药物剂量可知，本案实为肝血虚、肝经虚热。

45案 一妇人月事未期而至，发热自汗，服清热止汗之剂，反作渴头痛，手掉[1]身麻。此因肝经风热，用柴胡、炒芩、连、炒山栀、归、芍、生地、丹皮各一钱，参、芪、苓、术各一钱五分，川芎七分，甘草五分，二剂其汗全止，更以补中益气而愈。凡发热久者，阳气亦自病，须调补之。

【注解】[1] 掉：摇动、摆动。"诸风掉眩，皆属于肝"中之掉，即此意。

【阐发与临证】该妇初病时服清热散风邪调经剂是可以的，单纯用清热止汗剂是误治。之后，薛辨证为肝经风热，用丹栀逍遥散很正确；因症状加重而加用黄芩、黄连，又因月经前期而加生地、少佐川芎，也完全可以。加人参、炙黄芪，可能因手掉身麻，还有气虚，所以虽诊为肝经风热，实际还有气虚。此妇之自汗是发热和气虚双重作用引起的。

46案 一妇人经行后，劳役失调，忽然昏愦，面赤吐痰。此元气虚、火妄动[1]，急饮童便，神思渐爽，更用参、芪各五钱，芎、归各三钱，元参、柴胡、山栀、炙甘草各一钱，一剂；又用逍遥散加五味、麦冬稍定。但体倦面黄，此脾土真虚之色也，又以十全大补加五味、麦冬，治之而愈。若投以发散之剂，祸在反掌，慎之。

【注解】[1] 此处应是"此元气虚、虚火妄动"。

【阐发与临证】忽然昏愦发生在经行后继又强力劳役之后，这是气血虚为本。吐痰还是痰湿为标，是气虚脾失健运而成。面赤是虚火妄动上炎。所以用童便引火归元。参、芪、归、芎、甘草都恰当，元参味咸色黑，引火归元有用；柴胡升散，似不可用；山栀苦寒，清实热也欠妥。逍遥散中生姜、薄荷、柴胡不宜用。薛自己也说不能用发散剂。十全大补加五味、麦冬适宜，理同前。

47案 一妇人多怒，经行或数日，或半月，即止，三年后淋漓无期（虚症可知），肌体倦瘦，口干内热（虚而协热），盗汗如洗，日晡热甚。用参、芪、归、术、茯神、远志、枣仁、麦冬、五味、丹皮、龙眼肉、炙草、柴胡、升麻治之（归脾补中二方合用）获愈。此症先因怒动肝火，血热妄行，后乃脾气下陷，不能摄血归源，故用前药。若胃热亡津液而经不行，宜清胃；若心火亢甚者，宜清心；若服燥药过多者，宜养血；若病久气血衰，宜健脾胃。

【阐发与临证】此妇因多怒肝火旺，而致行经持续由数日发展至半月、渐至淋漓无期，阴营损耗太多而致虚热，是证毕现。所用归脾汤、补中益气汤加麦冬、五味、丹皮，既益气又补血，更有清虚热、凉肝作用，这就圆满无缺了。

48案 一妇性善怒，产后唇肿内热。用清热败毒，唇口肿胀，日晡热甚，月水不调；用降火化痰，食少作呕，大便不实，唇出血水；用理气消导，胸膈痞满，头目不清，唇肿经闭；用清胃行血，肢体倦怠，发热烦躁，涎水涌出。欲用通经之剂。薛曰：病本七情，肝脾亏损，数行攻伐，元气益虚故耳，法当补阴益阳。遂以加味归脾汤、加味逍遥散、补中益气汤，如法调治，元气渐复，唇疮亦愈。后因怒，寒热耳痛，胸膈胀闷，唇焮肿甚，此是怒动肝火而血伤，遂用四物合小柴胡加山栀顿愈。后又怒，胁乳作胀，肚腹作痛，呕吐酸涎，饮食不入，小水不利，此是怒动肝木克脾土，乃用补脾气养脾血而愈。又因劳役怒气，饮食失时，发热喘渴，体倦不食，去血如崩，唇肿炽甚，此是肝经有火，脾经气虚，遂用补中益气加黑山栀、芍药、丹皮而愈。此症每见，但治其疮，不固其本，而死者多矣。

【阐发与临证】性善怒易肝虚火旺，产后失血更使营血亏虚、肝不藏血，所以肝火更旺，此时出现的唇肿内热，实则肝血虚、肝火旺。所用清热降火虽能清热，但也燥而伤阴；理气化痰药更是温燥克伐营血。如果再用活血通经、祛瘀行血之剂而使经血崩漏，那就肝血更虚了。本患者以营血亏虚为主，血虚及气，所以气也虚，但气虚为次。以后数次因怒而发作，都掌握肝木火盛、肝脾血虚、脾经气虚而加减治之。

49案[1] 一妇人停食，饱闷发热，或用人参养胃汤益甚（以此汤送保和丸则愈），再用木香槟榔丸，泄泻吐痰，腹中成块，饮食少思，又用二陈、黄连、厚朴之类，前症益甚，腹胀不食，月经不至。此中气亏损，用补中益气加茯苓、半夏，三十余剂，脾胃健而诸症愈，又二十余剂而经自行。前症若脾虚不能消化饮食者，宜用六君子汤补而消之；虚寒者，加砂仁、木香、炮姜温而补之；其食积成形者，以前药煎送保和丸（此法妙）。大抵食积痞块，症为有形，所谓邪气胜则实，真气夺则虚，惟当养正辟邪，而积自除矣。虽然坚者削之（削之必以渐），客者除之，胃气未虚，或可少用，若病久虚乏者，则不宜用（以东垣消痞丸相间服之）。

【注解】[1] 本案及下案都录自《女科撮要·经闭不行》篇。

【阐发与临证】饮食入胃，熟腐后经脾气散精、肺朝百脉以供全身。如暴饮暴食，熟腐不全则成湿，湿停中焦因而饱闷、舌苔厚腻，因湿蕴郁不化而可发热，所以保和丸除大量消导药物外加连翘一味即除此热的。因此本患妇初起就是保和丸证。或认为发热是因表邪而起，用人参养胃汤；因中焦大实热而用黄连；因大积大滞大热而用木香槟榔丸，则实实虚虚而耗散中气，反致中气亏损。

50案 一妇人饮食后，或腹胀，或吞酸。服枳术丸，吞酸益甚，饮食日少，胸膈痞满，腿内酸痛，畏见风寒；又服养胃汤[1]一剂，腿内作痛，又二剂，腿浮肿，月经不行。此郁结所伤，脾虚湿热下注，侵晨用四君、芎、归、二陈，午后以前汤送越鞠丸，饮食渐进，诸症渐愈。又用归脾、八珍二汤，兼服两月余而经行。

【注解】[1] 养胃汤：同名3方。(1)《证治准绳》方，此方治疗、药味均同《和剂局方》人参养胃汤；(2)《婴童百问》方，治药同(1)方加三棱、莪术、青皮、大腹皮、大枣；(3)《医醇賸义》方，治胃气虚、脘痛，药用香砂六君子汤去半夏加白芍、山药、黄芪、生姜、大枣。《薛氏医案》中所用都是人参养胃汤，方药治疗均同(1)方，即《和剂局方》方。

【阐发与临证】本案患者是肝胃不和，所用应该疏肝和胃、略佐消导。枳术丸二味药白术尚可，枳实破气不符，所以药后吞酸益甚、胸膈痞满、腿酸痛、畏风寒，出现脾虚症状。本案所用是人参养胃汤，方中厚朴破气、半夏、苍术燥湿都太多，而健脾和胃理气不足，无消导、无疏肝，所以服后还不见效。

51案[1] 一妇人月经不调，晡热内热，饮食少思，肌体消瘦，小便频数（在前），服济阴丸[2]（济阴丸亦不远，但专用归脾而愈者，乌知脾为太阴之经耶？然必以椒仁丸佐之），月经不行，四肢浮肿，小便不通（在后），曰：此血分也。朝用椒仁丸[3]，夕用归脾汤，渐愈。乃以人参丸[4]代椒仁丸（人参丸较椒仁之药品峻毒少减），两月余将愈，专用归脾汤，五十余剂而痊（椒仁丸计十六味，见《济阴纲目》卷七浮肿门）。

【注解】[1] 本案及下案都录自《女科撮要·血分水分》篇。

[2] 济阴丸：同名3方。(1)《丹溪心法》方，治虚损，药用黄柏、炙龟板、牛膝、菟丝子、陈皮、虎骨、山药、白芍、砂仁、杜仲、黄芪、熟地、当归、知母、锁阳、枸杞子、补骨脂，以地黄膏为丸；(2)《瑞竹堂经验方》方，治妇女血虚挟火，子宫干涩，不能摄精，久不受孕，药用当归、川芎、白芍、生地、熟地、香附、人参、肉桂、黄芩、蜜丸；(3) 济阴地黄丸之简称，该方系《证治准绳》方，治足三阴亏损，虚火上炎，目睛散大，视物不明，昏花涩紧作痛，畏明，药用熟地、黄肉、山药、枸杞子、菊花、五味子、麦冬、当归、肉苁蓉、巴戟天。

[3] 椒仁丸：同名2方。(1)《女科撮要》方，治先因经水断绝，后至四肢浮肿，小便不通，血化为水，药用椒仁、续随子（去皮）、甘遂、炮附子、郁李仁、黑丑、五灵脂、当归、吴萸、延胡索、芫花（醋浸）、石膏、蚖青、斑蝥、胆矾、信石、陈皮；(2)《证治准绳》方，治血水，上方去信石、斑蝥。

[4] 人参丸：同名17方。(1)《千金要方》方之一，治产后虚而心悸不安，恍惚畏恐，虚烦少气瘵艰，男子虚损，药用人参、甘草、茯苓、麦冬、菖蒲、泽泻、山药、干姜、肉桂、大枣、蜜和枣膏为丸；(2) 上书方之二，治心中恍惚不定，药用人参、牛黄、铁精、丹砂、雄黄、菖蒲、防风、大黄、蜈蚣、蜥蜴、鬼臼、蜜丸；(3)《外台秘要》方之一，治虚劳失精。药用人参、麦冬、生地、干姜、菟丝子、山药、细辛、肉桂、附子、黄柏、苦参、煅牡蛎、泽泻、蜜丸；(4) 上书方之二，治久心痛，纳差，痰饮，药用人参、白术、青皮、槟榔、大黄、厚朴、枳实、茯苓、陈皮、蜜丸；(5) 上书方之三，治痃癖气，纳呆，药用人参、肉桂、枳实、白术、桔梗、甘草、蜜丸；(6)《太平圣惠方》方之一，治心气不足，惊悸、健忘、耳目不聪，药用人参、麦冬、茯神、远志、龙齿、菖蒲、黄芪、赤石脂、熟地、蜜丸；(7) 上书方之二，治心风虚，惊悸，忧虑后恍惚，心神不安，药用人参、熟地、龙齿、茯神、白术、炙甘草、麦冬、防风、金箔、银箔、蜜丸；(8) 上书方之三，治胃中虚冷，气上奔，胸闷，腹绞痛，吐利宿水，药用人参、肉桂、干姜、白术、茯苓、陈皮、木香、厚朴、诃子、

蜜丸；（9）上书方之四，治小儿受冷致腹胀泄泻，寒热如疟，不思食，食而不化，消瘦，药用人参、麦冬、半夏、黄芪、大黄、茯苓、柴胡、黄芩、诃子、炙草、鳖甲、川芎，蜜丸；（10）上书方之五，治小儿惊痫，药用人参、龙胆草、黄连、马牙硝、炙甘草、枳实，蜜丸；（11）《普济本事方》方，治脏腑虚弱，能充肌肤，进饮食，药用人参、白术、茯苓、山芋、黄芪、石斛、五味子，蜜丸；（12）《和剂局方》方，治小儿脾胃虚弱，饮冷过度，腹胁胀满，多痰涎，药用人参、白术、半夏、陈皮、干姜，蜜丸；（13）《女科撮要》方，治经脉不利血化为水，流走四肢为肿满，名曰血分，药用人参、大黄、肉桂、当归、赤芍、茯苓、瞿麦穗、葶苈，蜜丸；（14）《十便良方》方，养血补虚，药用四物汤用熟地，加人参、白术、鹿角胶，蜜丸；（15）《证治准绳》方之一，治风旋目眩，痰逆恶心，胸膈痞滞，咳嗽痰涎，喘满纳呆，药用人参、白术、旋覆花、炙甘草、麦冬、枳壳、前胡、木香、生姜；（16）上书方之二，治妊娠胎不长，药用人参、茯苓、当归、柴胡、刺蓟、厚朴、桑寄生、枳壳、甘草，蜜丸；（17）《张氏医通》方，治脉痹大热，经脉不利，药同（6）方去赤石脂加当归。本案用（13）方。

【阐发与临证】该患者初始的治疗宜用《瑞竹堂经验方》中的济阴丸，从晡热内热、消瘦等可辨出其血虚有热，只是其月经如何不调，前后多少，有无瘀痛等，尚可调整一下药物。当然黄芩、生地之剂量宜多于肉桂、熟地。待出现"血分"病了，薛己当然用自己惯用的椒仁丸了，只是太偏温了；虽然有不少克伐药，但配合用归脾汤，而且克伐药剂量也不大，所以会"渐愈"。然而椒仁丸总是含毒药不少，不能久用，所以换用以补为主的人参丸。薛己设计此方时也是针对"血分"病的。至于魏之琇说椒仁丸是《济阴纲目》方，那就错了，《济阴纲目》是公元1620年刊出的，《名医类案》是公元1549年撰成书、1591年刊出的，《薛氏医案》是公元1558年前刊出的。

52案 一疬[1]妇月经不调，小便短少（在前），或用清热分利之剂，小便不利（在后），三月余，身面浮肿，月经不通，曰：此水分也。遂朝用葶苈丸[2]，夕用归脾汤，渐愈。乃用人参丸间服而愈。已上二症作脾虚水气，用分利等药而没者多矣。（以上二案小便分在血在水）

【注解】[1]疬妇：疬是瘰疬之简称。疬妇，似乎无此称呼。疑是嫠（嫠与疬同音）之刻误。嫠妇是寡妇。

[2]葶苈丸：同名18方。（1）《外台秘要》方之一，治水气及脚肿，药用葶苈子、二丑、泽漆叶、海藻、昆布、甘遂、椒目、桑白皮、郁李仁、肉桂，蜜丸；（2）上书方之二，又名二利丸，治水肿，药用葶苈子、吴茱萸，蜜丸；（3）《小儿药证直诀》方，治小儿乳食冲肺，咳嗽面赤痰喘，药用葶苈子、黑丑、汉防己、杏仁，枣肉为丸；（4）《圣惠方》方之一，治肺气实，心胸壅闷，咳喘，大肠气滞，药同（3）方加陈皮，蜜丸，桑白皮汤送下；（5）上书方之二，治烦热喘促，面目浮肿，大肠不利，药同（3）方去黑丑加马兜铃、郁李仁、皂荚、鸡子黄；（6）上书方之三，治痰壅喘急，药用葶苈子、杏仁、皂荚、贝母，皂荚熬膏和丸，桑白皮汤下；（7）上书方之四，治胸膈痞急，咳逆短气，食不下，药用葶苈子、半夏、诃子、前胡、肉桂、槟榔、苏子、木香，蜜丸；（8）上书方之五，治水气肿满喘急，二便难，药用葶苈、甘遂、大黄、二丑、羌活、陈皮，蜜丸；（9）上书方之六，治卒然身面四肢浮肿、喘急，药同（3）方去黑丑，陈皮汤下；（10）上书方之七，治卒然身面浮肿、腹胁气胀满、小便不利，药用葶苈子、汉防己、椒目、海蛤壳、赤茯苓、芒硝，蜜丸；（11）《普济本事方》方之一，治肺寒喘急，药用葶苈子、当归、肉桂、白蒺藜、炮姜、制川乌、吴萸、杏仁、鳖甲、人参、茯苓、槟榔，枣肉为丸，姜枣汤下；（12）上书方之二，治腹中湿热，目下肿，足胫微肿，中满气急咳嗽喘息，卧则右胁有气上冲，纳呆，药用葶苈子、郁李仁、白术、二丑、赤茯苓、桑白皮、羌活、汉防己、陈皮、泽泻，蜜丸；（13）《证治准绳》方之一，治心下痞，胸中不利，药用葶苈子、羌活、黄芩、炙甘草、人参、柴胡、独活、葛根、茵陈、白豆蔻、砂仁、半夏、厚朴、石膏、青皮、当归；（14）上书方之二，治面目浮肿，咳嗽、喘促、小便不利，药同（3）方去黑丑加贝母、木通

枣肉丸，桑白皮汤下；（15）上书方之三，治消渴后成水病浮肿，药用葶苈子、杏仁、瓜蒌仁、汉防己，蜜丸，赤茯苓汤下；（16）《全生指迷方》方，治小便不利，四肢浮肿，经血不行，药用葶苈子、续随子、干笋末，红枣肉为丸，萹蓄煎汤下；（17）《宣明论方》方，治腹中水疾，腹满不坚，溢如囊裹浆，疾行濯濯有声，药用葶苈子、泽泻、椒目、杏仁、桑白皮、猪苓，蜜丸，葱白汤下；（18）《沈氏尊生书》方，治喘咳，药用葶苈子、杏仁、防己、白丑、莱菔子、茯苓。本案用《全生指迷方》方，是水化为血。

【阐发与临证】上案是晡热、消瘦，是阴津荣血虚；小便频数说明水液、津液不少；月经不调（案文中未说明如何不调），结合消瘦、晡热，可能是量少，甚或有瘀血。后又经闭，接着小便不通、四肢浮肿，所以辨为血化为水（名血分），治法中有活血化瘀药（多）、逐水药（少）。本案是先有小便短少、月经不调（可能也是量少），后致经闭、小便不通、身面浮肿，由水少、水不气化引起，薛己所谓水化为血（名水分），治法中主要是利水，也有破瘀血（续随子辛温有毒，行水破瘀）。薛氏在案文中虽说"已上二症作脾虚水气，用分利等药而殁者多矣"，但他始终未离开健脾益气补血的归脾汤、人参、白术等，也有不少利水药如茯苓、瞿麦等。如将此句改为"已上二症作脾虚水气而治。如用分利等药而殁者多矣"。就与治法相符了。再说上案辨为血化为水，用椒仁丸加归脾汤加人参丸，本案辨为水化为血，用葶苈丸加归脾汤加人参丸。其中的区别就在于椒仁丸中活血化瘀药多而利水药少，而葶苈丸中利水药多而活血化瘀药少而已。

53案 一妇内热作渴，饮食少思，腹内近左初如鸡卵，渐大四寸许，经水三月一至，肢体消瘦，齿颊似疮，脉洪数而虚，左关尤甚，此肝脾郁结之症。外贴阿魏膏[1]，午前用补中益气汤，午后以加味归脾汤。两月许，肝火少退，脾土少健，仍与前汤送下六味地黄丸，午后又用逍遥散送归脾丸。又月余，日用芦荟丸（芦荟丸方：大皂角、青黛、芦荟研、朱砂研、麝香研各一钱，干煅蟆用皂角各等分，烧存性，为末，一两入前项药，右为末，蒸饼为丸麻子大，每服七十丸，米饮下）二服，空腹以逍遥散下，日晡以归脾汤下，喜其谨疾，调理年余而愈（看他用药缓急先后毫不假借，当深思而熟玩之）。

【注解】[1] 阿魏膏：同名2方。（1）《苏沈良方》方，治一切痞块，药用羌独活、玄参、官桂、赤芍、炮山甲、生地、两头尖、大黄、白芷、天麻、红花、槐枝、柳枝、桃枝、木鳖子仁、头发、黄丹、阿魏、乳香、没药、芒硝、苏合香油、麝香，依法制作使用；（2）上书方之二，治药同上去羌活、玄参、白芷、天麻、生地、赤芍，加川乌、南星、半夏、甘遂、甘草、人参、五灵脂，如法制作使用。

【阐发与临证】此妇由肝气郁结致血瘀成癥，而且脾气虚，因初时以气血虚为主，故用补中益气汤加加味归脾汤补气益血扶其正，外贴阿魏膏活血消癥。经治两月后，中气渐充，再加六味地黄丸滋补肝肾、逍遥散和血疏肝。最后用归脾汤补气益血，逍遥散疏肝和血，芦荟丸化痰散结，用蟾酥来解其毒。此治疗过程很符合薛己的惯常治疗方法即扶正为主。用现在观点看，此妇是患左侧卵巢囊肿。阿魏膏（2）方中川乌与半夏同用、甘遂与甘草同用、人参与五灵脂同用，可能制方者有意如此用，取相反者相成之意而起意想不到的作用，况且外用也无妨。

54案 一妇人腹内一块，不时上攻，或痛作声，吞酸痞闷，月经不调，小溲不利，二年余矣（久病）。面色青黄，此肝脾气滞。以六君子加芍、归、柴胡、炒连、木香、吴茱萸各少许，二剂，却与归脾汤下芦荟丸。三月余，肝脾和而诸症退，又与调中益气加茯苓、牡丹皮，中气健而经自调。

【阐发与临证】腹内的块能不时上攻，可看出不是癥块而是瘕，"作声"可能是嗳气出声，嗳后泛酸又吞下，此即气滞、肝脾不和。不用芦荟丸，单用香砂六君子汤合香连丸、左金丸以及逍遥散等即可。

第二篇 热入血室

1案[1] 许学士治一妇病伤寒，发寒热，遇夜则如见鬼状，经六七日，忽然昏塞，涎响如引锯，牙关紧急，瞑目不知人，病势危困。许视之曰：得病之初，曾值月经来否？其家云：经水方来，病作而经遂止。得一二日，发寒热，昼虽静，夜则有鬼祟，从日昨[2]不省人事。许曰：此乃热入血室症。仲景云：妇人中风，发热恶寒，经水适来，昼则明了，暮则谵语，如见鬼状，发作有时，此名热入血室[3]。医者不晓，以刚剂与之，遂致胸膈不利，涎潮上脘，喘急息高，昏冒不知人。当先化其痰[4]，后除其热，乃急以一呷散[5]投之。两时顷，涎下得睡，省人事，次授以小柴胡汤加生地，三服而热除，不汗而自解矣。

【注解】[1] 本案及下案录自《普济本事方·卷八·热入血室论证》篇。本案是在公元1131年（南宋）治疗的。

[2] 上书原文是"从昨日来，涎生不省人事"。此处省略且刻误。

[3] 仲景此云录自《伤寒论》（赵本）第143～145条。143条刺期门治疗，144条用小柴胡汤主之。

[4] 痰：原文是"涎"。痰与涎类似，但痰稠、涎稀。

[5] 一呷散：宋朝赵士纡《九籥卫生方》方，又名驱风妙应散。治诸风危恶，角弓反张，失音不语，牙关紧急，涎潮发搐，目睁直视，神志昏塞，药用天南星，原法炮制，成人每服一钱，生姜薄荷汤下。

【阐发与临证】此患妇原患的热入血室证，用小柴胡汤或加桃仁承气汤即可。因前医误治而出现痰涎上壅、喘息昏迷，所以用制天南星先化痰。药后许再用小柴胡汤加生地凉血清热，是针对症状较轻者，像本案（已用化痰的一呷散后）；如像《伤寒论》（赵本）第143条、144条那样"其血必结""如结胸状"，则小柴胡汤药力不敷了，配合活血祛瘀清热凉血的桃核承气汤或类似方剂则可。

2案 一妇人患热入血室症，医者不识，用补血调气药治之，数日遂成血结胸，或劝用前药，许公曰：小柴胡已迟，不可行也。无已，刺期门穴斯可矣。予不能针，请善针者治之。如言而愈。或问热入血室，何为而成结胸也？许曰：邪气传入经络，与正气相搏，上下流行，遇经水适来适断，邪气乘虚入于血室，血为邪所迫，上入肝经，肝受邪则谵语而见鬼，复入膻中，则血结于胸中矣。何以言之？妇人平居，水养木，血养肝，方未受孕，则下行之为月水；既孕，则中畜之以养胎；及已产，则上壅之以为乳，皆血也。今邪逐血，并归于肝经，聚于膻中，结于乳下，故手触之则痛，非药可及，故当刺期门也。

【阐发与临证】本案比上案病情严重在邪热与血室之血结为瘀血而且血热，为结胸。按《伤寒论》（赵本）第143条用针刺期门法泄肝清热祛瘀。为何不用治结胸证的大陷胸汤、丸及治小结胸证的小陷胸汤？结胸证痛、胀满在心下；抵当汤、丸证，痛、硬满在少腹；桃仁承气汤证痛在少腹。按说，热入血室病位在少腹（胞宫），应可用抵当汤、丸及桃仁承气汤，但热入血室证是胸胁下满，病位在肝，肝是藏血之处所。见拙著《伤寒论条解》（林本）第148条。

3 案[1]　虞恒德治一少妇，夏月行经得伤寒，似疟，谵语狂乱（此行经在先，而病在后）。诸医皆以伤寒内热，投双解散[2]、解毒汤，服之大汗如雨，反如风状；次以牛黄丸[3]金石之药，愈投愈剧。一日，延虞诊视，脉弦而大。虞思伤寒内热狂乱，六阳俱病，岂不口干舌黑，况脉不数，病体扪之或热或静，其腹急痛（下），意必有内伤在前，伤寒在后，今伤寒得汗虽已，内伤则尚存故也。因细问之，患者曰：正行经时，因饮食后多汗，用冷水抹身，因得此症。方知冷水外闭其汗，内阻其血，邪热入室，经血未尽，血得邪热，乍静乍乱，寒热谵语，掉眩类风，须得玉烛散[4]下之而愈（玉烛散：四物汤加大黄、朴硝，非大便燥结不可用）。下后谵语已定，次以四物小柴胡汤[5]，调理五日，热退身凉，其患遂瘳。

【注解】[1] 本案在《医学正传》中找不到。或在《苍生司名》中。

[2] 双解散：同名5方。（1）《宣明论方》方，治风寒暑湿外邪及饥饱劳役所伤或小儿疱疹，药用益元散和防风通圣散等分，加葱白、豆豉、生姜水煎服；（2）《疡医大全》方，治痘疮表里俱实，药用当归、川芎、白芍、防风、大黄、薄荷、连翘、石膏、桔梗、黄芩、桂枝、荆芥、滑石、甘草、生姜；（3）《疫痧草》方，治烂喉痧之痧点隐隐未出透，喉烂气哕，便秘，烦躁目赤，药用大黄、元明粉、葛根、牛蒡子、连翘、荆芥、薄荷、蝉蜕、枳壳、人中黄、桔梗；（4）《证治准绳》方之一，治温热时行绞肠，表里大热，药同（2）方去桂枝加麻黄、芒硝、白术、栀子；（5）上书方之二，治便毒内蕴邪热，外挟寒邪，红肿疼痛，药用大黄、泽泻、二丑、桃仁、白芍、桂枝、甘草、生姜。本案用（1）方。

[3] 牛黄丸：同名18方。（1）《证治准绳》方之一，治风痫，胸膈有痰，呕吐烦闷，药用牛黄、虎睛、麝香、蜣螂、犀角、安息香、茯神、独活、远志、炙甘草、防风、人参、铁粉、朱砂、龙齿、荆芥；（2）上书方之二，治心脾热壅，口干烦渴，药用牛黄、大黄、黄连、麦冬、朱砂、麝香、栀子、马牙硝、川芎、黄芩、炙甘草、竹叶；（3）上书方之三，治干疳，药用牛黄、雄黄、黄连、芦荟、天竺黄、冰片、麝香、炙甘草；（4）上书方之四，治同上，药用牛黄、朱砂、黄芩、犀角、麝香；（5）《千金要方》方，治小儿宿乳不消，腹痛惊啼，药用牛黄、附子、真珠、巴豆、杏仁；（6）《太平圣惠方》方之一，治脾脏风壅，语涩多涎，药用牛黄、犀角、白附子、天竺黄、天麻、铅霜、竹沥；（7）上书方之二，治肺气喘嗽，药用牛黄、炙甘草、人参、赤茯苓、杏仁、诃子、蛤蚧；（8）上书方之三，治中风舌强，拘急，纳呆，发热，形神如醉，药用牛黄、麝香、天南星、僵蚕、附子、羌活、白附子、炮姜、桂心、川芎、乌蛇、薄荷；（9）上书方之四，治小儿中风，手足搐搦，惊风，药用牛黄、全蝎、防风、麝香、铅粉、南星、犀角、天麻、白附子、天竺黄、朱砂、蛇肉、腻粉；（10）上书方之五，治小儿大便不通、心中烦热，药用牛黄、大黄；（11）上书方之六，治小儿惊热，发作不定时，药用牛黄、黄芩、龙齿、金、银、薄荷，如法制作；（12）上书方之七，治小儿慢惊风，药用牛黄、天竺黄、犀角、胡黄连、川芎、人参、茯苓、丁香、钩藤、龙齿、麝香、冰片；（13）《颅囟经》方之一，治小儿胎惊及痫，心热，药用牛黄、冰片、马牙硝、铁粉；（14）上书方之二，治小儿惊热入心，潮热，不吃乳食，眼翻露，手足逆冷，药用牛黄、大黄、独活、升麻、琥珀、大麻仁、绿豆粉；（15）《小儿药证直诀》方，治小儿疳积，药用雄黄、天竺黄、牵牛子、薄荷；（16）《婴童百问》引汤氏方，治小儿通睛、肝受惊风，眼目痛，药用牛黄、白附子、肉桂、全蝎、川芎、石膏、白芷、藿香、朱砂、麝香、薄荷；（17）《审视瑶函》方，治小儿睛通，药用牛黄、珍珠、天竺黄、琥珀、青黛、僵蚕、白附子、地龙、麝香、金箔、苏合香油、青油、甘草梢、薄荷；（18）《医宗金鉴》方，治小儿痰盛急惊风，药用黑丑、白丑、胆星、枳实、半夏、皂角、大黄，生姜汤下。本案用（1）（6）（8）方。

[4] 玉烛散：同名2方。（1）《儒门事亲》方，治血虚内热，便秘，月经不通伴腹胀痛，药用四

物汤用熟地加调胃承气汤；（2）《卫生宝鉴》方，治瘰疬，药同上方加黄芩、生姜。

[5] 四物小柴胡汤：四物汤加小柴胡汤。

【阐发与临证】本患者是热入血室，但又患寒邪在外、热邪在内的外寒内热症。如单从后者说，双解散可用，也应该有效，但正值行经而成热入血室，单用双解散就不可了。当其时加四物汤用生地，或不用地黄，就不会出现后来的变证了。虞之治法是先活血祛瘀清里热，去除谵语腹痛等热入血室的症状，再和血调经、和解表邪治其本。

4 案 《衍义》[1]云：一妇人温病已十二日，诊之：其脉六七至而涩，寸稍大，尺稍小，发寒热，颊赤口干，不了了，耳聋。问之，病数日经水乃行。此属少阳热入血室也，若治不对病则必死。乃按其症，与小柴胡汤服之（此治伤寒）。二日，又与小柴胡汤加桂、干姜，一日，寒热遂止。又云脐下急痛，又与抵当丸，微利下，脐下痛痊，身渐凉，脉渐匀。尚不了了，乃复与小柴胡汤。次日，但胸中热躁，口鼻干，又少与调胃承气汤，不得利。次日，心下痛，又与大陷胸汤[2]半服，利三行。次日，虚烦不宁，时妄有所见，复狂言，虽知其尚有燥屎，以其极虚，不敢攻之，遂与竹叶汤，去其烦热，其夜大便自通，至晓两次，中有燥屎数枚，而狂言虚烦尽解。但咳嗽唾，此肺虚也，若不治，恐成肺痿，遂与小柴胡汤去人参、大枣、生姜，加干姜、五味子汤，一日咳减，二日而病悉愈。以上皆用仲景方。

【注解】[1]《衍义》：即《本草衍义》。本案录自此书卷三序例下。

[2] 大陷胸汤：《伤寒论》方，治大结胸证，膈内拒痛，心下痛、按之石硬，药用大黄、芒硝、甘遂，大黄芒硝煮汤，调和甘遂末温服，得快利为度。

【阐发与临证】本案治法可谓按部就班，但如果首诊就用小柴胡汤加归芎赤芍是否更妥些？如果其时大便干涩或闭结，更加调胃承气汤更完备。二诊时加干姜桂不如加四物。最后咳嗽唾、肺虚，用柴胡半夏黄芩甘草干姜五味子，燥屎刚去、里热才清，就变成里寒（肺虚寒）了？

5 案[1] 薛立斋治一妇人，经行，感冒风寒，日间安静，至夜谵语。用小柴胡加生地，治之顿安。但内热头晕，用补中益气加蔓荆子而愈。后因恼怒，寒热谵语，胸胁胀痛，小便频数，月经先期，此是肝火血热妄行，用加味逍遥加生地而愈。

【注解】[1] 本案及以下两案例都录自《女科撮要·热入血室篇》。

【阐发与临证】月经来潮与感冒风寒孰先孰后无关，要紧的是风寒入血室化热，或原本就是感受风热之邪，所以名热入血室，用药常带清。二诊之内热头晕可能是间隔数日后发病，或者此妇原本就虚。三诊就更是如此了。否则前后三方就应用在前日、昨日和今日，恐怕不妥吧？或者薛之二诊用药是有误，否则寒热谵语、胸胁胀痛怎么又现？

6 案 一妇人因怒，寒热头痛，谵语，日晡至夜益甚，而经暴至（此病在先，而经行在后）。盖肝藏血，此怒动火，而血妄行。用加味逍遥散加生地治之，神思顿清，但食少体倦，月经未已，盖脾统血，此脾气虚不能摄血，用补中益气治之，月经渐止。（此非伤寒）

【阐发与临证】此妇的寒热、头痛、谵语都与行经无关，虽可能有外感风寒或风热之邪，但不是热入血室，况且该妇月经来潮即量多（暴至），而不是突然中断（暴止），所以薛氏辨证为怒动肝火血热妄行是正确的。后面的变证很可能该患者平时就有脾虚证。

7 案 一妇人怀抱素郁，感冒，经行谵语。服发散之剂不应；用寒凉降火，前症益甚，更加月经不止，肚腹作痛，呕吐不食，痰涎自出。此脾胃虚寒，用香砂六君，脾胃渐健，诸症渐退，又用归脾汤而痊愈（此症之变）。

【阐发与临证】感冒适经行而谵语，以热入血室为最大可能，但也不尽然。但不管何种证候，服发散药、寒凉药都不宜。宜疏解、和解表邪，可适当用清热凉血药、但不能太寒凉。此患妇所遇前医治疗失当，所以变证叠起。

8案 江应宿治西村金氏妇，年二十一岁，五月中患热病，发热头痛，渴欲饮冷，六脉紧数，经行谵语。用小柴胡汤，病家疑病人素强健，药有人参，未敢服。过二日，病转剧，腹痛急胀，已经八九日不更衣，仍以小柴胡加大黄四钱，利去黑粪，热退身凉而愈（此症之常，同一腹痛，而下者，温补者，宜细味之）。

【阐发与临证】患热病过程中经行而谵语，也不一定是热入血室，关键是血结。上两案都没有血结即热未入血室。本案的脉症都像热入血室，用小柴胡汤也对。小柴胡汤是和解表里，其中的人参是扶正祛邪即和解，并不专为温补而设。所以魏按说同一腹痛，前用人参温补，后用大黄（其小柴胡汤中还是有人参的）攻下，宜细味之，是说错了。

第三篇 崩 漏

1案[1] 东垣治一妇，时冬患暴崩不止，先因损身失血，自后一次缩一十日而来，其后暴崩不止。其人心窄，性急多惊，必因心气不足，饮食不节得之。诊得掌中寒，脉沉细而缓，间带数，九窍微不利，四肢无力，上喘，气短促不调。果有心气不足，脾胃虚弱之症，胃脘当心而痛，左胁下缩急，当脐有动气，腹中鸣，下气，大便难，虚证极多，且先治其本，余症可去。安心定志，镇坠其惊，调和脾胃，大益元气，补血养神，以大热之剂，去其寒凝在皮肤，少加生地去命门相火，不令四肢痿弱。以黄连二分，生地三分，炒曲、陈皮、桂枝各五分，草豆蔻仁六分，黄芪、人参、麻黄带节各一钱，当归一钱五分，杏仁五个另研[2]，一服而愈。胃脘痛者，客寒犯胃也。以草豆蔻九十五丸，痛立止。再与肝之积药，以除其根，遂愈。

【注解】[1] 本案录自《东垣试效方·崩漏》，及《兰室秘藏·经漏不止有二论》篇（与此原文文字略有删节）。

[2] 本方在原书名黄芪当归人参汤。

【阐发与临证】损身失血是行经时身体受伤引发月经量过多，包括扭挫跌仆，过度劳累，甚至是房事频繁，偶尔撞红，也可能是流产。其后每次行经都提前十天，可能是不全流产，或是血海热崩症，病初是有瘀有热。但其后暴崩不止、失血过多，出现脾胃中气虚弱，上喘、气短促不调，这就由实转虚、由热转寒。所谓用大热之剂去其寒（原文是"冬寒"）凝在皮肤，指病发在冬季而且有掌中寒，所以用麻黄桂枝去表寒。因中气虚、失血过多，故用黄芪、人参、当归；血得寒则凝，而且脉带数，所以用少量黄连、生地。

2案[1] 一妇人血崩不止，以当归、莲花心[2]、白棉籽、红花、茅花各一两，锉细，以白皮纸裹定，泥固，烧存性为末，[3]加血竭为引，用酒下。不止，加轻粉一钱。又不止，加麝香为引，酒下，遂止。

【注解】[1] 本案录自《兰室秘藏·半产误用寒凉之药论》篇的立效散方适应证，即本案方名立效散，此方"治妇人血崩不止"。江应宿以本方适应证及药名、服用方法衍化成此案例。

[2] 莲花心：即莲蕊。

[3] 自"加血竭为引"至案文末，该书原文是"如干血气，研血竭为引，好温酒调服，加轻粉一钱。如血崩不止，加麝香为引，好温酒调服"。

【阐发与临证】白棉籽，宋朝末年棉花传入江南，其时有青、黄、白三种，后来仅存白色棉花。白棉籽即白色棉花的种子。棉籽含棉酚、亚油酸、棕榈酸、硬脂酸、油酸等。棉酚有毒，其水提取物对离体豚鼠子宫有兴奋作用，对产妇也有使子宫收缩加强的作用。性味辛热有毒，功能温肾助阳，用于阳痿早泄、遗尿遗精、劳倦过度；能收敛止血，用于各种出血不止；还能驱下部的风寒湿邪。本案用当归炭、莲蕊炭、棉子炭、茅花炭凉温并用而且以炭类止血。如患者兼有血瘀，则红花、血竭还能活血止血。东垣原文说的"干血气"是指经水久闭、气上冲心，由血瘀引起。所以此处的血崩不止，如果单纯用当归炭、莲蕊炭、白棉籽炭、红花炭、茅花炭等活血止血不效,则可加强力活血祛瘀止血的血竭、轻粉甚则麝香。轻粉在血崩症很少用,此处用其下积滞。

3 案[1]　一妇患崩漏,医莫能效。数其症有四十余种,以调经升阳除湿汤[2]治之愈。(汤见《医学集成》[3])

【注解】[1] 本案录自《兰室秘藏·经漏不止有二论》篇的升阳除湿汤方适应证,即江应宿将升阳除湿汤(又名调经升阳除湿汤)的方名、主要适应证列成本案例。

[2] 调经升阳除湿汤:《兰室秘藏》方,治女子漏下恶血,月事不调或暴崩不止,或由饮食劳倦,湿阻脾胃化热,惰怠嗜卧,四肢乏力,气短上逆,当火郁发之而除湿去热。药用当归、独活、羌活、蔓荆子、防风、炙甘草、升麻、藁本、柴胡、苍术、黄芪。药后血崩止,再用补气升阳汤加和血药即可。

[3]《医学集成》:清朝刘仕廉辑,成书于1873年,4卷,为综合性医书。

【阐发与临证】本方用了大量升发药如羌独活、柴胡、升麻、防风、藁本等。火郁则发之,能去热,类似补中益气汤去阴火。药品也是补中益气汤去人参、陈皮,加羌独活、防风、蔓荆子、藁本。案文说数其症有四十余种,看李东垣原文主要是饮食劳倦使中气亏损,产生内湿,郁而化热(也是阴火)产生一系列症状,主要是女性血崩、白带过多等。数上方药品,也是甘温除热。

4 案[1]　丹溪治一妇,三十余岁,堕胎后,血不止,食少、中满、倦怠、烦躁,脉沉大而数,重取微弦,作怒气伤肝,感动胃气,以二陈汤加川芎、白术、砂仁,二十贴安。(琇按:烦躁脉数,用燥窜而愈,费解)

【注解】[1] 本案录自《丹溪医按·经水》篇。

【阐发与临证】辨其症,是肝木侮脾(胃),可能血不止而且有瘀血块,因是堕胎后,脉沉大,故为实,川芎当用。用二陈汤,可能舌苔厚腻有湿,而且中满,魏按"用燥窜而愈,费解",盖用二陈汤砂仁燥湿醒脾胃,燥,但无窜。用现代辨病,可能是不全流产。

5 案[1]　王汝言治一妇,患胎漏,忽血崩甚,晕去,服童便而醒,少顷复晕,急服荆芥,随醒随晕,服止血止晕之药不效。忽又呕吐,王以其童便药汁满于胸膈也,即以手探吐之,末后,吐出饮食及菜碗许。询之曰,适饭后着恼,少顷遂崩不止。因悟曰:因饱食,胃气不行,故崩甚。血既大崩,胃气益虚,而不能运化。宜乎崩晕不止,而血药无效也。急宜调理脾胃,遂用白术五钱,陈皮、麦芽各二钱,煎一服,晕止,再服崩止。遂专理脾胃,药服十数服,胃气始还,后加血药服之而安。若不审知食滞,而专用血崩血晕之药,岂不误哉。

【注解】[1] 本案录自《明医杂著·卷一·医论》篇,患者是作者之妻。

【阐发与临证】本案是胃气不行而血崩(也发生在着恼后),崩甚而晕,随醒随晕,病甚凶险。况且又是发生在胎漏之时。能舍崩而专调理脾胃(健脾和胃消导),是因呕吐出饭菜,才始省悟是因食积而胃气不行。本患归之胎可能已不保,或者根本是先患先兆流产,继之不全流产而流血(忽血崩甚),或流产后胎盘不下而大流血。

6 案[1]　一妇年逾五十,血崩,久不止,诸药不效。以橡斗、苍耳草根[2]二物烧存性,用四物汤加白芷、茅花、干姜,煎汤调服,其经血自此而止,再不行矣。

【注解】[1] 本案录自《医学正传·卷七·月经》篇。

[2] 苍耳草根:性味辛苦微温,功能解毒消肿止痛,疗痈肿疔疮丹毒流火;宣肺止咳,治风寒袭表、肺气不宣咳喘;平肝潜阳,治肝阳上亢头痛头晕、烦躁失眠及高血压;燥湿止痢,治寒湿下痢腹痛;散风解毒,治风毒、水毒、虫毒,风瘙瘾疹、面上黑斑、赤白汗斑、反花恶疮、肉如饭粒、破之血出。现代分析根含糖甙,有抗癌作用,能延长接种艾氏腹水癌小鼠的生命;能止血,治鼻衄不止、五痔下血。

【阐发与临证】本案是老年妇女血崩，因久不止而且诸药不效。如以往月经规律或尚规律，可能是更年期血崩，干姜应该用炮姜炭，而且量要少些。但也可能是子宫癌引起出血不止，本方都可应用。如脉细濡软，可加参芪，一般还可加收涩止血药如地榆、茜草等。四物汤中宜用生地炭，不宜多用温药。此处用苍耳根止血，也可用全草。如是子宫癌引起出血，本品一举两得。

7 案[1] 子和治一妇，年五十余，血崩一载，金用泽兰丸[2]、黑神散、保安丸[3]、白薇散[4]，补之不效。戴人曰：天癸已尽，本不当下血，盖血得热而流散，非寒也。夫女子血崩，多因大悲哭，悲哭[5]过甚则肺叶布，心系为之急[6]，血不禁而下崩。《内经》曰：阴虚阳搏谓之崩[7]。阴脉不足，阳脉有余，数则内崩，血乃下流[8]。举世以虚损治之，莫有知其非者，可服火齐（琇按：火齐即火剂）。火齐者，黄连解毒汤是也。次以拣香附子二两，炒白芍药二两，焙当归一两，将三味同为细末，水调下，又服槟榔丸，不旬日安。

【注解】[1] 本案录自《儒门事亲·卷六·血崩五十八》。

[2] 泽兰丸：同名5方。(1)《外台秘要》引《古今录验》方，治产后风，虚劳百病，药用泽兰叶、白芷、细辛、川椒、藁本、人参、白术、当归、川芎、桂心、厚朴、防风、丹参、柏子仁、生地、炙甘草，蜜丸；(2) 上书引《延年》方，治产后风，虚损不能食，药用泽兰、炙甘草、当归、藁本、厚朴、芫荑、白芷、芍药、干姜、食茱萸、石膏、人参、桂心、柏子仁、白术，蜜丸；(3)《博济方》方，治妇女血海虚，肌肉黄萃，四肢倦怠，月经不调，药用泽兰叶、当归、芍药、川芎、人参、白术、黄芪、附子、牛膝、丹皮、陈皮、厚朴、蛇床子、苁蓉、桂心、乳香、远志，蜜丸；(4)《太平圣惠方》方，治伤折蹉跌，瘀血结滞，筋骨疼痛，药用泽兰、蒲黄、当归、川芎、赤芍、桃仁、白芷、细辛、牛膝、延胡索、天雄、桂心、续断、生地、皂荚、大黄，酒醋熬皂荚末为膏和丸；(5)《和剂局方》方，治产后劳损，虚羸瘦弱，萎黄乏力，惊悸多汗，纳呆，药用泽兰、牛膝、赤石脂、黄芪、人参、白术、茯苓、炙甘草、当归、川芎、熟地、附子、木香、续断、肉桂、炮姜、萆薢，蜜丸。本案可能用(3)方或(5)方。

[3] 保安丸：同名3方。(1)《卫生宝鉴》方，治五脏积热、风毒攻疰，手足浮肿，顽痹，痰涎多，胸膈痞满，腹胁胀满，嗜卧乏力，药用大黄、黑丑、皂角、萝卜，如法制作服用；(2)《证治准绳》方之一，治小儿风痫，药用生川乌、五灵脂、猪心血、生姜，如法制作服用；(3) 上书方之二，治小儿冷积伤食泄泻，药用香附、砂仁、青皮、陈皮、炮姜、三棱、莪术、炙甘草、麦芽面。

[4] 白薇散：同名5方。(1)《千金要方》方之一，治伤寒二日不解，药用白薇、麻黄、杏仁、贝母；(2) 上书方之二，治妊娠肺热遗尿，药用白薇、白芍；(3)《圣惠方》方，治小便不禁，药同(2)方加白敛；(4)《丹溪心法》方，治血淋，热淋，药用白薇、赤芍；(5)《证治准绳》方，治金疮疼痛，药用白薇、赤芍、枳实、辛夷、天花粉、炙甘草、炒酸枣仁。本案可能用(4)方。

[5] 哭：该书原文无"哭"字。

[6] 急：该书原文为"恐"字。此处为刻误。

[7] "阴虚阳搏谓之崩"：录自《素问·阴阳别论》篇。《中国医学大成》为"内经曰：阴虚阳搏之为崩"。此为吴勉学校误。

[8] "阴脉不足，阳脉有余，数则内崩，血乃下流"：此句是王冰对《素问·阴阳别论》篇为"阴虚阳搏谓之崩"的注解。王冰注的原文是"阴阳不足，阳脉盛搏，则内崩而血流下"。

【阐发与临证】血崩概分气血虚、血热、血瘀、肝火旺、肝肾阴虚等，老妇血崩则肝肾阴虚、气血虚、血热为多，而往往首先想到的是气血虚，尤其是血崩病已一年。所以案文说"金用……补之不效"。泽兰丸五方中的《博济方》方和《和剂局方》方都是含温补药的，尤以后者为多；白薇散、保安丸中无补益药，但也无凉血调经药物；《和剂局方》两个黑神散方都是温补止血方，本案是血热血崩，上述方剂都不妥。张子和所言"天癸已尽，本不当下血"实则是指肝肾阴血虚，阴血虚则血热易生，符合《素问》所言。古时好像用药较单纯，如血热崩漏，不用凉血药，又不用止血药，单用黄连解毒汤。

8案[1]　一老妇血崩不止，滔滔不绝，满床皆血，伏枕三月矣，腹满如孕。作虚挟痰积污血[2]治之，用四物四两，参、术各一两，甘草五钱，以治虚；香附三两，半夏半两，茯苓、陈皮、枳实、缩砂、元胡各一两，以破痰积污血，分二十贴，每贴煎干荷叶侧柏叶汤，再煎服之，服尽良愈，不复发。

【注解】[1] 本案录自《医学纲目·卷三十四·血崩》，还收录在《证治准绳·女科·月水愆期辨汗血有无法》。

[2] 污血：即瘀血、败血、污血。古名蓄血，如《金匮》《伤寒论》。污血一词很少用，笔者最早见于《局方发挥》"初产禁服黑神散、五积散论"，明代《证治准绳》、清代孟文瑞《春脚集》"污血胁痛"等。

【阐发与临证】本案述症不详。血崩三月，量多、腹胀大，单凭这些没法辨证。痰积，意为湿阻脾胃；瘀血则是有血块、伴小腹痛；方用六君子汤是健脾化湿；虽用枳实、香附、砂仁、元胡是理气散滞活血，但还是以散滞气为主。干荷叶浓煎汤空腹时服可治瘀积血崩。但以方测证，此老妇之血崩还是脾虚湿阻为主。

9案[1]　汪石山治一妇，年逾四十，形色苍紫，忽病血崩。医者或用凉血，或用止涩，俱罔效。诊其六脉，皆沉濡而缓，按之无力。以脉论之，乃气病，非血病也，当用甘温之剂，健脾理胃，庶几胃气上腾，血循经络，无复崩矣。遂用补中益气汤，多加参、芪，兼服参苓白术散，崩果愈。

【注解】[1] 本案录自《石山医案·附录》。

【阐发与临证】按说，面色苍紫是有瘀血，但六脉沉濡缓无力，则以气虚中气不足，不能统血。汪说是"气病"即气虚之病。此案为以脉辨证为主。

10案[1]　一妇身瘦面黄。旧有白带，产后忧劳，经水不止五旬余，间或带下，心前热，上身麻（气不运），下身冷，背心胀，口鼻干，额角冷，小便频而多，大便溏而少，食则呕吐，素厌肉味，以书来问。汪曰：虽未见脉，详其所示，多属脾胃不足。令服四君子汤加黄芩、陈皮、神曲、当归身，二贴，红止白减，继服十余剂，诸症悉除。

【注解】[1] 本案录自《石山医案·卷中》。

【阐发与临证】产后未复，月经崩漏两月，身瘦面黄，溲频便溏，上身麻，下身冷，带下绵绵，确是脾虚中气不足，不能统血。四君子汤不如补中益气汤好。用黄芩是因血得凉则凝（上案例则是已用过凉血药无效）。

11案[1]　江汝洁治叶廷杰之内，十月病，眼若合即麻痹，甚至不敢睡，屡易医，渐成崩疾[2]。江诊得左手三部举之略弦、按之略大而无力，右手三部举按俱大而无力。《经》曰：[3] 血虚脉大如葱管；又曰：大而无力为血虚；又曰：诸弦为饮；又曰：弦为劳。据脉观症，盖由气血俱虚，以致气不周运而成麻痹，时医不悟而作火治，药用寒凉过多，损伤脾胃，阳气失陷而成崩矣。以岁运[4]言之，今岁天冲[5]主运（少角东宫震位，乃天冲司也，九星分野之名），风木在泉，两木符合，木盛而脾土受亏，是以土陷而行秋冬之令；以时候[6]言之，小雪至大雪之末[7]（冬至小寒），六十日有奇，太阳寒水主令（少阴君火），厥阴风木客气加临其上，木火胜矣。《经》曰：甚则胜而不复也[8]。其脾大虚，安得血不大下乎？且脾裹血，脾虚则血不归经而妄下矣。法当大补脾经为先，次宜补气祛湿，可得渐愈矣。以人参三钱，黄芪二钱，甘草四分，防风、荆芥、白术各一钱，陈皮八分，水煎食远服[9]，一剂分作三服，不数剂而安。

【注解】[1] 本案还收录在《奇症汇·目》。

[2] 崩疾：即血崩。

[3]"血虚脉大如葱管……弦为劳"：讲了两种脉象。"血虚脉大如葱管"指芤脉。芤为葱之别名，

按之中空而边实，浮大而软，为失血之候。如三部脉齐芤者，久病生、卒病死。《四言举要·脉诀》说"有边无中，其名曰芤""浮芤失血""劳倦内伤，脾脉大弱""诸病失血，脉必见芤""弦脉主饮""弦主留饮"；《诊家枢要·脉阴阳类成》说"沉取之大而无力，为血虚""弦……为劳倦"；《外科精义》说"芤脉……其主血虚"；《医学入门》说"弦为血弱有劳伤，中虚有寒停饮浆"；《濒湖脉学》说：弦脉"主病……饮痰"。这里的"经曰""又曰""又曰""又曰"指《脉经》卷四"平杂病脉第二"有"偏弦为饮"、卷十"手检图二十一部"有"脉大而弱者，气实血虚也""弦为劳"等句。

[4] 岁运：即五运主岁。《素问·六元正纪大论》篇说："运非有余非不足，是谓正岁。"这里指某年某运气当令。

[5] 天冲：土气升天被抑之称。《素问·刺法论》篇说："土欲升而天冲窒抑之……当刺足太阴之俞。"

[6] 时候：在此是时令、节气之意。

[7] "小雪至大雪之末……木火胜矣"：讲运气。大雪之末即冬至，寒之分也。冬至前后各三十日余共六十日又八十七刻半，此为一步，即从小雪节至冬至，再至大寒，共六十日多一点，故说六十日有奇，此时寒气大行。若太阳居位即主令，则大寒凝冽，谓之太阳寒水。《素问·六微旨大论》篇说"太阳之上，寒气治之"，因太阳属北方水，故上寒气治之。"厥阴风木客气"与前面讲的"天冲主运"类似，即今年天冲主运，亦即厥阴风木这一客气主运，即正规运行之气以外的突生的气、就是客气，客气加临在太阳寒水之上，风木盛，脾土就受抑。另外，小雪至大雪末才三十日，要小雪至小寒末才六十日。此处大雪系小寒之误。

[8] "胜而不复"：出于《素问·至真要大论》篇，原文是"帝曰：客主之胜复奈何？岐伯曰：客主之气，胜而无复也。"《类经》说："客者天地之六气（指邪气、六淫），主者，四时之六步（指正气）。客气动而变，主气静而常，气强则胜，时去则已，故但以盛衰相胜而无复也。"这是客主气之间并无胜复而言。该论又说在客气之间的变化是"有胜则复，无胜则否……复已而胜，不复则害，此伤生也。"《类经》释曰"若有胜无复，则亢而为害，故伤生也"。木克土、火克金，此五行之规律。木气治之则土气被抑；君火治之则金气被抑。君火、相火、土气、金气、水气、木气，六气顺次复行，则天地之气生化不息，物生其应，气脉有应也。如木气太旺而不复行，此也"甚则胜而不复"，脾土被克而大虚，此即造化之气失常，失常则气变，变常则气血纷挠而为病也。又如木运不及，金气就胜木，木气郁即生火，而火能克金，此即胜而有复。再如时候言，若上半年胜气（例如热气）太过，下半年即有寒气报复之，叫复气。所以《类经》说："六气盛衰不常，有所胜则有所复也。"如果胜而不复则伤生。

[9] 食远服：即饭后等一会再服。

【阐发与临证】本案列举女性初冬时闭目即感麻痹，因而不敢睡，屡易医，误治渐成崩漏。左脉轻取略弦、重取大而无力，右脉大而无力，《诊家枢要·脉阴阳类成》载"沉取之大而无力为血虚""弦……为劳倦"即指此，所以说盖由气血俱虚而成麻痹。因误用寒凉药损伤脾胃而成崩漏。该人病于十月，小雪节以后，屡易医则迁延时日而至冬至，此时为太阳寒水，岁运却是主厥阴风木，木居水位，是子居母位，是小逆，火旺。五行中唯木克土，土气升天，但岁运主厥阴风木，木克土，故说"天冲主气，风木在泉，两木符合木盛"及"客气加归于上，木火胜矣"。因木居金、土位是不相得，故病甚。作者以运气学说来分析，也符合脾胃中气虚，故用补中益气汤加减。很可能是因"主厥阴风木"，故不用柴胡、升麻。防风、荆芥能祛风、炒黑用可止血。

12案[1] 薛己治一妇人，久患血崩，肢体消瘦，饮食到口，但闻腥臊，口出清液，强食少许，腹中作胀，此血枯之症，肺肝脾胃亏损之患。用八珍汤、乌贼鱼骨圆[2]，兼服两月而经行，百余剂而康宁如旧矣。

【注解】[1] 本案与以下三个案例都录自《女科撮要·经漏不止》篇。

[2] 乌贼鱼骨丸：同名4方。（1）《太平圣惠方》方，治妇人大便下血，方用乌贼骨、茜草根、当归、熟地、白芍、川芎、阿胶、蜜丸；（2）《圣济总录》方之一，治妇人气血虚，面色苍白，乏力，食少，月经不止，药用乌贼骨、羚羊角、龟甲、茯神、炙卷柏、炙鹿角胶、煨诃子皮、炙地榆、当归、熟地、蜜丸，大枣汤下；（3）上书方之二，治妇人月经不断，脐腹冷痛，腰膝酸痛，药用乌贼骨、炙鹿角、诃子皮、当归、白芍、山萸肉、黄芪、炒枣仁、地榆、川芎、覆盆子、玄参、茯苓、熟地、炒荜澄茄、蜜丸；（4）《女科撮要》方，即四乌贼骨一藘茹丸，源出《素问·腹中论》篇，治妇人气血精亏，血枯经闭，胸胁胀满，纳呆，四肢清冷，眩晕，大小便出血，唾血，药用四份乌贼骨、一份藘茹（即茜草），雀卵为丸，鲍鱼汁送下。

【阐发与临证】本案用最后方。但从该方主治症及本案述证看，本案补益作用很弱，所以薛己虽用本方，而还用八珍汤为主方。其实选用【注解】中（2）（3）方都很好。

13案 一妇人面黄或赤，时觉腰间或脐下作痛，四肢困倦，烦热不安，其经若行，先发寒热，两肋如束，其血如崩。此脾胃亏损，元气下陷与相火湿热所致（元气下陷，人间有知之者，相火湿热知之者寡矣）。用补中益气加防风、芍药、炒黑黄柏，间以归脾汤，调补化源，血自归经矣。

【阐发与临证】本案以平时烦热不安、面赤、小腹痛，经前发寒热，胁肋闷胀如束为相火湿热之辨证点，似应还有经行前期、平时白带或黄带多、经前胸胁乳房胀疼等。如果行经前腰或小腹胀痛、经血中瘀块多，则宜辨为血瘀了。现时为面黄、时时腰及小腹痛，四肢困倦，所以辨证为脾胃亏损。

14案[1] 一妇年五十岁，辛丑患崩，诸药罔效。壬寅八月，身热肢痛，头晕涕出，吐痰少食，众作火治转炽，绝粒数日，淹淹伏枕，仅存呼吸。薛诊之，谓脾胃虚寒，用八味丸料一剂，使急煎服，然胃虚久，始下咽，翌早遂索粥数匙。再剂，食倍，热减痛止，兼服八味丸，良愈。

【注解】[1] 本案录自《女科撮要·经漏不止》篇。

[2] 该书原文在本案文末还有复发后的症状、辨证、治疗。

【阐发与临证】老妇血崩一年多，至翌年中秋未止。此时肺金虽当令，但因脾土虚、母虚子弱，肺脏多邪而涕出、吐痰。"众"作火治是因为"众"辨作血热或温燥（身热肢痛）。但薛诊谓"脾胃虚寒"而用八味丸。既非脾肾虚寒，也未合用四君子、六君子、补中益气等，八味丸中虽然有附子肉桂，然而服后"身热减、肢痛止"，说明是虚阳致身热，那就是阳虚了。应辨为肾阳虚才是。

15案 归大化之内，患月事不期，崩血昏愦，发热不寐（虚极）。或谓血热妄行，投以寒剂，益甚；或谓胎成受伤，投以止血，亦不效。乃延薛诊之。曰：此脾虚气弱，无以统摄故耳，法当补脾而血自止矣。用补中益气加炮姜，不数剂而效。惟终夜少睡、惊悸，另服八味汤，更不效，复叩诸先生，曰：杂矣，乃与归脾汤加炮姜以补心脾，遂如初。

【阐发与临证】本案与上案性质类似，有不寐、发热，无肢痛、涕出、吐痰等肺脏受邪之症状，所以用归脾汤等补心脾。但既如此，为何不辨证为心脾两虚而仅谓之脾虚气弱呢？况且只用补中益气汤加炮姜，虽然血止，然而少睡惊悸，改用八味汤当然更不对了，有健脾补血药而无养心安神药。所以用补中益气汤不如用归脾汤有效，也说明辨证应是心脾两虚、脾不统血。

16案 西园公[1]，不知何郡人，曾治一妇人，年六十二岁，患血崩不止。以黄连解毒汤四贴，后服凉膈散合四物六贴，即愈。此妇因悲哀太过则心闷急，肺布叶举而上焦不通（妙论），热气在中，血走而崩，故效。（用张子和法）（《医鉴》[2]）

【注解】[1] 西园公：本案录自《古今医鉴·崩漏》篇。在该书序言中，作者就称"西园"是其本人的父亲，并自称"云林"（即龚廷贤），因此"西园"应是龚信（其子即龚廷贤，号云林）的号。由于该书是龚信撰，由龚廷贤续成。在文章中，儿子不能直呼自己父亲的名字，应尊称为"××公"，所以在病案中称为"西园公"。

[2]《医鉴》指明代龚信辑，龚廷贤续成的《古今医鉴》，成书于公元1589年。

【阐发与临证】《古今医鉴》作者龚信（号西园）及其子龚廷贤（号云林）都极力推崇金元刘张李朱之学说和治法。尤其对张子和用黄连解毒汤治崩漏深有体会，在该书中详述。所以龚信在临床治病中用张子和的治法是顺理成章的。一般都以悲哀郁闷、肝郁化热致血热血崩来解释此案病机，然而龚廷贤用七情悲哀太过引起心闷急、肺叶布举而上焦不通，因此热气在中而血热致崩，此理论确实与众不同。

17案 江篁南治一妇，血崩两月余，服诸寒凉止血之药，不效，且痰喘。乃以人参、黄芪各五钱，防风、麦冬各一钱，更加荆芥穗、升麻、五味、附子（投附子人所难），一服喘崩减半，二服减十之八，继以豁痰调经之剂，治之愈。

【阐发与临证】本案用温补药治血崩。血崩用寒凉药、止血药是常规，但如已服诸寒凉止血药不效，而且又加患痰喘，则说其脾气不足（则生痰），可能其喘是肺气不纳，都是可能的。脾虚以及于阳虚，所以江瓘辨以虚寒证治之。至于投以附子，对痰喘来说，小青龙汤用干姜桂枝细辛不也是温药吗？这是治本，即其崩也是虚寒证。

18案 江应宿治昆山顾氏，年四十余，患崩漏两月余，形瘦唇白。诊得气口紧实，乃食伤太阴中焦、气郁阻滞而然，化食行滞乃愈。

【阐发与临证】这与第5案例类似，是另一种崩漏的证型。崩与漏的临床症状不相同，但病因病机相同，可互相转变，崩症可成漏，漏症可成崩，故常并合诊、治。常见有气虚（包含脾虚）、血虚、肝肾不足、阳虚（常合气虚）、血瘀、肝郁气滞等。本篇19个案例中，气及/或血虚的有10例，气虚及阳虚的有2例，气血虚挟痰积瘀血的有1例，气滞及/或血瘀的有2例，血热2例，因食积、肠胃气滞而引发的血崩2例。这最后两例是临床最容易疏漏的两例，即本案和第5案，而第5案，直到呕吐出饮食饭菜后，才得以确知病因病机。

19案 龚水部宜人，年四十余，患崩漏，泄泻发热，头痛，盗汗自汗，倦怠羸瘦，已逾两年，医药无功，逆予诊视。六脉浮滑弦数，重按豁然无力，此气血俱虚，元气下陷，脾虚不能摄血归源，内虚寒而外假热。投补中益气，人参三钱，黄芪五钱（蜜炙），加炮姜、蔓荆子、川芎、蒲黄、阿胶数剂，汗与头痛俱止，五十余剂良愈。

【阐发与临证】本案亦气血虚崩漏，但因兼泄泻发热、盗汗自汗、头痛而误诊误治两年。江应宿以脉重取无力而辨证为内虚寒而外假热（即中气不足、阴火发热）、脾不统血，用补中益气汤重用人参、炙黄芪，加炮姜（病已两年，泄泻，外假热，自汗）。

第四篇 带　　下

1 案[1]　东垣治一妇，白带常下久矣，诸药不效。诊得心胞尺脉极微，白带寻流而不止，叔和八里脉微[2]。《脉经》[3]云：崩中日久为白带，漏下多时骨亦枯。言崩中者，始病血崩不已，久下则血少，复亡其阳，故白滑之物，下流不止，是本经血海将枯，津液复亡，枯干不能滋养筋骨。以本部行经药为引，用为使；以大甘油腻之药[4]润其枯燥，而滋益津液；以大辛热之气味[5]补其阳道，生其血[6]；以苦寒之药泄其肺，而救其上。热伤气，以人参补之，以微苦温之药为佐，而益元气，名曰补经固真汤。其方柴胡根一钱，炙甘草一钱，干姜细末三钱，陈皮二钱，人参二钱，白葵花七个，剪碎，郁李仁去皮尖，另研如泥一钱，同煎，生黄芩一钱，另入，右件除黄芩外，以水二盏煎至一盏七分，再入黄芩同煎至一盏，空心带热服之，候少时，早膳压之。一服而愈。

【注解】[1] 本案与五卷第七篇便浊第6案重复。但有些案文在前面五卷的那一案例中并无，故在此处作注解而不作阐发。本处药品的剂量与原书该方剂稍有出入。

[2] 叔和八里脉微：原书无此六个字。"叔和"指王叔和，"八里脉"指六朝时高阳生托名王叔和著《王叔和脉诀》中的八里脉。该书把24脉分为七表、八里、九道三类。八里脉即微、沉、缓、涩、迟、伏、濡、弱八种脉象。此六个字即：《王叔和脉诀》的八里脉中的微脉。

[3]《脉经》云：原书是"叔和云"。即指"《王叔和脉诀》云""崩中日久为白带，漏下多时骨亦枯"二句亦载在《脉诀勘误》中。

[4] 以大甘油腻之药：原文是"以大辛甘油腻之药"。

[5] 原文此处有一"药"字。

[6] 原文此处有一"脉"字。

2 案[1]　韩飞霞治一妇，年三十余，十八胎，九殇[2]八夭，又惊忧过甚，遂昏不省人事，口唇舌皆疮，或至封喉，下部虚脱，白带如注，如此四十余日，或时少醒，至欲自缢，悲不能堪。医或投凉剂解其上，则下部疾愈甚；或投热剂及以汤药熏蒸其下，则热晕欲绝。韩诊之，曰：此亡阳症也。急以盐煮大附子九钱为君，制以薄荷、防风，佐以姜、桂、芎、归之属，水煎，入井水冷与之，未尽剂，鼾鼻熟睡通宵，觉即能识人。众诘其获效之故，韩曰：方书有之，假对假，真对真耳。上乃假热，故以假冷之药从之；下乃真冷，故以真热之药反之，斯上下和而病解矣。继后主以女金丹[3]，错综以二三方，不但去疾，且调元气，后二生子[4]。所谓女金丹，即胜金丸[5]也，得之异人。倍加香附，而视气血之偏者又加姜黄、条芩，倍川芎之属，取效甚多（江云：此案治病有法，用药有权，可谓知通变者也）《韩氏医通》。

【注解】[1] 本案录自《韩氏医通·家庭医案章第五》，为病人家属所写。

[2] 殇：韩氏原文是殰（音读），胎儿未出生即已死，即胎死腹中。现代称死胎。

[3] 女金丹：《韩氏医通》方，适应证即本案述证，主要治子宫虚寒，白带多，频发胎死腹中，方用八珍汤去地黄加藁本、赤白石脂、白薇、丹皮、桂心、白芷、延胡、没药，为末各一两，炒香附

为末十五两，混和蜜丸，按原方服法。本方又名胜金丸、不换金丹。

[4] 此处以下，韩氏原文还有病者患疟疾及其治法。

[5] 胜金丸：即上述女金丹。

【阐发与临证】此确为下焦真寒、上焦假热、上热下寒、假热真寒之亡阳证，口舌疳疮、虚火上炎，用附子、姜、桂引火归元。女金丹方中以炒香附占一半剂量，着重疏肝理气调经。

3 案[1]　丹溪治一老妇，患赤白带一年半，只是头晕，坐立不久[2]，睡之则安。专治带愈，其眩自止。

【注解】[1] 本案录自《丹溪心法·卷四·头眩》篇。

[2] 原文"久"字为"得"字。坐立不得比坐立不久更真切易懂。

【阐发与临证】这是辨证准确、对因治疗。带下病分为脾虚、肾虚、肝肾阴虚、痰湿、湿热及肝气郁滞六种证型。本患者已病一年半，而且是赤白带下，头眩坐立不得，睡眠即安，这是气虚血虚兼湿热。带下病和头眩病是同一种病因病机、两种不同症状，以治赤白带为主，酌加治头眩药也可；以治头眩为主，酌加治赤白带药也可。反正总要针对病因病机而遣药的。本案未出方药，笔者意下以苓桂术甘汤加炒黄柏、樗根白皮、炙黄芪、当归、天麻等即可。此头眩，按现代诊断可能是颈椎病、高血压、眼屈光不正等引起。

4 案[1]　一老妇，好湿面，至此时，得带下病，亦恶寒淋漓。医与荷花须[2]等药，发热，所下愈甚；又与砂仁豆蔻药，以其食少也，腹胀满气喘；又与葶苈，不应；又与禹余粮丸，增剧；又与崇土散[3]，脉两手洪涩，轻则弦长而滑实，至是喘甚，不得卧。此是湿面酿成，湿在足太阴、阳明二经（湿在里），水谷之气为湿所抑，不得上升，遂成带下淋漓。理用升举之剂以补气，和血次之。而工反与燥湿（非燥可愈），宜其辗转成病。遂与人参生肺之阴、以拒火毒，白术以补胃气、除湿热、行水道，桃仁去污生新，郁李行积水，以通草佐之，犀角解食毒、消肿满，槟榔治最高之气，作浓汤，调下保和丸。又以素豢养，有肉积，加阿魏小丸[4]同咽之。四五日后，气渐消，肿渐下，又加补肾丸[5]以生肾水之真阴，渐有向安之势，得睡，食有味。乃加与点丸[6]，驱逐肺家积热而愈。（湿症之脉沉散濡者居多，今脉洪涩，洪为胃虚，涩为血虚，轻取弦长而滑实，有痰可知。喘不得眠，泻肺不应，皆由胃病，用升阳补胃配行瘀行积之品，甚佳可法）

【注解】[1] 本案录自《丹溪医按·肿胀》篇。

[2] 荷花须：即莲蕊、莲花须，为莲花的雄蕊。性味甘涩平，功能收涩止血，治吐衄便血、崩漏；益肾固精，治梦遗滑泄；清心除烦，治虚热烦闷。

[3] 崇土散：《朱氏集验方》方，治脾土虚弱、腹满腹痛、时泄泻。药用炒白术、丁香、人参、干姜、草果、砂仁、甘草，沸水冲服或伏龙肝汤送。

[4] 阿魏小丸：（1）此方可能指《医学入门·卷六·杂病用药》篇的小阿魏丸，用治消肉积。本案也用治消肉积。本方药品同《丹溪心法》积聚痞块中阿魏丸一方即：连翘、山楂、黄连、阿魏，醋煮阿魏作糊为丸。本书刻误；（2）也可能是《丹溪心法》小阿魏丸方之一，治同上，药用山楂、石碱、半夏、皂角，如法制作服用（本方无阿魏！）；（3）也可能是上书方之二，治饱食停滞，药用山楂、萝卜子、神曲、麦芽、陈皮、青皮、香附、阿魏（醋浸软）。

[5] 补肾丸：同名16方。（1）《太平圣惠方》方之一，治虚劳痿痹，纳少，四肢不举，药用熟地、石斛、牛膝、菟丝子、肉苁蓉、附子、麦冬、柏子仁、巴戟天、黄芪、人参、茯苓、桂心、萸肉、防风、羌活、丹参、炙甘草、五味子、磁石、远志，蜜丸；（2）上书方之二，治眼昏暗，瞳神不分明，成黑风内障，药用磁石、菟丝子、五味子、细辛、山药、泽泻、车前子、熟地、覆盆子、肉苁蓉、茺蔚子，蜜丸；（3）《银海精微》方之一，目视黑花如蝇飞，药用石菖蒲、枸杞子、茯苓、人参、山药、泽泻、菟丝子、肉苁蓉，蜜丸；（4）上书方之二，治气血虚内障，药用磁石、肉苁蓉、五味子、

熟地、枸杞子、黄柏、菟丝子、楮实子、覆盆子、车前子、石斛、沉香、青盐,蜜丸;(5)上书方之三,治目暗疼痛,并防变成黑风内障,药用熟地、泽泻、细辛、菟丝子、五味子、山药、茺蔚子,蜜丸;(6)上书方之四,治目黑翳,外障,药用知母、黄柏、生地、茯苓、山药、人参、细辛、五味子、桔梗、肉桂、柏子仁、青盐,蜜丸;(7)《丹溪心法》方之一,治虚损,药用知母、黄柏、熟地、萸肉、菟丝子、肉苁蓉、当归身、补骨脂;(8)上书方之二,治痿厥,药用干姜、黄柏、龟板、牛膝、陈皮、姜汁;(9)《幼科发挥》方,治小儿脾虚,乳食伤胃,药用参苓白术散去扁豆、砂仁、苡仁,加当归、炒白芍、炙黄芪、神曲、肉桂、荷叶、大米,如法制作;(10)《证治准绳》方之一,治药同(6)方去知母、黄柏、青盐;(11)上书方之二,治圆翳内障,药用巴戟天、山药、补骨脂、丹皮、茴香、肉苁蓉、枸杞子、青盐,蜜丸;(12)上书方之三,治肾虚耳聋,药用附桂八味汤去山药加巴戟天、炮姜、芍药、远志、细辛、菟丝子、石斛、黄芪、当归、蛇床子、肉苁蓉、人参、甘草、石菖蒲、防风、羊肾;(13)上书方之四,治肾虚目昏暗,成内障,药同(4)方去黄柏;(14)《审视瑶函》方,治神水将枯,药同(8)方加杜仲、五味子,蜜丸;(15)《沈氏尊生书》方之一,治黑翳,药用熟地、枸杞子、萸肉、山药、丹皮、补骨脂、核桃肉、蜜丸;(16)上书方之二,治肾水不足,药同(8)方去牛膝、陈皮,加知母。本案可能用(1)(7)(16)方。

[6] 与点丸:《丹溪心法》方,治肺火痰热,药用黄芩末,粥丸,又名清金丸。

【阐发与临证】收敛与补涩法治虚性带下病有效,对湿郁(外湿)、湿滞脾胃(内湿)是无效的。作者认为吃面食会引起内湿蕴滞于脾胃,所以诊为湿面酿成,中焦水谷之气被内湿所抑,不能上升,遂成带下病。这理论发挥得好。所以作者认为理用升举之剂以补气,而治妇女病的和血活血补血等法应居于次。但作者说人参拒火毒,不知何意,还能是因为吃面食、吃肉类食物必须煮熟吃而中了火毒?抑或中了食毒?用人参"生肺之阴"说,不如"补肺胃气"说为好!李东垣说"夏月服生脉散……则百病不生""生脉散……乃三伏泻火益金之圣药",与人参"养肺阴"还有区别。现在有西洋参可养肺阴。明朝以前的人参是指高丽参和潞党参,单品没有养肺阴之功。犀角苦酸咸寒,能治百毒蛊疰、邪鬼瘴气,李时珍认为能治饮食中毒、药毒热毒,是因为犀角是足阳明胃药,饮食药物吃下,是胃先受之,故犀角能解诸毒。《外台秘要》用犀角烧末,水服治服药过剂(药物过量中毒);《圣惠方》用生犀角末水调服治食雉中毒吐下不止。"槟榔治最高之气"是张元素所言:"槟榔味厚气轻,沉而降……苦以破滞,辛以散邪,泄胸中至高之气,使之下行",能治宿食不消。

5 案[1] 子和治一妇病带下,连绵不绝,已三年矣。诊其两手脉俱滑,大而有力,约六七至,常上热,口干,眩晕,时呕酢水,知其实,有寒痰在胸中。以瓜蒂散吐出冷痰二三升,皆酢水也,间有黄涎,状如烂胶,次以浆粥养其胃气,又次用导水禹功[2],以泻其下,然后以淡剂渗泄之药,利其小便,数日而愈。(以滑大数而有力之脉,兼之三年之病,其脉非阴盛隔阳可知。又非欲脱之脉又可知。治以实痰,张从政之法也。使非三年之病,此等脉从实治,还须细审)

【注解】[1] 本案录自《儒门事亲·卷一·证妇人带下赤白错分寒热解六》。

[2] 导水禹功:即禹功散。

【阐发与临证】脉滑大有力、一息六七至,常上热口干,似应是痰热。张诊为寒痰,可能其白带绵绵如水、清稀。在案文后,《儒门事亲》还有"余实悟《内经》中所云:上有病,下取之,下有病,上取之,又上者下之,下者上之",这是活用《内经》。《素问·五常政大论》篇说:"气反者,病在上,取之下。病在下,取之上。"用吐法治带下病,非张子和不能。实在说,他还是用的"上病上取"法,只是病症在下(白带)而病根在上(寒痰在胸中)而已。《灵枢·卫气失常》篇说"其气积于胸中者,上取之",在这里"气"换成了"痰"。只是,既是寒痰,为何还用苦寒的瓜蒂和豆豉,而不用温吐剂?

6 案[1] 一妇病白带下如水,窍漏中绵绵不绝,秽臭之气不可近,面黄食减,已三年矣。医作积冷，用阳起石、硫黄、姜附之药，重重燥补，污水转多[2]。戴人断曰：此带浊水，本热乘太阳经，其寒水不禁固[3]，故如此也。夫水自高而趋下，宜先绝其上源，乃涌痰水二三升，次日下污水斗余，行二次，汗出周身，至明旦，病人云：污已不下矣。次用寒凉之剂，服及半载，产一子。

【注解】[1] 本案录自《儒门事亲·卷六·白带七十九》。

[2] 原文在此下有"常以袽（破布、旧絮），日易数次。或一药以木炭十斤，置药在坩锅中，盐泥封固，三日三夜，炭火不绝，烧令通赤，名曰火龙丹。服至数升，污水弥甚。烱艾烧针，三年之间，不可胜数"。此段文字主要说明带下量之多；又数次用温法治疗反加重。

[3] 禁固：原文是：其寒水不"可胜"。

【阐发与临证】与上案相反，本案是湿热带下，所以"臭秽之气不可近"，用温药后污水浊带更多，可能还是黄或黄绿色稠秽黄带，所以用寒凉药。

7案 吴荽山治一妇人，久患白带，瘦削无力，倦怠欲睡，腰酸腿痛，饮食无味，面黄，日晡烦热，小便淋沥。以归身、茯苓各一钱，炒芍药、地骨皮、白术、川芎、人参各八分，黄芩、鹿角胶各一钱，其胶若湿者[1]入五茶匙，炙甘草、熟地黄、车前子各五分，枣二枚，入水煎服，数服而愈（八珍配苓[2]、胶、车前、骨皮，精妙）。后治数妇皆验。

【注解】[1] 其胶若湿者：已加水烊化如稀胶状者；或是已制成但其中水分较多而不能干透者。

[2] 此"苓"显系"芩"字刻误。

【阐发与临证】按症状是气血两虚者，且有阴火，故用八珍汤加鹿角胶治本，加地骨皮、黄芩清阴火虚热，车前子主要随小便淋沥而加。若以此方治张子和所治那两例，则不可为了。

8案 程明佑治一妇，病带下不止。医投调经剂，血愈下；复投寒凉药，遂下泄，肌肉如削，不能言，四肢厥逆。程诊其脉细如丝，曰：阳气微而不能营阴。法当温补，阳生则阴长，而血不下漏。遂以人参二两，附子三片，浓煎一服，手足微温；再服思食；继服八珍四十剂愈。

【阐发与临证】这是用温补法治带下病。辨证的要点是脉细如丝，又服寒凉药后致泄利、瘦、四肢厥逆、不能言。本来用补气血药即可，因服用寒凉药后四肢厥逆，所以先用参附汤回其阳，再用补气血之八珍汤。

9案[1] 薛立斋治一妇人，年逾六十，内热口干，劳则头晕，吐痰带下，或用化痰行气，前症益甚，饮食愈少，肢体或麻，恪服祛风化痰散[2]，肢体常麻，手足或冷或热，日渐消瘦。薛曰：症属脾气虚弱而不能生肺，祛风之剂，复损诸经也，当滋化源。遂用补中益气加茯苓、半夏、炮姜，二十余剂，脾气渐复，饮食渐加，诸症顿愈。

【注解】[1] 本案及以下五个案例都录自《女科撮要·带下》篇。

[2] 原文无"散"字，所以此处并非指祛风化痰散方剂，而是指祛风化痰类药物做成的散剂。

【阐发与临证】颇年老的妇女内热口干应怀疑是中气虚阴火，结合劳则头晕，如脉象濡细，基本可肯定。用治实证的方剂治本，当然不能，治标也少效。其实薛己所用的补中益气汤加了半夏茯苓，即含有了二陈汤，也化痰，但无副作用，无变证，即是因党参、黄芪、白术，补气健脾，加升麻、柴胡，升阳消阴火。

10案 一孀妇腹胀胁痛，内热晡热，月经不调，肢体酸麻，不时吐痰，或用清气化痰，喉间不利，带下青黄，腹胁膨胀；用行气之剂，胸膈不利，肢体时麻，此郁怒伤损肝脾，前药益甚也。朝用归脾汤以解脾郁生脾气，夕用加味逍遥散以生肝血清肝火，兼服百余剂，而诸症愈。

【阐发与临证】此案也是典型的肝郁化热、肝血不足、脾胃虚弱。腹胁胀痛是肝气郁结引起，肝血不足引起月经不调，加上肝郁化热，所以日晡潮热。脾胃虚弱和肝血不足都可引起肢体酸麻。脾虚则生痰，所以虽不时吐痰而痰量也不多，不像痰饮病那样稀痰量多。归脾汤以补气血为主，加逍遥散中的炒白芍则补血作用也加强。逍遥散实际疏肝解郁作用不强，不如其补血作用好。笔者向来认为逍遥散之能"逍遥",主要是补了肝血、肝郁就解了。因此要疏泄肝气、解肝气郁结,必须同时补益肝血。单纯疏肝理气是事倍功半。

11案 一妇人头晕吐痰,胸满气喘,得食稍缓,苦于白带,二十余年矣,诸药不应。薛曰:此气虚而痰饮也(气虚有饮,用肾气补而逐之),饮[1]愈而带始愈,遂用六味地黄丸,不月而验。

【注解】[1]饮指前文的痰饮。

【阐发与临证】既然辨为"气虚而痰饮",而且是"饮愈而带始愈",则应益气健脾化痰利饮,用六味地黄丸不知如何考虑的。魏注用肾气丸应是济生肾气丸,但缺健脾益气药物。可以补中益气汤、六君子汤与之合用更好。

12案 一妇耳鸣胸痞,内热口干,喉中若有一核,吞吐不利,月经不调,兼之带下,薛以为肝脾郁结,用归脾汤加半夏、山栀、升麻、柴胡,间以四七汤下白丸子[1]而愈。

【注解】[1]白丸子:同名4方。(1)《太平圣惠方》方之一,治小儿中风,失音不能啼哭,药用天南星、白僵蚕、铅粉、全蝎、藿香、桑螵蛸、蜜丸,薄荷煎汤下;(2)上书方之二,治一切风病,药用附子、白附子、半夏、南星、天麻、全蝎、白花蛇舌草、菊花、羌活、防风、桂心、川芎、僵蚕、白薇皮、木香、巴豆霜、朱砂、雄黄、麝香,如法制作服用;(3)《卫生宝鉴》方,治遍身肿、脾腹胀满,喘闷不快,小便赤涩,药用轻粉、滑石、粉霜、硇砂、白丁香、寒水石,如法制作服用;(4)《和剂局方》方,名青州白丸子,治风痰盛吐涎沫,半身不遂,口眼歪斜,头风头痛,小儿惊风,药用生白附子、生半夏、生南星、生川乌,如法制、服。本案用(4)方。

【阐发与临证】本案与第10案类似,所用药物也类似,而且疏肝理气化痰类药物也较多。梅核气也是痰与肝气相胶结而成,与前案胸胁胀、不时吐痰差不多。

13案 一妇人吞酸,胸满,食少,便泄,月经不调,服法制清气化痰丸[1],两膝渐肿,寒热往来,带下黄白,面黄体倦。此脾胃虚,湿热下注。用补中益气,倍用参、术加茯苓、半夏、炮姜而愈。若因怒,发热少食,或两腿赤肿,或指缝常湿,用六君加柴胡、升麻及补中益气。

【注解】[1]法制清气化痰丸:《内科摘要》方,功能顺气快脾,化痰消食,药用半夏、天南星、白矾、皂角、干姜、青皮、陈皮、苏子、萝卜子、杏仁、葛根、香附、神曲、炒麦芽、山楂,如法制作服用。

【阐发与临证】该患妇食少便泄、吞酸胸满,如果脉舌或还有其他症状支持脾虚,那么单纯清气化痰丸确不适应,因为该方虽然顺气消导化痰(不应叫清气),还缺乏健脾药。膝肿、黄白带,辨证为湿热下注也对,但为何用炮姜,而且补中益气汤加半夏、茯苓也无清湿热药剂。因此辨为湿热下注也不对。倒是案文后面薛氏所言"两腿赤肿""指缝常湿"辨为湿热下注是对的。但所用方药、六君加柴胡升麻加补中益气,能清利湿热吗?

14案 一妇年逾六十,带下黄白,因怒,胸膈不利,饮食少思,服消导利气之药(正治法),反痰喘胸满,大便下血。薛曰:此脾气亏损,不能摄血归源。用补中益气(从治法),加茯苓、半夏、炮姜四剂,诸症顿愈。又用八珍加柴胡、炒栀子而安。

【阐发与临证】本案与上案类似,前一半的治法也相同,也未说是脾虚加湿热下注。后一半八珍加柴胡、炒栀子主要针对大便下血所设。

15案[1] 仲问曰[2]:妇人年五十所,病下利数十日不止,暮积热[3],小腹里急,腹满,手掌烦热,唇口干燥,何也?师曰:此病属带下。何以知?曾经半产,瘀血在小腹不去。何以知之?其症唇口干燥,故知之。以温经汤主之,以吴茱萸三两,当归、川芎、芍药、人参、桂枝、阿胶、牡丹皮、生姜、甘草各二两,半夏半升,麦冬一升(不用地黄,妙),以水一斗,煎取三升,分温三服。亦主妇人少腹寒,久不受胎,兼取崩中去血,或月水来过多,及至期不来。

丹溪、东垣、沧洲有带下案,附在便浊条中,可参看。

【注解】[1] 本案录自《金匮》妇人杂病脉证并治篇。

[2] 仲问曰:"仲"不知何所指?可能是自指,因江应宿是次子,伯为长、仲为次。

[3] 暮积热:《金匮》原文是"暮即发热"。此处显系刻误。

【阐发与临证】古代妇女也有年近五十而怀孕小产的。前医忽略则辨证有误。本患妇曾经半产、瘀血未全去、留于小腹而出现小腹里急(胀痛!)腹满,进而暮则发热、五心烦热,再则局部刺激肠道引起下利,甚至数十日不止。案文中以唇口干燥而推知瘀血在小腹不去是不可靠的,二者间并无因果关系。用现代说法应是不全流产、引发盆腔炎、子宫直肠凹潴留渗出液,刺激直肠甚至乙状结肠而大便频;炎症病久则日晡发热,五心烦热;发热及大便频、脱水则唇口干燥。此类病肯定平时带下多而且黄色或带血色。温经汤之配伍甚妙:补血为主(加适量益气药)、配伍活血祛瘀药;温药量多、加少量凉药;燥药不少,又加相当的养阴药。虽补血而不用地黄,因其瘀血未去。

第五篇 求 子

1案[1] 张子和治一妇,为室女时,心下有冷积如覆盆,按之如水声,以热手熨之如冰,于归[2]十五年,不孕,其夫欲黜[3]之。张曰:可不必出。若用吾药,病可除,孕可得。从之。诊其脉,沉而迟,尺脉洪大有力(尺洪大有力,方能受孕),非无子之候也。乃先以三圣散,吐痰一斗,心下平软;次服白术调中汤[4]、五苓散,后以四物汤和之,不再月[5],气血合度[6],数年而孕二子。张尝曰:用吾此法,无不子之妇。信然。

【注解】[1]本案录自《儒门事亲·卷八·冷疾》,还收录在《奇症汇·胸》。

[2]归:嫁之意。古代女子嫁入夫家谓"归"。

[3]黜:音怵,罢免、废除。此处应为休,即休妻。

[4]白术调中汤:《儒门事亲》方,健脾温中理气化湿,药用白术、茯苓、橘红、泽泻、甘草、干姜、官桂、砂仁、藿香。

[5]不再月:重复为再。不再一月数次行经,即不再出现月经漏下。

[6]气血合度:夫妇性生活正常和谐。

【阐发与临证】不孕症一般分为虚实两大类,以虚者为多见。常见虚证有肾虚、血虚、阴虚等,实证有肝郁、血瘀、痰湿等,也有虚实相杂或并有其他病证者。本案例既有冷积,又有不孕,而以不孕为主要病证,其病理以痰湿为患,故治当祛其痰,才能邪去正安。根据《内经》中"高者越之"和张仲景知病在胸中当吐之的治则,先用三圣散吐出在上之痰,治其标;根据"病痰饮者,当以温药和之"的原则,再用白术调中汤、五苓散调理中焦,杜绝生痰之源以治其本。然而妇女以血为用,血化生于脾,藏受于肝,施泄于肾,灌溉全身,经脉流通,才能受孕。正如《格致余论》中说"妇人之无子者,率由血少不足以摄精也。血之少也,固非一端,然欲得子者,必须补其阴血,便无亏欠,乃可推其余,以成胎孕"。所以最后以四物汤和之而受孕。

2案[1] 一妇年逾三十,夜梦鬼交,惊怕异常,及见神堂阴府,舟楫桥梁,如此一十五年,竟无妊娠。巫祈觋祷[2],无所不至,针肌灸肉,孔穴万千,黄瘦发热,引饮中满,足肿。张曰:阳火盛于上,阴水盛于下。鬼神者,阴之灵;神堂者,阴之所;舟楫桥梁,水之用。两手寸脉皆沉而伏,知胸中有痰实也。凡三涌三泄三汗,不旬日而无梦,一月而孕。张曰:予治妇人使有孕,真不诬哉!

【注解】[1]本案录自《儒门事亲·卷六·泻儿》,还收录在《奇症汇·心神》以及《医部全录·卷四百·妇人梦与鬼交门》。

[2]巫祈觋祷:巫即以装神弄鬼替人祈祷为职业的人,觋为男巫,祈、祷都是向神灵默告自己的愿望,向神请求保佑。

【阐发与临证】本病是乱梦纷扰和夜梦鬼交,而夜梦鬼交是梦中与人性交,也是乱梦纷扰的一种。梦多一症,源于《素问·方盛衰论》篇(称妄梦)及《灵枢·淫邪发梦》篇(称喜梦),常见有痰扰胆心、胆虚不宁、痰火蒙心、心肾不交、心脾两虚等五种证型。本案例梦中与陌生人性交(鬼交),

梦见陌生的房舍（阴府、神堂）和陌生的地方（舟楫、桥梁），以及病程较久（历经祈祷、针灸），病情尤加重（黄瘦、发热引饮、中满、足肿），结合患者十五年不孕，可能为胆虚不宁和心脾两虚两种证型的混合症。根据其病机，可以说巫祈觋祷肯定无效，针灸有效但也难以根除。现代医学认为长期精神不安、惊怕，可致雌激素水平低落，也可引起阴道内分泌物中 pH 值发生改变，不利于精子的运动及生存，都可导致久不受孕。这与中医学中情志致病的认识是一致的。张子和治病以吐法著称，而且吐完后再用温补脾胃的方法，待气血和而后受孕（如上案）。上篇第6案例是先吐痰水、次用寒凉剂治愈。这都是对汗吐下三法的充实、完善，扩大了汗吐下三法的治疗范围。本案是胸中有痰实，所以先用涌吐法。

3案 少傅颖阳许相公，年五十八岁，如夫人年近三旬，从来十二年不孕。相公欲其有子，命宿诊视。六脉和缓，两尺大而有力（凡妇人两尺大而有力，皆有子）。告曰：此宜子之象也。尝诊相公脉，沉而缓，知精血欠充实耳，宜服大补精血药。市得麋鹿二角，煎胶，制斑龙二至丸[1]一料，服未周年而孕，次年生公子。

【注解】[1] 斑龙二至丸：《古今医统大全》引《秘验》方，又名斑龙二至百补丸，功能生精养血，补虚损，益五脏，壮元阳强筋骨，充血脉除骨蒸，药用鹿角、黄精、枸杞子、熟地、菟丝子、金樱子、淮牛膝、天冬、麦冬、楮实子、龙眼肉，如法制膏，和人参粉、鹿角霜粉、黄芪粉、芡实粉、茯苓粉、山药粉、生地粉、茱萸肉粉、知母粉、五味子粉，夏季加黄柏粉、蜂蜜，如法制丸。《杨氏家藏方》有二至丸，功能补虚损，生精血，壮筋骨，祛风湿，药用鹿角、麋角、苍耳子、山药、茯苓、炙黄芪、当归、肉苁蓉、远志、人参、沉香、附子，如法制丸。可能本案中江应宿所用方是杨氏方，因为鹿麋二角同用，而前述斑龙二至丸单用鹿角，应非本案江氏所用方。

【阐发与临证】此老阳少阴配，不育之责往往在男方，况女者两尺脉大而有力，肾气精血俱旺。而男者脉沉缓，肾精不足。但女性两尺脉大而有力者也不一定都能怀孕，像输卵管不通、子宫畸形、多囊卵巢症等也很有尺脉大而有力的。还有女性染色体异常如xxy，属克氏综合征，比正常男性多一条x染色体，先天睾丸发育不全，先像男性，后女性性征逐渐显露成女性；还有xy女性，因其y染色体上的睾丸决定基因SRy出现易位，不分泌雄激素，虽有y染色体，而表现为女性。还有胚胎期生殖管单体细胞不能识别附着在其表面的雄性激素，而使应发育成男性而最终发育成女性的身体，体内却有睾丸，并有xy染色体，此病名雄激素不敏感综合征的患者。这些"女性"尺脉大多是大而有力，但恐怕不能怀孕。还有男女性别互相转变的事例更多见，《临沂广播电视报》2002年8月20日刊载吉林唐某是一男子，娶妻两年，因不育在哈医大一院不育诊疗中心就诊，经染色体检测属于女性假两性畸形。由于其在生长发育过程中肾上腺激素分泌异常，雄激素分泌过多而导致其有了男人的一切特征，结婚后性生活正常，但实际上是一个女人。该报9月17日报道：阿尔巴尼亚有一位老妇女文切莉因心脏病逝世，享年64岁。死后经医生检查"她"有完整的男性器官，但她在该村居住一辈子，居民们都认为"她"是一位典型的女性，"她"有乳房。实际上是"她"的性激素分泌有问题（当然"她"终身未婚，否则就早暴露了。）。动物也有如此变化的，与上一例同时报道的福建尤溪县水南村环城路63号黄瑞华家一只下蛋母鸡突然不再下蛋，长出红色大鸡冠，清晨啼鸣，主人否认用市售复合饲料喂养。这也是性激素分泌异常引起的。

4案 尚宝少卿徐孺东公，年五十余，有宠九年不孕。闻前药效，亦命制前丸服之，十个月而孕得一子。后以此方与高年艰子嗣者服之，多效。

宿曰：此虽偶中，实有至理存焉。《月令》：仲夏鹿角解，仲冬麋角解。鹿以夏至陨角而应阴，麋以冬至陨角而应阳。鹿肉暖，以阳为体；麋肉寒，以阴为体。以阳为体者，以阴为末；以阴为体者，以阳为末。末者，角也，故麋茸补阳，利于男子；鹿茸补阴，利于妇人。王栐[1]所著甚明，今合二角为二至，乃峻补精血之良药，男妇俱可服此，以血补血，非一切草木之可比也。男子精盛则思室，女人血盛则怀胎，安得不孕？

【注解】[1] 王梾：应名王懋，字季成。明朝内科医者（《琼山县志》）。

【阐发与临证】案文中引《月令》所言"仲夏鹿角解，仲冬麋角解"。《梦溪笔谈》对此说"冬至麋角解，夏至鹿角解，是鹿角利补阴，麋角利补阳"。对此寇宗奭说"麋茸利补阳，鹿茸利补阴，须佐以他药则有功"。《礼记熊氏义疏》云"鹿是山兽，属阳，性淫而游山，夏至得阴气解角，从阳退之象；麋是泽兽，属阴，情淫而游泽，冬至得阳气而解角，从阴退之象也"。意谓鹿角补阳，麋角补阴。《苏沈良方》中苏东坡也认为"鹿阳兽，见阴而角解；麋阴兽，见阳而角解。故补阳以鹿角为胜，补阴以麋角为胜。"看来关键是对冬至、夏至阴胜或阳胜的看法。沈括说法可以这样解释：冬至阴盛时麋角解，阴盛克阳，因此麋角属阳而能补阳；夏至阳盛时鹿角解，阳盛克阴，因此鹿角属阴而能补阴。但苏东坡、李时珍、寇宗奭，还有熊安生《礼记义疏》等的说法可以这样解释：冬至一阳初生，逐渐阳气旺盛，至夏至来临时阳气最旺，此时鹿角中阳气也最壮，此时解下之鹿角当然最补阳；反之麋角当然最补阴。参考多家之言，大概认为鹿角补元阳，阳中之阳；麋角补肾精肝血，阳中之阴为是。关于鹿角为何能夏至解角，据专家试验是因为该雄鹿的睾酮下降到一定水平后，鹿角便能自行脱落，而且在交配期结束时鹿角脱落，能量便能得以保存，直到春天再从新长出角来。鹿在春夏之交是发情期，雄鹿在其族群中频繁的性交，也是促使其鹿角脱落的原因之一。自行脱落的鹿角，其中睾酮含量已减少，壮阳的作用肯定弱于脱落之前的鹿角即血茸。因此可以这么说：鹿角至脱落时，阳中之阳逐渐衰，直至脱落之时阳气很衰了；阳中之阴逐渐盛，直至脱落之时阴气很盛了。夏至鹿角解（自行脱落）的确是"见阴""得阴气"，但并不是"鹿角利补阴"，因此自行脱落的鹿角不能用作壮补元阳的药材，但并不是补元阴的药材，也不是补肾精肝血的好药材。

第六篇 娠症 附：男女辨验

1案 博陵[1]医之神者曰郝翁[2]，士人陈尧遵妻病，众医以为劳伤。郝曰：亟屏药[3]，是为娠症。且贺君得男子。已而果然。又二妇人妊，一咽默不能言，郝曰：儿胎大经壅，儿生经行，则言矣，不可毒以药（琇按：《素问》[4]：人有重身九月而喑，此胞之络脉绝也，胞络者系于肾少阴之脉，贯肾系舌本，故不能言，无治也，当十月复）。一极壮健，郝诊其脉，曰：母气已死，所以生者，反恃儿气耳。如期子生母死。（江云：孕妇不语非病也，闻如此者不须服药，临产日，但服保生丸[5]、四物汤之类，产后便语亦自然之理，非药之功也。）

【注解】[1] 博陵：古郡、县名，东汉本初元年置郡及县，博陵郡治所在博陵县，郡辖境约在今河北省安国市、安平县、饶阳县、深州县等地，博陵县治今蠡县南。

[2] 郝翁：即郝允，宋代名医。本案（实为三个案例）录自《邵氏闻见录》（后录）。本案还收录在《医部全录》卷387医案中。

[3] 亟屏药：赶快把药收起来。意即快停原药。

[4] 此处《素问》之言录自《素问·奇病论》篇，原文是黄帝与岐伯的对话。

[5] 保生丸：同名4方。（1）《千金要方》方，治胎动不安、烦满，胞衣不出，药用甘草、贝母、花椒、干姜、肉桂、石膏、黄芩、石斛、粳米、大豆卷、当归、麻仁、蜜丸，大枣汤下；（2）《和剂局方》方，治胎动不安，死胎，胎漏，产后恶血上冲等，药同上，干姜改炮姜，当归量减少；（3）《圣惠方》方之一，治小儿天钓，脏腑壅滞，壮热，药用巴豆、全蝎、炮南星、豆豉，如法制、服；（4）上书方之二，治小儿五痫，药用干蟾、蜈蚣、母丁香、夜明砂、葶苈子、苦葫芦子、胡黄连、熊胆、麝香，如法制、服。

【阐发与临证】此案三例，第一例是前医误以妊娠经停为劳伤经停。至于凭切脉得知是男胎儿或女胎儿，确有此本领者也可能有，凤毛麟角，笔者认为靠不住；第二例是妊娠喑哑，又名子喑。案文引《素问》所言是"胞之络脉绝也"。"绝"字不妥，绝则络脉断绝而不通，胎还能生长乎？郝允言为"儿胎大经壅"，是临时性的外因压迫而不通，这是对的。《儒门事亲》说是"胞之络脉不相续"，半对半错；第三例是妊妇虽生已死，本气已死，因怀胎，胎儿生长好，所以妊妇还活着。这种情况只能领会成孕妇另有重病在身，未表现出来，所谓健壮是假象。靠饮食和药物维持到产后才死，在古代是很难做到的。《奥秘》2006年12期报道，美国一名叫托德·约兰的男婴，其母在怀他第20周时，大脑坏死而亡。医生用医疗器械控制她的体温、呼吸、心跳、激素分泌等，到第31周，因母体出现严重感染而作剖腹产。这在古代能做到吗？

2案[1] 一妇暴渴，惟饮五味汁，名医耿隅[2]诊其脉，曰：此血欲凝，非病也。已而果孕。古方有血欲凝而渴饮五味之症，不可不知。

【注解】[1] 本案录自《泊宅编》，或《医说·卷九·渴饮五味汁》篇，又收录在《医部全录·卷三百八十七》医案中。

［2］耿隅：按《中国历代医家传录》载：耿是宋代女科当地名医。

【阐发与临证】案文说血欲凝，指妊娠。五味子能生津止渴，味酸，妊妇嗜酸味，又能止渴。五味子性味酸甘温，功能收敛肺肾之气，能治肺阴不足引起的久咳，肺不肃降及肾不纳气引起的虚咳；能生津止汗，治心肺津虚汗多、三焦津虚内热的消渴；能安神宁心，治心悸失眠；能固涩收敛，治久泻、遗滑。本案单用五味子，犹如《医学入门》五味子膏。此是妊娠嗜酸味以生津止渴；彼是治梦遗虚脱，用以固涩。

3 案[1]　徐文伯从宋后废帝出乐游苑门，逢一妇人有娠，帝以善诊，诊之曰：此腹是女也。问文伯，曰：腹有两子，一男一女，男左边青黑，形小于女。帝性急，便欲剖朏。文伯恻然曰：若刀斧恐其变异，请针之，立堕。便泻足太阴（脾，隐白穴），补手阳明（大肠，合谷穴），胎便应针而落，两儿相续出，果如其言。(可见堕胎之症以脾为主，则知安胎之法，亦以脾为主)

【注解】[1] 本案录自《南史·张邵传》。

【阐发与临证】本案主要说明用针刺方法可以堕胎。堕胎即是用活血行滞方法，现代说法是促进子宫收缩。隐白是脾经井穴，为脾经经气所出之处；合谷穴为手阳明大肠经原穴，是其原气汇聚之处。但促胎下坠尚须用三阴交（足三阴经交会穴），用现代实验说法，三阴交能促进子宫收缩、催产，古籍记载是孕妇禁针。还可以泻血海。

4 案[1]　潘璟诊虞部员外郎张咸之妻孕五岁；南陵尉富昌龄妻孕两岁；团练使刘彝孙妾孕十有四月，皆未育。温叟视之，曰：疾也，凡医妄以为有孕尔。于是以破血攻毒，作大剂饮之，虞部妻堕肉块百余，有眉目状；昌龄妻梦二童子，色漆黑，仓促怖悸疾走而去；张[2]妾堕大蛇，犹蜿蜒未死。三妇皆无恙。(《能改斋漫录》[3]。博按：此案已见第五卷癥瘕门)

【注解】[1] 本案与五卷第一篇癥瘕第23案例重复。

[2] 张：应是刘，即刘彝孙妾。

[3] 癥瘕篇23案为录自《夷坚志》，本篇本案是录自《能改斋漫录》。此二书都是南宋时作。从作者的生卒年代及其与秦桧的关系推测，《夷坚志》稍晚。可能二书取材于同一来源，或《夷坚志》取材于《能改斋漫录》。

5 案[1]　壶仙翁治汤总兵夫人，妊娠，病痢不止。翁诊其脉虚而滑（此脉滑为血聚），两关若涩。此由胎气不和，相火炎上而有热，似痢实非也。乃用黄芩、白术以安胎，四物、生地以调血，数剂而安。(涩脉为少血，主无孕。滑则非痰即食积矣，此等用药非神医不能)

【注解】[1] 按《中国历代医家传录》载：本案见于《扬州府志》；按《医部全录·卷五百一十三》载：本案见于《仪真县志》。仪真县属扬州府辖，前者取材来源于后者。本案录自该二《志》。本案还收录在《证治准绳·女科·卷四·胎前门滞下》篇，案文下还有"当归芍药汤治妊娠下痢腹痛"。也收录在《医部全录·卷三百八十七》医案中。

【阐发与临证】按魏按"涩脉……主无孕，滑（脉）则非痰即食积"，如此说来本案妇不是妊娠。所以魏按未说清楚。古时的"痢"，有时与"利"通，指大便稀，不一定具有痢疾的里急后重、腹痛、脓血便，所以壶仙翁说似痢（指真正的痢疾，非"利"）实非痢（实乃"利"）。黄芩、白术安胎，但也能治利（指稀便）。真是痢疾有脓血便者，处方中除用归芍芎等以外，还需用白头翁、秦皮等，如用黄芩，量要大，可能还要用黄连黄柏等药。还有妊娠脉象是小而滑数、如珠走玉盘，流利非凡，怎说"滑则非痰即食积"呢？

6 案[1]　陈斗岩治叶南洲妻，经闭五月，下白或赤，午后发热，咳嗽呕吐，医以为劳瘵。陈视之曰：两尺脉皆实，此必有孕，外受风邪搏激故耳（此等症若不细认，竟作瘵症治矣），饮清和之剂而安。未半年生一子。

【注解】[1] 本案录自《江南通志》或《句容县志》或《叔旦医案》，还收录在《医部全录》卷

387医案中。

【阐发与临证】劳瘵（此处应指干血痨）午后发热（潮热）、咳嗽少痰、盗汗乏力、虚火颧红，妇女则经闭，一般不出现呕吐、下白或赤（大便有白或赤黏脓），所以本案不是劳瘵，而是湿热蕴结肠胃。以尺脉实辨妊娠，现代似不好理解，"如珠走盘"，脉小滑数流利，是标准的妊娠脉象呢。黄芩、半夏、陈皮、生姜、银柴胡、白薇等，也可列入"清和之剂"。

7案[1] 薛立斋治一妊娠三月，其经月[2]来三五次，但不多，饮食、精神如故。此血盛有余，儿大能饮，自不来矣。果然。

【注解】[1] 自本案以下至第13案共7个案例都录自《女科撮要·保胎》篇。
[2] "月"字在薛氏上书原文中为"若"字。"月"字妥。

【阐发与临证】妊娠行经为垢胎，又名激经，每月一行居多，月来三五次则更少见。笔者行医五十多年，仅遇见二例，量少色鲜，不足一个月一行，仅有二三次后即自止，流血期间无不适，概如本案文所述。因都是以后患其他病时追述，即过去史，所以无治疗经验。胎儿靠母血滋养生长发育，胎儿渐大则吸收营养也增多，"儿大能饮"之"饮"字，指吸收阴精营养物质。

8案 一妊娠六月，每怒气便[1]见血，甚至寒热头痛，胁胀腹痛，作呕少食。薛谓寒热头痛、肝火上冲也；胁胀腹痛、肝气不行也；作呕少食、肝侮脾胃也；小便见血、肝火血热也。用小柴胡加芍药、炒黑山栀（直清肝火）、茯苓、白术而愈。

【注解】[1] 便：按案文应指"小便"。在此处用词欠妥，极易误解为怒气即出现阴道流血。

【阐发与临证】此症名妊娠尿血，因无排尿时尿痛尿急，所以非血淋。临床常见有心火亢盛、阴虚火动、肝胆火旺、肝阴虚肝火妄动、肝经湿热等不同，治疗时极宜注意妊娠情况。本案例有每怒气则小便见血，而无尿痛，所以应辨为肝经血虚、肝郁化火。如有胎动不安，治疗更要兼顾。本案按理应用丹栀逍遥散，不用丹皮所虑妊娠；不用逍遥散而用小柴胡汤加味（实际仅比逍遥散少用当归、薄荷），似因寒热；又因血热不用当归；因肝火上冲不用薄荷发散。但因肝血虚，妊娠时血虚不足以养胎，所以当归、白芍、生地、黄肉、炙黄芪以及六味地黄丸是可用的，但药宜偏清。

9案 一妇人每怒发[1]，发热胁胀，小便淋涩，每月经行，旬余未已，受胎三月，因怒，前症复作。朝用加味逍遥散，夕用安胎饮[2]，各二剂而安。五月又怒复作，下血如经行，四日未止，仍用前药而愈。

【注解】[1] 薛氏原文无"发"字，此处显系刻误。
[2] 安胎饮：同名8方。(1)《女科撮要》方，治妊娠五七个月，用数服可保全产，药用八珍汤去茯苓加陈皮、紫苏、炙黄芩、生姜；(2)《寿世保元》方，治妊娠气血虚弱，不能养胎，半产，药用四物汤加陈皮、苏梗、黄芩、炒白术、砂仁、甘草；(3)《妇科玉尺》方，治胎动不安，药用八珍汤去茯苓、地黄，加陈皮、苏梗、黄芩、香附、砂仁；(4)《证治准绳》方之一，治妊娠3月后恶阻呕吐，或胎动不安，腰腹痛，或时下血，药用八珍汤去人参加黄芪、阿胶、半夏、地榆、生姜；(5)上书方之二，治药同上去半夏、地榆加人参、桑寄生；(6)上书方之三，治药同(4)方去黄芪、白术、半夏、地榆，加艾叶；(7)《中国医学大辞典》引《补遗》（可能是清朝郎廷模的《医门补遗》）方，治药同(4)方去茯苓加大枣；(8)《中国医学大辞典》方，治妇人惯于小产（现代名习惯性流产），药用莲子肉、青苎麻、糯米。

【阐发与临证】本案与前案类似，小便淋涩（名子淋），虽无尿血，但下血如经行，症状较重。尤其妊娠五个月时因怒复作，下血如经行，四日未止，必须用安胎药，可能还用止血药。小便淋涩，发热胁胀，所以必须加清肝火之类，此处有丹皮、炒黑栀子。另外，淡竹叶、白茅根、萹蓄也可适当应用。

10案 一妊娠饮食后恼怒，寒热呕吐，头痛恶寒，胸腹胀痛，大便不实而色青，小便频数而有血（腹痛小便数，恐是肠痈。今见血宜清肝）。薛曰：当清肝健脾为主。不信，乃主安胎止血，益甚。问薛曰：

何也？薛曰：大便不实，而或[1]青，此是饮食既伤脾土而兼木侮；小便频数而有血，此是肝火，血流于胞而兼挺瘘也。用六君子加枳壳、紫苏、山栀，二剂，脾胃顿醒，又用加味逍遥散加紫苏、枳壳二剂，小便顿清，更节饮食，调理而安。

【注解】[1]"或"字，薛氏原文是"色"字，意思一致。

【阐发与临证】大便不实色青，是肝木侮脾土，此处似不宜用饮食伤脾土解释。挺瘘一词不知何意。血流于胞不会出现尿血，尿血是脬的病变，又名妊娠尿血（不痛）或妊娠血淋（痛）。先用六君子汤加枳壳、紫苏，有疏肝健脾作用，健脾为主也对，实际也有安胎作用。清肝火只用山栀一味，如多用清肝火药，对健脾有夺主之嫌。后用的逍遥散，实际养肝血为主，健脾、疏肝作用很少，此时就可多用一些清肝火药了。

11案 一妊娠每至五月，肢体倦怠，饮食无味，先两足肿，渐至遍身，后及头面。此是脾肺气虚。朝用补中益气，夕用六君子加苏梗而愈。凡治妊娠，毋泥其月数，但见某经症，便用某经药为善。

【阐发与临证】本案是妊娠浮肿，又名妊娠肿胀、子肿、胎肿等。如频繁发作，或在妊娠后期肿胀加剧、尿少，并见晕眩等，可发展成子痫。本病多因原有脾肾阳虚，至妊娠五六个月时脾运失健、水湿泛滥而流浸四肢和面部等，引起面足浮肿，甚至全身肿胀。如有倦怠乏力、脘腹闷胀、纳食不振，则为脾虚肺气不足，可用补中益气汤、六君子汤、全生白术散等；如见腰膝酸软、四肢清冷则为肾虚，可用六味地黄丸、六君子汤、五苓散等合方；气滞者则胸脘闷胀、胁肋胀痛，可用天仙藤散加减。

12案 一妊娠因怒，吐血块，四日不止，两胁胀痛，小便淋涩。此怒而血蓄于上部，火炎而随出也，胁胀腹痛，小便淋涩，肝经本病也。用小柴胡合四物，四剂而止；却用六君子、安胎饮，调理而安。

【阐发与临证】本案与第8、9两案类似，不同的是上两案为尿血，本案是吐血块，但病机相同，因而治疗也同。子淋大致分为气虚、湿热、肝火、阴虚等证型，但怒而溲血或吐血，当然还以肝火血热为主。本案用小柴胡汤加四物汤比较第9案加味逍遥散，药品也类似，多用了黄芩、半夏、生地、川芎，因血蓄于上部而吐血，所以用黄芩清上焦热，用生地清热凉血，用川芎散血中之风，用黄芩配半夏辛开苦降疏理三焦气机，以治胁胀痛、腹痛。按说，加味逍遥散中的丹皮、炒栀子还是可以用的。

13案 一妊娠气喘痰甚，诸药不效。询之，云：素有带下，始于目下浮两月余，其面亦然。此气虚有痰饮也（水泛为痰之病）。用六味丸料，数剂而愈。

【阐发与临证】目下浮肿发展至面目俱肿、伴白带多两月，如果痰多色白易咯出、纳少脘痞胸闷，甚至大便溏薄，则是脾虚痰湿壅盛；如果咳而甚喘急气短，咯痰不爽，动则气短、头晕腰酸，则是肺肾二虚。本案薛自述是气虚痰盛，可用了六味地黄丸治疗，即是说此气虚指肾气虚，那用六味地黄丸也不对呀。即使是肺气虚，也不能用六味地黄丸。从案文看，本案确系脾肾二虚，宜用济生肾气汤合六君子汤加减治疗。

14案[1] 王敏治妇人患月事不下，医谓蛊者，敏曰：是当娠。与之保胎之剂，果得男。

【注解】[1]本案录自《苏州府志》。

【阐发与临证】本案是辨证辨脉定妊娠，但案文中未述脉证。现在用不着多此一举，病人自己买张试纸条沾点尿，就知道是否怀孕，月经刚过期几天未来潮即可测试，而且确诊率很高，此其一。其二，他医谓之蛊，可能腹部隆起。苏吴地区常见血吸虫病，晚期可如蛊样，腹膨大如鼓。但有腹壁青筋怒张，面有赤缕，可予区别。只是不知明朝时是否有该病种。其他的肝硬化腹水、妇科的腹内肿瘤都会如蛊，而且也会停经，但与妊娠还是较容易区别的。

15案[1] 吴丞妻孕而惊，遂病悸。医以为病在中，神越焉，无可为。沈宗常以为胆伤耳，俾服抱胆丸愈。

【注解】[1]本案还收录在《证治准绳·女科·卷四·胎前门惊悸》篇。

【阐发与临证】抱胆丸中含水银、黑铅、朱砂、乳香四味药,任何一种对妊妇都不适宜。虽然《素问·六元正纪大论》篇有"有故无殒,亦无殒也"之古训,然而总是有毒或有碍妊娠之物太多。不能用其他镇潜而不碍妊娠之药,甚或温胆汤之类较平和之剂,再不然用养心(病悸)镇静(受惊)之类更稳妥之剂乎?现在医生难当,不要说出医疗事故、医疗事件,即使事不关医生、事不关医院的,病家可以大闹医院,叫你们不能正常上班,目的是要钱,而且还是多多益善。像如此药物,孩子出生后很好,过数年、十数年后有什么问题,病家也要找上门来,叫你赔钱。所以这样的药物是绝不敢用的。

16 案[1] 薛己治一妊妇,悲哀烦躁[2]。用淡竹茹汤[3]为主,佐以八珍汤而安。

【注解】[1] 本案录自《校注妇人良方·卷十五·妊娠脏躁悲伤方论第13》。

[2] 原文在此下尚有"其夫询之,云我无故,但自欲悲耳"。

[3] 淡竹茹汤:同名2方。(1)《三因极一病证方论》方,治心虚烦闷,头痛短气,心中闷乱,妇人产后心虚惊悸烦闷欲绝,药用麦冬、小麦、半夏、人参、茯苓、甘草、竹茹、生姜、大枣;(2)《千金要方》方,治产后虚烦,头痛短气欲绝,心中闷乱,药用淡竹茹、麦冬、甘草、生姜、小麦、大枣。另方去生姜加葛根;另方去大枣加石膏,治疗均同本方。

【阐发与临证】本妊妇是虚证,所以用淡竹茹汤的(1)方。虽方中已含有人参、茯苓,可能气血虚证较重,所以还要佐以八珍汤。此方和《千金要方》方中都含有甘麦大枣汤,能养心除烦治脏躁。近来半通中医者将中医学的脏躁等同于现代医学的更年期综合征。果然更年期的妇女易患脏躁症状,而且二者症状极似。但脏躁除"躁急"的症状外,其辨证原因是"脏燥",是五脏阴血虚即燥,所以由五脏阴血虚引起的"躁急"类症状者,都属于脏躁证,不一定是更年期。如本案是妊妇,但是患脏躁。笔者治过一例产后、一例手术后出现"喜悲欲哭,烦躁甚至欲狂"症状者,也可辨为脏躁病,只是病机不太全同(见拙著《临证秘验录》)。而首次命名"脏躁"病的《金匮要略》也把脏躁归入妇人杂病,并非言"妇人年五十所"。

17 案[1] 程文彬治孕妇七个月,胸膈饱闷气喘,忽吐出一物如小肠寸许,举家惊疑其胎烂。程至,诊得寸口脉洪滑,知其气盛血少,胎气凑上,中焦蓄有湿热,湿生痰,知所吐之物乃痰结聚,病名子悬。以紫苏饮[2]加芩、连、贝母,十剂获痊。

宿述:世俗有家业薄而厌子嗣多,怀孕用打胎药,殊不知瓜熟蒂落。打胎毒药,损坏正气,然后萎落,如生果未成熟强摘,犹刀割脐肠,大伤气血,多致丧命。戒之戒之。

【注解】[1] 本案还收录在《证治准绳·女科·卷四·胎上逼心》篇、《医部全录·卷三百八十七·妇人胎前门》及《奇症汇·胸》。

[2] 紫苏饮:同名4方。(1)《普济本事方》方,治子悬,胎气不和,腹胀满疼痛;或临产惊恐气结、连日不产。药用紫苏、大腹皮、人参、川芎、陈皮、白芍、当归、炙甘草、生姜、葱白;(2)《外台秘要》引《延年》方,治咳嗽短气,吐稠痰,气喘乏力,风劳虚损,药用紫苏、紫菀、贝母、麦冬、炙甘草、葶苈子、大枣;(3)《证治准绳》方之一,治妇人风毒脚气,心腹痞塞,痰饮停积,纳呆,药用紫苏、木通、茴香、桑白皮、羌活、独活、木瓜、青皮、大腹皮、甘草、荆芥、枳壳、生姜、葱白;(4)上书方之二,治风寒犯肺,咳喘咯痰,药用紫苏、桑白皮、青皮、五味子、杏仁、麻黄、甘草、陈皮、半夏、生姜。

【阐发与临证】子悬即胎气上逆,亦名胎上逼心,临床以肝郁、脾虚、虚寒三型最为常见,湿热型少见,前者分别以加减仓公下气汤、紫苏饮、肾气丸等方为主加减治之;本案是湿热,故以紫苏饮益气健脾、理气行滞,再加黄芩、黄连、贝母清湿热化痰滞标本兼治。本病应注意与恶阻相鉴别,恶阻指妊娠早期反复出现恶心呕吐,头晕厌食或食入即吐的病症,如《胎产心法》中说:"恶阻者,谓有胎气,恶心阻其饮食也。"而子悬则在妊娠期中胸腹满甚或喘急、疼痛、烦躁不安。

第七篇 转 胞

1 案[1]　丹溪治一妇，年四旬，孕九月，转胞，小便闭三日矣。[2] 脚肿形瘁，左脉稍和而右涩，此必饱食气伤，胎系弱，不能自举而下坠，压膀胱偏在一边，气急为其所闭，所以水窍不能出也。当补血养气，血气一正，系胎自举。以参、术、归尾[3]、芍药、带白陈皮、炙甘草、半夏、生姜，浓煎服四贴，任其叫号[4]，次早，以四贴柤[5]作一服煎，顿饮，探吐之（吐法妙，上窍通则下窍通）。小便大通，皆黑水。后遂就此方加大腹皮、炒枳壳、青葱叶、砂仁，作二十贴与之，以防产前、后之虚，果得平安，产后亦健。

【注解】[1] 本案录自《丹溪医按·妇人转胞》篇及《丹溪治法心要·卷七·妇人科转胞第七》。文字略有不同。

[2] 原文是"下急脚肿……见其形瘁"。

[3] 原文是当归身尾。比本案文单用归尾更符合"补血"之意。

[4] "任其叫号"在原文是"任其频啜"，后者符合实际治疗过程。

[5] 柤：此处同渣，即药渣。

【阐发与临证】转胞始见于《金匮要略·妇人杂病脉证并治》篇。该书与本案都讲孕妇胎大压迫膀胱引起尿闭，如气虚可用补中益气汤，如肾虚可用肾气丸。本案所用除补血益气外，尚有化痰药剂，此符合朱丹溪用药习惯。《脉因证治》说："转胞乃血虚有痰。"本案不但用补法，还用探吐法。魏注言"上窍通则下窍通"，民间俗语"提壶揭盖法"。但转胞不单指妇妊，只要见脐下急痛而小便不通的，如忍尿急走、忍尿性交、饱食忍尿等，或脐满时暴怒、暴惊、寒邪突侵，致气迫膀胱都可引起。可用冬葵子、滑石、陈皮、葱白等。《证治汇补》用甘遂末水调敷脐下而内服甘草汤，相反相成而小便自通。

2 案[1]　一孕妇七月，小便不通，百医不得利，转加急胀，脉细弱，乃气血虚不能乘载其胎，故胎压膀胱下口，所以溺不得出。用补药升起，恐迟，反加急满。遂令稳婆以香油抹手入产户，托起其胎（托起胎之说，无此治法），溺出如注，胀急顿解，却以参、芪、升麻大剂服之，或少有急满，再托如前。（江云：予闻一法，将孕妇倒竖起，胎自坠转，其溺溅出，胜于手托多矣）

【注解】[1] 本案录自《丹溪医按·妇人转胞》篇，还收录在《医部全录》。

【阐发与临证】此法在明朝中期以前提出，实在了不起。《证治汇补》说："外用稳婆手托法亦可"，指外用，是否隔肚皮向上轻托，也了不起。江应宿说"将孕妇倒竖起"，胎即不压迫膀胱，也是好法。如使妊妇头低腿高平卧于床，可能也有效。现代行导尿，更快捷了。

3 案[1]　丹溪曰：转胞病，胎妇之禀受弱者，忧闷多者，性急躁者，食味厚者，大率有之，古方皆用滑利疏导药，鲜有应效。因思胞不自转，为胎所压，展在一边，胞系了戾不通耳。胎若举起，悬在中央，胞系得疏，水道自行。然胎之坠下必有其由。一日，吴氏宠人患此。脉之，两手似涩，重取则弦，然左手稍和。曰：此得之忧患。涩为血少气多，弦为有饮，血少则胞弱而不能自举，气多有饮中焦不清而溢，则胞知所避而就下，故坠。遂以四物加参、术、半夏、陈皮、生甘草、生姜，空心饮，随以指探喉中吐出药汁，候少顷气定[2]，又与一贴，次早亦然。如是与八贴而安。此法初疑偶中，后屡用皆效。仲景云[3]：妇人本肌肥盛；头举身满，今反羸瘦，头举中空，胞系了戾，亦致胞转，但利小便则愈。宜服肾气丸，以中有茯苓故也，地黄为君，功在补胞。（江云：转胞或腰腹痛亦属肾虚，宜减牡丹皮服之）

【注解】[1] 本案录自《格致余论·胎妇转胞病论》篇（从此往下都是，文字略有不同）。

[2] 朱丹溪原文是气"足"。

[3] "妇人本肌肥盛……亦致胞转"：原书文是"妇人本肥盛且举自满，今羸瘦且举空减，胞系了戾，亦致胞转"。朱丹溪在该文后说"其义未详，必有能知之者"。所谓"仲景云"之原文，查找不到出处。

【阐发与临证】"但利小便则愈"以下至结束，《格致余论》原文并无，是江应宿所加。但也是根据《金匮要略·妇人杂病脉证并治第二十二》中条文"妇人病，饮食如故，烦热不得卧，而反倚息者，何也？师曰：此名转胞，不得溺也。以胞系了戾，故致此病，但利小便则愈，宜肾气圆主之"，并附肾气丸方（此即金匮肾气丸方），方中有茯苓、泽泻利尿。《金匮要略》该条是治肾虚型的转胞。临床还有脾虚、血虚、痰饮、气郁、湿热、寒蕴膀胱等证型，分别用补中益气汤、举胎四物汤、二陈汤或六君子汤、琥珀散、当归贝母苦参丸及五苓散、济生肾气汤等加减治之。

案文中"仲景云"一段文字，可说明妇女稍胖体型者不易患转胞。"本肥盛"应该是稍胖，江应宿改成"头举身满"，是对的，可理解为头部抬起时胸部丰满而上挺、臀部丰满而上翘（如果头部低下时乳房稍满，不是真丰满），这种体型的女性符合三围标准。臀部、大腿上段积聚了丰富的奥米伽脂肪酸，生育能力强。"今羸瘦，头举中空，胞系了戾，亦致胞转"是说瘦弱者易患转胞。现代说法是瘦弱者属无力型体质，易患内脏下垂，也是脏器的"系"松弛，如果胞胎的"系"松弛，那胞胎就易下垂，胎头部压迫膀胱而引起。"头举中空"是说瘦弱女性体形不丰满，头抬起时尚且乳房空瘪、臀部下垂、大腿根部瘦弱，生育能力不强，易患内脏下垂，也易患转胞。笔者访问两位三甲医院妇产科老年医师，她们回忆说：真正转胞尿闭者少见；胎头压迫引起尿频者多见；好像是瘦弱的无力型体质患者多见。

第八篇　交　　肠

1案[1]　丹溪治马希圣，年五十，嗜酒，痛饮不醉，忽糟粕出前窍，尿溺出后窍，脉沉涩。与四物汤加海金沙、木香、槟榔、木通、桃仁，八贴安。

【注解】[1] 本案录自《丹溪医按·杂病》篇。原文是"精出前窍"，还收录在《奇症汇》。

【阐发与临证】本案是交肠病，因男性患者而属于现代医学直肠膀胱瘘。《奇症汇》收载之本案，在案文后还有"此人酒多气肆，酒升而不降，阳极虚，酒湿积久生热，煎熬血干，阴亦大虚，阴阳偏虚时暂可活者，以其形实，酒中谷气尚在，三月后其人必死，后果然"。"此人""其人"都指马希圣。那么马所患之症可能是直肠癌或膀胱癌，癌肿溃疡使直肠膀胱成瘘。

2案　一妇患此，破漆纱帽[1]烧灰，米饮下，愈。

【注解】[1] 漆纱帽：主要是用纱帽上之旧漆。唐朝以后用漆纱制帽，是官上朝时戴用。烧灰水调服治产后血崩、交肠病；烧烟熏治产后血晕。本案及下案都录自《夏子益奇疾方》，但查现代之该书，未见本案文。《本草纲目》幞头篇下载此两案，内容相同而文字略差异，而且注明出自上书。

3案　一妇患前症，用旧幞头[1]烧灰，酒调下五分，愈。

【注解】[1] 旧幞头：古人以漆纱制成、类似帽子状，北周武帝时始盛行，有身份者戴用。也主要是用其上之旧漆。作用同上。

【阐发与临证】药用旧漆，即已干之黑漆。是漆树的树脂经加工后的干燥品。古代用黑漆漆在纱布上制幞头或官帽子。用旧后则漆已成干燥，用现代话说即是漆中的漆酚在虫漆酶的作用下，在空气中经氧化生成黑色树脂物，有数种儿茶酚衍生物的混合物。用时要捣碎炒熟（炒至烟尽）。本品性味辛苦温，有毒。功能活血祛瘀，消积杀虫，治瘀血经闭、癥瘕、胞衣不下、干血痨、虫积等。本篇三个案例都是用活血祛瘀和利尿法，前案用四物汤加桃仁、木通、槟榔，取活血祛瘀，海金沙、木通清热利尿；后二案用旧漆活血祛瘀，在《奇症汇》《本草纲目》中都说"再间服五苓散分利之"。此两案注明是女患者，则是直肠阴道瘘或合并膀胱阴道瘘，察其粪便自前窍之何者出。产伤是造成此种瘘管的主要原因，妇产科手术误伤、某些妇科疾病如癌肿、结核及误用腐蚀性很强的坐药等亦能导致此病。目前治疗主要以手术修补为主。本案运用药物治愈此病，值得研究。笔者曾见过一妇人因内痔疮行枯痔灵注射术不当，形成直肠阴道瘘，症状较轻，后经抗生素治疗，未经手术亦逐渐痊愈了。

第九篇 恶　　阻

1案[1]　丹溪治一妇，孕两月，呕吐头眩。医以参、术、川芎、陈皮、茯苓，服之愈重。脉弦，左为甚，而且弱，此恶阻病，必怒气所激，问之果然。肝气既逆，又挟胎气，参术之补大非所宜，以茯苓汤[2]下抑青丸[3]二十四粒，五服稍安。脉略数，口干苦，食则口酸，意其膈间滞气未尽行，以川芎、陈皮、山栀、生姜、茯苓煎汤，下抑青丸十五粒而愈。但口酸易饥，此肝热未平（凡肝气未平，参术宜缓），以热汤下抑青丸二十粒，至二十日而愈。后两手脉平和，而右甚弱，其胎必堕（右脉弱，主胎堕）。此时肝气既平，可用参术，遂以初方参术等补之，预防堕胎以后之虚，服一月而胎自堕，却得平安矣。（琇按：不知滋水生木，治法欠妥）

【注解】[1] 本案录自《丹溪治法心要·卷七·妇人科·胎孕第二》及《丹溪医按·呕吐》篇。还收录在《医学纲目·卷三十五·恶阻》。

[2] 茯苓汤：同名16方。（1）《千金要方》方之一，治产后心悸、恍惚，言语错乱，药用茯苓、甘草、芍药、桂心、当归、麦冬、生姜、大枣；（2）上书方之二，治胸膈痰满，药用茯苓、桂心、半夏、生姜；（3）《千金翼方》方之一，治虚损短气，咽喉如稠胶凝塞，药用茯苓、前胡、桂心、麦冬、人参、生地、芍药、炙甘草、大枣；（4）上书方之二，治反胃呕吐干渴，药用茯苓、桂心、白术、炙甘草、泽泻、小麦、生姜；（5）《外台秘要》方之一，治风痰气发，呕吐，烦闷吐痰水，药用茯苓、人参、白术、陈皮、生姜；（6）上书方之二，治脾胃冷，吐酸水，药用茯苓、陈皮、生姜、白术、炙甘草、人参、桂心、紫苏、槟榔；（7）上书方之三，治心头结气，胸背痛，吐酸水，药用茯苓、厚朴、陈皮、白术、生姜；（8）上书方之四，治消渴胃热引饮，药用茯苓、花粉、麦冬、生地、知母、玉竹、竹叶、小麦、大枣；（9）《三因极一病证方论》方，治心气不行，郁而生痰，停饮胸中，胸胁支满，目眩，药用茯苓、白术、桂心、炙甘草、生姜；（10）《济生方》方，治支饮手足麻痹，多睡眩晕，药用赤茯苓、半夏、橘红、枳实、桔梗、炙甘草；（11）《兰室秘藏》方，治伤生冷泄泻赤白痢，腹痛，药用茯苓、猪苓、泽泻、黄芩、当归、肉桂、芍药、炙甘草、苍术、生姜、升麻、柴胡；（12）《素问病机气宜保命集》方，治湿泻，药用茯苓、白术；（13）《证治准绳》方之一，治痢后遍身浮肿，药用赤茯苓、泽漆叶、白术、桑白皮、黄芩、射干、防己、泽泻、大豆；（14）上书方之二，治虚汗、盗汗，药用茯苓末，乌梅、艾叶煎汤调下；（15）《沈氏尊生书》方之一，治痰多健忘，药用茯苓、半夏、陈皮、甘草、香附、益智仁、人参、乌梅、竹沥、生姜汁；（16）上书方之二，治产后心虚，药用茯苓、人参、甘草、山药、当归、桂心、麦冬、远志、生姜、大枣。本案可能用（4）方。

[3] 此处用的是《丹溪心法》方，单用黄连。

【阐发与临证】朱丹溪以左脉弦甚、右脉弱辨证为怒气所激引起恶阻，肝脉弦、肺脾脉弱，而且眩、吐，肝气逆，克脾土，又有胎气上逆，此时人参确非所宜，但炒白术以其保胎健脾，可防肝传脾，有何不可？再说逍遥散中也有炒白术，也是知肝传脾必先实脾法。二诊时，口干苦，口酸，脉略数，辨证为肝热胃火，用山栀清肝固可，但再用些木香、炒白芍、沙参，配伍抑青丸，也未尝不可。三诊时的口酸易饥，单辨证为肝热未平，有失全面。抑青丸当然可用，但朱氏极力推崇的炒条芩为何不用？虽然右脉弱主堕胎，但与用药是否有关？

2 案[1]　一妇孕三月，吐痰水并饮食，每日寅卯作，作时觉小腹有气冲上，然后膈满而吐，面赤微躁，头眩，卧不能起，肢痛微渴，盖肝火挟冲脉之火冲上也。一日甚，二日轻，脉和，右手寸高。药不效者，将二月余。偶用沉香磨水，化抱龙丸（抱龙丸方：人参、天竺黄、琥珀、檀香、茯苓、甘草、枳壳、枳实、南星、金箔、山药、辰砂），一服，膈宽、气不上冲，二三服，吐止，眩减，食进而安。

【注解】[1]本案录自《医学纲目·卷三十五·恶阻》篇，也收录在《医部全录》《奇症汇》。

【阐发与临证】本案例自觉小腹有气上冲，然而膈满而吐，吐出痰水食物，面赤烦躁头眩，当辨证为肝火挟痰、气滞上逆。抱龙丸数方中都有毒药，如雄黄。本方中枳实、南星、金箔、辰砂等都要慎用。

3 案[1]　一孕妇七月，嘈杂吐食，眩聋，心下满塞，气攻肩背，两肘皆痛，要人不住手以热物摩熨，得吐稍疏，脉大。以炒条芩二钱半，白术、半夏各二钱，炒黄连、炒栀子、炒枳壳、当归、陈皮、香附、苍术各一钱，人参、茯苓各钱半，砂仁、炙甘草各五分，生姜七片，服两贴后，嘈杂吐止，心满塞退，但于夜间背肘之痛，用摩熨，遂与抱龙丸水化服之，其疾如失。

【注解】[1]本案录自《医学纲目·卷三十五·恶阻》篇。

【阐发与临证】妊娠恶阻在临床常分为胃寒、胃热、脾胃气虚、痰湿中阻、肝火伤胃、肝胃不和、中焦气滞、胃阴虚等不同证型。主要以呕吐清水及食物完谷不化、呕吐较剧烈及吐出黄水、食饮入胃即泛上吐出、呕吐痰饮黏沫、呕吐酸水苦水、腹胀满、气上冲为特点而辨别之。本案胃脘嘈杂、心下（胃脘）满胀、气攻肩背，局部喜热喜按，脉大，综合分析应是脾胃气虚、中焦湿阻气滞、肝胃不和，所以用黄芩加半夏，黄连加香附、砂仁，栀子加苍术、陈皮，辛开苦降、疏肝和胃，用香砂六君子汤（当然木香要改用香附为好）健脾补中、理气化湿。一般恶阻仅持续二三个月。如严重的可持续至妊娠后期，本案即是。

4 案[1]　汪石山治一妇，形质瘦小，面色近紫，产后年余，经水不通。首夏，忽病呕吐，手指麻痹，挛拳不能伸展，声音哑小，哕不出声。医皆视为风病，危之。汪诊脉皆细微近滑（和滑为孕），曰：此妊娠恶阻病也。众谓经水不通，安有妊理（琇按：产后经未行而孕者，常屡见之），汪曰：天下之事有常有变，此乃事之变也。脉虽细微，似近于滑，又尺按不绝，乃妊娠也。遂以四君子加二陈治之，诸症俱减，尚畏粥汤，惟食干糕香燥之物，而有生意。

【注解】[1]本案录自《石山医案·卷中·调经》篇。

【阐发与临证】本案主要是说明产后一年经未行而又妊娠，此时不可认为月经未行不能怀孕，尤其是产后哺乳期超过六个月，此时虽仍在哺乳，但暗经已有，仍能怀孕。但此妇尚在哺乳又怀孕，形质瘦小，面色淡紫，又因呕吐而手指麻痹不能伸展、音哑，这不能排除风病。此非外风，而是肝血不足致病内风，但较轻。所以治疗除六君子汤和胃降逆止呕外，应并用四物汤、六味地黄丸等补肝血、养其胎。

5 案　给事游让溪夫人病新愈，月余经事不行，呕哕眩晕，饮食艰进。医以为二阳之病发心脾，女子不月，法在不治。篁南诊之，尺脉虽小，按之滑而不绝。此妊而恶阻，非凶候也。六君加砂仁数服而安，后产一女。

【阐发与临证】本案是其他疾病愈后月余，月经未来潮而妊娠呕吐。前诊医生误诊为其他疾病引起的呕吐，是凶候。江瓘以脉滑小不绝而辨为妊娠恶阻。先患其他病，愈后可怀孕（不一定患阴阳易！）；先患的疾病也不一定会使原本到行经期的来潮月经停经，所以前医辨证（脉）不细致而漏诊误诊。还有，案文中说"二阳之病发心脾，女子不月，法在不治""凶候也"。《素问·阴阳别论》篇说"二阳之病发心脾，有不得隐曲，女子不月。其传为风消，其传为息贲者，死不治"。是说病久入深，涉及心脾肠胃肺五个脏腑，因此"死不治"，而且还有外症是风热消削羸瘦、喘息贲发上实。现在本案患妇既无此等外症，又未及此五脏腑，所以不会是"凶候也"。

6案[1] 薛己治一妇，孕三月，呕吐恶食，体倦嗜卧，此恶阻之症[2]，用人参橘皮汤[3]，二剂渐愈，又用六君加紫苏，二剂而安。

【注解】［1］本案及下案录自《女科撮要·保胎》篇，以及《校注妇人良方·妊娠恶阻方论第二》。

［2］《校注妇人良方》此句是"此胃气虚而恶阻也"，辨证更清楚。

［3］人参橘皮汤：《女科撮要》方，治脾胃虚弱，气滞恶阻，呕吐痰水，药用甘草、厚朴、茯苓、人参、陈皮、白术、麦冬、竹茹、生姜。

【阐发与临证】薛氏在《女科撮要·保胎》篇中说"若饮食不甘或欲呕吐，用六君加紫苏、枳壳，若恶阻呕逆，头晕体倦用参橘散，未应，用六君子汤。若恶阻呕吐，不食烦闷，亦用参橘散之类"。人参橘皮汤中含有缺半夏的六君子汤（但有厚朴竹茹生姜）。薛氏所说的参橘散，指《济生方》方，治妊三月，恶阻、吐逆，或心虚烦闷，药用人参、橘皮（去白）、赤苓、炙草、竹茹、生姜。此方也是药物（非散剂）水煎服，与本案汤方小异。

7案 一妊娠吞酸恶心，欲作呕吐，此饮食停滞[1]。用六君加曲、蘖、炒黑子芩、枳壳、香附，治之而愈。

【注解】［1］《校注妇人良方》此句是"此因脾胃虚而饮食停滞"。

【阐发与临证】恶心欲作呕吐而且吞酸，是饮食停滞，尤其是蛋白质吃得太多，可脘腹胀闷嗳气。吞酸与第1、3案类似，为肝热肝火，所以也用清肝的炒黄芩、理气的枳壳、香附。但又脾胃虚而以六君子汤为本。

第十篇　胎水胎肿

1案[1]　一妊妇腹胀，小便不利，吐逆。诸医杂进温胃宽气等药[2]，服之反吐[3]，转加胀满凑心。验之，胎死已久，服下死胎药，不能通[4]。因得鲤鱼汤[5]，其论曰[6]：妊妇通身肿满，或心胸急胀，名曰胎水。遂去妊妇胸前看之，胸肚不分。急以鲤鱼汤三五服，大小便皆下恶水，肿消胀去，方得分娩死胎。此症盖因怀妊腹大，不自知觉，人人皆谓妊娠孕如此，终不知胎水之患也。（《济生方》）

【注解】[1] 本案录自《女科百问·第五十九问·大小二便秘结不通篇》（宋朝齐仲甫撰）。

[2] 原书原文是"温脾胃、宽气去胀等药"。

[3] 原书原文此句下还有"药食不纳"。

[4] 原书原文是"验之胎死腹中，又服诸下胎药不能解"。

[5] 鲤鱼汤：同名11方。（1）《千金要方》方之一，治妊娠腹胀满，胎间有水气，药用鲤鱼一尾、白术、芍药、当归、生姜、茯苓；（2）上书方之二，治妇人体虚漏汗、盗汗，药用鲤鱼一尾、葱白、豆豉、干姜、桂心；（3）《古今录验方》方之一，治上气，药用鲤鱼一尾、杏仁、贝母、桂心、橘皮、人参、炙甘草、厚朴、麻黄、茯苓、胡麻、白前、半夏、生姜；（4）上书方之二，治全身四肢面目肿，食少，药用鲤鱼、茯苓、泽泻、泽漆、人参、炙甘草、杏仁；（5）《外台秘要》方，治水肿腹大，面目全身肿，喘咳短气，胁满不得卧，药用鲤鱼、桂心、紫菀、黄芩、木防己、干姜、硝石、人参；（6）《医心方》方之一，治妊妇胎动不安，药用鲤鱼、干姜、吴萸；（7）上书方之二，治妊娠数落胎，药用鲤鱼、粳米、少放盐，食至生产；（8）《圣惠方》方之一，治面浮肿，小便少，大便难，上气喘息，药用鲤鱼、赤苓、泽泻、泽漆、桑根白皮、紫苏、杏仁；（9）上书方之二，治妇人水气，头面四肢肿满，喘息，小便不利，药用鲤鱼、木通、商陆、陈皮、赤小豆、桑白皮、葱白；（10）《普济方》方，治咳逆上气，喉中不利，药用鲤鱼、艾叶、白蜜、紫菀、牡蛎、款冬花、菖蒲、羊肉；（11）《女科切要》方，安胎，药用鲤鱼、当归、白术、白芍、茯苓、赤小豆、木通、车前子。上方都先煮熟鲤鱼，取汁煎药。本案可能用（1）方、（11）方。

[6] 原书原文是"论曰脚肿俗呼为皱脚，亦有通身肿满，或心胸急胀""急以鲤鱼汤四五服""终不知胎水病也"。余均同。此"论曰"内容，也载在《济生方·妇人门·校正时贤胎前十八论治·冬葵子散》篇中。

【阐发与临证】本案说明死胎也能引起子肿，除面目四肢全身均肿满、心胸急胀外，看胸腹部因胀满而连成一片，胸部和腹部都肿成了一样高和"胖"。告诫人们要把因妊娠而腹大与胎水（即子肿、妊娠水肿）区别。

2案[1]　一妇年三十八，妊娠水肿。以鲤鱼汤加五苓散、人参，湿加苍术一钱，厚朴、陈皮各五分，萝卜子（炒）、车前子、滑石各一钱，作一贴。若喘急，加苦葶苈；小便不利，加木通、灯草；甚者，车前子、浚川散，其湿毒自消；防己治腰以下湿热肿。如内伤胃弱者，不可用也。

【注解】[1] 本案录自《证治准绳·女科·卷四·胎前门》。

【阐发与临证】子肿（胎水胎肿）多由于素有脾肾阳虚、妊娠五六个月时运化失司，而水湿泛流于全身四肢。脾虚者见乏力脘闷，以全生白术散健脾化气行水；肾虚者见腰膝酸软、四肢清冷等，可用济生肾气丸合五苓散温阳化气利水；气滞者宜用天仙藤散理气行滞利水。但临床往往混合交杂相见。本案主要说明虽是妊娠，但有水肿，所以桂枝、泽泻、车前子、厚朴、滑石、木通、防己等，甚至浚川散也照样用。

第十一篇 胎 漏

（治胎漏药：阿胶、黄蜡、石韦、苎麻根、鹿角霜）

1案[1] 丹溪治一妇人，年二十余，三个月孕，发疟疾后，淡血水下，腹满口渴。以白术、白芍、茯苓各一钱，黄芩、归尾、川芎、陈皮各五分，炙甘草二分。

【注解】［1］本案录自《丹溪医按·经水》篇。

【阐发与临证】胎漏即妊娠时阴道不时下血、量少，或按月来血点滴（胎垢），无腰酸腹痛、小腹下坠等，《医学入门》说"不痛而下血者为胎漏"。病名首见于《素问病机气宜保命集》，又名漏胎、漏胞、胞漏、漱经。临床常见气虚、血虚、肾虚、血热、阴虚内热、肝郁化热、外伤等证型，分别用举元煎加阿胶、胎元饮、寿胎丸、保阴煎、阿胶地黄汤、丹栀逍遥散、圣愈汤加寿胎丸等加减治之。本案患者年轻、胎儿不大，发于疟疾愈后，是邪热内伤而且有气滞腹满、内热口渴，故辨证为肝气郁结化热、邪热内伤，以丹栀逍遥散为基本方适当调整方药，不用柴胡，加当归尾、川芎少量以和血，黄芩清热保胎。

2案[1] 一妇年三十余，孕八九个月，漏胎不止，胎比前时稍宽收小，血色微紫有块，食减平时三分之一，腹微痛，无情绪。以人参、白术、白芍各一钱，陈皮、川芎、茯苓、缩砂、大腹皮各三分，香连藤[2]七叶，同煎，食前下三胜丸[3]五十粒。

【注解】［1］本案录自《丹溪医按·经水》篇。原文是木连藤，而不是香连藤。

［2］香连藤：可能是木兰科植物披针叶五味子，民间又名香石藤，属地方民间用草药，不载于五十余部本草及方剂专著。本案用叶，大概是鲜用。性味微苦涩温，入肝肾经，功能祛瘀消肿止血，治跌打损伤，外伤出血，可外用捣敷患处。原文用木连藤，应是木莲藤，又名薜荔、追骨风、爬墙虎，出《本草拾遗》。茎叶性味酸平，功能祛风利湿、活血解毒，治风湿痹痛，泻痢，淋病，痈肿疮毒，有止血作用。根性味苦平，功能祛风除湿、舒筋通络，治头痛眩晕、关节风湿痛，产后风。果实即木莲、薜荔、木馒头，性味甘平涩，功能壮阳固精，散毒消肿，止血，下乳。

［3］三胜丸：甲，可能指三圣丸，有两个方可能用：（1）《普济方》方，治妇人月经不利、小腹急痛，药用当归、干漆、煨大黄；（2）《博济方》方，治积年血气癥瘕，心胸闷痛，一切血块，药用硫黄、水银、硇砂。乙，可能指三神丸，《济生方》方，治室女气滞血瘀腹中刺痛，经行涩少、痛经，药用橘红、玄胡索、当归、艾叶。丙，也可能指三生丸，但《儒门事亲》等三个方全治痰嗽。

【阐发与临证】本患者胎漏下血，微紫有块，乃属血瘀。因将产，不能用活血祛瘀猛剂大量，故以六君子汤为基础，去半夏、炙草，加少量川芎、木莲藤、玄胡索活血止血。所以所用的三胜丸，应该是《济生方》的三神丸。

3案 江嘉字明远[1]，婺人，以医名家。先是城东有古木，鹳巢其巅，有年矣。明远一日见人缘木得所伏二卵而下，就买之，且饮食之，俾复以归于巢[2]，微伤矣。其鹳每归，雄鸣雌和，忽连日无声，江登楼望，唯见雌伏。又越二三日，闻其和鸣，则雄归矣。越月而雏生。忽二鹳俱飞至药局，遗一草而去。江取视之，红藤缠绕，根叶犹润，乃植之。[3]适夏四月香会，有云游道人见所植，惊曰：此漏胎药也，海外方有之，安所得此乎？及宝祐间诊御脉，公主下嫁后得漏胎疾，江以藤和剂，果效。先是鹳远取，以缠破卵也。

【注解】[1]江矗：矗音哲，名明远，江西婺源人，南宋当地名医，载于《婺源县志》。本案也录自《婺源县志》。

[2]案文"就买之，且饮食之，俾复以归于巢"，在原文是"就买之，复归于巢"。无"且饮食之"四字，此四字意思不清。是否是江从缘木之人处买了鹳卵后，又管了此人一次饭？

[3]"适夏……得漏胎疾"几句，在原文是"及宝祐间公主得漏胎疾"一句。其余语句均无。

【阐发与临证】本案以鹳找到红藤、绕缠壳微伤之鹳卵而孵出小鹳的故事，说明红藤能保胎治胎漏，江明远以此物加其他药物（不详）治愈皇帝之女的胎漏病。总体说有些玄。撇开鸟的传说，此案是江明远所治，应是真实的。红藤又名红皮藤、大血藤、血藤，性味苦涩平，功能清热、活血、祛风、杀虫。《本草纲目》之省藤，又名赤藤、红藤，苦平，能活血治诸风、通五淋、杀虫。看来与此相同。

4案 江应宿治王祠部安人，孕三月，腰腹递痛，漏下不止，气涌胀闷。速予诊视，六脉弦数。平昔脉极沉细，此必怒动肝火，挟相火而生内热，喜脉不滑，未至离经，犹可保也。以条芩、白术、枳壳、香附、茯苓、阿胶、白芍、当归、陈皮，煎调鹿角煅、酒淬细末一钱，更进抑青丸一服，痛已，数服平复。

【阐发与临证】腰腹间递（串）痛与气涌胀闷是同因同理，气郁能化火。平时脉极沉细，病时脉弦数，加上胎漏不止，所以辨证为肝火。从火性上炎、火性热来说确是实证，但是肝肾阴虚为本，才能气郁生火，与肝胆膀胱湿热之火不同，前者本质上还是虚，后者本质上是实。所以本案气郁化的火就是相火。江应宿言此肝火挟相火而生内热，是重复说明内热。从所处方药看，因是火，且漏血不止、脉弦数，所以用黄芩（还能保胎清虚热）、黄连（抑青丸），但多数是养肝血的归芍阿胶。此方实在也是丹栀逍遥散的基础，只是有的药不宜用于妊娠而调剂了。案文说"喜脉不滑"是"未至离经"。现在，孕二三月时是小滑脉，似珠走玉盘，真是滑脉，那是妊娠的正常脉象。如何解释？

5案[1] 一妊娠六月，体倦食少，劳役见血。用六君加当归、熟地、升麻、柴胡而愈。（用升、柴，人所不知）

【注解】[1]本案录自《女科撮要·卷下·保胎》篇。

【阐发与临证】本案的体倦食少、劳役后漏胎下血，宜与李东垣中气虚、阴火虚热参合。所用方药暗含补中益气汤，方中加用炙黄芪也是可以的。

第十二篇 堕 胎

（琇按：凡胎堕，皆由三阴虚而内热，石山水涸禾枯土削木倒之喻，诚为至当，学者宜恪遵之。立斋两案乃胎既堕后之法，与安胎不同，分别观之可也）

1 案[1] 丹溪治一妇，有胎至三个月之左右即堕。其脉左大无力，重取则涩，乃血少也。以其妙年，只补中气，使血自荣。时正初夏，浓煎白术汤[2]，调黄芩末一钱，服之至三四两，得保全而生。

【注解】[1] 本案录自《格致余论》和《丹溪治法心要》。从本案以下至第8案及第12案都还收录在《证治准绳·女科·卷四·胎自堕》。在引录案文前，有"丹溪云：阳施阴化，胎孕乃成。血气虚损，不足营养，其胎自堕。或劳怒伤情，内火便动，亦能堕胎。推原其本，皆因于热"。此段话乃引录自戴思恭、汪石山《推求师意·卷下·妇人门》。

[2] 浓煎白术汤：此处应是浓煎白术一味的药汤。如果是方剂名白术汤（可参见四卷第九篇肿胀第13案例注3），那可能是《古今录验方》的白术汤。但该方药中有赤芍、黄芩，赤芍不宜，黄芩重复，故不应是该方。

【阐发与临证】白术补中气健脾，黄芩安胎又清虚热，胎前宜凉。又因时正初夏，用热远热，夏季少用热药。此患者之流产（堕胎）在早期流产与晚期流产之间。如是已堕三次及以上，当属习惯性，服药三四十剂（天）而治愈，也是很有疗效了。临床常见气虚、血虚、肾虚、血热型及外伤引起的，常用举元煎（人参、炙黄芪、升麻、炒白术、炙甘草）、胎元饮（人参、炒白术、炙甘草、当归、熟地、炒白芍、炒杜仲、陈皮）、寿胎丸（菟丝子、桑寄生、续断、阿胶）、保阴煎（黄芩、黄柏、生地、熟地、白芍、山药、甘草、续断）以及八珍汤，随症加减。据统计，非外伤引起的堕胎流产50%~60%由孕卵病变引起；母体因素如感染、营养不良、糖尿病、甲状腺疾病等占15%左右；精神因素也能引起，还有免疫因素，染色体异常，内分泌失调，生殖系统感染炎症，内外生殖器发育异常等。据国内外调查，自身免疫性因素引起的自然流产约占自然流产的20%左右，其中母体缺乏封闭抗体（可导致母体对胚胎的父系抗原免疫识别功能不全）；辅助细胞T2分泌的细胞因子如白介素10下降、相反的辅助细胞T1分泌的细胞因子如白介素2和r-干扰素升高（不利于胚胎着床）；母体抗卵磷脂抗体阳性率增高（干扰胎盘合体滋养层形成，导致胎盘内血小板凝聚、血栓形成、胎盘栓塞）；抗甲状腺抗体阳性率增高（再次妊娠流产率增高）；可溶性细胞间黏附分子1释放明显降低（促使母体早孕期免疫环境的改变）等。

2 案[1] 一妇年三十余，或经住，或成形未具，其胎必堕。察其性急多怒，色黑气实，此相火太盛，不能生气化胎，反食气伤精故也（亦壮火食气之理）。因令住经第二月，用黄芩、白术、当归、甘草，服至三月尽止药，后生一子。

【注解】[1] 本案及以下两案都录自戴思恭、汪石山《推求师意·卷下·妇人门》。

【阐发与临证】此患者肯定是早期流产而且是习惯性。现代医学承认严重、强烈的精神刺激如惊恐、悲伤、愤怒等可能引起流产。而古代中医学家早就认为七情变化能引起堕胎，如本案相火太盛、壮火食气，继之气血俱伤不能养胎。本案连续服药两个月保胎有效。笔者治过几例ABO血型引起的流产，开始药量稍大，每日一剂，后来药量渐改轻，二日一剂，至临产前则改为三日一剂，以清虚热、健脾和血保胎法，与本案方类似，效果很好。近来，有作试管婴儿移植不成功的，先后有三例（其中有两例移植两次不成功）来诊，经余治疗后，其中一例未再作移植而自然怀孕，其余二例都是治疗二三次就移植成功的，这是中医保胎方药功效的延伸。

3案 一妇经住三月后，尺脉或涩或微弱，其妇却无病。知是子宫真气不全，故阳不施、阴不化，精血虽凝，终不成形，至产血块或产血胞。

【阐发与临证】本案是胎儿不长引起的难免流产或过期流产的进行过程中。案文中说"精血虽凝、终不成形"，是说胚胎初步已成而尚未成"人"的形状。产"血块或血胞"是初成的胚胎排出。至此即成了完全流产。

4案[1] 一妇腹渐大如怀子，至十月，求易产药。察其神色甚困，难与之药。不数日，生白虫半桶。盖由妇之元气太虚，精血虽凝，不能成胎而为秽腐，蕴积之久，湿化为热，湿热生虫，理之所有，亦须周十月之气发动而产。终非佳兆，其妇不及月死。湿热生虫，譬之沟渠污浊，积久不流，则诸虫生于其间矣。

【注解】[1] 本案还收录在《奇症汇·腹》。该书谓之"丹溪治一妇……"《推求师意》是朱丹溪之徒弟戴思恭所撰，其中收集了很多朱丹溪之医案，后经汪石山编纂成书。汪石山在很多方面宗朱丹溪之学说。《推求师意》对戴思恭和汪石山来说，也说到了点子上了。

【阐发与临证】白虫病即寸白虫病，九虫病之一，即现代所说绦虫病，长寸许实为绦虫的一个节片。其患生，《金匮要略》认为"食生肉……变为白虫""牛肉共猪肉食之，必作寸白虫"。许浚《东医宝鉴》卷三"虫部"说："寸白虫色白形扁居肠胃中，时或自下，乏人筋力，耗人精气。"所以本案谓患者"神色甚困，难与之药"。至于文中所说腹大如怀子，可能是患者多虫感染，在我国曾有多达30多条绦虫的患者，国外有报告竟达150条之多。数量如此之多，该患者之腹大是可以想象的。由于白虫寄生于肠内，吸吮精血，加之虫团内阻，气机失调，脾失健运，气血乏源，故其妇不及月死。另外，"白虫"也可能是蛔虫。案文说"生"白虫半桶，可能是"产"之意。肠内之寄生虫是不可能"产""生"出来的，因此还有可能是葡萄胎。因葡萄胎之胎块是胚胎绒毛上皮过度增生，间质水肿变性，形成大小不等的如葡萄样的水泡状胎块，除去血迹后即呈白色，由此认为是白虫。由于葡萄胎有良性和恶性之分，良性的葡萄状组织局限在宫腔内；而恶性的则常侵蚀宫壁、侵入血管，转移至肺、阴道、脑等，即转变为绒毛膜上皮癌。"其妇不及月死"，可能就是说的此事。

5案[1] 石山治一妇，长瘦色黄白，性躁急，年三十余，常患堕胎，已七八见矣。诊其脉皆柔软无力，两尺虽浮而弱，不任寻按。曰：此因胎堕太多，气血耗甚，胎无滋养，故频堕。譬之水涸而禾枯，土削而木倒也。况三月、五月，正属少阳火动之时，加以性躁而激发之，故堕多在三月、五月、七月也。宜用大补汤去桂，加黄柏、黄芩煎服，仍用研末蜜丸服之，庶可保生。服半年，胎固而生二子。

【注解】[1] 本案录自《石山医案·附录》。

【阐发与临证】本患者常堕胎已七八次，则如汪石山所说是气血大虚，故用大补汤。此处所用乃十全大补汤［见五卷第三篇虚损第9案例注3之(3)方］，也可能用(2)方即《千金翼方》方，但论补剂功力，则以(3)方为胜。因其人性躁急，又多发在三月、五月、七月，所以加用黄芩黄柏而去肉桂。

6案[1] 钱仲阳治一孕妇病，医言胎且堕。钱曰：娠者，五藏传养，率[2]六旬乃更。候其月偏补之，何[3]必堕。已而母子皆全。

【注解】[1] 本案录自《宋史·本传》。但也可能录自钱乙《伤寒指微》，即《医部全录》所谓

《指迷论》。该书找不到，未能查对。本案又收录在《医部全录·卷三百八十七》医案中。

[2] 率：这里作"通常"。此句作"通常经过60天传养一周，重复周始"。

[3] 何：这里作"为何"解。此句即"为何必定堕胎？"

【阐发与临证】妊妇开始结胎之一两个月（即六旬）为肝之气（肝之气即肝血为主，下同）司养；三四月又传至心；五六月又传至脾；七八月又传至肺；九十月再传至肾。至此则五脏已周，阴阳水火分而成后天之形身。然而在未生出之前，五脏之气各有盛、虚、胜、郁之不同，所以宜以寒热温凉顺逆等方法而调之。每二个月一传即案文中说"率六旬乃更"。以寒热温凉顺逆等方药调之即案文中说"偏补之"，一两月为肝气养之……九十月为肾气养之，何月以何脏之气养之，如缺、虚则在此月补之，即案文中说"候其月""补之"。

7案[1]　陈斗岩治一妇，有胎四月，堕下逾旬，腹肿发热，气喘，脉洪盛，面赤口臭，舌青黑。陈诊之，曰：脉洪盛者，胎未堕也（产后气喘脉洪，法在不治。此所以得生者，全在逾旬二字。若非胎未堕，决不能至逾旬）；面赤，心火盛而血干也；舌青口臭，肝既绝而胎死矣。内外皆曰：胎堕久矣。复诊色脉如前。以蛇蜕煎汤下平胃散加芒硝、归尾，一倍服之，须臾，腹鸣如雷，腰腹阵痛，复一死胎堕下，病亦愈。

【注解】[1] 本案录自《医学入门·卷首·历代医学姓氏》篇，该书录自《句容县志》。

【阐发与临证】怀孕4个月、小产10天，反而出现腹肿发热、气喘、口臭、面赤、舌青黑，六脉洪盛。此等脉证不可能出现在小产后已10天的病人身上，只能说明该妇腹中有瘀毒引起里热。结合妊已4个月，10天前曾有"类似"堕胎史，只能以死胎之诊断最适合。放在现代诊断死胎，超声探查一作即解决问题，而在古代，只能如此判断。至于陈斗岩说："产后气喘脉洪，法在不治"，也要看什么病。蛇蜕除七卷第五篇面病第15案例适应证外，尚能催产治妇人难产（《卫生宝鉴》用蛇蜕泡水浴产门）、治横生逆生、胞衣不下（《千金要方》用蛇蜕炒焦为末，酒服一刀圭）等。

8案　陈仁甫[1]治一妇，年近四十，禀气素弱，自去其胎五日内，渐渐腹胀如鼓，至心前，上吐不能食，用补药不效（此用补不效，后案用破血益甚，宜参看）。诊六脉微弱，但只叫胀死，此乃损伤脾气而作胀，虽然，当急则治其标也。若泥于丹溪方法，恐缓不及事矣。用桃仁承气，加朴实[2]，倍硝黄，煎服，四分吐去其一；至次日早，仍不通，事急，又服琥珀丸[3]三钱，至申时大通，胀减（小调经之用琥珀，良有以也），但体倦，四肢无力，口不知味，发热，再用参、芪、归、芍、术、陈、楂，煎服八剂而安。

【注解】[1] 陈仁甫：按《证治准绳·女科》所述乃程仁甫。

[2] 朴实：厚朴、枳实。桃仁承气汤再加厚朴、枳实，倍硝黄，则成了大承气汤加桃仁了。

[3] 琥珀丸：同名5方。(1)《太平圣惠方》方，治室女月水不通，药用琥珀、桃仁、大黄、肉桂、水蛭、虻虫、醋，如法制作服用；(2)《和剂局方》方，治胎前产后诸病、疝瘕、半身不遂、死胎不出、胎衣不下，药用琥珀、朱砂、沉香、阿胶珠、肉桂、石斛、附子、川芎、五味子、牛膝、当归、肉苁蓉、人参、续断、没药、熟地、木香、蜜丸；(3)《济生方》方，治妇女血瘕、腹中有块攻刺小腹疼痛，药用琥珀、白芍、川乌、川牛膝、炙鳖甲、莪术、当归、厚朴、泽兰、肉桂、麝香、酒糊为丸；(4)《博济方》方，治血虚风劳，上热下冷，烦躁无力，肠鸣腹痛，经水不调，药用琥珀、当归、川芎、木香、防风、槟榔、炮姜、三棱、肉桂、白术、柴胡、人参、青皮、吴萸、全蝎、附子、草蔻、赤芍、侧柏叶、白芷、天麻、桃仁、炙鳖甲、蜜丸；(5)《沈氏尊生书》方，治老妇月经不止，药用琥珀、黄芩、三棱、香附、当归、川芎。本案用(2)(3)方。

【阐发与临证】本案是小产后本虚标实腹胀，本是脾虚腹胀，却服补气剂无效，反逐渐加重，所以急则治其标，先用活血通大便之大承气汤加桃仁，再用琥珀丸通其腑气，腑气开通，再用参芪术归等补益气血善其后。其实，有些病症由本虚经过一系列病机变化，派生出某些主要症状，由此而用补虚法则却不能消除此类症状。如本案之腹胀，是由脾虚产生的肠燥便秘而致，虽是中气虚用补气健脾法是不能消除其胀的。一定要用通腑气法，使大便畅通才能除胀。本案初始时无其他症状，好像是单纯的初头硬的大便干结不通引起的腹胀，后来则因大便不通久了，引起食不下、上吐，用蜜煎导（开塞露）即可通开，似不必用承气汤。至于后来再用健脾益气补血法，那是另一回事了。本案是本虚标实，本虚仅见"六脉微弱"，而标实却是"胀死"。

9 案[1]　薛立斋治一妊娠五月，服剪红丸[2]而堕，腹中胀痛，服破血之剂，益甚，以手按之益痛。薛曰：此峻药重伤，脾胃受患。用八珍倍人参、黄芪、半夏、乳香、没药，二剂而痛止，数剂痊愈。（痛以手按之，痛、不痛分虚实。立斋以按之痛甚竟作大虚治，非明眼不能）

【注解】［1］本案和下案都录自《女科撮要·卷下·小产》篇。

［2］剪红丸：同名3方。（1）《医林类证集要》方，又名神效剪红丸，专治一切虫积，药用生槟榔、白商陆根、狗脊、贯仲、三棱、莪术、青木香、西木香、雷丸、南木香、大黄、黑丑（半生半熟）、枳壳、藿香、茵陈、皂角、丁香、阿胶，如法制丸；（2）《证治准绳》方，消癖积、杀诸虫，药用干漆、紫菀花（考诸本草书，紫菀用根不用花，且功用与本方宗旨迥异，可能是紫葳花之误，葳与菀音相近。紫葳花即凌霄花，酸微寒，功治癥瘕血瘀，与本方一致）、巴豆、南木香、雷丸、三棱、莪术、百部、贝母、槟榔、生大黄、使君子肉、生牵牛、皂角、茵陈、苦楝根皮、红纱、红线，如法制作服用；（3）《普济方》方，出《永类钤方》，治虫积瘀血，药用三棱、莪术、木香、雄黄、槟榔、贯仲、干漆、陈皮、大黄。本案所用可能是（1）方。

【阐发与临证】在薛己治此妊妇之前医，误诊为瘀血癥瘕而予服剪红丸。再服破血之剂为何，因为腹中胀痛按之益痛，也是本虚而标实。此实是腹胀痛拒按，辨证应该无疑。但辨本虚应该还有脉象，此处未说。薛之治法是扶正为主而兼顾活血祛瘀止痛，方中有乳香、没药，并非如魏按所言"竟作大虚治"。再说，又经过了"服破血之剂，益甚"，总要改方、法了。

10 案　一妇素怯弱，四月，生女自乳，患疥疮，年余不愈，遂至羸困。五月[1]，勉强执姑丧礼，旬月，每欲眩卧[2]，一日感气，忽患心脾高肿作痛，手不可按，而呕吐不止，六脉微细之极。医[3]以为脉虽虚而病形则实，误认诸痛不可补气，乃用青皮、香附、吴茱等药而愈（琇按：肝气冲逆，初服破散之剂，颇有小效）。继复患疟，且堕胎，又投理气行气[4]之剂，病去，元气转脱，再投参芪补剂不应矣，六脉如系[5]欲绝[6]，薛诊云：皆理气之剂，损真之误也。连投参、芪、归、术、附子、姜、桂六剂，间用八味丸，五日，眠食渐甘，六脉全复。薛云：心脾疼痛时，即当服此等药，疟亦不作矣。

【注解】［1］"五月"，在原文是"翌年五月"。因上文有"年余不愈"，当是。本病案是病妇之公公所记，故颇详尽。

［2］"卧"字，在原文是"仆"字，"每欲眩仆"贴合实际而且叙述清楚。

［3］"医"字在原文是"余"字，即记录本案的病妇之公公。观全案原文，该人亦懂医，但系初学，水平一般。

［4］"气"字在原文是"血"字，当是。

［5］"系"字在原文是"丝"字，当是。

［6］此句下原文有"思非附子不能救，非立翁莫能投"。

【阐发与临证】此妇素体弱，产后哺乳且患疥疮年余，又因办丧事而劳累什多天，上腹部肿痛拒按伴呕吐，脉细微，自认为脉虚但证实，不可用补气药，而用温中疏肝理气取效。舍脉从症也对，但也可加健脾之炒白术等。以后的患疟且堕胎，脉仍微细，就不可单纯理气了。健脾补中益血必须用。至于文后薛云心脾疼痛时即当服此等药（此参、芪、归、术、附子、干姜、肉桂），那仅指气阳俱虚的脾胃虚寒证。

11 案　江篁南治一妇人，堕胎后血不止，食少中满，倦怠烦躁。脉沉大而数，重取渐弦，乃作怒气伤肝，感动胃气，以二陈汤加川芎、白术、砂仁，二十贴而安。

【阐发与临证】所见俱是实证、实脉，因此该妇堕胎后血不止。除肝气郁滞外尚有血瘀在胞宫，血不归经而出血不止。篁南先生虽辨为怒气伤肝，而疏肝和肝药却并未使用，反而用白术、茯苓、甘草健脾，砂仁、陈皮是和胃除满的，川芎则是活血祛瘀的主力药。如无川芎，该妇不可能"安"，也正是活血祛瘀药仅川芎一味，且无凉血清热止血药，故要"二十贴"才安。

12案 江应宿治汪镐妻，年三十五岁，厌产，误服打胎药，下血如崩漏，旬余，腹痛一阵即行，或时鼻衄，诸药不效。予诊得六脉数而微弦，乃厥阳之火泛逆。投四物，换生地，加阿胶、炒黑山栀子、蒲黄，一剂而愈。（江云：内热而虚致堕者居多，盖孕至三五月上属少阳相火，所以易堕，不然何以黄芩、白术、阿胶等，为安胎之圣药）

【阐发与临证】此是服堕胎药引起的不全流产，血瘀在胞宫而流血不止，腹痛一阵即行（行即流血、下血）。本案用药更切合病证，所以一剂而愈。此处之厥阳即有阳无阴之火（见《金匮要略·脏腑经络先后病脉证并治》篇）。

第十三篇 胎产并病

（琇按：孕妇热病，胎堕多死，宜先取井底泥涂腹上，护住其胎，燥即易之，再以药治症，多获两全）（此法颇同西人治法）

1案[1]　政和中，蔡鲁公之孙妇有孕[2]，及期而病。国医皆以为阳症伤寒，惧胎堕，不敢投凉剂。张锐视之，曰：儿处胎十月，将生矣，何药之能败？即以常法与药，且使倍服之，半日而儿生，病亦失去。明日，妇大泄，而喉闭不入食，众医复指其疵，且曰：二疾如冰炭，又产蓐甫近；虽司命无若之何。张曰：无庸忧，将使即日愈。乃取药数十粒，使吞之，咽喉即通，下泄亦止（琇按：此妇必元气素实，又十月既足，产则热随血去，故病如失。至大泻喉闭必由苦寒倍进所伤，故服理中而愈。其功罪正不相掩）。及满月，鲁公酌酒为寿，曰：君术通神，吾不敢知，敢问一药而愈二疾，何也？张曰：此于经无所载，特以意处之。向者所用，乃附子理中丸裹以紫雪尔。方喉闭不通，非至寒药不为用，既以下咽，则化消无余，其得至腹中者，附子力也，故一服而两疾愈。公大加叹异。（《夷坚志》）

【注解】[1] 本案还收录在《医部全录·卷三百八十九·妇人临产门医案》中。

[2] 政和：宋徽宗年号，公元1111—1118年。蔡鲁公可能指蔡京，其时他任太师。

【阐发与临证】应用凉药治疗的阳证伤寒，大概是阳明病。药后患者又大泄，推测可能是阳明腑证即三承气汤证，如此则国医（即御医）们惧胎堕而不敢用凉剂即是不敢用承气汤了。本来是"有故无殒，亦无殒也"，且胎前宜凉、产后宜温，但太凉大下的药总是有殒的，张锐虽心中有数，然而承气汤类（即使是最轻剂的调胃承气汤也有芒硝作水泻）总是泻下的，况且"倍服之"，所以虽"儿生""病亦失去（指燥屎已下）"，但产后的虚象此时暴露而大泄，变成了邪热上攻咽喉、而脾胃是太阴虚寒病。张锐所创造的紫雪丹包裹附子理中丸的治疗方法成了千古佳话。

2案[1]　愚尝闻一妇寒月中产后腹大痛，觉有块，百方不治。一人教以羊肉四两，熟地黄二两，生姜一两（此与当归羊肉汤同义，第以地黄易当归耳），水煎服之，二三次愈。

【注解】[1] 本案录自《本草衍义·卷十六》羖羊角，《医说·卷九·产后寒气入腹》也有收录。

【阐发与临证】古代贫苦户家寒月中即使生孩子也不一定有取暖设备，极易着凉，所以产后腹大痛而未有下血及恶露，大致以胞宫虚寒为是。当归生姜羊肉汤是可选方剂。此处用熟地不如用当归、炒白芍，尤其是用当归。

第十四篇 胎 热

1 案[1] 一妇将临月，两目忽然失明，不见灯火；头痛眩晕，项腮肿满，不能转颈，诸治不差，反加危困。偶得消风散服之（出《胎产须知》[2]），病减七八，获安分娩。其眼吊起，人物不辨，乃以四物汤加荆芥、防风，更服眼科天门冬饮子[3]，二方间服，目渐稍明。大忌酒面煎炙鸡羊鹅鸭豆腐辛辣物并房劳。盖此症因怀妊多居火间，衣着太暖，伏热在内，或酒面炙煿热物太过，以致胎热也。

【注解】[1] 本案录自《济生方·妇人门·消风散》篇，还收录在《医部全录·卷三百八十九·妇人临产门医案》中。

[2]《胎产须知》：同名书有三本，（1）明朝赵辉著；（2）清朝褚菊书著；（3）清朝刘敦寯著。其实本案所用消风散即《济生方》的消风散，见十卷第八篇肺痈第4案注。

[3] 天门冬饮子：同名4方。（1）《济生方》方，治辘轳转关，药用天门冬、茺蔚子、知母、五味子、防风、人参、茯苓、羌活、生姜；（2）《医宗金鉴》方，治肝经风邪壅盛，目珠旋转不定，瞳仁偏斜甚或反背，药同前加赤苓；（3）《证治准绳》方，治药同（1）方，煎时加生姜三片；（4）《医学正传》方，治子嗽，药用天门冬、紫菀、知母、五味子、桑白皮、桔梗。本案用（1）方。

【阐发与临证】临产妇暴盲而且有项腮肿满，头痛，不能转颈诸症，是为热实证，结合病妇的生活起居可知。但因临产，血虚为本，所以服药以四物汤和生脉饮（麦冬换成天冬，增强清热功效），加散风明目。

2 案[1] 石山治一妇，怀妊八月，尝病腰痛，不能转侧，大便燥结。医用人参等补剂，痛益加；用硝黄通利之药，燥结虽行而痛如故。汪诊之，脉稍洪近驶。曰：血热血滞也。宜用四物加木香、乳没、黄柏、火麻仁，煎服四五贴，痛稍减，燥结润。复加发热、面赤，或时恶寒，仍用前方去乳没、黄柏，加柴胡、黄芩，服二贴而寒热除，又背心觉寒，腰痛复作。汪曰：血已利矣。可于前方加人参一钱。服之而安。

【注解】[1] 本案录自《石山医案·卷中》，还收录在《医部全录·卷三八七·妇人胎前门医案》中。

【阐发与临证】妊娠腰痛病证首见于《诸病源候论》卷四十一。临床常见肾虚、损伤、风寒、血瘀阻络等证型。本案是血瘀加血热，比较少见。而且妊八月时用乳香、没药、木香，确是少见。况且前医用硝黄通利之剂。虽是以四物汤为基础，还是要冒相当风险的。但汪石山既辨证为血热加血瘀，也是随证加减、处方灵活，乳香、没药也是中病即止，估计用量也不大，从用人参仅一钱就可看出。

3 案[1] 江篁南治一妇，妊娠三月，因闪挫伤胎，腰痛，小腹疼，下血，内有热。用当归、白术、黄芩，上；熟地、川芎、防风、砂仁，中；艾叶，上；香附，下（上下之分，即君臣佐使之法），右用水煎服，血止，小腹不痛，去砂仁，又用鸡子黄三个，以酒搅化，煮熟食之，即瘥。（《本草》鸡子黄治胎漏）

【注解】[1] 本案还收录在《医部全录·卷三百八十七·妇人胎前门》医案中。

【阐发与临证】本案是闪挫损伤型的妊娠腰痛，此证型往往用养血止痛安胎法，八珍汤加桑寄生、续断及炒杜仲，不大用活血药物。江瓘所治本案是妊娠3个月，此时极易引起流产，所以他非但不用活血药（仅川芎一味），还用鸡子黄治胎漏下血。估计案中用防风、艾叶、香附是炒用甚或炒炭用。鸡子黄性味甘温，醋煮治产后虚痢、小儿发热，煎食治烦热，炼过治呕逆，熟鸡子黄炒取油和粉，敷头疮。《普济方》用鸡子黄14枚以好酒二升煮如饧服之，治妊娠胎漏血下不止，以瘥为度。《本草拾遗》治产后血多不止，用乌鸡子三枚、醋半升、酒二升和搅，煮取一升，分四服；治胎动下血，用鸡子二枚，以白粉和如稀食之。

第十五篇 难　　产

（催生奇效方：归身、川芎、益母各五钱，丹参、菟丝、车前草各二钱，白芷三分）

【注解】本方找不到出处，可能是数个方剂合成的。如《医学正传》催生神妙佛手散（又名立效散）治妊妇外伤损胎或胎死腹中，疼痛流血，服药后如胎已死可逐下，胎无损则痛止、胎母俱安。药用当归、川芎二味为散，每服三钱，水酒煎服。《独行方》用益母草捣汁七大合，煎减半顿服，治产难胎死可使立产。《本草纲目》治难产及死胎、胎衣不下，用茺蔚子汁一小盏和酒一合温服。《医部全录》介绍用菟丝子、车前子等分为末，酒或米饮调服一钱匕治横生。《经验方》治难产用白芷五钱水煎服。《医学正传》催生散治产难、《妇人良方》催生如圣散治逆产横生，都用白芷为主药。《千金方》丹参膏以丹参半斤，川芎、当归各二两，蜀椒五合，如法制作，临月服之，使妊胎滑而易产。

1案[1]　淳于意治菑州王美人怀子而不乳，来召臣意。意往饮以莨菪[2]药一撮，以酒饮之，旋乳。意复诊其脉而脉躁，躁者有余病，即饮以消石[3]一剂，出血，血如豆，比五六枚。

【注解】[1] 本案录自《史记·扁鹊仓公列传》，还收录在《医部全录·卷三百八十九·妇人临产门》医案中。

[2] 莨菪：即莨菪。《史记》原文是莨荡，荡音昌，是商陆的又一名。此处应是菪。莨菪子苦寒有毒，功能祛风治癫狂、拘急肉痹；久服轻身、使人健行；治蛀牙痛；炒焦研末治脱肛、止冷痢，洗阴部治阴汗。但多食令人狂走。《外台秘要》用治乳痈坚硬。莨菪根苦辛有毒，《千金翼方》用捣烂和蜜敷治恶癣有虫；《外台秘要》用捣烂和盐敷治狂犬咬人；《儒门事亲》用捣烂和丸、黄丹为衣，阴干后放在肚脐中治箭头不出。

[3] 消石：又名硝石，主要含硝酸钾。性味辛苦微咸寒（李时珍认为其气温）。功能清肠胃积热，治烦满消渴、女劳黑疸、赤眼牙痛；能破积散坚，治腹胀瘀积、瘰疬、化石；能清利小便，治淋疾。

【阐发与临证】本案淳于意用莨菪下乳，可能是王美人产后患乳痈而乳汁不下，即《外台秘要》所说用其治乳痈坚硬。这里的乳痈坚硬也可能是实证气滞而乳络不通、乳汁不下引起乳房坚硬、发胀，甚则胀痛，而且此时乳房皮肤可红胀、按之略硬，外观及病人自感类似乳痈初起。这种实证气滞、乳络不通的乳汁不下，余曾治疗不少病人，较乳房疲软者取效要快，下乳效果快又好。本案用消石，主要用其活血祛瘀散坚，服后出血如豆五六枚，是血瘀块，可能与乳络不通有关联。但现代治此类病症已很少用莨菪和消石了。

2案[1]　滑伯仁治一妇人产难，七日而不乳。且食甚少。伯仁视之，乃以凉粥一盂，擂碎枫叶[2]煎汤，调啖之，旋乳。或诘其理。滑曰：此妇食甚少，未有无谷气而能生者。夫枫叶先生先落，后生后落，故以作汤饮也。

【注解】[1] 本案大概录自《明外史·本传》中。

[2] 枫叶：为枫香树的叶，性味辛平，功能燥湿解毒、祛风清热，治水痢、痈肿、产后风及小儿

脐风，鲜品捣汁服治痢疾泄泻，鲜品捣烂外敷治痈肿发背。本品根皮可祛风湿痹痛，清热解毒治痈肿（树根尤佳），涩肠止泻，利尿消肿及烧存性与轻粉等分为末，香油调敷治大风癞疮（树皮佳）。其树之脂名枫香脂，又名白胶香，性味辛苦平，功能清热解毒，治痈疮疥癣；烧过揩牙主治齿痛；治金疮吐衄血、止痛解毒；煮水洗浴治瘾疹风痒浮肿。《儒门事亲》用白胶香和沥青、黄蜡、麻油等按法修治成膏、摊贴治一切恶疮（名水沉金丝膏）。参见五卷第四篇劳瘵第3案。

【阐发与临证】与上案用芨荅下乳一样，本案用枫叶下乳也未见着于本草类书籍。可能是该妇之不乳是与产难有关。用枫叶能祛风治产后风、能燥湿解毒治痈肿（包括乳痈），此类病症缓解了、治愈了，也就下乳了。滑伯仁说"此妇食甚少，未有无谷气而能生者"是对的。但如果仅食一盂凉粥即是有了谷气、有了中气、气血就充足了、就能"旋乳"，好像也太神了一点。古来有人说"医者意也"。本案用枫叶下乳是因为"枫叶先生先落、后生后落"之缘故，就是"意"了。我们现在临床可试用之，但不能太"意"了。

3 案[1]　丹溪曰：世之难产者，往往见于郁闷安逸之人、富贵奉养之家，若贫贱辛苦者无有也。方书只有瘦胎饮[2]一论，而其方为湖阳公主作也，实非极至之言。何者？见用此方，其难自若。予族妹苦于难产，后遇孕，则触而去之。予甚悯焉。视其形肥而勤于女工。构思旬日，悟曰：此正与湖阳公主相反。彼奉养之人，其气必实，耗其气使和平，故易产；今形肥，知其气虚；久坐，知其不运而其气愈弱。久坐，胞胎因母气不能自运耳，当补其母之气，则儿健而易产。今其有孕至五六个月，遂于大全方[3]、紫苏饮加补气药，与十数贴，因得男而甚快。后遂以此方随人之形色性禀，参以时令加减与之，无不应者，因名其方曰大达生散[4]。

【注解】[1] 本案录自《格致余论·难产论》篇。

[2] 瘦胎饮：同名3方。（1）杜壬方（应载于《杜壬医准》。本方现载于《本草纲目》枳壳条中），治湖阳公主难产（见以下第15案），药用枳壳四两、甘草二两，为末，每服一钱，白汤点服。自妊娠5个月至临产，每日服一次；（2）《医学入门》方，又名滑胎枳壳散、枳壳六一散，孕妇八九月内阴气壅塞，宜常服之，能滑胎易产，药用枳壳五两、甘草一两为末，每服二钱，白汤煎服，或加香附一两尤妙；（3）《素问病机气宜保命集》方，又名枳壳汤，治胎漏下血、妊娠体肥腹满身重，胎气不运，药用枳壳、黄芩、白术为粗末，每服五钱至七钱，清水煎服。如妊娠体肥、胎气不运则每服二钱，饥时砂仁汤送下。妊娠腹胀去白术。

[3] 大全方：同名2方。（1）《证治准绳》方之一，治妊娠忽下黄汁如胶，或如豆汁，胎动腹痛。药用粳米、黄芪；（2）上书方之二，治妊娠遍身疼，或冲心欲死，不能饮食。药用白术、黄芩、芍药。

但《格致余论》原文大全方三字有书引号，为《大全方》，应指《妇人大全良方》，该书有紫苏饮子，是《本事方》方。见本卷第六篇娠症第17案注。

[4] 达生散：同名4方。（1）《丹溪心法》方之一，又名束胎散，于妊娠八九个月（古时以农历计为怀胎十个月足月临产），服十几剂，药用大腹皮、人参、陈皮、白术、白芍、当归、炙甘草、紫苏茎叶、青葱、黄杨树叶梢，或加枳壳、砂仁，还有随季节及气、血虚，痰湿等加味；（2）上书方之二，于第九个月服，药用黄芩、白术、枳壳、滑石，粥丸；（3）上书方之三，安胎，药用白术、黄芩、神曲，粥丸；（4）《医学入门》方，孕妇临月，服至二十余剂，易产，药同（1）方去黄杨树叶梢、加枳壳、砂仁，或煎水吞下益母丸尤佳。

【阐发与临证】本案是朱丹溪对比湖阳公主与其族妹二患者都患难产，但用不同的治法。前者是富贵奉养之人，气实胎气不下而难产；后者是贫苦勤劳之人，气虚胎气不运而难产，所以前者宜理气用枳壳［瘦胎饮（1）方］，后者也用理气，但要补气血［达生散（1）方］。这就是辨证的精髓。

4 案[1]　庞安常治一妇将产，七日而子不下，百治不效。庞视之，令其家人以汤温其腰腹，自为上下捌摩，孕者觉肠胃微痛，呻吟间生一男子，其家惊喜，而莫知所以。庞曰：儿已出胞而一手误执母肠，不能复脱，故非符药所能为。吾隔腹扪儿手所在，针其虎口，痛即缩手，所以遽生，无他术也。取儿视之，右手虎口针痕存焉。

【注解】[1] 本案录自《宋史·本传》，也记录在《泊宅篇》《齐东野语》《仇池笔记》《东坡杂记》等书。

【阐发与临证】本案是历史名案，不少书都记录，而且广为民间传诵。胎儿已出胞而尚在腹中，还有一手误执母肠，此等事除非是腹腔妊娠，非则不能。但即使是腹腔妊娠，又如何能经阴道娩出呢？但天下事无奇不有。除九卷第十一篇肿瘿第1案所引"心脏长在体外的孩子"外，《奥秘》2004年5期报道南非开普敦附近的普弗莱茨镇祖鲁族女士查伊塔的胎儿被肝脏包裹着。因为该受精卵从输卵管滑入腹腔后附着在肝脏生长，并逐渐向肝脏内部生长，新生的肝细胞就围绕胚胎生长，逐渐将胎盘包裹在肝脏里面。动员了开普敦最有水平的肝外科和妇产科专家，终于将婴儿从肝脏中成功"剖"出来。

5 案[1]　一妇累日产不下，服催生药不效。庞曰：此必坐草[2]太早，心下怀惧，气结而不行（气行血行之理），非不顺也。《素问》云：恐则气下。盖恐则精神怯，怯则上焦闭，闭则气逆[3]，逆[3]则下焦胀，气乃不行矣。以紫苏饮，一服便产。及妇人六七月子悬者，用此往往有效，不数日胎便下。其方紫苏叶一钱，大腹皮、人参、川芎、陈皮、白芍各五分，当归三分，甘草一分，细切分作三服，每服以水一盏半，生姜四片，葱白七寸，煎七分，空心服。

【注解】[1] 本案与上案庞安常所治两案还都收录在《医部全录·卷三百八十九·妇人临产门》医案中。但《妇人大全良方》说本案是陈自明所治，而且说此方是《普济本事方》方。此方确是该书方，本案也记载在《普济本事方·卷十》中。从庞安常、许叔微、陈自明三人的生卒年代看，庞安常治疗的可能性最大。但庞的本传中无此记载，故应是许叔微所治。

[2] 坐草：古时孕妇临产前的准备工作，相当于现时的上产床。因古代有的孕妇用柔软的草薦子垫在臀下，抬高臀部，使阴道（产道）充分暴露，易生孩子（富贵之家当然垫布、棉絮类，也是利于生孩子），故名坐草。也有坐在木桶或木盆上生孩子，谓坐桶或坐盆。这里的"坐"，不是像坐椅子、凳子那样坐法，那样坐法古时也不主张，因"抵儿生路"即妨碍胎儿娩出，所以是半靠半坐仰躺着，相当半卧位。杨子建《十产论》说"坐产者，言儿之欲生，当从高处牢系手巾一条，令产母（妇）以手攀之，轻轻屈坐，令儿生下。不可坐，抵儿生路"。

[3] 逆：许叔微原文是"还"字，"逆"是气上行，"还"也是气上行，意义相同。

【阐发与临证】本案主要说明产妇因对生产过程不了解而恐惧，因三焦气机不畅而气不下行，所以生产过程延长。紫苏饮中扶正理气和血药兼具。

6 案[1]　陈良甫治一妇，有孕七个月，远归，忽然胎上冲心而痛，坐卧不安。两医治之不效，遂言胎已死矣。已用蓖麻子研烂加麝香，调贴脐中以下之，甚危急。陈诊视两尺脉绝，他脉平和。陈问医作何症治之，答曰：死胎也。陈曰：何以知之？曰：两尺脉沉绝。陈曰：误矣，此子悬也（观此凡两尺沉细，未可断胎死）。若是胎死，却有辨处：面赤舌青，子死母活；面青舌赤，母死子活；唇口俱青，母子俱死。今面不赤，舌不青，其子未死，是胎上迫心，宜紫苏饮[2]治之。至十贴而胎乃近下矣。（璜按：此案当入子悬，不当入难产）

【注解】[1] 本案录自《妇人大全良方·卷十二·妊娠胎上逼心方论第八》篇，又载在《医学纲目·卷三十五·胎上逼心》篇。陈良甫又作陈良父。

[2] 原文作紫苏饮子，方药与上案方相同。

【阐发与临证】蓖麻子研烂敷头顶百会穴能治子宫下垂，百会穴针刺有升提补气作用，因此知蓖麻子能促使子宫收缩；麝香有堕胎作用。此二药敷贴脐中则堕胎作用明显。本案与上案俱说明紫苏饮能治子悬。案文中陈以面色青与否代表患者全身是否缺氧、血瘀；舌青与否代表胎儿是否缺氧、血瘀。

7 案[1] 吴茭山治一妇，产难，三日不下，服破血行经之药，俱罔效。吴制一方，以车前为君（车前以生者为佳，佐白芷尤妙），冬葵子为臣，白芷、枳壳为佐使，已服午产，众医异之。吴曰：《本草》[2]谓催生以此为君，《毛诗》[3]采芣苢[4]以防难产。（江云：其详《诸症辨疑》可考）

【注解】[1] 本案可能录自《诸证辨疑》。此处"症"字为"证"字刻误。又收录在《医部全录·卷三百八十九·妇人临产门》医案中。

[2]《本草》：《神农本草经》中无车前子治难产、催生之说；《本草图经》有车前子治妇人难产之说；《本草纲目》引陆之杺《证治本草》治妇人难产；《雷公炮制药性解》治血闭产难，上述三书均无"为君"药之说。《圣济总录纂要》有车前子散治难产经日不下，以车前子为君。此处之《本草》不知何所指，看来应指《圣济总录纂要》。

[3]《毛诗》：《诗》古文学派，相传为西汉毛亨及毛苌所传。

[4] 芣苢：音 fú yǐ，即车前子。

【阐发与临证】冬葵子，李时珍说能滑胎。《产宝》用冬葵子一合捣，水二升煮汁半升顿服，治生产困闷（意即生孩子不顺利、产程过长），少时便产。《千金方》用冬葵子末酒服方寸匕，治胎死腹中下死胎。用冬葵子、牛膝水煎服治胎衣不下（余药可见本篇首催生奇效方）。《诸证辨疑》找不到，所以不能考对。

8 案[1] 盛启东为御医，侍禁掖。忽夜半召入宫，锦帐中出手按脉。盛曰：六脉已离经。此必母后将分娩，但子抱母心，非针不能下，且难两全。中使具状闻，上曰：俟母后商之。后曰：得子可安天下，全我何为？命用针针出，即生太子，是为宣宗。

【注解】[1] 本案录自《明史·本传》以及《吴江县志》《苏州府志》。

【阐发与临证】本案用针刺催产，与第4案庞安常针刺催产同样有名，机理相同，致滞产的原因也相同。胎儿手抱母心或母肠，所以不能下。因肠管即使针刺入也不会出危险，所以母子平安；但心脏遭针刺入即有危险，快的可即死，所以子产下而母死亡。查考盛所治之孕妇即明仁宗朱高炽之皇后张氏，所生之皇子即明宣宗朱瞻基。在朱高炽为东宫太子时，其妃子张氏即现在的临产孕妇，当时也因月经十月不通，盛因辨证为血瘀引起，而用活血祛瘀药，当时的朱高炽及许多御医都认为是怀孕（参见五卷第二篇积块第17案。盛用活血祛瘀药如打下"龙"胎皇孙，那将是灭门之祸）。如此看来，此临产皇后张氏原先就患有生殖系统或内分泌、血液或脏腑疾病，此次生产免不了大出血，又将危殆，而且极难治疗，所以盛启东以"胎儿抱母心"之托词及"且难（母子）两全"的治疗，既减免责任、避了祸，又立了功。胎儿在子宫内能做一些动作，倒是有记录的。2010年6期《奥秘》刊载英国兰开夏郡普雷斯顿的30岁孕妇凯丽-温德尔在作超声波检查时，发现其胎儿举起两个手指，另一只手抓住自己的头发。

9 案[1] 刘复真[2]遇府判女产不利，已殓。刘以红花浓煎，扶女于凳上，以绵帛蘸汤遏之，连以浇帛上，以器盛水，又暖又淋，久而苏醒，遂生男子。盖遇严冬，血冷凝滞不行，温则产。见亦神矣哉。

【注解】[1] 本案还收录在《女科辑要》和《医部全录》卷389妇人临产门医案中。

[1] 刘复真：名刘开，字立之，号复真先生，南康县星子即今江西省星子县人，学医于紫虚真人崔嘉彦，为南宋名医，后迁吴县。著有《复真刘三点脉诀》《脉诀理玄秘要》《医林阐微》等。收有严用和、危子美（危亦林之曾祖）等四徒。见于《宋史·艺文志补》《吴县志》等，并记于《世医得效方》《济生方》严自序。

【阐发与临证】在上述书籍中均记载刘复真先生是三点评脉极灵验的，号称刘三点。本案中未提及脉象可能是省略。上篇"胎热"第1案中说"怀妊多居火间，衣着太煖"只指富贵人家。像本案和以下第13案两个患者都是"血冷凝滞不行"，而"气温血行遂产"的，本案用浓煎红花汤以棉布蘸后敷全身、采用湿温敷促使气温血行，增强宫缩"温则产"。现代强调产房必须保暖，对产妇也是一种保护作用，也是一种辅助治疗作用，况且对新生儿也是一种保护作用。国外虽盛行在水中生孩子，也是在温水中，总不见得在冰水中生孩子。

10 案[1] 薛立斋治地官李孟卿娶继室，年三十五，孕。虑其难产，与加味芎归汤[2]四剂，备用，果产门不开，服之乃产。

【注解】[1] 本案及以下两个案例都录自《女科撮要·交骨不开阴门不闭子宫不收》篇。

[2] 加味芎归汤：同名4方。（1）《普济方》方，治分娩交骨不开，或五七日产不下、垂死者，药用川芎、当归、生孩子多的妇人头发一团烧炭存性、自死龟壳一个，为末；（2）《证治准绳》方，治横生倒生交骨不开、死胎等，药同（1）方、剂量不同；（3）《千金方》方，治跌仆损伤、皮肤不破、瘀血入胃作呕，药用川芎、当归、白芍、百合、荆芥穗；（4）《中国医学大辞典》方，治妊娠外感头痛，药用川芎、当归、黄芩、白术、细茶叶。

【阐发与临证】《普济方》方与《证治准绳》方是相同的，剂量略有差别。本方川芎活血、当归和血，合用是较轻缓的和血活血，促使子宫收缩"排"下胎儿。朱丹溪首提出龟板能"去瘀血"，李时珍首提出龟板"主难产"，并转录《子母秘录》治难产催生用龟甲烧末酒服方寸匕。血余炭苦微温能止血疗转胞，能治各种出血、胎产便血、女人漏血。在此当然是防止川芎引起生产时出血多。

11 案 西宾费怀德之室，下血甚多，产门不开，两日未生。服前药一剂，即时而产。后育胎，并无此症。费传与服者，皆效。

【阐发与临证】本案进一步验证加味芎归汤的和血活血止血、促进子宫收缩的作用，而且也说明上案防止活血药引起出血过多而用血余炭是有效的。上案是单纯产门不开，本案是既有产门不开而且又已经大出血，用之果然两种效果俱明显。从案文可看出本方还能根治产门不开的病症。

12 案 一妇人分娩最易，至四十妊娠，下血甚多，产门不开。亦与前汤一剂，又用无忧散斤许，一剂煎熟，时时饮之，以助其血而产。

【阐发与临证】本案是经产妇，前数胎分娩最易，至四十岁妊娠突发产门不开而出血量多，用加味芎归汤加无忧散［参见二卷第一篇内伤第6案例注3第（5）方］，也即原来的加味芎归汤基础上又加强了补血、活血、止血、理气四方面的作用，亦即薛氏所说的补其血，顺其气，使易产。中年以上妊娠有5%～10%的孕妇有阴道出血，而且以经产妇为多见，此符合本案患者。这种出血可因胎盘引起即前置胎盘和胎盘早剥，也可因非胎盘原因引起的即全身性疾病或生殖道的疾病。这种情况下也只好保守治疗，如果大量的和持续性出血，可输血、做阴道检查，以查明原因，或作剖腹产。好在90%以上的大龄妊妇出血（妊娠第三期出血）者在单纯卧床休息后24小时内也可停止出血，但还可再次出血。所以用中药治疗也许是最好的办法，当然，在古代也只有用中药治疗了。

13 案[1] 一医宿客店，值店妇数日不产，下体已冷，无药，甚窘。以椒橙叶、茱萸等煎汤，可下手[2]，则和脐腹人门[3]处皆淋洗之，气温血行遂产。

【注解】[1] 本案可能录自《古今医统大全·卷八十五》治案三条。另：《世医得效方·卷十四》保产、催生"临产时先用椒汤淋洗脐下"句，也可作凭依。本案还收录在《医部全录·卷三百八十九·妇人临产门》医案中。按该书及《证治准绳·女科》的排序，本案在第9案后，可能也是刘复真所治。

[2] 可下手：指药液已凉至适温，手可放入。

《3》人门：指产门、阴道口。

【阐发与临证】本案与以上第9案类似，是血冷凝滞而产不下，无取暖设备，搁置数日则下体已冷。第9案是产妇已假死，以红花汤又暖又淋而苏醒而且产婴，本案是产妇下体已冷，因无适当药物而用当地所种植的、随手可得的食茱萸（或吴茱萸）、花椒叶、橙树叶（食茱萸功同吴茱萸而力弱，性味辛苦温,能温中下焦、下气。花椒叶辛热,功能温中除湿,使中焦调和、气血畅行。橙叶辛温,功能温通经络、活血。)等温中下焦、下气物品煎汤,也是又暖又淋,而且以腹部及阴部(人门)为主要暖淋之处,能提升产力。二案之办法与机理均相同。

14 案[1] 石山治一妇,常患横生逆产,七八胎矣,子皆不育。汪诊脉皆细濡颇弦。曰:此气血两虚兼热也。或曰:气血有余,方成妊娠,气血既亏,安能胎耶?汪曰:观其形长瘦,而脉细濡,属于气血两虚;色青脉弦,属于肝火时炽;而两尺浮滑,似血虚为轻而气虚为重也。宜以补阴丸除陈皮[2],倍加香附、参、芪,蜜丸服之,常令接续。逾年,临产果顺,而育一子。

【注解】[1] 本案录自《石山医案·卷中》。

[2] 补阴丸除陈皮:补阴丸参见三卷第十四篇疟第50案注1第(2)(4)方。该方有同名9个方,仅第(2)方有陈皮,第(4)方有人参与香附,都是《丹溪心法》方,可能是二方合用。

【阐发与临证】该妇因横生、逆产等原因,虽已妊娠七八胎而婴儿皆不育。因古时妇科检查皆粗糙,确无现代之精确,所以除案文所述之病因外,可能尚有其他原因引起流产、早产等。汪之辨脉未说清楚,"脉皆细濡、颇弦",濡脉与弦脉如何并见?除非轻取弦而重取濡,但也不能说"颇"弦。肝火炽应见弦数脉,此时尺脉也应见弦滑。

15 案 湖阳公主难产,方士进枳壳四两、甘草二两,为细末,每服空心一钱匕,如茶点服,自五月后一日一服,易产,仍无胎中诸患。此与富室安逸奉养厚者宜耳。

【阐发与临证】本案因治愈皇家公主难产而名噪数代历千年。此方即瘦胎饮,见前述第3案,既载于《杜壬医准》,可能就是宋朝十一世纪后半叶之事。此妇养尊处优,肥胖、不劳动,平时活动少,又不用走路,体力差,所以产程长,不易生产(朱丹溪说是气实),因而要用下气破气之枳壳,小量长服,促进肠胃蠕动,同时帮助消化吸收营养物质,增强产力。现代产前检查后,医生常叮嘱妊妇经常走路,以保持体力,生时顺利些,就是此理。

16 案[1] 于法开[2]善医术,尝行暮投主人,妻产而儿积日不堕。开曰:此易治耳。杀一肥羊,食十余脔[3]而针之。须臾,羊膋[4]裹儿出。精妙如此。(《焦氏类林》[5])

【注解】[1] 本案录自《绍兴府志》,《焦氏类林》也录自该书。

[2] 于法开:晋代针灸、内科名医,剡(音善)县即今浙江嵊州市人,著有《议论备豫方》。

[3] 脔:块肉。

[4] 膋:音辽,脂膏。即肠部的脂肪。

[5]《焦氏类林》:明代焦竑撰,8卷(《明史·志74》载),笔记体,与《焦氏笔乘》类似。

【阐发与临证】临产妇吃了十余块肥羊肉后,再经针刺催产,片刻(有人测算"须臾"约10~15分钟)就有羊的脂肪包裹着胎儿娩出。好像太夸张了些。该产妇原本进食太少,产力不足以致"儿积日不堕",吃了十余块羊肉后,体力增加,提升了产力,生孩子容易些。再加针刺催产,因此胎儿娩出。是否因胎"儿积日不堕"、羊水浑浊,产道分泌物增多,涂在新生儿皮肤上,又在夜间看不清楚,好像是一薄层油脂包裹着新生儿。

第十六篇 盘 肠 产

1 案[1]　赵都运恭人，每产则子肠先出，然后产子，产后其肠不收，甚以为苦。名曰盘肠产[2]，医莫能疗。偶在建昌[3]，得一生婆施法而收之。其法以醋半盏，新汲冷水七分，碗调停，噀产母面，每噀一缩，三噀收尽。此良方也。

宿按：盘肠产乃中气虚，努力脱出，与脱肛同。宜于怀孕时多服补中升提药，庶几可免。若脱出，多取麻油抹之，勿令见风，以蓖麻子四十九粒，去壳捣烂，贴产妇顶心，服补中益气加升麻。胜于冷水噀面多矣。

【注解】[1] 本案录自《妇人大全良方》之卷十七杨子建《十产论》第二，篇内续添十一，曰：即本案文。文后有：又方：以大纸捻，以麻油润了，点灯吹灭，以烟熏产妇鼻中，肠上矣。

又方：以蓖麻子十四粒，去壳，研如膏，贴产妇头顶中心。

[2] 盘肠产：病症名，首见于北宋杨子建《胎前产后》的"十产论"。又名推肠生、盘肠生。其实，"盘肠"之名，"产肠先出、儿即随产"之说，早见于《华佗内照图》。

[3] 建昌：按本书的成书年代看，建昌有二个地方，一指四川的建昌卫，治今四川西昌市，二指江西的建昌府，治今江西南城县。

【阐发与临证】盘肠产是因产妇平日气虚，临产气血下注，肠随儿生，产后仍不收。按《十产论》所说则"每产则母大肠先生，然后儿生，其肠不收"；《妇人大全良方》说："盘肠生产，产时子肠先出，产后不收者，名盘肠产"；《医学入门》说："盘肠者，小肠先出"；《妇人秘科》说："盘肠产……当产之时，母肠先出，盘露于外，子随后生，生后而肠不即收"。综观以上所说，大肠出，小肠出，母肠出，子宫出，笔者认为应包括产妇直肠脱出或阴道脱出在内，小肠出的可能性不大。治法：醋稀释后噀产妇面（《十产论》）；半夏末频搐产妇鼻中（《妇人大全良方》）；用热水浸软旧布盖住其肠、醋稀释喷产妇面、如圣膏（巴豆、蓖麻子仁、麝香捣如泥，摊绢帛贴脐上一寸）、内服芎归参芪大补药加升麻防风，四法并用（《医学入门》）；独胜方：治产肠先出、儿即随产，用蓖麻子49粒去壳研烂涂产母头顶上；若久，风吹肠干，其肠不能上者，以磨刀水少许温润盘肠，煎好磁乌石汤一杯，令产母温服（《华佗先生内照图》）。《妇人秘科》另有预防以后再出此证的治法："于此后无孕时，多服地黄丸，加五味子、肉桂""有孕时多服胡连丸（药用黄芩、砂仁、炙甘草、白术、莲子肉、山药打糊为丸）加人参。又服三补丸（《丹溪心法》方，药用黄芩、连、柏、龟板）凉血。""于入月之时再服八物汤，加诃子、瞿麦、蜜炙粟壳"。

第十七篇　胎肖　附：胎忌

1案[1]　矾昌高八舍家，轩墀间畜龟，数年生育至百余。其家产子四五人，皆龟胸佝偻。盖孕妇感其气所致。

【注解】[1] 本案还收录在《古今医案按·卷九·胎肖胎忌》篇。

【阐发与临证】因在房檐下、台阶下养龟百余，孕妇常看见乌龟形状，"感其气"而生出的孩子皆患龟胸佝偻体形，此谓胎肖，即孕妇常看见什么，胎儿长相像什么。如果普遍（至少大部分）都这样，此胎肖之名称可成立，但个案就难说了。本案虽产子四五人皆成龟胸佝偻状，是缺钙形成的病态。该户家可就地取材，吃龟肉、煅龟板、龟甲研细粉常服，孕妇也可少量常服，这样就能预防孩子一个一个地变成佝偻。如能加煅龙骨、煅牡蛎粉则更好。还有，该处地名矾昌，是否产明矾之地？明矾矿床地下水中含铝、钾肯定较多，这类无机盐吸收多了，就很容易阻碍钙的吸收，也是造成孕妇及胎儿缺钙的主要原因。古人不知缺钙造成龟胸佝偻病，只知道"胎肖"了。至于"感其气"的说法，也是有事实根据的。笔者见某户领养一女孩，从出生即抱回家扶养，女孩与领养户毫无血缘关系，双方家长天南地北也从未见过面。领养户只用牛奶喂养，肯定可排除遗传因素，况且平时由领养户的祖父母带领扶养。女孩自半岁开始越长相貌越像领养户祖父母（祖父母两口是标准的夫妻相）。从小至今，不知情的人见了都对其养祖父母说："这孩子真像你们呀，一个模子印出来的！"

2案[1]　至正末，越有夫妇二人，于大善寺金刚神侧，缚苇而居，其妇产一子，首两肉角，鼻孔昂缩，类所谓夜叉形。盖产妇依止土偶，便禀得此形。古人胎教，不可不谨。

【注解】[1] 本案还收录在《古今医案按·卷九·胎肖胎忌》篇。

【阐发与临证】此是元朝的故事。浙江绍兴有夫妇二人长期在寺中泥塑神像傍居住生活，生的孩子鼻孔不正，头上有皮角二枚。记录者提醒读者要谨慎胎教。这也是"感其气"，是感的无生命的物体形象之气。该夫妇二人的精、卵中所携带的遗传染色体上关键基因发生了突变。诱发因素在于环境、生活条件、精神刺激等。2010年10期《奥秘》报道我国安徽省一只母鸡产下一只壶芦形状的蛋。英国一对黑人夫妇生下一个金发蓝眼的白种小女孩（非白化病），夫妇二人祖上没有混血通婚史，是典型的黑色种族，也是遗传基因突变所致。

3案　陈白云家篱落间植决明，家人摘以下茶，生三子皆短而跛而王氏女甥亦跛。予皆识之。又会稽民朱氏一子亦然，其家亦尝种之。悉拔去。（《霁雪录》）

【阐发与临证】本案收列三户不同地域人家均在篱圃间种草决明，而摘决明子泡茶饮。但生之子女都身材短矮而且跛行。考《神农本草经》将决明子列为上品；《本草纲目》收集各家之言均说决明子甘苦咸微寒，有益肝明目、清肝散风、润肠通便之功，并无损元气之说法。笔者认为，但如辨证不明，将其长久用于风寒患者、脾虚患者，致使其经常腹泻而致中气虚损，当然就不妥了。《本草求真》说"但服之太过，搜风至甚，反招风害"，恐怕也是此意。如果种植户经常采决明子嫩叶、嫩荚（含子）作菜蔬食之，又取决明子煎水常饮服，未经辨证，药久长期稀便，中气渐虚，用现代话说营养要素都排泄掉了，胎儿得不到营养，生长发育不良，低出生体重，先天不足，后天再失调，孩子身材长得矮，所以易出现先天性骨骼异常（如短胫、短股骨、髋关节脱位、髋内翻）、骨骼生长异常（如软骨发育不良、纤维化性骨发育不良等）、先天性左右不对称如 Russell 氏综合征和 Silver 氏综合征（身材矮小）、佝偻病、Blount 氏病（胫骨内偏）等病。而刘绩的《霏雪录》记录的这三户人家代表了这种可能。所以李时珍对刘绩"是迂儒误听说也"的评论也是一种片面。

4 案 房室之戒多矣，而天变为尤。《月令》[1]先雷三日，奋木铎[2]以令兆民。曰雷将发声，有不戒其容止者，生子不备，必有凶灾，谓其渎天威也。今人之生子而形残体缺者，又安知其不犯斯禁耶？为人父母者宜识之。噫！迅雷风烈必变，岂有是哉！（《杂记》[3]）

【注解】[1]《月令》：五经中《礼记》的篇名，是秦汉朝代间人士将《吕氏春秋》中十二纪的第一章汇集而成。内容是夏历每年十二个月的时令及其相关事情归入五行相生的系统内，即用五行相生的顺序把十二个月的时令和其相关事如农业生产、气候变化及生活注意事项等归纳起来。此处指《月令七十二候集解》。

[2] 奋木铎：奋，此处指振动、努力摇动；木铎即木舌，指金属（一般是铜制的铃，但用的木制铃舌，金铃木舌。）奋木铎即奋力摇动木舌的金属铃，以引起四周人的注意。

[3]《杂记》：《明史·志七十四》载为茅之仪撰，32 卷。记载杂事。

【阐发与临证】本案是从《杂记》中辑录出一段，讲男女性交必须有忌戒，其中尤以天气变化时忌戒为多。《月令七十二候集解》中说，到了春天（虽说立春是春季之始，但那时天气仍寒冷，真正春季应从 2 月的惊蛰开始），天气转暖，冬眠的动物也苏醒、从地下出来活动，"万物出乎震，震为雷"。"三日"表示多次，即经过数次雷震，此时应奋力摇动木舌的金铃以告诫人民说：老天要震雷了，有不戒守老天容许什么事、禁止什么事，何时可行、何时不可行的，就是亵渎了天威。而怀上孕，以后生了孩子，必有凶灾。现今人生的孩子中有形体残缺的，又怎么不可能是违犯了老天的禁忌呢？

关于男女性生活应该回避的日期及天地气象，《千金要方》记载如下："交会者当避丙丁日，及弦望晦朔、大风、大雨、大雾、大寒、大暑、雷电、霹雳、天地晦暝、日月薄蚀、虹霓地动……"从现在科学的角度讲，这些天象地理的变异，很容易出现磁场、微粒子的变化。例如强磁暴的出现，在胚胎的形成过程中会对基因突变产生影响。基因发生了突变，加上恶劣的环境因素，很容易发病。

胎妇饮食忌　附：

鸡肉合糯米食，令子生寸白虫。

食犬肉令子无声。

鲙鲤同鸡子食，令子生疳多疮。

兔肉食之，令子缺唇。

羊肝令子多厄难。

鳖肉令子短颈。

鸭子与桑葚同食，令子倒生心寒。

鳝鱼同田鸡食，令子瘖痖。

雀肉合豆酱同食，令子面生雀斑黑子。

食螃蟹横生。

食子姜，令子多指生疮。

食水浆冷，绝产。

食雀肉饮酒，令子多淫无耻。

食慈菇消胎气。

干姜蒜鸡，毒胎无益。

黏腻难化，伤胎。

食山羊肉，子多病。

无鳞鱼勿食。

菌有大毒，食之令子风而夭。

食雀脑，令子雀目。

    胎妇药物忌　附：

蚘斑[1]水蛭及虻虫，乌头附子配天雄。

野葛水银并巴豆，牛膝薏苡与蜈蚣。

三棱代赭芫花麝，大戟蛇蜕黄雌雄。

牙硝芒硝牡丹桂，槐花牵牛皂角同。

半夏南星与通草，瞿麦干姜蟹甲爪[2]。

硼砂干漆兼桃仁，地胆茅根莫用好。

【注解】[1] 蚘斑：指蚘青即地胆以及斑蝥。

[2] 蟹甲爪：指蟹壳和蟹爪。

    胎妇起居忌　附：

勿乱服药，勿过饮酒，勿妄针灸，勿向非常地便，勿举重。登高涉险、心有大惊，犯之产难，子疾病。勿多睡卧，时时行步。体虚肾气不足，生子解颅，囟破不合，宜温补。脾胃不和，荣卫虚怯，子必羸瘦。自家及邻家修造动土，犯其胎气，令子破形殒命，刀犯者形必伤，泥犯者窍必塞，打击者色青黯，系缚者相拘挛。有此等验如影响，切宜避之。《便产须知》[1]

【注解】[1]《便产须知》：撰者不详，刊行者系明朝高宾，彼将其祖父高芥庵家藏之写本刊印。内容包括种子宜忌、调经、安胎、妊娠杂病、临产须知、产后诸病的病因证治。

第十八篇 胎死作喘

1案[1] 吕沧洲治经历哈散侍人,病喘不得卧。众作肺气受风邪治之。吕诊之,气口盛于人迎一倍(气口盛则为内伤,如何作风邪外感治),厥阴弦动而疾,两尺俱短而离经,因告之曰:病盖得之毒药动血,以致胎死不下,奔迫而上冲,非风寒作喘也。乃用催生汤[2]加芎、归,煮二三升服之,夜半果下一死胎,喘即止。哈散密嘱曰:病妾诚有怀,以室人见嫉,故药去之,众所不知也。众惭而去。

【注解】[1] 本案录自戴良撰《吕复医案》及《医学入门》。此案也收录在《明外史·本传》和《医部全录·卷三百八十九·妇人临产门》医案中。

[2] 催生汤:同名3方。(1)《证治准绳》引《吕复医案》方之一,又名行气催生汤,治妊娠欲产或难产经二三日不生,或胎死腹中,或产妇乏力,或产道干涩,才觉痛密而破水后便可服,药用苍术、枳壳、桔梗、陈皮、白芍、白芷、川芎、当归尾、半夏、肉桂、甘草、麻黄去节、干姜、厚朴、茯苓、木香、杏仁,每用二钱水煎服,若热闷,用白蜜汤下;(2)上书方之二,治难产,药用砂仁、醋香附、枳壳、甘草、滑石;(3)《济阴纲目》方,治同,即桂枝茯苓丸作汤。

【阐发与临证】气口又称寸口。《难经·二难》说:"从关至鱼际是寸口。"人迎脉在颈侧,《灵枢·寒热病》篇说:"颈侧之动脉人迎。"但《脉经》说:"左为人迎、右为气口。"古时医生切脉,不可能摸妇女颈部,因此本案吕切脉之"气口盛于人迎一倍"应指右寸脉大于左寸脉一倍,两侧同一部位脉象大小、有力之程度差一倍,又能排除生理异常如反关脉、斜飞脉等,故吕复综合该妇之症状而诊为"胎死不下、奔迫而上冲"引起"喘不得卧""非风寒作喘"。至于"盖得之毒药动血",那是半猜测半估计吧!侍人即妾,室人是正室,官宦纳妾是常事,但大小老婆之间争风吃醋如要闹到打胎,全家上下直至仆厨杂役不会不知,故而风声必定会透到外面,当地名医是有头脸者,眼线耳报通风报信之人不少,也会知道的。

2案 洪州曾通仕为丰城尉,家有猫,孕五子,一子已生,四子死腹中,腹胀,啼叫欲死。医教以朴硝为细末二钱,温童便调下,死子即下,猫得不死。后有一牛亦如此,用此法亦活。此本治人方,用以治畜亦效。后以治人常验。(《信效方》[1])(按:此法始仓公治甾川王侍女)

【注解】[1]《信效方》:元朝曾世荣著。曾世荣字德显,号省翁,元朝名幼科医,据《中医图书联合目录》等引《衡州府志》载,为衡州(今湖南衡阳)人。本案录自《信效方》。

【阐发与临证】《信效方》用此方还治妇人难产。魏按此法始仓公治甾川王侍女,但本案方与上述仓公治案即本卷第十五篇难产第1案例用消石活血祛瘀是不同药,硝石即消石,是火硝,现代化学成分是硝酸钾;本案方是朴消即朴硝,是芒硝的粗制品,现代化学成分是硫酸钠。二者都能破瘀散血,但消石破瘀血作用强,朴硝通便涤肠作用胜。

死胎不下的单方不少,如:《妇人良方》治死胎著脊不下、气胀欲死,用猪脂白蜜各一升、醇酒二升合煎取二升,分温两服即下。《证治准绳》治妊娠热病、胎死腹中用鹿角屑一两、葱白五茎、豆豉半合,同煎至六分,去渣分温二服;治妇人横逆难产、子死腹中,先用黑豆一大合炒熟,水与童便合煎服。《本草纲目》载治难产用香油、白蜜、小便各半盏和匀，调益母草末服即下；治难产催生，用龟甲烧末，酒服方寸匕；又方用麝香一钱，水研服立下；死胎不下，用麝香当门子一枚、桂心末二钱，温酒服即下；又方用朴硝细末半两，童便调服即效，焰硝（即硝石）也可。《千金方》治难产催生及胞衣不下，用真珠末一两，酒服；又方用黄葵花焙研末，红花酒下二钱；又方治胎死腹中或产经数日不下，用瞿麦煮浓汁服之。

第十九篇 产　　后

1案[1]　丹溪治一妇，面白形长，心郁，半夜生产，侵晨晕厥。急灸气海十五壮而苏。后以参术等药，服两月而安。此阳虚也。

【注解】[1] 本案录自《医学纲目·卷三十五·产后血晕》篇，还收录在《医部全录·卷三百九十四》医案中。

【阐发与临证】此案为产后血晕，《金匮要略》谓之"郁冒"。临床常分为气血虚、阳虚、血瘀、挟痰湿、兼风邪、合气郁等之不同。毕竟是产后，所以即使血瘀痰湿证型，也要以和营、健脾等为基础。朱丹溪说产后血晕因暴虚、素有痰饮、瘀血随气上攻，用芎归汤（川芎、当归各二钱半），童便下、治虚证，荆芥下、治瘀血。如用行瘀血清魂散治虚证，用泽兰叶、人参、荆芥、川芎、当归，温酒下，既有人参、当归大补气血，也有泽兰、川芎活血。本案因事急，先灸气海益气回阳，再用人参、白术健脾益气，可能也有当归、川芎和营活血。

2案[1]　一产妇因收生者不谨，损破尿胞而致淋漓不禁。因思肌肉破伤，在外者尚可完补，胞虽在腹，恐亦可治。诊其脉虚甚，盖难产因气血虚，故产后尤虚。试与峻补以参、术为君，芎、归为臣，桃仁、陈皮、黄芪、茯苓为佐，以猪羊胞煎汤熬药汁，极饥饮之，一月而安。盖气血骤长，其脬即完，即恐稍迟，亦难成功也。

【注解】[1] 本案录自《医学纲目·卷十四·产后遗尿》篇，还收录在《证治准绳·女科·产后小便不禁》，并注为丹溪所治。

【阐发与临证】因接生者技术不好而损伤膀胱括约肌，出现小便淋漓不禁的后遗症。朱丹溪思考：在体表的皮肤肌肉破损，可内服中药治愈收口，大概在体内的内脏，也是可以同样治疗的。这就是"医者意也"的高境界。他用动物的膀胱煮汤代水煎药，此法虽是古来已有的"吃什么补什么"的规则，但也符合现代科技发展的新水平。有多家报道：美国匹茨堡大学作再生医疗研究的斯迪布－巴迪拉克给患者斯比瓦克一种药粉，撒在他被削掉了1.3厘米的食指伤口上，纱布包扎，连续使用10天，伤口组织一直在生长。一个月后，手指头恢复原样，还生长了指甲，手指机能也恢复。这种药粉就是用猪膀胱壁经过酸处理后提取了的胶原，称之为"细胞外母质"。该研究者认为其中含有未知的组织再生促进因子。另一学者用它涂在大鼠（MRL）耳上人工损伤的孔洞上，孔洞不断变小，30天左右孔洞完全愈合，还生了鼠毛，没有疤痕。膀胱壁的上皮组织是移行上皮细胞，与此有关？

3案[1]　一产妇阴户一物如帕垂下，或有角，或二岐，俗名产颓[2]，宜大补气以升提之。以参、芪、术各一钱，升麻五分，后用川归、芍药、甘草、陈皮调之。

【注解】[1] 本案可能录自《丹溪纂要》，还收录在《肯堂医论》和《冷庐医话·卷四·妇科》，而且说"丹溪治"。

[2] 产颓：即产后子宫下垂。

4案[1]　一妇年三十余，产二日，产户下一物如手帕，有二尖，约重一斤余。此胎前因劳役伤气，成肝痿所致，却喜不甚虚。其时天寒，急与炙黄芪、白术、升麻各五分，参、归各一钱，连与三贴，即收上，得汗通身乃安。其粘席冻干者，落一片，约五六两，盖脂膜也。脉涩、左略弦，形实，与白术、芍药、当归各一钱半，陈皮一钱，姜一片，二三贴养之。

【注解】[1] 本案与下案都录自《丹溪医按·经水》篇，还收录在《医部全录·卷三九四》医案中，以及《奇症汇》溺孔部。

5案 一妇产后，阴户下一物如合钵状，有二岐，此子宫也。气血弱故随子而下。用升麻、当归、黄芪大剂服两次，仍用皮工之法[1]，以五倍子作汤，洗濯皱其皮，后觉一响而收入，但经宿著席，破落一片如掌大，心甚恐，朱曰：非肠胃比也，肌肉破尚可复完。以四物加人参数十贴，三年后复生一子。

【注解】[1] 皮工之法：皮工指操作硝皮过程的工作人员。皮工之法：第一步用五倍子煮水得鞣酸水溶液，作为鞣剂，浸泡已从动物身上剥下的生皮草，使之变成皮革，也有用芒硝鞣制的。第二步，将五倍子酿造成百药煎，可染皮革为皂色（五倍子修治成百药煎之法，参见《本草纲目·虫部·五倍子篇》）。此处是指用五倍子煮成汤洗脱出之子宫，可使脱出物外表皱缩，促使脱出物上缩。

【阐发与临证】这三个案例，从脱出物的形状看，有二尖或二岐（分叉、角），乃子宫脱垂，甚至连阴道壁也脱出。多由气虚下陷、带脉失约、冲任虚损，或多产、难产、产时用力过度、产后过早参加重体力劳动等，损伤胞络及肾气，而使其失于维系所致。气虚者兼见气短乏力、小腹空坠，宜补气升提，用补中益气汤加减，重用方内升麻及炙黄芪；肾虚者兼见腰膝酸软，宜补肾益气，用大补元煎加鹿角胶、升麻、枳壳。如脱出后摩擦损伤感染者，局部肿痛，黄水淋漓，小便赤涩，宜清热利湿，用龙胆泻肝汤加减。外用乌梅、蛇床子、五倍子等煎水熏洗。还可配合针灸等治疗。此三个患妇都属于气虚血虚。肝痿指肝血虚，亦即血虚。其"破落的一片"或"粘席、落一片"者，可能是瘀血或胎盘组织。

6案[1] 一产妇，年三十余，正月间，新产十余日，左脚左手发搐，气喘不眠（见症甚凶），面起黑气，口臭（若面无黑气、口臭之症，宜大温补。此症虚中有实，看他用药加减法）。脉浮弦而沉涩，右为甚，意其受湿，询之，产前三月时，常喜羹汤茶水。遂以黄芪、荆芥、木香、滑石、苍白术、槟榔、陈皮、川芎、甘草、芍药，四服后加桃仁，又四服而漉漉有声，大下水晶块，大小如鸡子黄、与蝌蚪者，数十枚而愈。乃去荆芥、槟榔、滑石，加当归、茯苓，调理其血，四十贴而安。

【注解】[1] 本案录自《丹溪治法心要·卷七·产后》。

【阐发与临证】朱丹溪对产后气喘的解释是营血暴竭、卫气独聚于肺，或败血上薰于肺，还有是外感风寒。产后面鼻黑气则是胃气绝、肺败，气消血散，乱入诸经。如果体内恶物（指瘀血）上冲胸胁而痛，必用大黄、桃仁、当归。并且说都属于绝症。后来的产下水晶块是败血化水，总之离不开肺气败、胃气绝、营血竭、血瘀湿聚。本案是"意其受湿"，除苍白术、陈皮、木香、滑石、茯苓等利湿燥湿外，尚有川芎、桃仁、当归、槟榔等活血化瘀和营。从患妇产后出现左侧肢体抽搐、喘、面色黑（紫绀之重度）来看，按现代医学诊断可能是产后出现的重度妊娠中毒——子痫。或许患者在发病前已有头痛、眼花耳鸣、呕吐等症状，但既未经诊治，又自己及家人忽略（当然也可能是病前并无明显的先兆症状）。此患妇也可能下肢及/或外阴部水肿，但古代医生并未能看到。后来"大下水晶块，大小如鸡子黄、蝌蚪者数十枚"者，如果是葡萄胎，既不可能如鸡子黄那么大，又不太可能在产后十余日才发生，所以极可能是子宫腔内的残存组织（如黏着的内容物、残存的胎盘、胎膜等）。因在产后十余日尚可有恶露不尽，是比较常态的流血，所以案文并未着力描述阴中流血情况，仅在后面以"调理其血"带过，而恰恰也是这些子宫腔内的残留内容物驱出以后才血止、症缓减。手足搐搦也可能是生产时的过度通气或妊娠伴发的甲状旁腺功能不足、缺钙等引发。但在产后十余日出现，还是子痫的可能性大。

7案[1]　一妇产后胃虚，哭多，血再下，身润，脉沉，以当归、白术各三钱，陈皮、芍药、川芎、生干姜、芩各二钱，炙草少许，分二贴。

【注解】[1] 本案录自《丹溪医按·经水》篇。原文是"产后胃寒，笑多，身振，脉沉"，无芍药，还收录在《医学纲目·卷三十五·产后血不止》篇，"胃虚"原文是"冒寒"。

【阐发与临证】已辨证为产后胃虚，身体表面湿润或汗多，又出现阴中流血，症由悲伤引起，"悲则气消……热气在中"（《素问·举痛论》篇）、"心气虚则悲"（《灵枢·本神》篇），故用白术健脾胃，四物汤去地黄补其血，"热气在中"用黄芩，但黄芩又碍胃虚，加之肌肤湿润或汗多是由脾胃虚引起，脉又沉，故佐用干姜。但悲之消气主要伤肺气，为何不用黄芪？是怕"血再下"可能有瘀？

8案[1]　一妇因忧虑，堕胎后两月余，血不止，腹痛。此体虚气滞，恶物行不尽。以白术二钱，陈皮、芍药各一钱，木通、川芎各五分，炙草二分，作汤下五芝丸[2]六十粒，食前。

【注解】[1] 本案录自《医学纲目·卷三十五·产后血不止》篇，而且注明为朱丹溪所云。

[2] 五芝丸：《嵩崖尊生全书》方，主治痰盛癫狂，脚气走注，痞块嘈呕喘肿，噎膈，心痛连少腹。药用酒大黄、煅礞石、制南星、半夏、皂角、枳壳、黄芩、风化硝，神曲和丸。服后小便赤、大便如胶，验也。

【阐发与临证】本案是堕胎未尽，瘀血内阻，丹溪说是恶物行不尽，是也。症状也符合。但朱丹溪说是体虚气滞。气滞可，体虚不可确，至少是成分很少。因方药中仅白术、芍药有扶正作用，况且五芝丸之活血化痰量颇大。本案从现代医学观点看是不全流产。

9案[1]　滑伯仁治一产妇，恶露不行，脐腹痛，头疼，身寒热。众皆以为感寒，温以姜附，益大热，手足搐搦（投姜附后始搐搦，由燥剂搏血而风生），语谵目撑。诊其脉弦而洪数，面赤目闭，语喃喃不可辨，舌黑如炲，燥无津润，胸腹按之不胜手。盖燥剂搏其血，内热而风生，血蓄而为痛也（此等案宜细心熟玩，若是虚寒，手足岂不厥冷。况症有舌黑，腹不胜按，在三四日者乎，又况面赤、洪数之脉耶）。曰：此产后热入血室，因而生风。即先为清热降火，治风凉血，两服颇爽；继以琥珀、牛黄等，稍解人事；后以张从政三和散[2]行血破瘀，三四服，恶露大下如初，时产已十日矣。于是诸症悉平。

【注解】[1] 本案录自《明外史·本传》，还收录在《医部全录·卷三九四》医案中。

[2] 三和散：同名2方。(1)《和剂局方》方，治五脏不调，三焦不和，脘腹痞满，胁胀，头面虚肿等，药用羌活、紫苏、沉香、木瓜、木香、槟榔、陈皮、川芎、炙甘草、大腹皮、炒白术；(2)张涣《小儿医方妙选》（已佚）方，治吐利、津少，药用茯苓、乌梅肉、木瓜，等分为细末。《儒门事亲》无三和散，只有三和汤，见四卷第九篇肿胀第5案例注。

【阐发与临证】本案初时症状确是产后胞宫蓄血而衍变为热入蓄血。后来因错用辛温发散（误诊为风寒外感。也不能用干姜附子。总不见得会误诊为阳虚吧？）而致面赤、目闭、谵语、舌黑燥、胸腹痛拒按、脉洪数，所以用清热降火凉血熄风。可能是用紫雪丹、安宫牛黄丸之类。后用之《儒门事亲》三和汤方，是四物汤合凉膈散合方，也可用《伤寒论》桃仁承气汤。

10案　一妇新产受寒，四肢逆冷，脉沉弱，亟合附子大丸三四粒，饵之立效。

【阐发与临证】本案与上案完全相反，是新产气血大虚、经脉空虚，又遇外寒直中而阳虚，出现四肢逆冷、脉沉弱。按照"新产"，可能恶露下而不畅，小腹冷痛。但本案是阳虚、气血虚，无瘀血阻滞，所以所用的附子大丸可能是附子七味丸或者是附桂八味丸。

11案[1]　一妇盛暑月中，产三日，发热，其脉虚疾而大，恶露不行，败血攻心，狂言叫呼，奔走，挛捉不住。以干荷叶、生地黄、牡丹皮，浓煎汤，调下生蒲黄二钱，一服即定，恶露即下，遂安。

【注解】[1] 本案录自《医学纲目·卷十六·产后谵妄》篇，还收录在《医部全录·卷三百九十四》医案中及《校注妇人良方·卷十八·产后狂言谵语方论第七》治败血上冲、发热狂走、脉虚大。

【阐发与临证】本案也是产后恶露下行时受外邪、而演变为热入血室，但以狂言叫呼为主，血瘀引起的脐腹痛不明显，此与上述第9案不同。因病在盛暑中，又脉虚疾而大，所以用干荷叶、生地、丹皮之类凉血养阴，仅用生蒲黄活血祛瘀。

12案[1]　一产妇郁冒，脉微弱，不能食，大便反坚，但头汗出。所以然者，血虚而厥，厥而必冒，冒家欲解，必大汗出，以血虚下厥，孤阳上出，故头汗出（琇按：产后感症，从《伤寒论》辨别）。所以产妇喜汗出者，亡阴血虚，阳气独盛，故当汗出，乃大便坚，呕不能食。小柴胡汤主之。（郁冒即晕）

【注解】[1] 本案录自《医学纲目·卷三十五·产后血晕》篇，还收录在《证治准绳·女科·产后血晕》篇，但案文是《金匮要略·妇人产后病脉证治第二十一》的一段话。

【阐发与临证】郁冒一词首见于《素问·至真要大论》篇"少阴之复，燠热内作……暴瘖心痛，郁冒不知人"，此中郁冒仅指因里热而晕厥、郁闷昏冒，是症状而非病名、证名。作为病证名，首见于《伤寒论》，该书95条、165条是正气虚所致虚冒，95条是表里俱虚、165条是气阴虚；365条是阴阳相争正气未复；297条是阴阳相争、阴胜阳亡；147条是太少并病而表邪盛；179条方后注中"冒"是毒药过量引起，总说其治法是扶正、回阳、驱邪、解毒。但以后如血虚（大失血如鼻衄）、肝郁气滞、暴怒气逆、引起血郁于上，或平素无疾苦、忽如死人、移时方醒的血厥，《普济本事方》用大补气血（白薇汤）、止血（香墨止鼻衄过多）、祛痰（仓公散）等方药治疗。本案例是产妇不能食、脉微弱、血虚而厥，但大便反坚、头汗出，类似《伤寒论》95条用小柴胡汤扶正祛邪。

13案[1]　汪石山治一妇，产后滑泄，勺水粒米弗容，即时泄下，如此半月余。众皆危之，或用五苓散、平胃散，病益甚。汪诊之，脉皆濡缓而弱。曰：此产中劳力，以伤其胃也。若用汤药，愈滋胃湿，非所宜也。令以参苓白术散除砂仁，加陈皮、肉豆蔻，煎姜枣汤调服。旬余而安。

【注解】[1] 本案和下案都录自《石山医案·产后》篇。

【阐发与临证】产后滑泄、完谷不化半月，脉濡缓而弱，都是脾虚运化失职而成，况且也已用和中燥湿、健脾利湿等方药治疗而病益甚，所以更证明此患者证属中气不足、脾虚及肾。至于汪石山说"若用汤药，愈滋胃湿"则欠妥。因为燥湿药也是必须煎服才能起作用的，煎药剂量大，一剂药研散剂服，一天能服多少？况且他也用生姜大枣煎汤服。

14案　一妇产后，时发昏瞀，身热汗多，眩晕口渴，或时头痛恶心。医用四物凉血之剂，病不减，复用小柴胡，病益甚。汪诊之，脉皆浮洪搏指（若见此脉元气立脱），汪曰：产后而得是脉，又且汗多，而脉不为汗衰，法在不治。所幸者，气不喘、不作泄耳。其脉如是，恐为凉药所激也。用人参三钱，黄芪二钱，甘草、当归各七分，白术、麦冬各一钱，干姜、陈皮、黄芩各五分，煎服五剂，脉敛而病渐安。

【阐发与临证】本案以产后昏瞀（也是郁冒）症的脉象来辨证。第12案脉微弱辨为正虚邪盛用小柴胡汤扶正祛邪（是表邪），本案虽脉浮洪搏指，但联系其他证、又参合前几天的病程中所用药物而辨为正气虚，从这一点看，脉象也是有假象的。所以还是要全面辨证、反复比较，有时还是要采取排除法，去伪存真。至于"脉不为汗衰者死"，也不一定，譬如表证脉浮，汗出表解而浮脉缓，如果是虚证，能用发汗法吗？即使确是实证，但不是表证，能用发汗法解决问题吗？而且会"法在不治"吗？

15案　吴茭山治一妇人，产后去血过多，食后著恼，头疼身痛，寒热如疟。左手弦大，微有寒邪；右手弦滑不匀，食饮痰火也，二者因虚而得，宜养正祛邪（治法甚宜，然断之曰火，似可商）。遂以参苓补心汤[1]去地黄，加羌活、青皮、葱枣，三服，汗出身凉，其患渐瘥。然后以八物汤调理，半月后痊愈。

【注解】[1] 参苓补心汤：在《证治准绳·女科·产后门》及《医部全录·卷三百九十四》医案中收录的本案例，本方名茯苓补心汤而不是参苓补心汤。多本古籍中均找不到参苓补心汤方名。本案所用可能是茯苓补心汤的（2）方，参见八卷第一篇血症第12案例注。

【阐发与临证】本案患者产后失血过多，食后着恼，按头痛、身痛、寒热如疟来说，好像有表寒邪。弦大脉类紧脉，也是外感表寒邪的佐证。脉滑不匀常见于痰饮食积。从病史脉象症状看，血虚、气滞、痰饮、表邪等证都存在。魏按说吴茭山辨证除上述四种病机外，还有郁火，可能着眼于"寒热如疟""左脉大"。但在用药方面却未用辛凉解表苦寒清里的任何药物。

16 案[1]　一妇产后面赤，五心烦热，败血入胞衣，胞衣不下，热有冷汗。思但去其败血，其衣自下。遂用乌豆二合炒透，然后烧红铁秤锤，同豆淬其酒，将豆淋酒[2]化下益母丹[3]二丸，胞衣从血而出，余症尽平。

【注解】[1] 本案录自《医学纲目·卷三十五·产后血晕》篇，方药相同，治"产后有余血水气者"。

[2] 豆淋酒：除十卷第二十七篇徽疮第10案例方外，还有《证治准绳》方，治金疮中风、角弓反张，药用大豆六合、鸡矢白一合，炒大豆至焦黑，再加鸡矢白同炒，如法制作服用，汗出为佳。如未出汗，可再服至出汗为度。服后宜食热生姜粥以助汗。

[3] 益母丹：《肯堂医论》方，药用益母草汤、陈酒、童便，调山楂末，按法服。此与本案文用"豆淋酒化下益母丹二丸"不符。所以可能是益母丸之误。益母丸：同名4方。（1）《集验良方》方，治妇人胎前产后诸疾，药用益母草、川芎、当归、赤芍、木香；（2）《医学入门》方，治经水不调，腹有症瘕，久不受孕，药同（1）方去川芎；（3）《集验方》方，治妊娠日月未足，痛如欲产、产难、子烦，药用知母，蜜或枣肉为丸；（4）《证治准绳》方，治妊娠临月，药用益母草，蜜丸或米糊丸，砂仁饮送下。产时用童便化下一丸。本案可能用（1）（4）方。

【阐发与临证】胞衣不下首见于唐朝昝殷《产宝》；又称胞衣不出，见于《诸病源候论》；现称胎盘滞留，中西医学的名称很可统一。病因病机可分三种：气虚无力娩出（现代说原发或继发的子宫收缩无力）、寒邪侵袭（多见于生产时身体受冷）、血瘀，即本案所述。

17 案[1]　一妇产后痢，未至月满，因食冷物及酒，冷热与血攻击，滞下纯血，缠坠急痛，其脉大无力，口干。遂用黄芩芍药汤，三服而安。

【注解】[1] 本案还收录在《证治准绳·女科·产后赤白痢》。该书将本案排列为薛己所治，但薛氏诸书中找不到本案。

【阐发与临证】产婴儿与痢疾本无关系。不用说"未至月满"，即使平时患痢，也与饮食不洁有关。本案是食冷物及酒。冷食是寒、酒是热，寒冷食物与热的食物寒热夹杂，而且酒能动血，气机不畅，所以滞下"血"便。本案所用应是《素问病机气宜保命集》方，药用黄芩、芍药、甘草三味。

18 案[1]　一妇产后，四肢浮肿，寒热往来。盖因败血流入经络，渗入四肢，气喘咳嗽，胸膈不利，口吐酸水，两胁疼痛。遂用旋覆花汤[2]（旋覆花汤：旋覆花、麻黄、赤芍、荆芥、前胡、茯苓、半夏、五味、杏仁、炙甘草、生姜、枣），微汗渐解（先汗），频服小调经[3]（小调经散：没药、琥珀、桂心、当归、芍药、细辛、麝香、姜汁），用泽兰梗煎汤调下，肿气渐消。

【注解】[1] 本案收录在《证治准绳·女科·产后门水肿》篇，按该书注为杜壬所治。

[2] 旋覆花汤：同名13方。（1）《金匮要略》方，治肝着，胸胁痞闷胀痛，妇人半产漏下。药用旋覆花、葱、新绛；（2）《千金要方》方之一，治妊娠六七月，咳痰气逆，胎动不安，药用旋覆花、黄芩、白术、茯苓、枳实、厚朴、半夏、芍药、生姜；（3）上书方之二，治胸膈痰结，唾如胶，食不下，药用旋覆花、细辛、前胡、茯苓、甘草、生姜、半夏、桂心、乌头；（4）《外台秘要》方引崔氏治脚气冲心欲死，药用旋覆花、犀角、陈皮、赤苓、生姜、前胡、紫苏、桂心、白前、豆豉、大枣；（5）《圣济总录》方之一，治瘴气、脚气，头晕吐痰，心闷气噎，见食恶心，心下拘急，药用旋覆花、赤苓、桑白皮、半夏、苏梗、大腹皮、大枣、生姜，或加槟榔；（6）上书方之二，治支饮胸膈痞满，短气，药用旋覆花、桑白皮、大黄、槟榔、柴胡、鳖甲、桔梗、甘草；（7）《普济本事方》方，治心

腹中脘痰水冷气，心下嘈杂，肠鸣，口出清水，胁肋急胀，药用旋覆花、细辛、陈皮、桂心、人参、炙甘草、桔梗、白芍、半夏、赤苓、生姜；（8）《三因极一病证方论》方，治产后伤风咳嗽喘满，痰壅盛，药用旋覆花、荆芥、半夏、五味子、杏仁、麻黄、炙甘草、前胡、赤芍、茯苓、生姜、大枣；（9）《济生方》方，治中脘伏痰，吐逆眩晕，药用旋覆花、半夏、橘红、炮姜、槟榔、人参、甘草、白术、生姜；（10）《妇人良方大全》方，治孕妇伤寒头痛，壮热，药用旋覆花、芍药、甘草、前胡、石膏、白术、人参、麻黄、生姜；（11）《赤水玄珠》方，治胸中嘈杂，冷涎上泛，脘腹闷饱欲吐，药用旋覆花、半夏、陈皮、茯苓、甘草、厚朴、芍药、细辛、先姜；（12）《证治准绳》方，治妇女风痰呕逆，食饮不下，头目昏闷，药用旋覆花、枇杷叶、川芎、细辛、藿香、桂心、枳壳、前胡、人参、半夏、炙甘草、羚羊角、赤苓、羌活、生姜；（13）《中国医学大辞典》引许叔微方（但在《普济本事方》中未找到），治妇女血虚，肝有风邪，头眩如晕车状，药用旋覆花、川芎、当归、羌活、防风、藁本、细辛、蔓荆子、荆芥、半夏、生地、炙甘草、石膏、生姜。本案文中所注方即第（8）方。

［3］小调经散：同名2方。（1）《中国医学大辞典》引方，治产后四肢浮肿，由败血循经引起，药用如本案所注，用生姜汁和黄酒各少许调服；（2）《证治准绳》方，治药同上去泽兰梗加甘草。

【阐发与临证】妇女产后并发四肢浮肿的概率并不大，与并发汗多、大便难不可同语。所以这四肢浮肿可能是急性肾炎、感冒或肺梗死引起。按本案所述症状看，前后二病都有可能。按中医辨证看，应是风水，而且肺有水气，痰饮停蓄。瘀血的表现并不明显。况且本案所用的二个方剂中就含有小青龙汤，而主方旋覆花汤中基本是发表宣肺化痰之剂。

19 案[1] 一妇六月产后，多汗人倦，不敢袒被，故汗出被里，冷则浸渍，得风湿疼痛。遂以羌活续断汤[2]，数服愈。

【注解】［1］本案还收录在《证治准绳·女科·遍身疼痛》篇。该书将本案排列是薛己所治，但薛氏诸书中找不到本案。

［2］羌活续断汤：《中国医学大辞典》引《万氏家传保命歌括》方，药用羌活、续断、防风、细辛、白芷、杜仲、牛膝、秦艽、熟地、白芍、当归、川芎、人参、肉桂、生姜、赤苓，治白虎历节，手足四肢肿痛。

【阐发与临证】产后多汗是常见病，加上某些地方习俗，即使夏季也捂着棉被挡风，因此出汗更多。此患者是汗出在被里太多，被子捂在身上形成一层隔热层，外面的热气透不到被里，因此被里周身反冷，好像冰箱冰柜很稀罕的年代，在街上卖冰棍、棒冰的小贩把冰棍棒冰包在棉被里一样，使患者在夏季患了寒湿疼痛。羌活续断汤方与《外台秘要》引《古今录验方》独活续断汤类似，本方去白芷、生姜、羌活、赤苓、熟地，加独活、生地、茯苓、炙甘草。实际二方只差羌活、白芷、生姜与独活、甘草的不同，显而易见是新邪与伏邪的不同。

20 案[1] 一妇产后血风，四肢瘛疭。以小续命汤，数服而安。

【注解】［1］本案还收录在《证治准绳·女科·产后门瘛》篇。该书将本案列为薛己所治，并通过薛之口将瘛解释为筋脉拘急，但薛氏诸书中找不到本案。

【阐发与临证】血风，往往指血虚生风，即由阴血虚引起的虚风内动，多见于大汗大吐下、大失血后或久病引起血不养筋、肝阳上亢、肝风内动如眩晕、震颤、手足不自主震动瘛疭、昏仆等，治以养血祛风、平肝熄风。但也指风湿内侵、邪毒攻冲而形成的肌肉红肿、遍生血泡或兼吐衄呕咯便血等，或生红斑、麻木肿处穿烂流滋水、面目浮肿、头痛、四肢挛痹。如诸症旦重暮平则属邪乘于阳，反之则邪乘于阴。初起时用《疡医大全》疏风散（羌活、独活、荆芥、薄荷、葛根、苦参、黄柏、牛蒡子、栀子、何首乌、人参、威灵仙、白蒺藜、僵蚕、防风、白藓皮、黄连、连翘、蔓荆子、天麻、白芷、甘草、仙灵脾）、《医学发明》疏风汤（麻黄、益智仁、杏仁、甘草、升麻，水煎热服，使汗出）、《杂病源流犀烛》疏风饮（人参、黄芪、当归、白芍、秦艽、升麻、防风、葛根、苏木、钩藤、红花）

等。如血风相搏而心痛，谓之血风心痛，是因妇女血气虚弱、风邪乘于心包络，宜《和剂局方》沉香降气散（沉香、香附、砂仁、炙甘草）合失笑散等；如妇女气血不调、脏腑劳损，风寒蕴脾则运化失职，谓之血风攻脾，宜理中汤、六君子汤、草豆蔻丸等；因妇人腠理不密、感受风邪，流于腠理皮肤，与血相搏以致卒然掣痛、游走无常等，名曰血风走疰痛，治以《太平圣惠方》没药散（没药、当归、赤芍、红花、芫花、槟榔、干漆）。如有湿热肿痛，治以清燥汤；如有血虚加四物汤加羌活；如因气血素虚或外伤风寒内挟宿冷引起，名血风痨，面色萎黄羸瘦、腹中坚痛、四肢酸痛，宜用黄芪建中汤、琥珀丸等。本案还能用《沈氏尊生书》血风汤（药用秦艽、羌活、白术、茯苓、地黄、白芍、黄芪、川芎、白芷、半夏）、《素问病机气宜保命集》血气汤（上沈氏血风汤去地黄、黄芪、半夏，加熟地、当归、防风），二方类似，都能治产后诸风痿挛无力。本案所用《千金要方》小续命汤，治中风偏瘫筋脉拘急等，还能通治八风五痹、痿、厥（《卫生宝鉴》云），但方中缺少养血药如当归、熟地等。

21 案[1]　一妇产后三日起早，况气血未定，遂感身热，目暗如风状。即以清魂散[2]二服，得微汗而愈。

【注解】[1] 本案还收录在《证治准绳·女科·产后发热》。该书将本案列为薛己所治，但薛己诸书中找不到本案。

[2] 清魂散：同名2方。（1）《妇人良方》方，治产后气血暴损、心神昏乱、口噤眼花，闷绝，药用泽兰、人参、川芎、荆芥；（2）《丹溪心法》方，治血晕、血迷，上方加甘草，温酒热汤各半调下。

【阐发与临证】目暗即目昏、眼花，指视物不清、昏暗不明。《素问·至真要大论》篇称"目眛"、《千金要方》名"眼昏暗"、《素问玄机原病式》称"目昏"、《宣明论方》称"眼暗"。临床分有风痰上扰、肝郁气滞、肝血虚、肝肾阴虚、中气不足、肾阳虚等类型。本案是产后，应是肝血虚加中气虚，即气血虚，又因早起而辨之为风邪乘虚入侵。《灵枢·邪气脏腑病形》篇载"十二经脉三百六十五络……其精阳气上走于目而为睛"；《灵枢·决气》篇载"气脱者目不明"；《灵枢·大惑论》篇说"五脏六腑之精气，皆上注于目而为之精……邪中于项，因逢其身之虚，其入深则随眼系以入于脑，入于脑则脑转，脑转则引目系急，目系急则目眩以转矣"，如此则本案确由气血虚又受外邪，所以用人参补气，川芎、泽兰活血，川芎又祛血中之风邪，荆芥散解外邪。缺点是补血药不足如归、地。但因产后仅三日，可能恶露未净，不能多用补血药也未可知。

22 案[1]　一妇产后，恶露未尽，瘀血入络，又感寒邪，寒热如疟。即以生料五积散五贴，恶露自下而寒热除。

【注解】[1] 本案及下案还收录在《证治准绳·女科·产后门·往来寒热》篇。该书将本案及下案列为吴篪山所治。

【阐发与临证】此妇恶露未净为本、寒邪外感为标。五积散以辛温解表为主、温运中下焦为辅，活血祛瘀更次，所以辨证和用药有些脱节，宜加活血祛瘀药，如上案清魂散中的泽兰等。

23 案　一妇产后，恶露未尽，因起抹身，寒气客于经络，乍寒乍热，脉紧而弦。以葱白散二贴而安。（以上六案俱微汗，用药则温散）

【阐发与临证】本案与上案类同，也是以解表寒邪为主，可能用的是《和剂局方》的葱白散（见二卷第一篇内伤第56案例），也缺活血祛瘀药物。

24 案　一少妇初产四日，冷物所伤脾胃，但觉身分不快，呕逆，饮食少思，心腹满闷，时或腹胁刺痛，晨恶寒，晚潮热，夜则恍惚谵语，昼则抽搐（昼搐夜不搐，非风可知），颇类风状，变异多端。诸医莫测，或作虚风，或云血凝实热，用甘温而行血，以寒凉退实热，如此半月不效。吴[1]至，见医满座，亦踟蹰。诊其脉弦而紧，遂令按之，小腹急痛（琇按：得病情全在一按），知瘀血未尽也。思患者大势恶露已下，未必还有余血，偶因寒凉所伤，瘀血停滞下焦，日久客于经络，所以变生诸症。须得大调经散[2]（大调经方：大豆一两五钱，茯神一两，琥珀一钱，紫苏汤下），倍入琥珀，化诸恶血成水，其患方愈。遂合前药服之，五日后行恶水斗许，臭不可近，患人觉倦，病势渐减，然后以人参养荣汤数十贴，月余如初。

【注解】[1] 吴至：本案还收录在《证治准绳·女科·产后门》及《医部全录·卷三百九十四》医案中。该书将本案列在吴茭山所治案中，但又说"汪至"，指汪石山诊治本案，但在《石山医案》中找不到此案。

[2] 大调经散：《妇人良方大全》方，治产后血虚，恶露未消，荣卫不调，憎寒发热，或自汗或肿满喘急，药用大黑豆一两、茯神一两、琥珀三钱为末，浓煎乌豆紫苏汤调下二钱。

【阐发与临证】《伤寒论》148、149、150三条热入血室的症状与本案的症状基本相同；况且本案患者虽不是月经来潮却也是子宫出血，与行经在某种方面是一样的。那三条是外感风寒邪与瘀血相结，本案是冷物伤脾胃，也可能表卫也伤于冷，再与瘀血相结，所以症状基本相同。关于治法，那三条是用针刺法泄邪热祛瘀血、以小柴胡汤和解少阳邪热，一般说还需要用活血祛瘀之剂。本案用大调经散（倍琥珀）祛瘀通经，加紫苏解表理气，治疗也基本相同。如果不用大调经散，改用小柴胡汤加桃红四物汤应该也可以。

25 案 一妇产后，患郁气，食下即满闷。以四七汤（四七汤方：制半夏、陈皮、厚朴、紫苏）入香附、神曲之类，服后气顺痰下，食进病除。

【阐发与临证】本案是产后着气恼而患气郁。如单纯肝气郁滞则不须用半夏，此处既有半夏燥湿化痰，又用厚朴燥湿理气，说明确有痰湿，可能是患者产后饮食太丰厚，油腻食物助湿、舌苔厚腻滑。

26 案 一妇产后，血上冲心，闭闷欲绝。先以干漆烧烟熏鼻，次以卷荷散[1]（卷荷散方：初出卷荷、红花、归身、蒲黄、丹皮盐酒下，为末）三服，服之苏醒，恶露渐下。

【注解】[1] 卷荷散：《医学纲目》方，治产后血上冲心，血刺血晕，血气腹痛，恶露不下等，药用卷荷（刚出水的荷叶、才露尖尖角）、红花、当归、丹皮、蒲黄，空心盐酒调下，有书说用童子小便调服。

【阐发与临证】本案是瘀血攻心，血瘀或挟寒，并气逆于上冲心，《妇人良方大全》载"下血少（指恶露少）而晕，多恶露不下，上抢于心，心下满急，神昏不醒"也属于血晕之一种证型。所以用干漆及卷荷散，还有酒、童便活血祛瘀。上述及第28案例的烧红铁锤淬醋、益母丹丸、大小调经散、清魂散、五积散等都是治这一类病症的。按现代医学说法可能是胎盘滞留，或恶露（瘀血形成血栓）侵入血管到了肺部形或肺栓塞，确是危急症。而肺栓塞用尿激酶治疗是疗效颇好的，古人用童便送药效果就是好。例如，《救急仙方》用童便送服炒荷叶末治恶血不尽引起的产后心痛、胎衣不下；庞安常《伤寒总病论》用童便调服荷叶、红花、姜黄等活血祛瘀药为末治产后伤寒血运欲死很有效等；《证治准绳》有荷叶散，药用干荷叶、鬼箭羽、桃仁、刘寄奴、蒲黄、生地、生姜、用童便煎药末三钱，频繁热服，治产后恶露不下，腹中疼痛，心神烦闷，与卷荷散大致类同。

27 案[1] 一妇产后，未经满月，因怒气，血流如水，三日方止。随又劳苦，四肢无力，睡而汗出，日晡潮热，口干，五心如炙。诸医皆用柴、芩、薄荷之类，其热愈炽。诊其脉弦大无力，此蓐劳也。以四物汤一两，入胡黄连、秦艽、青蒿各半钱（作虚而协肝热治），数服，热退身凉，后以黄连八珍丸（2）一料而安。

【注解】[1] 本案还收录在《证治准绳·女科·产后蓐劳》篇。该书将本案列为汪石山所治，但《石山医案》中找不到此案。

[2] 黄连八珍丸：很多方书都找不到此方，可能是八珍汤加黄连作丸剂，如黄连二陈汤、黄连平胃散、黄连温胆汤等都是如此。

【阐发与临证】该产妇未满月，因怒而血流如水三日，又因劳苦而盗汗（可能）、日晡潮热、五心烦热，按说应该辨证为肝郁化热、阴血虚少，宜养血清虚热，前医用清实热的方法差矣。至于在热退身凉后再用黄连八珍丸，八珍丸（应当是四君加四物）当然可用，黄连还是用胡黄连为好。

28案[1]　一妇产后，血逆上行，鼻衄，口干心躁，舌黑，盖因瘀血上升。遂用益母丸二丸，童便化下，鼻衄渐止，下血渐通。

【注解】[1] 本案还收录在《证治准绳·女科·产后鼻衄》篇。该书说本案是汪石山所治。但《石山医案》中找不到此案。从第15案至本案，除第16、18案外共12个案例，应该都是吴茭山所治。

【阐发与临证】产后恶露宜通下，如果恶露太多如上案，当然是有病；如果恶露太少，甚至不下，当然是血瘀；如果逆上而行，好像逆经那样鼻衄，还是血瘀而且兼热，口干心躁舌黑，表示里有热。本案所用可能是第16案益母丸注中第（1）方，该方中也含赤芍，能清热凉血。

29案[1]　俞子容治一妇，新产后七日，为将息失宜，腠理不密，因风寒所侵，身热头痛，两眼反视，手足瘛疭，名曰蓐风。用荆芥穗一味，新瓦上焙干，为细末，豆淋酒调下二钱，其疾即愈。古人珍秘此方，隐括其名，故曰举卿古拜散，盖用韵之切语，举卿为荆，古拜为芥。《曾公谈录》谓之再生丹[2]，亦神之也。

【注解】[1] 本案录自《续医说·卷九·荆芥疗蓐风》篇。

[2] 再生丹：即愈风散，《普济本事方》方，治产后中风、牙关紧急、手足瘛疭。但该方内容（主治、药物、用法）已在《华佗神医秘传·卷七·华佗产科秘传》中记载。如"华佗治产后惊风神方"用荆芥穗、炒焦黑豆各二钱，研，入酒一碗中煎数沸，乘热灌入、立效。"华佗治产后崩中神方"和"华佗治产后衄血神方"均用荆芥穗炒黑，前者用五钱煎服立止；后者用三钱研末童便送下极效。另《华氏中藏经·卷下·疗诸病药方六十八道》中有再生圆，能起厥死犹暖者，药用巴豆、朱砂、麝香、川乌尖、大黄，如法作蜜丸，水化灌下立活。亦疗关格结胸极效。

【阐发与临证】本案属于产后中风之非真中风范围，又名产后发痉、产后病痉、蓐风、风痉，属于现代医学的产后破伤风，是急重危症。宋代《产育宝庆集》载"产后为风邪所中，角弓反张，口噤不开，名曰蓐风，用药不得大发其汗（因非真中风——笔者注）……用华佗愈风散最妙"，与本案叙证相同。案文中举卿二字之切音即"荆"，古拜（拜，在苏吴地区读芭）二字之切音即芥，属南方吴沪口音，普通话音"介"，连着一起即荆芥（俞子容是吴县人）。

30案[1]　奉化陆严[2]治新昌徐氏妇，病产后暴死，但胸膈微热。陆诊之，曰：此血闷也。用红花数十斤，以大锅煮之，候汤沸，以木桶盛汤，将病者寝其上熏之，汤气微，复进之，有顷，妇人指动，半日遂苏。此法与许胤宗治王太后之意同。（《仇远稗史》）

【注解】[1] 本案录自《仇远稗史》《船窗夜话》，本案也收录在《医部全录·卷三九四》医案中。

[2] 陆严：又书载陆岩、陆曦，实为同一人，北宋医家，浙江奉化人。

【阐发与临证】血闷即产后血晕之一种。产后血晕有气血大虚、虚火挟血上冲、胃虚挟痰、瘀血入心包、气血俱虚而痰火上泛等，本案是瘀血入心包，可急用烧红铁锤淬醋熏鼻，干漆渣烧烟熏之，荆芥穗末童便调服，归、芎、荆芥穗（炒黑）等分水煎加酒和童便和服，红花一两酒和童便各半煎分二服，苏木三两水煎服，血竭研末温酒调下，干荷叶烧灰温酒调服等等。但本患者已暴假死，仅胸膈微热，所以不能用其他方法，只能以大剂量红花烧水取蒸气温熏（取红花汤温浸泡浴也可）。红花基本不含挥发油，其水煎汤之蒸气中基本不含有效成分，所以患者寝于其水煎汤之上，熏其水蒸气，只是物理性能取其温暖而已。此病也可用针灸法，针三里、支沟、三阴交、神门、内关，灸关元、神道等，针刺涌泉强刺激可使之苏醒。"许胤宗治王太后"案，见一卷第一篇中风第1案例。但有说所治患者是陈国柳太后病中风。

31案[1]　一妇人产后，肠中痒不可忍，以针线袋安所卧蓐下，勿令人知之，乃愈。（《本草》[2]）

32 案 一妇人产后，肠中痒，取箭杆及镞安所卧席下，勿令妇人知。(《本草》)

【注解】[1] 此两个案例分别录自《本草拾遗》的箭杆、箭镞及针线袋的主治项。

[2]《本草》在此应指《本草拾遗》。在五卷第一篇癥瘕第11案例中，似指《开宝新详定本草》。《本草拾遗》已佚，内容多见于《证类本草》，但李时珍撰《本草纲目》时尚存，此二药在《本草纲目》中注明引自陈藏器的《本草拾遗》。

【阐发与临证】肠胃中作痒，一般说应该是邪热郁结于肝，肝火犯肠胃，所以宜清肝散郁，以丹栀逍遥散加减；如果挟湿热，宜用龙胆泻肝汤加减；如挟风邪，可加荆防。针线袋除治本案所述病症外，尚能治痔疮（陈旧至20年以上者烧灰服，水送下）。箭杆及镞除治本案所述病症外，还能治难产，同弓弦烧末酒服；治疗疔疮恶肿，刮箭杆成茹，作炷灸之；刮取箭杆外面所涂之漆涂于局部，治外物刺伤肌肤又伤于风及水。此两个案例颇少见，用此等方法治疗更是少见，机理不明。但此二物都是细长形又铁制、一头是尖锐，古人是用其意：尖锐之物能刺痒处止痒（肠胃中作痒，肯定无从抓搔)，是否又是"医者意也"?《奇病方》有案例云："有人觉肠胃中痒，而无处扒搔者，只觉置身无地。此乃火郁结而不散之故……只服化痒汤数剂自愈"（化痒汤方：柴胡、栀子、天花粉各三钱，白芍一两，甘草二钱）。文中说"肠胃中痒而无处扒搔者"，实为肠胃中火郁不散而致肠胃中奇痒，治当清火散郁，方中柴胡能发散，如《本草经疏》曰："主心腹肠胃中结气"。栀子泻火散郁，如《得配本草》中即以本药佐柴胡、白芍治肝胆郁火。花粉泻火解郁，《医林纂要》曰："降火，兼泻肝郁"。白芍养血敛阴，《玉楸药解》载："芍药酸寒入肝，专清风燥而敛疏泄，故善治厥阴木郁风动之病，肝胆表里同气，下清风木，上清相火，并有捷效。诸痛痒疮，皆属于心，是心躁则痒痛俱增，而心寂则痒痛俱缓，而心血充盈则心寂。故诸药合用养心血而散郁火，邪除而气机复常"。《石室秘录·卷四·奇症治法》中即有治肠中奇痒之法，即此方。另据1981年第七期《辽宁中医杂志》报道，石老医师曾遇肠中奇痒之患者，也用《石室秘录》之方即此方治愈。

33 案 一妇产当冬寒月，寒气入产门，脐下胀满，手不敢犯，此寒症[1]也。医欲治之以抵当汤，谓其有瘀血。尝教之曰：非其治也。可服仲景羊肉汤[2]，少减水服。遂愈。(《本草》[3])

【注解】[1] 原文是"寒疝"。

[2] 羊肉汤：同名6方。(1)《洪氏集验方》方，治虚羸腹痛、寒热少气，头眩，腹内拘急，儿枕痛，药用川芎、当归、羊肉、生姜；(2)《金匮要略》方，即当归生姜羊肉汤方，又称仲景羊肉汤；(3)《千金要方》方之一，治产后虚羸乏力，自汗出，腹中痛，药用羊肉、当归、川芎、桂心、甘草、芍药、生姜、生地，先煮熟羊肉，去肉加药再煎服；(4)上书方之二，治产后中风，久绝不产，经水不利，或赤或淡，男子虚劳。药用羊肉、大蒜、豆豉、酥，先煎药肉去渣再加酥煮；(5)上书方之三，治产后及伤身大虚，腹痛及微恶风，药用羊肉、茯苓、黄芪、干姜、甘草、独活、桂心、人参、麦冬、生地、大枣；(6)《外台秘要》方，治产后脘腹痛，不能食，往来寒热，中风乏力，药用羊肉、当归、川芎、黄芩、甘草、防风、芍药、生姜。

[3] 本案录自《本草衍义》，而且本案在《本草纲目》中以寇宗奭自述方式说明本案是他所治。因此此处《本草》应指他所撰的《本草衍义》。

【阐发与临证】本案从病症名说是寒疝，但从病机说确是寒症。所以将寒疝改为寒症。也可能是江应宿改编所为，也有道理。其实不但是寒，还是虚，而且是产后，所以用当归生姜羊肉是合适的。减少用水量是煎的药汤浓些，以便药效好，而且已经脐下胀满，喝太多的药水也不妥。

34 案[1] 杜壬治郝质子妇，产四日，瘈疭、戴眼、弓背反张。壬以为痉病，与大豆紫汤[2]、独活汤[3]而愈（立斋治瘈疭以大温补，此治风，想瘈疭有微甚之不同耳）。政和间，余妻方分娩，犹在蓐中，忽作此症，头足反接，相去几尺，家人惊骇，以数婢强拗之，不直。适记所云，而药囊有独活，乃急为之，召医未至，连进三剂，遂能直，医至即愈矣，更不须用大豆紫汤。古人处方，神验屡矣。(二方在《千

金》四卷)

【注解】[1] 本案录自《夷坚志》。

[2] 大豆紫汤：同名3方。(1)《小品方》方，治中风头眩，恶风自汗，产后百病或中风痱痉，背强口噤直视，药用独活、大豆、酒，如法煎煮；(2)《千金要方》方，治同前，药用大豆、酒，如法煎服；(3) 苏颂《图经本草》方，别名炒豆紫汤，治药及制法均同 (2) 方，但用乌豆。

[3] 独活汤：同名16方。(1)《千金要方》方之一，治妇人产后腹痛，引腰背拘急，药用独活、当归、桂心、芍药、生姜、甘草、大枣；(2) 上书方之二，治产后中风，口噤不能言，药用独活、生姜、秦艽、防风、当归、白术、桂心、附子、炙甘草、葛根、防己；(3) 上书方之三，治恶风毒气冲心，脚弱肌痹，四肢不仁，失音不语，药用独活、生地、生姜、葛根、桂心、甘草、芍药、麻黄、酒；(4) 上书方之四，治脚痹，药用独活、当归、防风、茯苓、芍药、黄芪、葛根、人参、甘草、附子、大豆、干姜；(5) 上书方之五，治风懿不能言，四肢收，手足下垂，药用独活、桂心、芍药、天花粉、葛根、生姜、甘草；(6)《千金翼方》方，治脚气风疼痹不仁，脚肿沉重，行止不随，药用独活、桂心、半夏、麻黄、川芎、人参、茯苓、附子、黄芪、防风、当归、芍药、干姜、炙甘草、酒；(7)《外台秘要》方之一，治诸风、半身不遂，药用独活、葛根、芍药、防风、附子、当归、炙甘草、桂心、半夏、生姜；(8) 上书方之二，治风湿客腰令腰痛，药用独活、防风、桂心、葛根、栝楼、生地、芍药、炙甘草、生姜、酒；(9)《全生指迷方》方，治暴瘛疭，经常发作，谓之痫病，药用独活、防己、僵蚕、细辛、紫菀、丹皮；(10)《普济本事方》方，治肝虚受风，卧则魂散而不守，状若惊悸，药用独活、羌活、防风、人参、前胡、细辛、五味子、沙参、茯苓、半夏、枣仁、炙甘草、生姜、乌梅；(11)《兰室秘藏》方，治劳役腰痛如折、沉重，药用独活、防风、泽泻、煨大黄、肉桂、羌活、炙甘草、归尾、连翘、酒柏、酒汉防己、桃仁、酒；(12)《证治准绳》方之一，治妇人风痹体痛，手足不遂，筋脉拘急，言蹇，药用独活、桑寄生、牛膝、秦艽、赤茯苓、桂心、防风、附子、当归、生地、杜仲、细辛、川芎、赤芍、炙甘草；(13) 上书方之二，治风虚昏愦，手足瘛疭，或发寒热，因血虚而不能服发汗药，药用独活、羌活、防风、人参、当归、细辛、茯神、半夏、桂心、白薇、远志、菖蒲、川芎、炙甘草、生姜；(14) 上书方之三，治胎惊，药用独活、羌活、槟榔、天麻、麻黄、甘草、天南星、蜂蜜；(15) 上书方之四，治小儿风痫，药用独活、麻黄、川芎、大黄、甘草、生姜；(16)《古方八阵》方，治脚气阳虚寒胜，顽肿不仁，药用独活、麻黄、川芎、附子、牛膝、黄芩、人参、当归、白芍、茯苓、白术、炒杜仲、干姜、肉桂、木香、炙甘草、生姜、大枣。本案前例所用可能是 (2) 或 (12) 方。

【阐发与临证】此案是前后两个案例用基本相同的治法方药取效。前例用大豆紫汤和独活汤治愈，后遇同样的病例而用单味独活汤治愈。

35案[1] 一妇产后有伤，胞破不能小便，常淋漓不干。用生丝绢[2]一尺剪碎，白牡丹根皮、白及各末一钱，水一碗，煎至绢烂如饧，空心顿饭。不得作声，作声即不效。(璜按：膀胱亦主气，作声则气禽张，令损处不得完固，故令不得作声，非如厌胜[3]家法也)

【注解】[1] 本案录自《妇人良方大全》。

[2] 生丝绢：绢为生丝所织成，生丝即蚕茧缫出之丝。入药用淡黄色之绢，是天然物，非染成。蚕丝中含有两种主要成分即丝质和丝胶，也是主要的蛋白质。蚕吐丝时，丝胶粘连两根单丝成茧丝，再粘着茧丝成茧层。在缫丝过程中，丝胶黏合茧丝抱合成生丝。丝胶略带黄色，所以生丝光泽暗淡、呈黄色。入药所用即此种生丝，谓黄丝绢。本案所用生丝绢即此种。

[3] 厌胜：厌胜是古代方士的一种巫术，以诅咒制服、控制人和事物。厌胜家法即指这种巫术。"非如厌胜家法也"是说"不得作声，作声即不效"是有道理的，不是巫术。

【阐发与临证】本案所载方名固脬散，同名2方，均出自《妇人大全良方》，都治产妇脬损伤而小便淋漓不断。(1) 方用黄丝绢三尺，以炭灰淋汁，煮极烂，清水洗净，再用黄蜡五钱、白蜜一两、白茅根末二钱、马勃末二钱，合煮，空腹时顿服；(2) 方即本案所出方。原书都嘱顿服，服时不能作声。魏之琇按语认为此医嘱是有道理的，不是故弄玄虚的巫术家之言。现在看在一口气服（顿服）下药液时，如果一边服药一边出声，极易呛入气管，肯定会呛咳连连，引起腹部（包括腹壁和脏器）强烈振动而且腹内压增高，对脏器创口的愈合确有不利的影响。但平时也要避免此类行为。现在要找这样原汁原味的黄生丝或黄生丝绢就难了。《全生指迷方》有固脬丸治小便不禁，药用菟丝子、茴香、附子、桑螵蛸、戎盐为末，酒煮面糊为丸，或煮烂山药为丸，空腹米汤送服；《杂病源流犀烛》有固脬汤治产后脬伤、小便不禁，药用桑螵蛸、升麻、当归、茯神、茺蔚子、黄芪、沙苑子、山茱萸、白芍药，用小羊肚煎汤代水煎药。此二方适合现代应用。

36 案[1] 一妇产后，水道中出肉线一条，长三四尺，动之则痛欲绝。先服失笑散[2]数次，[3]以带皮姜三斤，研烂，入清油二斤，煎油干为度，用绢兜起肉线，屈曲于水道边，以前姜薰之，冷则熨之，一日夜，缩其大半，二日即尽入；再服失笑散、芎归汤[4]调理之。如肉线断则不可治矣。

【注解】[1] 本案录自《魏夫人怪病方》，该书找不到。《串雅内编》称"此魏夫人秘传怪病方"；《奇症汇·卷八·溺孔》录有此案，而且案首云"《魏夫人怪病方》云"。《永乐大典》卷 20310 对此案有详述。

[2] 失笑散：同名 3 方。(1)《和剂局方》方，治痛经瘀血内阻，产后血瘀腹痛，恶露不行，血迷心窍，心胸绞痛等，药用五灵脂、蒲黄半生半炒等分为末，每服二三钱，或醋调成膏后再水煎服；(2)《疡医大全》方，治牙痛，药用荜拨、细辛、冰片，研细末擦患牙；(3)《洁古家珍》方，治阴茎阴囊肿，药用荆芥穗、朴硝为粗末，加萝卜、葱煎汤洗及温浸患处。

[3]《串雅内编·单方奇病门》亦载此案，但用治妇女产后乳房忽变成细长形、下垂过小腹而且疼痛不可忍（名曰乳悬）的山鞠散治疗也有效，药用川芎、当归各一斤，用半斤，水煎浓，不拘多少频服；另一斤半锉细，烧烟熏之，如令病妇口鼻吸烟气、药气，则更好。

[4] 芎归汤：同名 5 方。(1)《卫生宝鉴》方，治胎前产后失血多，药用川芎、当归等分研细末，每用五钱水煎服；(2)《疡医大全》方，治子宫脱垂，药用川芎、当归、龙胆草、白芷、甘草等分，煎水浸洗，后搽雄黄藜芦散；(3)《审视瑶函》方，治目疮热痛，药用川芎、当归、赤芍、防风、羌活等分，水煎频洗；(4)《串雅内编》方，又名山鞠散，治乳悬及本病，药品及用法见以上注3；(5)《奇方类编》（清朝吴世昌、王远辑）方，治下血不止，药用川芎、当归、黄芪、神曲、地榆、槐花、炒阿胶、头发灰、荆芥、木贼，蜜丸，空心酒下。

【阐发与临证】本病可能包括"阴挺""阴颓""子宫内翻症""阴道壁松弛膨出"等，因素体虚弱，气血不足，加之分娩时用力太过，以至气虚下陷，胞宫脉络松弛，不能固摄胞体所致。治疗的方法是将垂出的部分轻轻送回阴道内，然后将老姜放盆内加热薰之，由于姜味辛辣，子宫受到刺激，可逐渐上收缩入。如再服黄芪、当归、川芎等补气升提养血之品，可提高和巩固疗效。还有用蓖麻子去壳取仁适量捣成泥涂于头顶百会穴，最好白天夜间都涂着，如实在不方便，单夜间涂也可；也有用蜂房烧烟熏患处；也有用五倍子研细末敷于脱垂之处的，都可试用。

37 案[1] 一妇人产后，日食茶粥[2]二十余碗，一月后，遍身冰冷数块[3]，人以指按其冷处即冷从指下，上应至心。如是者二年，诸治不效。以八物汤去地黄，加橘红，入姜汁、竹沥（此治湿痰）一酒锺，十服乃温。

【注解】[1] 本案还收录在《奇症汇·卷六·身》。按该书在案前有"又云"，说明本案与其前的案例出于同处，即引录自夏子益《奇疾方》。但在《奇疾方》及其姊妹书《阮霖经验方》中并未找到本案例。本案还收录在《医部全录·卷三百二十九·怪病门》。

[2] 茶粥：用茶叶煮出的水再煮粥。江南地区以前因所植稻谷为早熟品种籼稻，口感硬而粗。为

改善感观性状，某些产茶区煮茶粥，以其清香能开胃增食欲，也是一种风味小吃食品。

[3] 冰冷数块：在《奇症汇》中是"水冷数块"，可能是刻误。指身体上有几处部位有寒冷感觉，别人触摸之也有寒冷感觉，如触摸水、冰那样。

【阐发与临证】"胎前宜凉，产后宜温"，这是一般产妇用药的规律。本病人因产后气血亏虚、脾胃运化功能减退，而又食茶粥过多，茶叶（指绿茶）性味苦甘微寒，能泻热、下气，久食多食能令人腰脚膀胱冷痛，空腹饮之，能冷脾胃，所以阳气式微，脾失健运，水饮内停，饮邪流溢于某处，阻遏经络，使阳气不能到达，局部失于温养，故有冷感。《金匮要略》曾谓"夫心下有留饮，其人背寒冷如掌大"，正与此证相同。以手指按其冷处，即冷从指下上应至心，说明其局部的阳气甚虚。治疗用八物汤（可能用《素问病机气宜保命集》方：四物汤加人参、黄芪、白术、茯苓）去地黄加橘红、姜汁、竹沥。治痰饮当以顺气为先，气顺则痰饮自消，故药用橘红化痰燥湿顺气，以橘红、姜汁、竹沥化痰饮，尤其竹沥，《本草衍义补遗》载"竹沥……痰在经络四肢及皮里膜外，非此不达不行"。当然现在常饮用的普洱茶、乌龙茶是温性的，铁观音茶也非寒凉，还是可以制作茶粥的，但缺少了清香味，茶粥颜色变黑，感观性状差了点。关于肢体局部发冷而非阳虚的病例，1980年第12期《中医杂志》，刘渡舟老先生曾有报道一例，双下肢发冷，用温补肾阳法无效，改用黄连阿胶汤而治愈。

38案 薛立斋治一产妇，阴门不闭，发热恶寒。用十全大补加五味子，数剂而寒热悉退；又用补中益气加五味子数剂而敛。若初产肿胀，或𤊙痛而不闭者，当用加味逍遥。若肿消而不闭者，当用补中益气汤，切忌寒凉之剂。

【注解】本案与八卷第八篇前阴病第20案重复。

39案 一妇人脾胃素弱，兼有肝火，产后阴门肿痛，寒热作渴，呕吐不食。敷大黄等药，服驱利之剂，肿及于臀，虚症蜂起，此真气虚而作。先用六君子以固脾胃，乃以补中益气汤升举，不数剂而消。

【注解】本案与八卷第八篇前阴病第21案重复。

40案 一产妇失治，肿溃不已，形体消瘦，饮食少思，朝寒暮热，自汗盗汗半年矣。用补中益气加茯苓、半夏以健脾胃，脓水渐少，饮食渐进，用归脾以解脾郁，共五十余剂，元气复而疮亦愈。

【注解】本案与八卷第八篇前阴病第22案重复。

41案 一产妇阴门不闭，小便淋沥，腹内一物攻动，肋下作胀或痛。用加味逍遥加车前子而愈。

【注解】本案与八卷第八篇前阴病第23案重复。

42案 一妇人子宫肿大，二日方入，损落一片，殊类猪肝，已而面黄体倦，饮食无味，内热晡热，自汗盗汗。用十全大补二十余剂，诸症悉愈，仍复生育。（琇按：以上五案俱重见前阴病）

【注解】本案与八卷第八篇前阴病第24案重复。

43案[1] 一产妇腹痛发热，气口脉大，薛以为饮食停滞。不信，乃破血补虚，反寒热头痛，呕吐涎沫；又用降火化痰理气，四肢厥冷，泄泻下坠。始信，谓薛曰：何也？曰：此脾胃虚之变症也，法当温补。遂用六君子加炮姜二钱、肉桂、木香一钱，四剂，诸症悉退，再用补中益气，元气悉复。

【注解】[1] 本案及以下三个案例都录自《女科撮要·产后腹痛》篇。

【阐发与临证】一般说产后气血虚，如腹痛发热又可是瘀，也可是外感寒邪，但必须与患者的病程和脉证相参合辨证。薛己诊为食积也有其症状体征，例如嗳气腐酸、脘腹满闷，有发热但很轻而且无恶寒等。从病史看可能产后多吃补益食品导致食积。食积也可发热，如《丹溪心法》保和丸及《医学心悟》保和汤中用连翘、《古今医鉴》保和丸中用连翘、黄芩、黄连，都是治食积而且化热的。山东临沂特别是沂源等地亲朋故交看望产妇时，多送大量鸡蛋，每天给产妇吃十数只鸡蛋和大量小米粥（现在更是一天加牛奶二三斤），难保不引起食积。薛己所遇此产妇可能也是如此，绝对不会单凭气口脉大就诊为饮食停滞。叠经破血、补虚、降火、化痰、理气等杂乱治疗后，当然就易出现脾胃虚了，所以用温中健脾、理气和胃之法治疗。

44案 一妇产后腹痛后重,去痢无度,形体倦怠,饮食不甘,怀抱久郁,患茧唇,寐而盗汗如雨,竟夜不敢寐(非不能寐也,乃不敢寐,故曰虚而有热,亦以症断),神思消烁。薛曰:气血虚而有热,用当归六黄汤,内黄芩、连、柏炒黑,一剂汗顿止,再剂全止;乃用归脾汤、八珍散兼服,元气亦复。

【阐发与临证】此患者初患即产后痢疾或是原患慢性痢疾、休息痢之属,而产后又急性发作。照理,应该扶正祛邪,既补气养血健脾、又治其痢。如失治则病情发展,脾虚加重,产生虚热,薛己用当归六黄汤补气血清郁热,热清汗止再用全补法。当其时,如果仅用八珍汤补气血而无芩连柏等清其热,盗汗不止,有后重的腹痛下痢也不会止。

茧唇由脾胃郁火结聚而成,初起唇部如豆粒突起,渐大如蚕茧,坚硬疼痛,妨碍饮食,此时是唇癌初起,可用蟾酥饼(《疡医大全》方,治疔疮、脑疽、附骨疽及一切恶症。药用樟脑、朱砂、蟾酥、乳香、没药、雄黄、巴豆霜、轻粉、麝香,如法炮制)贴,或陀僧膏[《医宗金鉴》方,治恶疮、瘰疬,流注,跌仆金刃伤,药用密陀僧、赤芍、当归、赤石脂、百草霜、乳香、没药、血竭、孩儿茶、苦参、银黝(又名银铕、银釉、银焐,镕银时镕器底部所剩之黑渣,含铅铜等杂质,有毒,治顽癣)、大黄、桐油、香油,如法炮制成膏药外贴,日久有可能消散。]口渴者可加服清凉甘露饮(《外科正宗》方,治茧唇高突坚硬,或破溃流血,药用犀角、茵陈、银柴胡、石斛、麦冬、枳壳、甘草、生地、黄芩、知母、枇杷叶、淡竹叶、灯心);面赤唇燥便秘者可服凉膈散;日轻夜重五心烦热、颧红脉细数宜用加减八味丸。古代也有用精制的小烙铁烙(法甚好,现代也用,但难掌握)。如出现虚证,可用归脾汤、人参养荣汤等。后期溃烂则难治。

45案 一产妇小腹作痛,服行气破血之药不效,其脉洪数,此瘀血内溃为脓也。以瓜子仁汤(瓜子仁三合,即甜瓜、西瓜子晒干为细末,以纸包压去油,归身一两,蛇退一条)二剂痛止;更以太乙膏下脓而愈。产后多有此病,纵非痈患,用之更效。

【阐发与临证】本案是十卷第十篇肠痈第10～12案的补充。在薛己《外科枢要·肠痈》篇中记载"已有脓也,用薏苡仁汤排之""薏苡仁汤治风热,唇口瞤动,或结核,或浮肿""服太乙膏三钱,脓下甚多""太乙膏治一切疮疡,并宜贴之""瓜子仁汤治产后恶露,或经行瘀血作痛",这些方在上述三个案例中只应用了一个肠痈病症,而在产后"瘀血内溃成脓"引起"小腹作痛",而且"服行气破血之药不效"的情况下,用瓜子仁汤止痛,更以太乙膏下脓而愈,又是这些方剂的另一种有效的适应证。

46案 一产妇小腹疼痛,小便不利。用薏苡仁汤,二剂痛止;更以四物加桃仁、红花、下瘀血而愈。大抵此症,皆因荣卫不调,或瘀血停滞所致。若脉洪数、已有脓;脉但数、微有脓;脉迟紧乃瘀血,下之即愈。若腹胀大,转侧作水声,或脓从脐出,或从大便出,宜用蜡矾丸、太乙膏及托里药。

【阐发与临证】本案是补充上案的,是因产后瘀血停滞引起小腹疼痛、尚未"为脓"时应用薏苡仁汤、桃红四物汤活血祛瘀而愈。如果腹胀大而转侧作水声,即现代所说的肠鸣音亢进、肠蠕动增强,那么临症可能见脓从脐出(这就很麻烦了!)或从大便出(真是脓,也麻烦,但比前者要轻一些)可用太乙膏、蜡矾丸及托里药。至于患者脉象迟紧为瘀血而尚未化脓,脉数则为脓已成而不多,脉洪数是已有脓,最好还是结合临床症状、体征及腹部切诊来综合分析。上述几个处方之间的不同点,可参见十卷第十篇肠痈第12案比较表。

47案[1] 家人妇产后,小腹作痛,忽牙关紧急。灌以失笑散,良久而苏,又用四物加炮姜、白术、陈皮而愈。

【注解】[1]本案及下案都录自《女科撮要·产后血晕并失血》篇。

【阐发与临证】本患者是劳动妇女,容易气血虚,但产后又有血瘀。所以相比虚为本、而瘀为标,但属急,故先治瘀,待苏醒后再用四物汤加味补其虚。用炮姜一来是产后宜温;二来是用其温经散寒止腹痛；再说炮姜对虚寒性出血还有止血作用。此两个方剂是先后分开用的，连在一起，也有生化汤的功用。

48案 一产妇两手麻木，服愈风丹、天麻丸，遍身皆麻（麻属气虚），神思倦怠，晡热作渴，自汗盗汗，此气血俱虚也，用十全大补加炮姜数剂，诸症悉退，却去炮姜，又数剂而愈。但内热，此血虚也，用逍遥散而痊。

【阐发与临证】在服用愈风丹和天麻丸之前如已有案中所述的诸证，那是误诊误治；如无、而且是在服用此二方药后出现的，那是原证轻而药剂重。天麻丸治产后中风、四肢不遂及愈风丹治中风半身不遂的都以祛风熄风、温燥化痰、开窍通经络为主，养血补心肝脾血者少。而如果是因产而气血俱虚者则越服用越虚，所以也就出现了如是证。因血虚而晡热作渴、自汗盗汗，也不能用热药太过。此处之"内热"是血虚之故，但是否因薛用热药太多？

49案[1] 一产妇牙关紧急，腰背反张，四肢抽搐，两目连扎。薛以为去血过多，元气亏损，阴火炽盛。用十全大补加炮姜一剂而苏，又数剂而安。

【注解】[1] 本案和下案都录自《女科撮要·产后发痉》篇。

【阐发与临证】产后发痉大致有血虚、风寒、邪风中毒三种，后者为破伤风，但都以血虚为本而以风及邪毒为标，所以总是养血祛风法则。本案薛辨证为元气虚、阴火炽。阴火多由元气虚、血虚而引起，又往往会表现出内热，所谓补中益气汤甘温除热即是。那么本案与上案的病机应该类同。但又为何上案要去炮姜、甚至改十全大补为逍遥散，而逍遥散中补血药仅归芍、补气药仅术苓草而收效呢？此二案都是血虚为本、风邪为标，而上案已用过祛风药如天麻丸、愈风丹，风邪已消、寒邪（风邪兼寒邪）也减，又已用了数剂炮姜，风邪寒邪都没了，血虚也好转了，故用调和营卫的生姜大枣及和解少阳也能解肌的柴胡来治疗。本案病情重（从症状可知）、去血又多，所以必须连续治疗。

50案[1] 薛在吴江史万湖第，将入更时，闻云：某家人妇，忽仆，牙关紧急，已死矣。询云是新产妇，出直厨，意其劳伤血气而发痉也。急用十全大补加附子煎滚，令人推正其身，一人以手挟正其面，却挖开其口，将药灌之，不咽，药已冷，令侧其面出之，仍正其面，复灌以热药，又冷，又灌，如此五次，方咽下，随灌以热药遂苏。

【注解】[1] 本案收录在《医部全录·卷三百九十四》医案中。该处文字为"将入，更闻喧嚷，询云"，相比以本案文为更妥。

【阐发与临证】本案是产后发痉的血虚及风寒证型。所谓风寒证型主要是寒证，原因是病妇新产而又"出""值厨""将入更时"，而薛嘱灌以"热药"，用"附子"。

51案[1] 一产妇大便不通七日矣，饮食如常，腹中如故。薛曰：饮食所入，虽倍常数，腹不满胀。用八珍加桃杏二仁。至二十一日，腹满欲去[2]，用猪胆汁润之，先去干粪五七块，后皆常粪而安。（琇按：产后血燥不大便，但以二地、二冬、苁蓉、杞子，不三剂而润下矣。以八珍桃杏不效，仍用胆导，拙极。经曰：清阳出上窍，浊阴出下窍。凡阴剂杂以阳药则留中不转）

【注解】[1] 本案与下案都录自《女科撮要·产后大便不通》篇。
[2] "去"即"解大便""排出"。

【阐发与临证】魏按主张用生熟地、天麦冬、枸杞子、肉苁蓉（润下力较大）润肠通便，而且批评薛是事倍功半的"拙"极。然而薛文中说得清楚：饮食虽倍常数而腹不胀满，并不完全是肠中积、血分燥、肠满不通，而是肠中不满，即虽血也燥，然而无物以通下，用现代通俗话说是吸收好、糟粕不多。所以连用14天的八珍汤滋血燥、桃杏二仁润肠通便（预防肠燥）、又倍常数的饮食连吃十四天，肠中有了足够多的糟粕，致使腹满，腹中有了便意，方用猪胆汁通润肛门口的干粪而通下大便。薛说得很细致：二十一天积下的粪便是常粪，意即用了桃杏二仁，肠中不燥了。如果用魏方，也不一定是常粪，可能是稀粪，也可能是仍然的干粪。况且八珍汤非阴剂，桃杏二仁也非全是阳药。

52案 一产归大便八日不通,用通利之药,中脘作痛,饮食甚少。或云:通则不痛,痛则不通。乃用蜜导之,大便不禁,呃逆不食(琇按:通利之过,与前胎产并病之治同)。薛曰:此脾肾复伤。用六君加吴茱、肉果、骨脂、五味数剂。喜其年壮,否则不起(琇按:凡用蜜胆导,皆古人未得润滑之法,无可如何,而后出此。况于妇人女子,尤为不便,能者无取焉)。

【阐发与临证】本案是症轻药重、用药太过,治了原有病又出新生病,医之故也。通利之药对产后肠燥便秘、血燥便秘当然不合适,中脘作痛、饮食甚少而且大便不通,仅用蜜煎导也不合适,所以三治两治治出了脾肾二虚,适用六君子汤合四神丸复方医治,还可加木香等理气和胃降逆之剂。至于"喜其年壮,否则不起",倒也未必。而魏按中说"凡用蜜胆导……无可如何,而后出此""于妇人女子,尤为不便",现在用开塞露,取其方便药廉,省得服药,似乎更妥。至于后者,那就更容易办妥了。

53案[1] 一产妇恶寒发热,用十全大补加炮姜,治之而愈。但饮食不甘,肢体倦怠,用补中益气而安。又饮食后犯怒,恶寒发热,抽搐咬牙,难候其脉,视其面色,青中隐黄,欲按其腹,以手护之,此肝木侮脾土,饮食停滞而作,用六君加木香一剂而安。

【注解】[1] 本案及下案都录自《女科撮要·产后寒热》篇。

【阐发与临证】产后恶寒发热临床常见有外感风寒、外感风热、产门感染邪毒、产后血瘀、产后气虚、产后血虚、产后伤食、内吹乳痈初起等不同证型。本案患者第一次恶寒发热用十全大补汤加炮姜治愈,为气虚发热,其人恶寒发热都较轻;第二次辨其证为肝脾不和、饮食积滞。此次既然面色青也辨为肝侮脾土,为何不用疏肝?既然饮食停滞又为何还用参术?欲按其腹、以手护之,是实证,怎么不用消导?

54案 一产妇恶寒发热,欲以八珍加炮姜治之,其家知医,以为风寒,用小柴胡汤。薛曰:寒热不时,乃气血虚。不信,仍服一剂,汗出不止,谵语不绝,烦热作渴,肢体抽搐。薛用十全大补二剂,益甚,脉洪大、重按如无;仍以前汤加附子数剂,稍缓,再服而安。(此真本领)

【阐发与临证】本案恶寒发热初起时因述证不详,以方测证,可能是气虚血虚引起,如果用小柴胡汤加八珍汤加炮姜也是可以的,可能也确是外受风寒诱发。当然,单纯用小柴胡汤虽有人参甘草生姜大枣,毕竟补正力弱。可能柴胡用量又多了一点,所以发汗太多,引发变证。至于首服两剂十全大补汤症益甚,可能是虚不受补。薛之所以仍以前汤又加了附子再服数剂,全是"脉虽洪大,但重按如无。"

55案[1] 一产妇咳嗽,声重鼻塞,流涕,此风寒所感。用参苏饮一钟,顿愈六七;乃与补中益气加桔梗、茯苓、半夏,一剂而痊;又与六君加黄芪,以实其腠理而安。

【注解】[1] 本案与以下两案都录自《女科撮要·产后咳嗽》篇。

【阐发与临证】本案是虚人外感风寒,所以适用参苏饮。二诊用补中益气汤加桔梗二陈汤,可能风寒表证的症状已去大半,但咳嗽稀白痰还有之故。当仅有轻咳、咯稀白痰时,就用益气健脾、燥湿化痰之二陈汤加参术芪,还可加些当归。

56案 一产妇朝吐痰、夜发热,兼之无寐,泥用清痰降火,肌体日瘦,饮食日少,前症益甚。薛曰:早间吐痰,脾气虚也;夜间发热,肝血虚也;昼夜无寐,脾血耗也。遂用六君子汤、加味逍遥散、加味归脾汤以次调补,不月而痊。

【阐发与临证】该患者的夜发热是虚热,象潮热那样而轻,或似五心烦热,用现代话说是自觉有些发热(不高)而体温正常,或不超过37.6℃;其吐痰也是白痰不稀不稠,易咯出,量不多;昼夜无寐另且多梦易醒、倦怠乏力、纳少。本案所用加味逍遥散是逍遥散加丹皮山栀(《校注妇人良方》方),加味归脾汤是归脾汤加柴胡、山栀(《内科摘要》方)(都参见一卷第一篇中风第46案注),都用山栀清其肝热。回顾性推测本案的吐痰,除脾气虚外,可能还有木火有余而克金,可能还有轻咳。

57案 一产妇咳嗽痰盛,面赤口干,内热晡热,彻作无时(无时二字,内伤外感所分),此阴火上炎,当补脾肾。遂用补中益气汤、六味地黄丸而愈。

【阐发与临证】本案与上案比较看,虽然彻作无时应是内伤引起,似乎内热更重,而且以证测证,其痰盛应是黄痰或者黄白痰。参照上案,宜用山栀或黄芩。

58案[1] 一产妇泻痢,发热作渴,吐痰甚多,肌体消瘦,饮食少思,或胸膈痞满,或小腹胀坠,年余矣。此脾肾泻,朝用二神丸、夕用六君子汤,三月余乃痊。

【注解】[1] 本案及以下三案都录自《女科撮要·产后泻痢》篇。

【阐发与临证】本产妇是脾肾两虚,所用二神丸即四卷第二篇泻第2案注中第(1)方即《普济本事方》方,方用补骨脂、肉豆蔻温补脾肾兼涩固泄泻,生姜、大枣调和中州,但方中健脾药甚少,故夕用四君子汤。又因吐痰甚多、胸膈痞满,所以合用二陈汤以燥湿化痰理气健脾。

59案 一妇产后泄泻,兼呕吐咽酸,面目浮肿,此脾气虚寒。先用六君加炮姜为主,佐以越鞠丸而咽酸愈,又用补中益气加茯苓、半夏而脾胃健。

【阐发与临证】本案辨证为脾气虚寒,主要依据是面目浮肿,还有泄泻物是否为完谷不化以及淡黄色清稀便。至于呕吐吞酸,可能为肝热挟湿、宿食不消,所以用越鞠丸之栀子、苍术、麦芽、神曲。看上去此妇内湿就是较重,用二陈汤是贯穿了始终。

60案 一产妇泻痢年余(久病属虚),形体骨立,内热晡热,自汗盗汗,口舌糜烂,日吐痰三碗许。脉洪大,重按全无,此命门火衰,脾土虚寒而假热,然痰者乃脾虚不能统摄归源也。用八味丸补火以生土;用补中益气兼补肺金而脾胃健。

【阐发与临证】该产妇消瘦、内热晡热等症状应是气血津液俱虚,包括中焦虚,所用补中益气兼补肺金也对证。薛辨证还有命门火衰、脾肾阳虚(可能依据产后而且泻痢年余,口舌糜烂,脉芤)而假热,也可以,但说患者自汗盗汗则欠妥,尤不能谓其盗汗。

61案 一产妇腹痛后重,去痢无度,形体倦怠,饮食不进,与死为邻。此脾肾俱虚,用四神丸、十全大补而愈。但饮食难化,肢体倦怠,用补中益气汤调理而康。

【阐发与临证】单从去痢无度、倦怠、饮食不进,说其脾肾两虚,用四神丸加十全大补汤是可以的。但腹痛后重而致去痢无度,此尚有积滞。单用温补固涩法是有欠缺,所以药后"痢"可能好一些。但"饮食"总是要"难化"的,虽又用补中益气汤,恐未必全用,肯定有加减,所以以"调理"二字统括(至少包含理气消导)了。

62案 江篁南治一贵妇,产后四五日,患心腹痛。医用行血之剂,痛益甚,常俯卧以枕抵痛处,甚则昏晕。江曰:此极虚也。盖产后亡血过多,暴虚经隧行涩,故作痛耳(璇按:见解极精)。以人参五钱、黄芪三钱、当归、芎、芍、炒黑干姜、元胡,二剂愈。

【阐发与临证】此妇乃虚寒,气血虚而且中焦胃肠、下焦胞宫蕴寒而疼。江虽曰"此极虚",但用药仍有炮姜。元胡虽能止痛,但与川芎配伍能行滞血。江虽只说"虚",用药时也虑及不能腻补(如熟地。否则四物汤独缺熟地为何?生化汤治产后恶露不行而小腹疼痛,尚且用熟地),故用川芎元胡。从此二处可见江之用药是小心谨慎的。

63案 江应宿治一妇,三十余,产后三月,崩漏不止。用八物汤加炒黑干姜、荆芥穗、阿胶珠,数剂愈。

【阐发与临证】产后崩漏三个月是虚寒性的恶露不止,血热血瘀可能性不大,所以药用补气益血、温涩止血。此处所用八物汤很可能是二卷第三篇暑第14案例注中第(2)方,即当归、熟地、炒白芍、川芎、黄芪、炒白术、茯苓、甘草。

64案[1] 王金宪公宜人产后因沐浴,发热呕恶,渴欲饮冷水瓜果,谵语若狂,饮食不进,体素丰厚,不受补。医用清凉,热增剧。诊得六脉浮大洪数。予曰:产后暴损气血,孤阳外浮,内真寒而外假热，宜大补气血。与八珍汤加炮姜八分，热减大半。病人自知素不宜参、芪，不肯再服。过一日，复大热如火，复与前剂，潜加参、芪、炮姜，连进二三服，热退身凉而愈。

宿按：丹溪云：产后当以大补气血为先，虽有他症，以末治之，须问临产难易，去血多少。如产难及血去多者，病致寒热头疼，脉虚数大，或虚浮紧者，勿误认作外感，是阴血既亡而阳气外散，而未复也，名为正虚。当用八物加炒黑干姜，能于肺分利肺气，入肝分引血药生血，然必与补血药同用。若产易及恶露不通，腰腹疼痛，致寒热头疼者，当去恶血。若腹满者，非恶血也，切不可发表。有素禀血热，因产重伤，遂致血病，偏虚潮热，脉弦数，口舌生疮，虽有恶露，惟宜清凉，勿犯温燥，防其血伤热极，渐成劳瘵。

【注解】[1] 本案还收录在《证治准绳·女科·产后发热》篇及《医部全录·卷三百九十四》医案中。两书都说是汪石山所治，但《石山医案》中未发现有此案。其实是江应宿所治。

【阐发与临证】此病案与第60案病机、辨证均相同，药物也类似。所不同者，前为产后泻痢年余诱发，此为产后沐浴诱发。一般都认为产后沐浴易受风寒，而且发热谵语、渴欲饮冷水瓜果，又体素丰厚不受补，六脉浮大洪数是外感引起。江应宿吸取前医用清凉药剂后发热反加剧的教训，再加产后、又是肥胖丰厚体质多气虚，所以辨证为产后气血暴虚、内真寒而外假热。江应宿引朱丹溪所言，是综合朱丹溪《丹溪心法·产后》篇、《平治荟萃》（即《金匮钩玄·产后》）、《格致余论·胞损淋漓论》等著作。

第二十篇　师尼寡妇寒热

1 案[1]　许学士治一尼，患恶风倦怠，乍寒乍热，面赤心怔忡，或时自汗。是时疫气大行，医见其寒热，作伤寒治之，用大小柴胡汤杂进，数日病急[2]。许诊视，告之曰：三部无寒邪脉，但厥阴弦长而上鱼际[3]，宜服抑阴等药。治之以生地二两，赤芍一两，柴胡、秦艽、黄芩各半两，为细末，蜜丸如梧桐子大，每服三十丸，乌梅汤[4]吞下[5]，日三服，良愈。

【注解】[1] 本案录自《普济本事方·卷十·师尼寡妇病论证》。此处原文是"面赤心烦"。

[2] 此处原文是"病剧"。

[3] 此处原文是"上出鱼际"。

[4] 乌梅汤：此处是指用乌梅煮汤，非乌梅汤方。

[5] 此处原文还有"不拘时候"。

【阐发与临证】《史记·扁鹊仓公列传》有淳于意诊济北王侍者韩女，病腰背痛，寒热，因其"肝脉弦、出左口，故曰欲男子不可得也"。妇女血盛则怀胎。肝藏血，左关脉候肝。肝血太盛则左关脉弦长，由关出至寸，更盛则又出于上鱼际。用现代话说，该妇女（尼姑）长期性压抑，内分泌失调可引起身体一系列莫名其状的症状，有症状，似乎又游忽不定。笔者诊治过三十多名二十多岁未婚女性，患面部痤疮，心急烦躁，面部热赤，喜饮冷，身有烘热但体温正常，或后半夜潮热自汗白带多。也有年龄大的有性瘾者，有腰背部酸楚感，心肝脉弦急者约占多半数。此等患者也都比较消瘦或骨骼较粗壮，但肌肉不丰。年青未婚者不好意思问性生活如何，年龄大些的绝大多数性欲较亢进。有一例44岁女性说，只要与丈夫共睡一床就想性交，而且很急迫。还有一例因丈夫在外地工作，平时失眠易醒，丈夫回家来时，一夜性交数次才能满足。余辨证以肝阴不足、肝阳偏旺论治，用六味地黄（用生地）加地骨皮或黄柏等很快好转。此等病例与淳于意治韩女案以及本案、后文薛己治室女案都是类通的。当然，如果像本案那样巧遇疫气大行而乍寒乍热，或下文薛案中的不时寒热，加用小柴胡汤或柴胡黄芩也是可行的。本案文说宜服"抑阴"等药，实际是"抑阳"，因为肝脉弦长是阳亢。之所以说抑"阴"，是因为女为阴盛之体。徐灵胎治某老翁亢阳，令其与妇一交而愈，虽是治男久不与女交而阳亢成病（其又在《医学源流论》中说"强壮之人而绝欲……浮火日动而强制之则反有害……则必有头眩目赤、身痒腰痛、遗泄偏坠等症，甚者或发痈疽"），然男女之理总归一也。本案用生地、黄芩、芍药凉血清肝泄肝，不也同理吗？

2 案[1]　薛立斋治一寡妇，因怒，致不时寒热，久而不已，肝脉弦紧。用小柴胡加生地治之而愈。但见风，寒热仍作，此是脾胃气虚。用加味归脾、补中益气二汤，兼服而止。

【注解】[1] 本案及以下两案例都录自《女科撮要·师尼寡妇寒热》篇。

【阐发与临证】薛己在该篇开首即述师尼寡妇致生此类病症，乃独阴无阳而致血气交争，乍寒乍热如疟，或腰背作痛而寒热，其肝脉弦出寸口……治以小柴胡加生地。并说是宋朝褚氏所疗。此应是南齐诸澄的《诸氏遗书》中所载。与许叔微所引诸澄所言是"此两种鳏居独阴无阳，慾心动而多不遂，是以阴阳交争，乍寒乍热，全类温疟，久则为劳。"大同小异。但薛氏所用比许叔微所用方少了秦艽和乌梅，或许是"仍有见风则寒热仍作"的原因。但薛之治法肯定辨为气虚使然。

3案 一室女寒热，左手脉弦长而出寸口。用小柴胡加生地、乌梅，治之而愈，既嫁而诸症悉痊。

【阐发与临证】室女、尼姑、寡妇，在某种状态下都是独阴无阳，都有欲男子而不可得，所以都有可能犯此类病症，但也有不同。寡妇因其经历而感受更深刻，所以情绪变化更强烈。上案薛文之描述"怒""久而不已""肝脉弦紧"，药后虽愈"但见风、寒热仍作"，都指具体患者的身份、生活经历，所以从这方面看，薛之辨为中气虚也有其道理。本案是室女，古时室女都年轻，无夫妻生活经历，所以病证也轻、也易治。

4案 一放出宫女[1]，年逾三十，两胯作痛，肉色不变，大小便中作痛如淋，登厕尤痛，此瘀血溃入隧道为患，乃男女失合之症也，难治。后溃不敛，又患瘰疬而殁。此妇为人妾，夫常在外，可见此妇在内[2]久怀忧郁，及出外[2]又不如愿，是以致生此疾。愈见瘰疬流注，乃七情气血损伤，不可用攻伐皎然矣。按《精血篇》[3]云："女人天癸既至，逾十年无男子合，则不调；未逾十年，思男子合，亦不调。不调则旧血不出，新血误行，或溃而入骨，或变而为肿，或虽合而难子，合多则沥枯虚人，产乳众则血枯杀人。观其精血，思过半矣。"

【注解】[1] 放出宫女：古时皇宫中的宫女，如果没有机会与皇帝"幸"（指与皇帝性交），到一定的年龄，或身体有病，就被遣放出皇宫，找人适配，此时就随便嫁个男子。

[2] 在内、出外：在内指在皇宫中，出外指被遣放出皇宫。

[3] 录自《妇人良方大全·精血篇第二》（《齐·诸澄遗书》）。

【阐发与临证】《精血篇》所言是男女人之常情，是一种自然规律。性生活过早确不可，太晚也不妥，如没有更不好。三种情况都易患病，而以后者患病更多。至于"十年"只是个约数而已。古时女子初潮年龄11~14岁，过十年即21~24岁，哪有那么晚成婚的？

为何男女之间要性交？经旧金山大学"人类性生活研究"的结论：人类的性欲、寻求配偶、性交，一系列的活动主要是以爱情为基础的一种交流形式，其次是在性交活动中获得很大的在别的任何行为活动中都不能得到的愉悦以及繁衍后代。在现实中，性交频繁的夫妻保持互相依恋关系的可能性比较稳定长久，就说明了这一点。稳定的性生活不仅有利于维持夫妻间的亲密关系，也有利于生理和情绪的健康。例如婚姻关系和谐稳定者，比单身者活得更健康长寿。失恋者、失偶者、终生单身者，据统计约有40%患临床抑郁症，其中1/3左右属中度，有可能引发心脏病、中风，甚至自杀。这是因这些失偶者脑中制造多巴胺的脑细胞降低了活性，多巴胺水平降低，导致人（甚至动物）出现抑郁、失望等现象，还可能因免疫力下降而患癌症。像这宫女实际就是患泌尿生殖器官的癌症而死。本患者虽年仅三十岁，而且是女性，但因其困于皇宫中近二十年，种种限制也可说阴已痿。本案所引《精血篇》文之前面一段与之很吻合，"阴已痿而思色以降其精，则精不出而内败，小便道涩而为淋，精已耗而复竭之，则大小便道牵痛，愈痛则愈欲大小便，愈便则愈痛"。

5案 江篁南治一贵妇，寡居，月候不调，常患寒热，手足或时麻木，且心虚惊悸，或心头觉辣，诸治不效。诊其肝脉弦出左寸口，知其郁而有欲心不遂也。乃以乌药、香附二味投之，二服诸症俱减。

宿按：男女精血盛则思欲，室女孀妇有所思不得，则气结而留瘀血，男思女不得则留精，其理一也。精血已离其位溃入隧道，故变为寒热。肝脉弦出寸口者，夫肾主闭藏，肝主施泄，今肝火不泄，逆而上行，乃知男女失合之症。（琇按：今人脉上鱼际者十居其五，或左或右或左右皆然。阴虚火盛之人，类多见之，不可定为郁病）

【阐发与临证】此患者主要是月经不调、心头觉辣、肝脉弦出寸口。心头觉辣可能是胃脘部嘈辣，是肝木侮脾胃，结合肝脉弦长就可肯定，那么月经不调也是肝郁气滞引起，与寡居有关，所以江用香附、乌药疏肝气调经和胃，全都治了。如果排除所有方面、仅指其欲心不遂，那就不能光用香附、乌药两样就收效了。所以江一面辨为欲心不遂，一面又只用香附、乌药二味疏肝理气和胃调经治疗，说明江诊治时心知肚明，只是觉得既寡居、又月经不调，肝脉弦长出了寸口，就冠以一个欲心不遂（思男不得）了结。

十二卷　小儿症

第一篇 胎　　毒

1 案[1]　东阳陈叔山，小男二岁，得疾下利，常先啼，日以羸困，问华佗，佗曰：其母怀躯，阳气内养，乳中虚冷，儿得母寒，故令不时愈。佗与四物女宛丸[2]，十日即除。（《三国志》）

【注解】[1] 本案录自《三国志·魏志·华佗传》，在孙思邈编集的《华佗神方》（又名《华佗神医秘传》）之卷二"华佗治婴儿下痢要诀"篇中也记载了本案例。

[2] 四物女宛丸：即四物汤改丸。

【阐发与临证】胎毒，除指明朝梅毒传入我国后，由母婴传染或遗传引发的先天性梅毒外，一般指由母体在妊娠期间患的热毒性疾病或长期食辛辣膏粱性食物造成婴儿某些病症；某些母体的五志过极也可影响婴儿某些疾病；还有在妊娠期纵淫欲、过淫生火，这些疾病都是热性病，称之为胎毒。明代万全《片玉心书》载"男女交媾，精血凝结，毒亦附焉，此胎毒之原也"。又如《幼幼集成》提出"凡胎毒之发，如虫疥流丹，湿疮痈疖结核，重舌木舌，鹅口口疮，与夫胎热、胎寒、胎搐、胎黄是也"。但本案例是胎寒。胎寒为病，是新生儿百日内腹痛、身有寒性丘疹、时发战栗、不分昼夜时时啼哭，或口噤不开、大便泄泻稀水、有不消化之乳块。原因是其母妊娠时患脏腑寒证，或患病时过用凉药而伤胎气，或嗜食生冷、甘肥等饮食。因此本案就给母亲服药、治疗其哺乳的婴儿的疾病。如果从婴儿下痢的病因来说，这就是母亲服药既治疗她本人的病，又治疗了婴儿的病了。

2 案[1]　东垣云：一人中年以来得一子，一岁之后，身生红丝瘤[2]，不救。后四子至一二岁皆病瘤而死。问何缘致此，翌日思之，谓曰：汝乃肾中伏火，精中多有红丝，以气相传，故生子有此疾，俗名胎瘤[3]是也。汝试观之。果如其言。遂以滋肾丸数服，以泻肾中火邪，补真阴之不足，忌酒肉辛热之物。其妻以六味地黄丸养其阴血，受胎五月之后，以黄芩、白术作散，与五六服。后生子，前症不作。

【注解】[1] 本案录自《东垣试效方》，又收录在《奇症汇·身》《医部全录·卷四百五十八》医案中。

[2] 红丝瘤：全身皮肤均可发，由小渐大，多数生于新生儿至一二岁之间。红丝瘤皮浅红色，中有血丝，一般无碍。也有自破者，破后难以收敛。多数类似于现代医学的血管瘤，但自破者又不像血管瘤，例如《片玉心书》说"小儿丹瘤，此胎毒之最酷者，即红丝瘤也。又名龙缠火带，乃小儿之恶疾，二岁以上儿可治，半岁周岁者难治，百无一二也。发处肿硬一块，其色甚赤，手不可近，如火炙流铜，往下迸走，自头上起至心即死，自足下起至肾即死"。

[3] 胎瘤：病名出自陈实功《外科正宗》，谓"胎瘤者，初生小儿头上胸乳间肿起，大如馒、小如梅李，此皆胎中瘀血凝滞而成，须候儿满月外，方可用针刺破，内如赤豆汁则安，内服五福化毒丹"。此症不痛。案文此处应是胎毒。如果是胎瘤，案文上下不副。

【阐发与临证】精液中有红丝，当为血精之症，常见于现代医学之前列腺炎、精囊炎等症。因病久能致精子畸形，故可影响后代，导致机体发育不正常。本案例用滋肾丸泻肾中伏火、补真阴不足；

并忌酒及辛热之物，盖因其能生湿热也。另外，还对其妻孕前、孕后进行了调治。但关于红丝瘤是否由其父亲的血精引起，不能定论。本案例说患者一连生了五个孩子都因红丝瘤而夭折，后经治疗（前述）而生子健康，也可能是偶然的。局部的血管瘤是良性肿瘤，不会危及生命，是否此患者所生的五个孩子还合并有血友病出血而死？明朝寇平《全幼心鉴》治小儿丹瘤初发时急以白芷、寒水石为末，生葱汁调涂；《外科精义》用木鳖仁研如泥，酢调敷之，一日三五次。

3 案[1] 丹溪治一儿，二岁，满头有疮，一日疮忽自平，遂患痰喘。询其母孕时喜食辛辣热物，视其子精神昏倦，受病特深，知其为胎毒也，解利药大非所宜。遂以人参、连翘、黄连、生甘草、陈皮、川芎、白芍、木通，浓煎入竹沥与之，数月而安。

【注解】[1] 本案录自《格致余论·慈幼论》，还收录在《医部全录·卷四百五十八》医案中。

【阐发与临证】小儿患满头疮后又并发痰喘，大致可分为母孕时嗜辛辣热物、膏粱厚味遗热为胎热（如本案）；患儿禀赋不足兼感受异物（包括异气）刺激两种原因。前者为伏痰留饮，也要外因诱发；后者是本虚标实。这种满头疮不可能是疖肿样的疮（化脓性），而是疥癣样的皮肤病，应是现代民间俗称之为奶癣的婴儿湿疹。婴儿湿疹及哮喘患者都具有过敏性体质，这就可能同一患儿在不同年龄段分别罹患这两种疾病，尤其是患婴儿湿疹病程较长（像本案例患儿二岁尚且还发病）、较难治疗的患儿，其体质的过敏性更强烈，其过敏源范围更广泛。本案例可能属于这类型，中医辨证分型则应归于禀赋不足又感受异物刺激引发痰喘，用人参补元气壮禀赋，生甘草解异物之毒，黄连连翘解湿热毒，木通清利湿热，陈皮竹沥化痰。川芎与白芍好像与此二病无关，王好古《汤液本草》说白芍能治"肺急胀逆喘咳"；《图经本草》说川芎"蜜和大丸，夜服，治风痰殊效"；《大明本草》说芎藭治"痉瘘疮疥"，现代药理证实川芎具有明确的中枢镇静作用，剂量加大到一定程度能抑制呼吸中枢，对哮喘有平抑作用。此外，有多种疾病能出现湿疹性皮肤改变，如接触性皮炎、霉菌病、组织细胞增生症X、Wiscott-Aldrich氏综合征（湿疹-血小板减少-反复感染综合征）、无丙种球蛋白血症、苯丙酮尿症、毛细血管扩张运动失调症、无组氨酸血症、肠道病变性肢端性皮炎、Hartnup氏病（色氨酸代谢异常综合征）、黏多糖病、乳糜泻、药物性（青霉素、奎宁、磺胺类、水杨酸制剂等）皮疹等，但这些疾病比较少见而且有其他症状，主要的是这些疾病的湿疹灶不是发作在头部，所以可基本排除。

4 案[1] 一妇形瘦性急，身本有热，怀妊三月，适夏暑，口渴思水，时发小热。遂教以四物汤加黄芩、陈皮、生甘草、木通，因懒于煎煮，数贴而止。其后生子二岁，疮痍遍身，忽一日，其疮顿愈，遂成痎疟，此亦胎毒也。疮若再作，病必自安。已而果然。若于孕时确守前方，何病之有。

【注解】[1] 本案录自《格致余论·慈幼论》，还收录在《医部全录·卷四百五十八》医案中。原文中说该患者是朱丹溪之次女。

【阐发与临证】疮痍虽同创痍，但此处之疮痍指皮肤病，非指创口、金创。此小儿遍身疮痍也是胎毒引起，但与上例一样，也可能禀赋不足又接触异物而发作。该妇形瘦易阴虚内热，性急易肝火，身本有热即指二者。四物加芩、陈、草，较合适，虽木通能泄湿热，但怀孕时不太合适。汉以前称疟、疟病、痎疟，至北宋始称疟疾。虽痎疟指间日一作，但这些疾病既包括现代所称疟原虫引起之疟疾，也包括恶寒发热出汗一类的外感病，特别是少阳病。《诸病源候论·卷十·疟病候》载"病疟以月一日发，当以十五日愈，设不愈，月尽解"，就应该指外感病一类。

作为胎毒来说，是毒必须发出来，发尽则自愈。作为现代的疟疾，未听说过由过敏引起；作为古代的疟疾，也没有由禀赋不足引发。即使胎毒，也只分胎热、胎寒、胎黄、胎痫。无论《内经》《难经》《伤寒论》《金匮》《诸病源候论》等书，也未曾说到胎毒引发疟疾，更无胎疟之名。所以本案之痎疟应是外感病、六经辨证属少阳病范围。至于疮愈疟作、疟愈疮作轮换反复，可能是巧合，也可能此时发的外感病少阳证是因接触异物。按案文所述日期推测，此患儿两岁发病时约在春夏之时，也可能过敏原引起的发热。

还有一些疾病也可引起皮肤病变，如脓疱病、色素性荨麻疹、多形性红斑、疱性表皮松解、中毒性表皮坏死剥离、肠道病变性肢端性皮炎、卟啉病、梅毒性皮疹、病毒性皮疹、全身性水泡性皮疹、光过敏性皮疹等，尤其肠道病变性肢端性皮炎常在18个月以内起病，年龄段相符。

5案[1]　一女得痫，遇阴雨则作，遇惊亦作，口吐涎沫，声如羊鸣，此胎受惊也。其病深痼，须调半年可安，仍须淡味以助药力。与烧丹丸，继以四物汤入黄连，随时令加减，果半年而愈。

【注解】[1]本案录自《格致余论·慈幼论》。与八卷第十一篇痫第5案例重复。但本案所用药四物汤只加黄连，无甘草，此与上述重复案稍有不同。

6案[1]　一人连年病疟，后生一子，三月，病左胁下阳明少阳之间，生一疖甫平，右腋下相对又一疖，脓水淋漓，几死。医以四物汤、败毒散，数倍加人参，以香附为佐，犀角为使，大料乳母[2]，三月而愈。逾三月，忽腹胀，生赤疹如霞片，取剪刀草汁，调原蚕沙敷，随消[3]。又半月，移胀入囊[4]为肿，黄莹[4]裂开，二丸显露，水出，以紫苏叶盛桴炭[5]末托，旬余而合。

【注解】[1]本案录自《平治荟萃》（即《金匮钩玄》）之赤溜篇。

[2]大料乳母：前方前药（指四物汤、败毒散）都用大剂量让哺儿之乳母喝。

[3]"腹胀……调原蚕沙敷，随消"一段，与九卷第四篇瘢疹第1案例重复。

[4]囊、黄莹：囊指阴囊。因水胀移入阴囊，故阴囊肿大、皮亮而且呈半透明状，像玉石未雕琢前之石料（称莹）那样呈朦胧之半透明状。黄指三岁前之小儿（男女都称）。此处以黄莹指病儿此时的肿大阴囊。

[5]桴炭：亦作浮炭。以木柴烧成之木炭质轻，能浮于水面，故称。

【阐发与临证】患儿三个月即病左右两胁下相继患疖肿破溃，因其生父患疟病常发作、绵延数年，医诊为胎热而用败毒散四物汤，用数倍量的人参，加犀角香附，经儿病、母服药法治疗达三个月才愈。此为胎毒，受之于其父久病疟所遗之余毒。后所患之赤疹如霞片，也是热毒入血分又接触异气而发作，可能类似现代之多形性红斑（剪刀草治皮肤赤霞，在《证治准绳》中有用剪刀草、黄连、苦参等分为末、加轻粉麻油调敷治毒疮风疹痛痒，治则方药与本案类似）。再后患儿又患阴囊鞘膜积液，肿胀加剧后阴囊破裂甚至睾丸都外露，病情确是凶险。桴炭末能吸附滋水及毒素，相当于活性炭。再有紫苏叶能解毒。这是热毒发作到那里就对症治疗到那里。

7案[1]　一子年十六，生七个月得淋病，五七日必一作，其发则大痛，水道方行，下如漆和粟者，一盏方定。脉之轻则涩，重则弦。视其形瘦而长，青而苍。意其父必服固下部药，遗热在胎，留于子之命门而然。遂以紫雪和黄柏末，丸梧子大，晒极干，汤下百丸，半日又下二百丸，食压之，又半日痛大作，连腰腹，水道乃行，下漆和粟者碗许，痛减十之八；后与陈皮一两，桔梗、木通各半两，又下合许而安。父得燥热，尚能病子，况母得之者乎。

【注解】[1]本案录自《格致余论·秦桂丸论》篇。

【阐发与临证】"下如漆"好像是血淋，且有疼痛。按现代病名可能是尿布皮炎继发尿道口溃疡、龟头炎（男）、外阴炎糜烂（女）、肾盂肾炎、肾胚胎瘤，多囊肾、无症状的急性肾炎、出血性膀胱炎、变形杆菌性尿道炎或膀胱炎引起的血尿、肾静脉血栓、肾梗死、膀胱息肉、憩室或异物（女婴多），女婴尿道肉阜等都可能尿血。下如粟有血（瘀）淋，也可能说的是砂淋，那就是婴儿很少见的肾、膀胱结石了。朱丹溪认为患儿之父也有泌尿系的此类疾病而遗毒予胎儿，是胎毒（热），所以用紫雪丹及黄柏末治疗。但此时治疗时此病程已15年多。从案文描述之文字看，病仅好转而未愈。

8案[1]　一小儿胎受热毒，生下两目不开。灯心、黄连、秦皮、木贼、枣各五钱[2]，水一盏煎，澄清，频洗而开。

【注解】[1]本案录自《话幼心书·卷下·汤散门》。

[2]《活幼心书》名此方为四圣散，主治婴孩胎受热毒，生下两目不开。

四圣散：同名6方。（1）本案方；（2）《和剂局方》方，治痈疽生于脑髭背腋孔及肠痈、便毒，药用乳香、没药、黄瓜蒌、甘草、红酒煎服；（3）《阎氏小儿方论》方，治小儿疮疹出不快，倒靥，药用紫草茸、木通、炒甘草、炒枳壳、黄芪；（4）《三因极一病证方论》方之一，用于瘰疬患者服白花蛇散转愈后调理，药用海藻、煅石决明、羌活、瞿麦；（5）上书方之二，治肺痈，药用桔梗、炙甘草；（6）《沈氏尊生书》方，治漏胎下血，药用黄芩、炒白术、阿胶、砂仁、艾叶汤调下。

【阐发与临证】本案即是曾世荣四圣散的主治、药物、用法介绍。《儒门事亲·卷六·小儿面上赤肿》篇载张戴人用锥针刺轻砭治疗黄氏小儿面赤肿、两目不开，除两目尖外，乱刺数十针，出血三次而愈。但"此法人多不肯从"。

9案[1]　程仁甫治一儿，一岁之内，大便三四十日只通一次，每次通时，腹胀盛，此乃胎毒热结所致。用元明粉米饮调下一钱，三五次之后，再不复秘矣。

【注解】[1] 本案还收录在《奇症汇·肛门》。

【阐发与临证】本案例为胎毒热结病，病名出《普济方·卷三百五十九》，指婴儿里热内结，大便不通，腹胀，甚至脐突。治疗以泻热通腑气，本案用元明粉冲服，还有用三黄丸（大黄、黄连、黄芩），因都能通便清肠、泻火解毒，所以行之有效。本病常见于小儿便秘，常因过食精面鱼肉，而水果蔬菜吃得不多，膳食纤维摄入过少，不能刺激肠蠕动之故。治疗时临时治标用清肠缓泻法，平常时调节饮食结构是治本方法。还有，本案也可能是巨结肠症，它用元明粉也是可行的。《蔺氏经验方》（《医藏书目》载，蔺氏是宋朝幼科医生）治小儿初生大小便不通，用香油一两、皮硝少许，同煎滚，冷定，徐徐灌入口中，服下便通。与本案法类似，但更佳。《全幼心鉴》治小儿初生锁肚便秘，由胎毒热结于肛门三日，急令妇人呵患儿前后心、手足心并脐七处四五次，以轻粉半钱、蜜少许、温水化开，时时与少许，以通为度；另有用甘草、煨枳壳各一钱水煎服。第一法蜜加少许皮硝，第二法轻粉加少许蜜，都是润肠通便，比本案单用元明粉要更好些，第三法主要是枳壳通利腑气以通便。但轻粉有毒，虽"时时与少许，以通为度"，还是不用为好。

10案[1]　薛己治少参史南湖孙，乙未生，丙申正月，阴囊赤肿。薛作胎毒治之而瘥。后患发热、痰盛等症，诊其母有郁火血热，用解郁凉血之药，子母俱服而愈。至六月初患吐泻，小便赤涩，两眼眴动。投术之类不应。或以为慢惊，欲用附子之药，请薛议，视其寅卯关脉赤，此风热伤脾，用柴胡清肝散[2]加钩钩藤、木贼草，一剂即愈。至丁酉正月初旬，颈患热毒，溃而脓出，感风发热，翌日，头面黯肿如斗大，两耳厚寸许，此风热上攻，血得热而然，急砭两额，出黑血二盏许，次砭面额亦如之，随用清热化毒汤[3]，肿黯十退七八，翌日又砭各处，血不甚黑，乃止，仍用前药去牛蒡子加熟地黄而愈。此症若砭缓则血凝滞，或为破伤风，皆致死。

【注解】[1] 本案及以下两个案例都录自《保婴撮要·卷十一·胎毒发丹》篇，又收录在《医部全录·卷四百五十八》医案中。

[2] 柴胡清肝散：同名2方。（1）《外科枢要》方，治肝胆三焦风热，憎寒发热、疮疡鬓疽，妇人阴痒或乳母怒火引起小儿疮疡，药用柴胡、黄芩、炒栀子、连翘、桔梗、人参、川芎、甘草；（2）《证治准绳》方，治同上，药用柴胡、黄芩、当归、生地、丹皮、黄连、栀子、川芎、升麻、甘草，脾胃虚则去芩连加白术、茯苓。

[3] 清热化毒汤：此方剂在50多部明代中期以前（薛己《保婴撮要》刊印以前）的方剂书籍中均未找到。在《保婴撮要》原书中亦存疑。《婴童百问》方消毒饮，治丹毒痘疮已出，毒气壅遏，壮热狂躁，咽喉肿痛，药用牛蒡子、荆芥穗、炙甘草，或加防风、连翘、升麻、蝉蜕、赤芍，有热加黄芩、防风、犀角、黄连。可做参考。此处可能是用清热化毒的汤剂之意。

【阐发与临证】此患儿不到一周岁患阴囊赤肿，符合胎毒诊断。现代诊断大致可能有腹股沟斜疝，鞘膜积液，睾丸扭转，睾丸肿瘤（胚胎性）、囊肿、血管瘤、附睾炎、睾丸炎（流行性腮腺炎并发的在一周岁左右虽少见但也有，但本案例头面肿胀——可能是腮腺炎——是在一年后出现，就不像了）等。所以母子俱服药治疗是对的，药物有可能通过哺乳而在儿体内起作用。至六月暑天，极易患吐泻等肠胃病，进而引起尿少及两眼瞤动，薛辨为风热伤脾，很有意思。风热如何伤脾？实在是此患儿伤了暑湿挟风热，夏季之常见病，拖延日久吐泻伤脾胃。单用参、术当然不效，单用芩、栀、翘肯定也不效，所以清湿热，柴胡、桔梗、川芎、钩藤、木贼草散风热，人参、甘草健脾，三管齐下才收功。至于又隔半年患颈疮、头面黯肿，那真是完全的风热上攻。"用清热化毒汤"可能是"用清热化毒"的"汤"剂之意。

11案 刘钦天之子腿如霞，游走不定。先以麻油涂患处，砭出恶血，其毒即散，用九味解毒散[1]一剂而安。

【注解】[1] 九味解毒散：《保婴撮要》方，治热毒胎毒而发疮疡、未溃作痛，药用黄连、芍药、防风、甘草、银花、连翘、当归、栀子、白芷，母子同服。

【阐发与临证】如霞即皮肤赤霞，即第6案例所述霞片。但本案无赤疹，可能像皮肤丹毒、多形红斑之类。如果霞片很小，也可能是莱姆病的游走性红斑。据2011年3月18日新华网报道，我国发现引起莱姆病，实质上是蜱虫咬伤致人感染一种新型病毒——新型布尼亚病毒引发的急性疾病，名发热伴血小板减少综合征。蜱虫还可引致莱姆病、传染出血热、森林脑炎等疾病（2011年8月13日晚间手机报报道，这种病人的血液及其血性分泌物具有传染性，直接接触之，可能被感染）。前者用剪刀草等捣烂外敷也有效，后者单用外敷力薄，本案以内服清热解毒、活血祛风的九味解毒散治愈。

12案 一小儿患之[1]，外势虽轻，内苦便闭，此患在脏也。服大连翘饮[2]，敷神功散（3）而瘥。

【注解】[1] 本案在薛己原书是随在第10案例之后的，而且此处是"一小儿四肢患之，外势虽轻……"，这样，阅者便能一目了然了。这是本书编者江应宿的失误，使单看本案则显得不知所云。

[2] 大连翘饮：同名3方。(1)《保婴撮要》方，又名大连翘汤，治风毒热毒，肺热生疮，疼痛发热，小便不利，药用连翘、黄芩、山栀、赤芍、荆芥、防风、柴胡、蝉蜕、当归、瞿麦、木通、滑石、甘草，另方无当归；(2)《幼科发挥》方，治小儿丹瘤，疮疹壮热，小便不通，诸般疮疖，丹毒脐风。药同（1）方加车前子、牛蒡子、灯心，热甚可加大黄，另一方加石膏；(3)《婴童百问》方，治药同（2）方加紫草。

[3] 神功散：《保婴撮要》原文是神效散。神功散同名7方。(1)《保婴撮要》方，治疮疡初起肿痛，药用炒黄柏、生草乌；(2)《小儿药证直诀》方，治疮疡肿疼作痛，药用炒黄柏、炒草乌、血竭；(3)《证治准绳》方之一，治眼生斑疮翳膜，药用蛤粉、谷精草、绿豆皮、羌活、蝉蜕、猪肝，如法制服；(4)上书方之二，治痘疮口渴，药用人参、黄芪、甘草、牛蒡子、红花、生地、前胡、紫草、白芍；(5)《幼科直言》方，治痘疮火症，元气壮实，痘色干红而紫，药用大黄、山楂、石膏、紫草、牛蒡子、甘草；(6)《宣明论方》方，治风热上攻头目眩痛，鼻塞齿痛，药用川芎、荆芥、郁金、薄荷、红豆、盆硝；(7)《普济方》方，治久咳，药用雄黄、款冬花、炙甘草、肉桂。

神效散：同名9方。(1)《普济本事方》方，治消渴，药用白浮石、蛤粉、蝉蜕、鲫鱼胆，如法制服；(2)《奇效良方》方之一，治痔疮流脓漏血痛，药用苦参、川椒、槐花、枳壳、苦葫芦、荆芥、白芷、连翘、独活、银花、小茴香、麻黄、椿树皮、煅牡蛎、荒蔹子、威灵仙、葱白，或加黄老茄子，水煎熏洗；(3)上书方之二，治小儿风脐水脐肿烂，药用黄连、郁金、黄柏、轻粉、白矾、葱，如法制用；(4)《证治准绳》方之一，治牙缝出血，药用草乌、青盐、皂荚，如法制用；(5)上书方之二，治休息痢、气痢、脓血不止，疼痛，药用当归、黄连、乌梅肉、大蒜作膏和丸，厚朴煎汤下；(6)《活幼心书》方，治小儿赤白痢频数，腹痛，药用蜜炙罂粟壳、白芷、乌梅、乳香、川芎；(7)《疡医大全》方，治跌打损伤，药用肉桂、红花、川乌、草乌；(8)《杂病源流犀烛》方，治血虚脉涩，寒犯背俞，心背相引而痛，药用木香、青皮、陈皮、枳壳、麦芽、三棱、莪术、神曲、肉桂、白芷、白芍、甘草、延胡、补骨脂、荜澄茄、丁香、生姜、大枣；（9）《脉因证治》方，治喉痹热肿语声不出，药用荆芥穗、蓖麻肉，等分蜜丸，绵裹含化。

【阐发与临证】因小儿所患病与第10案性质相同，只是外表部位仅在四肢，所以说外势虽轻。但病机相同，也治以清热解毒凉血祛风，并有小便不利（案文之"便闭"主要指小便不利，盖由小肠实热伤津引起）。

第二篇 胎 晕(1)

1案 江篁南治一儿,产数日,常昏晕,一日五六见。医作惊风治,不效。江以大补气血之剂,浓煎汤喂之;并饮乳母,多服。渐减而愈。

【注解】[1]胎晕之名并未见于古医籍。

【阐发与临证】生后数日之新生儿,除吮乳一日数次外就是睡,因为此时新生儿神志根本未发育成熟。撰者所说"常昏晕、一日五六见",一要区别是否小儿嗜睡症(即小儿好睡,出《明医杂者》),二要区别是否为悁塞候(出《诸病源候论》)。前者是因新生儿脾胃薄弱、消化吸收机能差,如喂养不当易致消化失常、中焦气机升降不利,产生内湿阻滞或者乳食积滞,因此而嗜睡,尤其是内湿阻滞,当用六君子汤加消导类;如因心脾两虚则用归脾汤加减;如因心脾虚而痰结,用归脾汤加二陈汤;脾肺气虚用补中益气汤;还有乳母嗜饮酒而致小儿昏睡,乃小儿相当于也喝醉了,那就用醒酒类药物。后者乃有的小儿禀性阴阳不和引起心神悁塞,相当于脑发育不全。也有因其他疾病引起小儿阴阳之气不足而致神识迟钝、昏糊,这就要细察之。例如现代称之为的糖尿病酸中毒、轻度中暑或食物太咸引起的脱水、低血糖、营养不良和kwashiorKor病(有翻译为恶性营养障碍病——主要是缺乏蛋白质引起)都可能引起嗜睡、困睡,似像昏晕。还有如痰迷心窍的闭证常用苏合香丸,也要分清热重湿重;暑邪通心引起热闭宜清暑开窍,湿邪内传心包宜清心利湿开窍,常以牛黄清心丸、安宫牛黄丸化裁,这些属于昏迷范围。本案用大补气血之剂治愈,辨证应属于心肺脾三脏俱虚。

第三篇 脐风

1 案[1] 枢密孙公抃，生子数日，患脐风，已不救。家人乃盛以盘合，将送诸江[2]，道遇老媪，曰：儿可活。即与俱归，以艾灸脐下，即活。(《青箱记》[3])

江应宿曰：凡儿脐风，须看牙龈，有水泡，点如粟粒，以银针挑破出污血，或黄脓少许而愈[4]。

又一法[5]，以热水蘸绵子包指擦之，轻挖破，以金头蜈蚣炙末敷之，仍以厚衣包裹纳母怀中，取大汗出而愈，再服归命散[6]解之。

近来江南脐风之症最多，盖由赤子落脐之时，不慎照顾，风邪流入心脾，五七日而发。面青、口撮、吐白沫，仓卒急迫，失救，遂致夭折。急用蒜一两，捣捏作饼子，纳于脐上，以艾火灸五七壮，以拔出风邪，仍用艾茸或绵子如钱大一块贴于脐上，外以膏药封之。兼行前二法为妙。(必有青筋发在腹，有二道生叉，以艾灸绝截住叉头，稍迟，则上行攻心而死)

撮口脐风方[7]（生川乌尖三个，为末，全足蜈蚣半条，酒浸炙为末，加麝香少许，吹鼻得嚏，乃以薄荷汤灌一匙）

【注解】[1] 本案还收录在《医部全录·卷四百一十》医案中，文谓"《独醒杂志》曰……"，可见本案至少记录在《独醒杂志》和《青箱记》二本书中。

[2] 将送诸江：诸有二义，一为"众"，二为"于"，都能解。

[3]《青箱记》：即《青箱杂记》之简称。

[4] 江应宿曰"凡儿脐风……或黄脓少许而愈"：转述《幼科发挥》脐风的"治初病"之法，及《幼科全书》噤风初起之治法。

[5] "又一法……以金头蜈蚣炙末敷之"：此法出自《小儿卫生总微论方》。该书还有"以赤足蜈蚣去头足，炙黄为末，以猪乳调半钱，分三四次温灌之"。

[6] 归命散：同名2方。(1)《婴童百问》卷十有小归命散，治小儿变蒸，伤寒潮热，惊热，身流清涕，咳嗽身热，咽喉有涎，药用四君子汤加辰砂、冰片、麝香，为末，薄荷汤调下；(2)《普济方》方，治小儿伤风，身壮热，气粗，咳嗽，药用荆芥穗、人参、白术、茯苓、炙甘草、苍术、石膏，小儿任意服，乳母宜多服。

[7] 撮口脐风方：此方在《名医类案》成书前的古籍书本中都未找到。有：(1)《婴童百问》方撮风散，治小儿撮口，药用僵蚕为末，蜜调敷儿口中；(2)《幼科全书》方撮风散，治小儿脐风撮口噤口，药用全足蜈蚣、蝎尾、僵蚕、麝香为末，猪乳调滴口中；(3)《婴童百问》定命散，治小儿口噤不开，药用全蝎、蝉蜕、轻粉、乳汁调，哺乳前服；(4)《奇效良方》定命散，治小儿撮口吐白沫，药品及用法与本案本方完全相同。可能江应宿改为本案方名。

【阐发与临证】脐风，病症名，首见于宋朝钱乙《小儿药证直诀》，曰"此风邪由脐而蕴热心脾"，同时还说撮口"浴后拭脐不干，风入作疮，令儿撮口，甚者是脾虚也，若频撮口，是气不和也"。《儒门事亲·小儿风门》曰:"此者得之在胎胞之所受悸惕惊骇恐惧之气,故令小儿轻者为惊风天吊,重者为痫病风搐,胎中积热者为脐风。"朱丹溪《幼科全书》在脐风、撮口、噤风之后说"以上三证,其名虽异,受病之源则一"。明初鲁伯嗣《婴童百问》说:"初生噤风、撮口、脐风三者,一种病也。"这说明古人对脐风及类似的病症的认识是逐步深入完善的。此病即现代所说的新生儿破伤风。

第四篇 肾　　缩

1 案[1]　思村王氏之子，生七日，两肾缩。一医云，硫黄、茱萸研大蒜涂其腹，仍以茵草、蛇床子薰之愈。盖初受寒气而然也。(《琐碎录》)

【注解】[1] 本案还收录在《奇症汇·溺孔》(单用蛇床子烧烟熏，无茵草)和《本草纲目·草部·莽草》篇中。

【阐发与临证】本案例为阴缩症。阴缩出于《灵枢·邪气藏府病形》篇等。阴缩主要指前阴内缩，包括男子阴茎阴囊内缩和妇女阴道内缩。本病多伴见舌卷。临床所见大致有三种证型：(1) 寒入厥阴，宜用温散厥阴寒邪，用吴萸内消散（吴萸、山茱萸、马兰花、青皮、小茴香、木香、山药、肉桂）、当归四逆汤等；(2) 元气虚陷，多因大吐大泻、大失血后，除阴缩外还见面黑、四肢逆冷、喘息、冷汗大出，甚至不省人事，宜回阳固脱，用大固阳汤（附子、炮姜、木香、炒白术）、四逆汤等加人参、肉桂；(3) 热入厥阴，多因阳明邪热内陷，热深厥深，宜用大承气汤急下之。本案证属寒入厥阴，所以用硫黄、吴茱萸、大蒜等辛热药物捣烂局部外敷。蛇床子辛苦温，功能温肾壮阳，适用于肾阳衰微、下焦虚寒。茵草又写作莽草，辛温有毒，不可内服。除外用祛风杀虫治疥癣、头风等外，煎水洗、研末外敷可治瘰疬、疝瘕，如《千金要方》治少小伤寒用莽草浴汤，药用莽草、雷丸、蛇床子、牡蛎、大黄，煮水洗浴患儿（避开眼及阴）。此处也用其辛温散寒功效。

第五篇 咯 血

1 案[1] 钱氏治段斋郎子，四岁病嗽，身热吐痰，数日而咯血。医以桔梗汤，及防己丸[2]，治之不效。其涎上攻，吐喘不止。钱用褊银丸[3]一大服下之，复以补肺散[4]治之。医曰：今咯血肺虚，何以下之？曰：肺虽咯血，有热故也，久则虚痿。今涎上潮而吐，当下其涎，若使不吐涎，为甚便也。盖吐涎能虚，又生惊也。痰实上攻，亦使发搐，故依法只宜下痰，后补脾肺，必涎止而吐愈。若先补其肺为逆，先下其痰为顺，先下后补为良也。

【注解】[1] 本案录自《小儿药证直诀·卷中·记尝所治病二十三证》。

[2] 防己丸：同名3方。(1)《中国医学大辞典》和《证治准绳》引《惠眼》方，治痘嗽不止，药用汉防己、牵牛子、炒马兜铃、甜葶苈、枣肉丸，糯米饮送下；(2)《古今录验方》方，治肺痿咯血多痰，药同(1)方去牵牛子、马兜铃、枣；(3)《宣明论方》方，治肺不足、喘嗽久不已，药用防己、木香、杏仁，蜜丸，桑白皮汤下，如大便秘加葶苈子。

[3] 褊银丸：同名2方。(1)《小儿药证直诀》方，治咳嗽身热唾黏，乳食不消，腹胀喘粗气，药用巴豆、水银、铅、墨、麝香，如法制作服用；(2)《普济本事方》方，治小儿急慢惊风积痫，药用青黛、水银、寒食面、黄明胶、脑麝（樟脑和麝香）、轻粉、雄黄、粉霜、朱砂、巴豆，如法制作服用，枣子汤送。

[4] 补肺散：同名7方。(1)《小儿药证直诀》方，又名补肺散、阿胶散，治小儿肺虚有热，咳嗽气喘，咽喉干燥，喉中有声，或痰中带血，药用阿胶、马兜铃、大力子、杏仁、甘草、糯米；(2)《证治准绳》方之一，治久咳嗽，肺虚气喘，有痰恶心，药同(1)方去大力子、糯米，加茯苓、粳米；(3)上书方之二，治咳嗽，药同(1)方加黄芪、桔梗；(4)上书方之三，治肺痈已吐脓血，药用钟乳石粉、滑石粉，米汤调下；(5)《千金要方》方，治伤寒汗下后喘咳不止，药用人参、五味子、款冬花、蛤蚧、桑白皮；(6)《千金翼方》方，治肺气不足，胸痛牵背，上气失声，药用五味子、白石英、桂心、大枣、麦冬、桑白皮、干姜、款冬花、炙甘草；(7)《太平圣惠方》方，治虚劳咳嗽，纳少，气喘乏力，药用人参、桂心、麦冬、五味子、钟乳粉、白石英、熟地、茯苓、炮姜、黄芪、炙草、鹿角胶、生姜、大枣，粥汤调下。

【阐发与临证】前医用桔梗汤（钱乙以前有《外台秘要》方和《和剂局方》方）以及防己丸，前者《外台秘要》方有清热化痰药，但下痰很乏力；《和剂局方》方无清热药，化痰仅半夏陈皮桔梗，也无力；后者《古今录验方》方葶苈子下痰独力难支，所以不效。钱乙用一大服褊银丸，下痰作用肯定大。钱乙所说用巴豆等泻下痰涎虽属攻伐伤正气，但先攻后补法也是正确的。

第六篇 热 症

1 案[1]　钱仲阳治朱氏一儿,五岁,忽发热。医曰:"此心热也,腮赤而唇红,烦躁引饮。"遂用牛黄丸三服,以一物泻心汤[2]下之,来日不愈,反加无力而不能食,又下之,便利黄沫。钱曰:"心经虚而留热在内,必被攻药下之,致此虚劳之病也。先用白术散生胃中津液,后以生犀散[3]治之(宜参、连并用)。"朱曰:"大便黄沫如何?"曰:"胃气正则泻自止,此虚热也。"朱曰:"医用泻心汤如何?"钱曰:"泻心汤者,黄连一物耳,性寒,多服则利,能寒脾胃也。"诸医皆曰:"实热。""何以泻心汤下之不安,又加面黄颊赤,五心烦躁,不食而引饮?"医曰:"既虚热,何以大便黄沫?"钱笑曰:"便黄沫者,服泻心汤多也。"因与胡黄连丸[4]而愈。

【注解】[1] 本案录自《小儿药证直诀·卷中·记尝所治病二十三证》。

[2] 一物泻心汤:《小儿药证直诀》方,又名泻心汤,治小儿心热卧不安,药用黄连末,每服五分。

[3] 生犀散:同名5方。(1)《小儿药证直诀》方,治小儿心经虚热,风热惊痫,药用犀角、地骨皮、赤芍、柴胡、干葛、甘草;(2)《婴童百问》方之一,治时气咳嗽,痰逆喘满,心慌惊悸风热,药用人参、茯苓、甘草、五味子、杏仁、桔梗、前胡、半夏、生姜、薄荷,有热加羌活或麻黄;(3)上书方之二,治小儿骨蒸潮热,盗汗肌瘦,药用犀角、鳖甲、地骨皮、柴胡、知母、胡黄连、大黄、桃枝;(4)《和剂局方》方,治同上,颊赤口干,五心烦热,大病后余毒不解,药用大黄、鳖甲、黄芪、秦艽、桑白皮、麦冬、地骨皮、羚角、人参、茯苓、赤芍、柴胡、枳壳、青蒿;(5)《普济本事方》方,治痈疽欲溃,药用皂角针,如法制作服用。

[4] 胡黄连丸:同名11方。(1)《小儿药证直诀》方,治热疳,药用胡黄连、黄连、朱砂、猪胆、芦荟、麝香、虾蟆,如法制作服用;(2)《鸡峰普济方》方,治心经积热,药同上去虾蟆;(3)《金匮钩玄》方,治小儿疳病,药用胡黄连、阿魏、麝香、黄连、神曲、猪胆汁和丸,白术汤下;(4)《婴童百问》方,治小儿疳症虚痢,药用胡黄连、芦荟、黄连、煨肉蔻、人参、桂心、朱砂、使君子肉、木香、钩藤、茯苓、龙齿、麝香、猪胆、莨菪子、黄丹,如法制作服用;(5)《博济方》方,治小儿疳疾泻痢,药用胡黄连、丁香、密陀僧、肉豆蔻、槟榔、诃子、朴硝、麝香、绿豆,如法制作服用;(6)《颅囟经》方,治小儿热疳,药用胡黄连、蟾酥,蜜丸;(7)《太平圣惠方》方之一,治胆热神不安,口苦,药用胡黄连、青羊角、蛇黄、熊胆、青黛、黄牛胆汁或羊胆汁和丸,竹叶汤送下;(8)上书方之二,治小儿疳痢、腹痛,药用胡黄连、木香、糯米饭和丸,粥汤下;(9)上书方之三,治小儿疳症,药用胡黄连、芦荟、血竭、炒地龙、熊胆、蟾酥、面糊丸;(10)上书方之四,治小儿惊疳、上焦热,药用胡黄连、天竺黄、芦荟、熊胆、腻粉、麝香、牛黄、雄黄、朱砂、冰片;(11)上书方之五,治小儿骨蒸,药用胡黄连、干蟾、麝香,蜜丸。

【阐发与临证】这是钱乙治疗的二诊病案。因一诊时他医误辨虚热为实热,而用黄连和牛黄丸清心经实热,引致脾胃虚、便利黄沫,钱以白术散健脾胃、生犀散清心经虚热、胡黄连丸治其热疳,析辨清楚、条理分明，治疗按层次先后逐步取效，后学者多取其法。

2 案[1]　郑人齐郎中子忽脏热，自取青金膏[2]，三服并一服而饵之，至三更，泻五行，其子困睡；齐言子睡中多惊，又与青金膏一服，又利三行，加口干而身热，齐言尚有微热未尽，又与青金膏一服。其妻曰：用药十余行，未安，恐生他病。钱曰：已成虚羸。先多煎白术散时时服之。后服香菰丸[3]，十三日愈。

【注解】[1] 本案录自《小儿药证直诀·卷中·记尝所治病二十三证》。

[2] 青金膏：同名 2 方。(1)《证治准绳》引《吉氏》（可能是《吉氏家传》《宝童方》等书）方，治疳积，药用青黛、芦荟、朱砂、蟾酥、麝香、蜈蚣、蛇蜕，如法制作服用；(2)《小儿卫生总微论方》方，治因吐泻变慢惊，药用乌蛇肉、蝎尾、天麻、白附子、附子、青黛、麝香、天竺黄、蜜丸，人参、薄荷汤下。

[3] 香菰丸：菰是菇的异体字，即葵白。《小儿药证直诀》方，原书名香瓜丸，治遍身汗出，药用胡黄连、煨大黄、柴胡、炙鳖甲、黄连、黄柏、芦荟、青皮、黄瓜，如法制作服用，一方无黄连。

【阐发与临证】《小儿药证直诀》说："喜汗者，厚衣卧而额汗出也；盗汗者，肌肉虚而睡中汗出也，用止汗散（败蒲扇烧灰存性，温酒调服三钱）；遍身汗，用香菰丸。"从文字看，香菰丸治盗汗中的遍身汗出——较重的一种。但盗汗较多的就是遍身汗。本方比当归六黄汤多养阴药炙鳖甲，少益气养血芪归地。可能是时代、科技都在发展进步，所以明朝万全就用当归六黄汤治盗汗（加止汗散）、自汗（加浮小麦），谓之"治诸汗之神方也"，显得更完美了。

本案单说小儿"脏热"，未细分何脏，可能是小儿壮热，是因五脏生热，熏动于外，故身体壮热。钱乙说"壮热者，常热不已，甚则发惊痫也"。朱丹溪《幼科全书》说："壮热者……由血气壅实，五脏生热，熨蒸于内，则眠卧不安，精神恍惚；蒸发于外，则表里俱热，躁急喘粗，甚则发惊痫也。治法先以导赤散、吞泻青丸以治其热，后以抱龙丸镇其惊；如实热大小便闭者，三黄丸下之。"患家自服青金膏可能是《吉氏家传》方，三服并一服量忒大，连用三次，泻下十余行，当然要变虚了。所以钱乙先用白术散［见三卷第一篇痰第 19 案例注（1）］健脾温胃，再用香菰丸清余热。

3 案[1]　朱氏子五岁，夜发热，晓即如故。医有作伤寒治者，有作热治者，以凉药解之，不愈。其候多涎而喜睡，他医以铁粉丸[2]下涎，其病益甚，至五日大引饮。钱曰：不可下之。乃取白术散一两，煎药汁三升，使任意取足服。朱曰：饮多不作泻否？钱曰：无生水不能作泻，纵多不足怪也，但不可下耳。朱曰：先治何病？钱曰：止泻，治痰，退热，清神，此药是也。至晚服尽。钱视之，曰：更可服三升。又煎白术散三升，服尽得稍愈。至第三日，又服白术散三升，其子不渴、无涎。又投阿胶散[3]二服而安。

【注解】[1] 本案录自《小儿药证直诀·卷中·记尝所治病二十三证》。

[2] 铁粉丸：同名 5 方。(1)《千金要方》方，治热病心神恍惚，悲喜不常，发狂欲走，药用铁粉、牛黄、远志、丹参、茯神、升麻、三七、僵蚕、白附子、马牙硝、麝香、金箔、蜜丸，薄荷汤送；(2)《太平圣惠方》方，治骨蒸劳热，体瘦，寒热，药用铁粉、獭肝、柴胡、鬼督邮、木香、安息香、黄连、白术、蜜丸；(3)《全生指迷方》方，治忽然瘨疾，不语，闻人声惕然惊，胸满欲呕，便闭，药用铁粉、朱砂、牛黄、天竺黄、铅粉、天南星、姜汁煮糊丸，姜汤下；(4)《小儿药证直诀》方，治涎盛潮搐，吐逆，药用水银、朱砂、铁粉、制南星、轻粉、姜汁糊丸，生姜汤送；(5)《沈氏尊生书》方，治心痿，药用铁粉、银屑、黄连、苦参、石蜜、龙胆草、龙齿、牛黄、秦艽、丹皮、白薜皮、地骨皮、雷丸、犀角。

[3] 阿胶散：同名 17 方。(1)《千金翼方》方之一，治衄血不止，药用阿胶、当归、细辛、龙骨、蒲黄、乱发；(2)上书方之二，治妇人下血，药用阿胶、乌贼骨、芍药、当归；(3)《博济方》方，治久咳劳嗽，药用阿胶、人参、杏仁、款冬花、黄蜀葵花、甘草，和糯米粥吃；(4)《圣惠方》

方之一，治脾虚寒，大肠泻痢，腹痛，药用阿胶、艾叶、当归、附子、炮姜、赤石脂、厚朴、桂心、川芎；（5）上书方之二，治肺痿损败，气喘咳嗽有血，药用阿胶、蛤蚧、侧柏叶、人参、熟地、麦冬、茯苓；（6）上书方之三，治大衄不止，药用阿胶、当归、蒲黄、乱发、龙骨、细辛、桂心、生地黄汁；（7）上书方之四，治忧恚呕血，烦闷少气，胸中痛，药用阿胶、炙甘草、生地黄汁；（8）上书方之五，治赤白痢，腹中绞痛，药用黄连、附子、当归、阿胶、炙甘草；（9）上书方之六，治妊娠伤动，腹痛下血，药用阿胶、艾叶、当归、川芎、熟地；（10）上书方之七，治小儿尿血，水道中涩痛，药用阿胶、黄芩、山栀、车前子、炙甘草；（11）《小儿药证直诀》方，治肺经阴虚火盛咳嗽气喘少痰，咽干，或痰中带血，药用阿胶、马兜铃、大力子、炙甘草、杏仁、糯米；（12）《银海精微》方，治眵泪黏脓，药同（11）方去杏仁加款冬花、紫菀；（13）《苏沈良方》方，治肺破嗽血吐血，药用阿胶、白及、天冬、人参、五味子、生地、茯苓、秫米、蜂蜜、生姜，如法修治并服；（14）《济生方》方，治肝经受风冷，目流冷泪，药同（12）方去牛蒡子加白蒺藜；（15）《证治准绳》方之一，治妊娠因颠仆胎动不安，腰痛腹满，药同（9）方去川芎加白芍、甘草、黄芪、生姜、大枣；（16）上书方之二，治妊娠胎动，腹中绞痛，药用阿胶、甘草、茯苓、白术、川芎、当归、陈皮、生姜、大枣；（17）上书方之三，治同上，药用阿胶、人参、川芎、茯苓、麦冬、柴胡、甘草、当归、黄芩、生姜、大枣。

【阐发与临证】这患儿是阴虚火盛之夜发热，即肺阴虚潮热，还有脾虚多涎而嗜睡，所以用铁粉丸、南星、轻粉之化痰，而铁粉、水银、轻粉之毒，当然病加重。钱乙先用健脾之白术散凡三天，以除其涎，再用阿胶散［即上注（11）方］，就不会"长"涎了。本案所用白术散即三卷第一篇痰第19案注8（1）方钱氏白术散。

4案[1]　一儿感冷，身大热恶寒。此有表症，用发汗药，汗出遂凉，过一日复热。医谓表解里未解，验之。服四顺饮子[2]，利动脏腑，一行遂凉，隔一日又复热。医云：经热未解。验之小便赤。故知心热未解，服生气汤[3]遂凉，过二日又热。医云：脉已和，非病也。既发汗又利大小便，其儿已虚，阳气无所归，皆见于表，所以身热。以和胃气药如六神散[4]之类，加乌梅，煎令微觉有酸味，收归其阳气，自此痊愈。

此表里俱虚，气不归元而阳浮于外，所以再发热，非热症也。

【注解】［1］本案录自《医说·卷十》。

［2］四顺饮子：同名3方。（1）《小儿卫生总微论方》方，治小儿诸热，药用地骨皮、防风、栀子、连翘、灯心、竹叶；（2）《婴童百问》方，治小儿血脉壅实，脏腑生热，颊赤多渴，五心烦躁，欲发惊风，药用赤芍、当归、生甘草、大黄；（3）《证治准绳》方，治夜热，药用熟大黄、炙甘草、当归、芍药、薄荷叶。本案说服后利动脏腑，而且是治里实热的，因此可能用（2）方。

［3］生气汤：同名3方。（1）《和剂局方》方，治冷气攻心，腹胁胀满刺痛，吞酸，痰逆呕吐，五膈五噎，药用炒盐、丁香、丁香皮、胡椒、檀香、炮姜、炙甘草，如法制作并服；（2）《鸡峰普济方》方之一，功能补气散寒，和养脾胃，药同（1）方去盐、炮姜，加人参、白芷、干姜、温姜；（3）上书方之二，治药同上去人参、白芷。本案说用生气汤治心经热，清利小便，而上述三方都是温热药，所以本案不是用此等方。

［4］六神散：同名4方。（1）《苏沈良方》方，治泻痢赤白久不止，腹痛，药用蜜炙米壳、青皮、陈皮、乌梅肉、炮姜、炙甘草、乳香；（2）《小儿药证直诀》方，治小儿面青啼哭，口出冷气，或泄泻不乳，药用人参、炒白术、茯苓、炒甘草、炒山药、炒扁豆、生姜、大枣；（3）《婴童百问》方，治同（2）方，药用当归、白芍、人参、甘草、桔梗、陈皮；（4）《证治准绳》方，治脾胃虚弱，津少虚热不食，药同（2）方去山药加蜜炙黄芪，身热加乌梅。本案用（2）（4）方。

【阐发与临证】患儿开始恶寒发热确是表证而且是风寒表证，用发汗药解表寒邪是对的。但《伤寒论》在用桂枝汤时说：服药后微汗出，不可令汗如流水。否则表证虽解而会出现虚证，或者表反不解，或出现变证坏病。这个病例就是如此。再用大黄（四顺饮子）攻下太过（利动脏腑），就变成表里俱虚了，所以服四顺饮子"一行遂凉"后隔一日又复热。小便赤不一定是心经热，泻下太多也会小便赤。此时认为表里俱虚的"医"，才是辨证明确的。

5案[1]　东都张氏孙，九岁病肺热。他医以犀角龙麝生牛黄治之，一月不愈。其症喘嗽，闷乱[3]，饮水不止，全不能食。钱用史君子丸[3]、益黄散[4]。张曰：本有热，何以又行温药？他医用凉药攻之，一月尚未效。钱曰：凉药久则胃寒不能食，小儿虚不能食，当补脾，候饮食如故即泻肺经，病必愈矣。服补脾药二日，其子欲饮食，钱以泻白散泻肺，遂愈七分。张曰：何以不虚？钱曰：先实其脾，然后泻肺，故不虚也。

【注解】[1] 本案录自《小儿药证直诀·卷中·记尝所治病二十三证》。

[2]"闷乱……何以又行温药？"：此段文字，在《小儿药证直诀》该案例中缺文。

[3] 史君子丸：同名6方。（1）《婴童百问》方，治小儿五疳，心腹膨胀，时复痞痛，纳少羸瘦，药用白芍、厚朴、陈皮、川芎、甘草、史君子肉，蜜丸；（2）《和剂局方》方，治药同上去白芍；（3）《证治准绳》方，治腹内诸虫作痛，口吐清水，药用使君子肉、槟榔、石榴根皮、大黄（半生半熟），如法制作并服；（4）《博济方》方，治小儿疳瘦下利，腹胀不思饮食，药用厚朴、使君子、青黛、诃子肉、陈皮、炙甘草，蜜丸；（5）《症因脉治》方，治虫积腹胀，药用使君子、槟榔、芜荑、鹤虱、百部、苦楝根皮；（6）《医方集解》方，治小儿虫积腹痛，食劳黄瘦，异食，药用使君子肉、制南星、槟榔，如法制作并服。本案应用是《博济方》方。

[4] 益黄散：同名5方。（1）《小儿药证直诀》方，又名补脾散，治小儿脾胃虚弱，脾疳腹大身瘦，药用丁香、青皮、陈皮、诃子肉、炙甘草，另方无丁香、用木香；（2）《小儿卫生总微论方》方，治小儿囟肿硬及陷，脾经虚热，目微黄，药同（1）方，但陈皮药量大一倍，《证治准绳》用治肺虚少气喘、面赤饮水，身热痰黏涎盛，咽喉不利；（3）《婴童百问》方，治小儿吐泻，脾虚不食，谷不化，滑肠，盗汗，药及剂量同（2）方，去丁香加木香；（4）《兰室秘藏》方，治胃中风热，药用黄芪、人参、陈皮、芍药、生甘草、炙甘草、黄连，又方加茯苓；（5）《名医类案·卷十二·第三十三篇脾风》第3案引胡虚台方，治慢脾风，泄泻青绿色，手足瘛疭，目张直视，药用人参、白术、茯苓、白扁豆、莲肉、白芷、全蝎、防风、僵蚕、黄芪、制南星、天麻，煎冬瓜仁汤下。

【阐发与临证】本患儿喘闷、咳嗽、饮水不止，极似肺热。但即使是，也不能一味地用凉药。再加全不能食，脾胃总有虚或寒，所以也要相应地用健脾、消导理气或温散中寒、甚至温阳之剂。钱仲阳所用此二方，青黛、丁香分别在二个方中用量都不大，所以凉温基本平衡，略偏温，而主要是理气消导健胃药多，这就对证。另外因肺热还是主要矛盾，所以胃能食即用泻白散泻肺，就地骨皮、桑白皮虽为寒性药，毕竟不如犀角、冰片、生牛黄等寒凉性大。钱之治疗深为可法之法，因为它还有别于培土生金。

6案　程明祐[1]治一儿，病日晡时热。众皆以为阴虚火动，法不治。程诊之曰：儿气方息，日以生阴，固无缘虚也。火之动，食饮积胃，蕴蒸宿结则隆隆而热。遂宜泄输泻之，其病忽已。

【注解】[1] 程明祐应为程明佑。

【阐发与临证】此为食积引起的日晡潮热。前医按常规辨证为阴虚内热而治之无效，可能问诊内容还不全面。至于程明佑说"食饮积胃，蕴蒸宿结则隆隆而热"，除非是伤寒阳明腑证，但该证腹满痛，大便燥结，舌苔老黄或燥黑干。如非，则宣泄输泻不可过用硝黄。

7案[1]　薛己治李阁老子，潮热，饮食如故，自申酉（膀胱肾）时甚，至子丑时方止，遍身似疥（肺主皮毛），大便秘结，小便赤涩，热渴饮冷。薛以为脾胃实热，传于肺与大肠。先用清凉饮四剂，结热始退；又用四物[2]、柴胡、黄连数剂，其疮渐愈。彼欲速效，另用槐角丸之类，诸症益甚[3]。仍以前药，更加桃仁、赤芍，至百剂而愈[4]。

【注解】[1] 本案在薛氏著作中找不到。本案录自《明医杂著》。该书由明朝王纶撰，薛己注，因此本案可能是王纶所治，从用药惯例和特点看，也是如此。而江应宿误以为是薛己所治。

[2]《明医杂著》原书是"四物汤加柴胡、黄连……"。

[3]《明医杂著》原书此下是"遂求于施院长"。

[4]《明医杂著》原书此下是"（施院长名鑑，为银台弟）"。施鑑，明朝幼科医，官南京太医院使，故谓之"施院长"。其兄施银台亦为明代幼科医。

【阐发与临证】本案是皮肤病（类似过敏）引起大便秘结、日晡潮热、渴欲饮冷的肠胃实热证，传于肺是因遍身似疥。大便秘结虽属大肠，但亦在胃家实范围。本案所用是清凉饮的（1）方，即大黄、当归、赤芍、甘草。大便秘结和潮热退后再用四物汤加柴胡黄连是治皮肤过敏的，养血清心经热祛风，诸痛痒疮皆属心火。加桃仁赤芍，很可能误用槐角丸后病情反复、例如大便又干结、皮肤又痒痛。

8 案 江篁南治一儿，生方两月，时值酷暑，又久雨，湿令流行，遍身大热。然初生小儿，肠胃脆窄，药难区处。乃取干壁土[1]舂碎撒地上，上以芭蕉叶[2]铺之，将儿卧叶上，又以芭叶覆之，更少加干壁土于上，睡少时，其热如失。

【注解】[1] 干壁土：相当于东壁土，只是墙壁的不同方位而已。

[2] 芭蕉叶：性味甘淡寒，功能清心肝热；解暑除烦；能解毒治肿毒初起；能利尿治水肿脚气。

【阐发与临证】此患儿系伤暑（暑必挟湿）引起的发热，肌肤虽热（扣手感），但体温不一定颇高，极像现代所谓的苦夏。苦夏主要因夏季湿热蕴霾而汗出不畅引起，所以肌肤扣之烙手，但体温有一定高、不会太高。此二物就是给患儿身边造成一个小气候：湿度减低、温度适当降低的一个凉爽环境，使汗液排泄、空气流通而清醒。

第七篇 寒 症

1 案[1] 东垣治一小儿二岁，时初冬患大寒症，明堂青脉，额上青黑，脑后青络高起，舌上白滑，喉鸣而喘，大便微青，耳尖冷，目中常泪下，仍多眵，胸中不利，卧而多惊，无搐则寒。以黄柏、陈皮、葛根、连翘、蝎梢、炙草，已上各一分，升麻、黄芪、柴胡各二分，归身、麻黄各三分，吴萸、生地黄各五分，名曰补阳汤[2]，咬咀，都作一服，水一大盏半，煎至六分，乳食后热服，服后愈。

【注解】[1] 本案录自《兰室秘藏·小儿门》。

[2] 补阳汤：同名3方。(1)《兰室秘藏》方之一，治药即本案本方，原书原方有地龙；(2) 上书方之二，治阴盛阳虚九窍不通，眼大眦青，白翳内阻，药用十全大补汤去川芎，生地熟地同用，加柴胡、羌活、陈皮、独活、防风、泽泻、知母；(3)《普济方》方，治阳虚引起的青白翳，药同 (2) 方去茯苓、生地、黄芪、柴胡、知母。

【阐发与临证】本案在李东垣《兰室秘藏》中是以惊风刊出，按李说"外物惊，宜镇心，以黄连安神丸；若气动所惊，宜寒水石安神丸""治风辛温之药，必杀人……辛散浮温热者，火也，能令母实，助风之气盛"。本方实质是治因寒而起的惊、搐。但李不愿多用风药，又不能多用温药，故温药中再配少量凉药如黄柏、连翘，祛风药中还有辛凉或微凉的升麻、柴胡、葛根、地龙、麻黄、吴萸量稍多而且温性重，还加生地凉肝。虽名补阳汤，那有补阳之药剂？此其一；其二，本案发于初冬，本热而易被暴淫之外寒束遏，内有热、泄不出、汗不出，再加湿痰并而为肺气被遏为喘、为喉鸣，目眵多，胸中不利（气机不畅）、卧而多惊，非阳虚，无搐则寒说明搐时不寒。结合《兰室秘藏·眼耳鼻门》另一补阳汤，以十全大补汤为基础方，其中温热药仅肉桂一钱，熟地、人参、黄芪、白术各一两，虽有羌独活，也有知母、生地各三钱。按李东垣说法是阴盛阳虚，清晨服补阳汤，临卧服泻阴丸，先补其阳，如此类药剂；后泻其阴，也是大剂量的黄芩、黄连、黄柏、知母，还有草决明、石决明，所以方名不符药性之实。所以本案非阳虚、也非真正的寒症，而是风寒风热交结而引起的气机不顺，进而引起惊搐。

第八篇 癖为潮热

1 案[1] 钱仲阳治曹氏子，三岁，面黄，时发寒热，不饮食，而饮水及乳不止。众医以为潮热，用牛黄丸、麝香丸[2]，不愈。及以止渴干葛散[3]，服之反吐。钱曰：当下白饼子[4]主之，后补脾。乃以消积丸[5]磨之，此乃癖也，后果愈。夫何故？但饮水者，食伏于脘内不能消，致令发寒热。服止渴药吐者，药冲脾故也。下之即愈。

【注解】[1] 本案录自《小儿药证直诀·卷中·记尝所治病二十三证》。

[2] 麝香丸：同名14方。（1）《小儿药证直诀》方，治小儿慢惊风，药用龙胆草、胡黄连、木香、蝉衣、芦荟、熊胆、青黛、轻粉、冰片、麝香、牛黄、瓜蒂、猪胆汁为丸，如法制作并服；（2）《外台秘要》方，治天行热毒，下痢赤白脓血，下部毒气，药用麝香、附子、雄黄、丹砂、干姜，蜜丸；（3）《圣济总录》方，治历节风痛，发不可忍，药用麝香、守宫、乳香、地龙、生草乌、蛴螬、冰片、木香；（4）《普济本事方》方，治白虎历节诸风走痛，药用生川乌、生地龙、生全蝎、生黑豆、麝香，如法制作并服；（5）《太平圣惠方》方之一，治肾脏积冷，气攻心腹痛频发，药用麝香、阿魏、干蝎、桃仁，蜜丸，热酒下；（6）上书方之二，治急风口眼歪斜，四肢抽搐，药用麝香、冰片、牛黄、雄黄、犀角、肉桂、附子、防风、麻黄，蜜丸；（7）上书方之三，治一切风，肢节走痛，药用麝香、朱砂、牛黄、天麻、羌活、川芎、菊花、肉桂、地龙、蜜丸热酒下；（8）上书方之四，治牙痛，药用麝香、胡椒、甘松、雄黄、蜜丸绵包安患处；（9）上书方之五，治口舌生疮赤烂，药用麝香、杏仁、升麻、黄芩、浮萍、蜜丸含化；（10）上书方之六，治胸痹壅闷，药用麝香、牛膝、犀角、蜜丸，陈皮汤下；（11）上书方之七，治心腹气痛，药用麝香、木香、槟榔、五灵脂、陈皮、如法制作并服；（12）上书方之八，治久冷痢、休息痢、气痢，大肠滑泄，下肠垢不绝，药用麝香、鹿茸、枣肉丸；（13）上书方之九，治妇人积聚气，心腹痛，面萎黄，纳少，药用麝香、木香、当归、附子、香墨；（14）上书方之十，治小儿慢惊风，上膈多涎，精神昏闷，药用麝香、牛黄、白附子、犀角、半夏。

[3] 干葛散：同名4方。（1）《外台秘要》方，预防热病急黄贼风，药用干葛、生地、香豉心，用牛乳、蜜汤、竹沥、粥饮、梅浆，任意下药；（2）《鸡峰普济方》方，治消渴，药用仙人骨（结了籽后的干萝卜）、仙人蓑衣（取出成熟莲子后的空干莲蓬壳）、干葛、银汤瓶内碱，紫苏熟水下药；（3）《世医得效方》方，治酒痢便血，药用干葛、枳壳、半夏、茯苓、生地、杏仁、甘草、黄芩，用黑豆、生姜、白梅煎汤送；（4）《证治准绳》方，治产后中风，口噤不能言，药用干葛、独活、甘草、生姜。本案可能用（2）方。

[4] 白饼子：同名2方。（1）《小儿药证直诀》方，治小儿壮热，药用半夏、南星、滑石、轻粉、巴豆，糯米饭为丸，如法服；（2）《活幼口议》方，治小儿毒痢，下白痢腹痛，药用枯矾、轻粉、白面、铅粉，如法制作并服。

[5] 消积丸：同名4方。（1）《小儿药证直诀》方，治小儿食积，大便酸臭，药用丁香、砂仁、乌梅肉、巴豆霜；（2）《疡医大全》方，治痞积，药用陈皮、三棱、莪术、槟榔、青皮、枳实、萝卜

子、麦芽、草豆蔻、厚朴、山楂肉、神曲、木香、黑砂糖和丸；（3）《婴童百问》方，治乳食伤积，心腹胀满，或泻或呕，药用丁香、砂仁、使君子、乌梅、巴豆霜、饭丸，陈皮汤下；（4）《沈氏尊生书》方，又名连萝丸，治痞块，药用黄连、吴萸、益智仁、萝卜子、白芥子、川芎、栀子、三棱、莪术、桃仁、香附、青皮、山楂肉、神曲，如法制作并服。

【阐发与临证】本案的癖乃癖积，多由痰凝、瘀结、水饮停蓄、食积、三焦气机不畅阻遏寒邪结滞而成，前四者引起的是实证，后者为半实半气积。实积经久不瘥便为潮热，胁下弦硬有条块状物，胀痛，刺痛。因条块肿胀迫肺而短气甚或喘息，治疗活血祛瘀、化痰逐饮、消食导滞、温散理气等随证加减。本案是"食伏于脘内不能消"即食积引起，所以先以下法、再以消法。

2 案 江应宿治一幼女，发热咳嗽，似乎伤风，服解表发汗药，热不退。询其曾食何物，云食粽即睡，遂发热不止。乃与消导之剂加炒酒曲一钱，热退，更食饴糖数两而嗽愈。

【阐发与临证】此为食积引起发热咳嗽，似伤风，而且服解表发汗药无效。这种发热一般体温不会高，而且也因挟风寒外感才会发热。江名之曰伤风，表示与伤寒有区别，也表示发热体温不高。

第九篇　汗　附：盗汗

1 案[1]　钱仲阳治张氏三子病，大者汗遍身，次者上至顶，下至胸；小者但额有汗。众医麦煎散[2]治之，不效。钱曰：大者与香瓜丸，次者与益脾散[3]，小者与石膏汤，各五日而皆愈。

【注解】[1] 本案录自《小儿药证直诀·卷中·记尝所治病二十三证》。

[2] 麦煎散：同名4方。(1)《苏沈良方》方，治少年骨蒸，妇人血风攻注四肢，心胸烦壅，药用炙鳖甲、煨大黄、常山、柴胡、赤苓、当归、干生漆、白术、石膏、生地、炙甘草、小麦；(2)《和剂局方》方，治小儿夹惊伤寒，表里不解，吐逆，壮热，喘急，面赤自汗，或惊狂，或痘疹余毒未尽，药用麻黄、石膏、知母、杏仁、炙甘草、地骨皮、芍药、茯苓、葶苈子、人参、滑石、麦子；(3)《卫生宝鉴》方，治诸虚不足，新病暴虚，自汗盗汗，心悸惊惕，药用煅牡蛎、黄芪、麻黄根、小麦；(4)《证治准绳》方，治荣卫不调，盗汗，面黄肌瘦，四肢烦痛，药用柴胡、秦艽、炙鳖甲、干漆、人参、茯苓、干葛、制川乌、元参、小麦。

[3] 益脾散：同名4方。(1)《奇效良方》方，治小儿吐泻虚弱，药用人参、炒白术、茯苓、炙甘草、木香、陈皮、厚朴、生姜、大枣；(2)《幼科全书》方，治噤风，药同(1)方去白术，加苏子；(3)《证治准绳》方之一，治脾虚湿困，气滞腹胀泄泻，药同(2)方加草果；(4)上书方之二，治痘至八九日，倏然作痒，药用炒白术、芍药、生地、甘草、升麻、荆芥、防风、陈皮、大腹皮、僵蚕、蝉蜕。

但《小儿药证直诀》原文是益黄散（见十二卷第六篇热症第5案例注4）。此可能是江应宿所改。

【阐发与临证】本案述小儿三种出汗（按部位分）的三种辨证治疗，虽未说明其病因病机，但从《小儿药证直诀》卷上"胃怯汗""太阳虚汗""喜汗""盗汗"中所述可知，该书原文"上至项，下至脐，此胃虚，当补胃，益黄散主之""上至头，下至项，不过胸也，不须治之""浓衣卧而额汗出也，止汗散（故蒲扇灰）主之""睡而自汗出，肌肉虚也，止汗散主之。遍身汗，香瓜丸主之"。遍身汗出在临床常见有营卫不和、气虚、阳虚、气阴二虚、阴虚内热、暑热伤气、暑热夹湿、热炽阳明经、风邪挟湿等证型，本案用香瓜丸治有效，应是阴虚内热证。汗出上至顶、下至胸，即上半身汗出，临床常见气虚证、湿热熏蒸证，本案用益黄散是治脾胃虚弱的，可能因方中无健脾益气药，江应宿改编为益脾散，如《奇效良方》益脾散方即用四君子汤加木香、陈皮等，就符合原意。但额有汗以阳明经证、气虚、湿热蒸郁、阳明湿热发黄、肺热等证常见。本案用石膏汤治愈，可能是《千金要方》方之一，《圣惠方》方之二，《圣济总录》方（见四卷第四篇呕吐第1案例注），这些方剂有一个共同点，即用石膏、栀子、芩、连、地骨皮，甚至犀角、牛黄，因此本案的但额有汗为里热实热证。

2 案[1]　海藏治一子，自婴至童，盗汗凡七年矣，诸治不效。与凉膈散、三黄丸，三日病已。盖肾为五液，化为五湿，相火迫肾，肾水上行，乘心之虚而入手少阴，心火炎上而入肺，欺其不胜已也，皮毛以是而开，腠理元府不闭而为汗出也。比于睡中者为盗汗，以其觉则无之，故《经》云寝汗憎风[2]，是先以凉膈泄胸中相火，相火退，次以三黄丸泻心火以助阴，则肾水还本脏，元府闭，汗为之止矣。

【注解】[1] 本案还收录在《医学入门》和《医部全录·卷四百五十一》医案中，而且注明为"李梴《医学入门》曰：晋郎中子……"，而在王海藏《阴证略例》《医垒元戎》《此事难知》《汤液本草》等书中均未找到本案。

[2]《经》云：寝汗憎风：(1) 录自《素问·藏气法时论》篇，原文是"肾病者，腹大胫肿，喘咳身重，寝汗出憎风……"。(2) 录自《素问·气交变大论》篇，原文是"岁水太过，寒气流行，邪害心火，民病身热烦心躁悸，阴厥上下中寒……甚则腹大胫肿，喘咳，寝汗出憎风……"。

【阐发与临证】注2中的前者言水气凌心肺，心液为汗，肺主皮毛，腠理不闭，故为寝而出汗；肾病水邪凝聚在下焦，为外寒，汗出津泄为内热，内热外寒，故憎风。注2中的后者也是说内热外寒，身热烦躁心悸，易寝而汗出；又寒气流行，阴厥（厥为重之意）上下中寒，故畏风憎风。本案论理部分为相火随肾水上行入心，心火上炎而入肺，皮毛不闭为汗出，心火相火为内热，肾水化湿为外寒，故为寝汗出、憎风。两者病机一致。

第十篇 吐 泻

1案[1]　钱仲阳治五太尉病吐泻不止，米谷不化。医用补药，言用姜汁调服之。六月中，服温药一日而加喘吐不定。钱曰：当以凉药治之，所以然者，谓伤热在内也。用石膏汤三服，并服之。众医皆言吐泻多而米谷不化，当补脾，何以用凉药。王信众医言，又用补脾丁香散[2]三服。钱后至，曰不可服此，三日后，必腹满身热，饮水吐逆。三日外，一如所言。所以然者，谓六月热甚，伏入腹中而令引饮，热伤脾胃，即大吐泻也。医又行温药，遂使上焦亦热，故喘而引饮，三日当甚。众医技穷，复召钱。钱至宫中，见热症，以白虎汤三服，更以白饼子下之，减药二分，至二日三日，又与白虎汤各二服，四日用石膏汤一服，旋合麦门冬、黄芩、脑子、牛黄、天竺黄、茯苓，以朱砂为衣，与五丸，竹叶汤[3]化下，热退而安。

【注解】[1] 本案及以下三案都录自《小儿药证直诀·卷中·记尝所治病二十三证》。

[2] 补脾丁香散：该书原文是丁香散，无"补脾"二字。可能是江应宿所加，意为强调有补脾作用的丁香散。

丁香散：同名12方。（1）《圣惠方》方之一，治伤寒后脾胃气虚，宿食不消，心腹胀满纳少，食即欲吐，四肢逆冷，药用丁香、人参、白术、炮姜、炙甘草、诃子、陈皮、厚朴、神曲、生姜；（2）上书方之二，治脾胃虚冷，腹胀气逆纳少，四肢无力，药同（1）方去陈皮、厚朴、神曲加茯苓、木瓜、草蔻、茅香花、大枣；（3）上书方之三，治同上，药用丁香、半夏、木瓜、诃子、炮附子、厚朴、人参、柴胡、陈皮、白豆蔻、高良姜、炙甘草、生姜、大枣；（4）上书方之四，治同（1）方，药用丁香、炮姜、炙甘草、陈皮、白豆蔻、厚朴、桂心、白术、麦芽、枣；（5）上书方之五，治伤寒后胃虚，呕哕不下食，药用丁香、人参、白术、诃子、陈皮、藿香；（6）上书方之六，治小儿霍乱吐泻，心腹痛不止，药用丁香、炮姜、桂心、炙甘草、人参、诃子、生姜、大枣；（7）上书方之七，治小儿脾胃虚寒，腹胁胀满，乳食减少，药用丁香、桂心、人参、白术、厚朴、陈皮、生姜、大枣；（8）《三因极一病证方论》方，治呃逆胸满，药用丁香、柿蒂、高良姜、炙甘草；（9）《妇人良方大全》方，治产后脾胃虚弱，复受风冷，心烦咳噫，药用丁香、白豆蔻、灶心土、桃仁、吴萸；（10）《博济方》方，治脾泻，药用丁香、厚朴、槟榔、肉豆蔻；（11）《证治准绳》方，疗诸癣，药用丁香、虾蟆灰、麝香、枯矾、五倍子、腻粉，研末干敷；（12）《沈氏尊生书》方，治妊娠伤食，药用丁香、砂仁、白术。本案"众医言"所用方是有温补作用的方剂。

【阐发与临证】吐泻症常见有暑湿、寒湿、时疫霍乱、食积、中焦虚寒等证型。本案于六月中发病，伴水谷不化，可见乃暑湿交蒸，秽浊之气侵袭肠胃，加之饮食不节及/或饮食不洁诱发。所以前医用补药、温药、健脾药等都病情不减反增重，出现腹满、身热、喘、渴而引饮，饮水吐逆。钱仲阳用的白虎汤、石膏汤（可能用《外台》方，《千金方》方之一、四）清其里热，按医理说，暑湿单用石膏类清胃热似也不妥；白饼子虽能下之，但该方药性温且用巴豆温下，也欠妥。最后用麦冬、黄芩、茯苓、竹叶当然很妥帖，冰片和牛黄就差一些了。

2案 广亲宫七太尉七岁,病吐泻,是时七月,其症全不食而昏睡,睡觉而闷乱,哽气干呕,大便或有或无,不渴。众医作惊治之,疑睡故也。钱曰:先补脾,后退热。与史君子丸补脾,石膏汤退热。次日,又以水银、硫黄二物末之,生姜水调下一字。钱曰:凡吐泻五月内,九分下而一分补;八月内(水土败),九分补而一分下。此本是脾虚泻,医乃妄治之,至于虚损,下之即死。当只补脾,若以史君子丸即缓。钱又留温胃益脾药止之。医者李生曰:何食而哕?钱曰:脾虚而不能食,津少即呕逆。曰:何泻青褐水?曰:肠胃至虚冷极故也。钱治而愈。

【阐发与临证】本案是中焦虚型吐泻,发生在农历七月,暑末秋初,是因暑时伤气受湿,该儿之吐为干呕、泻为大便或有或无,仅是昏睡、闷乱、哽气,所以是湿困中焦,脾已虚。本案钱用史君子丸是《博济方》方,言为补脾,实为消导理气化湿。本案所用石膏汤按年代和适应证说,应该是《千金方》方之四,但方中大黄、芒硝除非有积,否则用之无益。硫黄、水银,对脾虚湿困中焦之吐泻也欠妥。至于文中说凡吐、泻在五月内,九分下而一分补;八月内,九分补而一分下,《小儿药证直诀》卷上记载"五月二十五日以后,吐泻壮热,此脏腑中九分热也。伤热乳食,泻色深黄,玉露散(煅石膏、寒水石、甘草)主之。六月十五日以后,吐泻身温,脏腑六分冷也……泻色黄白……食前少服益黄散,食后多服玉露散。七月七日以后,吐泻身凉,三分热七分凉也。不乳多睡,闷乱哽气,出气,睡卧露睛,唇白多哕,亦用益黄、玉露二散主之。八月十五日以后,吐泻身凉,不乳干哕,泻青褐水,无阳也,当服益黄散。吐泻乳食不化,时时下痢,肌肉消瘦,此脾胃虚寒也,用木香丸(此处应用本书方,治冷疳,药用木香、青黛、槟榔、肉豆蔻、麝香、续随子、虾蟆,蜜丸)"。夏历5月25日后是夏至后数天,天气已经趋热;6月15日后是小暑节过了一半,入伏前后,天气很热;7月7日后将立秋,在中伏末伏期间,天气还很热,但秋凉将临;8月15日后是秋分前后,秋天已过了一半,天气趋凉,尤其是夜晚较凉,小儿睡觉易蹬被、易着凉,秋季腹泻将要流行,因饮食不节、不洁而引起的肠胃炎吐泻也较多,所以"无阳也",表示中焦寒。天气热用凉药;天气又热又凉、热多凉少,多用凉药少用热药;天气凉热差不多,凉药热药大致平衡;天凉较深,都用热药,不用凉药。这就是钱仲阳遵《内经》"用寒远寒、用热远热"的治疗法则。

3案 冯承务子五岁,吐泻壮热,不思食。钱曰:目中黑睛少而白睛多。面色㿠白,此子必多病也。纵长成,必肌肤不壮,不耐寒暑,易虚易实,脾胃亦怯,更不可纵恣酒欲,若不保养,不过壮年。面上常无精神光泽者,如妇人之失血也。今吐利不食、壮热者,伤食也。不可下,下之,虚入肺则嗽,入心则惊,入脾则泻,入肾则益虚。此但以消积丸磨之,为微有食也。如伤食甚则可下,而不下则成癖也。实食在内,乃可下,下毕补脾必愈。随其虚实,无不效者。

【阐发与临证】白睛多黑睛少者,肝肾不足,如果再目无精光则尤甚,宜地黄丸;面色如再㿠白,则气血肝肾俱虚,禀赋不足,易患多种疾病。因此即使是患了食积,也不能攻下以损伤脾胃,只能用消积丸慢慢治疗。其实钱仲阳的消积丸中也含有巴豆霜,多用也不可。

4案 黄氏子二岁病泻,医与止之,十余日,其症便青白,乳物不消,身凉,加哽气昏睡。医谓病困笃。钱先以益黄散[1]三服,补肺散三服,三日,身温而不哽气,以白饼子微下之,又与益脾散,三服利止。何以然?利本脾虚伤食,初不与大下,措置十日,上实下虚,脾气弱引肺亦虚,补脾,肺病退,即身温不哽气,是有所伤食,仍下之也。何不先下后补?曰:便青为下脏冷,先下必虚,先实脾肺,下之则不虚,而后更补也。

【注解】[1]《小儿药证直诀》原文是"益脾散"。

【阐发与临证】本案是脾虚之体的小儿患伤食腹泻,前医用止泻药后更脾虚、再及肺。钱仲阳认为先用下药则更虚,所以先予服益脾散和补肺散健脾补肺气,脾肺实,再微下之以治食积,此时就不会损伤身体了。这种治法在宋代是先进的,现在可健脾消导同用,如《证治准绳》的健脾丸,既用四君子汤加山药健脾益气,脾肺双补,又用木香、砂仁、陈皮温中理气和胃,肉豆蔻温中健脾止泻,神曲、麦芽、山楂消食积去滞，食积生湿热，少佐黄连（类似保和丸中的连翘）以清热燥湿。但钱的分析及医理是对的。

5案 程明祐治郑氏子七岁，苦下泄。程诊之，曰：胃虚中暑，不能分别水谷，法当补胃，则暑易祛。浓煎白术人参汤[1]，一服精神回，再服泄减，三服愈。

【注解】[1] 这是白术和人参煎浓汤，并非白术人参汤方。

【阐发与临证】程明祐说过"人皆知补之为补，而不知泻之为补；知泻之为泻，而不知补之为泻"。此案即是"补之为泻"法。因中暑湿而致泻，不能分别水谷，但因患儿原系"胃虚"，本案程用白术、人参补胃，可知此胃虚应是脾虚，脾主升，喜燥恶湿，故暑湿之邪既伤脾之气、又困脾之功能，使脾气不升、不能主运化而下泄（而胃气宜降、宜通，喜湿而恶燥）。所以程之用白术、人参二味煎汤是补其脾，脾中焦之气充足则暑湿自祛。

6案 程仁甫治朱氏子，四岁，十二月吐泻神倦，睛陷，脉纹青紫，浆水入口即转。用六君子汤加藿香、砂仁、白蔻、干姜、木通，煎熟入姜汁，徐徐服之，一剂顿止。

【阐发与临证】本案是腊月吐泻，神倦睛陷、脉纹青紫是阴津虚脱、津虚涉及阳虚，用现代话说即脱水、电解质紊乱。方用干姜是寒冬发病而且有中焦阳虚，还能止呕吐；用木通一为利小便则实大便，而且因浆水入口即转（即吐出），起反佐作用，类似于《伤寒论》白通加猪胆汁汤、通脉四逆加猪胆汁汤等方中的猪胆汁。

7案 一儿三岁，夏月吐不止，神倦睛陷，乳水入口即吐。用六君子去甘草，加枳壳、藿香、白蔻、姜、连，煎熟入姜汁，一剂而止。常治小儿吐泻之疾，得捷效者甚多。须辨寒热，如夏月热症，必用六君子汤加姜、连，少用藿香、白蔻之类，徐徐服之，不可太急。若顿服，即不纳；如寒月，用六君子加干姜、砂仁、藿香、白蔻之类；或有伤食吐泻者，初剂加麦芽、山楂二剂，决可取效，如不效者，必发慢惊而死。屡试皆然。

【阐发与临证】此案是同一医家治夏季发病的同样吐泻症（案文仅说"吐不止"，未说"泻"，从全案文看应是又吐又泻），按主治者说夏月热症除用与腊月寒症相同的六君子汤加藿香、白蔻外，热症另加用生姜、黄连（寒症另加用干姜、砂仁），都在药汁中加生姜汁以止吐。按程仁甫意：不论寒症热症、暑天腊月，六君子汤加藿香、白蔻是必用的，是因患儿脾虚湿困。不同的是：腊月寒症藿香、白蔻温性药可多用一些，另加干姜、砂仁；暑天热症温性药可少用一些，另加生姜、黄连。服法是少量徐服，不可大口猛喝（余治呕吐——不论是小儿秋季腹泻呕吐，还是球部溃疡疤痕挛缩、引起的幽门部分梗阻呕吐，都是少量徐服——见拙著《临证秘验录》）。

8案 冯鲸川[1]治李参军二子，患泻症，两月，治之不愈。冯视之，曰：泻出黄色，良久变而为青，乃脾虚而受制于肝也，治之稍缓，即成慢惊矣。先投补脾益黄散[2]数服，后加肉豆蔻、诃子止之，徐徐调理而愈。

【注解】[1] 冯鲸川及本案都找不到原出处。

[2] 补脾益黄散：即《小儿药证直诀》益黄散方，该方又名补脾散。

【阐发与临证】小儿患腹泻黄水达两月，脾虚大致确矣。泻出物良久会变成青色（即肝木色），据此辨为肝木侮脾也有理，用钱氏益黄散正确。但应该用木香而不能用丁香。肉豆蔻加得好，诃子增量也好，就是缺健脾药，疏肝药仅青皮似乎也不足。

9案 江应宿治上舍孙龙登一子，年岁半，七月初，因食西瓜患吐泻。小儿医投六一散[1]，继以胃苓汤，病增剧，已经三日，泄泻如注，神脱目陷，身热如火，脉纹青紫，昏睡露睛（温救何疑），乳食药物入口，少顷带痰吐出。予思脾胃俱虚，已成慢脾。投七味白术散，去木香，加大附子五片，诃子肉一枚，肉蔻、炮姜各三分，吐虽稍定而泻未止。急用大附子二钱，人参一钱半，生姜五片，另煎，入前药服，吐泻止，除附子，用五味异功散[2]而愈。

【注解】[1] 六一散：《宣明论方》方，治暑湿身热，心烦口渴，小便不利，小便淋痛等，药用滑石、炙甘草。

[2] 五味异功散：《小儿药证直诀》方，治小儿虚冷病，吐泻，不思饮食，药用四君子汤加陈皮、生姜、大枣。

【阐发与临证】七月初正值暑季，吃西瓜是正当时。除西瓜已变质或污染，不会引起吐泻。但西瓜有天然白虎汤之誉，如小儿原体虚、脾胃气薄，服生石膏、知母当然可能腹泻，此患儿即是。所以小儿医投六一散清利湿热、利小便实大便，投胃苓汤燥湿利湿都无效。江应宿所用乃温中健脾止泻，附子用至四钱以上，人参达二钱，大剂温脾阳而见效。

第十一篇 惊 搐

1 案[1] 钱治李司户孙,生百日,发搐三五次。医者或作天吊,或作胎惊,或作惊痫,皆不应病。后钱用大青膏[2]如小豆许,作一服发之,复与涂囟法封之,及浴法(浴法见胎疾),三日而愈。何以然?婴儿初生,肌骨嫩怯,被风伤之,子不能任,故发搐。频发者轻,何者?客风在内,每遇不任即搐。搐稀者,是内脏发病,不可救也;频搐者,宜散风冷,故用大青膏。不可多服,盖小儿易虚易实,多则生热,只一服而已。更当封浴,无不效者。(《医学纲目》)

【注解】[1] 本案及下案都录自《小儿药证直诀·卷中·记尝所治病二十三证》,本案还收录在《医学纲目·卷三十六·惊搐》篇。

[2] 大青膏:同名4方。(1)《小儿药证直诀》方,治小儿热盛生风,欲为惊搐、口中气热,药用天麻、青黛、蝎尾、乌梢蛇、白附子、朱砂、天竺黄,蜜和成膏,同牛黄膏,薄荷水溶化温服;(2)《阎氏集宝生信效方》方,治药同(1)方,无天麻,有大青一分;(3)《保婴撮要》方,治肺盛复有风冷,胸满短气,气急喘嗽上气,药同(1)方去朱砂加麝香;(4)《证治准绳》方,治药同(1)方去天竺黄。

附:《小儿药证直诀》牛黄膏方:治痰惊,祛邪热,止咳化痰,药用寒水石、绿豆粉、牛黄、冰片、牙硝、硼砂、甘草,蜜和。

【阐发与临证】此为胎惊,但是外伤风寒引起的,也可谓急惊风中的外感惊风证,与真正的胎惊(如本卷第一篇胎毒第5案例)不同,那是遗传性,或孕胎期药物饮食起居所受刺激产生的变异,现代说法是基因遗传或基因突变。朱丹溪说"胎孕致病,事起茫昧",在古代及近代也都是如此,但现代已知是基因的问题(见八卷第十一篇痫第5案例)。本案因是外伤风寒,钱乙论述胎惊时说"百日内发搐,真者不过两三次必死;假者频发不死。真者内生惊痫,假者外伤风冷,血气未实,不能胜任,故发搐。口中气热,用大青膏,涂囟、浴体二法"。钱氏涂囟法治小儿伤风鼻塞,用麝香、牛黄、青黛各二分半,蝎尾去毒分半,薄荷、蜈蚣各二分,生枣肉杵膏,涂帛上帖囟中,并用手烘热频熨之。薛己认为药太凉,改用葱头三五个捣烂摊纸上贴囟门。既然患儿伤风寒,方中无一药能祛风散寒解表,薄荷也是辛凉解表药,蝎尾蜈蚣牛黄麝香却是治真胎惊的。浴体法治小儿胎肥、胎热、胎怯,药用乌梢蛇肉、白矾、青黛各三钱,麝香二分半,天麻二钱,蝎尾、朱砂各五分,为末,桃枝一握,水煎洗浴(不洗背),此方也偏凉。按钱氏说"胎肥者生下丰厚,目睛粉红,大便干难,时出涎水;胎热者生下有血色,时叫哭,身热淡黄,目睛多赤,大便色黄,急欲食乳",其因可能是母食膏粱厚味或怒火郁热,证属有余,如在暑期则更可用。胎怯属虚证,此方不可用。

2 案 李寺丞子三岁病搐,自卯至巳,数医不效。后钱视之,搐目右视大叫哭。李曰:何以搐右?钱曰:逆也。李曰:谓何?曰:男为阳而本发左,女为阴而本发右。盖男目左视,发搐时无声,右视有声;女发时右视无声,左视有声。所以然者,左肝右肺,肺金肝木,男目右视,肺胜肝也,金来刑木,二脏相战,故有声也。当泻其强,补其弱。心实者亦当泻之,肺虚不可泻。肺虚之候,闷乱哽气,长出气。此病男反女，故男治易于女也。假令女发搐，目左视，肺之胜肝者，病在秋，即肺兼旺位，肝不为任。故叫哭。当大泻其肺，然后治心，续肝。所以俱言目反右视者，乃肝主目也。凡搐者，风热相搏于内，风属肝，故引见之于目也。钱用泻肝汤[1]泻之，二日不闷乱，当知肺病退，后用地黄丸，补肾三服；后用泻青丸、凉惊丸[2]各二服。凡用泻心肝药五日方愈，不妄治也。又言肺虚不可泻者何？曰：设令男目左视，木反克金，肝旺胜肺而但泻肝；若更病在春夏，金气极虚，故当补肺不可泻也。（当细心熟记之）

【注解】[1] 泻肝汤：同名10方。（1）《证治准绳》方，治目热泪生眵，脾肝受热，药用地骨皮、桑白皮、甘草；（2）《千金要方》方之一，治眼赤漠漠无所见及息肉，药用柴胡、芍药、大黄、黄芩、杏仁、决明子、泽泻、升麻、枳实、山栀、竹叶；（3）上书方之二，治眼风赤暗，药用前胡、芍药、生地、黄芩、芒硝、白芷、枳实、茯苓、人参、白术、泽泻、山栀、甘草、细辛、竹叶；（4）《千金翼方》方之一，治眼漠漠无所见，或痛赤，腹有痰饮，令人眼暗，药用人参、白术、茯苓、炙甘草、当归、芍药、大黄、黄芩、细辛、桂心、半夏、生姜；（5）上书方之二，治肝气不足，目暗，四肢沉重，药同上方去当归、芍药、大黄，加前胡；（6）《外台秘要》方之一，治痰热冲眼漠暗，药用苦竹根、半夏、干蓝、茯苓、枳实、白术、杏仁、生地、细辛、炙甘草；（7）上书方之二，治肝气实，目赤若黄，胁下急，小便难，药用人参、炙甘草、黄芩、生姜、半夏、大枣；（8）《三因极一病证方论》方，治肝经实热，胁痛，悲怒，狂悸，发热喘逆满闷，目痛视物不明，药用前胡、柴胡、秦皮、细辛、栀子、黄芩、升麻、玉竹、决明子、苦竹叶、车前叶、芒硝；（9）《秘传眼科龙木论》方之一，治雷头风、目内障、头痛连目，眼前昏黑或呕恶，药用桔梗、充蔚子、防风、黄芩、大黄、芒硝、细辛、车前子、五味子；（10）上书方之二，治肝虚雀目内障，药用黄芩、防风、芍药、桔梗、大黄、芒硝。

该处原书是"泻肺汤泻之"，看案文亦应是"泻肺汤泻之"。泻肺汤：同名7方。（1）《外台秘要》方之一，治咳逆短气，药用竹叶、陈皮、半夏、人参、甘草、生姜；（2）上书方之二，治肺中胀，咳唾血，气急不得卧，药用麻黄、细辛、川椒、当归、川芎；（3）《银海精微》方，治白睛红有眵，药用大黄、芒硝、地骨皮、桔梗、甘草；（4）《证治准绳》方，治外障白睛肿胀，药用羌活、玄参、黄芩、地骨皮、桔梗、大黄、芒硝；（5）《审视瑶函》方，治金疳症，目珠涩痛生障翳，药用桑白皮、黄芩、地骨皮、知母、麦冬、桔梗；（6）《杂病源流犀烛》方，治肺经火郁皮肤痛，药用桑白皮、地骨皮、知母、贝母、栀子、桔梗、麦冬、生地黄、甘草；（7）即钱乙泻白散，治肺气郁热，咳嗽喘促，唇红颊赤，面肿身热，药用桑白皮、地骨皮、生甘草、粳米、竹叶，或加知母、贝母、桔梗、栀子、生地、麦冬。本案所用泻肺汤即（7）方。

[2] 凉惊丸：同名2方。（1）《小儿药证直诀》方，治小儿惊痫，药用龙胆草、防风、青黛、钩藤钩、黄连、冰片、牛黄、麝香、银花汤下；（2）《片玉心书》方，治五脏热，心肝火急惊，胎毒，大便秘，小便黄，丹毒斑疹衄血口疮，药用黄连解毒汤加大黄、龙胆草、雄黄、朱砂，如法服用。本案应用（1）方。

【阐发与临证】四肢抽搐证常见有风邪郁闭、风邪挟痰、血瘀（外伤多具）、阳明壮热生风、湿热生风、血虚生风、阴虚阳亢生风、肝郁化热生风、脾肾阳虚等不同证型。上案是风邪郁闭，本案属心肝实热又肝血虚，也可诊为急惊风转慢惊风，或慢惊风中的虚实相兼者，所以在服泻肺汤后又"用地黄丸，补肾三服"，先泻其肺火，尚须补其阴血治本、收敛其火。钱乙对患儿惊搐涉及左目或右目斜视所作论述，虽运用阴阳五行、五行配五脏，还有《素问·刺禁论》篇"肝生于左，肺藏于右"理论，但据其所述可推导出男左肝右肺、女左肺右肝之悖论，而且如男发右视有声、女发左视有声者是肺胜肝，宜泻肺。因此钱在最后说"所以俱言目反右视者，乃肝主目也，……风属肝，故引见之于目也，钱用泻肺（此处误刻为肝）汤泻之"的结论。而在前面是"当大泻其肺"的。

3案[1]　罗氏治一子四岁，一僧摩顶授记，众僧念咒，因而大恐，遂惊搐，痰涎壅塞，目多白睛，项背强急，喉中有声，一时许方醒。后每见衣皂之人辄发，多服朱犀龙麝镇坠之药，四旬余，前症犹在，又加行步动作，神思如痴。罗诊其脉沉弦而急。《针经》曰[2]：心脉满大，痫瘛筋挛。又云[3]：肝脉小急，痫瘛筋挛。盖小儿血气未定，神气尚弱，因而惊恐神无所依，又动于肝，肝主筋，故痫瘛筋挛；病久气弱，小儿易于虚实，多服镇坠寒凉之剂，复损其气，故加动作如痴。《内经》云[4]：暴挛痫眩，足不任身，取天柱穴是也。天柱穴，乃足太阳脉气所发，阳跷跗而行也。又云[5]：癫痫瘛疭，不知所苦，两跷主之，男阳女阴。洁古云[6]：昼发，治阳跷申脉穴；夜发，治阴跷照海穴。先灸两跷各二七壮，次处沉香天麻汤[7]。[沉香天麻汤：羌活、独活（君）、防风、天麻、当归、甘草（臣）、附子、川芎、益智、生姜、半夏（佐）、沉香（使）。]

【注解】[1] 本案录自《卫生宝鉴·卷九·惊痫治验》篇，还录在《奇症汇·目》。

[2]《针经》指《灵枢》，本处"心脉满大，痫瘛筋挛"录自《素问·大奇论》篇。《针经》（《灵枢》）内找不到。

[3] 又云"肝脉小急，痫瘛筋挛"：录自《素问·大奇论》篇。《灵枢》内也找不到。

[4]《内经》云"暴挛痫眩，足不任身，取天柱穴是也"：录自《灵枢·寒热病》篇。原文最后并无"穴是也"三字。《素问》中找不到。

[5] 又云"癫痫瘛疭，不知所苦，两跷主之，男阳女阴"：录自《灵枢·官能》篇，（《素问》中也找不到）。但原文仅是"不知所苦，两跷主之，男阴女阳，良工所禁，针论毕矣"一句，与前后文字并不连贯。其中"不知所苦，两跷主之"，源自《素问·调经论》篇，原文是"病不知所痛，两跷为上"。意指癫痫瘛疭病发时"不知所痛"，因此用两跷脉穴。至于"男阳女阴"，后又用"男阴女阳"，前者指男体为阳，女体为阴；后者指男体为阳则取阴跷脉穴（照海），女体为阴则取阳跷脉穴（申脉）。

[6] 洁古云"昼发，治阳跷申脉穴；夜发，治阴跷照海穴"：在《医学启源》中找不到，可能录自《洁古云岐针法》（集于《济生拔萃》），该书又称《云岐子论经络迎随补泻法》，乃张洁古之子张璧（号云岐子）撰。在《针灸大成》中有说"洁古曰：痫病夜发灸阴跷，照海穴也。""痫病昼发，灸阳跷"。

[7] 沉香天麻汤：即本案方，但原书有制川乌、无川芎。原书有药物剂量，在方后有对诸药的作用分析。本方是温阳退阴、燥湿化痰为主，天麻防风散风以治惊痫项强；用沉香是其体重气清、去怯安神，宗《本草拾遗》"十剂""重可去怯"之意。用羌独活是因其能引气上行、又能开上焦，宗《素问·举痛论》篇"恐则精却，却则上焦闭……故气下行矣"。再有太阳经病，引以羌活防风者。

【阐发与临证】《素问·气穴论》篇列气穴365，中有天柱二穴、阴跷（照海）和阳跷（申脉）各二穴。天柱穴和申脉穴都属足太阳经，前者主治足不任身，后者主治癫疾，又是八脉交会穴，通阳跷脉；照海穴属足少阴肾经，也是八脉交会穴，通阴跷脉，主治痫症、惊恐不宁。案文说"天柱穴，乃足太阳脉气所发，阳跷跗而行也"。主要针对患儿男性，所以用阳跷、申脉穴和天柱穴。接下来的"癫痫瘛疭，不知所苦，两跷主之，男阳女阴"就是说癫痫、瘛疭这些病症可以有很多不同，都可以男阳女阴取穴。可是按张洁古所述是昼发取申脉、夜发取照海。为稳妥见，最后还是先灸两跷，阴阳跷、照海、申脉都取。本案初起时很可能是阳热实证的急惊风，但反复发作四旬变成虚实相兼的慢惊风，《小儿药证直诀》载"脾胃虚损，遍身冷，口鼻气出亦冷……此无阳也"，说的就是本案这一类病证。所以先灸阴阳跷温补阳气、再用沉香天麻汤温阳退阴、燥湿化痰，就符合病机。

4案　院使钱公瑛[1]，宣德[2]间治宁阳侯孙，始生九月，患惊悸啼哭而汗，百方莫救。瑛最后视疾，乃命坐儿于地，使掬水为戏，惊啼顿止。人问之，曰：时当季春，儿丰衣重帷，不离怀抱，其热郁在内，安能发泄？使之近水则火邪杀，得土气则脏气平，疾愈矣，奚用药为？

【注解】［1］钱公瑛：名钱瑛，钱公是尊称钱瑛。字良玉，苏州府人，世代都是小儿科医生，是宋代钱仲阳之后。

［2］宣德：明宣宗年号，公元1426—1435年。

【阐发与临证】王侯家小儿多丰衣重帷，恐其受凉患风寒感冒，又有专人抱于怀，不使在地上玩，所以热郁于内不得泄，饮食又精好，更易生内热，所以常出汗，惊悸啼哭。现在只生一胎，小儿稀少，这种情形又多起来了。此儿之疾愈，除近水杀火、得土气则脏气平以外，小儿喜玩、玩则心情愉快，内热自平，也是原因之一。此患实非惊风症。此案与本卷十四篇腹胀第7案大同小异。

5案[1]　钱治七太尉方七岁，潮热数日欲愈。钱谓其父王曰：七使潮热将安，八使预防惊搐。王怒曰：但使七使愈，勿言八使病。钱曰：八使过来日午间，即无苦也。次日午前果作急搐。召钱治之，三日而愈。盖见目直视而腮赤，必肝心俱热，更坐石杌子，乃欲冷，此热甚也；肌肤素肥盛，脉又急促，故必惊搐。所言午时者，自寅至午皆心肝用事时。治之泻心肝，补肾，自安矣。

【注解】［1］本案及以下两案都录自《小儿药证直诀·卷中·记尝所治病二十三证》。

【阐发与临证】本案述钱乙见一王家小儿肌肤肥盛、腮赤、目直视、喜坐石凳子，辨证为心肝俱热（欲冷），又感脉急促，预言明日午前当防惊搐发作（此发作是急惊风）。这是察色、观形体动作、辨脉，结合五脏与五行、经络的关系而做出的诊断，至时果然应验。关于五行，据《医贯》"肝是乙木，属足厥阴，生于午，死于亥。胆是甲木，属足少阳，生于亥，死于午"，旺于上午即午前的应该是胆火而不是肝火；"心是丁火，属手少阴，生于酉，死于寅。三焦是丙火，属手少阳，生于寅，死于酉"，旺于上午即午前的应该是三焦相火，而不是心（君）火。所以案文中钱乙据五行配五脏而推断该儿明日午前发作惊搐，说"自寅至午皆心肝用事时"，应该指三焦和胆的相火（这里应该是邪火了）旺时，而不是脏腑正常作用的"用事"时。相火旺宜泻，但应是肝肾阴虚引起，宜补之。

6案　五太尉因坠秋千，发惊搐，医以发热药治之不愈。钱曰：本急惊后生大热，当先退其热。以大黄丸、玉露散、惺惺丸[1]加以牛黄龙麝解之，不愈。至三日，肌肤尚热。钱曰：更二日不愈，必发癍疮，盖热不能出也。他医初用药发散，发散入表，表热而癍生。本初惊时，当用利惊药下之，今发散令逆也。后二日，果癍出。以必胜散[2]治之，七日愈。

【注解】［1］惺惺丸：同名6方。（1）《幼幼新书》方之一，治小儿惊疳百病，药用辰砂、青礞石、金牙石、雄黄、蟾灰、牛黄、冰片、麝香、蛇黄；（2）上书方之二，治小儿疳劳黄瘦，虚中伏积，久患赤白痢，药用阳起石、轻粉、粉霜、黄鹰屎、白丁香、朱砂、硇砂、小银砂、石燕、皂角葱白汤送下；（3）上书方之三，治小儿虚积，食积乳癖，药同（2）方去粉霜、小银砂，加麝香、黄连、续随子；（4）《小儿卫生总微论方》方，治小儿宿食不化，心腹胀满，身热不思食，药用青皮、胡黄连、莪术、巴豆霜；（5）《普济方》方之一，治一切风热，烦躁口干，药用荆芥、薄荷；（6）上书方之二，治小儿百日内腹胀，药用青木香、青皮、巴豆、胡椒、砂仁、蝎尾，如法制丸并服。《小儿药证直诀》有大惺惺丸，用药治证同《幼幼新书》方之一。另有小惺惺丸，治急惊风痫，潮热，药用东行母猪粪烧存性、朱砂、冰片、麝香、牛黄、蛇黄。本案用大惺惺丸。也可能用小惺惺丸，因患儿有惊后发热。

［2］必胜散：同名3方。（1）《和剂局方》方，治吐衄呕咯血，药用熟地、小蓟、人参、炒蒲黄、当归、川芎、乌梅；（2）《外科正宗》方，治麻风，血热秘结，脏腑不通，药用大黄、槟榔、白丑、粉霜、生姜、赤砂糖；（3）《医宗金鉴》方，治舌衄，药用螺青、炒蒲黄，敷局部。但此三方与本案例内容不符。原书是用必胜膏，《小儿药证直诀》方，又名牛李膏，治疮疹倒靥黑陷，药用牛李子，煎杏胶汤化下。另：《医宗金鉴》必胜汤方，治痘已见点，又复隐不见而属火毒内攻，药用大黄、荆芥穗、赤芍、生地、青皮、山楂、木通、炒牛蒡子、桃仁、紫地丁、蝉蜕、葛根、地龙、红花、芦根。此方倒是比较相符。

【阐发与临证】受大惊后发搐（属惊恐惊风），又发热，前医用解表药应该可退热，钱如用惺惺散（《和剂局方》方，药用桔梗、细辛、人参、白术、茯苓、炙甘草、天花粉、薄荷），加豆豉、葱白，出微汗也能退热。本案例之所以都无效，不退热，在于该患儿的发热是欲出斑，而因受大惊诱发。如果不是巧合受大惊，过数天也迟早会发热，然后出斑的。钱分析说"他医初用药发散，发散入表，表热而斑生……今发散令逆也"是不对的，即使受大惊而用镇惊药，惊愈，热即使暂退，仍会续发热而斑出。出斑所用必胜膏、现在少用，可用《医宗金鉴》必胜汤。

7案 钱氏治皇都徐氏子，三岁，病潮热，每日西则发搐，身微热而目微邪[1]及露睛，四肢冷而喘，大便微黄。钱与李医同治，钱问李曰：病何搐也？李曰：有风。曰：何身热微温？曰：四肢所作。曰：何目斜睛露？曰：搐则目斜。曰：何肢冷？曰：冷厥必内热。曰：何喘？曰：搐之甚也。曰：何以治之？曰：凉惊丸[2]鼻中灌之，必搐止。钱又问曰：既谓风病温热，搐引目斜露睛，内热肢冷，及搐甚而喘，并以何药治之？李曰：皆此药也。钱曰：不然。搐者，肝实也，故令搐；日西身微热者，肺气用事也；身温且热者，为肺虚；所以目微斜、露睛者，肝肺相胜也；肢寒冷者，脾虚也。肺若虚甚，脾母亦弱，木气乘脾，四肢即冷。治之当先用益黄散、阿胶散，得脾虚症退，后以泻青丸、导赤散、凉惊丸，治之九日愈。

【注解】[1] 邪：通斜。

[2] 凉惊丸：在钱乙原书中为"嚏惊丸"。同名2方。（1）《幼幼新书》方，治小儿急慢惊风，药用牛黄、芦荟、熊胆、生蟾酥、朱砂、冰片、麝香、雄黄、全蝎、白矾、防风、荆芥穗，如法制丸，灌鼻中1丸，嚏即愈；（2）《杨氏家藏方》方，治小儿急惊风，药用螳螂、蜣螂、朱砂、雄黄、蜈蚣、石龙子（如无改用全蝎）、真珠、麝香、冰片、白花蛇头、瓜蒂、细辛、蟾酥，如法制丸，灌鼻中1丸，打嚏即愈。再用薄荷汤下数丸。本案末还是用的凉惊丸，可能李医提议用嚏惊丸、钱乙未同意，改用凉惊丸。

【阐发与临证】钱乙与李医不同的辨证如下：分别按（1）日西搐、（2）身热微温、（3）目斜露睛、（4）肢冷、（5）喘、（6）治疗，六项：李医辨证为：（1）风邪、（2）四肢搐引起、（3）搐则目斜、（4）冷厥必内热、（5）搐甚则喘、（6）嚏惊丸灌鼻止搐，其余证亦同药治疗；钱乙辨证为：（1）肝实、（2）肺气用事（肺气虚）、（3）肝肺相胜、（4）脾虚，肺虚则脾弱，木气乘脾、（5）肺虚、（6）益黄散健脾，阿胶散补肺，后以泻青丸泄肝，导赤散清心，凉惊丸泻心肝热并熄风镇惊。

从钱乙与李医不同的辨证分析及治疗中可看出李医是因事论事、表面化解释：风邪引起抽搐，抽搐产生身热微温、出现目斜露睛，因身热（内热）而冷厥、四肢冷，因搐而喘。如此解释也对，抽搐剧烈可发热甚至出汗，也确同时出现目斜视、白睛多，因抽搐时憋气、口唇紫绀，搐稍缓即大口喘气，但这并非辨证。钱乙解释因肝有邪热而搐；日西斜时肺阴虚故身微热；肺气虚则脾弱，木气乘脾，所以用健脾、补肺，然后泄肝清心、泻心肝热。钱乙肝肺相胜引起目斜视，见第2案例。如前所述，此理论并不确切，还是要泄肝为主。第2案用泻肝汤，本案是本虚标实型慢惊风，用泻青丸和导赤散、凉惊丸。

8案[1] 石山治一女六岁，病左手不能举动三年矣，后复病痫。初用人参、半夏，或效或否。汪诊左脉浮洪，右脉颇和，曰：痰热也（作痰治，须看不能举动三年句）。令以帛勒肚，取茶子去壳三钱，捣碎，以滚汤一碗滤取汁，隔宿勿食，早晨温服，吐痰三碗许，手能举动，痫亦不作。

【注解】[1] 本案录自《石山医案·卷中·小儿惊痫》。

【阐发与临证】左手不能举动三年如伴疼痛或被动活动时疼痛，应辨为瘀血挟痰阻滞经络，病痫是痰。但此患儿不痛，应辨证为痰湿阻滞，所以用祛痰法是对症。又因心肝脉浮洪，据此汪辨证为痰热。而且浮脉意为病在上焦，所以用吐痰法。茶子是茶树的果实，性味苦寒，入肺经，功能清热燥湿，祛痰止咳，治喘急咳嗽、去痰垢。《医方摘要》用茶子末吹鼻中治脑鸣。《圣惠方》用茶子、百合等分为末，蜜丸梧子大，每服七丸，治上气喘急、时有咳嗽。此处用茶子一举两得。

9 案[1]　一儿初生未满一月，乳媪抱之怀间往观春戏，时风寒甚切，及回，即啼不乳，时发惊搐。始用苏合香，继用惊搐药，不效。汪曰：小儿初生，血气未足，风寒易袭，此必风邪乘虚而入也。风喜伤脾，脾主四肢，脾受风扰，故四肢发搐，日夜啼叫不乳。《经》曰：风淫末疾[2]是也。其治在脾，脾土不虚则风邪无容留矣。因煎独参汤，初灌二三匙，啼声稍缓，再灌三五匙，惊搐稍定，再灌半盏则吮乳，渐有生意。

【注解】[1] 本案录自《石山医案·卷中·小儿惊痫》。患儿为汪石山之孙。

[2] "风淫末疾"：《素问》《灵枢》《难经》《伤寒论》《金匮要略》等书中均未见。张志聪等《灵枢集注·卷三·癫狂第二十二篇》论述"风逆暴四肢肿"时有"风淫末疾"一句。据《中国医籍考》收载《徽宗圣济经》（《宋志》十卷，佚）云："阴淫寒疾，阳淫热疾，风淫末疾，雨淫腹疾。"此应是原始出处。

【阐发与临证】按常规，六淫外邪初感时是不可单用补气药的，谓之恋邪。但该患儿仅四肢发搐、日夜啼叫、乳食不纳，并无风寒之邪外感的表证，其病机是脾土虚，其所胜之邪乘之而已，故用独参汤代茶频饮。搐是肘臂伸缩，属惊风八候之一。《小儿药证直诀》将惊搐分急惊风和慢惊风，急惊风多为阳热实证，慢惊风多为虚证或虚实相兼。此患儿汪是后诊，可能已不是急惊风了。前医已用过苏合香，该药温中散寒行气开窍，治寒闭，反推测之可知该儿心经脾经极寒虚。如果前医已用过的是苏合香丸，那就该患儿很可能中焦虚寒腹泻，由此可知该儿系脾虚风寒之邪乘之的（本虚标实）慢惊无疑。

10 案　方荫山治朱氏子，八九岁，寄食外家，以肉汁拌饭哄之，口含饭未下咽，因疾走颠蹶，遂口禁，手足搐动，医治不效。延七日，甚至令人口含开关等药，合其口喷入，仅能开牙关，而四肢搐动、发热、昏沉不语如故，脉洪滑。方至，以石膏、青黛、甘草、陈皮、南星、天麻、薄荷、猪苓、泽泻、白术、茯苓、兜铃、元参、黄芩，加姜一片服，是夜熟寐不动，唯起溺一度，热退身凉，脉静，再进一服而愈。（作火治，须看口含饭未下咽句）

【阐发与临证】本案属跌仆惊恐引起急惊风，与第6案例初起时类似，伤心肝（胆）之气，心积热则惊，肝胆积热则生风抽搐，心火肝风，二阳相并，血气乱、痰涎盛、经脉不通。本案因吃饭时乱跑跌仆受惊，口噤、手足搐动、发热、昏沉不语，脉洪滑，就是心肝风热、痰涎壅闭所致的急惊风。

第十二篇 惊 风

1案 赵周氏之子三岁，忽惊风掣疭，体如反张弓，不纳乳食，四肢尽冷，众医莫治。闻邑主簿李赓藏一方，疗此症奇验，急求并力治药，才合就，便以擦儿齿，少顷作哕咳声，手稍[1]便动，自夜至旦，两饼，从此平复。赵焚香设誓，将终身以救人。名蝎稍[2]饼子[3]，用赤足全蜈蚣一条，蝎稍[2]、乳香、白花蛇肉、朱砂、南星、白僵蚕各半两，麝香三钱，凡八味，砂乳麝别研，蛇，酒浸去皮骨，取净，南星煨熟，蚕生用，与蜈蚣、蝎五者为末，别研三者和匀，酒糊为丸，捏作饼子，径四分，煎人参或薄荷或金银花汤，磨化一粒，周岁以下者半之，全活小儿甚众。（庚志）

【注解】[1]手稍：应为手梢（此处是刻误），手指末节或末二节。

[2]蝎稍：应为蝎梢，指蝎尾。

[3]蝎梢饼子：《夷坚志·庚志》方，治小儿急惊风，药用全蜈蚣、蝎尾、乳香、白花蛇舌草、朱砂、南星、白僵蚕、麝香，如法制作，煎人参或薄荷或金银花汤送。

【阐发与临证】这是急惊风，证属风邪挟痰、闭阻经络、筋脉失养、气血运行不利，而且此患儿是持续性发作，有口噤。此方熄风止痉、化痰通络、芳香开窍、疏通经络，与《杨氏家藏方》五痫丸类似，能治癫痫、惊风发作，抽搐，角弓反张等证。至于四肢尽冷，不一定是阴寒证，可能是发作时间持续较长，四肢痉挛抽搐、肌肉紧张使血管受压，血流不流通而引致，否则怎么不用白附子？

2案[1] 薛己治一小儿周岁，从桌上仆地，良久复苏。发搐吐痰沫，服定惊化痰等药，遇惊即复作。毕姻后，不时发而难愈，形气俱虚，面色萎黄。服十全大补、补中益气二汤而愈。

【注解】[1]本案及下案录自《保婴撮要·惊风》篇。

【阐发与临证】本案初起也是急惊风，是跌仆受惊引起。但按其症发搐吐痰沫，似应诊为痫，平时不发，遇惊即发作，而且病史已持续十余年。急惊风当然不可能，慢惊风似乎也不是，只能是痫症。结婚后发作更频繁，似乎应于益气健脾药中再加补肾之品则更好。

3案 一童子十五岁，御女后复劳役，考试失意，患痫症三年矣，遇劳则发。用十全大补汤、加味归脾汤之类，更以紫河车生研如膏，入蒸糯米为末，丸如梧桐子大。每服百丸，日三五服而痊。后患遗精发热盗汗，仍用前药及地黄丸而愈。此症治不拘男妇老幼皆效。

【阐发与临证】上案是先发病，结婚后病情加重，初先是中气虚、后又脾肾俱虚。本案是先结婚后劳役再精神刺激，应是初起时即脾肾俱虚，汤剂与上案类似，外加紫河车丸即是。紫河车丸也可适用于上案"毕姻后"的巩固治疗。但紫河车生用，在现代就更显欠妥。

第十三篇　慢　　惊

1案[1]　东都王氏子吐泻，诸医用药下之，致虚，变慢惊，昏睡露睛，手足瘛疭而身冷。钱视曰：慢惊也。与瓜蒌汤[2]，其子胃气实，即开目而身温。王疑其子不大小便，令诸医以药利之，医留八正散等剂服，不利而身复冷。钱曰：不当利小便，利之必身冷。一二日，已身冷矣，因抱出。钱曰：不能食，胃中虚，若利大小便即死。久即脾胃俱虚，当身冷而闭目，幸胎气实而难衰也。钱用益黄散、史君子丸，四服，令微饮食，至日午果能饮食。所以然者，谓利大小便，脾胃虚寒当补脾，不可别攻也。后不语，医作失音治之。钱曰：既失音，何开目而能饮食，又牙不紧而口不噤也？医不能晓。钱以地黄丸补肾。所以然者，用凉药利小便，致脾肾俱虚，今脾已实而肾尚虚，故补肾必安。治之半月而能言，一月而痊愈。

【注解】[1] 本案录自《小儿药证直诀》，与本卷第二十篇瘛疭第4案重复。但本案较之述治俱详。

[2] 瓜蒌汤：同名2方。（1）《永类钤方》方，治胸痹，药用全瓜蒌、枳壳、厚朴、薤白、桂枝（有热者不用）；（2）《小儿药证直诀》方（即本案方），治慢惊（《证治准绳》认为脉有力者可用），药用瓜蒌、甘遂，如法制作并服，麝香薄荷汤调服。

【阐发与临证】薛己、王肯堂等都对钱乙予患儿服此瓜蒌汤有疑问：既然瓜蒌汤可用，为何八正散不可用（钱说患儿"不能食，胃中虚，若利大小便即死"。）？从服药的时间看：钱予服瓜蒌汤在前，那时"胃气实"，服八正散在后，其时已服过瓜蒌汤；从服药剂量看：《医部全录》引《小儿药证直诀》是每用瓜蒌汤二三分，即含白甘遂末六七厘至一分，八正散每服二钱，中含二分半大黄；从药物炮制程度看：甘遂已慢火炒至焦黄，大黄面裹煨焙；从所用药物质量看：《本草经集注》说甘遂"赤皮者胜，白皮者……盖赝伪者也"，胜即功力大，赝伪者效力差，而本方中是用白甘遂。因此患儿初起体实（案文说"其子胃气实"），少用功效稍差的白甘遂祛其痰湿、通其经隧，并不大泻其肠胃是可以的。如果后来再用大黄、栀子、木通等苦寒清泻其热，泄其肠胃，伤其脾阳，就会变成脾胃俱虚了，即身冷而闭目。所以钱再用健脾、接用补肾。

2案[1]　薛己治一小儿伤寒发斑，服发表之剂，手足抽搐，服抱龙丸目眴痰盛。薛谓脾胃亏损而变慢惊也[2]。用六君加附子，一剂而愈。

【注解】[1] 本案录自《保婴撮要·慢惊》篇。"伤寒发斑"原文是"伤食发丹"。

[2] 原文在此后有"无风可祛，无痰可逐，只宜温补胃气"。

【阐发与临证】如为伤食发丹，一般不会用发表剂；如为伤寒发斑，用发表剂一般不会手足抽搐。因此此患儿可能既有伤寒表证、又因脾胃虚而伤食，如此则可能虚其虚而引起脾土虚寒，用抱龙丸则更虚其虚而变成慢惊风，虽然因脾虚而痰盛，但不可逐痰，更不可祛风。

3案[1]　一小儿抽搐，痰涎自流，面色黄白。用六君、补中益气二汤[2]而愈。

【注解】[1] 本案录自《保婴撮要·慢惊》篇。原文在此下有"或用惊风之药益甚"。

[2] 原文在此下有"补脾肺"。

【阐发与临证】本案的关键证是痰涎自流（稀且多）、面色黄白（萎黄），所以用六君子汤、补中益气汤健脾益气，薛之原文是补脾肺，益气同补肺。

4 案 冯鲸川治廉宪许淮江翁女，两岁，患慢脾风，众皆为不可救矣。冯曰：脾胃亏损，元气虚弱而舌不甚短，头不甚低，或有可治。急用附子理中汤，三四服而少安；仍灸百会三里穴，二七壮而愈。

【阐发与临证】慢脾风即慢惊风。是因病后、吐泻后、攻伐药后损伤脾胃，四肢逆冷，语声低哑、气短息微，四肢抽搐间作或瘈疭，重则昏睡露睛，口自流涎，头举无力，舌卷囊缩，此为脾胃中气不足，重则脾肺肾俱虚。本案患儿虽是慢惊风，亦元气不足，但语声尚可，舌不卷，头举尚有力，所以说尚可治。灸足三里是健脾扶阳，灸百会是升阳益气。

第十四篇 腹　　胀

1案[1]　东垣治一儿，未满百日，二月间病腹胀，二日大便一度，瘦弱，身黄色。宜升阳气、滋血益血、补[2]利大便，以蝎梢二分，神曲、升麻各三分，当归、厚朴各一钱，桃仁十枚[3]，都作一服，水一大盏，煎至半盏，食远热服。

【注解】［1］本案录自《兰室秘藏·小儿门治惊论》。

［2］原书为"滋血益血补血，利大便"。此处为刻误。

［3］本方在原书名升阳益血汤。

【阐发与临证】从患儿的证症以及所治用的药物，可知升阳指升麻，益血指当归，因腹胀用厚朴，因瘦弱用神曲消导开胃、增进食欲，因大便二日一度用桃仁、厚朴佐之。用蝎梢（尾）原是治惊的，至少是预防惊之发生，否则，本案及本方放在"治惊论"为何？

2案[1]　薛己治一小儿腹胀面赤，痰喘，大便秘，壮热饮冷，此形病俱实。用紫霜丸[2]一服（代赭石、赤石脂各一两，杏仁五十粒，巴霜三十粒，为末，蒸饼丸，粟米大），诸症益甚，面色顿白，饮汤不绝。薛以为邪气退而真气复伤，故面白而喜汤。用白术散大剂煎汤，令恣饮，良久而睡，翌日而安。（博按：此案旧刻脱误）

【注解】［1］本案及以下三个案例都录自《保婴撮要·腹胀》篇。

［2］紫霜丸：同名5方。（1）《和剂局方》方，治乳食不消引起胸腹痞满，呕恶，或伤寒内挟冷实，或小儿痰喘便秘，药用代赭石、赤石脂、杏仁、巴豆霜，如法制作并服；（2）《苏沈良方》方，治食痫，或舌上出血，窍如针孔者，药用紫金沙（露蜂房顶上之实处）、芦荟、川贝母，蜜丸；（3）《吉氏家传》方，治小儿久积，胸高羸瘦，赤白痢疾，肚腹痛，药用代赭石、杏仁、巴豆霜、乳香、木香、朱砂、黄连、轻粉、麝香、肉豆蔻，面糊丸，紫苏饭饮送；（4）《证治准绳》方之一，治积聚，药同（1）方去赤石脂，米饭丸，皂角仁煎汤送；（5）上书方之二，治小儿温壮伏热，药用柴胡、人参、黄芩、甘草、麦冬、赤苓、小麦、竹叶。

【阐发与临证】面赤、便秘、壮热、饮冷，应是里热实证。虽然代赭石、巴豆霜、杏仁有平喘降逆泻下作用，尽管代赭石苦寒，但巴豆霜系温下药，再以剂量相较，也热则热之了，巴豆霜、杏仁都能致泻，加代赭石下坠，恐怕是脱水了，气虚阴虚，现代医学谓之电解质紊乱，所以患儿面白（与面赤相对而言），饮汤不绝乃引水自救。真气复伤可能指此。只是不知"诸症益甚"是否仍包括"大便秘"？抑或真是腹泻许多，乃用恣饮白术散汤而治其"大"腹泻？方中赤石脂作何用？是否因巴豆霜、杏仁等可致腹泻而预置赤石脂缓之？或是因代赭石中含有毒物（如砷）而设赤石脂以吸附之？可能两者兼顾。当然古人能知其解代赭石之毒，而不知"吸附"，是可能的。

3案　一小儿伤食腹胀，胸满有痰，薛治以异功散而痊。后复伤食，腹胀兼痛，或用药下之，痛胀益甚，而加气喘，此脾胃伤而致肺虚也。用六君子加桔梗，调补而痊。（博按：此案旧刻脱误）

【阐发与临证】本案所用异功散乃《小儿药证直诀》方，所以对脾虚引起的腹胀、胸满有痰是有效的。缺点是没有消导药，因此患儿易反复伤食。当然用下药是错误的。

4 案 一小儿腹胀恶食，发热恶心，症类外感。薛曰：此饮食停滞也。用保和丸一服，诸症顿退；惟腹胀，用异攻散[1]而痊。

【注解】[1] 异攻散：应是异功散，"攻"是刻误。

【阐发与临证】食积引起的发热是微热，即使有恶寒，也是微恶寒，一般无恶寒。恶心是嗳气腐臭味而引发的恶心，如果进食不久，呕吐出来更好，可以减轻腹胀。所谓症类外感，就是指微热而言。如果保和丸改汤，多加些陈皮或大腹皮即可消胀。

5 案 一小儿伤食腹胀，服克伐之剂，小便涩滞。又服五苓散之类，饮食渐减，小便不通，四肢顿肿。薛朝用金匮肾气丸去附子，夕用补中益气汤而安。

【阐发与临证】如果单纯伤食腹胀，用上案法即可。一般不会用泻下克伐药，可能有便秘等症。再说即使用一次泻下克伐药，也不至于引起脾虚，可能该患儿原本脾胃薄弱。第一次小便涩滞可能系用攻下药大便稀多、水分丧失引起。第二次小便不通，虽用五苓散、中有利尿药，但因饮食渐减、水分不进，无以为小便。也可能是因为五苓散中桂枝的关系。四肢顿肿并不是水溢四肢肌肤，而是脾虚虚肿、像肿而非水肿。薛朝用金匮肾气丸，去附子是用了桂枝的教训。但不必用金匮肾气丸，好像无"肾气"的证。

6 案[1] 一小儿腹胀，饮食后即泻，手足逆冷，此脾气虚寒也。先用人参理中汤，后用六君子汤而愈。（博按：此案薛入积滞门）

【注解】[1] 本案录自《保婴撮要·积滞》篇。

【阐发与临证】饮食后即泻，脾虚为多见，肾虚为少见。但用理中汤、六君子汤时可加消导药、焦三仙、鸡内金等，以及小剂量附子，用以少火生气。

7 案 江应宿治吴氏儿，周岁，患腹胀，悸且啼，多汗，努气，医不知所为。予视之，身热面赤，关纹紫红，遍体疮疥。与琥珀抱龙丸[1]，腹渐消；继与凉膈散、生蜜竹叶汤[2]调下，热退嘻笑而愈。所以知儿病者，时当酷暑，不离襁褓，蕴热内伏而然也。

【注解】[1] 琥珀抱龙丸：同名3方。(1)《幼科发挥》方，治小儿诸惊，四时感冒，瘟疫邪热，烦躁，痰嗽气急，药用琥珀、天竺黄、檀香、人参、茯苓、枳实、枳壳、胆星、山药、朱砂、甘草、金箔，如法制作并服；(2)《活幼新书》方之一，治小儿惊风，药用琥珀、胆星、朱砂、茯苓、天竺黄、雄黄、麝香、甘草、沉香、月石、山药、枳壳；(3) 上书方之二，治同(2)方，药同上方去沉香、月石、山药、枳壳，加僵蚕、人参、钩藤钩、牛黄、金箔，如法制作并服。

[2] 生蜜竹叶汤：用生蜜及竹叶煎汤。非生蜜竹叶汤方。

【阐发与临证】周岁儿身热面赤多汗，遍体疮疥（可能是白痦，或痱子之大者），风气命三关紫红，这是里热。酷暑季节仍包裹襁褓，当然是热郁引起。其实不必用琥珀抱龙丸，直接用凉膈散也可，可能江视患儿有悸且啼，先按惊风治之故。在本卷第十一篇惊搐第4案中，太医院使钱瑛治患儿季春丰衣重帷、不离怀抱，惊悸啼哭多汗案，与此案大同小异。

第十五篇 腹 痛

1 案[1] 罗谦甫治一小儿，五月间，因食伤冷粉，腹中作痛，遂以市中赎[2]得神芎丸服之，脐腹渐加冷痛，时发时止，逾七八年矣。因思古人云：寒者热之，治寒以热，良医不能废其绳墨。据所伤之物，寒也，所攻之药，亦寒也，重寒伤胃，则为冷痛可知矣。凡人之脾胃，喜温而恶寒，况小儿血气尚弱，不任其寒，故阳潜伏，寒毒留连，久而不除也。治病必求其本，当用和中养气之药（不用温热，以八年之病寒亦化热耳），以救前失。服月余愈。

【注解】[1] 本案录自《卫生宝鉴·卷三》。

[2] 赎：通续，接续。笔者故乡江苏昆山，以前在药店凭方配中药就称赎药，即使第一次配中药也叫"赎几帖药"，那就不是接续之意了，更不是备钱从典当铺备价赎回当物那样的赎买之意了。

【阐发与临证】伤于寒物又用大黄、黄芩、二丑（《宣明论方》方更加黄连、薄荷、川芎）等寒药攻下，当然属冷痛。逾七八年则脾胃气虚。至于魏按"不用温热，以八年之病寒亦化热耳"是错的。因罗诊视时在五月间，罗氏宗《内经》"用热远热"之戒，用和中养气之药。和中也是"脾胃，喜温"，养气是补脾胃之气，都是温的。如果"寒亦化热"，那就用凉药不就行了？

2 案[1] 丹溪治一小儿好粽，成腹痛，用黄连、白酒曲[2]为末，服之愈。

【注解】[1] 本案录自《丹溪治法心要·卷八·小儿科腹胀痛篇（第八）》。原文是"好食粽"，意义更明确。

[2] 白酒曲：原文是当地俗话"白酒药"。南方都叫"酒药"，不叫"酒曲"。

【阐发与临证】酒药酒曲与熟米饭拌和，能使之发酵，将淀粉糖化，部分变成多糖，部分进一步水解成单糖，部分单糖则进一步水解成酒精。也有部分酒精氧化成二氧化碳和水，放出能量。多吃粽子（糯米）则消化不良而腹痛，吃白酒曲后能使食积之糯米饭发酵，会产酸产气，更易腹胀，所以不如用神曲好一些。还有本案用黄连，可能朱丹溪认为是郁热。在《脉因证治》中有一案例是"有人饱过患腹痛，以火毒治，以黄连六钱、甘草一两，一服而安"。

3 案[1] 滑伯仁治一女，八岁，病伤食煎煿，内闷，口干，唇舌燥黑，腹痛不可忍。或以刚燥丸药利之，而痛闷益甚。滑以牵牛大黄清快药[2]为丸，以伏其燥利而愈。

【注解】[1] 本案可能录自《明外史·本传》。

[2] 清快药：指清热攻下药，承气汤类。

【阐发与临证】刚燥利药可能指巴豆霜、甘遂、大戟之类。病女是症都是热结肠胃证，虽用利药攻下，但是温下则犯热热之戒，故痛闷益甚。

4 案[1] 薛己治一小儿，每停食，腹痛、发热、赤晕[2]，用清中解郁汤[3]而愈。后患摇头咬牙，痰盛发搐，吐酸腐，待其吐尽，翌日少以七味白术散，次日又以参苓白术散，调理脾胃，遂不复患。大抵吐后儿安，不必更服他药，恐复伤元气。

【注解】[1] 本案录自《保婴撮要·积滞》篇，又见于该书惊搐目直篇、伤食发丹篇，但文字有些不同,大同小异。

[2] 原文无"腹痛、发热"二证。但后两篇有"此饮食内停不消,郁热发外"。

[3] 清中解郁汤:《明医杂著·薛己注》方,治脾虚食积,郁热生痰,或身发赤晕,药用炒白术、茯苓、炙甘草、陈皮、炒山栀、川芎、桔梗、炒神曲、炒麦芽、山楂。

【阐发与临证】停食即食积,食积引起腹痛、发热者很常见,引起发丹(案文作赤晕)较少见。赤晕是因乳食过多,不能运化,蕴热于内而外达于肌表。如因饮食辛辣厚味所致赤晕,则皮肤红晕成片,平于或略高于皮肤,似丹毒,但皮损范围扩展之速度不太快;如因误用药物或进食毒物引起之赤晕,则皮损范围扩展之速度较快,说明后者中毒(风热、风毒)剧、深而前者相反。本案是因乳食停积蕴热而里热外达于肌表,此乳食停积还可能由脾虚而引起,所以用健脾消导兼清里热之清中解郁汤(类似于保和丸加健脾的白术、茯苓、甘草),然后再用七味白术散,参苓白术散。

5 案[1] 一小儿五岁,停食腹痛,发热面赤。或用养胃汤、枳实、黄连[2],更加腹胀,午后热甚,按其腹不痛,脾虚而药伤。用六君子汤,数剂而痊。

【注解】[1] 本案录自《保婴撮要·腹痛》篇。

[2] 原文此后有山楂。

【阐发与临证】养胃汤是燥湿理气健脾消导方,可能前医因患儿停食腹痛又发热面赤,所以方药又加枳实以下气消积、黄连以清热。其实单用养胃汤,适当减少或去半夏、厚朴,苍术改白术就可以了。关键在于虽腹痛而按其腹不痛,无实积,所以发热非阳明腑实,其腹痛可能是腹胀引起的隐痛,用现代话说是腹平软,无触痛,无急腹症,属一般消化不良。

第十六篇 嗽 喘

1 案[1] 钱氏治京东转运使李公孙，八岁，病嗽而胸满短气。医言肺经有热，用竹叶汤、牛黄膏各二服治之，三日加喘。钱曰：此肺气不足，复有寒邪，即便喘满，当补肺脾，勿服凉药。李曰：医已用竹叶汤、牛黄膏。钱曰：何治也？医曰：退热退涎。钱曰：本虚而风寒所作，何热也？若作肺热，何不治其肺，而反调心？盖竹叶汤、牛黄膏，治心药也。钱治之愈。

【注解】[1] 本案录自《小儿药证直诀·记尝所治病二十三证》。

【阐发与临证】肺气不足、复感寒邪的咳喘，可能还有咯痰稀白、气短、面色㿠白、易汗出、少气体倦、怕冷、胸脘闷胀、纳食不振等证。前医所用牛黄膏乃本书方，含寒水石、牛黄、冰片、牙硝、硼砂等。所用竹叶汤可能是《千金要方》方，治小儿温热，腹中急满，气息不利。方中虽有人参、白术、茯苓、炙草、当归、半夏、桂心，但也含有大黄、黄芩、知母、天花粉，所以两药方都不适合本案。而钱乙说"竹叶汤、牛黄膏，治心药也"，此语也不尽然。

2 案[1] 薛己治吴江史安卿子，伤风，用表散化痰之药，反痰盛咳嗽，肚腹膨胀，面色㿠白，此脾肺俱虚。用六君子加桔梗，一剂顿愈。过三日，前症又作，鼻流清涕，此复伤风寒也，仍用前药，加桑皮、杏仁而愈。

【注解】[1] 本案录自《保婴撮要·咳嗽》篇。

【阐发与临证】薛己辨为脾肺俱虚，所据是前医用表散化痰药后不但原症咳嗽有痰（性状？）加重，又加肚腹膨胀、面色㿠白，故薛所用以治伤风者仅桔梗，即使是复感风寒鼻流清涕，也仅用桔梗、杏仁、桑白皮。据此可知前医所用表散化痰药可能是麻桂、羌独活、前胡、白前、苏子之类相比药性较猛的药剂，如用荆防之类，也不至于一下就出现肚腹膨胀、面色㿠白吧？或者该患儿在治前就已有面色㿠白、腹胀等证了吧？

3 案[1] 史元年子喘嗽，胸腹膨胀，泄泻不食，此饮食伤脾土，而不能生肺金。用六君子汤一剂，诸症顿愈。

【注解】[1] 本案录自《校注钱氏小儿药证直诀》。

【阐发与临证】由伤食致脾虚，再进而脾虚不能生肺金而喘嗽、胸腹膨胀、泄泻，是有一个相应的病变过程的。薛诊而一剂顿愈，可见此患者以前未经诊治。

4 案[1] 一小儿六岁，感冒咳嗽，发散过度，喘促不食，痰中有血，薛曰[2]：此成肺痈也。次日吐痰而兼脓，用桔梗汤而愈。后元气未复，[3] 大便似痢，用五苓、黄连、枳实，痰喘目扎，四肢抽搐，此脾风[4]变症，遂殁。

【注解】[1] 本案录自《保婴撮要·咳嗽》篇。

[2]"薛曰……兼脓"：上书原文中并无。

[3]"大便似痢"前，上书原文中有"清气不升"一句。

[4] 原文是"变慢风"，实意是"变慢脾风"。

【阐发与临证】本案中的桔梗汤既是针对肺痈，那就可能用的是《济生方》两个方剂，参见卷三第十二篇咳嗽第 33 案例注[1]。后来既是元气未复而致大便似痢，应以六君子汤加减、以健脾化痰湿为主，黄连、枳实可适当应用。但五苓散当然不可用了。

5 案 江应宿治一童子，八岁，每令就学诵读，久之则嗽，连声不已，诸药不效。予诊脉察色，知是血虚。以四物换生地，加杏仁、陈皮利其气，麦冬、阿胶、五味，少佐炒黑干姜而愈。盖因出疹之后，余热数月不退，亦如妇人产后血虚之理同耳。

【阐发与临证】出疹时高热数日，汗出太过，出疹后又余热数月，先津虚、肺阴虚，终致血虚。但此童还有虚热，从加生地、麦冬、五味子可知。久病气血虚、久久诵读伤气，肺气虚也可咳嗽；诵读久之，肺气失于肃降也可咳嗽。案文中说"久之则嗽，连声不已"，嗽为无声而有痰，是脾湿动；咳为有声而无痰，是肺气伤。因此文中之嗽，应按《内经》，是咳、嗽同义，乃有声无痰。还有，该童之血虚缘由久患热病，耗气伤津而致，与妇人产后血虚毕竟病因病机都不同。

第十七篇　嗽　痛[1]

1 案[1]　钱氏治东都杜氏子，五岁，自十一月病嗽，至三月未止。始得嗽而吐痰，风寒搐入肺经，令肺病嗽而吐痰，风在肺中故也。宜以麻黄等发散，后用凉药压之，即愈。时医与铁粉丸、半夏丸、褊银丸诸法下之，其肺即虚而嗽甚，至春三月间尚未愈。钱视之，其候面青而光，嗽而喘促、哽气，又时长出气。钱曰：病困已八九。所以然者，面青而光者，肝气旺也。春三月，肝之位也，肺衰之时也。嗽者，肺之病，肺自十一月至三月，久即虚痿，又曾下之，脾肺子母也，复为肝所胜，此为逆也，故喘促哽气长出气也。与泻青丸泻之（泻青亦不妥，宜补脾以生肺金，疏肝以免剋土，补肾以滋化源），后与阿胶散实肺，次日，面青而不光。钱又补肺而嗽如前，钱又泻肝，肝未已，又加肺虚，唇白如练。钱曰：此病必死，不可治也。肝大旺而肺虚绝，肺病不得其时而肝胜之，今三泻肝而肝病不退，三补肺而肺症犹虚，此不久生，故言死也。此病于秋者十救三四，春夏者十难救一。果大喘而死。

【注解】[1] 本案录自《小儿药证直诀·卷中·记尝所治病二十三证》。原文前亦无"嗽痛"之篇名。

【阐发与临证】在初冬因感风寒而咳嗽咯痰，前医辨证用药有误，用了一些虽有化痰作用但含有水银、轻粉、巴豆等既不能发散风寒、又不能化痰止咳，更不能养肺健脾，何况对人体有大毒的药品（褊银丸是钱氏方，含巴豆、水银、铅；铁粉丸是钱氏方，含水银、轻粉、朱砂、铁粉；半夏丸可能用的是《千金要方》方，或《和剂局方》方，或《太平圣惠方》方，或姚僧垣《集验方》方以及郎简的《集验方》方，都含水银、麝香），患儿服药后出现面青而光，喘促哽气，可能就是水银等毒物中毒的表现证，加上泻药下之，体质更虚。至于钱乙再用泻青丸泻肝，其原意是面青，按辨证定为木火刑金而用泻青丸（方中含大黄、栀子）清泻肝火。但木火从何而来？从病程知为肺虚而起。肺虚从何起？是清泻伤脾土，土不生金。所以宜补脾益肺。钱未用健脾法，虽用阿胶散补肺，奈何该方马兜铃、牛蒡子、杏仁非补肺，阿胶、糯米、甘草三味补肺气养肺津力不宏，所以治不好。或问，用泻青丸能泻去毒物不好吗？中毒已深，不是几天清泻能恢复的，况且大黄清泻更虚脾土，不是促其死得更快吗？

【注解】[1] 古代文献中并无嗽痛之名，而且本案中并无疼痛之证，所以此处之"嗽痛"抑或是"嗽病"之刻误？

第十八篇 赤 丹

1案 汤[1]治一女，病发赤丹，诸治不效。以生料四物汤加防风、黄芩，一日而愈。即四物用生地、赤芍、川芎、归身、防风各半两，黄芩减半，煎，大小加减，忌酒面猪羊肉豆腐。此方治血热生疮，遍体肿痒，及脾胃常弱，不禁大黄等冷药，尤宜服之。

【注解】[1] 汤：可能指宋代汤民望或其孙汤衡。汤家祖孙均精于小儿科，著有《博济婴孩宝书》（有谓《婴孩妙诀论》）。也可能是汤哲及其子汤贞，明代内儿科医。

【阐发与临证】赤丹，即丹毒，又名丹熛、火丹，患部皮肤赤如丹砂故名。习惯上将发无定处者名赤游丹；发于头部名抱头火丹；发于小腿名流火。发于上部多由风热化火，常服普济消毒饮；发于下部多为湿热化火，常用龙胆泻肝汤。外伤也可引起。此症如来势凶险，可见壮热烦躁、神昏谵语等毒邪内攻，可加黄连解毒汤，甚则犀角地黄汤。局部也可外敷黄连、黄柏、紫草等研粉、水或油调涂，干则换。本案可能是赤游丹之轻症，发于上部，故除凉血清热外，加用防风以散风热之邪。

2案 程明佑治吴氏儿病，切其脉，告曰：病得之膏粱辛热，令人患疡，上拥头面，气充热极，赤如渥丹。询之，尚乳也，所乳母病胃脘痛，饮烧酒。教之更乳母，以葛花浓煎日饮之。越五日色淡，十日疮尽。单药独行，取效速也。

【阐发与临证】乳母因病喝高度酒缓解胃脘痛，则继发血热。乳儿喝乳母奶汁，而里热炽盛，引发头面患疮疡"气充热极，赤如渥丹"。程明佑辨为乳儿吸乳母奶时，连酒精也吸进体内了，所以用葛花浓煎汤给乳儿饮用以解酒，从而治其头面部疮疡。酒精引起广泛的躯体损害，几乎涉及人体的任何部分。除了酒精也可渗入乳汁中导致乳儿醉酒，或至少是酒精的刺激、气充热极，里热炽，它对各类组织有直接的毒性，还可导致营养不良，又可使感染的危险性增加。至于本案程明佑的治法只用葛花浓煎饮以乳儿解酒，也可再加清热解毒祛风邪药，浓煎令乳母饮，以治乳儿之赤丹，"以其道还治其病"，不是更好吗？《薛氏医案》治一小儿因母酒后饮其乳，困睡不醒，遍身如丹瘤状。薛以为酒毒，传儿为患，令母子俱服葛花解酒汤而愈。《儒门事亲》记治一小儿，问其乳母"三日前曾饮酒醉否？"乳母承认而且小儿饮其乳汁而"儿亦醉也"，戴人以甘草、菊花、砂仁、贯众煎汁，使小儿饮之，立醒。

3案[1] 一小儿发丹赤色，其父祈祷于神甚恭，梦神命以荷叶烧灰存性，香油调敷之愈。

【注解】[1] 本案可能录自《摘玄方》，治赤游火丹，用新生荷叶捣烂，加少许盐，涂治。

【阐发与临证】荷叶有清暑利湿治夏暑泄泻浮肿、祛瘀止血，治吐衄崩漏、产后血晕、胞衣不下、升清阳治眩晕头风等。现代药理分析其含莲碱、数种类似的荷叶碱，有解热抑菌作用。《集简方》载治刀斧伤创，用荷叶烧存性研细，搽之。《医学纲目·卷十五·雷头风》篇载治头面疙瘩，用烧全荷叶一个，研细调服。《普济方·卷二百七十五》一切恶疮篇、治遍身恶疮，以荷叶晒干为细末和面为饼，烧热食之，病在上食后服，病在下食前服。

4案[1] 薛己治一小儿，臀患赤晕走彻，令人频吮患处，使其毒聚于吮所，乃砭出黑血，余晕涂以神功散[2]，时以金银花、甘草节为末，用人乳汁调服而愈。月余后，两足赤肿，仍治以前法而痊。

数日后，两足复赤，或用犀角解毒[3]之类，乳食不进，其腹膨胀，此复伤脾胃也。仍敷前药，服补中益气汤加茯苓而瘥。

【注解】［1］本案录自《保婴撮要·胎毒发丹》篇。

［2］该书原文无"余晕涂以神功散"，而是"先用活命饮，米酒调二服"。可能二法都用。

［3］该书原文是"犀角解毒丸"。该方同名5方。（1）《疡医大全》方之一，治小儿诸疮毒及痘疹后余毒，喉齿疼痛，药用犀角、桔梗、赤芩、牛蒡子、生地、玄参、连翘、朴硝、甘草、青黛，蜜丸，薄荷汤下；（2）上书方之二，治肠毒肠风，药用犀角、升麻、羌活、防风、甘草、荆芥、大力子、连翘、土枸杞、银花、当归、生地、白芍，蜜丸；（3）《医宗金鉴》方，治小儿赤游风发于头面四肢，皮肤赤热而肿，游走不定，药用犀角、牛蒡子、荆芥穗、防风、连翘、银花、赤芍、生甘草、黄连、生地，蜜丸，灯心汤化下；（4）《中国医学大辞典》方，治小儿胎胞积热及痘后余毒并治口疮、马牙、脓疮，药同（3）方去银花加当归、桔梗、黄芩、薄荷；（5）《小儿痘疹方论》方，治诸积热，痘疹余毒生疮，药用生地、防风、当归、犀角、荆芥、牛蒡子、赤芍、连翘、桔梗、薄荷、黄芩、甘草。本案用（5）方。

【阐发与临证】赤晕走彻即红肿散漫、毒无聚处，没法砭。吮吸使毒血聚于局部，再砭放血效果好，此第一步。继续内服仙方活命饮、外敷神功散，散风邪活血凉血解毒，此第二步。第三步，内服银花甘草作散，作散力小，不如剂量稍大些煎汤内服。如此治法颇合理。

5 案[1]　一女子赤晕如霞，作痒，发热，此肝经血热，用小柴胡加生地黄、连翘、丹皮而愈。凡女子天癸将至，妇人月经不调，被惊著恼，多有此症，治当审详。

【注解】［1］本案录自《外科枢要·论赤白游风》篇、《校注妇人良方·妇人赤白游风方论》篇。

【阐发与临证】按说此赤晕应属心火，本案用药生地、连翘、丹皮也归心经。此处薛辨为肝经血热，与案文后部分的"月经不调、被惊著恼"有关。

6 案[1]　一小儿遍身皆赤，砭之，投解毒药而愈。一儿不从砭，毒入腹死。

【注解】［1］本案录自《外科发挥·斑疹》篇。

【阐发与临证】本案举正反两个案例，说明砭刺法泄毒的功效。按薛之砭刺法出血后，以神功散敷搽。

第十九篇 癍 疹

1 案[1] 《略例》[2]云：一子病寒热间作，有癍三五点，鼻中血微出，两手脉沉涩，胸膈四肢，按之殊无大热，此内伤寒也。问之，因暑卧殿角伤风，又渴饮水酪冰。此外感也轻，内伤者重，从内病俱为阴也，故先癍衄，后显内阴，寒热间作，脾寒有之，非往来少阳之寒热也。与调中汤数服愈。

【注解】[1]本案录自《阴证略例·海藏治验录·外阳内阴》篇。

[1]《略例》：指《阴证略例》，元代王好古撰于1236年。

【阐发与临证】癍指皮肤上生的斑点及/或其病（现代都以斑代之）点大成片、色如锦纹、抚之不碍手。与其相对的形如粟米，高出于皮肤，抚之碍手者称之为疹。斑分阳斑和阴斑，阳斑多由外感热病郁热在阳明，热传营血。初见于胸膺，后渐及背、腹、四肢等处，症见发热、渴饮、烦躁、神昏谵语、口干舌绛等，当以清热解毒、凉血化斑法，用化斑汤、清营汤、清瘟败毒饮、犀角地黄汤等，证属阳实热证。阴斑又称阴证发斑，多由元气不足、多食生冷或内有伏寒，或外感寒邪又多食寒凉，虚阳外越，斑色淡红、隐隐不显，或仅见胸膺数点，伴四肢逆冷、下利清谷、舌白苔滑或黑润滑苔，当以温阳散寒法，用附子理中汤、四逆汤、调中汤等。本案是外感寒邪又伤冷食于中（现代也有称为中阴暑者），正适用调中汤发散外寒邪、温燥内寒湿邪，如病伴四肢逆冷、下利清谷，则加附子、干姜。

2 案[1] 薛己治司厅徐东白子，瘙痒[2]发热，体倦少食，此脾肺气虚，外邪相搏。先用消风散二剂，随用补中益气汤加茯苓、芍药而愈。

【注解】[1]本案及以下两个案例都录自《保婴撮要·发癍》篇。

[2]薛氏原文并无"瘙痒"二字，而是"患癍"二字。

【阐发与临证】本案述证不详，无阴寒证，只是体倦食少，所以辨为脾肺气虚，所以治本时用补中益气汤加味。瘙痒而且发热是外邪，为标，所以先用消风散。

3 案 乔秋官子[1]，作痛热渴，乃服发表之剂，其症益甚，形气倦怠，脉浮而数，此邪在经络[2]（邪在络宜升阳行经），误散表而损其真也。用人参安胃散、补中益气汤而愈。若主祛风，必成慢惊矣[3]。

【注解】[1]原文此后有"患癍"二字。

[2]原文无"此邪在经络"句。

[3]原文无"若主祛风，必成慢惊矣"。

【阐发与临证】本案初见发热、疼痛、口渴，是外邪已不在表又未全入里，江应宿所加"此邪在经络"，是体现薛氏原文的"乃服发表之剂，其症益甚""脉浮而数"这种病变的病机，实指邪已在半表半里之间，因非伤寒病，不能用六经辨证，所以定为邪在经络，其实外邪已化热，或者原本就是感受的风热之邪。此时可用葛根橘皮汤、玄参升麻汤、犀角消毒散去犀角等汤方加减，疏外邪、升其阳、轻清其里热。不管风寒、风热何邪，该儿原也必有中气不足之根本，所以服发表之剂会出现形气倦怠而致用补中益气汤、人参安胃散而愈。

4 案 丰考功子，作痒[1]发热，用犀角消毒散[2]一剂，顿作吐泻。此邪气上下俱出，其疹果消[3]。

勿药自愈。

【注解】[1] 原文无"作痒",而是"发癍"。

[2] 犀角消毒散:同名2方。(1)《保婴撮要》方,治癍疹丹毒,发热痒痛,疮疹等,药用牛蒡子、荆芥、防风、甘草、犀角、银花;(2)《证治准绳》方,治小儿赤丹瘤,壮热烦躁,咽喉肿痛,药同(1)方去银花,重用牛蒡子至一两五钱。

[3] 原文无"其疹果消"句。

【阐发与临证】薛估计不会是因为服用犀角消毒散而引起的吐泻,因为他用该方剂量很小,犀角屑二分、银花三分,其余药物都是五分,而且名为散而实为水煎服。他也有使用本方的经验,所以能下此结论。但泻法下去里邪、清其里热是可以的,以吐法发散表邪的用法不多,《内经》"其高者因而越之"并不是指表邪。他应用《保婴撮要》的犀角消毒散是不会泻下的,如果他应用《证治准绳》的犀角消毒散(这是不可能的!),牛蒡子用至一两五钱,大便就要稀薄了。

第二十篇 瘛疭

1 案[1] 钱乙治皇子病瘛疭，国医莫能疗。闻乙有异能，召之，进黄土汤而愈。神宗问：此何以能愈此疾？对曰：以土胜水，木得其平，则风自止。帝悦，擢太医丞。

【注解】[1] 本案录自《宋史·（钱乙）本传》。

【阐发与临证】本案不见于《小儿药证直诀》，该书也无黄土汤。按本案用本方取其补土抑木以熄风，则用的是《金匮要略》方（灶中黄土、甘草、炒白术、附子、阿胶、黄芩、生地）或《千金要方》一方（上方去生地、附子加干姜。见三卷第十二篇咳嗽第26案例注4）。钱答宋神宗之所问，曰"以土胜水，木得其平，则风自止"，中缺一环节，即"水虚则木弱"。如答以"培土则金生，金克木，木得其平"也可，或者说"脾土虚则肝木所胜，今用补土则抑木"更直接。除黄土汤外也可用四君子汤或异功散加当归、白芍、生地、钩藤等。

2 案[1] 《宝鉴》：治一小儿四岁，因惊恐发搐，痰涎有声，目多白睛，项背强，一时许方醒，后遇惊则发。多服犀朱脑麝镇坠之药，四十余日，此症尚在，又加行步动作，神思如痴。诊其脉，沉弦而急。《针经》云：心脉浮[2]大，痫瘛筋挛。病久气弱，多服镇坠寒凉之剂，复损正气，故加动作如痴。先灸二蹻各二七壮，服此药，又肝脉小急，盖小儿神气尚弱，因而被惊，神思无依；又动于肝，肝主筋，故痫瘛筋挛。又《经》曰：恐则气下，精怯而上焦闭[3]。以羌活五钱，独活四钱，苦温引气上行，又入太阳为引，用为君；天麻、防风各二钱，辛温以散之，当归、甘草各二钱，辛甘温以补气血之不足，又养胃气，为臣；附子、川芎各二钱，益智二钱，大辛温，行阳退阴，又治客寒伤胃，肾主五液，入脾为涎，以生姜、半夏二钱，燥湿化痰，沉香二钱，辛温，体重气清，去怯安神，为使；每五钱，姜水煎服，名曰沉香天麻汤，三剂而安。（此案与罗治同）

【注解】[1] 本案与本卷第十一篇惊搐第3案例重复。

[2] 原文是"心脉满大"。

[3] "精怯而上焦闭"：录自《素问·举痛论》篇，原文是"恐则精却，却则上焦闭，闭则气还，还则下焦胀，故气下行矣"。

【阐发与临证】除见于惊搐篇第3案例外，此处有"以羌活五钱，独活四钱，苦温引气上行"句，该方中的羌独活是针对"恐则气下""恐则精却……故气下行矣"而设。

3 案[1] 汪石山治一人，形短颇肥，色白近苍，年逾二十，因祈雨过劳，遂病手足瘛疭，如小儿发惊之状，五日勺水不入口，语言艰涩。或作痰火治，或作风症治，皆不效。汪视之，脉皆浮缓而濡，按之无力（缓为脾脉濡而无力为虚），曰：此因伤脾以劳倦故也，土极似木之病。《经》云：亢则害，承乃制是矣[2]，夫五行自相制伏，和平之时，隐而不见，一有所负则所胜者见矣。今病脾土受伤，则土中之木发而为病，四肢为之瘛疭也。盖脾主四肢，风主动故也。若作风痰治之，必致于死。宜补其脾土之虚，则肝木之风自息矣。遂以参、术为君，陈皮、甘草、归身为臣，黄柏、麦冬为佐；《经》云泄其肝者缓其中，故用白芍为使，引金泄木以缓其中，一服，逾宿遂起，服至十余贴，全安。

【注解】[1] 本案录自《石山医案·附录》。

[2] "亢则害，承乃制"：录自《素问·六微旨大论》篇。

【阐发与临证】本案从脉证分析，确是土虚木侮、风主动而致瘈疭，所用方药除异功散去茯苓以健脾，归、芍、麦冬养肝之阴血以敛其风，黄柏清下焦泄木气。此人病初起，所以见效也快。按现代分析，此患者形短肥白，超力型体质，易患高血压、高脂血症、动脉硬化、冠心病、脑梗死或脑出血，以及脑性震颤（继发性、原发性都可能）。这类病控制症状较易，但根治极难。本案未用治标药。

4 案[1]　钱仲阳治王氏子吐泻，诸医药下之至虚，变慢惊，手足瘈疭而身冷，医复与八正散。钱曰：不能食而胃中虚，若利大小便即死。久则脾肾俱虚，当身冷而闭目，必用益黄散、史君子丸，补脾遂能饮食。后又不语，钱以地黄补肾丸[2]，一月而愈。

【注解】[1] 本案与本卷第十三篇慢惊第1案例重复。

[2] 地黄补肾丸：慢惊篇第1案例是地黄丸。见一卷第一篇中风第41案注。

5 案[1]　石山治一人，年十五，色黄悴，十二月间，忽呕瘀血一二碗，随止。延小儿医调治，肌体尚弱，常觉头晕，近于三月间，天热，途步出汗，连日又劳倦，日昃顿然昏晕，不省人事，手足扰乱颠倒，将二时久方定，次日亦然。续后每日午前后如期发一次，近来渐早，自晨至午连发二次，渐发三四次，比前稍轻，发时自下焦热上，至胸壅塞，则昏晕良久方苏。始疑为疟或痫。医云火动，又云痰症，用牛黄丸，以竹沥、姜汁磨服，二次共四丸，又与煎药，多清痰火之剂，服后每日只发一次，止则汗多，口干食少，身热时多、凉时少。汪脉之，皆浮虚洪数，不任寻按，坐起则觉略小，亦不甚数。《脉书》曰：数脉所主为热，其症为虚。三日后再诊，左脉小而滑，右脉大而滑，独肺部浮软，按之似蛰蛰有声，与昨脉不同，虚之故也。夫阳气者，清纯冲和之气也，或劳动过度，或酒食过伤，则扰动其阳，变而为邪热矣。然脾胃以阳气为主，阳变为热，血必沸腾而越出于上矣。昏晕者，由热熏灼，故神昏运倒而类风也，风之旋转运动，与火相类。每觉下焦热上，胸膈壅塞而即发者，脾脉从足入腹至胸。今下焦热上，乃脾火也，然胸膈心肺之分，为阳之位，清阳居上，而邪热扰之，则阳不得畅达，而心肺之神魂不免为之昏乱矣，况五脏皆赖胃气以培养。胃受火邪，则五脏皆无所禀，而所藏之神亦无所依，故肺之魄、心之神、肝之魂、脾之意、肾之志，安得不随之溃乱躁扰而昏瞀耶？多发于午前后者，乃阳气所主之时，阳气邪扰，不能用事，故每至其时而辄发也。且汗多津液泄，口干津液少，医用牛黄、朱砂、琥珀、南星、半夏等而复燥之，是愈益其燥，故暂止而复发，不能拔去其病根也。因取参、芪各二钱半，远志、山楂、川芎、黄芩各七分，天麻、防风、茯神、麦冬各一钱，甘草、陈皮各五分，归身八分，白术一钱半，煎服十余贴，而病不复作矣。

【注解】[1] 本案录自《石山医案·卷下·瘀血》。

【阐发与临证】本案文详释患者病理病机变化，其要点是脾虚而生邪热，汗多而致津泄，下焦热上而昏晕手足扰乱，所以用补中益气汤（健脾）去升麻、柴胡（下焦热上）、加黄芩、麦冬（清热生津）、天麻、防风、川芎、茯神、远志（镇惊熄风）、山楂（健脾、行气活血，治胸膈壅塞、呕血）。

6 案　江应宿治一富家儿，病手足瘈疭，延至二十余日转笃。予后至，曰：此气虚也，当大补之。以参、芪、归、术、茯、芍、黄连、半夏、甘草，佐以肉桂，助参、芪之功，补脾泻肝，一饮遂觉少定，数服而愈。所以知儿病者，左脉滑大，右脉沉弱，似有似无，右手主于气，故曰气分大虚，《经》所谓"土极似木"，"亢则害，承乃制"，脾虚为肝所侮，而风生焉。症似乎风，治风无风可治，治惊无惊可疗，治痰无痰可行，主治之法，所谓气行而痰自消，血荣而风自灭矣。见肝之病，知肝当传脾，故先实其脾土，治其未病。否则成慢脾风而危殆矣。

【阐发与临证】江应宿以脉辨证在本案可行，在别案也难说。案文前段说左脉滑大，应是肝气有余；右脉沉弱、似有似无，应是脾土气虚，所用方药以健脾补气为主，泻肝仅黄连一味可也。从遣药看，应是脾虚而肝旺而生风，但与案文末部分"血荣而风自灭"不符，此句是指血虚生风，与"脾虚""气虚"还存在一定距离。尤其与"见肝之病，知肝传脾，故先实其脾土，治其未病"之结论更是矛盾。

第二十一篇 癖 积

1 案[1]　刘仲安治一儿病癖积，左胁下硬如覆手，肚大青筋，发热肌瘦，自汗咳嗽，日晡尤甚，牙疳口臭恶，宣露出血，四肢困倦，饮食减少，病甚危笃。先与沉香海金沙丸一服，下秽物两三行，次日，合榻气丸[2]服之，十日，复与沉香海金砂丸利之，又令服榻气丸，如此五换，服至月余，其癖减半，未及百日，良愈。

愚按：近年多有此疾，治之不得其法，多致夭殇，录之以救将来之病者也。沉香海金砂丸以沉香二钱，海金砂、轻粉各一钱，牵牛头末一两，右为末，研独蒜如泥，丸如桐子大，每服五十丸，煎灯心汤送下，量虚实加减丸数，取利为验。大便利止，后服榻气丸。以陈皮、萝卜子炒各半两，木香、胡椒各三钱，草豆蔻去皮、青皮各三钱，蝎梢去毒二钱半，为末，糊丸梧桐子大。每服三十丸，食后米饮下。

【注解】[1] 本案与五卷第二篇积块第16案例重复。

[2] 榻气丸：即塌气丸。

第二十二篇 黄 疸

1案[1] 罗谦甫云：一小儿季夏身体蒸热，胸膈烦满，皮肤如溃橘之黄[2]，眼中白睛亦黄，筋骨痿弱，不能行立。此由季夏之热加以湿令而蒸热薄于经络，入于骨髓，使脏气不平，故脾逆乘心、湿热相合而成此疾也。盖心火实则身体蒸热，胸膈烦满，脾湿胜则皮肤如溃橘之黄，有余之气必乘己所胜而侮不胜，是肾肝受邪而筋骨痿弱、不能行立。《内经》云：脾热，色黄而肉蠕动[3]（肉蠕动不可指为筋惕肉瞤），又言湿热成痿[4]，岂不信哉！所谓子能令母实，实则泻其子也。盖脾土退其本位，肾水得复，心火自平矣。又《经》曰：治痿独取阳明（阳明为胃土，而方中独泻脾土，故曰土位之主，其泻以苦，所以清燥汤治痿用川芎、黄柏，良有以也），正谓此也。乃以加减泻黄散[5]主之，方以黄连、茵陈各五分，黄柏、黄芩各四分，茯苓、栀子各三分，泽泻二分，作一服煎，热服食前。一服减半。待五日，再服而愈。《内经》曰：土位之主，其泻以苦，又云：脾恶湿，急食苦以燥之[6]，故用黄连、茵陈之苦寒，除湿热为君；肾欲坚，急食苦以坚之[7]，故以黄柏之苦辛寒，强筋骨为臣；湿热成烦，以苦泻之[8]，故以黄芩、栀子之苦寒，止烦除满为佐；湿淫于内，以淡泄之，故以茯苓、泽泻之甘淡，利小便导湿热为使也。（治痿独取阳明，不得专主人参、黄芪）

【注解】[1] 本案录自《卫生宝鉴·卷十九·小儿季夏身热痿黄治验》。

[2] 溃橘之黄：烂橘子之色深于不烂橘子之色，指深黄。

[3] "脾热，色黄而肉蠕动"：录自《素问·痿论》篇。

[4] "湿热成痿"：(1) 缘自《素问·生气通天论》篇。原文是"湿热不攘，大筋緛（软）短，小筋弛长，緛短为拘，弛长为痿"。(2)《医学纲目·卷十七》载："湿热痿，由于湿热浸淫伤及筋脉，两足痿软微肿，或足趾麻木等，可用《丹溪心法》加味二妙散、清燥汤等。"

[5] 加减泻黄散：《卫生宝鉴》方，治小儿蒸热，胸膈烦满，眼白睛皮肤发黄，筋骨痿弱，方药即本案方。

[6] "脾恶湿，急食苦以燥之"：录自《素问·藏气法时论》篇。原文是"脾苦湿，急食苦以燥之"。

[7] "肾欲坚，急食苦以坚之"：录自《素问·藏气法时论》篇。

[8] "湿热成烦，以苦泻之"：原文找不到出处。《素问玄机原病式》说："湿热甚于肠胃之内，而肠胃怫热郁结，而又湿主乎痞，以致气液不得宣通，因以成肠胃之燥，使烦渴不止也。"《黄帝内经素问集注》有注曰："湿热之气，上蒸于心则烦""湿热……腹中热，烦心，出黄，热在内也。"

【阐发与临证】本案也是湿热蕴脾土，脾湿胜，既能乘肾水，又能侮肝木，又能令心火实。心火实则泻脾土，谓之实则泻其子。脾湿清则肾水复，肾水复则克心火而心火自平。五行相生相克之理就是如此自找平衡，启动点就是清热燥湿。泻黄散之本义是泻脾土，但用的是苦寒燥湿、清热除烦、淡渗利湿，也针对患儿病机。

第二十三篇　口　疮

1案[1]　一小儿口疮，不下食，众医以狐惑治之，必死。后以矾汤于脚下浸半日（外治法佳），顿宽；以黄柏蜜炙、僵蚕炒为末，敷之，立下乳愈。

【注解】[1] 本案录自《医学正传·卷五·口病》篇。

【阐发与临证】用矾泡汤洗足治口舌生疮，《本草纲目》转载自《张子和方》（但《儒门事亲》口疮各篇中无用矾泡汤洗足之记录）；外敷僵蚕末治小儿口疮，《本草纲目》转载自《小儿宫气方》；《本草纲目》转载自《外台秘要》治口舌生疮用黄柏含之、转载自《僧深药方》治口舌生疮用蜜炙黄柏取汁含之吐涎。本案将三物同用治疗同一个病儿，可见本案是集数本书之大成者。

2案[1]　薛己治小儿口疮，呕血便血（俱似火症），两腮微肿，唇白面青，此脾土亏损，木所乘也。朝用补中益气汤，食远用异功散，而愈。

【注解】[1] 本案及以下共七个案例都录自《保婴撮要·诸疳口疳》篇。

【阐发与临证】薛辨证是土败木贼，所据是面青、腮肿、唇白，因此仅用健脾益中方药。照现在用药习惯，一般都要用些止血药、疏肝或泄肝药，魏按"俱似火症"，大概也有此意。

3案　一小儿口疮，右腮鼻赤，此肺脾经虚热，用四君、升麻及白术散而愈。

【阐发与临证】本案既是肺经脾经虚热，所用白术散当是钱氏白术散，亦四君子汤加味。升麻甘苦平微寒，既能引生发之气上行，又能发阳明之汗，能治热壅不通、风肿诸毒、喉痛口疮、痈肿初起等，同葛根用能解肌间风热。鼻赤谓之肺经热，腮赤与手足少阳三焦经、胆经，足阳明胃经，手太阳小肠经有关。本案方还可加些黄芩等。

4案　一小儿齿龈腐烂，头面生疮，体瘦发热，此脾疳所致。先用大芦荟丸[1]，又用四味肥儿丸[2]、大枫膏[3]而愈。

【注解】[1] 大芦荟丸：同名3方。（1）《古今医鉴》方，治小儿五疳，皮黄肌瘦，肚大青筋，好食泥炭等异物，药用苍术、陈皮、厚朴、青皮、枳实、槟榔、神曲、山楂、炒麦芽、三棱、莪术、砂仁、茯苓、黄连、胡黄连、芜荑、使君子、青黛、芦荟，使君子壳煎汤浸药，蒸饼为丸；（2）《小儿药证直诀》方，治咽喉口舌生疮，牙龈烂，目翳，耳中出水，瘰疬，阴肿等，药用胡黄连、黄连、芦荟、木香、芜荑、青皮、鹤虱、雷丸、麝香；（3）《中藏经》方，治小儿肝脾疳积，体瘦热渴，瘰疬结核，大便不调，药同（2）方去黄连。

[2] 四味肥儿丸：同名2方。（1）《小儿药证直诀》方，治肝脾不和，疮疡久不愈，食积脾疳发热，或口舌生疮、泄泻不止，药用黄连、芜荑、神曲、炒麦芽等分；（2）《小儿痘疹方论》方，治药同上，用猪胆汁丸，木通煎汤下。

[3] 大枫膏：《保婴撮要》方，治疮疥，药用大枫子膏、轻粉、枯矾、黄连、蛇床子、柏油，和匀，涂患处（大枫子膏：《疠疡机要》方，治疮疥脓痈，药用大枫子、白矾、轻粉、柏油、和匀外涂）。

【阐发与临证】本案是脾疳兼口舌生疮、牙龈腐烂、头面生疮、体瘦发热，疳在脾则面黄身热、肚腹胀大、水谷不消、大便黏滞酸臭、睡眠不安、多汗、龃齿、有异食癖等。脾疳多由积滞和肠虫引起，所以治疗多先攻积、杀虫、消导为主，保和丸、肥儿丸、集圣丸（黄连、干蟾、青皮、莪术、使君子、砂仁、芦荟、夜明沙、五灵脂、当归、川芎、木香）为前期常用药，疳积消，再用参苓白术散、异功散等健脾善后。

5案 一小儿齿龈蚀烂，年余不愈。用大芜荑汤[1]治其疳邪；五味异功散健其脾气，寻愈。后复作，兼项间结核，另服败毒药；口舌生疮，用四味肥儿丸而愈。

【注解】[1]大芜荑汤：《小儿药证直诀》方，治小儿脾疳发热作渴，大便不调，鼻下生疮，发黄脱落，嗜食土等，药用防风、黄连、黄柏、炙甘草、带节根麻黄、羌活、栀子、柴胡、茯苓、当归、大芜荑、白术。《兰室秘藏》用治湿热黄疸，胃中热。

【阐发与临证】此与上案类似，上案为脾疳，本案为黄疳，都有湿热、头面生疮、异食癖。因本患儿病程已年余，故有脾虚证，所以又加服异功散。此类病症因其脾虚不能运化、湿热中阻又碍这运化，所以营养不良，正气不足，以致容易派生其他病症，本案治愈后又复作，又兼项间结核（瘰疬?）、口舌生疮等即是。

6案 一小儿口疮，寒热嗜卧，作渴[1]引饮，此脾疳气虚，发热而津液不足也。先用白术散以生胃气，再用四味肥儿丸以治疳症，两月余，又用异功散而安。

【注解】[1]渴：薛氏原文是"泻"。

【阐发与临证】"泻"可辨为脾疳、气（中气）虚，"泻"也会使津液不足而引饮。"渴"虽可辨为津液不足而引饮，但很不可能辨为脾疳、气虚（偶可，尚须其他症脉），所以薛原文作"泻"应是（繁体泻与渴粗看近似，可能刻误）。白术散有18个方，本案所用白术散既能健脾止泻生胃气，又能解肌热，再要药性不燥不伤津液，故以钱氏白术散最佳。

7案 一小儿口疮，身热如炙，肚腹胀大，此脾肝[1]内作，朝用五味异功散，夕用四味肥儿丸，稍愈；又以地黄、虾蟆[2]二丸兼服愈。

【注解】[1]"肝"：应是"疳"。

[2]虾蟆丸：同名4方。(1)《小儿药证直诀》方，名蟾蜍丸，治诸疳，药用蟾蜍一只，麝香一字，如法制作并服。《保婴撮要》引用此方；(2)《婴童百问》方，又名蚵蚾丸、蟾蜍丸，药治同(1)方加胡黄连三钱；(3)《证治准绳·幼科》方之一，引谭氏方（可能是唐朝幼科医谭氏，著有《谭氏小儿方》；唐朝谭永德，著有《殊圣方》）。治五疳羸瘦，毛发稀，好食土，腹大颈细，乳食不消，药用绿矾、大枣、黄连、诃子、使君子、夜明砂、干虾蟆，如法制作并服；(4)上书方之二，引宋朝丁信臣《左藏方》虾蟆丸方，治肥孩疳疾，药用干虾蟆、陈皮、胡黄连、郁金、芜荑、獭猪胆汁，如法制作并服。

【阐发与临证】按照薛氏用药规律：五味异功散是健脾、四味肥儿丸是治疳，所以服用后能稍愈。脾疳口疮而身热如炙，是肾虚，所以改用地黄丸益肾水。看来四味肥儿丸治此疳续效不大，改用虾膜丸力量强大；五味异功散也不如地黄丸更对症。

8案 一小儿口疮，久不愈，诊其母，右关脉弦缓，乃木克土之症。先用六君、柴胡，又用加味逍遥散，治其母，子自愈。

【阐发与临证】口疮按现代医学分，大概包括坏死性溃疡性龈炎（多因素引起，如口腔卫生不良，饮食和睡眠不当，细菌感染等）、溃疡性口炎（可继发于肠道炎症、急性单纯疱疹感染、药物反应、变态反应等）、复发性口疮（各类应激因素、肠道炎症促发）、念珠菌病常称鹅口疮（常伴有肠道念珠菌病）、口腔癌等。小儿口疮常见前4种。从前述可看出其中不乏母婴口腔喂食传染的可能性，因此治疗母亲的疾病（传染源）也可治愈小儿的口疮。右关候脾，弦为肝木旺，缓为脾土弱，可能该母有肠道炎症或菌群失调。

9 案[1] 江应宿治小儿口疮，以桑树汁涂之，得愈，吞咽亦无妨。以此治数儿及大人，俱效。

【注解】[1] 本案作者江应宿可能是从《证类本草》中学的这种治法。《证类本草·卷第十三·桑根白皮》篇引《小儿宫气方》治小儿口疮，以桑根白皮汁涂之。引《子母秘录》治小儿口疮，将桑根白皮汁涂乳上，令儿吮之。

【阐发与临证】桑树汁，性味同桑根白皮，甘寒，原指桑根白皮中的汁。雷敩说："其皮中涎勿去之，药力俱在其上也。"苏颂说："小儿口疮白漫，拭净涂之便愈。又涂金刃所伤，须臾血止，仍以白皮裹之，甚良。"李时珍说："涂蛇、蜈蚣、蜘蛛伤有验。取枝烧沥，治大风疮疥，生眉发。"我等看书不够，强记又少，以往未曾用过。但临用时制作也难。

第二十四篇 吃 泥

1案[1] 玉田隐者治一女,忽嗜食河中污泥,日食三碗许。以壁间败土调水饮之愈。

丹溪曰[2]:吃泥,胃气热也。用黄芩、白术、茯苓、陈皮、软石膏,煎服。

【注解】[1] 本案录自《医学入门》。本案还收录在《奇症汇·口》。

[2] 本方录自《丹溪心法·小儿九十四篇》,原方还有甘草。

【阐发与临证】这是异食癖。明朝李时珍《本草纲目》和清朝吴仪洛《本草从新》载"东壁土",并举本案例为例,认为壁间败土即东壁土,并说不管东、西、南、北壁,用土皆不过借气补脾胃也。河中污泥属阴冷,虽不及井底泥至冷,但也非黄土之甘温,外涂治烫火伤、小儿热痱、头风热痛等。本案例嗜河中污泥,说明其人胃中热。丹溪云吃泥,胃中热也,也指的河中污泥、井底泥等,并非路边黄土、制作灶心黄土的黄土、壁间土等。用黄芩、石膏之属,是有道理的,但也有白术、茯苓、甘草之补中气。用东壁土之意也是补中气。朱丹溪除此方外,还有用腻粉一钱加砂糖若干和丸如麻子大,米饮下一丸,泻出土立瘥。《医部全录》引丹溪方"胃气热吃泥,用石膏、生地黄、白术、茯苓"。上书引《慎斋遗书》"小儿吃枯炭瓦片泥土等积,宜诃子、白术、使君子肉、炒甘草、炒麦芽,随其所好食之物共为细末,入白糖调食"。引姚和众《延龄至宝方》方"小儿好食土,取好黄土煎黄连汁和之,晒干与食"。都可参考。2003年4月1日《临沂广播电视报》转载:在石家庄市郊青泉村,40岁农妇樊千荣从11岁开始每日吃土二三百克,已30年。她觉得吃土甜脆可口、油香浓郁。家人专找土质细腻的土块给她吃。2002年8月10日《山东工人报》转载:住在新疆阿勒泰市区、时年39岁的哈萨克族妇女库丽巴西,1995年开始每日吃沙土1公斤,吃饭仅300克,每日饮水3.5公斤。先用铁锅把沙土炒成糊状,冷却后抓着吃,边嚼边把硬的砂块吐出,吞下沙土。她有时感到胃痛。2003年9月23日《临沂广播电视报》报道湖北南漳县武安镇八旬老太万学英,因20年前偶发腹痛试喝石灰水后好转,就开始在炒菜煮饭时都放点石灰,连续已20年(此老太可能是胃酸过多)。2011年4月5日《手机报-早新闻》报道:美国佛罗里达州妇女艾德丽-爱德华兹20年共吃掉8张沙发和5张椅子的海绵,约上百公斤,她说把海绵和泥沙搭配吃,味道更好。第250期《山东老干部之家》载文说"世界上有半数以上人口吃泥土,为的是补充饮食中摄取不足的热量和养分,或治疗疾病。不少美洲土著人将泥土混入磨碎了的橡实一块儿吃;南美安第斯山脉的土人把泥沙同野生马铃薯混合着吃;据说吃黏土能通过吸收氢离子来操控血液酸碱度,还可缓解妇女妊娠时期不适;非洲男孩吃泥土到十岁,女孩则从小到大经常吃泥土,因女性缺铁缺锌。

2案[1] 薛立斋治一儿,嗜食泥土,困睡泄泻,遍身如疥,此脾经内外疳也。用六君子汤,及四味肥儿丸而愈。

【注解】[1] 本案录自《保婴撮要·疳症》篇。

【阐发与临证】本案嗜吃的泥土非河中污泥,所以不像朱丹溪所说"胃气热也"。遍身如疥可能因疳症引起,即脾虚不能运化水谷精微而起,所以薛之"脾经内外疳"分别指"困睡泄泻"和"遍身如疥",所用药物也是分别治疗"内""外"疳的。异食癖的病因大致有四:味觉异常或迟钝;微量元素不足,尤其锌吸收少;肠道寄生虫毒素的刺激;长期精神受刺激。

第二十五篇 痘 疮

1案 钱希承[1]治徐氏子痘而泄,众以为不治。钱视之则加数,已乃止,居顷之又作,众以为必不可疗。钱曰:急矣,非附子不可。一投少间,再投而愈。

【注解】[1] 钱希承:疑为宋朝钱惟演,字希圣。圣字可能被承字误刻。著《箧中方》(但在《宋史·列传第七十六》其本传中未见著有《箧中方》)。他比较善用附子(见《证类本草》)。

【阐发与临证】本案为出水痘或天花时伴发水泻,而证属虚寒者,用附子治疗。钱希承初治所用方法即前医所用方药而无效者,他用时虽加药剂量而收效,但不根治,所以"居顷之又作",因而加附子温散中下焦之寒邪而治愈。《幼科全书》说:"痘疹常宜大便坚""若逢泄泻无休歇,寒热须教仔细看。若所出之物清白澄冷者,此里寒也,用附子理中汤"。痘疮在未出之前因发热而便稀几次,也属正常,是热毒排出(现代医学也认为因肠道也出疹,所以出现几次稀便,毒素随稀便排出是好事),但如泄泻过多,则会虚其内,不利于痘、疹发出。如果痘、疹已出则不宜泄泻,泻多则是脾虚冷,元气虚,痘疹虽已出,但难于发起,所以要辨别中气虚还是中阳虚。前者用理中丸,后者用附子理中丸,甚或加用豆蔻丸。豆疮即痘疮,首见于《诸病源候论》,又名登豆疮,指天花,又名天痘、天行痘、豌豆疮、虏疮等,《肘后方》名天行发斑疮。但钱乙《小儿药证直诀》中虽有痘、痘疮、疹、疱疹、斑疹等的名称,然而仍然是混在一起论述,而治法已有区别。至陈文中《小儿痘疹方论》中,也有称为痘疹的,如本篇第6、11案例。而《痘疹方论》(公元1518年)提出水痘之前,很可能水痘与天花混在一起,都名豆疮,仅分为轻和重二种不同而已。

2案[1] 丹溪治从子六七岁,痘疮发热,微渴自利,一医用木香散,每贴加丁香十粒。观其出迟,因自利而气弱;察其所下,皆臭滞陈积,因肠胃热蒸而下也,恐非有寒而虚,遂急止之。已投一贴矣,乃以黄连解毒汤加白术,与十贴,以解丁香之热,利止,疮亦出。其后肌常有微热,而手足生痛疖,与凉剂调补,月余安。

【注解】[1] 本案及下案都录自《格致余论·陈氏痘疮方论》(指陈文中《小儿痘疹方论》篇)。

【阐发与临证】前医用的木香散应是陈文中《小儿痘疹方论》中的十一味木香散。该书说"凡疮疹已出未出之间,或泻渴,或腹胀,或气促,谓之里虚,急用十一味木香散治之"。本案从泻出物辨出肠胃热,是正确的,所以不能用丁香、肉桂、木香等药(十一味木香散中的主药)。就因已用了这类温药,而用黄连解毒汤解热毒,还用白术护其脾胃。"实其脾胃"也是陈文中的观点之一。"若始出一日至十日,浑身壮热,大便黄稠,乃表里俱实,其疮(指痘)必光泽,起发肥满,且易腐也"。

3案 一男子年十六七岁,发热而昏,目无视,耳无闻,两手脉皆豁大而略数,知其为劳伤矣。以人参、黄芪、当归、白术、陈皮,大料浓煎,与十余贴,痘始出;又二十余贴,则成浓疱,身无完肤。或谓合用陈氏全方。曰:此但虚耳,无寒也。只守前方,又数十贴而安。后询其因,谓先四五日劳力甚,出汗多。若用陈氏全方,误矣。

【阐发与临证】朱丹溪在上案用黄连解毒汤等凉剂治肠胃热蒸类型的痘疮,在本案用参芪归术治劳伤虚证的痘疮，都符合辨证施治。中气虚则补气健脾，无里寒则不用肉桂、丁香等温药。所谓不用陈氏全方，指不用十一味木香散［见木香散（5）方］和十二味异功散［见异功散（6）方］全方。该二方中除参芪归术外，尚有附子、桂枝、肉桂、木香、丁香、半夏、陈皮、肉豆蔻、厚朴、大腹皮、青皮等耗气、辛热药物。至于朱丹溪在《格致余论》"陈氏痘疹方论"中批评陈文中用香燥药，那是言过其实。陈氏辨证遣药是对的。朱氏批评时医误用陈氏香燥药（指上述二方）也是对的。

4 案[1]　钱仲阳治一王子疮疹，始用李医，又召视之，以抱龙[2]三服。李又以药下之，其疮稠密。钱曰：若非转下，则为逆病。王曰：李已药下之。钱曰：疮疾始出，未有他症，不可下也。如疮三日不出，或出不快，则微发之，发之不出则加药，加药不出，则大发之。如大发身凉，及脉平无症者，此疮本稀，不可更发也。大发之后尚有大热，当以五苓散利小便；小热者，当消毒散以解毒，若出快，勿药勿下，用抱龙丸治之。疮痂若起、能食者，大黄丸下之，泻二三行则止。今先下一日，痘疹未能出尽而稠密甚，则难治也。纵得安，其病有三：一者疥，二者痈，三者目赤，经三日黑陷。钱曰：幸不发寒[3]，而病未困也。遂用百祥丸[4]，以牛李膏[5]为助，各一大服，至五日间，疮复红活，七日而愈[6]。

【注解】［1］本案录自《小儿药证直诀》。

［2］指抱龙丸。

［3］指不发寒颤。

［4］百祥丸：《小儿药证直诀》方，又名南阳丸，治痘疮黑陷、喘胀便秘，药用红芽大戟，如法制作并服。

［5］牛李膏：《小儿药证直诀》方，又名必胜膏，治痘疮黑陷，药用牛李子，如法制作并服。牛李子又名鼠李子，苦凉微毒，能清热解毒、治寒热瘰疬疮疡；能去积除瘕、治疝瘕积冷；能利水除胀、治水肿腹胀满；能治疮疥有虫，痘疮黑陷。李时珍说本方中加麝香少许尤妙。

［6］原文此下还有"盖黑者归肾也，肾旺胜脾故脾虚。寒战则难治。所用百祥丸泻膀胱之邪，自不盛也。"

【阐发与临证】本案是钱仲阳治经李医误用下药后的痘疹患儿。用钱乙的话说是痘疹始出，未有其他症状则不应用下药。今已下之，痘疮未能出尽而且稠密甚，幸亏患儿未发寒战，病未出现变证，只痘疮黑陷，所以用牛李子作膏治黑陷之痘疮。至于用百祥丸（红芽大戟）泻水，按钱乙的说法是痘疮变黑，是肾水旺、反侮脾土，所以用百祥丸泻膀胱之水，水去土健，痘疮复红活。但薛己说痘疮黑陷是脾土虚败，寒水反侮，所以用百祥丸泻水后必急用四君子汤加丁香、陈皮、木香、厚朴、炮姜以温补脾土。此关键是土虚在先还是水旺克土在先？钱认为水旺在先、宜用大戟泻水；薛认为土虚在先，所以泻水后急健脾土。不管怎么说，如果泻水后有土虚之证，宜再用健脾法；如已有土虚证，就先用健脾法再泻水，或健脾利水同用。

5 案　陈文中治一女[1]，三岁，痘疮始出，泄泻。以木香散下豆蔻丸[2]，一服泻止。至九日，闻其疮不肥满，根窠不红，咬牙喘渴。彼以热毒在，痘疮不靥，欲与清凉饮。陈曰：若此则耗真气，必至喘渴而死。宜木香散加丁香四十枚、官桂一钱，二服，又与异功散一服，至十日，其疮苍蜡色，咬牙喘渴皆止。至十三日，疮痂不落，痒甚，足指冷，咬牙喘渴不已，以异功散加丁香半钱、桂一钱，连二服而愈。

【注解】［1］从编排惯例和案文叙述看，本案及以下至第15案例都录自陈文中《小儿痘疹方论》，但原书中未找到案例原文，但有类似案例。或取自《小儿病原方论》？此书未找到。另：第10案例有人参麦冬汤，陈氏书中无此方名而有此方药，方名为人参麦门冬散。更者，在《保婴撮要》中有人参麦冬汤，药治均同陈氏人参麦门冬散。以此推测：可能是编撰者江应宿将陈氏理论与其他医案混编了。案文中"陈曰"七处，都是陈文中及其祖所述理论，而后两案的八物汤明显是薛氏所善用者。

［2］豆蔻丸：同名5方。（1）《史载之方》方，治小儿脏寒、泄泻不止，药用草豆蔻、乳香，如法制作并服；（2）《奇效良方》方，治白痢腹痛，药用煨肉蔻、煨草蔻、砂仁、母丁香、炙枇杷叶、木香、沉香、墨、地榆，如法制作并服；（3）《症因脉治》方，治寒积胃、腹作痛，脉沉紧，药用草豆蔻、吴茱萸、益智、姜黄、青皮、半夏、甘草、麦芽、神曲；（4）《小儿痘疹方论》方，治痘疹气虚，吐利不止，药用肉豆蔻、木香、砂仁、煅龙骨、诃子肉、赤石脂、枯矾、神曲；（5）《证治准绳》方，治脏寒泄泻，药用煨肉豆蔻、陈米白饭和丸。

【阐发与临证】本案用木香散或加豆蔻丸，理由见第2案例，属里虚寒证。至第九日痘疮的形态及咬牙喘渴更是里虚寒证，所以又加丁香、肉桂、异功散，好转，至第十三日又出现里虚寒，以虚为主，所以用异功散加丁香、肉桂。这一系列的治法符合陈文中的辨证。

6案[1]　一小儿七岁，痘疹七日，痒塌，寒战咬牙，饮水。是脾胃肌肉虚也，如与水饮则转渴不已而死。当用木香异功散[2]，急救表里。三日各三服，至半月愈。

【注解】［1］本案在《证治准绳·幼科·集之六·寒战切牙》有相似病案。

［2］木香异功散：是木香散和异功散。

【阐发与临证】痘疮将愈、将脱痂或脱皮屑时有些作痒，是正常的。但该患儿不伴有其他症状如恶寒发热等，痘疮也无黑、陷、化脓、出水等。此小儿虽痒但塌，根窠不红，也无结痂，根本不是将愈，而且全身寒战。饮水虽有里热可能，但有寒战咬牙则应是虚阳外越。痒塌属肌肉虚，痒是皮肤肌腠有风邪，用木香散疏其肌表（柴胡、大腹皮、青皮、姜枣）；寒战咬牙，饮水，属脾胃虚，用异功散（应是十二味异功散），温中健脾。

7案　一小儿三岁，痘疮八日，发热腹胀，足指冷，咬牙饮水，痒塌，搔之血出成坑。陈曰：发热腹胀足指冷者，脾胃虚也；痒塌者，肌肉虚；咬牙饮水者，津液衰也。若热去则死矣。《经》云：阴虚则发热[1]，宜木香散加丁香十粒、桂一钱，服之可也。彼曰：如何更加丁桂？陈曰：丁香攻里，官桂发表，其表里俱实则不致痒塌喘渴。木香散连二服，又异功散三服而愈。

【注解】［1］"阴虚则发热"：录自《素问·调经论》篇或《素问·疟论》篇。原文是"阴虚则内热"。

【阐发与临证】案中说痒塌者肌肉虚，发热腹胀、足指冷是脾胃虚（可领会成脾阳虚），咬牙饮水是津液虚（津虚可引水自救，但咬牙应与寒战联系在一起，那饮水应理解为阳虚）。陈氏分析咬牙饮水是津虚，津虚则"发"热；前面又说发热是脾胃虚。这里的脾胃虚不可能指胃津虚、脾阴虚（因有足指冷），所以前后二者矛盾，此一。其二，若热去则死。阴虚内热用养阴清虚热；气虚也有甘温除热法；表热用辛凉解表法；里实热用清热解毒或清热燥湿法，所以，"若热去则死"是错的。当然，辨证错误者除外。再说，本案用的药物木香散、异功散、丁香、肉桂，一概都不是养阴清热范围而是相反，连上案也不是。"丁香攻里，官桂发表"之说也不通。官桂有温运阳气之功，能使因正气不足、气血两虚、邪气壅滞所致之阴疽流注者，温托之，使之转阳证化脓溃破，最后顺利收敛愈合。其发表实为托表。丁香有温中壮阳之功，其末外敷能治痈疽恶肉。有用丁香肉桂等分研末内服三分，治脘腹寒痛，外敷治阴证疮肿者。这里的用丁香、肉桂，可能即此类功用。

8案　一小儿三岁，痘疮七日，如粟壳状。问曰：如何细碎不长？陈曰：表虚不壮热也，宜异功散。彼畏热药。陈曰：热则气血和畅，自然出快。以异功散加附子三片、桂五分，服之愈。

【阐发与临证】痘疮如粟（谷子）壳状，因而旁医谓之细碎不长，此是气虚不能托毒外出。陈说表虚不壮热，实指气虚不发热。在痘、疹发生之前及过程中都会发热的，这是实证，邪气盛而正气也充足，因而痘、疹都饱满，根窠红润，也没有其他的如腹胀、腹泻、寒战、喘、渴甚，痘、疹本身也不会黑靥、或灰白色，或脓水不干、久不结痂。旁医谓彼畏热药，指的是阳实证不能用热药。但本案患儿非阳实证，而是虚寒证，所以非用益气温阳药不能使痘疮顺利地快出。

9案 一女九岁，痘疮，十四日不成痂，脓水不干，咬牙、饮水。陈曰：气血衰则咬牙，内虚则烦渴。宜木香散加丁香十二枚、桂五分，日三服愈。

【阐发与临证】本案是痘疮脓水不干、久不结痂，咬牙，烦渴饮水。陈文中分析病机是气血虚则咬牙、内虚则烦渴饮水。此与以上第6、7两案说法不同而实质一致。这里的气血虚、内虚也即津液虚，是指高热日久津液虚，津血同源而血亦虚。内虚也指津虚、血虚。但无论第6案、第7案或本案，都没用滋津益血药，仅丁香异功散中的参芪当归而已，与气血虚衰尚有差距，与津液衰更有差异。

10案 一小儿痘疮十一日，误食柑子，因发热痒渴。陈曰：柑味酸，收敛津液，故发热痒渴。用人参麦冬汤[1]，三服而安。

【注解】[1] 人参麦冬汤：同名6方。(1)《小儿痘疹方论》方，又名人参麦门冬散、麦门冬散，治痘疮微渴，薛已注曰：若痘疮热毒，气虚作渴，宜用之。《保婴撮要》改名人参麦冬汤，药用人参、麦冬、甘草、陈皮、白术、厚朴；(2)《杂病源流犀烛》方，治老人虚人消渴、大渴多饮，药用人参、麦冬、五味子、茯苓、甘草、枸杞子；(3)《中国医学大辞典》方之一，治产后口渴，药用党参、麦冬、生地、天花粉、炙甘草、竹叶、粳米、生姜、大枣、熟蜜；(4)上书方之二，治妊娠烦，药用党参、麦冬、生地、茯苓、黄芩、知母、炙甘草、竹茹；(5)《证治准绳》方之一，又名麦门冬散，治小儿心肺热壅，口渴不止，药用麦冬、栀子、犀角、炙甘草、知母、黄芩、竹叶；(6)上书方之二，治小儿身上有赤疹，烦热，药用麦冬、芦根、葛根、犀角、炙甘草、漏芦、竹叶。

【阐发与临证】柑子性味甘酸凉，功能甘酸生津止渴，去胸中烦热，所以食柑子不会引起发热。该患儿患痘疮十一日，将愈时，中气已虚，或气阴二虚，而柑子性凉，多食易致脾胃虚，所以发热、作痒、口渴。正如陈文中在第7案例中所说那样，是脾胃虚、津液衰，故用人参麦冬汤而安。

11案 一进士[1]十三岁，痘疹，身温喜水，疮细碎。陈曰：是肌肉虚，津液少也。以木香散加丁香二十枚、桂五分，日夜三服，疮出根红快透，至十一日，痂不落，又以木香散加木香[2]五分、桂一钱，连二服愈。

【注解】[1] 此处应有"子"字，应该是"进士子"。

[2] 木香：可能是：(1) 就是加木香五分。这样木香散的剂量是按原方药量计（原方木香三钱），如第12、13案例即是；(2) 木香是丁香之误，丁香可按枚、粒计（但原方是三钱），如第5、7、9、13案例；也可按钱、分计，如第5、13案例。

【阐发与临证】本案与第7案例症状稍异而病机辨证相同，治法方药也相同。

12案 一小儿痘疮始出，自利两次，疮细碎不光泽，不起发。以木香散加丁香、官桂，二服泻止，疮出快透，至十三日不结痂，秕[1]塌脓水粘衣，身痒不眠。陈曰：痘始出而泻，今乃痒塌而靥，是内虚也。木香散加木香、官桂各五分，连二服，仍以败草[2]敷之愈。

【注解】[1] 秕：本指不饱满、中空、形瘦的谷物，此处指不饱满、萎塌的痘。

(2) 败草：多年屋上或墙上的烂草，择干净者用，功能解痘疮毒。此处似应指败草散。此方名见《小儿痘疹方论》，即用败草单味，不拘量。如无，用旷野生者尤佳。《幼科全书》说："研极细绢筛，铺席上，任患儿坐卧碾转于上。"

【阐发与临证】本案与第5（痘始出泄泻），8、11（痘细碎），9（不结痂）案都有类似之处，还是内虚之故，所用内服药还是木香散加木香或丁香、肉桂。外用药用败草作散外敷。《小儿痘疹方论》还有丹粉散外敷治痘毒脓水淋漓，药用轻粉、黄丹各五分，黄连末二钱，研匀搽患处。

13案 一小儿两岁，发热，惊搐足冷，痘欲出不出。用异功散三服，共加丁香四十五枚、附子一钱，次日，以木香散加丁香、附子、木香、官桂各五分，连二服，搐止、足暖、痘出，愈。

【阐发与临证】本案与第5、6、7、8、9案都有些类似，足冷惊搐、痘欲出不出是阳虚，发热是真寒假热。

14案[1]　一女子笄年出痘，灰白色，身热（身热为大关目，可见灰白，不得尽主虚寒之说，此即血郁白也，宜看建中老人之论[2]），喘嗽渴，脉洪有力。与八物汤，加翘、桔、犀屑、木通、半夏、紫草、石膏、杏、枳、连、芩、前胡、瓜蒌实服之，十贴后色红活，喘嗽少减，渐红活，但热未除，遂于前方减芪、杏、胡、枳、芩、连、蒌七味，服至三十余贴而安。安后发皆落，月余方起。虚之甚也。

【注解】[1] 本案还收录在《证治准绳·幼科·集之六·心脏部四\痘疮（下）灰白》。

[2] 此处指明末清初名医费启泰，字建中，他的著作《救偏琐言》刊于1659年。他认为痘疹之流行和诊治与天时运气关系密切，如泥守古法成规，常贻误病情；认为痘疹之发生及其顺逆变化，与父精母血之良毒有关。所谓精或血之良或毒（费原言是毒精、毒血）很有现代医学之"遗传基因的突变"那种意思。这里魏说的"血郁白"见于《救偏琐言》的"救偏总论"，谓"有如白者辨其为虚，而抑知有血郁之白，红者辨其为热，而抑知有娇艳之红"。

【阐发与临证】据建中老人在该书中说，痘疹"气虚者淡白""淡白充拓而可起""淡白而兼色嫩兮，参芪保元为最"（都指气虚）；"淡白而郭壳老苍兮，芎归熟地为良""血若不足，则白而不红"（都指血虚）；"灰白平陷，气足而痘自发煌"（还指气虚）；"色如灰白，厥逆其常"（指阳虚）。这样，痘疹色白就有四种病机：气虚、血虚、血郁、阳虚之不同。本案的痘灰白色，因有身热而否定气虚、血虚、阳虚的病机，是血郁引起血不流通、不能到达全身每一部位，使痘及其四周皮肤无血液充盈，故而变白。其道理好像《伤寒论》337条的"凡厥者，阴阳气不相顺接，便为厥"的意思。而本案的身热，也类似于《伤寒论》335条等的热厥那样应当用清法。但本案毕竟是"血郁"，况且还有气血虚、虚实相兼，所以还必须用补血和血活血，以使气血实、血气流通。

15案[1]　一男子二十余出痘，破者、未破者、灰白色，又杂间以黑陷倒靥者，发热寒战，身痛，脉洪，或时弦。亦与八物，加木通、红花、紫草、陈皮、连翘服之，十余贴而安。

【注解】[1] 本案还收录在《证治准绳·幼科》集之六"灰白"。

【阐发与临证】本案与上案类似，因其痘又杂间以黑陷倒靥者，又发热且有寒战，所以虽用木通、紫草、连翘清里热，又加红花（虽活血但辛温），以方测证可知此男青年热轻而虚重。

16案[1]　子和曰：予舟舣蔡河，舟师偶见败蒲一束沿流而下。泊舟次，似啼声而微，舟师探而出视之，惊见一儿四五岁，疮疱周匝，密不容隙，两目皎然，饥而索食，因啖之粥。方料此儿沿蔡河来，其流缓，必不远。持儿一鞋，逆流而上，行二十里，至村落，舟师高唱曰：有儿年状如许，不知谁氏，疮疱病死，弃之河中，今复活矣。酒邸中有人出曰：此吾儿也。奔走来视，惊见儿活，大恸流涕，拜谢舟师，喜抱儿归。此儿本死，得水而生。第未谂其疮疱之疾，寒耶热耶？

【注解】[1] 本案录自《儒门事亲·卷一·小儿疮疱丹熛瘾疹旧蔽记第五》。

【阐发与临证】戴人记述本案，是想说明疮疱丹熛以热为多。"诸痛痒疮，皆属于心"，而心属火，所以疮痒丹熛属热者居多。当然也有少数属虚、属寒的。

17案　丹溪治一妇[1]，年二十岁，有孕七个月。出痘，大渴，不甚出透，寒热交作，此虚也[2]。以参、芪、归、术、陈皮各一钱，炙甘草二钱，姜二片，酒水各半煎。

【注解】[1] 第17、18、20、21、22、23案都录自《丹溪医按·小儿痘疹》篇。

[2] "此虚也"：原文是"此气血大虚"。

【阐发与临证】按朱丹溪的说法："痘发之后，忽然寒热往来似疟形，皆脾胃多弱，正气虚也，用补中益气汤"；又说"如孕妇出痘，正当其时有正产者，只以大补气血为主，用大补汤"（都见《幼科全书》）。如此则本案所用即补中益气汤去柴胡、升麻。升麻能发表透疹，能用于痘出不快。但朱丹溪在《平治荟萃》中说"但见红点，便忌升麻葛根汤，恐发得表虚也"。连升麻葛根都不用，更何况柴胡也哉！

18案[1]　一子十九岁，出痘，有红斑，吐泻而渴[2]。以白术三钱，陈皮二钱，黄芪、当归、茯苓、缩砂各钱半,苍术一钱,炙甘草三分,生姜二片。

【注解】[1] 本案还收录在《医学纲目·卷三十七·痘渴泻》篇。文中说朱丹溪自言"余治"。

[2] 原文是"肚泻而泄"。

【阐发与临证】本案有吐、泄、口渴,所以比上方少人参,加砂仁、茯苓、苍术燥湿和胃,以方测证可能该患者舌苔白腻。但本案患者夹出红斑,按钱乙的说法是"痘疮只出一般者善……皮肉先红成块者,此夹斑也……宜急解毒,使斑疹消散,荆防解毒汤(荆芥、防风、酒芩、黄柏、玄参、升麻、知母、人参、石膏、甘草、连翘、牛蒡子、淡竹叶)主之"。本案为何不用?此应还有呕吐、泄泻,脾虚湿阻,还有口渴、营血虚。虽然荆防解毒汤有人参,还有其他药不宜用。

19 案[1] 一子十余岁出痘,热时出,根脚密,呕吐不食,腰背骨节痛,大渴,喉亦痛,全不食者半月余,脉浮弦洪而数。与参、芪、归、术、炙草、陈皮、茯苓、黄芩煎服之;至五日色淡,又加桂少许,归、芪再用酒制;至七日痒甚,加丁香数粒,附子少许,痒止;至八九日渴大作,而腹泄泻,痒至午,寒战,以参、术为君,芪、归、陈、茯、炙草、芩为臣;至十一日不靥,或时谵语,但守本方服之,后自吐痰多而安。

【注解】[1] 本案录自《医学纲目·卷三十七·痘渴泻》篇。文中说朱丹溪自言"余治"。还收录在《证治准绳·幼科》集之五"泻利"。

【阐发与临证】本案之治法与上两案如出一辙,三个案例都用补中益气汤去升麻、柴胡,加茯苓,本案再加黄芩,是由于出现数个示热的证候如热时出、根脚密、喉痛、脉浮弦洪而数等。五日后痘色淡,表示又寒虚,所以再加肉桂。以后的痘作痒也表示寒,故加丁香、附子。再以后的腹泻、寒战、上午痒以及更后的痘不靥、或时谵语,都是气虚或者有虚热,仍守补中益气汤去升、柴加茯苓、黄芩。后来的加减,完全是依据出现的证候辨证加味。

20 案[1] 一婢痘后渴,肚急,小便少,发热。以炙甘草钱半,白术、白芍各五分,炙芪[2]、川芎、陈皮各三分,木通二分。

【注解】[1] 本案及下案还收录在《医学纲目·卷三十七·痘腹胀》篇。原文说朱丹溪自言"余治"。

[2] "炙芪"原文是"炙葛五分"。用葛根也对,因为腹泻、发热、口渴、小便少。

【阐发与临证】这是痘后津虚引起的口渴发热,又加肠中余邪不清(肌表发痘疹,脏腑也同时发,肺发则咳喘吐痰,肠发则腹泻等,胃发则呕吐不食。余邪未清则相应证候不能全消失),因此以痛泻要方去防风治肠中余邪,不用防风可能因痘后出现证候,再说过于发表无益于津虚。以葛根生津、升清、除热,用相对大剂量的炙甘草解毒。腹泻止、津复则小便自会多。再用木通利小便则实大便。

21 案 一子五岁,痘后肚急。以白术一钱,陈皮、木通各五分,犀角、川芎[1]、苏梗、白芷、炙草各三分。

【注解】[1] 原文无川芎。

【阐发与临证】同样是肚急,急的程度不同,可以知其余邪之轻重。上案病情较轻,况且是成人,用药相应较轻。本案无其他证,小儿,估计症较重。本方配伍甚妙,痘后发病以白术健脾扶正,以陈皮、川芎、苏梗、白芷疏理肠胃之气滞,以犀角清其余热。犀角原清热凉血、治热毒毒入心包,但古人也知痘疹之毒泛发于全身上下内外,所以痘后肚急而且较重者也必清热毒,甚者要防其毒入心包,故也用犀角。中医脏腑理论认为心与小肠相表里,热毒聚于肠道,用犀角清肠中之热毒也可。况且现代生理研究已证实肠道中有第 2 个脑(言其功能)即肠脑,而中医学脏腑理论即把现代脑的生理功能及其病症的表现症状中大部分归入心的范围,犀角清心包热也是能清肠热的,也是能治脑的相应的病症的。

22 案[1] 一女十余岁,痘发不透,靥落后骨节痛,食少,夜间或热,此余毒在内,虚甚,难于疏导[2]，须在补中有通。以归、术、陈皮各一钱，牛膝[3]五分，通草、苏梗[3]各三分，犀角、炙甘草各二分，姜[3]三片。

【注解】[1] 本案及下案还收录在《医学纲目·卷三十七·痘风》篇。文中说丹溪自言"余治"。

[2] "虚甚难于疏导"：原文是"虚劳难于疏导"。

[3] "牛膝""苏梗""姜"：原文是"黄芪""食前饮之"。

【阐发与临证】痘后余邪可因邪重未全清除、痘发不透而邪毒遗留，上两例属前者，本案及下案都属后者。朱丹溪治痘后余毒基本都是补中有通的，上案邪重因而"通"药、"疏导"药更多。本案骨节疼所以加牛膝，属随症加减。原文无牛膝（及苏梗治食少）是不对的，但有黄芪也可，毕竟虚甚。但就怕恋毒。

23案 一儿七岁，痘初出不透，毒气攻内，骨节作痛，两足不可直，瘢痕欠而利[1]，小便赤少。以归、术各一钱，陈皮、木通、犀屑、人参、茯苓各五分，炙草少许，分二贴。

【注解】[1] 原文是"瘢痕欠红活"。案文意不明，应以原文为是。

【阐发与临证】本案与上案都是痘出不透、毒气内攻引起骨节痛。"瘢痕欠红活"按朱丹溪理论是气血虚，所以在相同的药物外加人参、茯苓、归（也有易以川芎）、术、陈皮、炙草是通用的，还是异功散加归。肚急、食少可加苏梗、甚至少量白芷，犀角用以清毒热邪。

24案[1] 一女伤寒，但腹痛甚，日夜啼哭，手足厥冷，危殆。时痘灾大行，疑是痘症。遂取生猪血，急用脑麝和灌，一服得睡，痘出乃安。

【注解】[1] 本案及所用方出自《苏沈良方·卷十》。《本草纲目》及多人亦引用。

【阐发与临证】初疑伤寒病，因该地域时痘灾流行，疑是出痘疮，所以用治痘的方法，进而确诊并治愈，这种方法古来就有。沈括载本方是"腊月取生猪血瓶盛，挂风处令干，加龙脑冰片大豆许，研细温酒调下"，适用于痘疮黑陷。沈载另一位潘姓医于本方中再加绿豆、英粉半个枣大同研用。本案所用是取生猪血加冰片、麝香和灌，可能当时无现成制剂之故。又是急症，所以加用了麝香。近似者还有《闻人规痘疹论》："治斑痘不快，用乳香研细，猪心血和丸如芡子大，每温水化服一丸。"《中藏经》："治斑痘不出，端午日用朱砂半两，乳香一两为末，猪心血圆梧子大，乳香汤下一粒。"

25案[1] 兖州一子，斑疮倒靥，已至危困。有为投独味麻黄汤，一服便出，其应如神。未至胃烂便血者，皆可治。方以麻黄三十寸，去节，蜜拌炒香，紫色为度，水一盏，煎五六分。

【注解】[1] 本案录自《奇效良方》卷之六十五（见阐发与临证）。所用方出于《本草衍义·麻黄》。

【阐发与临证】《本草衍义》麻黄条中说明本药治斑疮倒靥。麻黄发表，能助斑、痘、疹等发出。《名医别录》有"消赤黑斑毒"、甄权《药性本草》有"治身上毒风疹痹"等都是麻黄治此类病症的记录。但如果患者气虚血虚，肯定要在用蜜炙麻黄之后再服补气益血之剂以治本。《奇效良方》疮疹论卷之六十五毒气壅瘀倒靥黑色第十篇载：用独味麻黄汤治斑疮倒靥，用于兖州仙源县李用之子，一服便出。

26案[1] 钱仲阳治一子，病疮见皮肤下不出，及出不快，紫黑干陷，甚危。下牛李膏而愈。

【注解】[1] 本案录自《奇效良方·痘诊论·卷六十五·毒气壅瘀倒靥黑色第十》。

【阐发与临证】本案与第四案类似，痘疹发不爽以致紫黑干陷，属危症。现在牛李子根本不用，可用上案蜜炙麻黄汤及前数案朱丹溪方。

27案[1] 一子患痘疹，已出而稍迟。遂用正气散[2]加白芍，又用胡荽酒[3]、猴黎酒[4]（即山楂也），尚出迟。其家谓药太缓，夜自烧人齿[5]五枚，酒调服之，一身疮疹尽出。钱闻骇，再诊其脉已微，观脑后并两足尽白色，是荣卫弱，毒气少，而药力太过，阳气少而无以应接，故无血色也。阳气尽出外，则里寒，寒气成湿，湿必濡泻。急以二气丹[6]为丸，服至半两，二日泻止；又服内补散[7]治疮，痘成斑烂，遍体成片，将息月余方愈。此因人齿散表过故也。

【注解】[1] 本案录自《奇效良方·痘诊论·卷六十五·疮子因吐利内虚自陷者第十三》。

[2] 正气散：同名3方。(1)《和剂局方》方，治伤寒阴证，恶风寒，胸满胁胀，心下痞，吐利咳逆，纳呆，药用藿香、白术、陈皮、半夏、厚朴、甘草、生姜、大枣；(2)《沈氏尊生书》方，治湿郁，药用上方加紫苏、茯苓、白芷、桔梗、大腹皮；(3)《幼幼全书》方，治痘严寒凛冽，恐有寒病，药用厚朴、麻黄、苍术、木香、陈皮、炙草、肉桂。

[3] 胡荽酒：《小儿药证直诀》方，使痘疹快出，药用胡荽一把，好酒二盏，煎一二沸，乳母口含，喷儿遍身（不喷头面）。房中可烧胡荽及挂胡荽。陈氏《小儿痘疹方论》云：可喷头面。

[4] 猴黎酒：即山楂酒。同名2方。(1) 危氏《世医得效方》方，治痘疹不快，用山查（也称猴查、猴梨、鼠查）五个，酒煎入水，温服即出。另方用干山楂为末，汤点服之，立出红活；(2)《全幼心鉴》治痘疮干黑危困者，用山楂为末，紫草煎酒调服一钱。

[5] 人齿：性味甘咸热，有毒，能除劳治疟、蛊、毒气，治乳痈未溃，痘疮倒黡，漏疮恶疮，阴疽不发。以其为主药者有同名5方：(1)《小儿药证直诀》方，治痘疮倒黡，用人牙（自然脱落者更好）一枚煅存性，入麝香少许，共研细末，温酒服半钱；(2)《闻人规痘疹论》方，治同前，人牙不拘多少，瓦罐固济，煅，出火毒，研细，治痘出不快而黑黡，用豶猪血调下一钱，因服凉药者，加麝香、温酒服；(3)《张氏医通》方，治同(1)方，单用煅人牙粉，用豶猪血调紫草汤下。不用麝香与酒，是因此二者易使人痒；(4)《中国医学大辞典》方，治黑痘，人牙火煅存性，入韭菜汁淬之，研末加麝香半分，穿山甲二分，用鸡冠血葱白煎酒调下；(5)《疡医大全》方，治瘰疬肿毒，药用人牙二两，麝香五分，羌活六钱，研末蜜丸，每服一丸，熟汤或温酒磨服。

[6] 二气丹：同名3方。(1)《济生方》方，治伏暑伤冷，中脘痞结，或泻或呕，药用硝石、硫黄等分研末，如法制作并服；(2)《和剂局方》方，功能助阳退阴，治虚寒胁腹满痛，呕吐泄利自汗，四肢阳虚厥冷，药用硫黄、肉桂、干姜、附子、朱砂为丸，朱砂为衣，空腹艾叶青盐煎汤下；(3)《小儿药证直诀》方，治冷热惊吐反胃，一切吐利，药用水银、硫黄，如法制作，生姜水调下。

[7] 内补散：同名8方。(1)《千金要方》方之一，治金创出血过多虚竭，药用白芍、甘草、肉苁蓉、干姜、花椒、桂心、吴萸、人参、黄芪、当归、川芎、厚朴、黄芩、白及，温酒下；(2) 上书方之二，治痈疽发背，药用川芎、附子、防风、甘草、白蔹、花椒、干姜、人参、黄芩、桂心、赤小豆，温酒下；(3) 上书方之三，治痈疽乳痈诸疖，药用木占斯（即占斯，又名炭皮、虞及，寄生于樟树上。性味苦温，主治邪气，湿痹，痈疽恶疮，除水坚积，血症，月闭）、人参、干姜、桂心、细辛、厚朴、败酱草、花粉、桔梗、甘草、防风，温酒下；(4) 上书方之四，治痈疽发背已溃，药用桂心、人参、甘草、川芎、防风、当归、厚朴、白芷、桔梗，温酒下；(5)《外台秘要》方，治痈疽发背，药同(2)方去花椒加升麻，温酒下；(6)《太平圣惠方》方之一，治赤白痢，药用黄连、炙甘草、炮姜、紫笋茶，粥汤调下；(7) 上书方之二，治大肠风毒，下血不止，药用黄芪、枳壳、侧柏叶，粥汤调下；(8) 上书方之三，治痈疽脓出太多，内虚乏力，纳少，药用人参、麦冬、五味子、黄芪、当归、川芎、茯苓、桂心、远志、炙草、生姜、大枣。

【阐发与临证】痘疹已出而迟，可能虚寒，所用正气散可能是《幼幼全书》方。猴黎酒两个方都可用。人牙齿发表功力大，钱仲阳所用一次量仅一枚牙齿，病儿家人一次用五枚牙齿，所以服后一身疮疹尽出。但表散太过则血弱气也弱、气虚阳也虚，该患儿出现阳虚里寒泄泻。虽然钱氏二气丹治一切吐利而用硫黄，但有水银、寒且毒，极不妥，还是用《和剂局方》二气丹方为妥。内补散用《千金要方》一方、四方为好，《圣惠方》方之三治痈疽脓出太多而内虚乏力者，亦符合本案案情。

28案 一童子痘疮坍塌，数日作泄。医用保和汤加茯肉果，不效。二服，疮色变紫。后用四苓散加黄连，一服，泻稍止，痘色亦转好；再一服，只饮正药[1]，作二三次服，泻乃止。后痘半灌脓而顽蒸，毒有未尽，肩发痛，以寻常肿毒膏贴之愈。

【注解】[1]正药：《古今医统大全·卷九十一·痘疹泄秘药方》篇说"补中益气汤是痘疹正药"。但本案此处的"正药"意指"四苓散"，不加黄连的"四苓散"。

【阐发与临证】痘疹坍塌而作泄，指余毒尚未泄出引起腹泻，恰如前第20、21案的肚急，因是余邪，服保和汤（指《丹溪心法》方，功能养阴清肺止咳化痰）显然无效。四苓散（指《丹溪心法》方，药用茯苓、猪苓、泽泻、白术）加黄连，至少是内清热毒余邪、又利小便实大便，所以泻止痘色转红活。应在泻止后继续服用清余邪之剂就不会出现顽蒸、肩痛了。

29案[1]　一童子痘色全好，但腹中一痛，疮色即变紫，痛止色复旧，脉洪大。时已十余日，灌脓将满，但不靥。乃以药下其虫积[2]，疮遂转好愈。

【注解】[1]本案还收录在《奇症汇·腹》，该书说"钱仲阳治一童子……"。

[2]虫积：《奇症汇》案文是"血积"。

【阐发与临证】从腹痛的发作情况看，好像是虫积引起的发作性腹痛。如果是瘀血引起的腹痛，应该是持续性的。腹痛一作，儿童受不了，三焦气滞随引发血滞，所以痘色变紫。因十余日中经常发作，儿童身心疲惫，影响全身气机失调，当然无力收靥。

30案　一人年近二十，痘疮初出，足冷过膝，用绵裹不暖。乃用参、芪、归、术，加附子二分，二贴，足暖；除附子，再用四贴，痘稠密，根脚甚正。一月间，疮痂落尽。因用参芪补之太过，增其火，每日强进粥五六碗，至七月半边，大便或溏或泄，至二十日大作呕吐，粒米不入。但食水谷，则如一物从脐下托起，吐出，肠鸣大作，危甚。乃用四物加黄连、犀角、白术之类，以解参、芪之滞，一服而火降，能食胜前。乃知此症下泻亦属于热（琇按：火热下迫而泻，其症甚多。古今医林知者极少，不知《伤寒论》协热下利，已明示标准），诸逆冲上，皆属于火，肠鸣，水击其火也，大段血虚有火而致。乃以补血降火之药，川归、白术各二钱，白芍钱半，茯苓、枸杞各一钱，黄柏八分，黄连姜汁炒、陈皮各七分，炙草六分，每日粥渐加，肌肉渐生，精神好，大便实，惟下唇红（脾热），身虽瘦而无热，脉不数，左三部微细，善饥能睡。盖先时郁热在内，药欠解利，胃气不得舒畅，以致然也。

【阐发与临证】本案是因气虚而过用补气参芪剂达半年多而"气有余便是火"，出现协热利，大便溏泄、呕吐、纳呆、肠鸣奔豚。原本在二诊时已痂落净，可以饮食调理而安的。按一般治法，气火有余用养阴清热降火之剂便可，但治病者即案文作者却用养血降火法、四物汤加杞子及黄连、黄柏、犀角等，可能古时候养阴剂如沙参、麦冬、玄参、生地黄之类用得少而习惯用四物汤等补血剂以代之。

31案　一童子八岁患痘，八九日将靥，因食肉圆子过多，作痰，痘反陷下。无措，问神，批曰：宜用麝香、五灵脂、雄黄各五分，为末，每服三分，酒调下。医云：不可服。复问前神，神怒曰：此名神功散，出《普济方》，可到方相达所借书看。既而服之，痘起而愈。

【阐发与临证】本案借神灵之口用麝香、雄黄、五灵脂三味等分为末，每服三分，酒调下，治小儿因食肉丸子过多而致痘疮早靥，服药后，使痘起而愈。但《普济方》中找不到神功散此方剂，有二个神功散方都非本案方，此其一；其二，这三味药都无单用而促使回靥后的痘疮又复起之功效。麝香走窜，能通诸窍之不利，开经络之壅遏，凡诸风、气、血、痛、惊痫、癥瘕诸病、经络壅闭、孔窍不利者都可少量应用。前案《苏沈良方》用生猪血和麝香、冰片内服促痘发出，说明麝香走窜有共同促发痘疮之功效。《小儿卫生总微论方》用麝香、雄黄等分为末，以羊肝裹吞服治五种蛊毒，说明此二药有解毒之功效。本案所用三味，是否也是这种机理？《校注妇人良方》《瞿仙活人方》《御药院方》三书各有一方神功散，分别包含有五灵脂、麝香、雄黄，虽各有此类作用，但不是三味药在一个处方中应用的。

32案　程仁甫治吴氏子，年二岁，痘疮靥后仍有黑疔，遍身大小十五枚，在胸及右胫，大者二枚，如人口样，内烂至骨，不能食，发热，大便泻，小便赤。少用保元汤[1]加术、茯、归、芍、柴、翘、荆、通六剂，外用芒硝猪胆膏涂之而愈。此乃余毒未尽之症，治当补养兼解毒，若纯用寒凉，即伤胃气矣。

【注解】[1] 保元汤：同名3方。(1)《医学入门》方，治小儿慢惊风，痘疹形气不足，应出不出，无表里症，药用人参、黄芪、甘草、生姜；(2)《景岳全书》方，治痘疮气虚塌陷，药用(1)方加肉桂、糯米、人乳、好酒，去生姜；(3)《医宗金鉴》方，补真元，治脾胃虚弱，虚证痘疮，药用(1)方加白术、当归、大枣。

【阐发与临证】痘疔原指诸痘疮中的大的、根结硬、头尖、色黑者多、白色者少，间杂于诸痘疮中，此热毒蓄积、气血腐坏。治法依疗疮辨证，也有用针挑破、吮去毒血并外涂四圣散、内服加味四圣散、无价散、夺命丹者。但本案是痘靥后仍有黑疔烂至骨，溃口如人口样，这就与痘疔不同，乃余毒不清而正气虚，所以用保元汤（可能是用《医学入门》方）加白术、当归（类似于《医宗金鉴》方）及柴胡、荆芥发散余邪，连翘、木通清热解毒。外涂之芒硝猪胆膏（芒硝研细以猪胆汁拌成软膏），程仁甫取猪胆汁清热解毒、芒硝苦寒清热，咸能软坚。外用不致苦寒伤胃气。

33案[1] 千夫长近二十，忽瞑眩，热且咳。医曰：疹也。以火齐汤发之而疮出愈。

【注解】[1] 本案曰"疹"而未说"痘"，而且用火齐汤治疗，极像该方源出之《史记·扁鹊仓公列传》所记述。但该书无此案。

【阐发与临证】出疹（包括痘）可见发热、咳嗽，也可有瞑眩，尤其在临出疹前。发热咳嗽、因热而瞑眩，皮肤出疹（当然红色），辨为风热，宜清散，如银翘散、陈氏鼠粘子汤（牛蒡子、当归、炙甘草、柴胡、连翘、黄芩、地骨皮、黄芪）等。案文用火齐汤（伊尹三黄汤或黄连解毒汤）好像清热有余、散风（案文说"发"）没有。

34案 江篁南治六弟八岁患痘，根窠红润，但眼白睛红，不识人，谵语狂妄，手捏撮，寻衣摸床。以四君子汤加紫草、牛蒡子、麦冬、黄芪、糯一撮，二服而愈。

【阐发与临证】该患儿"不识人……寻衣摸床""眼红"，都表示实热，但痘疮应是红赤过度、红黑色才符合。现在根窠红润，所以该患儿不全属实热。对于谵语，《伤寒论》说得好，"实则谵语，虚则郑声"。但该患儿也不属心肺肾三脏俱虚，所以该患儿不是郑声。所以《明医杂著》论朱丹溪"序次丹溪痘疮治法"时说"痘疮分气虚血虚丹补药，气虚者人参白术、加解毒药；血虚者四物汤中加解毒药"，"痘疮分气血虚实……虚则黄芪生血活血之剂助之，略佐以风药"。本案用四君子汤加黄芪补气，紫草麦冬清血热实热，牛蒡子散表邪风热，糯米甘温，入脾胃肺三经，能发痘疮。此方乃《阎孝忠小儿方论》中之方，此患儿既实热又气虚。

35案 犹子五岁，患痘，热时出，根脚密，白色，欲出不出，且腹痛，渴甚，连泻三次，呕恶不食。初以保元汤加桂三分、丁香三分半、糯米六十粒，不应。继以保元汤合异功散，加丁香十粒，觉稍起。连进二服，加丁香二十枚、桂五分，遂尽出，身无完肤，半月愈。

【阐发与临证】患儿虽热时出痘，口渴、腹泻，但痘色白、欲出不出，说明脾胃虚，无力外发，所以仅以保元汤之参芪、力不足，也可能少量丁香、肉桂温散，还是不足，再加异功散之人参、白术、茯苓补中、丁香十粒（约六七分）温发，才觉稍起。

36案 江应宿治休宁吴氏子，八岁出痘，四日内，两颊赤，肉痘不分。医认作虚寒，将投附子保元汤[1]，予曰：此红纱扑面症，乃心火蕴热毒也，宜清凉解毒。犀角、地黄，加芩、连、紫草二剂，红退，痘疮起胀。七日上，再与保元汤，人参渐加至七钱而愈。初为热毒所攻，仍损一目。

【注解】[1] 附子保元汤：即保元汤加附子。

【阐发与临证】痘疹属火证，其面色赤者为顺；甚者为热甚，若兼疮密热盛便秘饮冷，则用犀角解毒散等。若灌浆后发热烦躁口渴面赤，血虚用当归补血汤；若目睛赤则用地黄丸。面青者为逆，若肝木克脾土，急用四君升麻柴胡；若痘毒内外郁蒸发出，遇风寒相搏，凝滞于肌肉，则遍身皮肤色青，用透肌散。至于肉痘不分，说明痘尚未起发，未起发则也有气虚，所以应辨为虚而有热。单用清热凉心解毒法能收效，然而痘疹宜以升发为主，清凉解毒宜以平乃止。发散太过必致肌表空虚，清凉太过必致气脱虚寒。气虚内寒治从虚例，参、芪、白术、丁、桂、姜、附亦所不忌。此即壅热变虚。本案江应宿谓之红纱扑面，名称无所谓，心火热毒虽至要，而气虚不能起发亦至要，犀角地黄汤、三黄汤（都有加减）等不能用多，更不能不用保元汤之类补气。很可能清热药有余，而损伤了胃气，以致日后就要服保元汤了，甚至人参要渐加至七钱（八岁的孩子！）才愈，说明服清热解毒药后的数日内连服了若干剂的保元汤。痘毒伤眼宜用养血祛风清肝明目法、四物汤加防风、升麻、谷精草、密蒙花、山栀、决明子，剂量不宜过重。如目赤肝火旺，亦宜洗肝明目散（当归、川芎、防风、柴胡、木贼、密蒙、羌活、山栀、龙胆草等分，每服一钱）加蝉蜕。古人亦主张食宜清淡，并说鸡鸭鹅肉及卵、酱醋五味及咸物都能损目为害，要令小儿吃淡物、淡猪肉、淡饼，最多加少量的盐，这是护目法。所以此患儿目损一只，不一定是热之过，可能是肝血不足或饮食未忌口吧！

第二十六篇 疹 疮

1 案[1] 方荫山治程氏子，二岁出疹，因出迟没早，发喘大热，舌短不乳，昏沉，医皆不治。方以元参、茯苓、甘草、麦冬、天麻、陈皮、干葛、麻黄、兜铃、黄芩、知母、犀角、石膏，名曰犀角石膏汤[2]，一服症减半，二服愈。

【注解】[1] 疹：病证名，见宋朝许叔微《伤寒九十论·发斑》（公元1154年前刊出），又名疹子。皮肤上发出红色小点，形如粟米，碍手，治宜宣肺达表邪、清营透疹。现一般与斑并述，称斑疹。本处之疹，与公元1254年前陈文中《小儿痘疹方论》中所称痘疹的疹不同，彼指痘（陈文中该书中也有专门讲疹的，在论治法中说"凡小儿斑驳疹毒之病，俗言疹子，是肺胃蕴热"）；与《丹溪心法》疮疹的疹相同，该疮疹即指疹（在金元时，刘完素、李东垣、张从正、朱丹溪都分出了痘、疹、斑的不同）。本篇名"疹疮"是指疹之严重者，甚至包括现代所说的"疹之继发感染"，但也可能泛指一般的疹，因为疹也是皮肤病，也是疮。

[2] 犀角石膏汤：本案方。

【阐发与临证】本患儿的疹可能相当于现代的麻疹，或幼儿急疹、风疹的严重者。疹毒热邪未能透发出（出迟没早）而壅于肺，故用麻黄配伍石膏、甘草清肺热，不用苦杏仁而用马兜铃以助麻黄宣肺平喘，加黄芩、麦冬清肺热，犀角、知母一清营血热，二清阳明胃热。

2 案 吴桥[1]以医名里中，有兄子始孩，累日发热蒸蒸，惊搐昏愦，众医不知所出。桥诊之，曰：疹也。寒邪外乘，闭而不出，是呱呱耳；饮药已数，中气乃伤，药不足恃也。当置沸汤一瓶，撤其盖，令保姆抱子坐汤侧，稍远，拥被围之，汤气自远熏蒸，少饮药，内托，疹出而解。无何，丛睦汪氏子病如之，仍用向法，并效。其稳类如此，故乡人称良焉。

【注解】[1] 吴桥：宋朝歙县人，当地名医。据《歙县志》载：其父吴祥、其子和仲、文仲三代都行医于当地。

【阐发与临证】一般都知道出疹患者不宜外出受风着凉，否则很易被寒邪束遏而起变证，轻则疹出不透；重则疹邪郁闭于肺，化热则咳痰喘息；再重则热入心包、惊搐昏愦。本案患儿正是最重的变证。但因病已"累日发热蒸蒸"，所以很可能累日用清热药而致中气乃伤，只能内服少量必要的内托药避免伤胃气，发散表寒邪则依靠温热水熏蒸来去其外寒。用开水蒸气熏而解表寒邪之法，现当代则发展至极点，数日前刚入冬暴冷，有一位老病人来诉：昨日受冷有些感冒，去浴室"桑拿"了一回，今日好多了，也不用再服药了。"桑拿"之出汗，远非宋朝吴桥之出汗可比。但不知能否用"桑拿"之法促疹发出？

3 案 江应宿治表侄女，九岁出疹，没早，发咳喘，大发热，肌瘦不饮食，唾呕痰沫甚多，延半月余。予往视之，曰：血虚病也。以四物汤加杏仁、阿胶、麦冬、五味、炮姜，一服热退身凉，痰咳俱止，再剂而愈。

【阐发与临证】上案说到疹出受风寒易使疹邪郁闭于肺而引发咳痰喘息。本案患儿是收没太早，余邪闭郁于肺引起发热咳喘咯痰多，肌瘦，纳呆，从列证看应是脾虚肺热，应用异功散加杏仁、麦冬、黄芩之类，其辨为血虚，乃出自他自己的理论、经验（见下案）。

4案 一儿三岁患疹，出迟而没早，发热咳嗽，昏闷不食。予诊视曰：疹出不透，出见风寒没早，宜急发之。以葱煮麻黄八分，四物换生地，加杏仁、天花粉、葱姜煎服，重复出一身，比前更多，三日没尽而愈。凡疹症出自六腑，宜养阴抑阳，刚剂决不可服（二陈谓之刚剂，四物谓之柔剂），犯之即发喘渴闷乱，失于收救，多致夭折。如参、芪、半夏、白术，常品温燥之药，亦所当忌，只宜清热养血。如出迟者，少加升散之药，送之达表而已。

【阐发与临证】本案患儿疹出迟而收没早，江应宿辨为疹出不透以及疹出时见风寒而早收没，虽曰宜急发之，也仅以葱姜及少量麻黄，方之基础是四物汤不用熟地而用生地。至于杏仁、花粉，主要针对发热咳嗽。其理论基础是"凡疹症出自六腑，宜养阴抑阳，刚剂决不可服（魏注曰二陈谓之刚剂，四物谓之柔剂）"，忌用温燥之参、芪、白术、半夏，只宜清热养血。此理论可能是江应宿继承其父江瓘之经验而参考了儿科前辈的理论而整理出来的。如钱仲阳有"大抵疮疹属阳"；陈文中有"凡小儿斑驳疹毒之病，俗言疹子，是肺胃蕴热"；刘完素有"斑疹之病，其状各异：疮发焮肿于外，属少阳三焦相火，谓之斑。小红隐行于皮肤之中不出者，属少阴君火也，谓之疹"；张从正有"夫小儿疮疱、瘾疹、跌疮、丹熛等疾，如遇火运胜时，不可便用升麻汤解之。升麻汤者，是辛温大剂……"；李东垣说"诸斑疹皆出于膀胱壬水，其证后聚于肉理，归于阳明……热化为脓也""当外发寒邪，使令消散，内泻二火，不令交攻其中"；而《内经》更有"诸痛痒疮，皆属于心"以及"少阳司天，客胜则丹胗外发，及为丹熛疮疡"之说。但江应宿在此运用"疹出六腑"之说也太片面，例如他所用的清热法可以符合，但养血、养阴则与六腑还有些隔一层。此论出于明朝马之骐《疹科纂要》，原文是"麻疹乃胎毒积热蕴蓄于六腑""标属阴而本属阳"。与本案文之"疹出六腑"还有些区别。

第二十七篇 嗜　　卧

1 案[1]　吕沧洲治一幼女，病嗜卧，颊赤而身不热。诸医皆以为慢惊风，屡进攻风之剂，兼旬不愈。吕切其脉，右关独滑而数，他部大小等而和，因告之曰：女无病，关滑为宿食，意乳母致之。乳母必嗜酒，酒后辄乳，故令女醉，非风也。（琇按：必诊时闻病人有酒气）及诘其内子，内子曰：乳母近掌酒库钥，窃饮必尽意。使人视之，卧内有数空罂，乃拘其钥。饮以枳椇子、葛花，日二三服而起如常。

【注解】[1] 本案录自戴良撰《吕复医案》。又收录在《医学入门》及《医部全录》。

【阐发与临证】如果是成人颊赤、身不热、嗜卧，因无惊搐发作，故不能诊为慢惊风；仅凭患女脉关滑诊为宿食，而且是乳母喂乳不当引起，也忒武断；进一步断为乳母嗜酒而且酒后辄喂乳，致令喝乳母之乳的患儿酒醉，也是推断，所以琇按说"必诊时闻病人有酒气"来提出证据。其实临证时依据医生的经验和阅历，再多看各种各样的书籍包括各种典故，有时当病人提供不出完整的病情时就可做出应有的推断，反过来再询问病人及其家属，当他们首肯时就可做出正确的诊断了。笔者曾诊一个12岁的小姑娘小学生，肩颈背部酸痛，后仰椎间孔挤压试验阳性。但一个才12岁的小姑娘怎么能患颈椎病呢？思量再三，我突然问道：你是否喜欢看电视？尤其是晚上坐在床上背靠床头、头后枕着枕头、一动不动地看两个小时的电视？结果她承认了，她家长也承认起码看到12点钟。如此一张颈椎片就确诊了。吕沧洲可能也具有与这案类似的阅历和经验，故能做出这样的诊断。倒不一定如琇按所说的闻到病人有酒气。那幼女患儿喝嗜酒乳母之乳，乳汁中的酒精浓度，可能还不会达到患儿呼出的气中、有很明显的酒气吧！薛己《保婴撮要》中也载有一例：小儿吮酒醉母之乳而困睡不醒、遍身皮肤如丹瘤，令母子俱服葛花解酲汤而愈（见该书脾弱多困篇）。2000年10月27日《联合日报》报道，有一名唐军的6个月大婴儿因发烧用酒精擦浴退热。其家长学着做，擦了一瓶二锅头，致使婴儿酒精中毒。这是皮肤吸收引起的"醉酒"。

2 案[1]　薛己治杨永兴子，七岁，停食，吐泻后好睡，睡中兼惊，久治不愈。薛曰：好睡，是脾气虚困也；善惊，是心血虚怯也。盖心为母，脾为子也，此心火不能生脾土。用补中益气汤及六味丸，加鹿茸，治之而愈。

【注解】[1] 本案录自《保婴撮要·脾弱多困》篇。

【阐发与临证】吐泻后好睡，病机是脾虚，病因应是水谷精微流失，因此辨为气阴两虚更妥；善惊是心血虚，实质也是营血不足，与前之病因一致。因此补中益气汤、六味地黄丸都合适。但既因吐泻后引起，现又停食，一下用大量补剂甚至鹿茸，恐饮食更不进，反为不美，不如加些消导、少佐理气药为好。

第二十八篇 异　　症

1案[1]　一人口鼻气出，盘旋不散，凝似黑盖。过十日，渐渐至肩，与肉相连，坚如铁石，无由饮食，多因疟后得之。用泽兰水煎，日饮三盏，五日愈。

【注解】[1] 本案录自《夏子益奇疾方》，原名为疟后怪病。本案及以下第5、6、8三案均非儿童病，不应编在此卷，可列入第三卷。

【阐发与临证】本案异在按现代科学技术都不可能做到、也解释不了的地步。由口鼻呼出的气在脸面前凝成铁石那样坚硬的盖子，并于10日内发展至肩部，与肩部肉联结在一起，进而影响进食，此可能性不大。但如果由口鼻面部长出索条状"物"，向下发展至肩部，而肩部也长出同样的"物"并与之相连，挡在口鼻面部前，影响进食，倒是有可能的。用泽兰煎汤，可能因"物"坚硬如铁石，辨证为血瘀。泽兰苦辛微温，功能活血祛瘀，治血瘀经闭腹痛，腹中包块，跌打损伤。2008年5期《奥秘》载印尼万隆附近时年38岁的代迪，从15岁开始，因膝盖割伤而从伤口中长出一个疣，迅速扩散到全身，到20岁时全身长满了树根状的怪疣，连穿衣吃饭都不能。也作过手术切除，但手术后疣长得更快。外观双手双足像四把大拖把。经检验是由人类乳头状瘤病毒引起的普通疣。但发展至这样，是因他得了极端罕见的基因失调症，免疫系统不能正常发挥作用。2009年6期《奥秘》报道湖南一位名黄春才的男子31岁，自4岁时开始脸上长了1个肿瘤，发展到长97厘米、重15公斤，吃饭和讲话都十分困难，左眼被盖住，左耳被拉到肩上，右耳和上下颚错位，弄掉了几颗牙齿，压弯了脊椎。于2007年6月24日手术切除。本案患者是否与之类似？但代迪病程五年、黄春才病程近三十年，才发展到这样程度。本案才十天就发展到如此程度，也太快了一点吧？

2案[1]　一儿初如鱼泡，又如水晶，碎则流水。用密陀僧罗极细糁之。

【注解】[1] 本案录自《救急方》，可能是《救急仙方》，约成书于公元1278年；还可能是《救急易方》，明朝赵叔文辑于公元1436－1449年。本案还收录在明朝万全《育婴家秘》及《本草纲目》，都注明出自《救急方》。但现存《救急方》系清人辑，不符。

【阐发与临证】《本草纲目》所引文中有"破则成水，流渗又生者……仍服苏合香丸。"从语气看，是该新生儿患了一种皮肤病，起水泡，而且水泡破后滋水流到好皮肤上又会引起新的水泡，所以应是湿热，或是胎毒。密陀僧能治诸疮，消肿毒，除湿敛疮，除治此病外，还能外敷治阴汗湿痒、血风臁疮、夏月汗斑、肠风痔瘘、腋下狐臭、鼻内生疮、鼻齇赤疱、痘疮瘢疕、肝黶斑点等。2009年6期《奥秘》报道越南一男孩时年14岁，在出生4个月时皮肤开始发红并脱落，此后全身长出水泡状肿块，坐下和排便都不能自理。

3案[1]　一儿初生，遍身无皮，俱是赤肉，乃因母自怀胎，十月楼居，不受地气故也。取儿泥地卧一宿，即长皮。又方，白早米粉干扑之，候生皮乃止。

【注解】[1] 本案录自《圣济方》。该书是宋朝撰，无撰著人，可能是宋徽宗赵佶撰。他撰《圣济经》于公元1118年，该书讲理论，尤其以阐述《素问》要义为主。关于《圣济方》的撰者情况未找到。有清代王孟英从《圣济方》中辑录他书未见之简易方二百余首为《圣济方选》。从书名看，《圣济经》与《圣济方》好像是姊妹书，应是同一作者。

【阐发与临证】人无皮肤是不能存活的。很可能新生儿皮肤鲜嫩像赤肉，又外有一层黏液似油而误认为无皮。原著者解释为"楼居不得地气故也，取儿安泥地，卧一宿，皮即长"，这是脾主肌肉、四肢的关系，脾属土。实则是外层表皮稍稍老化一些，看起来像皮肤而已。"又方用米粉干扑之，候生皮"也是这意思。如果真是生来无皮，一宿是绝对不可能"皮即长"的。2002年3月18日《联合日报》报道刘吉川先生荐方治小儿生下无表皮，用粳米25克、滑石粉150克，同入锅内炒至半微黄时，取出碾成极细粉，装纱布袋。将药粉频扑小儿周身，每天最少扑四次，连续扑数日即可皮肤渐如常。试想：如果真的是无表皮，那里经得起纱布袋如此这般的往身上"扑"呢？不早就"扑"成血肉模糊了吗？所以肯定是有表皮的，不过是比较鲜嫩些吧了。本案还收录在明朝万全《育婴家秘》中，但该书是"用白果粉遍身掺上，候生皮乃止"。又收录在清朝丁尧臣《奇效简便良方》，中有用蜘蛛焙灰掺。

4 案[1]　一小儿七岁，闻雷则昏倒，不知人事。以人参、当归、麦冬，少入五味熬膏，尽一斤，后闻雷自若。

【注解】[1] 本案录自明朝杨起《简便单方》。该书刊于公元1566年。按《苏州府志》和《昆新两县志》载，杨起还著有《名医验方》。

【阐发与临证】此症为晕厥，常见有气虚、血虚、血气上逆、阴虚肝旺、痰浊上蒙、暑邪中人、湿热上壅、蛔上入膈、房事过度等九种类型，总分虚实两种。本患者为七岁幼童，又无腹痛阵阵发作，闻雷声即昏倒，后七种证型可排除。此为闻雷声而发作，实为由惊而晕厥，故为心胆气怯、心肝血虚，用生脉散加当归是益气血阴，治其本。七岁小儿闻雷声即昏倒，有可能是声响太大，超过其耐受限度；也可能是该小儿身上有过多的静电，因雷声而使静电电荷量变化，引起晕厥。1993年6月《奥秘》报道：1983年意大利罗马南方某村一名16岁少年斯毕诺能使电气制品发生故障、油漆罐起火爆炸。英国贾姬-普利斯曼靠近灯泡、灯泡会爆炸，靠近电视机，电视机会自动转台，电线会短路，是因为她体内酸碱不平衡，引起体内积蓄了大量静电（是常人的十倍以上）所致，因此她尽量多吃水果蔬菜洋葱，以后好转。水果蔬菜能养阴，与中药养阴之生脉散、当归相同药理，而且中药中含有大量生物碱，能调节体内酸碱平衡。动物肌肉细胞都容易产生静电，可能与动物肌肉含有绝对大量的氨基酸有关。养生学家们主张多吃水果蔬菜，能长寿，恐怕也是调节酸碱平衡的缘故吧！

5 案[1]　张南轩晚得奇疾，虚阳不秘[2]，每叹曰：养心莫善于寡欲，吾平生理会何事，而心失所养乎？竟莫能治，逾年而卒。就殓，通身透明，腑脏筋骨，历历可数，莹彻如水晶。自昔医书不载。（《坦斋笔衡》）

【注解】[1] 本案录自《坦斋笔衡》。《四库全书》载：宋朝邢凯，字坦斋，撰《坦斋通编》1卷。《明史·志七十四》载：刘三吾撰《坦斋集》2卷。从取名《笔衡》看，应前者自撰书是该书。

[2] 虚阳不秘：此处指滑精，与"寡欲"相呼应。

【阐发与临证】清朝吴溶堂《保婴易知录》载："初生小儿，胸腹忽然如水晶色，脏腑皆见"。此类异症却不易解释，与本书第三卷第六、七、八篇"人渐缩小""人暴长大""人化为水"等异症同样难解。但有这几种疾病也可以出现类似情况：第一是基因第9、11、13、15染色体发生变异而出现的白化病。此种病因不能合成色素（色素越多则皮肤、毛发、脉络脉、角膜颜色愈深而成黑色）而使皮肤变白，皮下血管明显而呈淡粉红包，此病患者身心发育迟钝，寿命不长；第二是如外界因素影响，某些基因突变可使毛发永久变白，是因制造新黑色素细胞的干细胞衰退，虽不是白化病，但皮肤因缺乏色素而变白，也可使皮下血管明显；第三是早老症，这也是基因变异引起，皮肤变薄、干、萎缩、透明，可见血管和青筋，因甲状腺素、免疫力都低下，寿命不长，尤其新生儿早老症，生长素水平也低下，平均寿命13岁。本案患者是成人，可能是受环境、生活条件、仕途不顺等影响基因突变而患病。如果碰到新生儿早老症合并白化病，那就可能如吴溶堂所说的那患儿。如果是成人患早老症合并白化病或基因突变、皮肤缺乏色素变白，那就可能如本案患者那样。但这些变化似乎也不可能"莹彻如水晶"。

6案 参政孟庚夫人徐氏有奇疾，每发于见闻，即举身战栗，至于几绝，其见母与弟皆然，母至死不相见。又恶闻徐姓及打银打铁声。尝有一婢，使之十余年，甚得力，极喜之，一日偶问其家所为业，婢曰打银，疾亦遂作，更不可见，逐去之。医祝[1]无能施其术，盖前世所未尝闻也。（《太平广记》）

【注解】[1] 医祝：医生和祝由。祝由指用符咒祝祷的方法治病，类似巫医。

【阐发与临证】本案例为全身战栗，闻言闻声而发实为诱因，诚如原著者所分析。《伤寒论》谓"身为振振摇""振振欲擗地"。《素问·至真要大论》篇说："诸风掉眩，皆属于肝"。《证治准绳·杂病·颤振》说："筋脉约束不住而莫能任持，风之象也"。本症有木旺生风、肝风内动，血不养肝、肝风内动，阳虚水邪入经络、不能任持，气血虚不养筋，痰火上壅等五种证型。本案例属肝气郁久，血不养肝而肝风内动，此为本。这种闻言闻声而发病的事例，1982年1月10日《健康报》报道南非一男子对他妻子的身体和声音都很过敏，他妻子走近他时，他会觉得呼吸困难和身体疼痛。对妻子的过敏，与本案患者对母、弟、婢女、金属音的过敏是同样的道理。2011年8月6日《手机报-新闻晚报》报道：重庆忠县一男子，发作时头痛欲裂，然后大叫一声，倒地抽搐，很快气息全无，四五天后便会自动醒来，他说他现在平均每月如此像死亡一样发作一次，发后什么感觉也没有，不吃不喝，醒来也不觉饿。

7案 建炎戊申[1]，镇江府民家儿，生四岁，暴得腹胀疾，经四月，脐裂，有儿从裂中生，眉、目、口、鼻、人也，但头以下，手足不分，莫辨男女，又出白汁斗余。三日，二子俱死。

【注解】[1] 建炎：南宋宋高宗年号，戊申：公元1128年。

【阐发与临证】这是一个寄生胎，是单卵双胎中的一个孪生儿，由于种种原因发育受限甚或停止发育而被包入另一个正常发育的孪生儿之体内，称为寄生胎或胎内胎。有脊柱，内脏器官不发育，本案的胎内胎有头、部分脊柱。白汁是其赖以生存生长的营养液，俗称胞浆水即羊水，原本是包在羊膜囊内的。此胎内胎寄生于其孪生兄之腹腔内。脐部较薄，故易裂而从此处"生产"。古时从脐部"自然的"异常分娩，作为胎内胎的孪生小儿肯定是死的，孪生大儿也不免死亡。作为现代就简单多了，腹胀时一经检查确诊，手术切除就可。1993年1期《奥秘》报道：印度塔米尔纳多邦一名叫纳德拉贾的40岁男子，从腰内长出另一个有手有胸的人，有45磅重，成为他的负担。这寄生人在他母亲子宫内时与他是双胞胎、孪生弟弟，也是被他包在体内、一直寄生在他身体中，直到发育完全成熟才分离出来。

8案 濮阳传，见宣城县[1]一人死，其背脊骨一直如绳，自颈至尻骨，左半边红紫，右白色，人无识者。

【注解】[1] 宣城县：在安徽省东南部，现称宣州，距濮阳将近两千里，所以只能说"濮阳传（闻）"。

【阐发与临证】本案死者是脊柱裂。脊柱裂属多基因遗传病。按轻重可分三种：隐性脊柱裂，脊柱裂伴有脑脊膜膨出，这两种症状较轻；第三种是脊柱裂伴有脊髓脑脊膜膨出，可见于腰骶部或背部，膨出部位有肿物，盖有很薄的皮肤，有些患儿脊髓突出处无包膜、无皮肤覆盖，呈脊髓外翻畸形，此种严重，但保护好也能存活很久。此种患者死后，可见如本案文所述的模样，尤其是腰骶至背部甚至颈部全裂的。还有脊髓纵裂，常有神经症状如一侧足发育落后，高弓足，内翻足，小腿三头肌萎缩，二便失禁等，保护好也能存活很久。

第二十九篇 汤火金疮

1案 建昌[1]士人黄袭，字昭度，云有乡人为贾，泊舟浔阳[2]，月下仿佛见二人对语曰：昨夕金山[3]修供甚盛，吾往赴之，饮食皆血腥，不可近。吾怒庖人不谨，溃其手鼎中，皆已溃烂矣。其一曰：彼固有罪，子责之亦太过。曰：吾比悔之，顾无所及。其一曰：是不难治，但捣生大黄，以米醋调敷疮上，非惟止痛，又且灭瘢。兹方甚良，第无由使闻之耳。贾人适欲之金山，闻其语，意冥冥之中假手以告，遂造寺中询之。乃是夜有设水陆[4]者，庖人挥刀误伤指，血落食中，恍惚之际，若有人掣其手入镬中，痛楚彻骨。贾人依神言疗之，二日愈。（《夷坚志》）

【注解】[1] 建昌：有三处，分别是现西昌市、现辽宁省建昌县、现江西南城县。本处以后者为是。

[2] 浔阳：即现江西九江市。长江流经九江市那一段也称浔阳江。泊舟处即指此处。

[3] 金山：此处指江苏省镇江市的金山寺。"修供甚盛"可能是金山寺有佛事、庙会，而供奉丰盛。

[4] 水陆：指水陆道场，亦称水陆斋。是佛教遍施饮食以救度水陆一切鬼魂的大型佛事法会。梁武帝命在金山寺创设。

【阐发与临证】此为神话：某厨子准备金山寺水陆道场超度亡灵用的饮食，而误伤手指，血滴入食物中，受到冥冥中某神责备，用神力使厨子手浸入沸水中致使烫伤溃烂，该神虽懊悔但已晚，无法使其康复。另一神责备他，并出方用米醋调生大黄粉敷烫伤处，二日愈。此方法是借案文作者之同乡某商人之口说出，也算是某神的"比悔"，还了一个良心账。醋能收敛，生大黄能清热解毒、杀菌消炎。

2案 孙光宪[1]家人作煎饼，一婢抱孩子拥炉，不觉落火炉上。遂以醋泥涂之，至晓不痛，亦无瘢痕。定知俗说亦不厌多闻。（《北梦琐言》）

【注解】[1] 孙光宪：《北梦琐言》作者，北宋人。这是记录其家中的案例，比道闻者可靠。

【阐发与临证】醋泥不是醋调泥土，而是醋缸底的糊状沉淀物。此类物比醋液汁厚味浓，功效应尤胜，而且涂抹后不易干，药效持久。《本草纲目》也转录此案。

3案 敛金疮口，止疼痛，用刘寄奴一味为末，糁金疮口里[1]。宋高祖刘裕[2]，微时伐荻，见大蛇长数丈，射之伤。明日复至，闻杵臼声，往视之，见青衣童子数人，于榛中捣药，问其故。答曰：我王为刘寄奴所射，合药敷之。帝曰：神何不杀？答曰：寄奴王者不死，不可杀。帝叱之，皆散。收药而反，每遇金疮，敷之良验。寄奴，高祖小字也，此药因名刘寄奴。（《本事方》）

【注解】[1] 从"敛金疮口"至此，录自《普济本事方》。"里"字在《普济本事方》为"裹"字，为是。

[2] 从此至文末，原书无，江应宿录自《南史》或《本草纲目》。《南史》，唐朝李延寿撰，八十卷，记南朝宋、齐、梁、陈四代历史，纪传体，无表志。刘裕，南朝宋武帝，开国皇帝，在位三年，小字寄奴，彭城即今徐州人。

【阐发与临证】本案说刘裕看到蛇受伤后，用刘寄奴草捣烂外敷可愈，而学到了此法，这当然是传说。还有一些传说如水獭吃鱼太多而吃紫苏叶解之；云南白药之发明者看到大蛇受了刀斧伤而吃三七鲜叶血止、伤口愈合；老鼠受了外伤，由其他老鼠往其伤口上撒尿、促使愈合，等等，说明动物也有一些自救的技能。但是否真的如此，也不可考证了。

4案[1] 刘寄奴为末，先以糯米浆，鸡翅扫伤著处，后糁药末在上，并不痛，亦无痕。大凡汤著，急以盐末糁之，护肉不坏，然后用药敷之，至妙。(《本事方》)

【注解】[1] 本案录自《普济本事方》，该书转录自《经验名方》，宋朝刘宝撰。

【阐发与临证】热汤（水）烫伤，用盐末糁之，能护肉不坏。盐能解毒消炎，而且能收敛创口，疮疖初肿时可用盐温水湿温敷或浸泡，使之减轻肿胀。

5案 周崇班缘捕海寇，被提刀所伤，血出不止，筋如断，骨如折。用花蕊石散[1]掩之，血不止，痛不定。有军人李高，言某在军中被人中伤欲死，见统领，与药一贴，名紫金散[3]，掩之血止痛定。明日，疮靥如铁，遂安，又无瘢痕。后告统领求此方，只用紫藤香，磁瓦镰刮下，石碾碾细，敷之，活人甚众。紫藤香，即降真香之最佳者。(《名医录》)

【注解】[1] 花蕊石散：同名3方。（1）《十药神书》方，治咳血，药用煅花蕊石为末，童便炖温调服；（2）《伤科汇纂》方，治金疮刀伤，打扑伤，患处瘀血，药用花蕊石、石硫黄，如法制作并服；（3）《洗冤录》方，治血痣，刀伤不透膜者，药用花蕊石、草乌、天南星、白芷、厚朴、紫苏、羌活、没药、轻粉、煅龙骨、细辛、檀香、苏木、乳香、煅蛇含石、当归、降香、麝香，研末，如法用。

[2] 紫金散：同名8方。（1）《圣惠方》方，治一切热毒疮，药用紫草、漏芦、黄芩、黄柏、车前子（草）、赤小豆、糯米，生油调敷；（2）《理伤续断秘方》方，治内伤肝肺呕血不止，心腹胀痛半身风瘫，药用紫金藤皮、降香、骨碎补、琥珀、当归、桃仁、续断、无名异、牛膝、大黄、蒲黄、朴硝、苏木，如法用；（3）《名医录》方，即本案方；（4）《证治准绳》方之一，治痰嗽日夜不得卧，药用天南星、白矾、甘草、乌梅肉、荸荠汁，如法制并服；（5）上书方之二，治经水过多，崩漏带下淋漓，腰腹重痛，药用煅禹余粮、当归、川芎、白芍、熟地、附子、煅赤石脂、煅龙骨、干姜、肉桂、麝香；（6）上书方之三，治痘疮出不快或倒靥，或年久不愈的恶疮，药用紫草、蛇蜕、牛蒡子；（7）上书方之四，治小儿走马牙疳，药用黄丹、炒黑蛇床子、炒黑地龙、青矾，研末揩牙；（8）《疡医大全》方，治风热壅积，一切牙痛、口气，药用大黄，如法制作并服。

【阐发与临证】本案所用花蕊石散，可能是注解中的（2）（3）方，石硫黄酸温有毒，无止血作用，而且血得寒则凝、血得热则行，所以止血并不适用。同理草乌、白芷、细辛、天南星等亦不适用于止血，所以此二方止血作用并不有力。而紫金散（本案方）仅用降香，既可散瘀又能止血，对由瘀血引起的出血更是适用。如《洗冤录》方花蕊石散去辛温之草乌、细辛等专用花蕊石、降香、煅蛇含石、煅龙骨、乳香、没药，可能止血作用就更大了。

6案[1] 温州有匠人造屋，失足坠地，地上有铲头竖柱傍，脚痃[2]被伤，血如涌出。仓促无药，有僧道光，于门扇上撮得缝尘掩定，血止痛定，两日便靥坚。古人用门楹[3]尘者即此也。

【注解】[1] 本案录自《医说·卷七·汤火金疮》。

[2] 痃：音弦，原指腹内癖块，现指脚内外踝骨。

[3] 楹：此处应读 ying，通楹，屋柱也。门楹即门扇的柱，上下有臼，可装门扇。门楹尘即门白尘。

【阐发与临证】门缝灰尘、门白灰尘在民间用作止血，基本上是随手可得，因此方便，但作用不强。此患者血如涌出，按说是止不住的，可能伤口小，又未伤到动脉血管以及稍大的静脉血管，所以能止住。当然民间用时尚须加压迫，待稍久不再出血时再放松才可。《本草纲目》除用本品上金疮出血外，还用以治诸般毒疮，用切蒜蘸擦，至出汗即消。按现代说法是未经消毒易引起继发感染，不可用的。况且现在除古屋老宅外，哪里还找得到门臼呢？

7案[1] 有妇人因冬月向火，两股生疮，其汁淋漓，人无识者。后一医云：此皆因火气入内生此，但用黄柏皮为末，糁之立愈。果验。后再作[2]，适无黄柏，用薄荷煎（旧刻有汤字）涂之，立愈。（《医说》）

【注解】[1] 本案录自《医说·卷七·火气入脚生疮》篇，还收录在《本草纲目》之黄柏条下，及《奇症汇·手足》。

[2] 此处以下还记述在《本草纲目》薄荷条下。

【阐发与临证】本案例生疮"其汁淋漓"，可能是黄水疮，即生于皮肤的一种脓疱性疾病，相当于现代医学之脓疱病。常因脾胃湿热过盛，兼受风邪相搏而成。初起皮肤患处先起红斑，继之成粟米样水疱，逐渐增大，疱液初呈透明，后为混浊，基底红晕，随即变为脓疱，痒而兼痛，搔破黄水淋漓、蔓延不止，疱水干后结痂而愈。治宜祛风胜湿、清热凉血，内服升麻消毒饮加苍术、黄连；风邪胜者服消风散；湿热重者服平胃散加黄芩、黄连。外治：热重者用青黛散或青蛤散外敷；湿重者用碧玉散或三石散外敷。本案病人因烤火致火毒内侵而成。黄柏苦寒，能清热燥湿，功能治痢疾、黄疸、淋症、赤黄带下、脚气及湿热遗泄；能泻火解毒、治肿溃疮毒，目赤弦烂，口疳；能清相火、退虚热、治阴虚盗汗发热；能坚阴治肝肾阴虚痿躄。薄荷辛凉，功能清热解表、治风热头痛、咳嗽目赤等症；能解肝气郁结如逍遥散；能透疹。此外，《永类钤方》用薄荷、蝉蜕等分为末，酒调服治风气瘙痒。外用的除本案外，尚有薄荷叶揉贴敷蜂螫，薄荷汁滴鼻或干品水煮绵裹、塞鼻治衄血，薄荷煎汤泡洗治眼弦赤烂等。本案用其清腰以下之湿热。另外，如病人烤火不慎，造成烧伤，继而并发感染而形成本病者，也有可能。

8案[1] 一少年遇盗，被其叉中肩甲间，一股中臂，一股胁上。外科敷贴即痂，但患人昼夜发热，坐喘不能偃息，疮口痛极，其疮痕如棋子大，常如牛鼻，湿润无窍。因用大南星一味为末，名曰寿星散，糁之，则脓血迸然而出，微微咳声，即便迸出，色如丹粉，与血片相杂。即用布袋盛米一石，枕其腰膝，颠倒于床，已可倒头矣。如是一日，次出白脓，又其次出浓黄水，数日，其喘即平。遗热不已，遂服小柴胡汤，数日乃瘥。此因被透内，血倒流入膜外，一至于斯也。

【注解】[1] 本案录自《泰定养生主论·卷十六》。

【阐发与临证】该疮口在胁部，较深但未刺破胸膜，感染后疮口已结痂愈合，但疮口内袋脓于疮口下部，所以用头低足高的侧卧姿势，促使脓血杂液流出来。古时的外科大夫也有很高明的办法。但此患者因袋脓在胸壁肉间，近肋间神经，呼吸时掣动疮口，所以坐、喘姿势而不能平卧。又因疮口已闭合，而脓在里面，所以更痛。至于用外敷南星末、促使已结痂的疮口再开裂（此法甚妙），先流出脓血，隔一二日又流出白脓，后又流出稠黄水，此也符合脓疮的渐愈过程。

9案 江应宿在淛[1]，见人相打，殴破头流血，金疮药敷之不止。一道人见之，急取稻秆为末，扑上即止，包定，不半月愈。

【注解】[1] 淛：浙的异体字。

【阐发与临证】稻秆中含碱性物质极多（见六卷第三篇腹痛第5案例），有消毒作用，又能活血祛瘀、治坠扑损伤。刘禹锡《传信方》记述："湖南李从事坠马扑伤损，用稻秆烧灰，以新熟酒连糟入盐和，淋取汁，淋痛处，立瘥。"《崔行功纂要方》记治下血成痔用稻草烧灰淋汁热渍三五度瘥。《卫生易简方》记"治汤火伤疮，用稻草灰冷水淘七遍，带湿摊上，干即易。若疮湿，焙干油敷，二三次可愈"。但都是烧灰淋取汁用的。此案用稻草干粉，恐怕也是事发突然、来不及制作吧，抑或是头破血流，干粉也可将就用吧?!

10案 犹子子亿用银剪，误夹断无名指，皮连骨折。予曾口授方进士七厘散，急进一服，痛定，敷以花蕊石散，兼旬，平复如初。七厘散[1]，取土鳖新瓦上煅存性为末，秤七厘，生酒服，以醉为度。

【注解】[1] 七厘散：同名3方。(1) 本案方；(2)《良方集腋合璧》方，治跌仆损伤，闪腰岔气，骨折伤筋，创伤出血等，药用血竭、红花、乳香、没药、儿茶、冰片、麝香、朱砂，为末，每服七厘，黄酒或白水送；外用白酒调敷患处；(3)《救伤秘旨》方，治瘀血攻心，药用土鳖虫、血竭、硼砂、莪术、五加皮、菟丝子、木香、五灵脂、陈皮、生大黄、蝼蛄、朱砂、猴骨、巴豆霜、三棱、青皮、肉桂、赤芍、乌药、枳壳、当归、生熟蒲黄、麝香、如法制配及服用。

【阐发与临证】案文说"剪""误夹断""皮连骨折"，如果剪断、骨折，那就皮不能连；如果夹断，那就该手指皮肤基本或全部未断离，骨虽折也是包或大部包在皮内，因此该伤指好在血运丰富，恢复也较快，况且骨虽折、但对位对线良好，还可能是断而未离甚或青枝骨折，这样内服外敷完全可以皮长骨接恢复如初。杨珙《摘要方》载：折伤接骨用土元焙存性为末，每服二三钱神效；又方：生者捣汁酒服；董炳《集验方》用乳香、没药、龙骨、白然铜（火煅醋淬）各等分，麝香少许，研粉，每用半分加土元一个，研粉，调酒服，能接骨。

11 案 蜀儿奴逃走刻断筋，取旋复根绞取汁，以筋相对，以汁涂而封之，即相续如故，百不失一。(《朝野佥载》)

【阐发与临证】旋覆花根微苦咸温，《救急方》载：洗净捣烂，敷疮面大小，能续断筋，日一易，以瘥为度。《本草纲目》载：旋覆花叶敷治金疮、止血，治疗疮肿毒；根治风湿。另载旋花及根，能补劳损益精气，根能续筋。该药首见于《名医别录》，此书也说旋覆花"根，主风湿"，但此书旋花条中说"根，主续筋也"。可见《纲目》引自《别录》。《神农本草经》中旋花及其根和旋覆花均无"续筋"之说，也没有旋覆花根这味药。考上述本草书旋花和旋覆花都是两种不同科的植物，是性味功用不同的药物。所以此药可能是旋花根而不是旋覆花根。《救急方》可能有误，《朝野佥载》所记则是传说了。

第三十篇 食　　忌

1 案　方书言食鳖不可食苋,温革郎中因并啖之,自此苦腹痛,每作时,几不知人。疑鳖所致,而未审,乃以二物令小苍头食之,遂得病,与革类,而委顿尤剧,未几遽死。舁尸致马厩,未敛,忽小鳖无数,自九窍中出厩中,唯遇马溺者,即化为水,革闻自临视,掊聚众鳖,以马溺灌之,皆即化为水。于是革饮马溺遂瘥。或云白马溺尤良。(《琐碎录》)

【阐发与临证】本案与五卷第一篇癥瘕第10案同一故事(传说)不同的说法。从《琐碎录》与《续搜神记》的年代看,应是《琐碎录》辑自《续搜神记》。前者以此故事主要说明饮用白马尿,化引致鳖癥的鳖为水而治愈鳖癥;本案以此故事说明食鳖同时吃苋菜可引起腹中生长小鳖而致死,但喝马尿能使鳖化为水而治愈患者,异途同归。马尿以白马尿良,性味辛微寒,功能破癥消瘕,治伏梁积疝、瘕积;洗治头疮秃疮、恶刺疮;热饮治反胃杀虫。至于鳖苋混食问题,在《金匮要略·禽兽鱼虫禁忌并治第二十四》中说"龟、鳖肉不可合苋菜食之",但未说同食后腹中生小鳖。《千金要方》菜蔬第三说"小苋菜不可共鳖肉食,成鳖瘤"。如此,生小鳖是不可能的,即使腹中生什么活物,也是其他原因引起。例如本案例冤死的小苍头,死后舁尸马厩,地上草料杂水不少,潮湿,忽"小鳖无数",很可能是土鳖虫。至于"自九窍中出",下面二阴是不会看的。头面七窍,很可能是土鳖虫钻进去又爬出来的,观者误以为是"自九窍中出"。此外,陶弘景《本草经集注》说"鳖……不可合鸡子食,苋菜食。昔有人锉鳖,以赤苋同包置湿地,经旬皆成生鳖"(又是"湿地",也可能是土鳖虫吧?)。此说应在《续搜神记》之后。

2 案　昌国[1]人买得鳖十数枚,痛饮大嚼,且食红柿[2],至夜忽大吐,继之以血,昏不知人,病垂殆。同邸有知其故者,忧之。忽一道人云:唯木香可解。但深夜无此药,偶有木香饼子[3]一贴,试用之,病人口已噤,遂调药灌,即渐苏,吐定而愈。(《百一选方》)

【注解】[1]昌国:按《百一选方》成书是在公元1196年前后、南宋时,所以"昌国"可能指北宋熙宁六年即公元1073年所置的浙江舟山为昌国县。本案还收录在《医说·卷七·食忌》。

[2]红柿:红柿所在皆有。朱柿出华山,但比红柿小。此处应指生柿自然红熟而成之烘柿。

[3]木香饼子:同名2方。(1)《和剂局方》方,治脾胃寒、胸膈痞、脘腹痛,或呕逆,药用砂仁、甘松、檀香、丁香、木香、莪术,研细,甘草熬膏和成小饼,生姜汤送;(2)《卫生宝鉴》方,治宿酒痰呕、吐哕,药用木香、官桂、姜黄、香附、白芷、甘松、砂仁、川芎、炙甘草,研细水和作小饼,生姜汤送。

【阐发与临证】此患者一连吃十数只鳖,又痛饮(酒),这已是极大的消化不良了。再吃柿子,虽是烘熟的,但易患胃柿石症。鳖与柿都属寒凉性,加上柿石(症),所以会呕吐,又有酒的刺激就易胃出血了。木香温胃理气虽能解之,但也要禁饮食,使胃得休息才能止血。现用木香饼子,不管哪个方都能温中止痛、理气消导、软坚散结。

3 案[1]　食黄颡鱼[2],不可服荆芥,吴人魏几道在外家啖黄鱼羹罢,采荆芥和茶而饮,少焉,足底奇痒，上彻心肺，跣足行沙中，驰宕如狂，足皮皆破欲裂。急求解毒药饵之，几两月乃止。溪涧中石班小鱼，亦与荆芥反。

【注解】［1］本案录自《夷坚志》。但案文中"溪涧"至文末，该书并无。

［2］黄颡鱼：又名鮟鯠，捉住其任一根棘刺会发声"昂戈昂戈……"。

【阐发与临证】除《夷坚志》载本案外，蔡滌《铁围山丛话》说蔡曾亲见食黄颡鱼犯姜芥者立死。此处姜芥之芥，可能不是荆芥，如白芥子、黄芥子之本株菜。《本草纲目》说"芥之茎叶辛温，煮食动气与风，不可多食。细叶有毛者害人""有疮疡痔疾便血者忌之"。也可能是患者原患严重的宿病，食此诱宿病急性发作而死。还有其辛辣成分是否令人过敏？至于《辍耕录》说作者亲见食河豚又服荆芥药而死事，是否因中河豚毒？案文说石斑鱼亦与荆芥反，按《本草纲目》引《酉阳杂俎》《南方异物志》《临海水土记》等书说南方溪涧淡水石斑鱼子、肠、肉均有毒，是否与此有关（但海产石斑鱼是食用鱼类，无毒的）。至于这三书说石斑鱼与蛇、蜥蜴交而产卵，因此有毒，那恐怕是古代的误传吧！再说本案所说的"食黄颡鱼不可服荆芥"，举实例则说"啜黄鱼羹罢，采荆芥和茶而饮"，把淡水鱼黄颡鱼混同于海水鱼黄鱼了。

4 案[1]　韶州[2]月华寺侧民家设僧供，新蜜方熟，群僧饱食之，有僧两人，还至半道，过村墟卖鲊[3]，买食尽半斤，是夕皆死。生葱与生蜜相反，犯之腹胀死。

【注解】［1］本案录自《医说·卷七·食忌》。

［2］韶州：隋唐二度置州，以州北有韶石而名韶州。治今韶关市南的曲江。

［3］鲊：海蜇；或指经过加工的鱼类食品，也泛指腌制食品。

【阐发与临证】孙思邈说蜜"不可与生葱、莴苣同食，令人利下。食蜜饱后，不可食鲊，令人暴亡"。《千金要方·菜蔬第三》说："生葱同蜜食，作下利。烧葱同蜜壅气杀人。"李时珍说："诸鲊皆不可合生胡荽、葵、菜、豆、藿、麦、酱、蜂蜜食，令人消渴及霍乱。"但元朝李仲南《永类钤方》载治小便不通方，用葱白连叶捣烂，入蜜，合外肾上，即通。《本草纲目》引《唐瑶经验方》治衄血不止，以葱汁和蜜少许服之。并举两病例为证。李时珍说："二物同食害人，何以能治此疾？恐人脾胃不同，非甚急不可轻试也。"此等说法以《金匮要略》为最早，该书第二十四篇说"鲤鱼鲊不可合小豆、藿食之；青鱼鲊不可合生胡荽及生葵并麦中食之"。第二十五篇说："生葱不可共蜜食之，杀人；食糖、蜜后四日内食生葱、蒜，令人心痛。"

5 案[1]　木鳖子不可与猪肉食，反之立死。一富人生二子，恣其食啖，遂成痞疾。其父得一方，用木鳖子煮猪肉同食，二子皆死。

【注解】［1］本案录自刘绩《霏雪录》。

【阐发与临证】富人吃得太好会患痞疾，这里主要指多吃肉类，常用的就是猪肉。孙思邈说："猪肉久食……令人少子精，发宿病。"孟诜曰："久食杀物，动风发疾。"所以此二子已患宿疾（像现代的代谢综合征），再吃猪肉，可能发了病。《霏雪录》说幼子当夜死，长子明日死。看来李时珍说得也有道理：木鳖子"则其毒未应至此。或者与猪肉不相得，或犯他物而然，不可尽咎木鳖也"。

6 案　山塘吴氏年二十余，患便毒，清晨服木鳖子药，午后饱啖猪肉，须臾，叫噪而死。

【阐发与临证】木鳖子即土木鳖，性味甘温（李时珍认为苦微甘，有小毒），功能解毒散结消肿，治痈肿瘰疬；能温经散寒，治寒湿痹痛。除非用量过大或用法不当，或炮制不确，否则怎会如此毒性之大？或者与番木鳖混用了。番木鳖也有称木鳖子的，但实非一种药，而且番木鳖毒性极大。由于番木鳖也能散结消肿用于痈肿，虽然《本草纲目》已明确它们是二种药，但很可能古人在应用时混淆了。刘绩在《霏雪录》中记述上案后，又说："友人马文诚方书亦载此方"（此方，指木鳖子与猪肉同食后死亡），是否指本案？

7 案　曾见乡人食荞麦饼，服石膏而死者，人莫知其故。又一妇人欲自尽，市砒，市人疑，以石膏与之，归以和荞麦面作饼，食之，亦死。以此知石膏与荞麦反。南瓜不可与羊肉同食，犯之立死。

【阐发与临证】本案是两对相反而且引起中毒死亡的药物荞麦与石膏、羊肉与南瓜。《金匮要略》说："荞麦面多食之，令人发落。"《千金要方》说："荞麦……久食动风，令人头眩""黄帝云：作面和猪、羊肉热食之，不过八九顿，作热风，令人须眉落，又还生仍稀少。"《本草纲目》说："荞麦……甘平寒……若脾胃虚寒人食之，则大脱元气而落须眉。"说明荞麦反石膏主要是荞麦的问题，一是荞麦与石膏都是寒性，会大脱元气，如遇患者原就是元气大虚者，就会须眉"还生稀少"；二是久食动风，令人头眩。另外，据现代药理学研究，荞麦全植物含红色荧光色素，动物食后可产生光敏感症，又称荞麦中毒症或荞麦病，是一种急性的皮肤炎症反应，这是一种遗传病，与基因或其变异有关，表现为在缺乏色素的部位如耳鼻旁、爪甲、尾旁等处发炎肿胀起疱渗液，还可发生结膜炎、咽喉炎、气管支气管炎、个体兴奋不安、惊厥，甚至虚脱，以猪羊多见。也可对某些人产生过敏症状。荞麦也可对人体皮肤产生刺激作用。临床证明某些过敏体质人接触氯、水杨酰苯胺、硫氯酚（肥皂、涂手的某些霜剂膏中含有一些弱性防腐剂就有类似的成分）就会产生光敏感性病症如皮炎等，而荞麦中就含有水杨胺及其衍生物。本案所举二例吃荞麦面饼和石膏者，肯定是个体有某种疾病，尤其是第一例（否则服石膏何由？），又恰是荞麦中毒症体质，所以惊厥甚或虚脱而死。羊肉，《金匮要略》说："羊肉其有宿热者，不可食之。羊肉不可共生鱼、酪食之，害人""羊肝共生椒食之，破人五藏。"按现代说法，羊肉含胆固醇很高。南瓜，《本草纲目》说："多食发脚气、黄疸"；《本草纲目拾遗》说："多食壅气滞膈"；清朝王士雄《随息居饮食谱》说："凡时病痧疟、疸痢胀满、脚气痞闷、产后痧痘，皆忌之。"南瓜含β-胡萝卜素很丰富。此二物都热性、都腻、都湿、都易闷，共食且食多了会脘腹作胀，中焦湿热，皮肤发黄，血脂升高。好像也不至于很快中毒死人呀？是否该患者原有心血管疾病，多吃了南瓜胆红素快速增高，多吃了羊肉血脂也快速增加，引起胆绞痛、动脉血管阻塞、促发心肌梗死猝死？陕北当地群众喜食炖羊肉、蒸南瓜，也没见食后中毒呀！

第三十一篇　丹　毒[1]

【注解】[1] 此丹毒指丹石药之毒，非外科之丹毒症。

1 案[1]　江焕言冯悦御药，服伏火药[2]多，脑后生疮，热气蒸蒸而上，几不救矣。一道人教灸风市穴十数壮，虽愈，时时复作；又教冯以阴炼秋石[3]，以大豆卷浓煎汤下，遂悉平，和其阴阳也。阴炼秋石法，余昔传之沈赐[4]。大豆卷法，大豆于壬癸日浸井花水中，候豆生芽，取皮作汤使之。

【注解】[1] 本案录自王明清《挥麈余话》（又名《余话》），见六卷第十篇脚气第4案例、七卷第十四篇舌第3案例。

[2] 伏火药：即丹石药。丹石药无火，但药热烈，如火伏在体内。

[3] 阴炼秋石：炼秋石有水炼法、火炼法，谓之阴炼秋石、阳炼秋石。其炼法见《苏沈良方》、叶梦得《水云录》，《本草纲目》之"秋石"项内有转载。

[4] 江焕、冯悦、沈赐：都是南宋宁宗以前的宋朝医生。冯悦供职御药院。

【阐发与临证】大豆卷有两种：一为黑大豆芽菜的干品；二是黑大豆发芽后脱下的豆粒衣。前者为《神农本草经》上品，后者初见于本案，为南宋孝宗即公元1190年以前。秋石首见于北宋《苏沈良方》。这个御药真是糊涂，自己还上了服丹石药的当，热药吃得太多，以致脑后生疮疖痈肿。阴炼秋石是用一遍遍的洗去尿中的溶解物和尿臭味，留下沉淀的尿酸盐之类。本品咸微温，功能滋肾水，养丹田元气，润三焦、安五脏，退骨蒸，软坚块。大豆黄卷甘平，功能祛湿痹筋挛、除胃中积热、消水病肿满喘急。二药合用主要是清解热毒，但豆卷的解毒功效很一般。《千金要方》载"方称大豆汁解百药毒，余每试之，大悬绝，不及甘草。又能加之为甘豆汤，其验尤奇"。如此可知，唐朝孙思邈早就试治过多次，豆汁解毒功效太差了。

2 案[1]　王㑺定观者，元符殿帅恩之子，有才学，好与元祐故家游。政和末，为殿中监，眷遇甚渥，少年贵任，酒色自娱。一日，忽宣召入禁中，上云：朕近得一异人，能制丹砂，服之可以长生久视，炼冶经岁而成，色如紫金，卿为试之。定观欣然拜命，即取服之，才下咽，觉胸间躁烦之甚，俄顷，烟从口中出，急扶归，已不救。既殓之后，但闻棺中剥啄之声，莫测所以，已而火出其内，顷刻之间，遂成烈焰，庐室尽焚，但得枯骨于余烬中，亦可怪也。

【注解】[1] 本案发生在北宋末年。也记录在王明清《挥麈余话》中，本案录自此书。

【阐发与临证】本案是一奇闻轶事。某大官替皇帝试药，服方士冶炼成的紫金色大丹丸一粒，服药后胸间烦躁，不稀奇，因为是热药。但口中出烟、回家即死，死后收殓，又棺材中出火，火势焚棺烧屋，剩骨灰。窃以为冶炼丹石丸药，不外乎使用水银、矾石、铅、雄黄、硫黄、朱砂、硝石等烈性热性毒物。而硝石尤能用于冶炼五金八石。如果该异人在此丹中放入硝石和雄黄（此二物配伍能制作炸药），案文中所说的先冒烟后出火之情况，很可能出现。再加死者生前是"酒鬼"，如果喝了半斤以上的酒，再入宫中服下一丸丹药，那就更容易"着火"了。遇硫黄、火势更大。产于智利的红指天椒，俗名地狱之火，是一种世界上最辣的辣椒。墨西哥杜伦高市每年一次比赛吃这种红辣椒。1992年名叫甘幕斯者一次吃了12个，5分钟后口鼻耳中全喷出烟，随后全身着火，而且散发出一种辛辣气味，20分钟后他全身连衣服鞋子都烧成了灰。与本案相似，尚不知原因。

3 案[1]　丁广明者，清里中老儒也，尝任保州教授。郡将武人，而通判者戚里子[2]，多姬侍，以酒色沉纵。会有道人过郡，自言数百岁，能炼大丹，服之，可以饱嗜欲而康强无疾，然后飞升渡世。守二[3]馆之，事以师礼，择日创丹灶，依其法炼之。七七日而成，神光烛天，置酒大合乐相庆，然后尝之。广闻之，裁尽以献，乞取刀圭[4]，以养病身。道人以其骨凡，不肯与。守二怜之，为请，仅得半粒，广欣然服之。不数日，郡将通判皆疽发于背，道人宵遁，守二相继告殂。广腰间亦生疖甚重，亟饮地浆[5]解之。得愈。明年，考满改秩，居里中，疾复作，又用前法稍痊，偶觉热燥，因澡身，水入疮口中，竟不起。金石之毒有如此者，因书以为世戒。

【注解】本案也录自王明清《挥麈余话》。

[2] 戚里子：指郡将的乡邻中亲近者之子。

[3] 守二：指郡将与通判，即守卫地方的文武二官员。

[4] 刀圭：取药的工具，也含有数量。如用刀圭取散剂，一刀圭约一钱。这里指很少量。

[5] 地浆：地浆水。即黄土地中掘一穴，渗出之水为地浆，实为地表水之渗聚者。如穴深如井，即为井水，或称井华水。功能清热解毒。

【阐发与临证】丹石药之毒，本案又一证明。孙思邈"论五石"说："自皇甫士安以降，有进饵者，无不发背解体，而取颠覆。余自有识性已来，亲见朝野仕人，遭者不一……明其大大猛毒，不可不慎也。有识者遇此方，即须焚之。"连丹石药的配方纸都要赶快烧掉，不留于世，可见孙思邈对丹石药之憎恶。对丹石之毒，古人也有很多解毒法：《图经本草》有"金石药发，麦冬六两、人参四两、炙甘草二两为末，蜜丸服"；《太平广记》有"食丹药毒，萱草根研汁服"；《易简方》有"丹石毒发发热者，不得食热物，不用火为便，但著厚衣暖卧，取麻油一匙含咽，戒怒二七日"。《外台秘要》有"服石毒发，胡豆半升捣研，以水八合绞汁，饮之即愈"。

第三十二篇　中　毒

1案[1]　一将官服仙茅遇毒，舌胀出口，渐大与肩齐，善医环视不能治。一医独曰：尚可救，少缓无及矣。取小刀剺[2]其舌，随破随合，剺至百数，始有血一点许。医喜曰：无害也。舌应时消缩小。即命煎大黄、朴硝数碗，连服之，以药末并糁舌上，遂愈。

【注解】[1] 本案录自《医说》。

[2] 剺：音黎，刀割也。

【阐发与临证】本案是过服壮阳药仙茅中毒而出现"舌胀"，舌胀同舌肿。本案曾用小刀剺破，欲使出血而使其缩小，但无效。重舌、木舌、舌强等证均有此类治疗方法。仙茅辛热，有小毒，不宜长期服用。如中毒可用黄连解毒汤、三黄汤等清解之，也相当肠胃积热、心火亢盛类型。本案例用承气汤即此意。以药糁之，是用黄连粉、西瓜霜、牛黄、白矾、冰片粉等外敷。可参见七卷第十四篇舌第1、4、6案例。

2案[1]　盖谅郎中兄诜，因感疾，医卢生劝服附子酒，每生切大附二两，浸斗酒，旦饮，辄饮一杯，服之二十年后，再为陕西漕使。谅自太学归，过之南乐县，拉同行。中途晓寒，诜饮一杯竟，复令温半杯，比酒至，自觉微醉，乃与妻使饮。行数里，妻头肿如斗，唇裂血流，下驻路旁。呼随行李职医告之，李使黑绿豆各数合，生嚼之，且煎汤并饮至晓，肿始消。诜乃服之不辍（愚哉），到长安，数月失明（琇按：真水枯矣），遂致仕[2]，时方四十余岁。

【注解】[1] 本案录自《夷坚志》。

[2] 致仕：交还官职，即辞职。

【阐发与临证】患者虽因感疾而服附子酒，也应遵《内经》"大毒治病，十去其六"为要。按宋代剂量，其药酒含生附子1.12克，此患者每日1杯（按150毫升计），含生附子1.68克，量虽不大，但连服二十年，而且每次都能饮至微醉，所以中附子毒也深。况且乌头碱易溶于酒精，所以泡附子酒中乌头碱含量高。绿豆皮寒而肉甘平，凡用须连皮，功能降热解毒，生研绞汁服治丹毒烦热风疹、药石毒发，又说能解一切药草、牛马、金石诸毒。

3案[1]　朱晦翁[2]居山中，中乌喙毒，几殆。因思汉质帝[3]得水可活之语，遂连饮水，大呕泄而解。

【注解】[1] 本案录自《夷坚志》。

[2] 朱晦翁：朱熹，字元晦、仲晦，号晦庵，后人尊称为晦翁。是南宋著名哲学家、教育家。

[3] 汉质帝：刘缵，在位仅1年。

【阐发与临证】李时珍说"井泉水甘平，新汲之水能解砒石、乌喙、烧酒、煤炭毒，治热闷昏瞀烦渴"。又在《濒湖集简方》中说"中砒石毒、中乌喙毒，多饮新汲井水，得吐利佳"。陈藏器《本草拾遗》说"腊雪甘冷，解一切毒……大人丹石发动"。乌喙是生在附子上的侧子，有两个角。实质还是乌头，性味作用毒性都同乌头。

4案[1] 崇宁间,苏州天平山[2]白云寺,五僧行山间,得蕈一丛甚大,摘而煮食之,至夜发吐,三人急采鸳鸯草,生啖,遂愈。二人不肯啖,吐至死。此草藤蔓而生,对开黄白花,傍水处多有之,治痈疽肿毒有奇功,或服或敷或洗皆可,今人谓之金银花,又曰老翁须(琇按:又名鹭鸶藤),《本草》名忍冬。(《巳志》[3])

【注解】[1] 本案录自《夷坚志·己志》。

[2] 天平山:又名白云山,山上有白云泉等名胜。

[3]《巳志》:参见一卷第八篇伤寒第100案例注。但天干序列中无"巳",应为"己"字,即"己志"。

【阐发与临证】这是毒蕈中毒。毒蕈种类颇多,毒性也不相同。食后可随即发生皮肤潮红、出汗、流涎、视力模糊、头昏目眩、呕吐、腹泻等,死于水电介质紊乱、虚脱。也有食后几小时才发生腹痛、呕吐、腹泻,两三天后因严重肝损害引起黄疸、昏迷而死亡。所以误食后应及早洗胃排毒。本案是患者急采金银花及其嫩茎叶生吃以解毒。也有以花、茎叶捣烂绞取自然汁喝,越多越好,除解毒外,还能补充水和电解质。

5案[1] 王舜求云:莴菜[2]出呙国,有毒,百虫不敢近,蛇虺过其下,误触之,则目瞑不见物。人有中其毒者,唯生姜汁解之。

【注解】[1] 本案录自彭乘《墨客挥犀》。该书旧称为北宋彭乘撰,近人考证为托名彭乘。内容多为记录北宋遗闻轶事。又有《续墨客挥犀》,内容类似。此处王舜求,是否是《农书》作者元朝农学家兼活版印刷术的改进者王桢?《农书》中有关于莴苣的论述。但王桢字伯善。

[2] 莴菜、呙国:莴指莴苣,分叶用莴苣和茎用莴苣,叶用指生菜,按菜叶形状分为结球、散叶、皱叶之不同,茎用即莴苣,又名莴笋。本案莴菜可能都包括了。其原产地地中海沿岸,呙国可能统指该处诸多国家。

【阐发与临证】按本案所云莴苣有毒。《本草纲目》言其性味苦冷、微毒。《本草衍义》载"多食昏人眼"。其功能利五脏,通经脉,开胸膈,坚筋骨,通乳汁,利小便,杀虫蛇毒。然而现在莴苣之茎叶都是普通的家常菜肴。性味苦甘凉,一天吃1斤,大概不会有任何不适。倒是为何有如此大的差异?陈藏器《本草拾遗》说:"莴苣紫色者有毒,入烧炼用。"《丹房镜源》说:"紫莴苣和土作器,火煅如铜也。"而"白莴苣叶色白,折之有白汁,无毒,可煮食之"。我们现在通常当菜肴吃的是白色的。

6案[1] 南海有石首鱼[2]者,盖鱼枕[3]也。取其石治以为器,可载饮食,如遇蛊毒,器必爆裂,其效甚著。福唐人制作尤精,人但玩其色,鲜能识其用。

【注解】[1] 本案录自《三元参赞延寿书》,元朝李鹏飞(《本草纲目》作李廷飞)辑,养生著作,成书于公元1291年。

[2] 石首鱼:古称鯼,耳石特别发达,故名。鳔构造复杂,很发达,能发出声音,包括大黄鱼、小黄鱼、鮸、黄姑鱼、白姑鱼、黑姑鱼、黄唇鱼等。

[3] 枕:此处通魿,音chen,诸鱼头中的石子,即鱼脑石。

【阐发与临证】鱼魿研末服或水磨服,能利小便、排石淋之石,能解砒毒、蛊毒。但石首鱼类的鱼脑石,如一市尺长的鱼,其鱼脑石约半粒中小型红小豆那么大。要能"取其石治以为器",不知该鱼要多么大才可?

7案[1] 饮酒中毒,经日不醒者,用黑豆一升煮取汁,温服一小盏,不过三次即愈,今人谓之中酒是也。

【注解】[1] 本案录自《太平广记》。

【阐发与临证】黑豆除一卷第九篇瘟疫第1案例所述功效外,尚能解酒食诸毒。《太平广记》有"用大豆一升,煮汁服,得吐则愈"治此症的记载。对于中米酒的毒,李时珍说:"一切毒药,因酒得者难治""又酒得咸而解者，水制火也，酒性上而咸润下也""畏枳椇、葛花、赤豆花、绿豆粉者，寒胜热也。"解烧酒毒，也是"盐、冷水、绿豆粉解其毒"。所谓咸解酒毒，也是吃了咸物再喝大量水而冲淡了酒在血液中的浓度而已。光吃咸、不喝水，能解酒、醒酒吗？

8案[1] 太子中允关杞，曾提举广南西路常平仓，行部邕管。一吏人为虫所毒，举身溃烂。有一医言能治，使视之，曰：此为天蛇所螫，疾已深，不可为也。乃以药敷其疮，有肿起处，以钳拔之，凡取十余条而疾不起。又钱塘西溪，尝有一田家急病癞，通身溃烂，号呼欲绝。西溪寺僧识之，曰：此天蛇毒尔，非癞也。取木皮煮饮一斗许，令其恣饮，初日疾减半，两三日顿愈。验其木，乃今之秦皮也，然不知天蛇何物，或云草间黄花蜘蛛是也。人遭其螫，仍为露水所濡，乃成此疾，露涉者戒之。

【注解】[1] 本案录自《梦溪笔谈》。

【阐发与临证】秦皮苦寒，功能清肝明目治暴发赤眼、小儿肝风抽搐；清热燥湿治湿热泄痢带下淋浊、皮肤湿症、湿热痹症；清肺化痰止咳。如果是野草丛中黄花蜘蛛螫伤人而起皮肤疱疹痒痛，治不及时则溃烂流滋，除内服，尚可外用。笔者年轻时上山普查和采集中药草，同行中有遭黄花蜘蛛螫者，都用秦皮、黄柏、苦参、苍术、花椒、甘草、翻白草等水煎烫洗，效果好。痒甚时加白矾。但沈括《梦溪笔谈》说天蛇不是黄花蜘蛛，是长三四尺如筷粗细而扁、黄赤色的动物，不知何物？又引刘松篁《经验方》载一病案，患天蛇毒疮，用水蛇中段取蛇皮包病指，自然束紧，以纸外裹，顿觉遍身凉，病愈。另外，天蛇是否是热带树林中的飞蛇？

9案[1] 兴化[2]人陈可大知肇府[3]，肋下忽肿起，如生痈疖状，顷间，其大如盆。识者云：此中桃[4]生毒也。俟五更，以绿豆嚼试，若香甜则是。已而果然。乃捣升麻为细末，取冷熟水调二大钱，连服之，遂洞下，泻出生葱数茎，根须皆具，肿即消缩；煎平胃散调补，且食白粥，后亦无他。

【注解】[1] 本案录自范成大《石湖集》，也见于《夷坚志》。可能两人都录自《太平广记》等。

[2] 兴化：可能指福建莆田等地的兴化，因范成大为南宋人。

[3] 肇府：北宋置肇庆府，大致即今肇庆市辖区。

[4] 桃生毒：应是挑生毒，是蛊毒的一种。古时民间说粤南有行挑生毒者，以鱼肉宴客，对客人施行厌胜法，则鱼肉反生于人腹中以致人死亡。其余瓜果汤茶皆能被做原料而施行之。初中其毒即觉胸腹微痛，可用升麻数钱研末，冷熟水调服，得吐利则愈。否则翌日即渐加剧，十日后所食之食物在腹中腾跃，上膈则胸痛，下膈则腹痛。治法：见下一病案。

【阐发与临证】挑生毒是蛊毒之一种。本案所述像是食物中毒。除有毒的食物外，有致敏性的食用品则不是每一个人都中毒的。像生葱不是毒物，但有的人吃了会出现中毒症状，实为过敏。案文说"忽肿起""顷间其大如盆"，就说明过敏的快反应。升麻能解百毒，能辟瘟疫瘴气邪气，使蛊毒入口即吐出，治中恶腹痛、时气毒疠、风肿诸毒，消斑疹。

10案[1] 雷州[2]民康财妻，为蛮巫林公荣用鸡肉桃生[3]，值商人杨一者善疗，与药服之，才食顷，下积肉一块，剖开，筋膜中有生肉存，已成鸡形，头尾嘴翅特肖似。康诉于州，州捕林置狱，而呼杨生，令具疾证用药。其略云，凡吃鱼肉瓜果汤茶皆可，初中毒，觉胸腹稍痛，明日，渐加搅刺，十日，则物生能动，腾上则胸痛，沉下则腹痛，积以瘦悴，此其候也。在上鬲则取之，其法用热茶一瓯，投胆矾半钱化尽，通口呷服，良久，以鸡翎探喉中，即吐出毒物。在下鬲即泻之，以米饮下郁金末二钱，毒即泻下，乃择人参、白术各半两，碾末，同无灰酒半升纳瓶内，慢火熬半日许，度酒熟，取温服之，日一盏，五日乃止，然后饮酒如故。（《丁志》）

【注解】[1] 本案录自《医说》卷六中挑生毒。并注出于《丁志》。

[2] 雷州：唐宋时为州府，辖境即今广东雷州半岛大部。

[3] 桃生：也应是挑生。

【阐发与临证】本案记录时间、地点大致与上案相近，也是古时民间传说的粤南。也是食物中毒，上案是生葱中毒，本案是鸡肉中毒。那里炎热多雨潮湿，爬虫毒物多，雨林瘴气浓重，正常的饮食物如瓜果汤茶均可中毒就说明了饮食物腐败变质速度快。那里人嗜食野生动物，而且生吃、半生不熟的吃法尤多，因此中毒机会、过敏机会也愈多。本案详述已中毒多日的治法，后代书籍大多采用。

11案 江岭之间有飞蛊，其来也有声，不见形，如鸟鸣啾啾唧唧然，中人即为痢，便血，医药多不瘥，旬日间不救。（《朝野佥载》）

【阐发与临证】飞蛊应该指飞行物如鸟类、蝙蝠、蚊子、苍蝇等传布的急性传染病。飞行物发出的声音不大，而且是夜间出行的机会多，中人即为便稀、便血，大约十日死亡，这情况有点类似在非洲已经发生了三次大规模发病传染的埃博拉病毒引发的埃博拉病毒热，该病1976年、1995年两次在扎伊尔大规模流行，2000年又在乌干达、马拉维等国流行，2014年又在尼日利亚、几内亚、利比里亚、塞拉利昂等西非国家流行。其症状是发病3天内出现高烧腹泻，之后皮肤出现紫肿和水疱，有的病人某处皮肤可出现莫明其妙的止不住的流血，第6天开始七窍流血不止，发病9天前后死亡。死亡率90%多。该病可通过人体血液、唾液、汗水及分泌物接触传染，其传染源是南非的一种吸血蝙蝠。此病与本案的飞蛊描述仅差"发热"和"紫肿水疱"二证。可能宋朝那时的该种病毒传染病无此二证？《肘后方》说"有自然飞蛊，状如鬼气者，难""得真犀、麝香、雄黄，为良药，人带此于身，亦预防之""疗中蛊下血如鸡肝……末桔梗，酒服一匕，日一二"。

12案 陈斋郎，湖州安吉人，因步春渴，掬涧水两勺饮之，数日，觉心腹微痛，日久痛甚，药罔效。医诊之，云：心脾受毒、今心脉损甚。斋郎答曰：去年步春，渴饮涧水得此。医云：斋郎饮却蛇交水，蛇在涧边，遗下不净在涧水内，蛇已成形，在斋郎腹中，啮其心而痛也。遂以水调雄黄服，果下赤蛇数条，能走矣。（《名医录》）

【阐发与临证】本案与五卷第一篇癥瘕第19案例相同，都是涧水中有蛇类幼虫，误饮之在胃中长成成虫；如引录在卷七第二十篇误吞水蛭蜈蚣第2案例中的英国小男孩吞下活蝌蚪而在胃中长成3磅重的青蛙。还有，本案患者胃中有数条赤蛇，也可能是当地蛇比较多，小蛇乘患者熟睡之机从口鼻钻入胃中。

13案[1] 贞元间，崔员外从质云：目击有人被蜘蛛咬，一身生系[2]，腹大如孕妇。其家弃之，乞食于道。有僧遇之，教饮羊乳，数日平。

【注解】[1] 本案录自刘禹锡《传信方》，彼引自《经验方》。

[2] 应是糸（音丝），同丝。又音密，细丝也。此处是刻误。

【阐发与临证】羊乳甘温，温润心肺，补虚冷治消渴；和胃治干呕反胃、小儿哕宛，虽有苏颂引《传信方》说解蜘蛛咬毒；《本草纲目》载有"羊乳、牛乳并饮及傅""醇酒饮醉并洗"，其他方书却都未载。《朝野佥载》有"蜘蛛伤人用雄黄末敷之"。本案患者虽有目击者证言，但仅见被弃者乞食于道，或被弃者宿于破庙、道旁、柴堆，腹大如鼓明显，而一身生丝很可能是沾上的蜘蛛丝而已，其实际病机却是气血虚水液停蓄、肝胃不和三焦气滞、瘀血与痰湿挟滞于中焦脾与下焦肝。因羊乳可补虚健脾和胃，使患者本实而证缓解（病却并未痊愈）。毒性小的蜘蛛咬伤，仅限局部红肿痛。毒性大的如黑寡妇蜘蛛咬伤，可引起全身肌痛、惊厥、恶心呕吐、中枢神经系统病变、休克等。局部可用抽吸排毒、切开排毒，甚至有人建议早期切除咬伤处的坏死灶。

14案[1] 南唐相冯延已，苦脑中痛，累日不减。太医令吴廷绍[2]，密诘厨人曰：相公平日嗜何物？对曰：多食山鸡、鹧鸪。廷绍于是投以甘草汤[3]而愈。盖山鸡、鹧鸪多食乌头半夏[4]，故以此解其毒。（《南唐书》）（甘草《筼斋漫录》[5]作甘豆）

【注解】[1] 本案与本篇第25案、26案都相似。

[2] 吴廷绍：从《南唐书·本传》推测，约在公元940年前后即任太医令，本案之医事也发生在那时。江宁府、上元县治所都在今南京，也是南唐的建都处。

［3］甘草汤：《图书集成》此处是"姜豆汤"，并说《江南通志》《江宁府志》《上元县志》俱作甘豆汤。《千金要方》说"方称大豆汁解百药毒，予每试之，大悬绝，不及甘草，又能加之为甘豆汤，其验尤奇"。同名11方。（1）《伤寒论》方，治少阴病咽痛，药用甘草一味；（2）《千金要方》方之一，治钟乳石中毒，药用甘草、桂心、豆豉、葱白；（3）上书方之二，治产后中风，背强不能转动，药用炙甘草、地黄、麦冬、麻黄、川芎、黄芩、天花粉、杏仁、葛根，酒水煎服；（4）上书方之三，治产后腹中伤痛，药用芍药、炙甘草、羊肉、通草，先煎羊肉取汁再煎药；（5）上书方之四，治产后瘀血不尽，肢冷唇干，腹胀短气，药用炙甘草、芍药、桂心、阿胶、大黄；（6）上书方之五，治脚弱，食谷吐逆，胸中气结，寒热下利，药用甘草、人参、半夏、桂心、川椒、小麦、吴萸、生姜、大枣；（7）上书方之六，治阴毒，腹中绞痛，咽喉不利，短气不得息，呕逆，唇青，四肢厥冷，药用甘草、升麻、当归、川椒、鳖甲；（8）上书方之七，治虚羸气欲绝，药用甘草、五味子、生姜、人参、吴茱萸；（9）《外台秘要》方之一，治心腹绞痛，胀满、拘急、转筋、寒中，药用炙甘草、防风、吴萸、干姜、细辛、当归、芍药、生地；（10）上书方之二，治伤寒哕不止，药用炙甘草、陈皮；（11）《沈氏尊生书》方，治药同（7）方加雄黄、桂枝。本案用（1）方。

［4］本篇第25、26案都说是"竹鸡、斑鸠多食半夏、乌头苗"。应该是"苗"，因为乌头、半夏都是块根，深埋土中，此类禽喙短，啄不出来。

［5］《筠斋漫录》：《明史·志七十四》谓：王学海撰《筠斋漫录》，10卷。

【阐发与临证】大豆汁解百药毒效果不佳，加甘草为甘豆汤，因甘草解毒作用强。《图书集成》引《南唐书》吴廷绍本传说是姜豆汤，从中乌头、半夏毒而言，用生姜是对的，应该是生姜、甘草和大豆并用，效更好。大豆汁改用绿豆尤佳。山鸡是俗称，主要指锦鸡，鸟纲雉科锦鸡属的通称，也包括鹧鸪在内。其食性杂，谷类、豆类、植物种子、蚂蚁、蚱蜢等昆虫均吃。

15案[1] 一人误食石斑鱼子，中其毒，吐不止。或教取鱼尾草[2]研汁，服少许，立愈。［鱼尾草又名樾（同樭－笔者注）木根，形似黄荆，八月间开紫花，成穗，叶似水杨，无大树，经冬不凋，渔人用以药鱼］

【注解】［1］本案录自《医说》。

［2］鱼尾草：又名樾木、闹鱼花、醉鱼草。

【阐发与临证】鱼尾草性味辛苦温，有小毒，祛风散寒，能化痰平喘止咳（用花草），能活血通络消癥治疟母，治跌打损伤、风湿痹痛（外敷、内服），治诸鱼骨鲠（捣汁和冷水少许咽之，吐即止，骨即化）、解石斑鱼子毒（能令人吐泻）。因鱼食此草后似醉如死，故又名醉鱼草。按石斑鱼属硬骨鱼纲，鮨科，是暖水性大中型海产鱼类，可供食用，所以它不可能有毒。《本草纲目》所说的石斑鱼生在南方溪涧水中，长仅数寸（有说尺余），也有说该鱼与蜥蜴合、与蛇交，所以其子有毒。这说法不可靠。河鲀鱼的子、肠均有毒，但也生活在海水中。虽有些也可进入淡水中，但不可能进入山涧溪水中。可能是别的什么鱼类。

16案[1] 四明温台间，山谷多生菌，然种类不一，食之间有中毒，往往致杀人者，盖蛇毒气所薰蒸也。有僧教掘地，以冷水搅之令浊，少顷取饮，皆得全活。此方见《本草》陶隐居注[2]，谓之地浆，亦治枫树菌[3]、食之笑不止，俗言食笑菌者，居山间不可不知此法。

【注解】［1］本案录自《医说·卷六·地浆治菌毒》。

［2］《本草》此处指《神农本草经》。"陶隐居注"指陶将《神农本草经》与《名医别录》共730多种药物分门类加以注解，名为《本草经集注》。

［3］枫树菌：枫香树上长的菌，又名枫上菌。其树分泌的脂即枫香脂，又名白胶香。枫树菌有毒，食之令人笑不止。

【阐发与临证】本案及方见于陶弘景《本草经集注》，《名医别录》及《神农本草经》均无记载，可见是陶弘景在撰《名医别录》后，再收集到的验方，或看到《金匮要略》书后，就记录在《本草经集注》中了。地浆水能解误吃所有有毒菌的中毒，包括吃枫树菌后引起的笑不止（《金匮要略》原文是"哭不止"，陶弘景注曰"食之笑不止"，《证类本草》云："令人笑不止"）。即使某种菌不是有毒的，但对某些人会引起过敏，那么该菌对某些人而言就是有毒的了。如松莪（松蕈），在宋代陈仁至《菌谱》中是甘平无毒，能治溲浊不禁。与笔者共餐食过松蕈燉鸡的人，何止上百，而其中仅二人吃松蕈会引起腹胀吐泻，其中一人只要吃上一口，就非要把胃中吐光、肠中泻光后才自缓，而且要禁食一餐。这可能属于对松莪某种成分的过敏。蕈中毒因毒蕈种类不同、毒性不同而症状有差异，相同的有皮肤潮红、出汗、流涎、腹痛、呕吐、腹泻、头昏、目眩，甚至两三天后并发肝细胞坏死而出现黄疸、昏迷、死亡。应及早排毒（导吐、导泻）。

17案[1]　一朝官与一高僧西游，道由归峡，程顿荒远。日过午，馁甚，抵小村舍，闻其家畜蛊而势必就食，去住未判，僧曰：吾有神咒，可无忧也。食至，僧闭目诵持，俄见小蜘蛛延缘碗吻，僧速杀之，于是竟食，无所损。其咒曰：姑苏喙，摩耶啄，吾知虫毒生四角，父是穿窿穷，母是舍耶女，眷属百万千，吾今悉知汝。摩诃萨，摩诃萨。是时同行者竞传其本，所至无恙。别传解毒方，用豆豉七粒，巴豆二粒，入百草霜，一处研细，滴水丸绿豆大，以茅香汤[2]下七丸。

【注解】[1]　本案录自刘禹锡《传信方》。另有二案，一为上第13案，另一为"张延赏为斑蜘蛛咬颈上……"，关于本案，《本草纲目》仅说"蛛入饮食，不可食"。

[2]　茅香汤：茅香，又称香草，禾本科，多年生草本，有香气。春生茎如大麦，夏日开花，有黄白二色，雌雄花同株。根似茅根，但明洁而长，黄色。花苦温无毒，功能温胃，治中恶，呕吐，心腹冷痛。茎叶苦温无毒，功能辟邪气。全草含香豆素。本案用茅香全草煎汤辟邪气。

【阐发与临证】本案描述某僧在念避毒咒时"俄见小蜘蛛延缘碗吻，僧速杀之，于是竟食，无所损"。蜘蛛并未被食进腹中，所以无所损。其念咒实仅是拖延进食时间，伺机捕杀小蜘蛛或别的小虫而已。因为道旁村舍经常有患食物中毒者即患蛊，是村舍人家"畜蛊"。但势必就食，所以该行路人高僧心知肚明、早作准备。高僧之"高"，也就是高在妙计预防之。

18案[1]　泉州一僧治金蚕[2]毒云：才觉中毒，先吮白矾，味甘而不涩、黑豆不腥者，是也。但取石榴根皮，煎汁饮之，即吐出蚕，无不立愈。李晦之[3]云：以白矾、牙茶，捣而为末，冷水服，凡一切毒皆可治，并载于此。（《西溪丛语》[4]）

【注解】[1]　本案录自《西溪丛语》。本案也收录在《夷坚志》中，此二书都在南宋绍兴年间刊出，可能资料来源于同处。

[2]　金蚕：状似蚕，金色，是引起蛊毒的虫类之一。古称饲以锦帛，取其遗屎，杂饮食中毒人，人即死。

[3]　李晦之：明朝医者。此方记录在《普济方》。因《丹溪摘玄方》也载有此方，故李晦之是否为宋朝之敷水处士李宁（按《宋史·柴通元传》"敷水处士李宁……大中祥符四年，赐号正晦先生"。大中祥符是北宋真宗年号，公元1008—1016年）。

[4]　《西溪丛语》：又名《姚氏残语》，笔记体，评论诗文，考证典籍，二卷。南宋姚宽撰。姚宽字令威，号西溪。本书也见于《宋史·志一百五十九》。

【阐发与临证】石榴根皮是用酸石榴东行根之皮，性味酸温涩，无毒，功能除一卷第八篇伤寒第51案例所说外，还有驱虫（蛔、寸白虫），《本草纲目》引《丹溪摘玄方》治金蚕蛊毒，即本案方。

19案　嘉祐[1]中范吏部为福州守，日揭一方于石云：凡中蛊毒[2]，无论年代远近，但煮一鸭卵，插银钗于内，并含之约一食顷，取视，钗卵俱黑，即中毒也。方用五倍子二两，硫黄末一钱，甘草三寸，一半炮，出火毒，一半生，丁香、麝香各十文，轻粉三文，糯米二十粒，共八味，瓶内水十分，煎取七，候药面生皱皮为熟，绢滤去渣，通口[3]服，病人平正仰卧，令头高，觉腹中有物冲心者三，即不得动，若出，以盆桶盛之，如鱼鳔之类，乃是恶物，吐罢饮茶一盏，泻亦无妨，旋煮白粥补，忌

生冷油腻鲊酱。十日后服解毒丸[4]三两丸，经旬平复。丁木麝三香，嘉祐中价十文，今须数倍乃可。（《类编》）

【注解】[1] 嘉祐：宋仁宗年号，公元1056年—1063年。

[2] 蛊毒：病名，出于《肘后方》。蛊即虫，古时有将各种毒虫如蛇、蛤蟆、蜈蚣、蝎子等放在一起，令其互相吞食，剩下者即蛊，为最毒。后来扩大至蜈蚣、蝎子、蛤蟆、毒蛇、金蚕、蜘蛛、羌毒、猫鬼、野道、射工、沙虱、水毒等，也包括毒药，如钩吻、鸩毒，还有食物变质引起的中毒。所有能引起中毒的，都可称为蛊毒。中蛊毒者可出现心腹刺痛、胸胁满痛胀、吐血下血、闷乱、发寒热、呕吐、腹泻、面色青黄或枯黑等，甚者昏迷。就现代医学观点看，包括食物中毒，毒药中毒，暴发急重的肠胃炎、痢疾，重症肝炎、肝硬化及腹水，恙虫病，急性血吸虫病等等。

[3] 通口服：大口服。

[4] 解毒丸：同名5方。(1)《三因极一病证方论》方，治误食毒物，药用板蓝根、贯众、青黛、生甘草，蜜丸，青黛为衣。服用时宜嚼烂，温水送服；(2)《医学启源》方，治伤寒，时邪瘟疫，伏暑霍乱，山岚瘴气，食物中毒，丹毒，水土不服等，药用滑石、黄芩、贯仲、茯苓、栀子、干姜、龙胆草、青黛、大豆、甘草、薄荷、寒水石、益智仁、砂仁、大黄、山豆根、生地、桔梗、百药煎（五倍子与茶叶发酵做成）、紫河车（应为蚤休——笔者注）、马勃、板蓝根、黄药子、绿豆粉，蜜丸嚼服或化服；(3)《证治准绳》转录《类编》方，解一切毒，药用山豆根、山慈菇、绿豆粉、板蓝根、土马棕[该药为金发藓属的多种植物，性味甘酸寒无毒，治热毒鼻衄，儿窍出血，骨热烦败，二便不通（以上水煎服），染乌头发（煎水洗）]、黄药子、紫河车（应为蚤休）、续随子仁、木通、芒硝、藿香、五味子、薄荷、贯仲、寒水石、僵蚕、葛根、雄黄、百药煎、茜草、大黄、朱砂、麝香、甘草（做成人中黄用）、螺青（可能是层青之别名，层青外形螺形，功效治疗类似）为衣，生姜蜜水化服；(4)《婴童百问》方，又名青黛解毒丸，《外科正宗》名清热解毒丸，治小儿热毒，药用寒水石、石膏、青黛，姜水下；(5)邵以正《秘传经验方》方，治杨梅疮，药用黑铅、山中黄土各1斤，锅中炒至铅化，只取黄土水丸，每服三钱，温酒下。本案可能用(1)方、(3)方。

【阐发与临证】本案是介绍刻于石碑上的一则中蛊毒的治方和一则试验法。该试验法是用银钗插入被试食物内（本案举一个鸭蛋为例），变黑为有毒，此法古时常用，但并不可靠，因为银器在空气中较长时间即易变黑；还有银遇硫化物（如硫化氢）也变黑，所以不可靠。

20案 王仲礼嗜酒，壮岁时疮瘰[1]发于鼻，延于颊，心甚恶之，服药不效。僧法满使服何首乌丸[2]，适坟仆识草药，乃掘得之。其法忌铁器，但入砂钵中，藉黑豆蒸熟，既成，香味可人。念所蒸水必能去风，澄以颜面，初觉极热，渐加不仁，至晓大肿，眉目耳鼻，浑然无别。王之母高氏曰：凡人感风癞，非一日积，吾儿遇毒，何至于是。吾闻生姜汁、赤小豆能解毒，山豆根、黑蚌粉能消肿。亟命仆捣挼姜汁，以三味为末，调敷之。中夜肿退，到晓如初。盖先采何首乌，择而不精，为狼毒杂其中，以致此。（《类编》）

【注解】[1] 瘥：同齇，酒渣鼻。

[2] 何首乌丸：同名4方。(1)《太平圣惠方》方之一，治风毒气滞瘰疬，肿核，药用何首乌、薄荷、皂荚、羊肉（另一方有玄参），如法制作并服；(2)上书方之二，治风冷气，腰脚不利、筋骨弱，药用何首乌、牛膝、黑豆、枣，如法制作并服；(3)《证治准绳》方，治肺风鼻赤面赤，药用何首乌、防风、黑豆、荆芥、地骨皮、桑白皮、天仙藤、苦参、赤土，蜜丸，清茶送；(4)《疡医大全》方，治脓窠疮，药用何首乌、荆芥、防风、威灵仙、蔓荆子、车前子、炙甘草，水丸，淡酒送。本案用(3)方。

【阐发与临证】本案是蒸煮生何首乌时误用了部分狼毒（可能吃了极少量），并且用煮狼毒的废弃液洗脸，以致原本已患酒渣鼻，中了毒，脸鼻反而肿大，眉目耳鼻都区分不出来了。最后用生姜汁调赤小豆粉、山豆根粉、黑蚌粉外敷脸面而消肿。狼毒苦辛平有大毒，功能软坚化痰，治痰饮、癥瘕、积聚，咳逆上气、胸胁水气癖积，解毒治恶疮鼠瘘、解蛊毒、治积年干癣疥癞、风疮、酒齄鼻。现代药理试验证实狼毒大戟注射液可抑制小鼠实体肝癌和小鼠肉瘤-180。《千金方》有解狼毒中毒之法，用杏仁捣烂，水和服之。孙思邈在"论解百药毒"中说解"狼毒毒，用杏仁、蓝汁、白蔹、盐汁、木占斯"。

21案[1]　名医言虎中药箭，食青泥；野猪中药箭，豗茅荑而食；雉被鹰伤，以地黄叶贴之。又矾石可以害鼠，张鷟[2]曾试之，鼠中如醉，亦不识人，知取泥汁饮之，须臾平复。鸟兽虫类，犹知解毒，况于人乎！被矢中者、蚕啮者，以甲虫[3]末敷之；被马咬者，烧鞭稍[4]灰涂之。取相服也。

【注解】[1] 本案录自《朝野佥载》。"名医"为"各医"。

[2] 张鷟：《朝野佥载》作者。

[3] 甲虫：指吉丁虫、金龟子等。

[4] 稍：应为梢。此处为刻误。

【阐发与临证】虎中药箭食青泥以解毒。青泥不知为何物，可能泛指为颜色呈青色的泥土。也有写作"清泥"，那就是稀泥。如地浆水之浊者，尚未澄清，功与地浆水相同，能解一切鱼肉果菜药物诸菌毒。野猪中药箭，豗（撞击。甚类似猪吃食之模样）茅荑而食之解毒。茅荑性味甘寒无毒，功能解百药毒、杀蛊毒，治蛇虫咬，辟沙虱狐毒箭毒。《金匮要略》说："凡诸毒……无知时宜煮甘草荠苨汁饮之，通除诸毒药。"《肘后方》说："一药而兼解众毒者……此药在诸药中，毒皆自解也。"雉被鹰伤，以地黄叶贴之而愈。鲜地黄大寒，捣饮能治堕坠腕折、瘀血留血。雉被鹰伤只能采即鲜地黄叶，故其功用可类鲜地黄，治恶疮似癞，捣烂日涂（《千金方》），况鲜地黄之实和花均功同地黄。有趣的是被蚕啮者用甲虫末敷之，但春蚕晚蚕均可治金疮。如《斗门方》用白僵蚕炒末敷治一切金疮刀斧伤立愈。用端午时蚕蛾、石灰、茅花捣成团，草盖令发热过（发酵），收贮。每用刮少许末掺之，治刀斧金疮。《贞元集要广利方》治蚕咬人，用麝香细研蜜调涂之瘥；《中国医学大辞典》载"凡蚕嚙人，毒入肉中，令人恶寒发热，宜以家用苎麻叶捣汁涂之"。中矢者敷甲虫末者，有蜣螂、天牛、蝼蛄等都能外敷出箭镞。螳螂1个和巴豆半个同研敷伤处也能出箭镞。鞭梢灰涂治马咬伤，在《本草纲目》为治马汗气入疮或马毛入疮，肿毒烦热。

22案[1]　处士刘易，隐居王屋山，尝于斋中见一大蜂，粘于蛛网。蛛搏之，为蜂所螫，坠地。俄顷，蛛鼓腹破裂，徐徐行入草，啮芋梗微破，以疮就啮处磨之，良久腹渐消，轻躁如故。自是人有为蜂螫者，揉芋梗敷之愈；蜘蛛啮者，雄黄末敷之。

【注解】[1] 本案录自《梦溪笔谈》。与《本草衍义》"芋茎汁涂治蜂螫"可能同一出处。本案末一句"蜘蛛啮者雄黄末敷之"，录自《朝野佥载》。

【阐发与临证】芋梗叶性味辛冷滑无毒，功能除烦止泻，疗妊妇烦闷、胎动不安。与盐研敷蛇虫咬和痈肿毒痛，能敷治箭毒，取其汁涂治蜂螫（《本草衍义》）和蜘蛛伤。《传信方》载用麝香、雄黄入大蓝汁中，蜘蛛投入能化为水，取此水敷毒蜘蛛咬伤处能消肿。元稹《长庆集》载以苦酒（醋）调雄黄敷治毒蜘蛛咬伤甚效。但蜘蛛也能治人被蜂螫伤。《贞元集要广利方》"用蜘蛛研烂敷治蜂蝎螫伤、蜈蚣咬伤、蛇虺咬伤之伤处，并以生者安咬伤处吸其毒"。用蜘蛛在蜂螫局部吸毒是古代好办法。现在往往在局部用小苏打溶液湿敷或反复用肥皂水涂擦、氨水涂擦等。螫伤多处可能中毒症状严重，甚至休克，血红蛋白尿，急性变态反应，严重者死亡。

23案[1]　一人因剥死牛瞀闷，令看，遍身俱紫泡，使急刺泡处，良久遂苏，更以败毒药[2]而愈。

【注解】[1] 本案录自《医学入门》之万病解毒丹（又名紫金锭）项内。

[2] 败毒药：指外用紫金锭敷、内服。

【阐发与临证】《金匮要略》《肘后方》《本草拾遗》《本草纲目》等都说到"六畜自死，皆疫死，则有毒，不可食之""疫死牛肉，食之令病洞下，亦致坚积""牛……若自死者，血脉已绝，骨髓已竭，不可食之""牛病死者，发痼疾疮癞，令人洞下痓病""牛……病死者有大毒，令人生疔暴亡"。

本案是剥死牛时中毒，人感疫气，可令人胀满、洞下、坚积、痼疾、瘀癖、痃病、生疔、甚至暴亡。瞀闷、遍身紫泡也是疫病之一种。大致可见于现代名谓的牛瘟、牛白血病、牛霉稻草中毒、牛病毒性腹泻—黏膜病、牛皮蝇蛆病、牛恶性卡他热、牛炭疽病等，尤其后者是人和牛、绵羊等共患的。还有可能是剥死牛者另感染鼠咬热或鼠疫，该二病患者均可见皮肤紫癜、紫色肿胀结节或溃疡等。

24 案[1] 王彦伯[2]，荆州人，为道士，善医，尤别脉，断人生死寿夭，百不失一。裴胄尚书子，忽暴中病，王脉之良久，曰：中无腮[3]鲤鱼毒也。投药数味而愈。裴异之，诘其子，因食脍而得。乃脍鲤无腮[3]者，令左右食，其候悉同。

【注解】[1] 本案录自《酉阳杂俎》。

[2] 王彦伯：唐朝时名医，荆州道士。

[3] 腮：此处应为鳃，指鱼类而言。

【阐发与临证】腮见于鱼类、圆口类、两栖类幼体、少数有尾类成体、某些无脊椎动物，是多数水生动物的呼吸器官，分内腮、外腮，外腮全部露出体外，呈丝状或羽状生于头后两侧，见于两栖类幼体及少数有尾类成体如泥螈、洞螈，鲤科鱼类（鲤鱼即是）最后一对鳃弓退化，其上不生鳃丝，常形成一至数行咽齿。但不可能把这样正常的鲤鱼和上述外鳃类生物误认为无鳃鲤鱼。有一些患了鳃霉病的鲤鱼（也包括青鱼、草鱼、鲫、鲢、鳙、鲮等鱼都可能患病），鳃丝苍白（健康的呈鲜红色）或出血，最终鳃丝腐烂。把苍白的鳃丝或腐烂的鳃丝误认为无鳃，倒是有可能的。这种患鳃霉病的鱼类死亡率很高，毒性很大，人吃了当然中毒。如霉菌性食物中毒，可出现恶心呕吐、腹泻无力、腹痛。腐败的鱼肉中毒，甚至可发展为肌无力、肌麻痹及惊厥。本案说暴中病就是急性食物中毒了。还有水霉菌也会使鱼类患肤霉病（或名白毛病），皮肤和鳃上出现灰白色菌丝。也有可能被认为是无鳃。

25 案[1] 崔魏公暴亡，医梁新[2]诊之，曰：中食毒。其仆曰：尝好食竹鸡。梁曰：竹鸡多食半夏苗，盖其毒也。命搅生姜汁，拆齿灌之，遂复活。

【注解】[1] 本案录自《北梦琐言》。《医说》和《附广肘后方》亦有录。

[2] 梁新：唐朝医家。除治本案闻名外，另有奖掖后进赵鄂（见《北梦琐言》）及治省郎张廷之疾（见《闻奇录》）均有声名。

【阐发与临证】生姜解半夏毒，而竹鸡多食半夏苗而体内肌肉均积蓄半夏毒。其毒素又转移至生物链之上一环——人体内。竹鸡，是鸟纲雉科竹鸡属多种动物的通称，又名竹鹧鸪。肉甘平（又说甘温）无毒，功能温中补虚，治心惊不寐、泄泻倦怠、面色萎黄等。《本草纲目》转引本案说竹鸡多食半夏苗，其他本草书未见有此记载。

26 案[1] 涮人王夫人，忽日面上生黑癍数点，日久满面俱黑，遍求医士不效。一医云：夫人中食毒尔。治之一月平复。后觉其方，只用生姜一味捣汁，将渣焙干，都用姜汁煮糊为丸。问其故，云：夫人日食斑鸠，盖此物尝食半夏苗，是以中毒，故用生姜以解之。

【注解】[1] 本案录自《本草拾遗》。

【阐发与临证】面生黑斑点常见有雀斑、蝴蝶斑、妊娠斑等。《诸病源候论》卷27"面䵟䵵候"和卷39"面黑䵟候"中都记载有此病，后者注明是妇人杂病，病源都说是风邪客于皮肤，或腑有痰饮致血气不调，不能荣于皮肤，而五脏六腑十二经之血皆上于面，故面生黑䵟。现代医学认为是色素沉着，是与内分泌失调或遗传或狼疮或太阳过度曝晒有关。临床有肝郁气滞、湿热内蕴、瘀血内停、脾虚、阴虚火旺、肾阴不足等证型。本案例是半夏中毒，故服生姜汁而愈。生姜能和半夏、即能解半夏毒。文中说"日食斑鸠""此物尝食半夏苗"。查本草书籍，无斑鸡食半夏苗之记载。《本草纲目》说斑鸠"甘平无毒，多食益气，助阴阳"（斑鸠是鸟纲鸠鸽科很多品种的总称，食浆果及植物的种子），而对竹鸡及鹧鸪却说是"多食乌头、半夏苗"。

27 案[1] 姑苏一人游商在外，其妻畜鸡数只以俟其归，凡数年而返。一日杀而食之殆尽，抵夜，其夫死。邻家疑其有外奸，首之官，妇人不禁拷打，遂自诬。太守姚公疑之，乃以情问妇，妇以食鸡对。太守觅老鸡，令囚遍食之，果杀二人，狱遂白。盖鸡食蜈蚣，久而畜毒。故养生家不食此。

【注解】［1］本案录自《古今医统大全·卷七十七·解毒门》（引《清溪暇笔》）。

【阐发与临证】蜈蚣的颚足有毒腺，含有二种类似蜂毒的毒素：组胺样物质和溶血性蛋白质，另外还含蚁酸、胆甾醇及赖氨酸等十数种氨基酸。有止痉抗惊厥、抗肿瘤功能，对小鼠肝癌、艾氏腹水癌都有抑制作用，其水浸液对某些皮肤真菌有抑制作用（参见五卷第一篇瘕瘊第12案例）。但这些物质都是生物制剂，经鸡的消化、吸收、再合成有用的蛋白质、脂肪，长在鸡体内相关部位，再煮沸半小时以上熟透，蛋白质凝固了，是否还有毒性，值得怀疑。也可能是组胺有致敏作用，对某些人起作用，遍食之囚仅二人过敏，连商人在内共3人过敏致死。还有可能是古时的老屋及牢房都可能蛇蝎蜈蚣到处存在，煮好的鸡置于桌上，闻食之香气而缘于屋梁上，涎滴于食中而使这三人不幸中毒。

老鸡久食蜈蚣而鸡体内蓄积了高水平的蜈蚣毒，真如七卷第十二篇咽喉第10案例中记述的咬人毒蛇反而中毒而死之例。

28案[1] 交州刺史杜燮，中毒药而死，董奉[2]以太乙散[3]和水，沃燮口中，须臾乃苏。燮自谓初死时，有一车直入一处，内燮于土窟中，以土塞之。顷间闻太乙使至追杜，遂开土穴，燮得出。

【注解】［1］本案录自《三国志·士燮传》《历代名医蒙求》。按原文，患者应是士燮，"杜"是刻误。

［2］董奉：字君异，三国时吴国侯官（即今闽候县，治今福州市）人，名医，有道术，隐庐山为人治病，不受谢，惟令种杏一棵，数年成林，杏熟易谷，以济贫民。据《神仙传》记载董奉是神仙。

［3］太乙散：同名2方。（1）张涣《小儿医方妙选》方，治胎惊，药用天浆子、蝎尾、防风、天麻、朱砂、麝香（另一方还有南星、白附子、茯苓）、人乳化下；（2）《千金方》方，又名太乙备急散，治伤寒阴毒，中恶、客忤，五尸入腹，鬼刺鬼疰，中蛊，吐血下血，心腹满痛，药用雄黄、芫花、桂心、丹砂、蜀椒、藜芦、巴豆、附子、野葛，如法制作及服。

【阐发与临证】案文中叙述患者发病得救的过程，类似于现代西方国家某些科学家正在研究的"濒死感觉"（参见三卷第三篇厥第8案例）。西安市卤先生因车祸昏迷，在抢救过程中他恢复了一些知觉，但他此时看到自己飘浮在大街上空并俯视着下面的一切。而他苏醒后却没有了"飘浮"的感觉。湖南湘潭万女士因注射青霉素过敏昏迷3天，当她渐有意识，睁眼看到周围都是云雾，她自己飘浮在其中，飘到一座桥前，有一人拿着刀和斧头阻止她过桥。后抢救过来了，就没有这样的感觉了。此二位平时都不迷信鬼神（2008年10期《奥秘》）。本案患者的感觉与之类似。

29案[1] 中书舍人于遘中蛊毒，忽遇钉铰匠[2]云，约来早勿食，请遘向明张口，执钤伺之，夹出小蛇二寸许，赤色如钗股，遽命火焚之，遂愈。

【注解】［1］本案录自《玉堂闲话》。按此书作者为官朝代推测，本案发生在公元920—960年间。

［2］钉铰匠：无名姓。铰指剪刀，此即修理剪刀的工匠。

【阐发与临证】这二寸小蛇长约6厘米，色赤，可能是小蛔虫。蛔虫是有可能因服药致肠中环境不适而向上窜行至口中咳呛出来的。原文是说患者"医治无门""欲远适寻医"，说明他肯定是已经过医治的（原文还说这次钤取小蛇，第一日失手未成，第二日才钤出来）。当然也有可能是小蛇在患者睡着时从口鼻钻进去的，但患者是成人，他不会不知道病因经过。如果是在饮食中吃进去的，无论蛇蛋抑或小蛇，都不可能囫囵吞进去。极细小的小蛇在水中乘患者喝不洁之水时喝进去，倒是有可能的，如前述第12案及五卷第一篇瘕瘊第19案例那样。

30案[1] 赵延禧云：遭恶蛇虺所螫处，贴上艾炷，当上灸之，立瘥。

【注解】［1］本案录自《医说》。本案重见于七卷第二十一篇蛇虫兽咬第4案例。

【阐发与临证】本案比七卷第二十一篇第4案例少了"贴蛇皮"。《医说》所说"蛇所咬处（直接）贴艾炷灸之"，而《太平广记》所说是"蛇所咬处贴蛇皮，便于其上灸之"。贴蛇皮之说，一来取蛇皮也没那样容易，二来起什么作用？而照《太平广记》所述是"便于其上灸之"，不起任何医疗作用的，所以也无所谓了，因而《医说》在转录自《太平广记》时、即可能将"贴蛇皮"及下文"便于其上"等删掉了。

31案 池州进士邹阆，食贫有守。一日将之外邑，凌晨启户，见一小箬[1]笼子在门外，无封锁，开视之，乃白金器数十事，约重百两。殆晓，寂无追捕者，遂挈归，谓其妻曰：此物无因而至，岂天赐我乎？语未绝，觉股上有物蠕蠕动，金色烂然，乃一蚕也。遂拨去之，未回手，复在旧处，以足践之，虽随足而碎，复在阆胸腹上矣。弃之水，投之火，刀伤斧碎，皆即如故，衾裯饮食之间无所不在，阆甚恶之。友人有识者曰：吾子为人所卖矣，此所谓金蚕者是也。始自闽广，近至吾乡，物虽小而为祸甚大，能入人腹中，残啮肠胃，复完然而出。阆愈惧，乃以箬笼事告之。其友曰：吾固知之矣。子能事之，即得所欲，日致他财以报耳。阆笑曰：吾岂为此也。友曰：固知子不为也，然则奈何？阆曰：复以此虫并物置笼中弃之，则无患矣。友曰：凡人畜此，久而致富，即以数倍之息并原物以送之，谓之嫁金蚕，乃去。直以此元[2]物送之，必不可遣。今子贫居，岂有数倍之物乎？实为子忧之。阆乃叹曰：吾平生清白自处，不幸有此。辄取其虫吞之，竟无恙，以寿终。岂以至诚之感，妖孽不能为害乎？（《幕府燕闲录》[3]）

【注解】[1] 箬：箬的古字，音若，笋皮。另指一种竹子，名箬竹，杆细可编笼。

[2] 元：原来、本来。

[3]《幕府燕闲录》：《宋史·志一百五十九》载为毕仲询撰，10卷。

【阐发与临证】邹士拾金抹而私己，虽有灾而有惊无险。其患金蚕蛊之过程即古书所记患金蚕蛊毒之过程。只是不知此金蚕到底是何物？

32案 政和[1]间，祐陵[2]以仁经惠天下，诏取海内凡药之治病彰彰有声者，悉索其方书上之。于是成都守臣监司，奉命得售解毒丸，验其方，则王氏《博济方》[3]中保灵丹[4]，常救两人食胡蔓草毒，得不死。（《铁围山丛谈》）

【注解】[1] 政和：宋徽宗的年号之一，公元1111—1117年。宋神宗之次子，宋哲宗之弟。在位时除画、字、诗、词外，无作为，国策以宋神宗之经略为是，故有"政和间，祐陵以仁经惠天下"之句。

[2] 祐陵：应称裕陵，宋神宗（公元1068—1085年在位）之陵墓名，后人以此代称宋神宗。

[3] 王氏《博济方》：北宋王衮撰，刊于公元1047年，原书已佚，现存为编《四库全书》时自《永乐大典》中辑出。

[4] 保灵丹：《洗冤集录》转引自《博济方》，治蛊毒，诸毒及一切药毒。药用山豆根、朱砂、大蜈蚣、斑蝥、生续随子、巴豆、雄黄、黄药子、黄丹、麝香，糯米汤和丸。

【阐发与临证】胡蔓草即钩吻，又名野葛、断肠草、藤黄、黄藤、烂肠草等。性味辛温，又说辛苦温，大毒，多作外用。功能有祛风除湿、治四肢痹痛，拘挛；破癥积、治瘰疬，妇女癥瘕；解毒消肿止痛、治疔疮，疥癣；利水消肿、治全身浮肿，喘息等。现代药理分析全草含生物碱钩吻素子（最多）、寅（最毒）、卯、甲、丁等。中毒主要是呼吸麻痹及脊髓运动神经原麻痹。《本草纲目》云："若误饮浸此草之水以致百窍溃血者，即取孵蛋不出之鸡蛋研细，和麻油决口灌之，吐出者可救。"《肘后方》言："中钩吻毒，灌粪汁可解，或多饮甘草汁，灌羊、白鸭、白鹅血。"《金匮要略》载："钩吻与芹菜相似，误食之杀人。解之方，荠苨八两水煎服。"《千金要方》曰："解钩吻毒，面青口噤欲死，以葱涕咪之即解。"

33案 金蚕毒始蜀中，近及湖广闽粤浸多，有人或舍去，则谓之嫁金蚕，率以黄金钗器锦缎置道左，俾他人得焉。郁林守为吾言，尝见福清县有讼遭金蚕毒者，县官求治不得踪，或献谋，取两刺猬

入捕，必获矣。盖金蚕畏猬，猬入其家，金蚕则不敢动，惟匿榻下墙罅。果为两猬擒出之，亦可骇也。（《铁围山丛谈》）

【阐发与临证】文中说嫁金蚕，其"嫁"的过程即如第31案所述那样。本案主要述金蚕畏刺猬，虽金蚕如第31案所述"弃之、烧之、刀伤斧碎仍不能去之"，又能藏之于墙罅，但能被刺猬擒出而除之。

34案[1]　虞恒德治一妇人，因采桑，见桑有金虫如蚕者，被其毒，谓之金蚕毒，腹中绞痛欲死。虞曰：以樟木屑浓煎汤与之，大吐，出有金丝如乱发者一块，腹痛减十分之七八，又与甘草汤[2]，连进二三盏而安。

【注解】[1] 本案录自《医学正传·卷四》医案：为虞搏亲治案。

[2] 甘草汤：指单用甘草煎成浓汤。

【阐发与临证】樟树之树木、叶、树皮均可用，功同一，但以木为佳。性味辛温，功能祛风散寒、通络利关节，治风寒湿痹、痛风；活血止痛，治跌打损伤；行气止痛，治胃腹胀痛、宿食不消；祛风除湿、杀虫止痒，治湿气疥疮。该药含樟脑、樟油、黄樟醚等，树根、树皮、树叶中尚各含特殊成分。药理试验对金黄色葡萄球菌、伤寒杆菌、绿脓杆菌等有抑制作用。三十多年前有复方樟脑酊治肠胃功能紊乱、腹胀嗳气腹痛，有高效，现在无药了。本案说"腹中绞痛欲死"，其实很可能就是肠胃功能紊乱、胃腹胀痛、宿食不消，用樟木煎水行气导滞止痛当然有效了，与复方樟脑酊作用也一样。

35案[1]　夜藏饮食器中，覆之不密，鼠闻其气，欲盗不可，则环器而走，涎滴器中，食之得黄疾，通身如蜡，针药所不能疗。

【注解】[1] 本案录自《名医录》。

【阐发与临证】《名医录》中有"何伯通，池州铜陵人，有女数岁，项生瘰子三十个，名医治之不瘥。有草泽医云：此小娘子定是多吃隔宿物。夜间，老鼠见食物盖推揭不起，乃沿碗器走，思此食物，涎落碗器中，若人食之，害瘰疬……须斑蝥等治之即愈"。与本案大同小异。本案说"涎滴器中，食之得黄疾，通身如蜡"。《本草纲目》则以"鼠涎坠落食中，食之令人生鼠瘘，或发黄如金"。一句话包括二种疾病都有可能罹患。鼠食过之物，人如食之，及/或鼠咬、鼠虱叮咬人，易发鼠疫、流行性出血热、鼠咬热、钩端螺旋体病、回归热等。而蜱传回归热（较少。还有虱传回归热较多）和钩端螺旋体病主要由鼠类为传染源，而且可发生黄疸。所以本案所述可能即为这二种疾病。室内鼠多，当然患病机会也多，但不是因为吃了鼠涎（也有写作鼠涎）滴落污染之食物而发病的。鼠为传染源不会发生瘰疬。

36案　江少微幼时，见佃仆值荒年，采蕨食之，误采毛蕨，子女三人同食，觉麻，而弱者死。大父闻之，曰：毒麻，投以姜汤饮之愈。

【阐发与临证】按《本草纲目》《本草拾遗》《中华药海》等记录：蕨为凤尾蕨科植物蕨的嫩叶，能作菜茹，但性味甘寒滑，久食令人目暗，发落，腹胀，脚弱，成瘕，现代药理分析它还含致癌物蕨内酰胺。本品的原植物，牛羊马食之可中毒，对全骨髓造血系统都有损害，特别能抑制红细胞生成。鼠、牛大量食此草后，尤能损害小肠膀胱，引起溃疡、血尿、肿瘤。而毛蕨，据《中国高等植物图鉴》《中国药用孢子植物》记载能祛风除湿、清热利尿、收敛止血，未说有毒性。毒麻可能指大麻（火麻），因食之觉"麻"，其子仁虽无毒（但多食也有毒，可恶心呕吐腹泻，四肢麻木，抽搐昏迷等），花、茎叶及子壳、嫩果穗（子仁带子壳）都有毒。本案之毛蕨是否即指大麻的嫩果穗（倒有些像蕨之嫩叶），食之觉麻即有麻醉作用，多食则令人狂走。

第三十三篇 脾 风

1案[1] 倪仲贤治淮南周万户子，始八岁，忽得昏憒疾，数日方苏，騃[2]戆如木偶人，寒暑饥饱，皆不知节适，率尝食土炭，至口不得出音。老人视之，曰：此脾风也。脾智意府也[3]，而以风，其不知人事也。宜投之疏风助脾之剂。数服而愈。

【注解】［1］本案录自《明外史·本传》。《苏州府志》及《吴县志》也有载。

［2］騃：呆的异体字。

［3］此句原文是"此脾风也，脾藏智，脾慢则智短"。

【阐发与临证】本案说的是慢脾风，简称脾风，病名，首见于《小儿卫生总微论方》。小儿吐泻过度，中气渐虚而致闭目摇头，面唇青黯，头汗出，嗜睡，手足蠕动，四肢厥逆，属于脾阳虚、甚至脾肾阳虚，应是"风"，故属于慢惊风。慢惊风有很多变证，如哑喑不得言、筋脉不舒、痫、瘫等，与本案昏憒、呆戆如木偶人，口不得出音等都符合。如果起于温热病后，则有肝肾阴虚可能，前者用参附理中汤加全蝎、天麻；后者则加阿胶、地黄、龟板、鳖甲等滋补肝肾药。《小儿药证直诀》用防风、全蝎、僵蚕、天麻等为疏风药，还有用四君子汤加石莲子、扁豆等为治脾药，还缺附子。

2案 江连山自述其子始孩，患慢惊风，痰迷心窍，乳食不进，啼声不出。遇一道流云：尚可治。探囊出药一分半，涂乳上，令儿吮。痰在膈上者吐，下者利，即啼而苏。其方僵蚕七条，全蝎三个，朱砂一分，轻粉一分，俱为细末。

【阐发与临证】所谓慢惊风即脾气、阳虚或脾肾阳虚，或并肝肾阴虚；急惊风则以风热、暑热、湿热、疫毒感受，或痰热食积，突遭惊恐等引起，此案已言明痰迷心窍、乳食不进、啼声不出，则以痰迷食积为主，所用方以僵蚕、全蝎止痉祛风，朱砂镇静，轻粉在此主要利水通便，所以本案应是急惊风或名为慢、实质非慢惊风。该案每次轻粉被乳儿吸吮约10毫克左右，在安全用量内。

3案 任柏峰传昌化[1]胡虚台益黄散，治慢脾风，泄泻青绿色，手足瘛疭，眼张直视。其方人参、白术、茯苓、白扁豆（姜汁炒）、莲肉、白芷梢、全蝎、防风、直僵蚕（炒）、黄芪各一钱，南星（炮制）、天麻、冬瓜仁各三钱，俱为细末，煎冬瓜仁汤调下。

【注解】［1］昌化：旧县名，在浙江省西部，宋代由吴昌县改称，1960年撤县并入临安县。

【阐发与临证】本案所用益黄散就是疏风、助脾之方剂，冬瓜仁利水实大便，改用薏苡仁是否更好？此方似乎比益黄散其他方（见本卷第六篇热症第5案）配伍遣药更好些。

4案 江应宿治萧氏儿，五岁，多汗恶风，怠惰嗜卧，色黄白，鼻额深黄，不欲食，不欲动。余曰：脾风也。投以胃风汤加藿香、砂仁，数服而愈。

按：《保婴集》[1]云：急惊屡发，屡用直泻，则脾损阴消，而变为慢脾风者，当补脾养血，佐以安心清肺制木之药，最为切当。薛己谓前症多因脾胃亏损，肝木所胜，但用五味异功散，加当归，佐以钩藤饮子[2]，以补脾土，平肝木，亦多得效。如不应，用六君子加炮姜、木香，温补脾土；更不应，急加附子以回阳。若用利惊逐风驱痰之药，反促其危也。愚见小儿脾胃素弱者，一病即成慢惊，不可泥为久病误药而后成也。《经》云：脾风，言脾虚受病也[3]。钱乙为小儿慢脾惊，因病后或吐泻，或药饵伤损脾胃，而肢体逆冷，口鼻气微，手足瘈疭，昏睡露睛，此脾虚生风，无阳之症也，温白丸[4]主之。

【注解】[1]《保婴集》：同名3书。(1)《昆山县志》《苏州府志》载葛哲撰，字仲明，明代幼科名医。官至荆府良医、迪功郎等；(2)《仁和县志》载燕士俊撰，明代幼科名医。未成书而卒，其子来时、嘉时二人续成；(3)《田氏保婴集》之别称，元朝著，约刊于14世纪，撰人佚名。现有《济生拔萃》本。

[2] 钩藤饮子：同名4方。(1)《太平圣惠方》方之一，治小儿发热吐沫，时戴目，药用钩藤、蚱蝉、人参、黄芩、大黄、竹沥、牛黄；(2) 上书方之二，治新生儿壮热发痫，药同(1)方去人参、牛黄，加柴胡、升麻、石膏、蛇蜕、炙甘草；(3)《小儿药证直诀》方，治小儿吐利、慢惊风，药用钩藤、蝉蜕、防风、人参、麻黄、僵蚕、天麻、蝎尾、炙甘草、川芎、麝香；(4)《审视瑶函》方，治卒然惊悸、眼目翻腾，药同(3)方去麻黄、麝香。

[3]"脾风，言脾虚受病也"：《内经》《难经》《伤寒论》《金匮要略》《类经》及《小儿药证直诀》等书均未查找到。《小儿卫生总微论方》卷一有"因脾胃虚怯，而生风所为也，故俗谓慢脾风矣"。卷五有"脾虚生风为慢惊，或作脾风"。及"阎孝忠云：小儿吐泻脾胃虚而生风，以为慢惊或传成脾风"。本案所言可能指此。

[4] 温白丸：同名10方。(1)《外台秘要》方之一，治癥癖块，药用紫菀、吴萸、菖蒲、柴胡、厚朴、桔梗、皂荚、乌头、茯苓、桂心、干姜、黄连、蜀椒、巴豆，如法制作并服；(2) 上书方之二，又名崔氏温白丸，药治同上加人参，蜜丸；(3)《世医得效方》方，治药同前去干姜；(4)《小儿药证直诀》方，治小儿脾胃气虚，泄泻瘦弱，冷痢洞利，及因吐泻或久病成慢惊身冷瘈疭，药用天麻、僵蚕、白附子、全蝎、天南星，寒食面和丸；(5)《圣济总录》方，治伤寒面青，心下坚硬，头面多汗，四肢厥冷，药用白附子、硫黄、半夏；(6)《鸡峰普济方》方，治小儿胃寒泻白，腹痛肠鸣，纳呆，霍乱吐泻，药用人参、白术、甘草，姜汁煮面糊为丸；(7)《仁斋直指方论》方，治十种水病，积聚胀满，癥癖块痛，久疟诸风，药同(2)方去紫菀、厚朴、皂荚、巴豆；(8)《普济方》方之一，治中焦虚寒、痰积不散，药用丹砂（一半入药，一半为衣）、白矾、半夏、生姜；(9) 上书方之二，治脾胃虚冷一切病，药用姜半夏、白术、丁香、姜汁和面糊为丸；(10)《儒门事亲》方，治脏毒下血及肠风，药用椿根白皮、枣肉为丸，淡酒下。

【阐发与临证】本案述证与《素问·风论》篇"脾风之状，多汗恶风，身体怠惰，四肢不欲动，色薄微黄，不嗜食，诊在鼻上，其色黄"是相同的，但与以上三案都不同，除怠惰不食不动与第一案例类似外，既无昏、瘈、目直视，也无声不出，应是脾风之轻者，辨证属脾为湿困、寒湿黄疸。本案所用胃风汤应是《脾胃论》方（见一卷第八篇伤寒第15案例）。此处所用钩藤饮子、温白丸都宜用《小儿药证直诀》方。

第三十四篇 疳 积

1案[1] 陈孝廉自述云：其子痘疹后患疳积病，骨瘦如柴，大便不固。偶得市人传一方，用山楂一两，白酒曲一两，取多年瓦夜壶人中白最多者，将二物装内，炭火煅存性，研为细末，每服六分，滚水送下，药未完而病愈。

【注解】[1] 本案与下述第2案、第4案还收录在《古今医案按·卷十·疳积》篇。

【阐发与临证】本案是痘疹后余热毒为患，又因痘疹发热耗阴，故骨瘦如柴。大便不固又是脾虚胃弱，仓廪不足，不能消化水谷，运化能力也弱，疳积（此疳应属脾疳）又骨瘦，所以虚热骨蒸不退。用山楂和酒曲（相当于神曲）是助消导强胃，用煅人中白清虚热（未见人中白治疳积之记载）。《痘疹便览》用人中白洗净研末，每服二钱，白汤或酒服，治痘疹烦热。

2案 黄上舍瑶台乃郎患疳，肚大如箕，足细如管，眼生翳膜遮睛。几不可为。在苏州得异人传授一方，取鸡蛋七枚，轻去壳，勿损衣膜，以胡黄连一两，川黄连一两，童便浸，春秋五日，夏三日，冬七日，浸透，煮熟，令儿服之，遂愈。后以治数儿，无不立效。

【阐发与临证】患儿肚大足细、翳膜遮睛，按《小儿药证直诀》和《婴童百问》分类，属肝、脾疳。《证治准绳》将目涩或生白翳膜、喜卧冷地、身有疮疥、腹泻黄白青沫水、腹满、头大项细、极瘦，都归属脾疳。钱氏胡黄连丸用胡黄连、黄连各五钱，加在猪胆汁内煮熟研烂，再加朱砂、芦荟、麝香各二钱，成丸，治热疳。本案用胡黄连和黄连，虽无芦荟清热，但以童便浸药，童便既能滋阴降火，又能清热降火。因此本案是脾疳、又是热疳。

3案 一儿疳积，肌肉消瘦，两目失明。方士以片脑五厘，朱砂三分，为细末，用雄鸡脊血调和无灰酒下，垂死者一服可活。

【阐发与临证】此患儿是脾疳和肝疳。朱砂和冰片及酒都没有治疳积的作用。鸡血咸平，功能祛风，治中风口面歪僻、小儿惊风；解毒，治疮癣、蜈蚣蜘蛛毒；能平肝养血，治心血不足失眠；清肝火，治目赤流泪；活血通络，治痿痹。乌雄鸡血主痿痹、骨痛，点暴赤目。本案用雄鸡脊血（调无灰酒）治疳积引起的两目失明，是平肝养血，清肝明目之意；治肌肉消瘦是主痿痹骨痛之意。

4案 江应宿见丁氏儿医治疳积，腹大脚小，翳膜遮睛者，用大虾蟆十数个，打死，置小口缸内，取粪蛆不拘多少，粪清浸养，盛夏三日，春末秋后四五日，以食尽虾蟆为度，用粗麻布袋一方，扎住缸口，倒置活水中，令吐出污秽净，再取新瓦烧红，置蛆于上，烙干[1]，令病儿食之，每服一二钱，后服参苓白术散[2]而愈。若儿稍大见疑，用炒熟大麦面和少蜜作饼，或丸，看儿大小壮弱，无不验者。

【注解】[1] 本方名蟾蛆丸，《小儿药证直诀》方，治疗药见本案文及以下阐发与临证。但治疗中还有"一服虚热退，二服烦渴止，三服泻痢愈"。另，《婴童百问》方蟾蛆丸又名蚵蚾丸，治同上述，药方中还有胡黄连三钱配一只蟾蛆，而另一方中无胡黄连。但《和剂局方》方蚵蚾丸，治小儿五疳八痢，发竖毛焦、皮肤枯悴，脚细肚大，解颅胸陷，尪羸，时发寒热，盗汗咳嗽，腹内生块，小便泔浊，吃土，吐食不化，心神昏瞀，疳眼雀目，名为丁奚。药用蚵蚾、胡黄连、黄连、白芜荑、青黛（为衣），猪胆汁为丸。

[2] 应为参苓白术散。此处为刻误。

【阐发与临证】蟾蜍丸治无辜疳。无辜疳中有很多种，诸如丁奚、哺露等。还服大芜荑汤。但该丸原方中还加麝香，即蟾蜍用一只，做成药粉后加麝香一字，再作麻子大小丸。本案用十数只虾蟆，应用十数字麝香，但本案未用。蛆食尽蟾蜍，再把蛆做成粉末，一二钱一二钱的服，就是相当于把蟾蜍做成粉末慢慢地少量的服用，也就是一次极少量地服用蟾酥解毒，治其标。但脾疳还有本虚即脾虚的一面，所以同时还要服用参苓白术散。大麦咸温、微寒、无毒，久服宜人，熟则有益，功能益气补虚，壮血脉，实五脏，宽胸下气，凉血，消积进食，所以可用于脾疳，尤与蜂蜜为使，所以本案用炒熟大麦面和少量蜂蜜作饼治疗。

第三十五篇　走马牙疳

1案　濮阳传为上虞丞，好医方，传授小儿走马牙疳，灸颈后凹陷中七壮，再以樗树东南引根，去粗黄，取白皮，同黑豆一升煮熟，去皮食豆，即愈。

【阐发与临证】牙疳，病名，见《儒门事亲》，是症初起时牙龈红肿痛，继之腐烂，流腐臭血水。病因有风热，气虚受寒，宿食停滞，积热成火，素嗜肥甘、日久蕴热上蒸，瘰癖积火，痘疹余毒等。因风热引起的称风热牙疳；因病势凶险、发展迅速的称走马牙疳。走马牙疳则腐臭异常、渐龈烂齿黑、脓血流出，溃烂处痛轻而作痒，溃烂渐深则见鼻及鼻翼两旁、腮部、口唇四周出现青褐色，继之唇烂齿落，腮部烂穿，上下腭烂穿，鼻梁塌陷出现烂洞。这可能属现代的口底牙槽蜂窝织炎，并迅速扩散至鼻部、引起广泛的脓肿。常见于小儿尤其是营养不良的患儿，水痘天花等或慢性病、消耗性病后继发。现代可用大剂量抗生素及外科切开引流，古时则初起时用芦荟消疳饮（芦荟、银柴胡、胡黄连、黄连、牛蒡子、玄参、桔梗、栀子、石膏、升麻、甘草、薄荷、羚羊角）加减，如患儿有脾虚则兼服人参茯苓粥。走马牙疳名称首见于《保婴撮要·疳症》篇，该书说："若牙齿蚀烂，名走马疳……敷雄黄散，服蟾蜍丸。"而在《婴童百问》疳伤篇中有较详细的描述："盖齿属肾，肾虚才受热邪，疳气直奔上焦，故以走马为喻。初作口气，名曰臭息；次第齿黑，盛则龈烂，热血并出，曰宣露；甚者齿皆脱落。治之之法，用铜绿生蜘蛛细研，入麝香少许，合和擦齿。"可见薛氏父子《保婴撮要》之"走马牙疳"是继承总结鲁伯嗣之《婴童百问》"走马""牙疳"并加以完整命名。

本案"灸颈后凹陷"，可能是风府、哑门、风池及经外奇穴百劳、明堂穴。但这些俞穴并无治疗牙疳病的作用，仅有祛风治感冒、中风、偏枯、癫痫及咽喉肿痛等。而风池穴有配伍治牙痛、急性牙髓炎、牙周炎、急性根周炎等之作用，本案可能据此。樗根白皮性味苦温，能治"疳䘌""去口鼻疳虫"。《子母秘录》用椿白皮晒干二两为末，以粟米水淘净，研汁和丸梧子大，十岁三四丸，米饮下。仍以一丸吹入鼻中，日三次。《新修本草》说："煮水，洗疮疥风疽，樗木根叶尤良""疳䘌，樗根尤良。"黑豆能解毒，《新修本草》说："煮食，治温毒水肿。"李时珍说："煮汁……解百药之毒及蛊毒。"陈藏器《本草拾遗》说："煮食性寒，下热气肿，压丹石烦热，消肿。"

2案[1]　一小儿患走马牙疳，用瓦垄子比蚶子差小，未酱腌者，连肉煅存性，置冷地上，用盏盖覆，候冷，取出碾为末，干掺患处。

【注解】[1]本案录自《本草纲目·卷四十六·魁蛤》篇。

【阐发与临证】瓦垄子、瓦楞子，也有作毛蚶，现代用瓦楞子壳，包括魁蚶、泥蚶、毛蚶三种。性味咸辛平，功能软坚消痰、治瘿、瘰疬、癥瘕；制酸止痛、治胃酸过多、嘈杂里辛。其肉辛甘平，功能益气养血通痹、治痿痹、利关节、腰脊冷；养阴治消渴、解丹石药热毒，免生疮肿热毒。李时珍说"连肉烧存性研，傅小儿走马牙疳"，其功效可能与养阴清热毒有关。

3案[1]　一儿用马蹄烧灰，入盐少许，掺患处。

【注解】[1]本案录自《金匮钩玄》。

【阐发与临证】马蹄甘平，此处用甲壳，功能清热解毒，治肠痈、脓疱疮、走马牙疳；除湿杀虫、治癣疮疥痒；止血用赤马蹄甲，治妇女血崩；用白马蹄甲治带下病；祛风镇惊治惊邪癔痊、癫痫、蛊痊。《金匮钩玄》用马蹄甲烧灰加盐少许，敷治走马牙疳。

4 案 一儿用马蹄壳三钱，先洗净，酒炙酥，鸡肫皮三钱，不见水，拭净阴干，真珠七分，炒胡黄连一钱五分，雄黄五分，水飞白硼砂六分，黄柏去粗皮三钱，为细末，掺患处。

【阐发与临证】本案方用马蹄壳等为细末外掺患处，其中鸡内金治走马牙疳，有《经验方》载用鸡肫皮不落水者五枚、枯矾五钱，研擦于患处，立愈。《活幼心书》用鸡内金烧敷，治一切口疮，立效。硼砂甘咸凉，功能清热解毒，治口舌生疮、鹅口疮、咽喉疳或肿溃等。能治走马牙疳，以《外科大成》的牛黄生肌散（牛黄、硼砂、珍珠、琥珀、人中白、胡黄连、乳香、没药、儿茶、冰片）以及《濒湖集简方》（治喉痹牙疳直接用硼砂研末吹并擦患处）为代表。真珠咸甘寒，功能镇心除惊，治小儿惊热、癫痫发作、惊悸失眠；能除翳润面，治翳障青盲除面皯；能解毒治痘疮疔毒。《千金方》和《外台秘要》用真珠一二两研末酒下，治上述各症。本品炒研末配血余炭、豌豆烧存性，油燕脂同捣成膏，外涂治痘中生疔呈紫黑色且黑而臭者。《全幼心鉴》治走马牙疳臭烂出血，用枣肉，每个包豆粒大的雄黄粒，共七个枣，于灯上烧化为末，每以少许掺之，去涎，愈为度。胡黄连治疳疾大都用于内服，外用治痈疽疮肿见十卷第二十七篇霉疮第1案例。黄柏外用治口疮臭烂，《三因方》有绿云散，用黄柏五钱与绿绿二钱为末，掺，漱去涎。《博济方》治走马牙疳用枣肉一枚同黄柏烧焦为末，油和外敷，并说如加少许砒则更好。本案方未找到原出处，是否为江应宿汇集各单方而成？

5 案 一小儿痘后，患走马牙疳，用枣灰散，朱砂一分半，轻粉一分，麝香三厘，冰片五厘，胆矾二分，雄黄五分，黄丹三分，白芷五分，枯矾二分，儿茶一钱，北枣煅存性一钱五分，龙骨一分，为细末，先用荆芥汤洗，一日搽二三次，效。

【阐发与临证】本案所用的枣灰散在几乎所有的古今方剂书籍中都找不到，因此可能系江应宿汇集各单方而成。朱砂性味甘微寒有毒，除镇心安神明目外，还能清热解毒、治热毒疔瘘诸疮，解胎毒痘毒，可内服外涂，如《摘玄方》治沙蜂叮螫用朱砂末以水涂之；《医说》治木蛭疮毒，用朱砂、麝香涂之即愈，但无治走马牙疳之记载。轻粉、胆矾除十卷第二十七篇霉疮第7案例所述外，《普济方》治风虫牙疳脓血，用轻粉一钱、黄连一两为末掺之；《杨起简便方》治走马牙疳，用大枣一个去核、塞进胆矾，用纸包煅赤，出火毒，研末傅之流涎出；还有《活幼口议》用胆矾煅红，冷后再加麝香少许研匀敷病齿上，治小儿牙疳。冰片除一卷第八篇伤寒第100案例所述功用外，《集简方》治牙齿痛用冰片、朱砂末各少许揩牙立止；《摘玄方》用冰片三钱、黄柏三两为末蜜丸，麦冬汤下治口疮咽燥，但未见有治走马牙疳之记载。黄丹治小儿口疮糜烂，《普济方》以黄丹一钱和生蜜一两相和蒸黑，鸡毛蘸涂，配枯矾为末也可。亦未见有治走马牙疳之记载。枯矾治牙齿肿痛，《简要济众方》用炙蜂房一两、枯矾一两研末混匀，每用二钱，水煎含嗽去涎；《普济方》用枯矾一钱、朱砂二分为末频擦治小儿鹅口疮，未说能治走马牙疳。儿茶性味苦涩凉，功能清热燥湿化痰，治肺热咳嗽、泄泻痢疾、湿疹口疮、痔疮、赤黄带下以外，《本草纲目》治牙疳口疮用儿茶硼砂等分为末擦局部；《积德堂经验方》用儿茶、雄黄、贝母等分为末，米泔水漱口使患处干净后擦之，治走马牙疳。龙骨性味甘平微寒，煅则涩，功能镇惊安神、平肝潜阳、固涩收敛以外，另有生肌敛疮治虚证久溃不敛（本案用其此作用），无治走马牙疳之记载。白芷之治牙痛，有《医林集要》用白芷一钱、朱砂五分，蜜丸频擦牙；《百一选方》治口齿气臭，每于饭后服白芷末一钱；荆芥可治风寒风热牙痛。但都不是治牙疳。至于大枣治走马牙疳，即上案录治走马牙疳用大枣肉包雄黄、胆矾、黄柏，煅后为末掺之。实际是用作稀释雄黄、胆矾等有毒药物之用量的。

附录一　参考书目

名医类案	中国医学大辞典	
中医大辞典	简明中医辞典	
简明方剂辞典	中医文献辞典	
古今图书集成医部全录		
中国历代医家传录	史记	辞海
文渊阁四库全书	二十五史	
康熙字典	说文解字	万卷精华楼藏书记
神农本草经	本草纲目	证类本草
本草衍义	新修本草	食疗本草
本草图经	汤液本草	名医别录
外台秘要	太平圣惠方	苏沈良方
博济方	史载之方	圣济总录
鸡峰普济方	太平惠民和剂局方	
仁斋直指方论	洪氏集验方	
集验方	全生指迷方	奇效良方
世医得效方	肘后备急方	
普济本事方	普济方	济生方
妇人大全良方	是斋百一选方	
小儿药证直诀	小品方	活幼心书
小儿痘疹方论	小儿卫生总微论方	
婴童百问	奇方类编	串雅内编
证治准绳	幼幼新书	幼科发挥
保婴撮要	活幼口议	颅囟经
女科指要	女科撮要	女科秘要
外科精义	外科精要	外科发挥
外科枢要	外科集验方	外科大成
外科正宗	疡医大全	正体类要
千金要方	千金翼方	济阴纲目
阴证略例	内科摘要	慎斋遗书
症因脉治	疡疡机要	银海精微
审视瑶函	原机启微	肯堂医论
诊家枢要	三因极一病证方论	
温疫论	诸病源候论	玉机微义
明医杂著	卫生宝鉴	儒门事亲

医学启源	医垒元戎	古今医鉴
医学入门	医学纲目	韩氏医通
医学正传	褚氏遗书	推求师意
万病回春	脾胃论	医学发明
兰室秘藏	东垣试效方	活法机要
丹溪治法心要	丹溪心法	
脉因证治	格致余论	局方发挥
金匮钩玄	丹溪医按	宣明论方
素问玄机原病式	医说	续医说
素问病机气宜保命集	中国医籍考	
古今医统大全	孙文垣医案	
丹台玉案	景岳全书	石山医案
医宗金鉴	洄溪医案	华佗中藏经
华佗神医秘传	泰定养生主论	
古今名医方论	针灸甲乙经校释	
针灸大成	针灸经外奇穴图谱	
十四经发挥	脉诀	脉经
脉诀乳海	脉诀考证	
黄帝内经素问	灵枢经	
黄帝内经素问集注	难经	
黄帝内经灵枢集注	伤寒论	
伤寒论译释	伤寒论条解	
伤寒九十论	伤寒六书	
金匮要略方论	中华药海	
奇症汇释疑	临证秘验录	
怪病怪治	中医症状鉴别诊断学	
实用内科学	内科疾病鉴别诊断学	
现代诊断治疗学	奥秘画报	

附录二 本书涉及的方剂及部分药物

一画

一呷散 ······ 卷十一第二篇第 1 案
一物泻心汤 ······ 卷十二第六篇第 1 案
一服饮 ······ 卷六第二篇第 11 案

二画

二十四味烧肝散 ······ 卷三第十二篇第 5 案
二贤散 ······ 卷三第一篇第 15 案
二气丹 ······ 卷十二第二十五篇第 27 案
二神丸 ······ 卷四第二篇第 2 案
二陈丸、汤 ······ 卷一第一篇第 11 案
十枣汤 ······ 卷三第十四篇第 9 案
十奇汤 ······ 卷十第十六篇第 1 案
十全大补汤 ······ 卷一第一篇第 36 案
十六味流气饮 ······ 卷一第一篇第 50 案
十宣散 ······ 卷九第十二篇第 4 案
十神汤 ······ 卷二第一篇第 62 案
丁香 ······ 卷五第二篇第 5 案
丁香散 ······ 卷十二第十篇第 1 案
丁香柿蒂散 ······ 卷十第七篇第 3 案
丁公藤 ······ 卷八第九篇第 2 案
丁沉透膈汤 ······ 卷四第五篇第 22 案
丁附治中汤 ······ 卷六第三篇第 6 案
七厘散 ······ 卷十二第二十九篇第 10 案
七味白术散 ······ 卷三第十四篇第 22 案
七气汤 ······ 卷六第三篇第 18 案
七宝饮 ······ 卷三第十四篇第 45 案
七宣丸 ······ 卷六第一篇第 9 案
八珍汤 ······ 卷一第一篇第 43 案
八珍补肺汤 ······ 卷十第八篇第 5 案
八毒赤丸 ······ 卷六第三篇第 4 案
八正散 ······ 卷八第二篇第 7 案
八味丸 ······ 卷二第二篇第 1 案
八物 ······ 卷二第三篇第 14 案

方剂名	出处
八宝散	卷八第一篇第11案
人齿	卷十二第二十五篇第27案
人中白	卷七第十六篇第4案
人乳	卷四第四篇第19案
人粪	卷十第一篇第3案
人参麦冬汤	卷十二第二十五篇第10案
人参理中汤	卷四第七篇第2案
人参散	卷八第四篇第6案
人参黄芪汤	卷三第十四篇第12案
人参芦	卷四第六篇第4案
人参胡桃汤	卷三第十三篇第5案
人参橘皮汤	卷十一第九篇第6案
人参平胃散	卷八第二篇第9案
人参固本丸	卷二第七篇第8案
人参败毒散	卷一第三篇第2案
人参竹叶汤	卷一第八篇第74案
人参白虎汤	卷一第一篇第52案
人参丸	卷十一第一篇第51案
人参膏	卷一第一篇第5案
人参养荣汤	卷二第一篇第56案
人参养胃汤	卷一第八篇第46案
人参益气汤	卷二第四篇第5案
人参清肺饮	卷八第一篇第49案
人参清肺汤	卷三第十二篇第23案
人参酒	卷五第二篇第5案
人参汤	卷四第二篇第22案
人参安胃散	卷二第一篇第44案
人参补肺汤	卷三第十二篇第7案
儿茶（孩儿茶）	卷十二第三十五篇第5案
九味解毒散	卷十二第一篇第11案
九味羌活汤	卷一第三篇第10案

三画

方剂名	出处
三黄石膏汤	卷一第九篇第6案
三黄丸	卷二第六篇第21案
三花神佑丸	卷三第十四篇第8案
三棱	卷五第一篇第11案
三拗汤	卷三第十二篇第24案
三生饮	卷一第一篇第47案
三和散	卷十一第十九篇第9案
三和汤	卷四第九篇第5案
三化汤	卷一第一篇第4案
三白汤	卷二第一篇第23案
三胜丸（三圣丸、三神丸）	卷十一第十一篇第2案
三补丸	卷三第十二篇第21案
三圣散	卷九第七篇第2案

三圣膏	卷五第二篇第 3 案
三乙承气汤	卷三第十四篇第 41 案
干葛散	卷十二第八篇第 1 案
干漆	卷十一第八篇第 3 案
干壁土	卷十二第六篇第 8 案
土茯苓	卷十第二十七篇第 1 案
土牛膝	卷九第一篇第 8 案
土马棕	卷十二第三十二篇第 19 案
下气汤	卷四第五篇第 1 案
大秦艽汤	卷一第一篇第 51 案
大青龙汤	卷一第八篇第 109 案
大青膏	卷十二第十一篇第 1 案
大麦	卷十二第三十四篇第 4 案
大黄	卷七第九篇第 2 案
大黄丸	卷六第三篇第 6 案
大黄泻青丸	卷三第二篇第 4 案
大芜荑汤	卷十二第二十三篇第 5 案
大芦荟丸	卷十二第二十三篇第 4 案
大枫膏	卷十二第二十三篇第 4 案
大枫子	卷十第二十七篇第 9 案
大豆黄卷	卷十二第三十一篇第 1 案
大豆紫汤	卷十一第十九篇第 34 案
大连翘饮（汤）	卷十二第一篇第 12 案
大柴胡汤	卷一第八篇第 2 案
大全方	卷十一第十五篇第 3 案
大羌活汤	卷三第一篇第 16 案
大安丸	卷二第一篇第 58 案
大防风汤	卷五第九篇第 7 案
大补丸	卷四第六篇第 3 案
大补汤	卷五第三篇第 9 案
大补阴丸	卷二第五篇第 6 案
大调经散	卷十一第十九篇第 24 案
大建中汤	卷一第八篇第 84 案
大陷胸汤	卷十一第二篇第 4 案
大承气汤	卷一第八篇第 28 案
与点丸	卷十一第四篇第 4 案
万应膏丸	卷十第十六篇第 1 案
寸金锭子	卷九第十四篇第 2 案
山查	卷六第三篇第 17 案
山查酒	卷十二第二十五篇第 27 案
山查子	卷二第一篇第 51 案
山豆根	卷七第十二篇第 15 案
千金硝石丸	卷五第二篇第 8 案
川芎	卷六第一篇第 15 案，卷十第二十七篇第 8 案
川芎茶调散	卷一第十篇第 8 案

广茂溃坚汤	卷四第九篇第 24 案
广胶	卷六第十一篇第 7 案
门臼（碓）尘	卷十二第二十九篇第 6 案
巳寒丸	卷一第八篇第 84 案
女真散	卷七第五篇第 5 案
女金丹（胜金丸、不换金丹）	卷十一第四篇第 2 案
小青龙（汤）	卷三第十二篇第 13 案
小茵陈汤	卷九第三篇第 4 案
小坎离丸	卷二第一篇第 12 案
小柴胡汤	卷一第三篇第 1 案
小胃丹（丸）	卷二第七篇第 2 案
小菟丝子丸	卷五第八篇第 22 案
小沉香煎	卷一第八篇第 115 案
小调经散	卷十一第十九篇第 18 案
小建中汤	卷一第八篇第 3 案
小陷胸汤	卷一第八篇第 89 案
小续命汤	卷一第一篇第 17 案
小水（尿）	卷八第二篇第 10 案
小承气汤	卷一第八篇第 8 案
马鞭草	卷四第三篇第 38 案
马齿苋	卷九第十二篇第 17 案
马蹄	卷十二第三十五篇第 3 案
马肉	卷四第九篇第 8 案

四画

井花水	卷四第一篇第 3 案
天花粉	卷八第五篇第 3 案
天南星	卷十第一篇第 18 案
天雄、天雄散	卷五第八篇第 19 案
天台乌药散	卷六第十四篇第 4 案
天麻丸	卷二第一篇第 27 案
天门冬饮子	卷十一第十四篇第 1 案
天灵盖	卷五第四篇第 3 案
天水散	卷二第三篇第 4 案
无忧散	卷二第一篇第 6 案
云母膏	卷十第一篇第 16 案
云母汤	卷八第十四篇第 1 案
木莲藤（薜荔）	卷十一第十一篇第 2 案
木梳、木篦	卷九第十篇第 2 案
木鳖子	卷四第三篇第 48 案、卷六第十篇第 23 案
木香散	卷四第四篇第 20 案
木香枳术丸	卷三第十四篇第 41 案
木香槟榔丸	卷三第一篇第 17 案
木香顺气汤、散	卷四第八篇第 1 案
木香调气散	卷二第一篇第 48 案
木香饼	卷十第十五篇第 17 案

木香饼子	卷十二第三十篇第 2 案
木瓜	卷六第十篇第 13 案
五苓散	卷一第三篇第 4 案
五苓大顺散	卷二第三篇第 10 案
五芝丸	卷十一第十九篇第 8 案
五石	卷一第七篇第 1 案
五石汤	卷七第九篇第 1 案
五拗汤	卷三第十三篇第 19 案
五味异功散	卷十二第十篇第 9 案
五味子	卷十一第六篇第 2 案
五味子汤	卷五第三篇第 4 案
五香散、汤	卷九第十二篇第 4 案
五香连翘汤	卷九第十二篇第 7 案
五积散	卷一第一篇第 37 案
五倍子	卷七第十篇第 5 案
五膈宽中散	卷四第五篇第 19 案
五夜叉丸	卷六第三篇第 2 案
五汁汤（饮）	卷四第五篇第 24 案
五淋散	卷五第七篇第 12 案
五灵脂	卷七第十一篇第 27 案
五灵脂丸	卷十一第一篇第 14 案
五圣汤	卷三第十三篇第 25 案
不换金正气散	卷一第八篇第 50 案
太平丸	卷五第三篇第 17 案
太乙散	卷十二第三十二篇第 28 案
太乙膏	卷十第十篇第 11 案
车前草	卷九第三篇第 6 案
车前子	卷四第二篇第 29 案、卷七第十一篇第 40 案
瓦	卷三第十四篇第 10 案
瓦楞子	卷十二第三十五篇第 2 案
止渴干葛散	卷十二第八篇第 1 案
内托散	卷九第一篇第 22 案
内托黄芪酒煎汤	卷十第七篇第 2 案
内托黄芪汤	卷十第七篇第 1 案
内补散	卷十二第二十五篇第 27 案
牛黄金虎丹	卷九第十二篇第 14 案
牛黄丸	卷十一第二篇第 3 案
牛黄膏	卷十二第十一篇第 1 案
牛黄清心丸	卷二第一篇第 27 案
牛李膏	卷十二第二十五篇第 4 案
牛乳	卷四第三篇第 1 案
牛膝	卷十第二十七篇第 8 案
牛膝汤	卷十第一篇第 10 案
牛胆（汁）	卷八第十四篇第 14 案
升麻	卷十二第三十二篇第 9 案

升麻黄连汤	卷七第五篇第 1 案
升麻膏	卷九第六篇第 9 案
升麻汤	卷一第一篇第 2 案
升麻补胃汤	卷八第二篇第 1 案
升麻加黄连汤	卷七第五篇第 1 案
升阳散火汤	卷二第六篇第 18 案
升阳去热和血汤	卷四第三篇第 3 案
升阳益胃汤	卷一第一篇第 46 案
升阳益血汤	卷十二第十四篇第 1 案
升阳除湿汤	卷十一第三篇第 3 案
长松	卷九第七篇第 4 案
化癖汤	卷一第八篇第 34 案
分心气饮	卷三第十三篇第 16 案
丹溪坠痰丸	卷四第五篇第 17 案
乌蔹莓	卷九第十二篇第 22 案
乌药顺气散	卷一第一篇第 18 案
乌梅	卷七第十篇第 5 案
乌梅汤	卷六第十五篇第 4 案
乌蛇	卷九第七篇第 12 案
乌贼鱼骨圆	卷十一第三篇第 12 案
乌金散	卷九第十四篇第 2 案
乌金丸	卷十一第一篇第 20 案
乌金膏	卷十第一篇第 30 案
乌头粥	卷五第九篇第 7 案
凤髓丹	卷五第八篇第 12 案
六一散	卷十二第十篇第 9 案
六郁汤	卷八第一篇第 32 案
六味地黄丸	卷一第一篇第 44 案
六味丸	卷一第一篇第 50 案
六和汤	卷一第六篇第 2 案
六神散	卷十二第六篇第 4 案
六神丸（丹）	卷五第一篇第 25 案
六君子汤	卷一第一篇第 39 案
方脉流气饮	卷十第二篇第 9 案
火枕	卷一第一篇第 35 案
火枕丸	卷四第二篇第 27 案
火齐汤	卷六第十四篇第 1 案
巴豆	卷七第十二篇第 4 案
巴豆丸	卷四第三篇第 49 案
巴戟天	卷六第十篇第 14 案
双解散	卷十一第二篇第 3 案
水蛭	卷九第七篇第 1 案
水银	卷八第十一篇第 7 案、卷九第十二篇第 29 案、卷十第二十七篇第 9 案

五画

玉	卷十第二十三篇第 17 案

药名	出处
玉壶丸	卷六第一篇第16案
玉露散	卷十第十五篇第16案
玉烛散	卷十一第二篇第3案
正气散	卷十二第二十五篇第27案
甘草干姜汤	卷一第八篇第35案
甘草芍药汤	卷一第八篇第10案
甘草汤	卷十二第三十二篇第14案
甘桔汤	卷二第一篇第57案
甘蔗汁	卷四第五篇第11案
甘蔗渣	卷七第六篇第20案
甘豆汤	卷十二第三十二篇第14案
甘露散	卷二第三篇第2案
甘露饮	卷三第十四篇第2案
甘鳖散	卷六第十篇第23案
甘遂	卷六第十篇第23案
艾	卷六第三篇第3案
左金丸	卷四第七篇第2案
左经丸	卷八第十篇第10案
石菖蒲	卷九第十二篇第15案
石榴皮、叶	卷一第八篇第51案、卷十二第三十二篇第18案
石碱	卷四第四篇第4案
石灰	卷五第二篇第2案
石胆	卷七第五篇第13案
石膏（煅）	卷四第四篇第4案
石膏汤	卷四第四篇第1案
石油（沥青）	卷七第十七篇第1案
龙荟丸	卷二第六篇第11案
龙骨	卷十二第三十五篇第5案
龙胆草	卷一第八篇第38案
龙脑芎犀丸	卷六第一篇第8案
龙脑膏	卷三第一篇第22案
平胃散	卷二第七篇第6案
平胃地榆汤	卷八第二篇第2案
平气散（饮）（乌药平气汤）	卷三第十三篇第3案
打老儿丸	卷六第十四篇第19案
东垣枳实导滞丸	卷九第二篇第9案
东垣痞气丸	卷五第二篇第6案
东垣消痞丸	卷五第三篇第5案
东垣滋肾丸	卷九第一篇第14案
东垣治中汤	卷六第三篇第15案
东垣导滞丸	卷一第一篇第34案
东坡四神丹	卷九第十二篇第29案
东壁土	卷三第十二篇第26案
占斯	卷十二第二十五篇第27案
旧蟆头	卷十一第八篇第3案

方剂/药物	出处
旧漆纱帽	卷十一第八篇第 2 案
归命散	卷十二第三篇第 1 案
归脾汤	卷一第二篇第 2 案
甲香	卷九第十二篇第 4 案
田中干泥	卷七第二十篇第 6 案
田螺	卷四第九篇第 18 案、卷九第二篇第 7 案
田间淤泥	卷七第二十篇第 2 案
使君子丸	卷十二第六篇第 5 案
四苓饮（散）	卷一第八篇第 115 案
四七汤	卷二第一篇第 55 案
四味肥儿丸	卷十二第二十三篇第 4 案
四生散	卷八第六篇第 1 案
四物饮	卷七第六篇第 2 案
四物汤	卷一第一篇第 14 案
四物小柴胡汤	卷十一第二篇第 3 案
四顺饮子	卷十二第六篇第 4 案
四斤丸	卷六第十篇第 20 案
四乌贼骨-蘆茹丸	卷十一第三篇第 12 案
四将军饮子	卷三第十四篇第 5 案
四磨饮	卷六第二篇第 17 案
四逆汤	卷一第八篇第 29 案
四兽饮	卷三第十四篇第 11 案
四神丸	卷四第二篇第 36 案
四神汤	卷九第十二篇第 2 案
四君子汤	卷一第一篇第 8 案
四圣散	卷十二第一篇第 8 案
生地	卷六第二篇第 13 案
生气汤	卷十二第六篇第 4 案
生血润肤饮	卷七第十七篇第 2 案
生脉散	卷三第十二篇第 36 案
生脉汤	卷二第一篇第 61 案
生姜	卷三第十三篇第 1 案、卷四第三篇第 13 案
生津甘露饮	卷二第五篇第 3 案
生犀散	卷十二第六篇第 1 案
生丝绢	卷十一第十九篇第 35 案
失笑散	卷十一第十九篇第 36 案
仙茅	卷五第十一篇第 13 案
仙方活命饮	卷六第十一篇第 2 案
白芷	卷五第五篇第 3 案
白芷升麻汤	卷九第十二篇第 1 案
白萝卜汁	卷二第三篇第 15 案
白薇散	卷十一第三篇第 7 案
白藓皮	卷十第二十七篇第 10 案
白葵（花）	卷二第五篇第 3 案、卷五第七篇第 6 案
白柏油	卷十第二十七篇第 9 案

药名	出处
白棉子	卷十一第三篇第 2 案
白术散	卷三第一篇第 20 案
白术丸	卷五第三篇第 5 案
白术膏	卷三第一篇第 6 案
白术半夏天麻汤	卷六第一篇第 5 案
白术汤	卷四第九篇第 13 案
白术调中汤（丸）	卷十一第五篇第 1 案
白丁香	卷三第十三篇第 21 案
白虎汤	卷一第一篇第 51 案
白虎加苍术汤	卷二第三篇第 3 案
白虎加人参汤	卷一第八篇第 14 案
白胶香	卷五第四篇第 3 案、卷八第十篇第 10 案
白丸子	卷十一第四篇第 12 案
白冬瓜	卷九第一篇第 18 案
白饼子	卷十二第八篇第 1 案
白前	卷三第十二篇第 9 案
白附子	卷一第一篇第 6 案
白马尿	卷五第一篇第 10 案、卷十二第三十篇第 1 案
瓜蒂	卷三第十三篇第 2 案
瓜蒂散	卷一第八篇第 17 案
瓜蒌	卷十第一篇第 1 案
瓜蒌丸	卷三第十二篇第 21 案
瓜蒌汤	卷十二第十三篇第 1 案
瓜子仁汤	卷十第十篇第 12 案
冬葵子	卷十一第十五篇第 7 案
立效散	卷十一第三篇第 2 案
玄武汤	卷一第八篇第 34 案
兰香	卷二第五篇第 3 案
半夏丸	卷三第十篇第 1 案
半硫丸	卷一第八篇第 15 案
头风摩散	卷六第一篇第 3 案
汉椒	卷六第二篇第 12 案
汉防己	卷六第十三篇第 1 案
宁志丸	卷八第一篇第 40 案
宁肺散	卷十一第一篇第 20 案
必胜散	卷十二第十一篇第 6 案
必效散	卷十第五篇第 1 案
加味地黄丸	卷七第六篇第 6 案
加味芎归汤	卷十一第十五篇第 10 案
加味枳术丸	卷六第二篇第 10 案
加味归脾汤	卷一第一篇第 46 案
加味逍遥散	卷一第一篇第 46 案
加味清胃散	卷九第二篇第 11 案
加味小柴胡汤	卷八第二篇第 20 案
加减地黄丸	卷七第六篇第 6 案

加减枳术丸	卷八第一篇第 17 案
加减（济生）肾气丸	卷二第二篇第 1 案
加减四物汤	卷二第一篇第 48 案
加减八味丸	卷二第一篇第 27 案
加减八物汤	卷五第八篇第 14 案
加减金匮肾气丸	卷四第二篇第 35 案
加减冲和汤	卷一第一篇第 3 案
加减泻黄散	卷十二第二十二篇第 1 案
加减泻白散	卷三第十三篇第 3 案
发（妇人油头发）	卷六第三篇第 2 案
圣愈汤	卷十第五篇第 7 案
台芎	卷五第二篇第 14 案
母丁香	卷九第十二篇第 4 案
丝瓜（老）	卷八第二篇第 11 案
丝瓜根藤叶	卷七第一篇第 23 案

六画

地黄丸	卷一第一篇第 41 案
地黄饮子	卷一第一篇第 38 案
地肤草（子）	卷九第一篇第 16 案
地浆	卷一第九篇第 7 案
地扁竹散	卷十第一篇第 18 案
芍药柏皮丸	卷八第二篇第 2 案
芍药汤	卷四第三篇第 44 案
芎䓖	卷六第一篇第 15 案
芎术汤	卷九第十二篇第 4 案
芎归汤	卷十一第十九篇第 36 案
芎犀丸	卷六第一篇第 18 案
再生丹	卷十一第十九篇第 29 案
再造散	卷九第七篇第 8 案
再造丸	卷九第七篇第 7 案
百草霜	卷八第四篇第 1 案
百点膏	卷七第十一篇第 3 案
百岁丸	卷四第三篇第 8 案
百合	卷三第十二篇第 27 案
百解散	卷一第八篇第 28 案
百部	卷九第十二篇第 12 案
百祥丸	卷十二第二十五篇第 4 案
夺命散	卷一第八篇第 115 案
夺命丹	卷九第十四篇第 3 案
夺命汤	卷九第十四篇第 6 案
达生散	卷十一第十五篇第 3 案
灰汤	卷二第四篇第 11 案
托里散	卷七第五篇第 9 案
托里消毒散	卷一第十篇第 4 案
托里温中汤	卷十第七篇第 3 案

托里温经汤	卷九第十二篇第3案
托胎虫（蜓蚰）	卷七第二十一篇第14案
至宝丹	卷一第一篇第4案
当归	卷六第一篇第20案、卷十第二十七篇第8案
当归郁李仁汤	卷八第四篇第1案
当归龙荟丸	卷四第二篇第11案
当归龙胆丸	卷六第三篇第10案
当归拈痛汤	卷二第四篇第10案
当归四逆汤	卷六第十四篇第5案
当归丸	卷六第十篇第20案
当归膏	卷十第一篇第30案
当归六黄汤	卷一第十篇第8案
当归养血丸	卷四第四篇第20案
当归补血汤	卷十第五篇第7案
当归附子汤	卷六第三篇第19案
肉桂	卷七第十一篇第15案、卷十第一篇第28案
朱砂	卷十二第三十五篇第5案
朱砂膏	卷九第三篇第3案
朱砂安神丸	卷一第一篇第3案
朱雀丸	卷九第一篇第12案
朱雀汤	卷九第一篇第12案
竹茹橘皮汤	卷一第十篇第8案
竹茹温胆汤	卷六第十五篇第3案
竹茹汤	卷四第六篇第7案
竹叶黄芩汤	卷九第二篇第11案
竹叶黄芪汤	卷九第二篇第11案
竹叶石膏汤	卷一第八篇第101案
竹叶汤	卷一第八篇第20案
伏龙肝	卷四第四篇第7案
自然铜	卷十第二十三篇第13案
血气汤	卷十一第十九篇第20案
血余炭	卷十一第十五篇第10案
血风汤	卷十一第十九篇第20案
舟车丸（舟车神佑丸）	卷三第十二篇第6案
饧	卷五第一篇第26案
冲和顺气汤	卷二第一篇第7案
冰片	卷一第八篇第100案
刘寄奴	卷十二第二十九篇第4案
灯心草	卷七第十二篇第12案
灯烧落荆芥穗	卷八第二篇第21案
羊肉	卷一第八篇第92案、卷十第一篇第44案
羊血	卷六第一篇第9案
羊乳	卷四第五篇第18案
羊肝丸	卷七第十一篇第20案
羊胫骨灰	卷七第十五篇第2案、卷七第十九篇第1案

方剂/药物	出处
米壳（御米）	卷四第五篇第 12 案
江茶	卷五第十一篇第 1 案
守效散	卷九第十四篇第 2 案
安息香	卷五第四篇第 3 案
安胎饮	卷十一第六篇第 9 案
安神丸	卷二第一篇第 47 案
异功散	卷二第一篇第 5 案
导赤散	卷五第八篇第 11 案
导痰汤	卷三第一篇第 13 案
导滞丸	卷一第一篇第 51 案
导水丸	卷三第一篇第 10 案
阳毒升麻汤	卷二第六篇第 21 案
阴阳散	卷三第一篇第 26 案
防葵	卷五第三篇第 5 案
防风汤	卷八第一篇第 15 案
防己	卷七第一篇第 19 案、卷十第二十七篇第 4 案
防己丸	卷十二第五篇第 1 案
如圣膏	卷十一第十六篇第 1 案
红玉锭子	卷九第十四篇第 2 案
红藤	卷七第一篇第 15 案
红糖（糖球）	卷五第二篇第 12 案

七画

方剂/药物	出处
寿星散	卷十第一篇第 18 案
寿星丸	卷八第十一篇第 6 案
麦（面）	卷十第一篇第 9 案
麦饭石膏	卷十第一篇第 48 案
麦门冬	卷七第十一篇第 40 案
麦门冬汤	卷三第十二篇第 36 案
麦煎散	卷十二第九篇第 1 案
麦皮面	卷五第二篇第 14 案
花蕊石散	卷十二第二十九篇第 5 案
芩连二陈汤	卷八第十一篇第 6 案
芦荟	卷四第二篇第 8 案
芦荟丸	卷九第十篇第 4 案
芦根汁	卷四第五篇第 24 案
芦吸散	卷二第六篇第 30 案
芭蕉叶	卷十二第六篇第 8 案
苍耳草根	卷十一第三篇第 6 案
苍耳膏（茎叶）	卷十第二十七篇第 10 案
苍术	卷四第二篇第 24 案
苏木	卷四第三篇第 5 案
苏叶	卷六第十篇第 26 案
苏合香丸	卷一第一篇第 13 案
苏子降气汤	卷三第十二篇第 24 案
赤乌散	卷六第十篇第 23 案

药方	位置
赤小豆	卷七第五篇第8案
赤小豆薏苡仁汤	卷十第九篇第1案
坎离丸	卷二第七篇第8案
杜牛膝	卷九第一篇20案
杜仲	卷六第十二篇第2案
杖毒活血之剂	卷三第一篇第18案
杏仁	卷十第二十三篇第4案
杉木汤、杉木	卷六第十篇第7案、卷六第十二篇第1案
杨梅	卷四第九篇第28案
杨梅仁	卷六第十篇第4案
李枝、根白皮	卷五第四篇第3案
豆蔻丸	卷十二第二十五篇第5案
豆豉	卷七第二篇第1案
豆豉饼	卷十第二篇第11案
豆淋酒	卷十第二十七篇第10案、卷十一第十九篇第16案
两头尖（乌喙）	卷十第二十七篇第10案
辰砂四苓散	卷二第三篇第7案
还魂散	卷四第五篇第4案
还少丹（丸）	卷三第十四篇第27案
连柏丸	卷五第三篇第3案
连翘饮	卷十第十五篇第5案
连翘饮子	卷十第十五篇第11案
连翘消毒散	卷十第十九篇第2案
连子饮	卷九第二篇第17案
扶阳助胃汤	卷六第二篇第2案
抑青丸	卷五第二篇第7案
抑气宁神散	卷八第一篇第11案
抑痰丸	卷三第一篇第4案
旱莲草	卷九第一篇第32案
吴茱萸丸	卷四第三篇第7案
吴樱	卷一第八篇第79案
针沙	卷四第二篇第18案
牡蛎	卷五第八篇第3案
何首乌丸	卷十二第三十二篇第20案
皂角	卷五第二篇第12案、卷七第十二篇第14案、卷十第二十七篇第3案
皂角刺	卷七第九篇第2案
谷树叶	卷四第九篇第17案
谷疸丸	卷九第三篇第5案
龟板（壳）	卷十第二十三篇第5案
龟肉	卷六第一篇第23案
羌活愈风汤	卷一第一篇第10案
羌活胜湿汤	卷五第五篇第1案
羌活冲和汤	卷二第四篇第4案
羌活续断汤	卷十一第十九篇第19案
沥青	卷七第十七篇第1案

方剂/药物	出处
砂糖	卷四第二篇第 10 案
没药	卷十第二篇第 6 案
沉香天麻汤	卷十二第十一篇第 3 案
沉香桂附丸	卷六第十四篇第 4 案
沉香和中丸	卷五第八篇第 11 案
沉香化气丸	卷四第二篇第 36 案
沉香海金沙丸	卷五第二篇第 16 案
沉香降气散	卷十一第十九篇第 20 案
牢牙散	卷七第十五篇第 6 案
良附丸	卷六第二篇第 11 案
诃子及核	卷七第十一篇第 41 案、卷十一第一篇第 11 案
补肾丸	卷十一第四篇第 4 案
补中益气汤	卷一第一篇第 20 案
补中汤	卷五第三篇第 9 案
补骨脂（破故纸）	卷六第六篇第 4 案
补气升阳和中汤	卷五第九篇第 1 案
补肝散	卷二第六篇第 15 案
补肺散	卷十二第五篇第 1 案
补脾汤	卷一第八篇第 83 案
补心汤	卷八第十四篇第 13 案
补阳汤	卷十二第七篇第 1 案
补阴八珍汤	卷十第五篇第 1 案
补阴丸	卷三第十四篇第 50 案
补经固真汤	卷五第七篇第 6 案、卷十一第四篇第 1 案
灵砂双箭镞	卷六第十六篇第 1 案
阿魏膏	卷十一第一篇第 53 案
阿魏丸	卷六第三篇第 9 案
阿魏小丸	卷十一第四篇第 4 案
阿胶	卷十第一篇第 4 案
阿胶散	卷十二第六篇第 3 案
陈仓米	卷四第四篇第 7 案
附子	卷一第六篇第 3 案、卷五第八篇第 19 案
附子理中丸	卷一第六篇第 2 案
附子大丸（附子七味丸、附子都气丸）	卷二第五篇第 5 案
附子保元汤	卷十二第二十五篇第 36 案
附子八物	卷八第九篇第 19 案
附子饼	卷十第二篇第 10 案
附子汤	卷三第十四篇第 44 案
陀僧膏	卷十一第十九篇第 44 案
妙香散	卷八第十一篇第 4 案
妙香丸	卷三第一篇第 3 案
忍冬丸	卷十第一篇第 48 案
鸡（黄雌鸡）	卷五第三篇第 4 案
鸡内金	卷十二第三十五篇第 4 案
鸡血	卷十二第三十四篇第 3 案

鸡屎	卷五第一篇第4案
鸡子黄	卷十一第十四篇第3案
驱寒散	卷五第八篇第20案
驴溺	卷四第五篇第5案

八画

青葙花	卷七第十一篇第25案
青盐	卷七第六篇第15案
青葱	卷四第二篇第10案
青苔	卷七第五篇第7案
青木香圆	卷二第六篇第21案
青礞石	卷七第十一篇第5案
青礞石丸	卷三第十三篇第21案
青布	卷八第五篇第1案
青蛇脑	卷五第四篇第3案
青黛	卷四第五篇第7案
青金膏	卷十二第六篇第2案
青六丸	卷五第二篇第5案
青州白丸子	卷十一第四篇第12案
青皮	卷十第十五篇第2案
苦荬（苣蕒）菜	卷八第四篇第3案
苦楝根皮	卷七第一篇第11案
苦参	卷七第一篇第7案、卷十第二十七篇第3案
苦参橘皮丸	卷四第三篇第8案
苦参汤	卷七第十五篇第1案
苜蓿（鹿苜）根	卷四第二篇第10案
苔（脯）	卷九第十一篇第3案
茅花	卷八第一篇第26案
茅香	卷十二第三十二篇第17案
茭稿节	卷九第一篇第17案
枫树菌	卷十一第十五篇第2案、卷十二第三十二篇第16案
枫叶、枫香脂	卷五第四篇第3案
松萝	卷九第十一篇第5案
松香	卷八第七篇第9案、卷九第七篇第14案
郁金	卷七第十二篇第13案
矾	卷七第七篇第2案
斩鬼丹	卷三第十四篇第53案
拔毒散	卷七第十二篇第1案
拔疔散	卷九第六篇第16案
抵当丸	卷六第七篇第3案
抱龙丸	卷八第十一篇第4案
抱胆丸	卷六第十五篇第4案
拨云汤	卷七第十一篇第4案
虎杖	卷五第七篇第7案
虎骨	卷十第二十三篇第5案
虎骨酒	卷一第一篇第37案

药名	出处
虎粪内骨	卷五第四篇第 3 案
虎潜丸	卷六第十四篇第 18 案
肾气丸	卷三第一篇第 27 案
昆布	卷九第十一篇第 5 案
固本丸	卷二第七篇第 7 案
固脬（胞）散、丸、汤	卷十一第十九篇第 35 案
固精丸	卷二第一篇第 51 案
败毒散	卷一第三篇第 5 案
败草（散）	卷十二第二十五篇第 12 案
败酱	卷四第五篇第 8 案
制甘草	卷十第十一篇第 1 案
知母茯苓汤	卷八第一篇第 49 案
和中益胃汤	卷四第三篇第 5 案
和解散	卷二第四篇第 5 案
侧柏叶	卷八第四篇第 4 案
金花黄连丸	卷一第六篇第 2 案
金匮肾气丸	卷五第三篇第 7 案
金匮加减肾气丸	卷五第三篇第 9 案
金银花散	卷十第一篇第 48 案
金箔镇心丸	卷八第十一篇第 4 案
金液丹	卷一第八篇第 108 案
金沸草散	卷七第十五篇第 5 案
乳香	卷八第十一篇第 7 案、卷十第一篇第 1 案
乳香饮	卷十第二十三篇第 5 案
鱼脑石	卷七第七篇第 3 案
鱼尾草	卷十二第三十二篇第 15 案
兔耳草（兔儿伞、白兔藿）	卷十第二十七篇第 6 案
菟丝子	卷八第二篇第 7 案
备急大黄丸	卷九第二篇第 9 案
备急丸	卷二第一篇第 6 案
狗肉	卷六第三篇第 17 案
狗胆汁	卷八第十三篇第 7 案
狗脊	卷八第九篇第 12 案
狗头骨	卷五第八篇第 24 案
狗心血	卷八第十三篇第 7 案
炙甘草汤	卷一第八篇第 30 案
炙肝散	卷四第二篇第 28 案
饴	卷五第一篇第 26 案、卷七第十八篇第 4 案
夜明砂	卷九第三篇第 5 案
疟母丸	卷三第十四篇第 57 案
育气汤	卷六第二篇第 2 案
卷荷散	卷十一第十九篇第 25 案
炒木葱汤	卷七第十二篇第 5 案
炉甘石	卷十第二十七篇第 9 案
法制清气化痰丸	卷十一第四篇第 13 案

河间秘真丸	卷五第八篇第12案
泻青丸	卷三第二篇第4案
泻白散	卷七第七篇第2案
泻肝散	卷九第三篇第1案
泻肝汤	卷十二第十一篇第2案
泻心汤	卷一第一篇第52案
泥金膏	卷三第一篇第18案
泥水	卷三第十三篇第25案
治中汤	卷二第一篇第5案
泽兰丸	卷十一第三篇第7案
定志丸	卷五第七篇第2案
定振丸	卷一第二篇第1案
定命散	卷十二第三篇第1案
建中汤	卷一第八篇第3案
降真香	卷十二第二十九篇第5案
参苓琥珀汤	卷九第一篇第6案
参苓平胃散	卷三第十三篇第16案
参苓内托散	卷十第六篇第1案
参苓白术散	卷三第十四篇第29案
参苓补心汤	卷十一第十九篇第15案
参苏饮	卷一第三篇第7案
参术汤	卷四第三篇第23案
参术调中汤	卷二第一篇第10案
参橘散	卷十一第九篇第6案
参附汤	卷四第四篇第9案
承气汤	卷一第八篇第20案
细辛	卷六第一篇第20案
贯众	卷七第十八篇第3案

九画

珍珠	卷十二第三十五篇第4案
珍珠粉丸	卷五第七篇第2案
荆芥穗	卷一第一篇第48案
荆芥穗（灯烧落）	卷八第二篇第21案
荆（牡荆）沥	卷七第十六篇第1案
茜草	卷八第一篇第22案
荜拨	卷四第三篇第1案
草豆蔻丸	卷六第二篇第8案
草龙胆	卷一第八篇第38案
茵芋叶	卷一第八篇第51案
茵陈茯苓汤	卷一第八篇第81案
茵陈蒿汤	卷一第八篇第17案
茵陈橘皮汤	卷一第八篇第81案
茵陈五苓散	卷一第八篇第17案
茵陈四逆汤	卷一第八篇第82案
茵陈附子汤	卷一第八篇第81案

方剂/药物	出处
茵陈附子干姜汤	卷九第三篇第 3 案
茯苓、神	卷五第五篇第 2 案
茯苓琥珀汤	卷九第一篇第 7 案
茯苓栀子茵陈汤	卷九第三篇第 2 案
茯苓白术散	卷十一第一篇第 32 案
茯苓半夏汤	卷三第一篇第 19 案
茯苓汤	卷十一第九篇第 1 案
茯苓渗湿丸	卷二第四篇第 13 案
茯苓补心汤	卷八第一篇第 12 案
茶	卷二第一篇第 4 案
茶调散	卷四第二篇第 4 案
茶子	卷十二第十一篇第 8 案
胡黄连	卷十第二十七篇第 1 案
胡黄连丸	卷十二第六篇第 1 案
胡荽酒	卷十二第二十五篇第 27 案
胡芦巴	卷六第十四篇第 11 案
胡椒	卷一第八篇第 114 案
胡桃仁	卷三第十三篇第 1 案、卷六第六篇第 4 案
胡连丸	卷十一第十六篇第 1 案
胡曼草	卷十二第三十二篇第 32 案
荔枝核	卷五第二篇第 12 案
枯矾	卷七第十二篇第 12 案
枳壳丸	卷四第八篇第 4 案
枳壳汤	卷五第十一篇第 6 案
枳椇子	卷一第八篇第 42 案
枳椇子丸	卷二第五篇第 4 案
枳术丸	卷二第二篇第 1 案
枳术汤	卷八第一篇第 17 案
枳核	卷五第二篇第 12 案
枳实散	卷一第八篇第 112 案
枳实大黄汤	卷六第十篇第 15 案
枳实导滞丸	卷二第一篇第 19 案
枳子（实、壳）	卷十第二十七篇第 5 案
枳缩二陈汤	卷八第一篇第 47 案
栀子	卷一第一篇第 38 案、卷九第一篇第 31 案
栀子豉汤	卷一第八篇第 117 案
栀子清肝散	卷十第五篇第 4 案
栀子清肝汤	卷十第六篇第 1 案
枸橘	卷七第十二篇第 7 案
柳枝、叶	卷五第四篇第 3 案、卷八第四篇第 2 案
柿（干）	卷八第四篇第 5 案
柿霜	卷八第一篇第 5 案
威灵仙	卷六第十篇第 24 案
砒霜	卷六第二篇第 2 案
轻粉	卷十第二十七篇第 7 案

药方	位置
韭	卷一第八篇第96案、卷三第十一篇第2案
胃苓汤	卷四第二篇第22案
胃风汤	卷一第八篇第15案
虾蟆丸	卷十二第二十三篇第7案
虻虫	卷九第七篇第1案
钟乳石	卷五第十一篇第13案
钩藤饮子	卷十二第三十三篇第4案
钩吻	卷十二第三十二篇第32案
选奇汤	卷十一第一篇第40案
香茸丸	卷四第三篇第28案
香薷饮	卷二第一篇第22案
香苏饮	卷一第八篇第71案
香菰丸	卷十二第六篇第2案
香橼	卷三第十二篇第16案
香砂橘半枳术丸	卷六第二篇第20案
香连藤	卷十一第十一篇第2案
香连丸	卷四第二篇第40案
香砂六君子汤	卷六第四篇第5案
香附	卷五第一篇第21案
香附汤	卷二第一篇第58案
香附丸	卷三第三篇第3案
香附饼	卷十第二十篇第8案
秋石	卷一第三篇第6案、卷十二第三十一篇第1案
复煎散	卷十第三篇第1案
顺气和中汤	卷六第一篇第7案
保元汤	卷十二第二十五篇第32案
保真丸	卷五第八篇第18案
保生膏	卷一第八篇第37案
保生丸	卷十一第六篇第1案
保和丸	卷二第六篇第13案
保和汤	卷三第十二篇第19案
保安丸	卷十一第三篇第7案
保灵丹	卷十二第三十二篇第32案
禹功散	卷三第一篇第10案
禹余粮丸	卷四第九篇第6案
追风丸	卷九第六篇第7案
须	卷十第二篇第3案
食茱萸	卷十一第十五篇第13案
胆矾	卷十第二十七篇第7案
胜金丸	卷十一第四篇第2案
胜湿汤	卷七第七篇第2案
独胜方	卷十一第十六篇第1案
独活汤	卷十一第十九篇第34案
独活寄生汤	卷八第九篇第21案
独圣散	卷六第七篇第5案

独参汤	卷二第六篇第28案
疮科流气饮	卷十第二篇第9案
姜豆汤	卷十二第三十二篇第14案
姜附汤	卷三第十四篇第54案
养胃汤	卷十一第一篇第50案
养血四物汤	卷六第十七篇第2案
养血膏	卷一第二篇第1案
逆流水	卷三第一篇第8案
活血通经汤	卷八第九篇第4案
活命散	卷六第十一篇第2案
活命饮	卷十第七篇第4案
活水止虱丹	卷七第一篇第19案
济阴丸	卷十一第一篇第51案
宣风散	卷五第十篇第1案
穿山甲	卷十第二十二篇第4案
神功散	卷十二第一篇第12案
神功丸	卷六第一篇第9案
神芎丸	卷四第二篇第16案
神术加干姜汤	卷一第八篇第84案
神授散	卷十第二十三篇第9案
神秘沉香丸	卷十一第一篇第17案
神佑丸	卷二第七篇第2案
神保丸	卷六第七篇第2案
神仙聚宝丹	卷十第一篇第12案
神效散	卷十二第一篇第12案
神效瓜蒌散	卷十第十篇第8案
神效沉香丸	卷三第十三篇第21案
神应丸	卷四第三篇第七案
神圣复气汤	卷二第一篇第48案
神异膏	卷十第一篇第48案
既济解毒汤	卷一第十篇第2案
既济汤	卷二第三篇第4案
除湿汤	卷二第四篇第9案
除湿补气汤	卷八第十篇第3案
绞囚绳	卷八第十四篇第7案

十画

秦艽升麻汤	卷一第一篇第38案
秦皮	卷十二第三十二篇第8案
珠青	卷七第十七篇第1案
蚕沙	卷九第四篇第1案
蚕退纸	卷一第十一篇第1案
盐	卷七第一篇第19案
莽草	卷十二第四篇第1案
莱菔汁、子	卷六第一篇第12案
莲藕	卷四第三篇第9案、第五篇第24案

莴菜	卷十二第三十二篇第 5 案
莪术	卷五第一篇第 21 案
荷花须	卷十一第四篇第 4 案
荷叶	卷四第九篇第 24 案、卷十二第十八篇第 3 案
萆麻子油	卷七第十四篇第 6 案
莨菪（子、根）	卷十一第十五篇第 1 案
真武汤	卷一第八篇第 20 案
真珠丸	卷六第十五篇第 1 案
桂苓甘露饮	卷四第一篇第 2 案
桂苓白术散	卷二第三篇第 1 案
桂枝麻黄各半汤	卷一第八篇第 5 案
桂枝汤	卷一第八篇第 4 案
桂枝加厚朴杏仁汤	卷一第八篇第 19 案
桂枝加附子汤	卷一第八篇第 10 案
桔梗汤	卷三第十二篇第 33 案
桐油	卷十第一篇第 46 案
桃枝	卷三第十四着第 14 案
桃枝茎白皮	卷五第四篇第 3 案
桃枝竹	卷十第一篇第 49 案
桃核承气汤	卷一第八篇第 34 案
桃叶	卷五第六篇第 1 案
桃仁煎	卷十一第一篇第 8 案
索矩三和汤	卷三第一篇第 7 案
索矩六和汤	卷四第七篇第 1 案
破棺丹	卷九第十四篇第 2 案
破阴丹	卷一第八篇第 22 案
柴苓汤	卷二第一篇第 58 案
柴胡桂枝汤	卷二第一篇第 59 案
柴胡石膏汤	卷一第八篇第 112 案
柴胡丁香汤	卷十一第一篇第 3 案
柴胡山栀散	卷七第五篇第 12 案
柴胡清肝散	卷七第一篇第 10 案
柴胡清肝汤	卷十第六篇第 1 案
柴胡饮子	卷三第十二篇第 5 案
逍遥散	卷一第一篇第 44 案
鸭肉	卷一第八篇第 96 案
鸭血	卷七第十九篇第 5 案
鸭子（卵）	卷十第一篇第 25 案
钱氏黄土汤（黄土汤）	卷三第十二篇第 26 案
钱氏白术散	卷二第一篇第 5 案
铁针沙（针沙）	卷四第二篇第 18 案
铁粉（落）	卷八第十四篇第 3 案
铁粉朱砂丸	卷八第十五篇第 5 案
铁粉丸	卷十二第六篇第 3 案
铁煎散（精）	卷三第十四篇第 54 案

方剂/药物	出处
铁刷散	卷六第二篇第17案
铅粉	卷十第二十三篇第9案
笔头	卷八第八篇第8案
笋	卷四第五篇第4案
秫米	卷五第一篇第7案
积气丸、积块丸	卷五第二篇第19案
透脓散	卷十第十六篇第1案
透冰丹	卷七第六篇第3案
秘真丸	卷五第八篇第12案
倒仓法	卷四第八篇第5案
臭橘叶	卷七第十二篇第7案
射干	卷七第十二篇第15案
射干汤	卷十第九篇第1案
健步丸	卷六第十篇第19案
健脾丸	卷八第一篇第54案
胶蜡汤	卷四第三篇第8案
狼毒	卷十二第三十二篇第20案
浆水	卷三第一篇第8案
凉血地黄汤	卷四第三篇第3案
凉膈散	卷一第一篇第52案
凉惊丸	卷十二第十一篇第2案
益元散	卷一第六篇第2案
益黄散	卷十二第六篇第5案
益智仁	卷四第三篇第5案
益智和中汤	卷四第三篇第4案
益气养荣汤	卷十第五篇第10案
益脾散	卷十二第九篇第1案
益母丹	卷十一第十九篇第16案
益母丸	卷十一第十九篇第16案
烧酒	卷一第六篇第4案
烧丹元（丸）	卷八第十一篇第5案
烧肝散	卷十一第一篇第20案
酒蒸黄连丸	卷五第七篇第8案
酒癥丸	卷二第六篇第1案
消毒散	卷十第二十一篇第5案
消毒饮	卷一第十篇第8案
消石	卷十一第十五篇第1案
消积丸	卷十二第八篇第1案
消风散	卷十第八篇第4案
海藻、海带	卷九第十一篇第5案
海藻散坚丸	卷九第九篇第3案
海螵蛸	卷七第二篇第3案
海巴（贝齿）	卷八第一篇第28案
海粉	卷四第五篇第23案
海浮石	卷五第二篇第15案

浴法	卷十二第十一篇第 1 案
流气饮	卷六第十三篇第 3 案
润下丸	卷五第二篇第 7 案
润肌膏	卷七第十七篇第 1 案
润肠丸	卷一第一篇第 34 案
浚川散（丸）	卷三第十二篇第 6 案
袖珍方治小便出髓条药	卷五第八篇第 22 案
调胃承气汤	卷一第八篇第 108 案
调中益气汤	卷三第十四篇第 26 案
调中汤	卷九第四篇第 2 案
通脉四逆汤	卷一第八篇第 115 案
通圣散	卷二第一篇第 10 案
通经散	卷十一第一篇第 20 案
通经丸	卷三第十四篇第 20 案
桑树汁	卷十二第二十三篇第 9 案
桑柴灰	卷七第二十一篇第 7 案
桑叶	卷五第五篇第 5 案
桑螵蛸散	卷五第七篇第 10 案
桑条	卷三第十二篇第 15 案
桑寄生	卷十第二十七篇第 8 案

十一画

理中丸	卷一第八篇第 11 案
理中汤	卷一第八篇第 32 案
菱稿节（麦）	卷九第一篇第 17 案
黄土（行路）	卷七第二十篇第 1 案
黄土汤	卷三第十二篇第 26 案
黄芩芍药汤	卷八第一篇第 11 案
黄芩清肺汤	卷五第七篇第 12 案
黄芪当归人参汤	卷十一第三篇第 1 案
黄芪肉桂柴胡酒煎汤	卷十第七篇第 2 案
黄芪白术汤	卷二第一篇第 16 案
黄芪补胃汤	卷四第二篇第 1 案
黄芪建中汤	卷一第八篇第 15 案
黄芪附子汤	卷二第一篇第 16 案
黄栌	卷九第六篇第 4 案
黄柏	卷十二第二十九篇第 7 案
黄柏止泄汤	卷四第三篇第 8 案
黄柏丸	卷三第十四篇第 13 案
黄龙浴水	卷九第十篇第 2 案
黄龙汤	卷一第九篇第 3 案
黄连	卷七第十篇第 1 案
黄连枳术丸	卷四第二篇第 43 案
黄连香薷饮	卷一第六篇第 2 案
黄连八珍丸	卷十一第十九篇第 27 案
黄连解毒散	卷十第十六篇第 4 案

方剂/药物	出处
黄连解毒丸	卷三第一篇第24案
黄连解毒汤	卷一第一篇第52案
黄连丸	卷五第七篇第8案
黄连羊肝丸	卷七第十一篇第14案
黄连煎	卷四第三篇第8案
黄连消毒饮、散	卷十第三篇第1案
黄连犀角汤	卷一第八篇第28案
黄连阿胶丸	卷四第三篇第35案
黄芽岁丹	卷六第二篇第5案
黄雌鸡汤	卷五第三篇第4案
黄明胶	卷十第十篇第1案
黄蜡	卷十第二十三篇第18案
黄丹	卷三第十四篇第55案
萝卜	卷四第三篇第16案
萝葡子	卷七第二篇第4案
茵草	卷十二第四篇第1案
草藓	卷六第一篇第19案
菠菜	卷六第一篇第9案
梦龟散	卷十第二十三篇第8案
梧桐泪	卷七第十五篇第2案
梅仁汤	卷十第十篇第10案
梳篦	卷九第十篇第2案
硇砂	卷七第七篇第2案
硇砂丸	卷六第十四篇第6案
雪里青（筋骨草）	卷十第一篇第54案
排脓散	卷十第十篇第7案
接骨膏	卷十第二十三篇第10案
控涎丸	卷三第一篇第16案
常山饮	卷二第一篇第64案
蚵蚾丸	卷十二第三十四篇第4案
蚵蚾衣草	卷九第一篇第23案
蚰蜒	卷七第二十篇第7案
蚺蛇	卷九第七篇第11案
蚯蚓	卷一第九篇第5案
蚯蚓泥	卷八第八篇第29案
蛇梦草（蛇莓、蛇含）	卷十第二十七篇第6案
蛇床子	卷八第八篇第5案
蛇退（蜕）	卷七第五篇第15案、卷十一第十二篇第7案
崇土散	卷十一第四篇第4案
铜落（末）	卷七第十篇第5案、卷十第二十三篇第13案
铜绿	卷十第二十七篇第7案
银花	卷八第十二篇第4案、卷十二第三十二篇第4案
银黝	卷十一第十九篇第44案
银州柴胡	卷三第十四篇第19案
梨	卷十第一篇第6案

猪苓丸	卷五第八篇第10案
猪肾	卷五第四篇第7案
猪蹄汤	卷十第一篇第48案
猪肉	卷六第一篇第19案
猪血	卷六第一篇第9案
猪肚丸	卷三第十四篇第50案
猪胆汁	卷六第三篇第17案
猪脏（肠）	卷五第三篇第15案
麻黄	卷十二第二十五篇第25案
麻黄葛根汤	卷一第八篇第76案
麻黄桂枝汤	卷十第一篇第13案
麻黄五圣汤	卷三第十三篇第25案
麻黄汤	卷一第八篇第18案
麻仁丸	卷一第一篇第51案
鹿茸丸	卷六第六篇第7案
鹿角	卷十一第五篇第4案
鹿角胶	卷五第八篇第17案
旋覆花	卷七第五篇第15案
旋覆花汤	卷十一第十九篇第18案
旋覆根	卷十二第二十九篇第11案
惊气丸	卷八第十四篇第3案
剪草	卷八第一篇第22案
剪刀草（野慈菇）	卷九第四篇第1案
清魂散	卷十一第十九篇第21案
清热化毒汤	卷十二第一篇第10案
清上泻火汤	卷六第一篇第4案
清暑益气汤	卷一第一篇第52案
清中解郁汤	卷十二第十五篇第4案
清胃散	卷七第十五篇第3案
清气化痰丸、饮	卷二第一篇第42案
清金丹	卷七第二篇第4案
清肝解郁汤	卷十第六篇第1案
清肝益荣汤	卷九第九篇第5案
清肺饮	卷八第一篇第48案
清脾饮	卷三第十四篇第25案
清脾汤	卷三第十四篇第53案
清凉甘露饮	卷十一第十九篇第44案
清凉饮	卷十第三篇第7案
清凉饮子	卷八第一篇第18案
清燥汤	卷八第九篇第20案
清空膏	卷六第二篇第7案
清心莲子饮	卷五第八篇第17案
清心丸	卷一第八篇第20案
清神益气汤	卷九第三篇第1案
清神补气汤	卷五第九篇第2案

清灵丹	卷三第十篇第 2 案
清阳补气汤	卷五第九篇第 2 案
淡竹茹汤	卷十一第六篇第 16 案
渗湿汤	卷二第四篇第 8 案
密佗僧	卷十第一篇第 46 案
续断	卷十第二十三篇第 5 案
绿豆（粉）	卷十第二十三篇第 10 案
绿豆汤	卷一第十篇第 8 案

十二画

琥珀	卷八第一篇第 16 案
琥珀抱龙丸	卷十二第十四篇第 7 案
琥珀八正散	卷九第一篇第 28 案
琥珀丸	卷十一第十二篇第 8 案
琥珀膏	卷五第二篇第 7 案
琼玉膏	卷三第十三篇第 23 案
斑龙二至丸	卷十一第五篇第 3 案
斑龙丸	卷十一第五篇第 3 案
斑蝥	卷八第十篇第 10 案
越鞠丸	卷四第七篇第 2 案
喜蛛窝	卷七第十二篇第 12 案
散肿溃坚汤	卷十第五篇第 5 案
葛花解醒汤	卷四第二篇第 33 案
葛根汤	卷一第八篇第 18 案
葛氏保和汤（保和汤）	卷三第十二篇第 19 案
葱	卷四第二篇第 10 案
葱煮麻黄五圣汤	卷三第十三篇第 25 案
葱白散	卷二第一篇第 56 案
葵菜	卷六第一篇第 9 案
葶苈散	卷六第一篇第 3 案
葶苈大枣汤	卷三第十二篇第 2 案
葶苈丸	卷十一第一篇第 52 案
葶苈子	卷七第二篇第 2 案
韩氏生地黄汤	卷一第八篇第 34 案
楮实汤	卷四第五篇第 3 案
椒苓丸	卷七第十一篇第 13 案
椒叶	卷十一第十五篇第 13 案
椒仁丸	卷十一第一篇第 51 案
椑柿	卷五第七篇第 7 案
粟米	卷九第一篇第 15 案
硝石	卷五第一篇第 19 案
硫黄	卷四第二篇第 27 案、卷五第三篇第 15 案
雄黄	卷四第二篇第 23 案、第九篇第 21 案
雄黄解毒丸	卷七第十二篇第 13 案
提疔锭子	卷九第十四篇第 2 案
搜风顺气丸	卷九第二篇第 11 案

搜风丸	卷二第二篇第 7 案
搜风汤	卷一第一篇第 12 案
紫荆皮	卷三第一篇第 26 案
紫草	卷十第二十七篇第 2 案
紫葛	卷九第十二篇第 4 案
紫菜	卷九第十一篇第 5 案
紫菀	卷九第二篇第 6 案
紫苏	卷六第十篇第 26 案
紫苏饮	卷十一第六篇第 17 案
紫霜丸	卷十二第十四篇第 2 案
紫雪	卷一第八篇第 35 案
紫金散	卷十二第二十九篇第 5 案
紫金锭	卷三第三篇第 13 案
紫金丹	卷七第二篇第 1 案
紫河车	卷八第十四篇第 13 案
紫河车丸	卷五第三篇第 5 案
眼源性眩晕催吐法	卷四第九篇第 8 案
蛤粉	卷五第八篇第 3 案
黑豆	卷一第九篇第 1 案、卷十二第三十二篇第 7 案
黑锡丹	卷三第十四篇第 54 案
黑铅	卷八第十一篇第 7 案
黑丸子	卷十第二篇第 14 案
黑羊胆	卷七第十一篇第 43 案
黑神散	卷八第四篇第 1 案
锁阳	卷九第二篇第 19 案
鹅子死在壳内	卷十第一篇第 55 案
集灵膏	卷五第四篇第 12 案
御米	卷三第十四篇第 30 案
腊猪头	卷九第十二篇第 10 案
脾约丸	卷二第一篇第 8 案
象牙	卷七第十八篇第 3 案
獖猪肝	卷九第三篇第 5 案
猴黎酒	卷十二第二十五篇第 27 案
童便	卷一第一篇第 36 案
惺惺丸	卷十二第十一篇第 6 案
温中丸	卷五第二篇第 13 案
温白丸	卷十二第三十三篇第 4 案
温胆汤	卷二第七篇第 1 案
温脾汤	卷三第十四篇第 54 案
温粉	卷一第八篇第 1 案
滋肾丸	卷三第十三篇第 4 案
滋血汤	卷八第十四篇第 10 案
滋阴地黄丸	卷七第十一篇第 1 案
滋阴降火汤	卷二第一篇第 56 案
粪坑底泥	卷十第一篇第 3 案

寒水石	卷七第二十篇第12案
犀角	卷十一第四篇第4案
犀角地黄丸	卷十第三篇第10案
犀角地黄汤	卷一第一篇第52案
犀角石膏汤	卷十二第二十六篇第1案
犀角解毒丸	卷十二第十八篇第4案
犀角消毒散	卷十二第十九篇第4案
疏风丸（疏风顺气丸、疏风润肠丸）	卷六第一篇第5案
疏风饮	卷十一第十九篇第20案
疏风汤	卷十一第十九篇第20案

十三画

塌气丸	卷五第二篇第16案
蒜	卷四第五篇第2案、卷四第九篇第18案、卷七第五篇第6案
蓝（靛）	卷四第五篇第7案
蓖麻子	卷十第二十七篇第9案
蒲黄	卷七第十四篇第4案
蒸饼	卷九第十一篇第12案
椿根白皮	卷七第一篇第8案
楝树叶	卷九第十二篇第12案
楸叶膏	卷十第一篇第16案
槐花	卷七第十四篇第5案、第十六篇第10案
槐花酒	卷十第三篇第5案
槐树枝	卷七第十一篇第42案、第十五篇第6案
槐树叶	卷四第九篇第17案
槐角丸	卷三第十四篇第32案
槐子	卷七第十篇第3案
硼砂（蓬砂）	卷七第十八篇第1案
零筋草根	卷三第十四篇第29案
蜈蚣	卷五第一篇第12案、卷十二第三十二篇第27案
蜂蜡	卷七第十七篇第1案
蜣螂	卷五第一篇第15案
蜀葵根、子、苗、花	卷五第二篇第4案
蜀椒	卷九第十二篇第29案
锡	卷九第十一篇第2案
催生汤	卷十一第十八篇第1案
鼠粘子汤	卷十第六篇第1案
愈风散	卷十一第十九篇第29案
愈风丹	卷一第一篇第42案
愈风汤	卷二第一篇第27案
解毒黄连汤	卷六第十三篇第1案
解毒雄黄丸	卷九第七篇第13案
解毒丸	卷十二第三十二篇第19案
煨肾散	卷六第十篇第23案
塗囟法	卷十二第十一篇第1案
滚痰丸	卷一第一篇第50案

十四画

嘉禾散	卷十第一篇第 11 案
截疟散	卷三第十四篇第 25 案
截疟七宝饮	卷三第十四篇第 25 案
截疟常山饮	卷三第十四篇第 25 案
截疟丹	卷三第十四篇第 55 案
截疟饮子	卷三第十四篇第 25 案
截疟方（人参截疟饮）	卷三第十四篇第 25 案
聚香饮子	卷六第十四篇第 17 案
聚宝丹	卷七第一篇第 9 案
蔓荆子	卷六第一篇第 20 案
蓖麻子	卷九第六篇第 5 案
槟苏败毒散	卷八第七篇第 7 案
槟榔	卷五第四篇第 3 案、卷六第十篇第 26 案
槟榔丸	卷三第十二篇第 7 案
槟榔汤	卷六第十篇第 26 案
磁石	卷七第五篇第 13 案
豨莶草	卷七第一篇第 19 案
豨莶丸	卷一第一篇第 35 案
蜡矾丸	卷十第一篇第 48 案
蜘蛛	卷四第九篇第 20 案
蝉退（蜕）	卷七第二十一篇第 12 案
膏摩	卷六第一篇第 3 案
瘦胎饮	卷十一第十五篇第 3 案
漏蓝子	卷九第十二篇第 11 案
漏芦汤	卷九第六篇第 9 案
蜜枣	卷一第八篇第 104 案
褊银丸	卷十二第五篇第 1 案
褪金丸	卷九第三篇第 5 案
熊胆丸	卷七第十一篇第 12 案
缩泉丸	卷五第七篇第 11 案

十五画

憨葱	卷六第三篇第 3 案
增损四物汤	卷八第十四篇第 10 案
蕨	卷十第二十七篇第 8 案
蕃（蟠）葱散	卷六第十四篇第 16 案
橄榄（核）	卷七第十八篇第 2 案
樗根白皮	卷四第三篇第 50 案
橡斗	卷八第二篇第 6 案
樟木	卷十二第三十二篇第 34 案
樟脑	卷六第十二篇第 1 案
醋	卷七第一篇第 19 案
醋泥	卷十二第二十九篇第 2 案
醉仙散	卷九第七篇第 6 案

醉仙丹	卷九第七篇第7案
撮口脐风方	卷十二第三篇第1案
撮风散	卷十二第三篇第1案
蝎子	卷七第六篇第18案、卷七十五篇第10案
蝌蚪	卷十第二十七篇第7案
镇心丸	卷六第十五篇第5案
镇灵丹	卷八第十一篇第2案
稻藁	卷六第三篇第5案、卷七第二十一篇第11案、卷十二第二十九篇第9案
僵蚕	卷七第十五篇第14案
鲤鱼胆	卷七第十一篇第43案
鲤鱼汤	卷十一第十篇第1案
熟地	卷七第十一篇第40案
翦红丸	卷十一第十二篇第9案
潜行散	卷八第九篇第5案
潼乳	卷一第八篇第29案
鹤顶丹	卷三第十四篇第54案
鹤虱	卷七第一篇第20案

十六画

靛（蓝）	卷四第五篇第7案
髭	卷十第二篇第4案
薯蓣丸	卷七第十六篇第6案
薄荷	卷十二第二十九篇第7案
薄桂	卷一第一篇第6案
薏苡仁汤	卷十第十篇第8案
薏苡汤、丹、丸	卷十第十篇第10案
橙叶	卷十一第十五篇第13案
橘皮枳术丸	卷二第一篇第10案
橘皮半夏汤	卷三第一篇第21案
橘红汤	卷三第一篇第15案
獭掌散	卷七第十一篇第12案
獭肝（爪）	卷五第四篇第1案
獭胆	卷七第十一篇第12案
獭髓	卷十第二十三篇第17案
糖球膏	卷五第二篇第12案
缲丝汤	卷二第五篇第9案

十七画

薷苓汤	卷四第三篇第38案
藁本	卷四第三篇第5案
藁本汤	卷四第二篇第6案
檐溜水	卷四第一篇第3案
螺蛳壳（白）	卷六第二篇第16案
鼢鼠窟前土	卷六第五篇第2案
麋角	卷十一第五篇第4案
豁痰汤	卷三第一篇第18案

十八画

藕汁 …… 卷四第三篇第 9 案、第五篇第 24 案
藜芦 …… 卷八第八篇第 12 案
藜芦膏 …… 卷九第十三篇第 2 案
覆盆子叶 …… 卷七第十一篇第 19 案
礞石丸 …… 卷八第一篇第 11 案
礜石 …… 卷七第五篇第 13 案

十九画

藿香正气散 …… 卷三第十四篇第 57 案
蟾酥 …… 卷七第十五篇第 10 案、卷九第六篇第 15 案
蟾酥膏 …… 卷七第十五篇第 10 案
蟾酥饼 …… 卷十一第十九篇第 44 案
蟾蜍丸 …… 卷十二第三十四篇第 4 案
鳗鱼 …… 卷五第四篇第 5 案、6 案

二十画

鳖甲散 …… 卷十一第一篇第 20 案
鳖肉 …… 卷四第三篇第 30 案
鳖糖汤 …… 卷四第三篇第 30 案
麒麟竭膏 …… 卷十第一篇第 18 案
糯米 …… 卷八第五篇第 1 案

二十一画

露蜂房 …… 卷十第一篇第 48 案
麝香 …… 卷四第三篇第 28 案
麝香丸 …… 卷十二第八篇第 1 案

二十三画

蠲饮枳术（实）丸 …… 卷二第一篇第 55 案

附录三　本书涉及的古籍目录

二画

《丁志》 ………………………………………………………………………… 卷一第八篇第 100 案
《九灵山房集》 ………………………………………………………………… 卷七第十一篇第 8 案

三画

《三元参赞延寿书》 …………………………………………………………… 卷十二第三十二篇第 6 案
《三国志》 ……………………………………………………………………… 卷五第十一篇第 12 案
《三水小牍》 …………………………………………………………………… 卷三第七篇第 1 案
《万病回春》 …………………………………………………………………… 卷九第六篇第 23 案
《上池杂说》 …………………………………………………………………… 卷一第六篇第 3 案
《千金方》 ……………………………………………………………………… 卷四第四篇第 18 案
《广五行记》 …………………………………………………………………… 卷四第五篇第 7 案
《广异记》 ……………………………………………………………………… 卷五第一篇第 27 案
《己志》 ………………………………………………………………………… 卷三第十三篇第 1 案
《巳志》 ………………………………………………………………………… 卷十二第三十二篇第 4 案
《卫生十全方》 ………………………………………………………………… 卷七第十五篇第 9 案
《卫生宝鉴》 …………………………………………………………………… 卷一第一篇第 2 案
《女科百问》 …………………………………………………………………… 卷十一第十篇第 1 案
《小说》 ………………………………………………………………………… 卷七第九篇第 1 案
《子母秘录》 …………………………………………………………………… 卷八第八篇第 30 案

四画

《王止仲文集》 ………………………………………………………………… 卷一第八篇第 92 案
《王仲言余话》 ………………………………………………………………… 卷十第十篇第 6 案
《云麓漫抄》 …………………………………………………………………… 卷一第八篇第 93 案
《云烟过眼录》 ………………………………………………………………… 卷七第十五篇第 14 案
《五湖漫闻》 …………………………………………………………………… 卷二第八篇第 1 案
《太原故事》 …………………………………………………………………… 卷六第十篇第 2 案
《太平御览》 …………………………………………………………………… 卷五第一篇第 6 案
《太平广记》 …………………………………………………………………… 卷七第二十一篇第 4 案
《见闻纪训》 …………………………………………………………………… 卷九第六篇第 21 案
《壬志》 ………………………………………………………………………… 卷七第十八篇第 1 案
《仁斋直指方》 ………………………………………………………………… 卷七第十六篇第 8 案
《仇远稗史》 …………………………………………………………………… 卷三第十二篇第 15 案
《月令》 ………………………………………………………………………… 卷三第十四篇第 1 案

《丹铅续录》	卷七第六篇第 15 案
《丹溪医按》	卷二第一篇第 13 案
《丹溪心法》	卷一第一篇第 6 案
《丹溪心法治要》	卷一第一篇第 5 案
《文恪公笔记》	卷五第二篇第 17 案

五画

《玉机微义》	卷二第六篇第 20 案
《玉堂闲话》	卷六第一篇第 6 案
《世医得效方》	卷九第十二篇第 19 案
《本草》	卷五第一篇第 11 案、卷七第十一篇第 19 案、卷十一第十九篇第 31 及 33 案
《本草衍义》	卷一第八篇第 98 案
《本事方》	卷五第四篇第 1 案
《东垣十书》	卷七第十一篇第 3 案
《东坡大全集》	卷七第十篇第 1 案
《东坡仇池记》	卷七第十一篇第 40 案
《东坡物类相感志》	卷五第一篇第 17 案
《北梦琐言》	卷七第十一篇第 38 案
《北齐书》	卷九第六篇第 20 案
《北窗炙輠（录）》	卷九第二篇第 6 案
《旧唐书》	卷八第九篇第 1 案
《叶氏录验方》	卷一第十一篇第 1 案
《外科正宗》	卷十第十二篇第 1 案
《外传》	卷三第九篇第 2 案
《外台秘要》	卷三第九篇第 1 案
《兰室秘藏》	卷七第十一篇第 4 案
《汉书·华佗传》	卷六第十篇第 1 案
《圣济方》	卷十二第二十八篇第 3 案

六画

《西溪丛语》	卷十二第三十二篇第 18 案
《百一选方》	卷五第四篇第 3 案
《夷坚志》	卷一第八篇第 94 案
《朱氏集验方》	卷七第五篇第 8 案
《传信方》	卷六第二篇第 14 案
《伤寒直格》	卷一第八篇第 109 案
《伤寒微旨论》	卷一第八篇第 81 案
《华佗别传》	卷九第六篇第 1 案
《后汉书》	卷六第十篇第 1 案
《杂记》	卷十一第十七篇第 4 案
《名医杂著》	卷一第八篇第 108 案
《名医录》	卷三第十一篇第 2 案
《刘涓子鬼遗方》	卷十第十二篇第 1 案
《齐东野语》	卷七第十二篇第 11 案
《齐谐记》	卷五第一篇第 17 案
《异苑》	卷五第一篇第 7 案

《阮霖经验方》	卷七第一篇第17案
《妇人良方》	卷六第五篇第2案

七画

《志怪》	卷五第一篇第8案
《苇航纪谈》	卷十第一篇第1案
《杜壬医准》	卷十一第十五篇第3案
《李楼怪症方》	卷七第六篇第16案
《李濂医史》	卷五第十一篇第8案
《酉阳杂俎》	卷五第一篇第28案
《医鉴》	卷五第五篇第6案
《医余》	卷四第二篇第28案
《医方考》	卷九第二篇第7案
《医学正传》	卷九第一篇第16案
《医学集成》	卷十一第三篇第3案
《医学入门》	卷七第十一篇第9案
《医学纲目》	卷六第六篇第7案
《医说》	卷九第六篇第15案
《医统》	卷六第二篇第17案
《医垒元戎》	卷九第一篇第21案
《吹剑续录》	卷九第六篇第6案
《针方》	卷八第九篇第1案
《针经》	卷三第三篇第10案
《佗传》	卷四第五篇第2案
《肘后》	卷五第四篇第1案
《灸法》	卷四第六篇第2案
《辛志》	卷七第十一篇第13案
《沈约宋书》	卷七第二十一篇第8案
《良方》	卷四第二篇第29案
《证治要诀》	卷五第一篇第21案
《邵氏闻见录》	卷二第七篇第5案

八画

《青箱杂记》	卷七第六篇第2案
《坦斋笔衡》	卷十二第二十八篇第5案
《奇效良方》	卷六第十四篇第17案
《抱朴子》	卷七第十篇第3案
《明医杂著》	卷一第八篇第108案
《明堂人形图》	卷八第九篇第1案
《明皇杂录》	卷五第一篇第19案
《明道杂志》	卷八第十四篇第7案
《周礼·天官》	卷七第五篇第13案
《疡医》《疡医注疏》	卷七第五篇第13案
《庚志》	卷一第八篇第101案
《怪症方》	卷七第一篇第23案
《泊宅编》	卷二第五篇第2案

九画

《春渚纪闻》	卷三第八篇第 1 案
《南史》	卷一第八篇第 1 案
《南岳魏夫人传》	卷十一第一篇第 51 案
《南唐书》	卷四第五篇第 3 案
《拾遗记》	卷十第二十二篇第 5 案
《挥麈余话》	卷七第十四篇第 3 案
《挥麈录》	卷六第十篇第 4 案
《便产须知》	卷十一第十七篇第 4 案
《保婴集》	卷十二第三十三篇第 4 案
《信效方》	卷十一第十八篇第 2 案
《脉因证治》	卷九第二篇第 2 案
《脉诀》	卷十第十篇第 6 案
《脉经》	卷八第九篇第 1 案
《胎产须知》	卷十一第十四篇第 1 案
《独异志》	卷四第三篇第 1 案
《疮疡经验全书》	卷七第一篇第 14 案
《闻奇录》	卷七第一篇第六案
《养疴漫笔》	卷三第十二篇第 16 案
《类苑》	卷七第五篇第 13 案
《类说》	卷七第十一篇第 20 案
《类编》	卷一第八篇第 102 案
《类编百一选方》	卷六第二篇第 11 案
《宣室志》	卷五第一篇第 18 案
《家语》	卷二第八篇第 3 案
《客座新闻》	卷四第九篇第 17 案
《说选》(《古今说海》)	卷九第七篇第 16 案
《说纂》	卷七第六篇第 18 案
《说渊》	卷七第一篇第 10 案
《活人书》(《类证活人书》)	卷一第八篇第 26 案
《癸志》	卷三第十二篇第 17 案
《癸辛杂志》	卷七第十五篇第 7 案

十画

《泰定养生主论》	卷三第一篇第 23 案
《晋书》	卷五第六篇第 1 案
《校注妇人良方》	卷九第二篇第 11 案
《索隐》	卷六第十四篇第 3 案
《夏子益奇疾方》	卷七第一篇第 19 案
《铁围山丛谈》	卷七第二十一篇第 13 案
《般若经》	卷七第十一篇第 20 案
《爱竹谈薮》	卷九第一篇第 12 案
《席上辅谈》	卷五第八篇第 18 案
《唐书》	卷二第八篇第 5 案
《诸证辨疑》	卷五第四篇第 3 案

《袖珍方》……卷五第八篇第22案
《淡藪》……卷七第二十一篇第3案
《能改斋漫录》……卷五第二篇第18案

十一画

《琐碎录》……卷五第四篇第7案
《菽园杂记》……卷七第二十篇第4案
《乾坤生意》……卷二第二篇第7案
《梦醒录》……卷一第九篇第2案
《梦溪笔谈》……卷五第十一篇第13案
《推篷寤语》……卷二第八篇第2案
《救急方》……卷十二第二十八篇第2案
《崔元亮海上方》……卷六第二篇第13案
《清凉传》……卷九第七篇第10案
《清波杂志》……卷八第二篇第9案
《渑水燕谈》……卷九第七篇第10案
《梁书》……卷七第十篇第4案
《随身备急方》……卷四第五篇第5案
《续医说》……卷一第八篇第90案
《续搜神记》……卷五第一篇第10案
《续传信方》……卷六第六篇第6案
《续玄怪录》……卷九第十一篇第1案

十二画

《博济方》……卷十二第三十二篇第32案
《韩氏医通》……卷七第七篇第2案
《朝野佥载》……卷七第一篇第3案
《集异记》……卷三第六篇第3案
《集验方》……卷八第八篇第28案
《焦氏笔乘》……卷七第五篇第13案
《焦氏类林》……卷十一第十五篇第16案
《普济本事方》……卷一第八篇第1案
《遁斋闲览》……卷六第十二篇第1案
《痈疽方》……卷十第十一篇第1案
《闻奇录》……卷七第一篇第6案
《道藏》……卷七第十一篇第12案

十三画

《瑞竹堂经验方》……卷十一第一篇第51案
《幕府燕闲录》……卷十二第三十二篇第31案
《感应神仙传》……卷七第九篇第2案
《筠斋漫录》……卷十二第三十二篇第14案
《简便单方》……卷十二第二十八篇第4案
《解毒方》……卷一第九篇第1案
《韵语阳秋》……卷十第一篇第16案

十四画

《撫青杂记》……卷九第六篇第15案

十五画

《墨客挥犀》 ………………………………………………… 卷十二第三十二篇第 5 案
《稽神录》 …………………………………………………………… 卷五第四篇第 6 案

十六画

《翰林丛记》 ……………………………………………………… 卷五第一篇第 15 案
《霏雪录》 ………………………………………………………… 卷五第一篇第 31 案
《儒门事亲》 ……………………………………………………… 卷二第六篇第 1 案
《避暑录》 ………………………………………………………… 卷二第三篇第 10 案

十七画

《魏志》 …………………………………………………………… 卷六第一篇第 2 案

十九画

《麓堂文集》 ……………………………………………………… 卷二第七篇第 4 案

附录四　本书涉及的医家目录

三画

于法开 ……………………………………………………………………… 卷十一第十五篇第 16 案
马嗣明 ……………………………………………………………………… 卷九第六篇第 20 案

四画

王荆公 ……………………………………………………………………… 卷六第一篇第 12 案
王克明 ……………………………………………………………………… 卷九第二篇第 8 案
王节斋 ……………………………………………………………………… 卷一第一篇第 33 案
王㭿 ………………………………………………………………………… 卷十一第五篇第 4 案
王敏 ………………………………………………………………………… 卷八第一篇第 34 案
王仲阳 ……………………………………………………………………… 卷二第六篇第 21 案
王海藏 ……………………………………………………………………… 卷一第八篇第 15 案
王汝言 ……………………………………………………………………… 卷四第三篇第 26 案
王好古 ……………………………………………………………………… 卷九第一篇第 21 案
王通 ………………………………………………………………………… 卷九第十二篇第 10 案
王绍颜 ……………………………………………………………………… 卷六第六篇第 6 案
太山老李 …………………………………………………………………… 卷四第二篇第 28 案
仇山村 ……………………………………………………………………… 卷三第十二篇第 15 案
公孙知叔 …………………………………………………………………… 卷七第五篇第 14 案
方荫山 ……………………………………………………………………… 卷四第三篇第 48 案
方勺 ………………………………………………………………………… 卷二第五篇第 2 案
孔华峰 ……………………………………………………………………… 卷八第四篇第 13 案

五画

玉田隐者（周真）………………………………………………………… 卷五第十二篇第 2 案
节庵（陶尚文）…………………………………………………………… 卷二第四篇第 4 案
石藏用 ……………………………………………………………………… 卷五第一篇第 15 案
石林老人 …………………………………………………………………… 卷二第三篇第 10 案
卢砥镜（祖常）…………………………………………………………… 卷八第九篇第 16 案
卢明夫 ……………………………………………………………………… 卷五第三篇第 6 案
史载之 ……………………………………………………………………… 卷四第三篇第 12 案
丘经历 ……………………………………………………………………… 卷七第十五篇第 7 案
冯鲸川 ……………………………………………………………………… 卷十二第十篇第 8 案

六画

成无己 ……………………………………………………………………… 卷九第三篇第 3 案

吕沧州（复）	卷一第八篇第33案
朱晦翁	卷十二第三十二篇第3案
朱肱	卷一第八篇第99案
朱丹溪	卷一第一篇第5案
朱端章	卷七第五篇第8案
朱道人	卷十第二十三篇第15案
任度	卷五第一篇第3案
伊川	卷八第十四篇第8案
刘草窗	卷七第十九篇第2案
刘大用	卷七第二十篇第2案
刘复真	卷十一第十五篇第9案
刘仲安	卷五第二篇第16案
刘禹锡	卷六第二篇第14案
刘全备	卷五第五篇第3案
刘遵道	卷七第十九篇第2案
刘宗厚	卷九第三篇第4案
刘宗序	卷二第一篇第22案
江喆（明远）	卷十一第十一篇第3案
江南仲	卷二第一篇第63案
江少微	卷一第五篇第2案
江篁南（瓘）	卷一第一篇第49案
江应宿	卷一第一篇第50案
江汝洁	卷三第十三篇第24案
许叔微	卷一第八篇第2案
许智藏	卷八第十一篇第1案
许胤宗	卷一第一篇第1案
阮霖	卷七第一篇第17案
阮炳（河南）	卷五第六篇第1案
纪朋	卷八第十四篇第1案
孙琳	卷三第十四篇第19案
孙景祥	卷二第七篇第4案
孙尚药（孙用和）	卷一第八篇第89案
孙兆	卷一第八篇第86案
孙彦和	卷十第七篇第3案
孙允贤	卷一第八篇第102案

七画

杜壬	卷九第六篇第5案
李楼	卷七第一篇第23案
李东垣	卷一第八篇第24案
李晦之	卷十二第三十二篇第18案
李思顺	卷九第三篇第3案
李迅	卷十第十一篇第1案
李子豫	卷六第三篇第4案
医僧宝鉴	卷一第八篇第93案
杨介（吉老）	卷五第十篇第3案

杨登父	卷七第十六篇第 8 案
吴球（茭山）	卷一第六篇第 2 案
吴桥	卷十二第二十六篇第 2 案
吴篁池（宏道）	卷五第十一篇第 14 案
吴廷绍	卷十二第三十二篇第 14 案
吴御医	卷一第六篇第 3 案
吴心所	卷六第十四篇第 18 案
余南桥	卷十第一篇第 48 案
狄仁杰	卷七第七篇第 1 案
汪古朴	卷三第十二篇第 18 案
汪石山	卷一第九篇第 4 案
汪希说	卷二第三篇第 12 案
汪沈	卷三第一篇第 25 案
沈存中	卷二第三篇第 10 案
沈宗常	卷三第二篇第 4 案
沈绎	卷二第一篇第 4 案
启元子	卷九第一篇第 3 案
初虞世	卷二第四篇第 4 案
陆严	卷十一第十九篇第 30 案
陈仁甫	卷十一第十二篇第 8 案
陈自明（良甫）	卷九第二篇第 11 案
陈廪丘（延之）	卷五第六篇第 1 案
陈斗岩（景魁）	卷一第九篇第 5 案
张耒	卷八第十四篇第 7 案
张天池	卷八第十四篇第 15 案
张苗	卷五第六篇第 1 案
张至和	卷六第三篇第 13 案
张致和	卷一第八篇第 90 案
张七（士）政	卷十第二十三篇第 16 案
张杲（季明）	卷六第一篇第 15 案
张肱	卷二第五篇第 4 案
张文仲	卷四第五篇第 5 案
张养正	卷二第一篇第 23 案
张济	卷十第二十五篇第 6 案
张启明	卷十第一篇第 50 案
张子刚（锐）	卷一第八篇第 94 案
张子和	卷二第六篇第 1 案

八画

青林	卷八第八篇第 9 案
奉真	卷三第五篇第 1 案
范东阳	卷五第三篇第 6 案
范九思	卷七第十二篇第 9 案
罗山人	卷四第二篇第 39 案
罗谦甫（天益）	卷一第一篇第 2 案
周真（玉田隐者）	卷五第十二篇第 2 案

周敏道	卷七第六篇第 3 案
周离亨	卷七第三篇第 1 案
周济广	卷六第三篇第 13 案
忽君吉甫	卷一第一篇第 2 案
庞安时	卷八第十四篇第 7 案
郑叔熊	卷六第一篇第 15 案

九画

项彦章	卷二第一篇第 18 案
赵延禧	卷七第二十一篇第 4 案
赵卿	卷七第十一篇第 38 案
赵宜真	卷九第六篇第 7 案
赵以德（良仁）	卷九第七篇第 6 案
郝允	卷二第七篇第 5 案
胡重礼（仲礼）	卷三第十四篇第 18 案
俞山人	卷六第十篇第 9 案
俞子容（俞弁）	卷三第十四篇第 52 案
洪遵	卷六第十篇第 10 案
洪迈	卷一第八篇第 94 案
祝橘泉（仲宁）	卷一第一篇第 32 案
姚僧垣	卷二第一篇第 3 案

十画

秦鸣鹤	卷六第一篇第 11 案
秦德立	卷九第十篇第 2 案
壶仙翁	卷一第八篇第 106 案
耿隅	卷十一第六篇第 2 案
莫君锡	卷二第五篇第 1 案
夏子益	卷七第一篇第 19 案
顾爱杏（旸）	卷二第七篇第 9 案
钱瑛	卷十二第十一篇第 4 案
钱中立	卷三第一篇第 14 案
钱仲阳（乙）	卷三第十二篇第 3 案
钱希承	卷十二第二十五篇第 1 案
倪仲贤	卷二第六篇第 22 案
徐南楼	卷十第十四篇第 2 案
徐可豫（复）	卷四第三篇第 32 案
徐嗣伯	卷五第十一篇第 11 案
徐廷礼	卷十第一篇第 15 案
徐德占	卷八第一篇第 20 案
徐希古（徐彪）	卷四第九篇第 9 案
徐文中	卷九第六篇第 8 案
徐文伯	卷一第八篇第 1 案
徐彦纯	卷三第一篇第 10 案
徐之才	卷六第十篇第 2 案
郭玉	卷十第二十五篇第 7 案

郭雍	卷一第八篇第108案
唐与正	卷九第一篇第19案
陶尚文（节庵）	卷一第八篇第85案

十一画

黄师文	卷三第一篇第12案
黄子厚	卷四第二篇第17案
萧炳	卷三第十一篇第2案
梅师（梅文梅）	卷三第十二篇第9案
梅圣俞	卷七第十一篇第41案
龚廷贤	卷九第六篇第23案
盛用美	卷十第一篇第15案
盛文纪	卷三第一篇第11案
盛启东	卷五第二篇第17案
淳于意	卷一第四篇第1案
梁新	卷十二第三十二篇第25案
寇宗奭	卷一第八篇第98案
巢元方	卷八第九篇第15案

十二画

蒋仲宾	卷一第八篇第92案
葛可久	卷一第八篇第105案
葛洪	卷五第四篇第1案
董奉	卷十二第三十二篇第28案
董系	卷六第十篇第8案
韩祗和	卷一第八篇第81案
韩飞霞（懋）	卷二第六篇第20案
程明佑	卷二第一篇第54案
程仁甫（深甫）	卷二第七篇第8案
程文彬	卷六第一篇第22案
程道济	卷六第十篇第8案
程约	卷十第二十五篇第5案
傅爱川	卷二第六篇第19案
傅滋	卷四第九篇第13案
道广	卷五第一篇第4案
曾世荣	卷十一第十八篇第2案
曾公	卷一第一篇第48案
滑伯仁	卷一第八篇第72案
游以春	卷三第三篇第10案
谢复古	卷一第八篇第27案

十三画

甄权、甄立言	卷五第一篇第6案
虞天民	卷七第十七篇第2案
虞仲和	卷一第八篇第102案
虞恒德（搏）	卷一第一篇第34案
褚澄	卷五第一篇第20案

意庵 ……………………………………………………………………… 卷七第四篇第 1 案

十四画

翟文炳 …………………………………………………………………… 卷六第一篇第 21 案

十五画

潘璟（温叟）……………………………………………………………… 卷五第一篇第 23 案

十六画

薛伯宗 …………………………………………………………………… 卷十第一篇第 17 案
薛己 ……………………………………………………………………… 卷一第一篇第 36 案
橘泉翁 …………………………………………………………………… 卷一第十篇第 3 案
霖梦弼 …………………………………………………………………… 卷一第八篇第 102 案

十七画

戴原礼 …………………………………………………………………… 卷三第十二篇第 18 案
戴复庵 …………………………………………………………………… 卷四第六篇第 1 案
戴人 ……………………………………………………………………… 卷五第一篇第 29 案

附录五　本书涉及的《内经》《难经》等经文

一、二画

"一胜则一负，阳虚阴往乘之则发寒，阴虚阳往乘之则发热。"见《素问·评热病论》篇、《素问·
　疟论》篇、《伤寒论·平脉法第一》 ·· 卷六第三篇第 18 案
"二阳之病发心脾，男子少精，女子不月。"见《素问·阴阳别论》篇 ············· 卷六第二篇第 15 案
"二阳之病发心脾，不得隐曲。"见《素问·阴阳别论》篇 ······················· 卷三第十二篇第 5 案
"七传者逆经传也。"见《难经·53 难》 ····································· 卷三第十二篇第 20 案
"人有重身九月而瘖……当十月复。"见《素问·奇病论》篇 ··················· 卷七第十六篇第 9 案
"人头者，诸阳之会也。"见《难经·47 难》 ································ 卷二第一篇第 53 案
"人之气，以天地之疾风名之。"见《素问·阴阳应象大论》篇 ·················· 卷一第一篇第 3 案
"人之伤于寒也，四日太阴受之……故口燥舌干而渴。"见《素问·热论》篇 ······ 卷一第八篇第 106 案
"人参羊肉补气补血……"见《十剂》 ··· 卷四第三篇第 11 案

三画

"于寒湿中求之。"见《伤寒论·260 条》 ·· 卷九第三篇第 3 案
"土极似木，亢则害，承乃制。"见《素问·六微旨大论》篇 ······················ 卷二第一篇第 53 案
"土位之主，其泻以苦。"见《素问·至真要大论》篇 ························· 卷七第十一篇第 23 案
"下工不可不慎也。"见《灵枢·根结》篇 ·· 卷八第一篇第 18 案
"下者举之。"见《素问·至真要大论》篇 ······································ 卷三第十四篇第 41 案
"下坚上虚病在脾。"见《脉经·卷一》 ··· 卷六第十七篇第 3 案
"下气不足，则为痿厥心悗。"见《灵枢·口问》篇 ·································· 卷六第二篇第 2 案
"下利清谷，身体疼痛，急当救里；后清便自调，急当救表。救里四逆汤，救表桂枝汤。"见
　《伤寒论·93 条》 ··· 卷一第八篇第 77 案
"下利清谷，急当救里，宜四逆汤温之。"见《伤寒论》91 条 ······················· 卷二第一篇第 5 案
"下焦如渎。"见《灵枢·营卫生会》篇 ··· 卷八第八篇第 1 案
"大毒治病，十去其六，常毒治病，十去其七……"见《素问·五常政大论》篇 ······· 卷八第一篇第 18 案
"大而无力为血虚。"见《诊家枢要·脉阴阳类成》 ································ 卷十一第三篇第 11 案
"大抵阴不足……故阴上入阳中则恶寒。"见《桂林古本·伤寒杂病论·平脉法第一》 ····· 卷一第八篇第 4 案
"大则病进。"见《素问·脉要精微论》篇 ··· 卷八第一篇第 52 案
"大则为虚。"见《伤寒论·辨脉法第一》《金匮要略·血痹虚劳病脉证并治》及《金匮要略·
　惊悸吐衄下血胸满瘀血病脉证治》 ·· 卷四第六篇第 3 案
"大肉已脱，九候虽调犹死。"见《素问·三部九候论》篇 ························ 卷八第十篇第 14 案
"大积大厚，衰其大半而止。"见《素问·六元正纪大论》篇 ························ 卷五第二篇第 1 案
"大法，夏宜汗，阳气在外故也。"见《伤寒论》辨脉篇 ······························· 卷五第九篇第 6 案

"大发汗后，小便数，大便坚，不可用承气汤。"见《伤寒论·246条》 ……………………………… 卷二第一篇第10案
"大小便不利，无问标本，先分利之。"见《三因极一病证方论》 ………………………………… 卷四第二篇第3案
"大经虚空，发为肌痹，传为脉痿。"见《素问·痿论》篇 ……………………………………… 卷八第十篇第14案
"寸口脉浮为风，缓为痹。痹非中风，四肢苦烦，脾色必黄，瘀热已行。"见《金匮要略·黄疸
　　病脉证并治》 …………………………………………………………………………………… 卷九第三篇第2案
"上甚不已，吐而夺之。"见《素问·阴阳应象大论》篇 ……………………………………… 卷四第八篇第3案
"上者下之。"（应为："气反者，病在上，取之下"）见《素问·五常政大论》篇 ……… 卷八第一篇第10案
"上气不足，推而扬之。"见《灵枢·官能》篇 ………………………………………………… 卷二第一篇第7案
"上焦如雾，宜五谷味，熏肤，充身泽毛，若雾露之溉，是为气也。"见《灵枢·营卫生会》篇、
　　《灵枢·决气》篇 …………………………………………………………………………… 卷七第十二篇第6案
"久风为飧泄。"见《素问·脉要精微论》篇 …………………………………………………… 卷五第十篇第1案
"凡伤寒之病……重得必死矣。"见《桂林古本·伤寒杂病论·伤寒例第四》 ……………… 卷一第八篇第5案
"凡治伤寒，先须明经络。不识经络，触途冥行。"见《类证活人书》 …………………… 卷一第八篇第26案
"凡治病必察其下。"见《素问·五藏别论》篇 ……………………………………………… 卷十第三篇第2案
"女人天癸既至，逾十年无男子合，则不调；未逾十年，思男子合，亦不调。不调则旧血不
　　出，新血误行，或渍而入骨，或变而为肿，或虽合而难子，合多则沥枯虚人，产乳众则
　　血枯杀人。观其精血，思过半矣。"见《妇人良方大全》 ……………………………… 卷十一第二十篇第4案
"女子阳明脉衰于上，面始焦。"见《素问·上古天真论》篇 …………………………………… 卷二第一篇第7案
"亡血家不可汗。"见《伤寒论·八十九条》 ……………………………………………………… 卷一第八篇第85案

四画

"开目则阳道行，阳气遍布周身；闭目则阳道闭而不行。"见《灵枢·口问》篇、《灵枢·大惑论》
　　篇 ……………………………………………………………………………………………… 卷五第九篇第1案
"天寒则地冻水冰。"见《素问·离合真邪论》篇 ……………………………………………… 卷九第十二篇第3案
"无失天信，无逆气宜，无翼其胜，无赞其复，是乃至治。"见《素问·六元正纪大论》篇 … 卷一第八篇第31案
"无失气宜。"见《素问·至真要大论》篇、《素问·六元正纪大论》篇 …………………… 卷八第一篇第9案
"无伐天和。"见《素问·五常政大论》篇 ……………………………………………………… 卷二第一篇第53案
"无阳则阴无以生，无阴则阳无以化。"见《素问·四气调神大论》篇王冰注 …………… 卷二第一篇第32案
"无力为虚。"见四卷第八篇第9案注2、3。 …………………………………………………… 卷三第十三篇第24案
"木郁达之。"见《素问·六元正纪大论》篇 …………………………………………………… 卷四第六篇第1案
"五藏六府皆令人咳；五藏之久咳，乃移于六府。"见《素问·咳论》篇 ………………… 卷三第十二篇第1案前
"五脏六腑之精气，皆上注于目而为之精，精之窠为眼，骨之精为瞳子。"见《灵枢·大惑
　　论篇》《五癃津液别篇》 ……………………………………………………………………
　　………………………………………………………………………………………………… 卷七第十一篇第1案
"五藏已虚，六腑已竭，九候虽调者死。"见《难经·八难》《脉经》《素问·热论》篇、《素问·
　　三部九候论》篇 ……………………………………………………………………………… 卷六第七篇第13案
"五脏实者死。"见《素问·玉机真藏论》篇 …………………………………………………… 卷一第八篇第93案
"五虚。"见《素问·玉机真藏论》篇 …………………………………………………………… 卷四第四篇第12案
"五气所病，以肺为咳。"见《素问·宣明五气》篇 …………………………………………… 卷三第十二篇第1案前
"五谷肉菜果。"见《素问·藏气法时论》篇 …………………………………………………… 卷五第二篇第8案
"五性之火。"见《素问·解精微论》篇 ………………………………………………………… 卷二第一篇第18案
"五泄。"见《难经·五十七难》 ………………………………………………………………… 卷四第二篇第39案
"不平不鼓，形弊。"原文未找到出处。 ………………………………………………………… 卷三第十篇第1案
"不当下而强下之，令人开肠洞泄，便溺不禁而死。"见《金匮要略·痉湿暍病脉证》 …… 卷四第八篇第4案
"不避晨夜，即宜便治。"见《伤寒论》12条桂枝汤服法 ……………………………………… 卷一第八篇第4案
"不能治其虚，何问其余?"见《难经·七十五难》 …………………………………………… 卷三第十二篇第31案
"太阳下之，表未解，微喘者，桂枝加厚朴杏仁汤。"见《伤寒论·43条》 ………………… 卷一第八篇第19案

"太阳中风，阳浮而阴弱……翕翕发热，宜桂枝汤。"见《伤寒论·12条》 ………………………… 卷一第八篇第4案
"太阴湿土主令，少阳相火加临。"见《素问·至真要大论》篇 …………………………………… 卷四第八篇第9案
"止脉渐退者生，渐进者死。"见《灵枢·根结》篇 ……………………………………………… 卷六第三篇第15案
"中气不足，溲便为之变，肠为之苦鸣。"见《灵枢·口问》篇 ………………………………… 卷六第二篇第2案
"中脏者多滞九窍，中腑者多著四肢。"见《珍珠囊》 …………………………………………… 卷一第一篇第4案
"见肝之病，则知肝当传脾，故先实脾土。"见《难经·七十七难》 …………………………… 卷二第一篇第9案
"气口大二倍于人迎，乃应食伤太阴经之候也，右手关脉，又且有力。"见《素问·六节藏象
　论》篇、《灵枢·禁服》篇 …………………………………………………………………… 卷二第一篇第6案
"气口大于人迎一倍。"见《灵枢·禁服》篇 …………………………………………………… 卷二第一篇第59案
"气固形实。"见《素问·阴阳应象大论》篇《素问·玉机真藏论》篇《素问·疏五过论》篇
　等 ……………………………………………………………………………………………… 卷五第三篇第14案
"气不足则身已前皆寒栗。"见《脉经·卷六》 …………………………………………………… 卷七第五篇第2案
"气血同出而异名。"见《灵枢·营卫生会》篇、《素问·决气》篇 …………………………… 卷四第九篇第7案
"手循衣领及捻物者，肝热也。"见《小儿药证直诀·卷上·肝热》篇 ……………………… 卷一第八篇第12案
"化不可代，时不可违。"见《素问·五常政大论》篇 …………………………………………… 卷五第九篇第6案
"风雨寒暑，不得虚邪，不能独伤人。"见《灵枢·百病始生》篇 …………………………… 卷一第八篇第119案
"风淫末疾。"见《徽宗圣济经》（见《中国医籍考》） ………………………………………… 卷十二第十一篇第9案
"风寒伤形，忧恐忿怒伤气。"见《素问·阴阳应象大论》篇 ………………………………… 卷一第一篇第3案
"风客淫气。"见《素问·生气通天论》篇 ……………………………………………………… 卷一第一篇第42案
"风能胜湿。"见《素问·阴阳应象大论》篇 …………………………………………………… 卷六第十篇第15案
"丹溪用血药引出阳分。"见《丹溪心法·卷二·疟篇》 ……………………………………… 卷三第十四篇第42案
"亢则害，承乃制。"见《素问·六微旨大论》篇 ……………………………………………… 卷十二第二十篇第3案
"火郁发之。"见《素问·六元正纪大论》篇 …………………………………………………… 卷二第七篇第8案
"火位之主，其泻以甘、其补以咸。"见《素问·至真要大论》篇 …………………………… 卷五第三篇第1案
"心者火也，名少阴则无头汗者，可治，有汗者死。"节录自《伤寒论·平脉法第二》 ……… 卷一第八篇第87案
"心苦缓，急食酸以收之，以甘泻之。"见《素问·藏气法时论》篇 ………………………… 卷五第三篇第1案
"心劳甚者，补脾气以益之，脾旺则感之于心矣。"见《千金要方·心劳第三》 …………… 卷一第八篇第83案
"心本热，虚则寒，肾本寒，虚则热""心虚则热，肾虚则寒"参考《素问·六节藏象论》篇、
　《素问·气交变大论》篇、《方盛衰论篇》 ………………………………………………… 卷五第四篇第13案
"心移热于肺，传为鬲消""心移寒于肺，肺消，饮一溲二，死不治。"见《素问·气厥论》篇
　………………………………………………………………………………………………… 卷三第十篇第1案
"心脾则涩。"见《难经·十八难》 ……………………………………………………………… 卷二第一篇第35案
"心脉满大，痫瘛筋挛。"见《素问·大奇论》篇 ……………………………………………… 卷十二第十一篇第3案
"心胞尺脉。"见《脉经》《医灯续焰》 ………………………………………………………… 卷五第七篇第6案
"心主五臭，入肺为腥臭。"见《难经》四十难、四十九难 …………………………………… 卷七第十二篇第3案
"心主诸臭……腥臭……焦臭……腐臭……秽臭。"见《难经·四十九难》 ……………… 卷三第十二篇第26案
"尺中迟者，荣气不足，血气微少，未可发汗。"见《伤寒论·五十条》 …………………… 卷一第八篇第3案
"尺脉不足，荣气不足，不可以汗。"节录自《伤寒论》49条及50条后半条 ………………… 卷一第八篇第88案
"少阳多气少血。"见《素问·血气形志》篇《灵枢·九针》篇、《针灸甲乙经·阴阳二十五人形
　性血气不同》 ………………………………………………………………………………… 卷七第六篇第14案
"少阴病一二日，口干燥者，急下之。"见《伤寒论》320条 …………………………………… 卷一第八篇第9案
"以不胜侮其所胜。"见《素问·六节藏象论》篇、《素问·五运行大论》篇 ………………… 卷四第四篇第8案
"以平为期。"见《素问·六元正纪大论》篇 …………………………………………………… 卷二第一篇第5案
"水极似土。"（参见二卷第一篇第53案"土极似木"）见《素问玄机原病式》 ……………… 卷四第九篇第25案

五画

"未申时气行膀胱。"见《灵枢·营卫生会》篇 ……………………………… 卷三第三篇第10案

"甘缓而淡渗。"见《素问·藏气法时论》篇、《素问·五常政大论》篇等 …………… 卷九第一篇第7案

"左右者,阴阳之道路也。"见《素问·阴阳应象大论》篇、《五运行大论篇》 …… 卷三第十二篇第26案

"左肝右肺。"见《素问·刺禁论》篇 ………………………………………… 卷八第一篇第17案

"石瘕病。"见《灵枢·水胀》篇 ……………………………………………… 卷八第八篇第9案

"北方黑色,入通于肾,开窍于二阴,藏精于肾。"见《素问·金匮真言论》篇 …… 卷九第二篇第19案

"目直视者死。"见《脉经·卷五第四》《伤寒论·215条》 ………………… 卷二第一篇第57案

"目不瞑。"见《灵枢·邪客》篇 ……………………………………………… 卷七第十一篇第9案

"目之系,上属于脑,后出于项中。邪中于项,因逢身之虚,其入深,则随目系入脑,入于脑则转,转则目系急,急则目眩以转。"见《灵枢·大惑》篇 …………… 卷七第十一篇第22案

"甲己土运。"见《素问·六元正纪大论》篇 ………………………………… 卷三第十二篇第37案

"用热远热""用寒远寒。"见《素问·六元正纪大论》篇 …………………… 卷二第一篇第5案

"四肢者,诸阳之末。"见《素问·阳明脉解》篇、《素问·逆调论》篇 ……… 卷六第三篇第18案

"冬三月禁针。"见《素问·八正神明论》篇 ………………………………… 卷六第六篇第3案

"冬不藏精,春必病温。"见《素问·金匮真言论》篇、《素问·阴阳应象大论》篇 … 卷一第九篇第8案

"冬月闭塞,用药多而少针石也。"见《素问·通评虚实论》篇、《素问·八正神明论》篇 … 卷九第十二篇第3案

"主胜逆,客胜从。"见《素问·至真要大论》篇 …………………………… 卷六第十七篇第1案

"头痛耳鸣,九窍不利,肠胃之所生也。"见《素问·通评虚实论》篇 ……… 卷七第六篇第11案

"必先岁气,无伐天和。"见《素问·五常政大论》篇、《灵枢·百病始生》篇 … 卷一第八篇第31案

"必数醉若饱以入房,气聚于脾中不得散,酒气与谷气相薄,热盛于中,故热遍于身,内热而溺赤也。酒气盛而慓悍,肾气日衰,阳气独胜,故手足为之热也。"见《素问·厥论》篇
…………………………………………………………………………………… 卷二第一篇第63案

"发为痿躄,此之谓也。"见《素问·痿论》篇 ……………………………… 卷八第十篇第14案

"皮肤之内,肠胃之外,荣气之所余也。"见《素问·疟论》篇 ……………… 卷三第十四篇第51案

六画

"在下者引而竭之。"见《素问·阴阳应象大论》篇 ………………………… 卷八第八篇第1案

"在脏为肺,在志为悲。"见《素问·阴阳应象大论》篇 …………………… 卷三第二篇第5案

"有者求之,无者求之,虚者责之,实者责之。"见《素问·至真要大论》篇 … 卷三第十二篇第28案

"有故无殒,亦无殒也。"见《素问·六元正纪大论》篇 …………………… 卷四第三篇第31案

"有假其气,则无禁也。"见《素问·六元正纪大论》篇 …………………… 卷四第三篇第31案

"有假反之。"见《素问·六元正纪大论》篇 ………………………………… 卷一第六篇第1案

"有所失亡,所求不得,则发肺鸣,鸣则肺热叶焦。"见《素问·痿论》篇 … 卷八第十篇第14案

"至于所生而持,自得其位而起。"见《素问·藏气法时论》篇 …………… 卷三第十四篇第50案

"邪正不两立。"见《黄帝内经灵枢注证发微》(义相近) …………………… 卷三第十四篇第51案

"邪在五藏则阴脉不和,而血留之。"见《难经》·三十七难、《灵枢·脉度》篇 … 卷八第二篇第2案

"邪热不杀谷。"见《伤寒杂病论·辨脉法》 ………………………………… 卷一第九篇第8案

"邪气乘虚而入,宜以内伤为重。"见《素问·评热病论》篇 ……………… 卷二第一篇第46案

"邪之所凑,其气必虚。"见《素问·评热病论》篇 ………………………… 卷一第八篇第119案

"夺血无汗,夺汗无血。"见《灵枢·营卫生会》篇 ………………………… 卷二第四篇第5案

"成败倚伏生于动。"见《素问·六微旨大论》篇 …………………………… 卷一第八篇第119案

"此脾胃不足,劳役形体,中焦营气受病,末传寒中,惟宜补阳。"见《脾胃论》 … 卷五第十篇第1案

"当所胜之时而不能制,名曰真强,乃孤阳绝阴者也。"《素问·阴阳别论》篇、《素问·玉版论要》篇有相似 ………………………………………………………………………… 卷六第十七篇第1案

"因而饱食，筋脉横解，肠澼为痔。"见《素问·生气通天论》篇 ……………………………… 卷八第四篇第5案
"肉脱热甚者死。"《素问·玉机真藏论》篇有近似 ………………………………………… 卷八第一篇第42案
"肉痿者，得之湿地也。"见《素问·痿论》篇 …………………………………………………… 卷二第四篇第5案
"岁火不及，寒乃大行。"见《素问·气交变大论》篇 ……………………………………… 卷一第六篇第1案
"先实脾土。"见《难经·七十七难》……………………………………………………………… 卷二第一篇第9案
"舌者，心之官。"见《素问·阴阳应象大论》篇、《灵枢·五阅五使》篇 ……………… 卷二第一篇第9案
"任之为病，男子内结七疝。"见《难经·二十九难》……………………………………… 卷六第十四篇第4案
"华盖。"见《素问·痿论》篇、《灵枢·九针论》篇 …………………………………… 卷一第八篇第17案
"自利清水，心下痛，下之而愈。"见《伤寒论》321条 …………………………………… 卷一第八篇第86案
"伤寒十余日，热结在里，复往来寒热者，与大柴胡汤。"见《伤寒论》140条上半条 … 卷一第八篇第16案
"伤寒五六日，头汗出……设不了了者，得屎而解。"见《伤寒论》153条 …………… 卷一第八篇第87案
"伤寒脉浮，发热无汗，其表不解，不可与白虎汤。"见《伤寒论》175条 …………… 卷一第八篇第14案
"伤寒脉浮紧，不发汗，因致衄血者，麻黄汤主之。"见《伤寒论》55条 ……………… 卷一第八篇第85案
"血大崩而脉不为血减。"意同于《素问·脉要精微论》篇、《素问·平人气象论》篇等 …… 卷十一第一篇第35案
"血虚气弱，以人参补之。"见《十剂》……………………………………………………… 卷六第三篇第18案
"血虚脉大如葱管。"见《四言举要·脉诀》《脉经》类似 ……………………………… 卷八第一篇第52案
"色青者，肝也。"见《灵枢·五色》篇、《灵枢·顺气一日分为四时》篇 ……………… 卷二第一篇第9案
"壮者气行则愈，怯者著而成病。"见《素问·经脉别论》篇 …………………………… 卷三第十四篇第41案
"壮火散气。"见《素问·阴阳应象大论》篇 ……………………………………………… 卷七第十一篇第1案
"壮火食气。"见《素问·阴阳应象大论》篇 ……………………………………………… 卷三第十二篇第28案
"汗大泄而脉不为汗衰。"典出于"脉不为汗衰者死" ……………………………………… 卷十一第一篇第35案
"汗出而脉尚躁疾者死，目直视者死。"见《脉经》卷七、卷五 ………………………… 卷二第一篇第57案
"汗之则疮已。"见《素问·五常政大论》篇 ……………………………………………… 卷九第十二篇第3案
"安谷则生。"见《灵枢·五味》篇、《玉版》《素问·平人气象论》篇 ………………… 卷一第九篇第8案
"阳明病，下之，心下懊憹，微烦，胃中有燥屎者，可攻。"见《伤寒论》240条 …… 卷一第八篇第21案
"阳明之病，多汗者，急下之。"见《伤寒论》255条 …………………………………… 卷一第八篇第9案
"阳明脉衰于上，面始焦。"见《素问·上古天真论》篇 ………………………………… 卷二第一篇第7案
"阳动则病消瘅热中。"《素问·脉要精微论》篇、《灵枢·五邪》篇有类似文 ……… 卷三第十篇第2案
"阳病得阴脉者死。"见《伤寒论·辨脉法第一》……………………………………………… 卷三第十四篇第30案
"阳盛阴虚，汗之则死，下之则愈；阳虚阴盛，汗之则愈，下之则死。"见《伤寒杂病论·伤寒例》…………………………………………………………………………………………… 卷一第八篇第119案
"阳明燥金。"《素问·五运行大论》篇有相近文 ………………………………………… 卷四第八篇第9案
"阳病瞋目而动轻，阴病闭目而静重。"见《灵枢·大惑论》篇、《难经·十七难》解释义 …… 卷五第九篇第1案
"阳病极而下。"见《素问·太阴阳明论》篇 ……………………………………………… 卷六第二篇第15案
"阳虚则恶寒。"《素问·调经论》篇、《素问·疟论》篇 ……………………………… 卷六第三篇第18案
"阳入于阴则热，阴入于阳则寒。"见《伤寒论·平脉法第二》…………………………… 卷六第二篇第15案
"阳明经气盛有余则身以前皆热。"见《脉经·卷六·胃足阳明经第六》…………………… 卷七第五篇第1案
"阳厥狂怒，治以铁落。"见《素问·病能论》篇 ………………………………………… 卷八第十四篇第3案
"阳明主肉。"《素问·阴阳应象大论》篇、《素问·五藏生成》篇、《素问·宣明五气》篇等有类似文 …………………………………………………………………………………………… 卷八第十四篇第5案
"阳络伤则血外溢，阴络伤则血内溢。"见《灵枢·百病始生》篇 ……………………… 卷九第二篇第16案
"阳微则恶寒，阴弱则发热。"见《桂林古本·伤寒杂病论·平脉法第二》……………… 卷一第八篇第4案
"阳气者，烦劳则张。"见《素问·生气通天论》篇 ……………………………………… 卷二第一篇第53案
"阳气者，精则养神，柔则养筋。"见《素问·生气通天论》篇 ………………………… 卷五第三篇第14案
"阳气者，卫外而为固也。"见《素问·生气通天论》篇 ………………………………… 卷五第九篇第6案

"阳气者，若天与日，失其所则折寿而不彰。"见《素问·生气通天论》篇 ········· 卷五第九篇第 6 案
"阴毒伤寒。"见《金匮要略·百合狐惑阴阳毒病证治》 ········· 卷一第八篇第 31 案
"阴盛格阳。"见《素问·至真要大论》篇 ········· 卷一第八篇第 72 案
"阴阳反作。"见《素问·阴阳应象大论》篇 ········· 卷二第一篇第 53 案
"阴火之动，发为喉痹。"见《素问·宣明五气》篇、《素问·至真要大论》篇有相似文 ····· 卷三第十四篇第 36 案
"阴阳皆不足也，针所不为，灸之所宜。"见《灵枢·根结》篇 ········· 卷四第三篇第 11 案
"阴盛生内寒。"见《素问·调经论》篇 ········· 卷五第十篇第 1 案
"阴盛者身寒汗出，身常清，数栗而寒，寒则厥，厥则腹满死，能夏不能冬。"见《素问·阴阳
　应象大论》篇 ········· 卷五第十篇第 1 案
"阴气有余则多汗身寒。"见《素问·脉要精微论》篇 ········· 卷五第十篇第 1 案
"阴气者，静则神藏，躁则消亡。"见《素问·痹论》篇 ········· 卷八第十五篇第 4 案
"阴虚则发热。"见《素问·调经论》篇、《素问·疟论》篇 ········· 卷十二第二十五篇第 7 案
"阴虚阳搏谓之崩。"见《素问·阴阳别论》篇 ········· 卷十一第三篇第 7 案
"妇人本肥盛，且举自满，今反羸瘦，且举空减，胞系了戾，亦致胞转。"张仲景书中均无
　 ········· 卷十一第七篇第 3 案
"纪于水火，余气可知。"见《素问·至真要大论》篇王冰注 ········· 卷一第八篇第 25 案

七画

"形不足者，温之以气，精不足者，补之以味。"见《素问·阴阳应象大论》篇 ········· 卷五第三篇第 1 案
"形乐志苦，病生于脉，治之以灸刺。"见《灵枢·九针论》篇 ········· 卷一第一篇第 3 案
"形寒饮冷则伤肺。"见《难经·四十九难》《灵枢·邪气藏府病形》篇 ········· 卷二第六篇第 30 案
"苍天之气，清净则志意治……弗能害也。"见《素问·生气通天论》篇 ········· 卷一第一篇第 51 案
"劳者温之，损者益之。"见《素问·至真要大论》篇 ········· 卷五第三篇第 1 案
"劳则气耗。"见《素问·举痛论》篇 ········· 卷二第一篇第 53 案
"劳倦伤脾。"见《难经·四十九难》 ········· 卷二第一篇第 45 案
"两胁者，阴阳往来之道路也。"见三卷第十二篇第 26 案注 ········· 卷三第十二篇第 28 案
"医妄汗之，使阳气微，大下之，令阴气弱。"见《桂林古本·伤寒杂病论·平脉法第二》 ····· 卷一第八篇第 4 案
"呕家有痈脓者，不可治呕，脓尽自愈。"见《金匮要略·呕吐哕下利病脉证治》 ········· 卷一第八篇第 114 案
"男子精未满而御女，以通其精，则五藏有不满之处，异日有难状之疾。"见《妇人良方大全·
　精血篇第二》 ········· 卷八第一篇第 35 案
"身半以上，天之气也。"见《素问·至真要大论》篇 ········· 卷一第十篇第 1 案
"身如虫行，汗多亡阳。"见《伤寒论》196 条（近似） ········· 卷二第一篇第 49 案
"肝生于左，肺藏于右，心部于表，肾治于里。"见《素问·刺禁论》篇 ········· 卷三第一篇第 11 案
"肝脉小急，痫瘛筋挛。"见《素问·大奇论》篇 ········· 卷十二第十一篇第 3 案
"饮食劳倦则伤脾。"见《难经·四十九难》 ········· 卷一第六篇第 1 案
"饮食自倍，肠胃乃伤。"见《素问·痹论》篇 ········· 卷二第一篇第 6 案
"饮食不为肌肤。"见《素问·太阴阳明论》篇 ········· 卷五第三篇第 14 案
"饮发于中，胕肿于上。"见《素问·至真要大论》篇 ········· 卷六第十篇第 25 案
"沉之而大坚，浮之而大紧者，病主在肾。"见《脉经·卷一第八、第九》 ········· 卷九第五篇第 2 案
"忧愁思虑则伤心。"见《难经·四十九难》 ········· 卷二第一篇第 12 案
"补可去弱，涩可去脱。"见《本草·十剂》《本草拾遗》 ········· 卷四第三篇第 11 案
"诊杨氏脉，阳明标本俱实，先攻其里，后泻经络中风热。"诸书中找不到此文出处 ········· 卷七第五篇第 2 案

八画

"其华在唇。"见《素问·六节藏象论》篇 ········· 卷二第一篇第 7 案
"苦伤气。"见《素问·五运行大论》篇 ········· 卷七第七篇第 7 案

"苦伤血。"见《素问·五运行大论》篇、《素问·至真要大论》篇意义相近 …………… 卷七第七篇第 7 案
"苦主心下满。"见《素问·五运行大论》篇意义相似 …………………………………… 卷九第三篇第 2 案
"昔肥而今瘦者，痰也。"见《金匮要略·痰饮咳嗽病脉证并治》 ………………………… 卷三第一篇第 3 案
"若不用大黄，恐不名大柴胡。"见《伤寒论》106 条、140 条方后注 ………………… 卷一第八篇第 16 案
"若吐下后七八日不解，热结在里，表里俱热者，白虎加人参汤。"见《伤寒论》173 条 …… 卷一第八篇第 14 案
"若岁火不及，寒乃大行，民病鹜溏。"见《素问·气交变大论》篇 …………………… 卷一第六篇第 1 案
"刺舌下中脉太过，血出不止为瘖。"见《素问·刺禁论》篇 …………………………… 卷七第十六篇第 2 案
"刺足少阴脉，重虚出血，为舌难以言。"见《素问·刺禁论》篇 ……………………… 卷七第十六篇第 2 案
"面热者，足阳明病。"见《灵枢·邪气藏府病形》篇 …………………………………… 卷七第五篇第 1 案
"皆足太阳、足少阴血络有凝血作痛。"见《素问·刺腰痛》篇（有文意） …………… 卷六第六篇第 3 案
"肾者胃之关也，关门不利故聚水而生病也。"见《素问·水热穴论》篇 卷四第二篇第 2 案、卷五第三篇第 14 案
"肾欲坚，急食苦以坚之。"见《素问·藏气法时论》篇 ………………………………… 卷十二第二十二篇第 1 案
"受如持虚。"见《素问·生气通天论》篇 ………………………………………………… 卷九第八篇第 1 案
"肺苦气上逆，急食苦以泄之。"见《素问·藏气法时论》篇 …………………………… 卷三第十三篇第 3 案
"肺朝百脉。"见《素问·经脉别论》篇 …………………………………………………… 卷四第九篇第 27 案
"肺热甚则出涕。"《灵枢·九针论》篇、《素问·宣明五气》篇、《千金要方》均有相反的条文 …… 卷七第七篇第 8 案
"肺热叶焦。"见《素问·痿论》篇 ………………………………………………………… 卷一第五篇第 1 案
"肺消。"见《素问·气厥论》篇 …………………………………………………………… 卷三第十篇第 1 案之前
"周易乾卦，天行健。"见朱熹《周易本义》 …………………………………………… 卷四第二篇第 17 案
"周身热，脉盛者，为重阳。"见《脉经》《脉诀》 ……………………………………… 卷四第五篇第 1 案
"胀满者，浮大则吉。"见《脉诀乳海》《脉诀》《脉经》 ……………………………… 卷四第八篇第 9 案
"胀满者，气有余也，积块者，气固结也。"未找到出处 ……………………………… 卷三第十四篇第 41 案
"疟脉自弦，弦数多热。"见《金匮要略·疟病脉证并治》 ……………………………… 卷三第十四篇第 1 案
"疟以汗解。"《素问·疟论》篇有近似文 ………………………………………………… 卷三第十四篇第 42 案
"府会太仓（中脘）。"见《难经·四十五难》 …………………………………………… 卷四第三篇第 11 案
"泄其肝者缓其中。"见《难经·十四难》 ………………………………………………… 卷八第十一篇第 6 案
"泄而热不去者死。"见《灵枢·五禁》篇（近似文） …………………………………… 卷三第十四篇第 30 案
"泄利不止，五藏之阴虚于内；寒热互发，六府之阳虚于外。"见《伤寒论》356 条、《证治准
绳·伤寒》………………………………………………………………………………… 卷六第二篇第 15 案
"治热以寒，虽良工不能废其绳墨而更其道也。"见《素问·至真要大论》篇 ………… 卷三第一篇第 1 案
"治病必求于本。"见《素问·阴阳应象大论》篇 ………………………………………… 卷三第十三篇第 24 案
"治病以平为期。"见《素问·六元正纪大论》篇 ………………………………………… 卷二第一篇第 5 案
"治痿独取阳明。"见《素问·痿论》篇 …………………………………………………… 卷八第十篇第 7 案
"治湿不利小便，非其治也。"见《三因极一病证方论》 ……………………………… 卷四第二篇第 3 案
"治之各通其藏脉，病日衰已矣。"见《素问·热论》篇 ………………………………… 卷一第八篇第 26 案
"诛伐无过，是谓大惑。"见《素问·离合真邪论》篇 …………………………………… 卷七第十一篇第 23 案
"弦者阳也，长者阳也，实大皆阳也。"见《难经·四难》《脉经·卷一》 …………… 卷六第十七篇第 3 案
"弦大搏击。"见《难经·三难》 …………………………………………………………… 卷二第一篇第 60 案
"弦脉属木。"见《伤寒论·平脉法第二》 ………………………………………………… 卷六第二篇第 15 案
"弦为劳。"见《濒湖脉学》《脉经·手检图二十一部》《医学入门》 ………………… 卷十一第三篇第 11 案
"始为热中，终为寒中。"见《脾胃论·饮食劳倦所伤始为热中论》 …………………… 卷十一第一篇第 35 案
"孤阳不生，独阴不长。"见《素问·四气调神大论》篇、《素问·生气通天论》篇 …… 卷四第八篇第 4 案

九画

"春气者病在头。"见《素问·金匮真言论》篇 …………………………………………… 卷一第十篇第 2 案
"甚则胜而不复也。"见《类经·卷二十七第二十九篇、三十篇》（解释《素问·至真要大论篇》

运气）···卷十一第三篇第 11 案
"枯涩不能流通，逆于肉里，乃生痈肿。"见《素问·生气通天论》篇、《灵枢·刺节真邪》篇
···卷八第一篇第 39 案
"轻者水瘕。"见《千金要方》类似文···卷四第一篇第 3 案
"胃不和则卧不安。"见《素问·逆调论》篇···卷一第八篇第 21 案
"胃中燥，大便坚者，必谵语。"见《伤寒论》218 条······································卷一第八篇第 21 案
"胃中有热则虫动，虫动则胃缓，胃缓则廉泉开，故涎下。"见《灵枢·口问》篇·············卷五第九篇第 2 案
"思则气结。"见《素问·举痛论》篇···卷八第十五篇第 4 案
"咳逆。"见《素问·六元正纪大论》篇···卷四第六篇第 1 案前
"秋伤于湿，冬生咳嗽。"见《素问·阴阳应象大论》篇·······························卷三第十二篇第 1 案前
"须表证罢，方可下，不尔则邪乘虚入，不为结胸，必为热痢也。"见《伤寒论·伤寒例》··············卷一第八篇第 5 案
"胆横不下。"见《灵枢·师传》篇···卷七第十一篇第 9 案
"胆瘅。"见《素问·奇病论》篇··卷三第十篇第 1 案
"脉来数疾，去难而不一者，病主在心。"见《脉经》《脉诀刊误》···············卷四第五篇第 1 案
"脉不为汗衰者死。"见《素问·评热病论》篇、《灵枢·热病》篇、《脉经》············卷二第一篇第 46 案
"脉至而从，按之不鼓，乃阴盛格阳，当作寒治。"见《素问·至真要大论》篇············卷十一第一篇第 35 案
"脉至而从，按之不鼓，诸阳皆然。"见《素问·至真要大论》篇···················卷一第八篇第 25 案
"脉虚身热，得之伤暑。"见《素问·刺志论》篇···卷二第三篇第 4 案
"脉长而弦，不得代四时者，其病主在于肝和，即经主病也。代则络脉有过。"见《脉说》《脉
    学辑要评》···卷十第二篇第 2 案
"脉微弱，汗出恶风，不可服青龙汤。服之，则筋惕肉瞤，此为逆也。"见《伤寒论》38 条下
    半条···卷一第八篇第 20 案
"脉微续者生，脉暴出者死。"见《伤寒论·少阴篇》·······································卷六第三篇第 17 案
"脉浮为虚，脉大必病进。"见《金匮要略·消渴小便利淋病脉证并治》《素问·脉要精微论》篇
···卷六第二篇第 15 案
"脉浮滑，此以表有热，里有寒，白虎汤主之。"见《伤寒论》181 条···········卷一第八篇第 14 案
"脉之，弦大虚芤改革，男子则亡汗失精矣。"见《伤寒论·辨脉法第一》·············卷二第一篇第 56 案
"脉阴阳俱紧，反汗出者，亡阳也，此属少阴。"见《伤寒论》283 条···········卷一第八篇第 87 案
"脉细，皮寒，气少，泄利，饮食不入，此谓五虚，死。"见《素问·玉机真藏论》篇·············卷一第八篇第 29 案
"脉缓无力者，气虚也。"见《脉经》《脉说》《脉诀汇辨》等·····················卷三第十四篇第 28 案
"胎者，仲景谓胃中有寒，丹田有热。"见《伤寒论》132 条、133 条，《金匮要略·痓湿暍病
    脉证》···卷八第一篇第 40 案
"急则治其标，缓则治其本。"见《素问·标本病传论》篇·····························卷七第十二篇第 6 案
"疮发于咽嗌，名曰猛疽。"见《灵枢·痈疽》篇···卷七第十二篇第 6 案
"洪为阳，为热。"见《脉经》《玉函经》···卷三第十三篇第 24 案
"洞彻。"见《灵枢·邪气藏府病形》篇···卷一第四篇第 1 案
"洞泄。"见《素问·生气通天论》篇···卷四第二篇第 13 案
"浊气在上，则生䐜胀。"见《素问·阴阳应象大论》篇·································卷三第十二篇第 39 案
"客者除之。"见《素问·至真要大论》篇···卷四第二篇第 3 案
"神伤于思虑……意伤于忧怒……魂伤于悲哀……魄伤于喜乐……志伤于盛怒，则腰脊难以俯
    仰也。"见《灵枢·本神》篇···卷八第九篇第 16 案
"昼发，治阳跷申脉穴；夜发，治阴跷照海穴。"见《洁古云岐针法》《针灸大成》············卷十二第十一篇第 3 案
"结者散之，有余者损之。"见《素问·至真要大论》篇·································卷三第十四篇第 41 案

十画

"顽弱为缓风，疼痛为湿痹。"见《千金要方·卷七风毒脚气第一》···············卷六第十篇第 29 案

"真藏脉见。"见《素问·玉机真藏论》篇 ········ 卷四第九篇第7案
"真藏之脉。"见《素问·玉机真藏论》篇 ········ 卷二第一篇第60案
"恐则气下。"见《素问·举痛论》篇 ········ 卷二第四篇第5案
"恐伤肾。"见《素问·阴阳应象大论》篇 ········ 卷一第二篇第1案
"恶寒战栗，皆属于热。"见《素问·至真要大论》篇、《素问·六元正纪大论》篇相似文 ··· 卷五第十一篇第14案
"鬲消。"见《素问·气厥论》篇 ········ 卷三第十篇第1案
"唇者，脾也。"见《灵枢·五阅五使》篇 ········ 卷二第一篇第9案
"夏伤于暑，秋必痎疟。"见《素问·生气通天论》篇、《素问·阴阳应象大论》篇 ········ 卷三第十四篇第1案
"夏月阳气在表，胃中寒冷，故欲著腹衣。"见《伤寒论·平脉法第二》 ········ 卷一第六篇第2案
"夏月常服五味子以补五脏气是也。"见《千金月令方》 ········ 卷九第三篇第1案
"损其肝者，缓其中。"见《难经·十四难》 ········ 卷二第一篇第63案
"损者温之。"见《素问·至真要大论》篇 ········ 卷二第一篇第18案
"损者益之，劳者温之。"见《难经·十四难》《难经·八十一难》《素问·至真要大论》篇 ··· 卷四第三篇第11案
"热厥者，寒在上也，寒厥者，热在上也。"见《素问·厥论》篇相近文 ········ 卷三第三篇第2案
"热中。"见《素问·脉要精微论》篇 ········ 卷一第七篇第1案
"热因寒用，寒因热用。"见《素问·至真要大论》篇 ········ 卷二第一篇第22案
"热则砭之。"见《灵枢·经脉》篇、《难经·二十八难》 ········ 卷三第一篇第1案
"热病阴阳交者死。"见《脉经》《素问·五运行大论》篇 ········ 卷五第十三篇第1案
"热胜则肿。"见《素问·阴阳应象大论》篇 ········ 卷一第十篇第2案
"热淫所胜，治以甘寒，以酸收之。"见《素问·至真要大论》篇 ········ 卷二第四篇第5案
"热淫所胜，佐以甘苦，以甘泻之。"见《素问·至真要大论》篇 ········ 卷二第五篇第3案
"热淫所胜，治以苦寒，佐以苦甘，以甘泻之，以酸收之。"见《素问·至真要大论》篇 ······ 卷五第九篇第2案
"热淫所胜，平以咸寒，佐以苦甘，以酸收之。"见《素问·至真要大论》篇 ········ 卷七第十一篇第1案
"热淫于内，治以咸寒，佐以苦甘。"见《素问·至真要大论》篇 ········ 卷九第三篇第2案
"热之不热，责其无火，寒之不寒，责其无水。"见《素问·至真要大论》篇 ········ 卷二第六篇第24案
"贼邪。"见《难经·五十难》 ········ 卷二第三篇第3案
"衄家不可汗。"见《伤寒论》88条 ········ 卷一第八篇第85案
"留而不去，其病则实。"见《素问·至真要大论》篇 ········ 卷六第十四篇第6案
"病者小便不利，大便乍难乍易，时有微热，怫郁不得卧者，有燥屎也，承气汤主之。"见《伤寒论》244条 ········ 卷一第八篇第21案
"病有远近，治有缓急，毋越其制度。"见《素问·至真要大论》篇 ········ 卷七第十二篇第6案
"病热甚而反觉自冷，此为病热，实非寒也。"见《素问玄机原病式》 ········ 卷五第十一篇第14案
"病人无寒热，而短气不足以息者，实也。"见《金匮要略·胸痹心痛短气病脉证治》 ······ 卷三第十三篇第17案
"痈疽治之不得法，顷时回死。"见《素问·通评虚实论》篇 ········ 卷一第八篇第37案
"畜则肿热，砭射之也。"见《难经·二十八难》 ········ 卷一第十篇第2案
"酒不与乳同饮，为得酸则凝结，得苦则行。"见《本草纲目·酒》篇 ········ 卷四第三篇第45案
"酒客不喜甘。"见《伤寒论》17条 ········ 卷八第十篇第7案
"消中。"见《素问·脉要精微论》篇 ········ 卷三第十篇第1案
"浮而无力为芤。"见《脉经·卷一》 ········ 卷八第一篇第52案
"浮以汗解，沉以下解。"见《伤寒论》393条 ········ 卷一第八篇第76案
"诸气膹郁，皆属于肺。"见《素问·至真要大论》篇 ········ 卷七第七篇第8案
"诸脉皆属于目。"见《素问·五藏生成》篇、《灵枢·大惑论》篇 ········ 卷五第九篇第1案
"诸痿起于肺热。"见《素问·痿论》篇 ········ 卷八第十篇第13案
"诸痛疮痒，皆属心火。"见《素问·至真要大论》篇 ········ 卷七第四篇第4案
"诸痛为实，血实者宜决之。"见《素问·痹论》篇、《素问·调经论》篇等有相似文 ········ 卷六第十篇第25案

"诸风掉眩,皆属于肝。"见《素问·至真要大论》篇 ··· 卷一第二篇第 1 案
"诸湿肿满,皆属脾土。"见《素问·至真要大论》篇 ·· 卷九第六篇第 2 案
"诸数为热,诸迟为寒。"见《脉经》 ··· 卷一第八篇第 25 案
"诸逆冲上,皆属于火。"见《素问·至真要大论》篇 ·· 卷一第二篇第 1 案
"诸寒在内作痛,得炅则痛立止。"见《素问·举痛论》篇文意同 ································ 卷六第三篇第 3 案
"诸弦为饮。"见四卷第八篇第 9 案注 ··· 卷三第十三篇第 24 案
"诸弦为饮、为劳、为怒。"见《濒湖脉学》《医学入门》 ··· 卷四第八篇第 9 案
"诸阳皆会于头。"见"人头者,诸阳之会也"《难经·四十七难》 ·································· 卷二第一篇第 53 案
"诸阳为热,乃热在肺分。"见《脉经·卷一第八》 ·· 卷七第四篇第 4 案
"诸阳之会,皆在于面。"见《灵枢·邪气藏府病形》篇、《难经·四十七难》 ······················· 卷二第一篇第 53 案
"调气之方必别阴阳,内者内治,外者外治,微者调之,其次平之,胜者夺之,随其攸利,万
 举万全。"见《素问·至真要大论》篇 ··· 卷七第十二篇第 6 案
"通调水道,下输膀胱。"见《素问·经脉别论》篇 ··· 卷四第九篇第 27 案
"能合色脉,可以万全。"见《素问·五藏生成》篇 ·· 卷四第五篇第 21 案

十一画

"营气不从,逆于肉理,乃生痈肿。"见《素问·生气通天论》篇 ······································ 卷九第八篇第 1 案
"菀陈除。"见《灵枢·九针十二原》篇、《小针解》 ··· 卷四第八篇第 8 案
"虚者补之。"见《素问·至真要大论》篇 ··· 卷四第三篇第 34 案
"虚则补其母,实则泻其子。"见《难经·六十九难》 ··· 卷一第八篇第 83 案
"趺阳脉紧为伤脾……身体尽黄,名曰谷疸。"见《金匮·黄疸病脉证并治》 ···················· 卷九第三篇第 2 案
"假者反之。"见《素问·六元正纪大论》篇 ··· 卷二第一篇第 53 案
"假令寸口脉微……则发热也。"见《桂林古本·伤寒杂病论·平脉法第一》 ··················· 卷一第八篇第 4 案
"得谷者昌,失谷者亡。"参见一卷第九篇第 8 案"安谷者生" ····································· 卷三第十四篇第 30 案
"断不可作风治。"见《丹溪心法·痿》篇 ··· 卷八第十篇第 8 案
"惧胜喜。"见《素问·阴阳应象大论》篇 ··· 卷六第十三篇第 2 案
"清湿袭虚,病起于下。"见《灵枢·百病始生》篇 ·· 卷四第三篇第 11 案

十二画

"厥气上逆,寒气积于胸中而不泻,不泻则温气去,寒独留,故寒中。"见《素问·调经论》篇
 ··· 卷五第十篇第 1 案
"厥阳。"见《金匮要略·脏腑经络先后病脉证并治》 ·· 卷二第一篇第 12 案
"悲伤肺。"见《素问·刺法论》篇、《素问·举痛论》篇 ··· 卷八第九篇第 24 案
"悲哀太过则胞络绝,胞络绝则阳气内动,发则心下崩,数溲血也。"见《素问·痿论》篇 ··· 卷八第十篇第 14 案
"喉舌之疾皆属痰火。"见《素问·五常政大论》篇、《素问·六元正纪大论》篇有相似文 ······ 卷七第十三篇第 2 案
"筋骨气血之精而为脉,并为系,上属于脑。"见《灵枢·大惑论》篇 ······························ 卷七第十一篇第 1 案
"循衣妄撮,怵惕不安,微喘直视,脉弦者生,涩者死。微者,但发热谵语,承气汤主之。"见
 《伤寒论》217 条 ··· 卷一第八篇第 12 案
"脾土之气敦阜。"见《素问·五常政大论》篇 ··· 卷四第八篇第 5 案
"脾恶湿,急食苦以燥之。"见《素问·藏气法时论》篇 ··· 卷十二第二十二篇第 1 案
"脾不足者,以甘补之。"见《素问·藏气法时论》篇、《素问·五藏生成》篇 ····················· 卷七第十二篇第 6 案
"脾热,色黄而肉蠕动。"见《素问·痿论》篇 ··· 卷十二第二十二篇第 1 案
"脾主于胃,行其津液。"见《素问·太阴阳明论》篇、《素问·厥论》篇 ··························· 卷六第二篇第 15 案
"脾胃喜温而恶寒。"见《难经·十四难》 ··· 卷二第六篇第 30 案
"脾胃者,水谷之海,五藏皆禀气于脾。"见《灵枢·玉版》篇、《灵枢·五味》篇 ·················· 卷二第一篇第 53 案
"脾气通于口。"见《灵枢·脉度》篇 ·· 卷二第一篇第 7 案

"脾欲缓，急食甘以缓之……甘补之。"见《素问·藏气法时论》篇 …………………… 卷二第一篇第10案
"脾风，言脾虚受病也。"见《小儿卫生总微论方》"阎孝忠云" ………………………… 卷十二第三十三篇第4案
"脾主涎。"见《素问·宣明五气》篇 ……………………………………………………… 卷二第一篇第44案
"脾主诸臭……自入为秽臭。"见《难经·四十九难》……………………………………… 卷三第十二篇第26案
"脾病则四肢不用。"见《素问·太阴阳明论》篇 …………………………………………… 卷一第五篇第1案
"脾瘅。"见《素问·奇病论》篇 ……………………………………………………………… 卷二第五篇第8案
"痛随利减。"见《金匮·杂疗方》《金匮·呕吐哕下利病脉证治》都有类似文 ………… 卷六第七篇第2案
"湿热成痿。"见《素问·生气通天论》篇、《医学纲目》 ………………………………… 卷十二第二十二篇第1案
"湿热成烦，以苦燥之。"见《素问玄机原病式》《黄帝内经素问集注》 ……………… 卷十二第二十二篇第1案
"湿化于火，热反胜之，治以苦寒，以苦泄之，以淡渗之。"见《素问·至真要大论》篇 …… 卷九第三篇第2案
"湿胜则泻，风胜湿。"见《素问·阴阳应象大论》篇 …………………………………… 卷四第二篇第30案
"湿淫于内，治以苦温，以苦发之，以淡渗之。"见《素问·至真要大论》篇 ………… 卷九第六篇第2案
"湿流关节，肢体烦痛。"见《桂林古本·伤寒杂病论第九》 ……………………………… 卷九第六篇第2案
"湿温之脉，阳濡而弱，阴小而急。"见《难经·五十八难》 …………………………… 卷二第三篇第3案
"湿家病……纳药鼻中则愈。"见《金匮要略·痓湿暍病脉证》 ………………………… 卷二第四篇第1案
"滋水之源，以镇阳光。"见《素问·至真要大论》篇王冰注 …………………………… 卷二第五篇第3案
"寒盛格阳。"见《素问·至真要大论》篇 …………………………………………………… 卷一第八篇第25案
"寒中。"见《素问·调经论》篇《灵枢·五邪》篇、《灵枢·禁服》篇 ………………… 卷二第二篇第3案
"寒则筋挛。"见《素问·皮部论》篇 ……………………………………………………… 卷八第九篇第4案
"寒气客于肠胃之间，则卒然而痛，得炅则已。"见《素问·举痛论》篇 ……………… 卷六第二篇第2案
"寒气客于肠胃，厥逆上出，故痛而呕也。"见《素问·举痛论》篇 …………………… 卷六第三篇第3案
"寒气客于小肠募原之间，络血之中，血泣而不得注于大经，血气稽留不得行，故宿昔而成积也。"见《素问·举痛论》篇 ……………………………………………………………… 卷六第三篇第3案
"寒伤形，热伤气，喜怒伤气，寒暑伤形。"见《素问·阴阳应象大论》篇 …………… 卷一第一篇第3案
"寒湿之胜，助风以平之。"见《素问·五运行大论》篇《素问·阴阳应象大论》篇 …… 卷四第二篇第3案
"寒淫于内，治以辛热。"见《素问·至真要大论》篇 …………………………………… 卷一第六篇第1案
"寒淫于内，治以甘热，佐以苦辛；湿淫所胜，平以苦热，以淡渗之，以苦燥之。"见《素问·至真要大论》篇 ……………………………………………………………………… 卷九第三篇第3案
"缓风湿痹也。"见《千金要方·卷七·风毒脚气第一》 …………………………………… 卷六第十篇第29案
"缓而无力为气虚。"见《脉经》《金匮》有类似文 ……………………………………… 卷四第八篇第9案

十三画

"禁栗如丧神守，皆属于火。"见《素问·至真要大论》篇、《河间六书》 ……………… 卷五第十一篇第14案
"感于寒则受病，微则为咳，盛则为泄、为痛。"见《素问·咳论》篇 ………………… 卷二第四篇第2案
"微者为虚，弱者为虚，细者气血俱虚。"见《脉经·卷一》《脉经·卷六》 …………… 卷七第四篇第4案
"微数之脉，慎不可灸……焦骨伤筋，血难复也。"见《伤寒论》119条 ……………… 卷五第九篇第2案
"腹胀浮大，是出厄也。"见《脉经·卷四·百病死生诀·第七》 ………………………… 卷四第九篇第23案
"腧主体重节痛，腧者脾之所主，四肢属脾。"见《难经·六十八难》《素问·太阴阳明论》篇 …… 卷九第六篇第2案
"痿有五，皆起于肺热。"见《素问·痿论》篇 …………………………………………… 卷八第十篇第8案
"数脉所主，其邪为热，其症为虚。"见《脉经·卷四·平杂病脉》 ……………………… 卷二第四篇第3案
"塞因塞用。"见《素问·至真要大论》篇 ………………………………………………… 卷四第八篇第6案
"寝汗憎风。"见《素问·藏气法时论》篇《素问·气交变大论》篇 ……………………… 卷十二第九篇第2案
"瘅成为消中。"见《素问·脉要精微论》篇 ……………………………………………… 卷三第十篇第1案
"瘅疟脉数……故名曰瘅疟。"见《素问·疟论》篇 ……………………………………… 卷三第十四篇第1案

十四画

"酸入于胃，其气涩以收，上之两焦……水道不行，故癃。"见《灵枢·五味论》篇 …………… 卷九第一篇第 5 案

"酸多食之令人癃。"见《灵枢·五味论》篇 …………………………………………… 卷九第一篇第 5 案

"嗽而下泄上喘者死。嗽而左不得眠肝胀，右不得眠肺胀，俱为死证。"见《灵枢·胀论》篇、
《金匮要略·肺痿肺痈咳嗽上气病脉证治》有相似文 …………………………………… 卷八第一篇第 42 案

"嗽而加汗者死。"见《伤寒论·辨脉法第一》有相似文 ……………………………… 卷八第一篇第 42 案

"鼻衄失血，沉细宜；设见浮大，即倾危。"见《脉诀》《脉诀乳海》《脉经》 ………… 卷八第一篇第 38 案

"膀胱者，津液之府，气化则能出焉。"见《灵枢·本输》篇、《素问·灵兰秘典论》篇 …… 卷六第二篇第 15 案

"膀胱者，州都之官，津液藏焉，气化则能出矣。"见《素问·灵兰秘典论》篇 ………… 卷四第九篇第 27 案

"瘦人血热，肥人气虚。"见《丹溪心法》《脉因证治》 ………………………………… 卷十一第一篇第 35 案

"精气并于肺则悲。"见《素问·宣明五气》篇 …………………………………………… 卷三第二篇第 5 案

"精怯而上焦闭。"见《素问·举痛论》篇 ………………………………………………… 卷十二第二十篇第 2 案

十五画

"醇酒性大热……理宜冷饮。"见《格致余论》 ………………………………………… 卷四第三篇第 10 案

"暴挛痫眩，足不任身，取天柱穴。"见《灵枢·寒热病》篇 ……………………………… 卷十二第十一篇第 3 案

十六画

"薄所不胜，乘所胜也。"见《素问·六节藏象论》篇 …………………………………… 卷九第三篇第 3 案

十七画

"瞳子黑眼法于阴。"见《灵枢·大惑论》篇 ……………………………………………… 卷七第十一篇第 1 案

十八画以上

"癫痫瘛疭，不知所苦，两跷主之，男阳女阴。"见《灵枢·官能》篇 …………………… 卷十二第十一篇第 3 案

后 记

　　余1956年考入上海中医学院（上海中医药大学前身），因病于1963年毕业，学制六年。当时培养学生的目标是能用中西医双重诊断、用中医药治疗，因此西医基础课打下了较坚实的基本功，毕业后的临床工作受益匪浅。当然，中医课程更扎实了。自1996年夏季开始编写本书，断断续续（还在工作，行政兼业务），至2004年正式退休后，虽还返聘，但工作轻松多了，能比较全心地扑在此项工作中。但苦于资料收集难，尤其是注解部分。后陆续购得《二十五史》《四库全书》的光碟，又设法下载了《中医古籍大全（650本）》，老同学王致谱君又从中国中医研究院（今中国中医科学院）惠我《中国历代医家全录》，使我编写本书的工作得以比较顺利地进行下去。三人的分工是以余为主，统揽编写、校核；赵洛匀负责有关针灸、经络和腧穴的初稿；朱旌查找中药的资料。历时19年，校核四遍，四易稿，终于完成了。

朱晓鸣

2015年5月30日